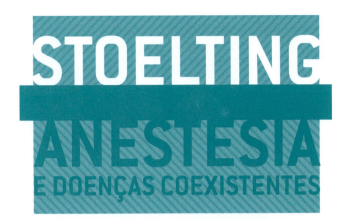

STOELTING
ANESTESIA
E DOENÇAS COEXISTENTES

5ª edição

Editores

Roberta L. Hines, MD
Nicholas M. Greene Professor and Chairman,
Department of Anesthesiology,
Yale University School of Medicine,
New Haven, Connecticut

Katherine E. Marschall, MD
Assistant Professor,
Department of Anesthesiology,
Yale University School of Medicine,
New Haven, Connecticut

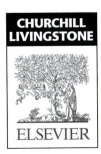

Do original: Stoelting's Anesthesia and Co-Existing Disease, 5th Edition.
© 2010, 2002, 1993, 1988, 1983 por Saunders
Tradução autorizada do idioma inglês da edição publicada por Saunders – um selo editorial Elsevier Inc.
ISBN: 978-1-4160-3998-3

© 2010 Elsevier Editora Ltda.
Todos os direitos reservados e protegidos pela Lei 9.610 de 19/02/1998.
Nenhuma parte deste livro, sem autorização prévia por escrito da editora, poderá ser reproduzida ou transmitida sejam quais forem os meios empregados: eletrônicos, mecânicos, fotográficos, gravação ou quaisquer outros.
ISBN: 978-85-352-3733-7

Capa
Folio Design

Editoração Eletrônica
Rosane Guedes

Elsevier Editora Ltda.
Conhecimento sem Fronteiras

Rua Sete de Setembro, nº 111 – 16º andar
20050-006 – Centro – Rio de Janeiro – RJ

Rua Quintana, nº 753 – 8º andar
04569-011 – Brooklin – São Paulo – SP

Serviço de Atendimento ao Cliente
0800 026 53 40
sac@elsevier.com.br

Preencha a ficha de cadastro no final deste livro e receba gratuitamente informações sobre os lançamentos e promoções da Elsevier.
Consulte também nosso catálogo completo, os últimos lançamentos e os serviços exclusivos no site www.elsevier.com.br

---

NOTA

O conhecimento médico está em permanente mudança. Os cuidados normais de segurança devem ser seguidos, mas, como as novas pesquisas e a experiência clínica ampliam nosso conhecimento, alterações no tratamento e terapia à base de fármacos podem ser necessárias ou apropriadas. Os leitores são aconselhados a checar informações mais atuais dos produtos, fornecidas pelos fabricantes de cada fármaco a ser administrado, para verificar a dose recomendada, o método e a duração da administração e as contraindicações. É responsabilidade do médico, com base na experiência e contando com o conhecimento do paciente, determinar as dosagens e o melhor tratamento para cada um individualmente. Nem o editor nem o autor assumem qualquer responsabilidade por eventual dano ou perda a pessoas ou a propriedade originado por esta publicação.

O Editor

CIP-BRASIL. CATALOGAÇÃO-NA-FONTE
SINDICATO NACIONAL DOS EDITORES DE LIVROS, RJ

H554s

Hines, Roberta L
    Stoelting, anestesia e doenças coexistentes / Roberta L. Hines, Katherine E. Marschall; tradução Renata Scavone de Oliveira. - Rio de Janeiro: Elsevier, 2010.
    il.

    Tradução de: Stoling's anesthesia and Co-existing disease, 5th ed.
    Inclui bibliografia
    ISBN 978-85-352-3733-7

    1. Anestesia - Manuais, guias, etc. 2. Anestesiologia - Manuais, guias, etc. I. Marschall, Katherine E. II. Stoelting, Robert K. III. Título.

10-1005.   CDD: 617.96
                        CDU: 616-089.5

05.03.10 15.03.10   017973

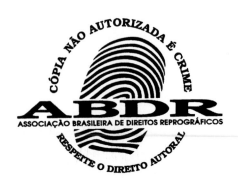

REVISÃO CIENTÍFICA

Americo Salgueiro Autran Neto (Caps. 18, 19, 21 e 22)
Co-Responsável pelo Centro de Ensino e Treinamento da Sociedade Brasileira de Anestesiologia – Hospital Geral de Bonsucesso – RJ
Título Superior em Anestesiologia pela Sociedade Brasileira de Anestesiologia
Graduado pela Universidade Federal do Rio de Janeiro

Americo Salgueiro Autran Filho (Caps. 9 a 12, 16, 20, 23, 25 e Índice)
Título Superior em Anestesiologia pela Sociedade Brasileira de Anestesiologia
Responsável pelo Centro de Ensino e Treinamento da SBA no Hospital da Lagoa – Rio de Janeiro
Ex-presidente da Sociedade de Anestesiologia do Estado do Rio de Janeiro
Ex-Presidente da Comissão de Normas Técnicas da Sociedade Brasileira de Anestesiologia

Bruno Serra Guida (Caps. 1 a 8, 13 a 15, 17 e 24)
Especialista em Anestesiologia pela Sociedade Brasileira de Anestesiologia – RJ
Residência Médica pelo Hospital dos Servidores – RJ
Graduado em Medicina pela Universidade Gama Filho – RJ

TRADUÇÃO

Alexandre Aldighieri Soares (Caps. 17 e 18)
Graduado em Medicina pela Universidade Federal do Rio de Janeiro
Residência em Clínica Médica pelo Hospital Naval Marcílio Dias
Residencia em Endrocrinologia pelo Instituto Estadual de Diabetes e Endocrinolgia Luiz Capriglione (IEDE)/RJ

Angela Satie Nishikaku (Cap. 21)
Doutora em Ciências, Área de Imunologia, pelo Departamento de Imunologia do Instituto de Ciências Biomédicas da Universidade de São Paulo
Graduada em Ciências Biológicas (Medicina) pela Universidade Estadual Paulista Júlio de Mesquita Filho

Edianez V. Dias Chimello (Caps. 8 e 25)
Tradutora

José Jurandir Fagliari (Caps. 11 e 15)
Pós-doutorado em Patologia Clínica Veterinária na University of Minnesota - USA
Doutor em Clínica Veterinária - na Faculdade de Medicina Veterinária e Zootecnia/UNESP/Câmpus de Botucatu
Mestre em Patologia Clínica Veterinária na Escola de Veterinária da Universidade Federal de Minas Gerais
Membro da American Society for Veterinary Clinical Pathology - USA
Membro do National Mastitis Council - USA
Professor Adjunto do Depto de Clínica e Cirurgia Veterinária da Faculdade de Ciências Agrárias e Veterinárias/UNESP/Câmpus de Jaboticabal

Karina Penedo Carvalho (Caps. 23 e 24)
Bacharel em Ciências Biológicas pela Universidade do Estado do Rio de Janeiro
Mestre em Morfologia pela Universidade do Estado do Rio de Janeiro
Doutora em Biologia Humana e Experimental pela Universidade do Estado do Rio de Janeiro

Marcos Lopes de Miranda (Caps. 9, 14, 19, 20)
Médico Especialista em Anestesiologia e em Medicina Intensiva

Maria Inês Corrêa Nascimento (Cap. 22)
Bacharel em Letras (Tradução Bilíngue) – Pontifícia Universidade Católica, RJ

Michelle de Moura Balarini (Cap. 16)
Médica Especialista em Clínica Médica pelo MEC
Médica Especialista em Endocrinologia pela AMB/SBEM
Mestre em Endocrinologia pela Universidade Federal do Rio de Janeiro
Médica do Instituto Estadual de Diabetes e Endocrinologia Luiz Capriglione, RJ

Nelson Gomes de Oliveira (Caps. 12 e 13)
Médico do Trabalho da Petrobras (Aposentado)

Raimundo Rodrigues Santos (Cap. 10)
Mestre em Medicina pela Universidade do Estado do Rio de Janeiro
Título de Especialista em Neurocirurgia - SBN
Título de Especialista em Neurologia - CFM

Renata Scavone de Oliveira (Caps. 1 a 7)
Médica Veterinária pela Universidade de São Paulo
Doutora em Imunologia pela Universidade de São Paulo

Tatiana Ferreira Robaina (Índice)
Doutoranda em Ciências pela Universidade Federal do Rio de Janeiro
Mestre em Patologia pela Universidade Federal Fluminense
Odontóloga pela Universidade Federal de Pelotas

COLABORADORES

Shamsuddin Akhtar, MD
Assistant Professor, Department of Anesthesiology,
Yale University School of Medicine; Attending Physician,
Yale-New Haven Hospital, New Haven, Connecticut

Michael S. Avidan, MBBCH, FCA
Associate Professor of Anesthesiology and Surgery, Washington
University of St. Louis; Division Chief, CT Anesthesiology and CT
Intensive Care, Barnes-Jewish Hospital, St. Louis, Missouri

Bruno Bissonnette, MD
Professor of Anaesthesia, University of Toronto; Director of
Neurosurgical Anaesthesia, The Hospital for Sick Children,
Toronto, Ontario, Canada

Ferne R. Braveman, MD
Professor of Anesthesiology, Vice-Chair for Clinical Affairs,
Director, Section of Obstetrical Anesthesiology, Co-Director,
Obstetrical Anesthesiology Fellowship Program, Yale University
School of Medicine; Attending Physician, Yale-New Haven
Hospital, New Haven, Connecticut

Susan Garwood, MBCHB
Associate Professor, Department of Anesthesiology,
Yale University School of Medicine; Attending Physician,
Yale-New Haven Hospital, New Haven, Connecticut

Marbelia Gonzalez, MD
Attending Anesthesiologist, Hartford Anesthesiology Associates,
Hartford Hospital, Department of Anesthesiology, Hartford,
Connecticut

Alá Sami Haddadin, MD, FCCP
Assistant Professor of Anesthesiology, Yale University School
of Medicine; Attending Physician, Yale-New Haven Hospital,
New Haven, Connecticut

Adriana Herrera, MD
Assistant Professor, Department of Anesthesiology, Yale
University School of Medicine; Attending Anesthesiologist,
Yale-New Haven Hospital, New Haven, Connecticut

Zoltan G. Hevesi, MD
Associate Professor of Anesthesiology and Surgery, University
of Wisconsin; Medical Director of Transplant Anesthesiology,
University of Wisconsin Hospital and Clinics, Madison, Wisconsin

Roberta L. Hines, MD
Nicholas M. Greene Professor and Chairman, Department of
Anesthesiology, Yale University School of Medicine, New Haven,
Connecticut

Viji Kurup, MD
Assistant Professor, Department of Anesthesiology,
Yale University School of Medicine; Attending Physician,
Yale-New Haven Hospital, New Haven,
Connecticut

William L. Lanier, Jr., MD
Professor of Anesthesiology, Mayo Clinic College of Medicine,
Rochester, Minnesota

Charles Lee, MD
Assistant Professor of Anesthesiology, Loma Linda University
School of Medicine; Director of Acute/Perioperative Pain
Service, Loma Linda University Medical Center, Loma Linda,
California

Igor Luginbuehl, MD
Assistant Professor, University of Toronto; Staff Anesthesiologist,
The Hospital for Sick Children, Toronto, Ontario, Canada

Inna Maranets, MD
Assistant Professor, Department of Anesthesiology,
Yale University School of Medicine; Attending Physician,
Yale-New Haven Hospital, New Haven, Connecticut

Katherine E. Marschall, MD
Assistant Professor, Department of Anesthesiology,
Yale University School of Medicine; Attending Physician,
Yale-New Haven Hospital, New Haven, Connecticut

COLABORADORES

Linda J. Mason, MD
Professor of Anesthesiology and Pediatrics, Loma Linda University School of Medicine; Director of Pediatric Anesthesiology, Loma Linda University Medical Center, Loma Linda, California

Raj K. Modak, MS, MD
Assistant Professor of Anesthesiology, Yale University School of Medicine; Attending Physician, Yale-New Haven Hospital, New Haven, Connecticut

Jeffrey J. Pasternak, MS, MD
Assistant Professor of Anesthesiology, Mayo Clinic College of Medicine, Rochester, Minnesota

Wanda M. Popescu, MD
Assistant Professor of Anesthesiology, Yale University School of Medicine; Attending Physician, Yale-New Haven Hospital, New Haven, Connecticut; Attending Physician, Veterans Administration Hospital, West Haven, Connecticut

Christine S. Rinder, MD
Associate Professor of Anesthesiology, Yale University School of Medicine; Attending Physician, Yale-New Haven Hospital, New Haven, Connecticut

Jeffrey J. Schwartz, MD
Associate Professor, Yale University School of Medicine; Attending Physician, Yale-New Haven Hospital, New Haven, Connecticut

Hossam Tantawy, MD
Assistant Professor, Department of Anesthesiology, Yale University School of Medicine; Attending Physician, Yale-New Haven Hospital, New Haven, Connecticut

Nalini Vadivelu, MD
Associate Professor, Department of Anesthesiology, Yale University School of Medicine; Attending Physician, Yale-New Haven Hospital, New Haven, Connecticut

Russell T. Wall, III, MD
Professor of Anesthesiology, Associate Dean, Georgetown University School of Medicine; Vice-Chair and Program Director, Department of Anesthesiology, Georgetown University Hopsital, Washington, DC

Matthew C. Wallace, MD
Fellow in Cardiothoracic Anesthesiology, Yale University School of Medicine, Department of Anesthesiology, New Haven, Connecticut

Kelley Teed Watson, MD
Assistant Clinical Professor, Yale University School of Medicine, New Haven, Connecticut; Cardiac Anesthesiologist, Carolina Cardiac Surgery at Self Regional Healthcare, Greenwood, South Carolina

PREFÁCIO

Em 1983, a primeira edição de Stoelting Anestesia e Doenças Coexistentes foi publicada com o objetivo claro de "fornecer uma descrição concisa da fisiopatologia das doenças e o seu manejo clínico relevante para o cuidado do paciente no período perioperatório". O resultado foi um texto de referência e guia de revisão bastante útil que continuou por mais três edições e tornou-se um desses trabalhos excepcionais, "indispensável" na biblioteca particular de todo anestesiologista.

Esta quinta edição de Stoelting Anestesia e Doenças Coexistentes marca uma nova etapa e, ainda assim, uma continuação da história desta obra. Os doutores Robert K. Stoelting e Stephen F. Dierdorf nos passaram o "bastão" editorial. Juntamente com um grupo de talentosos autores da área médica, nós produzimos esta nova edição. Assim como nas edições anteriores, nosso objetivo foi oferecer aos leitores uma descrição atual e objetiva da fisiopatologia de doenças coexistentes, tratamento atual dessas entidades e o impacto que tais doenças podem exercer na conduta anestésica. As doenças comuns recebem uma atenção maior, mas as incomuns, sobretudo aquelas com características singulares que podem ser significativas no período perioperatório, também estão incluídas. As referências são direcionadas aos diagnósticos, protocolos e recomendações mais atualizados para a conduta médica. Utilizamos de forma abrangente figuras e tabelas para ilustrar o texto. Buscamos uma consistência no estilo da escrita para dar aos leitores deste livro multiautoral a impressão de que ele fora escrito por apenas algumas mãos. Sentimo-nos honrados por termos a oportunidade de levar adiante a tradição dessa obra lendária e esperamos que os doutores Stoelting e Dierdorf fiquem satisfeitos com nossos esforços.

Os editores desejam prestar seu reconhecimento à valiosa assistência de Gail Norup no preparo desse manuscrito.

Roberta L. Hines, MD
Katherine E. Marschall, MD

SUMÁRIO

1 Doença Cardíaca Isquêmica 1
Shamsuddin Akhtar

2 Valvopatias 27
Adriana Herrera

3 Cardiopatia Congênita 43
Inna Maranets e Roberta L. Hines

4 Anomalias da Condução e do Ritmo Cardíaco 61
Kelley Teed Watson

5 Hipertensão Arterial Sistêmica e Hipertensão Arterial Pulmonar 87
Matthew C. Wallace e Alá Sami Haddadin

6 Insuficiência Cardíaca e Cardiomiopatias 103
Wanda M. Popescu

7 Doenças Pericárdicas e Trauma Cardíaco 125
Raj K. Modak

8 Doença Vascular 135
Marbelia Gonzalez

9 Doenças Respiratórias 161
Viji Kurup

10A Doenças que Afetam o Cérebro 199
Jeffrey J. Pasternak e William L. Lanier Jr.

10B Distúrbios da Medula Espinal 239
Jeffrey J. Pasternak e William L. Lanier Jr.

10C Doenças dos Sistemas Nervosos Autônomo e Periférico 249
Jeffrey J. Pasternak e William L. Lanier Jr.

11 Doenças do Fígado e do Trato Biliar 259
Katherine E. Marschall

12 Doenças do Sistema Gastrointestinal 279
Hossam Tantawy

13 Doenças Nutricionais e Erros Inatos do Metabolismo 297
Hossam Tantawy

14 Doença Renal 323
Susan Garwood

15 Distúrbios Ácido-básicos e Hidroeletrolíticos 349
Susan Garwood

16 Doenças Endócrinas 365
Russell T. Wall, III

SUMÁRIO

17 Distúrbios Hematológicos 407
Christine S. Rinder

18 Doenças da Pele e
Musculoesqueléticas 437
Jeffrey J. Schwartz

19 Doenças Infecciosas 469
Michael S. Avidan

20 Câncer 501
Nalini Vadivelu

21 Doenças Relacionadas à Disfunção do
Sistema Imunológico 521
Christine S. Rinder

22 Transtornos Psiquiátricos/
Abuso de Substâncias/Overdose de
Drogas 533
Roberta L. Hines e Katherine E. Marschall

23 Doenças Associadas à Gravidez 555
Ferne R. Braveman

24 Doenças Pediátricas 579
Charles Lee, Igor Luginbuehl, Bruno Bissonnette e Linda
J. Mason

25 Doenças Geriátricas 637
Zoltan G. Hevesi

Índice 651

CAPÍTULO 1

Doença Cardíaca Isquêmica

Shamsuddin Akhtar

Angina *Pectoris*
- Diagnóstico
- Tratamento

Síndrome Coronária Aguda
- Infarto do Miocárdio com Elevação de ST
- Angina Instável/Infarto do Miocárdio sem Elevação de ST

Complicações do Infarto Agudo do Miocárdio
- Disritmias Cardíacas
- Pericardite
- Regurgitação Mitral
- Ruptura do Septo Ventricular
- Insuficiência Cardíaca Congestiva e Choque Cardiogênico
- Ruptura Miocárdica
- Infarto do Ventrículo Direito
- Acidente Vascular Cerebral

Infarto do Miocárdio Perioperatório
- Fisiopatologia
- Diagnóstico do Infarto do Miocárdio Perioperatório

Avaliação Pré-operatória de Pacientes com Doença Cardíaca Isquêmica Conhecida ou Suspeitada
- Anamnese
- Exame Físico
- Exames Pré-operatórios Especializados

Conduta Anestésica em Pacientes com Doença Cardíaca Isquêmica Conhecida ou Suspeitada Submetidos à Cirurgia não Cardíaca
- Estratégia de Estratificação de Risco
- Manejo após a Estratificação de Risco
- Manejo Intraoperatório
- Manejo Pós-operatório

Transplante Cardíaco
- Conduta Anestésica
- Complicações Pós-operatórias
- Considerações Anestésicas em Receptores de Transplantes Cardíacos

Nos Estados Unidos, estima-se que a doença cardíaca isquêmica esteja presente em 30% dos pacientes submetidos a cirurgias. O envelhecimento da população aumenta a probabilidade de que os pacientes submetidos a cirurgias apresentem doença cardíaca isquêmica coexistente. A angina *pectoris*, o infarto agudo do miocárdio e a morte súbita são, com frequência, as primeiras manifestações desta doença. As disritmias cardíacas são a principal causa da morte súbita. Os dois fatores de risco mais importantes para o desenvolvimento de aterosclerose arterial coronária são o sexo masculino e a idade mais avançada (**Tabela 1-1**). Outros fatores de risco incluem a hipercolesterolemia, a hipertensão, o tabagismo, o *diabetes mellitus*, a obesidade, o sedentarismo e o histórico familiar de desenvolvimento prematuro de doença cardíaca isquêmica. Fatores psicológicos, como a personalidade tipo A e o estresse, também foram implicados. Os pacientes portadores de doença cardíaca isquêmica podem apresentar angina crônica estável ou síndrome coronária aguda. Esta última compreende o infarto do miocárdio com elevação de ST (IMCEST) à apresentação e a an-

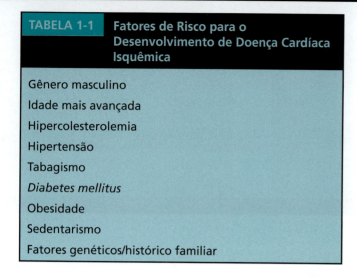

TABELA 1-1	Fatores de Risco para o Desenvolvimento de Doença Cardíaca Isquêmica
Gênero masculino
Idade mais avançada
Hipercolesterolemia
Hipertensão
Tabagismo
Diabetes mellitus
Obesidade
Sedentarismo
Fatores genéticos/histórico familiar

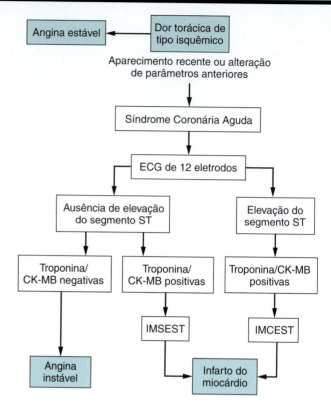

gina instável/infarto do miocárdio sem elevação de ST (AI/IM-SEST) (**Fig. 1-1**).

ANGINA *PECTORIS*

A circulação da artéria coronária fornece fluxo sanguíneo suficiente para atender às demandas do miocárdio em resposta a cargas bastante variáveis. O desequilíbrio entre o fluxo sanguíneo coronário (suprimento de oxigênio) e o consumo miocárdico do gás pode precipitar a ocorrência de isquemia, que frequentemente se manifesta como angina *pectoris*. A angina estável geralmente se desenvolve no contexto de uma oclusão parcial ou um estreitamento crônico de um segmento da artéria coronária. Quando o desequilíbrio entre a oferta miocárdica de oxigênio e sua demanda se torna extremo, podem ocorrer insuficiência cardíaca congestiva, instabilidade elétrica acompanhada por disritmias e infarto do miocárdio (IM). A angina *pectoris* reflete a liberação intracardíaca de adenosina e bradicinina durante a isquemia. Essas substâncias estimulam os receptores químicos e mecanossensitivos do coração, cujos neurônios aferentes convergem até as fibras simpáticas torácicas superiores e outras fibras nervosas somáticas da medula espinal e, por fim, provocam a estimulação talâmica e cortical que causa a dor torácica típica da angina *pectoris*. Essas substâncias também diminuem a velocidade de condução do nó atrioventricular e a contratibilidade, aumentando o balanço entre a demanda e a oferta miocárdica de oxigênio. A aterosclerose é a causa mais comum de alteração do fluxo sanguíneo coronário que resulta em angina *pectoris*.

Diagnóstico

A angina *pectoris* é, geralmente, descrita como desconforto, dor, pressão ou peso na região retroesternal do tórax. O desconforto torácico tende a se irradiar para o pescoço, o ombro esquerdo, o braço esquerdo ou a mandíbula e, ocasionalmente, para as costas ou, de forma descendente, para ambos os braços. A angina pode ser percebida como um desconforto epigástrico, similar ao relacionado à indigestão. Alguns pacientes descrevem a angina como falta de ar, confundindo a sensação de opressão torácica com a dispneia. A necessidade de inspirar profundamente, em vez de respirar rapida-

Figura 1-1 • Terminologia da síndrome coronária aguda. CK-MB, creatina cinase, isoenzima ligada ao miocárdio; ECG, eletrocardiograma; IMSEST, infarto do miocárdio sem elevação de ST; IMCEST, infarto do miocárdio com elevação de ST. *(Adaptado de Alpert JS, Thygesen K, Antman E, Bassand JP: Myocardial infarction redefined — a consensus document of The Joint European Society of Cardiology/American College of Cardiology Committee for the redefinition of myocardial infarction. J Am Coll Cardiol 2000;36:959-969.)*

mente, costuma levar à identificação da falta de ar como um equivalente da angina. A angina *pectoris*, em geral, dura vários minutos e é de natureza crescente/decrescente; uma dor aguda por poucos segundos ou branda, por horas, raramente é causada pela isquemia miocárdica. Exercícios físicos, tensão emocional e clima frio podem induzir a angina, que é aliviada pelo repouso ou a administração de nitroglicerina. A angina crônica estável se refere à dor ou ao desconforto torácico que não apresenta alteração significativa em frequência ou gravidade por um período de 2 meses ou mais. A angina instável, por outro lado, é definida como angina de repouso, de aparecimento recente, ou gravidade ou frequência maiores do que a angina anteriormente estável. A dor torácica não cardíaca costuma ser exacerbada pela movimentação da parede torácica e está associada à sensibilidade sobre a área acometida, frequentemente a junção costocondral. A dor retroesternal aguda exacerbada por respiração profunda, tosse ou alteração do posicionamento do corpo sugere pericardite. O espasmo esofágico pode produzir grave pressão subesternal, que pode ser confundida com a angina *pectoris* e ser aliviada pela administração de nitroglicerina.

Eletrocardiograma

Eletrocardiograma Padrão Na isquemia miocárdica, o eletrocardiograma (ECG) padrão com 12 eletrodos mostra a *depressão*

CAPÍTULO 1
Doença Cardíaca Isquêmica

do segmento ST (característico da isquemia subendocárdica) que coincide, temporalmente, com a dor torácica da angina. Isso pode ser acompanhado pela inversão simétrica transitória da onda T. As ondas T cronicamente invertidas, resultantes de um IM prévio, podem retornar à sua posição normal ("pseudonormalização") durante a isquemia miocárdica.

A angina variante, ou seja, resultante de um vasoespasmo coronário e não de uma doença oclusiva da artéria coronária, é diagnosticada pela elevação do segmento ST durante um episódio da variante *pectoris*.

Teste Ergométrico O eletrocardiograma de esforço pode detectar sinais de isquemia miocárdica e estabelecer sua relação à dor torácica. O aparecimento de um novo sopro de regurgitação mitral ou uma *diminuição* na pressão arterial durante o exercício aumenta o valor diagnóstico deste exame. O exame de esforço nem sempre pode ser realizado, seja pela incapacidade do paciente de se exercitar ou pela presença de doenças que interferem em sua interpretação (ritmo aumentado, hipertrofia do ventrículo esquerdo, administração de digitálicos ou síndrome de pré-excitação). Contraindicações à realização deste exame incluem a grave estenose aórtica, a hipertensão grave, a miocardite aguda, a insuficiência cardíaca não controlada e a endocardite infecciosa.

O exame de esforço indica a provável presença de isquemia miocárdica quando há pelo menos 1 mm de depressão horizontal ou para baixo do segmento ST durante o exercício ou nos primeiros 4 minutos após seu início. Quanto maior a depressão do segmento ST, maior a probabilidade de ocorrência de doença arterial coronariana significativa. Quando a anomalia no segmento ST está associada à angina *pectoris* e é observada durante os estágios iniciais do exercício e persiste por vários minutos após seu término, a presença de doença arterial coronariana significativa é bastante provável. O eletrocardiograma de esforço é menos preciso, mas possui melhor relação custo-benefício do que os exames de diagnóstico por imagem na detecção da doença cardíaca isquêmica. Resultados negativos no teste de esforço não excluem a presença de doença arterial coronariana, mas fazem com que a probabilidade de ocorrência de doença coronariana de três vasos ou de predominância esquerda seja extremamente baixa.

Exames de Diagnóstico por Imagem não Invasivos

Muitos pacientes que são mais susceptíveis a eventos coronários não podem fazer exercícios, devido à doença vascular periférica ou musculoesquelética, à falta de condicionamento ou à dispneia ao esforço. Os exames de diagnóstico por imagem não invasivos para detecção de doença cardíaca isquêmica são, geralmente, recomendados quando a realização de eletrocardiograma de esforço não é possível ou a interpretação das alterações no segmento ST é difícil. A administração de atropina, a infusão de dobutamina ou a instituição de marcapassos cardíacos artificiais fazem com que a frequência cardíaca aumente, criando estresse cardíaco. Por outro lado, o estresse cardíaco pode ser produzido pela administração de um vasodilatador coronário, como a adenosina ou o dipiridamol. Esses fármacos dilatam as artérias coronárias normais, mas provocam alterações mínimas ou nulas no diâmetro das artérias coronárias ateroscleróticas. Após a indução do estresse cardíaco por meio destas intervenções, realiza-se um ecocardiograma, para avaliação da função miocárdica, ou cintilografia miocárdica, para avaliação da perfusão miocárdica.

Ecocardiograma A análise ecocardiográfica da movimentação das paredes do coração é realizada imediatamente após o estresse do órgão. A administração intravenosa de um contraste ecocardiográfico pode melhorar a precisão do exame em estresse. Anomalias na movimentação da parede ventricular induzidas pelo estresse correspondem ao sítio de isquemia miocárdica, localizando, portanto, a lesão coronária obstrutiva. Por outro lado, o teste ergométrico pode indicar a presença de doença cardíaca isquêmica, mas não prediz, com confiança, a localização da doença coronária obstrutiva.

Técnica Nuclear de Diagnóstico por Imagem em Esforço Esta técnica é utilizada na avaliação da perfusão coronária. Sua sensibilidade é maior do que a dos exames de esforço na detecção da doença cardíaca isquêmica. Este exame pode definir as regiões vasculares onde o fluxo sanguíneo coronário induzido pelo estresse é limitado e pode estimar o tamanho e a função do ventrículo esquerdo em sístole. Os marcadores (p. ex., tálio, tecnécio) podem ser detectados sobre o miocárdio por meio de técnicas de tomografia computadorizada com emissão de fóton único. Uma lesão coronariana obstrutiva significativa diminui o fluxo sanguíneo e, assim, a atividade do marcador. O exercício aumenta a diferença, quanto à atividade do marcador, entre regiões normais e hipoperfundidas, já que o fluxo sanguíneo coronário é bastante elevado pelo esforço, exceto em regiões distais à obstrução da artéria coronária. A obtenção da imagem é realizada em duas fases: a primeira, imediatamente após a interrupção do exercício, para detecção da isquemia regional e, então, 4 horas mais tarde, para detecção da isquemia reversível. Áreas de ausência persistente de absorção do marcador indicam a ocorrência anterior de um IM. O tamanho da anomalia perfusional é o indicador mais importante da magnitude da doença arterial coronariana detectada.

Tomografia Computadorizada de Feixe de Elétrons Nos vasos ateroscleróticos, há deposição de cálcio. A calcificação da artéria coronária pode ser detectada por meio da tomografia computadorizada de feixe de elétrons. Embora a sensibilidade desta técnica seja alta, este exame não é muito específico e o número de resultados falso-positivos é elevado. Seu uso de rotina não é recomendado.

Angiografia Coronária A angiografia coronária fornece a melhor informação acerca da condição das artérias coronárias. É indicada para pacientes que continuam a apresentar angina *pectoris* apesar da instituição da terapia medicamentosa máxima, àqueles que poderão ser submetidos à revascularização coronária e no estabelecimento do diagnóstico definitivo de doença coronariana em indivíduos cuja ocupação pode colocar outros em risco (p. ex., pilotos de avião). A angiografia coronária é também utilizada no estabelecimento do diagnóstico de doença arterial coronária não aterosclerótica, como o espasmo da artéria coronária. A cirurgia de revascularização miocárdica é mais eficaz quando a artéria doente apresenta tamanho razoável, estenose proximal de alto grau, e está livre de placas distais significativas. A lesão aterosclerótica mais adequada à realização de angioplastia coronária é discreta, concêntrica, proximal e não calcificada e tem menos de 5 mm de extensão.

A cirurgia de revascularização miocárdica tende a melhorar a sobrevida em pacientes com doença coronária em múltiplos vasos e com fração de ejeção menor do que 40%. A presença de áreas hipocinéticas ou acinéticas do ventrículo esquerdo indica o prognóstico ruim. A fibrose miocárdica extensa causada por um IM prévio não tende a melhorar com a cirurgia de revascularização miocárdica (CABG, do inglês, *coronary artery bypass grafting*). Em alguns pacientes com doença isquêmica, porém, a função miocárdica está cronicamente alterada ("miocárdio em hibernação"), demonstrando melhora na contratibilidade após a revascularização cirúrgica.

Importantes determinantes prognósticos em pacientes com doença arterial coronariana são a extensão anatômica da doença aterosclerótica, revelada pela angiografia coronária, o estado funcional do ventrículo esquerdo (fração de ejeção) e a estabilidade da placa coronária. A doença arterial coronariana de tronco é a lesão anatômica mais perigosa e está associada a um prognóstico desfavorável com a instituição da terapia medicamentosa. A estenose da artéria coronária principal esquerda maior do que 50% está associada a uma taxa de mortalidade de 15% ao ano. A angiografia coronária não pode predizer quais placas são mais susceptíveis à ruptura e à iniciação de síndromes coronárias agudas. Placas vulneráveis, ou seja, mais susceptíveis à ruptura e à formação de trombos oclusivos, possuem uma fina capa fibrosa e um grande centro lipídico, que contém um grande número de macrófagos. A presença de placas vulneráveis prediz o maior risco de ocorrência de IM, independentemente do grau de estenose da artéria coronária. De fato, a AI e o IM agudo são, na maioria das vezes, resultantes da ruptura de uma placa que produziu estenose menor do que 50%. Atualmente, não há exame que, satisfatoriamente, meça a estabilidade das placas.

Tratamento

O tratamento da doença cardíaca isquêmica inclui a modificação do estilo de vida, a terapia farmacológica e a revascularização. O tratamento capaz de prolongar a vida possui maior prioridade. Assim, a revascularização cirúrgica (CABG) é recomendada para o tratamento da obstrução significativa da artéria coronária esquerda ou de três vasos. Em pacientes com angina *pectoris* estável e doença coronariana de um ou dois vasos, o tratamento medicamentoso, a angioplastia coronária transluminal percutânea (ACTP) com ou sem colocação de *stent* e a CABG podem ser realizados.

Modificação do Estilo de Vida

A progressão da aterosclerose pode ser reduzida através da interrupção do tabagismo, da manutenção do peso corpóreo ideal por meio da instituição de uma dieta pobre em gorduras e colesterol, da realização regular de exercícios aeróbicos e do tratamento da hipertensão. A diminuição do nível de lipoproteína de baixa densidade por meio da instituição de dieta e/ou pela administração de fármacos, como as estatinas, está associada à redução substancial no risco de morte por eventos cardíacos. O tratamento com fármacos é indicado quando o nível de lipoproteína de baixa densidade é superior a 130 mg/dL. O objetivo do tratamento é a diminuição da concentração deste tipo de lipoproteínas a menos de 100 mg/dL. Os pacientes com doença cardíaca isquêmica podem ser beneficiados pela redução ainda maior da concentração de lipoproteínas de baixa densidade, o que pode ser conseguido pela combinação de dieta e terapia com estatina.

A hipertensão aumenta o risco de eventos coronários como resultado de uma injúria vascular direta, hipertrofia ventricular esquerda e maior demanda miocárdica de oxigênio. A redução da pressão arterial, de níveis hipertensivos a normais, diminui o risco de IM, insuficiência cardíaca congestiva e acidente vascular cerebral. Associada às modificações no estilo de vida, a administração de β-bloqueadores e bloqueadores de canais de cálcio é especialmente útil na conduta da hipertensão em pacientes com angina *pectoris*. Quando a disfunção ventricular esquerda acompanha a hipertensão, a administração de um inibidor da enzima conversora de angiotensina (ECA) ou de um bloqueador do receptor de angiotensina é recomendada.

Tratamento Medicamentoso da Isquemia Miocárdica

Fármacos antiplaquetários, bloqueadores de canais de cálcio, nitratos e inibidores da ECA são usados no tratamento medicamentoso da angina *pectoris*.

Fármacos Antiplaquetários A terapia com baixas doses de ácido acetilsalicílico (75 a 325 mg/dia) diminui o risco de eventos cardíacos em pacientes com angina *pectoris* estável ou instável e é recomendada a todos os pacientes acometidos pela doença cardíaca isquêmica. O clopidogrel e a ticlopidina inibem, eficazmente, a agregação plaquetária através do bloqueio dos receptores de adenosina difosfato. O clopidogrel pode ser usado em pacientes que apresentam contraindicações ao tratamento com ácido acetilsalicílico ou são intolerantes a este medicamento. Os antagonistas dos receptores IIb/IIIa da glicoproteína plaquetária (abciximab, eptifibatide, tirofiban) inibem a adesão, a ativação e a agregação destas células. A administração de fármacos antiplaquetários é particularmente útil após a colocação de um *stent* intracoronário.

β-bloqueadores Os β-bloqueadores são o principal tratamento medicamentoso nos pacientes com angina *pectoris*. A administração prolongada de β-bloqueadores diminui o risco de morte e reinfarto do miocárdio em pacientes que já sofreram um IM, presumivelmente por reduzir a demanda miocárdica de oxigênio. Este benefício é visível mesmo em pacientes em que tradicionalmente se acredita que os β-bloqueadores são contraindicados (insuficiência cardíaca congestiva, doença pulmonar, idade avançada). O bloqueio de receptores β_1-adrenérgicos induzido por fármacos (atenolol, metoprolol, acebutolol, bisoprolol) reduz a frequência cardíaca e a contratibilidade miocárdica, de forma mais expressiva durante o exercício do que em repouso. Isto diminui a demanda miocárdica por oxigênio, reduzindo, subsequentemente, a ocorrência de eventos isquêmicos durante o exercício. A diminuição da frequência cardíaca também aumenta a extensão da diástole e, portanto, o tempo de perfusão coronária. O bloqueio β_2-adrenérgico (por fármacos como o propanolol e o nadolol) pode aumentar o risco de broncoespasmo em pacientes com hiper-reatividade brônquica. Apesar das diferenças entre os efeitos β_1 e β_2, todos os β-bloqueadores parecem ser igualmente eficazes no tratamento da angina *pectoris*. Os β-bloqueadores são contraindicados na presença de bradicardia grave, doença do nó sinusal, (doença aérea reativa grave) hiper-reatividade grave de vias aéreas, bloqueio cardíaco atrioventricular e insuficiência cardíaca congestiva não controlada. O *diabetes mellitus* não é uma contraindicação ao tratamento com β-bloqueadores, embora estes medicamentos possam mascarar sinais de hipoglicemia. Os efeitos colaterais mais comuns do tratamento com β-bloqueadores são a fadiga e a insônia.

Bloqueadores de Canais de Cálcio Os bloqueadores de canais de cálcio de ação longa são comparáveis aos β-bloqueadores no alívio da dor da angina. Os bloqueadores de canais de cálcio de ação curta, como o verapamil e o diltiazem, porém, não o são. Os

CAPÍTULO 1
Doença Cardíaca Isquêmica

bloqueadores de canais de cálcio são unicamente eficazes na diminuição da frequência e da gravidade da angina *pectoris* devida ao espasmo da artéria coronária (angina de Prinzmetal ou variante). Estes fármacos não são tão eficazes quanto os β-bloqueadores na redução da incidência do reinfarto do miocárdio. A eficácia dos bloqueadores de canais de cálcio se deve à sua capacidade de diminuir o tônus da musculatura lisa vascular, dilatar as artérias coronárias, reduzir a contratibilidade e o consumo de oxigênio do miocárdio e a pressão arterial. Muitos bloqueadores de canais de cálcio, como a amlodipina, a nicardipina, a isradipina, a felodipina e a nifedipina de longa ação são potentes vasodilatadores, sendo usados no tratamento da hipertensão e da angina. Os bloqueadores de canais de cálcio são contraindicados para pacientes com insuficiência cardíaca congestiva grave. Efeitos colaterais comumente observados durante o tratamento com estes fármacos são a hipotensão, o edema periférico e a cefaleia. Os bloqueadores de canais de cálcio, portanto, devem ser usados com cautela na presença de β-bloqueadores, já que estas duas classes de medicamentos exercem significativos efeitos depressores sobre a frequência cardíaca e a contratibilidade do miocárdio.

Nitratos Os nitratos orgânicos diminuem a frequência, a duração e a gravidade da angina *pectoris* e aumentam a quantidade de exercício necessária ao aparecimento da depressão no segmento ST. Os nitratos dilatam as artérias coronárias e os vasos colaterais, elevando o fluxo sanguíneo coronário. Os nitratos também reduzem a resistência vascular periférica, diminuindo a pós-carga no ventrículo esquerdo e o consumo miocárdico de oxigênio. O efeito venodilatador dos nitratos diminui o retorno venoso e, portanto, a pré-carga ventricular esquerda e o consumo miocárdico de oxigênio. Os nitratos são contraindicados na presença de cardiomiopatia hipertrófica obstrutiva e grave estenose aórtica e não devem ser usados durante as primeiras 24 horas de uso de sildenafil, tadalafil ou vardenafil, já que esta combinação pode produzir grave hipotensão. A administração sublingual de nitroglicerina, em tablete ou *spray*, alivia, de maneira imediata, a angina *pectoris*. O efeito colateral mais comumente observado durante o tratamento com nitratos é a cefaleia. Em pacientes hipovolêmicos, a administração de nitratos pode provocar hipotensão. No tratamento prolongado, preparações de nitrato de ação longa (isossorbida, pomadas ou *patches* de nitroglicerina) são igualmente eficazes. O valor terapêutico dos nitratos orgânicos é comprometido pelo desenvolvimento de tolerância. Para evitar o desenvolvimento de tolerância ao nitrato, um intervalo diário, de 8 a 12 horas, livre de exposição ao medicamento, é recomendado.

Inibidores da Enzima Conversora de Angiotensina O excesso de angiotensina II atua de maneira significativa na fisiopatologia das doenças cardíacas. Este excesso pode levar ao desenvolvimento de hipertrofia miocárdica, fibrose miocárdica intersticial, maior vasoconstrição coronária e disfunção endotelial. A angiotensina II também promove respostas inflamatórias e a formação de ateroma. Os inibidores da ECA são importantes não apenas no tratamento da insuficiência cardíaca, mas também no da hipertensão e na proteção cardiovascular. Os inibidores da ECA beneficiam pacientes com evidências de doença vascular ou diabetes associadas a outro fator de risco cardiovascular, mesmo na ausência de evidências de disfunção ventricular esquerda. A administração de um inibidor da ECA, portanto, é recomendada a todos os pacientes com doença arterial coronariana, principalmente àqueles com hipertensão,

disfunção ventricular esquerda ou diabetes. As contraindicações à administração de inibidores da ECA incluem intolerância ou alergia documentada, hipercalemia, estenose bilateral da artéria renal e insuficiência renal.

Revascularização A revascularização miocárdica cirúrgica ou a intervenção coronária percutânea (ICP) associada ou não à colocação de *stents* intracoronários é indicada quando a terapia medicamentosa ótima não é capaz de controlar a angina *pectoris*. A revascularização também é indicada em lesões anatômicas específicas (estenose da artéria coronária esquerda maior do que 70%, combinações de doença em dois ou três vasos incluindo estenose superior a 70% da artéria proximal descendente anterior) e evidências de deficiência contrátil do ventrículo esquerdo (diminuição da fração de ejeção). O uso de *stents* na artéria coronária, associado à ICP, diminui a taxa de reestenose coronária e a necessidade de repetição da intervenção.

SÍNDROME CORONÁRIA AGUDA

A síndrome coronária aguda representa um estado hipercoagulável. A ruptura focal de uma placa ateromatosa ativa a cascata de coagulação, com subsequentes geração de trombina e oclusão parcial ou completa da artéria coronária. O desequilíbrio entre a demanda e o suprimento miocárdico de oxigênio leva à dor torácica isquêmica. Os pacientes que apresentam dor torácica isquêmica podem ser categorizados com base no ECG de 12 eletrodos. Considera-se que os pacientes com elevação de ST à primeira consulta apresentam IMCEST. Nos pacientes em que há depressão do segmento ST ou alterações inespecíficas no ECG, podem ser categorizados com base nos níveis de troponinas cardíacas específicas ou de CK-MB. A elevação dos biomarcadores cardíacos específicos, nesta situação, indica a ocorrência de IMSEST. Quando as concentrações de biomarcadores cardíacos específicos são normais, há AI (Fig. 1-1). O IMCEST e a AI/IMSEST requerem manejos diferentes e possuem diferentes implicações diagnósticas. Um número muito maior de pacientes apresenta AI/IMSEST do que IMCEST.

Infarto do Miocárdio com Elevação de ST

A mortalidade devida ao IM agudo continua significativa, e um em cada 25 pacientes que sobrevivem à hospitalização morre no decorrer de 1 ano. A mortalidade precoce total durante a internação foi reduzida de maneira significativa, sem dúvida devido às intervenções terapêuticas imediatas, como a angioplastia, a trombólise e a administração de ácido acetilsalicílico, heparina e estatina. A angiografia coronária documenta que quase todos os IM são causados pela oclusão trombótica de uma artéria coronária.

O prognóstico a longo prazo de um IM agudo é determinado, principalmente, pela gravidade da disfunção ventricular esquerda, a presença e o grau da isquemia residual e a possível ocorrência de disritmias ventriculares malignas. A maioria das mortes durante o primeiro ano após a alta hospitalar ocorre nos 3 primeiros meses. A função ventricular pode ser substancialmente melhorada nas semanas seguintes ao IM agudo, principalmente em pacientes em que a reperfusão precoce foi conseguida. A medida da função ventricular 2 a 3 meses após a ocorrência do IM, portanto, prediz de forma mais precisa o prognóstico a longo prazo do que a mensuração realizada durante a fase aguda da doença.

Fisiopatologia

A aterosclerose é, cada vez mais, reconhecida como uma doença inflamatória. A presença de células inflamatórias nas placas ateroscleróticas sugere que a inflamação desempenha um papel importante na cascata de eventos que levam à sua ruptura. Na verdade, as concentrações de marcadores séricos de inflamação, como a proteína C-reativa e o fibrinogênio, são maiores em indivíduos mais susceptíveis ao desenvolvimento de doença arterial coronária.

O IMCEST ocorre quando o fluxo sanguíneo coronário diminui de maneira abrupta. Essa redução no fluxo sanguíneo é atribuída à formação aguda de trombos em um sítio quando uma placa aterosclerótica fissura, rompe ou ulcera. Isso cria um ambiente que favorece a trombogênese. Caracteristicamente, as placas "vulneráveis", ou seja, que possuem centros ricos em lipídios e finas capas fibrosas, são mais susceptíveis à ruptura.

Uma monocamada de plaquetas se forma no local da placa rompida, e diversos mediadores químicos, como colágeno, adenosina difosfato, epinefrina e serotonina, estimulam a agregação destas células. O potente vasoconstritor tromboxano A_2 é liberado, comprometendo ainda mais o fluxo sanguíneo coronário. Os receptores de glicoproteínas IIb/IIIa das plaquetas são ativados, aumentando a habilidade destas células de interagir com proteínas adesivas e outras plaquetas, levando ao crescimento e à estabilização do trombo. A maior ativação da coagulação fortalece o trombo, graças à deposição de fibrina. Isso faz com que o coágulo seja mais resistente à trombólise. É um tanto paradoxal que as placas que se rompem e provocam a oclusão coronária aguda raramente sejam de um tamanho que cause obstrução significativa. Por outro lado, placas que restringem o fluxo, provocam angina *pectoris* e estimulam o desenvolvimento de circulação colateral são menos susceptíveis à ruptura. Em raras ocasiões, o IMCEST se desenvolve devido ao espasmo coronário agudo ou à embolização arterial coronária.

Diagnóstico

O diagnóstico de um IM agudo requer a presença de, pelo menos, dois destes três critérios: (1) dor torácica, (2) alterações eletrocardiográficas seriadas indicativas de IM e (3) aumento e diminuição das concentrações séricas de enzimas cardíacas. Quase dois terços dos pacientes descrevem a angina *pectoris* de aparecimento recente ou uma alteração no padrão da angina nos 30 dias que antecedem o IM agudo. A dor é mais grave do que na angina *pectoris* prévia e não se resolve com o repouso. Outras possíveis causas de dor torácica grave (embolia pulmonar, dissecação aórtica, pneumotórax espontâneo, pericardite, colecistite) devem ser consideradas. Em aproximadamente um quarto dos pacientes, principalmente nos idosos e diabéticos, a dor é mínima ou ausente no momento do IM.

Ao exame físico, os pacientes caracteristicamente apresentam ansiedade, palidez e diaforese. A taquicardia sinusal, em geral, está presente. A hipotensão causada pela disfunção ventricular esquerda ou direita, assim como as disritmias cardíacas, pode estar presente. As crepitações indicam a insuficiência cardíaca congestiva decorrente da disfunção ventricular esquerda. O sopro cardíaco pode indicar a ocorrência de regurgitação mitral isquêmica.

Estudos Laboratoriais A troponina é uma proteína específica do coração e um marcador bioquímico do IM agudo. Um aumento da concentração circulante de troponina é observado logo após a injúria miocárdica. Os níveis de troponinas cardíacas (troponina T ou I) aumentam nas 4 primeiras horas após a injúria miocárdica e permanecem elevados por 7 a 10 dias. Quando usados juntos, a elevação da concentração de troponina e o eletrocardiograma são capazes de prever a ocorrência de eventos cardíacos adversos em pacientes com dor anginosa. A troponina é mais específica do que a CK-MB na determinação da ocorrência de injúria miocárdica.

Técnicas de Diagnóstico por Imagem Nos pacientes com evidências características de IM ao ECG, a avaliação por ecocardiograma não é necessária. O ecocardiograma, porém, é utilizado em pacientes com bloqueio do ramo esquerdo ou ECG anormal (mas sem elevação do segmento ST) cujo diagnóstico de IM é incerto. Na maioria dos pacientes com IM, o ecocardiograma mostra as anomalias na movimentação regional da parede. O tempo necessário à obtenção de imagens da perfusão miocárdica com tálio e a incapacidade de diferenciação entre IM novos e passados limitam a utilidade das técnicas de diagnóstico por imagem que empregam radionuclídeos no diagnóstico precoce da doença aguda.

Tratamento

O tratamento precoce do IM agudo reduz a morbidade e a mortalidade. Suas etapas iniciais incluem a avaliação da estabilidade hemodinâmica, a realização de ECG com 12 eletrodos e a administração de oxigênio a todos os pacientes com suspeita de IM agudo. O alívio da dor, geralmente conseguido pela administração intravenosa de morfina e/ou sublingual de nitroglicerina, é necessário para reduzir a liberação de catecolaminas e o aumento resultante no consumo miocárdico de oxigênio. O ácido acetilsalicílico (ou o clopidogrel nos pacientes intolerantes a este fármaco) é administrado para diminuir a formação de trombo adicional. O objetivo primário na conduta do IMCEST é o restabelecimento do fluxo sanguíneo na artéria coronária obstruída o mais rápido possível. Isto pode ser conseguido por meio da terapia de reperfusão ou da angioplastia coronária com ou sem colocação de *stent* intracoronário.

Terapia de Reperfusão A terapia trombolítica com estreptocinase, ativador de plasminogênio tecidual, reteplase ou tenecteplase deve ser iniciada nos primeiros 30 a 60 minutos após a chegada ao hospital. A terapia trombolítica restaura o fluxo sanguíneo normal na artéria coronária ocluída. A resolução do coágulo pela terapia trombolítica é muito mais difícil quando a instituição do tratamento é tardia. A complicação mais temida da terapia trombolítica é a hemorragia intracraniana, mais comumente observada em pacientes idosos (com mais de 70 anos) e com hipertensão não controlada. Os pacientes que apresentam sangramento gastrointestinal ou aqueles submetidos a cirurgias também recentemente são mais susceptíveis às complicações hemorrágicas. A terapia trombolítica *não* é recomendada para pacientes com AI/IMSEST.

Angioplastia Coronária Direta A angioplastia coronária pode ser preferível à terapia trombolítica na restauração do fluxo sanguíneo em artérias coronárias ocluídas. Idealmente, a angioplastia deve ser realizada nos primeiros 90 minutos após a chegada ao hospital e até 12 horas após o aparecimento dos sintomas. Esta é a modalidade de escolha em pacientes nos quais a terapia trombolítica é contraindicada ou que apresentam insuficiência cardíaca grave e/ou edema pulmonar. Cerca de 5% dos pacientes com IM agudo submetidos a ICP imediata requerem a realização de cirurgia cardíaca de emergência, devido ao insucesso da angioplastia ou por apresentarem artéria coronária cuja anatomia impossibilita o procedimento. O uso combinado de *stents* intracoronários

CAPÍTULO 1
Doença Cardíaca Isquêmica

e um inibidor da glicoproteína IIb/IIIa plaquetária durante a ICP de emergência maximiza a obtenção de fluxo sanguíneo coronário normal; este tratamento diminui a necessidade de realização subsequente de procedimentos de revascularização.

Cirurgia de Revascularização Coronária A CABG pode restaurar o fluxo sanguíneo em uma artéria coronária ocluída, mas a reperfusão pode ser conseguida, com maior rapidez, através da terapia trombolítica ou da angioplastia coronária. A CABG de emergência é geralmente reservada aos pacientes em que a angiografia revela que a anatomia coronária impossibilita a realização da IPC, o procedimento não teve sucesso ou naqueles com evidência de defeito no septo ventricular relacionado ao infarto ou regurgitação mitral. Os pacientes com elevação do segmento ST que desenvolvem choque cardiogênico, bloqueio do ramo esquerdo ou um novo IM em até 36 horas após a ocorrência de um IM agudo são também candidatos à revascularização precoce. A mortalidade da CABG é significativa nos primeiros 3 a 7 dias após um IM agudo.

Terapia Medicamentosa Adjuvante A terapia intravenosa com heparina é comumente administrada por 24 a 48 horas após a terapia trombolítica, para diminuir a regeneração do trombo. Uma desvantagem do uso de heparina não fracionada é a variabilidade na dose-resposta, dada a sua ligação com proteínas plasmáticas que não a antitrombina. A heparina de baixo peso molecular possui perfil farmacológico mais previsível, maior meia-vida plasmática e forma de administração mais prática (subcutânea), sem a necessidade de monitorização do tempo de tromboplastina parcial ativada. Assim, a heparina de baixo peso molecular é uma excelente alternativa à heparina não fracionada. Inibidores diretos da trombina, como o bivalirudin, podem ser usados em pacientes com histórico de trombocitopenia induzida pela heparina.

A administração de β-bloqueadores está associada a uma diminuição significativa da mortalidade precoce (durante a internação) e a longo prazo e da ocorrência de reinfarto do miocárdio. A administração precoce de β-bloqueadores pode diminuir o tamanho do infarto por reduzir a frequência cardíaca, a pressão arterial e a contratibilidade do miocárdio. Na ausência de contraindicações específicas, recomenda-se que *todos* os pacientes que sofreram um IM agudo recebam β-bloqueadores por via intravenosa o mais cedo possível. O tratamento com estes fármacos deve ser mantido indefinidamente.

Todos os pacientes com IM extenso na parede anterior, evidência clínica de insuficiência ventricular esquerda, fração de ejeção menor do que 40% ou diabetes devem ser tratados com inibidores da ECA ou, em caso de intolerância a estes medicamentos, um bloqueador do receptor de angiotensina II, como o valsartan.

Na ausência de disritmias ventriculares, a administração profilática de lidocaína ou outros fármacos antidisrítmicos não é recomendada. Os bloqueadores de canais de cálcio não devem ser administrados de forma rotineira, sendo reservados aos pacientes com isquemia miocárdica persistente apesar do uso ótimo de ácido acetilsalicílico, β-bloqueadores, nitratos e heparina intravenosa. O controle da glicemia é considerado parte do cuidado-padrão de diabéticos com IM agudo. A administração rotineira de magnésio não é recomendada, mas a terapia com este elemento é indicada a pacientes com taquicardia ventricular por *torsade de pointes*. As estatinas exercem potentes efeitos imunomoduladores e sua administração deve ser iniciada o mais breve possível após o IM, principalmente em pacientes que já são tratados com estes medicamentos.

Angina Instável/Infarto do Miocárdio Sem Elevação de ST

A AI/IMSEST é resultante de uma redução no suprimento miocárdico de oxigênio. Caracteristicamente, a ruptura ou erosão de uma placa coronária aterosclerótica leva à trombose, à inflamação e à vasoconstrição. Muitas das artérias acometidas apresentam menos de 50% de estenose. A embolização das plaquetas e fragmentos de coágulos na microvasculatura coronária leva à isquemia microcirculatória e ao infarto e eleva a concentração das enzimas cardíacas. As doenças que aumentam a demanda miocárdica de oxigênio, como a tireotoxicose, a sepse, a febre, a taquicardia e a anemia e o uso de cocaína e anfetamina podem provocar a AI/IMSEST.

Diagnóstico

A AI/IMSEST possui três apresentações principais: angina em repouso (geralmente durante menos de 20 minutos), angina *pectoris* crônica que se torna mais frequente e é de provocação mais fácil, e a angina de aparecimento recente, que é grave, prolongada ou debilitante. A AI/IMSEST pode também se apresentar como instabilidade hemodinâmica ou insuficiência cardíaca congestiva. Os sinais de insuficiência cardíaca congestiva (galope S_3, distensão da veia jugular, crepitações pulmonares e edema periférico) ou de disfunção do músculo papilar induzida pela isquemia, causando regurgitação mitral aguda, podem ser evidentes. Depressões significativas do segmento ST em dois ou mais eletrodos contíguos e/ou inversões profundas simétricas de ondas T, principalmente em quadros de dor torácica, são altamente consistentes com o diagnóstico de isquemia miocárdica e AI/IMSEST. A elevação da concentração de enzimas cardíacas, troponinas e/ou CK-MB estabelece o diagnóstico de IM agudo (Fig. 1-1).

Tratamento

A conduta da AI/IMSEST é direcionado à redução da demanda miocárdica de oxigênio. O repouso, a suplementação de oxigênio, a analgesia e a instituição do tratamento com β-bloqueadores são indicados. A administração sublingual ou intravenosa de nitroglicerina pode melhorar o suprimento miocárdico de oxigênio. O uso de ácido acetilsalicílico ou clopidogrel e a administração, por 48 horas, de heparina intravenosa ou de baixo peso molecular por via subcutânea são altamente recomendados, para diminuir a formação adicional de trombos. A idade mais avançada (acima de 65 anos), a positividade de enzimas cardíacas, as crepitações, a hipotensão, a taquicardia e a diminuição da função ventricular esquerda (fração de ejeção inferior a 40%) são associadas à mortalidade mais elevada. Nos pacientes de alto risco (com isquemia recorrente ou angina em repouso, insuficiência cardíaca, instabilidade hemodinâmica, taquicardia ventricular contínua, submetidos à ICP nos últimos 6 meses ou a CABG prévia, com elevação da concentração de troponinas, angina em baixo nível de atividade), deve-se considerar a possibilidade de realizar avaliação invasiva precoce, o que inclui angiografia coronária e revascularização por ICP ou CABG, se necessário. Os pacientes em menor risco são tratados de forma medicamentosa e posteriormente submetidos a testes de esforço. A realização de angiografia cardíaca é geralmente considerada em pacientes que apresentam isquemia significativa no teste de esforço.

COMPLICAÇÕES DO INFARTO AGUDO DO MIOCÁRDIO

Disritmias Cardíacas

As disritmias cardíacas, principalmente as ventriculares, são uma causa comum de morte durante o período inicial após um IM agudo.

Fibrilação Ventricular

A fibrilação ventricular ocorre em 3% a 5% dos pacientes com IM agudo, geralmente durante as primeiras 4 horas após o evento. Quando há fibrilação ventricular, a desfibrilação rápida, com 200 a 300 J de energia, é necessária. A administração profilática de lidocaína não é requerida quando a desfibrilação elétrica pode ser imediatamente conseguida. A amiodarona costuma ser considerada um dos fármacos antidisrítmicos mais eficazes no controle de taquiarritmias ventriculares potencialmente fatais, principalmente após um IM. Os β-bloqueadores podem diminuir a ocorrência precoce de fibrilação ventricular. A hipocalemia é um fator de risco para esta arritmia. A fibrilação ventricular geralmente é fatal em pacientes com hipotensão e/ou insuficiência cardíaca congestiva coexistente.

Taquicardia Ventricular

A taquicardia ventricular é comum no IM agudo. Períodos curtos de taquicardia ventricular não sustentada não parecem predispor o paciente ao risco de desenvolvimento da forma sustentada da taquicardia ou de fibrilação ventricular. A taquicardia ventricular sustentada ou hemodinamicamente significativa deve ser tratada por meio da cardioversão elétrica imediata. A taquicardia ventricular assintomática pode ser tratada pela administração intravenosa de lidocaína ou amiodarona.

Fibrilação Atrial

A fibrilação atrial é a disritmia atrial mais comumente observada no IM agudo, ocorrendo em cerca de 10% dos pacientes. Fatores precipitantes incluem a hipoxia, a acidose, a insuficiência cardíaca, a pericardite e a isquemia do nó sinusal. A fibrilação atrial pode ser causada pela isquemia atrial ou por um aumento agudo na pressão do átrio esquerdo. A incidência de fibrilação atrial é menor em pacientes submetidos à terapia trombolítica. Quando a fibrilação atrial é hemodinamicamente significativa, a cardioversão é necessária. Se a fibrilação atrial é bem tolerada, a administração de β-bloqueadores ou bloqueadores de canais de cálcio é indicada para controlar a resposta ventricular.

Bradidisritmias e Bloqueio Cardíaco

Após um IM agudo, a bradicardia sinusal é comumente observada, principalmente em pacientes com IM em parede inferior. Isso pode refletir a maior atividade do sistema nervoso parassimpático ou a isquemia aguda do nó sinusal ou do nó atrioventricular. O tratamento com atropina e/ou a colocação de um marcapasso cardíaco temporário apenas são necessários quando há comprometimento hemodinâmico causado pela bradicardia. O bloqueio cardíaco atrioventricular de segundo ou terceiro grau ocorre em aproximadamente 20% dos pacientes com IM inferior e pode requerer a colocação de um marcapasso cardíaco.

Pericardite

A pericardite é uma complicação comum do IM agudo e pode causar dor torácica que pode ser confundida com angina contínua ou recorrente. Diferentemente da dor da isquemia miocárdica, a dor da pericardite piora com a inspiração e pode ser aliviada por alterações posturais. Um atrito pericárdico pode ser auscultado, mas costuma ser transitório e posicional. Ao ECG, alterações difusas no segmento ST e na onda T podem ser observadas. Na ausência de derrame pericárdico significativo, o tratamento da pericardite é direcionado ao alívio da dor torácica. Inicialmente, recomenda-se a administração de ácido acetilsalicílico ou indometacina. Os corticosteroides podem aliviar os sintomas de maneira dramática, mas geralmente são reservados para os casos refratários. A síndrome de Dressler (síndrome pós-infarto do miocárdio) é uma forma retardada de pericardite aguda que se desenvolve semanas a meses após um IM agudo. Acredita-se que esta síndrome seja imunomediada.

Regurgitação Mitral

A regurgitação mitral devida à injúria isquêmica nos músculos papilares e/ou ventriculares aos quais se unem é comumente observada após um IM agudo. A regurgitação mitral grave é rara e geralmente resultante da ruptura parcial ou completa de um músculo papilar. A ocorrência desta regurgitação é 10 vezes mais provável após o acometimento, por um IM, da parede inferior do que da parede anterior. A regurgitação mitral grave aguda caracteristicamente provoca edema pulmonar e choque cardiogênico. A ruptura total do músculo papilar costuma causar a morte em 24 horas. O tratamento cirúrgico imediato é necessário. Os tratamentos que diminuem a pós-carga ventricular esquerda, como a administração intravenosa de nitroprussiato e a colocação intra-aórtica de uma bomba com balão, podem diminuir o volume regurgitado e aumentar o fluxo sanguíneo e o débito cardíaco até a realização do procedimento cirúrgico.

Ruptura do Septo Ventricular

O característico sopro holossistólico da ruptura do septo ventricular pode ser difícil de diferenciar do sopro associado à regurgitação mitral grave. A ocorrência de ruptura do septo ventricular é mais provável após um IM de parede anterior do que de parede inferior. O reparo cirúrgico emergencial é necessário quando o defeito ventricular está associado a um comprometimento hemodinâmico. A taxa de mortalidade associada ao reparo cirúrgico de um defeito em septo ventricular pós-infarto é de cerca de 20%. Assim que o diagnóstico de ruptura do septo ventricular é estabelecido, a contrapulsação intra-aórtica com balão deve ser iniciada e a reparação cirúrgica, realizada.

Insuficiência Cardíaca Congestiva e Choque Cardiogênico

O IM agudo é muitas vezes complicado por algum grau de disfunção ventricular esquerda. Isto pode ser evidente pela detecção de um terceiro som cardíaco ou da diminuição da PaO_2. O termo *choque cardiogênico* é restrito à hipotensão e à oligúria que persistem após o alívio da dor torácica, da redução da hiperatividade parassimpática, da correção da hipovolemia e do tratamento das disritmias. O choque cardiogênico é uma forma avançada de insuficiência cardíaca aguda, na qual o débito cardíaco não é suficiente

CAPÍTULO 1
Doença Cardíaca Isquêmica

à manutenção da perfusão adequada dos rins e de outros órgãos vitais. A pressão sistólica é baixa e pode haver edema pulmonar e hipoxia arterial associados. O choque cardiogênico geralmente é uma manifestação do infarto de mais de 40% do miocárdio ventricular esquerdo.

Um aspecto importante na conduta do choque cardiogênico é o diagnóstico e o tratamento imediato das possíveis complicações mecânicas reversíveis do IM, como a ruptura da parede livre, do septo ou dos músculos papilares do ventrículo esquerdo, o tamponamento cardíaco e a regurgitação mitral aguda e grave. O ecocardiograma é extremamente útil no diagnóstico e na quantificação destas patologias. O tratamento do choque cardiogênico depende da pressão arterial e da perfusão periférica. A norepinefrina, a vasopressina, a dopamina e a dobutamina podem ser administradas na tentativa de aumentar a pressão arterial e o débito cardíaco. Caso a pressão seja adequada, a nitroglicerina pode ser usada para diminuir a pré- e a pós-carga do ventrículo esquerdo. O edema pulmonar concomitante pode requerer a administração de morfina e diuréticos ou mesmo a instituição de ventilação mecânica. A restauração de parte do fluxo sanguíneo coronário à zona peri-infartada por meio de terapia trombolítica, ICP ou revascularização cirúrgica pode ser indicada. Dispositivos de assistência circulatória podem ajudar a manter o miocárdio viável e o débito cardíaco até que a revascularização possa ser realizada ou a possibilidade de transplante cardíaco seja considerada. Os dispositivos de assistência ventricular esquerda melhoram o débito cardíaco de maneira superior à contrapulsação intra-aórtica com balão, mas a disponibilidade destas bombas é bem maior. A bomba com balão intra-aórtico é programada com o auxílio do ECG, de forma a esvaziar logo antes da sístole e inflar durante a diástole. O enchimento do balão durante a diástole aumenta a pressão diastólica e, assim, melhora o fluxo coronário e a oferta de oxigênio ao miocárdio. O esvaziamento do balão imediatamente antes da sístole aumenta a ejeção do ventrículo esquerdo e diminui sua pós-carga. A infusão intravenosa de uma combinação de fármacos inotrópicos e vasodilatadores pode atuar como uma alternativa farmacológica à contrapulsação mecânica com balão.

Ruptura Miocárdica

A ruptura miocárdica geralmente provoca tamponamento cardíaco e morte súbita. Em uma porcentagem muito pequena dos casos, é possível ter tempo para realizar a estabilização médica e a cirurgia de emergência.

Infarto do Ventrículo Direito

O infarto do ventrículo direito ocorre em cerca de um terço dos pacientes com IM agudo da parede inferior do ventrículo direito. O infarto isolado do ventrículo direito é raro. Este ventrículo possui uma relação mais favorável entre suprimento e demanda de oxigênio do que o ventrículo esquerdo, devido à sua massa muscular e maior disponibilidade do gás resultante da passagem de fluxo sanguíneo coronário durante a sístole *e* a diástole. A tríade clínica de hipotensão, maior pressão venosa jugular e campos pulmonares limpos em um paciente com IM de parede inferior é virtualmente patognomônica de infarto do ventrículo direito. O sinal de Kussmaul (distensão da veia jugular durante a inspiração) tende a ser observado. O ecocardiograma é útil ao diagnóstico do infarto ventricular direito. A dilatação e a assinergia do ventrículo

direito, além da movimentação anormal do septo interventricular, podem ser observadas. O choque cardiogênico, embora incomum, é a complicação mais séria do infarto ventricular direito. Cerca de um terço dos pacientes com infarto ventricular direito desenvolve fibrilação atrial. O bloqueio cardíaco pode ocorrer em até 50% destes pacientes. Essas duas situações podem provocar grave comprometimento hemodinâmico.

O reconhecimento do infarto ventricular direito é importante, já que os tratamentos farmacológicos da insuficiência ventricular esquerda podem piorar a insuficiência ventricular direita. Em particular, a administração de vasodilatadores ou diuréticos é bastante indesejável. O bloqueio atrioventricular de terceiro grau deve ser imediatamente tratado com um marcapasso AV sequencial temporário, reconhecendo o valor da sincronia atrioventricular na manutenção do enchimento ventricular no ventrículo direito isquêmico e não complacente. A reposição do volume intravascular costuma restaurar o débito cardíaco de maneira eficaz. A administração de um fármaco inotrópico, como a dopamina, pode, ocasionalmente, ser necessária quando a hipotensão persiste apesar da infusão de líquidos. A função ventricular direita tende a melhorar com o tempo, sugerindo a reversão da lesão isquêmica.

Acidente Vascular Cerebral

O infarto da parede anterior e do ápice do ventrículo esquerdo leva à formação de trombos em até um terço dos pacientes. Nesses indivíduos, o risco de embolização sistêmica e a possibilidade de um acidente vascular cerebral isquêmico são bastante significativos. O ecocardiograma é usado para detectar a formação de trombos no ventrículo esquerdo. A presença de um trombo no ventrículo esquerdo é uma indicação à instituição imediata de terapia anticoagulante com heparina, seguida pela administração de warfarina por 6 meses.

A terapia trombolítica está associada ao derrame hemorrágico em 0,3% a 1% dos pacientes. O derrame é geralmente evidente nas primeiras 24 horas após o tratamento e está associado a uma alta taxa de mortalidade.

INFARTO DO MIOCÁRDIO PERIOPERATÓRIO

Estima-se que 500.000 a 900.000 IM perioperatórios ocorrem anualmente em todo o mundo. A incidência de injúria cardíaca perioperatória é o resultado cumulativo da condição médica pré-operatória, do procedimento cirúrgico específico, da experiência do cirurgião e dos critérios diagnósticos usados para a definição do IM e o cuidado médico total oferecido pela instituição. O risco de morte perioperatória por causas cardíacas é inferior a 1% em pacientes que não apresentam doença cardíaca isquêmica, como evidenciada pelo histórico de angina *pectoris*, sinais eletrocardiográficos de IM ou doença coronária documentada por angiografia. A incidência de IM perioperatório em pacientes submetidos a cirurgia vascular eletiva de alto risco varia entre 5% e 15%. O risco é ainda maior em cirurgias de emergência. Nos pacientes submetidos a cirurgias *urgentes* de quadril, a incidência de IM perioperatório é de 5% a 7%; menos de 3% dos pacientes submetidos a artroplastias totais de joelho ou quadril *eletivas* sofrem IM perioperatório.

Fisiopatologia

Nosso entendimento do mecanismo de IM perioperatório está evoluindo. Observações iniciais sugeriram que a maioria dos IM pós-operatórios ocorreu no terceiro dia após a realização do procedimento. Novos estudos relatam que a maioria dos IM perioperatórios ocorre nas primeiras 24 a 48 horas após a cirurgia. Essa discrepância está provavelmente relacionada aos critérios usados no diagnóstico do IM agudo perioperatório. Em pesquisas mais antigas, o IM pós-operatório era geralmente diagnosticado pelo desenvolvimento de ondas Q no ECG. Sabe-se agora que muitos IM pós-operatórios são infartos sem ondas Q e podem ser diagnosticados por alterações no ECG e/ou liberação de enzimas cardíacas.

A isquemia pós-operatória ocorre no início do período pós-operatório e está associada ao IM perioperatório. Esses IM são precedidos por taquicardia e depressão do segmento ST, são muitas vezes silenciosos e apresentam-se como IMSEST. Os pacientes com doença coronária mais grave são mais susceptíveis. Estas observações apoiam a hipótese de que a lesão miocárdica perioperatória se desenvolve como consequência da maior demanda miocárdica de oxigênio (maior pressão arterial e frequência cardíaca) no contexto de oferta miocárdica reduzida de oxigênio.

Outra hipótese sugere que o IM perioperatório é o resultado do desenvolvimento súbito de um processo trombótico associado à ruptura de uma placa vulnerável. Esta hipótese é baseada em estudos de necropsia pós-operatórios e evidências angiográficas de trombos presentes em vasos com estenoses não críticas. A lesão endotelial no sítio da placa rompida desencadeia uma cascata de agregação plaquetária e a liberação de mediadores, incluindo tromboxano A_2, serotonina, adenosina difosfato, fator ativador de plaquetas, trombina e radicais livres derivados de oxigênio. A agregação plaquetária e a ativação de outros mediadores inflamatórios e não inflamatórios potencializam a formação de trombos e levam à vasoconstrição dinâmica distal à estrutura. Os efeitos combinados do estreitamento dinâmico e físico dos vasos sanguíneos provocam isquemia e/ou infarto. No período pós-operatório, alterações na viscosidade do sangue, nas concentrações de catecolaminas, nos níveis de cortisol, nas concentrações de ativador de plasminogênio tecidual endógeno e nos níveis de inibidor do ativador de plasminogênio criam um estado pró-trombótico. Alterações na frequência cardíaca e na pressão sanguínea, resultantes da resposta endócrina ao estresse, podem aumentar a probabilidade de fissura da placa e dano endotelial. Combinados, estes fatores podem precipitar a formação de trombos em uma artéria coronária aterosclerótica e levar ao desenvolvimento de IM com elevação do segmento ST (onda Q). Assim, dois diferentes mecanismos fisiopatológicos podem ser responsáveis pelo IM perioperatório. Um pode estar relacionado à trombose coronária aguda e o outro pode ser a consequência da maior demanda de oxigênio quando a oferta de oxigênio está comprometida. Estes processos não são mutuamente exclusivos. Um ou outro, porém, podem predominar em um dado paciente (**Fig. 1-2**).

Diagnóstico do Infarto do Miocárdio Perioperatório

O diagnóstico de um IM agudo tradicionalmente requer a presença de pelo menos dois dos três seguintes elementos: (1) dor torácica isquêmica, (2) alterações evolucionárias no ECG e (3) aumento e diminuição dos níveis de enzimas cardíacas. No período perioperatório, os episódios isquêmicos tendem a ser silenciosos, ou seja, não associados à dor torácica. Além disso, muitos ECG pós-operatórios não são diagnósticos. Alterações inespecíficas nestes exames, disritmias de aparecimento recente e instabilidade hemodinâmica não relacionada ao coração podem obscurecer ainda mais o quadro clínico da síndrome coronária aguda no período perioperatório.

Assim como em quadros não cirúrgicos, um aumento agudo nos níveis de troponina deve ser, no período perioperatório, considerado um IM. Um aumento na concentração de troponina cardíaca é um marcador da injúria miocárdica e há uma boa correlação entre a duração da isquemia miocárdica e a elevação dos níveis destas moléculas. Existe também uma associação significativa entre as maiores concentrações de troponina e a morbidade e a mortalidade, a curto e longo prazo, de pacientes cirúrgicos. Esta associação é observada na morte cardíaca, no IM, na isquemia miocárdica na insuficiência cardíaca congestiva, nas disritmias cardíacas e no acidente vascular cerebral. Mesmo complicações cardiovasculares relativamente menores, como a hipertensão não controlada, as palpitações, a fadiga mais intensa ou a dispneia, podem estar correlacionadas a maiores níveis de troponinas cardíacas específicas. Um aumento destas concentrações no período pós-operatório, mesmo na ausência de sinais e sintomas cardiovasculares claros, é um achado importante, que requer atenção e encaminhamento a um cardiologista para maior avaliação e conduta.

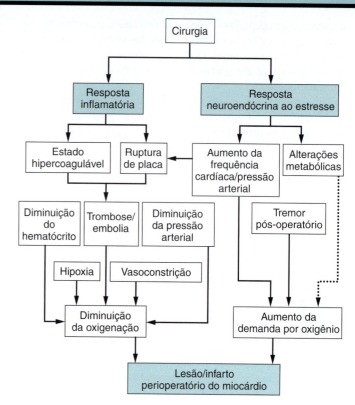

Figura 1-2 • Fatores que podem contribuir para o infarto perioperatório de miocárdio.

CAPÍTULO 1
Doença Cardíaca Isquêmica

AVALIAÇÃO PRÉ-OPERATÓRIA DE PACIENTES COM DOENÇA CARDÍACA ISQUÊMICA CONHECIDA OU SUSPEITADA

Anamnese

A anamnese pré-operatória é feita para avaliar a gravidade, a progressão e as limitações funcionais impostas pela doença cardíaca isquêmica e deve ser focada na determinação da presença de fatores clínicos de risco maiores, moderados ou menores em um dado paciente (**Tabela 1-2**). A isquemia miocárdica, a disfunção ventricular esquerda e as disritmias cardíacas tendem a ser responsáveis pelos sinais e sintomas da doença cardíaca isquêmica. Sintomas como a angina e a dispneia podem estar ausentes durante o repouso, enfatizando a importância da avaliação da resposta do paciente às várias atividades físicas, como caminhar ou subir escadas. A tolerância limitada ao exercício, na ausência de doença pulmonar significativa, é uma boa evidência de diminuição da reserva cardíaca. Se o paciente puder subir dois ou três lances de escadas sem apresentar sintomas, é provável que a reserva cardíaca seja adequada. A dispneia após o aparecimento de angina *pectoris* sugere a presença de disfunção ventricular esquerda aguda devida à isquemia miocárdica. É importante reconhecer a presença da insuficiência cardíaca congestiva incipiente no período pré-operatório, já que a somatória dos estresses da anestesia, da cirurgia, da reposição volêmica e da dor pós-operatória pode precipitar a forma franca da doença.

Isquemia Miocárdica Silenciosa

A isquemia miocárdica silenciosa não provoca angina *pectoris* e geralmente ocorre em frequência cardíaca e pressão arterial sistêmica bastante menores do que as observadas na isquemia induzida por exercício. Um histórico de doença cardíaca isquêmica ou um ECG anormal sugestivo de IM prévio está associado a uma maior incidência de isquemia miocárdica silenciosa. Estima-se que quase 75% dos episódios isquêmicos em pacientes com doença cardíaca isquêmica sintomática não estejam associados à angina *pectoris* e que 10% a 15% dos IM agudos sejam silenciosos. O tratamento da isquemia miocárdica silenciosa é o mesmo da angina *pectoris* clássica. A mortalidade devido ao IM em pacientes com isquemia miocárdica silenciosa é similar à observada em pacientes com dor torácica clássica.

Infarto do Miocárdio Prévio

Um histórico de IM é uma informação importante. É uma prática comum retardar a realização de cirurgias eletivas por algum tempo (até 6 semanas) após um infarto agudo do miocárdio. Estudos retrospectivos conduzidos com grandes grupos de pacientes adultos sugeriram que a incidência de reinfarto do miocárdio durante o período pré-operatório é influenciada pelo tempo transcorrido desde o último evento. O infarto do miocárdio agudo (1-7 dias) e recente (8-30 dias) e a AI apresentam os maiores riscos de isquemia miocárdica, IM e morte cardíaca no período perioperatório.

É importante determinar se um paciente realizou angioplastia com colocação de *stent*. Esse procedimento (com *stent* revestido por fármaco ou não) é rotineiramente seguido pela instituição de terapia antiplaquetária, para prevenir a ocorrência de trombose coronária aguda e manter, a longo prazo, o lúmen do vaso. A cirurgia não cardíaca eletiva pode ser retardada em 4 a 6 semanas após a realização da angioplastia coronária. É prudente atrasar a cirurgia não cardíaca eletiva por 6 semanas após a realização de uma ICP com colocação de *stent* metálico e por até 12 meses em indivíduos submetidos à colocação de *stent* revestido por fármaco, para permitir a endotelialização completa do material e completar a terapia antiplaquetária com inibidores de GIIb/IIIa, como o clopidogrel.[1]

Doenças não Cardíacas Coexistentes

A anamnese deve também obter informações relevantes a doenças não cardíacas coexistentes. Pacientes com doença cardíaca isquêmica, por exemplo, tendem a apresentar doença vascular periférica. Um histórico de síncope pode refletir a presença de uma doença vascular cerebral ou convulsiva ou ainda de disritmias car-

---

TABELA 1-2	Preditores Clínicos de Maior Risco Perioperatório Cardiovascular

Maiores

Síndromes coronárias instáveis
  IM agudo ou recente com evidência de importante risco isquêmico com base nos sintomas clínicos ou resultados de exames não invasivos
  Angina instável ou grave
Insuficiência cardíaca descompensada
Disritmias significativas
  Bloqueio atrioventricular de alto grau
  Disritmias ventriculares sintomáticas na presença de cardiopatia subjacente
  Disritmias supraventriculares com frequência ventricular não controlada
Valvulopatia grave

Intermediários

Angina *pectoris* branda
IM prévio (de acordo com anamnese) ou presença de ondas Q no ECG
Insuficiência cardíaca prévia ou compensada
Diabetes mellitus (principalmente insulino-dependente)
Insuficiência renal

Menores

Idade avançada (mais de 70 anos)
ECG anormal (hipertrofia ventricular esquerda, bloqueio do ramo esquerdo, anomalias ST-T)
Ritmo não sinusal
Baixa capacidade funcional
Histórico de derrame
Hipertensão sistêmica não controlada

ECG, eletrocardiograma; IM, infarto do miocárdio.
Adaptado de Fleisher LA, Beckman JA, Brown KA, et al: ACC/AHA 2006 guideline update on perioperative cardiovascular evaluation for noncardiac surgery: Focused update on perioperative beta-blocker therapy: A report of the American College of Cardiology/American Heart Association Task Force on Practice Guidelines. Circulation 2006;113:2662-2674, com permissão.

---

[1]Nota da Revisão Científica: o clopidogrel é um inibidor do ADP, não da glicoproteína 2b/3.

díacas. A tosse é, muitas vezes, de origem pulmonar, não cardíaca. Pode ser difícil diferenciar a dispneia causada pela disfunção cardíaca daquela associada à doença pulmonar crônica, embora pacientes com doença cardíaca isquêmica tendam a se queixar mais da ortopneia e da dispneia paroxística noturna. A presença de doença pulmonar obstrutiva crônica é provável em pacientes com longo histórico de tabagismo. Muitas vezes, o *diabetes mellitus* coexiste com a doença cardíaca isquêmica. A insuficiência renal (concentração de creatinina superior a 2,0 mg/dL) aumenta o risco de ocorrência de eventos cardíacos perioperatórios.

Medicação Atual

O tratamento medicamentoso da doença cardíaca isquêmica tem como objetivo diminuir os requerimentos miocárdicos de oxigênio, melhorar o fluxo sanguíneo coronário, estabilizar a placa, prevenir a trombose e remodelar o miocárdio lesionado. Esses objetivos são conseguidos por meio do uso de β-bloqueadores, nitratos, bloqueadores de canais de cálcio, estatinas, fármacos antiplaquetários e inibidores da ECA.

O β-bloqueio eficaz é sugerido pela frequência cardíaca de repouso de 50 a 60 batimentos por minuto. A atividade física de rotina deve aumentar a frequência cardíaca em 10% a 20%. Não há evidências de que os β-bloqueadores aumentem os efeitos inotrópicos negativos de anestésicos voláteis. O tratamento com β-bloqueadores deve ser mantido durante todo o período perioperatório. A atropina e o glicopirrolato podem ser usados para tratar os efeitos cronotrópicos excessivos dos β-bloqueadores neste período. O isoproterenol é o antagonista farmacológico específico da atividade β-antagonista excessiva. O período pós-operatório é o momento em que a interrupção inadvertida do tratamento com β-bloqueadores pode ocorrer e causar hipertensão de rebote e taquicardia.

A hipotensão significativa foi observada em pacientes tratados por longos períodos com inibidores da ECA e submetidos à anestesia geral. Muitos recomendam a não administração de inibidores da ECA nas 24 horas que antecedem procedimentos cirúrgicos que possam provocar alterações volêmicas ou sangramentos importantes. A hipotensão atribuível aos inibidores da ECA geralmente responde à administração de líquidos ou fármacos simpatomiméticos. Quando a hipotensão é refratária a estas medidas, o tratamento com vasopressina ou um de seus análogos pode ser necessário.

Os fármacos antiplaquetários são componentes essenciais da farmacoterapia da síndrome coronária aguda e da conduta a longo prazo da doença cardíaca isquêmica. O ácido acetilsalicílico inibe, de maneira irreversível, a ciclo-oxigenase, impedindo a ativação plaquetária. O clopidogrel e a ticlopidina se ligam de maneira irreversível aos receptores de adenosina difosfato das plaquetas, impossibilitando a transformação dos receptores de glicoproteína IIb/IIIa e a maior ativação plaquetária. O uso de clopidogrel e ticlodipina impede a anestesia neuroaxial. O clopidogrel e a ticlodipina podem aumentar o risco de sangramento perioperatório e a necessidade de transfusão de plaquetas em situações clínicas de urgência.

Exame Físico

O exame físico de pacientes com doença cardíaca isquêmica é, com frequência, normal. Ainda assim, sinais de disfunção ventricular direita ou esquerda devem ser pesquisados. Um sopro carotídeo pode indicar a presença de doença vascular cerebral. A hipotensão ortostática pode refletir a atenuação da atividade do sistema nervoso autônomo devido ao tratamento com medicamentos anti-hipertensivos. A distensão da veia jugular e o edema periférico são sinais de insuficiência ventricular direita. A ausculta do tórax pode revelar evidências de disfunção ventricular esquerda, como galopes S_3 ou crepitações.

Exames Pré-operatórios Especializados

Os exames pré-operatórios especializados incluem o eletrocardiograma, o ecocardiograma, a ventriculografia com radionuclídeo, a cintilografia com tálio, a tomografia computadorizada de alta velocidade, a ressonância magnética e a tomografia com emissão de pósitrons. Estes exames são reservados a pacientes cujos resultados são críticos à orientação da terapia instituída durante o período perioperatório.

Eletrocardiograma

A avaliação pré-operatória que inclui exames que estimulam um aumento da frequência cardíaca é interessante, já que aumentos perioperatórios no consumo miocárdico de oxigênio e o desenvolvimento de isquemia miocárdica são frequentemente acompanhados por taquicardia. Os resultados de teste de estresse e/ou de tolerância ao exercício, obtidos no período pré-operatório, podem indicar o risco de isquemia miocárdica perioperatória. A realização pré-operatória do teste de estresse geralmente não é indicada em pacientes com doença arterial coronariana estável e tolerância ao exercício aceitável. Uma vez que o ECG em exercício pode produzir um dado número de resultados falso-negativos e falso-positivos, seu valor preditivo é limitado.

Em pacientes com doença arterial coronariana, o eletrocardiograma realizado em ambulatório durante o período pré-operatório revela, muitas vezes, episódios de isquemia miocárdica silenciosa. Estas alterações têm sido consideradas preditoras independentes de desfechos pós-operatórios adversos. O papel preciso destes exames em relação a outros testes diagnósticos especializados, porém, ainda não foi definido.

Ecocardiograma

O ecocardiograma transtorácico ou transesofágico pré-operatório é útil ao diagnóstico da disfunção ventricular esquerda e na avaliação da doença cardíaca valvar. O ecocardiograma em repouso não contribui, de forma apreciável, para a informação fornecida pelos resultados clínicos de rotina e eletrocardiográficos na previsão de desfechos adversos. A análise ecocardiográfica da movimentação da parede durante a infusão de dipiridamol, dobutamina ou atropina (teste de estresse farmacológico) é uma boa técnica para avaliação da doença cardíaca isquêmica, principalmente em pacientes sem histórico de IM. O ecocardiograma com estresse induzido por dobutamina produz resultados comparáveis, se não melhores, aos da cintilografia de perfusão miocárdica e fornece outras informações acerca da função valvar.

Ventriculografia com Radionuclídeo

A ventriculografia com radionuclídeo quantifica a função sistólica e diastólica dos ventrículos esquerdo e direito. A fração de ejeção determinada pela ventriculografia com radionuclídeo não parece fornecer informações que possam ser usadas para prever, com precisão, a ocorrência de eventos miocárdicos isquêmicos perioperatórios. Quando a fração de ejeção é inferior a 50%, porém, o risco de insuficiência cardíaca congestiva pós-operatória em pacientes submetidos a cirurgias aórticas abdominais é maior.

Cintilografia com Tálio

Limitações físicas, como a claudicação ou a doença articular, podem prejudicar a capacidade de exercício do paciente. Isto limita a utilidade do teste de esforço. O exame com dipiridamol e tálio mimetiza a resposta coronária vasodilatadora associada ao exercício. Como o ecocardiograma com estresse, este é um exame útil em pacientes com capacidade limitada de realização de exercícios. Defeitos ou "manchas frias" no escaneamento nuclear indicam áreas de isquemia miocárdica ou infarto. O custo-benefício da cintilografia com tálio é melhor quando o exame é restrito a pacientes que não podem se exercitar e naqueles em que o risco de complicações cardíacas perioperatórias não pode ser estimado com base em fatores clínicos.

Tomografia Computadorizada e Ressonância Magnética

A tomografia computadorizada de alta velocidade pode mostrar a calcificação da artéria coronária. A administração intravenosa do meio de contraste radiográfico aumenta a acuidade das imagens. A ressonância magnética fornece imagens ainda mais claras e pode delinear as porções proximais da circulação da artéria coronária. A tomografia computadorizada e a ressonância magnética, porém, são mais dispendiosas e menos móveis do que as demais modalidades de avaliação cardíaca.

Tomografia por Emissão de Pósitrons

A tomografia por emissão de pósitrons é uma técnica altamente sofisticada que mostra o fluxo sanguíneo regional e o metabolismo miocárdico. Esta técnica pode ser usada para delinear a extensão da doença na artéria coronária e a viabilidade do miocárdio.

CONDUTA ANESTÉSICA EM PACIENTES COM DOENÇA CARDÍACA ISQUÊMICA CONHECIDA OU SUSPEITADA SUBMETIDOS À CIRURGIA NÃO CARDÍACA

A conduta pré-operatória de pacientes com doença cardíaca isquêmica ou fatores de risco para seu desenvolvimento possui os seguintes objetivos: (1) determinar a extensão da doença cardíaca isquêmica e da realização de quaisquer intervenções (CABG, ICP), (2) determinar a gravidade e a estabilidade da doença e (3) revisar a terapia medicamentosa, notando quaisquer medicamentos que possam aumentar o risco de sangramento cirúrgico ou que contraindiquem uma dada técnica anestésica. Os dois primeiros objetivos são importantes na estratificação do risco.

Estratégia de Estratificação de Risco

Em pacientes estáveis a serem submetidos a cirurgias não cardíacas de grande porte, seis preditores independentes de complicações

cardíacas significativas foram descritos no Lee Revised Cardiac Risk Index (**Tabela 1-3**). Estes seis preditores incluem cirurgia de alto risco, doença cardíaca isquêmica, insuficiência cardíaca congestiva, doença vascular cerebral, *diabetes mellitus* insulino-dependente pré-operatório e concentração sérica de creatinina pré-operatória maior que 2,0 mg/dL. A presença de diversos fatores de risco aumenta a incidência de complicações cardíacas pós-operatórias como morte cardíaca, parada cardíaca/fibrilação ventricular, bloqueio cardíaco completo, IM agudo e edema pulmonar (**Fig. 1-3**). Estes fatores de risco foram incorporados às orientações do American College of Cardiology/American Heart Association (ACC/AHA) para avaliação cardiovascular perioperatória para realização de cirurgias não cardíacas. O tema principal destas orientações é que a intervenção pré-operatória, apenas para diminuir o risco da cirurgia, raramente é necessária. A intervenção é indicada ou não independentemente da necessidade de cirurgia. O exame pré-operatório deve apenas ser realizado se puder influenciar a conduta perioperatória. Embora nenhum estudo prospectivo randomizado tenha sido conduzido para provar a eficácia destas orientações, elas oferecem um paradigma que foi amplamente adotado pelos clínicos.

As orientações da ACC/AHA são um algoritmo com múltiplas etapas para determinação da necessidade de avaliação cardíaca pré-operatória. A primeira etapa avalia a urgência da cirurgia. A

TABELA 1-3	Fatores de Risco Cardíaco em Pacientes Submetidos a Cirurgias Eletivas de Grande Porte não Cardíacas

I. Cirurgia de alto risco
Aneurisma aórtico abdominal
Cirurgia vascular periférica
Toracotomia
Cirurgia abdominal de grande porte
II. Doença cardíaca isquêmica
Histórico de infarto do miocárdio
Histórico de teste de exercício positivo
Queixas atuais de angina *pectoris*
Uso de terapia com nitrato
Presença de ondas Q ao ECG
III. Insuficiência cardíaca congestiva
Histórico de insuficiência cardíaca congestiva
Histórico de edema pulmonar
Histórico de dispneia paroxística noturna
Observação de crepitações ou galopes S_3, durante o exame físico
Observação de redistribuição vascular pulmonar em radiografias de tórax
IV. Doença vascular cerebral
Histórico de derrame
Histórico de ataque isquêmico transitório
V. *Diabetes mellitus* insulinodependente
VI. Concentração sérica pré-operatória de creatinina > 2 mg/dL

Adaptado de Lee TH, Marcantonio ER, Mangione CM, et al: Derivation and prospective validation of a simple index for prediction of cardiac risk of major noncardiac surgery. Circulation 1999:100;1043-1049, com permissão.

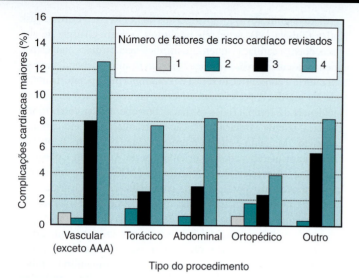

Figura 1-3 • As barras representam a frequência das principais complicações cardíacas dos pacientes alocados nas classes do Índice Revisado de Risco Cardíaco, de acordo com o tipo de cirurgia a que foram submetidos. Note que, por definição, os pacientes submetidos a procedimentos relacionados ao AAA (aneurisma aórtico abdominal), torácicos ou abdominais são excluídos da classe I, já que estas cirurgias são consideradas de alto risco. Em todos os subgrupos, observou-se uma tendência, estatisticamente significativa, de maior susceptibilidade nas classes de maior risco.

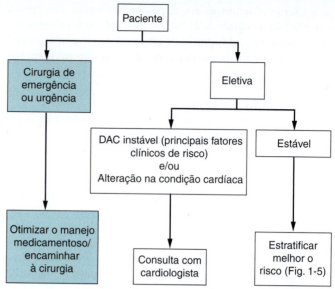

Figura 1-4 • Algoritmo para avaliação pré-operatória de pacientes com doença cardíaca isquêmica. Identifique os pacientes a serem submetidos a cirurgias de urgência ou emergência e faça o manejo medicamentoso até o encaminhamento ao centro cirúrgico. Em pacientes a serem submetidos a cirurgias eletivas, a presença dos principais fatores clínicos de risco ou uma alteração da condição clínica podem levar à realização de avaliações adicionais antes do procedimento. DAC, doença da artéria coronária.

necessidade de cirurgia de emergência tem precedência sobre a necessidade de realização de outros exames (**Fig. 1-4**). A segunda etapa avalia se o paciente foi submetido à revascularização. A terceira etapa determina se e quando o paciente foi submetido a avaliações cardíacas invasivas ou não. Se o paciente tiver sido submetido à revascularização nos últimos 5 anos ou a uma avaliação coronária adequada nos últimos 2 anos, sem deterioração subsequente do estado cardíaco, a realização de uma nova avaliação não é indicada (**Fig. 1-5**).

As próximas cinco etapas das orientações do ACC/AHA integram a estratificação de risco de acordo com os fatores clínicos de risco, capacidade funcional e fatores de risco específicos relacionados à cirurgia. Os fatores clínicos de risco, obtidos à anamnese, ao exame físico e à revisão do ECG são agrupados em três categorias: (1) Os *fatores clínicos de risco maiores* (síndrome coronária instável, insuficiência cardíaca descompensada, arritmias significativas, doença valvar grave) podem requerer o adiamento da cirurgia eletiva e a realização de avaliação cardíaca. O manejo pré-operatório intenso é necessário quando a cirurgia é de urgência ou emergência (Fig. 1-4). (2) Os *fatores clínicos de risco intermediários* (angina *pectoris* estável, IM prévio segundo anamnese ou ondas Q patológicas, insuficiência cardíaca prévia ou compensada, *diabetes mellitus* insulino-dependente, insuficiência renal) são marcadores bem validados de risco aumentado de complicações cardíacas perioperatórias. (3) Os *fatores clínicos de risco menores* (hipertensão, bloqueio do ramo esquerdo, alterações inespecíficas em ondas ST-T, histórico de derrame) são reconhecidos marcadores de doença arterial coronária, mas não foi comprovado que aumentem, de forma independente, o risco cardíaco perioperatório.

A capacidade funcional ou a tolerância ao exercício podem ser expressas em unidades metabólicas equivalentes à tarefa (MET). O consumo de O_2 ($\dot{V}O_2$) de um homem de 70 kg e 40 anos de idade em estado de repouso é de 3,5 mL/kg por minuto, ou 1 MET. O risco cardíaco perioperatório é maior em pacientes com baixa capacidade funcional, ou seja, que são incapazes de atender a uma demanda de 4 MET durante as atividades normais diárias. Esses indivíduos podem ser capazes de realizar algumas atividades, como cozinhar, dançar lentamente, jogar golfe com carrinho, andar em velocidade de aproximadamente 3 a 5 km/h, mas não de realizar atividades mais cansativas sem desenvolvimento dor torácica ou dispneia significativa. A capacidade de participar de atividades que requeiram mais de 4 MET indica a boa capacidade funcional.

O risco inerente à cirurgia de procedimentos não cardíacos é classificado como alto, intermediário ou baixo. As *cirurgias de alto risco* incluem cirurgias emergenciais de grande porte, aórticas e em outros vasos calibrosos, vasculares periféricas e procedimentos cirúrgicos prolongados, associados a grandes desvios fluidos e/ou perdas de sangue. Relata-se que estas cirurgias possuem risco cardíaco superior a 5%. As *cirurgias de risco intermediário* incluem a endarterectomia carotídea e os procedimentos em cabeça e pescoço, intraperitoneais e intratorácicos, ortopédicos e prostáticos. Tais cirurgias apresentam risco inferior a 5%. Os *procedimentos de baixo risco*, como a cirurgia endoscópica, superficial, de catarata e de mama, possuem risco de ocorrência de eventos cardíacos perioperatórios inferior a 1%.

De acordo com as orientações do ACC/AHA, os pacientes que apresentam dois dos três seguintes fatores (cirurgia de alto risco, baixa tolerância a exercícios e fatores clínicos de risco moderados) devem ser submetidos à avaliação cardíaca adicional. Os pacientes com baixa capacidade funcional ou aqueles cuja avaliação é difícil também são bons candidatos à avaliação adicional (**Fig. 1-6**). Muitos destes pacientes podem não ser candidatos a testes de esforço,

CAPÍTULO 1
Doença Cardíaca Isquêmica

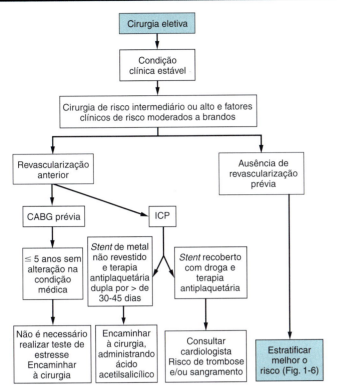

Figura 1-5 • Algoritmo para avaliação pré-operatória de pacientes com doença cardíaca isquêmica que serão submetidos a cirurgias eletivas de risco intermediário ou alto e que apresentam condição clínica estável e fatores clínicos de risco moderados. Determine a existência de uma intervenção coronariana prévia e a estabilidade da condição cardíaca. Se a condição cardíaca não se alterar, encaminhe o paciente à cirurgia, mantendo o manejo medicamentoso. Em pacientes com *stents* intracoronários, determine a data de sua inserção e colocação, o tipo de material e o estado da terapia antiplaquetária atual. Nos pacientes submetidos a estes tratamentos, pode ser necessário consultar o cardiologista e o cirurgião. CABG, cirurgia de revascularização do miocárdio; ICP, intervenção coronária percutânea.

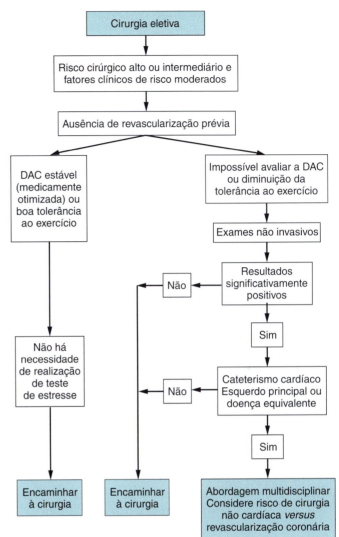

Figura 1-6 • Em pacientes a serem submetidos a cirurgias de risco intermediário a alto e fatores clínicos de risco moderados e baixa tolerância ao exercício (ou nos quais não é possível determinar a tolerância ao exercício), considere a realização de exames não invasivos de estresse, para determinar se o risco miocárdico é significativo. Neste caso, considere a realização de um angiograma coronário. DAC, doença da artéria coronária.

mas podem ser encaminhados a exames de estresse farmacológico. As técnicas nucleares de diagnóstico por imagem podem detectar, com maior precisão, o miocárdio em perigo.

A angiografia coronária pré-operatória é mais adequada a pacientes com resultados altamente positivos em testes de esforço, sugerindo risco miocárdico significativo. O objetivo do estudo angiográfico deve ser a identificação da doença arterial coronariana significativa, ou seja, esquerda ou em múltiplos vasos. O manejo futuro deste paciente será determinado pela sua condição clínica, o risco total de uma dada intervenção e os recursos disponíveis.

Manejo após a Estratificação de Risco

A razão fundamental para a estratificação de risco é a identificação de pacientes mais susceptíveis, para que seu manejo farmacológico e demais intervenções perioperatórias possam reduzir o risco e a gravidade dos eventos cardíacos. Três opções terapêuticas podem ser realizadas antes de cirurgias eletivas não cardíacas: (1) revascularização cirúrgica, (2) revascularização por ICP e (3) manejo medicamentoso ideal.

Em quadros não operatórios, estratégias terapêuticas como a ICP acompanhada ou não pela colocação de *stent*, a revascularização cirúrgica (em alguns pacientes) e o tratamento com β-bloqueadores têm eficácia comprovada na melhora da morbidade e da mortalidade a longo prazo. Assim, pacientes com doença cardíaca isquêmica significativa submetidos a cirurgias não cardíacas tendem a ser candidatos a uma ou mais destas terapias, independentemente da necessidade de realização do procedimento. A revascularização pode não ser requerida no período pré-operatório. O manejo medicamentoso ideal pode melhorar o resultado perioperatório. A intervenção coronária deve ser orientada pela doença cardíaca do paciente e pelas possíveis consequências do retardo da cirurgia para a recuperação após a revascularização.

Cirurgia de Revascularização do Miocárdio

Para que a cirurgia de revascularização do miocárdio seja benéfica antes da cirurgia não cardíaca, o risco institucional deste procedimento deve ser maior do que o risco combinado do cateterismo cardíaco e da revascularização coronária e do risco relatado da cirurgia não cardíaca. As indicações para realização da revascularização coronária pré-operatória são as mesmas de quadros não cirúrgicos. A intervenção coronária pré-operatória não tem valor em pacientes com doença cardíaca isquêmica estável.

Intervenção Coronária Percutânea

A realização de angioplastia antes de cirurgias não cardíacas eletivas deve melhorar o resultado. A angioplastia, porém, é agora frequentemente acompanhada pela colocação de *stent*, o que requer a instituição posterior de terapia antiplaquetária para prevenir a trombose coronária aguda e manter o lúmen, a longo prazo, do vaso. A ocorrência de trombose aguda pós-operatória associada ao *stent* foi relatada quando a administração de fármacos antiplaquetários não foi iniciada no período perioperatório. Embora muitos fatores influenciem a chance de desenvolvimento desta trombose, é cada vez mais sabido que a interrupção da terapia antiplaquetária a predispõe, com morbidade e mortalidade significativas. As seguintes precauções devem ser adotadas: (1) determinar a data de colocação, o tipo de *stent* empregado e a ocorrência de quaisquer complicações a ele relacionadas em pacientes com histórico de ICP com implantação do dispositivo; (2) considerar pacientes submetidos recentemente à colocação de *stent* (menos de 6 semanas para *stents* metálicos e menos de 1 ano para *stents* revestidos por fármacos) como de alto risco e, assim, encaminhá-los a um cardiologista para orientações; (3) revisar o momento de realização da cirurgia proposta. A interrupção ou modificação da terapia antiplaquetária deve envolver uma equipe multidisciplinar, composta por cardiologista, cirurgião e anestesista. O procedimento, principalmente se emergencial ou urgente, deve ser realizado, idealmente, com a presença de um cardiologista, de modo que complicações relacionadas à trombose no *stent* sejam tratadas de forma imediata.

Manejo Farmacológico

Com a formulação do índice de estratificação de risco, indivíduos mais susceptíveis são identificados e tratados, de forma a reduzir o risco de ocorrência de complicações perioperatórias. Poucos pacientes requerem a realização de revascularização coronária pré-operatória. A maioria dos pacientes com doença cardíaca isquêmica ou fatores de risco significativos para seu desenvolvimento deve ser tratada farmacologicamente.

Diversos medicamentos são usados para reduzir a lesão cardíaca perioperatória. Estes fármacos foram escolhidos por demonstrarem eficácia no tratamento da isquemia coronária em quadros não cirúrgicos. A nitroglicerina auxilia o manejo da isquemia ativa, mas sua administração profilática não parece ser eficaz na redução da morbidade e da mortalidade perioperatórias.

O uso perioperatório de β-bloqueadores mostrou ser eficaz na redução da morbidade e mortalidade cardíacas neste período em diversos estudos, embora estes tenham sido conduzidos com números pequenos de pacientes. Um grande ensaio multinacional e multicêntrico está sendo realizado e ajudará a determinar a verdadeira eficácia dos β-bloqueadores. Os pacientes que apresentam três ou mais fatores clínicos de risco e que serão submetidos a cirurgias vasculares com significativo risco miocárdico ainda estão consideravelmente sujeitos a IM ou morte perioperatória apesar do tratamento com estes medicamentos.

As questões relativas ao momento de instituição do tratamento com β-bloqueadores, sua duração necessária, a escolha do fármaco e a frequência cardíaca desejada ainda não foram respondidas. Da mesma forma, há controvérsia quanto à eficácia da terapia β-bloqueadora aguda perioperatória em relação ao tratamento prolongado. No momento, muitos concordam que estes medicamentos devem ser administrados a pacientes de alto risco, de acordo com as orientações da ACC/AHA (**Tabela 1-4**) e titulados até que a frequência cardíaca fique em torno de 60 bpm. A interrupção perioperatória abrupta do tratamento com β-bloqueadores pode aumentar, em muito, a atividade do sistema nervoso simpático, fazendo com que o risco de isquemia/infarto do miocárdio passe a ser considerável. Para facilitar a administração e a aumentar a consistência do efeito, β-bloqueadores de longa duração, como o atenolol e o bisoprolol, podem ser mais eficazes no período perioperatório.

Os α_2-agonistas apresentam efeitos analgésicos, sedativos e simpatolíticos. Nos pacientes em que a administração de β-bloqueadores é contraindicada, os α_2-agonistas podem ser usados para auxiliar a diminuir a lesão cardíaca perioperatória. O papel dos bloqueadores de canais de cálcio na redução da morbidade e da mortalidade cardíaca perioperatória é controverso.

É provável que outros fármacos benéficos no tratamento da doença cardíaca isquêmica em quadros não operatórios, como os inibidores da ECA, as estatinas, a aspirina e a insulina, também o sejam em pacientes submetidos a cirurgias. Os efeitos cardiovasculares benéficos de uma infusão contendo glicose, insulina e potássio são conhecidos há muito tempo. Mais recentemente, os efeitos benéficos do controle da hiperglicemia em pacientes submetidos a cirurgias cardíacas e com doença grave foram demonstrados. Uma vez que diversos mecanismos fisiopatológicos podem desencadear o IM perioperatório, pode ser que a terapia múltipla com β-bloqueadores ou α_2-agonistas, estatinas e, possivelmente, insulina, seja mais benéfica do que o uso de um único medicamento (**Fig. 1-7**).

A redução da ansiedade pode ser conseguida por meios psicológicos e farmacológicos. Os pacientes tendem a chegar relaxados no centro cirúrgico quando houve uma visita pré-operatória, durante a qual a anestesia foi explicada em detalhes e todas as questões e preocupações são discutidas. O objetivo da sedação e da ansiólise induzidas por fármacos é a sedação máxima e/ou a amnésia sem depressão circulatória ou ventilatória significativa.

Manejo Intraoperatório

Os principais desafios durante a indução e a manutenção da anestesia em pacientes com doença cardíaca isquêmica são (1) impedir a isquemia miocárdica, otimizando o suprimento de oxigênio para o tecido e reduzindo sua demanda e (2) monitorar a isquemia e tratá-la caso se desenvolva. Eventos intraoperatórios associados à taquicardia persistente, à hipertensão sistólica, à estimulação do sistema nervoso simpático, à hipoxia arterial ou à hipotensão podem afetar, de forma adversa, o paciente com doença cardíaca isquêmica (**Tabela 1-5**). A injúria miocárdica perioperatória está fortemente associada à frequência cardíaca em pacientes submetidos a cirurgias vasculares (**Fig. 1-8**). A frequência cardíaca alta eleva o consumo miocárdico de oxigênio e diminui o tempo diastólico do fluxo sanguíneo coronário e, assim, a oferta de oxigênio. Os maiores requerimentos de oxigênio produzidos pela hipertensão são compensados, em algum grau, pela melhor perfusão coronária. A hiperventilação deve ser evitada, já que a hipocapnia pode cau-

CAPÍTULO 1
Doença Cardíaca Isquêmica

TABELA 1-4 — Recomendações para o Uso Perioperatório de β-Bloqueadores

	\multicolumn{5}{c}{FATORES CLÍNICOS DE RISCO}
	Já Recebem β-Bloqueadores	Fatores Maiores de Risco ou Isquemia Positiva em Testes de Estresse Pré-operatórios	Múltiplos Fatores Clínicos de Risco Moderados	Único Fator Clínico de Risco Moderado	Fatores Clínicos de Risco Menores
Cirurgia vascular	++	++	+	±	*
Cirurgia de risco alto ou intermediário	++	+	+	±	*
Cirurgia de baixo risco	*	*	*	*	*

*, Dados insuficientes; ++, recomendação de classe I, β-bloqueadores devem ser administrados; +, recomendação de classe IIa, é provável que β-bloqueadores devam ser administrados; ±, recomendação de classe IIb, β-bloqueadores podem ser administrados. Adaptado de Fleisher LA, Beckman JA, Brown KA, et al: ACC/AHA 2006 guideline update on perioperative cardiovascular evaluation for noncardiac surgery: Focused update on perioperative beta-blocker therapy: A report of the American College of Cardiology/American Heart Association Task Force on Practice Guidelines. Circulation 2006;113:2662-2674, com permissão.

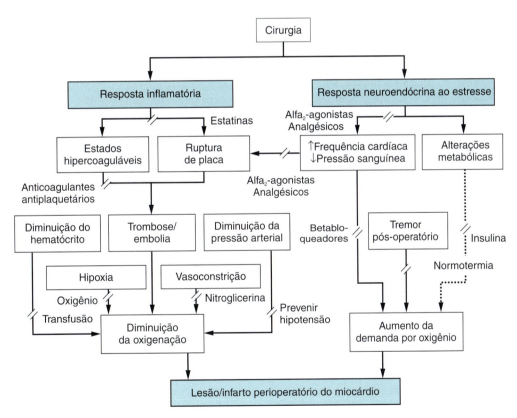

Figura 1-7 • Intervenções que podem modular os desencadeadores da lesão miocárdica perioperatória.

sar vasoconstrição da artéria coronária. A manutenção do balanço entre o suprimento e a demanda miocárdicos de oxigênio é mais importante do que a técnica anestésica específica ou o fármaco selecionado para produzir a anestesia e o relaxamento muscular. Embora o isofluorano possa diminuir a resistência vascular coronária, predispondo ao desenvolvimento da síndrome do roubo de fluxo coronário, não há evidências de que esse medicamento aumente a incidência de isquemia miocárdica intraoperatória.

TABELA 1-5	Eventos Intraoperatórios que Influenciam o Balanço entre a Oxigenação Miocárdica e o Consumo Miocárdico de Oxigênio

Diminuição da Oxigenação
Diminuição do fluxo sanguíneo coronário
Taquicardia
Hipotensão diastólica
Hipocapnia (vasoconstrição da artéria coronária)
Espasmo da artéria coronária
Diminuição do conteúdo de oxigênio
Anemia
Hipoxia arterial
Desvio da curva de dissociação da oxiemoglobina para a esquerda

Aumento do Consumo Miocárdico de Oxigênio
Estimulação do sistema nervoso simpático
Taquicardia
Hipertensão
Aumento da contratibilidade miocárdica
Aumento da pós-carga
Aumento da pré-carga

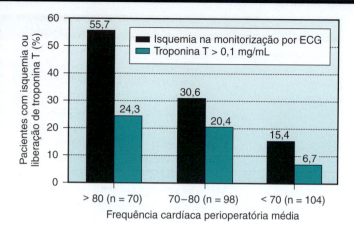
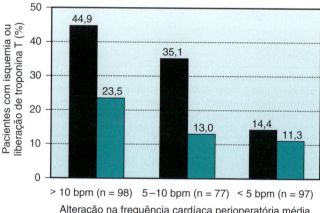

Figura 1-8 • Relação entre a frequência cardíaca média e a alteração na frequência cardíaca absoluta quanto à isquemia miocárdica e à liberação de troponina em pacientes submetidos à cirurgia vascular. *(De Feringa HH, Bax JJ, Boersma E, et al: High-dose beta-blockers and tight heart rate control reduce myocardial ischemia and troponin T release in vascular surgery patients. Circulation 2006;114:1344-1349, com permissão.)*

É importante evitar alterações excessivas e persistentes na frequência cardíaca e na pressão arterial sistêmica. Uma recomendação comum é manter a frequência cardíaca e a pressão sanguínea em até 20% do valor normal do paciente acordado. Muitos episódios de isquemia miocárdica intraoperatória, porém, ocorrem na ausência de alterações hemodinâmicas. Tais episódios podem ser causados por reduções regionais na perfusão e oxigenação miocárdicas. É improvável que esta forma de isquemia possa ser prevenida pelo anestesista.

Indução da Anestesia

A indução da anestesia em pacientes com doença cardíaca isquêmica pode ser conseguida com a administração intravenosa de um fármaco. A cetamina não é uma escolha provável, já que aumentava frequência cardíaca e a pressão arterial, o que eleva, temporariamente, o consumo miocárdico de oxigênio. A intubação traqueal é facilitada pela administração de succinilcolina ou relaxante muscular não despolarizante.

A isquemia miocárdica pode ser acompanhada pela estimulação do sistema nervoso simpático, causada pela laringoscopia direta e a intubação traqueal. A laringoscopia direta por período curto (≤15 segundos) minimiza a magnitude e a duração das alterações circulatórias associadas à intubação traqueal. Caso a laringoscopia seja mais demorada ou a hipertensão já exista, é razoável considerar a administração de fármacos que minimizem as respostas pressoras. A lidocaína por via laringotraqueal ou intravenosa, o esmolol e o fentanil mostraram ser úteis na prevenção do aumento da frequência cardíaca provocado pela intubação traqueal.

Manutenção da Anestesia

Em pacientes com função ventricular normal, a taquicardia e a hipertensão tendem a se desenvolver em resposta à estimulação intensa, como a observada durante a laringoscopia direta ou procedimentos cirúrgicos dolorosos. A depressão miocárdica controlada, com anestésico volátil, pode auxiliar a minimizar o aumento da atividade do sistema nervoso simpático. O anestésico volátil pode ser administrado de forma isolada ou combinado ao óxido nitroso. Na manutenção da anestesia, é igualmente aceitável o uso de óxido nitroso e de um opioide, com a adição de um anestésico volátil para tratar quaisquer elevações indesejadas na pressão sanguínea que acompanhem a estimulação cirúrgica dolorosa. De modo geral, a anestesia volátil pode ser benéfica em pacientes com doença cardíaca isquêmica, por reduzir o consumo miocárdico de oxigênio e pré-condicionar este músculo a tolerar os eventos isquêmicos. A administração destes medicamentos pode também ser deletéria, por reduzir a pressão arterial sistêmica e, consequentemente, a pressão de perfusão coronária.

Os pacientes com função ventricular esquerda gravemente comprometida podem não tolerar a depressão miocárdica induzida pela anestesia. Em vez de anestésicos voláteis, estes pacientes podem receber opioides. A adição de óxido nitroso, um benzodiazepínico ou um anestésico volátil em doses baixas pode ser necessária, já que a amnésia total pode não ser conseguida apenas com o opioide; o óxido nitroso e o anestésico volátil, porém, podem estar associados à depressão miocárdica.

A anestesia regional é uma técnica aceitável em pacientes com doença cardíaca isquêmica. A diminuição na pressão sanguínea associada à anestesia epidural ou raquidiana, porém, deve ser controlada. A hipotensão que excede 20% da pressão sanguínea pré-bloqueio deve ser imediatamente tratada. Possíveis benefícios da anestesia regional incluem o excelente controle da dor, a menor incidência de trombose em veia profunda observada em alguns pacientes e a oportunidade de continuar o bloqueio no período pós-operatório. A incidência da morbidade e mortalidade cardíacas pós-operatórias não parece ser significativamente diferente entre pacientes submetidos à anestesia geral ou regional.

Os objetivos hemodinâmicos da terapia intraoperatória com β-bloqueadores não são claros e as possíveis interações com os anestésicos que provocam depressão miocárdica e vasodilatação devem ser consideradas. Parece ser prudente manter a frequência cardíaca intraoperatória inferior a 80 bpm.

Escolha do Relaxante Muscular

A escolha do relaxante muscular não despolarizante em pacientes com doença cardíaca isquêmica é influenciada pelo impacto que esses fármacos podem ter sobre o balanço entre a disponibilidade e o consumo miocárdico de oxigênio. Os relaxantes musculares que exercem efeitos mínimos ou nulos sobre a frequência cardíaca e a pressão sanguínea sistêmica (vecurônio, rocurônio, cisatracúrio) são escolhas atraentes em pacientes com doença cardíaca isquêmica. A liberação de histamina e a resultante diminuição da pressão arterial provocada pelo atracúrio são menos desejáveis. A isquemia miocárdica foi descrita em pacientes com doença cardíaca isquêmica que receberam pancurônio, talvez devido ao modesto aumento na frequência cardíaca e na pressão arterial produzida por este fármaco. Estas alterações circulatórias produzidas pelo pancurônio, porém, podem auxiliar a compensação dos efeitos inotrópicos negativos e cronotrópicos de alguns fármacos anestésicos.

A reversão do bloqueio neuromuscular com uma combinação de medicamentos anticolinesterásicos e anticolinérgicos pode ser realizada, com segurança, em pacientes com doença cardíaca isquêmica. O glicopirrolato, de efeito muito menos cronotrópico do que a atropina, é indicado para esses pacientes.

Monitorização

A monitorização perioperatória é influenciada pela complexidade do procedimento cirúrgico e pela gravidade da doença cardíaca isquêmica. Na seleção de monitores em pacientes com doença cardíaca isquêmica, é importante escolher equipamentos que permitam a detecção precoce da isquemia miocárdica (**Fig. 1-9**). Muitas isquemias miocárdicas ocorrem na ausência de alterações hemodinâmicas e, assim, é necessário ter cautela ao endossar o uso de monitores dispendiosos ou complexos na detecção da isquemia miocárdica.

Eletrocardiograma O modo mais simples e de melhor custo-benefício para detecção da isquemia miocárdica perioperatória é o eletrocardiograma. O diagnóstico da isquemia miocárdica é focado nas alterações do segmento ST caracterizadas como depressão ou elevação de pelo menos 1 mm. A inversão da onda T e as alterações na onda R podem também estar associadas à isquemia miocárdica, embora outros fatores, como desequilíbrios eletrolíticos,

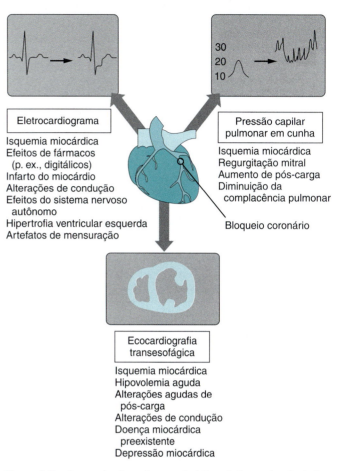

Figura 1-9 • Causas de alterações características da isquemia miocárdica em monitores intraoperatórios. *(Reproduzido com permissão de Fleisher LA: Real-time intraoperative monitoring of myocardial ischemia in non-cardiac surgery. Anesthesiology 2000;92:1183-1188. © 2000, Lippincott Williams & Wilkins.)*

também possam ser responsáveis por elas. O grau de depressão do segmento ST é paralelo à gravidade da isquemia miocárdica. Uma vez que a detecção visual de alterações no segmento ST não é confiável, a análise computadorizada foi incorporada aos monitores eletrocardiográficos. Tradicionalmente, a monitorização de dois eletrodos, II a V_5, é o padrão, mas parece que a monitorização de três eletrodos aumenta a capacidade de detecção da isquemia. Os eletrodos II, V_4 e V_5 ou V_3, V_4 e V_5 são os conjuntos recomendados. Há uma correlação previsível entre o eletrodo do ECG que detecta a isquemia miocárdica e a distribuição anatômica da artéria coronária acometida (**Tabela 1-6**). O eletrodo V_5 (quinto espaço intercostal na linha axilar anterior), por exemplo, reflete a isquemia miocárdica na porção do ventrículo esquerdo suprida pela artéria coronária descendente anterior esquerda. O eletrodo II tende a detectar a isquemia miocárdica que ocorre na distribuição da artéria coronária direita e também é bastante utilizado na análise de distúrbios do ritmo cardíaco.

Eventos que não a isquemia miocárdica que podem provocar anomalias no segmento ST incluem as disritmias cardíacas, os distúrbios da condução cardíaca, o tratamento com digitálicos, as

TABELA 1-6	Relação dos Eletrodos de Eletrocardiograma às Áreas de Isquemia Miocárdica	
Eletrodo ECG	Artéria Coronária Responsável pela Isquemia	Área do Miocárdio que Pode Estar Acometida
II, III, aVF	Artéria coronária direita	Átrio direito Ventrículo direito Nó sinoatrial Aspecto inferior do ventrículo esquerdo Nó atrioventricular
I, aVL	Artéria coronária circunflexa	Aspecto lateral do ventrículo esquerdo
V_3-V_5	Artéria coronária esquerda anterior descendente	Aspecto ântero-lateral do ventrículo esquerdo

ECG, Eletrocardiograma.

anomalias eletrolíticas e a hipotermia. Em pacientes com doença arterial coronariana conhecida ou suspeitada, porém, é razoável assumir que as alterações intraoperatórias representam a isquemia miocárdica. A ocorrência e a duração destas alterações em pacientes de alto risco são associadas a uma maior incidência perioperatória de IM e eventos cardíacos adversos. A incidência total da isquemia miocárdica no período intraoperatório é menor do que nos períodos pré ou pós-operatórios.

Cateterismo da Artéria Pulmonar A isquemia miocárdica intraoperatória pode se manifestar como um aumento agudo na pressão de oclusão da artéria pulmonar devido a alterações na complacência do ventrículo esquerdo e no desempenho sistólico. Quando a isquemia miocárdica é global ou acomete o músculo papilar, ondas V podem ser observadas no traçado da pressão de oclusão da artéria pulmonar. Causas não isquêmicas de maior oclusão da artéria pulmonar incluem elevações agudas na póscarga ventricular, diminuição da complacência venosa pulmonar ou regurgitação mitral por mecanismos não isquêmicos. Quando somente pequenas regiões do miocárdio do ventrículo esquerdo se tornam isquêmicas, a complacência ventricular total e a pressão de oclusão da artéria pulmonar permanecem inalteradas, de modo que o cateterismo deste vaso é uma forma relativamente insensível de monitorização da isquemia miocárdica. Além disso, a pressão de oclusão da artéria pulmonar é mensurada de modo intermitente e a pressão diastólica neste vaso é ainda menos sensível na detecção de alterações na complacência ventricular. O cateterismo da artéria pulmonar pode ser mais útil como uma orientação ao tratamento da disfunção miocárdica. Este método pode ser usado na orientação da reposição hídrica, na medida do débito cardíaco e para calcular a resistência vascular sistêmica e, portanto, avaliar a eficácia das terapias vasopressoras, vasodilatadoras e inotrópicas.

As indicações para colocação de cateter na artéria pulmonar são influenciadas pela informação que provavelmente será obtida. Mostrou-se que o uso de um cateter pulmonar não está associado a melhores resultados. Ainda assim, em alguns pacientes, o valor e a segurança do cateterismo da artéria pulmonar são amplamente aceitos. Em pacientes com doença cardíaca isquêmica, a pressão venosa central e a pressão de oclusão da artéria pulmonar são correlacionadas quando a fração de ejeção é superior a 50%. Quando este valor é menor, porém, não há mais correlação previsível.

Ecocardiograma Transesofágico O desenvolvimento de novas anomalias na movimentação da parede ventricular regional é o padrão aceito para diagnóstico intraoperatório de isquemia miocárdica. Estas alterações ocorrem antes das eletrocardiográficas. Entretanto, anomalias segmentares da movimentação da parede podem também ser observadas em resposta a eventos que não a isquemia miocárdica. As limitações do ecocardiograma transesofágico incluem seu custo, a necessidade de treinamento extensivo para sua interpretação e o fato de não poder ser inserido até depois da indução da anestesia. Desta forma, há um período crítico em que a isquemia miocárdica pode se desenvolver na ausência dessa monitorização.

Manejo Intraoperatório da Isquemia Miocárdica

O tratamento da isquemia miocárdica deve ser instituído quando são observadas, no ECG, alterações de 1 mm nos segmentos ST. A terapia farmacológica imediata e agressiva das alterações na frequência cardíaca e/ou na pressão arterial é indicada. Um aumento persistente na frequência cardíaca pode ser tratado mediante a administração intravenosa de um β-bloqueador, como o esmolol. A nitroglicerina é uma escolha mais adequada quando a isquemia miocárdica está associada à pressão arterial normal ou modestamente elevada. Nesta situação, a vasodilatação coronária induzida pela nitroglicerina e a diminuição da pré-carga facilitam a melhoria do fluxo sanguíneo subendocárdico, mas a redução da pós-carga, também provocada pelo fármaco, não diminui a pressão arterial a ponto de ameaçar a pressão de perfusão coronária.

A hipotensão é tratada com fármacos simpatomiméticos, para restaurar a pressão de perfusão coronária. Além dos medicamentos vasoconstritores, a infusão de fluidos pode auxiliar a restaurar a pressão sanguínea. Independentemente do tratamento, a restauração imediata da pressão arterial é necessária à manutenção do fluxo dependente pelas artérias coronárias cujo lúmen foi reduzido pela aterosclerose. Em uma situação hemodinâmica instável, o suporte circulatório, com inotrópicos ou balão intra-aórtico, pode ser necessário. Pode ser preciso planejar um cateterismo cardíaco precoce pós-operatório.

Manejo Pós-operatório

Embora avanços significativos tenham sido feitos na pesquisa e no refinamento da avaliação pré-operatória e das estratégias de manejo de risco, métodos baseados em evidências que possam ser especificamente adotados no período pós-operatório para melhorar o prognóstico ainda não foram desenvolvidos.

Os objetivos do manejo pós-operatório são os mesmos do manejo intra-operatório: prevenir a isquemia, monitorar a ocorrência de lesão miocárdica e tratar a isquemia e o infarto do miocárdio. Qualquer situação que provoque perturbações hemodinâmicas prolongadas e significativas pode estressar o coração. A hipotermia intraoperatória pode predispor o paciente a ter calafrios ao despertar, levando a aumentos abruptos e dramáticos no consumo miocárdico de oxigênio. A dor, a hipoxia, a hipercarbia, a sepse e

CAPÍTULO 1
Doença Cardíaca Isquêmica

a hemorragia podem também aumentar a demanda miocárdica de oxigênio. O desequilíbrio resultante entre o suprimento e a demanda de oxigênio em pacientes com doença cardíaca isquêmica pode precipitar a ocorrência de isquemia miocárdica, infarto e morte. Embora a maioria dos eventos cardíacos adversos ocorra nas primeiras 48 horas do período pós-operatório, estes também podem ser tardios, sendo observados nos primeiros 30 dias, e causados por estresses secundários. É imperativo que os pacientes submetidos ao tratamento com β-bloqueadores continuem a receber estes medicamentos durante o período perioperatório.

No período pós-operatório, é necessário prevenir a hipovolemia e a hipotensão, e a concentração adequada de hemoglobina deve ser mantida, não apenas o volume intravascular. O conteúdo e o transporte de oxigênio são significativamente dependentes da concentração de hemoglobina no sangue. O grau de anemia que pode ser tolerado com segurança por pacientes com doença cardíaca isquêmica ainda não foi definido.

O tempo para retirada do acesso venoso e extubação traqueal é outro aspecto do tratamento que requer cuidadosa consideração. A extubação precoce é possível e desejável em muitos pacientes, desde que estes preencham os critérios adequados. Indivíduos com doença cardíaca isquêmica, porém, podem desenvolver isquemia durante emergências causadas pela anestesia e/ou desmame, com aumento da frequência cardíaca e da pressão arterial. Estas alterações hemodinâmicas devem ser diligentemente manejadas. A terapia farmacológica com β-bloqueadores associados ou não a α-bloqueadores, como o labetolol, pode ser benéfica.

A monitorização contínua por ECG auxilia a detecção da isquemia miocárdica pós-operatória, que é, frequentemente, silenciosa. A isquemia miocárdica pós-operatória prediz a ocorrência de eventos cardíacos adversos durante a internação e a longo prazo. A isquemia deve ser identificada, avaliada e tratada de maneira agressiva, preferencialmente consultando um cardiologista.

TRANSPLANTE CARDÍACO

O transplante cardíaco é mais realizado em pacientes com insuficiência cardíaca terminal devido à cardiomiopatia dilatada ou à doença cardíaca isquêmica. No período pré-operatório, a fração de ejeção é, muitas vezes, inferior a 20%. A hipertensão pulmonar irreversível é uma contraindicação ao transplante cardíaco e a maioria dos centros não considera candidatos ao procedimento com mais de 65 anos de idade.

Conduta Anestésica
Os pacientes podem ser encaminhados ao transplante cardíaco com suporte circulatório inotrópico, vasodilatador ou mecânico. Estes indivíduos devem estar hemodinamicamente estáveis antes da indução da anestesia. O etomidato é preferível como agente de indução, por pouco afetar a hemodinâmica. Uma técnica com opioide é frequentemente escolhida para a manutenção da anestesia. Os anestésicos voláteis podem produzir graus indesejáveis de depressão miocárdica e vasodilatação periférica. O óxido nitroso é raramente usado, já que a hipertensão pulmonar significativa geralmente está presente. Além disso, pode haver embolia aérea, já que vasos sanguíneos calibrosos estão abertos durante o procedimento cirúrgico. De modo geral, são escolhidos bloqueadores neuromusculares não despolarizantes que não causam liberação de

histamina. A habilidade do pancurônio em aumentar a frequência cardíaca e a pressão arterial sistêmica pode ser desejável em alguns pacientes. Muitos indivíduos submetidos a transplantes cardíacos apresentam distúrbios de coagulação devidos à congestão passiva do fígado, resultante da insuficiência cardíaca congestiva crônica.

A técnica operatória é composta por *bypass* cardiopulmonar e anastomose da aorta, da artéria pulmonar e dos átrios direito e esquerdo. A administração de fármacos imunossupressores é geralmente iniciada durante o período pré-operatório. Cateteres intravasculares são colocados usando-se técnica asséptica estrita. É necessário retirar o cateter venoso central ou arterial pulmonar na veia cava superior quando o coração é removido. O cateter é então reposicionado no coração doador. Estes cateteres são geralmente inseridos na circulação central através da veia jugular interna esquerda, de forma que a veia jugular interna direita está disponível como sítio de acesso quando é necessário realizar biópsias cardíacas durante o período pós-operatório. O ecocardiograma transesofágico é geralmente usado na monitorização da função cardíaca.

Após o fim do *bypass* cardiopulmonar, a administração, por um breve período, de um medicamento inotrópico pode ser necessária à manutenção da contratibilidade miocárdica e da frequência cardíaca. O tratamento para reduzir a resistência vascular pulmonar pode ser necessário e inclui a administração de um vasodilatador pulmonar, como o isoproterenol, uma prostaglandina, o óxido nítrico ou um inibidor de fosfodiesterase. O coração transplantado sem suprimento nervoso inicialmente assume uma frequência cardíaca intrínseca de cerca de 110 bpm, refletindo a ausência de tônus vagal normal. O volume sistólico responde a um aumento na pré-carga através do mecanismo de Frank-Starling. Estes pacientes toleram mal a hipovolemia. O coração transplantado responde às catecolaminas de ação direta, mas os fármacos que agem por mecanismos indiretos, como a efedrina, possuem efeito menos intenso. A administração de vasopressina pode ser necessária para o tratamento da hipotensão grave não responsiva às catecolaminas. A frequência cardíaca não se altera em resposta à administração de medicamentos anticolinérgicos ou anticolinesterásicos. Cerca de um quarto dos pacientes desenvolve bradicardia após o transplante que requer a inserção de um marcapasso cardíaco permanente.

Complicações Pós-operatórias
A morbidade pós-operatória precoce após o transplante cardíaco está geralmente relacionada à sepse e à rejeição. A causa mais comum de morte precoce após o transplante cardíaco é a infecção oportunista, resultante da terapia imunossupressora. Biópsias transvenosas do endomiocárdio do ventrículo direito são realizadas para obter evidências precoces de rejeição do aloenxerto em pacientes clinicamente assintomáticos. A insuficiência cardíaca congestiva e o desenvolvimento de disritmias são sinais tardios de rejeição. O tratamento com ciclosporina está associado à hipertensão induzida por medicamento que tende a ser resistente à terapia anti-hipertensiva. A nefrotoxicidade é outra complicação do tratamento com este fármaco. O uso prolongado de corticosteroides pode provocar desmineralização esquelética e intolerância à glicose.

Complicações tardias do transplante cardíaco incluem o desenvolvimento de doença arterial coronariana no aloenxerto e maior incidência de câncer. Com o tempo, a arteriopatia coronária obliterativa difusa afeta os receptores de transplantes cardíacos, e as sequelas isquêmicas desta forma de doença arterial coronariana são as principais limitações à sobrevida por longos períodos. A doença arterial é restrita ao aloenxerto e, 5 anos após a realização do procedimento, está presente em cerca de metade dos receptores de transplantes cardíacos. O aparecimento acelerado desta doença arterial coronária provavelmente reflete um processo de rejeição crônica no endotélio vascular. Este processo não é único dos aloenxertos cardíacos e acredita-se ser análogo às alterações imunologicamente mediadas observadas em outros órgãos transplantados (rejeição crônica de rim, bronquiolite obliterante nos pulmões, síndrome do desaparecimento do ducto biliar no fígado). As sequelas clínicas desta doença arterial coronariana obliterativa incluem a isquemia miocárdica, a disfunção ventricular esquerda, as disritmias cardíacas e a morte súbita. O prognóstico de receptores de transplantes com doença arterial coronariana estabelecida por angiografia é ruim.

Qualquer esquema medicamentoso que envolva a imunossupressão prolongada está associado a um aumento na incidência de câncer, principalmente linfoproliferativo e cutâneo. Os tumores malignos são responsáveis por uma parcela significativa da mortalidade de pacientes submetidos ao transplante cardíaco. A maioria das doenças linfoproliferativas pós-transplante está relacionada à infecção pelo vírus Epstein-Barr.

Considerações Anestésicas em Receptores de Transplantes Cardíacos

Os pacientes submetidos a transplantes cardíacos apresentam desafios anestésicos únicos, dada a função hemodinâmica do coração transplantado sem suprimento nervoso, os efeitos colaterais da terapia imunossupressora, o risco de infecção, a possível interação medicamentosa devido aos complexos esquemas terapêuticos e a possibilidade de rejeição do aloenxerto.

A rejeição do aloenxerto leva à deterioração progressiva da função cardíaca. A presença e o grau de rejeição devem ser determinados no período pré-operatório. A presença de infecção deve também ser determinada antes da realização do procedimento, já que é uma causa significativa de morbidade e mortalidade nestes pacientes. A monitorização invasiva requer o uso estrito de técnicas assépticas. Quando as funções renal e hepática são normais, não há contraindicações ao uso de quaisquer fármacos anestésicos.

Inervação Cardíaca

O coração transplantado não possui inervação simpática, parassimpática ou sensorial, e a perda do tônus vagal faz com que a frequência cardíaca seja mais alta do que a normalmente observada em repouso. Após o transplante cardíaco, há duas ondas P detectáveis no ECG. O nó sinusal nativo permanece intacto quando uma porção de átrio é deixada, permitindo a anastomose cirúrgica ao coração transplantado. Uma vez que a onda P nativa não consegue atravessar a linha de sutura, ela não influencia a atividade cronotrópica do órgão. A massagem do seio carotídeo e a manobra de Valsalva não afetam a frequência cardíaca. Não há resposta simpática à laringoscopia direta e à intubação traqueal, e a resposta da frequência do coração desprovido de inervação à anestesia leve ou à dor intensa é discreta. O coração transplantado não é capaz de aumentar sua frequência cardíaca imediatamente em resposta à hipovolemia ou à hipotensão, mas responde a um aumento de volume sistólico (mecanismo de Frank-Starling). O aumento necessário do débito cardíaco depende do retorno venoso até que a frequência cardíaca se eleve em resposta aos efeitos das catecolaminas circulatórias, após vários minutos. Uma vez que os receptores α e β-adrenérgicos do coração transplantado estejam intactos, acabam respondendo às catecolaminas circulantes.

As disritmias cardíacas podem ocorrer em pacientes submetidos ao transplante cardíaco, talvez refletindo a ausência de inervação vagal e/ou os maiores níveis circulantes de catecolaminas. Em repouso, a frequência cardíaca reflete a taxa intrínseca de despolarização do nó sinoatrial do doador na ausência de qualquer tônus vagal. O bloqueio atrioventricular de primeiro grau (aumento de intervalo PR) é comumente observado após o transplante cardíaco. Alguns pacientes podem necessitar da colocação de marcapassos cardíacos para tratar a bradidisritmia. Uma técnica cirúrgica de transplante que preserve a integridade anatômica do átrio direito, usando anastomoses à altura das veias cavas superior e inferior em vez de ao nível atrial médio, permite a melhor preservação do nó sinoatrial e da função da valva tricúspide. A ausência de inervação aferente faz com que o paciente submetido ao transplante cardíaco seja incapaz de perceber a angina *pectoris* em resposta à isquemia miocárdica.

Respostas a Fármacos

As respostas às catecolaminas no coração transplantado são diferentes, já que os nervos simpáticos intactos necessários à captação e ao metabolismo normais destas moléculas estão ausentes. A densidade de receptores α e β no coração transplantado, porém, está inalterada, e as respostas aos fármacos simpatomiméticos de ação direta estão intactas. A epinefrina, o isoproterenol e a dobutamina exercem efeitos similares em corações normais ou desprovidos de inervação. Os fármacos simpatomiméticos de ação indireta, como a efedrina, exercem efeitos discretos sobre corações não inervados.

Medicamentos vagolíticos, como a atropina, não aumentam a frequência cardíaca. O pancurônio não eleva a frequência cardíaca e a neostigmina e outros anticolinesterásicos não a reduzem em corações desprovidos de inervação.

Avaliação Pré-operatória

Os receptores de transplantes cardíacos podem apresentar rejeição, manifestada como disfunção miocárdica, aterosclerose coronária acelerada ou disritmias. Todos os esquemas terapêuticos pré-operatórios devem ser mantidos e o funcionamento do marcapasso cardíaco, se presente, deve ser confirmado. A hipertensão induzida pela ciclosporina pode requerer o tratamento com bloqueadores de canais de cálcio ou inibidores da ECA. A nefrotoxicidade induzida por este fármaco pode se apresentar como aumento da concentração de creatinina. Nestes casos, os fármacos anestésicos excretados principalmente por mecanismos de depuração renal devem ser evitados. A hidratação adequada é importante e deve ser confirmada antes da realização da cirurgia, já que os pacientes de transplantes cardíacos são dependentes de pré-carga.

Conduta Anestésica

A experiência sugere que os receptores de transplantes cardíacos submetidos a cirurgias não cardíacas possuem necessidades de monitorização e anestesia similares às de indivíduos submetidos ao mesmo procedimento. No período intraoperatório, o volume intravascular deve ser mantido, já que estes pacientes dependem

CAPÍTULO 1
Doença Cardíaca Isquêmica

da pré-carga e o coração desprovido de inervação é incapaz de responder a desvios súbitos no volume sanguíneo com aumento da frequência cardíaca. A monitorização hemodinâmica invasiva pode ser considerada quando o procedimento planejado está associado a grandes desvios hídricos. Nestes pacientes, o ecocardiograma transesofágico é uma alternativa à monitorização hemodinâmica invasiva. A anestesia geral é geralmente escolhida, já que pode haver uma resposta deficiente à hipotensão associada ao bloqueio neuroaxial. A conduta anestésica inclui evitar a vasodilatação sig-

nificativa e reduções agudas na pré-carga. Embora os anestésicos voláteis possam produzir depressão miocárdica, eles tendem a ser bem tolerados em pacientes submetidos ao transplante cardíaco que não apresentem insuficiência cardíaca significativa. Apesar dos relatos de maior bloqueio neuromuscular induzido pela ciclosporina, não parece que estes pacientes necessitem de dosagens diferentes de relaxantes musculares quando comparados a indivíduos não transplantados. Deve-se prestar muita atenção à técnica asséptica apropriada, dada a maior susceptibilidade à infecção.

PONTOS-CHAVE

- O ECG de esforço indica a isquemia miocárdica quando há pelo menos 1 mm de depressão horizontal ou para baixo do segmento ST durante ou nos primeiros 4 minutos após o início do exercício. Quanto maior a depressão do segmento ST, maior a probabilidade de doença arterial coronariana significativa. Quando a anomalia no segmento ST está associada à angina *pectoris*, ocorre durante os estágios iniciais do exercício e persiste por vários minutos após seu término, a presença de doença arterial coronariana significativa é bastante provável.

- Os exames de diagnóstico por imagem não invasivos para detecção de doença cardíaca isquêmica são usados quando a realização de eletrocardiograma de esforço não é possível ou a interpretação de alterações no segmento ST é difícil. A administração de atropina, a infusão de dopamina, a colocação de marcapassos cardíacos ou a administração de um vasodilatador coronário, como a adenosina ou o dipiridamol, provocam estresse cardíaco. Após a indução do estresse cardíaco, realiza-se um ecocardiograma, para avaliação da função miocárdica, ou um escaneamento com marcador radionuclídeo, para avaliação da perfusão do músculo.

- Os β-bloqueadores são o principal tratamento medicamentoso para os pacientes com angina *pectoris*. A administração prolongada de β-bloqueadores diminui o risco de morte e reinfarto do miocárdio em pacientes que já sofreram um IM, presumivelmente por reduzirem a demanda miocárdica por oxigênio. Este benefício é visível mesmo em pacientes em que tradicionalmente se acredita que os β-bloqueadores são contraindicados (insuficiência cardíaca congestiva, doença pulmonar, idade avançada).

- Os pacientes com síndrome coronária aguda podem ser categorizados com base no ECG de 12 eletrodos. Considera-se que os pacientes com elevação de ST à primeira consulta apresentam IM com elevação de ST. Os pacientes que apresentam depressão do segmento ST ou alterações inespecíficas no ECG podem ser categorizados adicionalmente com base nos níveis de troponinas cardíacas específicas ou de CK-MB. A elevação das enzimas cardíacas específicas, nesta situação, indica a ocorrência de IM sem elevação de ST. Quando as concentrações de enzimas cardíacas são normais, há angina instável.

- O IM com elevação de ST ocorre quando o fluxo sanguíneo coronário diminui de maneira abrupta. Esta redução no fluxo sanguíneo é atribuída à formação aguda de trombos

em um sítio onde uma placa aterosclerótica fissura, rompe ou ulcera, criando um ambiente que favorece a trombogênese. Caracteristicamente, as placas "vulneráveis", ou seja, que possuem centros ricos em lipídios e finas capas fibrosas, são mais susceptíveis à ruptura. As placas que se rompem raramente são de tamanho que cause obstrução coronária significativa. Placas que restringem o fluxo, produzem angina *pectoris* e estimulam o desenvolvimento de circulação colateral, por outro lado, são menos susceptíveis à ruptura.

- O objetivo primário do manejo do IM com elevação de ST é o restabelecimento do fluxo sanguíneo na artéria coronária obstruída o mais rápido possível. Isto pode ser conseguido através da terapia de reperfusão ou angiografia coronária, associada ou não à colocação de *stent* intracoronário.

- A administração de β-bloqueadores está associada a uma diminuição significativa da mortalidade precoce (durante a internação) e a longo prazo e da ocorrência de reinfarto do miocárdio. A administração precoce de β-bloqueadores pode diminuir o tamanho do infarto por reduzir a frequência cardíaca, a pressão arterial e a contratibilidade do miocárdio. Na ausência de contraindicações específicas, recomenda-se que *todos* os pacientes recebam β-bloqueadores por via intravenosa o mais cedo possível após um IM agudo.

- A AI e o IM sem elevação de ST são resultantes de uma redução no suprimento miocárdico de oxigênio. A ruptura ou erosão de uma placa coronária aterosclerótica leva à trombose, à inflamação e à vasoconstrição. A embolização das plaquetas e fragmentos de coágulos na microvasculatura coronária provoca a isquemia microcirculatória e o infarto e eleva a concentração das enzimas cardíacas.

- O infarto da parede anterior e/ou do ápice do ventricular esquerdo leva à formação intracardíaca de trombos em até um terço dos pacientes. O ecocardiograma pode ser usado para detectar estes trombos, e a presença de uma destas estruturas no ventrículo esquerdo é uma indicação à instituição imediata de terapia anticoagulante com heparina seguida por 6 meses de administração de warfarina. A terapia trombolítica está associada à ocorrência de derrame hemorrágico em 0,3% a 1% dos pacientes.

- Em pesquisas mais antigas, o IM pós-operatório era geralmente diagnosticado pelo desenvolvimento de ondas Q no ECG. Sabe-se agora que muitos IM pós-operatórios são infartos sem ondas Q e podem ser diagnosticados por alterações no ECG e/ou liberação de enzimas cardíacas. Dois diferentes

Continua

PONTOS-CHAVE — cont.

mecanismos fisiopatológicos podem ser responsáveis pelo IM perioperatório. Um está relacionado à trombose coronária aguda e outro é uma consequência da maior demanda miocárdica de oxigênio em quadros de comprometimento oferta de oxigênio miocárdico.

- Estudos retrospectivos, conduzidos com grandes grupos de pacientes, notaram que a incidência de reinfarto do miocárdio durante o período peri-operatório é influenciada pelo tempo transcorrido desde o IM prévio. O IM e a AI agudos (1-7 dias) e recentes (8-30 dias) estão associados a maior risco de isquemia miocárdica, IM e morte cardíaca no período perioperatório.

- A colocação de *stent* é rotineiramente seguida pela instituição de terapia antiplaquetária, para prevenir a ocorrência de trombose coronária aguda e manter, a longo prazo, o lúmen do vaso. A cirurgia não cardíaca eletiva pode ser retardada em 4 a 6 semanas após a realização da angioplastia coronária. É prudente atrasar a realização de cirurgia não cardíaca eletiva por 6 semanas após a realização de uma ICP com colocação de *stent* metálico e por até 12 meses em indivíduos submetidos à colocação de *stent* revestido por fármaco, para permitir a endotelialização completa do material e completar a terapia antiplaquetária.

- O modo mais simples e de melhor custo-benefício para detecção da isquemia miocárdica perioperatória é o eletrocardiograma. O diagnóstico da isquemia miocárdica é focado nas alterações do segmento ST caracterizadas como depressão ou elevação de pelo menos 1 mm. A inversão da onda T pode também estar associada à isquemia miocárdica. O grau de depressão do segmento ST é paralelo à gravidade da isquemia miocárdica. Eventos que não a isquemia miocárdica que podem provocar anomalias no segmento ST incluem as disritmias cardíacas, os distúrbios da condução cardíaca, o tratamento com digitálicos, as anomalias eletrolíticas e a hipotermia.

- O coração transplantado não possui inervação simpática, parassimpática ou sensorial, e a perda do tônus vagal faz com que a frequência cardíaca seja mais alta do que a normalmente observada em repouso. A massagem do seio carotídeo e a manobra de Valsalva não afetam a frequência cardíaca. Não há resposta simpática à laringoscopia direta e à intubação traqueal e a resposta da frequência do coração desprovido de inervação à anestesia leve ou à dor intensa é discreta. O coração transplantado não é capaz de aumentar sua frequência cardíaca imediatamente em resposta à hipovolemia ou à hipotensão, mas responde a um aumento de volume sistólico (mecanismo de Frank-Starling). O aumento necessário do débito cardíaco depende do retorno venoso. Após vários minutos, a frequência cardíaca aumenta em resposta aos efeitos das catecolaminas circulantes. Uma vez que os receptores α e β-adrenérgicos do coração transplantado estão intactos, acabam respondendo às catecolaminas circulantes.

- Uma das complicações tardias do transplante cardíaco inclui o desenvolvimento de doença arterial coronariana no aloenxerto. A arteriopatia coronária obliterativa difusa afeta os receptores de transplantes cardíacos, e as sequelas isquêmicas desta forma de doença arterial coronariana são as principais limitações à sobrevida por longos períodos. A doença arterial é restrita ao aloenxerto e, 5 anos após a realização do procedimento, está presente em cerca de metade dos receptores de transplantes cardíacos. O aparecimento acelerado desta doença arterial coronária provavelmente reflete um processo de rejeição crônica no endotélio vascular.

REFERÊNCIAS

Alpert JS, Thygesen K, Antman E, Bassand JP: Myocardial infarction redefined—a consensus document of the Joint European Society of Cardiology/American College of Cardiology Committee for the Redefinition of Myocardial Infarction. J Am Coll Cardiol 2000;36:959–969.

Antman EM, Anbe DT, Armstrong PW, et al: ACC/AHA guidelines for the management of patients with ST-elevation myocardial infarction—executive summary: A report of the American College of Cardiology/American Heart Association task force on practice guidelines (Writing Committee to Revise the 1999 Guidelines for the Management of Patients with Acute Myocardial Infarction). Circulation 2004;110:588–636.

Braunwald E, Antman EM, Beasley JW, et al: ACC/AHA guidelines for the management of patients with unstable angina and non-ST-segment elevation myocardial infarction: Executive summary and recommendations. A report of the American College of Cardiology/American Heart Association Task Force on Practice Guidelines (Committee on the Management of Patients with Unstable Angina). Circulation 2000; 102:1193–1209.

Chobanian AV, Bakris GL, Black HR, et al: The Seventh Report of the Joint National Committee on Prevention, Detection, Evaluation and Treatment of High Blood Pressure: The JNC 7 report. JAMA 2003;289:2560–2572.

Devereaux PJ, Goldman L, Cook DJ, et al: Perioperative cardiac events in patients undergoing noncardiac surgery: A review of the magnitude of the problem, the pathophysiology of the events and methods to estimate and communicate risk. CMAJ 2005;173:627–634.

Dupuis JY, Labinaz M: Noncardiac surgery in patients with coronary artery stent: What should the anesthesiologist know? Can J Anaesth 2005;52:356–361.

Feringa HH, Bax JJ, Boersma E, et al: High-dose beta-blockers and tight heart rate control reduce myocardial ischemia and troponin T release in vascular surgery patients. Circulation 2006;114:I344–I349.

Fleisher LA: Real-time intraoperative monitoring of myocardial ischemia in noncardiac surgery. Anesthesiology 2000;92:1183–1188.

Fleisher LA, Beckman JA, Brown KA, et al: ACC/AHA 2007 guidelines on perioperative cardiovascular evaluation and care for noncardiac surgery: a report of the American College of Cardiology/American Heart Association Task Force on Practice Guidelines (Writing Committee to Revise the 2002 Guidelines on Perioperative Cardiovascular Evaluation for Noncardiac Surgery): developed in collaboration with the American Society of Echocardiography,

American Society of Nuclear Cardiology, Heart Rhythm Society, Society of Cardiovascular Anesthesiologists, Society for Cardiovascular Angiography and Interventions, Society for Vascular Medicine and Biology, and Society for Vascular Surgery. Circulation 2007;116:e418–e499.

Gibbons RJ, Abrams J, Chatterjee K, et al: ACC/AHA 2002 guideline update for the management of patients with chronic stable angina—summary article: A report of the American College of Cardiology/American Heart Association Task Force on practice guidelines (Committee on the Management of Patients with Chronic Stable Angina). J Am Coll Cardiol 2003;41:159–168.

Kostopanagiotou G, Smyrniotis V, Arkadopoulos N, et al: Anesthetic and perioperative management of adult transplant recipients in nontransplant surgery. Anesth Analg 1999;89: 613–622.

Landesberg G, Shatz V, Akopnik I, et al: Association of cardiac troponin, CK-MB, and postoperative myocardial ischemia with long-term survival after major vascular surgery. J Am Coll Cardiol 2003; 42:1547–1554.

Libby P, Theroux P: Pathophysiology of coronary artery disease. Circulation 2005;111:3481–3488.

Mangano DT, Goldman L: Preoperative assessment of patients with known or suspected coronary disease. N Engl J Med 1995;333:1750–1756.

McFalls EO, Ward HB, Moritz TE, et al: Coronary artery revascularization before elective major vascular surgery. N Engl J Med 2004;351:2795–2804.

Opie L, Poole-Wilson P: Beta-blocking agents. In Opie L, Gersh BJ (eds): Drugs for the Heart. Philadelphia, Elsevier Saunders, 2005.

Shanewise J: Cardiac transplantation. Anesthesiol Clin North Am 2004;22:753–765.

Sutton PR, Fihn SD: Chronic unstable angina. ACP Medicine. In Gibbons RJ (ed): Cardiovascular Medicine IX. WebMD Inc., 2004.

CAPÍTULO 2

Valvopatias

Adriana Herrera

Avaliação Pré-operatória
- Anamnese e Exame Físico
- Terapia Medicamentosa
- Exames Laboratoriais
- Presença de Valvas Cardíacas Protéticas
- Prevenção da Endocardite Bacteriana

Estenose Mitral
- Fisiopatologia
- Diagnóstico
- Tratamento
- Conduta Anestésica

Regurgitação Mitral
- Fisiopatologia
- Diagnóstico
- Tratamento
- Conduta Anestésica

Prolapso da Valva Mitral
- Diagnóstico
- Conduta Anestésica

Estenose Aórtica
- Fisiopatologia
- Diagnóstico
- Tratamento
- Conduta Anestésica

Regurgitação Aórtica
- Fisiopatologia
- Diagnóstico
- Tratamento
- Conduta Anestésica

Regurgitação Tricúspide
- Fisiopatologia
- Conduta Anestésica

Estenose Tricúspide

Regurgitação Pulmonar

Estenose Pulmonar

Nas duas últimas décadas, houve um grande avanço na compreensão da história natural das valvopatias e na melhoria da função cardíaca dos pacientes acometidos por essas enfermidades. O desenvolvimento de melhores métodos não invasivos de avaliação da função ventricular, valvas protéticas e técnicas de reconstrução valvar, além de orientações para a seleção do momento adequado de intervenção cirúrgica, aumentou a sobrevida neste grupo de pacientes.

A valvopatia é um uma sobrecarga hemodinâmica para o ventrículo direito e/ou esquerdo que, inicialmente, é tolerada, já que o sistema cardiovascular compensa a sobrecarga. A sobrecarga hemodinâmica acaba provocando disfunção do músculo cardíaco,

insuficiência cardíaca congestiva (ICC) ou mesmo morte súbita. A conduta do paciente com valvopatia durante o período perioperatório requer o entendimento das alterações hemodinâmicas que acompanham a disfunção valvar. As lesões em valvas cardíacas mais frequentemente observadas produzem sobrecarga de pressão (estenose mitral ou aórtica) ou de volume (regurgitação mitral ou aórtica) no átrio ou no ventrículo esquerdo. A conduta anestésica durante o período perioperatório é baseado nos prováveis efeitos das alterações induzidas por fármacos no ritmo cardíaco, na frequência cardíaca, na pré-carga, na pós-carga, na contratibilidade miocárdica, na pressão sanguínea sistêmica, na resistência vascular sistêmica e na resistência vascular pulmonar relativas à fisiopatologia da cardiopatia adjacente.

AVALIAÇÃO PRÉ-OPERATÓRIA

A avaliação pré-operatória de pacientes com valvopatia inclui a determinação (1) da gravidade da cardiopatia, (2) do grau de deficiência contrátil do miocárdio e (3) da presença de doença associada em sistemas orgânicos principais. O reconhecimento dos mecanismos compensatórios para manutenção do débito cardíaco, como o aumento da atividade do sistema nervoso simpático e a hipertrofia cardíaca, assim como da terapia medicamentosa atual, é importante. A presença de uma valva cardíaca protética introduz considerações especiais na avaliação pré-operatória, principalmente quando cirurgias não cardíacas são planejadas.

Anamnese e Exame Físico

Questões destinadas à definição da tolerância ao exercício são necessárias à avaliação da reserva cardíaca na presença de valvopatia e ao estabelecimento da classificação funcional de acordo com os critérios determinados pela New York Heart Association (**Tabela 2-1**). Quando a contratilidade miocárdica é deficiente, os pacientes se queixam de dispneia, ortopneia e fadiga fácil. Um aumento compensatório na atividade do sistema nervoso simpático pode se manifestar como ansiedade, diaforese e taquicardia em repouso. A ICC é uma companhia frequente da doença valvar crônica e sua presença é detectada pela observação de crepitações torácicas bibasais, distensão da veia jugular e uma terceira bulha ao exame físico. As cirurgias eletivas geralmente são retardadas até que a ICC possa ser tratada e a contratilidade miocárdica seja otimizada.

A doença em uma valva cardíaca raramente não é acompanhada por um sopro, que reflete o turbulento fluxo sanguíneo através da estrutura. O caráter, a localização, a intensidade e a direção de irradiação de um sopro cardíaco indicam o sítio e a gravidade da lesão valvar. Durante a sístole, as valvas aórtica e pulmonar estão abertas e a mitral e a tricúspide estão fechadas. Um sopro cardíaco que ocorre durante a sístole, portanto, se deve à estenose da valva aórtica ou pulmonar ou à incompetência da valva mitral ou tricúspide. Durante a diástole, as valvas aórtica e pulmonar estão fechadas e a mitral e a tricúspide estão abertas. Um sopro cardíaco que ocorre durante a diástole, portanto, se deve à estenose da valva mitral ou tricúspide ou à incompetência da valva aórtica ou pulmonar.

As disritmias cardíacas são observadas em todos os tipos de valvopatia. A fibrilação atrial é comum, principalmente quando a valvopatia está associada ao aumento de volume do átrio esquerdo. A fibrilação atrial pode ser paroxística ou crônica.

A angina *pectoris* pode ocorrer em pacientes acometidos por valvopatias mesmo na ausência de doença arterial coronariana e geralmente reflete a maior demanda miocárdica por oxigênio devido à hipertrofia ventricular. As demandas desta massa muscular hipertrofiada podem até mesmo exceder a capacidade de artérias coronárias normais em disponibilizar as quantidades adequadas de oxigênio. A valvopatia e a doença cardíaca isquêmica são, frequentemente, coexistentes. Cinquenta por cento dos pacientes com estenose aórtica com mais de 50 anos de idade apresentam doença cardíaca isquêmica associada. A presença de doença arterial coronariana em pacientes com doença mitral ou aórtica piora o prognóstico a longo prazo e a regurgitação mitral devido à cardiopatia isquêmica estar associada à maior mortalidade.

Terapia Medicamentosa

A terapia medicamentosa atual das valvopatias pode incluir a administração de β-bloqueadores, bloqueadores de canais de cálcio e digitálicos para controle da frequência cardíaca, inibidores da enzima conversora de angiotensina e vasodilatadores para controlar a pressão sanguínea e a pós-carga, e diuréticos, inotrópicos e vasodilatadores, conforme necessário, para controlar a insuficiência cardíaca. O tratamento antidisrítmico pode também ser necessário. Certas lesões cardíacas, como a estenose aórtica e mitral, requerem a redução da frequência cardíaca, para prolongar a duração da diástole e melhorar o enchimento do ventrículo esquerdo e o fluxo sanguíneo coronário. As lesões valvares regurgitantes, como a regurgitação aórtica e mitral, requerem a redução da pós-carga e uma ligeira elevação da frequência cardíaca, para diminuir o tempo de regurgitação. A fibrilação atrial necessita de uma resposta ventricular controlada, de modo que a ativação do sistema nervoso simpático, como observada durante a intubação traqueal e a resposta ao estímulo cirúrgico, não cause taquicardia suficiente para reduzir, significativamente, o tempo de enchimento diastólico e o volume sistólico.

Exames Laboratoriais

O eletrocardiograma (ECG) geralmente exibe alterações características devido à valvopatia. Ondas P prolongadas (*P mitrale*) sugerem a presença de aumento de volume do átrio esquerdo, típico da valvopatia mitral. A hipertrofia ventricular direita e esquerda pode ser diagnosticada pela presença de um desvio de eixo direito ou esquerdo e de alta voltagem. Outros achados comuns ao ECG incluem disritmias, anomalias de condução, evidência de isquemia ativa ou infarto do miocárdio prévio.

O tamanho e o formato do coração e dos grandes vasos e as tramas vasculares pulmonares podem ser avaliados por meio de radiografias de tórax. Em radiografias torácicas posteroanteriores, a cardiomegalia pode ser observada quando o órgão excede 50% da largura interna da caixa torácica. As anomalias da artéria pulmonar, do átrio esquerdo e do ventrículo esquerdo podem ser observadas ao longo da borda esquerda do coração e do átrio direito; o aumento de volume do ventrículo direito pode ser percebido na

TABELA 2-1	Classificação Funcional da New York Heart Association dos Pacientes com Doença Cardíaca
Classe	**Descrição**
I	Assintomático
II	Sintomas em atividades comuns, mas confortável em repouso
III	Sintomas em atividade mínima, mas confortável em repouso
IV	Sintomas em repouso

CAPÍTULO 2
Valvopatias

borda cardíaca deste mesmo lado. O aumento de volume do átrio esquerdo pode resultar em elevação do brônquio-fonte esquerdo. Calcificações valvares podem ser identificadas. Na presença de hipertensão pulmonar significativa, as tramas vasculares são esparsas nos campos pulmonares.

O ecocardiograma com Doppler colorido é essencial na avaliação não invasiva da valvopatia (**Tabela 2-2**). Este exame é bastante utilizado na avaliação do significado dos sopros cardíacos, como os relacionados à ejeção sistólica em suspeitas de estenose aórtica e na detecção da presença de estenose mitral. O ecocardiograma com Doppler colorido permite a determinação da anatomia, da função e da hipertrofia cardíacas, das dimensões cavitárias, da área valvar, dos gradientes de pressão transvalvar e da magnitude da regurgitação valvar.

O cateterismo cardíaco pode fornecer informações acerca da presença e da gravidade da estenose e/ou da regurgitação valvar, da doença arterial coronariana e do *shunt* intracárdico, e pode ajudar a resolver discrepâncias entre os achados clínicos e ecocardiográficos. Os gradientes de pressão transvalvar determinados no momento do cateterismo cardíaco indicam a gravidade da valvopatia. As estenoses mitral e aórtica são consideradas graves quando os gradientes de pressão transvalvar são maiores do que 10 mmHg e 50 mmHg, respectivamente. Quando a ICC acompanha a estenose aórtica, porém, os gradientes de pressão transvalvar podem ser menores, dada a incapacidade de geração de um gradiente maior pelo músculo doente do ventrículo esquerdo. Em pacientes com estenose ou regurgitação mitral, a mensuração das pressões da artéria pulmonar e de enchimento do ventrículo direito pode produzir evidências de hipertensão pulmonar e insuficiência ventricular direita.

Presença de Valvas Cardíacas Protéticas

As valvas protéticas podem ser mecânicas ou bioprotéticas. As valvas mecânicas são compostas, principalmente, por ligas metálicas ou de carbono e são classificadas, de acordo com sua estrutura, como bola enjaulada, disco lenticular simples ou disco lenticular bivalvar. As bioproteses podem ser heteroenxertos, compostos por tecidos suínos ou bovinos sobre suportes metálicos, ou homoenxertos, que são valvas aórticas humanas preservadas. As valvas protéticas diferem umas das outras em relação à sua durabilidade, ao potencial trombogênico e ao perfil hemodinâmico. As valvas mecânicas são muito resistentes, durando, pelo menos, 20 a 30 anos, enquanto as valvas bioprotéticas duram cerca de 10

a 15 anos. As valvas mecânicas são altamente trombogênicas e requerem a administração prolongada de terapia anticoagulante. Uma vez que as valvas bioprotéticas apresentam menor potencial trombogênico, o tratamento anticoagulante prolongado não é necessário. As valvas mecânicas são preferidas em pacientes jovens, que têm expectativa de vida maior do que 10 a 15 anos ou que requerem a administração prolongada de terapia anticoagulante por outra razão, como a fibrilação atrial. As valvas bioprotéticas são preferidas em pacientes idosos e naqueles que não toleram o tratamento anticoagulante.

Avaliação da Função da Valva Cardíaca Protética

A presença de disfunção na valva cardíaca protética é sugerida por alterações na intensidade ou na qualidade de seus sons, pelo aparecimento de um novo sopro ou por mudanças nas características de um sopro existente. O ecocardiograma transtorácico pode ser usado na avaliação da estabilidade do anel de sutura e da movimentação dos componentes das valvas protéticas, mas as valvas mecânicas são difíceis de avaliar, dadas as reverberações (do eco) causadas pelo metal. O ecocardiograma transesofágico pode fornecer imagens de melhor resolução, principalmente de valvas mitrais protéticas. A ressonância magnética pode ser usada em casos de suspeita de regurgitação de valva protética ou regurgitação paravalvar não adequadamente visualizados ao ecocardiograma. O cateterismo cardíaco permite a mensuração dos gradientes de pressão transvalvar e da área valvar efetiva das valvas protéticas.

Complicações Associadas às Valvas Cardíacas Protéticas

As valvas cardíacas protéticas podem estar associadas a complicações significativas, cuja presença deve ser considerada durante a avaliação pré-operatória (**Tabela 2-3**). Dado o risco de tromboembolismo, os pacientes com valvas cardíacas protéticas mecânicas requerem a administração prolongada de terapia anticoagulante. A hemólise intravascular subclínica, evidenciada por aumento das concentrações séricas de lactato desidrogenase, diminuição dos níveis séricos de haptoglobina e reticulocitose, é observada em muitos pacientes com valvas mecânicas de funcionamento normal. A incidência de cálculos biliares pigmentados é maior em pacientes com valvas protéticas, presumivelmente como resultado da hemólise intravascular crônica de baixo grau. A anemia hemolítica grave é incomum e sua presença geralmente indica disfunção valvar ou endocardite. A profilaxia antimicrobiana é necessária para reduzir o risco de endocardite.

TABELA 2-2	Utilidade do Ecocardiograma com Doppler na Valvopatia
Determinação do significado dos sopros	
Identificação de anomalias hemodinâmicas associadas aos achados físicos	
Determinação do gradiente de pressão transvalvar	
Determinação da área valvar	
Determinação da fração de ejeção ventricular	
Diagnóstico da regurgitação valvar	
Avaliação do funcionamento de valvas protéticas	

TABELA 2-3	Complicações Associadas às Valvas Cardíacas Protéticas
Trombose valvar	
Embolia sistêmica	
Falência estrutural	
Hemólise	
Regurgitação paravalvar	
Endocardite	

Manejo da Anticoagulação em Pacientes com Valvas Cardíacas Protéticas

Pode ser necessário interromper a administração de fármacos anticoagulantes antes da cirurgia. Esta interrupção temporária, porém, faz com que os pacientes com valvas mecânicas ou fibrilação atrial fiquem susceptíveis ao tromboembolismo arterial ou venoso, devido a um estado hipercoagulável de rebote e aos efeitos pró-trombóticos da cirurgia. O risco de tromboembolismo é estimado como sendo de cerca de 5% a 8%. A terapia anticoagulante pode ser continuada em pacientes com valvas cardíacas protéticas a serem submetidos a cirurgias de pequeno porte, em que a perda sanguínea esperada é mínima. Quando cirurgias de grande porte são planejadas, porém, a administração de warfarina é geralmente interrompida 3 a 5 dias antes da realização do procedimento. A heparina não fracionada, por via intravenosa, ou a forma de baixo peso molecular, por via subcutânea, é administrada após a interrupção do tratamento com warfarina e continuada até o dia anterior à ou o dia da cirurgia. A administração de heparina pode ser recomeçada no período pós-operatório, quando o risco de sangramento diminuir, e ser mantida até que anticoagulação eficaz novamente seja obtida com terapia oral.

Quando possível, a realização de cirurgias eletivas deve ser evitada durante o primeiro mês após um episódio agudo de tromboembolismo arterial ou venoso.

A terapia anticoagulante é particularmente importante em parturientes com valvas protéticas, já que a incidência de embolia arterial durante a gravidez aumenta significativamente. A administração de warfarina durante o primeiro trimestre de gestação, porém, pode estar associada a defeitos e à morte fetal. A warfarina, portanto, é descontinuada durante a gestação e a heparina padrão ou de baixo peso molecular é administrada, por via subcutânea, até o parto. A terapia com baixas doses de ácido acetilsalicílico é segura para a mãe e a criança e pode ser associada ao tratamento com heparina.

Prevenção da Endocardite Bacteriana

Durante o último meio século, a American Heart Association fez recomendações para a prevenção da endocardite infecciosa. As mais recentes Guidelines for the Prevention of Infective Endocarditis, de 2007, representam uma alteração radical das recomendações anteriores e reduzem, de forma dramática, as indicações para realização da profilaxia antibiótica da endocardite. Estas novas orientações são baseadas nas melhores evidências disponíveis acerca deste problema médico.

Os dados científicos atuais sugerem que a endocardite infecciosa é mais provavelmente resultante da exposição frequente à bacteremia associada a atividades diárias, como procedimentos odontológicos, gastrointestinais ou genitourinários. A manutenção da boa saúde e da higiene oral, por exemplo, reduz a bacteremia associada às atividades diárias normais (mastigar, escovar os dentes, usar fios dentais ou palitos etc.) e é mais importante do que a administração profilática de antibióticos na redução do risco de desenvolvimento de endocardite. A profilaxia da endocardite pode prevenir um número muito pequeno ou mesmo nulo de casos da doença em pacientes suscetíveis. Parece também que os riscos dos efeitos adversos associados à administração de antibióticos excedem os benefícios totais da profilaxia da endocardite e que o uso comum deste tratamento promove o aparecimento de microrganismos resistentes aos fármacos.

Outra mudança no pensamento acerca da profilaxia da endocardite levou a estas novas orientações: os especialistas da AHA perceberam que a profilaxia da endocardite infecciosa não deve ser dirigida a indivíduos com alto risco cumulativo de desenvolvimento da doença, mas sim àqueles mais suscetíveis aos efeitos adversos provocados pela doença. Parece que apenas um grupo pequeno de pacientes cardiopatas tende a apresentar as formas mais graves da endocardite e suas complicações. As doenças associadas a esse risco maior são listadas na **Tabela 2-4**. As novas orientações da AHA focam a profilaxia da endocardite *somente nos pacientes portadores destas doenças*. As recomendações acerca de qual antibiótico usar na profilaxia da endocardite não são diferentes das anteriores e são listadas na **Tabela 2-5**.

Em resumo, as principais alterações nas novas orientações da AHA para a profilaxia da endocardite infecciosa, são: 1) A profilaxia antibiótica da endocardite é recomendada *apenas* a pacientes acometidos pelas doenças listadas na Tabela 2-4. Esta profilaxia não é mais indicada em quaisquer formas de cardiopatia congênita, exceto como colocado na referida tabela. 2) A profilaxia antibiótica *é* recomendada em procedimentos odontológicos que envolvem a manipulação de tecidos gengivais ou de regiões periapicais dos dentes ou ainda a perfuração da mucosa oral. 3) A profilaxia antibiótica *é* recomendada em procedimentos invasivos (*i.e.*, que envolvem incisão ou biópsia) no trato respiratório ou na pele in-

---

TABELA 2-4 Doenças Cardíacas Associadas ao Maior Risco de Resultados Adversos por Endocardite em que a Instituição de Profilaxia em Procedimentos Odontológicos É Razoável

1. Valva cardíaca protética ou uso de material protético no reparo da valva
2. Endocardite infecciosa prévia
3. Doença cardíaca congênita:
   Doença cardíaca congênita cianótica não reparada, incluindo *shunts* e condutos paliativos
   Doença cardíaca congênita completamente reparada com material ou dispositivo protético colocado por cirurgia ou cateterismo, durante os 6 primeiros meses após a realização do procedimento*
   Doença cardíaca congênita reparada com defeitos residuais no sítio ou em localização adjacente de um *patch* ou dispositivo protético (que inibe a endotelialização)
4. Receptores de transplantes cardíacos que desenvolvem valvopatia cardíaca

Exceto nas doenças listadas acima, a profilaxia antibiótica não é mais recomendada em qualquer outra forma de cardiopatia congênita.

*A profilaxia é razoável porque a endotelialização do material protético ocorre nos primeiros 6 meses após a realização do procedimento.

De Wilson W, Taubert KA, Gewitz M, et al: Prevention of infective endocarditis. Guidelines from the American Heart Association. Circulation 2007;116:1736-1754, com permissão.

CAPÍTULO 2 — Valvopatias

| TABELA 2-5 | Esquemas de Profilaxia Antibiótica para Procedimentos Odontológicos |

Situação	Agente	ESQUEMA: DOSE ÚNICA 30 A 60 MINUTOS ANTES DO PROCEDIMENTO	
		Adultos	Crianças
Oral	Amoxicilina	2 g	50 mg/kg
Incapaz de tomar medicação por via oral	Ampicilina OU Cefazolina or ceftriaxone	2 g IM ou IV 1 g IM ou IV	50 mg/kg IM ou IV 50 mg/kg IM ou IV
Alergia a penicilinas ou ampicilinas – oral	Cefalexina*,† OU Clindamicina*,† OU Azitromicina ou claritromicina	2 g 600 mg 500 mg	50 mg/kg 20 mg/kg 15 mg/kg
Alergia a penicilinas ou ampicilinas e incapaz de tomar medicação por via oral	Cefazolina ou ceftriaxone† OU Clindamicina	1 g IM ou IV 600 mg IM ou IV	50 mg/kg IM ou IV 20 mg/kg IM ou IV

*Ou outra cefalosporina de primeira ou segunda geração para administração oral em dose adulta ou pediátrica equivalente.
†As cefalosporinas não devem ser usadas em indivíduos com histórico de anafilaxia, angioedema ou urticária com penicilinas ou ampicilina.
De Wilson W, Taubert KA, Gewitz M, et al: Prevention of infective endocarditis. Guidelines from the American Heart Association. Circulation 2007;116:1736-1754, com permissão.

fectada, estruturas cutâneas e tecidos musculoesqueléticos. 4) A profilaxia antibiótica *não é* recomendada em procedimentos realizados no trato genitourinário ou gastrointestinal.

Seria prudente que todo anestesista se familiarizasse com este novo documento acerca da prevenção da endocardite infecciosa.

ESTENOSE MITRAL

A causa mais comum de estenose mitral é a cardiopatia reumática. A estenose mitral afeta, principalmente, indivíduos do sexo feminino. O espessamento difuso das cúspides da valva mitral e do aparato subvalvar, a fusão comissural e a calcificação do ânulo e das cúspides são caracteristicamente observados. Este processo ocorre de forma lenta e muitos pacientes não são sintomáticos por 20 a 30 anos após o episódio inicial de febre reumática. Com o tempo, a valva mitral se torna estenótica e os pacientes podem desenvolver ICC, hipertensão pulmonar e insuficiência ventricular direita.

Causas bem menos comuns de estenose mitral incluem a síndrome carcinoide, o mixoma atrial esquerdo, a grave calcificação do ânulo mitral, a formação de trombos, o *cor triatriatum*, a artrite reumatoide, o lúpus eritematoso sistêmico e a estenose mitral congênita. Os pacientes com estenose mitral apresentam, caracteristicamente, dispneia ao exercício, ortopneia, e dispneia paroxística noturna, resultantes da maior pressão no átrio esquerdo. A contratibilidade do ventrículo esquerdo tende a ser normal. A cardiopatia reumática se apresenta como uma estenose mitral isolada em cerca de 40% dos pacientes. Quando a regurgitação aórtica e/ou mitral acompanha a estenose mitral, muitas vezes há evidências de disfunção ventricular esquerda.

Fisiopatologia

A estenose mitral é caracterizada por uma obstrução mecânica ao enchimento diastólico do ventrículo esquerdo secundária à redução progressiva do tamanho do orifício da valva. Esta obstrução valvar aumenta o volume e a pressão no átrio esquerdo. Na estenose mitral branda, o enchimento do ventrículo esquerdo e o volume sistólico são geralmente mantidos em repouso, através do aumento da pressão atrial esquerda. O volume sistólico, porém, diminui durante a taquicardia induzida por estresse ou quando a fibrilação atrial leva à perda da contração eficaz da câmara cardíaca.

A pressão venosa pulmonar está aumentada, assim como a pressão no átrio esquerdo. O resultado é a transudação de fluido no espaço intersticial do pulmão, diminuindo a complacência do órgão e aumentando o esforço respiratório, causando progressiva dispneia durante a realização de exercícios. O edema pulmonar franco tende a se desenvolver quando a pressão venosa pulmonar excede a pressão oncótica das proteínas plasmáticas. Quando a elevação da pressão atrial é gradual, há um aumento na drenagem linfática dos pulmões e um espessamento da membrana basal dos capilares, o que permite que o paciente tolere maiores pressões venosas sem desenvolver edema pulmonar. Os episódios de edema pulmonar são geralmente associados a fibrilação atrial, sepse, dor e gestação. A hemoptise pode ser decorrente da hipertensão pulmonar.

Diagnóstico

O ecocardiograma é usado para avaliar a anatomia da valva mitral, incluindo o grau de espessamento das cúspides, a calcificação, alterações na motilidade e a extensão do envolvimento do aparato subvalvar. A gravidade da estenose mitral é determinada pelo cálculo da área da valva mitral e a medida do gradiente de pressão transvalvar. O ecocardiograma também permite a avaliação das dimensões das câmaras cardíacas, da hipertensão pulmonar, da função ventricular e da valvopatia associada e o exame da aurícula atrial esquerda em busca da detecção de trombos.

Os pacientes com estenose mitral geralmente se tornam sintomáticos quando o tamanho do orifício da valva mitral (de 4 a

31

6 cm^2) é reduzido em, pelo menos, 50%. Quando a área da valva mitral é menor do que 1 cm^2, uma pressão atrial média de cerca de 25 mmHg é necessária à manutenção do enchimento ventricular esquerdo adequado e do débito cardíaco em repouso. A ocorrência de hipertensão pulmonar é provável quando a pressão do átrio esquerdo é cronicamente superior a 25 mmHg. Quando o gradiente de pressão transvalvar é maior do que 10 mmHg (sendo, em condições normais, inferior a 5 mmHg), é provável que a estenose mitral seja grave (**Tabela 2-6**). Nas estenoses mitrais graves, quaisquer estresses adicionais, como febre ou sepse, podem precipitar o desenvolvimento de edema pulmonar.

Clinicamente, a estenose mitral é reconhecida pelo característico estalido de abertura que ocorre no início da diástole e pelo sopro diastólico mais bem auscultado no ápice ou na axila. As vibrações causadas pela abertura da valva móvel, porém estenosada, são responsáveis pelos estalidos. A calcificação da valva e a grande redução da motilidade das cúspides levam ao desaparecimento destes ruídos. O aumento de volume do átrio esquerdo é frequentemente visível em radiografias torácicas como o alargamento da borda cardíaca esquerda, acompanhado pela elevação do brônquio principal do mesmo lado. A dupla densidade do átrio esquerdo aumentado, a calcificação mitral e evidências de edema pulmonar ou congestão vascular pulmonar podem também ser observadas. Ao ECG, o prolongamento das ondas P sugere o aumento de volume do átrio esquerdo. A fibrilação atrial está presente em cerca de um terço dos pacientes com estenose mitral grave.

A estase sanguínea no átrio esquerdo distendido predispõe os pacientes com estenose mitral a um maior risco de eventos tromboembólicos. O desenvolvimento de trombose venosa é também mais provável, dada a diminuição de atividade física por estes pacientes.

Tratamento

Quando os sintomas de estenose mitral branda se desenvolvem, os diuréticos podem diminuir a pressão do átrio esquerdo e aliviar os sintomas. Quando há desenvolvimento de fibrilação atrial, o controle da frequência cardíaca pode ser conseguido por meio da administração de digoxina, β-bloqueadores, bloqueadores de canais de cálcio ou uma combinação desses fármacos. O controle da frequência cardíaca é crítico, já que a taquicardia prejudica o enchimento ventricular esquerdo e aumenta a pressão do átrio de mesmo lado. O tratamento anticoagulante é necessário em pacientes com estenose mitral e fibrilação atrial, já que o risco de acidente vascular cerebral embólico, nestes indivíduos, é de cerca de 7% a 15% ao ano. A warfarina é administrada para obtenção da relação normalizada internacional (INR) de 2,5 a 3,0. A correção cirúrgica da estenose mitral é indicada quando os sintomas pioram e há desenvolvimento de hipertensão pulmonar.

A estenose mitral pode, ocasionalmente, ser corrigida por meio da valvotomia percutânea com balão. Na presença de grande calcificação ou deformidade valvar, a comissurotomia cirúrgica, a reconstrução valvar ou a substituição valvar é realizada. Em pacientes com grave regurgitação tricúspide (devido à hipertensão pulmonar), a valvoplastia tricúspide ou a anuloplastia pode ser realizada concomitantemente à cirurgia na valva mitral.

Conduta Anestésica

A conduta anestésica de pacientes com estenose mitral submetidos a cirurgias não cardíacas inclui a prevenção e o tratamento de eventos que podem reduzir o débito cardíaco ou produzir edema pulmonar (**Tabela 2-7**). O desenvolvimento de fibrilação atrial com rápida resposta ventricular diminui, significativamente, o débito cardíaco e pode produzir edema pulmonar. O tratamento é composto por cardioversão ou administração intravenosa de β-bloqueadores, bloqueadores de canais de cálcio ou digoxina. A administração excessiva de fluidos no período perioperatório, a posição de Trendelenburg ou a autotransfusão via contração uterina aumentam o volume central de sangue e podem precipitar a ICC.

Em pacientes com grave estenose mitral, uma diminuição súbita na resistência vascular sistêmica pode não ser tolerada, já que a resposta normal à hipotensão, ou seja, uma elevação reflexa na frequência cardíaca, reduz, por si só, o débito cardíaco. Se necessário, a pressão sanguínea sistêmica e a resistência vascular sistêmica podem ser mantidas por meio da administração de fármacos simpatomiméticos, como a efedrina e a fenilefrina, sendo esta última preferida por não afetar a frequência cardíaca.

A hipertensão pulmonar e a insuficiência ventricular direita podem ser precipitadas por diversos fatores, incluindo hipercarbia, hipoxemia, hiperinflação pulmonar e aumento de liquído intrapulmonar. A insuficiência ventricular direita pode requerer a administração de medicamentos inotrópicos e vasodilatadores pulmonares.

TABELA 2-6	Gravidade da Estenose Mitral Mensurada por Ecocardiograma		
	Branda	**Moderada**	**Grave**
Gradiente valvar médio (mmHg)	6	6-10	>10
Tempo de pressão média (ms)	100	200	>300
Área da valva mitral (cm^2)	1,6-2,0	1,0-1,5	<1,0

TABELA 2-7	Eventos Intraoperatórios que Exercem um Impacto Significativo Sobre a Estenose Mitral
	Taquicardia sinusal ou uma rápida respostaventricular durante a fibrilação atrial
	Grande aumento no volume sanguíneo central, associado à transfusão excessiva ou ao posicionamento em cefalodeclive
	Diminuição da resistência vascular sistêmica induzida por fármacos
	Hipoxia ou hipercarbia que possa exacerbar a hipertensão pulmonar e provocar a insuficiência ventricular esquerda

Medicação Pré-operatória

A medicação pré-operatória pode ser usada para diminuir a ansiedade e a taquicardia a ela associada, mas se deve considerar que os pacientes com estenose mitral podem ser mais suscetíveis do que os demais indivíduos aos efeitos depressores sobre a ventilação exercidos por esses fármacos.

A administração dos medicamentos usados no controle da frequência cardíaca deve ser mantida até a cirurgia. A hipocalemia induzida por diuréticos pode ser detectada e tratada no período pré-operatório. A hipotensão ortostática pode ser uma evidência da hipovolemia induzida por diuréticos. Pode ser aceitável continuar a administração da terapia anticoagulante em pacientes submetidos a cirurgias de pequeno porte, mas a realização de procedimentos extensos, associados a perdas de sangue significativas, requer sua interrupção. O uso de anestesia regional pode ser impedido pelos resultados dos exames de coagulação.

Indução da Anestesia

A indução da anestesia pode ser conseguida com qualquer fármaco apropriado disponível, à exceção da cetamina, que deve ser evitada graças à sua propensão a aumentar a frequência cardíaca. A intubação traqueal e o relaxamento muscular para realização da cirurgia são conseguidos por meio da administração de relaxantes musculares que não induzem alterações cardiovasculares, como taquicardia e hipotensão, devido à liberação de histamina.

Manutenção da Anestesia

A manutenção da anestesia é mais bem conseguida pelo uso de fármacos que exercem efeitos mínimos sobre a frequência cardíaca, a contratibilidade miocárdica e as resistências vasculares sistêmica e pulmonar. Este objetivo pode ser conseguido pela conduta de anestesia com óxido nitroso e narcóticos ou ainda por meio de medicamentos voláteis em baixas concentrações. O óxido nitroso pode provocar alguma vasoconstrição pulmonar e aumentar a resistência vascular do órgão, mas isto não é clinicamente significativo a não ser que haja hipertensão pulmonar.

Os relaxantes musculares que exercem efeitos mínimos sobre a frequência cardíaca, a pressão sanguínea e a resistência vascular sistêmica são os mais indicados para pacientes com estenose mitral. A reversão farmacológica dos relaxantes musculares não despolarizantes deve ser lenta, para ajudar a melhorar qualquer taquicardia induzida por fármacos causada pelos anticolinérgicos utilizados.

A anestesia leve e a estimulação cirúrgica podem resultar em estimulação simpática, produzindo taquicardia e hipertensão pulmonar e sistêmica. A administração de vasodilatadores pulmonares pode ser necessária se a hipertensão pulmonar for grave. A reposição fluida intraoperatória deve ser cuidadosamente titulada, já que estes pacientes são muito mais susceptíveis a sobrecarga volumétrica e desenvolvimento de edema pulmonar.

Monitorização

O uso de monitorização invasiva depende da complexidade do procedimento cirúrgico e da magnitude de acometimento fisiológico causada pela estenose mitral. A monitorização de pacientes assintomáticos sem evidência de congestão pulmonar não precisa ser diferente do realizado em indivíduos não acometidos por valvopatias. Por outro lado, o ecocardiograma transesofágico pode ser útil em pacientes com estenose mitral sintomática submetidos a cirurgias de grande porte, principalmente quando se espera grande perda de sangue. A monitorização contínua da pressão arterial, da artéria pulmonar e do átrio esquerdo deve ser considerada. Estes monitores permitem a avaliação adequada da função cardíaca, do volume de liquído intravascular, da ventilação e da oxigenação. Parece que os pacientes com hipertensão pulmonar significativa são mais susceptíveis à ruptura da artéria pulmonar durante o encunhamento do cateter de artéria pulmonar, de modo que as medidas de pressão de oclusão de artéria pulmonar devem ser realizadas de maneira infrequente e com bastante cuidado.

Manejo Pós-operatório

Nos pacientes com estenose mitral, o risco de edema pulmonar e insuficiência cardíaca direita persiste no período pós-operatório, e assim a monitorização cardiovascular deve ser mantido. A dor e a hipoventilação com subsequentes acidose respiratória e hipoxia podem ser responsáveis pelo aumento da frequência cardíaca e da resistência vascular pulmonar. A menor complacência pulmonar e o maior esforço respiratório podem tornar necessária a instituição de ventilação mecânica temporária, principalmente após a realização de cirurgias torácicas ou abdominais de grande porte. Em alguns pacientes, o alívio da dor pós-operatória com opioides neuroaxiais pode ser satisfatório.

REGURGITAÇÃO MITRAL

A regurgitação mitral devido à febre reumática está geralmente associada à estenose mitral. A regurgitação mitral isolada pode ser aguda, associada à cardiopatia isquêmica e causada por disfunção do músculo papilar, dilatação do ânulo da mitral ou ruptura das cordoalhas tendíneas.

Outras causas de regurgitação mitral incluem endocardite, prolapso da valva mitral, lesões congênitas, como o defeito de coxim endocárdico, hipertrofia ventricular congênita, cardiomiopatia, degeneração mixomatosa, lúpus eritematoso sistêmico, artrite reumatoide, espondilite anquilosante e síndrome carcinoide.

Fisiopatologia

Na regurgitação mitral, o desarranjo hemodinâmico básico é uma diminuição do volume sistólico ventricular esquerdo e do débito cardíaco. Uma parte de todo o volume sistólico é regurgitada através da valva mitral incompetente de volta para o átrio esquerdo, sobrecarregando esta câmara e provocando congestão pulmonar. Pacientes que apresentam fração regurgitante maior do que 0,6 são considerados portadores de regurgitação mitral grave. A fração do volume sistólico ventricular esquerdo que regurgita para o átrio esquerdo depende (1) do tamanho do orifício da valva mitral; (2) da frequência cardíaca, que determina a duração da ejeção ventricular, e (3) dos gradientes de pressão através da valva mitral. Tais gradientes são relacionados à complacência do ventrículo esquerdo e à impedância de sua ejeção na aorta. As intervenções farmacológicas que aumentam ou diminuem a resistência vascular sistêmica exercem um grande impacto sobre a fração regurgitante em pacientes com a doença.

Os pacientes que apresentam regurgitação mitral são menos dependentes da contração adequadamente cronometrada do átrio esquerdo para o enchimento do ventrículo do mesmo lado do que os indivíduos com estenose mitral ou aórtica coexistente. Os indivíduos com regurgitação mitral induzida pela febre reumática tendem a apresentar grande aumento de volume do átrio esquerdo e fibrilação atrial. A isquemia miocárdica resultante de regurgitação mitral é incomum, já que a maior tensão na parede esquerda é rapidamente dissipada conforme o volume sistólico é ejetado na aorta e no átrio esquerdo. Quando a regurgitação mitral tem desenvolvimento gradual, a sobrecarga volumétrica produzida transforma o ventrículo esquerdo em uma câmara maior e mais complacente, capaz de enviar um volume sistólico maior. Isto ocorre através da dissolução das fibras colágenas, do remodelamento da matriz extracelular, do rearranjo das fibras miocárdicas e da adição de novos sarcômeros, com desenvolvimento de hipertrofia ventricular. Esta hipertrofia, associada à maior complacência do átrio esquerdo, permite a acomodação do volume regurgitante sem elevar a pressão nesta câmara cardíaca. Isto faz com que os pacientes mantenham o débito cardíaco, não apresentem congestão pulmonar e não apresentem sintomas por muitos anos. A combinação de regurgitação e estenose mitral causa sobrecarga de volume e pressão, resultando em um grande aumento na pressão atrial esquerda. Nestes indivíduos, o desenvolvimento de fibrilação atrial, edema e hipertensão pulmonar é muito mais precoce do que naqueles que apresentam apenas regurgitação mitral.

Uma vez que não haja tempo para o desenvolvimento de compensação atrial ou ventricular esquerda, a regurgitação mitral aguda provoca edema pulmonar e/ou choque cardiogênico.

Diagnóstico

A regurgitação mitral é clinicamente reconhecida pela presença de um sopro holossistólico apical que se irradia para a axila. A hipertrofia ventricular esquerda e a cardiomegalia são também detectáveis ao exame físico. A grave regurgitação mitral pode produzir hipertrofia atrial e ventricular esquerda, detectável em ECG e radiografias torácicas. O ecocardiograma (**Tabela 2-8**) confirma a presença, a gravidade e, muitas vezes, a causa da regurgitação mitral. O tamanho e a pressão do átrio esquerdo, a espessura da parede ventricular esquerda, as dimensões cavitárias, a função ventricular e a pressão da artéria pulmonar podem ser mensurados. Além disso, a aurícula atrial esquerda pode ser avaliada quanto à presença de trombos. Existem muitos métodos para avaliar a

gravidade da regurgitação mitral. Dentre estes, estão incluídos o Doppler colorido ou em onda pulsátil da valva mitral, com cálculo do volume e da fração regurgitante e medida da área do jato regurgitante. A presença de uma onda V no traçado da pressão de oclusão da artéria pulmonar reflete o fluxo regurgitante pela valva mitral. O tamanho desta onda V é correlacionado à magnitude da regurgitação mitral.

Quando a gravidade da regurgitação mitral é duvidosa ou a realização de um procedimento cirúrgico na valva está sendo planejada, o cateterismo cardíaco é necessário. Em pacientes idosos, a angiografia coronária deve ser incluída na avaliação do laboratório de cateterismo.

Tratamento

Diferentemente das lesões estenóticas em valvas cardíacas, as lesões regurgitantes tendem a apresentar progressão insidiosa, causando danos ao ventrículo esquerdo e remodelamento antes do aparecimento dos sintomas. A realização precoce de cirurgia pode ser indicada para prevenir que a disfunção muscular se torne grave ou irreversível. A sobrevida pode ser prolongada quando a cirurgia é realizada antes que a fração de ejeção seja inferior a 60% ou que o ventrículo esquerdo não seja capaz de se contrair a uma dimensão sistólica final de 45 mm (considera-se normal a contração menor que 40 mm). Os pacientes sintomáticos devem ser submetidos à cirurgia mesmo quando sua fração de ejeção é normal. O reparo da valva mitral é preferido à sua substituição, já que restaura a competência da valva, mantém os aspectos funcionais do aparato da valva mitral e evita a inserção de próteses. O aparato da valva mitral é muito importante para a sustentação da função ventricular esquerda. A ausência de aparato subvalvar distorce a geometria contrátil do ventrículo esquerdo e prejudica sua ejeção. Em pacientes nos quais a valva e seu aparato não podem ser preservados, a substituição valvar é realizada, mas a fração de ejeção do ventrículo esquerdo é reduzida no pós-operatório. Os pacientes com fração de ejeção inferior a 30% ou ventrículo esquerdo cuja dimensão, ao final da sístole, seja maior do que 55 mm, não apresentam melhora após a cirurgia.

Embora os vasodilatadores auxiliem o manejo medicamentoso da regurgitação mitral aguda, seu uso prolongado parece não beneficiar os pacientes *assintomáticos* com a forma crônica da doença. Em indivíduos *sintomáticos*, a administração de inibidores da enzima conversora de angiotensina ou β-bloqueadores (principalmente o carvedilol) e a colocação de marcapasso biventricular diminuem a regurgitação mitral funcional, melhorando os sintomas e a tolerância ao exercício.

Conduta Anestésica

Em pacientes com regurgitação mitral, a conduta anestésica de cirurgias não cardíacas inclui a prevenção e o tratamento de eventos que podem diminuir, ainda mais, o débito cardíaco (**Tabela 2-9**). O objetivo é melhorar o volume sistólico ventricular esquerdo e diminuir a fração regurgitante. A manutenção da frequência cardíaca em valores normais ou ligeiramente elevados é recomendada. A bradicardia pode ser responsável por grave sobrecarga volumétrica no ventrículo esquerdo. Aumentos na resistência vascular sistêmica podem também descompensar esta câmara cardíaca. A redução da pós-carga com um fármaco vasodilatador, como o nitroprussiato, associado ou não a um medicamento inotrópico, melhora a

TABELA 2-8	Graduação da Regurgitação Mitral por Ecocardiograma		
	Branda	**Moderada**	**Grave**
Área do jato de RM (cm²)	<3	3,0-6,0	>6
Área do jato de RM como porcentagem da área do átrio esquerdo	20-30	30-40	>40
Fração regurgitante (%)	20-30	30-50	>55
RM, Regurgitação mitral.			

CAPÍTULO 2
Valvopatias

TABELA 2-9	Considerações Anestésicas em Pacientes com Regurgitação Mitral

Prevenção da bradicardia

Prevenção de aumentos da resistência vascular sistêmica

Minimização da depressão miocárdica induzida por fármacos

Monitorização da magnitude do fluxo regurgitante através do cateterismo da artéria pulmonar (tamanho da onda V) e/ou ecocardiograma

função do ventrículo esquerdo. Na maioria dos pacientes, o débito cardíaco pode ser mantido ou melhorado por elevações modestas da frequência cardíaca e reduções, igualmente modestas, da resistência vascular sistêmica. Em alguns pacientes, a diminuição da resistência vascular sistêmica provocada pela anestesia regional pode ser benéfica.

Indução da Anestesia

A indução da anestesia pode ser feita mediante a administração de um fármaco apropriado por via intravenosa. A dose deve ser ajustada para prevenir a ocorrência de um aumento na resistência vascular sistêmica ou uma diminuição na frequência cardíaca, já que estas duas alterações hemodinâmicas reduzem o débito cardíaco. A escolha do relaxante muscular deve seguir os mesmos princípios. O pancurônio produz um aumento modesto na frequência cardíaca, que pode contribuir para a manutenção do volume sistólico do ventrículo esquerdo.

Manutenção da Anestesia

Os anestésicos voláteis podem ser administrados para atenuar os aumentos indesejados na pressão sanguínea sistêmica e na resistência vascular sistêmica que acompanham a estimulação cirúrgica. O aumento da frequência cardíaca e a diminuição da resistência vascular sistêmica, associados aos efeitos inotrópicos mínimos do isofluorano, do desflurano e do sevoflurano, fazem com que estes fármacos sejam escolhas aceitáveis para a manutenção da anestesia. Quando a função miocárdica está gravemente comprometida, o uso de um anestésico com opioide é outra opção, já que os fármacos desta classe provocam mínima depressão do músculo cardíaco. Narcóticos potentes, porém, podem produzir bradicardia significativa, o que é bastante deletério na presença de regurgitação mitral grave. A ventilação mecânica deve ser ajustada de forma a manter os parâmetros ácido-básicos e respiratórios perto do normal. O padrão ventilatório deve dar tempo suficiente entre as respirações para o retorno venoso. Nestes pacientes, a manutenção do volume intravascular é muito importante para a manutenção do volume ventricular esquerdo e do débito cardíaco.

Monitorização

A anestesia para realização de cirurgias de pequeno porte em pacientes acometidos pela regurgitação mitral assintomática não requer monitorização invasiva. Entretanto, na presença de regurgitação mitral grave, o uso de monitorização invasiva auxilia a detectar a adequação do débito cardíaco e a resposta hemodinâmica

ao anestésico e aos fármacos vasodilatadores e facilita a reposição fluida intravenosa. A regurgitação mitral produz uma onda V no traçado da pressão de oclusão da artéria pulmonar. Alterações na amplitude da onda V podem auxiliar a estimativa da magnitude e da direção das mudanças no grau de regurgitação mitral. Em pacientes com regurgitação mitral *crônica*, a pressão de oclusão da artéria pulmonar, porém, pode ser uma má medida do volume do ventrículo esquerdo ao final da diástole. Na regurgitação mitral *aguda*, a complacência do átrio esquerdo é menor e a pressão de oclusão da artéria pulmonar não se correlaciona à pressão do átrio e ventrículo esquerdos ao final da diástole.

PROLAPSO DA VALVA MITRAL

O prolapso da valva mitral (PVM) é definido como o prolapso de uma ou ambas cúspides valvares no átrio esquerdo durante a sístole, acompanhado ou não por regurgitação mitral, e está associado à auscultação de um estalido no meio da diástole e de um sopro sistólico tardio. O PVM é a forma mais comum de doença valvar cardíaca, afetando 1% a 2,5% da população dos Estados Unidos. Esta doença é mais comum em mulheres jovens. O PVM pode ser associado à síndrome de Marfan, à cardiopatia reumática, à miocardite, à tireotoxicose e ao lúpus eritematoso sistêmico. Embora geralmente seja uma doença benigna, o PVM pode ter complicações devastadoras, como eventos embólicos cerebrais, endocardite infecciosa, grave regurgitação mitral que requer tratamento cirúrgico, disritmias e morte súbita. Os pacientes com morfologia anormal da valva mitral parecem ser os mais susceptíveis a essas complicações.

Diagnóstico

O diagnóstico definitivo do PVM é baseado nos achados ecocardiográficos. O prolapso valvar foi definido como o de 2 mm ou mais acima do ânulo. O PVM pode ser acompanhado ou não por espessamento da cúspide valvar e regurgitação mitral. Os pacientes que apresentam cúspides redundantes e espessas possuem a forma primária (anatômica) da doença. Esta forma de PVM é caracteristicamente observada em indivíduos acometidos por doenças de tecidos conjuntivos e em homens idosos. Os pacientes que apresentam cúspides levemente curvadas e de aparência normal são acometidos pela forma variante normal (funcional) do PVM. Nestes indivíduos, é provável que o risco de desenvolvimento de eventos adversos não seja diferente do observado na população geral.

Os pacientes com PVM podem apresentar ansiedade, sintomas ortostáticos, palpitações, dispneia, fadiga e dor torácica atípica. As disritmias cardíacas, tanto supraventriculares quanto ventriculares, podem ser observadas e respondem bem à administração de β-bloqueadores. A ocorrência de anomalias na condução cardíaca não é incomum.

Conduta Anestésica

Em pacientes com PVM, a conduta anestésica de cirurgias não cardíacas segue os mesmos princípios anteriormente discutidos para pacientes com regurgitação mitral (Tabela 2-9). A conduta é influenciado, primariamente, pelo grau de regurgitação mitral. É interessante notar que o grau de PVM pode ser afetado pelas dimensões do ventrículo esquerdo e é mais dinâmico do que o observado na valvopatia mitral. Um ventrículo grande sempre apresenta menor prolapso (e regurgitação) do que um ventrículo pequeno. Assim, eventos que afetam o enchimento ou esvaziamento do ventrículo esquerdo em cada ciclo cardíaco afetam a quantidade de regurgitação mitral. Os eventos perioperatórios que aumentam o *esvaziamento* do ventrículo esquerdo incluem (1) elevação da atividade simpática, que aumenta a contratilidade miocárdica, (2) diminuição da resistência vascular sistêmica e (3) posicionamento ereto. A hipovolemia reduz o *enchimento* do ventrículo esquerdo. Os eventos que *reduzem* o esvaziamento ventricular esquerdo e *aumentam* o volume ventricular esquerdo podem *diminuir* o grau de PVM. Dentre tais eventos, incluem-se a hipertensão/vasoconstrição, a depressão miocárdica induzida por fármacos e a ressuscitação volêmica.

Avaliação Pré-operatória

A avaliação pré-operatória deve ser focada na distinção de pacientes com doença puramente funcional daqueles com regurgitação mitral significativa. O PVM funcional é mais frequente em mulheres com menos de 45 anos de idade. Alguns pacientes podem estar sendo submetidos ao tratamento com β-bloqueadores para o controle das disritmias; a administração destes medicamentos deve ser mantida por todo o período perioperatório. Os pacientes com histórico de eventos neurológicos transitórios que apresentam ritmo sinusal e nenhum trombo atrial geralmente estão sendo tratados com ácido acetilsalicílico em baixas doses (81-325 mg/dia), enquanto os pacientes com fibrilação atrial e/ou trombos no átrio esquerdo e acidente vascular cerebral prévio provavelmente recebem warfarina. Embora o ECG frequentemente mostre extrassístoles ventriculares, anomalias de repolarização e prolongamento do intervalo QT, não há evidências de que estes achados sejam preditores ou estejam associados a eventos intraoperatórios adversos. Na ausência de sintomas, o achado de um clique ou sopro sistólico não indica a necessidade de realização de uma consulta cardiológica pré-operatória.

Homens mais velhos com a forma anatômica do PVM podem apresentar sintomas de ICC branda a moderada, incluindo intolerância a exercícios, ortopneia e dispneia ao esforço. Estes pacientes podem estar sendo submetidos ao tratamento com diuréticos ou inibidores da enzima conversora de angiotensina. O exame físico frequentemente revela a presença de sopros mesossistólicos a holossistólicos, galope S_3 e sinais de congestão pulmonar.

Seleção da Técnica Anestésica

A maioria dos pacientes com PVM apresenta função ventricular esquerda e tolera todas as formas de anestesia geral e regional. A depressão miocárdica induzida por anestésicos voláteis pode auxiliar a compensação da vasodilatação que diminuiria o volume do ventrículo esquerdo e aumentaria a regurgitação mitral. Não há contraindicações ao uso de anestesia regional em pacientes com PVM. A diminuição da resistência vascular sistêmica deve ser antecipada. A administração de fluidos deve compensar quaisquer alterações no volume ventricular esquerdo que possam afetar o grau de PVM e regurgitação mitral.

Indução da Anestesia

Ao selecionar um fármaco de indução de administração intravenosa, a necessidade de evitar uma redução significativa ou prolongada na resistência vascular sistêmica deve ser considerada. O

etomidato causa depressão miocárdica mínima e pequenas alterações na atividade do sistema nervoso simpático e, assim, é uma escolha atrativa para a indução da anestesia na presença de PVM hemodinamicamente significativa. A cetamina, por sua capacidade de estimular o sistema nervoso simpático e aumentar o esvaziamento ventricular, pode aumentar o PVM e a regurgitação mitral.

Manutenção da Anestesia

A manutenção da anestesia deve minimizar a atividade do sistema nervoso simpático devido à estimulação dolorosa intraoperatória. Os anestésicos voláteis combinados ao óxido nitroso e/ou a opioides auxiliam a atenuação da atividade do sistema nervoso simpático, mas suas doses devem ser tituladas para minimizar a ocorrência de uma redução indesejada na resistência vascular sistêmica.

Os pacientes que apresentam PVM hemodinamicamente significativo podem não tolerar a depressão miocárdica dose-dependente causada pelos anestésicos voláteis. Baixas concentrações (de cerca de 0,5 CAM) de isofluorano, desfluorano e sevofluorano, porém, podem diminuir a fração de regurgitação. Em pacientes com grave regurgitação mitral, vasodilatadores, como o nitroprussiato ou a nitroglicerina, podem ser cuidadosamente titulados de forma a maximizar o fluxo ventricular esquerdo e reduzir seu volume diastólico final e a pressão atrial esquerda. Não há dados clínicos que indiquem o uso de um ou outro relaxante muscular na presença de PVM isolado, mas as alterações hemodinâmicas induzidas por fármacos, como a vagólise ou a liberação de histamina, merecem considerações durante a escolha de um fármaco específico.

Disritmias ventriculares inesperadas podem ocorrer durante a anestesia, principalmente durante cirurgias realizadas em cefáloaclive ou com o paciente sentado. Acredita-se que, nestas situações, haja um aumento no esvaziamento ventricular, com acentuação do PVM. Tais disritmias podem ser tratadas pela administração de lidocaína ou β-antagonistas.

A manutenção de estado volêmico adequado impede a redução do retorno venoso provocada pela ventilação de pressão positiva. O balanço adequado também ajuda a prevenir o aumento do grau do PVM. Quando a administração de vasopressores é necessária, um α-agonista, como a fenilefrina, é aceitável. A adoção de uma técnica anestésica que inclua a hipotensão controlada não é indicada, já que a alteração da resistência vascular sistêmica pode aumentar o grau do PVM.

Monitorização

A monitorização de rotina é tudo o que é necessário na grande maioria dos pacientes com PVM. Cateteres de pressão arterial invasiva e na artéria pulmonar são apenas necessários em pacientes com regurgitação mitral e disfunção ventricular esquerda.

ESTENOSE AÓRTICA

A estenose aórtica é uma lesão valvar comum nos Estados Unidos e sua incidência está aumentando conforme a população daquele país envelhece. Dois fatores são associados ao desenvolvimento de estenose aórtica. O primeiro é a degeneração e a calcificação das cúspides valvares aórticas e sua subsequente estenose. Este é um processo devido ao envelhecimento. O segundo fator é a presença de valva aórtica bicúspide, não tricúspide. A estenose aórtica se

CAPÍTULO 2
Valvopatias

desenvolve mais cedo (entre os 30 e os 50 anos de idade) em indivíduos com valvas bicúspides do que naqueles que apresentam valvas tricúspides (entre os 60 e os 80 anos de idade). A estenose aórtica está associada a fatores de risco similares (hipertensão sistêmica, hipercolesterolemia) aos da cardiopatia isquêmica.

Fisiopatologia

Na obstrução à ejeção do sangue na aorta devido à diminuição da área valvar, é necessário um aumento na pressão ventricular esquerda para manter o volume sistólico. Em condições normais, a área valvar possui entre 2,5 e 3,5 cm^2. Gradientes de pressão transvalvar maiores do que 50 mmHg e áreas valvares inferiores a 0,8 cm^2 caracterizam a estenose aórtica grave. A estenose aórtica está sempre associada a algum grau de regurgitação aórtica.

A angina *pectoris* pode ser observada em pacientes com estenose aórtica apesar da ausência de doença coronária. Isso ocorre devido ao aumento da demanda miocárdica de oxigênio resultante da hipertrofia concêntrica do ventrículo esquerdo e do maior trabalho miocárdico necessários à compensação da sobrecarga produzida pela valva estenótica. Além disso, a oferta miocárdica de oxigênio é diminuída, dada a compressão dos vasos sanguíneos subendocárdicos pela maior pressão ventricular esquerda.

Desde o trabalho inicial de Goldman e colaboradores, em 1977, mostrando que os pacientes com estenose aórtica apresentavam maior risco de complicações cardíacas perioperatórias, muitos estudos demonstraram que estes indivíduos são mais suscetíveis à mortalidade perioperatória e à ocorrência de infarto miocárdico não fatal independentemente da presença de fatores de risco para o desenvolvimento de doença arterial coronariana. O risco perioperatório atribuível à estenose aórtica é independente do risco atribuível à doença arterial coronariana.

A origem da síncope em pacientes com estenose aórtica é controversa, mas pode refletir a diminuição, induzida por exercício, da resistência vascular sistêmica que permanece descompensada, já que o débito cardíaco é limitado pela valva estenótica. A ICC pode ser devida à disfunção sistólica e/ou diastólica.

Diagnóstico

Os sinais clínicos clássicos da estenose aórtica crítica são a angina *pectoris*, a síncope e a dispneia ao exercício, uma manifestação da ICC. Foi demonstrado que o aparecimento destes sintomas se correlaciona ao tempo médio até a morte igual a 5, 3 e 2 anos, respectivamente. Cerca de 75% dos pacientes sintomáticos morre em 3 anos quando não submetidos à substituição da valva. Ao exame físico, a auscultação revela um sopro sistólico característico, mais bem percebido no foco aórtico. Este sopro pode se irradiar para o pescoço e mimetizar um sopro carotídeo. Uma vez que pacientes com estenose aórtica frequentemente apresentam doença arterial carotídea concomitante, este achado merece atenção especial. Já que muitos dos indivíduos com estenose aórtica são assintomáticos, é importante pesquisar a presença de sopro sistólico em pacientes idosos a serem submetidos a cirurgias. À radiografia torácica, a aorta ascendente pode ser proeminente, dada a dilatação aórtica pós-estenótica. O ECG pode mostrar hipertrofia ventricular esquerda.

O ecocardiograma com Doppler da valva aórtica permite a avaliação mais precisa da gravidade da estenose (**Tabela 2-10**) do que o exame clínico. Além disso, o ecocardiograma pode ser usado na

TABELA 2-10	Gravidade da Estenose Aórtica Mensurada por Ecocardiograma		
	Branda	**Moderada**	**Grave**
Gradiente de pressão transvalvar médio (mmHg)	<20	20-50	>50
Gradiente do pico de pressão transvalvar (mmHg)	<36	>50	>80
Área da valva aórtica (cm^2)	1,0-1,5	0,8-1,0	<0,8

avaliação da progressão da doença. Os achados incluem a identificação da valva com duas ou três cúspides, do espessamento e calcificação da valva, da menor motilidade das cúspides, da hipertrofia do ventrículo esquerdo e da disfunção sistólica ou diastólica. A área da valva aórtica e os gradientes de pressão transvalvar podem ser medidos. O cateterismo cardíaco e a angiografia coronária podem ser necessários quando a gravidade da estenose aórtica não pode ser determinada pelo ecocardiograma.

O teste de esforço pode ser uma outra estratégia para avaliação de pacientes assintomáticos com estenose aórtica moderada a grave, para identificar aqueles com pouca tolerância ao exercício e/ou resposta pressórica anormal ao exercício. Os pacientes que apresentam sintomas induzidos por exercícios podem ser beneficiados pela substituição da valva.

Tratamento

Em pacientes assintomáticos com estenose aórtica, parece ser seguro continuar o manejo medicamentoso e retardar a realização da cirurgia de substituição da valva até o aparecimento dos sintomas. Entretanto, há um pequeno risco de morte súbita, que pode ser precedida pela rápida progressão dos sintomas. A mortalidade chega a 75% nos 3 primeiros anos após o desenvolvimento dos sintomas, a não ser que a valva aórtica seja substituída. Embora a maioria dos pacientes com estenose aórtica seja idosa, os riscos da cirurgia são aceitáveis a não ser que existam graves comorbidades que possam piorar o prognóstico. A substituição da valva aórtica alivia, dramaticamente, os sintomas da estenose, e a fração de ejeção tende a aumentar. A revascularização coronária é geralmente feita de maneira concomitante à substituição da valva em pacientes com estenose aórtica e doença arterial coronariana.

Demonstrou-se que a valvotomia aórtica percutânea com balão é benéfica em adolescentes e adultos jovens com estenose aórtica congênita ou reumática. Em adultos com a forma adquirida da doença, porém, o alívio dos sintomas proporcionado por este procedimento é apenas temporário. A valvotomia com balão pode ser ocasionalmente usada no alívio da estenose aórtica em pacientes que não são candidatos à substituição da valva.

Conduta Anestésica

Os pacientes com estenose aórtica submetidos a cirurgias não cardíacas são mais susceptíveis a complicações cardíacas perioperató-

37

rias importantes. O risco destas complicações aumenta de acordo com a complexidade do procedimento e, assim, é importante determinar a gravidade da estenose aórtica no período pré-operatório. A conduta anestésica em pacientes com estenose aórtica inclui a prevenção da hipotensão e de qualquer alteração hemodinâmica que diminua o débito cardíaco (**Tabela 2-11**).

O ritmo sinusal normal deve ser mantido, já que o ventrículo esquerdo é dependente da contração atrial adequadamente cronometrada para a produção do volume diastólico final ideal. A perda da contração atrial, como no ritmo juncional ou na fibrilação atrial, pode diminuir, dramaticamente, o volume sistólico e a pressão sanguínea. A frequência cardíaca é importante, já que determina o tempo disponível para o enchimento ventricular, a ejeção do volume sistólico e a perfusão coronária. Um aumento contínuo na frequência cardíaca diminui o tempo para o enchimento ventricular e a ejeção e reduz o débito cardíaco. A redução da frequência cardíaca leva à superdistensão do ventrículo esquerdo. A hipotensão reduz o fluxo sanguíneo coronário, causando isquemia miocárdica e maior deterioração da função ventricular esquerda e do débito cardíaco. O tratamento agressivo da hipotensão é obrigatório, prevenindo a ocorrência de choque cardiogênico e/ou parada cardíaca. É pouco provável que a ressuscitação cardiopulmonar seja eficaz em pacientes com estenose aórtica, já que é difícil, se não impossível, criar um volume sistólico adequado pela valva estenosada com a compressão cardíaca.

Indução da Anestesia

A anestesia geral é frequentemente escolhida em preferência à epidural ou raquidiana, já que o bloqueio simpático produzido pela anestesia regional pode causar hipotensão significativa.

A indução da anestesia pode ser conseguida pela infusão intravenosa do fármaco escolhido, que não deve diminuir a resistência vascular sistêmica. Caso o ventrículo esquerdo estiver comprometido, a indução com um opioide pode ser utilizada.

Manutenção da Anestesia

A manutenção da anestesia pode ser conseguida pela administração de uma combinação de óxido nitroso, anestésico volátil e opioides ou apenas destes últimos. Os fármacos que deprimem a automaticidade do nó sinusal podem produzir ritmo juncional e perda da contração atrial adequadamente cronometrada, o que reduz, significativamente, o débito cardíaco. Quando a função do ventrículo esquerdo está comprometida, é prudente evitar a administração de fármacos que possam deprimir ainda mais a contratilidade miocárdica. A diminuição da resistência vascular sistêmica

é também mal tolerada. A manutenção da anestesia com óxido nitroso e opioides ou apenas estes últimos, em altas doses, é recomendada em pacientes com grave disfunção ventricular esquerda. Bloqueadores neuromusculares com efeitos hemodinâmicos mínimos são as melhores escolhas. O volume intravascular deve ser mantido em níveis normais.

O aparecimento de ritmo juncional ou bradicardia durante a anestesia e a cirurgia requer a instituição imediata de glicopirrolato, atropina ou efedrina. A taquicardia persistente pode ser tratada com β-antagonistas, como o esmolol. A taquicardia supraventricular pode ser imediatamente interrompida pela cardioversão elétrica. Uma vez que estes pacientes são propensos ao desenvolvimento de disritmias ventriculares, a lidocaína e um desfibrilador devem estar à disposição.

Monitorização

A monitorização intraoperatória de pacientes com estenose aórtica deve incluir ECG com derivações que detectem o ritmo cardíaco e a isquemia miocárdica do ventrículo esquerdo. A complexidade da cirurgia e a gravidade da estenose aórtica influenciam a decisão de uso de um cateter de pressão arterial invasiva ou de artéria pulmonar ou de eocoardiograma transesofágico. Tais monitores ajudam a determinar se a hipotensão é devida à hipovolemia ou à insuficiência cardíaca. A pressão de oclusão da artéria pulmonar pode superestimar o volume diastólico final do ventrículo esquerdo, pela redução da complacência dessa câmara cardíaca.

REGURGITAÇÃO AÓRTICA

A regurgitação aórtica é resultante da deficiência de coaptação da cúspide aórtica causada por doenças nesta estrutura ou na raiz aórtica. Causas comuns de anomalias nas cúspides incluem a endocardite infecciosa, a febre reumática, a valva aórtica bicúspide e o uso de fármacos inibidores de apetite. As anomalias da raiz aórtica que provocam a regurgitação incluem sua dilatação, a ectasia aortoanular induzida pela hipertensão, a dissecação aórtica, a aortite sifilítica, a síndrome de Marfan, a síndrome de Ehlers-Danlos, a artrite reumatoide, a espondilite anquilosante e a artrite psoriática. A regurgitação aórtica aguda é geralmente resultante da endocardite ou da dissecação aórtica.

Fisiopatologia

O desarranjo hemodinâmico básico da regurgitação aórtica é uma redução do débito cardíaco devido à regurgitação de uma parte do volume sistólico ejetado da aorta de volta ao ventrículo esquerdo durante a diástole. Isto cria uma sobrecarga combinada de volume e pressão no ventrículo esquerdo. A magnitude do volume regurgitante depende (1) do tempo disponível para a ocorrência do fluxo regurgitante, determinado pela frequência cardíaca e (2) do gradiente de pressão pela valva aórtica, que é dependente da resistência vascular sistêmica. A magnitude da regurgitação aórtica é diminuída pela taquicardia e pela vasodilatação periférica. Diferentemente da regurgitação mitral, na regurgitação aórtica o volume sistólico total é ejetado para a aorta. Uma vez que a pressão de pulso é proporcional ao volume sistólico e à elasticidade da aorta, o maior volume sistólico eleva a pressão sistólica e a hipertensão sistólica aumenta a pós-carga. O ventrículo esquerdo compensa estes eventos através do desenvolvimento de hipertrofia, de forma

TABELA 2-11	Considerações Anestésicas em Pacientes com Estenose Aórtica
Manutenção do ritmo sinusal normal	
Prevenção da bradicardia e da taquicardia	
Prevenção da hipotensão	
Otimização do volume de fluido intravascular para manutenção do retorno venoso e do enchimento do ventrículo esquerdo	

CAPÍTULO 2
Valvopatias

a acomodar a sobrecarga volumétrica. Devido à maior demanda miocárdica de oxigênio pela hipertrofia ventricular esquerda e à diminuição da pressão aórtica diastólica, que reduz o fluxo sanguíneo coronário, a angina *pectoris* pode ocorrer na ausência de doença arterial coronariana.

O ventrículo esquerdo geralmente é capaz de tolerar a sobrecarga volumétrica crônica. Caso haja insuficiência ventricular esquerda, porém, o volume diastólico final desta câmara cardíaca se eleva de maneira dramática e há desenvolvimento de edema pulmonar. Um indicativo útil da função ventricular esquerda na presença de regurgitação aórtica é a determinação ecocardiográfica do volume sistólico final e da fração de ejeção, que permanecem normais até que esta se torne deficiente. De fato, a realização da cirurgia é recomendada antes que a fração de ejeção caia a menos de 55% e o volume sistólico final no ventrículo esquerdo se torne maior que 55 mL.

Comparados aos pacientes com regurgitação aórtica crônica, os indivíduos acometidos pela regurgitação aórtica aguda sofrem grave sobrecarga volumétrica em um ventrículo que não tem tempo para a compensação. Isto provoca isquemia coronária, rápida deterioração da função ventricular esquerda e insuficiência cardíaca.

Diagnóstico

A regurgitação aórtica é clinicamente reconhecida por seu sopro diastólico característico, mais bem auscultado ao longo da borda esternal esquerda e pelos sinais de circulação hiperdinâmica, incluindo pressão de pulso aumentada, diminuição da pressão sanguínea diastólica e pulso amplo. Além do sopro típico da regurgitação aórtica, pode haver um som diastólico de baixa intensidade (sopro de Austin-Flint) causado pelo jato regurgitante *impactando no folheto anterior* da valva mitral. Como na regurgitação mitral, os sintomas da regurgitação aórtica podem não ser observados até que a disfunção ventricular esquerda esteja presente. Neste estágio, os sintomas são manifestações da insuficiência ventricular esquerda (dispneia, fadiga) e isquemia coronária. Na regurgitação aórtica crônica, as evidências de aumento de volume e hipertrofia ventricular esquerda podem ser observadas em radiografias torácicas e no ECG. O ecocardiograma identifica quaisquer anomalias da valva aórtica, incluindo perfuração ou prolapso das cúspides e identifica anomalias na raiz ou no ânulo. O tamanho, o volume e a fração de ejeção do ventrículo esquerdo podem ser mensurados e o Doppler pode ser usado para identificar a presença e a gravidade da regurgitação aórtica. Existem muitos métodos para quantificar a regurgitação aórtica, incluindo a extensão do jato regurgitante como uma porcentagem da via de saída do ventrículo esquerdo, a *o* tempo de meia-pressão e a reversão do fluxo diastólico na aorta descendente (**Tabela 2-12**). O cateterismo cardíaco e a obtenção de imagens do coração por meio da ressonância magnética podem ser úteis à mensuração da regurgitação aórtica quando o ecocardiograma é insuficiente.

Tratamento

A substituição cirúrgica de uma valva aórtica doente é recomendada antes do aparecimento de disfunção ventricular esquerda permanente, mesmo em pacientes assintomáticos. A mortalidade operatória durante a substituição isolada de valva aórtica é de aproximadamente 4%. Este número é mais alto quando há substituição concomitante da raiz aórtica ou cirurgia de revascularização coronária ou ainda comorbidades importantes. A taxa de mortalidade dos pacientes assintomáticos com ventrículo esquerdo de tamanho e funcionamento normais é inferior a 0,2% ao ano.

Por outro lado, a taxa de mortalidade em pacientes sintomáticos é maior do que 10% ao ano. Na regurgitação aórtica aguda, a intervenção cirúrgica imediata é necessária, já que a sobrecarga volumétrica aguda provoca insuficiência cardíaca. As alternativas à substituição da valva aórtica por uma prótese incluem sua reconstrução e o autoenxerto de valva pulmonar (procedimento de Ross).

A terapia medicamentosa da regurgitação aórtica tem como objetivo a diminuição da hipertensão sistólica e do estresse da parede ventricular e a melhora da função do ventrículo esquerdo. A infusão intravenosa de um vasodilatador, como o nitroprussiato, e de um fármaco inotrópico, como a dobutamina, pode auxiliar a melhora do volume sistólico ventricular esquerdo e a redução do volume regurgitante. O tratamento prolongado com nifedipina ou hidralazina pode ser benéfico e retardar a necessidade de cirurgia em pacientes assintomáticos com boa função ventricular esquerda.

Conduta Anestésica

Em pacientes com regurgitação aórtica submetidos a cirurgias não cardíacas, a conduta anestésica tem como objetivo manter o volume sistólico ventricular esquerdo (**Tabela 2-13**). A frequência cardíaca deve ser mantida em mais de 80 bpm, já que a bradicardia, por aumentar a duração da diástole e, portanto, o grau de regurgitação, produz uma sobrecarga volumétrica ventricular esquerda

---

TABELA 2-12	Gravidade da Regurgitação Aórtica de Acordo com o Ecocardiograma		
	Branda	**Moderada**	**Grave**
Largura do jato regurgitante como porcentagem da OVSVE	25-46	47-64	>65
Área do jato regurgitante como porcentagem da OVSVE	4-24	25-59	>60
Reversão do fluxo aórtico diastólico	Nula		Fluxo retrógrado holodiastólico na aorta descendente
OVSVE, Obstrução da via de saída do ventrículo esquerdo.			

STOELTING ANESTESIA E DOENÇAS COEXISTENTES

TABELA 2-13	Considerações Anestésicas em Pacientes com Regurgitação Aórtica
Prevenção da bradicardia	
Evitar aumentos na resistência vascular sistêmica	
Minimização da depressão miocárdica	

aguda. Uma elevação abrupta na resistência vascular sistêmica pode também precipitar a ocorrência de insuficiência ventricular esquerda. A compensação da regurgitação aórtica pode ser tênue e a depressão miocárdica induzida por anestésico pode perturbar este delicado balanço. A insuficiência ventricular esquerda, quando ocorre, é tratada por meio da administração de um vasodilatador, para a redução da pós-carga, e um inotrópico, para aumentar a contratilidade. No total, durante a anestesia, aumentos modestos da frequência cardíaca e diminuições, também modestas, da resistência vascular sistêmica são objetivos hemodinâmicos razoáveis. Nos pacientes com regurgitação aórtica, a anestesia geral costuma ser a escolha usual.

Indução da Anestesia

A indução da anestesia na presença de regurgitação aórtica pode ser conseguida pela anestesia inalatória com a administração de um agente indutor por via intravenosa. O medicamento de indução ideal não deve diminuir a frequência cardíaca ou aumentar a resistência vascular sistêmica.

Manutenção da Anestesia

Na ausência de grave disfunção ventricular esquerda, a manutenção da anestesia é geralmente conseguida por meio da administração de óxido nitroso associado a um anestésico volátil e/ou um opioide. O aumento da frequência cardíaca, a diminuição da resistência vascular sistêmica e a depressão miocárdica mínima proporcionados por isofluorano, desflurano e sevofluorano fazem com estes fármacos sejam excelentes escolhas em pacientes com regurgitação aórtica. Em pacientes com grave disfunção ventricular esquerda, a anestesia com altas doses de opioides pode ser preferida. A bradicardia e a depressão miocárdica causadas pelo uso concomitante de óxido nitroso e um benzodiazepínico são os riscos da técnica com alta dose de narcótico. Os bloqueadores neuromusculares que exercem efeitos mínimos ou nulos sobre a pressão sanguínea e a frequência cardíaca são usados, embora um modesto aumento desta última, associado à administração de pancurônio, possa auxiliar os pacientes com regurgitação aórtica.

A ventilação mecânica deve ser ajustada de forma a manter a oxigenação normal, a eliminação de dióxido de carbono e o tempo adequado para o retorno venoso. O volume fluido intravascular deve ser mantido em níveis normais, para fornecer a pré-carga cardíaca adequada. A bradicardia e o ritmo juncional podem requerer a instituição imediata de tratamento com atropina por via intravenosa.

Monitorização

A realização de procedimentos cirúrgicos de pequeno porte em pacientes com regurgitação aórtica assintomática não requer monitorização invasiva. Os monitores padrão devem ser adequados à detecção de quaisquer distúrbios de ritmo cardíaco ou da isquemia miocárdica. Na presença de grave regurgitação aórtica, a monitorização com cateterismo da artéria pulmonar ou ecocardiograma transesofágico auxilia a detecção da depressão miocárdica, facilita a reposição intravascular de fluidos e mensura a resposta à administração de um fármaco vasodilatador.

REGURGITAÇÃO TRICÚSPIDE

A regurgitação tricúspide é geralmente funcional, causada pela dilatação do ânulo da valva secundária ao aumento de volume do ventrículo direito ou à hipertensão pulmonar. Outras causas incluem a endocardite infecciosa (caracteristicamente associada ao uso de fármacos intravenosos e de injeções não estéreis), a síndrome carcinoide, a cardiopatia reumática, o prolapso da valva tricúspide e a anomalia de Ebstein. A valvopatia tricúspide é frequentemente associada à doença aórtica ou mitral. A regurgitação tricúspide branda pode ser um achado normal em qualquer idade e é bastante comum em atletas bem treinados.

Fisiopatologia

A consequência hemodinâmica básica da regurgitação tricúspide é a sobrecarga volumétrica no átrio direito. A alta complacência do átrio direito e da veia cava faz com que o aumento das pressões nesta câmara cardíaca seja mínimo, mesmo na presença de um grande volume regurgitante. Até mesmo a remoção cirúrgica da valva tricúspide pode ser bem tolerada. Os sinais de regurgitação tricúspide incluem a distensão da veia jugular, a hepatomegalia, a ascite e o edema periférico. O tratamento da regurgitação tricúspide funcional é dirigido à causa da lesão, ou seja, à melhora da função pulmonar, ao alívio da insuficiência cardíaca esquerda ou à redução da hipertensão pulmonar. Na valvopatia tricúspide isolada, a intervenção cirúrgica é raramente feita, mas pode ser considerada quando outro procedimento cardíaco está sendo planejado. A anuloplastia ou a valvoplastia de tricúspide pode ser realizada. A substituição da valva raramente é realizada.

Conduta Anestésica

Em pacientes com regurgitação tricúspide, a conduta anestésica inclui a manutenção do volume fluido intravascular e da pressão venosa central no limite superior da normalidade, facilitando a pré-carga ventricular direita adequada e o enchimento do ventrículo esquerdo. A ventilação com pressão positiva e a administração de fármacos vasodilatadores podem ser particularmente deletérias quando há redução significativa do retorno venoso. Eventos que sabidamente aumentam a pressão arterial pulmonar, como a hipoxia e a hipercarbia, devem ser evitados.

Uma combinação ou técnica anestésica específica não pode ser recomendada aos pacientes com regurgitação tricúspide. Os agentes que produzem alguma vasodilatação pulmonar e mantêm o retorno venoso são mais indicados. O óxido nitroso pode ser um vasoconstritor fraco da artéria pulmonar e aumentar o grau de regurgitação tricúspide. A monitorização intraoperatória deve incluir a mensuração da pressão no átrio direito, para orientar a reposição intravenosa de fluidos e detectar alterações na quantidade de regurgitação tricúspide em resposta à administração de fármacos anestésicos. Com as altas pressões no átrio direito, a possibilidade

CAPÍTULO 2
Valvopatias

de *shunt* da direita para a esquerda por um forame oval aberto deve ser considerada. A meticulosa retirada de ar dos sistemas fluidos intravenosos pode reduzir o risco de embolia aérea sistêmica.

ESTENOSE TRICÚSPIDE

Na população adulta, a estenose tricúspide é rara. Sua causa mais comum, em adultos, é a cardiopatia reumática associada à regurgitação tricúspide e, frequentemente, à valvopatia mitral ou aórtica. A síndrome carcinoide e a fibrose endomiocárdica são causas ainda mais raras de estenose tricúspide. Esta estenose eleva a pressão atrial direita e o gradiente de pressão entre o átrio e ventrículo direitos. As dimensões do átrio direito aumentam, mas as do ventrículo de mesmo lado são determinadas pelo grau de sobrecarga volumétrica da regurgitação tricúspide concomitante.

REGURGITAÇÃO PULMONAR

A regurgitação da valva pulmonar é resultante da hipertensão pulmonar com dilatação anular. Outras causas incluem doenças do tecido conjuntivo, síndrome carcinoide, endocardite infecciosa e cardiopatia reumática. A regurgitação pulmonar raramente é sintomática.

ESTENOSE PULMONAR

A estenose pulmonar é geralmente congênita e detectada e corrigida na infância. Uma forma adquirida pode ser devida à febre reumática, à síndrome carcinoide ou à endocardite infecciosa. A obstrução significativa pode causar síncope, angina, hipertrofia ventricular direita e insuficiência ventricular direita. A valvotomia cirúrgica pode ser usada para aliviar a obstrução.

PONTOS-CHAVE

- As lesões em valvas cardíacas mais frequentemente observadas produzem sobrecarga de pressão (estenose mitral ou aórtica) ou de volume (regurgitação mitral ou aórtica) no átrio ou no ventrículo esquerdo.
- A angina *pectoris* pode ocorrer em pacientes acometidos por valvopatias mesmo na ausência de doença arterial coronariana e geralmente reflete a maior demanda miocárdica por oxigênio devido à hipertrofia ventricular. As demandas desta massa muscular espessada podem até mesmo exceder a capacidade de artérias coronárias normais em disponibilizar as quantidades adequadas de oxigênio.
- Certas lesões cardíacas, como a estenose aórtica e mitral, requerem menor frequência cardíaca para prolongar a duração da diástole e melhorar o preenchimento do ventrículo esquerdo e o fluxo sanguíneo coronário. As lesões valvares regurgitantes, como a regurgitação aórtica e mitral, requerem a redução da pós-carga e uma frequência cardíaca ligeiramente mais alta, para diminuir o tempo de regurgitação.
- O ecocardiograma com Doppler colorido é essencial na avaliação não invasiva das valvopatias. Este exame é bastante utilizado na avaliação da significância dos sopros cardíacos, como os sopros de ejeção sistólica em suspeitas de estenose aórtica, e na detecção da presença de estenose mitral. O ecocardiograma com Doppler colorido permite a determinação da anatomia e função cardíacas, da hipertrofia do órgão, das dimensões cavitárias, da área valvar, dos gradientes de pressão transvalvar e da magnitude da regurgitação valvar.
- As valvas protéticas diferem umas das outras em relação à sua durabilidade, potencial trombogênico e perfil hemodinâmico. As valvas mecânicas são muito resistentes, durando, pelo menos, 20 a 30 anos, enquanto as valvas bioprotéticas duram cerca de 10 a 15 anos. As valvas mecânicas são altamente trombogênicas e requerem a administração prolongada de terapia anticoagulante. Uma vez que as valvas bioprotéticas apresentam menor potencial trombogênico, o tratamento anticoagulante prolongado não é necessário.

- Em 2007, houve grandes modificações nas Guidelines for the Prevention of Infective Endocarditis da AHA. A profilaxia antibiótica é agora recomendada *apenas aos pacientes mais suscetíveis aos efeitos adversos provocados pelo desenvolvimento da endocardite infecciosa*. As doenças associadas a este maior risco são listadas na Tabela 2-4. A profilaxia antibiótica da endocardite não é mais recomendada em quaisquer outras formas de cardiopatia congênita, exceto as mencionadas na referida tabela. Nestes pacientes de alto risco, a profilaxia antibiótica *é* recomendada em procedimentos odontológicos que envolvam a manipulação de tecidos gengivais ou de regiões periapicais dos dentes ou ainda a perfuração da mucosa oral. A profilaxia antibiótica *é* também recomendada em procedimentos invasivos (*i.e.*, que envolvem incisão ou biopsia) no trato respiratório ou na pele infectada e em estruturas cutâneas e tecidos musculoesqueléticos. Por fim, a profilaxia antibiótica *não é* recomendada em procedimentos realizados no trato genitourinário ou gastrointestinal.
- A conduta anestésica em pacientes com estenose mitral submetidos a cirurgias não cardíacas inclui a prevenção e o tratamento de eventos que possam reduzir o débito cardíaco ou produzir edema pulmonar. O desenvolvimento de fibrilação atrial com rápida resposta ventricular diminui, significativamente, o débito cardíaco e pode produzir edema pulmonar. A administração excessiva de fluidos no período perioperatório, a posição de Trendelenburg ou a autotransfusão via contração uterina aumentam o volume central de sangue e podem precipitar a ICC. Uma diminuição súbita na resistência vascular sistêmica pode não ser tolerada, já que a resposta normal à hipotensão, ou seja, uma elevação reflexa na frequência cardíaca, reduz, por si só, o débito cardíaco.
- Na regurgitação mitral, o desarranjo hemodinâmico básico é uma diminuição do volume sistólico ventricular esquerdo e do débito cardíaco. Uma parte de todo volume sistólico é regurgitada através da valva mitral incompetente de volta para o átrio esquerdo, causando uma sobrecarga nesta câmara e

Continua

PONTOS-CHAVE — cont.

congestão pulmonar. Pacientes que apresentam fração regurgitante maior do que 0,6 são considerados portadores de regurgitação mitral grave. As intervenções farmacológicas que aumentam ou diminuem a resistência vascular sistêmica exercem um grande impacto sobre a fração regurgitante em pacientes com a doença.

- O PVM é definido como o prolapso de uma ou ambas cúspides valvares no átrio esquerdo durante a sístole, acompanhado ou não por regurgitação mitral, e está associado a achados auscultatórios de um estalido no meio da diástole e um sopro sistólico tardio. O PVM é a forma mais comum de doença valvar cardíaca, afetando 1% a 2,5% da população dos Estados Unidos. Essa doença é mais comum em mulheres jovens. Embora geralmente seja uma doença benigna, o PVM pode ter complicações devastadoras, como eventos embólicos cerebrais, endocardite infecciosa, grave regurgitação mitral que requer tratamento cirúrgico, disritmias e morte súbita. Os pacientes com morfologia anormal da valva mitral parecem ser os mais susceptíveis a estas complicações.

- A conduta anestésica em pacientes com estenose aórtica inclui a prevenção da hipotensão e de qualquer alteração hemodinâmica que diminua o débito cardíaco. O ritmo sinusal normal deve ser mantido, já que o ventrículo esquerdo é dependente da contração atrial adequadamente cronometrada para a produção do volume diastólico final ideal.

- A perda da contração atrial, como no ritmo juncional ou na fibrilação atrial, pode diminuir, dramaticamente, o volume sistólico e a pressão sanguínea. A frequência cardíaca é importante, já que determina o tempo disponível para o enchimento ventricular, a ejeção do volume sistólico e a perfusão coronária. Um aumento contínuo na frequência cardíaca diminui o tempo para o enchimento ventricular e a ejeção e reduz o débito cardíaco. A hipotensão reduz o fluxo sanguíneo coronário, causando isquemia miocárdica e maior deterioração da função ventricular esquerda e do débito cardíaco. O tratamento agressivo da hipotensão é obrigatório, prevenindo a ocorrência de choque cardiogênico e/ou parada cardíaca.

- O desarranjo hemodinâmico básico da regurgitação aórtica é uma redução do débito cardíaco devido à regurgitação de uma parte do volume sistólico ejetado da aorta de volta ao ventrículo esquerdo durante a diástole. Isto cria uma sobrecarga combinada de volume e pressão no ventrículo esquerdo. A magnitude do volume regurgitante depende (1) do tempo disponível para a ocorrência do fluxo regurgitante, determinado pela frequência cardíaca e (2) do gradiente de pressão pela valva aórtica, que é dependente da resistência vascular sistêmica. A magnitude da regurgitação aórtica é diminuída pela taquicardia e pela vasodilatação periférica.

REFERÊNCIAS

Bekeredjian R, Grayburn PA: Valvular heart disease: Aortic regurgitation. Circulation 2005;112:125–134.

Bonow RO, Carabello BA, Kanu C: ACC/AHA 2006 guidelines for the management of patients with valvular heart disease: A report of the American College of Cardiology/American

Heart Association Task Force on Practice Guidelines (writing committee to revise the 1998 guidelines for the management of patients with valvular heart disease): Developed in collaboration with the Society of Cardiovascular Anesthesiologists: Endorsed by the Society for Cardiovascular Angiography and Interventions and the Society of Thoracic Surgeons. Circulation 2006;114:e84–e231.

Carabello BA: Aortic stenosis. N Engl J Med 2002;346:677–682.

Carabello BA: Evaluation and management of patients with aortic stenosis. Circulation 2002;105:1746–1750.

Carabello BA: Is it ever too late to operate on the patient with valvular heart disease. J Am Coll Cardiol 2004;44:376–383.

Carabello BA: Modern management of mitral stenosis. Circulation 2005;112:432–437.

Carabello BA: The pathophysiology of mitral regurgitation. J Heart Valve Dis 2000;9:600–608.

Christ M, Sharkova Y, Geldner G, Maisch B: Preoperative and perioperative care for patients with suspected or established aortic stenosis facing noncardiac surgery. Chest 2005;128:2944–2953.

Kearon C, Hirsh J: Management of anticoagulation before and after elective surgery. N Engl J Med 1997;336:1506–1511.

Kertai MD, Bountioukos M, Boersma E: Aortic stenosis: An underestimated risk factor for perioperative complications in patients undergoing noncardiac surgery. Am J Med 2004;116:8–13.

Lester SJ, Heilbron B, Gin K: The natural history and rate of progression of aortic stenosis. Chest 1998;113:1109–1114.

Otto CM: Timing of surgery in mitral regurgitation. Heart 2003;89:100–105.

Perrino AC, Reeves ST: A Practical Approach to Transesophageal Echocardiography, 2nd ed. Philadelphia, Lippincott Williams & Wilkins, 2007.

Wilson W, Taubert KA, Gewitz M, et al: Prevention of infective endocarditis. Guidelines from the American Heart Association. Circulation 2007;116:1736–1754.

CAPÍTULO 3

Cardiopatia Congênita

Inna Maranets
Roberta L. Hines

Cardiopatia Congênita Acianótica
- Defeito do Septo Atrial
- Defeito do Septo Ventricular
- Persistência do Ducto Arterioso
- Fenestração Aorticopulmonar
- Estenose Aórtica
- Estenose Pulmonar
- Coarctação da Aorta

Cardiopatia Congênita Cianótica
- Tetralogia de Fallot
- Síndrome de Eisenmenger
- Anomalia de Ebstein

- Atresia Tricúspide
- Transposição dos Grandes Vasos
- Mistura de Sangue da Circulação Pulmonar e Sistêmica
- Tronco Arterioso
- Retorno Venoso Pulmonar Anômalo Parcial
- Retorno Venoso Pulmonar Anômalo Total
- Síndrome do Coração Esquerdo Hipoplásico

Obstrução Mecânica da Traqueia
- Arco Aórtico Duplo
- Artéria Pulmonar Esquerda Aberrante
- Ausência de Valva Pulmonar

As anomalias congênitas do coração e do sistema cardiovascular são observadas de sete a 10 em cada 1.000 nascidos vivos (0,7% a 1,0%). A cardiopatia congênita é a forma mais comum de doença congênita e é responsável por cerca de 30% da incidência total destas enfermidades. Com o declínio da incidência da cardiopatia reumática, a cardiopatia congênita tornou-se a principal causa de doenças cardíacas; 10% a 15% das crianças acometidas apresentam também anomalias congênitas do esqueleto e dos sistemas genitourinário e gastrointestinal. Nove lesões cardíacas congênitas compreendem mais de 80% das cardiopatias congênitas, sendo o restante formado por uma vasta gama de lesões mais complexas e incomuns (**Tabela 3-1**). Estima-se que mais de um milhão de adultos, nos Estados Unidos, possuam cardiopatias congênitas, cirurgicamente corrigidas ou não. Em resultado disso, não é incomum que pacientes adultos com cardiopatia congênita sejam submetidos a cirurgias não cardíacas.

Os ecocardiogramas transtorácicos e transesofágicos facilitam o diagnóstico precoce e preciso da cardiopatia congênita. A ultrasonografia cardíaca fetal tem permitido o diagnóstico pré-natal de defeitos cardíacos congênitos, admitindo o subsequente manejo perinatal. Modalidades de diagnóstico por imagem, como a ressonância magnética cardíaca e o ecocardiograma tridimensional, aumentaram o entendimento de malformações cardíacas complexas e permitem a visualização do fluxo sanguíneo e das estruturas vasculares. O cateterismo cardíaco e a angiocardiografia seletiva são os procedimentos diagnósticos definitivos disponíveis para uso em pacientes com cardiopatias congênitas. Como a taxa de sucesso das cirurgias cardíacas aumenta, mais pacientes com defeitos cardíacos complexos sobrevivem até a idade adulta e podem ser submetidos a cirurgias não cardíacas.

Os avanços na biologia molecular têm permitido uma nova compreensão das bases genéticas da cardiopatia congênita. As anomalias cromossômicas são associadas a estimados 10% das lesões cardiovasculares congênitas. Dois terços destas lesões ocorrem em pacientes com trissomia do cromossomo 21; o outro terço é encontrado em pacientes com anomalias cariotípicas, como a trissomia

STOELTING ANESTESIA E DOENÇAS COEXISTENTES

TABELA 3-1	Classificação e Incidência das Cardiopatias Congênitas
Doença	**Incidência (%)**
Defeitos Acianóticos	
Defeito em septo ventricular	35
Defeito em septo atrial	9
Persistência de ducto arterioso	8
Estenose pulmonar	8
Estenose aórtica	6
Coarctação da aorta	6
Defeito em septo atrioventricular	3
Defeitos Cianóticos	
Tetralogia de Fallot	5
Transposição das grandes artérias	4

TABELA 3-2	Sinais e Sintomas das Cardiopatias Congênitas

Bebês
Taquipneia
Ausência de ganho de peso
Frequência cardíaca superior a 200 bpm
Sopro cardíaco
Insuficiência cardíaca congestiva
Cianose

Crianças
Dispneia
Desenvolvimento físico lento
Menor tolerância a exercícios
Sopro cardíaco
Insuficiência cardíaca congestiva
Cianose
Baqueteamento digital
Agachamento
Hipertensão

TABELA 3-3	Problemas Comumente Associados às Cardiopatias Congênitas

Endocardite infecciosa

Disritmias cardíacas

Bloqueio cardíaco completo

Hipertensão (sistêmica ou pulmonar)

Eritrocitose

Tromboembolia

Coagulopatia

Abscesso cerebral

Aumento da concentração plasmática de ácido úrico

Morte súbita

dos cromossomos 13 e 18, e em pacientes com síndrome de Turner. Postula-se que os 90% restantes de doenças cardiovasculares congênitas têm origem multifatorial e ocorrem como resultado da interação de vários genes, associada ou não a fatores externos (rubéola, abuso de álcool, lítio, diabetes melito gestacional). Defeitos cardíacos, fácies anormais, hipoplasia tímica, fenda palatina e hipocalcemia são observados na síndrome da cardiopatia congênita atribuída a defeitos no cromossomo 22. Um aumento na incidência de cardiopatia congênita nos descendentes de pacientes adultos afetados sugere um papel para defeitos em um único gene na cardiopatia congênita isolada.

Os sinais e sintomas de cardiopatia congênita em bebês e crianças frequentemente incluem dispneia, desenvolvimento físico lento e a presença de sopro cardíaco (**Tabela 3-2**). O diagnóstico de cardiopatia congênita é aparente durante a primeira semana de vida em, aproximadamente, 50% dos neonatos afligidos, e, após os 5 anos de idade, em teoricamente todos os pacientes restantes. O ecocardiograma é o passo diagnóstico inicial em caso de suspeita de cardiopatia congênita. Certas complicações tendem a acompanhar a cardiopatia congênita (**Tabela 3-3**). A endocardite infecciosa, por exemplo, é um risco associado à maioria das anomalias cardíacas congênitas. As disritmias cardíacas não são, de modo geral, características proeminentes de cardiopatia congênita.

CARDIOPATIA CONGÊNITA ACIANÓTICA

A cardiopatia congênita acianótica é caracterizada pelo *shunt* intracardíaco da esquerda para a direita (**Tabela 3-4**). O resultado final deste *shunt* intracardíaco, independentemente de sua localização, é o aumento do fluxo sanguíneo pulmonar, acompanhado por hipertensão pulmonar, hipertrofia ventricular direita e, finalmente, insuficiência cardíaca congestiva. Quanto mais jovem é o paciente no momento da correção, maior a probabilidade de a re-

sistência pulmonar vascular ser normalizada. Em pacientes mais velhos, se a resistência vascular pulmonar é igual a um terço ou menos da resistência do sistema vascular, uma cirurgia corretiva tende a prevenir a doença vascular pulmonar ou, em alguns casos, mesmo causar sua leve regressão. O aparecimento e a gravidade dos sintomas clínicos variam de acordo com a localização e com a magnitude do *shunt* vascular.

Defeito do Septo Atrial

O defeito do septo atrial (DSA) é responsável por cerca de um terço das cardiopatias congênitas detectadas em adultos; sua frequência em mulheres é igual a duas a três vezes a observada em homens. Anatomicamente, um DAS pode assumir a forma de *ostium secundum* na região da fossa oval (geralmente localizado próximo ao centro do septo interatrial e variando de uma abertura única a um septo fenestrado), *ostium primum* (defeito no coxim endocárdico

TABELA 3-4	Defeitos Cardíacos Congênitos que Resultam em *Shunts* Intracardíacos da Esquerda para a Direita ou Seu Equivalente

Defeito em septo atrial com *ostium secundum*
Defeito em septo atrial com *ostium primum* (defeito no coxim endocárdico)
Defeito em septo ventricular
Fenestração aorticopulmonar

caracterizado por uma grande abertura no septo interatrial) ou seio venoso, localizado no septo atrial superior (**Fig. 3-1**). O DSA com *ostium secundum* é responsável por 75% de todos DAS. Outras anomalias cardíacas podem ocorrer com cada tipo de defeito e incluem prolapso da valva mitral (*ostium secundum*) e regurgitação mitral devido a uma fenda na cúspide anterior da valva mitral (*ostium primum*). A maioria dos DSA é resultante de mutações genéticas espontâneas.

As consequências fisiológicas dos DSA são as mesmas, independentemente da localização anatômica, e refletem o *shunt* de sangue de um átrio para outro; a direção e a magnitude do *shunt* são determinadas pelo tamanho do defeito e a complacência relativa dos ventrículos. Defeitos pequenos (menos de 0,5 cm de diâmetro) estão associados a *shunts* diminutos, sem sequelas hemodinâmicas. Quando o diâmetro do DSA chega a 2 cm, é provável que o sangue do átrio esquerdo esteja sendo enviado para o átrio direito

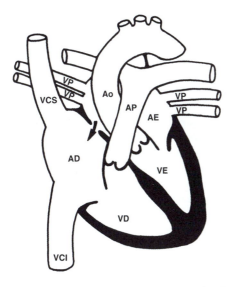

Figura 3-1 • Defeito em septo atrial por *ostium secundum* localizado no centro do septo interatrial. O fluxo sanguíneo segue o gradiente de pressão, do átrio esquerdo (AE) para o átrio direito (AD). O resultante *shunt* intracardíaco da esquerda para a direita está associado ao maior fluxo sanguíneo pela artéria pulmonar (AP). Uma diminuição da resistência vascular sistêmica ou um aumento na resistência vascular pulmonar reduz o gradiente de pressão através do defeito, diminuindo a magnitude do *shunt*. Ao, aorta; VCI, veia cava inferior; VCS, veia cava superior; VD, ventrículo direito; VE, ventrículo esquerdo; VP, veia pulmonar.

(o ventrículo direito é mais complacente do que o ventrículo esquerdo). Um sopro de ejeção sistólica, audível no segundo espaço intercostal, pode ser confundido com um sopro de fluxo inocente. O eletrocardiograma (ECG) pode refletir o desvio do eixo direito e o bloqueio incompleto do ramo direito. A fibrilação atrial e a taquicardia supraventricular podem acompanhar um DSA que permanece não corrigido na vida adulta. A radiografia torácica geralmente revela a proeminência das artérias pulmonares. O ecocardiograma transesofágico e o Doppler colorido são utilizados na detecção dos DSA e na determinação de sua localização.

Sinais e Sintomas

Uma vez que, inicialmente, não provocam sintomas ou achados claros ao exame físico, os DSA podem permanecer indetectados por anos. Um defeito pequeno, com mínimo *shunt* da direita para a esquerda (relação entre o fluxo pulmonar e o fluxo sistêmico inferior a 1,5) geralmente não causa sintomas e, portanto, não requer tratamento. Quando o fluxo sanguíneo pulmonar é igual a 1,5 vez o fluxo sanguíneo sistêmico, o DSA deve ser fechado, por cateterismo ou cirurgia, para prevenir o desenvolvimento de disfunção ventricular direita e hipertensão pulmonar irreversível. Os sintomas devidos a DSA extensos incluem dispneia ao exercício, disritmias supraventriculares, insuficiência cardíaca direita, embolia paradoxal e infecções pulmonares recorrentes. A profilaxia contra a endocardite infecciosa não é recomendada a pacientes com DSA, a não ser que uma anomalia valvar concomitante (prolapso mitral ou valva mitral fissurada) esteja presente.

Conduta Anestésica

Um DSA associado ao *shunt* intracardíaco da esquerda para a direita representa implicações menores ao manejo anestésico. Desde que o fluxo sanguíneo sistêmico permaneça normal, por exemplo, a farmacocinética dos medicamentos inalatórios não é alterada, apesar do maior fluxo pulmonar. O maior fluxo sanguíneo pulmonar, por outro lado, pode diluir os fármacos injetados por via intravenosa. É improvável, porém, que esta possível diluição altere a resposta clínica a estes fármacos, já que o tempo de circulação pulmonar é breve.

Qualquer alteração na resistência vascular sistêmica ou pulmonar durante o período pré-operatório tem importantes implicações em pacientes com DSA. Fármacos ou eventos que produzam aumentos prolongados na resistência vascular sistêmica devem ser evitados, já que esta alteração favorece o aumento da magnitude do *shunt* da direita para a esquerda em nível atrial. Isto é particularmente real no DSA com *ostium primum* associado à regurgitação mitral. O uso de alta FIO_2 diminui a resistência vascular pulmonar e aumenta o fluxo sanguíneo pulmonar e o *shunt* da esquerda para a direita. Por outro lado, diminuições na resistência vascular sistêmica, como as produzidas por anestésicos voláteis, ou aumentos na resistência vascular pulmonar devidos à ventilação de pressão positiva tendem a reduzir a magnitude do *shunt* da esquerda para a direita.

Outra consideração na conduta anestésica na presença de DSA é a necessidade de administração de antibióticos profiláticos contra a endocardite infecciosa na presença de uma anomalia valvar. Além disso, a meticulosa prevenção da entrada de ar na circulação, como pode ocorrer nos equipos usados na administração de soluções intravenosas, é imperativa. As disritmias supraventriculares transitórias e os defeitos de condução atrioventricular são comumente observados durante o início do período pós-operatório após o reparo cirúrgico de um DSA.

Defeito do Septo Ventricular

O defeito do septo ventricular (DSV) é a anomalia congênita mais comum em bebês e crianças (**Fig. 3-2**). Um grande número de DSV é fechado espontaneamente quando a criança atinge os 2 anos de idade. Anatomicamente, cerca de 70% destes defeitos são localizados na porção membranosa do septo intraventricular, 20%, na porção muscular do septo, 5%, logo abaixo da valva aórtica (causando regurgitação aórtica) e 5% são próximos à junção da valva mitral ou tricúspide (defeito do canal atrioventricular).

O ecocardiograma com Doppler confirma a presença e a localização do DSV; o mapeamento colorido fornece informações acerca da magnitude e da direção do *shunt* intracardíaco. O cateterismo cardíaco e a angiografia confirmam a presença e a localização do DSV e determinam a magnitude do *shunt* intracardíaco e da resistência vascular pulmonar.

Sinais e Sintomas

O significado fisiológico de um DSV depende do tamanho do defeito e da resistência relativa das circulações sistêmica e pulmonar. Quando o defeito é pequeno, aumentos modestos no fluxo sanguíneo pulmonar provocam distúrbios funcionais mínimos. Quando o defeito é extenso, as pressões ventriculares sistólicas são equalizadas e a magnitude do fluxo sanguíneo pulmonar e sistêmico é determinada pelas resistências vasculares relativas destas duas circulações. A princípio, a resistência vascular sistêmica excede a resistência vascular pulmonar e o *shunt* da esquerda para a direita predomina. Com o tempo, a resistência vascular pulmonar aumenta e a magnitude do *shunt* da esquerda para a direita diminui; por fim, o *shunt* passa a ser da direita para a esquerda, com o desenvolvimento de hipoxemia arterial (cianose).

O sopro de um DSV moderado a grande é holossistólico e mais alto na borda esternal esquerda inferior. O ECG e a radiografia torácica permanecem normais na presença de um DSV pequeno. Quando o DSV é extenso, há evidências de aumento de volume do átrio e ventrículo esquerdos ao ECG. O eixo QRS é desviado quando há desenvolvimento de hipertensão pulmonar; o aumento de volume do átrio e ventrículo direitos é observado ao ECG.

O histórico natural de um DSV depende do tamanho do defeito e da resistência vascular pulmonar. Adultos com pequenos defeitos e pressões arteriais pulmonares normais são, geralmente, assintomáticos, e o desenvolvimento de hipertensão pulmonar é improvável. Estes pacientes são mais suscetíveis ao desenvolvimento de endocardite infecciosa, embora não preencham os requisitos para realização de correção cirúrgica do DSV. Na ausência de correção cirúrgica, um DSV extenso acaba levando à insuficiência ventricular esquerda ou à hipertensão pulmonar associada à insuficiência ventricular direita. Nestes pacientes, o fechamento cirúrgico do defeito é recomendado quando a magnitude da hipertensão pulmonar não é proibitiva. Quando a relação entre a resistência vascular pulmonar e a resistência vascular sistêmica excede 0,7, o risco do fechamento cirúrgico se torna proibitivo.

Conduta Anestésica

A profilaxia antibiótica, para proteger contra a endocardite infecciosa, é indicada quando cirurgias não cardíacas são planejadas em pacientes com DSV. A farmacocinética de fármacos inalatórios e endovenosos não é significativamente alterada por um DSV. Como observado no DSA, aumentos persistentes e agudos na resistência vascular sistêmica ou diminuições da resistência vascular pulmonar são indesejados, já que estas alterações podem acentuar a magnitude do *shunt* intracardíaco da esquerda para a direita em nível ventricular. Quanto a isso, os anestésicos voláteis (que diminuem a resistência vascular sistêmica) e a ventilação com pressão positiva (que aumenta a resistência vascular pulmonar) são bem tolerados. Pode haver um aumento na distribuição de fármacos depressores ao coração, porém, quando o fluxo sanguíneo coronário é elevado para suprir os ventrículos hipertrofiados. Teoricamente, em crianças com DSV, a técnica de aumentar as concentrações inspiradas de anestésicos voláteis para que a indução da anestesia seja rápida, frequentemente realizada nesta faixa etária, pode causar depressão cardíaca excessiva antes que o sistema nervoso central seja deprimido.

A hipertrofia do infundíbulo do ventrículo direito pode ser observada em pacientes com DSV. Normalmente, esta é uma alteração benéfica, já que aumenta a resistência à ejeção ventricular direita, diminuindo a magnitude do *shunt* intracardíaco da esquerda para a direita. Ainda assim, eventos perioperatórios que exageram esta obstrução ao fluxo de saída do ventrículo direito, como a maior contratibilidade miocárdica ou a hipovolemia, devem ser minimizados. Esses pacientes, portanto, são muitas vezes anestesiados com fármacos voláteis. Além disso, o volume intravascular deve ser mantido pela reposição imediata com coloides ou cristaloides (dependendo do quadro clínico).

A anestesia para colocação de uma banda em artéria pulmonar é conseguida com fármacos que causam mínima depressão cardíaca.

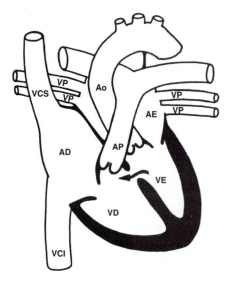

Figura 3-2 • Defeito em septo ventricular localizado logo abaixo da projeção muscular que separa o corpo do ventrículo direito (VD) do trato de saída da artéria pulmonar (AP). O fluxo sanguíneo segue o gradiente de pressão, do ventrículo esquerdo (VE) para o VD. O resultante *shunt* intracardíaco da esquerda para a direita está associado ao maior fluxo sanguíneo pulmonar que excede o volume sistólico do VE. Uma diminuição da resistência vascular sistêmica reduz o gradiente de pressão através do defeito e, consequentemente, a magnitude do *shunt*. Ao, aorta; VCI, veia cava inferior; AE, átrio esquerdo; VP, veia pulmonar; AD, átrio direito; VCS, veia cava superior.

Quando há desenvolvimento de bradicardia ou hipotensão sistêmica durante a cirurgia, pode ser necessário remover, imediatamente, a banda. A monitorização contínua da pressão arterial sistêmica com um cateter intra-arterial é indicada. A administração de pressão positiva ao fim da expiração pode ser útil na presença de insuficiência cardíaca congestiva, mas deve ser interrompida quando a banda na artéria pulmonar tiver sido colocada. A alta taxa de mortalidade associada a esse procedimento levou a tentativas de correção cirúrgica completa do defeito em idade tenra. Quando o sistema de condução está próximo ao DSC, o bloqueio atrioventricular de terceiro grau pode ocorrer após o fechamento cirúrgico. Extrassístoles ventriculares podem refletir a instabilidade elétrica do ventrículo provocada pela ventriculotomia cirúrgica. O risco de taquicardia ventricular, porém, é baixo quando as pressões de enchimento ventricular pós-operatórias são normais.

Persistência do Ducto Arterioso

A persistência do ducto arterioso (PDA) está presente quando essa estrutura (que surge imediatamente distal à artéria subclávia direita e conecta a aorta descendente à artéria pulmonar esquerda) não se fecha espontaneamente logo após o nascimento (**Fig. 3-3**). No feto, o ducto arterioso permite que o sangue arterial pulmonar passe pelos pulmões desinflados e entre na aorta descendente para ser oxigenado na placenta. Em bebês nascidos a termo, o ducto arterioso se fecha em 24 a 48 horas após o parto, mas, em prematuros, esse fechamento muitas vezes não ocorre. Quando o ducto arterioso não se fecha espontaneamente após o nascimento, o resultado é o fluxo de sangue contínuo entre a aorta e a artéria pulmonar. A relação entre os fluxos sanguíneos pulmonar e sistêmico depende do gradiente de pressão entre a aorta e a artéria pulmonar, da relação entre as resistências vasculares pulmonar e sistêmica e do diâmetro e da extensão do ducto arterioso. A PDA pode geralmente ser visualizada ao ecocardiograma e o Doppler confirma o fluxo contínuo na circulação pulmonar. O cateterismo cardíaco e a angiografia tornam possível a quantificação da magnitude do *shunt* e da resistência vascular pulmonar e a visualização do PDA.

Sinais e Sintomas

Muitos dos pacientes com PDA são assintomáticos ou apresentam *shunts* da esquerda para a direita apenas modestos. Esse defeito cardíaco é frequentemente detectado durante exames físicos de rotina, em que um contínuo sopro sistólico e diastólico é auscultado. Quando o *shunt* da esquerda para a direita é grande, pode haver evidência de hipertrofia ventricular esquerda ao ECG e à radiografia torácica. Quando há desenvolvimento de hipertensão pulmonar, a hipertrofia ventricular direita é aparente. A presença da PDA aumenta o risco de endocardite infecciosa. A ligação cirúrgica da PDA é associada à baixa mortalidade e raramente requer *bypass* cardiopulmonar. Sem o fechamento cirúrgico, muitos pacientes permanecem assintomáticos até a adolescência, quando a hipertensão pulmonar e a insuficiência cardíaca congestiva podem se desenvolver. Após o desenvolvimento de hipertensão pulmonar grave, o fechamento cirúrgico ou percutâneo é contraindicado.

Tratamento

Estima-se que 70% dos bebês prematuros nascidos antes da 28ª semana de gestação requerem fechamento médico ou cirúrgico de um ducto arterioso persistente. A ligadura cirúrgica pode ser realizada na unidade de terapia intensiva neonatal, com baixas taxas de morbidade e mortalidade. Ainda assim, os riscos de fechamento cirúrgico são significativos e incluem hemorragia intracraniana, infecções e paralisia do nervo laríngeo recorrente, principalmente em bebês nascidos com menos de 28 semanas de gestação. A inibição da síntese de prostaglandinas com inibidores não seletivos da cicloxigenase (COX-1 e COX-2) parece ser uma medida médica eficaz, alternativa à cirurgia, para o fechamento do ducto arterioso persistente em neonatos. A indometacina, um inibidor não seletivo da cicloxigenase, quando usada com este propósito, reduziu a necessidade de cirurgia em 60% e compõe o tratamento de primeira linha. Efeitos adversos da administração de indometacina incluem diminuição dos fluxos sanguíneos mesentérico, renal e cerebral. O ibuprofeno é um inibidor não seletivo da cicloxigenase que pode ser eficazmente usado no tratamento da PDA e apresenta menos efeitos sobre o fluxo sanguíneo orgânico do que a indometacina.

Conduta Anestésica

A profilaxia com antibióticos, para proteção contra a endocardite infecciosa, é recomendada a pacientes com PDA que deverão ser submetidos a cirurgias não cardíacas. Quando o fechamento cirúrgico do ducto arterioso persistente por toracotomia esquerda é planejado, a preparação adequada deve ser realizada, antecipando a possibilidade de grande perda de sangue que pode ocorrer durante o procedimento. A diminuição da resistência vascular sistêmica produzida pelos anestésicos voláteis pode melhorar o fluxo sanguíneo sistêmico por reduzir a magnitude do *shunt* da esquerda para a direita. Da mesma maneira, a ventilação com pressão positiva dos pulmões do paciente é bem tolerada, como a resistência vascular pulmonar, diminuindo o gradiente de pressão pelo ducto arterioso persistente. Por outro lado, aumentos na resistência vascular sistêmica ou diminuições na resistência vascular pulmonar

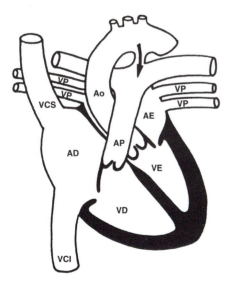

Figura 3-3 • Ducto arterioso persistente, conectando o arco da aorta (Ao) à artéria pulmonar (AP). O fluxo sanguíneo vai da Ao de alta pressão à AP. O resultante *shunt* da aorta para a artéria pulmonar (da esquerda para a direita) aumenta o fluxo sanguíneo pulmonar. Uma diminuição na resistência vascular sistêmica ou um aumento na resistência vascular pulmonar reduz a magnitude do *shunt* pelo ducto arterioso. AD, átrio direito; AE, átrio esquerdo; VCI, veia cava inferior; VCS, veia cava superior; VD, ventrículo direito; VE, ventrículo esquerdo; VP, veia pulmonar.

devem ser evitados, já que estas mudanças elevam a magnitude do *shunt* da esquerda para a direita.

A ligação da PDA é frequentemente associada à hipertensão sistêmica significativa durante o período pós-operatório. Esta hipertensão pode ser tratada por meio da infusão contínua de fármacos vasodilatadores, como o nitroprussiato. Fármacos anti-hipertensivos de ação longa podem ser gradualmente substituídos pelo nitroprussiato, caso a hipertensão sistêmica persista.[1]

Fenestração Aorticopulmonar

A fenestração aorticopulmonar é caracterizada por uma comunicação entre o lado esquerdo da aorta ascendente e a parede direita da artéria pulmonar principal, imediatamente anterior à origem da artéria pulmonar direita. Essa comunicação se deve à não fusão do septo aorticopulmonar e à separação incompleta da aorta e da artéria pulmonar. As manifestações clínicas e hemodinâmicas da comunicação aorticopulmonar são similares às associadas a PDA extensas. O diagnóstico é facilitado pelo ecocardiograma e pela angiografia. O tratamento é cirúrgico e requer o uso de *bypass* cardiopulmonar. A conduta anestésica segue os mesmos princípios descritos para pacientes com PDA.

Estenose Aórtica

As valvas aórticas bicúspides são observadas em 2% a 3% da população dos Estados Unidos; estima-se que 20% destes pacientes apresentem outras anomalias cardiovasculares, como a PDA ou a coarctação da aorta (Cap. 2).[2] A valva aórtica bicúspide deformada não é estenótica ao nascimento, mas, com o tempo, o espessamento e a calcificação das cúspides (geralmente, não antes dos 15 anos de idade) ocorrem e provocam imobilidade. O ecocardiograma transtorácico com Doppler permite a avaliação precisa da gravidade da estenose aórtica e da função ventricular esquerda. O cateterismo cardíaco é realizado para determinar a presença de doença arterial coronariana concomitante.

A estenose aórtica está associada a um sopro sistólico que é audível sobre a área aórtica (segundo espaço intercostal direito) e, com frequência, se irradia para o pescoço. Muitos pacientes com estenose aórtica congênita são assintomáticos até a vida adulta. Os bebês com grave estenose aórtica, porém, podem apresentar insuficiência cardíaca congestiva. Os achados em pacientes com estenose aórtica supravalvar podem incluir aparências características, em que os ossos faciais são proeminentes, a testa é arredondada e lábio superior, proeminente. Estrabismo, hérnia inguinal, anomalias odontológicas e retardo mental moderado são comumente observados. Na presença de estenose aórtica congênita, o ECG revela hipertrofia ventricular esquerda. A depressão do segmento ST ao ECG tende a ser observada durante a realização de exercícios, principalmente quando o gradiente de pressão pela valva aórtica é maior do que 50 mmHg. As radiografias torácicas mostram a hipertrofia do ventrículo esquerdo acompanhada ou não por dilatação pós-estenótica da aorta. A angina *pectoris*, na ausência de doença arterial coronariana, reflete a incapacidade do fluxo sanguíneo coronário de atender a maior demanda miocárdica por oxigênio do ventrículo esquerdo hipertrofiado. A síncope pode ocorrer quando o gradiente de pressão pela valva aórtica é maior do que 50 mmHg.

Na presença de estenose aórtica, o miocárdio pode gerar uma pressão intraventricular que é duas a três vezes maior do que a normal, enquanto a pressão aórtica permanece na faixa fisiológica. A resultante hipertrofia miocárdica concêntrica aumenta as exigências do músculo por oxigênio. Além disso, a maior velocidade do fluxo sanguíneo pela área estenótica predispõe ao desenvolvimento de endocardite infecciosa e está associada à dilatação pós-estenótica da aorta. Em adultos com estenose aórtica sintomática (síncope, angina *pectoris*, insuficiência cardíaca congestiva), o tratamento indicado é a substituição cirúrgica da valva.

Estenose Pulmonar

A estenose pulmonar que obstrui o fluxo de saída do ventrículo direito é valvar em 90% dos pacientes; nos restantes, é supravalvar ou subvalvar. A estenose pulmonar supravalvar é frequentemente acompanhada por outras anomalias cardíacas congênitas (DSA, DSV, PDA, tetralogia de Fallot). Este é um achado comum na síndrome de Williams, caracterizada por hipercalcemia infantil e retardo mental. A estenose pulmonar valvar costuma ser uma anomalia isolada, mas pode estar associada ao DSV. A estenose pulmonar grave é caracterizada por gradientes de pressão transvalvares de mais de 80 mmHg ou pressões ventriculares sistólicas direitas de mais de 100 mmHg. O ecocardiograma e o Doppler podem determinar o sítio de obstrução e a gravidade da estenose. O tratamento da estenose pulmonar é a valvoplastia percutânea com balão.

Sinais e Sintomas

Em pacientes assintomáticos, a presença de estenose pulmonar é identificada por um sopro de ejeção sistólica alto, mais bem auscultado no segundo espaço intercostal esquerdo. A intensidade e a duração do sopro cardíaco são paralelas à gravidade da estenose pulmonar. A dispneia pode ocorrer durante a realização de exercícios e, por fim, há o desenvolvimento de insuficiência ventricular direita com edema periférico e ascite. Quando o forame oval está aberto, o *shunt* intracardíaco da direita para a esquerda pode ocorrer, causando cianose e baqueteamento digital.

Conduta Anestésica

A conduta anestésica é feita de forma a evitar aumentos nas necessidades de oxigênio do ventrículo direito. Aumentos excessivos da frequência cardíaca e da contratibilidade miocárdica, portanto, são indesejáveis. O impacto das alterações na resistência vascular pulmonar é minimizado pela presença de uma obstrução fixa na valva pulmonar. Em resultado disso, é pouco provável que aumentos na resistência vascular pulmonar devidos à ventilação com pressão positiva produzam elevações significativas na pós-carga ventricular direita e nos requerimentos de oxigênio. Esses pacientes são extremamente difíceis de ressuscitar quando sofrem parada cardíaca, já que a compressão cardíaca externa não é muito eficaz ao forçar o sangue pela valva pulmonar estenótica. Diminuições na pressão sanguínea sistêmica, portanto, devem ser imediatamente tratadas com fármacos simpatomiméticos. Da mesma maneira, disritmias cardíacas ou aumentos na frequência cardíaca que se tornam hemodinamicamente significativos devem ser rapidamente corrigidos.

Coarctação da Aorta

A coarctação da aorta é composta por uma crista discreta, semelhante a um diafragma, que se estende pelo lúmen aórtico ime-

---

[1]Nota da Revisão Científica: O nitroprussiato de sódio pode ser gradualmente substituído por anti-hipetensivos de ação prolongada caso a hipertensão persista.

diatamente distal à artéria subclávia esquerda no sítio de ligação ao ducto aórtico (ligamento arterioso). Essa manifestação anatômica é conhecida como coarctação pós-ductal da aorta e tende a se manifestar mais em adultos jovens. De forma menos comum, a coarctação é imediatamente proximal à artéria subclávia esquerda (pré-ductal); essa situação tende a ser mais observada em bebês. A coarctação da aorta é mais comum em homens e pode ocorrer em conjunto com a valva aórtica bicúspide, a PDA, a estenose ou a regurgitação mitral, o aneurisma do círculo de Willis e à disgenesia gonadal (síndrome de Turner).

Sinais e Sintomas

Muitos adultos com coarctação da aorta são assintomáticos e o problema é diagnosticado durante exames físicos de rotina, quando a hipertensão sistêmica é detectada nos braços e associada a pulsos femorais ausentes ou diminuídos. Caracteristicamente, a pressão sanguínea sistólica é maior nos braços do que nas pernas, mas a pressão diastólica é similar, levando à maior pressão de pulso nos membros superiores. Os pulsos femorais são fracos e tardios. Presume-se que a hipertensão sistêmica reflita a ejeção do volume sistólico ventricular esquerdo na resistência fixa criada pela aorta mais estreita. Um áspero sopro de ejeção sistólica é auscultado ao longo da borda esternal esquerda e nas costas, principalmente sobre a área da coarctação. Na presença de coarctação pré-ductal da aorta, não há diferenças entre as pressões sanguíneas sistêmicas mensuradas nos braços e nas pernas. A circulação arterial colateral extensa a porções distais do corpo, por artérias torácicas internas, intercostais, escapulares e subclávias, é comumente observada na presença de coarctação da aorta. Neste caso, um sopro sistólico pode ser auscultado nas costas, refletindo este fluxo sanguíneo colateral.

O ECG mostra sinais de hipertrofia ventricular esquerda. Em radiografias torácicas, é possível perceber que o maior fluxo sanguíneo colateral pelas artérias intercostais provoca incisões simétricas no terço posterior da terceira à oitava costela. Essas incisões não são observadas em costelas anteriores, já que as artérias intercostais anteriores não estão localizadas nas depressões costais. A coarctação pode ser visível como uma indentação da aorta com dilatação pré ou pós-estenótica, produzindo um sinal em "E invertido" ou "3". A coarctação pode ser visualizada ao ecocardiograma, e o Doppler possibilita a estimativa do gradiente de pressão transcoarctação. A tomografia computadorizada, a ressonância magnética e a aortografia com contraste fornecem informações anatômicas precisas a respeito da localização e da extensão da coarctação e do grau de circulação colateral.

Quando sintomas clínicos de uma coarctação de aorta previamente não reconhecida se manifestam, são geralmente caracterizados por cefaleia, tontura, epistaxe e palpitações. Ocasionalmente, a diminuição do fluxo sanguíneo para as pernas provoca claudicação. As mulheres acometidas por coarctação da aorta são mais susceptíveis à dissecação aórtica durante a gestação. As complicações da coarctação da aorta incluem hipertensão sistêmica, insuficiência ventricular esquerda, dissecação aórtica, cardiopatia isquêmica precoce presumivelmente relacionada à hipertensão crônica, endocardite infecciosa e acidentes vasculares cerebrais, devidos à ruptura de aneurismas intracerebrais. Os pacientes com coarctação conhecida da aorta devem ser submetidos à antibioticoterapia profilática antes da realização de procedimentos odontológicos ou cirúrgicos.

Tratamento

A ressecção cirúrgica da coarctação da aorta deve ser considerada em pacientes com gradiente de pressão transcoarctação de mais de 30 mmHg. Embora a dilatação com balão seja uma alternativa terapêutica, o procedimento está associado à maior incidência de subsequente aneurisma aórtico e coarctação recorrente do que a ressecção cirúrgica.

Conduta Anestésica

A conduta anestésica para ressecção cirúrgica da coarctação da aorta deve considerar (1) a adequação da perfusão da porção inferior do corpo durante o clampeamento cruzado da aorta, (2) a propensão à hipertensão sistêmica durante o clampeamento cruzado da aorta e (3) o risco de sequelas neurológicas devidas à isquemia da medula espinal. O fluxo sanguíneo à artéria espinal anterior é aumentado por ramos radiculares das artérias intercostais e pode ser comprometido durante o clampeamento cruzado da aorta para a ressecção cirúrgica. A paraplegia após a ressecção cirúrgica da coarctação da aorta é uma complicação rara. A monitorização contínua da pressão arterial sistêmica acima e abaixo da coarctação é conseguida pela colocação de cateteres na artéria radial direita e na artéria femoral. Ao monitorar estas pressões simultaneamente, é possível avaliar a adequação da circulação colateral durante períodos de clampeamento cruzado da aorta. As pressões arteriais médias nos membros pélvicos devem ser de, pelo menos, 40 mmHg, para garantir o fluxo sanguíneo adequado aos rins e à medula espinal. Quando a pressão arterial sistêmica não pode ser mantida acima deste nível, pode ser necessário usar o *bypass* circulatório parcial. Os potenciais somatossensoriais evocados são utilizados na monitorização da função medular e da adequação de seu fluxo sanguíneo durante o durante o clampeamento cruzado da aorta. Ainda assim, relatos de casos de paraplegia apesar da normalidade dos potenciais somatossensoriais evocados sugerem que a monitorização da função posterior (sensorial) do cordão medular não garante a adequação do fluxo sanguíneo em sua porção anterior (motor). Aumentos excessivos na pressão arterial sistólica durante o clampeamento cruzado da aorta podem elevar, adversamente, o trabalho do coração, fazendo com que o reparo cirúrgico seja mais difícil. Nesta situação, o uso de anestésicos voláteis pode auxiliar a manutenção de pressões arteriais sistêmicas normais. Quando a hipertensão sistêmica é persistente, a administração intravenosa contínua de nitroprussiato pode ser considerada. As desvantagens da redução da pressão arterial a níveis normais são a grande diminuição da pressão de perfusão na porção inferior do corpo e a inadequação do fluxo sanguíneo aos rins e medula espinal.

Manejo Pós-operatório

Complicações pós-operatórias imediatas incluem hipertensão paradoxal, possíveis sequelas de valva aórtica bicúspide (endocardite infecciosa e regurgitação aórtica) e paraplegia. Os reflexos barorreceptores, a ativação do sistema renina-angiotensina-aldosterona e a liberação excessiva de catecolaminas foram implicados como possíveis causas da hipertensão sistêmica pós-operatória imediata. Independentemente de sua etiologia, a administração intravenosa de nitroprussiato associado ou não ao esmolol controla, eficazmente, a pressão arterial sistêmica durante o início do período pós-operatório. Fármacos anti-hipertensivos de ação mais longa podem ser necessários se a hipertensão persistir. Presume-se que a paraplegia que se manifesta durante o período pós-operatório imediato reflete o dano isquêmico à medula espinal durante o clampeamento cruzado da aorta necessário à ressecção cirúrgica da coarctação do vaso. A dor abdominal pode ser observada durante o período pós-operatório e, presumivelmente, se deve a aumentos súbitos no fluxo sanguíneo para o trato gastrointestinal, levando à maior vasoatividade.

A incidência da hipertensão sistêmica persistente ou recorrente e a taxa de sobrevida são influenciadas pela idade do paciente quando submetido à cirurgia. A maioria dos pacientes que são submetidos ao procedimento na infância são normotensos após 5 anos, enquanto aqueles que são operados após os 40 anos de idade geralmente manifestam hipertensão sistêmica persistente.

CARDIOPATIA CONGÊNITA CIANÓTICA

A cardiopatia congênita cianótica é caracterizada por um *shunt* intracardíaco da direita para a esquerda (**Tabela 3-5**), com reduções associadas no fluxo sanguíneo pulmonar e desenvolvimento de hipoxemia arterial. A magnitude do *shunt* determina a gravidade da hipoxemia arterial. A eritrocitose secundária à hipoxemia arterial crônica resulta em risco de desenvolvimento de tromboembolia, principalmente quando o hematócrito é superior a 70%. Os pacientes com eritrocitose secundária podem apresentar defeitos de coagulação provavelmente devidos a deficiências de fatores dependentes de vitamina K no fígado e à agregação plaquetária defeituosa. O desenvolvimento de um abscesso cerebral é o principal risco em pacientes com cardiopatia congênita cianótica. O aparecimento do abscesso cerebral frequentemente mimetiza um acidente vascular cerebral. A sobrevida na presença de um *shunt* intracardíaco da direita para a esquerda requer a existência de uma comunicação entre as circulações sistêmica e pulmonar. A tetralogia de Fallot é o protótipo destes defeitos. A maioria das crianças com cardiopatia congênita cianótica não sobrevive à idade adulta sem intervenção cirúrgica. Os princípios da conduta anestésica são os mesmos para todos os defeitos cardíacos congênitos cianóticos.

Tetralogia de Fallot

A tetralogia de Fallot, o mais comum defeito cardíaco congênito cianótico, é caracterizada pela presença de um único DSV extenso, aorta que se sobrepõe aos ventrículos direito e esquerdo, obstrução ao fluxo de saída do ventrículo direito (subvalvar, valvar, supravalvar, ramos da artéria pulmonar) e hipertrofia do ventrículo direito (**Fig. 3-4**). Diversas anomalias podem estar associadas à tetralogia de Fallot, incluindo o arco aórtico direito, o DSA ("pentalogia de Fallot") e alterações em artérias coronárias. A hipertrofia ventricular direita se desenvolve porque o DSV permite a exposição contínua dessa câmara cardíaca às altas pressões do ventrículo esquerdo. O *shunt* intracardíaco da direita para a esquerda ocorre porque devido à maior resistência ao fluxo no trato ventricular direito; sua gravidade determina a magnitude do *shunt*. Uma vez que a resistência ao fluxo pelo trato ventricular direito é relativamente fixa, alterações na resistência vascular sistêmica (induzidas por fármacos) podem afetar a magnitude do *shunt*. Diminuições na resistência vascular sistêmica aumentam o *shunt* intracardíaco da direita para a esquerda e acentuam a hipoxemia arterial, enquanto aumentos na resistência vascular sistêmica (agachamento) diminuem o *shunt* da esquerda para a direita, elevando o fluxo sanguíneo pulmonar.

Diagnóstico

O ecocardiograma é usado para estabelecer o diagnóstico e determinar a presença de anomalias associadas, o nível e a gravidade da obstrução do trato ventricular direito, o tamanho da artéria pulmonar principal e de seus ramos e o número e a localização dos DSV. O *shunt* da direita para a esquerda pelo DSV é visualizado no Doppler colorido e a gravidade da obstrução ao trato ventricular direito pode ser determinada pelo Doppler espectral. O cateterismo cardíaco confirma o diagnóstico e permite a revalidação dos dados anatômicos e hemodinâmicos, incluindo a localização e a magnitude do *shunt* da direita para a esquerda, o nível e a gravi-

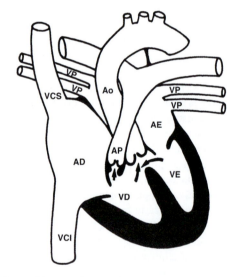

Figura 3-4 • Defeitos cardíacos anatômicos associados à tetralogia de Fallot. Os defeitos incluem (1) defeito em septo ventricular; (2) sobreposição da aorta (Ao) ao trato de saída da artéria pulmonar (AP), (3) obstrução do fluxo sanguíneo por uma AP estreita ou valva pulmonar estenosada e (4) hipertrofia do ventrículo direito (VD). A obstrução ao fluxo de saída da AP gera um gradiente de pressão que favorece o fluxo sanguíneo pelo defeito em septo ventricular do VD para o ventrículo esquerdo (VE). O resultante *shunt* intracardíaco da direita para a esquerda, combinado à obstrução à ejeção do volume sistólico do VD, leva a uma grande diminuição do fluxo sanguíneo pulmonar e ao desenvolvimento de hipoxemia arterial. Qualquer evento que aumente a resistência vascular pulmonar ou diminua a resistência vascular sistêmica aumenta a magnitude do *shunt* e acentua a hipoxemia arterial. AD, átrio direito; AE, átrio esquerdo; VCI, veia cava inferior; VCS, veia cava superior; VP, veia pulmonar.

TABELA 3-5	Defeitos Cardíacos Congênitos que Resultam em *Shunts* Intracardíacos da Direita para a Esquerda
Tetralogia de Fallot	
Síndrome de Eisenmenger	
Anomalia de Ebstein (malformação da valva tricúspide)	
Atresia tricúspide	
Forame oval	

dade da obstrução ao fluxo ventricular direito, as características anatômicas do trato ventricular direito e da artéria pulmonar principal e de seus ramos e a origem e o curso das artérias coronárias. A ressonância magnética pode fornecer muitas destas informações.

Sinais e Sintomas

Muitos pacientes com tetralogia de Fallot apresentam cianose ao nascimento ou durante o primeiro ano de vida. O achado auscultatório mais comum é um sopro de ejeção percebido ao longo da borda esternal esquerda, resultante do fluxo sanguíneo pela valva pulmonar estenosada. A insuficiência cardíaca congestiva raramente se desenvolve, já que o DSV extenso permite equilibrar as pressões intraventriculares e a carga de trabalho cardíaca. As radiografias torácicas mostram evidências de diminuição da vascularização pulmonar; além disso, o coração apresenta um "formato em bota", com o ápice ventricular esquerdo virado para cima e um segmento côncavo de artéria pulmonar principal. O ECG é caracterizado por desvio do eixo direito e evidências de hipertrofia ventricular direita. A dessaturação do oxigênio arterial está presente mesmo quando o indivíduo respira o gás puro (PaO_2 geralmente inferior a 50 mmHg). A eritropoiese compensatória é proporcional à magnitude da hipoxemia arterial. A $PaCO_2$ e o pH arterial tendem a ser normais. O agachamento é uma característica comum em crianças com tetralogia de Fallot. Especula-se que o agachamento aumenta a resistência vascular sistêmica por flexionar as artérias calibrosas na área inguinal. O resultante aumento na resistência vascular sistêmica tende a reduzir a magnitude do *shunt* intracardíaco da direita para a esquerda, elevando o fluxo sanguíneo pulmonar e, subsequentemente, melhorando a oxigenação arterial.

Ataques Hipercianóticos Os ataques hipercianóticos são caracterizados por súbitos episódios de hipoxemia arterial associados à piora da cianose, taquipneia e, em alguns casos, perda de consciência, convulsões, acidentes vasculares cerebrais e até mesmo morte. Esses ataques podem ocorrer sem provocação óbvia, mas são frequentemente associados a choro ou exercício. Seu mecanismo é desconhecido, mas a explicação mais provável é a redução súbita do fluxo sanguíneo pulmonar devido ao espasmo do músculo cardíaco infundibular ou à diminuição da resistência vascular sistêmica.

O tratamento dos ataques hipercianóticos é influenciado pela causa da obstrução ao fluxo de saída pulmonar. Quando os sintomas refletem uma obstrução infundibular dinâmica (espasmo), o tratamento adequado é a administração de antagonistas β-adrenérgicos, como o esmolol ou o propranolol. Na verdade, a terapia crônica oral com propranolol é indicada a pacientes que apresentam ataques hipercianóticos recorrentes causados pelo espasmo do músculo do trato de saída. Se a causa é a menor resistência vascular sistêmica, o tratamento é a administração intravenosa de fluidos e/ou fenilefrina. Fármacos simpatomiméticos que apresentam propriedades β-agonistas não são escolhidos, já que podem acentuar os espasmos do músculo cardíaco infundibular. Os ataques hipercianóticos recorrentes indicam a necessidade de correção cirúrgica das anomalias associadas à tetralogia de Fallot.

Esses ataques não ocorrem em adolescentes ou adultos. Os adultos com tetralogia de Fallot apresentam dispneia e tolerância limitada ao exercício. Estes indivíduos podem também apresentar complicações da cianose crônica, incluindo eritrocitose, hiperviscosidade, anomalias da hemostasia, abscesso ou derrame cerebral e endocardite infecciosa.

Acidente Vascular Cerebral Os acidentes vasculares cerebrais são comuns em crianças com tetralogia de Fallot grave. A trombose vascular cerebral ou a hipoxemia arterial grave podem explicar estas respostas adversas. A desidratação e a policitemia podem contribuir para a trombose. Concentrações de hemoglobina superiores a 20 g/dL são comumente observadas nestes pacientes.

Abscesso Cerebral Um abscesso cerebral é sugerido pelo surgimento abrupto de cefaleia, febre e letargia seguido por êmese persistente e aparente atividade convulsiva. A causa mais provável é o crescimento arterial em áreas anteriormente acometidas por infartos cerebrais.

Endocardite Infecciosa A endocardite infecciosa é um perigo constante em pacientes com tetralogia de Fallot e está associada a uma alta taxa de mortalidade. Os antibióticos devem ser administrados para proteger contra esta séria possibilidade sempre que a realização de procedimentos odontológicos ou cirúrgicos for planejada nestes pacientes.

Tratamento

O tratamento da tetralogia de Fallot é a correção cirúrgica completa (fechamento do DSV com *patch* de Dacron® e alívio da obstrução ao fluxo ventricular direito por meio da colocação de um enxerto sintético) quando os pacientes ainda são extremamente jovens. Os bebês com atresia pulmonar são submetidos ao procedimento de Rastelli. Sem cirurgia, a mortalidade é superior a 50% aos 3 anos de idade. A regurgitação pulmonar devida à incompetência da valva pulmonar é geralmente resultante da correção cirúrgica dos defeitos cardíacos característicos da tetralogia de Fallot, mas não é perigosa a não ser que as artérias pulmonares distais sejam hipoplásicas; neste caso, pode haver sobrecarga volumétrica no ventrículo direito secundária ao fluxo sanguíneo regurgitante. Nestes pacientes, a disfunção plaquetária e a hipofibrinogemia são comuns e podem contribuir para o desenvolvimento pós-operatório de problemas hemorrágicos. O *shunt* intracardíaco da direita para a esquerda se desenvolve pelo forame oval durante o período pós-operatório. O *shunt* pelo forame oval age como uma valva de segurança quando o ventrículo direito não é capaz de funcionar com a mesma eficiência que o ventrículo esquerdo.

No passado, os bebês eram submetidos a um de três procedimentos paliativos para aumentar o fluxo sanguíneo coronário. Todos estes procedimentos envolviam a anastomose de uma artéria sistêmica a uma artéria pulmonar, na tentativa de aumentar o fluxo sanguíneo pulmonar e melhorar a oxigenação arterial. Estes procedimentos paliativos são o de Waterston (anastomose látero-lateral da aorta ascendente à artéria pulmonar direita), a cirurgia de Potts (anastomose látero-lateral da aorta descendente à artéria pulmonar esquerda) e a de Blalock-Taussig (anastomose término-lateral da artéria subclávia direita à artéria pulmonar). Com frequência, porém, estes procedimentos são associados a complicações a longo prazo, como hipertensão pulmonar, sobrecarga volumétrica ventricular esquerda e distorção dos ramos da artéria pulmonar.

Conduta Anestésica

A conduta anestésica em pacientes com tetralogia de Fallot requer o entendimento completo dos eventos e fármacos que possam alterar a magnitude do *shunt* intracardíaco da direita para a esquerda. Quando a magnitude do *shunt* é agudamente aumentada, por exemplo, há reduções associadas no fluxo sanguíneo pulmonar e na PaO_2. Além disso, a magnitude do *shunt* da direita para a esquerda pode alterar a farmacocinética de fármacos inalados e injetados.

A magnitude do *shunt* intracardíaco da direita para a esquerda pode ser aumentada por (1) diminuição da resistência vascular sistêmica, (2) elevação da resistência vascular pulmonar e (3) maior contratibilidade miocárdica, que acentua a obstrução infundibular à ejeção do sangue pelo ventrículo direito. Em muitos aspectos, a resistência à ejeção de sangue no fluxo da artéria pulmonar é relativamente fixa e, assim, a magnitude do *shunt* é inversamente proporcional à resistência vascular sistêmica. Respostas farmacologicamente induzidas que diminuem a resistência vascular sistêmica (anestésicos voláteis, liberação de histamina, bloqueio ganglionar, bloqueio α-adrenérgico) aumentam a magnitude do *shunt* da direita para a esquerda e acentuam a hipoxemia arterial. O fluxo sanguíneo pulmonar pode ser reduzido por aumentos na resistência vascular pulmonar que acompanham tais manobras ventilatórias intraoperatórias, como a pressão positiva intermitente em vias aéreas ou a pressão positiva ao fim da expiração. Além disso, a perda da pressão intrapleural negativa na abertura do tórax aumenta a resistência vascular pulmonar e a magnitude do *shunt*. Ainda assim, as vantagens da ventilação controlada dos pulmões durante a cirurgia geralmente compensam este possível problema. Na verdade, a oxigenação arterial não deteriora, previsivelmente, a condição de pacientes com tetralogia de Fallot, seja pela instituição da ventilação com pressão positiva ou após a abertura do tórax.

Preparo Pré-operatório No período pré-operatório, é importante evitar a desidratação, mantendo a alimentação por via oral em pacientes extremamente jovens ou pela administração intravenosa de fluidos antes da ida ao centro cirúrgico. O choro associado à administração intramuscular de fármacos usados na medicação pré-operatória pode desencadear ataques hipercianóticos. Antagonistas β-adrenérgicos devem continuar a ser administrados até a indução da anestesia em pacientes submetidos ao tratamento com estes fármacos como profilaxia contra tais ataques.

Indução da Anestesia A indução da anestesia em pacientes com tetralogia de Fallot é geralmente realizada com cetamina (3 a 4 mg/kg IM ou 1 a 2 mg/kg IV). O início do efeito anestésico após a injeção de cetamina pode estar associado à melhor oxigenação arterial, presumivelmente refletindo o maior fluxo sanguíneo pulmonar devido ao aumento, induzido pelo fármaco, da resistência vascular sistêmica, que pode diminuir a magnitude do *shunt* intracardíaco da direita para a esquerda. É possível que a cetamina aumente a resistência vascular pulmonar, o que é indesejável em pacientes com *shunt* intracardíaco da direita para a esquerda. A resposta eficaz da cetamina em pacientes com tetralogia de Fallot, porém, sugere que esta preocupação não é clinicamente significativa. A intubação traqueal é facilitada pela administração de relaxantes musculares. Deve-se lembrar que o início da ação dos fármacos administrados por via intravenosa pode ser mais rápido na presença de *shunts* da direita para a esquerda, já que o efeito de diluição nos pulmões é menor. Por esta razão, pode ser prudente diminuir a taxa de injeção intravenosa de fármacos depressores nestes pacientes.

A indução da anestesia com um anestésico volátil, como o sevoflurano, é aceitável, mas deve ser realizada com cautela e monitorização cuidadosa da oxigenação sistêmica. Embora o menor fluxo sanguíneo pulmonar acelere a obtenção de concentrações anestésicas, o perigo da menor pressão arterial sistêmica associada à menor resistência vascular sistêmica é grande. Na verdade, os ataques hipercianóticos podem ocorrer durante a administração de baixas concentrações de anestésicos voláteis. O halotano é o anestésico inalatório preferido, já que diminui a contratibilidade e mantém a resistência vascular sistêmica.

Manutenção da Anestesia A manutenção da anestesia é frequentemente conseguida pela administração de óxido nitroso combinado à cetamina. A vantagem desta combinação é a preservação da resistência vascular sistêmica. O óxido nitroso pode também aumentar a resistência vascular pulmonar, mas este efeito potencialmente adverso é mais do que compensado por seus efeitos benéficos sobre a resistência vascular sistêmica (inalterada ou modestamente aumentada). A principal desvantagem do uso do óxido nitroso é a diminuição associada da concentração inspirada de oxigênio. Teoricamente, maiores concentrações de oxigênio inspirado podem diminuir a resistência vascular pulmonar, aumentando o fluxo sanguíneo pulmonar e melhorando a PaO_2. Parece prudente, portanto, limitar a concentração inspirada de óxido nitroso a 50%. O uso de um opioide ou um benzodiazepínico pode também ser considerado durante a manutenção da anestesia, mas a dose e a taxa de administração devem ser ajustadas, de forma a minimizar a redução da pressão sanguínea sistêmica e a resistência vascular sistêmica.

A paralisia intraoperatória da musculatura esquelética pode ser conseguida pela administração de pancurônio, dada sua capacidade de manutenção da pressão sanguínea sistêmica e da resistência vascular sistêmica. Um aumento na frequência cardíaca associada ao pancurônio auxilia a manutenção do débito cardíaco ventricular esquerdo. Bloqueadores neuromusculares não despolarizantes alternativos são frequentemente escolhidos; alguns destes fármacos, quando administrados rapidamente e em altas doses, provocam a liberação de histamina, diminuindo a resistência vascular sistêmica e a pressão arterial sistêmica.

A ventilação pulmonar deve ser controlada; a pressão excessivamente positiva pode, adversamente, aumentar a resistência ao fluxo sanguíneo nos pulmões. O volume intravascular deve ser mantido por meio da administração intravenosa de líquidos, já que a hipovolemia aguda tende a aumentar a magnitude do *shunt* intracardíaco da direita para a esquerda. Em vista de uma previsível eritrocitose, provavelmente não é necessário considerar a reposição de sangue até que, aproximadamente, 20% do volume do paciente tenha sido perdido. É crucial que se tome muito cuidado para impedir a infusão de ar durante a administração de soluções intravenosas, já que isso pode causar embolia aérea. Agonistas α-adrenérgicos, como a fenilefrina, devem estar à disposição para tratar diminuições indesejadas na pressão arterial sistêmica causadas pela redução da resistência vascular sistêmica.

Características do Paciente após o Reparo Cirúrgico da Tetralogia de Fallot

Embora os pacientes submetidos ao reparo cirúrgico da tetralogia de Fallot sejam geralmente assintomáticos, sua sobrevida tende a ser encurtada devido à morte súbita, possivelmente por causas cardíacas. As disritmias ventriculares cardíacas são comumente observadas nos pacientes submetidos ao reparo cirúrgico da tetralogia de Fallot. Estes indivíduos frequentemente desenvolvem fibrilação ou *flutter* atrial. O bloqueio do ramo direito é comum, mas não o bloqueio atrioventricular de terceiro grau. A regurgitação pulmonar pode se desenvolver como consequência do reparo cirúrgico do trato ventricular direito e acaba levando à hipertrofia e à disfunção desta câmara cardíaca. Um aneurisma pode se formar no sítio onde o trato ventricular direito foi reparado.

Síndrome de Eisenmenger

Pacientes cujo *shunt* intracardíaco da esquerda para a direita é revertido, devido ao aumento da resistência vascular pulmonar, a um nível que iguala ou excede a resistência vascular sistêmica, são acometidos pela síndrome de Eisenmenger. Presume-se que a exposição da vasculatura pulmonar a maiores fluxo sanguíneo e pressão, como pode ser observado em DSV e DSA, provoque doença obstrutiva pulmonar. Com a progressão da obstrução do leito vascular pulmonar, a resistência vascular pulmonar aumenta até igualar ou exceder a resistência vascular sistêmica e, assim, o *shunt* intracardíaco é revertido. A reversão do *shunt* é observada em, aproximadamente, 50% dos pacientes com DSV não tratada e em cerca de 10% dos pacientes com DSA não tratada. O sopro associado a estes defeitos cardíacos desaparece quando há desenvolvimento da síndrome de Eisenmenger.

Sinais e Sintomas

Com o desenvolvimento de *shunt* intracardíaco da direita para a esquerda, observam-se cianose e menor tolerância ao exercício. As palpitações são comuns e, com frequência, devidas ao surgimento de fibrilação ou *flutter* atrial. A hipoxemia arterial estimula a eritrocitose, aumentando a viscosidade do sangue e provocando distúrbios visuais, cefaleia, tontura e parestesias. A hemoptise pode ser resultante do infarto pulmonar ou da ruptura de artérias e arteríolas pulmonares ou vasos colaterais aorticopulmonares dilatados. A coagulação anormal e a trombose muitas vezes acompanham a hipoxemia arterial e a eritrocitose. A possibilidade de ocorrência de acidente vascular cerebral ou abscesso cerebral é maior. É provável que a síncope reflita a inadequação do débito cardíaco. A morte súbita é um risco em pacientes com síndrome de Eisenmenger. O ECG mostra a hipertrofia ventricular direita.

Tratamento

Nenhum tratamento é comprovadamente eficaz em produzir reduções contínuas na resistência vascular pulmonar, embora a administração intravenosa de epoprostenol possa ser benéfica. A flebotomia com reposição isovolêmica deve ser realizada em pacientes com sintomas moderados a graves de hiperviscosidade. A gravidez é desencorajada em mulheres com síndrome de Eisenmenger. Em alguns pacientes com a síndrome, o transplante de pulmão com reparo do defeito cardíaco ou o transplante combinado de pulmão e coração é uma opção. A presença da maior resistência vascular pulmonar irreversível contraindica a correção cirúrgica do defeito cardíaco congênito que foi responsável pelo *shunt* intracardíaco da esquerda para a direita original.

Conduta Anestésica

A conduta anestésica em pacientes com síndrome de Eisenmenger submetidos a cirurgias não cardíacas é baseada na manutenção dos níveis pré-operatórios de resistência vascular sistêmica e no reconhecimento da probabilidade de ocorrência de *shunt* intracardíaco da direita para a esquerda caso haja vasodilatação súbita. Há relatos de que as infusões intravenosas contínuas de norepinefrina

mantêm a resistência vascular sistêmica durante o período perioperatório. A minimização da perda de sangue com o desenvolvimento de hipovolemia e a prevenção de embolia paradoxal iatrogênica são considerações importantes. Pode ser útil realizar uma flebotomia profilática com reposição isovolumétrica em pacientes com hematócrito superior a 65%. A administração pré-operatória de fármacos antiplaquetários não é encorajada, já que a perda de sangue intraoperatória pode estar associada à má coagulação que acompanha a hipoxemia arterial crônica e a eritrocitose. Os opioides têm sido administrados com segurança na analgesia pré e pós-operatória.

Procedimentos laparoscópicos podem apresentar maior risco para estes pacientes, já que a insuflação da cavidade peritoneal com dióxido de carbono pode aumentar a $PaCO_2$, provocando acidose, hipotensão ou disritmias cardíacas. Os esforços para manutenção da normocapnia podem ser acompanhados por aumentos nas pressões das vias aéreas e na resistência vascular pulmonar, principalmente com a elevação da pressão intra-abdominal.

Estes eventos podem ser ainda mais exagerados se o paciente for colocado em cefalodeclive. Nestes indivíduos, a extubação traqueal precoce é preferível, dados os efeitos deletérios da ventilação com pressão positiva.

Apesar da possibilidade de ocorrência de diminuições indesejadas na pressão arterial sistêmica e na resistência vascular sistêmica, a conduta anestésica eficaz, empregando a anestesia epidural, foi descrita em pacientes submetidas a laqueaduras ou cesáreas. Quando a anestesia epidural é escolhida, parece ser prudente não adicionar epinefrina à solução anestésica local injetada. Essa recomendação é baseada na observação de que efeitos β-agonistas periféricos produzidos pela epinefrina absorvida no espaço epidural para a circulação sistêmica podem exagerar as reduções da pressão arterial e da resistência vascular sistêmicas associadas a esta forma de anestesia.

Anomalia de Ebstein

A anomalia de Ebstein é uma alteração da valva tricúspide na qual as cúspides são malformadas ou estão deslocadas para baixo, no ventrículo direito. Como resultado disso, o ventrículo direito possui uma porção distal efetiva pequena e uma porção atrializada proximal. A valva tricúspide geralmente apresenta regurgitação, mas pode também ser estenótica. Muitos dos pacientes com anomalia de Ebstein apresentam uma comunicação interatrial (DSA, forame oval aberto) através da qual pode haver *shunt* da direita para a esquerda.

Sinais e Sintomas

A gravidade dos desarranjos hemodinâmicos em pacientes com anomalia de Ebstein depende do grau de deslocamento e do estado funcional das cúspides da valva tricúspide. Assim, a apresentação clínica da doença varia da insuficiência cardíaca congestiva em neonatos à ausência de sintomas em adultos cuja anomalia é descoberta de forma incidental. Os neonatos frequentemente apresentam cianose e insuficiência cardíaca congestiva que pioram após o fechamento do ducto arterioso, o que diminui o fluxo sanguíneo pulmonar. Crianças mais velhas acometidas pela anomalia de Ebstein podem ser diagnosticadas por apresentarem um sopro incidental, enquanto adolescentes e adultos tendem a apresentar disritmias supraventriculares que levam à insuficiência cardíaca congestiva, piora da cianose e, ocasionalmente, síncope. Os pacientes com anomalia de Ebstein e comunicação interatrial são mais susceptíveis à embolização paradoxal, abscessos cerebrais, insuficiência cardíaca congestiva e morte súbita.

A gravidade da cianose depende da magnitude do *shunt* da direita para a esquerda. Um sopro sistólico causado pela regurgitação tricúspide é geralmente observado na borda esternal inferior esquerda. A hepatomegalia, resultante da congestão hepática passiva devida às maiores pressões atriais direitas, pode ser observada. O ECG é caracterizado por ondas P altas e amplas (semelhantes às encontradas no bloqueio de ramo direito); o bloqueio atrioventricular de primeiro grau é comum. As taquidisritmias supraventriculares e ventriculares paroxísticas podem ser observadas, e até 20% dos pacientes com anomalia de Ebstein apresentam excitação pré-ventricular por vias elétricas acessórias entre o átrio e o ventrículo (síndrome de Wolff-Parkinson-White). Em pacientes com doença grave (extenso *shunt* da direita para a esquerda e ventrículo direito minimamente funcional), observa-se cardiomegalia marcante devida, principalmente, ao aumento de volume do átrio direito.

O ecocardiograma é usado para avaliar a dilatação do átrio direito, a distorção das cúspides das valvas tricúspides e a gravidade da regurgitação ou da estenose tricúspide. A presença e a magnitude do *shunt* interatrial podem ser determinadas pelo Doppler colorido. O aumento de volume do átrio direito pode ser tão grande que as porções apicais do pulmão são comprimidas, causando doença pulmonar restritiva.

Os perigos da gravidez em parturientes com anomalia de Ebstein incluem deterioração da função ventricular direita devida aos maiores volume de sangue e débito cardíaco, ao maior *shunt* da direita para a esquerda e à hipoxemia arterial na presença de um DSA e às disritmias cardíacas. A hipertensão induzida pela gravidez pode levar ao desenvolvimento de insuficiência cardíaca congestiva nessas mulheres.

Tratamento

O tratamento da anomalia de Ebstein é baseado na prevenção de complicações associadas, incluindo a instituição de profilaxia antibiótica contra a endocardite infecciosa e a administração de diuréticos e digoxina para o manejo da insuficiência cardíaca congestiva. Os pacientes com disritmias supraventriculares são tratados farmacologicamente ou, caso apresentem via acessória, submetidos ao cateterismo com ablação. Em neonatos gravemente enfermos com anomalia de Ebstein, um *shunt* arterial da circulação sistêmica à circulação pulmonar é criado para aumentar o fluxo sanguíneo pulmonar e, assim, diminuir a cianose. Nestes casos, a realização de outros procedimentos, para criação de um coração univentricular (*shunt* de Glenn e procedimento de Fontan), pode ser considerada. O reparo ou a substituição da valva tricúspide, associado ao fechamento da comunicação interatrial, é recomendado em pacientes mais velhos, que apresentam sintomas graves apesar de serem submetidos ao tratamento medicamentoso. Complicações da cirurgia para correção da anomalia de Ebstein incluem o bloqueio atrioventricular de terceiro grau, a persistência de disritmias supraventriculares, a regurgitação tricúspide residual após o reparo valvar e a disfunção da valva protética que substituiu a tricúspide.

Conduta Anestésica

Os perigos durante a anestesia de pacientes acometidos pela anomalia de Ebstein incluem a acentuação da hipoxemia arterial devi-

do a aumentos na magnitude do *shunt* intracardíaco da direita para a esquerda, e o desenvolvimento de taquidisritmias supraventriculares. As maiores pressões atriais direitas podem indicar a presença de hipertrofia ventricular direita. Caso o forame oval esteja aberto (o que é observado em aproximadamente 30% dos pacientes), uma elevação da pressão atrial direita acima da pressão do átrio esquerdo pode provocar um *shunt* intracardíaco da direita para a esquerda por esta estrutura. A hipoxemia arterial inexplicada ou a embolia aérea paradoxal durante o período perioperatório pode se dever ao *shunt* de sangue ou ar por um forame oval previamente fechado. O aparecimento retardado dos efeitos farmacológicos após a administração intravenosa de medicamentos durante a anestesia tende a refletir seu acúmulo e diluição no átrio direito aumentado. A analgesia epidural tem sido usada com sucesso em partos.

Atresia Tricúspide

A atresia tricúspide é caracterizada por hipoxemia arterial, ventrículo direito pequeno, ventrículo esquerdo grande e grandes diminuições no fluxo sanguíneo pulmonar. O sangue mal oxigenado do átrio direito passa por um DSA para o átrio esquerdo, se mistura ao sangue oxigenado e entra no ventrículo esquerdo, de onde é ejetado na circulação sistêmica. O fluxo sanguíneo pulmonar se dá via DSA, ducto arterioso persistente ou vasos brônquicos.

Tratamento

Um procedimento de Fontan (anastomose do apêndice atrial direito à artéria pulmonar direita, fazendo o *bypass* do ventrículo direito e estabelecendo uma comunicação atriopulmonar direta) é usado no tratamento da atresia tricúspide. Esta cirurgia é também utilizada no tratamento da atresia da artéria pulmonar.

Conduta Anestésica

A conduta anestésica em pacientes submetidos ao procedimento de Fontan foi satisfatoriamente realizada com opioides ou anestésicos voláteis. Imediatamente após o *bypass* cardiopulmonar e continuando até o início do período pós-operatório, é importante manter as altas pressões atriais direitas (16 a 20 mmHg), facilitando o fluxo sanguíneo pulmonar. Um aumento na resistência vascular pulmonar, devido à acidose, à hipotermia e às pressões aéreas máximas acima de 15 cm H_2O, ou as reações ao tubo traqueal podem causar insuficiência cardíaca direita. A extubação traqueal precoce e a ventilação espontânea são desejáveis. Fármacos inotrópicos positivos (dopamina), associados ou não a vasodilatadores (nitroprussiato) são frequentemente necessários para otimizar o débito cardíaco e manter a baixa resistência vascular pulmonar. Derrames pleurais, ascite e edema dos membros inferiores não são incomuns no período pós-operatório e geralmente se resolvem em poucas semanas. A pressão atrial direita, igual à pressão da artéria pulmonar, permanece elevada após esta cirurgia, chegando a 15 mmHg.

Embora a ausência de um ventrículo direito contrátil seja compatível com a sobrevida a longo prazo, a adaptabilidade do sistema circulatório é restrita. Esta menor capacidade de um único ventrículo de responder a uma maior carga de trabalho pode exercer um impacto significativo sobre o manejo destes pacientes em outros procedimentos cirúrgicos. Nestes casos, a conduta anestésica subsequente de pacientes submetidos à cirurgia de Fontan é facilitada pela monitorização da pressão venosa central (que, em tais indivíduos, é igual à pressão da artéria pulmonar), para determinar o volume intravascular e detectar disfunções súbitas na função do ventrículo esquerdo e aumentos da resistência vascular pulmonar. O valor da monitorização da pressão venosa central reflete a ausência de um ventrículo direito contrátil e a menor habilidade do ventrículo se de adaptar a aumentos agudos da pós-carga, podendo ser necessária a administração imediata de fármacos inotrópicos positivos. A inserção de um cateter de termodiluição na artéria pulmonar após o reparo de Fontan pode ser tecnicamente difícil, dada a anatomia incomum. Não há informações acerca da acurácia da mensuração do débito cardíaco por termodiluição nestes pacientes. As pressões de pico e média de vias aéreas devem ser mantidas, já que aumentam a resistência vascular pulmonar e podem reduzir, de maneira significativa, a concentração de dióxido de carbono.

Transposição dos Grandes Vasos

A transposição dos grandes vasos é resultante da não torção do tronco arterioso, o que faz com que a aorta seja originária da porção anterior do ventrículo direito e a artéria pulmonar seja originária do ventrículo esquerdo (**Fig.** 3-5). Há separação completa das circulações pulmonar e sistêmica, de forma que o fluxo venoso sistêmico atravessa o átrio direito, o ventrículo direito, a aorta e os pulmões. A sobrevida apenas é possível se houver comunicação entre as duas circulações, na forma de DSV, DSA ou ducto arterioso persistente.

Sinais e Sintomas

A cianose persistente e a taquipneia ao nascimento podem ser as primeiras indicações da presença da transposição de grandes artérias. A insuficiência cardíaca congestiva é frequentemente observada, refletindo a falência ventricular esquerda devida à sobrecarga volumétrica criada pelo *shunt* intracardíaco da esquerda para a direita necessário à sobrevida. O ECG geralmente mostra o desvio do eixo direito e a hipertrofia ventricular direita, já que o ventrículo direito é o sistêmico. Classicamente, a silhueta cardíaca à radiografia torácica é descrita como "oval com tronco estreito".

Tratamento

O manejo imediato da transposição das grandes artérias envolve a criação de uma mistura intracardíaca ou o aumento do grau desta mistura. Este objetivo é conseguido com infusões de prostaglandina E, para manter a abertura do ducto arterioso e/ou a septostomia atrial com balão (procedimento de Rashkind). A administração de oxigênio pode diminuir a resistência vascular pulmonar e aumentar o fluxo sanguíneo neste órgão. Os diuréticos e a digoxina são administrados para tratar a insuficiência cardíaca congestiva.

Dois procedimentos cirúrgicos têm sido usados no tratamento da transição completa de grandes artérias. O primeiro, conhecido com "*switch* atrial" (cirurgia de Mustard ou Senning), envolve a ressecção do septo atrial e sua substituição por uma placa, para direcionar o sangue venoso sistêmico para o ventrículo esquerdo e o sangue venoso pulmonar, pela valva tricúspide, para o ventrículo direito. Essa cirurgia foi substituída pelo "*switch* arterial", em que a artéria pulmonar e a aorta ascendente são transeccionadas acima das valvas semilunares e reanastomosadas aos ventrículos direito e esquerdo; as artérias coronárias são então reimplantadas e, assim, a aorta e a artéria pulmonar são, respectivamente, conectadas ao ventrículo esquerdo e ao ventrículo direito.

Conduta Anestésica

A conduta anestésica na presença de transposição das grandes artérias deve levar em consideração a separação das circulações pulmonar e sistêmica. Os fármacos administrados por via intravenosa são distribuídos com diluição mínima a órgãos como o coração e o cérebro. Doses e taxas de injeção de fármacos administrados por via intravenosa, portanto, podem ter que se diminuídas. Por outro lado, a indução da anestesia produzida por fármacos inalatórios é retardada, já que somente pequenas quantidades destes fármacos chegam à circulação sistêmica. Na análise final, a indução e a manutenção da anestesia são geralmente conseguidas mediante a administração de cetamina combinada a relaxantes musculares, facilitando a intubação traqueal. A cetamina pode ser suplementada com opioides ou benzodiazepínicos para a manutenção da anestesia. Nesses pacientes, a aplicação do óxido nitroso é limitada, já que é importante administrar concentrações mais altas de oxigênio. Os possíveis efeitos depressores dos anestésicos voláteis prejudicam o uso desses fármacos. A seleção dos relaxantes musculares é influenciada pelo desejo de evitar alterações induzidas por histamina na pressão sanguínea sistêmica. A habilidade do pancurônio de aumentar, modestamente, a frequência cardíaca e a pressão arterial sistêmica pode ser útil.

Durante o período perioperatório, a desidratação deve ser evitada. Esses pacientes podem apresentar hematócrito alto, de até 70%, o que pode contribuir para a alta incidência de trombose venosa cerebral. Esse achado sugere que, nestes pacientes, a administração oral de fluidos não deve ser interrompida por longos períodos. Caso os fluidos não possam ser ingeridos por via oral, a infusão intravenosa deve ser iniciada durante o período pré-operatório. No período pós-operatório, disritmias atriais e distúrbios de condução podem ser observados.

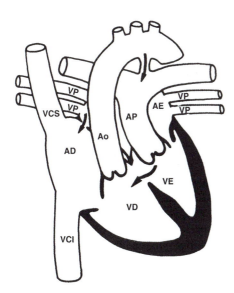

Figura 3-5 • Transposição de grandes artérias. O ventrículo direito (VD) e o ventrículo esquerdo (VE) não estão conectados em série. Em vez disso, os dois ventrículos funcionam como circulações paralelas e independentes, com a aorta (Ao) se originando do VD e a artéria pulmonar (AP) se originando do VE. A sobrevida não é possível a não ser que a mistura de sangue das duas circulações ocorra por um defeito em septo atrial ou ventricular ou um ducto arterioso persistente. AD, átrio direito; AE, átrio esquerdo; VCI, veia cava inferior; VCS, veia cava superior; VP, veia pulmonar.

Mistura de Sangue da Circulação Pulmonar e Sistêmica

Os raros defeitos cardíacos congênitos que provocam a mistura de sangue das circulações pulmonar e sistêmica se manifestam como cianose e hipoxemia arterial de gravidade variável, dependendo da magnitude do fluxo sanguíneo pulmonar. Como resultado da mistura de sangue de ambas as circulações, o sangue arterial pulmonar apresenta maior saturação de oxigênio do que o sangue venoso sistêmico, enquanto o sangue arterial sistêmico possui menor saturação de oxigênio do que o sangue venoso pulmonar.

Tronco Arterioso

O tronco arterioso refere-se ao defeito cardíaco congênito em que um único tronco arterial origina a aorta e a artéria pulmonar (**Fig. 3-6**). Este único tronco arterial sobrepuja ambos os ventrículos, que são conectados por um DSV. A mortalidade é alta e a idade média de sobrevida é de, aproximadamente, 5 a 6 semanas.

Sinais e Sintomas

Os sinais e sintomas do tronco arterioso são cianose e hipoxemia arterial, ausência de desenvolvimento e insuficiência cardíaca congestiva precoce. Os pulsos periféricos podem ser acentuados devido ao rápido escape diastólico de sangue para a circulação pulmonar. A auscultação do tórax e a avaliação do ECG não dão informações previsíveis, não sendo diagnósticas. A radiografia torácica revela a cardiomegalia e a maior vascularidade dos campos pulmonares. O diagnóstico é confirmado pela angiografia realizada durante o cateterismo cardíaco.

Tratamento

O tratamento cirúrgico do tronco arterioso inclui a bandagem das artérias pulmonares direita e esquerda quando o fluxo sanguíneo é excessivo. Além disso, um DSV associado pode ser fechado, de forma que apenas o débito cardíaco ventricular esquerdo entra no tronco arterioso. Quando isto é realizado, um conduíte de Dacron® com valva é colocado entre o ventrículo direito e a artéria pulmonar.

Conduta Anestésica

A conduta anestésica na presença de tronco arterioso é influenciada pela magnitude do fluxo sanguíneo pulmonar. Quando este é aumentado, o uso de pressão positiva ao final da expiração é benéfico e pode diminuir os sintomas de insuficiência cardíaca congestiva. O maior fluxo sanguíneo pulmonar pode estar associado a evidências de isquemia miocárdica percebidas ao ECG. Quando a isquemia miocárdica que ocorre no período intraoperatório não responde (1) à administração intravenosa de fenilefrina ou líquidos ou (2) ao uso de pressão positiva ao fim da expiração, deve-se considerar a bandagem temporária da artéria pulmonar para aumentar o fluxo sanguíneo coronário e sistêmico. Os pacientes com menor fluxo sanguíneo pulmonar e hipoxemia arterial devem ser tratados como descrito para a tetralogia de Fallot.

Retorno Venoso Pulmonar Anômalo Parcial

O retorno venoso pulmonar anômalo parcial é caracterizado pela presença de veias pulmonares direitas ou esquerdas que drenam no lado direito da circulação em vez de no átrio esquerdo. Em aproximadamente metade dos casos, as veias pulmonares aberrantes drenam na veia cava superior. Nos casos restantes, as veias pulmonares entram no átrio direito, na veia cava inferior, na veia ázigos ou no seio coronário. O retorno venoso pulmonar anômalo parcial pode ser mais comum do que se imagina, já que a presença dessa alteração foi detectada em 0,5% das necropsias de rotina.

O aparecimento e a gravidade dos sintomas produzidos por esta anomalia dependem da quantidade de fluxo sanguíneo pulmonar que segue pelo lado direito do coração. A fadiga e a dispneia ao exercício são as manifestações iniciais mais frequentes, geralmente sendo observadas no início da vida adulta. O desenvolvimento de cianose e insuficiência cardíaca congestiva é provável quando mais de 50% do fluxo venoso pulmonar entra no lado direito da circulação.

A angiografia é a técnica mais adequada à confirmação do diagnóstico do retorno venoso pulmonar anômalo parcial. Ao cateterismo cardíaco, geralmente são observadas pressões intracardíacas normais e maiores saturações sanguíneas de oxigênio no lado direito do coração. O tratamento é o reparo cirúrgico.

Retorno Venoso Pulmonar Anômalo Total

O retorno venoso pulmonar anômalo total é caracterizado pela drenagem de todas as quatro veias pulmonares no sistema venoso sistêmico. A apresentação mais comum deste defeito, responsável por aproximadamente metade dos casos, é a drenagem das quatro veias pulmonares na veia inominada esquerda associada à veia cava superior do lado esquerdo. O sangue oxigenado chega ao átrio esquerdo por meio de um DSA. A PDA está presente em, aproximadamente, um terço dos pacientes.

Sinais e Sintomas

O retorno venoso pulmonar anômalo total se manifesta clinicamente como insuficiência cardíaca congestiva em 50% dos pa-

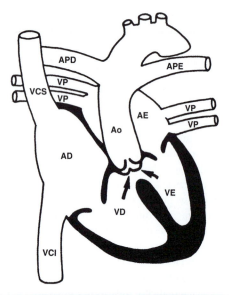

Figura 3-6 • Tronco arterioso, no qual a artéria pulmonar (APD, artéria pulmonar direita; APE, artéria pulmonar esquerda) e a aorta (Ao) originam-se de um único tronco que sobrepõe o ventrículo direito (VD) e o ventrículo esquerdo (VE). Este tronco recebe sangue de ambos os ventrículos, devido a um defeito no septo ventricular. AD, átrio direito; AE, átrio esquerdo; VCI, veia cava inferior; VCS, veia cava superior; VP, veia pulmonar.

cientes com 1 mês de idade e em 90% dos indivíduos com 1 ano de idade. Esta anomalia é diagnosticada, definitivamente, por angiocardiografia. A mortalidade é de, aproximadamente, 80% no primeiro ano de vida, a não ser que o retorno venoso pulmonar anômalo total seja cirurgicamente corrigido, usando um *bypass* cardiopulmonar.

Conduta Anestésica

A conduta anestésica na presença de retorno venoso pulmonar anômalo total pode incluir a aplicação de pressão positiva ao fim da expiração às vias aéreas, na tentativa de diminuir o fluxo sanguíneo excessivo. Os pacientes que apresentam edema pulmonar devem ser submetidos à ventilação com pressão positiva por um tubo colocado na traqueia antes do cateterismo cardíaco. A manipulação cirúrgica do átrio direito, tolerada em pacientes normais, pode obstruir o fluxo nesta câmara cardíaca, o que se manifesta como reduções súbitas na pressão sanguínea sistêmica e desenvolvimento de bradicardia. As transfusões intravenosas podem ser perigosas, já que qualquer aumento na pressão atrial direita é diretamente transmitido às veias pulmonares, levando à possibilidade de edema pulmonar.

Síndrome do Coração Esquerdo Hipoplásico

A síndrome do coração esquerdo hipoplásico é caracterizada pela hipoplasia do ventrículo esquerdo, da valva mitral e da aorta ascendente e a atresia da valva aórtica. Anomalias congênitas extracardíacas geralmente não acompanham esta síndrome. Há mistura completa de sangue venoso pulmonar ou sistêmico em um único ventrículo, que é conectado, em paralelo, às circulações pulmonar e sistêmica. O fluxo sanguíneo sistêmico é dependente da PDA. Além do lúmen do ducto, a sobrevida do bebê depende do equilíbrio entre a resistência vascular sistêmica e a resistência vascular pulmonar, já que ambas as circulações são supridas por um único ventrículo, de maneira paralela. Uma diminuição abrupta da resistência vascular pulmonar após o parto eleva o fluxo sanguíneo pulmonar à custa do fluxo sistêmico (fenômeno do roubo pulmonar). Quando isto ocorre, os fluxos sanguíneos coronário e sistêmico são inadequados, provocando acidose metabólica, insuficiência cardíaca de alto débito e fibrilação ventricular, apesar dos maiores valores de PaO_2 (**Fig. 3-7**). Alternativamente, qualquer evento pós-natal que aumente a resistência vascular pulmonar pode diminuir o fluxo de sangue no órgão de maneira tão expressiva que a hipoxemia arterial se agrava, levando à acidose metabólica progressiva e ao colapso circulatório (**Fig. 3-7**). Devido às rápidas alterações na resistência vascular pulmonar que ocorrem no período pós-natal, o delicado equilíbrio entre as resistências vasculares sistêmica e pulmonar é instável e de manutenção difícil.

Tratamento

O tratamento da síndrome do coração esquerdo hipoplásico é cirúrgico, começando com um procedimento paliativo que elimina a necessidade de abertura contínua do ducto arterioso. No período pré-operatório, infusões intravenosas contínuas de prostaglandinas podem auxiliar a prevenção do fechamento fisiológico do duc-

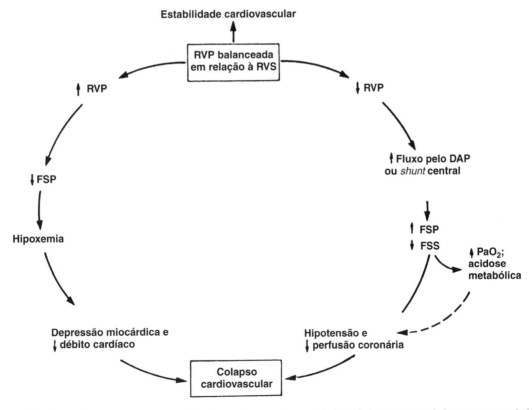

Figura 3-7 • A estabilidade cardiovascular na presença da síndrome do coração esquerdo hipoplásico requer um balanço entre a resistência vascular pulmonar (RVP) relativa à resistência vascular sistêmica (RVS). Uma diminuição abrupta na RVP, após o parto, pode fazer com que o fluxo sanguíneo pulmonar (FSP) seja excessivo em relação ao fluxo sanguíneo sistêmico (FSS), com colapso vascular na ausência de hipoxemia arterial. *(De Hansen DD, Hickey PR: Anesthesia for hypoplastic left heart syndrome: Use of high-dose fentanyl in 30 neonates. Anesth Analg 1986;65:127-132, com permissão.)*

to arterioso. Além disso, a administração de inotrópicos cardíacos e bicarbonato de sódio pode ser necessária.

O procedimento paliativo é composto pela reconstrução da aorta ascendente, usando a artéria pulmonar proximal (Fig. 3-8). Um *shunt* sistêmico-pulmonar, para fornecimento de fluxo sanguíneo pulmonar, é colocado entre a aorta reconstruída e a artéria pulmonar distal. Tipicamente, os bebês são colocados em *bypass* cardiopulmonar, permitindo a produção de hipotermia corpórea total; a reconstrução da aorta é então realizada durante 40 a 60 minutos de parada cardíaca. O *shunt* central é colocado após a reinstituição do *bypass* cardiopulmonar e durante o reaquecimento. O procedimento paliativo completo deixa o ventrículo direito conectado em paralelo às circulações sistêmica e pulmonar. Está tudo pronto, então, para a posterior correção com um procedimento de Fontan quando a resistência vascular pulmonar cair a níveis adultos (veja "Atresia Tricúspide"). O procedimento de Fontan, associado à eliminação do *shunt* sistêmico-pulmonar, separa as duas circulações e facilita o desenvolvimento da saturação arterial normal de oxigênio.

Conduta Anestésica

Uma artéria umbilical e um cateter intravenoso são geralmente preparados antes que o bebê chegue ao centro cirúrgico. Após a instituição da monitorização, a indução da anestesia é frequentemente conseguida pela administração simultânea de fentanil (50 a 75 μg/kg IV) e pancurônio.

Estes bebês são vulneráveis ao desenvolvimento de fibrilação ventricular devido à inadequação do fluxo sanguíneo coronário antes da realização do procedimento paliativo. O perigo da fibrilação ventricular e o estado cardíaco limítrofe contraindicam o uso de anestésicos voláteis nestes pacientes. Uma alta PaO_2 implica fluxo sanguíneo pulmonar excessivo à custa da circulação sistêmica.

Na verdade, se a PaO_2 inicial for superior a 100 mmHg, manobras para aumentar a resistência vascular pulmonar e diminuir o fluxo sanguíneo pulmonar são instituídas. Por exemplo, uma diminuição no volume da ventilação aumenta a $PaCO_2$ e reduz o pH arterial, elevando a resistência vascular pulmonar e reduzindo o fluxo sanguíneo àquele órgão. Se a PaO_2 continuar inaceitavelmente alta, a instituição de pressão positiva ao fim da expiração aumenta o volume pulmonar, elevando ainda mais a sua resistência vascular. Em casos extremos, a oclusão temporária de uma artéria pulmonar diminui a PaO_2.

A dopamina e o isoproterenol são administrados quando o suporte inotrópico é necessário à conclusão do *bypass* cardiopulmonar. A seleção de fármacos inotrópicos específicos é influenciada pela resistência vascular pulmonar. O problema mais frequentemente observado após o *bypass* cardiopulmonar é o baixo fluxo sanguíneo pulmonar associado à hipoxemia arterial (PaO_2 inferior a 20 mmHg). Tentativas de melhorar a PaO_2 incluem a hiperventilação dos pulmões para produção de baixa $PaCO_2$ (20 a 25 mmHg) e a elevação do pH arterial, associada à administração de isoproterenol, para diminuição da resistência vascular pulmonar. Após um *bypass* cardiopulmonar, uma PaO_2 maior que 50 mmHg pode indicar a inadequação do fluxo sanguíneo sistêmico e a provável ocorrência de acidose metabólica progressiva, a não ser que sejam tomadas medidas que reduzam o fluxo sanguíneo pulmonar.

OBSTRUÇÃO MECÂNICA DA TRAQUEIA

A traqueia pode ser obstruída por anomalias circulatórias que produzem um anel vascular ou pela dilatação da artéria pulmonar secundária à ausência de valva pulmonar. A presença destas lesões deve ser considerada durante a avaliação de crianças com estridores inexplicados ou outras evidências de obstrução em vias aéreas superiores. A possibilidade de anel vascular não detectado deve ser considerada no diagnóstico diferencial de obstrução de vias aéreas que ocorrem após a colocação de tubos nasogástricos ou estetoscópios esofágicos.

Arco Aórtico Duplo

O arco aórtico duplo leva à formação de um anel vascular que pode pressionar a traqueia e o esôfago. A compressão resultante pode ser manifestada como estridor à inspiração, dificuldade de mobilização de secreções e disfagia. Os pacientes com este defeito cardíaco geralmente preferem ficar deitados e com o pescoço estendido, já que a flexão do pescoço acentua a compressão traqueal.

A transecção cirúrgica do arco aórtico menor é o tratamento de escolha em pacientes sintomáticos. Durante a cirurgia, o tubo traqueal deve ser colocado fora da área de compressão traqueal, desde que isso possa ser feito com segurança e sem produzir intubação endobrônquica. Deve-se saber que estetoscópios esofágicos e tubos nasogástricos podem ocluir a traqueia quando o tubo traqueal está acima da compressão vascular. A melhora clínica após a transecção cirúrgica costuma ser imediata. A traqueomalacia devida à prolongada compressão do órgão, porém, pode prejudicar a manutenção de seu lúmen.

Artéria Pulmonar Esquerda Aberrante

A obstrução traqueal ou brônquica pode ocorrer quando a artéria pulmonar esquerda está ausente e o suprimento arterial ao pulmão

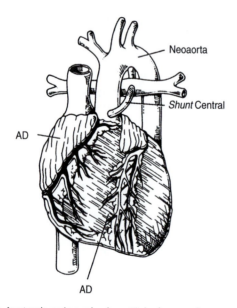

Figura 3-8 • Anatomia após o primeiro estágio do procedimento paliativo para correção da síndrome do coração esquerdo hipoplásico durante o período neonatal. A aorta ascendente é reconstruída a partir da artéria pulmonar proximal, formando uma neoaorta. AD, átrio direito; VD, ventrículo direito. *(De Hansen DD, Hickey PR: Anesthesia for hypoplastic left heart syndrome: Use of high-dose fentanyl in 30 neonates. Anesth Analg 1986;65:127-132, com permissão.)*

CAPÍTULO 3
Cardiopatia Congênita

esquerdo é derivado de um ramo da artéria pulmonar direita que passa entre a traqueia e o esôfago. Este arranjo anatômico foi denominado alça vascular, já que não há presença de anel completo. A alça pode provocar obstrução do brônquio principal direito, da traqueia distal ou, raramente, do brônquio principal esquerdo.

As manifestações clínicas da artéria pulmonar esquerda aberrante incluem estridores, chiados e, ocasionalmente, hipoxemia arterial. Diferentemente dos anéis vasculares verdadeiros, as obstruções esofágicas são raras e o estridor produzido pelo defeito está presente à expiração, e não à inspiração. As radiografias torácicas mostram a separação anormal entre o esôfago e a traqueia. A hiperinflação ou a atelectasia pulmonar podem estar presentes. A angiografia é a abordagem mais precisa na confirmação do diagnóstico.

A divisão cirúrgica da artéria pulmonar esquerda aberrante em sua origem e o redirecionamento de seu curso anterior à traqueia, com anastomose à artéria pulmonar principal, é o tratamento de escolha. Durante os primeiros meses de vida, a correção cirúrgica com hipotermia profunda, sem *bypass* cardiopulmonar, pode ser considerada. Teoricamente, nestes casos, a pressão positiva contínua nas vias aéreas ou ao final da expiração alivia a obstrução e o estridor associado.

Ausência de Valva Pulmonar

A ausência de valva pulmonar leva à dilatação da artéria pulmonar, que pode comprimir a traqueia e o brônquio principal esquerdo. Esta lesão pode ocorrer como um defeito isolado ou em associação à tetralogia de Fallot. Os sintomas incluem sinais de obstrução traqueal e, ocasionalmente, o desenvolvimento de hipoxemia arterial e insuficiência cardíaca congestiva. Qualquer aumento na resistência vascular pulmonar, como observado na hipoxemia arterial ou na hipercarbia, acentua a obstrução da via aérea. A intubação traqueal e a manutenção de 4 a 6 mmHg de pressão contínua podem ser usadas para manter a traqueia distendida, reduzindo a magnitude da obstrução aérea. O tratamento definitivo é composto pela inserção de um enxerto tubular com uma valva pulmonar artificial.

PONTOS-CHAVE

- Em pacientes com cardiopatias congênitas, o entendimento das relações entre as resistências vasculares sistêmica e pulmonar é essencial ao desenvolvimento do plano anestésico.
- Novas modalidades para redução da resistência vascular pulmonar exerceram um impacto significativo sobre o tratamento de pacientes com *shunts* intracardíacos.
- Os DSV continuam a ser a anomalia cardíaca congênita mais comumente encontrada em bebês e crianças.
- O ecocardiograma transtorácico e transesofágico facilita o diagnóstico precoce e preciso da cardiopatia congênita.
- Os avanços da biologia molecular trouxeram novas informações acerca das bases principais das cardiopatias congênitas.
- A cardiopatia congênita é a forma mais comum de doença congênita, sendo responsável por, aproximadamente, 30% da incidência total de tais doenças.

REFERÊNCIAS

Anand KJS, Hickey PR: Halothane-morphine compared with high-dose sufentanil for anesthesia and postoperative analgesia in neonatal cardiac surgery. N Engl J Med 1992;326:1–9.

Baum VC, Perloff JK: Anesthetic implications of adults with congenital heart disease. Anesth Analg 1993;76:1342–1358.

Brickner ME, Hillis LD, Lange RA: Congenital heart disease in adults. N Engl J Med 2000;342:256–263.

Clyman RI: Ibuprofen and patent ductus arteriosus. N Engl J Med 2000;343:728–730.

Greeley WJ, Stanley TE, Ungerleider RM, et al: Intraoperative hypoxemic spells in tetralogy of Fallot, an echocardiographic analysis of diagnosis and treatment. Anesth Analg 1989;68:815–819.

Groves ER, Groves JB: Epidural analgesia for labour in a patient with Ebstein's anomaly. Can J Anaesth 1995;42:77–79.

Hansen DD, Hickey PR: Anesthesia for hypoplastic left heart syndrome: Use of high-dose fentanyl in 30 neonates. Anesth Analg 1986;65:127–132.

Hosking MP, Beynen F: Repair of coarctation of the aorta in a child after a modified Fontan's operation: Anesthetic implications and management. Anesthesiology 1989;71:312–315.

Larson CP: Anesthesia in neonatal cardiac surgery. N Engl J Med 1992;327:124.

Mullen MP: Adult congenital heart disease. Sci Am Med 2000;1–10.

Spinnato JA, Kraynack BJ, Cooper MW: Eisenmenger's syndrome in pregnancy: Epidural anesthesia for elective cesarean section. N Engl J Med 1981;304:1215–1216.

Van Overmeire B, Smets K, Lecoutere D, et al: A comparison of ibuprofen and indomethacin for closure of patent ductus arteriosus. N Engl J Med 2000;343:674–681.

Weiss BM, Zemp L, Seifert B, et al: Outcome of pulmonary vascular disease in pregnancy: A systematic overview from 1978 through 1996. J Am Coll Cardiol 1998;31:1650–1659.

Wong RS, Baum VC, Sangivan S: Truncus arteriosus: Recognition and therapy of intraoperative cardiac ischemia. Anesthesiology 1991;74:378–380.

CAPÍTULO 4

Anomalias da Condução e do Ritmo Cardíaco

Kelley Teed Watson

Anatomia dos Marcapassos Cardíacos e do Sistema de Condução

Eletrofisiologia do Sistema de Condução
- Eletrocardiograma

Disritmias Cardíacas

Mecanismos das Taquidisritmias
- Automaticidade
- Vias de Reentrada
- Desencadeamento por Pós-despolarizações

Disritmias Supraventriculares
- Disritmia Sinusal
- Taquicardia Sinusal
- Extrassístoles Atriais
- Taquicardia Supraventricular
- Taquicardia Atrial Multifocal
- *Flutter* Atrial
- Fibrilação Atrial

Ritmos Ventriculares
- Ectopia Ventricular (Extrassístoles Ventriculares)
- Taquicardia Ventricular
- Fibrilação Ventricular

Síndromes de Pré-excitação Ventricular
- Síndrome de Wolff-Parkinson-White

Síndrome do Prolongamento QT
- Sinais e Sintomas
- Diagnóstico
- Tratamento
- Prognóstico
- Conduta Anestésica

Mecanismos das Bradidisritmias
- Bradicardia Sinusal
- Ritmo Juncional

Distúrbios de Condução
- Bloqueio Atrioventricular de Primeiro Grau
- Bloqueio Atrioventricular de Segundo Grau

Bloqueios de Ramos
- Bloqueio de Ramo Direito
- Bloqueio de Ramo Esquerdo
- Bloqueio Atrioventricular de Terceiro Grau

Tratamento das Disritmias Cardíacas
- Fármacos Antidisrítmicos
- Cardioversão Elétrica
- Desfibrilação
- Cateterismo com Ablação por Radiofrequência
- Marcapassos Cardíacos Artificiais
- Terapia com Cardioversor-Desfibrilador Implantado
- Cirurgia em Pacientes com Dispositivos Cardíacos

ANATOMIA DOS MARCAPASSOS CARDÍACOS E DO SISTEMA DE CONDUÇÃO

O sistema de condução do coração é um conjunto de células cardíacas bastante especializadas que iniciam e conduzem os sinais elétricos através do órgão com coordenação precisa e grande velocidade. A despolarização espontânea é iniciada pelas células do marcapasso do nó sinoatrial (SA). Conforme o impulso elétrico se movimenta pelo sistema de condução, uma onda de despolarização é propagada por todo o coração, causando a contração progressiva das células do miocárdio (**Fig. 4-1**).

O nó SA é o sítio primário do início do impulso, sendo descarregado espontaneamente em uma frequência entre 60 e 100 batimentos por minuto. O nó SA está localizado na junção da veia cava superior com o átrio direito. Esse nó é ricamente inervado por terminações nervosas simpáticas e parassimpáticas. Em 60% dos indivíduos, o suprimento de sangue arterial para o nó SA é oriundo da artéria coronária direita; nos demais 40%, o suprimento de sangue vem da artéria coronária circunflexa esquerda. Os impulsos iniciados no nó SA são rapidamente conduzidos pelos átrios direito e esquerdo, fazendo com que esses se contraiam.

Os anéis fibrosos atrioventriculares (AV) (ânulos fibrosos) das valvas tricúspide e mitral, localizados em ambos os lados do nó AV, separam, eletricamente, os átrios dos ventrículos. Esses anéis essencialmente insulam o tecido de condução do nó AV, impedindo a condução elétrica entre átrios e ventrículos, exceto através do sistema de condução normal. Além da separação física dada pelo anel fibroso, o nó AV ainda possui um longo período refratário, o que ajuda a prevenir a superestimulação dos ventrículos por impulsos atriais muito rápidos.

O nó AV se localiza na parede do septo atrial direito, anterior ao seio coronário e acima da inserção da cúspide septal da valva tricúspide. O suprimento sanguíneo do nó AV é originário da artéria coronária direita em 85% a 90% da população e da artéria coronária circunflexa esquerda nos demais 10% a 15%. O nó AV, como o SA, é inervado por fibras simpáticas e parassimpáticas. O nó AV diminui a velocidade de condução do impulso elétrico, dando tempo para a contração atrial; isto é chamado *kick* atrial e dá mais volume para o ventrículo ao final da diástole, contribuindo com cerca de 20% para o débito cardíaco. O impulso elétrico perde um pouco de velocidade no nó AV e depois segue pelo trato até o feixe de His. No septo interventricular, esse feixe rapidamente se divide em ramos direito e esquerdo.

O ramo direito (RD) é relativamente fino e segue para baixo, no ventrículo direito, e depois se distribui nas proximidades do ápice ventricular de mesmo lado. Devido a esta ramificação tardia, o RD é mais vulnerável à interrupção do que o ramo esquerdo (RE), cuja distribuição é mais precoce e ampla. É por isso que a ruptura do RE, mais robusto, geralmente indica a presença de cardiopatia ou dano mais extenso.

O RE se divide em dois fascículos: o anterossuperior esquerdo e o posteroinferior esquerdo. Os feixes esquerdo e direito recebem sangue de ramos da artéria coronária esquerda descendente anterior. Infartos nas proximidades deste vaso podem afetar o fascículo anterossuperior e o RD, mas raramente o fascículo posteroinferior esquerdo, que também recebe sangue da artéria coronária posterior descendente. As porções distais dos ramos direito e esquerdo se entrelaçam à rede de fibras de Purkinje.

ELETROFISIOLOGIA DO SISTEMA DE CONDUÇÃO

No estado de repouso, o interior da célula cardíaca é negativo em relação ao meio exterior. Os impulsos são conduzidos pelo coração através de um processo denominado despolarização progressiva. Os miócitos cardíacos apresentam potencial de membrana, em repouso, de −80 a −90 mV. O gradiente de repouso é mantido pela $Na^+K^+ATPase^+$ ligada à membrana, que concentra potássio no meio intracelular e elimina sódio no meio extracelular. O potencial de membrana aumenta quando os canais de sódio e cálcio se abrem em resposta a alterações na carga de células vizinhas. Quando o potencial de membrana chega a +20 mV, ocorre um potencial de ação (ou despolarização). Após a despolarização, as células são refratárias a subsequentes potenciais de ação pelo período correspondente à fase 4 do potencial de despolarização (**Fig. 4-2**).

Eletrocardiograma

O monitor essencial para o diagnóstico de anomalias da condução cardíaca e dos distúrbios de ritmo é o eletrocardiograma (ECG). Um ECG é um traçado realizado usando eletrodos sobre a pele que amplificam os potenciais elétricos cardíacos. O traçado normal do ECG é um complexo formado por três ondas: a onda P (despolarização atrial), o complexo QRS (despolarização ventricular) e a onda T (repolarização ventricular). A direção dos sinais elétricos em relação ao eletrodo-terra determina a direção da deflexão observada ao ECG. Sinais positivos são representados por deflexões acima da linha isoelétrica e sinais negativos são representados por deflexões abaixo da linha isoelétrica.

O tempo transcorrido entre a despolarização atrial e o início da despolarização ventricular é o intervalo PR. A faixa normal de referência do intervalo PR é de 0,12 a 0,20 segundo. O complexo QRS corresponde à onda de despolarização que emerge do nó AV e se move para baixo, despolarizando os ventrículos direito e esquerdo. O QRS tem duração normal de 0,05 a 0,10 segundo. A condução intraventricular anormal é sugerida pelo complexo QRS superior a 0,12 segundo. O segmento entre o fim da onda S (fim da contração

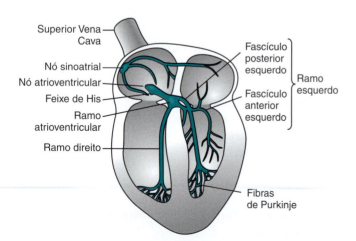

Figura 4-1 • Anatomia do sistema de condução para transmissão dos impulsos elétricos cardíacos.

CAPÍTULO 4
Anomalias da Condução e do Ritmo Cardíaco

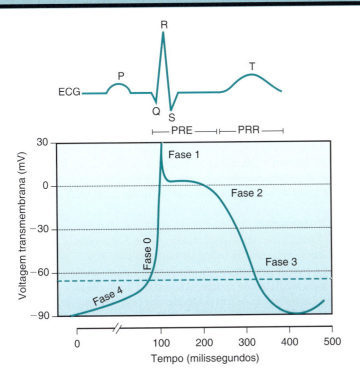

Figura 4-2 • Potencial de ação transmembrana gerado por uma célula cardíaca autônoma e sua relação com os eventos mostrados no eletrocardiograma (ECG). A fase 4 sofre despolarização espontânea do potencial de membrana em repouso (–90 mV) até que o limiar do potencial *(linha tracejada)* seja atingido. A despolarização (fase 0) ocorre quando o limiar do potencial é atingido e corresponde ao complexo QRS no ECG. As fases de 1 a 3 representam a repolarização, sendo a fase 3 correspondente à onda T do ECG. O período refratário efetivo (PRE) é o tempo durante o qual os impulsos cardíacos não podem ser conduzidos, independentemente da intensidade do estímulo. Durante o período refratário relativo (PRR), um estímulo forte pode iniciar um potencial de ação. O potencial de ação de uma célula cardíaca contrátil é diferente do apresentado por uma célula cardíaca autônoma, já que não apresenta despolarização na fase 4.

ventricular) e o início da onda T é o segmento ST. O segmento ST representa o período entre a despolarização ventricular e o início da repolarização ventricular. Este segmento é normalmente isoelétrico, mas pode estar 1 mm elevado na ausência de qualquer anomalia cardíaca. Nunca é normal, porém, que o segmento ST esteja deprimido. A deflexão da onda T deve estar na mesma direção em que o complexo QRS e não deve exceder 5 mm de amplitude em eletrodos padrão ou 10 mm em eletrodos precordiais. Os valores normais do intervalo QT devem ser corrigidos pela frequência cardíaca (QTc), já que este intervalo varia de forma inversa à frequência. O QTc normal é inferior a 0,47 segundo. Como regra geral, o intervalo QT é menor do que a metade do intervalo R-R precedente.

DISRITMIAS CARDÍACAS

As disritmias cardíacas são geralmente definidas de acordo com a frequência cardíaca e o sítio da anomalia. Os distúrbios da condução são classificados pelo sítio e o grau do bloqueio. Para o anestesista, o significado clínico destas anomalias depende de seu efeito sobre os sinais vitais e o potencial de deterioração em um ritmo que possa ameaçar a vida. Em adultos saudáveis, uma grande variação na frequência cardíaca pode ser tolerada, já que os mecanismos compensatórios normais mantêm o débito cardíaco e a pressão sanguínea. Em pacientes cardiopatas, porém, as disritmias e os distúrbios de condução podem sobrepujar os mecanismos compensatórios normais e provocar instabilidade hemodinâmica, isquemia cardíaca e, em órgãos terminais, insuficiência cardíaca congestiva e até mesmo morte.

MECANISMOS DAS TAQUIDISRITMIAS

A taquidisritmia pode ser resultante de três mecanismos: (1) maior automaticidade no tecido de condução normal ou em foco ectópico, (2) reentrada de potenciais elétricos por vias anômalas e (3) desencadeamento de potenciais cardíacos anormais devido às despolarizações.

Automaticidade

O marcapasso mais rápido do coração é, normalmente, o nó SA. Em condições anormais, outros marcapassos podem ser acelerados e sobrepujar este nó. As disritmias cardíacas causadas pela maior automaticidade se devem ao disparo repetitivo de um foco que não o nó sinusal. A automaticidade anormal não é confinada aos marcapassos secundários do sistema de condução. Quase qualquer célula cardíaca pode, em determinadas circunstâncias, exibir automaticidade. Um ritmo mantido pelo disparo acelerado de um marcapasso que não o nó SA é denominado ritmo ectópico.

A automaticidade do tecido cardíaco é alterada quando há modificações na inclinação da despolarização de fase 4 ou no potencial de membrana em repouso. A estimulação simpática aumenta a frequência cardíaca, elevando a inclinação da fase 4 do potencial de ação e diminuindo o potencial de membrana em repouso. A estimulação parassimpática, por outro lado, reduz a inclinação da fase 4 do potencial de ação e eleva o potencial de membrana em repouso, diminuindo a frequência cardíaca.

Vias de Reentrada

As disritmias devidas a focos ectópicos geralmente apresentam início e término graduais, diferentemente das disritmias por reentrada ou desencadeadas, que tendem a ser paroxísticas, com início e término abruptos. A reentrada requer a existência de duas vias pelas quais os impulsos cardíacos podem ser conduzidos em diferentes velocidades (**Fig. 4-3**). Vias extraelétricas, denominadas tratos acessórios, são tecidos embrionários remanescentes localizados ao redor do nó AV que podem conduzir impulsos atravessando-o ou seguindo pelo trato infranodal normal. Em condições normais, o tempo de condução pelo nó AV é o mais lento. Em um circuito de reentrada, há uma condução anterógrada (para a frente) sobre a via de condução normalmente mais lenta e uma condução retrógrada (para trás) sobre a via acessória mais rápida. As vias de reentrada são responsáveis pela maioria extrassístoles e as taquidisritmias. Eventos farmacológicos ou fisiológicos podem alterar o equilíbrio entre as velocidades de condução e os períodos refratários das vias duais, levando ao início ou término das disritmias por reentrada.

Desencadeamento por Pós-despolarizações

As pós-despolarizações são oscilações no potencial de membrana que ocorrem durante ou após a repolarização. Em circunstâncias especiais, estas pós-despolarizações podem desencadear uma des-

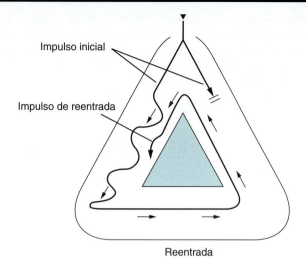

Figura 4-3 • O requerimento essencial para o início da excitação por reentrada é um bloqueio unilateral que impede a propagação anterógrada uniforme do primeiro impulso cardíaco. Sob condições adequadas, esse mesmo impulso cardíaco pode atravessar a área de bloqueio em direção retrógrada e se tornar um impulso de reentrada. *(Adaptado de Akhtar M: Management of ventricular tachyarrhytmias. JAMA 1982;247:671-674. Copyright 1982 American Medical Association.)*

polarização completa. Uma vez desencadeado, o processo pode ser autossustentado e resultar em uma disritmia. As disritmias desencadeadas associadas a pós-despolarizações *precoces* são aumentadas pelas frequências cardíacas reduzidas e tratadas por meio de sua aceleração, com um marcapasso ou a administração de um fármaco inotrópico positivo. As disritmias desencadeadas associadas a pós-potenciais *tardios*, por outro lado, são aumentadas por frequências cardíacas maiores e podem ser suprimidas pela administração de fármacos cronotrópicos negativos.

DISRITMIAS SUPRAVENTRICULARES

Disritmia Sinusal

Ocasionalmente, o ECG mostra um ritmo sinusal que parece irregular. Esta é uma variação normal, chamada disritmia sinusal. A variação da frequência cardíaca ocorre em resposta a alterações na pressão intratorácica entre a inspiração e a expiração, conhecidas como reflexo de Bainbridge. A inspiração acelera a frequência cardíaca, enquanto a expiração a diminui. A disritmia sinusal é comum em crianças e indivíduos jovens, mas tende a diminuir com a idade.

Taquicardia Sinusal

Sinais e Sintomas

Tipicamente, a taquicardia sinusal é uma elevação não paroxística da frequência cardíaca. A frequência cardíaca geralmente se eleva e diminui de forma gradual. A taquicardia sinusal é causada pela aceleração da taxa de descarga do nó SA secundária à estimulação simpática. Esta taquicardia ocorre como parte da resposta fisiológica normal a estímulos como a dor ou o medo ou ainda como uma resposta farmacológica a medicamentos ou substâncias como a atropina ou a cafeína. A taquicardia sinusal também pode ser observada em quadros de cardiopatia significativa, como a insuficiência cardíaca congestiva ou o infarto do miocárdio (**Tabela 4-1**). Nestas circunstâncias, a maior frequência cardíaca é geralmente um esforço para aumentar o débito cardíaco. A taquicardia sinusal é a disritmia supraventricular mais comumente associada ao infarto agudo do miocárdio e é observada em 30% a 40% destes pacientes.

Diagnóstico

A taquicardia sinusal ocorre em uma frequência cardíaca entre 100 e 160 bpm. Durante a taquicardia sinusal, o ECG mostra uma onda P normal antes de cada complexo QRS. O intervalo PR é normal a não ser que haja também um bloqueio à condução.

Tratamento

O tratamento da taquicardia sinusal é direcionado à correção da causa subjacente da maior estimulação simpática. Se o paciente não estiver hipovolêmico ou manifestar evidências de que a frequência cardíaca está compensando o débito cardíaco, a administração intravenosa de um β-bloqueador pode ser empregada para diminuir a frequência cardíaca e reduzir a demanda miocárdica por oxigênio. Deve-se ter cautela durante o uso destes fármacos em pacientes susceptíveis a broncoespasmos e nos que apresentam função cardíaca deficiente. Os pacientes que não são capazes de aumentar o volume sistólico, devido à presença de dano cardíaco ou disfunção ventricular esquerda, podem apresentar uma redução abrupta e perigosa na pressão arterial em resposta à diminuição da frequência cardíaca induzida pelo β-bloqueador.

TABELA 4-1	Causas Perioperatórias de Taquicardia Sinusal
I.	Aumento Fisiológico do Tônus Simpático Dor Ansiedade/medo Anestesia leve Hipovolemia/anemia Hipoxemia arterial Hipotensão Hipoglicemia Febre/infecção
II.	Aumento Patológico do Tônus Simpático Isquemia/infarto do miocárdio Insuficiência cardíaca congestiva Embolia pulmonar Hipertireoidismo Pericardite Tamponamento pericárdico Hipertermia maligna Interrupção do consumo de etanol
III.	Aumento da Frequência Cardíaca Induzido por Fármacos Atropina/glicopirrolato Fármacos simpatomiméticos Cafeína Nicotina Cocaína/anfetaminas

CAPÍTULO 4
Anomalias da Condução e do Ritmo Cardíaco

Prognóstico

O prognóstico dos pacientes que apresentam taquicardia sinusal está relacionado ao processo fisiológico ou patológico responsável pela aceleração da atividade do nó sinusal. A taquicardia sinusal não acompanhada por manifestações de instabilidade hemodinâmica não tem risco de morte, mas pode contribuir para a ocorrência de isquemia miocárdica e a insuficiência cardíaca congestiva em pacientes suscetíveis.

Conduta Anestésica

Quando etiologias específicas para a taquicardia sinusal podem ser determinadas, devem ser tratadas. Muitas causas de taquicardia sinusal são clinicamente óbvias, mas algumas das etiologias mais importantes, como infecção, hipoxia, isquemia miocárdica e insuficiência cardíaca congestiva, podem ser menos claras. A suplementação com oxigênio deve ser feita para aumentar o suprimento de oxigênio em resposta à elevação de sua demanda. Quando possível, a não administração de fármacos vagolíticos, como o pancurônio, pode ajudar o manejo intraoperatório da taquicardia sinusal. Esta taquicardia é geralmente bem tolerada em pacientes jovens e saudáveis. Em pacientes com cardiopatia isquêmica, disfunção diastólica ou insuficiência cardíaca congestiva, porém, a taquicardia sinusal pode contribuir, de forma significativa, para a deterioração clínica.

Extrassístoles Atriais

Sinais e Sintomas

As extrassístoles atriais (ESA) são originárias de focos ectópicos atriais. Os sintomas característicos das ESA são a percepção de batimentos cardíacos "pesados" ou de "palpitações". Os fatores precipitantes incluem excesso de cafeína, estresse emocional, álcool, nicotina, fármacos recreacionais e hipertireoidismo. As ESA são comuns em pacientes de todas as idades, acometidos ou não por doenças cardíacas. Tais contrações geralmente ocorrem em repouso e se tornam menos frequentes com a realização de exercícios. As ESA prematuras são comumente observadas em pacientes com doença pulmonar crônica, cardiopatia isquêmica e intoxicação por digitálicos e são a segunda disritmia mais associada ao infarto agudo do miocárdio.

Diagnóstico

Os batimentos atriais prematuros são reconhecidos ao ECG pela presença de ondas P precoces e de formato anormal. O intervalo PR é variável. Frequentemente, a duração e a conformação do complexo QRS correspondente são normais, dada a ativação dos ventrículos pela via comum de condução. A condução dos impulsos atriais pode ser aberrante, causando uma ampliação do complexo QRS, que pode mimetizar uma extrassístole ventricular (ESV). As ESA, diferentemente das ESV, *não* são seguidas por uma pausa compensatória.

Tratamento

Evitar os fármacos ou toxinas precipitantes pode reduzir a incidência das ESA. As doenças subjacentes que predispõem ao aparecimento destas contrações devem ser tratadas. De modo geral, as ESA são hemodinamicamente insignificantes e não requerem tratamento agudo, a não ser que estejam associadas ao início de uma taquidisritmia. Neste caso, a terapia é dirigida ao controle ou à conversão da disritmia secundária.

Prognóstico

As ESA são observadas em pacientes acometidos ou não por cardiopatias. Sua ocorrência não é um fator de risco para a progressão de disritmia possivelmente fatal.

Conduta Anestésica

A conduta anestésica de pacientes com ESA deve ser voltado para se evitar estimulação simpática excessiva e eliminar fármacos que possam induzir estas contrações. O tratamento farmacológico é requerida apenas quando as ESA desencadeiam disritmias secundárias. As ESA geralmente podem ser suprimidas por meio da administração de bloqueadores de canais de cálcio ou β-bloqueadores. As disritmias secundárias desencadeadas pelas ESA são tratadas com fármacos ou manobras que melhoram o controle da frequência cardíaca e/ou a conversão ao ritmo sinusal.

Taquicardia Supraventricular

Sinais e Sintomas

Sintomas comuns durante um episódio de taquicardia supraventricular (TSV) incluem tontura, vertigem, fadiga, desconforto torácico e dispneia. Quinze por cento dos pacientes com TSV apresentam síncope franca. A TSV ocorre, com maior frequência, na ausência de cardiopatia estrutural em indivíduos jovens e três vezes mais em mulheres do que em homens. A poliúria pode ser associada à TSV ou a qualquer outra taquicardia atrial que cause dissincronia AV. A poliúria é provocada por um aumento nas pressões atriais devido às contrações desta câmara cardíaca contra as valvas AV fechadas durante episódios disrítmicos.

Diagnóstico

A TSV é qualquer taquidisritmia (frequência cardíaca média entre 160 e 180 bpm) iniciada e mantida por um tecido sobre ou acima do nó AV. Diferentemente da taquicardia sinusal, a TSV é geralmente paroxística e pode começar ou terminar de maneira abrupta. A taquicardia por reentrada no nó AV (TRNAV) é o tipo mais comum de TSV e é responsável por 50% destas taquicardias diagnosticadas. A TRNAV é mais comumente devida a um circuito de reentrada onde há condução anterógrada sobre a via nodal AV, mais lenta, e condução retrógrada por uma via acessória mais rápida. Outros mecanismos da TSV incluem a maior automaticidade das células secundárias do marcapasso e o desencadeamento de impulsos por pós-despolarizações.

A fibrilação e o *flutter* atriais são TSV, mas sua eletrofisiologia e seu tratamento são bastante diferentes das demais formas da doença e, assim, serão discutidos separadamente.

Tratamento

Quando hemodinamicamente estável, o tratamento inicial da TSV é uma manobra vagal, como a massagem do seio carotídeo ou a manobra de Valsalva. A interrupção pela manobra vagal sugere a reentrada como mecanismo causador. Se o tratamento conservador não for eficaz, a terapia farmacológica direcionada ao bloqueio da condução do nó AV é indicada.

A adenosina, os bloqueadores de canais de cálcio e os β-bloqueadores podem ser usados na interrupção da TSV. As vantagens da adenosina sobre os demais fármacos intravenosos são a ação rápida (15 a 30 segundos) e a curta duração (10 segundos). A maioria dos episódios de TRNAV é resolvida com uma única dose de adenosina. Os efeitos da adenosina são potencializados pelo dipiridamol e pela carbamazepina. Os pacientes submetidos ao tratamento com teofilina podem requerer doses mais altas de adenosina, dada a inibição competitiva dos sítios receptores por esta última. A adenosina pode causar rubor cutâneo. Receptores de transplantes cardíacos podem requerer a redução da dose dão fármaco, devido à hipersensibilidade por desnervação. A taquicardia atrial multifocal, o *flutter* atrial e a fibrilação atrial não respondem à adenosina.

A administração intravenosa de bloqueadores de canais de cálcio, como o verapamil e o diltiazem, também auxilia a resolução da TSV. A vantagem destes fármacos sobre a adenosina é sua ação mais prolongada. Os efeitos colaterais, porém, incluindo a vasodilatação periférica e a ação inotrópica negativa, podem contribuir para a ocorrência de hipotensão a um grau indesejável. Os β-bloqueadores intravenosos também podem ser usados no controle ou na conversão da TSV. A administração intravenosa de digoxina não é clinicamente útil no controle agudo da TSV, já que a digoxina apresenta pico de efeito retardado e índice terapêutico menor. A cardioversão elétrica é indicada na TSV não responsiva à terapia medicamentosa ou associada à instabilidade hemodinâmica.

Prognóstico

O tratamento medicamentoso a longo prazo de pacientes com episódios repetidos de TSV inclui a administração oral de verapamil, digoxina e/ou propranolol. O cateterismo com ablação por radiofrequência pode também ser usado no tratamento de pacientes com TRNAV recorrente.

Conduta Anestésica

A conduta anestésica em pacientes com TSV deve ser focada em se evitar fatores que reconhecidamente provocam ectopia, como o maior tônus simpático, desequilíbrios eletrolíticos e distúrbios ácido-básicos. Uma vez que a TSV é geralmente paroxística, somente a monitorização dos sinais vitais, para detecção de qualquer progressão à instabilidade hemodinâmica, e o esclarecimento verbal (se o paciente estiver acordado) são necessários até o fim do episódio. Devem-se avaliar e tratar quaisquer fatores agravantes e antecipar a necessidade de administração de antidisrítmicos ou realização de cardioversão.

Se hemodinamicamente estável, um paciente com TSV pode ser inicialmente tratado por meio de manobras vagais. Quando o tratamento conservador não é eficaz, o tratamento farmacológico direcionado ao bloqueio da condução do nó AV é indicado. Adenosina, bloqueadores de canais de cálcio ou β-bloqueadores podem ser usados.

Taquicardia Atrial Multifocal
Sinais e Sintomas

A taquicardia atrial multifocal é um ritmo irregular que, eletrofisiologicamente, reflete a presença de múltiplos marcapassos atriais ectópicos.

Diagnóstico

O ECG mostra ondas P com três ou mais diferentes morfologias; os intervalos PR são variáveis. O ritmo é frequentemente confundido com a fibrilação atrial, mas, ao contrário do que observa-

do nesta última, a frequência não é muito alta (**Fig. 4-4**). De modo geral, o ritmo atrial fica entre 100 e 180 bpm.

Tratamento

O tratamento da anomalia subjacente é a forma mais eficaz de resolução da taquicardia atrial multifocal. Esta taquicardia é mais comumente observada em pacientes que apresentam exacerbações agudas de uma doença pulmonar crônica. A taquicardia atrial multifocal pode também estar associada à intoxicação por metilxantinas (teofilina e cafeína), insuficiência cardíaca congestiva, sepse e anomalias metabólicas ou eletrolíticas. A disritmia tende a responder ao tratamento da descompensação pulmonar subjacente com broncodilatadores e suplementação de oxigênio. O uso de teofilina pode agravar ou prolongar a doença. A melhora da oxigenação arterial diminui a ectopia.

O tratamento farmacológico da taquicardia atrial multifocal tem sucesso limitado e é considerado secundário. A administração de 2 g de sulfato de magnésio por via intravenosa por 1 hora, seguida pela infusão de 1 a 2 g do sal por hora, tem demonstrado algum sucesso na redução da ectopia atrial e na conversão do ritmo a sinusal. O verapamil, em dose de 5 a 10 mg por via intravenosa por 5 a 10 minutos, diminui a taxa ventricular e, em alguns pacientes, leva à conversão ao ritmo sinusal. Da mesma forma, os β-bloqueadores, como o esmolol e o metoprolol, podem diminuir a taxa ventricular, mas sob o risco de causar broncoespasmo, que pode piorar a situação. A cardioversão *não tem efeito* sobre os múltiplos focos de ectopia que produzem esta disritmia.

Conduta Anestésica

Os pacientes com taquicardia atrial multifocal que devem ser submetidos a cirurgias urgentes são beneficiados pela melhora do quadro pulmonar. A não utilização de medicamentos que possam piorar a doença pulmonar e a prevenção da hipoxia são os pilares do manejo anestésico.

Flutter Atrial
Sinais e Sintomas

O *flutter* atrial é caracterizado por um ritmo organizado, com frequência atrial de 250 a 350 bpm e graus variáveis de bloqueio AV. A maioria dos pacientes apresenta condução AV 2:1. Com a frequência atrial de 300 bpm e a condução 2:1, um paciente pode apresentar frequência ventricular de 150 bpm e significativos sinais e sintomas físicos. O *flutter* atrial frequentemente ocorre em associação a outras disritmias, como a fibrilação ou a taquicardia atrial.

Diagnóstico

O *flutter* atrial é caracterizado por um padrão regular de contrações atriais, chamadas ondas de *flutter*. Essas ondas rápidas (ondas F) são responsáveis pela aparência serrilhada da onda P ao ECG. As ondas de *flutter* não são separadas por uma base isoelétrica. Mais comumente, a frequência atrial, comparada à ventricular, é de 2:1. A frequência ventricular pode ser regular ou não, dependendo da taxa de condução. A frequência ventricular tende a ficar entre 120 e 160 bpm (sendo, caracteristicamente, igual a 150 bpm). O *flutter* atrial pode sofrer uma degeneração, gerando fibrilação atrial; por outro lado, a fibrilação pode se converter a *flutter*.

CAPÍTULO 4
Anomalias da Condução e do Ritmo Cardíaco

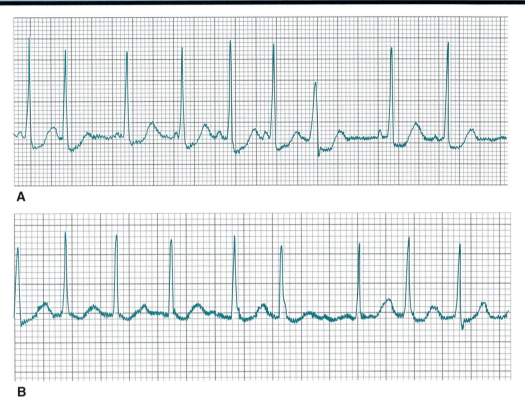

Figura 4-4 • Comparação entre a aparência eletrocardiográfica de uma taquicardia atrial multifocal (**A**) e de uma fibrilação atrial (**B**). Ambos os ritmos são irregulares. Note, porém, as morfologias bastante distintas das ondas P e os intervalos PR variáveis na taquicardia atrial multifocal. Não há ondas P distintas na fibrilação atrial.

Tratamento

Quando o *flutter* atrial é hemodinamicamente significativo, o tratamento é a cardioversão. De modo geral, menos de 50 J são necessários à conversão a ritmo sinusal. Em pacientes hemodinamicamente estáveis, o aumento da frequência cardíaca, usando-se eletrodos transesofágicos ou atriais, pode ser usado para converter o ritmo a sinusal. Os pacientes que apresentam *flutter* atrial de duração superior a 48 horas devem ser submetidos à terapia anticoagulante e à avaliação com ecocardiograma transesofágico quanto à presença de um trombo atrial antes de qualquer tentativa de cardioversão.

O controle farmacológico da resposta ventricular e a conversão ao ritmo sinusal podem ser difíceis. O controle da frequência ventricular deve ser o objetivo inicial do tratamento, para evitar o possível aumento na condução AV, de 2:1 para 1:1. Se a terapia medicamentosa reduzir a taxa de ondas de *flutter* atriais até a condução 1:1, a deterioração hemodinâmica pode ocorrer com o aumento da frequência ventricular. A administração intravenosa de amiodarona, diltiazem ou verapamil pode ser usada para controlar a frequência ventricular. Quando há condução de 1:1 com frequência ventricular de 300 bpm ou mais, a reentrada é o mecanismo mais provável e a administração de procainamida deve ser considerada. Todas esses fármacos auxiliam no controle da frequência ventricular, mas nenhum deles é capaz de converter o *flutter* atrial a ritmo sinusal.

Prognóstico

O *flutter* atrial é geralmente associado a cardiopatias estruturais. Muitos pacientes com *flutter* atrial sentem esta disritmia concomitantemente à exacerbação aguda de uma doença crônica, como uma doença pulmonar, o infarto agudo do miocárdio, a intoxicação por etanol e a tireotoxicose ou após a realização de uma cirurgia cardiotorácica. O *flutter* atrial é observado em, aproximadamente, um terço dos pacientes com fibrilação atrial e pode estar associado a sintomas mais intensos, devido à resposta ventricular mais rápida.

Conduta Anestésica

Quando o *flutter* atrial ocorre antes da indução da anestesia, a cirurgia deve ser, se possível, adiada até que a disritmia seja controlada. O manejo do *flutter* atrial que ocorre durante a anestesia e/ou a cirurgia depende da estabilidade hemodinâmica do paciente. Quando o *flutter* atrial é hemodinamicamente significativo, o tratamento requer a cardioversão. A cardioversão sincronizada, começando em 50 J, é indicada. Se os sinais vitais estiverem estáveis, o controle farmacológico da resposta ventricular, por meio da administração intravenosa de amiodarona, diltiazem ou verapamil, pode ser tentado. A escolha do agente farmacológico depende das doenças coexistentes apresentadas pelo paciente.

Fibrilação Atrial
Sinais e Sintomas

Embora a fibrilação atrial possa ser um achado assintomático ao exame físico ou ECG, é mais comum que a perda da sincronia AV e a frequência cardíaca alta associadas a esta disritmia causem sintomas significativos. Os sintomas podem variar de palpitações a angina *pectoris*, insuficiência cardíaca congestiva, edema pulmonar e hipotensão. A fibrilação atrial é, frequentemente, associada à fadiga e à fraqueza generalizadas. A ausência de contrações atriais sincronizadas combinada às rápidas frequências ventriculares diminui o débito cardíaco, às vezes a ponto de provocar insuficiência cardíaca.

Diagnóstico

A fibrilação atrial ocorre quando múltiplas áreas dos átrios despolarizam-se e contraem-se continuamente, de maneira desorganizada. Não há despolarização ou contração uniforme, apenas um estremecimento das paredes atriais. Ao ECG, a disritmia é caracterizada como uma atividade atrial caótica, sem ondas P discerníveis (**Fig. 4-4**). A ativação atrial rápida e desordenada e a entrada elétrica irregular no nó AV provocam contrações ventriculares esporádicas, a uma taxa de, aproximadamente, 180 bpm em pacientes que não apresentam alterações nesta estrutura. Uma resposta ventricular extremamente rápida, de 300 bpm, pode ser observada em pacientes com tratos acessórios. Quando um trato acessório é responsável pela ativação ventricular, o QRS é amplo, lembrando a taquicardia ventricular. A fibrilação atrial pode ser desencadeada por outras taquicardias atriais.

Manifestações Clínicas

A fibrilação atrial pode ser um ritmo contínuo ou uma disritmia episódica. Doenças predisponentes incluem a cardiopatia reumática (principalmente a valvopatia mitral), a hipertensão, a tireotoxicose, a cardiopatia isquêmica, a doença pulmonar obstrutiva crônica, a intoxicação alcoólica aguda, a pericardite, a embolia pulmonar e o defeito do septo atrial. Os maiores tamanhos e massa do átrio esquerdo são preditores positivos da fibrilação atrial. Talvez a consequência clínica mais importante da fibrilação atrial é um evento tromboembólico, causando um acidente vascular cerebral. A perda da contração atrial coordenada promove a estase sanguínea e a formação de trombos atriais. Os objetivos do tratamento da fibrilação atrial são o controle da frequência ventricular e a restauração do ritmo sinusal normal.

Tratamento

A cardioversão elétrica é o método mais eficaz de conversão da fibrilação atrial ao ritmo sinusal normal. A cardioversão é indicada para o alívio dos sintomas de insuficiência cardíaca, melhora do débito cardíaco pela recuperação da contratibilidade atrial e redução do risco de tromboembolismo arterial. Uma grande parcela dos pacientes com fibrilação atrial de aparecimento recente apresenta conversão espontânea ao ritmo sinusal em 24 a 48 horas.

A cardioversão farmacológica é mais eficaz quando iniciada nos 7 primeiros dias após o desenvolvimento da fibrilação atrial. Diversos fármacos são eficazes na conversão da fibrilação atrial ao ritmo sinusal. Dentre estes, estão a amiodarona, a propafenona, a ibutilida e o sotalol. O fármaco preferido em pacientes com cardiopatia significativa, incluindo doença isquêmica, hipertrofia ventricular esquerda, disfunção ventricular esquerda e insuficiência cardíaca, é a amiodarona. A eficácia da amiodarona varia de 34% a 69% com a administração em *bolus* (3 a 7 mg/kg peso corpóreo) e de 55% a 95% quando essa é seguida pela infusão contínua do fármaco. A amiodarona também suprime a ectopia atrial e a recorrência da fibrilação atrial e melhora a taxa de sucesso da cardioversão elétrica. Os efeitos adversos da administração aguda de amiodarona incluem bradicardia, hipotensão e flebite no sítio de injeção. A terapia prolongada pode estar associada a distúrbios visuais, disfunção tireoideana, náusea e constipação.

O controle da resposta ventricular em pacientes com fibrilação atrial é geralmente conseguido por meio da administração de fármacos que reduzem a condução do nó AV. Os medicamentos mais usados com este propósito são os β-bloqueadores, os bloqueadores de canais de cálcio e a digoxina. Os β-bloqueadores auxiliam a prevenção da fibrilação atrial recorrente, controlam bem a frequência cardíaca e reduzem os sintomas durante episódios subsequentes da doença. Os possíveis efeitos colaterais desses fármacos são a hipotensão e o broncoespasmo.

Os bloqueadores de canais de cálcio, como o diltiazem e o verapamil, podem reduzir, rapidamente, a frequência ventricular durante a fibrilação atrial. Esses fármacos exercem efeitos inotrópicos negativos e devem ser usados com cautela em pacientes susceptíveis à insuficiência cardíaca.

A digoxina pode auxiliar no controle da frequência ventricular, mas não é eficaz na conversão da fibrilação atrial ao ritmo sinusal. Em quadros agudos de rápida fibrilação atrial, a utilidade da digoxina é limitada, já que seu pico de efeitos terapêuticos é retardado por muitas horas. Os efeitos colaterais associados aos digitálicos são dose-dependentes e, mais comumente, incluem o bloqueio AV e a ectopia ventricular.

Prognóstico

Nos Estados Unidos, a fibrilação atrial é a disritmia cardíaca contínua mais comumente observada, com incidência de 0,4%. A incidência da fibrilação atrial aumenta com a idade, estando presente em 1% dos indivíduos com menos de 60 anos, aumentando para 5% naqueles entre 70 e 75 anos e excedendo os 10% nos maiores de 80 anos. As cardiopatias subjacentes mais associadas à fibrilação atrial são a hipertensão sistêmica e a doença cardíaca isquêmica. A valvopatia, a insuficiência cardíaca congestiva e o diabetes melito são fatores de risco independentes para o desenvolvimento de fibrilação atrial. A fibrilação atrial é a taquicardia pós-operatória mais comum e é frequentemente observada logo após a realização da cirurgia (nos primeiros 2 a 4 dias), principalmente em pacientes idosos submetidos a procedimentos cardiotorácicos.

Os indivíduos com fibrilação atrial são mais susceptíveis a acidente vascular cerebral, sendo geralmente tratados com anticoagulantes. O esquema profilático escolhido para cada paciente é determinado pela estratificação de risco de tromboembolia, com base na idade e na cardiopatia concomitante. Em quadros agudos, a heparina, por via intravenosa, é o anticoagulante mais usado. No tratamento anticoagulante crônico, a warfarina é mais empregada, mas a administração de ácido acetilsalicílico pode ser suficiente em indivíduos considerados pouco susceptíveis a complicações tromboembólicas.

Conduta Anestésica

Se a fibrilação atrial de aparecimento recente ocorrer antes da indução da anestesia, a cirurgia deve ser, se possível, adiada até o controle da disritmia. O manejo da fibrilação atrial durante a anestesia e/ou cirurgia depende da estabilidade hemodinâmica do paciente. Quando a fibrilação atrial é hemodinamicamente significativa, o tratamento é a cardioversão. A cardioversão sincronizada, com 100 a 200 J, é indicada. O controle farmacológico da resposta

CAPÍTULO 4
Anomalias da Condução e do Ritmo Cardíaco

ventricular e a conversão ao ritmo sinusal, por meio da administração intravenosa de amiodarona, diltiazem ou verapamil, podem ser tentados quando os sinais vitais são estáveis. A escolha do fármaco depende das doenças coexistentes apresentadas pelo paciente.

Os pacientes com fibrilação atrial crônica devem continuar a receber sua medicação antidisrítmica no período perioperatório, com monitorização cuidadosa das concentrações séricas de magnésio e potássio, principalmente em pacientes submetidos ao tratamento com digoxina. A equipe médica deve estar bem coordenada para fazer a transição entre a administração intravenosa e oral da terapia anticoagulante.

RITMOS VENTRICULARES

Ectopia Ventricular (Extrassístoles Ventriculares)
Sinais e Sintomas
A ectopia ventricular pode ocorrer como episódios curtos, de término espontâneo, ou como um período contínuo de bigeminia ou trigeminia. A ocorrência de mais do que três ESV consecutivas é considerada taquicardia ventricular. Os sintomas mais comuns associados à ectopia ventricular são palpitações, quase síncope e síncope. Quanto maior o período de ectopia, maior a gravidade dos sintomas. O volume de sangue ejetado pelo batimento prematuro é menor do que o normal, enquanto o volume sistólico do batimento que se segue à pausa compensatória é maior do que o usual.

Diagnóstico
Os batimentos ventriculares prematuros são originários de focos únicos (unifocais) ou múltiplos (multifocais) localizados abaixo do nó AV. Achados eletrocardiográficos característicos incluem complexo QRS precoce e prolongado, ausência de onda P precedente, segmento ST e onda T de deflexão oposta à de QRS e a presença de uma pausa compensatória antes do próximo batimento sinusal. O "período vulnerável", ou seja, o período refratário relativo do potencial de ação cardíaco, ocorre, aproximadamente, no terço médio da onda T. As ESV que ocorrem neste período podem iniciar batimentos repetitivos, incluindo a taquicardia e a fibrilação ventricular. Esta situação clínica é mais conhecida como fenômeno R em T.

Tratamento
Os batimentos ventriculares prematuros devem ser tratados quando são frequentes, polimórficos e ocorrem em conjuntos de três ou mais ou durante o período vulnerável, já que estas características são associadas a uma maior incidência de taquicardia e fibrilação ventriculares. O primeiro passo no tratamento das extrassístoles ventriculares é a eliminação ou correção da causa subjacente (**Tabela 4-2**). A interrupção do tratamento com fármacos pró-disrítmicos ou que prolongam o intervalo QT e a eliminação de qualquer irritação mecânica iatrogênica do coração, como cateteres intracardíacos, podem diminuir a incidência das disritmias ventriculares. Um desfibrilador deve estar disponível, caso ocorram deterioração clínica e disritmias possivelmente fatais.

À exceção dos β-bloqueadores, os fármacos antidisrítmicos atualmente disponíveis não foram eficazes, em ensaios clínicos randomizados, no manejo primário prolongado das disritmias ventriculares. Muitos fármacos antidisrítmicos exercem efeitos

TABELA 4-2	Doenças e Fatores Associados ao Desenvolvimento de Batimentos Ventriculares Prematuros
Coração normal	
Hipoxemia arterial	
Isquemia miocárdica	
Infarto do miocárdio	
Miocardite	
Ativação do sistema nervoso simpático	
Hipocalemia	
Hipomagnesemia	
Intoxicação por digitálicos	
Cafeína	
Cocaína	
Álcool	
Irritação mecânica (cateter venoso central ou em artéria pulmonar)	

pró-disrítmicos e/ou prolongam o intervalo QT. Na verdade, o prolongamento da despolarização (extensão QT) pode precipitar e aumentar a propensão de ocorrência de disritmias. A amiodarona, a lidocaína e outros antidisrítmicos não são indicados a não ser que as ESV progridam à taquicardia ventricular ou sejam frequentes a ponto de causarem instabilidade hemodinâmica. A terapia medicamentosa não é totalmente eficaz na supressão das disritmias ventriculares devidas a irritações mecânicas ao coração.

Prognóstico
Caracteristicamente, os batimentos ventriculares prematuros ocorrem em repouso e desaparecem com a realização de exercícios. A maior frequência de ESV associada ao exercício pode ser uma indicação da existência de cardiopatia subjacente. O significado prognóstico da ectopia ventricular depende da presença e da gravidade de cardiopatias estruturais coexistentes. A incidência de ESV na população saudável vai de 0,5% nos indivíduos com menos de 20 anos de idade a 2,2% nos maiores de 50 anos. Na ausência de cardiopatia estrutural, a ectopia ventricular assintomática é benigna, sem risco demonstrável de morte súbita mesmo na presença de taquicardia ventricular.

A ocorrência de seis ou mais ESV por minuto e as formas repetitivas ou multifocais de ectopia ventricular, mesmo se assintomáticas, indicam um maior risco de desenvolvimento de taquidisritmia ventricular possivelmente fatal. As doenças mais comumente associadas a esse fenômeno são a isquemia miocárdica, a valvopatia, a cardiomiopatia, o prolongamento do intervalo QT e a presença de anomalias eletrolíticas, principalmente a hipocalemia e a hipomagnesemia.

Conduta Anestésica
Caso o paciente apresente seis ou mais ESV por minuto e formas repetitivas ou multifocais de ectopia ventricular durante a

anestesia, há maior risco de desenvolvimento de disritmia potencialmente fatal. O manejo deve incluir o diagnóstico diferencial das possíveis causas, como acidose, desequilíbrio eletrolítico, uso de fármacos pró-disrítmicos ou estimulação mecânica por cateteres intracardíacos. Enquanto o tratamento ou eliminação de tais fatores é realizado, a disponibilidade imediata de um desfibrilador deve ser confirmada.

Os β-bloqueadores são os fármacos mais eficazes na supressão da ectopia e das disritmias ventriculares. A administração de amiodarona, lidocaína e outros fármacos antidisrítmicos somente é indicada quando as ESV progridem a taquicardia ventricular ou são frequentes a ponto de provocarem instabilidade hemodinâmica.

Taquicardia Ventricular
Sinais e Sintomas

Palpitações, pré-síncope e síncope são os três sintomas mais comumente descritos por pacientes com disritmias ventriculares. A taquicardia ventricular é comum após um infarto agudo do miocárdio e na presença de inflamação ou doenças infecciosas do coração. A intoxicação por digitálicos pode se manifestar como taquicardia ventricular.

Diagnóstico

A taquicardia ventricular (também denominada taquicardia ventricular monomórfica) está presente quando três ou mais batimentos ventriculares prematuros são observados a uma frequência cardíaca calculada maior que 120 bpm (geralmente, entre 150 e 200 bpm). Esta taquicardia pode ocorrer como ritmo não contínuo e paroxístico ou contínuo. O ritmo é regular, com prolongamento de complexos QRS e ausência de ondas P discerníveis (**Fig. 4-5**). Pode ser difícil distinguir a TSV, às vezes, da taquicardia ventricular, principalmente quando há condução aberrante ou o paciente apresenta bloqueio de RD (BRD) ou de RE (BRE).

A *torsade de pointes* (TdP) (também denominada taquicardia ventricular polimórfica) é uma forma distinta de taquicardia ventricular iniciada por uma extrassístole ventricular em quadros de repolarização ventricular anormal (prolongamento de intervalo QT). Os fármacos que prolongam a repolarização, como os fenotiazínicos, os antidepressivos tricíclicos, certos antieméticos e a maioria dos antidisrítmicos, predispõem ao desenvolvimento de TdP.

Tratamento Ocasionalmente, é impossível diferenciar a taquicardia ventricular da TSV com base em sintomas clínicos, sinais vitais ou achados ao ECG. Os pacientes com taquicardia ventricular sintomática ou instável ou TSV devem ser imediatamente submetidos à cardioversão. Se os sinais vitais forem estáveis e a taquicardia ventricular for persistente ou recorrente após a cardioversão, a administração de 150 mg de amiodarona por 10 minutos é recomendada. Essa infusão pode ser repetida conforme necessário, até uma dose máxima total de 2,2 g em 24 horas. Fármacos alternativos recomendados incluem a procainamida, o sotalol e a lidocaína. A taquicardia ventricular sem pulso requer a cardioversão/desfibrilação imediata e a ressuscitação cardiopulmonar (RCP).

Prognóstico

As disritmias ventriculares, frequentemente assintomáticas, podem ser encontradas em 70% a 80% das pessoas com mais de 60 anos de idade. O prognóstico depende da presença ou ausência de cardiopatia estrutural. No ambiente perioperatório, a ventilação mecânica, a terapia medicamentosa, a inserção de cateteres centrais e outras intervenções podem ser causas iatrogênicas de disritmias ventriculares. O risco de morte súbita em pacientes com corações estruturalmente normais acometidos por disritmias ventriculares é baixo. O tratamento com β-bloqueadores ou bloqueadores de canais de cálcio pode suprimir a disritmia e aliviar os sintomas. A ablação com cateter ou a implantação de um cardioversor/desfibrilador são opções no tratamento da taquicardia ventricular refratária a fármacos.

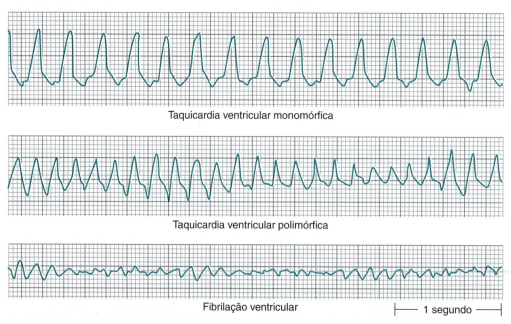

Figura 4-5 • Comparação entre a aparência eletrocardiográfica de uma taquicardia ventricular monomórfica, uma taquicardia ventricular polimórfica (*torsade de pointes*) e uma fibrilação ventricular.

CAPÍTULO 4
Anomalias da Condução e do Ritmo Cardíaco

Conduta Anestésica

A ocorrência de taquicardia ventricular paroxística não contínua durante a anestesia deve ser investigada quanto às suas possíveis causas, já que esta disritmia pode se tornar contínua e/ou deteriorar em fibrilação ventricular. A taquicardia ventricular sustentada, com ou sem pulso, demanda ação imediata. Além da terapia elétrica e do tratamento medicamentoso da taquicardia ventricular, a intubação endotraqueal e a avaliação e correção de desequilíbrios ácido-básicos e eletrolíticos podem ser necessárias.

Fibrilação Ventricular

Sinais e Sintomas

A fibrilação ventricular é um ritmo ventricular irregular incompatível com a vida, já que não há volume sistólico ou débito cardíaco associado. A fibrilação ventricular *nunca* é acompanhada por pulso ou pressão arterial. Quando um paciente com suspeita de fibrilação ventricular está consciente ou respondendo, o ECG deve ser reavaliado antes da tomada de decisões terapêuticas.

Diagnóstico

A fibrilação ventricular é um ritmo ventricular rápido, bastante irregular, com grande variação da extensão, da morfologia e da amplitude do ciclo QRS (Fig. 4-5).

Tratamento

A desfibrilação elétrica é o único método eficaz de conversão da fibrilação ventricular a um ritmo capaz de gerar débito cardíaco. A desfibrilação envolve o envio de uma corrente elétrica ao coração, com o objetivo de despolarizar todas as células do miocárdio de uma vez. Idealmente, um único foco marcapasso tende a restaurar a sincronia miocárdica. Esse tratamento deve ser instituído assim que possível, já que o débito cardíaco e os fluxos sanguíneos coronário e cerebral são extremamente baixos, mesmo com a vigorosa compressão cardíaca externa. A sobrevida é maior quando a desfibrilação ocorre nos primeiros 3 a 5 minutos de parada cardíaca.

Quando a fibrilação ventricular é refratária ao tratamento elétrico, a administração de 1 mg de epinefrina ou de 40 unidades de vasopressina, por via intravenosa, pode melhorar à resposta à desfibrilação. Após três tentativas de desfibrilação com administração de vasopressina ou epinefrina, o tratamento com amiodarona, lidocaína ou, no caso de TdP, magnésio, é indicado.

Em qualquer parada cardíaca com ausência de pulso, fatores contribuintes devem ser pesquisados e tratados. O diagnóstico diferencial inclui hipoxia, hipovolemia, acidose, hipocalemia, hipercalemia, hipoglicemia, hipotermia, fármacos ou toxinas ambientais, tamponamento cardíaco, pneumotórax por tensão, isquemia coronária, embolia pulmonar e hemorragia.

Prognóstico

A fibrilação ventricular é a causa mais comum de morte cardíaca súbita. Muitas vítimas apresentam cardiopatia isquêmica subjacente. A taquicardia ventricular frequentemente precede o aparecimento da fibrilação ventricular. O tratamento a longo prazo da taquicardia ou da fibrilação ventricular episódica recorrente pode ser conseguido, com sucesso, com o implante permanente de um cardioversor/desfibrilador.

Conduta Anestésica

A ocorrência de fibrilação atrial durante a anestesia é um evento crítico. A RCP deve ser imediatamente iniciada. O único fator importante que aumenta a sobrevida dos pacientes com fibrilação ventricular é o tempo até a desfibrilação. A sobrevida é maior quando a desfibrilação ocorre nos primeiros 3 a 5 minutos de parada cardíaca. Os algoritmos Standardized Advanced Cardiac Life Support (Suporte Avançado Padrão à Vida Cardíaca) devem ser seguidos na instituição do tratamento elétrico, farmacológico e adjunto. A causa da fibrilação atrial deve ser encontrada e corrigida, para maximizar os esforços de ressuscitação.

SÍNDROMES DE PRÉ-EXCITAÇÃO VENTRICULAR

O sistema de condução normal do coração, do átrio ao ventrículo, é uma via única através do nó AV e do sistema de His-Purkinje. Podem existir vias alternativas (acessórias) que funcionam como pontes musculares eletricamente ativas e criam potenciais para taquicardias por reentrada. Estas vias acessórias são congênitas e, mais provavelmente, representam resquícios de conexões musculares atrioventriculares fetais deixadas pelo desenvolvimento incompleto do ânulo fibroso.

Síndrome de Wolff-Parkinson-White

Sinais e Sintomas

As taquidisritmias sintomáticas associadas à síndrome de Wolff-Parkinson-White (WPW) geralmente surgem no início da vida adulta. Palpitações paroxísticas, acompanhadas ou não por vertigem, síncope, dispneia ou angina *pectoris*, são comumente observadas durante as taquidisritmias associadas a esta síndrome. A gravidez pode estar associada à manifestação inicial da síndrome WPW em algumas mulheres e há pacientes que manifestam a doença pela primeira vez no período perioperatório. A síndrome de WPW está associada a uma maior incidência de morte súbita, mas é raro que esta seja a primeira manifestação da doença.

Diagnóstico

O diagnóstico da síndrome WPW é reservado aos pacientes que apresentam pré-excitação e taquidisritmia. A pré-excitação ventricular provoca uma deflexão mais precoce do que a normal do complexo QRS, chamada onda delta. As ondas deltas podem mimetizar as ondas Q de um infarto do miocárdio.

A TRNAV é a taquidisritmia mais comumente observada em pacientes acometidos pela síndrome de WPW, sendo responsável por 95% das disritmias associadas a esta doença. Esta taquidisritmia é geralmente desencadeada por ESA ou ESV. A TRNAV é classificada como ortodrômica (complexo QRS estreito) ou antidrômica (complexo QRS prolongado). A TRNAV ortodrômica é muito mais comum (acometendo 90% a 95% dos pacientes) e apresenta complexo QRS estreito, já que o impulso cardíaco é conduzido do átrio pelo nó AV-sistema de His-Purkinje normal. Esses impulsos retornam dos ventrículos para os átrios por meio da via acessória.

Na forma antidrômica menos comum da TRNAV, o impulso cardíaco é conduzido do átrio para o ventrículo pela via acessória e retorna dos ventrículos para os átrios através do nó AV normal.

71

O complexo QRS prolongado observado na TRNAV antidrômica dificulta a distinção desta disritmia da taquicardia ventricular observada ao ECG.

A fibrilação e o *flutter* atriais são incomuns na síndrome de WPW, mas podem ser mais graves, já que provocam frequência ventricular muito rápida e até mesmo fibrilação ventricular.

Tratamento

Taquicardia Ortodrômica por Reentrada no Nó AV O tratamento da TRNAV ortodrômica (complexo estreito) em pacientes estáveis e conscientes deve ser iniciado por manobras vagais (massagem do seio carotídeo ou manobra de Valsalva). Se as manobras vagais não tiverem sucesso, a administração de adenosina, verapamil, β-bloqueadores ou amiodarona pode ser eficaz.

Taquicardia Antidrômica por Reentrada no Nó AV O tratamento da TRNAV antidrômica (complexo prolongado) é direcionado ao bloqueio dos impulsos cardíacos pela via acessória. Os fármacos que reduzem a condução do nó AV, como a adenosina, o verapamil, os β-bloqueadores e a digoxina, não são eficazes no tratamento do TRNAV de complexo prolongado. Esses fármacos reduzem a velocidade de condução do nó AV, mas podem aumentar a condução pela via acessória. Em resultado disso, podem provocar uma grande elevação da frequência ventricular.

O tratamento da TRNAV antidrômica em pacientes com sinais vitais estáveis inclui a administração intravenosa de procainamida em dose de 10 mg/kg, infundido em uma taxa inferior a 50 mg/min. A procainamida reduz a condução dos impulsos cardíacos pela via acessória e pode diminuir a taxa de resposta ventricular e interromper a taquidisritmia com prolongamento de complexo. A cardioversão elétrica é indicada quando a resposta ventricular não pode ser controlada pela terapia medicamentosa.

Considerações Especiais Acerca da Fibrilação Atrial na Síndrome de Wolff-Parkinson-White A fibrilação atrial em casos de síndrome de WPW pode estar associada à condução anterógrada pela via acessória e ao risco de taxas de resposta ventricular extremas e/ou fibrilação ventricular e ser tratada pela administração intravenosa de procainamida. O verapamil e a digoxina são *contraindicados* nestes casos, já que podem acelerar a condução pela via acessória. A cardioversão elétrica é usada na presença de instabilidade hemodinâmica. O manejo prolongado da taquidisritmia em pacientes com síndrome de WPW pode incluir a administração de fármacos antidisrítmicos ou o cateterismo com ablação por radiofrequência da via acessória.

Prognóstico

Desde que a síndrome WPW de foi primeiramente descrita em 1930, o entendimento desta doença e das taquicardias por reentrada cresceu enormemente. Na população geral, a pré-excitação ocorre a uma taxa de 1,5 a cada 1.000. Destes indivíduos, 50% a 60% se tornam sintomáticos. Em relação ao aparecimento dos sintomas, a distribuição etária é bimodal, no início da infância e da vida adulta. Há uma forte associação entre a anomalia de Ebstein da valva tricúspide e a pré-excitação. A incidência de morte cardíaca súbita em indivíduos acometidos pela síndrome de WPW é de 0,15% a 0,39% por paciente-ano. A morte súbita raramente é a manifestação inicial da síndrome de WPW. Embora os antidisrítmicos possam ser usados no manejo das disritmias associadas a essa doença, a ablação com cateter é considerada o melhor tratamento da síndrome sintomática, sendo curativa em 95% dos pacientes e apresentando baixa taxa de complicação.

Conduta Anestésica

Os pacientes com síndrome de WPW conhecida que serão submetidos a cirurgias devem continuar a receber a medicação antidisrítmica. Durante a conduta anestésica, o objetivo é evitar qualquer evento (por exemplo, aumento da atividade do sistema nervoso simpático devido a dor, ansiedade ou hipovolemia) ou fármaco (digoxina, verapamil) que possa elevar a condução anterógrada dos impulsos cardíacos por uma via acessória. Os fármacos que são reconhecidamente eficazes no tratamento das taquidisritmias associadas à síndrome de WPW devem estar prontamente disponíveis, assim como um equipamento de cardioversão elétrica.

SÍNDROME DO PROLONGAMENTO QT

Sinais e Sintomas

Existem dois tipos de síndromes de prolongamento QT (SPQT): congênito e adquirido. A síncope é a principal característica das formas hereditárias de síndrome de prolongamento QT. Esses eventos são comumente associados a estresse, emoção, exercício ou outras situações associadas à estimulação simpática. Uma rara forma autossômica recessiva da síndrome de prolongamento QT, chamada síndrome de Jervell Lange-Nielsen, está associada à surdez congênita. A síndrome de prolongamento QT adquirida iatrogênica é bem mais comum do que as formas hereditárias da doença.

Diagnóstico

Existem diversas síndromes geneticamente determinadas que se manifestam como intervalo QT longo. As mais comuns são as de Romano-Ward e de Timothy. Essas síndromes são herdadas como doenças autossômicas dominantes e geralmente causam síncope no final da infância. As manifestações podem ser precoces, no primeiro ano de vida, ou tardias, até os 60 anos de idade. O prolongamento da repolarização observado na SPQT leva à dispersão dos períodos refratários por todo o miocárdio. Essa anomalia de repolarização permite que as pós-despolarizações desencadeiem as ESV. Em certas circunstâncias, as ESV desencadeadas iniciam um ritmo de reentrada ventricular que se manifesta como taquicardia ventricular polimórfica (TdP).

Por definição, observa-se, nas SPQT, um prolongamento de QTc maior do que 460 a 480 milissegundos. Durante um episódio de síncope, o achado eletrocardiográfico mais comum é taquicardia ventricular polimórfica (TdP). A TdP é uma taquicardia ventricular em um paciente com histórico de QTc longo e é eletrocardiograficamente caracterizada por uma "torção de picos" ou rotação sobre a linha basal do ECG. Essa descrição se refere à constante alteração da extensão do ciclo, do eixo e da morfologia dos complexos QRS em relação à linha basal isoelétrica durante a TdP (Fig. 4-5). Esta disritmia pode ser repetitiva, episódica ou contínua e pode se degenerar em fibrilação ventricular.

Tratamento

O tratamento das SPQT inclui a correção de anomalias eletrolíticas, principalmente as de magnésio ou potássio. Quaisquer

CAPÍTULO 4
Anomalias da Condução e do Ritmo Cardíaco

fármacos associados ao prolongamento QT devem ser descontinuados. Outras opções terapêuticas incluem a administração de β-bloqueadores e a implantação de marcapassos cardíacos ou cardioversores/desfibriladores permanentes.

Os β-bloqueadores são eficazes na prevenção das disritmias ventriculares das SPQT. Estudos mostraram uma redução considerável de eventos cardíacos e mortalidade em pacientes com SPQT congênita submetidos ao tratamento com β-bloqueadores (de 50% a menos de 5% em um período de 10 anos). A colocação de marcapasso é uma opção terapêutica na SPQT, já que a TdP é frequentemente precedida por bradicardias. A programação do marcapasso para uma taxa "basal" maior do que a normal previne a bradicardia que pode desencadear a TdP. O marcapasso é, geralmente, combinado à terapia β-bloqueadora. Nos últimos anos, os cardioversores/desfibriladores permanentes com ação de marcapasso emergiram como a terapia salvadora em pacientes com sintomas recorrentes e TdP recalcitrante apesar da administração de β-bloqueadores.

Prognóstico

De modo geral, as mulheres apresentam intervalos QT mais prolongados do que homens. A incidência da síndrome de prolongamento QT congênita e adquirida é maior no sexo feminino. Não surpreendentemente, a incidência de TdP também é mais alta em mulheres. O melhor preditor do risco de síncope ou morte súbita em pacientes com síndrome de prolongamento QT congênita é o QTc superior a 500 milissegundos.

As SPQT adquiridas podem ser causadas por muitos medicamentos, como antibióticos, antidisrítmicos, antidepressivos e antieméticos. Os dados sugerem que a TdP ocorre em 1% a 10% dos pacientes submetidos ao tratamento com fármacos antidisrítmicos que prolongam o intervalo QT. A incidência da TdP, porém, é muito menor em pacientes que recebem fármacos de ação não cardíaca que também prolongam este intervalo. As SPQT podem estar associadas à hipocalemia, à hipomagnesemia, à desnutrição grave e a catástrofes intracranianas, como a hemorragia subaracnoide.

Conduta Anestésica

Um ECG pré-operatório, para descartar a presença de SPQT, deve ser realizado em pacientes com histórico familiar de morte súbita ou que já apresentaram síncope inexplicada. Em pacientes com QTc prolongado, a escolha dos fármacos anestésicos merece atenção especial. Demonstrou-se que o isoflurano e o sevoflurano prolongam o QTc em crianças e adultos outrossim saudáveis. Atualmente, porém, não há informações suficientes em favor de um anestésico volátil ou outro. O droperidol e outros fármacos antieméticos também aumentam o intervalo QT.

Os eventos que reconhecidamente prolongam o intervalo QT devem ser evitados, como elevações abruptas da estimulação simpática associada à ansiedade pré-operatória e à óbvia estimulação intraoperatória, a hipocalemia aguda devida à hiperventilação iatrogênica e à administração de fármacos que aumentam o QTc. Deve-se considerar a administração de β-bloqueadores antes da indução em pacientes presumivelmente mais susceptíveis. Um desfibrilador deve estar disponível, dada maior probabilidade de ocorrência de fibrilação ventricular perioperatória.

MECANISMOS DAS BRADIDISRITMIAS

A bradicardia é a frequência cardíaca inferior a 60 bpm. Atletas treinados, muitas vezes, apresentam bradicardia em repouso, assim como indivíduos normais durante o sono. Entretanto, a incapacidade de aumentar a frequência cardíaca de maneira adequada durante o exercício, a bradicardia associada a sintomas (como síncope, vertigem e dor torácica) e a frequência cardíaca inferior a 40 bpm na ausência de condicionamento físico ou sono são consideradas anormais. As bradidisritmias são mais comumente causadas pela disfunção do nó SA ou por um bloqueio de condução. Na bradicardia sinusal significativa, marcapassos secundários podem fornecer estímulos elétricos que mantenham a frequência cardíaca.

Bradicardia Sinusal
Sinais e Sintomas

A bradicardia sinusal se deve à diminuição na taxa de descarga normal do nó SA (**Tabela 4-3**). Alguns pacientes são assintomáticos, mas outros apresentam sinais e sintomas de menor débito cardíaco e má perfusão tecidual. Alteração do estado mental, vertigem, convulsões, angina, insuficiência cardíaca, síncope, hipotensão, falência de órgãos-alvo e outras manifestações de choque cardiogênico acompanham a grave bradicardia sinusal.

Diagnóstico

A bradicardia sinusal ocorre quando a frequência cardíaca é inferior a 60 bpm. Ao ECG, observa-se ritmo regular, com onda P de aparecimento normal antes de cada complexo QRS.

Tratamento

Em pacientes assintomáticos, a bradicardia sinusal não requer tratamento. Estes indivíduos, porém, devem ser monitorados para detecção de maior deterioração eletrofisiológica ou hemodinâmica.

TABELA 4-3	Causas Perioperatórias de Bradicardia Sinusal
I.	Estimulação Vagal Reflexo oculocardíaco: tração dos músculos dos olhos Estimulação do plexo celíaco: tração do mesentério Laringoscopia Insuflação abdominal Náusea Dor Terapia eletroconvulsiva
II.	Fármacos β-Agonistas Bloqueadores de canais de cálcio Opioides (fentanil/sufentanil)
III.	Succinilcolina
IV.	Hipotermia
V.	Hipotireoidismo
VI.	Síndrome do coração atlético
VII.	Doença do nó sinoatrial ou isquemia

Em pacientes com sintomatologia branda, quaisquer fatores contribuintes, como o tônus vagal excessivo ou fármacos, devem ser eliminados. Em pacientes com sintomatologia grave, ou seja, dor torácica ou síncope, a colocação imediata de marcapasso transcutâneo ou transvenoso é indicada. A administração de 0,5 mg de atropina por via intravenosa a cada 3 a 5 minutos (a um máximo de 3 mg) pode ser realizada, mas não deve retardar a colocação do marcapasso. Deve-se notar que pequenas doses de atropina (inferiores a 0,5 mg, por via intravenosa) podem *reduzir*, ainda mais, a frequência cardíaca.

Uma infusão de epinefrina ou dopamina pode ser titulada até a resposta ideal enquanto se aguarda a colocação do marcapasso. O glucagon pode auxiliar alguns pacientes com bradicardia devido à *overdose* de β-bloqueadores ou bloqueadores de canais de cálcio que não é responsiva à atropina. O glucagon é administrado em doses de 3 mg por via intravenosa, em *bolus*, seguida pela infusão contínua de 3 mg/h.

Prognóstico

Em condições normais, o nó SA sobrepuja os outros possíveis marcapassos do coração. Quando o nó SA não dispara, outras células, mais lentas, assumem a função de marcapasso. Estes marcapassos secundários são mais lentos do que o nó SA. Quando este nó não dispara, normalmente há uma pausa na atividade elétrica, antes que um marcapasso secundário comece a funcionar. Cada grupo de possíveis células com função de marcapasso apresenta uma taxa intrínseca. O nó SA, geralmente, dispara entre 60 e 100 vezes por minuto. As células próximas ao nó AV, o assim chamado marcapasso juncional, disparam entre 40 e 60 bpm. As células do marcapasso ventricular disparam entre 30 e 45 bpm. Os miócitos ventriculares também podem iniciar impulsos elétricos e agir como marcapassos ectópicos.

Conduta Anestésica

A bradicardia sinusal em pacientes assintomáticos não requer tratamento. Estes pacientes, porém, devem ser monitorados quanto a qualquer evidência de piora da bradicardia ou deterioração clínica. Em pacientes com sintomatologia branda, a eliminação ou o tratamento da causa da bradidisritmia é prudente. Em indivíduos que apresentam sintomas graves, a colocação imediata de marcapassos transcutâneos ou transvenosos é indicada, acompanhada ou não pelo suporte farmacológico anteriormente discutido.

Bradicardia Associada à Bloqueio Espinal ou Epidural

A bradicardia durante o bloqueio neuraxial pode ser observada em pacientes de qualquer idade e classe física determinada pela American Society of Anesthesiologists, sedados ou não. A incidência da bradicardia profunda e de parada cardíaca durante a anestesia neuraxial é de aproximadamente 1,5 a cada 10.000 casos. Por outro lado, a parada cardíaca durante a anestesia geral ocorre a uma taxa de 5,5 a cada 10.000 casos. A bradicardia ou a assistolia podem se desenvolver de maneira súbita (em segundos ou minutos) em pacientes com frequência cardíaca previamente normal ou mesmo elevada; alternativamente, a frequência cardíaca pode cair de forma gradual. A bradicardia pode ser observada em qualquer momento do bloqueio neuraxial mas, com maior frequência, ocorre cerca de 1 hora após o início da anestesia. O risco de bradicardia

e assistolia pode persistir durante o período pós-operatório mesmo após a redução do bloqueio sensorial e motor.

Antes do surgimento da bradicardia, a saturação de oxigênio geralmente é normal. Cerca de metade dos pacientes que sofreram parada cardíaca durante a anestesia neuraxial relatou dispneia, náusea, inquietação, vertigem ou dormência dos dedos das mãos e manifestou deterioração do estado mental antes do evento.

O mecanismo subjacente responsável pela bradicardia e pela assistolia durante as anestesias espinais e epidurais não é conhecido. As teorias propostas incluem a bradicardia induzida por reflexo, resultante do menor retorno venoso e da ativação de arcos reflexos vagais mediados por barorreceptores e receptores de distensão no nó sinusal, provocando uma resposta paradoxal de Bezold-Jarisch. Outro possível mecanismo é a não oposição da atividade do sistema nervoso parassimpático resultante da simpatectomia induzida pela anestesia. O bloqueio das fibras aceleradoras cardíacas originárias dos gânglios simpáticos torácicos (T1-T4) pode alterar o balanço da estimulação do sistema nervoso autônomo no coração, levando à emergência de influências parassimpáticas, relativamente não opostas, nos nós SA e AV. Fatores secundários, como hipovolemia, administração de opioides, sedação, hipercarbia, outras doenças e uso prolongado de medicamentos que diminuem a frequência cardíaca, podem também contribuir para o desenvolvimento da bradicardia.

As bradidisritmias associadas à anestesia espinal ou epidural devem ser tratadas de forma agressiva. A bradicardia pode ocorrer apesar da administração da terapia profilática com atropina e/ou fluidos por via intravenosa. A bradicardia recalcitrante requer a colocação de marcapassos transcutâneos ou transvenosos. No cenário clínico de bradicardia grave, o manejo da assistolia deve ser preparado. A assistolia é tratada pela RCP. O manejo farmacológico deve seguir os protocolos do Advanced Cardiac Life Support e incluir a administração de atropina, epinefrina e/ou vasopressina.

Bradicardia Associada à Disfunção do Nó Sinusal

A disfunção do nó SA, também referida como síndrome do nó sinusal, é uma causa comum de bradicardia. A síndrome do nó sinusal com bradicardia sintomática é responsável por mais de 50% das indicações para colocação de um marcapasso cardíaco permanente. A prevalência da disfunção do nó sinusal pode ser alta, acometendo até um a cada 600 pacientes com mais de 65 anos de idade.

Muitos pacientes com síndrome do nó sinusal são assintomáticos. Outros podem apresentam síncope ou palpitações. Episódios de TSV podem pontuar períodos de bradicardia, levando ao outro nome comum da disfunção do nó sinusal, ou seja, síndrome taquicardia-bradicardia. Em pacientes com cardiopatia isquêmica, os períodos de bradicardia podem contribuir para o desenvolvimento de insuficiência cardíaca congestiva; os períodos de taquicardia podem precipitar a angina *pectoris*.

Ritmo Juncional
Sinais e Sintomas

O ritmo juncional (nodal) se deve à atividade do marcapasso cardíaco em tecidos ao redor do nó AV. Os marcapassos juncionais, geralmente, possuem uma taxa intrínseca de 40 a 60 bpm. Quando o ritmo juncional apresenta frequência acelerada, é denominado taquicardia juncional. Os ritmos juncionais tendem a provocar dissincronia atrioventricular. A perda do *kick* atrial pode

CAPÍTULO 4
Anomalias da Condução e do Ritmo Cardíaco

causar fadiga, fraqueza generalizada, angina *pectoris*, insuficiência cardíaca congestiva, edema pulmonar e hipotensão. A ausência de contração atrial sincronizada e as rápidas frequências ventriculares durante a taquicardia juncional podem prejudicar gravemente o débito cardíaco.

Diagnóstico

O impulso iniciado por um marcapasso juncional segue pelos ventrículos através da via de condução comum, mas pode também ser conduzido de maneira retrógrada até os átrios. O sítio do marcapasso juncional determina se a onda P precede o complexo QRS (com intervalo PR diminuído), o segue ou está enterrada nele, não sendo visível. Um ritmo juncional pode responder normalmente ao exercício e seu diagnóstico pode ser um achado incidental do ECG. O ritmo juncional, porém, pode ser suspeitado quando a pulsação venosa jugular mostra ondas *a* em canhão. A taquicardia juncional apresenta complexo estreito a uma frequência, geralmente, inferior a 120 bpm.

Tratamento

O ritmo juncional que ocorre em associação à miocardite, à isquemia miocárdica ou à intoxicação por digitálicos deve ser manejado pelo tratamento da causa subjacente. Os ritmos juncionais não são incomuns durante a anestesia, principalmente quando os anestésicos voláteis, como o halotano e o enflurano, são administrados. O ritmo juncional transitório observado durante a anestesia não requer tratamento. A atropina pode ser usada para acelerar a frequência cardíaca quando o ritmo juncional se torna hemodinamicamente significativo.

Prognóstico

O ritmo juncional pode ocorrer em associação a muitas doenças diferentes e é, com frequência, um ritmo de escape, devido à depressão da função do nó SA ou ao retardo da condução do nó AV. A taquicardia juncional pode aumentar a automaticidade dos tecidos juncionais durante a intoxicação por digitálicos ou a isquemia. Os ritmos juncionais são, geralmente, considerados benignos e não requerem tratamento, mesmo em quadros de infarto agudo do miocárdio. Quando o ritmo juncional é precipitado pela isquemia miocárdica, porém, esta pode também provocar disritmias ventriculares e deterioração da função cardíaca total.

Conduta Anestésica

Os ritmos juncionais não são infrequentes durante a anestesia geral com anestésicos halogenados. O ritmo juncional transitório não requer tratamento. A perda da sincronia atrioventricular durante um ritmo juncional, porém, pode causar isquemia miocárdica, insuficiência cardíaca ou hipotensão. A atropina, em doses de 0,5 mg, pode ser usada no tratamento dos ritmos juncionais hemodinamicamente significativos.

DISTÚRBIOS DE CONDUÇÃO

Um sistema de condução cardíaca intacto, normalmente, garante a condução de cada impulso sinusal dos átrios para os ventrículos. Anomalias no sistema de condução podem interromper este processo e provocar bloqueios cardíacos (**Tabela 4-4**). O sítio de condução anormal, o risco de progressão ao bloqueio cardíaco

completo e a probabilidade de que um marcapasso secundário que não o sítio de bloqueio à condução gere uma frequência cardíaca adequada são questões importantes no tratamento de pacientes com bloqueio cardíaco.

Diversas doenças agudas e crônicas podem causar o bloqueio cardíaco ou contribuir para o seu desenvolvimento. Isto inclui o infarto agudo do miocárdio (principalmente na distribuição da artéria coronária direita), a intoxicação por digitálicos, o β-bloqueio ou o bloqueio de canais de cálcio excessivo, a miocardite, a febre reumática, a mononucleose, a doença de Lyme e as doenças infiltrativas, como a sarcoidose e a amiloidose.

Bloqueio Atrioventricular de Primeiro Grau
Sinais e Sintomas

No bloqueio AV de primeiro grau, observa-se o prolongamento do intervalo PR, indicando o retardo da passagem do impulso cardíaco pelo nó AV. O prolongamento do intervalo PR é, frequentemente, o resultado da degeneração normal do sistema de condução cardíaca que acompanha o envelhecimento. Outras causas incluem a isquemia miocárdica (envolvendo o suprimento sanguíneo ao nó AV), os fármacos que afetam a condução do nó AV (digitálicos e amiodarona) e os processos que aumentam a atividade do sistema nervoso parassimpático e o tônus vagal. O bloqueio AV de primeiro grau é, geralmente, assintomático.

Diagnóstico

O bloqueio AV de primeiro grau é definido pelo intervalo PR maior do que 0,2 segundo. Cada onda P é conduzida e possui um complexo QRS correspondente de duração normal. O sítio de bloqueio à condução é o nó AV.

Tratamento

O bloqueio AV de primeiro grau é, geralmente, assintomático e, raramente, requer tratamento. Em alguns pacientes, a elimina-

TABELA 4-4	Classificação do Bloqueio Cardíaco

Bloqueio atrioventricular de primeiro grau

Bloqueio atrioventricular de segundo grau
   Mobitz tipo I (Wenckebach)
   Mobitz tipo II

Bloqueio cardíaco unifascicular
   Hemibloqueio anterior esquerdo
   Hemibloqueio posterior esquerdo

Bloqueio do ramo direito

Bloqueio do ramo esquerdo

Bloqueio cardíaco bifascicular
   Bloqueio do ramo direito associado a hemibloqueio anterior esquerdo
   Bloqueio do ramo direito associado a hemibloqueio posterior esquerdo

Bloqueio atrioventricular de terceiro grau (trifascicular, completo)
   Nodal
   Infranodal

ção dos fármacos que diminuem a velocidade da condução AV ou dos fatores clínicos que aumentam o tônus vagal pode reverter o bloqueio em primeiro grau. Outros pacientes podem requerer a correção da isquemia no nó AV. A administração de atropina pode aumentar a velocidade da condução dos impulsos cardíacos pelo nó AV. Em pacientes com cardiopatias significativas, porém, o aumento do consumo de oxigênio devido à elevação da frequência cardíaca produzida pela atropina pode contribuir para a isquemia miocárdica.

Prognóstico

O bloqueio AV de primeiro grau pode ser encontrado em pacientes não acometidos por doenças cardíacas estruturais e naqueles que apresentam maior tônus vagal, intoxicação por digitálicos, infarto da parede inferior do miocárdio e miocardite. A taxa de mortalidade dos pacientes com bloqueio AV de primeiro grau aparentemente não é significativamente maior do que a observada em controles pareados.

Conduta Anestésica

A conduta anestésica de pacientes com bloqueio AV de primeiro grau deve ser dirigida à prevenção de qualquer situação clínica ou administração de fármaco que aumente o tônus vagal ou reduza a condução AV. Os pacientes que apresentam fatores de risco, como isquemia coronária e infecções sistêmicas, devem ter essas doenças tratadas e clinicamente otimizadas antes da realização do procedimento. Os níveis de digoxina devem ser verificados antes da cirurgia. Em pacientes submetidos ao tratamento com digitálicos, as concentrações séricas de potássio devem ser mantidas em níveis normais.

Bloqueio Atrioventricular de Segundo Grau

Sinais e Sintomas

No bloqueio de Mobitz tipo I (Wenckebach), há prolongamento progressivo do intervalo PR até a perda de um batimento. Acredita-se que este bloqueio ocorra porque cada despolarização sucessiva produz um prolongamento do período refratário do nó AV. Este processo continua até que um impulso atrial chegue ao nó AV durante seu período refratário absoluto e tenha sua condução completamente bloqueada. Uma pausa permite que o nó AV se recupere e, então, o processo é continuado.

O bloqueio de Mobitz tipo I é causado pela condução retardada dos impulsos cardíacos pelo nó AV. Este tipo de bloqueio é frequentemente transitório e *assintomático* e pode ser resultado de isquemia, infarto, fibrose ou calcificação do miocárdio e doenças infiltrativas ou inflamatórias que acometem este músculo ou ainda ser observado após cirurgias cardiotorácicas. O bloqueio pode também estar associado a certos fármacos, como bloqueadores de canais de cálcio, β-bloqueadores, digoxina e fármacos simpatolíticos.

O bloqueio de Mobitz tipo II corresponde à interrupção completa da condução de um impulso cardíaco, geralmente em um ponto abaixo do nó AV, no feixe de His ou em um dos ramos. O bloqueio de Mobitz tipo II costuma ser *sintomático*, sendo as palpitações e a quase síncope as queixas mais comuns. Essa doença tem muito mais chance de progredir para um bloqueio AV de terceiro grau do que o bloqueio de Mobitz tipo I.

Diagnóstico

O bloqueio AV de segundo grau pode ser suspeitado quando uma onda P se apresenta sem um complexo QRS correspondente. Este bloqueio pode ser categorizado como Mobitz tipo I (Wenckebach) ou Mobitz tipo II. No bloqueio de Mobitz tipo I, há um prolongamento progressivo do intervalo PR até que um batimento seja completamente bloqueado; a seguir, a sequência é repetida. O bloqueio de Mobitz tipo II, por outro lado, é caracterizado pela interrupção súbita e completa da condução, sem prolongamento PR. O bloqueio de Mobitz tipo II está geralmente associado a danos permanentes ao sistema de condução e pode progredir para bloqueio de terceiro grau, principalmente em casos de infarto agudo do miocárdio.

Tratamento

O bloqueio de Mobitz tipo I, geralmente, não requer tratamento, a não ser que a menor frequência ventricular provoque sinais de hipoperfusão. Os pacientes sintomáticos podem ser, conforme necessário, tratados com atropina. Se esta administração não for eficaz, a colocação de marcapasso pode ser indicada.

O tratamento do bloqueio de Mobitz tipo II inclui a colocação transcutânea ou transvenosa de marcapasso. É pouco provável que a atropina melhore a bradicardia provocada pelo bloqueio de Mobitz tipo II.

Prognóstico

O prognóstico do bloqueio de Mobitz tipo I é bom, já que marcapassos secundários confiáveis, no nó AV, podem assumir as funções necessárias e manter o débito cardíaco. O bloqueio de Mobitz tipo II possui prognóstico mais grave, já que frequentemente progride para bloqueio cardíaco de terceiro grau. Marcapassos secundários confiáveis não costumam ser observados no bloqueio de Mobitz tipo II ou no bloqueio de terceiro grau, uma vez que ambos são associados a graves doenças que acometem o sistema de condução infranodal.

Conduta Anestésica

Em pacientes acometidos por bloqueios cardíacos de segundo grau, as decisões terapêuticas dependem da resposta ventricular e dos sintomas observados. No bloqueio de Mobitz tipo I, a frequência cardíaca é geralmente boa; além disso, raramente esta doença progride para bloqueio cardíaco de terceiro grau. Na presença de uma frequência ventricular aceitável e de um débito cardíaco adequado, nenhum tratamento é necessário. A vigilância contínua, porém, é necessária, para a detecção de qualquer deterioração clínica.

No bloqueio de Mobitz tipo II, a condução pode cair de forma súbita e inesperada, sem alteração no intervalo PR. Uma vez que esta doença geralmente se deve a um distúrbio no sistema de His-Purkinje, o complexo QRS tende a ser prolongado. O bloqueio de Mobitz tipo II possui alta taxa de progressão para bloqueio cardíaco de terceiro grau e pode se manifestar como um ritmo de escape lento, insuficiente à manutenção de um débito cardíaco aceitável. Nesta circunstância, a implantação de um marcapasso é obrigatória.

BLOQUEIOS DE RAMOS

Os distúrbios de condução que ocorrem em vários níveis dos ramos do sistema de His-Purkinje são descritos como bloqueios de ramos ou defeitos da condução intraventricular. Em um bloqueio

CAPÍTULO 4
Anomalias da Condução e do Ritmo Cardíaco

completo de ramos, o complexo QRS tem duração de 120 milissegundos ou mais. Em pacientes com BRD crônico isolado, a progressão para bloqueio AV completo é rara. Nos pacientes com bloqueio bifascicular (BRD e bloqueio anterior esquerdo ou posterior fascicular) ou BRE, a incidência de progressão para bloqueio cardíaco completo é de 6%. Em casos de infarto agudo do miocárdio, o desenvolvimento de novo bloqueio bifascicular acompanhado por um bloqueio AV de primeiro grau está associado a um risco muito alto (de 40%) de progressão à forma completa da doença. Esses pacientes devem ser submetidos à colocação temporária e profilática de marcapassos cardíacos. Os bloqueios de ramos alternados, mesmo quando assintomáticos, são um sinal de doença avançada no sistema de condução e indicam a necessidade de implantação de um marcapasso permanente. Os distúrbios da condução intraventricular são geralmente associados à doença cardíaca estrutural, principalmente cardiomiopatias dilatadas. Essas alterações são marcadores de mau prognóstico, tanto em termos de insuficiência cardíaca quanto de maior mortalidade.

Bloqueio de Ramo Direito
Sinais e Sintomas

Em pacientes que não apresentam cardiopatias estruturais, o BRD é mais comum do que o BRE. O BRD, porém, pode estar associado a cardiopatias estruturais, como defeitos em septo atrial, valvopatia e cardiopatia isquêmica. O retardo da condução intraventricular provocado por um BRD raramente é sintomático. O bloqueio cardíaco bifascicular é observado quando o BRD está combinado ao bloqueio de um dos fascículos do RE. O BRD associado ao hemibloqueio anterior esquerdo é mais comum do que o BRD acompanhado pelo hemibloqueio posterior esquerdo.

Diagnóstico

O BRD se deve à interrupção do impulso cardíaco conforme este trafega pelo RD. Ao ECG, este bloqueio é reconhecido pelo prolongamento do complexo QRS (com mais de 0,1 segundo de duração) e pela presença de sRS' nos eletrodos V_1-V_2. Observa-se também uma onda S profunda nos eletrodos I e V_6.

O bloqueio cardíaco bifascicular é encontrado quando o BRD está associado ao bloqueio de um dos fascículos do BRE. O BRD associado ao hemibloqueio anterior esquerdo é a combinação mais comumente observada, presente em aproximadamente 1% de todos os ECG em adultos. A cada ano, cerca de 1% a 2% dos pacientes progridem para bloqueio cardíaco de terceiro grau. A combinação de BRD e hemibloqueio posterior esquerdo é infrequente, mas costuma progredir para bloqueio AV de terceiro grau.

Tratamento

O tratamento agudo do BRD associado ou não ao hemibloqueio anterior esquerdo consiste em observação e eliminação de fármacos ou fatores clínicos que contribuam para o desenvolvimento de distúrbios de condução. A capacidade dos marcapassos deve ser avaliada em casos de progressão para bloqueio cardíaco completo.

Prognóstico

O BRD está presente em aproximadamente 1% dos adultos hospitalizados. Sua presença nem sempre implica em doença cardíaca e, com frequência, não possui significado clínico. O BRD isolado raramente progride para bloqueio AV avançado.

Conduta Anestésica

Uma preocupação teórica nos pacientes com bloqueio cardíaco bifascicular é que os eventos perioperatórios (alterações na pressão arterial, na oxigenação arterial, nas concentrações séricas de eletrólitos) podem comprometer a condução dos impulsos cardíacos em um fascículo remanescente intacto, levando ao aparecimento do bloqueio cardíaco de terceiro grau. Não há evidências, porém, de que a cirurgia realizada sob anestesia geral ou regional predisponha os pacientes com bloqueio cardíaco bifascicular preexistente ao desenvolvimento do bloqueio de terceiro grau. A colocação profilática de um marcapasso cardíaco, portanto, não é necessária.

Bloqueio de Ramo Esquerdo
Sinais e Sintomas

Os bloqueios de ramos podem ser crônicos ou intermitentes. O BRE é, com frequência, um marcador de graves cardiopatias, como a hipertensão, a doença arterial coronária, a valvopatia e a cardiomiopatia. O BRE isolado costuma ser assintomático.

Diagnóstico

O BRE é reconhecido ao ECG como um complexo QRS de mais de 0,12 segundo de duração e a ausência de ondas Q nos eletrodos 1 e V_6. A condução anormal de impulsos pelos fascículos do BRE pode ser caracterizada como unifascicular (hemibloqueio) ou bifascicular (bloqueio completo). O bloqueio do fascículo anterior esquerdo é o hemibloqueio mais comum. O hemibloqueio posterior esquerdo é raro, já que o fascículo posterior do RE é maior e mais bem perfundido do que o anterior. Embora o hemibloqueio seja uma forma de bloqueio cardíaco intraventricular, a duração do complexo QRS é normal ou apenas minimamente prolongada.

Tratamento

Alguns pacientes apresentam BRE somente após atingirem uma frequência cardíaca crítica. Em outros, esse bloqueio está associado à cardiopatia isquêmica, à hipertrofia do ventrículo esquerdo ou à cardiomiopatia. O tratamento destas enfermidades contribuintes pode diminuir a incidência do BRE em pacientes susceptíveis.

Prognóstico

O BRE, diferentemente do BRD, possui implicações clínicas mais óbvias. O BRE é frequentemente associado à cardiopatia isquêmica, à hipertrofia ventricular esquerda que acompanha a hipertensão sistêmica crônica ou à valvopatia. O BRE isolado raramente progride para o bloqueio AV avançado. O aparecimento do BRE foi observado durante a anestesia, principalmente em episódios hipertensivos ou em episódios de taquicardia, e pode ser um sinal de isquemia miocárdica. É muito difícil diagnosticar um infarto do miocárdio ao ECG na presença de um BRE, já que as alterações no segmento ST e nas ondas T (anomalias de repolarização) já estão presentes como parte do bloqueio de ramo. Uma TSV pode ser confundida com uma taquicardia ventricular em pacientes com BRE, devido ao prolongamento dos complexos QRS.

Conduta Anestésica

A presença de um BRE possui implicações especiais quando a inserção de um cateter em artéria pulmonar é planejada. O bloqueio cardíaco de terceiro grau pode ser observado quando o cateter central induz um BRD em um paciente com BRE preexistente. O BRD (geralmente transitório) ocorre durante a inserção de cateter em artéria pulmonar em aproximadamente 2% a 5% dos pacientes.

Bloqueio Atrioventricular de Terceiro Grau

Sinais e Sintomas

O bloqueio cardíaco de terceiro grau é a interrupção completa da condução AV. Este bloqueio pode ser transitório ou permanente. O bloqueio cardíaco de terceiro grau se desenvolve em, aproximadamente, 8% dos pacientes com infarto agudo do miocárdio na parede inferior. Nesta situação, o bloqueio cardíaco geralmente é transitório, embora possa durar diversos dias.

O aparecimento do bloqueio AV de terceiro grau pode ser sinalizado por um episódio de vertigem ou síncope. Outros sintomas são fraqueza e dispneia. Um episódio de síncope causado pelo bloqueio cardíaco de terceiro grau é denominado ataque de Stokes-Adams. A insuficiência cardíaca congestiva pode ser observada, devido ao menor débito cardíaco produzido pela bradicardia que acompanha o bloqueio AV de terceiro grau.

Diagnóstico

O bloqueio AV de terceiro grau (bloqueio cardíaco completo) é caracterizado pela ausência completa de condução dos impulsos cardíacos dos átrios para os ventrículos. A atividade contínua dos ventrículos se deve aos impulsos derivados de um marcapasso ectópico distal ao sítio de bloqueio à condução. Quando o bloqueio à condução está abaixo do nó AV (infranodal), a frequência cardíaca é de 30 a 40 bpm e há prolongamento do complexo QRS.

Tratamento

O tratamento do bloqueio AV de terceiro grau é composto pela colocação de marcapasso por via transcutânea ou transvenosa. Se o bloqueio persistir, a colocação de um marcapasso permanente é indicada.

Prognóstico

A causa mais comum de bloqueio AV de terceiro grau em adultos é a degeneração fibrótica do sistema de condução distal. Esta enfermidade está associada ao envelhecimento e é denominada doença de Lenègre. Alterações degenerativas e calcificadas em tecidos de condução mais proximais, adjacentes ao ânulo da valva mitral, podem também interromper a condução cardíaca e são denominadas doença de Lev.

Conduta Anestésica

A colocação prévia de um marcapasso transvenoso ou a existência de disponibilidade de um marcapasso transcutâneo é necessária antes da administração do anestésico para inserção de um marcapasso cardíaco permanente. O isoproterenol pode ser necessário à manutenção de uma frequência cardíaca adequada e age como um "marcapasso químico" até que o marcapasso artificial esteja funcional. Deve-se também cautela durante a administração de fármacos antidisrítmicos, já que, em pacientes com bloqueio AV de terceiro grau, estes medicamentos podem suprimir os marcapassos ventriculares ectópicos que são responsáveis pela manutenção da frequência cardíaca.

TRATAMENTO DAS DISRITMIAS CARDÍACAS

Os parâmetros fisiológicos anormais devem ser corrigidos antes do início do tratamento com fármacos antidisrítmicos ou a inserção de um marcapasso artificial. O estabelecimento dos valores ácido-básicos fisiológicos, a normalização das concentrações séricas de eletrólitos e a estabilização da atividade do sistema nervoso autônomo são importantes e maximizam a possibilidade de restabelecimento do ritmo sinusal normal.

Fármacos Antidisrítmicos

Os fármacos antidisrítmicos são administrados quando a correção dos eventos precipitantes identificáveis não é suficiente para suprimir as disritmias. Estes fármacos agem alterando várias características eletrofisiológicas das células do miocárdio. A maioria dos fármacos antidisrítmicos atua por um de três mecanismos: (1) supressão da automaticidade das células do marcapasso por diminuir a inclinação da fase 4 de despolarização, (2) prolongamento do período refratário eficaz, para eliminar os circuitos de reentrada e (3) facilitação da condução do impulso pelas vias normais, para impedir sua ocorrência por uma via de reentrada. Os fármacos antidisrítmicos podem produzir alterações no ECG, como o aumento do intervalo PR ou o prolongamento da duração de QRS.

Adenosina

A adenosina é formada pela desfosforilação seriada da adenosina trifosfato. É um α-agonista e o fármaco de escolha na eliminação farmacológica da taquicardia por reentrada no nó AV hemodinamicamente estável. Em 60% dos pacientes, esta disritmia é eliminada pela administração de uma dose de 6 mg de adenosina e outros 32% respondem a doses de 12 mg. As ações farmacológicas da adenosina são rapidamente interrompidas pelo seu transporte ativo em hemácias e células endoteliais, onde é metabolizada. A adenosina tem meia-vida de, aproximadamente, 10 segundos. Para ser eficaz, a injeção de adenosina deve ser rápida e seguida por uma lavagem do tubo intravenoso com solução salina.

Os efeitos colaterais comuns da administração de adenosina são rubor facial, dispneia e sensação de pressão no tórax. De modo geral, estes efeitos são transitórios, durando menos de 60 segundos. Efeitos colaterais mais raros incluem náusea, tontura, cefaleia, sudorese, palpitações, hipotensão e visão borrada. O pré-tratamento com dipiridamol aumenta a potência da adenosina, enquanto a carbamazepina potencializa sua ação. A cafeína e a teofilina antagonizam os efeitos da adenosina. Os receptores de transplantes cardíacos requerem apenas um terço a um quinto da dose usual de adenosina, já que o coração transplantado é desprovido de inervação. A administração de adenosina é contraindicada em pacientes com síndrome do nó sinusal e bloqueio cardíaco de segundo ou terceiro grau, a não ser que o paciente possua um marcapasso funcional.

Amiodarona

A amiodarona é um fármaco antidisrítmico que possui similaridade estrutural com a tiroxina e a procainamida. Esse fármaco age em canais de sódio, potássio e cálcio para produzir efeitos α e β-bloqueadores que resultam no prolongamento do período refratário das células do miocárdio. A amiodarona é indicada no tratamento da fibrilação ventricular e da taquicardia ventricular

CAPÍTULO 4
Anomalias da Condução e do Ritmo Cardíaco

sem pulso não responsiva à desfibrilação, à RCP e à administração de vasopressores. Nesta situação, a amiodarona aumenta a probabilidade de desfibrilação em pacientes com fibrilação ventricular ou taquicardia ventricular instável.

A amiodarona é metabolizada no fígado. Este fármaco reduz o metabolismo e aumenta os níveis sanguíneos de outras substâncias que também são metabolizadas neste órgão, como a warfarina, a quinidina, a procainamida, a disopiramida, a mexiletina e a propafenona. A amiodarona também aumenta os níveis sanguíneos de digoxina.

Bloqueadores β-Adrenérgicos

Os β-bloqueadores melhoram os efeitos das catecolaminas circulantes e reduzem a frequência cardíaca e a pressão sanguínea. Estes efeitos cardioprotetores são particularmente importantes em pacientes com síndromes coronárias agudas. Os β-bloqueadores são indicados para pacientes com função ventricular esquerda preservada que requerem controle da frequência desta câmara cardíaca em quadros de fibrilação atrial, *flutter* atrial e taquicardias de complexo estreito originárias no nó AV ou acima dele.

Os efeitos colaterais do β-bloqueio incluem bradicardia, retardos da condução AV e hipotensão. Contraindicações ao tratamento com β-bloqueadores incluem bloqueios cardíacos de segundo ou terceiro grau, hipotensão, insuficiência cardíaca congestiva grave e doença aérea reativa (asma e doença pulmonar obstrutiva crônica). Os β-bloqueadores *não* são úteis ao tratamento da fibrilação atrial ou do *flutter* atrial associado à síndrome de WPW. Na verdade, nesta situação, estes fármacos podem contribuir para a deterioração clínica.

Bloqueadores de Canais de Cálcio

O verapamil e o diltiazem são bloqueadores de canais de cálcio. O verapamil inibe o influxo extracelular de cálcio pelas membranas das células do miocárdio e da musculatura lisa vascular. Isto inibe o processo contrátil da célula do miocárdio e dilata as artérias coronárias e sistêmicas. O verapamil diminui a velocidade de condução e aumenta a refratariedade do nó AV, de modo que as disritmias de reentrada possam ser interrompidas e, em pacientes com taquidisritmias atriais, a frequência ventricular possa ser reduzida. O verapamil é indicado no tratamento das taquicardias de complexo estreito (TSV) em pacientes nos quais as manobras vagais e a administração de adenosina foram infrutíferas. Estes fármacos são também indicados no controle da frequência ventricular no *flutter* e na fibrilação atrial. Em pacientes que apresentam vias acessórias, como os acometidos pela síndrome de WPW, o verapamil pode causar a aceleração da condução por estes tratos e aumentar a frequência ventricular, sendo, portanto, contraindicado. Os bloqueadores de canais de cálcio possuem propriedades inotrópicas negativas e devem ser evitados em pacientes com disfunção ventricular esquerda ou insuficiência cardíaca. O verapamil não é eficaz no tratamento de taquicardias originárias abaixo do nó AV. O tratamento com verapamil pode prolongar o intervalo PR. Quando dado a pacientes submetidos ao tratamento com β-bloqueadores, pode haver desenvolvimento de bloqueios cardíacos de segundo ou terceiro grau. A dose inicial de verapamil é de 2,5 a 5 mg por via intravenosa por 2 minutos. Esta administração pode ser repetida, se necessário, a uma dose máxima total de 0,15 mg/kg. Os efeitos hemodinâmicos são máximos em 5 minutos e persistem por 20 a 30 minutos.

O diltiazem possui mecanismo de ação similar ao do verapamil e é indicado ao tratamento das mesmas disritmias. O diltiazem, porém, exerce um efeito inotrópico menos negativo e causa menos vasodilatação periférica do que o verapamil. O grau de inibição do nó AV por ambos os fármacos é similar. A dose recomendada de diltiazem é de 0,25 mg/kg por via intravenosa por 2 minutos. Essa administração pode ser repetida conforme necessário. O tratamento eficaz da disritmia pode ser seguido pela infusão de manutenção do fármaco em doses de 5 a 15 mg/h.

Digoxina

A digoxina é um glicosídeo cardíaco que foi aprovado para uso pela Food and Drug Administration dos Estados Unidos em 1952 e tem sido empregado, desde aquela época, no tratamento da insuficiência cardíaca congestiva e da fibrilação atrial. A digoxina inibe a bomba de $Na^+K^+ATPase$ da célula miocárdica. Os efeitos inotrópicos da digoxina se devem ao aumento da concentração intracelular de cálcio, que permite a maior ativação das proteínas contráteis.

Além de seus efeitos inotrópicos, a digoxina também aumenta a despolarização de fase 4 e reduz o potencial de ação. Isto diminui a velocidade de condução pelo nó AV e prolonga seu período refratário. A digoxina é eficaz no controle da frequência ventricular na fibrilação atrial, embora não a converta a ritmo sinusal. Após a administração intravenosa de digoxina, os efeitos terapêuticos começam a ser observados em 5 a 30 minutos, sendo máximos em 2 a 6 horas. A digoxina possui baixo índice terapêutico (relação entre doses terapêutica e tóxica), principalmente na presença de hipocalemia. Altas concentrações séricas de digoxina podem provocar diversos sinais e sintomas, incluindo disritmias possivelmente fatais. Existe um anticorpo específico antidigoxina para o tratamento da intoxicação por este fármaco.

Lidocaína

A lidocaína é um fármaco antidisrítmico com poucos efeitos colaterais imediatos. Seus efeitos clínicos são produzidos pelo bloqueio de canais de sódio. A lidocaína é recomendada no tratamento da ectopia ventricular e dos episódios curtos de taquicardia ventricular. É também uma alternativa à administração de amiodarona em casos de parada cardíaca associada à fibrilação ventricular ou à taquicardia ventricular sem pulso. A dose recomendada é de 1,0 a 1,5 mg/kg por via intravenosa. Metade desta dose pode ser repetida a intervalos de 5 a 10 minutos, até uma dose máxima de 3 mg/kg. A lidocaína é rapidamente redistribuída pelo plasma e pelo miocárdio e, assim, diversas doses são necessárias para atingir os níveis sanguíneos terapêuticos. Para manter o efeito terapêutico, a lidocaína deve ser administrada por infusão contínua. Em doses terapêuticas, a lidocaína exerce mínimos efeitos inotrópicos.

Durante o tratamento com lidocaína, a monitorização do estado mental é desejável, já que os primeiros sinais de intoxicação pelo fármaco são, geralmente, relacionados ao sistema nervoso central, incluindo tinido, sonolência, disartria, confusão e convulsões. Quando administrada em combinação a outros fármacos antidisrítmicos, a lidocaína pode causar alguma depressão miocárdica ou disfunção do nó sinusal.

A lidocaína sofre extenso metabolismo primário hepático e, desta maneira, condições clínicas que reduzem o fluxo sanguíneo hepático, como a anestesia geral, podem resultar em níveis sanguíneos do fármaco mais elevados do que o normal. A cimetidina também pode aumentar a concentração plasmática de lidocaína.

Magnésio

Há poucos estudos observacionais que apoiam o uso de magnésio na eliminação da taquicardia ventricular TdP associada ao prolongamento do intervalo QT. Não há evidências, porém, de que o magnésio possa ser eficaz na taquicardia ventricular associada a intervalo QT inalterado.

Na fibrilação ventricular ou na taquicardia ventricular com ausência de pulso associada à TdP, o magnésio pode ser administrado em doses de 1 a 2 g por 5 minutos. Quando há pulso na presença de *torsade*, a mesma dose pode ser administrada, porém mais lentamente, durante 30 a 60 minutos.

Procainamida

A procainamida é um fármaco antidisrítmico classe I que diminui a condução, reduz a automaticidade e aumenta a refratariedade das células miocárdicas. Este fármaco pode ser usado em pacientes com função ventricular preservada nas seguintes situações: taquicardia ventricular com pulso, *flutter* ou fibrilação atrial, fibrilação atrial na síndrome de WPW e TSV resistente à administração de adenosina e à realização de manobras vagais.

A procainamida pode ser administrada a uma taxa de 50 mg/min, por via intravenosa, até que a disritmia seja suprimida, ocorra hipotensão significativa ou o complexo QRS seja prolongado em 50%. A procainamida deve ser usada com cautela em pacientes com prolongamento preexistente do intervalo QT e quando combinada a outros fármacos que exercem este efeito. Para manter o efeito terapêutico, a procainamida pode ser administrada como infusão de manutenção a uma taxa de 1 a 4 mg/min. Estas doses devem ser reduzidas em pacientes com insuficiência renal.

Sotalol

O sotalol prolonga a duração do potencial de ação e aumenta a refratariedade das células cardíacas. Este fármaco também apresenta propriedades β-bloqueadoras. O sotalol pode ser usado no tratamento da taquicardia ventricular e na fibrilação ou *flutter* atrial em pacientes com síndrome de WPW. O sotalol não é um fármaco antidisrítmico de primeira linha.

Epinefrina

A epinefrina é um vasopressor com efeitos α e β-adrenérgicos comumente usado na RCP. Os efeitos α da epinefrina podem ser benéficos durante a RCP, aumentando a perfusão coronária e cerebral. Embora tenha sido empregada por muitos durante a RCP, existem poucos estudos objetivos que comprovem, definitivamente, que a epinefrina melhora a sobrevida. A dose sugerida é de 1 mg, por via intravenosa, a cada 3 a 5 minutos. Ocasionalmente, maiores doses podem ser necessárias no tratamento da parada cardíaca devido à *overdose* de β-bloqueadores ou bloqueadores de canais de cálcio. Além da via intravenosa, a epinefrina também pode ser administrada por via intratraqueal quando o acesso central ainda não foi estabelecido.

Vasopressina

A vasopressina é um vasoconstritor periférico potente que não atua por mecanismos α e β-adrenérgicos. Atualmente, a epinefrina e a vasopressina são recomendadas de forma intercambiável no tratamento da parada cardíaca. Quando a vasopressina é escolhida, sua dose é de 40 unidades por via intravenosa. A vasopressina pode substituir a primeira ou a segunda dose de epinefrina durante o tratamento da parada cardíaca.

Atropina

O sulfato de atropina é um fármaco vasolítico que é usado para aumentar a frequência cardíaca, a pressão sanguínea e a resistência vascular sistêmica. Em casos de assistolia ou atividade elétrica sem pulso, a atropina pode melhorar a sobrevida. A dose recomendada é de 1 mg por via intravenosa a cada 3 a 5 minutos, conforme necessário, até uma dose máxima de 3 mg.

Isoproterenol

O isoproterenol é um potente vasodilatador e simpatomimético estruturalmente similar à epinefrina. Este fármaco exerce potentes ações β_1- e β_2-agonistas, sem propriedades α. As ações do isoproterenol são intracelularmente mediadas pela adenosina monofosfato cíclico. O isoproterenol estimula receptores β_1, aumentando o inotropismo e cronotropismo. A pressão arterial sistólica pode aumentar, mas a pressão arterial diastólica tende a ser reduzida, devido à vasodilatação periférica secundária induzida pelo fármaco. O isoproterenol dilata a vasculatura coronária, mas a demanda aumentada por oxigênio, devido a seus efeitos β_1, é maior do que o benefício representado pelo aumento do fluxo miocárdico. Este fármaco aumenta a excitabilidade e a automaticidade miocárdica, elevando a frequência cardíaca, a propensão a disritmias e, possivelmente, a isquemia miocárdica.

O isoproterenol pode ser usado no tratamento da bradicardia sintomática em receptores de transplantes cardíacos. Uma dose intravenosa inicial, de 1 μg/min, é lentamente aumentada por titulação, até a obtenção do efeito desejado.

Dopamina

A dopamina é uma catecolamina com efeitos dose-dependentes. Em baixas doses (3 a 5 μg/kg por minuto), a dopamina aumenta o fluxo sanguíneo renal, mesentérico, coronário e cerebral por meio da ativação de receptores dopaminérgicos. Em doses moderadas (5 a 7 μg/kg por minuto), os efeitos β predominam e, em altas doses (acima de 10 μg/kg por minuto), a estimulação de receptores α causa vasoconstrição periférica e redução do fluxo sanguíneo renal. A dopamina pode ser usada no tratamento da bradicardia sintomática não responsiva à atropina.

Cardioversão Elétrica

Na *cardioversão* elétrica, uma descarga elétrica é aplicada por meio de dois eletrodos torácicos, colocados anterior e posteriormente. A aplicação da corrente é sincronizada com a onda R do ECG, de forma a ocorrer durante o complexo QRS. Se o choque for dado durante o período refratário relativo do ventrículo, ou seja, a onda T, o estímulo elétrico pode provocar taquicardia ou fibrilação ventricular. Por outro lado, durante a *desfibrilação* elétrica, não é possível sincronizar a corrente ao ECG, já que não há complexos QRS definidos ou contrações cardíacas eficazes. A cardioversão pode ser iniciada com 50 a 100 J, conforme necessário. As tentativas de desfibrilação são iniciadas com 150 a 200 J.

CAPÍTULO 4
Anomalias da Condução e do Ritmo Cardíaco

A cardioversão sincronizada é usada no tratamento das taquicardias supraventriculares agudas instáveis (como a TSV, o *flutter* atrial e a fibrilação atrial) e na conversão do *flutter* ou fibrilação atrial de frequência controlada ao ritmo sinusal. A cardioversão pode também ser usada no tratamento da taquicardia ventricular com pulso. As disritmias induzidas por digitálicos são refratárias à cardioversão, e as tentativas de realizá-las, nesta situação, podem desencadear disritmias ventriculares mais graves.

A cardioversão de pacientes com fibrilação atrial está associada ao risco de embolização sistêmica. É recomendado, portanto, que a cardioversão eletiva seja precedida pela administração de anticoagulantes quando a disritmia é observada por mais de 48 horas. Antes da cardioversão eletiva, os pacientes são submetidos a jejum de pelo menos 6 horas e à correção dos desequilíbrios eletrolíticos. Normalmente, a cardioversão eletiva é realizada em condições de sedação/amnésia ou anestesia geral muito breve, com acompanhamento anestésico padrão. O propofol e os benzodiazepínicos de curta ação são comumente usados neste procedimento. Fármacos antidisrítmicos, equipamento avançado para vias aéreas e marcapassos cardíacos de emergência devem estar prontamente disponíveis. A ectopia ventricular e a bradicardia, secundárias à disfunção do nó sinusal, podem ser observadas após a cardioversão.

Desfibrilação

Os desfibriladores modernos são classificados, de acordo com o tipo de onda aplicada, como monofásicos ou bifásicos. Os dispositivos monofásicos foram os primeiros desfibriladores. Muitos desfibriladores modernos são dispositivos bifásicos. Nenhum tipo de desfibrilador foi considerado consistentemente mais eficaz na reversão de ritmos sem pulsação ou na melhora da sobrevida inicial. A dose ideal de energia de desfibriladores bifásicos não foi determinada e o fabricante de cada um destes equipamentos sugere valores específicos.

A maximização do sucesso da desfibrilação envolve não apenas a energia liberada, mas também a impedância do tórax, o posicionamento e o tamanho do eletrodo e sua logística na presença de marcapassos ou cardioversores/desfibriladores implantados. Quando a impedância transtorácica é muito alta, o choque não produz a desfibrilação. Para reduzir a impedância, géis condutores devem ser sempre usados com as pás. Pás autoadesivas possuem superfícies condutoras integradas. Em pacientes com grande cobertura pilosa, o contato do eletrodo com a pele pode ser subótimo e a presença de bolsões de ar entre as pás e a pele reduz a adesão. Isto aumenta a impedância e pode ser muito perigoso, já que o bolsão de ar pode ser incendiado, por ser rico em oxigênio. O uso rotineiro de pás autoadesivas ou com gel pode minimizar o risco de ocorrência de arcos elétricos e fogo. Às vezes, a área onde a pá será colocada deve ser depilada, para obtenção de bom contato com o eletrodo. Além da impedância derivada da parede torácica, a corrente elétrica é retardada ao passar pelo ar. A corrente de desfibrilação, portanto, deve ser aplicada durante a expiração.

Existem eletrodos padrões de diversos tamanhos. Como regra geral, é melhor usar as maiores pás disponíveis que caibam no tórax e não se sobreponham.

Os eletrodos de desfibrilação/cardioversão não devem ser colocados diretamente sobre geradores de pulso ou cardioversores/desfibriladores implantados. A aplicação de corrente alta nas proximidades de um marcapasso ou de cardioversores/desfibrilado-res implantados prejudica o funcionamento destes equipamentos. Além disso, a aplicação da corrente sobre a área do gerador pode bloqueá-la ou dividi-la, fazendo com que o miocárdio a receba de forma subótima. Todos os dispositivos permanentemente implantados devem ser avaliados após a desfibrilação ou cardioversão, para garantir seu funcionamento adequado.

Cateterismo com Ablação por Radiofrequência

O cateterismo com ablação por radiofrequência utiliza um cateter intracardíaco com eletrodo inserido percutaneamente, sob anestesia local, em uma veia calibrosa (femoral, subclávia, jugular interna ou braquial) para produzir áreas pequenas e bem demarcadas de injúria térmica, de forma a destruir o tecido miocárdico responsável pelo início ou pela manutenção das disritmias. As disritmias cardíacas que podem ser tratadas por meio do cateterismo com ablação por radiofrequência incluem as disritmias supraventriculares por reentrada e algumas disritmias ventriculares. O procedimento é, geralmente, realizado sob sedação.

Marcapassos Cardíacos Artificiais
Marcapasso Transcutâneo

Os pacientes com bradicardia sintomática ou grave bloqueio à condução requerem a implantação imediata de marcapasso. Os marcapassos transcutâneos são o tratamento recomendado para as bradidisritmias sintomáticas com pulso.

Os eletrodos cutâneos no tórax e nas costas devem ser colocados sobre áreas de menor massa muscular esquelética, com aplicação de impulsos de corrente constante e baixa densidade. Isto melhora a probabilidade de estimulação cardíaca eficaz e minimiza a estimulação dolorosa dos músculos esqueléticos ou da pele. Os marcapassos transcutâneos devem ser consideradoscomo medidas temporárias, até que um dispositivo transvenoso possa ser implantado.

Marcapassos Cardíacos de Implantação Permanente

Os marcapassos cardíacos de implantação permanente foram originalmente destinados ao manejo dos ataques de Stokes-Adams (síncope) em pacientes com bloqueio cardíaco completo. Atualmente, a indicação mais comum para a inserção destes dispositivos é a disfunção do nó sinusal (síndrome do nó sinusal). O marcapasso cardíaco é o único tratamento a longo prazo da bradicardia sintomática, independentemente de sua causa. Os avanços técnicos dos marcapassos cardíacos incluem a criação de dispositivos com duas câmaras, algoritmos de taxa de resposta e desfibriladores/cardioversores implantáveis. Estes avanços expandiram as indicações para a colocação destes dispositivos além da bradicardia sintomática, incluindo a síndrome neurogênica, a cardiomiopatia hipertrófica obstrutiva e a terapia de ressincronização cardíaca para a insuficiência cardíaca congestiva.

Um sistema artificial de marcapasso cardíaco é composto por um dispositivo que gera impulsos elétricos (gerador de pulso) e eletrodos de percepção e ritmo, sendo alimentado por uma bateria de lítio e iodo. Os impulsos elétricos são oriundos do gerador de pulso e são transmitidos por eletrodos especializados para excitar as células endocárdicas e produzir uma onda propagável de despolarização no miocárdio. O circuito elétrico pode modular a frequência e a quantidade de corrente e, além disso, perceber a atividade elétrica do coração. Características comuns programáveis dos marcapassos cardíacos incluem o modo de ritmo, a energia, a sensibilidade, a frequência, o período refratário e a taxa de adaptação.

Um marcapasso artificial pode ser inserido por via intravenosa (eletrodo endocárdico) ou por abordagem subcostal (eletrodo epicárdico ou miocárdico). Os impulsos elétricos são formados por um gerador de pulso e transmitidos pela superfície endocárdica ou miocárdica, levando à contração miocárdica.

Modos de Marcapasso

Um código genérico de cinco letras é usado para descrever as diversas características dos marcapassos cardíacos. A primeira letra indica a(s) câmara(s) cardíaca(s) sendo ritmada(s) (A, atrial; V, ventricular; D, ambas). A segunda letra indica a(s) câmara(s) cardíaca(s) que detecta(m) (percebe[m]) os sinais elétricos (A, atrial; V, ventricular; D, ambas). A terceira letra indica a resposta aos sinais percebidos (I, inibição; T, desencadeamento; D, duplo: inibição e desencadeamento). A quarta letra, "R", indica a ativação de características das taxas de resposta e a quinta posição indica a(s) câmara(s) onde o ritmo múltiplo é aplicado. Os modos mais comuns são AAI, VVI e DDD.

Marcapasso DDD

Na maioria dos marcapassos cardíacos de duas câmaras, o estímulo atrial é inibido quando um sinal intrínseco é detectado e, na ausência de atividade ventricular intrínseca, a estimulação ventricular é ativada. Quando a atividade ventricular intrínseca é detectada, porém, o estímulo ventricular é inibido. Os marcapassos de duas câmaras permitem a manutenção da sincronia AV. Os eventos atriais percebidos ou estimulados iniciam ou desencadeiam o intervalo AV, de modo que a sincronia AV é mantida por uma grande faixa de frequências cardíacas. O modo DDD permite que o marcapasso responda a aumentos na taxa de descarga do nó sinusal, como durante o exercício. A manutenção da sincronia AV em pacientes com síndrome do só sinusal pode contribuir para a diminuição da incidência de fibrilação atrial e eventos tromboembólicos.

O modo DDD também minimiza a incidência da síndrome do marcapasso. A *síndrome do marcapasso* é uma constelação de sintomas que pode ser associada ao marcapasso ventricular, incluindo síncope, fraqueza, ortopneia, dispneia paroxística noturna, hipotensão e edema pulmonar. Os sintomas desta síndrome se devem à perda da sincronia AV e à resultante diminuição do débito cardíaco. A perda da sincronia AV diminui o débito cardíaco em repouso em aproximadamente 20% a 30%. Além disso, aumentos na pressão atrial resultantes da contração do átrio contra valvas mitral e tricúspide fechadas (devido à assincronia) ativam barorreceptores que induzem a vasodilatação periférica reflexa. Os sintomas da síndrome do marcapasso são eliminados pela instituição de um modo que restaure a sincronia AV.

Marcapasso DDI

No modo DDI, há detecção em átrio e ventrículo, mas a única resposta ao evento percebido é a inibição. O modo DDI é usado quando há frequentes taquidisritmias atriais que poderiam ser inadequadamente tratadas pelo modo DDD, levando a rápidas frequências ventriculares.

Marcapassos de Frequência Adaptativa

O marcapasso de frequência adaptativa é considerado em pacientes cuja a frequência cardíaca não apresenta resposta adequada ao exercício ("incompetência cronotrópica"). Esta síndrome pode se dever ao tratamento medicamentoso com β-bloqueadores ou bloqueadores de canais de cálcio ou a processos patológicos, como a síndrome do nó sinusal. Em condições normais, a sincronia AV contribui mais para o débito cardíaco em repouso e baixos níveis de exercício, enquanto a taxa de adaptação (*i.e.*, maior frequência cardíaca) é mais importante em maiores níveis de exercício. Os marcapassos que respondem à frequência usam sensores para detectar indícios físicos ou fisiológicos de exercício e mimetizam a taxa de resposta de um nó sinusal normal. Os indícios usados na modulação da taxa de resposta incluem atividade (movimentação corporal), ventilação-minuto, intervalo QT e volume sistólico.

Escolha do Modo do Marcapasso

A escolha do modo do marcapasso depende da indicação primária do dispositivo. Quando o paciente possui doença no nó SA sem evidências de doença no nó AV ou no feixe de His, um marcapasso atrial (AAI) pode ser colocado. Em pacientes com síndrome do nó sinusal, porém, a taxa de progressão ao bloqueio cardíaco AV de segundo ou terceiro grau é de aproximadamente 1% a 5% ao ano. A presença de doença concomitante no nó AV ou no feixe de His ou a necessidade de tratamento medicamentoso para reduzir a condução AV requer o uso de sistemas de duas câmaras (DDD ou DDI). Os pacientes com distúrbios no nó sinusal, no nó AV ou no sistema de condução inferior e cujas frequências cardíacas não respondem ao aumento da demanda metabólica devem ser submetidos à colocação de um sistema de frequência adaptativa.

Os indivíduos que apresentam episódios de bradicardia sintomática devida a doenças no nó SA ou AV podem ser beneficiados pela colocação de marcapassos ventriculares de câmara única (VVI). A síncope neurocardiogênica (devida à hipersensibilidade do seio carotídeo), a síncope vasovagal e a cardiomiopatia hipertrófica podem ser tratadas com marcapassos de duas câmaras. A terapia de ressincronização cardíaca usando marcapassos biatriais ou biventriculares está sendo empregada em pacientes com assincronia eletromecânica e bloqueio à condução intraventricular. Os critérios para a instituição deste tratamento incluem insuficiência cardíaca refratária a fármacos (com sintomas em repouso ou exercício mínimo), fração de ejeção ventricular inferior a 35%, dilatação ventricular esquerda e prolongamento do complexo QRS por mais de 130 milissegundos.

Complicações Associadas a Marcapassos Permanentes

A incidência de complicações associadas à inserção de marcapasso é de, aproximadamente, 5%. A incidência de complicações tardias é de 2% a 7%. As complicações precoces podem ser associadas ao acesso venoso e incluem pneumotórax, hemotórax e embolia aérea. Os pneumotórax são frequentemente pequenos e assintomáticos. A presença de pneumotórax hipertensivos, porém, deve ser sempre considerada se a hipotensão ou a atividade elétrica com ausência de pulso se desenvolver durante ou imediatamente após a colocação do dispositivo. O hemotórax pode ser resultante de traumas aos grandes vasos, secundários à punção arterial inadvertida. A canulação arterial deve ser imediatamente reconhecida e tratada por compressão manual ou reparo arterial. O dano arterial pode ser minimizado pela inserção de um pequeno fio-guia, com orientação fluoroscópica, antes da colocação de uma bainha intro-

CAPÍTULO 4
Anomalias da Condução e do Ritmo Cardíaco

dutora maior. Durante o procedimento, quantidades variáveis de ar podem ser introduzidas em sistemas venosos de baixa pressão. As pequenas quantidades tendem a ser bem toleradas, mas o aprisionamento de porções maiores pode provocar desconforto respiratório, dessaturação de oxigênio, hipotensão e parada cardíaca.

A falência precoce do marcapasso é, geralmente, devida ao deslocamento ou à ruptura do eletrodo. A falha que ocorre mais de 6 meses após a implantação do dispositivo costuma ser provocada pela depleção prematura da bateria. As baterias de lítio e iodo usadas em geradores de pulso não são recarregáveis e sua depleção requer a substituição cirúrgica de todo o gerador. Os geradores de pulso modernos possuem longevidade esperada de 5 a 9 anos. A melhoria da blindagem dos marcapassos eliminou a maioria dos problemas associados a campos elétricos externos (micro-ondas, eletrocauterização, ressonância magnética) que inibem a estimulação ventricular. Muitos marcapassos artificiais são projetados para se converterem a um modo assincrônico, em vez de serem inibidos completamente, ao encontrarem campos elétricos externos. A maioria destes dispositivos pode ser manualmente convertida ao modo assincrônico por meio da colocação de um ímã externo sobre o gerador de pulso. Muitas das funções dos marcapassos artificiais podem ser ajustadas usando-se um potenciômetro magneticamente ativado colocado externamente, próximo ao pulso gerador.

Terapia com Cardioversor-Desfibrilador Implantado

O fator mais importante na determinação da sobrevida à parada cardíaca devida à fibrilação ventricular é o tempo transcorrido entre o evento e a primeira tentativa de desfibrilação. Em paradas cardíacas devidas à fibrilação atrial assistidas, os pacientes submetidos à desfibrilação nos primeiros 3 minutos apresentam taxa de sobrevida igual a 74%. Nos Estados Unidos, o uso de desfibriladores/cardioversores permanentes foi aprovado pela Food and Drug Administration em 1985. No ano 2000, mais de 80.000 destes dispositivos tinham sido implantados em todo o mundo. Os desfibriladores/cardioversores permanentes respondem a disritmias enviando um choque elétrico interno em até 15 segundos após o início do evento. Isso fornece um intervalo de tempo para a reversão espontânea da disritmia, o que e, de fato, um evento muito comum.

O sistema de desfibrilador/cardioversor é composto por um gerador de pulso e de eletrodos para a detecção da disritmia e a envio da corrente. Além da desfibrilação interna, este dispositivo pode produzir compassos antitaquicárdicos e antibradicárdicos e cardioversão sincronizada. Dados diagnósticos detalhados, a respeito de eletrogramas intracardíacos e marcadores de eventos, são armazenados na memória do equipamento e podem ser acessados para análise. O gerador de pulso é um pequeno computador alimentado por uma bateria de lítio e selado em uma cápsula de titânio. O sistema elétrico é composto por eletrodos de estimulação e uma bobina de desfibrilação de grande área. O circuito é completado pela cápsula de titânio do gerador de pulso, que age como um eletrodo de desfibrilação. O gerador de pulso é, geralmente, implantado em um bolsão subcutâneo. A posição do gerador de pulso é importante, já que afeta a onda de desfibrilação. A região peitoral esquerda é a localização ideal para o gerador de pulso. O implante do lado direito pode aumentar, significativamente, o limiar de desfibrilação. Os dispositivos transvenosos são compostos por eletrodos de impulso e detecção e uma ou mais bobinas de desfibrilação.

Desfibriladores/cardioversores de duas câmaras empregam a desfibrilação elétrica como a única forma de tratamento da fibrilação ventricular. Esse dispositivo percebe a despolarização ventricular e amplifica, filtra e retifica o sinal. Este sinal é comparado aos limiares de detecção programados e aos intervalos R-R dos algoritmos. Quando detecta a fibrilação ventricular, o capacitor é carregado e, antes do choque, um algoritmo confirmatório é preenchido pela análise do sinal. Esse processo impede que choques inadequados autoeliminem eventos ou sinais espúrios. O processo leva, aproximadamente, 10 a 15 segundos entre a detecção da disritmia e a aplicação do choque. Durante este período, o paciente pode apresentar pré-síncope ou síncope.

Aproximadamente metade dos pacientes com desfibriladores/cardioversores apresenta um efeito adverso relacionado ao dispositivo no primeiro ano após sua implantação. Problemas relacionados ao eletrodo, como falhas na detecção ou estimulação, terapia inadequada e desalojamento, continuam a ser os mais comuns. Uma das complicações mais devastadoras da colocação de desfibriladores/cardioversores é a infecção. A taxa estimada de infecções é de, aproximadamente, 0,6%, o que é similar à associada à implantação de marcapasso. A infecção do dispositivo requer a retirada de todo o sistema.

Cirurgia em Pacientes com Dispositivos Cardíacos

A presença de um marcapasso cardíaco artificial ou desfibrilador/cardioversor em um paciente a ser submetido à cirurgia não relacionada ao dispositivo introduz considerações especiais na avaliação pré-operatória e na subsequente conduta anestésica.

Avaliação Pré-operatória

A avaliação pré-operatória de pacientes com marcapasso cardíaco artificial ou desfibrilador/cardioversor inclui determinar a razão para colocar o dispositivo e avaliar seu funcionamento atual. Principalmente em pacientes com desfibriladores/cardioversores, a avaliação pré-operatória e o planejamento perioperatório devem ser coordenados com um cardiologista e o representante daquele dispositivo em especial. Os desfibriladores/cardioversores são geralmente desligados antes da realização do procedimento e a terapia é reinstituída no período pós-operatório. Entretanto, com muito mais desfibriladores/cardioversores implantados como parte da terapia de marcapasso e ressincronização, as decisões são agora mais complexas. O envolvimento precoce dos consultores é desejável.

Um histórico pré-operatório de vertigem, pré-síncope ou síncope em um paciente com marcapasso pode refletir a disfunção do marcapasso. A taxa de descarga de um marcapasso cardíaco atrial ou ventricular *assincrônico* (taxa fixa) (geralmente entre 70 e 72 bpm) é um bom indicador do funcionamento do gerador de pulso. Uma diminuição de 10% na frequência cardíaca a partir da determinação inicial pode refletir a depleção da bateria. A irregularidade da frequência cardíaca pode indicar a competição entre o gerador de pulso e a própria frequência do paciente ou a não percepção de ondas R pelo gerador de pulso. O ECG não é diagnóstico quando a frequência cardíaca intrínseca é maior do que a frequência predeterminada do marcapasso. Em tais casos, o funcionamento adequado de marcapassos cardíacos artificiais ventriculares sincrônicos ou sequenciais é mais bem confirmado

83

pela avaliação eletrônica. Uma radiografia torácica pode auxiliar a avaliação da condição externa dos eletrodos do dispositivo.

Conduta Anestésica

A conduta anestésica de pacientes com marcapassos artificiais inclui (1) a monitorização do ECG para confirmar o funcionamento adequado do gerador de pulso e (2) a garantia da disponibilidade de equipamentos e fármacos para manutenção de uma frequência cardíaca intrínseca aceitável caso o dispositivo inesperadamente falhe. A inserção de um cateter na artéria pulmonar não atrapalha dos eletrodos epicárdicos; o cateter, porém, pode acabar se enrolando em eletrodos transvenosos (endocárdicos) recém-colocados ou mesmo deslocá-los. O risco de deslocamento dos eletrodos, 4 semanas após a implantação, é mínimo. A escolha dos fármacos anestésicos não é alterada pela presença de marcapassos cardíacos artificiais de funcionamento adequado.

A melhoria da blindagem dos marcapassos cardíacos reduziu os problemas associados à interferência eletromagnética relacionada à eletrocauterização. O artefato elétrico produzido pela eletrocauterização pode ser percebido pelo marcapasso como interferência ou uma onda R intrínseca. Se o marcapasso percebe a interferência e não se uma onda R está sendo produzida, a unidade deve entrar em modo assincrônico (frequência fixa) para garantir a manutenção do ritmo. Alternativamente, o artefato elétrico provocado pela eletrocauterização pode ser percebido como uma onda R, levando à inibição do pulso gerador. Na ausência de ritmo cardíaco intrínseco subjacente, isto pode ser um evento crítico. A oximetria de pulso, a palpação do pulso ou a asculta cardíaca podem confirmar a continuidade da atividade do órgão. Um ímã externo pode ser usado na conversão do marcapasso ao modo assincrônico. Esse modo, porém, está associado ao risco de desenvolvimento de fenômeno de R em T.

Na eletrocauterização, o eletrodo-terra deve estar o mais distante possível do gerador de pulso, para minimizar a detecção da corrente por este equipamento. É também aconselhável manter a corrente de eletrocauterização o mais baixa possível e aplicá-la por curtos períodos, principalmente se a aplicação for feita nas proximidades do gerador de pulso. A presença de um marcapasso transvenoso *temporário* cria uma situação em que há uma conexão direta entre a fonte elétrica externa e o endocárdio. Há o risco de fibrilação ventricular devido a microchoques.

A fibrilação ventricular em pacientes com marcapasso cardíaco permanente ou desfibrilador/cardioversor (que está desligado) é

TABELA 4-5	Fatores que Podem Alterar o Limiar dos Marcapassos Cardíacos
Hipercalemia	
Hipocalemia	
Hipoxemia arterial	
Isquemia/infarto do miocárdio	
Catecolaminas	

tratada de maneira convencional. Deve-se tomar cuidado, porém, para que as pás do desfibrilador não sejam colocadas diretamente sobre o gerador de pulso. Um aumento agudo no limiar de estimulação pode ocorrer após a desfibrilação externa, causando perda da captura. Neste caso, a colocação de marcapassos transcutâneos ou transvenosos temporários pode ser requerida.

Não há evidências de que os fármacos anestésicos alterem o limiar de estimulação dos marcapassos artificiais. Ainda assim, é prudente evitar eventos como a hiperventilação, que podem alterar, agudamente, as concentrações séricas de potássio (**Tabela 4-5**). Teoricamente, a succinilcolina pode aumentar o limiar de estimulação dada a aguda elevação dos níveis séricos de potássio. A succinilcolina pode também inibir um marcapasso cardíaco de funcionamento normal, por causar a contração de grupos de músculos esqueléticos (miopotenciais) que o gerador de pulso interpreta como ondas R intrínsecas. A experiência clínica sugere que este fármaco é geralmente seguro em pacientes com marcapassos cardíacos artificiais e que a inibição do miopotencial, quando ocorre, tende a ser transitória.

Anestesia para Inserção de Marcapasso Cardíaco

Muitos marcapassos são inseridos com sedação consciente em laboratórios de cateterismo ou com cuidado anestésico monitorado em centro cirúrgico. A monitorização anestésica de rotina deve ser empregada. Antes da administração do fármaco anestésico, um marcapasso funcional deve estar colocado ou um dispositivo transcutâneo deve estar à disposição. Fármacos como a atropina e o isoproterenol devem estar disponíveis caso uma diminuição da frequência cardíaca comprometa a hemodinâmica antes que o novo marcapasso esteja funcionando.

PONTOS-CHAVE

- As disritmias cardíacas são classificadas de acordo com a frequência cardíaca e o sítio da anomalia. Os distúrbios da condução são classificados pelo sítio e o grau do bloqueio. O significado clínico destas anomalias depende de seu efeito sobre os sinais vitais (instabilidade hemodinâmica, isquemia cardíaca e, em órgãos-alvo, insuficiência cardíaca congestiva) e o potencial de deterioração em um ritmo que possa ameaçar a vida.
- As taquidisritmias podem ser resultantes de três mecanismos: (1) maior automaticidade no tecido de condução normal ou

em foco ectópico, (2) reentrada de potenciais elétricos por vias anômalas e (3) desencadeamento de potenciais cardíacos anormais devido às despolarizações.
- Caracteristicamente, as extrassístoles ventriculares ocorrem em repouso e desaparecem com a realização de exercícios. A maior frequência destas contrações durante o exercício pode ser uma indicação da existência de cardiopatia subjacente. O significado prognóstico da ectopia ventricular depende da presença e da gravidade de cardiopatias estruturais coexistentes. Na ausência de cardiopatia estrutural, a ectopia ventricular

CAPÍTULO 4
Anomalias da Condução e do Ritmo Cardíaco

PONTOS-CHAVE — cont.

- assintomática é benigna, sem risco demonstrável de morte súbita.
- O sistema de condução normal do coração, do átrio para o ventrículo, é uma via de condução única através do nó AV e o sistema de His-Purkinje. Podem existir vias alternativas (acessórias) que funcionam como pontes musculares eletricamente ativas que atravessam a via de condução normal e criam o potencial para as taquicardias de reentrada.
- A *torsade de pointes* (TdP) é uma taquicardia ventricular em pacientes com QTc longo e é eletrocardiograficamente caracterizada por uma "torção dos picos". Essa descrição se refere à constante alteração da extensão, do eixo do ciclo e da morfologia dos complexos QRS em relação à linha basal isoelétrica.
- Os fármacos antidisrítmicos atuam por um de três mecanismos: (1) supressão da automaticidade das células do marcapasso pela diminuição da inclinação da fase 4 de despolarização, (2) prolongamento do período refratário eficaz, para eliminar os circuitos de reentrada e (3) facilitação da condução do impulso pelas vias normais, para impedir sua ocorrência por uma via de reentrada.
- No bloqueio de Mobitz tipo I (Wenckebach), há prolongamento progressivo do intervalo PR até a perda de um batimento. Uma pausa permite que o nó AV se recupere e então o processo é continuado. O bloqueio de Mobitz tipo II, por outro lado, corresponde à interrupção súbita e completa da condução sem prolongamento PR. Este bloqueio é geralmente associado a danos permanentes ao sistema de condução e pode progredir para o bloqueio de terceiro grau.

- O bloqueio cardíaco de terceiro grau (bloqueio cardíaco completo) é caracterizado pela ausência permanente de condução dos impulsos cardíacos dos átrios para os ventrículos. A atividade contínua dos ventrículos se deve a impulsos de um foco ectópico distal ao sítio de bloqueio. Quando o bloqueio à condução está próximo a um nó AV, a frequência cardíaca geralmente fica entre 45 e 55 bpm e os complexos QRS apresentam extensão normal. Quando o bloqueio à condução está abaixo do nó AV (infranodal), a frequência cardíaca é de 30 a 40 bpm e há prolongamento dos complexos QRS.
- A melhoria da blindagem dos marcapassos eliminou a maioria dos problemas associados a campos elétricos externos (microondas, eletrocauterização, ressonância magnética) que inibem a estimulação ventricular. Muitos marcapassos são projetados para converterem-se a um modo assincrônico, em vez de serem inibidos completamente ao encontrarem campos elétricos externos. A maioria destes dispositivos pode ser manualmente convertida ao modo assincrônico por meio da colocação de um ímã externo sobre o gerador de pulso.
- Um cardioversor/desfibrilador percebe a despolarização ventricular, amplifica e filtra o sinal e então o compara aos limiares de detecção e aos intervalos R-R de um algoritmo. Quando o dispositivo detecta a fibrilação ventricular, o capacitor é carregado, e, antes da estimulação, um algoritmo confirmatório é preenchido pela análise de sinal. Este processo impede que choques inadequados autoeliminem eventos ou sinais espúrios. O processo leva, aproximadamente, 10 a 15 segundos entre a detecção da disritmia e a estimulação.

REFERÊNCIAS

Blomstrom-Lundqvist C, Scheinman MM, Aliot EM, et al: ACC/AHA/ESC guidelines for the management of patients with supraventricular arrhythmias—executive summary. A report of the American College of Cardiology/American Heart Association Task Force on Practice Guidelines and the European Society of Cardiology Committee for Practice Guidelines. Developed in collaboration with NASPE-Heart Rhythm Society. J Am Coll Cardiol 2003;42:1493–1531.

Erb TO, Kanter RJ, Hall JM, et al: Comparison of electrophysiologic effects of propofol and isoflurane-based anesthetics in children undergoing radiofrequency catheter ablation for supraventricular tachycardia. Anesthesiology 2002;96:1386–1394.

Fuster A, Ryden LE, Cannom DS, et al: ACC/AHA/ESC 2006 guidelines for the management of patients with atrial fibrillation:A report of the American College of Cardiology/American Heart Association Task Force on Practice Guidelines and the European Society of Cardiology Committee for Practice Guidelines. Developed in collaboration with the European Heart Rhythm Association and the Heart Rhythm Society. Circulation 2006;114:e257–e354.

Kopp SL, Horlocker TT, Warner ME, et al: Cardiac arrest during neuraxial anesthesia: Frequency and predisposing factors associated with survival. Anesth Analg 2005;100:855–865.

Latini S, Pedata FJ: Adenosine in the central nervous system: Release mechanisms and extracellular concentrations. J Neurochem 2001;79:463–484.

Trohman RG, Kim MH, Pinski SL: Cardiac pacing: State of the art. Lancet 2004;364:1701–1716.

2005 American Heart Association Guidelines for cardiopulmonary resuscitation and emergency cardiovascular care, part 7.2: Management of cardiac arrest. Circulation 2005;112(Suppl IV):IV-67–IV-78.

Zipes DP, Camm AJ, Borggrefe M, et al: ACC/AHA/ESC 2006 guidelines for management of patients with ventricular arrhythmias and the prevention of sudden cardiac death: A report of the American College of Cardiology/American Heart Association Task Force and the European Society of Cardiology Committee for Practice Guidelines. Circulation 2006;114:e385–e484.

CAPÍTULO 5

Hipertensão Arterial Sistêmica e Hipertensão Arterial Pulmonar

Matthew C. Wallace
Alá Sami Haddadin

Hipertensão Arterial Sistêmica
- Fisiopatologia
- Tratamento da Hipertensão Essencial
- Tratamento da Hipertensão Secundária
- Crises Hipertensivas
- Conduta Anestésica em Pacientes com Hipertensão Essencial

Hipertensão Arterial Pulmonar
- Definição
- Apresentação e Avaliação Clínicas
- Fisiologia e Fisiopatologia
- Tratamento da Hipertensão Pulmonar
- Conduta Anestésica
- Preparo Pré-operatório e Indução

HIPERTENSÃO ARTERIAL SISTÊMICA

Um adulto é considerado hipertenso quando a pressão sanguínea sistêmica é igual ou superior a 140/90 mmHg em pelo menos duas ocasiões separadas por um intervalo mínimo de 1 a 2 semanas (**Tabela 5-1**). A pré-hipertensão é caracterizada por pressões sanguíneas sistólica e diastólica entre, respectivamente, 120 e 139 e 80 e 89 mmHg. Com base nesta definição, a hipertensão sistêmica é o distúrbio circulatório mais comum dos Estados Unidos, afetando, aproximadamente, 25% dos adultos. A incidência da hipertensão sistêmica aumenta progressivamente, de acordo com a idade, e é maior na população afro-americana (**Fig. 5-1**). A hipertensão é um fator de risco significativo para o desenvolvimento de cardiopatia isquêmica (**Fig. 5-2**) e uma causa importante de insuficiência cardíaca congestiva (**Fig. 5-3**), acidente vascular cerebral (derrame), aneurisma arterial e nefropatia terminal. Nos Estados Unidos, estima-se que menos de um terço dos pacientes com hipertensão saiba de sua condição e receba tratamento adequado.

Fisiopatologia

A hipertensão sistêmica é caracterizada como essencial ou primária quando a causa do aumento de pressão arterial não pode ser identificada. Na presença de uma causa identificável, a hipertensão sistêmica é denominada secundária.

Hipertensão Essencial

A hipertensão essencial, responsável por mais de 95% de todos os casos da doença, é caracterizada por apresentar incidência familiar e estar associada a anomalias bioquímicas hereditárias. Os fatores fisiopatológicos implicados na gênese da hipertensão essencial incluem o aumento da atividade do sistema nervoso simpático em resposta ao estresse, a superprodução de hormônios retentores de sódio e de vasoconstritores, a alta ingestão de sódio, a ingestão dietética inadequada de potássio e cálcio, a maior secreção de renina, as deficiências de vasodilatadores endógenos, como as prostaglandinas e o óxido nítrico (NO) e a presença de doenças como o

TABELA 5-1	Classificação da Pressão Arterial Sistêmica em Adultos	
Categoria	Pressão Arterial Sistólica (mmHg)	Pressão Arterial Diastólica (mmHg)
Normal	<120	<80
Pré-hipertensão	120-139	80-89
Hipertensão de estágio 1	140-159	90-99
Hipertensão de estágio 2	≥160	≥100

Reimpresso com permissão de Chobanian AV, et al: Seventh Report of the Joint National Committee on Prevention, Detection, Evaluation and Treatment of High Blood Pressure. Hypertension 2003;42:1206-1252.

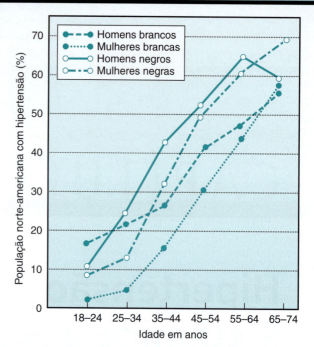

Figura 5-1 • Prevalência de hipertensão (> 160/90 mmHg) entre a população adulta dos Estados Unidos. *(Reimpresso com permissão de Tjoa HI, Kaplan NM: Treatment of hypertension in the elderly. JAMA 1990;264:1015-1018.)*

diabetes melito e a obesidade. A via final comum da fisiopatologia da hipertensão é a retenção de sal e água. A hipertensão, a resistência à insulina, a dislipidemia e a obesidade costumam ocorrer de forma concomitante; estima-se que 40% das pessoas hipertensas também apresentem hipercolesterolemia. O uso de álcool e tabaco está associado à hipertensão essencial. A apneia obstrutiva do sono, presente em uma parcela substancial da população adulta, aumenta, temporariamente, a pressão arterial, além de causar hipoxemia, estimulação e ativação do sistema nervoso simpático. Há evidências de que a apneia obstrutiva do sono leva à hipertensão contínua, independentemente da presença de outros fatores co-

nhecidos, como a obesidade. De fato, estima-se que 30% dos pacientes hipertensos apresentam este tipo de apneia.

Um histórico de cardiopatia isquêmica, angina *pectoris*, hipertrofia do ventrículo esquerdo, insuficiência cardíaca congestiva, doença vascular cerebral, acidente vascular cerebral, doença vascular periférica ou insuficiência renal sugere a ocorrência de

Figura 5-2 • Taxa de mortalidade da cardiopatia isquêmica (CI) em cada década de vida *versus* a pressão arterial no começo deste período. As taxas de mortalidade são chamadas de "flutuantes", já que sua multiplicação pela constante apropriada a uma dada população pode permitir a previsão das taxas absolutas a serem observadas. IC, intervalo de confiança. *(Reimpresso com permissão de Lewington S, et al: Age-specific relevance of usual blood pressure to vascular mortality: A meta-analysis of individual data for one million adults in 61 prospective studies. Lancet 2002;360:1903-1913. Copyright 2002.)*

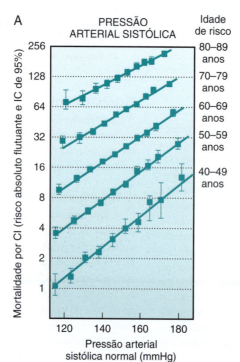
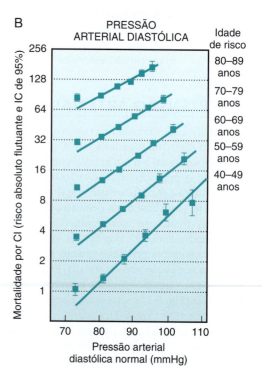

CAPÍTULO 5

Hipertensão Arterial Sistêmica e Hipertensão Arterial Pulmonar

doença em órgãos-alvo decorrente da hipertensão essencial crônica e mal controlada. A avaliação laboratorial deve documentar o dano em órgãos-alvo e incluir a quantificação de ureia e creatinina séricas, para avaliação da função renal. A hipocalemia, na presença de hipertensão essencial, sugere aldosteronismo primário. As concentrações sanguíneas de glicose em jejum devem ser avaliadas, já que 50% dos pacientes hipertensos apresentam intolerância a esta molécula. O ECG pode detectar a cardiopatia isquêmica ou a hipertrofia do ventrículo esquerdo.

Hipertensão Secundária

A hipertensão secundária possui uma causa passível de demonstração, mas é responsável por menos de 5% de todos os casos de hipertensão sistêmica. A hipertensão renovascular devida à estenose da artéria renal é a causa mais comum de hipertensão secundária. Esta e outras causas bastante comuns de hipertensão secundária, assim como seus sinais e sintomas, estão listadas na **Tabela 5-2**. Uma lista mais abrangente das causas de hipertensão secundária é mostrada na **Tabela 5-3**.

Tratamento da Hipertensão Essencial

A diminuição da pressão arterial por meio da modificação do estilo de vida e da instituição de terapia farmacológica deve reduzir a morbidade e a mortalidade. O objetivo-padrão do tratamento é diminuir a pressão sanguínea sistêmica a menos de 140/90 mmHg mas, na presença de diabetes melito ou nefropatia, o objetivo é a redução a menos de 130/80 mmHg. O tratamento que leva à normalização da pressão arterial reduz, de forma significativa, a incidência de acidentes vasculares cerebrais. A diminuição da pressão arterial reduz a morbidade e a mortalidade associadas à cardiopatia isquêmica (**Fig. 5-4**). Além disso, o tratamento atrasa ou impede a progressão a um estágio mais grave de hipertensão e diminui o risco de desenvolvimento de insuficiência cardíaca congestiva e insuficiência renal. Os benefícios da terapia com fármacos anti-hipertensivos parecem ser maiores nos pacientes idosos do que nos mais jovens.

Os pacientes que apresentam fatores de risco concomitantes (hipercolesterolemia, *diabetes mellitus*, tabagismo, histórico fami-

TABELA 5-2	Causas Comuns de Hipertensão Secundária	
Causas	**Achados Clínicos**	**Avaliação Laboratorial**
Doença renovascular	Sopro epigástrico ou abdominal Hipertensão grave em paciente jovem	Angiografia por RM Aortografia Ultrassonografia dupla Angiografia por TC
Hiperaldosteronismo	Fadiga Fraqueza Cefaleia Parestesia Poliúria e polidipsia noturnas	Potássio urinário Potássio sérico Renina plasmática Aldosterona plasmática
Coarctação aórtica	Pressão arterial elevada nos membros superiores em comparação aos membros inferiores Pulsos femorais fracos Sopro sistólico	Aortografia Ecocardiograma RM ou TC
Feocromocitoma	Cefaleia episódica, palpitações e diaforese Hipertensão paroxística	Metanefrinas plasmáticas Catecolaminas urinárias Metanefrinas urinárias TC/RM adrenal
Síndrome de Cushing	Obesidade em tronco Fraqueza em músculos proximais Estrias vinhosas "Face em lua" Hirsutismo	Teste de supressão com dexametasona Cortisol urinário TC suprarrenal Teste de tolerância à glicose
Doença do parênquima renal	Nictúria Edema	Glicose, proteína e cilindros em urina Creatinina sérica Ultrassonografia de rim Biópsia de rim
Hipertensão induzida por gestação	Edema periférico e pulmonar Cefaleia Convulsões Dor no quadrante superior direito	Proteína urinária Ácido úrico Débito cardíaco Contagem de plaquetas

RM, ressonância magnética; TC, tomografia computadorizada.

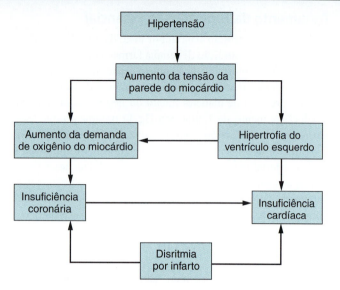

Figura 5-3 • Os aumentos crônicos na pressão arterial sistêmica iniciam uma série de alterações fisiopatológicas que podem culminar na insuficiência cardíaca congestiva.

TABELA 5-3	Outras Causas de Hipertensão Secundária

Hipertensão Sistólica e Diastólica
Renal
  Transplante renal
  Tumores secretores de renina
Endócrina
  Acromegalia
  Hiperparatireoidismo
Apneia obstrutiva do sono
Hipertensão pós-operatória
Doenças neurológicas
  Aumento da pressão intracraniana
  Lesão na medula espinal
  Síndrome de Guillain-Barré
  Disautonomia
Fármacos
  Glicocorticoides
  Mineralocorticoides
  Ciclosporina
  Simpatomiméticos
  Tiramina e inibidores da monoamino oxidase
  Descongestionantes nasais
Retirada súbita de terapia com fármacos
  anti-hipertensivos (de ação central e antagonistas
  β-adrenérgicos)

Hipertensão Sistólica Isolada
Envelhecimento e rigidez aórtica associada
Aumento do débito cardíaco
  Tireotoxicose
  Anemia
  Regurgitação aórtica
Diminuição da resistência vascular periférica
  Shunts arteriovenosos
  Doença de Paget

liar, idade superior a 60 anos) e evidência de dano em órgão-alvo (angina *pectoris*, infarto do miocárdio prévio, hipertrofia do ventrículo esquerdo, doença vascular cerebral, nefropatia, retinopatia, doença vascular periférica) tendem a ser mais beneficiados pela terapia farmacológica anti-hipertensiva. Os pacientes que não manifestam evidências clínicas de doença cardiovascular ou dano em órgão-alvo podem ser beneficiados pela modificação do estilo de vida, seguida por uma reavaliação antes da instituição do tratamento farmacológico.

Modificação do Estilo de Vida

Modificações no estilo de vida com valor comprovado na diminuição da pressão arterial incluem a redução do peso ou a prevenção do ganho de peso, a moderação da ingestão de álcool, o aumento da atividade física, a manutenção dos níveis dietéticos recomendados de cálcio e potássio e a moderação na ingestão dietética de sal. A interrupção do tabagismo é crítica, já que fumar é um fator de risco independente para o desenvolvimento de doença cardiovascular.

A perda de peso pode ser a mais eficaz de todas as intervenções não farmacológicas para o tratamento da hipertensão. A perda de peso também aumenta a eficácia da terapia com fármacos anti-hipertensivos. O consumo de álcool também está associado ao aumento da pressão arterial e seu consumo excessivo pode causar resistência aos fármacos anti-hipertensivos. Demonstrou-se que o consumo moderado de álcool, porém, diminui o risco cardiovascular total na população geral. Ao menos 30 minutos de atividade física de intensidade moderada, como caminhar com rapidez ou andar de bicicleta, podem diminuir a pressão sanguínea de indivíduos normotensos ou hipertensos.

Na população geral, observa-se uma relação inversa entre a ingestão dietética de potássio e cálcio e a pressão arterial. A eficácia anti-hipertensiva da restrição dietética de sal (como o plano alimentar Dietary Approaches to Stop Hypertension — Abordagens Dietéticas para Deter a Hipertensão) está relacionada a diminuições pequenas, porém consistentes, da pressão arterial (**Fig. 5-5**). É possível que o papel da restrição de sódio na redução da pressão sanguínea seja mais benéfico no subgrupo de pacientes em que a atividade da renina é baixa, como em idosos e afro-americanos. A restrição de sódio pode minimizar a hipocalemia induzida por diuréticos e aumentar o controle da pressão por estes fármacos. Outros benefícios da restrição de sal incluem a proteção contra o desenvolvimento de osteoporose e a ocorrência de fraturas, graças à diminuição da excreção urinária de cálcio, e os efeitos favoráveis sobre a hipertrofia do ventrículo esquerdo. Os substitutos do sal, nos quais o sódio é trocado pelo potássio, são úteis em pacientes hipertensos que não apresentam disfunção renal.

Terapia Farmacológica

A iniciação da terapia medicamentosa deve ser associada à modificação do estilo de vida. Após a instituição do tratamento farmacológico, os pacientes devem ser reavaliados a cada 1 a 4 semanas para titular a dose de medicamento anti-hipertensivo e, então, após a obtenção do grau desejado de controle da pressão arterial, a cada

CAPÍTULO 5
Hipertensão Arterial Sistêmica e Hipertensão Arterial Pulmonar

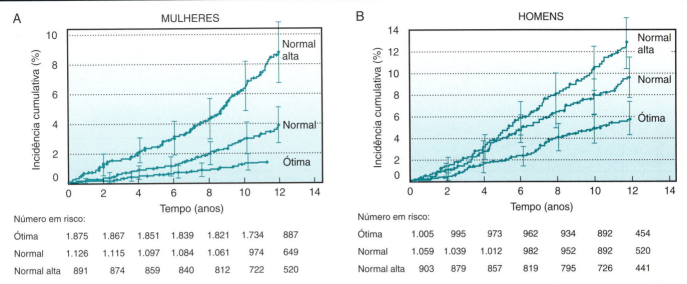

Figura 5-4 • Incidência cumulativa de eventos cardiovasculares (morte devido a doença cardiovascular, infarto do miocárdio, derrame ou insuficiência cardíaca congestiva) em mulheres (**A**) e homens (**B**) sem hipertensão, de acordo com a categoria de pressão arterial observada ao primeiro exame. Pressão arterial ideal: <120/80 mmHg, pressão arterial normal: <130/85 mm Hg, pressão arterial normal alta: <140/90 mmHg. (*Adaptado de Vasan RS, et al: Impact of high-normal blood pressure on the risk of cardiovascular disease. N Engl J Med 2001;345:1291-1297. Copyright © 2001, Massachusetts Medical Society. Todos os direitos reservados.*)

3 a 4 meses. O uso de fármacos de ação prolongada é preferível, já que a adesão do paciente e a consistência do controle da pressão são superiores com a administração de uma única dose diária. No sétimo relatório do The Joint National Committee on Prevention, Detection, Evaluation, and Treatment of High Blood Pressure dos Estados Unidos, os diuréticos da classe das tiazidas são recomendados no tratamento inicial da hipertensão não complicada (**Fig. 5-6**). As tiazidas também podem aumentar a eficácia de esquemas terapêuticos que empregam múltiplos fármacos. O paciente hipertenso pode apresentar comorbidades que indicam, estritamente, a instituição de terapia anti-hipertensiva com fármacos de uma dada classe (**Tabela 5-4**). A hipertensão em pacientes com insuficiência cardíaca, por exemplo, é geralmente tratada com um inibidor da enzima conversora de angiotensina (ECA). Estas indicações estritas são baseadas nos resultados de diversos estudos prognósticos. Quando a monoterapia é ineficaz, um segundo fármaco, geralmente de uma classe diferente, é adicionado. Existe uma grande variedade de fármacos anti-hipertensivos e muitos deles apresentam vantagens e efeitos colaterais potencialmente significativos e únicos (**Tabela 5-5**).

Tratamento da Hipertensão Secundária

O tratamento da hipertensão secundária é, na maioria das vezes, cirúrgico. A terapia farmacológica é reservada aos pacientes que não podem ser submetidos à cirurgia. O tratamento eficaz de certas doenças, como o feocromocitoma, pode requerer a adoção de uma abordagem combinada.

Terapia Cirúrgica

A terapia cirúrgica é reservada às causas identificáveis de hipertensão secundária e inclui a correção da estenose da artéria renal por angioplastia ou reparação direta e a adrenelectomia em casos de adenoma adrenal e feocromocitoma.

Terapia Farmacológica

Em pacientes em que a revascularização da artéria renal não é possível, o controle da pressão arterial pode ser conseguido por meio da administração de inibidores da ECA isolados ou associados a diuréticos. Após a instituição do tratamento com inibidores da ECA, a função renal e a concentração sérica de potássio destes pacientes devem ser cuidadosamente monitoradas. O aldosteronismo primário, em mulheres, é tratado por meio da administração de um antagonista da aldosterona, como a espironolactona; em homens, porém, este fármaco pode provocar ginecomastia e é substituído pela amilorida.

Crises Hipertensivas
Definição

Na crise hipertensiva, a pressão arterial é geralmente maior do que 180/120 mmHg. A crise pode ser categorizada como urgência ou emergência hipertensiva, com base na presença ou ausência de danos iminentes ou progressivos em órgãos-alvo. Os pacientes com hipertensão sistêmica crônica podem tolerar pressões maiores do que indivíduos anteriormente normotensos e tendem a apresentar urgências e não, emergências.

Emergência Hipertensiva

Os pacientes que apresentam evidência de dano agudo ou contínuo em órgãos-alvo (encefalopatia, hemorragia intracerebral, falência ventricular esquerda aguda com edema pulmonar, angina instável, dissecação de aneurisma aórtico, infarto agudo do miocárdio, eclâmpsia, anemia hemolítica microangiopática ou insuficiência renal) requerem intervenção farmacológica imediata, para reduzir a pressão arterial. O desenvolvimento de encefalopatia em pacientes com hipertensão crônica é raro, exceto quando a pressão diastólica excede os 150 mmHg. As parturientes com hipertensão induzida pela gestação podem apre-

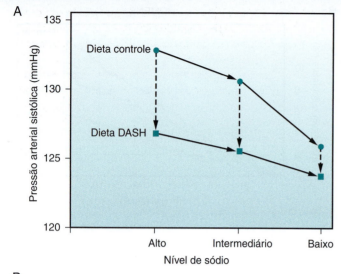

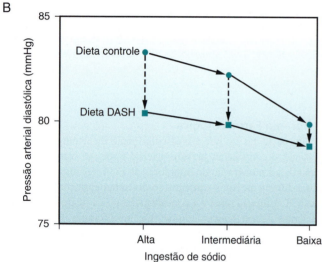

Figura 5-5 • Efeito sobre a pressão arterial sistólica (**A**) e diastólica (**B**) da ingestão de sódio reduzida e da dieta DASH (do inglês, Dietary Approaches to Stop Hypertension, ou Abordagens Dietéticas para Deter a Hipertensão). *(Reimpresso com permissão de Sacks FM, et al: Effects on blood pressure of reduced dietary sodium and the Dietary Approaches to Stop Hypertension (DASH) Diet. N Engl J Med 2001;344:3-10. Copyright © 2001, Massachusetts Medical Society. Todos os direitos reservados.)*

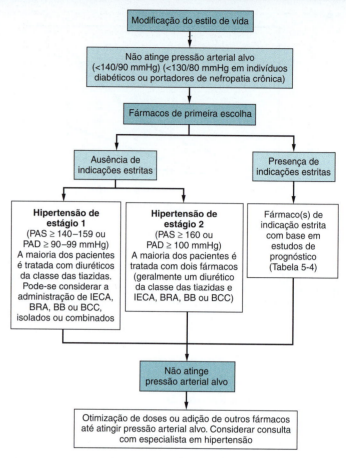

Figura 5-6 • Algoritmo para tratamento da hipertensão. BB, β-bloqueador; BCC, bloqueador de canais de cálcio; BRA, bloqueador de receptor de angiotensina; IECA, inibidor da enzima conversora de angiotensina; PAD, pressão arterial diastólica; PAS, pressão arterial sistólica. *(Reimpresso com permissão de Chobanian AV, et al: Seventh Report of the Joint National Committee on Prevention, Detection, Evaluation and Treatment of High Blood Pressure. Hypertension 2003;42:1206-1252.)*

sentar sinais de encefalopatia mesmo quando a pressão diastólica é inferior a 100 mmHg. Mesmo na ausência de sintomas, uma parturiente com pressão diastólica superior a 109 mmHg é considerada uma emergência hipertensiva e requer tratamento imediato. Nas emergências hipertensivas, o objetivo do tratamento é a diminuição da pressão diastólica de forma imediata, porém gradual. A redução abrupta a níveis normotensos pode provocar isquemia coronária ou cerebral. De modo geral, a pressão arterial média é reduzida em cerca de 20% nos primeiros 60 minutos, e, a seguir, a diminuição é mais gradual. A pressão arterial pode ser reduzida a 160/110 mmHg no decorrer das próximas 2 a 6 horas, conforme tolerado, na ausência de hipoperfusão sintomática em órgãos-alvo.

Urgência Hipertensiva

As urgências hipertensivas são situações em que a pressão arterial está gravemente elevada, mas o paciente não apresenta evidências de danos em órgãos-alvo. Estes pacientes podem apresentar cefaleia, epistaxe ou ansiedade. Alguns indivíduos podem ser satisfatoriamente tratados com a administração oral de anti-hipertensivos, já que a não adesão à terapia ou a indisponibilidade dos medicamentos são, com frequência, o fator responsável por este problema.

Terapia Farmacológica

A escolha inicial do tratamento farmacológico a ser instituído em uma emergência hipertensiva é baseada na análise das comorbidades e dos sintomas e sinais apresentados pelo paciente (**Tabela 5-6**). A colocação de um cateter intra-arterial para monitorização contínua da pressão arterial sistêmica é recomendada durante o tratamento com substâncias vasoativas potentes. Na maioria das emergências hipertensivas, o nitroprussiato de sódio, 0,5 a 10,0 μg/kg/min, por via intravenosa, é o fármaco de escolha. A ação imediata e de curta duração do nitroprussiato de sódio permite sua

CAPÍTULO 5
Hipertensão Arterial Sistêmica e Hipertensão Arterial Pulmonar

TABELA 5-4	Indicações Estritas para Classes Específicas de Fármacos Anti-hipertensivos
Comorbidade	**Classe de Fármacos Anti-hipertensivos**
Infarto pós-miocárdico	Inibidor da ECA Antagonista de aldosterona β-bloqueador
Insuficiência cardíaca	Inibidor da ECA Antagonista de aldosterona BRA β-bloqueador Diurético
Doença da artéria coronariana de alto risco	Inibidor da ECA β-bloqueador Bloqueador de canais de cálcio Diurético
Diabetes	Inibidor da ECA BRA β-bloqueador Bloqueador de canais de cálcio Diurético
Doença renal crônica	Inibidor da ECA BRA
Prevenção de derrame recorrente	Inibidor da ECA Diurético

ECA, enzima conversora de angiotensina; BRA, bloqueador de receptor de angiotensina.

titulação eficaz, minuto a minuto, mas seu uso pode ser complicado pela ocorrência de acidose lática e intoxicação por cianeto. A infusão de nicardipina é outra opção e pode melhorar a isquemia cardíaca ou cerebral. O antagonista de dopamina (DA$_1$-específico) fenoldopam aumenta o fluxo sanguíneo renal e inibe a reabsorção de sódio, fazendo com que este fármaco seja uma excelente escolha em pacientes com insuficiência renal. A infusão de esmolol pode ser eficaz, seja administrada de forma isolada ou combinada a outros fármacos. O labetolol, um bloqueador α e β, pode também ser muito eficaz no tratamento agudo da hipertensão.

Conduta Anestésica em Pacientes com Hipertensão Essencial

Apesar das sugestões iniciais de que a administração de medicamentos anti-hipertensivos deveria ser interrompida no período pré-operatório, é agora aceito que a maioria dos fármacos que controlam a pressão arterial de maneira eficaz deve continuar a ser usada por todo o período perioperatório. Um resumo da conduta anestésica de pacientes com hipertensão é mostrado na **Tabela 5-7**.

Avaliação Pré-operatória

A avaliação pré-operatória de pacientes com hipertensão essencial deve determinar o controle adequado da pressão arterial.

O tratamento farmacológico anti-hipertensivo que deixou o paciente normotenso deve ser mantido durante o período perioperatório. Parece ser razoável seguir o conceito segundo o qual pacientes hipertensos devem tornar-se normotensos antes da realização de cirurgias eletivas. A incidência de hipotensão e de evidências de isquemia miocárdica durante a manutenção da anestesia é maior em pacientes que são hipertensos antes de sua indução. Além disso, a magnitude das reduções na pressão arterial é maior em pacientes hipertensos do que nos normotensos. *Elevações* intraoperatórias na pressão arterial, porém, são mais comumente observadas em pacientes com histórico de hipertensão, independentemente de seu controle pré-operatório (**Tabela 5-8**).

Não há evidências de que a incidência de complicações pós-operatórias seja maior quando pacientes hipertensos (com pressão diastólica tão alta quanto 110 mmHg) são submetidos a cirurgias eletivas (**Tabela 5-8**). A hipertensão coexistente, porém, pode aumentar a incidência de reinfarto do miocárdio pós-operatório em pacientes com história prévia de infarto do miocárdio e a incidência de complicações neurológicas em indivíduos submetidos à endarterectomia de carótida. Em pacientes hipertensos que apresentam sinais de danos em órgãos-alvo, o cancelamento de um procedimento eletivo é justificado quando estas alterações podem ser revertidas ou se uma avaliação adicional for capaz de alterar o plano anestésico.

Não é incomum que a pressão arterial, à internação, esteja alta (síndrome do jaleco branco), refletindo a ansiedade do paciente. As pressões arteriais subsequentes geralmente são menores. Este subgrupo de pacientes que manifesta hipertensão induzida por ansiedade, porém, tende a apresentar respostas pressoras exageradas à laringoscopia e é mais suscetível ao desenvolvimento de isquemia miocárdica perioperatória ou à requisição de terapia anti-hipertensiva durante o período perioperatório.

O dano em órgãos-alvo (angina *pectoris*, hipertrofia ventricular esquerda, insuficiência cardíaca congestiva, doença vascular cerebral, acidente vascular cerebral, doença vascular periférica, insuficiência renal) deve ser avaliado no período pré-operatório. Assume-se que os pacientes hipertensos possuem cardiopatia isquêmica até prova em contrário. A insuficiência renal secundária à hipertensão crônica é um marcador da presença de doença hipertensiva em grau avançado.

A farmacologia e os possíveis efeitos colaterais dos fármacos usados no tratamento anti-hipertensivo devem ser revisados (**Tabela 5-5**). Muitos destes fármacos interferem na função do sistema nervoso autônomo. No período pré-operatório, isto pode manifestar-se como hipotensão ortostática. Durante a anestesia, diminuições exageradas na pressão sanguínea, observadas quando há perdas de sangue, ventilação com pressão positiva ou alterações súbitas de decúbito, podem refletir deficiências na compensação vascular devido aos efeitos inibidores no sistema autônomo. A administração de vasopressores, como a fenilefrina e a efedrina, altera, de maneira previsível e adequada, a pressão arterial destes pacientes.

Outra importante razão para continuar a terapia anti-hipertensiva durante o período perioperatório é o risco de hipertensão de rebote que alguns fármacos, principalmente os antagonistas β-adrenérgicos e a clonidina, podem provocar quando sua administração é abruptamente interrompida. Os agentes anti-hipertensivos que atuam independentemente do sistema nervoso autônomo, tais como os inibidores de enzima conversora de angiotensina, não

TABELA 5-5	Fármacos Anti-hipertensivos Comumente Usados	
Classe	**Subclasse**	**Nome Genérico**
Diuréticos	Tiazidas	Clorotiazida Hidroclorotiazida Indapamida Metolazona
	Alça	Bumetanida Furosemida Torsemida
	Poupadores de potássio	Amilorida Espironolactona Triantereno
Antagonistas adrenérgicos	β-bloqueadores	Atenolol Bisoprolol Metoprolol Nadolol Propranolol Timolol
	α_1-bloqueadores	Doxasozin Prazosin Terazosin
	α e β-bloqueadores combinados	Carvedilol Labetalol
	De ação central	Clonidina Metildopa
Vasodilatadores		Hidralazina
Inibidores da ECA		Benazepril Captopril Enalapril Fosinopril Lisinopril Moexipril Quinipril Ramipril Trandolapril
Bloqueadores do receptor de angiotensina		Candesartan Eprosartan Irbesartan Losartan Olmesartan Telmisartan Valsartan
Bloqueadores de canais de cálcio	Di-hidroperidina	Anlodipina Felodipina Israpidina Nicardipina Nifedipina Nisoldipina
	Não di-hidroperidina	Diltiazem Verapamil

ECA, enzima conversora de angiotensina.

CAPÍTULO 5
Hipertensão Arterial Sistêmica e Hipertensão Arterial Pulmonar

TABELA 5-6 Tratamento das Emergências Hipertensivas

Etiologia/Manifestação	Agentes Primários	Precauções	Comentários
Encefalopatia e hipertensão intracraniana	Nitroprussiato, labetalol, fenoldopam, nicardipina	A isquemia cerebral pode ser causada pela baixa pressão arterial devido à autorregulação alterada Risco de intoxicação por cianeto O nitroprussiato aumenta a pressão intracraniana	A baixa pressão arterial pode diminuir o sangramento observado na hemorragia intracraniana A pressão sanguínea elevada tende a se resolver de forma espontânea
Isquemia miocárdica	Nitroglicerina	Evite a administração de β-bloqueadores em casos de insuficiência cardíaca congestiva aguda	Incluir morfina e terapia com oxigênio
Edema pulmonar agudo	Nitroglicerina, nitroprussiato, fenoldopam	Evite a administração de β-bloqueadores em casos de insuficiência cardíaca congestiva aguda	Incluir morfina, diurético de alça e terapia com oxigênio
Dissecção aórtica	Esmolol, vasodilatadores Trimetafan	Os vasodilatadores podem causar taquicardia reflexa	O objetivo é diminuir a força pulsátil da contração ventricular esquerda
Insuficiência renal	Fenoldopam, nicardipina	O fenoldopam pode causar taquifilaxia	Pode nessecitar hemodiálise de emergência Evitar a administração de inibidores da ECA e de BRA
Pré-eclâmpsia e eclâmpsia	Metildopa, hidralazina Sulfato de magnésio Labetolol, nicardipina	A hidralazina pode causar uma síndrome semelhante ao lúpus Há risco de indução rápida de edema pulmonar Os bloqueadores de canais de cálcio podem reduzir o fluxo sanguíneo uterino e inibir o trabalho de parto	O tratamento definitivo é o parto A administração de inibidores da ECA e BRA é contraindicada durante a gestação, dada a teratogenicidade
Feocromocitoma	Fentolamina, fenoxibenzamina, propranolol	A estimulação α-adrenérgica não controlada, seguida pelo β-bloqueio, piora a hipertensão	
Intoxicação por cocaína	Nitroglicerina, nitroprussiato, fentolamina	A estimulação α-adrenérgica não controlada, seguida pelo β-bloqueio, piora a hipertensão	

BRA, bloqueadores de receptor de angiotensina; ECA, enzima conversora de angiotensina.

são associados à hipertensão de rebote. A bradicardia pode ser manifestação de uma alteração específica na atividade do sistema nervoso simpático. Não há evidências, porém, de que as respostas da frequência cardíaca à estimulação cirúrgica ou às perdas de sangue ocorridas durante o procedimento estejam ausentes em pacientes submetidos ao tratamento com fármacos anti-hipertensivos; além disso, a experiência clínica não confirma a possibilidade teórica de que reduções exageradas na frequência cardíaca possam ser observadas durante a administração de fármacos que normalmente aumentam a atividade do sistema nervoso parassimpático, como os anticolinesterásicos. A redução da necessidade de agentes anes-

tésicos pode ocorrer devido aos efeitos sedativos produzidos pela clonidina. A hipocalemia (<3,5 mEq/L), apesar da suplementação com potássio, é um achado pré-operatório comum em pacientes sendo tratados com diuréticos. Esta hipocalemia induzida por fármacos, porém, não aumenta a incidência de disritmias cardíacas. A hipercalemia pode ser observada em pacientes sendo tratados com inibidores da ECA que também recebem suplementação com potássio ou apresentam disfunção renal.

Inibidores da Enzima Conversora de Angiotensina Pacientes submetidos ao tratamento com inibidores da ECA são suscetíveis à ocorrência de instabilidade hemodinâmica e hipotensão duran-

TABELA 5-7 — Manejo Anestésico do Paciente Hipertenso

Avaliação Pré-operatória
- Determine o controle adequado da pressão arterial
- Revise a farmacologia dos medicamentos que estão sendo administrados para controlar a pressão arterial
- Procure evidências de dano em órgãos-alvo
- Continue a administração de fármacos usados no controle da pressão arterial

Indução e Manutenção da Anestesia
- Antecipe a resposta exagerada da pressão arterial aos fármacos anestésicos
- Limite a duração da laringoscopia direta
- Administre uma anestesia balanceada, evitando respostas hipertensivas
- Considere a colocação de monitores hemodinâmicos invasivos
- Monitore a ocorrência de isquemia miocárdica

Manejo Pós-operatório
- Antecipe períodos de hipertensão sistêmica
- Mantenha a monitorização da função de órgãos-alvo

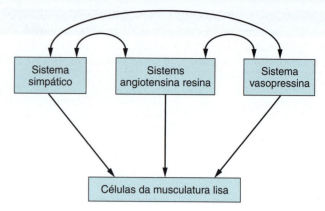

Figura 5-7 • Sistemas vasopressores que regulam a pressão arterial. Três diferentes sistemas vasopressores estão envolvidos na regulação da pressão sanguínea. Cada um age no mesmo alvo, ou seja, as células da musculatura lisa, induzindo um aumento na concentração de cálcio livre no citosol que é seguido por uma contração celular. Cada sistema está relacionado aos demais e pode atuar como um mecanismo de compensação. (Reimpresso com permissão de Colson P, Ryckwaert F, Coriat P: Renin angiotensin system antagonists and anesthesia. Anesth Analg 1999;89:1143-1155.)

te a anestesia. Existem três sistemas para manutenção da pressão arterial normal. Após inibir as respostas autônomas pela indução da anestesia e o sistema renina-angiotensina-aldosterona por meio da administração de um inibidor da ECA, o único sistema que continua a manter a pressão arterial é o da vasopressina; assim, a pressão arterial tende a ser dependente de volume (Fig. 5-7). Os inibidores da ECA podem também diminuir o débito cardíaco, por atenuar o efeito vasoconstrictor da angiotensina sobre os vasos de capacitância, reduzindo o retorno venoso. Em pacientes submetidos a tratamentos prolongados com estes fármacos, a manutenção do volume intravascular durante a cirurgia é crucial. Nos pacientes tratados com inibidores da ECA, os problemas cirúrgicos que envolvem maiores alterações volêmicas foram associados à hipotensão. Esta hipotensão responde à infusão de líquidos e à administração de fármacos simpatomiméticos. A hipotensão resistente a estas medidas pode requerer a administração de vasopressina ou de seus agonistas. A titulação cuidadosa do fármaco anestésico pode prevenir ou limitar a hipotensão atribuível a inibidores da ECA.

Pode ser prudente interromper a administração de inibidores da ECA 24 a 48 horas antes da realização do procedimento cirúrgico em pacientes mais suscetíveis à ocorrência intraoperatória de hipovolemia e hipotensão. A maior desvantagem da interrupção do tratamento é a possibilidade de perda do controle da pressão arterial.

Bloqueadores do Receptor de Angiotensina Os bloqueadores do receptor de angiotensina (BRA) tratam a hipertensão de forma eficaz, impedindo que a angiotensina II se ligue a seu receptor. Assim como os inibidores da ECA, o bloqueio do sistema renina-angiotensina-aldosterona pelos BRA aumenta a possibilidade de ocorrência de hipotensão durante a anestesia. A hipotensão que requer a instituição de tratamento vasoconstritor é mais comumente observada após a indução da anestesia em pacientes que continuam a receber BRA do que naqueles em que a administração do fármaco

TABELA 5-8 — Risco de Anestesias Gerais e Cirurgias Eletivas em Pacientes Hipertensos

Estado Pré-operatório da Pressão Sanguínea Sistêmica	Incidência de Episódios Hipertensivos Perioperatórios (%)	Incidência de Complicações Cardíacas Pós-operatórias (%)
Normotenso	8*	11
Tratado e tornado normotenso	27	24
Tratado, mas ainda hipertenso	25	7
Não tratado e hipertenso	20	12

*$P < 0,05$ comparado a outros grupos na mesma coluna.
Reimpresso com permissão de Goldman L, Caldera DL: Risk of general anesthesia and elective operation in the hypertensive patient. Anesthesiology, 1979;50:285-292.

CAPÍTULO 5
Hipertensão Arterial Sistêmica e Hipertensão Arterial Pulmonar

é interrompida 1 dia antes da realização da cirurgia. Além disso, os episódios hipotensivos sofridos pelos pacientes submetidos ao tratamento com BRA podem ser refratários a vasoconstritores convencionais, como a efedrina e a fenilefrina, sendo necessário o uso de vasopressina ou de um de seus análogos. Por estas razões, recomenda-se que a administração de BRA seja interrompida no dia anterior à cirurgia.

Indução da Anestesia

A indução da anestesia com fármacos intravenosos de ação rápida pode diminuir, exageradamente, a pressão arterial, por causar vasodilatação periférica na presença de menor volume de líquido intravascular, como observado na hipertensão diastólica. A hipotensão que ocorre durante a indução é mais pronunciada em pacientes que continuam sendo tratados com inibidores da ECA ou BRA até a realização da cirurgia.

A laringoscopia direta e a intubação traqueal podem provocar aumento da pressão arterial significativa em pacientes que apresentam hipertensão essencial, mesmo naqueles que eram normotensos no período pré-operatório. Evidências de isquemia miocárdica tendem a ser observadas em associação à hipertensão e à taquicardia que acompanham a laringoscopia e a intubação. Os fármacos intravenosos de indução não suprimem, de forma previsível, as respostas circulatórias provocadas pela intubação traqueal. Os pacientes mais suscetíveis ao desenvolvimento de isquemia miocárdica podem ser beneficiados por manobras que suprimem os reflexos traqueais e as respostas autônomas à manipulação do órgão, como a anestesia inalatória profunda ou a utilização de opioide, lidocaína, β-bloqueador ou vasodilatador. Além disso, a duração da laringoscopia é importante na limitação da resposta pressora a este estímulo doloroso. A laringoscopia direta de duração não superior a 15 segundos pode minimizar as alterações da pressão arterial.

Manutenção da Anestesia

Durante a manutenção da anestesia, o objetivo hemodinâmico é minimizar as flutuações da pressão arterial. Nestes pacientes, o manejo das alterações da pressão sanguínea durante a realização da cirurgia é tão importante quanto o controle pré-operatório da hipertensão.

A anestesia regional pode ser usada em pacientes hipertensos. Porém, a anestesia regional com níveis elevados de bloqueio sensitivo, por estar associada a bloqueio simpático, pode revelar hipovolemia não diagnosticada.

Hipertensão Intraoperatória A mais provável alteração intraoperatória da pressão arterial é a hipertensão produzida pela estimulação dolorosa, ou seja, a anestesia leve. Na verdade, a incidência perioperatória de episódios hipertensivos é maior em pacientes diagnosticados com hipertensão essencial, mesmo quando a pressão sanguínea foi controlada no período pré-operatório (**Tabela 5-8**). Os anestésicos voláteis são usados na atenuação da atividade do sistema nervoso autônomo responsável pelas respostas pressoras. Estes fármacos diminuem a pressão arterial de maneira dose-dependente, refletindo reduções na resistência vascular sistêmica e a depressão miocárdica. Não há evidências de que um fármaco anestésico volátil seja preferível a outro no controle intraoperatório da hipertensão.

Uma técnica empregando óxido nitroso e opioides pode ser usada na manutenção da anestesia, embora um agente volátil pos-

sa ser necessário no controle da hipertensão, como, por exemplo, durante períodos de alterações abruptas da estimulação cirúrgica. No controle intraoperatório da pressão arterial, a medicação anti-hipertensiva por *bolus* ou infusão contínua é uma alternativa ao uso de um anestésico volátil. Não há evidências de que um bloqueador neuromuscular específico seja mais adequado a pacientes hipertensos. O pancurônio pode, modestamente, aumentar a pressão arterial, mas não há evidências de que esta resposta pressora seja exagerada na presença de hipertensão essencial.

Hipotensão Intraoperatória A hipotensão durante a manutenção da anestesia pode ser tratada pela diminuição da profundidade da anestesia e/ou pelo aumento das taxas de infusão de líquido. A administração de fármacos simpatomiméticos, como a efedrina ou a fenileferina, pode ser necessária para restaurar a pressão de perfusão em órgãos vitais até que a causa da hipotensão seja identificada e corrigida. Apesar dos efeitos supressores de muitos fármacos anti-hipertensivos sobre o sistema nervoso autônomo, a experiência clínica extensa confirmou que a resposta a fármacos simpatomiméticos é adequada e previsível. A hipotensão intraoperatória em pacientes submetidos ao tratamento com inibidores da ECA ou BRA é responsiva à administração de líquidos intravenosos, fármacos simpatomiméticos e/ou vasopressina. Os distúrbios do ritmo cardíaco que levam à perda da contração atrioventricular sequencial, como o ritmo juncional e a fibrilação atrial, podem, também, provocar hipotensão e devem ser imediatamente tratados.

Monitorização A monitorização de pacientes com hipertensão essencial é influenciada pela complexidade da cirurgia. A eletrocardiografia é particularmente útil no reconhecimento da ocorrência da isquemia miocárdica durante períodos de intensa estimulação dolorosa, como a laringoscopia e a intubação traqueal. A monitorização invasiva com cateteres intra-arteriais e venosos centrais ou arteriais pulmonares pode ser útil quando cirurgias extensas são planejadas e há evidências de disfunção ventricular esquerda ou outro dano significativo em órgão-alvo. O ecocardiograma transesofágico é um excelente monitor da função ventricular esquerda e do controle adequado da reposição intravascular de volume, mas requer pessoal especialmente treinado e equipamento, podendo não estar universalmente disponível.

Tratamento Pós-operatório

A hipertensão pós-operatória é comum em pacientes com hipertensão essencial. Esta hipertensão requer avaliação e tratamento imediatos, para reduzir o risco de isquemia miocárdica, disritmias cardíacas, insuficiência cardíaca congestiva, acidente vascular cerebral e hemorragia. A hipertensão que persiste apesar do tratamento adequado da dor pós-operatória pode necessitar a administração de um fármaco anti-hipertensivo por via intravenosa, como o labetolol. Gradualmente, pode-se fazer a conversão ao esquema de terapia anti-hipertensiva oral usual do paciente.

HIPERTENSÃO ARTERIAL PULMONAR

Esta seção se refere à hipertensão arterial pulmonar idiopática. (Veja a discussão acerca da hipertensão pulmonar associada a doenças cardíacas ou pulmonares no Cap. 6.) A hipertensão arterial pulmonar (HAP) é uma doença rara, com incidência de um a dois casos por milhão de pessoas na população geral. Enquanto a maioria dos casos de hipertensão pulmonar não associada a outras doenças é esporádica, a herança familiar autossômica dominante é responsável por 10% dos casos. O período médio de sobrevida após o diagnóstico da HAP idiopática é de 2,8 anos; muitos dos pacientes falecem devido ao desenvolvimento de insuficiência ventricular direita (VD) progressiva. Os pacientes que apresentam HAP idiopática são susceptíveis à insuficiência VD, hipoxemia e isquemia coronária perioperatórias. Este risco pode ser de até 28% de insuficiência respiratória, 12% de disritmias cardíacas, 11% de insuficiência cardíaca congestiva e 7% de mortalidade perioperatória total em cirurgias não cardíacas.

Definição

As artérias pulmonares normalmente apresentam pressão sistólica de 18 a 25 mmHg, pressão diastólica de 6 a 10 mmHg e pressão média de 12 a 16 mmHg. A hipertensão da artéria pulmonar é definida pela pressão arterial pulmonar média maior do que 25 mmHg em repouso ou do que 30 mmHg em esforço. A HAP idiopática, anteriormente denominada hipertensão pulmonar primária, é a observada na ausência de cardiopatia esquerda, miocardiopatia, cardiopatia congênita e qualquer outra doença respiratória, do tecido conjuntivo ou tromboembólica crônica clinicamente significativa. Na HAP idiopática, a pressão de oclusão da artéria pulmonar não é superior a 15 mmHg e a resistência vascular pulmonar (RVP) é maior do que 3 unidades de Wood (mmHg/L/min) (**Tabela 5-9**). O Third World Symposium on Pulmonary Arterial Hypertension, realizado em 2003 em Veneza, Itália, gerou um documento que descreve a nova classificação da hipertensão pulmonar, como mostrado na **Tabela 5-10**.

Apresentação e Avaliação Clínicas

A HAP geralmente provoca sintomas vagos, incluindo dispneia, fraqueza, fadiga e distensão abdominal. A síncope e a angina *pectoris* indicam graves limitações do débito cardíaco e possível isquemia miocárdica. Ao exame físico, o paciente pode apresentar elevação paraesternal, sopros de insuficiência pulmonar (sopro de Graham-Steell) e/ou regurgitação de tricúspide, um pronunciado componente pulmonar de B2, galope B3, distensão venosa jugular, edema periférico, hepatomegalia e ascite. A avaliação laboratorial e os estudos diagnósticos usados na avaliação da hipertensão pulmonar de qualquer causa são listados na **Tabela 5-11**. Um teste com caminhada de 6 minutos pode ser realizado, para determinar o estado funcional e acompanhar, de forma não invasiva, o progresso

do tratamento. O cateterismo do coração direito é a forma direta de determinação da gravidade da doença e da possibilidade de resposta à terapia vasodilatadora. Um vasodilatador potente, como a prostaciclina, o NO, a adenosina ou a prostaglandina E_1, é administrado. O teste com vasodilatador é considerado positivo (*i.e.*, o paciente é respondedor) quando a RVP e a pressão média da artéria pulmonar diminuem, de forma aguda, em 20% ou mais. Neste teste, apenas um quarto dos pacientes apresenta respostas favoráveis.

TABELA 5-10	Classificação Diagnóstica da Hipertensão Pulmonar

1. Hipertensão pulmonar arterial
   1.1 Idiopática
   1.2 Familiar
   1.3 Associada a...
      1.3.1 Doença vascular colagenosa
      1.3.2 *Shunts* congênitos sistêmico-pulmonares
      1.3.3 Hipertensão porta
      1.3.4 Infecção pelo HIV
      1.3.5 Fármacos e toxinas
      1.3.6 Outras (doenças da tireoide, doença do armazenamento de glicogênio, doença de Gaucher, telangiectasia hemorrágica hereditária, hemoglobinopatias, doenças mieloproliferativas, esplenectomia)
   1.4 Associada a significativo acometimento venoso ou capilar
      1.4.1 Doença pulmonar veno-oclusiva
      1.4.2 Hemangiomatose pulmonar capilar
   1.5 Hipertensão pulmonar persistente em neonatos
2. Hipertensão pulmonar com cardiopatia esquerda
   2.1 Cardiopatia atrial ou ventricular esquerda
   2.2 Valvulopatia esquerda
3. Hipertensão pulmonar associada a doenças pulmonares e/ou hipoxemia
   3.1 Doença pulmonar obstrutiva crônica
   3.2 Doença pulmonar intersticial
   3.3 Distúrbio de respiração durante o sono
   3.4 Doenças de hipoventilação alveolar
   3.5 Exposição crônica a altas altitudes
   3.6 Anomalias do desenvolvimento
4. Hipertensão pulmonar devida à doença trombótica e/ou embólica crônica
   4.1 Obstrução tromboembólica de artérias pulmonares proximais
   4.2 Obstrução tromboembólica de artérias pulmonares distais
   4.3 Embolia pulmonar não trombótica (tumor, parasitos, corpos estranhos)
5. Diversas (sarcoidose, histiocitose X, linfangiomatose, compressão dos vasos pulmonares [adenopatia, tumor, mediastinite fibrosante])

HIV, vírus da imunodeficiência humana.
Reimpresso com permissão de Simonneau G, Galiè N, Rubin LJ, et al: Clinical classification of pulmonary hypertension. J Am Coll Cardiol 2004;43(12 Suppl):5S-12S. Copyright 2004, the American College of Cardiology Foundation.

TABELA 5-9	Cálculo da Resistência Vascular Pulmonar
$\dfrac{(\overline{PAP} - POAP) \times 80}{DC}$	A RVP é expressa em dinas/s/cm^{-5}, sendo considerados normais valores entre 50 e 150 dinas/s/cm^{-5}
$\dfrac{(\overline{PAP} - POAP)}{DC}$	A RVP é expressa em unidades de Wood (mmHg/L/min), sendo considerada normal quando igual a 1 unidade Wood

DC, débito cardíaco (L/min); $\overline{PAP}$, pressão média da artéria pulmonar (mmHg); POAP, pressão de oclusão da artéria pulmonar; RVP, resistência vascular pulmonar.

CAPÍTULO 5
Hipertensão Arterial Sistêmica e Hipertensão Arterial Pulmonar

TABELA 5-11	Achados Clínicos na Hipertensão Pulmonar
Modalidade Diagnóstica	**Principais Achados**
Radiografia de tórax	Artérias pulmonares proeminentes Aumento de volume do átrio e do ventrículo direito Doença pulmonar parenquimatosa
Eletrocardiograma	*P pulmonale* Desvio do eixo direito Distensão ou hipertrofia do ventrículo direito Bloqueio completo ou incompleto do ramo direito
Ecocardiograma bidimensional	Aumento de volume do átrio direito Hipertrofia, dilatação ou sobrecarga volumétrica ventricular direita Regurgitação da tricúspide Estimativas elevadas das pressões arteriais pulmonares Cardiopatia congênita
Testes de função pulmonar	Padrão obstrutivo ou restritivo Baixa capacidade de difusão
Determinação de V/Q	Desequílibrio entre ventilação e perfusão
Angiografia pulmonar	Defeitos de enchimento vascular
TC de tórax	Tamanho da artéria pulmonar principal > 30 mm Defeitos de enchimento vascular Defeitos de perfusão em mosaico
Ultrassonografia ou TC de abdome	Cirrose Hipertensão porta
Exames de sangue	Anticorpo antinuclear (FAN) Fator reumatoide Hemograma completo Exames de coagulação Títulos de HIV Hormônio estimulador de tireoide
Estudo do sono	Alto índice de distúrbio respiratório

TC, tomografia computadorizada; HIV, vírus da imunodeficiência humana; V/Q, ventilação/perfusão.
Reimpresso com permissão de Dincer HE, Presberg KW: Current management of pulmonary hypertension. Clin Pulm Med 2004;11:40-53.

Fisiologia e Fisiopatologia

A circulação pulmonar normal pode acomodar taxas de fluxo que variam de 6 a 25 L/min, com alterações mínimas na pressão da artéria pulmonar. A HAP se desenvolve devido à vasoconstrição pulmonar, ao remodelamento da parede vascular e à trombose *in situ*. O estresse à parede VD é maior, em resposta ao aumento da pós-carga produzido pela hipertensão pulmonar. O volume sistólico e o volume disponível para o enchimento do ventrículo direito diminuem, reduzindo o débito cardíaco e levando à hipotensão sistêmica. A dilatação do ventrículo direito em resposta ao maior estresse na parede dilata, de forma anular, as valvas cardíacas do lado direito, produzindo regurgitação tricúspide e/ou insuficiência pulmonar. O ventrículo direito recebe o fluxo sanguíneo coronário durante a sístole e a diástole. A perfusão do miocárdio VD pode ser dramaticamente limitada pelo aumento do estresse da parede desta porção do coração e também pela aproximação da pressão sistólica local à sistêmica.

Os pacientes com HAP são suscetíveis à hipoxemia por três mecanismos: (1) com o aumento das pressões do lado direito, pode haver *shunt* da direita para a esquerda por um forame oval aberto; (2) na presença de débito cardíaco relativamente fixo, a maior extração de oxigênio associada ao exercício provoca hipoxemia, e (3) o desequíbrio V/Q pode levar à perfusão de alvéolos mal ventilados. Na presença de vasoconstrição pulmonar hipóxica, a hipertensão pulmonar total é agravada.

Tratamento da Hipertensão Pulmonar

Um algoritmo que exemplifica o tratamento é mostrado na **Figura 5-8**.

Oxigênio, Anticoagulantes e Diuréticos

A oxigenoterapia pode ajudar a reduzir a magnitude da vasoconstrição pulmonar hipóxica. Este tratamento foi estudado, principalmente, em pacientes acometidos pela doença pulmonar obstrutiva crônica, e, nesta situação, claramente melhora a sobrevida e reduz a progressão da hipertensão pulmonar. A administração de anticoagulantes pode ser recomendada, devido ao maior risco de trombose e tromboembolia decorrente da lentidão do fluxo sanguíneo pulmonar, da dilatação do lado direito do coração, da estase venosa e da limitação da atividade física imposta por esta doença. Os diuréticos podem ser usados para diminuir a pré-carga em pacientes com insuficiência cardíaca direita, principalmente na presença de congestão hepática, ascite e edema periférico significativo.

Bloqueadores de Canais de Cálcio

A primeira classe de fármacos que propiciou um dramático e prolongado efeito benéfico em pacientes com HAP foi a dos bloqueadores de canais de cálcio. Estes fármacos são administrados a pacientes que apresentam respostas positivas a testes vasodilatadores realizados em laboratórios de cateterismo cardíaco. Com esta finalidade, os bloqueadores de canais de cálcio mais comumente utilizados são a nifedipina, o diltiazem e a anlodipina; foi demonstrado que estes fármacos aumentam a sobrevida em 5 anos.

Inibidores de Fosfodiesterase

Os inibidores de fosfodiesterase produzem vasodilatação pulmonar e melhoram o débito cardíaco. A administração de sildenafil (Viagra®) foi associada à melhora da capacidade de realização

99

de exercícios e à redução da massa VD, embora seus benefícios a longo prazo sobre a mortalidade ainda não tenham sido provados. Os inibidores de fosfodiesterase inibem a hidrólise do guanosina monofosfato cíclico (GMPc), reduzindo a concentração intracelular de cálcio e relaxando a musculatura lisa. Estes medicamentos são eficazes quando administrados de forma isolada e podem aumentar a eficácia do NO inalatório.

Óxido Nítrico Inalatório

O NO inalatório em concentrações de 20 a 40 ppm pode ser usado no tratamento da HAP. Quando inalado, o NO se difunde pela musculatura lisa vascular, onde ativa a guanilato ciclase, aumentando o guanosina monofosfato cíclico intracelular (GMPc), o que reduz a concentração intracelular de cálcio e relaxa o músculo. Após sua difusão pelo espaço intravascular, o NO se liga à hemoglobina, formando nitrosilmetemoglobina, que é rapidamente metabolizada em metemoglobina e excretada pelos rins. Todo o NO é inativado na circulação pulmonar, minimizando a ocorrência de efeitos sistêmicos. Por ser administrado por inalação, o NO é preferencialmente distribuído por alvéolos bem ventilados, causando vasodilatação destas áreas. Isto melhora o desequilíbrio entre ventilação e perfusão e aumenta a oxigenação. Demonstrou-se que o NO melhora a oxigenação e diminui a pressão arterial pulmonar na síndrome da angústia respiratória aguda e em outras doenças associadas à grave hipertensão pulmonar mas, nestes casos, não reduz a mortalidade. Os problemas associados à administração de NO incluem a hipertensão pulmonar por rebote, a inibição plaquetária, a metemoglobinemia, a formação de metabólitos tóxicos de nitrato e os requerimentos técnicos para sua aplicação.

Prostaciclinas

As prostaciclinas são vasodilatadores sistêmicos e pulmonares que também apresentam atividade antiplaquetária. Estes fármacos reduzem a RVP e melhoram o débito cardíaco e a tolerância a exercícios. Complicações, como piora de *shunts* intrapulmonares e hipertensão pulmonar de rebote, e problemas associados à via de administração, como hipotensão sistêmica, infecções e broncoespasmos, porém, podem ser observados. As prostaciclinas podem ser administradas por infusão contínua em períodos curtos ou longos (por meio de uma bomba acoplada ao cateter venoso central permanente), por meio de inalação e injeções subcutâneas intermitentes. Todas as prostaciclinas provocam melhoras signifi-

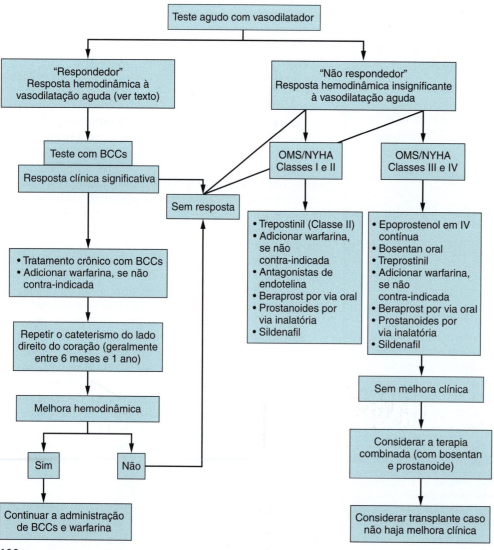

Figura 5-8 • Tratamento ambulatorial da hipertensão arterial pulmonar. BCCs, Bloqueadores de canais de cálcio; NYHA, New York Health Association; OMS, Organização Mundial da Saúde. *(Reimpresso com permissão de Dincer HE, Presberg KW: Current management of pulmonary hypertension. Clin Pulm Med 2004; 11:40-53.)*

CAPÍTULO 5
Hipertensão Arterial Sistêmica e Hipertensão Arterial Pulmonar

cativas na hemodinâmica cardiopulmonar, ao menos por períodos curtos, mas ainda não há evidências acerca de efeitos benéficos contínuos ou diminuição da taxa de mortalidade. Dentre as prostaciclinas atualmente utilizadas, estão o epoprostenol, o treprostinil e o iloprost.

Antagonistas do Receptor de Endotelina

A endotelina interage com dois receptores, os de endotelina A e os de endotelina B. Os receptores de endotelina A causam vasoconstrição pulmonar e proliferação do músculo liso, enquanto os receptores de endotelina B produzem vasodilatação por meio da maior depuração da molécula e produção de NO e prostaciclina. Foi demonstrado que os antagonistas dos receptores de endotelina diminuem a pressão arterial pulmonar e a RVP e melhoram a função VD, a tolerância ao exercício, a qualidade de vida e a mortalidade. O único antagonista de receptor de endotelina atualmente disponível para uso geral, nos Estados Unidos, é o bosentan.

Tratamento Cirúrgico

Dispositivos colocados no ventrículo direito podem ser usados na hipertensão pulmonar grave e na insuficiência cardíaca direita. A septostomia atrial por balão é um procedimento experimental que cria um defeito no septo atrial, permitindo o *shunt* da direita para a esquerda para descomprimir esta porção do órgão. À custa de uma esperada e geralmente bem tolerada diminuição na saturação arterial de oxigênio, demonstrou-se que este procedimento melhora a tolerância aos exercícios. Atualmente, esta cirurgia é reservada para o tratamento da insuficiência cardíaca direita terminal e como uma ponte para o transplante de coração. Os benefícios da membrana de oxigenação extracorpórea (ECMO) são bem estabelecidos em crianças, mas esta modalidade não é muito usada na população adulta. Em muitos tipos de HAP, o transplante de pulmão é a única terapia curativa. No transplante pulmonar uni ou bilateral, a sobrevida a longo prazo é similar.

Conduta Anestésica

O risco de desenvolvimento de insuficiência cardíaca direita durante o período perioperatório é significativamente maior em pacientes com HAP. Os mecanismos deste fenômeno incluem maior pós-carga VD, hipoxemia, hipotensão e pré-carga VD inadequada. A administração de medicamentos para tratamento da HAP deve ser mantida durante todo o período perioperatório. As infusões contínuas de vasodilatadores pulmonares devem ser mantidas em suas doses usuais, para impedir o desenvolvimento de hipertensão pulmonar de rebote. Diuréticos podem ser necessários para controlar o edema, mas a diurese excessiva pode reduzir, perigosamente, a pré-carga VD. A redução da resistência vascular sistêmica por meio da administração de anestésicos inalatórios ou sedativos pode ser perigosa, devido ao débito cardíaco relativamente fixo. A hipoxia, a hipercarbia e a acidose devem ser agressivamente controladas, já que aumentam a RVP. A manutenção do ritmo sinusal é crucial. O "impulso" (*kick*) atrial é necessário ao enchimento ventricular direito e esquerdo adequado.

Preparo Pré-operatório e Indução

Em um paciente com HAP recém-diagnosticada, ainda não submetido ao tratamento prolongado, a administração pré-operatória de sildenafil ou L-arginina pode ser benéfica. Os pacientes submetidos à terapia vasodilatadora pulmonar prolongada devem continuar a ser tratados. Os sistemas para inalação de NO ou prostaciclinas devem estar à disposição. Os sedativos devem ser usados com cautela, já que a acidose respiratória pode aumentar a RVP. Opioides, propofol, tiopental e bloqueadores neuromusculares (despolarizadores ou não) podem ser usados com segurança. A cetamina e o etomidato podem suprimir alguns mecanismos de vasodilatação pulmonar e, assim, devem ser evitados. A anestesia epidural tem sido usada em partos por cesárea e outros procedimentos cirúrgicos adequados, mas deve-se prestar muita atenção ao volume intravascular e à resistência vascular sistêmica. É também importante lembrar que as prostaciclinas e o NO podem inibir a função plaquetária. O nível de anestesia regional deve ser lentamente induzido, com monitorização hemodinâmica invasiva, de forma que os ajustes das variáveis cardíacas possam ser feitos imediatamente.

Monitorização

O cateterismo venoso central é recomendado, embora se deva tomar cuidado na colocação de cateteres venosos centrais e arteriais pulmonares, já que a interrupção do ritmo sinusal pela introdução do cateter ou fio-guia pode ser um evento crítico. A monitorização da pressão arterial invasiva é recomendada.

Manutenção

Os anestésicos inalatórios, os bloqueadores neuromusculares e os opioides, exceto aqueles associados à liberação de histamina, podem ser usados na manutenção da anestesia. A hipotensão pode ser corrigida pela administração de norepinefrina, fenilefrina ou fluidos. Um potente vasodilatador pulmonar, como a milrinona, a nitroglicerina, o NO e uma prostaciclina, deve estar à disposição para tratar a grave hipertensão pulmonar que porventura se desenvolver. Durante a ventilação mecânica, o balanço hídrico e ajustes ventilatórios devem ser realizados de forma a minimizar o retorno venoso.

Período Pós-operatório

Os pacientes com HAP estão sob risco de morte súbita no início do período pós-operatório, devido à piora desta hipertensão ou à ocorrência de tromboembolismo pulmonar, disritmias e alterações volêmicas. Estes pacientes devem ser intensivamente monitorados no período pós-operatório, para ajudar a manter as variáveis hemodinâmicas e a oxigenação em níveis aceitáveis. O controle ótimo da dor é um componente essencial do cuidado pós-operatório destes indivíduos.

População Obstétrica

O parto por fórceps, para diminuir o esforço da paciente, é recomendado. No momento da involução uterina, a nitroglicerina deve estar disponível, já que o retorno do sangue do útero para a circulação central pode ser mal tolerado em parturientes com HAP.

PONTOS-CHAVE

- O objetivo da terapia farmacológica da hipertensão é reduzir a pressão arterial sistêmica a menos de 140/90 mmHg. Na presença de diabetes melito ou nefropatia, porém, o objetivo é a redução a menos de 130/80 mmHg.

- A avaliação pré-operatória de um paciente com hipertensão essencial deve determinar a adequação do controle da pressão sanguínea, do tratamento anti-hipertensivo que tornou o paciente normotenso e a avaliação dos possíveis danos em órgãos-alvo.

- Apesar do desejo de tornar os pacientes normotensos antes da realização de cirurgias eletivas, não há evidências de que a incidência de complicações pós-operatórias é maior em indivíduos hipertensos (que apresentam pressão diastólica tão alta quanto 110 mmHg) submetidos a tais procedimentos.

- A hipotensão que requer tratamento vasoconstritor ocorre com maior frequência após a indução de anestesia em pacientes submetidos à terapia prolongada com inibidores da ECA e BRA do que naqueles em que esta foi interrompida no dia anterior à cirurgia.

- A laringoscopia direta e a intubação traqueal podem aumentar, significativamente, a pressão arterial em pacientes com hipertensão essencial, mesmo naqueles tratados com fármacos anti-hipertensivos e que são normotensos antes da realização da cirurgia.

- A HAP é definida como a pressão arterial pulmonar média superior a 25 mmHg em repouso ou 30 mmHg após esforço.

- A hiperplasia da musculatura lisa, a fibrose da íntima, a obliteração de pequenos vasos sanguíneos e formas neoplásicas de células endoteliais em crescimento, as chamadas lesões plexiformes, fazem parte da fisiopatologia da hipertensão pulmonar. Além disso, a função plaquetária é aumentada e a trombose *in situ* é um achado comum.

- O NO se difunde pela musculatura lisa vascular, onde ativa a guanilato ciclase, aumentando o guanosina monofosfato cíclico intracelular, o que reduz a concentração intracelular de cálcio e relaxa o músculo.

- Os bloqueadores de canais de cálcio, as prostaciclinas, o NO, os bloqueadores do receptor de endotelina e os inibidores de fosfodiesterase são vasodilatadores pulmonares usados no tratamento de pacientes com HAP. Todos os tratamentos prolongados com vasodilatadores pulmonares devem ser mantidos durante o período perioperatório.

- No período perioperatório, o risco de desenvolvimento de insuficiência cardíaca direita ou de morte súbita é significativamente maior em pacientes com HAP. Isto pode ser devido ao aumento da pós-carga VD, à inadequação da pré-carga VD, à hipoxemia, à hipotensão, às disritmias ou ao tromboembolismo pulmonar.

REFERÊNCIAS

Aggarwal M, Kahn I: Hypertensive crisis: Hypertensive emergencies and urgencies. Cardiol Clin 2006;24:135–146.

Bedford RF, Feinstein B: Hospital admission blood pressure: A predictor for hypertension following endotracheal intubation. Anesth Analg 1980;59:367–370.

Behina R, Molteni A, Igic R: Angiotensin-converting enzyme inhibitors: Mechanisms of action and implications in anesthesia practice. Curr Pharm Design 2003;9:763–776.

Bertrand M, Godet G, Meersschaert K, et al: Should the angiotensin II antagonists be discontinued before surgery? Anesth Analg 2001;92:26–30.

Blaise G, Langleben D, Hubert B: Pulmonary arterial hypertension: Pathophysiology and anesthetic approach. Anesthesiology 2003;99:1415–1432.

Brabant SM, Bertrand M, Eyraud D, et al: The hemodynamic effects of anesthetic induction in vascular surgical patients chronically treated with angiotensin II receptor antagonists. Anesth Analg 1999;88:1388–1392.

Colson P, Ryckwaert F, Coriat P: Renin angiotensin system antagonists and anesthesia. Anesth Analg 1999;89:1143–1155.

Dincer HE, Presberg KW: Current management of pulmonary hypertension. Clin Pulm Med 2004;11:40–53.

Galié N, Manes A, Branzi A: Evaluation of pulmonary arterial hypertension. Curr Opin Cardiol 2004;19:575–581.

Goldman L, Caldera DL: Risks of general anesthesia and elective operation in the hypertensive patient. Anesthesiology 1979;50:285–292.

Haj RM, Cinco JE, Mazer CD, et al: Treatment of pulmonary hypertension with selective pulmonary vasodilators. Curr Opin Anaesth 2006;19:88–95.

Hanada S, Kawakami H, Goto T, Morita S: Hypertension and anesthesia. Curr Opin Anesth 2006;19:315–319.

Howell SJ, Sear JW, Foe¨x P: Hypertension, hypertensive heart disease and perioperative cardiac risk. Br J Anaesth 2004;92:570–583.

Howell ST, Sear YM, Yates D, et al: Hypertension, admission blood pressure and perioperative cardiovascular risk. Anaesthesia 1996;51:1000–1004.

Licker M, Schweizer A, Hohn L, et al: Cardiovascular responses to anesthetic induction in patients chronically treated with angiotensin-converting enzyme inhibitors. Can J Anaesth 2000;47:433–440.

Moser M, Setaro JF: Resistant or difficult-to-control hypertension. JAMA 2006;355:385–392.

Peppard PE, Young T, Palta M, et al: Prospective study of the association between sleep-disordered breathing and hypertension. N Engl J Med 2000;342:1378–1384.

Prys-Roberts C: Anaesthesia and hypertension. Br J Anaesth 1984;56:711–724.

Ramakrishna G, Sprung J, Ravi BS, et al: Impact of pulmonary hypertension on the outcomes of noncardiac surgery: Predictors of perioperative morbidity and mortality. J Am Coll Cardiol 2005;45:1691–1699.

The Seventh Report of the Joint National Committee on Prevention, Detection, Evaluation, and Treatment of High Blood Pressure (JNC VII): NIH Publication No. 03-5233, December 2003. Also Hypertension 2003;42:1206–1252.

Steen PA, Tinker JH, Tarhan S: Myocardial reinfarction after anesthesia and surgery: An update: Incidence, mortality and predisposing factors. JAMA 1978;239:2566–2570.

Stone JG, Foex P, Sear JW, et al: Risk of myocardial ischaemia during anaesthesia in treated and untreated hypertensive patients. Br J Anaesth 1988;61:675–679.

Weksler N, Klein M, Szendro G, et al: The dilemma of preoperative hypertension: To treat and operate, or to postpone surgery? J Clin Anesth 2003;15:179–183.

CAPÍTULO 6

Insuficiência Cardíaca e Cardiomiopatias

Wanda M. Popescu

Insuficiência Cardíaca
- Definição
- Epidemiologia e Custos
- Etiologia

Formas de Disfunção Ventricular

Insuficiência Cardíaca Sistólica e Diastólica
- Insuficiência Cardíaca Sistólica
- Insuficiência Cardíaca Diastólica

Insuficiência Cardíaca Aguda e Crônica

Insuficiência Cardíaca Direita e Esquerda

Insuficiência Cardíaca de Alto ou Baixo Débito

Fisiopatologia da Insuficiência Cardíaca
- Relação de Frank-Starling
- Ativação do Sistema Nervoso Simpático
- Alterações do Estado Inotrópico, da Frequência Cardíaca e da Pós-carga
- Respostas Humorais e Vias Bioquímicas
- Remodelamento Miocárdico

Sinais e Sintomas da Insuficiência Cardíaca
- Sintomas de Insuficiência Cardíaca
- Exame Físico

Diagnóstico de Insuficiência Cardíaca
- Diagnóstico Laboratorial
- Eletrocardiograma
- Radiografia Torácica
- Ecocardiograma

Classificação da Insuficiência Cardíaca

Manejo da Insuficiência Cardíaca
- Manejo da Insuficiência Cardíaca Crônica
- Manejo da Insuficiência Cardíaca Sistólica
- Manejo da Insuficiência Cardíaca Diastólica
- Manejo Cirúrgico da Insuficiência Cardíaca
- Manejo da Insuficiência Cardíaca Aguda
- Prognóstico

Conduta Anestésica
- Avaliação e Manejo Pré-operatórios
- Manejo Intraoperatório
- Manejo Pós-operatório

Cardiomiopatias

Cardiomiopatia Hipertrófica
- Sinais e Sintomas
- Diagnóstico
- Tratamento
- Prognóstico
- Conduta Anestésica
- Avaliação e Manejo Pré-operatórios
- Manejo Intraoperatório
- Manejo Pós-operatório

Cardiomiopatia Dilatada
- Sinais e Sintomas
- Diagnóstico
- Tratamento
- Prognóstico
- Conduta Anestésica

Cardiomiopatia Periparto
- Sinais e Sintomas
- Diagnóstico
- Tratamento
- Prognóstico
- Conduta Anestésica

Cardiomiopatias Secundárias com Fisiologia Restritiva
- Sinais e Sintomas
- Diagnóstico
- Tratamento
- Prognóstico
- Conduta Anestésica

Cor Pulmonale
- Fisiopatologia
- Sinais e Sintomas
- Diagnóstico
- Tratamento
- Prognóstico

Conduta Anestésica
- Manejo Pré-operatório
- Manejo Intraoperatório
- Manejo Pós-operatório

INSUFICIÊNCIA CARDÍACA

Definição

A insuficiência cardíaca é um estado fisiopatológico complexo descrito pela incapacidade de enchimento do coração ou bombeamento de sangue em uma taxa que atenda as necessidades teciduais. A síndrome clínica é caracterizada por sintomas de dispneia e fadiga e sinais de congestão circulatória ou hipoperfusão.

Epidemiologia e Custos

A insuficiência cardíaca é um grande problema de saúde nos Estados Unidos, afetando cerca de 5 milhões de adultos. A cada ano, 550 mil pacientes são diagnosticados com a doença. A insuficiência cardíaca é, principalmente, uma doença de idosos e, assim, o envelhecimento da população contribui para o aumento de sua incidência. A incidência da insuficiência cardíaca chega a 10 a cada 1.000 indivíduos na população com idade acima de 65 anos. A insuficiência cardíaca sistólica (ICS) é mais comum entre homens de meia-idade, que são mais acometidos pela doença arterial coronariana (DAC). A insuficiência cardíaca diastólica (ICD) é geralmente observada em mulheres idosas, dada a maior incidência de hipertensão, obesidade e diabetes após a menopausa.

Nos Estados Unidos, a insuficiência cardíaca é o principal diagnóstico de alta hospitalar em pacientes que utilizam o sistema de saúde público (Medicare). Esta instituição gasta mais dinheiro com o diagnóstico e o tratamento da insuficiência cardíaca do que com qualquer outra doença. Estima-se que, anualmente, os custos totais, diretos e indiretos, da insuficiência cardíaca naquele país, sejam superiores a 38 bilhões de dólares.

Etiologia

A insuficiência cardíaca é uma síndrome clínica originada por várias causas. A principal fisiopatologia da insuficiência cardíaca é a incapacidade apresentada pelo coração de encher ou esvaziar o ventrículo. Esta doença é, mais comumente, devida a (1) contratilidade miocárdica prejudicada, secundária à cardiopatia isquêmica ou à cardiomiopatia; (2) anomalias em valvas cardíacas; (3) hipertensão sistêmica; (4) doenças do pericárdio ou (5) hipertensão pulmonar (*cor pulmonale*). A causa mais comum de insuficiência ventricular direita é a insuficiência ventricular esquerda (VE).

FORMAS DE DISFUNÇÃO VENTRICULAR

A insuficiência cardíaca pode ser descrita de várias maneiras: sistólica ou diastólica, aguda ou crônica, esquerda ou direita, de baixo ou alto débito. Logo no início da progressão da insuficiência cardíaca, as várias categorias podem ter diferentes implicações clínicas e terapêuticas. Por fim, porém, todas as formas de insuficiência cardíaca levam ao desenvolvimento de pressão diastólica final elevada, dada a alteração da função ventricular e da regulação neuro-hormonal.

INSUFICIÊNCIA CARDÍACA SISTÓLICA E DIASTÓLICA

A diminuição da movimentação sistólica da parede ventricular reflete a disfunção sistólica, enquanto a disfunção diastólica é caracterizada pelo relaxamento anormal do ventrículo e pela menor complacência. A arquitetura e função miocárdicas são diferentes na ICS e na ICD. Os sinais e sintomas clínicos não diferem, com confiança, a disfunção sistólica da diastólica.

Insuficiência Cardíaca Sistólica

As causas da ICS incluem a DAC, a cardiomiopatia dilatada (CMD), a sobrecarga crônica de pressão (estenose aórtica e hipertensão crônica) e de volume (lesões valvares regurgitantes e insuficiência cardíaca com alto débito cardíaco). A DAC resulta em defeitos regionais da contração ventricular, que podem, com o tempo, tornar-se globais, enquanto todas as demais causas de ICS produzem disfunção ventricular global. As disritmias ventriculares são comuns em pacientes com disfunção VE. Os pacientes com bloqueio em ramo esquerdo e ICS correm maior risco de morte súbita.

A menor fração de ejeção, a principal característica da disfunção VE sistólica crônica, está intimamente relacionada ao aumento do volume diastólico do ventrículo esquerdo (**Fig. 6-1**). Mensurar a fração de ejeção do ventrículo esquerdo via ecocardiograma, técnicas que utilizam radionucídeos ou ventriculografia fornece a quantificação necessária à documentação da gravidade da disfunção ventricular sistólica.

Insuficiência Cardíaca Diastólica

Em pacientes com função sistólica normal ou quase normal, a insuficiência cardíaca sintomática é, mais provavelmente, devida à dis-

CAPÍTULO 6
Insuficiência Cardíaca e Cardiomiopatias

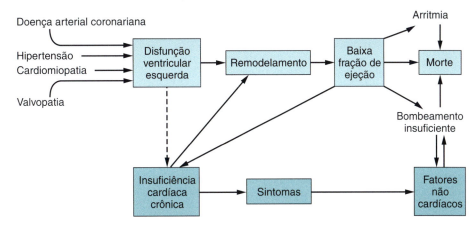

Figura 6-1 • A disfunção ventricular esquerda, independentemente da causa, resulta no remodelamento progressivo da câmara ventricular, que leva à sua dilatação e à redução da fração de ejeção. A ocorrência de disritmias cardíacas, insuficiência cardíaca congestiva e morte prematura é provável. Fatores não cardíacos, como a estimulação neuro-hormonal, a vasoconstrição e a retenção renal de sódio, podem ser provocados pela disfunção ventricular esquerda e acabar contribuindo para o remodelamento desta câmara cardíaca e o desenvolvimento dos sintomas (dispneia, fadiga, edema) considerados característicos da síndrome clínica de insuficiência cardíaca congestiva. *(Adaptado de Cohn JN: The management of chronic heart faliure. N Engl J Med 1996;335:490-498. Copyright 1996 Massachusetts Medical Society.)*

função diastólica. A ICD, porém, pode coexistir em pacientes com ICS. A prevalência da ICD é dependente da idade, aumentando de menos de 15% em pacientes com menos de 45 anos de idade a 35% naqueles entre 50 e 70 anos e chegando a mais de 50% nos maiores de 70 anos. A ICD pode ser classificada em quatro estágios. A ICD classe I é caracterizada por um padrão anormal de relaxamento VE com pressão atrial esquerda normal. As classes II, III e IV são caracterizadas pelo relaxamento anormal, bem como pela redução da complacência VE, aumentando a pressão ventricular esquerda ao final da diástole (PVEFD). Como mecanismo compensatório, a pressão no átrio esquerdo aumenta, de modo que o enchimento ventricular esquerdo ocorre apesar da elevação da PVEFD. Fatores que predispõem à diminuição da distensibilidade ventricular incluem edema miocárdico, fibrose, hipertrofia, envelhecimento e sobrecarga de pressão. A cardiopatia isquêmica, a hipertensão essencial prolongada e a estenose aórtica progressiva são as causas mais comuns de ICD. Diferentemente da ICS, a ICD afeta mais mulheres do que homens. A hospitalização e as taxas de mortalidade são similares em pacientes com ICD e ICS. As principais diferenças entre estas duas doenças são mostradas na **Tabela 6-1**.

INSUFICIÊNCIA CARDÍACA AGUDA E CRÔNICA

A insuficiência cardíaca aguda é definida como uma alteração nos sinais e sintomas da insuficiência cardíaca, necessitando de tratamento emergencial. A insuficiência cardíaca crônica é observada em pacientes que apresentam longo histórico de cardiopatias. Caracteristicamente, a insuficiência cardíaca crônica é acompanhada por congestão venosa, mas a pressão arterial é mantida. Na insuficiência cardíaca aguda devida a uma diminuição súbita do débito cardíaco, a hipotensão sistêmica está presente, mas não é acompanhada por sinais de edema periférico. A insuficiência cardíaca aguda compreende três entidades clínicas: (1) a piora da insuficiência cardíaca crônica, (2) a insuficiência cardíaca de aparecimento recente, como as associadas à ruptura de valva cardíaca, ao extenso infarto do miocárdio ou à grave crise hipertensiva e (3) a insuficiência cardíaca terminal refratária à terapia.

INSUFICIÊNCIA CARDÍACA DIREITA E ESQUERDA

Os sinais e sintomas clínicos da insuficiência cardíaca são produzidos pelas maiores pressões ventriculares e subsequente acúmulo de líquidos retrogradamente ao ventrículo afetado. Na insuficiência cardíaca esquerda, a alta PVEFD promove a congestão venosa pulmonar. O paciente se queixa de dispneia, ortopneia e dispneia paroxística noturna, que podem evoluir para edema pulmonar. A insuficiência cardíaca direita causa congestão venosa sistêmica. O edema periférico e a hepatomegalia congestiva são as manifestações clínicas mais proeminentes. A insuficiência cardíaca direita pode ser causada pela hipertensão pulmonar ou pelo infarto do miocárdio do ventrículo direito, mas sua etiologia mais comum é a insuficiência cardíaca esquerda.

INSUFICIÊNCIA CARDÍACA DE ALTO OU BAIXO DÉBITO

O índice cardíaco normal varia entre 2,2 e 3,5 L/min/m². Pode ser difícil diagnosticar a insuficiência cardíaca de baixo débito, já que o paciente pode apresentar índice cardíaco quase normal em repouso, mas não responder adequadamente a estresses e exercícios. As causas mais comuns de insuficiência cardíaca de baixo débito são a DAC, a cardiomiopatia, a hipertensão, a valvopatia e a doença pericárdica.

As causas de alto débito cardíaco incluem anemia, gestação, fístulas arteriovenosas, hipertireoidismo grave, beribéri e doença de Paget. O ventrículo sofre falência não apenas devido ao grande fardo hemodinâmico, mas também pela intoxicação miocárdica direta, como a provocada pela tirotoxicose e o beribéri e a anoxia miocárdica causada pela anemia grave e prolongada.

STOELTING ANESTESIA E DOENÇAS COEXISTENTES

TABELA 6-1 Características dos Pacientes com Insuficiência Cardíaca Diastólica e de Pacientes com Insuficiência Cardíaca Sistólica

Característica	Insuficiência Cardíaca Diastólica	Insuficiência Cardíaca Sistólica
Idade	Geralmente idosos	Geralmente entre 50 e 70 anos de idade
Sexo	Geralmente feminino	Mais frequente em homens
Fração de ejeção ventricular esquerda	Preservada, ≥40%	Deprimida, ≤40%
Tamanho da cavidade ventricular esquerda	Geralmente normal, muitas vezes com hipertrofia concêntrica do ventrículo esquerdo	Geralmente dilatado
Radiografia torácica	Congestão ± cardiomegalia	Congestão e cardiomegalia
Presença de ritmo galopante	Quarto som cardíaco	Terceiro som cardíaco
Hipertensão	+++	++
Diabetes melito	+++	++
Infarto do miocárdio prévio	+	+++
Obesidade	+++	+
Doença pulmonar crônica	++	0
Apneia do sono	++	++
Diálise	++	0
Fibrilação atrial	+ Geralmente paroxística	+ Geralmente persistente

+, ocasionalmente associado a; ++, frequentemente associado a; +++, geralmente associado a; 0, sem associação.

FISIOPATOLOGIA DA INSUFICIÊNCIA CARDÍACA

A insuficiência cardíaca é um fenômeno complexo, tanto em nível clínico quanto celular. Nosso entendimento da fisiopatologia da insuficiência cardíaca está em constante evolução. Os mecanismos iniciadores da insuficiência cardíaca são a sobrecarga de pressão (estenose aórtica, hipertensão essencial) e de volume (regurgitação aórtica ou mitral), a isquemia e o infarto do miocárdio, a doença inflamatória do miocárdio e a restrição ao enchimento diastólico (pericardite constritiva, miocardite restritiva). No ventrículo acometido, diversos mecanismos adaptativos são iniciados para ajudar a manter o débito cardíaco normal, incluindo (1) a relação de Frank-Starling, (2) a ativação do sistema nervoso simpático (SNS), (3) alterações do estado inotrópico, da frequência cardíaca e da pós-carga e (4) respostas imunológicas humorais. Em estágios mais avançados da insuficiência cardíaca, esses mecanismos se tornam mal adaptados e acabam levando ao remodelamento miocárdico, que é a principal alteração fisiopatológica responsável pelo desenvolvimento da doença e sua progressão.

Relação de Frank-Starling

A relação de Frank-Starling descreve o aumento do volume sistólico que acompanha um aumento na pressão VE ao final da diástole (**Fig. 6-2**). O volume sistólico aumenta porque a tensão desenvolvida pela contração muscular é maior quando a extensão em repouso do músculo também o é. A magnitude do aumento do volume sistólico produzida pela alteração da tensão das fibras do ventrículo esquerdo depende da contratilidade do miocárdio. Quando a contratilidade do miocárdio é diminuída, como na presença da insuficiência cardíaca, por exemplo, um aumento menor no volume sistólico é obtido com relação a qualquer dado aumento da pressão VE ao final da diástole (**Fig. 6-2**). A constrição dos vasos de capacitância venosa desvia o sangue em direção central, aumenta a pré-carga e ajuda a manter o débito cardíaco através da relação de Frank-Starling.

Ativação do Sistema Nervoso Simpático

A ativação do SNS promove a constrição arteriolar e venosa. A constrição arteriolar mantém a pressão arterial sistêmica apesar da diminuição do débito cardíaco. O maior tônus venoso desvia o sangue de sítios periféricos até a circulação central, aumentando o retorno venoso e mantendo o débito cardíaco pela relação de Frank-Starling. Além disso, a constrição arteriolar redistribui o sangue dos rins, órgãos esplâncnicos, músculos esqueléticos e pele, para manter o fluxo sanguíneo cerebral e coronário apesar das elevações totais do débito cardíaco. A redução do fluxo sanguíneo renal ativa o sistema renina-angiotensina-aldosterona (SRAA), que aumenta a reabsorção tubular renal de sódio e água, elevando o volume sanguíneo e, consequentemente, o débito cardíaco pela lei de Frank-Starling. Estas respostas compensatórias podem ser eficazes a curto prazo, mas contribuem para a deterioração da insuficiência cardíaca a longo prazo. A retenção de fluidos, o maior retorno venoso e a maior pós-carga, por exemplo, podem impor

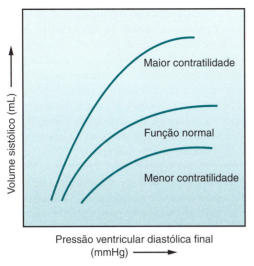

Figura 6-2 • Segundo a relação de Frank-Starling, o volume sistólico é diretamente proporcional à pressão ventricular ao fim da diástole.

Respostas Humorais e Vias Bioquímicas

Com a progressão da insuficiência cardíaca, várias vias neuro-humorais são ativadas, para manter o débito cardíaco adequado durante o exercício e, por fim, mesmo em repouso. A vasoconstrição generalizada é iniciada por diversos mecanismos, incluindo a maior atividade do SNS e do SRAA, a interrupção da estimulação parassimpática, os altos níveis circulantes de vasopressina, a disfunção endotelial e a liberação de mediadores inflamatórios.

Na tentativa de compensar estes mecanismos, o coração se transforma em um "órgão endócrino". Este conceito emergiu mais de 20 anos atrás, quando Bold e colaboradores relataram a presença de um potente diurético e vasodilatador no átrio de ratos. O peptídeo natriurético atrial é armazenado nos miócitos atriais e liberado em resposta a aumentos na pressão atrial, como os produzidos pela taquicardia e pela hipovolemia. Mais recentemente, o peptídeo natriurético tipo B (BNP) foi descoberto. Esta molécula é secretada pelo miocárdio ventricular e atrial. No coração com insuficiência, o ventrículo se torna o maior sítio produtor de BNP. Os peptídeos natriuréticos controlam a pressão arterial e protegem o sistema cardiovascular dos efeitos da sobrecarga de pressão e volume. Os efeitos fisiológicos dos peptídeos natriuréticos incluem a diurese, a natriurese, a vasodilatação, a anti-hipertrofia, a anti-inflamação e a inibição do SNS e do SRAA. Na insuficiência cardíaca, a responsividade a níveis elevados de peptídeos natriuréticos é, com o tempo, reduzida. A administração exógena de BNP, porém, pode auxiliar o tratamento da insuficiência cardíaca aguda.

Remodelamento Miocárdico

O remodelamento miocárdico é o resultado de diversos mecanismos endógenos utilizados pelo organismo para manter o débito cardíaco. Este é o processo pelo qual fatores mecânicos, neuro-hormonais e genéticos alteram o tamanho, o formato e a função do ventrículo esquerdo. O processo inclui hipertrofia miocárdica, dilatação miocárdica e afinamento da parede, maior deposição intersticial de colágeno, fibrose miocárdica e formação de tecido cicatricial devido à morte de miócitos. A hipertrofia miocárdica representa o mecanismo compensatório à sobrecarga de pressão crônica. Este mecanismo é limitado, já que o músculo cardíaco hipertrofiado funciona em menor estado inotrópico do que o músculo cardíaco normal. A dilatação cardíaca ocorre em resposta à sobrecarga volumétrica e aumenta o débito cardíaco pela relação de Frank-Starling. A maior tensão na parede cardíaca produzida pelo maior raio ventricular, porém, também está associada ao maior consumo de oxigênio e à menor eficácia cardíaca. A causa mais comum de remodelamento cardíaco é a lesão isquêmica e compreende tanto a hipertrofia quanto a dilatação do ventrículo esquerdo. Os inibidores da enzima conversora de angiotensina (ECA) comprovadamente promovem um processo de "remodelamento reverso". Estes fármacos, portanto, fazem parte do tratamento de primeira linha da insuficiência cardíaca.

SINAIS E SINTOMAS DA INSUFICIÊNCIA CARDÍACA

As consequências hemodinâmicas da insuficiência cardíaca são a diminuição do débito cardíaco, o aumento da PVEFD, a vasoconstrição periférica, a retenção de sódio e água e o menor transporte de

mais trabalho ao miocárdio doente, aumentando seu gasto energético e reduzindo ainda mais o débito cardíaco e a perfusão tecidual. A interrupção deste círculo vicioso é o propósito das estratégias terapêuticas atuais usadas no tratamento da insuficiência cardíaca.

Embora a insuficiência cardíaca esteja associada à ativação do SNS, uma regulação negativa de receptores β-adrenérgicos é observada. As concentrações plasmáticas e urinárias de catecolaminas estão aumentadas em pacientes com insuficiência cardíaca e correlacionam-se com desfechos clínicos piores. Os altos níveis plasmáticos de norepinefrina são diretamente cardiotóxicos e promovem a necrose e a morte de miócitos, levando ao remodelamento miocárdico. O tratamento com β-bloqueadores tenta reduzir estes efeitos deletérios das catecolaminas sobre o coração.

Alterações do Estado Inotrópico, da Frequência Cardíaca e da Pós-carga

O estado inotrópico descreve a contratilidade miocárdica como um reflexo da velocidade de contração desenvolvida pelo músculo cardíaco. A velocidade máxima de contração é referida como $V_{máx}$. Quando o estado inotrópico do coração é aumentado, como na presença de catecolaminas, o $V_{máx}$ é elevado. Por outro lado, o $V_{máx}$ diminui quando a contratilidade miocárdica está prejudicada, como na insuficiência cardíaca.

A pós-carga é a tensão que o músculo ventricular deve desenvolver para abrir a valva pulmonar ou aórtica. A pós-carga apresentada pelo ventrículo esquerdo é maior na presença de constrição arteriolar e hipertensão sistêmica. O volume sistólico VE em pacientes com insuficiência cardíaca pode ser aumentado pela administração de fármacos vasodilatadores.

Na presença de ICS e baixo débito cardíaco, o volume sistólico é relativamente fixo e qualquer aumento no débito cardíaco é dependente da frequência cardíaca. A taquicardia é um achado esperado na presença de ICS com baixa fração de ejeção e reflete a ativação do sistema nervoso simpático. Na presença de ICD, porém, a taquicardia pode diminuir o débito cardíaco, devido à inadequação do tempo de enchimento ventricular. O controle da frequência cardíaca, portanto, é um dos objetivos do tratamento da ICD.

oxigênio aos tecidos com grande diferença na oxigenação arterial-venosa. A insuficiência VE provoca sinais e sintomas de edema pulmonar, enquanto a insuficiência direita causa hipertensão venosa sistêmica e edema periférico. A fadiga e a disfunção em sistemas orgânicos são relacionadas à inadequação do débito cardíaco.

Sintomas de Insuficiência Cardíaca

A dispneia reflete o maior esforço respiratório devido à rigidez pulmonar produzida pelo edema intersticial. Este é um dos achados subjetivos mais precoces na insuficiência VE. Inicialmente, este sintoma ocorre apenas durante o exercício. A dispneia pode ser quantificada perguntando-se ao paciente quantos lances de escada consegue subir ou a distância que consegue caminhar, em ritmo normal, antes que seja observada. Os pacientes acometidos por angina *pectoris* podem interpretar o desconforto subesternal como falta de ar. A dispneia pode ser causada por muitas outras doenças, como a asma, a doença pulmonar obstrutiva crônica (DPOC), a obstrução de vias aéreas, a ansiedade e a fraqueza neuromuscular. A dispneia relacionada à insuficiência cardíaca pode ser relacionada a outras evidências, como um histórico de ortopneia, dispneia paroxística noturna, terceiro som cardíaco, crepitações e elevação dos níveis de BNP.

A ortopneia reflete a inabilidade do ventrículo doente de lidar com o maior retorno venoso associado ao decúbito. Clinicamente, isto se manifesta como tosse seca e não produtiva, que se desenvolve quando o paciente está em posição supina e é aliviada pelo ato de sentar. A tosse ortopneica é diferente da tosse produtiva matutina característica dos pacientes com bronquite crônica e deve ser diferenciada da tosse produzida por inibidores da ECA. A dispneia paroxística noturna é a falta de ar que acorda o paciente à noite. Este sintoma deve ser diferenciado da hiperventilação provocada pela ansiedade ou pelos sibilos devido ao acúmulo de secreções em pacientes com bronquite crônica. A dispneia paroxística noturna e os sibilos causados pela congestão pulmonar ("asma cardíaca") são acompanhados por evidências radiográficas de congestão pulmonar.

Uma importante característica da menor reserva cardíaca e do baixo débito cardíaco é a fadiga ou fraqueza em repouso ou esforço mínimo. Durante o exercício, o ventrículo doente é incapaz de aumentar seu débito para destinar quantidades adequadas de oxigênio aos músculos. Estes achados, embora inespecíficos, são muito comuns em pacientes com insuficiência cardíaca.

Os pacientes com insuficiência cardíaca podem se queixar de anorexia, náusea ou dor abdominal relacionada à maior congestão hepática ou à azotemia pré-renal. Diminuições no fluxo sanguíneo podem produzir confusão, dificuldade de concentração, insônia, ansiedade ou déficits de memória. A nictúria pode contribuir para a insônia.

Exame Físico

Os achados físicos clássicos em pacientes com insuficiência VE são a taquipneia e a presença de estertores bolhosos. Estas crepitações podem ser confinadas às bases pulmonares em pacientes com insuficiência VE de grau brando ou ser difusas nos acometidos por edema pulmonar agudo. Outros achados incluem a taquicardia em repouso e um terceiro som cardíaco (galope S_3 ou ventricular diastólico). Este som cardíaco é produzido pelo sangue que entra no ventrículo esquerdo relativamente não complacente, distendendo-o. Apesar da vasoconstrição periférica, a insuficiência cardíaca

grave pode manifestar-se como hipotensão sistêmica, com extremidades frias e pálidas. A cianose de lábios e leitos ungueais pode ser observada. Uma pressão de pulso estreita com alta pressão diastólica reflete a diminuição do volume sistólico. A grande perda de peso, também conhecida como caquexia cardíaca, é um sinal de insuficiência cardíaca crônica grave. A perda de peso é provocada por uma combinação de fatores, incluindo aumento da taxa metabólica, anorexia e náusea, diminuição da absorção intestinal de alimentos, causada pela congestão venosa esplâncnica, e a presença de altos níveis circulatórios de citocinas.

Na presença de insuficiência cardíaca direita ou biventricular, a distensão venosa jugular pode ser observada ou ser induzida pela pressão do fígado (reflexo hepatojugular). O fígado é o primeiro órgão a ser repleto por sangue na presença de insuficiência cardíaca direita ou biventricular. O aumento de volume hepático pode estar associado à dor e à sensibilidade no quadrante abdominal superior direito e, em casos graves, até mesmo à icterícia. Derrames pleurais (geralmente do lado direito) podem estar presentes. O edema bilateral dos membros pélvicos, pré-tibial, é comumente observado na insuficiência ventricular direita e reflete a congestão venosa e a retenção de sódio e água.

DIAGNÓSTICO DE INSUFICIÊNCIA CARDÍACA

O diagnóstico da insuficiência cardíaca baseia-se na anamnese, no exame físico e na interpretação dos resultados de exames laboratoriais e diagnósticos. Os sinais e sintomas da insuficiência cardíaca já foram discutidos.

Diagnóstico Laboratorial

O diagnóstico diferencial da dispneia pode ser difícil. O uso da concentração sérica de BNP como marcador da insuficiência cardíaca tem ajudado os médicos a estabelecer a etiologia da dispneia. Níveis plasmáticos de BNP abaixo de 100 pg/mL indicam que a insuficiência cardíaca é pouco provável (valor preditivo negativo de 90%); resultados entre 100 e 500 pg/mL sugerem uma probabilidade intermediária de insuficiência cardíaca, e, acima disso, são consistentes com o diagnóstico de insuficiência cardíaca (valor preditivo positivo de 90%). As concentrações plasmáticas de BNP podem ser afetadas por outros fatores, como sexo, idade avançada, depuração renal, obesidade, embolia pulmonar, fibrilação atrial e/ou outras taquidisritmias cardíacas. Estes fatores, portanto, influenciam a interpretação dos níveis de BNP.

A realização de um perfil metabólico completo é indicada na avaliação de pacientes com insuficiência cardíaca. Diminuições no fluxo sanguíneo renal podem levar à azotemia pré-renal, caracterizada por um aumento desproporcional da concentração de ureia em relação à de creatinina. Na presença de congestão hepática moderada, os exames de função hepática podem estar levemente elevados e, quando a hepatomegalia é grave, o tempo de protrombina pode estar prolongado. A hiponatremia, a hipomagnesemia e a hipocalemia podem ser observadas.

Eletrocardiograma

Nos pacientes com insuficiência cardíaca, os resultados do eletrocardiograma (ECG) com 12 eletrodos geralmente são anormais. Este exame, portanto, apresenta um baixo valor preditivo no diag-

CAPÍTULO 6
Insuficiência Cardíaca e Cardiomiopatias

nóstico da doença. O ECG pode mostrar evidências de infarto do miocárdio prévio, hipertrofia VE, anomalias de condução (bloqueio de ramo esquerdo, QRS alargado) e diversas disritmias cardíacas, principalmente fibrilação atrial e disritmias ventriculares.

Radiografia Torácica

A radiografia torácica (posteroanterior e lateral) pode ser usada na avaliação de pacientes com insuficiência cardíaca pela detecção da presença de doença pulmonar, cardiomegalia, congestão venosa pulmonar ou edema pulmonar intersticial ou alveolar. Um sinal radiográfico precoce da insuficiência VE associado à hipertensão venosa pulmonar é a distensão das veias dos lobos superiores pulmonares. O edema perivascular é visto como velamento hilar ou peri-hilar. O hilo parece grande e tem margens indefinidas. As linhas de Kerley, refletindo o edema do septo interlobar em campos pulmonares superiores (linhas A de Kerley) e inferiores (linhas B de Kerley) ou ainda em regiões basilares, produzindo um padrão em favo de mel (linhas C de Kerley) podem, também, estar presentes. O edema alveolar produz densidades homogêneas nos campos pulmonares, em um padrão em asa de borboleta. Derrames pleurais e pericárdicos podem ser observados. As evidências radiográficas de edema pulmonar podem estar defasadas com relação às evidências clínicas em até 12 horas. Da mesma forma, as evidências radiográficas de congestão pulmonar podem persistir por vários dias após a normalização das pressões de enchimento cardíaco e a resolução dos sintomas.

Ecocardiograma

O ecocardiograma é o exame que mais auxilia o diagnóstico da insuficiência cardíaca. Um exame ecocardiográfico bidimensional abrangente associado ao Doppler pode determinar quais anomalias do miocárdio, das valvas cardíacas e do pericárdio estão presentes. Esta técnica cobre os seguintes tópicos: fração de ejeção, estrutura e funcionalidade do ventrículo esquerdo, presença de outras anomalias estruturais (como valvopatias e doenças pericárdicas) e de disfunção diastólica e a função ventricular direita. Esta informação pode ser apresentada como estimativas numéricas da fração de ejeção, do tamanho do ventrículo esquerdo e da espessura de sua parede, do tamanho do átrio esquerdo e da pressão da artéria pulmonar. A determinação da função diastólica fornece informações a respeito do enchimento do ventrículo esquerdo e da pressão atrial direita. Uma avaliação ecocardiográfica pré-operatória pode servir como base de comparação para exames perioperatórios, caso o estado do paciente se deteriore.

CLASSIFICAÇÃO DA INSUFICIÊNCIA CARDÍACA

A insuficiência cardíaca tem sido classificada de diversas formas. A classificação mais utilizada é a da New York Heart Association, que se baseia no estado funcional apresentado pelo paciente em um dado momento. Este estado funcional pode melhorar ou piorar. Tais pacientes apresentam cardiopatia estrutural e sintomas de insuficiência cardíaca. Existem quatro classes funcionais:

Classe I: A atividade física normal não provoca sintomas

Classe II: Os sintomas ocorrem com a realização de esforço comum

Classe III: Os sintomas ocorrem com a realização de esforços menos do que comuns

Classe IV: Os sintomas ocorrem em repouso

Esta classificação é útil, já que a gravidade dos sintomas se correlaciona, de maneira excelente, à sobrevida e à qualidade de vida. O American College of Cardiology e a American Heart Association, porém, publicaram, em 2005, o Guideline Update for the Diagnosis and Management of Chronic Heart Failure (Atualização da Orientação para o Diagnóstico e Manejo da Insuficiência Cardíaca Crônica), que introduziu uma nova classificação, com base na progressão da doença. Esta classificação possui quatro estágios:

Estágio A: Pacientes em alto risco de desenvolvimento de insuficiência cardíaca, mas que não apresentam cardiopatia estrutural ou sintomas da doença

Estágio B: Pacientes acometidos por cardiopatia estrutural, mas sem sintomas de insuficiência cardíaca

Estágio C: Pacientes acometidos por cardiopatia estrutural e sintomas prévios ou presentes de insuficiência cardíaca

Estágio D: Pacientes com insuficiência cardíaca refratária que requer intervenções especializadas

Esta classificação pretende ser complementar à da New York Heart Association e usada na terapia orientada.

MANEJO DA INSUFICIÊNCIA CARDÍACA

As estratégias terapêuticas atuais são dirigidas à reversão das alterações fisiopatológicas presentes na insuficiência cardíaca e na interrupção do círculo vicioso de mecanismos mal adaptados (**Fig. 6-3**). Os objetivos terapêuticos em pacientes com insuficiência cardíaca, a curto prazo, incluem o alívio dos sintomas de congestão circulatória, o aumento da perfusão tecidual e a melhoria da qualidade de vida. O manejo da insuficiência cardíaca, porém, envolve mais do que o tratamento dos sintomas. Os processos que contribuem para a disfunção VE podem progredir independentemente do desenvolvimento de sintomas. O objetivo terapêutico a longo prazo, portanto, é o prolongamento da vida pela redução da velocidade ou pela reversão da progressão do remodelamento ventricular.

Manejo da Insuficiência Cardíaca Crônica

A terapia atualmente recomendada da insuficiência cardíaca crônica é baseada em ensaios randomizados de grande porte e nas orientações do American College of Cardiology/American Heart Association e da European Society of Cardiology para o diagnóstico e o tratamento da doença. De acordo com estas orientações, as opções terapêuticas incluem modificações do estilo de vida, educação do paciente e de sua família, terapia medicamentosa, cirurgia corretiva, implantação de dispositivos e transplante cardíaco (**Fig. 6-4**).

As modificações do estilo de vida são focadas na diminuição do risco de doenças cardíacas e incluem a interrupção do tabagismo, a instituição de uma dieta saudável, com restrição moderada ao consumo de sódio, o controle do peso, a moderação do consumo de álcool e o controle glicêmico adequado.

Manejo da Insuficiência Cardíaca Sistólica

As principais classes de fármacos usados no manejo medicamentoso da ICS são os inibidores do SRAA, os bloqueadores β-adre-

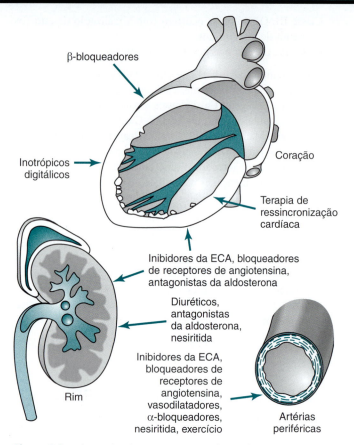

Figura 6-3 • Alvos primários no tratamento da insuficiência cardíaca. As opções terapêuticas em pacientes com insuficiência cardíaca afetam os mecanismos fisiopatológicos que são estimulados na doença. Os inibidores da enzima conversora de angiotensina (ECA) e os bloqueadores dos receptores de angiotensina II diminuem a pós-carga por interferirem no sistema renina-angiotensina-aldosterona, causando vasodilatação periférica. Estes fármacos também afetam a hipertrofia e o remodelamento do ventrículo esquerdo e o fluxo sanguíneo renal. A produção de aldosterona pelas adrenais é maior na insuficiência cardíaca. Este hormônio estimula a retenção renal de sódio e a excreção de potássio e promove a hipertrofia ventricular e vascular. Os antagonistas da aldosterona são contrários aos muitos efeitos desta molécula. Os diuréticos diminuem a pré-carga, estimulando a natriurese nos rins. A digoxina afeta a bomba de $Na^+K^+ATPase$ na célula miocárdica, aumentando a contratilidade. Os inotrópicos, como a dobutamina e a milrinona, elevam a contratilidade miocárdica. Os β-bloqueadores inibem o sistema nervoso simpático e os receptores adrenérgicos. Estes fármacos diminuem a frequência cardíaca e a pressão sanguínea e exercem um efeito benéfico direto sobre o miocárdio, aumentando o remodelamento reverso. Alguns agentes que também bloqueiam receptores α-adrenérgicos podem causar vasodilatação. A terapia vasodilatadora, como a administração combinada de hidralazina e isossorbida dinitrato, diminui a pós-carga por ser contrária à vasoconstrição periférica. A terapia de ressincronização cardíaca com marcapassos biventriculares melhora a função ventricular esquerda e favorece o remodelamento reverso. A nesiritida (peptídeo cerebral natriurético) diminui a pré-carga por estimular a diurese e reduz a pós-carga por vasodilatação. O exercício melhora o fluxo sanguíneo periférico, por se opor à vasoconstrição periférica, e também melhora a fisiologia da musculatura esquelética. *(Reproduzido com permissão de Jessup M, Brozena S: Heart failure. N Engl J Med, 2003;348:2007-2018. Copyright © 2003 Massachusetts Medical Society. Todos os direitos reservados.)*

nérgicos, os diuréticos, a digoxina, os vasodilatadores e as estatinas. A maioria dos pacientes com insuficiência cardíaca é tratada com uma combinação de fármacos. O tratamento com inibidores da ECA e β-bloqueadores influencia, favoravelmente, o prognóstico.

Inibidores do Sistema Renina-Angiotensina-Aldosterona

A inibição do sistema RAA pode ser realizada em diversos níveis: inibindo a enzima que converte a angiotensina I a angiotensina II, bloqueando os receptores de angiotensina II ou, ainda, bloqueando os receptores de aldosterona.

Inibidores da Enzima Conversora de Angiotensina

Os inibidores da ECA bloqueiam a conversão da angiotensina I a angiotensina II. Isto diminui a ativação do sistema RAA e a degradação de bradicinina. Seus efeitos benéficos incluem a promoção da vasodilatação, a redução da reabsorção de água e sódio e o suporte à conservação de potássio. Esta classe de fármacos comprovadamente reduz o remodelamento ventricular e, até mesmo, potencializa o fenômeno de "remodelamento reverso". Em ensaios clínicos de grande porte, os inibidores da ECA reduzem, de maneira consistente, a morbidade e a mortalidade de pacientes em qualquer estágio de insuficiência cardíaca. Por esta razão, estes fármacos são considerados a primeira linha terapêutica da insuficiência cardíaca. Parece, porém, que a população afroamericana não é tão beneficiada pelo tratamento com inibidores da ECA quanto os indivíduos brancos. Os efeitos colaterais dos inibidores da ECA incluem hipotensão, síncope, disfunção renal, hipercalemia e desenvolvimento de tosse não produtiva e angioedema. O tratamento com inibidores da ECA deve ser iniciado com baixas doses, para evitar o desenvolvimento de hipotensão significativa. A dosagem pode, então, ser gradualmente elevada, até que se atinja o alvo definido por ensaios clínicos.

Bloqueadores do Receptor de Angiotensina II

Como seu nome implica, os bloqueadores do receptor de angiotensina II atuam sobre estas moléculas. Tais fármacos possuem eficácia similar, mas não superior, à dos inibidores da ECA. Atualmente, os bloqueadores do receptor de angiotensina são recomendados apenas a pacientes que não toleram os inibidores da ECA. Em alguns dos pacientes submetidos ao tratamento com inibidores da ECA, os níveis de angiotensina podem retornar ao normal, já que existem vias alternativas de produção de angiotensina. Tais pacientes podem ser beneficiados pela adição de um bloqueador de receptores de angiotensina à terapia medicamentosa.

Antagonistas de Aldosterona

Nos estágios avançados da insuficiência cardíaca, há altos níveis circulantes de aldosterona. A aldosterona estimula a retenção de sódio e água, a hipocalemia e o remodelamento vascular. A espironolactona, um antagonista da aldosterona, pode reverter todos estes efeitos. Há fortes evidências clínicas que mostram que o uso de baixas doses de um antagonista de aldosterona reduziu a mortalidade e as taxas de internação em pacientes de classe III ou IV da New York Heart Association. Durante o tratamento com espironolactona, os pacientes devem ter a função renal e os níveis de potássio monitorados e a dose do fármaco, ajustada de acordo.

CAPÍTULO 6
Insuficiência Cardíaca e Cardiomiopatias

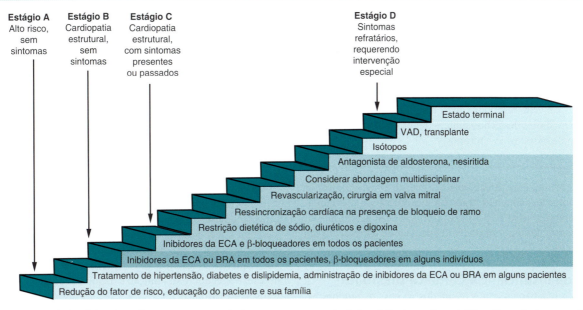

Figura 6-4 • Estágios da insuficiência cardíaca e opções terapêuticas para o tratamento da insuficiência cardíaca sistólica. Os pacientes em estágio A são mais suscetíveis à insuficiência, mas ainda não apresentam cardiopatia estrutural ou sintomas de insuficiência cardíaca. Este grupo inclui pacientes com hipertensão, diabetes, doença arterial coronariana, exposição anterior a fármacos cardiotóxicos ou histórico familiar de cardiomiopatia. Os pacientes em estágio B apresentam cardiopatia estrutural, mas não sintomas de insuficiência cardíaca. Este grupo inclui indivíduos com hipertrofia ventricular esquerda, infarto do miocárdio prévio, disfunção ventricular esquerda sistólica ou valvopatia, que seriam considerados sintomas de classe I pela New York Heart Association (NYHA). Os pacientes em estágio C apresentam cardiopatia estrutural e sintomas presentes ou passados de insuficiência cardíaca. Seus sintomas atuais podem ser classificados como classe I, II, III ou IV pela NYHA. Os pacientes em estágio D apresentam sintomas refratários de insuficiência cardíaca em repouso apesar de submetidos à terapia medicamentosa máxima, estão internados e requerem intervenções especializadas ou cuidados hospitalares. Todos estes indivíduos seriam considerados, pela NYHA, portadores de sintomas de classe IV. ECA, enzima conversora de angiotensina; BRA, bloqueador de receptores de angiotensina; VAD, dispositivo de assistência vascular. *(Reproduzido com permissão de Jessup M, Brozena S: Heart failure. N Engl J Med, 2003;348:2007-2018. Copyright © 2003 Massachusetts Medical Society. Todos os direitos reservados.)*

β-Bloqueadores

Os β-bloqueadores são usados para reverter os efeitos danosos da ativação do SNS observada na insuficiência cardíaca. Ensaios clínicos recentes consistentemente mostram que estes fármacos reduzem a morbidade e o número de internações e melhoram a qualidade de vida e a sobrevida. Os β-bloqueadores melhoram a fração de ejeção e diminuem o remodelamento ventricular. As orientações do American College of Cardiology e da American Heart Association recomendam o uso de β-bloqueadores como parte integral do tratamento da insuficiência cardíaca. Deve-se ter cuidado ao se administrar β-bloqueadores a pacientes com hiper-reatividade brônquica, diabéticos com episódios hipoglicêmicos frequentes e pacientes com bradidisritmias ou bloqueio cardíaco.

Diuréticos

Os diuréticos podem aliviar a congestão circulatória e o edema pulmonar e periférico associado mais rapidamente do que qualquer outro fármaco. A melhora sintomática pode ser observada em horas. As diminuições induzidas por diuréticos na pressão ventricular diastólica reduzem o estresse às paredes da câmara e previnem o desenvolvimento de distensão cardíaca persistente, que interfere com a perfusão subendocárdica e afeta, negativamente, o metabolismo e a função miocárdica. A tiazida e/ou os diuréticos de alça são recomendados como parte essencial do tratamento da insuficiência cardíaca. A suplementação com potássio e magnésio pode ser necessária em pacientes cronicamente tratados com diuréticos, para prevenir a ocorrência de disritmias cardíacas. Doses excessivas de diuréticos podem causar hipovolemia, azotemia pré-renal ou débito cardíaco indesejavelmente baixo e estão associadas a desfechos clínicos piores.

Digitálicos

Os digitálicos aumentam o inotropismo do músculo cardíaco e diminuem a ativação do SNS e do sistema RAA. Estes últimos efeitos estão relacionados à capacidade destes fármacos de restaurar os efeitos inibidores dos barorreceptores cardíacos sobre o fluxo central do SNS. Não se sabe se o tratamento com digitálicos melhora a sobrevida, mas a digoxina pode impedir a piora da insuficiência cardíaca e diminuir as internações. Os digitálicos podem ser adicionados ao tratamento padrão quando os pacientes ainda são sintomáticos apesar da administração de diuréticos, inibidores da ECA e β-bloqueadores. Os pacientes que apresentam fibrilação atrial concomitante à insuficiência cardíaca formam um subgrupo que pode ser beneficiado pela terapia com digoxina. Deve-se ter cautela durante a administração destes fármacos a pacientes idosos ou com função renal deficiente, já que tais indivíduos são particularmente suscetíveis ao desenvolvimento de intoxicação por digitálicos. As manifestações da intoxicação por digitálicos incluem anorexia, náusea, visão borrada e disritmias cardíacas. O tratamento da intoxicação pode ser feito por meio da reversão da hipocalemia, do tratamento das disritmias cardíacas, da administração de anticorpos antidigoxina e/ou da colocação de um marcapasso cardíaco temporário.

Vasodilatadores

A terapia vasodilatadora relaxa a musculatura lisa vascular, diminui a resistência à ejeção VE e aumenta a capacitância venosa. Em pacientes que apresentam dilatação do ventrículo esquerdo, a administração de vasodilatadores aumenta o volume sistólico e reduz as pressões de enchimento ventricular. Indivíduos afro-americanos parecem responder bem à terapia vasodilatadora e apresentam melhores desfechos clínicos quando tratados com uma combinação de hidralazina e nitratos.

Estatinas

Por seus efeitos anti-inflamatórios e redutores de lipídios, as estatinas comprovadamente reduzem a morbidade e a mortalidade em pacientes com ICS. Estudos promissores sugerem que os pacientes com ICD também podem beneficiar-se da terapia com estes fármacos.

Manejo da Insuficiência Cardíaca Diastólica

O manejo da ICS baseia-se nos resultados de ensaios randomizados em grande escala, mas o tratamento da ICD continua sendo bastante empírico. É geralmente aceito que a melhor estratégia terapêutica na ICD é a prevenção. As orientações do American College of Cardiology e da American Heart Association recomendam que os pacientes susceptíveis ao desenvolvimento de ICD devem ser preventivamente tratados. Infelizmente, não há fármacos que melhorem, significativamente, a distensão diastólica. As opções terapêuticas atuais incluem a dieta pobre em sódio, o uso cuidadoso de diuréticos para aliviar a congestão pulmonar sem redução excessiva da pré-carga, a manutenção do ritmo sinusal normal em uma frequência cardíaca que otimiza o enchimento ventricular, e a correção de fatores precipitantes, como a isquemia miocárdica aguda e a hipertensão sistêmica. Os nitratos de ação longa e os diuréticos podem aliviar os sintomas da ICD, mas não alteram a história natural da doença. A administração precoce de estatina pode desempenhar um importante papel na redução do remodelamento ventricular e da progressão da doença. Os conceitos gerais do manejo de pacientes com ICD são resumidos na **Tabela 6-2**.

Manejo Cirúrgico da Insuficiência Cardíaca

Parte do manejo total da insuficiência cardíaca inclui a tentativa de eliminação da causa da doença. A isquemia VE pode ser tratada com intervenções coronárias percutâneas ou pela revascularização coronária. Os sintomas progressivamente mais graves na presença de lesões valvares passíveis de correção podem ser cirurgicamente aliviados. A aneurismectomia ventricular pode ser útil em pacientes com grandes cicatrizes ventriculares após infarto do miocárdio. O tratamento definitivo da insuficiência cardíaca é o transplante de coração. O suprimento limitado de doadores, porém, faz com que, para muitos pacientes, este tratamento não seja possível.

Os dispositivos de assistência ventricular incluem oxigenadores de membrana extracorpóreos e dispositivos pulsáteis implantáveis. Estas bombas mecânicas assumem a função do ventrículo doente e facilitam a recuperação da hemodinâmica normal e do fluxo sanguíneo tecidual. Estes dispositivos podem ser úteis em pacientes que requerem assistência ventricular para permitir que o coração descanse e recupere sua função e naqueles que estão aguardando o transplante cardíaco.

A terapia de ressincronização cardíaca (TRC) é dirigida a pacientes com insuficiência cardíaca em estágios avançados que apresentam um retardo na condução ventricular (prolongamento de QRS ao ECG). Tal retardo de condução cria uma dissincronia mecânica que prejudica a função ventricular e piora o prognóstico. A TRC, também conhecida como marcapasso biventricular, consiste na colocação de um marcapasso de duas câmaras, mas com um eletrodo adicional introduzido no seio coronário/veia coronária até atingir a parede VE dissincrônica. Com este eletrodo colocado, o coração se contrai de forma mais eficiente e ejeta um débito cardíaco maior. A TRC é recomendada a pacientes de classe II/IV, segundo a New York Heart Association, que apresentam fração de ejeção inferior a 35% e QRS de duração entre 120 e 150 milissegundos. Os pacientes submetidos à TRC podem apresentar menos sintomas, melhor tolerância a exercícios e melhor função ventricular, quando comparados a pacientes similares submetidos apenas à terapia farmacológica. O remodelamento reverso induzido pela TRC pode, também, melhorar a sobrevida destes indiví-

TABELA 6-2	Estratégias de Manejo da Insuficiência Cardíaca Diastólica
Objetivos	**Estratégias de Manejo**
Prevenir o desenvolvimento de insuficiência cardíaca diastólica por meio da diminuição dos fatores de risco	Tratamento da doença arterial coronariana Tratamento da hipertensão Controle do ganho de peso Tratamento do *diabetes mellitus*
Adequar o tempo de enchimento do ventrículo esquerdo mediante a diminuição da frequência cardíaca	β-bloqueadores, bloqueadores de canais de cálcio, digoxina
Controlar a sobrecarga volumétrica	Diuréticos, nitratos de ação longa, dieta pobre em sódio
Restaurar e manter o ritmo sinusal	Cardioversão, amiodarona, digoxina
Diminuir o remodelamento ventricular	Inibidores da enzima conversora de angiotensina, estatinas
Corrigir fatores precipitantes	Substituição de valva aórtica Revascularização coronária

CAPÍTULO 6
Insuficiência Cardíaca e Cardiomiopatias

duos. Infelizmente, cerca de um terço dos pacientes não responde a esta forma de terapia.

Os cardioversores/desfibriladores implantados são usados na prevenção da morte súbita em pacientes com insuficiência cardíaca avançada. Aproximadamente metade das mortes em pacientes com insuficiência cardíaca é súbita e provocada por disritmias cardíacas. As recomendações atuais para colocação destes dispositivos em pacientes suscetíveis à morte súbita são listadas na **Tabela 6-3**.

Manejo da Insuficiência Cardíaca Aguda

Os pacientes podem sofrer insuficiência cardíaca aguda como resultado da doença crônica ou *de novo*. Os anestesiologistas lidam com a insuficiência cardíaca aguda quando cuidam de pacientes com a forma franca da doença que são submetidos a cirurgias de emergência ou sofrem descompensação no período intraoperatório. O tratamento da insuficiência cardíaca aguda possui três fases: a fase de emergência, a fase de manejo hospitalar e a fase pré-alta. Para o anestesiologista, a fase de emergência é mais interessante e esta fase é discutida aqui. O perfil hemodinâmico da insuficiência cardíaca aguda é caracterizado por altas pressões de enchimento ventricular, baixo débito cardíaco e hipertensão ou hipotensão. A terapia tradicional inclui diuréticos, vasodilatadores, fármacos inotrópicos, dispositivos de assistência mecânica (balão de contrapulsação aortica, dispositivo de assistência ventricular) e cirurgia cardíaca emergencial. Novas terapias incluem sensibilizadores de cálcio, BNP exógeno e inibidores da óxido nítrico sintase.

Diuréticos e Vasodilatadores

Os diuréticos de alça podem melhorar os sintomas rapidamente mas, em altas doses, podem exercer efeitos deletérios sobre os desfechos clínicos. Pode ser desejável usar uma combinação de baixas doses de um diurético de alça e um vasodilatador intravenoso. A nitroglicerina e o nitroprussiato reduzem a pressão de enchimento VE e a resistência vascular sistêmica e aumentam o volume sistólico. O nitroprussiato, porém, pode exercer um impacto negativo sobre o desfecho clínico em pacientes com infarto agudo do miocárdio.

Suporte Inotrópico

Os fármacos inotrópicos positivos têm sido os pilares do tratamento de pacientes em choque cardiogênico. Seu efeito inotrópico positivo é produzido por um aumento na adenosina monofosfato cíclico, que promove um aumento nos níveis celulares de cálcio e, portanto, do acoplamento excitação-contração. As catecolaminas (epinefrina, norepinefrina, dopamina e dobutamina) o fazem através da estimulação direta de receptores β, enquanto os inibidores

da fosfodiesterase (anrinona, milrinona) bloqueiam a degradação da adenosina monofosfato cíclico. Os efeitos colaterais dos fármacos inotrópicos incluem taquicardia, maior demanda miocárdica de energia e maior consumo de oxigênio, disritmias, piora da ICD e a regulação negativa dos receptores β. O uso prolongado destes fármacos pode causar cardiotoxicidade e acelerar a morte de células miocárdicas.

Sensibilizadores de Cálcio

Os sensibilizadores de miofilamentos de cálcio são uma nova classe de fármacos inotrópicos positivos que aumenta a contratilidade sem elevar os níveis intracelulares de cálcio. Estes fármacos, portanto, não elevam o consumo miocárdico de oxigênio ou a frequência cardíaca de maneira significativa e não aumentam a propensão a disritmias. O medicamento mais utilizado desta classe é o levosemindan. Este é um inodilatador que aumenta a força contrátil do miocárdio e promove a dilatação de artérias sistêmicas, pulmonares e coronárias, mas não piora a função diastólica. Estudos mostraram que o levosemindan pode ser particularmente útil em quadros de isquemia miocárdica. O levosemindan está incluído nas orientações europeias para o tratamento da insuficiência cardíaca aguda, mas ainda não é comercializado nos Estados Unidos.

Peptídeo Natriurético Tipo B Exógeno

A nesiritida é um BNP recombinante que se liga a receptores natriuréticos tipos A e B. Este fármaco promove a vasodilatação arterial, venosa e coronária, diminuindo a PVEFD e melhorando a dispneia. A nesiritida induz a diurese e a natriurese e exerce muitos efeitos similares à nitroglicerina mas, geralmente, produz menos hipotensão e mais diurese do que tal fármaco.

Inibidores da Óxido Nítrico Sintase

A cascata inflamatória estimulada pela insuficiência cardíaca resulta na produção de uma grande quantidade de óxido nítrico no coração e no endotélio vascular. Estes altos níveis de óxido nítrico exercem efeitos inotrópicos negativos e vasodilatadores profundos, que levam ao choque cardiogênico e ao colapso vascular. A inibição da óxido nítrico sintase deve reduzir estes efeitos deletérios. A L-NAME (*N*-nitro-L-arginina metil éster) é o principal fármaco desta classe sendo investigada.

Dispositivos Mecânicos

Se a etiologia da insuficiência cardíaca aguda for um grande infarto do miocárdio, a inserção de uma balão de contrapulsação aórtica deve ser considerada. O balão de contrapulsação aórtica é um dispositivo mecânico inserido pela artéria femoral e posiciona-

TABELA 6-3	Indicações para a Implantação de Cardioversor/Desfibrilador para Prevenção de Morte Súbita	
Causa da Insuficiência Cardíaca	**Condição**
Doença arterial coronariana	Fração de ejeção < 30% Fração de ejeção < 40% se o estudo eletrofisiológico mostrar disritmias ventriculares indutíveis
Todas as demais causas	Após o primeiro episódio de síncope ou taquicardia/fibrilação ventricular abortada

do logo abaixo da artéria subclávia esquerda. O balão infla na diástole, aumentando a pressão sanguínea aórtica diastólica e a pressão de perfusão coronária. O balão é desinflado na sístole, criando um efeito de "sucção" que aumenta a ejeção VE. Complicações da colocação deste dispositivo incluem a dissecação da artéria femoral ou da aorta, sangramento, trombose e infecção.

No choque cardiogênico grave, a inserção emergencial de um dispositivo de assistência no ventrículo esquerdo e/ou direito pode ser necessária à sobrevida.

Prognóstico

Apesar dos avanços na terapia, o número de mortes por insuficiência cardíaca continua a crescer bastante. A taxa de mortalidade durante os primeiros 4 anos após o diagnóstico chega a 40%. Certos fatores foram associados a um prognóstico mau e incluem maiores níveis de ureia e creatinina, hiponatremia, hipocalemia, fração de ejeção gravemente deprimida, altos níveis endógenos de BNP, tolerância muito limitada a exercícios e presença de contrações ventriculares prematuras multifocais. O prognóstico de pacientes com insuficiência cardíaca depende da cardiopatia subjacente e da presença ou ausência de um fator precipitante específico. Quando uma causa corrigível de insuficiência cardíaca pode ser efetivamente eliminada, o prognóstico é melhor.

CONDUTA ANESTÉSICA

Avaliação e Manejo Pré-operatórios

A presença de insuficiência cardíaca foi descrita como o fator de risco mais importante na previsão da morbidade e mortalidade cardíacas perioperatórias. No período pré-operatório, todos os fatores precipitantes da insuficiência cardíaca devem ser pesquisados e agressivamente tratados antes da realização de cirurgias eletivas.

Os pacientes submetidos a tratamento da insuficiência cardíaca costumam receber diversas medicações que podem afetar a conduta anestésica. De modo geral, aceita-se que a administração de diuréticos possa ser interrompida no dia da cirurgia. A manutenção da terapia com β-bloqueadores é essencial, já que muitos estudos mostraram que estes fármacos reduzem a morbidade e a mortalidade perioperatória. Dada a inibição do sistema RAA, os inibidores da ECA podem deixar os pacientes mais susceptíveis à hipotensão intraoperatória. Esta hipotensão pode ser tratada com um fármaco simpatomimético, como a efedrina, um α-agonista, como a fenilefrina, ou a vasopressina ou um de seus análogos. Quando os inibidores da ECA estão sendo usados na prevenção do remodelamento ventricular em pacientes com insuficiência cardíaca e em diabéticos com disfunção renal, a interrupção da medicação por 1 dia não altera, significativamente, estes efeitos. Entretanto, se estes fármacos estiverem sendo usados no tratamento da hipertensão, sua descontinuação no dia da cirurgia ou no dia anterior pode provocar hipertensão significativa. Os bloqueadores de receptores de angiotensina produzem profundo bloqueio do sistema RAA e devem ser descontinuados no dia anterior à cirurgia. O tratamento com digoxina pode ser mantido até o dia da cirurgia.

Os resultados mais recentes das concentrações de eletrólitos, das funções renal e hepática, do ECG e do ecocardiograma devem ser avaliados.

Manejo Intraoperatório

Todos os tipos de anestésicos gerais foram usados com sucesso em pacientes com insuficiência cardíaca. As doses dos fármacos, porém, podem precisar de ajustes. Os opioides parecem exercer um efeito particularmente benéfico em pacientes com insuficiência cardíaca, por atuarem sobre o receptor δ, inibindo a ativação adrenérgica. A ventilação de pressão positiva e a pressão positiva ao fim da expiração podem ajudar a diminuir a congestão pulmonar e melhorar a oxigenação arterial.

A monitorização é ajustada à complexidade da cirurgia. A monitorização da pressão intra-arterial é justificada quando uma cirurgia de grande porte é necessária em um paciente com insuficiência cardíaca. A monitorização das pressões de enchimento e do estado volêmico é uma tarefa mais desafiadora. A sobrecarga hídrica durante o período perioperatório pode contribuir para o desenvolvimento de insuficiência cardíaca ou sua piora. O uso intraoperatório de um cateter na artéria pulmonar pode auxiliar a avaliação da carga adequada de líquidos, mas em pacientes com ICD e má complacência ventricular, a determinação precisa do volume VE ao fim da diástole pode ser bastante difícil. O ecocardiograma transesofágico pode ser uma alternativa melhor, permitindo não apenas a monitorização do enchimento ventricular, mas também a movimentação da parede do ventrículo e a função valvar. O ecocardiograma transesofágico, porém, requer pessoal treinado para realizar e interpretar o estudo e pode não estar prontamente disponível em todas as circunstâncias.

A anestesia regional é aceitável, nas cirurgias em que é apropriada, em pacientes com insuficiência cardíaca. Na verdade, a diminuição modesta na resistência vascular sistêmica secundária ao bloqueio do SNS pode aumentar o débito cardíaco. A redução da resistência vascular sistêmica produzida pela anestesia epidural ou raquianestesia, porém, nem sempre é previsível ou fácil de controlar. Os prós e contras da anestesia regional devem ser cuidadosamente avaliados em pacientes com insuficiência cardíaca.

Consideração especial deve ser dada a pacientes submetidos a transplantes cardíacos e que agora requerem outras cirurgias. Estes pacientes estão, há muito tempo, sendo tratados com fármacos imunossupressores, o que os torna bastante susceptíveis a infecções. Durante a realização de qualquer procedimento invasivo, como a colocação de um acesso central ou o bloqueio neuroaxial, a técnica asséptica estrita é necessária. O coração transplantado é desprovido de inervação. Um aumento na frequência cardíaca, portanto, apenas pode ser conseguido por meio da administração de agonistas β-adrenérgicos de ação direta, como o isoproterenol e a epinefrina. A frequência cardíaca *não* é aumentada pela administração de atropina ou pancurônio. A menor resposta a agonistas α-adrenérgicos pode também ser observada. O coração transplantado aumenta o débito cardíaco elevando o volume sistólico. Estes pacientes, portanto, são dependentes de pré-carga e requerem volume intravascular adequado.

Manejo Pós-operatório

Os pacientes com evidências de insuficiência cardíaca aguda durante a cirurgia devem ser transferidos para uma unidade de terapia intensiva, onde a monitorização invasiva pode ser continuada no período pós-operatório. A dor deve ser agressivamente tratada, já que sua presença e suas consequências hemodinâmicas podem piorar a insuficiência cardíaca. Os pacientes devem voltar a receber sua medicação normal o mais rápido possível.

CAPÍTULO 6
Insuficiência Cardíaca e Cardiomiopatias

CARDIOMIOPATIAS

A definição de cardiomiopatias usada pelo painel de especialistas da American Heart Association, em seu documento de 2006 intitulado "Contemporary Definition and Classification of Cardiomyopathies" ("Definição e Classificação Contemporânea das Cardiomiopatias"), é:

> Cardiomiopatias são um grupo heterogêneo de doenças do miocárdio associadas à disfunção mecânica e/ou elétrica que geralmente (mas não invariavelmente) apresentam hipertrofia ou dilatação ventricular inadequada e se devem a diversas causas, frequentemente genéticas. As cardiomiopatias são confinadas ao coração ou são parte de doenças sistêmicas generalizadas, muitas vezes levando à morte cardiovascular ou à deficiência progressiva relacionada à insuficiência cardíaca.

De acordo com a nova classificação da American Heart Association, as cardiomiopatias são divididas em dois grupos principais: as primárias e as secundárias. As cardiomiopatias primárias são aquelas exclusivamente (ou predominantemente) confinadas ao músculo cardíaco e podem ser genéticas, adquiridas ou de origem mista. Nas cardiomiopatias secundárias, há acometimento fisiopatológico do coração no contexto de uma doença multiorgânica. As **Tabelas 6-4** e **6-5** listam as cardiomiopatias mais comuns classificadas de acordo com estas novas orientações. É importante enfatizar que os termos previamente usados *cardiomiopatia isquêmica*, *cardiomiopatia restritiva* e *cardiomiopatia obliterante* não existem mais na nova classificação da American Heart Association. Esta seção discute as cardiopatias mais observadas em centros cirúrgicos: a cardiomiopatia hipertrófica (CMH), a CMD, a cardiomiopatia do periparto e as cardiomiopatias secundárias de fisiologia restritiva.

CARDIOMIOPATIA HIPERTRÓFICA

A cardiomiopatia hipertrófica (CMH) é uma doença cardíaca complexa com características fisiopatológicas únicas e grande diversidade de aspectos morfológicos, funcionais e clínicos. A doença pode afetar pacientes de todas as idades, e sua prevalência, na população geral, chega a 1 em 500. Esta é a doença cardiovascular de origem genética mais comum e é transmitida como um traço autossômico dominante de penetrância variável. A doença é caracterizada por hipertrofia VE na ausência de qualquer outra doença cardíaca capaz de induzir esta alteração, como a hipertensão ou a estenose aórtica. A forma mais comum de CMH se apresenta como a hipertrofia das paredes septal e ântero-lateral livres. Características histológicas da doença incluem células do miocárdio hipertrofiadas e áreas irregulares de cicatrização miocárdica.

A fisiopatologia da CMH está relacionada às seguintes questões: hipertrofia miocárdica, obstrução dinâmica à via de saída do ventrículo esquerdo (VSVE), movimento sistólico anterior da valva mitral e regurgitação, disfunção diastólica, isquemia miocárdica e disritmias. Durante a sístole, a contração vigorosa do septo hipertrofiado acelera o fluxo sanguíneo pela VSVE estreita, criando um efeito de Venturi na cúspide anterior da valva mitral e induzindo o movimento sistólico anterior. A presença de movimento sistólico anterior aumenta a obstrução dinâmica à VSVE, assim como provoca regurgitação mitral significativa (**Fig. 6-5**). A obstrução à VSVE pode estar presente em repouso ou ser induzida pela manobra de Valsalva. Situações que pioram a obstrução à VSVE são mostradas na **Tabela 6-6**. Na CMH, a disfunção diastólica é mais comumente observada do que a obstrução à VSVE. O miocárdio hipertrofiado está presente em pacientes com CMH associada ou não à DAC. A isquemia miocárdica é causada por diversos fatores, incluindo anomalias em artérias coronárias, desequilíbrio entre a massa ventricular e o tamanho da artéria coronária, maior PVEFD (comprometendo a perfusão coronária), diminuição do tempo de enchimento diastólico, aumento do consumo de oxigênio devido à hipertrofia e presença de um desarranjo metabólico no uso celular de oxigênio. As disritmias em pacientes com CMH são resultantes da desorganização da estrutura celular, da cicatrização miocárdica e da expansão da matriz intersticial. As disritmias são a causa da morte súbita em jovens adultos acometidos pela CMH.

Sinais e Sintomas

O curso clínico da CMH é bastante variável e a maioria dos pacientes permanece assintomática por toda a vida. Alguns, porém, apresentam sintomas de grave insuficiência cardíaca e outros morrem de forma súbita. Os principais sintomas da CMH são angina

TABELA 6-4	Classificação das Cardiomiopatias Primárias
Genéticas	Cardiomiopatia hipertrófica
	Cardiomiopatia ventricular direita arritmogênica
	Não compactação ventricular esquerda
	Doença do armazenamento de glicogênio
	Doença do sistema de condução (doença de Lenègre)
	Distúrbios em canais iônicos: síndrome do prolongamento QT, síndrome de Brugada, síndrome do encurtamento QT
Mistas	Cardiomiopatia dilatada
	Cardiomiopatia primária restritiva não hipertrofiada
Adquiridas	Miocardite (cardiomiopatia inflamatória): provocada por vírus, bactérias, riquétsias, fungos, parasitos (doença de Chagas)
	Cardiomiopatia por estresse
	Cardiomiopatia do periparto

115

TABELA 6-5	Classificação das Cardiomiopatias Secundárias
Infiltrativas	Amiloidose Doença de Gaucher Síndrome de Hunter
Armazenamento	Hemocromatose Doença do armazenamento de glicogênio Doença de Niemann-Pick
Tóxicas	Fármacos: cocaína, álcool Quimioterápicos: doxorrubicina, daunarrubicina, ciclofosfamida Metais pesados: chumbo, mercúrio Radioterapia
Inflamatória	Sarcoidose
Endomiocárdicas	Síndrome hipereosinofílica (de Löffler) Fibrose endomiocárdica
Endócrinas	*Diabetes mellitus* Hiper ou hipotireoidismo Feocromocitoma Acromegalia
Neuromusculares	Distrofia de Duchenne-Becker Neurofibromatose Esclerose tuberosa
Autoimunes	Lúpus eritematoso Artrite reumatoide Esclerodermia Dermatomiosite Poliarterite nodosa

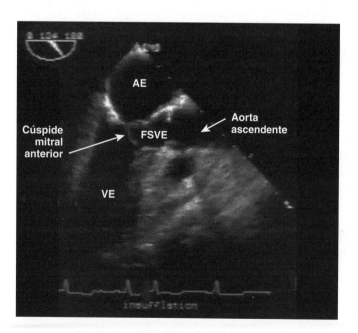

Figura 6-5 • Ecocardiograma bidimensional mostrando a cúspide anterior da valva mitral adjacente ao septo interventricular hipertrofiado, obstruindo o fluxo de saída do ventrículo esquerdo (FSVE) durante a sístole em um paciente com cardiomiopatia hipertrófica. AE, átrio esquerdo; VE, ventrículo esquerdo.

pectoris, fadiga ou síncope (que pode representar a morte súbita abortada), taquidisritmias e insuficiência cardíaca. É interessante notar que a angina *pectoris* da CMH é frequentemente aliviada pelo decúbito. Presume-se que a alteração do tamanho do ventrículo esquerdo que acompanha esta alteração posicional diminui a obstrução ao fluxo de saída desta câmara cardíaca.

O exame físico cardíaco pode revelar um impulso apical duplo, ritmo de galope ou sopros e frêmitos. Os sopros podem ser resultantes da obstrução ao fluxo de saída do ventrículo esquerdo ou da regurgitação mitral e podem ser confundidos com a doença aórtica ou mitral. A intensidade destes sopros pode ser significativamente alterada por algumas manobras. A manobra de Valsalva, que aumenta a obstrução ao fluxo de saída VE, por exemplo, intensifica o sopro sistólico ao longo da borda esternal esquerda. O sopro da regurgitação mitral também é intensificado por esta manobra. A nitroglicerina e a posição supina (em relação ao decúbito) também aumentam a intensidade destes sopros.

A morte súbita é uma conhecida complicação da CMH. A gravidade da hipertrofia ventricular está diretamente relacionada ao risco de morte súbita. Indivíduos jovens, com hipertrofia extensa, mesmo que apresentem sintomatologia branda ou nula, merecem considerações acerca da prevenção da morte súbita. A probabilidade de ocorrência de morte súbita é especialmente alta em pacientes entre 10 e 30 anos de idade. Por esta razão, há um consenso de que pacientes jovens acometidos pela CMH não devem participar de

CAPÍTULO 6
Insuficiência Cardíaca e Cardiomiopatias

TABELA 6-6	Fatores que Influenciam a Obstrução do Fluxo de Saída do Ventrículo Esquerdo em Pacientes com Cardiomiopatia Hipertrófica

Eventos que Aumentam a Obstrução ao Fluxo de Saída
Aumento da contratilidade do miocárdio
  Estimulação β-adrenérgica (catecolaminas)
  Digitálicos
Diminuição da pré-carga
  Hipovolemia
  Vasodilatadores
  Taquicardia
  Ventilação com pressão positiva
Diminuição da pós-carga
  Hipotensão
  Vasodilatadores

Eventos que Diminuem a Obstrução ao Fluxo de Saída
Diminuição da contratilidade miocárdica
  Bloqueio β-adrenérgico
  Anestésicos voláteis
  Bloqueadores da entrada de cálcio
Aumento da pré-carga
  Hipervolemia
  Bradicardia
Aumento da pós-carga
  Hipertensão
  Estimulação α-adrenérgica

esportes competitivos. Muitos dos pacientes com hipertrofia branda apresentam baixo risco de morte súbita.

Diagnóstico

O ECG geralmente detecta a hipertrofia do ventrículo esquerdo. Em pacientes assintomáticos, a hipertrofia VE inexplicada pode ser o único sinal de doença. O ECG de 12 eletrodos é anormal em 75% a 90% dos pacientes com CMH. As anomalias do ECG incluem QRS de alta voltagem devido à hipertrofia, alterações no segmento ST e na onda T, ondas Q anormais semelhantes às observadas no infarto do miocárdio e aumento de volume do átrio esquerdo. O diagnóstico da CMH deve ser considerado em qualquer paciente jovem cujo ECG seja consistente com um infarto do miocárdio prévio, já que nem todos os indivíduos acometidos pela doença apresentam evidências de hipertrofia VE ao exame.

O ecocardiograma pode demonstrar a presença de hipertrofia miocárdica. A fração de ejeção é geralmente maior do que 80%, refletindo a condição hipercontrátil do coração. O ecocardiograma pode também avaliar o aparato da valva mitral e a presença de movimentação sistólica anterior. O Doppler colorido pode revelar a presença de obstrução à VSVE, mostrando o fluxo turbulento e a regurgitação mitral. Os gradientes de pressão pela VSVE podem ser mensurados. Este exame também pode ser utilizado na avaliação da função diastólica.

O cateterismo cardíaco permite a mensuração direta da pressão diastólica final de VE aumentada e dos gradientes de pressão entre o ventrículo esquerdo e a aorta. Manobras provocativas po-

dem ser necessárias para evocar evidências de obstrução à VSVE. A ventriculografia mostra, caracteristicamente, a obliteração da cavidade.

O diagnóstico definitivo da CMH é feito por meio de biópsia endomiocárdica e análise de DNA, mas estas modalidades são geralmente reservadas a pacientes cujo diagnóstico não pode ser estabelecido de outra forma.

Tratamento

As diversas características clínicas e genéticas da CMH tornam impossível a definição de orientações precisas para seu manejo (**Fig. 6-6**). Reconhece-se, porém, que alguns pacientes apresentam alto risco de morte súbita e devem ser submetidos a tratamento agressivo. A terapia farmacológica, para melhorar o enchimento diastólico, reduzir a obstrução ao fluxo de saída VE e, possivelmente, diminuir a isquemia miocárdica, é a forma primária de alívio dos sinais e sintomas de CMH. A cirurgia para remoção da área hipertrofiada que causa obstrução ao fluxo de saída é considerada em apenas 5% dos pacientes que apresentam grande obstrução e sintomas graves não responsivos ao tratamento.

Terapia Medicamentosa

Os β-bloqueadores e os bloqueadores de canais de cálcio têm sido extensivamente usados no tratamento da CMH. Os efeitos benéficos dos β-bloqueadores sobre a dispneia, a angina *pectoris* e a tolerância ao exercício se devem, provavelmente, à menor frequência cardíaca com consequente prolongamento da diástole e por gerar maior tempo para o enchimento ventricular passivo. Os β-bloqueadores podem reduzir o consumo de oxigênio pelo miocárdio e diminuir a obstrução dinâmica no trato de saída do VE durante o exercício por reduzirem o tônus simpático durante o exercício. Similarmente, os antagonistas de canal de cálcio, verapamil e diltiazem, têm efeitos benéficos sobre os sintomas da CHM, por melhorar o enchimento ventricular e reduzir a isquemia miocárdica. Pacientes que desenvolvem ICC com o uso de β-bloqueadores ou antagonistas dos canais de cálcio podem se beneficiar com a utilização de um diurético. Porém, devido à disfunção diastólica e à necessidade de altas pressões de enchimento ventricular para que se obtenha débito cardíaco adequado, o uso de diuréticos deve ser feito com cautela. Pacientes com grande risco de morte súbita podem precisar de tratamento com amiodarona ou colocação de cardioversor/desfibrilador interno.

Fibrilação atrial geralmente se desenvolve em pacientes com CMH e é associada a grande risco de tromboembolismo, ICC e morte súbita. A amiodarona é o antidisrrítmico mais eficaz na prevenção de fibrilação atrial paroxística nesses pacientes. Os β-bloqueadores e os antagonistas de canal de cálcio podem controlar a frequência cardíaca. A anticoagulação prolongada é necessária em pacientes com fibrilação atrial crônica ou recorrente.

Terapia Cirúrgica

O pequeno subgrupo de pacientes que apresentam CHM com alto gradiente no trato de saída de VE (maior ou igual a 50 mmHg) e sintomas graves de ICC apesar de terapia medicamentosa são candidatos a tratamento cirúrgico. A redução cirúrgica do gradiente de saída é obtida por meio da remoção de um pequeno feixe de músculo cardíaco do septo interventricular (miomectomia septal). A cirurgia abole ou reduz de maneira importante o gradiente de

117

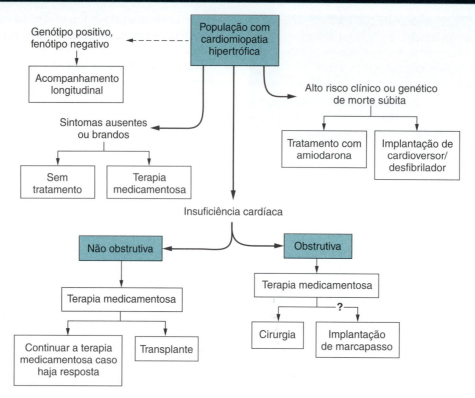

Figura 6-6 • Apresentações clínicas da cardiomiopatia hipertrófica e estratégias terapêuticas correspondentes. O tamanho das *setas* indica a proporção aproximada de pacientes em cada subgrupo. A *seta tracejada* indica a incerteza relacionada ao tamanho do subgrupo. *(Adaptado de Spirito P, Seidman CE, McKenna WJ, et al: The management of HCM. N Engl J Med 1997:336:775-785. Copyright 1997 Massachusetts Medical Society.)*

saída na maioria dos pacientes. As pressões intraventricular e diastólica final são bastante reduzidas, e tais mudanças influenciam de maneira favorável o enchimento ventricular e as necessidades metabólicas de oxigênio do miocárdio.

Prognóstico

A mortalidade anual total devido à CMH é de, aproximadamente, 1%. No subgrupo de pacientes mais susceptíveis à morte súbita (com histórico familiar de morte súbita ou acometidos por disritmias ventriculares malignas), porém, a taxa de mortalidade é de 5% ao ano. Apenas cerca de um quarto dos pacientes diagnosticados com CMH desenvolve sinais de obstrução à VSVE.

Conduta Anestésica

A conduta anestésica em pacientes com CMH é direcionado à minimização da obstrução à VSVE. Qualquer fármaco ou evento que diminua a contratilidade miocárdica ou aumente a pré-carga e a pós-carga, reduz a obstrução à VSVE. Por outro lado, a estimulação simpática, a hipovolemia e a vasodilatação pioram esta obstrução (**Tabela 6-6**). No período intraoperatório, os pacientes com CMH podem desenvolver grave hipotensão, isquemia miocárdica, insuficiência cardíaca aguda e taquidisritmias supraventriculares ou ventriculares. A CMH previamente não reconhecida pode se manifestar, no período intraoperatório, como hipotensão inexplicada ou desenvolvimento de sopro sistólico em associação à hemorragia aguda ou à vasodilatação induzida por fármaco.

Avaliação e Manejo Pré-operatórios

Dada a prevalência da CMH na população geral, os pacientes acometidos por esta doença chegam ao centro cirúrgico com uma frequência razoável. Os pacientes já diagnosticados com a doença devem ser submetidos a uma avaliação cardíaca antes da realização de cirurgias eletivas. Tal avaliação deve incluir um ECG de 12 eletrodos e um ecocardiograma. Os pacientes tratados com β-bloqueadores ou bloqueadores de canais de cálcio devem continuar a receber sua medicação durante todo o período perioperatório. Nos pacientes com desfibriladores/cardioversores implantados, os dispositivos devem ser desligados no período pré-operatório imediato; além disso, um desfibrilador externo deve estar prontamente disponível no centro cirúrgico.

Uma tarefa mais desafiadora é a avaliação pré-operatória de pacientes com CMH cujo diagnóstico ainda não foi estabelecido. Estes pacientes geralmente são jovens e parecem saudáveis. Cada paciente deve ser indagado, no período pré-operatório, acerca de qualquer possível sintoma cardíaco ou histórico familiar de cardiopatia ou morte súbita. A presença de um sopro sistólico deve levar à suspeita de um possível diagnóstico de CMH. Neste contexto, quando os achados eletrocardiográficos forem anormais, a avaliação cardiológica é prudente.

Em pacientes acometidos pela CMH, a administração pré-operatória de medicamentos para aliviar a ansiedade e a ativação associada do sistema nervoso simpático pode ser aconselhada. A expansão do volume intravascular durante o período pré-operatório pode também auxiliar na prevenção da obstrução à VSVE e na mi-

CAPÍTULO 6
Insuficiência Cardíaca e Cardiomiopatias

nimização de efeitos adversos da ventilação com pressão positiva sobre o volume sanguíneo central.

Manejo Intraoperatório

A anestesia regional ou geral pode ser administrada a pacientes acometidos pela CMH, desde que o anestesista conheça os principais mecanismos fisiopatológicos que desencadeiam a obstrução à VSVE e desenvolva um plano anestésico sob medida para estas necessidades específicas.

A indução da anestesia com um fármaco intravenoso é aceitável, lembrando a importância de se evitar diminuições súbitas na resistência vascular sistêmica e aumentos na frequência e na contratilidade cardíaca. Um grau modesto de depressão miocárdica direta é aceitável. A administração de um anestésico volátil ou antagonista β-adrenérgico antes da laringoscopia direta pode reduzir a resposta do SNS tipicamente evocada pela intubação traqueal. A ventilação com pressão positiva pode reduzir significativamente a pré-carga e predispõe um paciente hipovolêmico ao desenvolvimento de obstrução dinâmica da VSVE. Para que isto não ocorra, pequenos volumes correntes e altas frequências respiratórias devem ser usados e a pressão positiva ao fim da expiração deve ser evitada. A redução da pré-carga e a grave hipotensão devidas à obstrução da VSVE podem também ser encontradas quando o abdome é insuflado para realização de cirurgia laparoscópica. O cirurgião deve ser avisado acerca desta possibilidade e o abdome deve ser insuflado de maneira lenta, com pressões não superiores a 15 mmHg.

Relaxantes musculares não despolarizantes que exercem efeitos mínimos sobre a circulação sistêmica devem ser usados para o relaxamento da musculatura esquelética em pacientes acometidos pela CMH. O aumento da frequência cardíaca que pode acompanhar a administração de pancurônio ou a liberação de histamina provocada por outros bloqueadores neuromusculares deve ser evitado.

A anestesia deve ser mantida com fármacos que produzem depressão branda da contratilidade miocárdica e exercem efeitos mínimos sobre a pré-carga e a pós-carga. Um anestésico volátil, em doses moderadas, é frequentemente usado com este propósito.

A monitorização invasiva da pressão arterial pode ser útil. O ecocardiograma transesofágico é particularmente útil em pacientes com CMH submetidos a anestesia e cirurgia, dada a fisiopatologia única da doença. A monitorização da pressão venosa central ou da pressão da artéria pulmonar não pode diagnosticar a obstrução da VSVE ou a movimentação anterior sistólica. Estes monitores também não são capazes de avaliar, com precisão, o enchimento do ventrículo esquerdo.

A hipotensão que ocorre em resposta a uma diminuição da pré-carga ou da pós-carga deve ser tratada com um agonista α-adrenérgico, como a fenilefrina. Fármacos com atividade agonista β-adrenérgica, como a efedrina, a dopamina e a dobutamina, são contraindicados no tratamento da hipotensão desenvolvida por estes pacientes, já que o aumento, induzido por fármacos, da contratilidade miocárdica e da frequência cardíaca, piora a obstrução à VSVE. A reposição imediata da perda de sangue e a titulação de fluidos intravenosos são importantes para a manutenção da pré-carga e da pressão sanguínea. Dada a disfunção diastólica, porém, a reposição agressiva de fluidos pode provocar edema pulmonar. Os vasodilatadores não devem ser usados na redução da pressão sanguínea, já que uma diminuição na resistência vascular acentua a obstrução à VSVE (**Tabela 6-6**).

A manutenção do ritmo sinusal normal é muito importante, já que o enchimento ventricular adequado é dependente da contração do átrio esquerdo. Os pacientes que desenvolvem taquidisritmias supraventriculares intraoperatórias devem ser imediatamente submetidos à cardioversão farmacológica ou elétrica. Um cardioversor/desfibrilador deve estar prontamente disponível no centro cirúrgico. Os β-bloqueadores, como o metoprolol e o esmolol, são indicados para a redução lenta de frequências cardíacas persistentemente elevadas.

Parturientes

A gravidez é geralmente bem tolerada em pacientes com CMH, apesar da redução, induzida pela gestação, da resistência vascular sistêmica e do risco de retorno venoso deficiente devido à compressão aortocava. As parturientes com CMH podem apresentar grandes desafios anestésicos, já que eventos como a dor do parto levam à liberação de catecolaminas e "fazer força" (manobra de Valsalva) pode aumentar a obstrução à VSVE. Não há evidências de que a anestesia regional aumente as taxas de complicação em parturientes com CMH submetidas a partos vaginais. A anestesia epidural foi administrada com sucesso a estas pacientes. A manutenção da euvolemia ou da hipervolemia branda é aconselhada. Caso a hipotensão desenvolvida após a instituição da anestesia regional não responda à administração de fluidos, a fenilefrina deve ser usada para aumentar a pós-carga. A ocitocina deve ser administrada com cuidado, dadas as suas propriedades vasodilatadoras e a taquicardia compensatória que provoca e também por causa do abrupto influxo de grandes quantidades de sangue na circulação central devido à contração uterina.

O edema pulmonar foi observado em parturientes com CMH após o parto, enfatizando as delicadas necessidades hídricas destas pacientes. O tratamento do edema pulmonar na presença de CMH pode incluir a administração de fenilefrina, na presença de hipotensão, e de esmolol, para diminuir a frequência cardíaca, prolongar o tempo de enchimento diastólico e diminuir a contratilidade do miocárdio, que podem reduzir a obstrução à VSVE. Diuréticos, digoxina e nitratos *não podem* ser usados, nesta situação, para o tratamento do edema pulmonar. Estes fármacos podem piorar a situação, provocando maior obstrução à VSVE.

Manejo Pós-operatório

Os pacientes com CMH devem ser monitorados de forma vigilante, na área de recuperação ou unidade de terapia intensiva, no período pós-operatório imediato. Todos os fatores que estimulam a atividade simpática, como dor, tremor, ansiedade, hipoxia e hipercarbia, devem ser eliminados. Como no centro cirúrgico, a manutenção da euvolemia e o tratamento imediato da hipotensão são essenciais.

CARDIOMIOPATIA DILATADA

A CMD é uma doença miocárdica primária caracterizada por dilatação do ventrículo esquerdo ou de ambos os ventrículos, disfunção sistólica e espessura normal da parede VE. A etiologia da CMD é, muitas vezes, desconhecida, mas pode ser genética ou associada a infecções, como a provocada pelo coxsackievírus tipo B. Há um padrão de transmissão familiar em cerca de 30% dos casos, geralmente autossômico dominante. Muitos tipos de cardiomiopatias secundárias apresentam características de CMD. Dentre estas, estão as cardiomiopatias associadas ao uso de álcool e cocaína, ao estado periparto, ao feocromocitoma, às doenças infecciosas (vírus da imunodeficiência humana), à taquicardia não controlada, à distrofia muscular de Duchenne, à doença tireoideana, aos fármacos quimioterápicos, à radioterapia, à hipertensão, à DAC e à valvopatia. Homens afroamericanos são mais susceptíveis ao desenvolvimento de CMD. A CMD é o tipo de cardiomiopatia mais comum, a terceira principal causa de insuficiência cardíaca e a maior indicação ao transplante cardíaco.

Sinais e Sintomas

A manifestação inicial da CMD é, geralmente, composta por sinais e sintomas de insuficiência cardíaca. A dor torácica ao exercício, que mimetiza a angina *pectoris*, é observada em alguns pacientes. A dilatação ventricular pode ser tão grande que há regurgitação mitral e/ou tricúspide funcional. Disritmias supraventriculares ou ventriculares, anomalias no sistema de condução e morte súbita são comuns. A embolia sistêmica é também comum e resultante da formação de trombos murais em câmaras cardíacas dilatadas e hipocinéticas.

Diagnóstico

O eletrocardiograma frequentemente mostra anomalias no segmento ST e na onda T e bloqueio do ramo esquerdo. As disritmias cardíacas são comuns e incluem batimentos ventriculares prematuros e fibrilação atrial. A radiografia de tórax pode mostrar o aumento de volume de todas as quatro câmaras cardíacas, mas a dilatação do ventrículo esquerdo é a principal característica morfológica da CMD.

O ecocardiograma revela a dilatação das quatro câmaras, mas especialmente do ventrículo esquerdo. Há hipocinesia global. Anomalias na movimentação regional da parede podem ser observadas na CMD e não necessariamente implicam a presença de DAC. Os trombos murais podem ser detectados e a regurgitação valvular secundária à dilatação do ânulo é um achado comum.

Os exames laboratoriais devem ser realizados para eliminar outras causas de dilatação cardíaca, como o hipertireoidismo. A arteriografia coronária é geralmente normal em pacientes com CMD. O cateterismo do coração direito revela alta pressão capilar pulmonar em cunha, alta resistência vascular sistêmica e baixo débito cardíaco. A realização de biópsia endomiocárdica não é recomendada.

Tratamento

O tratamento da CMD inclui medidas gerais de suporte, como repouso adequado, controle do peso, dieta pobre em sódio, abstinência de tabaco e álcool e diminuição da atividade física durante períodos de descompensação cardíaca. A reabilitação cardíaca, se possível, melhora o condicionamento geral.

O manejo medicamentoso da CMD é similar ao realizado na insuficiência cardíaca crônica. Os pacientes com CMD são suscetíveis à embolia sistêmica e pulmonar, já que a estase sanguínea no ventrículo hipocontrátil leva à ativação da cascata de coagulação. O risco de embolia cardíaca é maior em pacientes com grave disfunção VE, fibrilação atrial, histórico de tromboembolismo ou evidência ecocardiográfica de trombo intracardíaco. A anticoagulação com warfarina, é frequentemente instituída em pacientes com CMD idiopática e insuficiência cardíaca sintomática.

Embora assintomática, a taquicardia ventricular não sustentada é comum em pacientes com CMD. A supressão desta disritmia pela terapia medicamentosa, porém, não melhora a sobrevida. A colocação de um cardioversor/desfibrilador pode reduzir o risco de morte súbita em pacientes com insuficiência cardíaca que sobreviveram a uma parada cardíaca anterior (Tabela 6-3).

A CMD continua a ser a principal indicação ao transplante cardíaco em adultos e crianças. Os pacientes que tendem a ser mais beneficiados pelo transplante cardíaco são aqueles anteriormente vigorosos, com menos de 60 anos de idade e sintomas intratáveis de insuficiência cardíaca apesar do tratamento medicamentoso ótimo.

Prognóstico

Os pacientes sintomáticos com CMD referenciados a centros médicos especializados apresentam taxa de mortalidade em 5 anos igual a 50%. Quando a cardiomiopatia envolve ambos os ventrículos, direito e esquerdo, o prognóstico é pior. As anomalias hemodinâmicas que predizem o prognóstico ruim incluem fração de ejeção inferior a 25%, pressão de oclusão de artéria pulmonar superior a 20 mmHg, índice cardíaco inferior a 2,5 L/min/m², hipotensão sistêmica, hipertensão pulmonar e maior pressão central venosa. A cardiomiopatia alcoólica é, em grande parte, reversível, desde que a abstinência completa do álcool seja mantida.

Conduta Anestésica

Uma vez que a CMD é uma causa de insuficiência cardíaca, a conduta anestésica destes pacientes é o mesmo descrito na seção acerca dessa doença, neste capítulo.

A anestesia regional pode ser uma alternativa à anestesia geral em alguns pacientes com CMD. O tratamento anticoagulante, porém, pode limitar esta opção.

CARDIOMIOPATIA PERIPARTO

A cardiomiopatia periparto é uma forma rara e dilatada de cardiomiopatia de causa desconhecida que ocorre durante o período periparto, ou seja, do terceiro trimestre de gravidez até o 5 meses após o parto. Esta doença ocorre em mulheres sem histórico de cardiopatia. A incidência estimada da cardiomiopatia do periparto é de 1:3.000 a 1:4.000 nascimentos vivos. Os fatores de risco da cardiomiopatia periparto incluem obesidade, multiparidade, idade materna avançada (mais de 30 anos de idade), gestação multifetal, pré-eclâmpsia e ascendência africana. Possíveis etiologias desta cardiomiopatia incluem miocardite viral, resposta imune anormal à gravidez ou respostas mal adaptadas aos estresses hemodinâmicos da gestação.

Sinais e Sintomas

Os sinais e sintomas da cardiomiopatia periparto são os de insuficiência cardíaca: dispneia, fadiga e edema periférico. Estes sinais e sintomas, porém, são comuns no trimestre final da gestação e não há critérios específicos que diferenciem os sintomas sutis da insuficiência cardíaca daqueles normalmente observados ao final da gestação. As doenças que mimetizam a insuficiência cardíaca, como a embolia pulmonar ou embolia de líquido amniótico, devem ser excluídas ao se considerar o diagnóstico de cardiomiopatia periparto.

CAPÍTULO 6
Insuficiência Cardíaca e Cardiomiopatias

Diagnóstico

O diagnóstico da cardiomiopatia periparto baseia-se no aparecimento de disfunção VE inexplicada e documentação ecocardiográfica de um novo achado de dilatação de câmaras cardíacas com disfunção VE sistólica durante o período próximo ao parto.

Tratamento

O objetivo do tratamento é aliviar os sintomas de insuficiência cardíaca. Diuréticos, vasodilatadores e digoxina podem ser usados. Os inibidores da ECA são teratogênicos, mas podem ser usados após o parto. Durante a gestação, a vasodilatação é conseguida pela administração de hidralazina e nitratos. As imunoglobulinas intravenosas podem exercer efeitos benéficos. As complicações tromboembólicas não são incomuns e a terapia anticoagulante é frequentemente recomendada. O transplante cardíaco pode ser considerado em pacientes que não apresentam melhora com o passar do tempo.

Prognóstico

A taxa de mortalidade da cardiomiopatia periparto é de 25% a 50%, com a maioria das mortes ocorrendo 3 meses após o parto. A morte é geralmente resultante da progressão da insuficiência cardíaca congestiva ou é súbita e associada a disritmias cardíacas ou eventos tromboembólicos. O prognóstico parece depender do grau de normalização do tamanho do VE e de sua função 6 meses após o parto.

Conduta Anestésica

A conduta anestésica em parturientes com cardiomiopatia periparto requer a avaliação do estado cardíaco e o planejamento cuidadoso da analgesia e/ou anestesia necessárias ao parto. A anestesia regional pode provocar uma desejável redução da pós-carga.

CARDIOMIOPATIAS SECUNDÁRIAS COM FISIOLOGIA RESTRITIVA

As cardiomiopatias secundárias com fisiologia restritiva se devem a doenças sistêmicas que produzem infiltração miocárdica e grave disfunção diastólica. A mais comum destas cardiomiopatias é causada pela amiloidose. Outras doenças sistêmicas, como a hemocromatose, a sarcoidose e a síndrome carcinoide, podem produzir um tipo similar de cardiomiopatia. O diagnóstico deve ser considerado em pacientes que apresentam insuficiência cardíaca, mas não evidências de cardiomegalia ou disfunção sistólica. A doença é resultante da maior rigidez do miocárdio devido à deposição destas substâncias anormais. Embora a função diastólica seja prejudicada e a complacência ventricular, reduzida, a função sistólica tende a ser normal. As cardiomiopatias com fisiologia restritiva devem ser diferenciadas da pericardite constritiva, de fisiologia similar. Um histórico clínico de pericardite faz com que o diagnóstico da pericardite constritiva seja mais provável.

Sinais e Sintomas

Uma vez que as cardiomiopatias com fisiologia restritiva podem afetar ambos os ventrículos, sinais e sintomas de insuficiência VE e/ou ventricular direita podem ser observados. Em estágios avançados desta cardiomiopatia, todos os sinais e sintomas de insuficiência cardíaca podem estar presentes, mas não há cardiomegalia.

A cardiomiopatia por amiloidose frequentemente provoca complicações tromboembólicas. A fibrilação atrial também é comum. Os distúrbios da condução cardíaca são particularmente comuns na amiloidose e na sarcoidose. Com o tempo, este envolvimento do sistema de condução pode levar ao bloqueio cardíaco ou a disritmias ventriculares e à morte súbita.

Diagnóstico

O ECG pode mostrar as anomalias de condução. A radiografia de tórax pode mostrar sinais de congestão pulmonar e/ou efusão pleural, mas a cardiomegalia está ausente. Exames laboratoriais devem ser empregados, conforme necessário, para diagnosticar a doença sistêmica responsável pela infiltração cardíaca.

O ecocardiograma mostra significativa disfunção diastólica e função sistólica normal. Os átrios apresentam aumento de volume devido às altas pressões atriais, mas os ventrículos têm tamanho normal. Na amiloidose cardíaca, a massa ventricular parece manchada, um sinal característico da deposição de amiloide. Diversos critérios ecocardiográficos podem diferenciar as cardiomiopatias secundárias com fisiologia restritiva da pericardite constritiva. A biópsia endomiocárdica pode elucidar a etiologia exata da cardiomiopatia infiltrativa.

Tratamento

O tratamento sintomático é similar ao da ICD e inclui a administração de diuréticos para tratar a congestão pulmonar e sistêmica. A diurese excessiva pode diminuir as pressões de enchimento ventricular e o débito cardíaco, resultando em hipotensão e hipoperfusão. A digoxina deve ser usada com grande cautela, por ser possivelmente disritmogênica em pacientes com amiloidose. O desenvolvimento de fibrilação atrial com perda da contribuição atrial para o enchimento ventricular pode piorar, de forma substancial, a disfunção diastólica, e a rápida resposta ventricular pode comprometer, ainda mais, o débito cardíaco. A manutenção do ritmo sinusal normal é extremamente importante. Uma vez que o volume sistólico tende a ser fixo na presença de cardiomiopatia com fisiologia restritiva, o aparecimento de bradicardia pode precipitar a insuficiência cardíaca aguda, de modo que bradicardia significativa ou doença grave do sistema de condução podem requerer a implantação de um marcapasso cardíaco. Na sarcoidose cardíaca, as disritmias ventriculares malignas são comuns e podem necessitar da implantação de cardioversores/desfibriladores. A anticoagulação pode ser necessária em pacientes com fibrilação atrial e/ou baixo débito cardíaco. O transplante cardíaco *não* é uma opção terapêutica, já que a infiltração miocárdica reincide no coração transplantado.

Prognóstico

O prognóstico das cardiomiopatias secundárias com fisiologia restritiva é muito ruim.

Conduta Anestésica

A conduta anestésica em pacientes com cardiomiopatias restritivas usa os mesmos princípios empregados no tamponamento cardíaco (Cap. 7). Uma vez que o volume sistólico é relativamente fixo, é importante manter o ritmo sinusal normal e evitar qualquer diminuição significativa na frequência cardíaca. A manutenção do retorno venoso e do volume intravascular de fluido é também necessária à

121

conservação de um débito cardíaco aceitável. O tratamento anticoagulante influencia, negativamente, a escolha da anestesia regional.

COR PULMONALE

O *cor pulmonale* é o aumento de volume do ventrículo direito (hipertrofia e/ou dilatação) que pode progredir à insuficiência cardíaca direita e é causado por doenças que induzem hipertensão pulmonar. O *cor pulmonale* pode ser causado por diversos tipos de doença pulmonar, incluindo a DPOC, a doença pulmonar restritiva e a insuficiência respiratória de origem central (síndrome de obesidade e hipoventilação). Esta enfermidade também pode ser resultante da hipertensão idiopática da artéria pulmonar, ou seja, da hipertensão pulmonar que ocorre na ausência de doença cardíaca esquerda, doença miocárdica, cardiopatia congênita ou qualquer outra doença respiratória clinicamente significativa, em tecido conjuntivo ou tromboembólica crônica. A causa mais comum de *cor pulmonale* é a DPOC.

Esta doença é geralmente observada em indivíduos com mais de 50 anos de idade, dada sua associação à DPOC. A incidência do *cor pulmonale* em homens é cinco vezes maior do que em mulheres.

Fisiopatologia

O principal determinante fisiológico do *cor pulmonale* é a hipertensão pulmonar. Por diversos mecanismos, a doença pulmonar crônica induz um aumento na resistência vascular sistêmica. A hipoxia alveolar crônica (PaO_2 inferior a 55 mmHg) é o fator mais importante deste processo. A hipoxia aguda, como observada nas exacerbações da DPOC ou durante o sono em pacientes com síndrome de obesidade e hipoventilação, causa vasoconstrição pulmonar. A hipoxia crônica prolongada promove o remodelamento da vasculatura pulmonar e aumenta a resistência vascular do órgão. Mesmo a hipoxia branda pode resultar no remodelamento vascular; parece, então, que outros fatores também estão envolvidos no desenvolvimento do *cor pulmonale*.

Devido à hipertensão pulmonar, o ventrículo direito tem maior carga de trabalho e acaba hipertrofiando-se. Com o passar do tempo, há disfunção ventricular direita e, por fim, insuficiência ventricular direita.

Sinais e Sintomas

As manifestações clínicas do *cor pulmonale* podem ser obscurecidas pela doença pulmonar coexistente. Os sinais clínicos são tardios, sendo o edema periférico o mais proeminente. Conforme a função ventricular direita se deteriora, a dispneia aumenta, e a síncope relacionada ao esforço pode ocorrer. A acentuação do componente pulmonar do segundo som cardíaco, um sopro diastólico devido à incompetência da valva pulmonar, e um sopro sistólico devido à regurgitação tricúspide indicam grave hipertensão pulmonar. Evidências de insuficiência ventricular direita franca são compostas por aumento da pressão venosa jugular e hepatoesplenomegalia.

Diagnóstico

O ECG pode mostrar sinais de hipertrofia ventricular direita e atrial direita. A hipertrofia atrial direita é sugerida pelos picos de ondas P nos eletrodos II, III e aVF ("p" *pulmonale*). O desvio do eixo direito e o bloqueio parcial ou completo do ramo direito são frequentemente observados na hipertrofia ventricular direita. Um ECG normal, porém, não exclui a presença de hipertensão pulmonar.

Os sinais radiográficos de *cor pulmonale* incluem aumento da largura da artéria pulmonar direita e uma diminuição nas marcações vasculares nos campos pulmonares periféricos. Em radiografias torácicas laterais, o aumento de volume do ventrículo direito é refletido por uma diminuição do espaço retroesternal. Este, porém, é um sinal tardio.

O ecocardiograma pode ser uma ferramenta diagnóstica bastante útil. Este exame pode fornecer estimativas numéricas da pressão da artéria pulmonar, avaliar o tamanho e a função do ventrículo e do átrio direito e determinar a presença e a gravidade da regurgitação tricúspide ou pulmonar. O ecocardiograma transtorácico é difícil de realizar em pacientes com DPOC, já que os pulmões hiperinflados prejudicam a transmissão das ondas de ultrassom.

Tratamento

O tratamento do *cor pulmonale* é dirigido à redução da carga de trabalho do ventrículo direito por meio da diminuição da resistência vascular pulmonar e da pressão da artéria pulmonar. Quando a vasoconstrição da artéria pulmonar possui um componente reversível, como é provável durante a exacerbação aguda da DPOC, este objetivo pode ser conseguido pelo retorno da PaO_2, da $PaCO_2$ e do pH arterial ao normal.

A suplementação com oxigênio para manutenção da PaO_2 acima de 60 mmHg ($SpO_2 > 90\%$) é útil no tratamento agudo e crônico da insuficiência cardíaca direita. A terapia prolongada com oxigênio diminui a mortalidade do *cor pulmonale* e melhora a função cognitiva e a qualidade de vida.

Os diuréticos e os digitálicos podem ser usados no tratamento da insuficiência cardíaca direita que não responde à correção dos gases arteriais. Os diuréticos devem ser administrados com muito cuidado, dada a possível indução de alcalose metabólica, que encoraja a retenção de CO_2 e pode agravar a insuficiência ventilatória, por deprimir a eficácia do dióxido de carbono como estimulante da respiração. Os digitálicos podem ser usados no tratamento da fibrilação atrial, mas com muita cautela, já que o risco de intoxicação por digitálicos é maior na presença de hipoxemia, acidose e desequilíbrios eletrolíticos.

Quando o *cor pulmonale* é progressivo apesar da terapia medicamentosa máxima, o transplante de um pulmão ou de ambos ou ainda de pulmão e coração proporciona o dramático alívio da insuficiência cardiorrespiratória.

Prognóstico

O prognóstico de pacientes com *cor pulmonale* é dependente da doença responsável pelo início da hipertensão pulmonar. Nos pacientes com DPOC cuja oxigenação arterial pode ser mantida em níveis próximos dos normais e que apresentam hipertensão pulmonar branda, o prognóstico é favorável. O prognóstico é mau em pacientes com hipertensão pulmonar grave e irreversível.

CONDUTA ANESTÉSICA

Manejo Pré-operatório

O preparo pré-operatório de pacientes com *cor pulmonale* devido à doença pulmonar crônica é direcionado a (1) eliminar e controlar a infecção pulmonar aguda e crônica, (2) reverter o bronco-

CAPÍTULO 6
Insuficiência Cardíaca e Cardiomiopatias

espasmo, (3) aumentar a depuração das secreções em vias aéreas, (4) expandir alvéolos colapsados ou mal ventilados, (5) hidratar e (6) corrigir quaisquer desequilíbrios eletrolíticos. A gasometria arterial pré-operatória orienta o manejo perioperatório. A instituição de profilaxia antibiótica contra a endocardite deve ser considerada em pacientes com valvopatias (insuficiência tricúspide ou pulmonar).

Manejo Intraoperatório

A indução da anestesia geral pode ser conseguida por meio do uso de qualquer método ou fármaco disponível. A anestesia deve ter profundidade adequada antes da intubação traqueal, já que este estímulo pode provocar broncoespasmo reflexo.

A anestesia é geralmente mantida pela administração de um anestésico volátil combinado a outros fármacos. Os anestésicos voláteis são eficazes broncodilatadores. Grandes doses de opioides devem ser evitadas, já que podem contribuir para o desenvolvimento de depressão ventilatória prolongada no período pós-operatório. Os relaxantes musculares associados à liberação de histamina devem ser evitados, dados os efeitos adversos desta molécula sobre a resistência das vias aéreas e a resistência vascular pulmonar.

A ventilação com pressão positiva melhora a oxigenação, presumivelmente por melhorar a relação entre a ventilação e a perfusão. A umidificação dos gases inalados ajuda a manutenção da hidratação, a liquefação de secreções e a função mucociliar.

A monitorização intraoperatória de pacientes com *cor pulmonale* é influenciada pelo porte do procedimento cirúrgico. Um cateter intra-arterial permite a determinação frequente da gasometria arterial e subsequentes ajustes na concentração inspirada de oxigênio. Cateteres venosos centrais ou arteriais pulmonares podem ser usados, dependendo da complexidade da cirurgia. A pressão atrial direita pode fornecer informações sobre a função desta câmara cardíaca. A mensuração direta da pressão da artéria pulmonar ajuda a determinar a hora de tratar a hipertensão pulmonar e a resposta ao tratamento. O ecocardiograma transesofágico é um método alternativo de monitorização da função ventricular direita e do estado volêmico. Como anteriormente discutido, porém, a necessidade de pessoal treinado e de equipamentos dispendiosos impede que esta modalidade de monitorização esteja universalmente disponível.

As técnicas anestésicas regionais podem ser usadas, nas situações adequadas, em pacientes com *cor pulmonale*, mas devem ser evitadas em cirurgias que requeiram altos níveis sensitivos ou motores de anestesia. A perda da função dos músculos acessórios da respiração pode ser muito deletéria em pacientes com doença pulmonar. Além disso, qualquer diminuição na resistência vascular sistêmica, na presença de hipertensão pulmonar fixa, pode produzir um grau significativo de hipotensão sistêmica.

Manejo Pós-operatório

O estado respiratório e cardiovascular de um paciente com *cor pulmonale* deve ser vigilantemente monitorado no período pós-operatório e quaisquer fatores que exacerbam a hipertensão pulmonar, como a hipoxia e a hipercarbia, devem ser evitados. A terapia com oxigênio deve ser mantida conforme necessário.

PONTOS-CHAVE

- A insuficiência cardíaca é um estado fisiopatológico complexo descrito pela incapacidade de enchimento do coração ou de bombeamento de sangue pelo órgão a uma taxa que atenda as necessidades teciduais. A insuficiência cardíaca é caracterizada por sintomas específicos (dispneia e fadiga) e sinais de congestão circulatória (crepitações, edema periférico) ou hipoperfusão.

- A prevalência da insuficiência cardíaca nos Estados Unidos é alta, afetando 5 milhões de pessoas. Esta doença impõe um grande fardo econômico à sociedade, e esforços devem ser feitos para impedir ou atrasar sua progressão.

- O principal desarranjo fisiopatológico no desenvolvimento e na progressão da insuficiência cardíaca é o remodelamento ventricular. Os principais objetivos terapêuticos em pacientes com insuficiência cardíaca são evitar ou diminuir o remodelamento cardíaco e promover o remodelamento reverso. Os tratamentos que comprovadamente reduzem a morbidade e a mortalidade e induzem o fenômeno de remodelamento reverso incluem a administração de inibidores da ECA e β-bloqueadores e a terapia de ressincronização cardíaca.

- O manejo da insuficiência cardíaca aguda no centro cirúrgico inclui o uso de diuréticos de alça, em baixas doses, combinados a vasodilatadores, fármacos inotrópicos positivos, BNP exógeno e/ou dispositivos mecânicos.

- A cardiomiopatia hipertrófica é a doença cardiovascular de origem genética mais comum. Sua fisiopatologia está relacionada ao desenvolvimento de obstrução dinâmica à VSVE hipertrofia miocárdica e disritmias ventriculares que podem causar morte súbita.

- Os fatores que induzem a obstrução à VSVE na CMH incluem hipovolemia, taquicardia, aumento da contratilidade miocárdica e diminuição da pós-carga. A obstrução à VSVE é tratada por meio de hidratação, aumento da pós-carga (fenilefrina) e redução da frequência cardíaca e da contratilidade miocárdica (β-bloqueadores e bloqueadores de canais de cálcio).

- A CMD é a forma mais comum de cardiomiopatia e a segunda principal causa de insuficiência cardíaca. O tratamento e as implicações anestésicas da CMD são similares aos da insuficiência cardíaca crônica.

- O *cor pulmonale* é o aumento de volume do ventrículo direito (hipertrofia e/ou dilatação) que pode progredir à insuficiência cardíaca direita e é causado por doenças que promovem o desenvolvimento de hipertensão pulmonar.

- O principal determinante fisiopatológico do desenvolvimento de hipertensão pulmonar e *cor pulmonale* em pacientes com doença pulmonar crônica é a hipoxia alveolar. O melhor tratamento disponível para melhorar o prognóstico nestes pacientes é a terapia prolongada com oxigênio.

REFERÊNCIAS

Gheorghiade M, Zannad F, Sopko G, et al: International Working Group on Acute Heart Failure Syndromes: Acute heart failure syndromes: Current state and framework for future research. Circulation 2005;112:3958–3968.

Groban L, Butterworth J: Perioperative management of chronic heart failure. Anesth Analg 2006;103:57–75.

Hunt SA, Abraham WT, Chin MH, et al: ACC/AHA 2005 Guideline Update for the Diagnosis and Management of Chronic Heart Failure in the Adult: A report of the American College of Cardiology/American Heart Association Task Force on Practice Guidelines (Writing Committee to Update the 2001

Guidelines for the Evaluation and Management of Heart Failure): Developed in collaboration with the American College of Chest Physicians and the International Society for Heart and Lung Transplantation: Endorsed by the Heart Rhythm Society. Circulation 2005;112:154–235.

Jessup M, Brozena S: Heart failure. N Engl J Med 2003;348:2007–2018.

Maron BJ, Towbin JA, Thiene G, et al: Contemporary definition and classification of the cardiomyopathies: An American Heart Association Scientific Statement from the Council on Clinical Cardiology, Heart Failure and Transplantation Committee; Quality of Care and Outcomes Research and Functional Genomics and Transplantational Biology Interdisciplinary Working Groups; and Council on Epidemiology and Prevention. Circulation 2006;113:1807–1816.

Poliac LC, Barron ME, Maron BJ: Hypertrophic cardiomyopathy. Anesthesiology 2006;104:183–192.

Rauch H, Motsch J, Bo¨ttiger BW: Newer approaches to the pharmacologic management of heart failure. Curr Opin Anesthesiol 2006;19:75–81.

Swedberg K, Cleland J, Dargie H, et al: Guidelines for the diagnosis and treatment of chronic heart failure: Executive summary (update 2005): The Task Force for the Diagnosis and Treatment of Chronic Heart Failure of the European Society of Cardiology. Eur Heart J 2005;26:1115–1140.

Weitzenblum E: Chronic cor pulmonale. Heart 2003;89:225–230.

Yan AT, Yan RT, Liu PP: Narrative review: Pharmacotherapy for chronic heart failure: Evidence from

CAPÍTULO 7

Doenças Pericárdicas e Trauma Cardíaco

Raj K. Modak

Pericardite Aguda
- Diagnóstico
- Tratamento
- Pericardite Recidivante
- Pericardite após Cirurgia Cardíaca

Derrame Pericárdico e Tamponamento Cardíaco
- Sinais e Sintomas
- Diagnóstico
- Tratamento
- Conduta Anestésica

Pericardite Constritiva
- Sinais e Sintomas
- Diagnóstico
- Tratamento
- Conduta Anestésica

Trauma Pericárdico e Cardíaco
- Trauma Pericárdico
- Contusão Miocárdica

As doenças pericárdicas podem ter diversas causas, mas resultam em respostas que são clínica e patologicamente similares. As três respostas mais frequentes às lesões pericárdicas são caracterizadas como pericardite aguda, derrame pericárdico e pericardite constritiva. Sempre que o fluido pericárdico é acumulado sob pressão há a possibilidade de desenvolvimento de tamponamento cardíaco. A conduta anestésica em pacientes com doença pericárdica é facilitado pelo entendimento das alterações na função cardiovascular produzidas pela enfermidade.

PERICARDITE AGUDA

A infecção viral é frequentemente considerada a causa da pericardite aguda que ocorre como doença primária (**Tabela 7-1**). A maioria dos casos de pericardite aguda segue um curso clínico transitório e não complicado e, por isso, a síndrome é muitas vezes denominada *pericardite aguda benigna*. A pericardite aguda benigna não é acompanhada por derrame pericárdico substan-

cial ou tamponamento cardíaco e raramente progride à pericardite constritiva.

A pericardite pode ocorrer após o infarto do miocárdio. Isto geralmente ocorre 1 a 3 dias após o infarto do miocárdio transmural, como resultado de uma interação entre a cicatrização necrótica do miocárdio e o pericárdio. A síndrome de Dressler é uma forma tardia de pericardite aguda que pode ser observada semanas ou meses após o infarto agudo do miocárdio. Acredita-se que a síndrome de Dressler seja o resultado de um processo autoimune iniciado pela entrada do miocárdio necrosado na circulação, onde age como antígeno.

Diagnóstico

O diagnóstico clínico da pericardite aguda baseia-se na presença de dor torácica, atrito pericárdico e alterações no eletrocardiograma (ECG). A dor torácica associada à pericardite aguda tipicamente tem início súbito e é descrita como uma forte dor localizada sobre o tórax anterior. Esta dor tende a piorar com a inspiração, o que

STOELTING ANESTESIA E DOENÇAS COEXISTENTES

TABELA 7-1	Causas de Pericardite Aguda e Derrame Pericárdico

Infecciosas
  Virais
  Bacterianas
  Fúngicas
  Tuberculosas
Infarto do pós-miocárdio (síndrome de Dressler)
Pós-traumáticas/pós-cardiotomias
Doença metastática
Induzida por fármacos
Irradiação mediastinal
Doença sistêmica
  Artrite reumatoide
  Lúpus eritematoso sistêmico
  Esclerodermia

ajuda a distingui-la da dor causada pela isquemia miocárdica. Os pacientes relatam alívio ao mudarem da posição supina para a sentada de frente. A febre baixa e a taquicardia sinusal também estão presentes. A asculta do tórax frequentemente revela a presença do atrito pericárdico, principalmente quando os sintomas são agudos. Este som estridente, de alta frequência, ocorre quando os volumes no coração são submetidos a alterações dramáticas no início do enchimento e ejeção ventriculares. O atrito pericárdico é observado em todo o ciclo cardíaco, tornando possível sua diferenciação do atrito pleural, cujos sons são relacionados à inspiração.

A inflamação do miocárdio superficial é a explicação mais provável para as alterações difusas observadas no ECG. Classicamente, as alterações eletrocardiográficas associadas à pericardite aguda evoluem por quatro estágios: estágio I, elevação difusa do segmento ST e depressão do segmento PR; estágio II, normalização dos segmentos ST e PR; estágio III, inversões generalizadas de ondas T; e estágio IV, normalização das ondas T. A elevação precoce do segmento ST é geralmente observada em todas as derivações, mas, na pericardite pós-infarto do miocárdio, as alterações podem ser mais localizadas. A distribuição difusa e a ausência de depressão recíproca do segmento ST distinguem estas alterações das observadas ao ECG no infarto do miocárdio. A depressão do segmento PR vista no ECG reflete a presença de lesões superficiais do miocárdio atrial e pode ser o sinal mais precoce de pericardite aguda observado neste exame. Os pacientes com pericardite urêmica frequentemente não apresentam as anomalias típicas da doença ao ECG. A pericardite aguda, na ausência de derrame pericárdico associado, não altera a função cardíaca.

Tratamento

Salicilatos ou fármacos anti-inflamatórios não esteroides podem ser utilizados na diminuição da inflamação pericárdica. Dentre estes fármacos, o ácido acetilsalicílico é o mais comumente prescrito; o ketorolac também tem sido utilizado com sucesso. O alívio sintomático da dor associada à pericardite aguda pode também ser conseguido com analgésicos administrados por via oral, como a codeína. Em alguns casos, o alívio pode ser alcançado com o uso

de colchicina. Os corticosteroides, como a prednisona, também podem aliviar os sintomas da pericardite aguda. Contudo, seu uso precoce no curso da pericardite aguda está associado à maior incidência de recidiva após a interrupção do medicamento. O tratamento com corticosteroides, portanto, é reservado a pacientes que não respondem à terapia convencional.

Pericardite Recidivante

A pericardite aguda de qualquer causa pode seguir um curso recorrente ou crônico e recidivante. A pericardite recidivante tem duas apresentações clínicas: incessante e intermitente. O termo *pericardite incessante* é aplicado a pacientes cuja descontinuação ou a tentativa de interrupção precoce do uso de fármacos anti-inflamatórios quase sempre provoca uma recaída dentro de um período igual ou inferior a 6 semanas. A *pericardite intermitente* refere-se a pacientes que, sem o tratamento medicamentoso, apresentam intervalos livres de sintomas maiores do que 6 semanas. Em muitos pacientes, os sintomas da pericardite recidivante incluem fraqueza, fadiga e dor de cabeça e são associados ao desconforto torácico. Embora a pericardite recidivante seja desconfortável, raramente é uma ameaça à vida. Seu tratamento pode incluir os tratamentos padrão para a pericardite aguda e/ou corticosteroides (prednisona) ou fármacos imunossupressores, como a azatioprina.

Pericardite após Cirurgia Cardíaca

A síndrome de pós-cardiotomia apresenta-se, primeiramente, como pericardite aguda. A causa desta síndrome pode ser infecciosa ou autoimune. Tal síndrome pode ser observada após um trauma penetrante ou com contusão, hemopericárdio ou implantação de um marcapasso epicárdico. É mais comumente observada em pacientes submetidos a cirurgias cardíacas com realização de pericardiotomia. A incidência da síndrome de pós-cardiotomia associada à cirurgia cardíaca varia entre 10% e 40%. A síndrome é mais comum em pacientes pediátricos. Nos pacientes submetidos a transplantes cardíacos, o risco de desenvolvimento da síndrome é baixo, presumivelmente devido a seu estado imunossuprimido. O tamponamento cardíaco é uma complicação rara da síndrome de pós-cardiotomia, com uma incidência que varia de 0,1% a 6%. O tratamento da síndrome de pós-cardiotomia é similar ao de outras formas de pericardite aguda.

DERRAME PERICÁRDICO E TAMPONAMENTO CARDÍACO

Em praticamente qualquer forma de doença pericárdica, o fluido pericárdico pode acumular-se na cavidade pericárdica. Os efeitos fisiopatológicos de derrame pericárdico dependem da maior pressão do fluido. O tamponamento cardíaco ocorre quando a pressão do fluido no espaço pericárdico prejudica o enchimento do coração. As causas mais comuns dos derrames pericárdicos traumáticos e não traumáticas são mostradas na Tabela 7-1. A etiologia de até 20% dos casos de derrame pericárdico é idiopático. O derrame pericárdico neoplásico é uma causa comum de tamponamento cardíaco em pacientes não cirúrgicos.

O fluido pericárdico pode ser classificado como transudato ou exsudato. O fluido serossanguinolento (exsudativo) é tipicamente

CAPÍTULO 7
Doenças Pericárdicas e Trauma Cardíaco

observado quando a doença pericárdica se deve a câncer, tuberculose ou exposição à radiação. O derrame pericárdico serossanguinolenta também ocorre em pacientes portadores de doença renal terminal que são submetidos à diálise. Uma lesão traumática geralmente provoca hemopericárdio. A perfuração do coração, com subsequente tamponamento cardíaco, pode ser resultado da inserção de cateteres venosos centrais ou fios do marcapasso.

Sinais e Sintomas

Os sinais e sintomas de derrame pericárdico dependem de seu tamanho e duração (aguda ou crônica). Em condições normais, o espaço pericárdico detém normalmente entre 15 e 50 mL de fluido pericárdico. Este fluido é um ultrafiltrado de plasma oriundo do pericárdio visceral. O fluido pericárdico nativo lubrifica o coração e facilita o movimento cardíaco normal através do saco pericárdico. Alterações agudas no volume pericárdico tão pequenas quanto 100 mL podem aumentar a pressão intrapericárdica e levar ao desenvolvimento de tamponamento cardíaco. Por outro lado, grandes volumes podem ser acomodados quando o derrame pericárdico se desenvolve de maneira gradual. Nesta situação, a relação pressão-volume se altera e o tamponamento cardíaco pode não se desenvolver, já que o pericárdio se expande para acomodar o volume de derrame (**Fig. 7-1**). Nestes casos, o desenvolvimento de derrame paricárdico crônico pode resultar em volumes de até 2 L de excesso. Quando a pressão pericárdica permanece baixa, grandes derrames podem ser tolerados sem sinais ou sintomas significativos. Conforme a pressão pericárdica aumenta, porém, a pressão no átrio direito se eleva de maneira paralela, tornando-se um reflexo exato desta. Neste momento, os pacientes podem apresentar sinais e sintomas de tamponamento cardíaco.

Tamponamento Cardíaco

O tamponamento cardíaco apresenta-se como um espectro de anomalias hemodinâmicas de gravidade variável e não como um fenômeno tudo ou nada. Os sintomas de um grande derrame pericárdico refletem a compressão de estruturas anatômicas adjacentes, principalmente o esôfago, a traqueia e o pulmão. Nesta situação, os sintomas mais comuns são a anorexia, a dispneia, a tosse e a dor torácica. Sintomas como disfagia, soluço e rouquidão podem indicar maior pressão nestes mesmos tecidos adjacentes.

Dois importantes sinais físicos de tamponamento cardíaco e pericardite constritiva foram descritos pelo Dr. Adolf Kussmaul, em 1873. O *sinal de Kussmaul* é a distensão das veias jugulares durante a inspiração. O *pulso paradoxal* foi descrito por Kussmaul como "uma pulsação simultaneamente leve e irregular que desaparece na inspiração e ressurge na expiração". A definição moderna do pulso paradoxal é a diminuição da pressão sanguínea sistólica em mais de 10 mmHg durante a inspiração (**Fig. 7-2**). Esta alteração hemodinâmica reflete uma deficiência seletiva no enchimento diastólico do ventrículo esquerdo. O pulso paradoxal é observado em aproximadamente 75% dos pacientes com tamponamento cardíaco agudo, mas em apenas 30% dos indivíduos com derrame pericárdico crônico. O pulso paradoxal e o sinal de Kussmaul representam dissincronias, ou respostas opostas, dos ventrículos esquerdo e direito quanto ao enchimento durante o ciclo respiratório. Um outro termo para isso é *discordância ventricular*.

A tríade de Beck consiste em ausência de sons cardíacos, aumento da pressão venosa jugular e hipotensão e é observada em um terço dos pacientes com tamponamento cardíaco agudo. Outra tríade (bulhas cardíacas abafadas, aumento da pressão venosa central e ascite) foi descrita em pacientes com derrame pericárdico crônico. Mais comumente, pacientes sintomáticos, com derrame pericárdico crônico, apresentam taquicardia sinusal, distensão venosa jugular, hepatomegalia e edema periférico. A observação do sinal de Ewart em casos de derrame pericárdico é incomum. Este

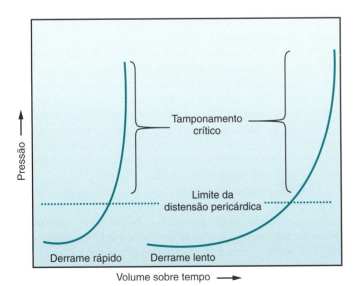

Figura 7-1 • Curvas de volume e pressão pericárdica, em que os aumentos no volume intrapericárdico ocorrem de forma lenta ou rápida. À esquerda, o volume de fluido pericárdico aumenta rapidamente, excedendo o limite de extensão do pericárdio, elevando, de maneira acentuada, a pressão pericárdica. À direita, com o enchimento pericárdico mais lento, o limite de extensão do pericárdio é excedido de maneira mais lenta, já que há mais tempo para sua distensão e a ativação dos mecanismos compensadores. *(De Spodick DH: Acute cardiac tamponade. N Engl J Med 2003;349:684-690. Copyright 2003, Massachusetts Medical Society, com permissão.)*

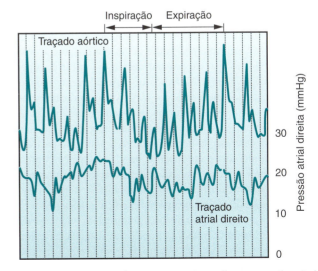

Figura 7-2 • Na presença de tamponamento cardíaco, a pressão arterial diminui mais do que 10 mmHg durante a inspiração, como reflexo da diminuição concomitante do volume sistólico ventricular esquerdo. Isto contrasta com a resposta oposta observada durante a inspiração na ausência de tamponamento cardíaco, responsável por sua designação como pulso paradoxal.

sinal corresponde a uma área de sons respiratórios brônquicos e embotamento à percussão, causados pela compressão do lobo esquerdo inferior pelo derrame pericárdico, e é observado no ângulo inferior da escápula esquerda.

Dependendo da gravidade do tamponamento cardíaco, a pressão arterial sistêmica pode ser diminuída ou mantida na faixa normal. A pressão venosa central é quase sempre aumentada. A ativação do sistema nervoso simpático é uma tentativa de manter o débito cardíaco e a pressão sanguínea por meio de taquicardia e vasoconstrição periférica. O débito cardíaco se mantém desde que a pressão central venosa exceda a pressão ventricular diastólica final. Um aumento progressivo na pressão intrapericárdica, porém, acaba por levar à equalização da pressão atrial direita e da pressão ventricular diastólica final. Por fim, o aumento da pressão intrapericárdica prejudica o enchimento diastólico do coração, diminui o volume sistólico e provoca hipotensão.

O tamponamento cardíaco pode ser a causa da síndrome de débito cardíaco baixo observada durante o início do período após a realização de cirurgia cardíaca. O tamponamento cardíaco pode ocorrer como uma complicação dos diversos procedimentos invasivos efetuados no laboratório de cateterismo cardíaco ou na unidade de terapia intensiva. O tamponamento cardíaco agudo pode ser devido ao hemopericárdio causado por dissecação aórtica, trauma cardíaco agudo ou infarto agudo do miocárdio.

Derrames Pericárdicos Loculados

O derrame pericárdico loculado pode, seletivamente, comprimir uma ou mais câmaras cardíacas, produzindo tamponamento cardíaco localizado. Este tipo de derrame é mais comumente observado após a realização de cirurgias cardíacas, quando o sangue se acumula atrás do esterno e comprime, seletivamente, o ventrículo direito e o átrio direito. Uma resposta similar pode ser observada após traumas na parede torácica anterior. O ecocardiograma transesofágico é superior ao transtorácico na demonstração do derrame pericárdico localizado.

Diagnóstico

O ecocardiograma é o método mais prático e preciso utilizado no diagnóstico do derrame pericárdico e do tamponamento cardíaco. Esta técnica é capaz de detectar derrames pericárdicos pequenos, de somente 20 mL. A medida do espaço livre de eco entre o coração e o pericárdio permite a fácil avaliação do tamanho do derrame e pode fornecer informações acerca de sua causa. A tomografia computadorizada e a ressonância magnética são também utilizadas na detecção do derrame e do espessamento pericárdico. O eletrocardiograma pode mostrar baixas voltagens na presença de um derrame extenso. Às radiografias torácicas, frequentemente se observa o característico "coração em garrafa d'água", mas este sinal não é específico do derrame pericárdico. A pericardiocentese pode ser útil ao diagnóstico de doença infecciosa ou metastática.

O ecocardiograma, embora estabeleça o diagnóstico definitivo de derrame pericárdico, nem sempre pode confirmar a presença de tamponamento cardíaco (**Tabela 7-2**). Entretanto, a presença de movimento diastólico na parede interna do átrio ou ventrículo direito ("colapso"), refletindo a similaridade entre as pressões intracavitária e intrapericárdica, sugere a presença de tamponamento cardíaco. O ecocardiograma pode também mostrar a discordância ventricular. Na presença de tamponamento, o Doppler de onda pulsátil do pico

TABELA 7-2	Sinais e Sintomas de Tamponamento Cardíaco

Aumento da pressão venosa central
Pulso paradoxal
Equalização da pressão de enchimento cardíaco
Hipotensão
Diminuição da voltagem no eletrocardiograma
Ativação do sistema nervoso simpático

das velocidades de fluxo mitral e tricúspide mostra uma diminuição na primeira e um aumento na segunda durante a inspiração. Também durante a inspiração, um desvio do septo ventricular à esquerda pode ser observado. Por fim, com o tamponamento cardíaco, haverá um equilíbrio entre as pressões das câmaras cardíacas, que pode ser clinicamente confirmado pelo cateterismo do lado direito do coração. As pressões de oclusão e diastólica da artéria pulmonar (ambas estimativas da pressão atrial esquerda e da pressão diastólica ventricular esquerda final), a pressão atrial direita e a pressão diastólica ventricular direita final são quase iguais.

Tratamento

O tamponamento cardíaco brando pode ser tratado, em alguns pacientes, de maneira conservativa, mas o tratamento definitivo requer a remoção de fluido, que deve ser realizada quando a pressão central venosa estiver alta. O fluido pericárdico deve ser removido por meio de pericardiocentese ou técnicas cirúrgicas, como a pericardiostomia subxifoide, a pericardiostomia toracoscópica ou a toracotomia com pericardiostomia. Até mesmo a remoção de uma pequena quantidade de fluido pode resultar em uma queda dramática da pressão intrapericárdica.

Medidas temporárias que podem ajudar a manter o volume sistólico até o tratamento definitivo do tamponamento cardíaco, como a expansão do volume intravascular, a administração de catecolaminas (para aumentar a contratilidade miocárdica) e a correção da acidose metabólica, podem ser instituídas. A expansão de volume do fluido intravascular pode ser conseguida através da infusão intravenosa de uma solução coloidal ou cristaloide. A melhora da função hemodinâmica, porém, pode ser limitada e a pericardiocentese não deve ser adiada.

A infusão intravenosa contínua de uma catecolamina, como o isoproterenol, pode ser uma medida temporária eficaz para o aumento da contratilidade miocárdica e da frequência cardíaca. A administração de atropina pode ser necessária para o tratamento da bradicardia resultante dos reflexos vagais incitados pela maior pressão intrapericárdica. A infusão de dopamina, que aumenta a resistência vascular, pode, também, ser empregada para o tratamento do tamponamento cardíaco. Como ocorre na substituição de fluido intravascular, a pericardiocentese não deve ser adiada em preferência à terapia medicamentosa.

A correção da acidose metabólica é essencial quando consideramos o tratamento do tamponamento cardíaco. A acidose metabólica devida ao baixo débito cardíaco deve ser tratada para corrigir a depressão miocárdica observada nas acidoses graves e para melhorar os efeitos inotrópicos das catecolaminas.

Conduta Anestésica

A anestesia geral e a ventilação com pressão positiva, na presença de um tamponamento cardíaco hemodinamicamente significativo, podem provocar uma hipotensão potencialmente fatal. Esta hipotensão pode ser devida à vasodilatação periférica induzida por anestesia, à depressão miocárdica direta ou à redução do retorno venoso decorrente da maior pressão intratorácica associada à ventilação com pressão positiva. A pericardiocentese sob anestesia local é muitas vezes o procedimento preferido no tratamento inicial de pacientes hipotensos com tamponamento cardíaco. Após a melhora do estado hemodinâmico por meio da pericardiocentese percutânea, a anestesia geral e a ventilação com pressão positiva podem ser instituídas, permitindo a exploração cirúrgica e o tratamento mais definitivo do tamponamento cardíaco. Muitas vezes se escolhe realizar a indução e a manutenção da anestesia com cetamina ou um benzodiazepínico combinado ao óxido nitroso. Nestes pacientes, os efeitos circulatórios do pancurônio são úteis à produção de um relaxamento muscular. A monitorização intraoperatória geralmente inclui a observação da pressão intra-arterial e venosa central.

Quando não é possível aliviar o tamponamento cardíaco antes da indução da anestesia, os principais objetivos da indução anestésica são a manutenção, em níveis adequados, do débito cardíaco e da pressão arterial. Reduções da contratilidade miocárdica, da resistência vascular e da frequência cardíaca induzidas pela anestesia devem ser evitadas. O aumento da pressão intratorácica causado por esforço ou tosse durante a indução ou ainda pela ventilação mecânica pode diminuir, ainda mais, o retorno venoso. Alguns defendem que a preparação do campo cirúrgico deve anteceder a indução da anestesia e a intubação endotraqueal. Isto permitiria o menor tempo possível de uma consequência hemodinâmica adversa da anestesia ou da ventilação mecânica até o alívio do tamponamento. A cetamina é utilizada para indução e manutenção da anestesia por aumentar a contratilidade miocárdica, a resistência vascular e a frequência cardíaca. A indução da anestesia com um benzodiazepínico, seguida pela manutenção com óxido nitroso associado ao fentanil (ou outro narcótico sintético) e combinado ao pancurônio para relaxamento da musculatura estriada esquelética, tem sido utilizada com sucesso. A monitorização contínua das pressões arterial e venosa central deve ser iniciada antes da indução da anestesia. A administração intravenosa de fluido e/ou a infusão contínua de catecolaminas podem ser utilizadas para manter o débito cardíaco até que o tamponamento cardíaco seja aliviado por drenagem cirúrgica. Após o alívio do tamponamento grave, frequentemente se observa uma alteração significativa da pressão arterial, de hipotensão para *hipertensão*. Esta alteração deve ser prevenida e seu tratamento apropriado deve ser imediato, especialmente se a etiologia do tamponamento for um hematoma, uma dissecação ou um aneurisma aórtico.

PERICARDITE CONSTRITIVA

A pericardite constritiva é, na maioria das vezes, idiopática ou resultante de uma cirurgia cardíaca anterior ou da exposição à radioterapia. A tuberculose também pode causar pericardite constritiva. A *pericardite constritiva crônica* é caracterizada por uma cicatriz fibrosa e adesões que obliteram a cavidade pericárdica, criando uma "casca rígida" ao redor do coração. Em casos mais crônicos, pode haver o desenvolvimento de calcificação. A *pericardite constritiva subaguda* é mais comum do que a pericardite calcificada crônica e, nesta situação, a constrição resultante é fibroelástica.

Sinais e Sintomas

A constrição pericárdica provoca sinais e sintomas devidos à combinação da maior pressão venosa central ao baixo débito cardíaco. Entre os sintomas da constrição pericárdica, estão a diminuição da tolerância a exercícios e a fadiga. A distensão venosa jugular, a congestão hepática, a ascite e o edema periférico são sinais de constrição pericárdica que mimetizam a insuficiência ventricular direita. Geralmente, não há congestão pulmonar. Um aumento seguido pela equalização final da pressão atrial direita, da pressão diastólica final ventricular direita e da pressão de oclusão da artéria pulmonar é uma característica que ocorre na presença da pericardite constritiva e do tamponamento cardíaco. Conforme a pressão pericárdica aumenta, a pressão atrial direita se eleva de maneira paralela e, portanto, a pressão central venosa é um reflexo preciso da pressão intrapericárdica. As disritmias atriais (fibrilação ou *flutter* atrial) são geralmente observadas em pacientes com pericardite constritiva crônica, aparentemente refletindo o acometimento do nó sinoatrial pela doença.

A pericardite constritiva é similar ao tamponamento cardíaco, já que ambos impedem o enchimento diastólico do coração e levam ao aumento da pressão venosa central e, por fim, à redução do débito cardíaco. Os sinais diagnósticos, porém, são diferentes nas duas doenças. O pulso paradoxal é uma característica comum do tamponamento cardíaco, porém nem sempre é observado na pericardite constritiva. O sinal de Kussmaul (aumento da pressão venosa central durante a inspiração) é observado com maior frequência em pacientes com pericardite constritiva do que naqueles com tamponamento cardíaco. Um som diastólico precoce ("batida pericárdica") é auscultado em pacientes com pericardite constritiva, mas não em indivíduos com tamponamento cardíaco. Uma proeminente onda y-descendente da pressão venosa jugular (sinal de Friedreich) reflete a predominância do enchimento ventricular direito na diástole precoce que é vista na pericardite constritiva. Este rápido enchimento diastólico precoce é também detectado pela queda da pressão diastólica inicial. O ventrículo é completamente preenchido ao final da fase de enchimento rápido e diástase, ou seja, um volume ventricular constante, que persiste até o final da diástole. Correspondendo a esta diástase prolongada, a pressão diastólica ventricular permanece inalterada nos dois terços finais da diástole. Este padrão de pressão diastólica ventricular observado na pericardite constritiva é denominado "sinal de raiz quadrada" ou morfologia "queda e platô" (**Fig. 7-3A**).

Diagnóstico

A pericardite constritiva é difícil de diagnosticar e seus sinais e sintomas são, portanto, muitas vezes erroneamente atribuídos à doença hepática ou ao derrame pericárdico idiopático. O diagnóstico clínico de pericardite constritiva depende da confirmação do aumento da pressão venosa central sem nenhum outro sinal ou sintoma de doença cardíaca. O tamanho do coração e os campos pulmonares parecem normais na radiografia torácica, mas a calcificação pericárdica pode ser observada em 30% a 50% dos casos. O ECG pode mostrar apenas anomalias pequenas e não definidas. O ecocardiograma pode ser útil em muitos casos, mostrando a movimentação anormal do septo e o espessamento pericárdico

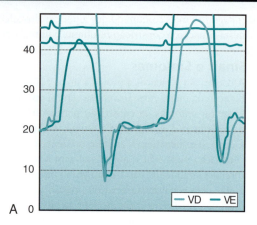 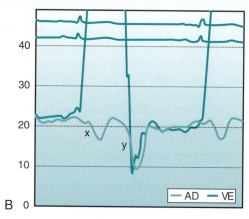

Figura 7-3 • Registros das pressões de um paciente com pericardite constritiva. **A,** Traçado simultâneo das pressões dos ventrículos direito (VD) e esquerdo (VE), com equalização da pressão diastólica, bem como morfologia "queda e platô". **B,** Pressão simultânea do átrio direito (AD) e do VE com equalização da pressão diastólica de ambos. Note a proeminente descendência y. *(De Vaitkus PT, Cooper KA, Shuman WP, Hardin NJ: Images in cardiovascular medicine: Constrictive pericarditis. Circulation 1996;93:834-835, com permissão.)*

que sugerem a presença de pericardite constritiva. O ecocardiograma transesofágico, a tomografia computadorizada do tórax e a ressonância magnética são superiores ao ecocardiograma transtorácico na demonstração do espessamento pericárdico. Assim como no tamponamento cardíaco, a discordância ventricular é uma característica da pericardite constritiva. Estudos com Doppler de onda pulsátil muitas vezes mostram uma variação respiratória exagerada na velocidade do fluxo diastólico mitral e tricúspide. O cateterismo cardíaco mostra anomalias características, incluindo aumento da pressão venosa central, ausência de dilatação e contração normal dos ventrículos esquerdo e direito, quase equilíbrio entre as pressões de enchimento dos lados direito e esquerdo do coração e uma onda queda-platô no ventrículo direito (Fig. 7-3A e B). Vários traços considerados característicos da pericardite constritiva podem ser também encontrados em pacientes com cardiomiopatia restritiva, mas diversos outros ajudam a distinguir estas duas entidades (**Tabela 7-3**). A discordância ventricular é uma característica da pericardite constritiva, mas não da cardiomiopatia restritiva. O sinal de Kussmaul e o pulso paradoxal estão presentes na pericardite constritiva, mas não na cardiomiopatia restritiva. Duas técnicas ecocardiográficas também podem ajudar esta avaliação. A ultrassonografia com Doppler de onda pulsátil mostra a discordância ventricular associada à pericardite constritiva. A ultrassonografia tecidual com Doppler pode ser usada para observar a movimentação do ânulo da valva mitral. Na cardiomiopatia restritiva, a movimentação do ânulo da valva mitral é restrita. Esta movimentação é normal na pericardite constritiva. O cateterismo cardíaco pode mostrar a discordância ventricular por meio da observação simultânea das pressões sistólicas ventriculares direita e esquerda registradas. Na presença de discordância, o pico da pressão sistólica ventricular direita aumenta na inspiração, enquanto o pico da pressão ventricular esquerda diminui. A observação da discordância ventricular indica a presença de pericardite constritiva e não de cardiomiopatia restritiva.

Tratamento

A pericardite constritiva que se desenvolve como uma complicação de uma pericardite aguda resolve-se, ocasionalmente, de maneira espontânea. Em quase todos pacientes, entretanto, o tratamento definitivo da pericardite constritiva consiste na retirada e remoção da constrição aderente do pericárdio. Este procedimento pode causar um considerável sangramento da superfície epicárdica do coração. Um *bypass* cardiopulmonar pode ser utilizado para facilitar a retirada do pericárdio, especialmente se a hemorragia for de difícil controle. Diferentemente do tamponamento cardíaco, em que a melhora hemodinâmica é imediata, a remoção cirúrgica da constrição do pericárdio não é seguida por melhora imediata do débito cardíaco ou pela redução da pressão atrial direita. Caracteristicamente, a pressão atrial direita volta ao normal dentro de 3 meses após a cirurgia. A ausência de uma melhora hemodinâmica imediata pode refletir a atrofia por desuso das fibras do músculo miocárdico ou os efeitos constritivos persistentes do epicárdio esclerótico que não é removido com o pericárdio. O alívio inadequado, a longo prazo, após a remoção cirúrgica da constrição do pericárdio pode refletir a doença miocárdica associada, especialmente em pacientes com doença pericárdica induzida por radiação.

Conduta Anestésica

Fármacos e técnicas anestésicas que minimizam as alterações na frequência cardíaca, na resistência vascular sistêmica, no retorno venoso e na contratilidade miocárdica são escolhidos. Combinações de opioides, benzodiazepínicos e óxido nitroso, associadas ou não a baixas doses de anestésicos voláteis, são aceitáveis na manutenção da anestesia. Relaxantes musculares com efeitos hemodinâmicos mínimos são as melhores escolhas, embora um modesto aumento da frequência cardíaca, como o observado após a administração de pancurônio, também seja aceitável. A otimização pré-operatória do volume intravascular é essencial. Quando o comprometimento hemodinâmico (hipotensão), devido ao aumento de pressão intrapericárdica, está presente antes da cirurgia, o manejo anestésico é o mesmo descrito em casos de tamponamento cardíaco.

A monitorização invasiva da pressão arterial e venosa central é útil, já que a remoção do pericárdio aderente pode ser uma cirurgia longa e tediosa, frequentemente associada a perdas significativas de sangue e fluido. Disritmias cardíacas são comuns e presume-se que reflitam a estimulação mecânica direta do coração. A admi-

CAPÍTULO 7
Doenças Pericárdicas e Trauma Cardíaco

TABELA 7-3 Características Úteis para a Diferenciação entre a Pericardite Constritiva e a Cardiomiopatia Restritiva

Característica	Pericardite Constritiva	Cardiomiopatia Restritiva
Histórico médico	Pericardite anterior, cirurgia cardíaca, trauma, radioterapia, doença de tecido conjuntivo	Sem histórico similar
Regurgitação mitral ou tricúspide	Geralmente ausente	Geralmente presente
Movimentação do septo ventricular com respiração	Movimentação em direção ao ventrículo esquerdo à inspiração	Pouca movimentação em direção ao ventrículo esquerdo
Variação respiratória na velocidade do fluxo mitral e tricúspide	Maior que 25% na maioria dos casos	Menor que 15% na maioria dos casos
Equilíbrio das pressões diastólicas em todas as câmaras cardíacas	Dentro de 5 mmHg em quase todos os casos	Em apenas em uma pequena proporção dos casos
Variação respiratória das pressões ventriculares do pico sistólico	As pressões ventriculares direita e esquerda do pico sistólico estão fora de fase (são discordantes)	As pressões ventriculares direita e esquerda do pico sistólico são concordantes
Ressonância magnética/tomografia computadorizada	Mostra, na maioria dos casos, um aumento pericárdico	Raramente mostra o aumento pericárdico
Biópsia endomiocárdica	Normal ou não específica	Em alguns dos casos, apresenta amiloide

Adaptado de Hancock EW: Differential diagnosis of restrictive cardiomyopathy and constrictive pericarditis. Heart 2001;86:343-349.

nistração intravenosa de fluidos e hemoderivados é necessária ao tratamento da significativa perda de sangue e fluidos associada à pericardiectomia.

A insuficiência ventilatória pós-operatória pode requerer a ventilação mecânica contínua. A disritmia cardíaca e o baixo débito cardíaco podem exigir tratamento durante o período pós-operatório.

TRAUMA PERICÁRDICO E CARDÍACO

Lesões traumáticas no tórax podem resultar em lesão cardiovascular. A gravidade desta lesão pode ser branda, como uma contusão, ou significativa, levando à morte em minutos. Diversas lesões cardiovasculares podem estar presentes apesar da ausência de sinais óbvios de trauma externo. O trauma, especialmente nos acidentes com veículos automotores, é a causa principal destas lesões. Em acidentes automotivos, a rápida desaceleração do tórax ao se chocar com o volante do veículo é o principal mecanismo de lesão. Uma rápida desaceleração de velocidades baixas, de até 32 km/h, pode causar graves lesões. Tecidos moles móveis podem ser esmagados ao se chocarem com o esterno e as costelas. Forças de cisalhamento exercidas sobre a estrutura torácica interna podem lacerar tecidos frágeis. As lesões aórticas incluem o hematoma, a dissecação e a ruptura. O pericárdio pode ser lacerado e rompido e o coração pode herniar pelo defeito pericárdico. O coração, por si só, pode sofrer contusão, ruptura ou danos em sua estrutura interna (valvas) ou em seu suprimento sanguíneo. Por causa de sua

localização imediatamente subesternal, a probabilidade de o ventrículo direito sofrer uma lesão grave é maior que a do ventrículo esquerdo. O sangue de uma lesão cardíaca ou aórtica pode encher todo o espaço pericárdico, causando um tamponamento cardíaco. Uma contusão pulmonar também pode ser o resultado de uma lesão torácica traumática e pode manifestar-se como hipoxemia, consolidação observada em radiografias torácicas ou derrame pleural. A contusão pulmonar pode ser acompanhada por hemorragia na árvore traqueobrônquica.

Trauma Pericárdico

Estudos necroscópicos indicam que as lacerações pericárdicas são comuns em indivíduos que apresentam lesões graves na parede torácica devidas à rápida desaceleração. As lacerações podem ser limitadas ao pericárdio ou acometer estruturas adjacentes, como a pleura e o diafragma. Um rompimento pericárdico e pleural pode resultar em herniação e estrangulamento cardíacos. A porção diafragmática do pericárdio pode se romper quando o diafragma estiver lesionado, fazendo com que o intestino sofra uma herniação até o saco pericárdico ou que o coração se hernie dentro do abdome.

Um estudo retrospectivo acerca de lesões cardíacas e pericárdicas traumáticas descobriu que, dentre os pacientes com ruptura pericárdica, 18% também apresentaram rompimento de diafragma, 9% apresentaram rompimento pleural do lado direito e 9% apresentaram rompimento mediastinal. Aproximadamente 30% destes pacientes apresentaram herniação cardíaca, o que foi associado a uma taxa de sobrevida de apenas 33%.

Pequenas herniações podem manifestar-se como defeitos de enchimento cardíaco ou isquemia quando o fluxo sanguíneo coronário se torna insuficiente. Herniações extensas podem causar o estrangulamento do coração, por prejudicar o enchimento e ejeção do coração.

Diagnóstico

Os sinais e sintomas não específicos da ruptura pericárdica e da herniação cardíaca dificultam o diagnóstico. A suspeita de trauma ou ruptura pericárdica pode ser levantada quando são observadas alterações inexplicáveis na pressão arterial e na pulsação após a ressuscitação inicial, principalmente na presença de fratura no esterno e/ou em múltiplas costelas. A palpação e a auscultação podem revelar a localização anormal do coração. O ar mediastinal observado em radiografias torácicas deve ser mais bem investigado, para excluir a presença de pneumopericárdio, que indica a ocorrência de laceração pericárdica. Em raras ocasiões, a radiografia torácica e a tomografia computadorizada mostram evidências de herniação cardíaca.

Tratamento

Lesões menores ou pequenas lacerações do pericárdio podem, muitas vezes, passar despercebidas. Esses pacientes podem desenvolver uma pericardite "idiopática", com ou sem derrame pericárdico. Lacerações graves, associadas à instabilidade hemodinâmica e herniação cardíaca, requerem a realização de toracotomia. A utilização de ventilação mecânica, porém, pode precipitar um colapso hemodinâmico. O débito cardíaco deve ser mantido por meio da administração de fluidos e/ou fármacos inotrópicos conforme necessário, até que a herniação seja liberada.

Contusão Miocárdica

Sinais e sintomas

Os sintomas de contusão miocárdica tipicamente incluem dor torácica e palpitações. A dor torácica pode lembrar a angina *pectoris*, mas não é aliviada pela administração de nitroglicerina.

A disritmia frequentemente complica a contusão miocárdica, mas a insuficiência cardíaca é incomum.

Diagnóstico

A presença de dor torácica e de alterações no ECG, especialmente em pacientes jovens, levanta questões sobre recentes traumas torácicos que possam ter parecido triviais à época do ocorrido. As alterações eletrocardiográficas incluem anomalias em ondas ST-T, disritmias ventriculares e supraventriculares e disfunção do nó atrioventricular. Em pacientes com trauma, porém, anomalias difusas e não específicas em ondas ST-T são comumente observadas, mesmo na ausência de contusão miocárdica.

A contusão cardíaca pode ser reconhecida através do ecocardiograma transtorácico e transesofágico, que pode mostrar alterações na movimentação da parede ventricular, regurgitação valvar ou derrame pericárdico. As anomalias na movimentação da parede tendem a se resolver em poucos dias.

As concentrações séricas de creatina cinase e sua fração MB aumentam, mas frequentemente são difíceis de serem interpretadas por conta da liberação da enzima dos músculos esqueléticos lesionados. Contudo, os biomarcadores cardíacos troponina I e T podem fornecer informações específicas sobre as lesões miocárdicas.

Tratamento

O tratamento da contusão miocárdica é direcionado à melhora dos sintomas e à antecipação das possíveis complicações. Disritmias fatais podem ocorrem entre as primeiras 24 e 48 horas após as lesões. Corações gravemente contundidos podem também requerer suporte hemodinâmico. Pacientes com graves contusões miocárdicas podem apresentar outras lesões que necessitem de intervenção cirúrgica de emergência. Nesta situação, é prudente instituir a monitorização hemodinâmica invasiva juntamente a monitorização eletrocardiográfica. Fármacos anestésicos que deprimam a função miocárdica devem ser evitados. Um desfibrilador e fármacos para tratamento de disritmia devem estar prontamente disponíveis.

PONTOS-CHAVE

- Muitos dos casos de pericardite aguda se devem a infecções virais e seguem um curso clínico transitório e não complicado. Esta síndrome, portanto, é frequentemente denominada pericardite benigna aguda.
- A síndrome da pós-cardiotomia apresenta-se, primeiramente, como uma pericardite aguda. Esta síndrome pode ser decorrente de um trauma por imapcto ou penetrante, hemopericárdio ou implantação de um marcapasso epicárdico. Contudo, é mais comumente observada após uma cirurgia cardíaca com realização de pericardiotomia.
- Os efeitos fisiopatológicos do derrame pericárdico dependem do aumento ou não de pressão do fluido. O tamponamento cardíaco ocorre quando a pressão do fluido no espaço pericárdico prejudica o enchimento do coração.
- O pulso paradoxal é definido como uma diminuição na pressão sanguínea sistólica maior do que 10 mmHg, durante a inspiração. Esta alteração hemodinâmica reflete uma deficiência seletiva do enchimento diastólico do ventrículo

esquerdo. O pulso paradoxal representa dissincronias ou respostas opostas do enchimento dos ventrículos direito e esquerdo durante o ciclo respiratório. Este fenômeno também é denominado discordância ventricular.
- O débito cardíaco é mantido durante o tamponamento cardíaco desde que a pressão venosa central exceda a pressão diastólica final ventricular direita, mas um aumento progressivo na pressão intrapericárdica acaba equalizando as pressões atrial direita e ventricular direita diastólica final. Por fim, o aumento da pressão intrapericárdica prejudica o enchimento diastólico do coração, diminui o volume sistólico e provoca hipotensão.
- Dentre as medidas temporárias que tendem a ajudar a manter o volume sistólico até o tratamento definitivo do tamponamento cardíaco, incluem-se a expansão do volume intravascular, a administração de catecolamina (para aumentar a contratilidade miocárdica) e a correção da acidose metabólica.
- A remoção do fluido pericárdico é o tratamento definitivo do tamponamento cardíaco e deve ser realizada quando a pressão

CAPÍTULO 7
Doenças Pericárdicas e Trauma Cardíaco

PONTOS-CHAVE — cont.

venosa central estiver alta. O fluido pericárdico deve ser removido através da pericardiocentese percutânea ou de técnicas cirúrgicas. Até mesmo a remoção de pequenas quantidades de fluido pericárdico pode provocar uma queda dramática da pressão intrapericárdica.

- A pericardiocentese sob anestesia local é muitas vezes o procedimento preferido no tratamento inicial de pacientes hipotensivos com tamponamento cardíaco. Após a melhora do estado hemodinâmico pela pericardiocentese percutânea, a anestesia geral e a ventilação com pressão positiva podem ser instituídas, permitindo a exploração cirúrgica e o tratamento mais definitivo do tamponamento.

- Muitos traços, considerados característicos da pericardite constritiva, podem também ser observados em pacientes com cardiomiopatia restritiva. Diversas características, porém, auxiliam na distinção destas duas enfermidades. O sinal de Kussmaul e o pulso paradoxal são observados na pericardite constritiva, mas não na cardiomiopatia restritiva. A discordância ventricular é uma característica da pericardite constritiva, mas não da cardiomiopatia restritiva.

- Os traumas, principalmente os causados por acidentes automobilísticos, são a principal causa de graves lesões torácicas. A rápida desaceleração do tórax ao se chocar com o volante do veículo é o principal mecanismo de lesão cardiovascular. As lesões aórticas incluem o hematoma, a dissecação e a ruptura aórtica. O pericárdio pode ser lacerado ou rompido e o coração pode se herniar através do defeito. O próprio coração pode sofrer contusões, rupturas e danos em sua estrutura interna (valvas) ou seu suprimento sanguíneo. Devido à sua localização imediatamente subesternal, o ventrículo direito apresenta maior probabilidade de sofrer uma lesão grave do que o ventrículo esquerdo.

REFERÊNCIAS

Alpert MA, Ravenscraft MD: Pericardial involvement in end-stage renal disease. Am J Med Sci 2003;325:228–236.

Asher CR, Klein AL: Diastolic heart failure: Restrictive cardiomyopathy, constrictive pericarditis, and cardiac tamponade: Clinical and echocardiographic evaluation. Cardiol Rev 2002;10:218–229.

Goyle KK, Walling AD: Diagnosing pericarditis. American Family Physician 2002;66:1695–1702.

Hancock EW: Differential diagnosis of restrictive cardiomyopathy and constrictive pericarditis. Heart 2001;86:343–349.

Karam N, Patel P, deFilippi C: Diagnosis and management of chronic pericardial effusions. Am J Med Sci 2001;322:79–87.

Little WC, Freeman GL: Pericardial disease. Circulation 2006;113:1622–1632.

Shabetai R: Recurrent pericarditis: Recent advances and remaining questions. Circulation 2005;112:1921–1923.

Soler-Soler J, Sagrista-Sauleda J, Permanyer-Miralda G: Management of pericardial effusion. Heart 2001;86:235–240.

Soler-Soler J, Sagrista-Sauleda J, Permanyer-Miralda G: Relapsing pericarditis. Heart 2004;90:1364–1368.

Spodick DH: Acute pericarditis: Current concepts and practice. JAMA 2003;289:1150–1153.

Sybrandy KC, Cramer MJ, Burgersdijk C: Diagnosing cardiac contusion: Old wisdom and new insights. Heart 2003;89:485–489.

Wall MJ Jr, Mattox KL, Wolf DA: The cardiac pendulum: Blunt rupture of the pericardium with strangulation of the heart. J Trauma 2005;59:136–141.

CAPÍTULO 8

Doença Vascular

Marbelia Gonzales

Doenças da Aorta Torácica e Abdominal

Aneurismas e Dissecção da Aorta Torácica
- Etiologia
- Classificação
- Sinais e Sintomas
- Diagnóstico
- Avaliação Pré-operatória
- Indicações para Cirurgia
- Conduta Anestésica
- Manejo Pós-operatório

Aneurismas da Aorta Abdominal
- Diagnóstico
- Tratamento
- Avaliação Pré-operatória
- Ruptura de um Aneurisma Aórtico Abdominal
- Conduta Anestésica
- Manejo Pós-operatório
- Reparo Endovascular de Aneurisma Aórtico

Doença Vascular Periférica
- Fatores de Risco
- Sinais e Sintomas
- Testes Diagnósticos
- Tratamento
- Conduta Anestésica
- Manejo Pós-operatório
- Síndrome do Roubo da Subclávia
- Síndrome do Roubo da Coronária-Subclávia

Oclusão Arterial Aguda
- Sinais e Sintomas
- Diagnóstico

- Tratamento
- Conduta Anestésica

Vasculite Sistêmica
- Arterite de Takayasu
- Tromboangeíte Obliterante (Doença de Buerger)
- Granulomatose de Wegener
- Arterite Temporal
- Poliarterite Nodosa
- Doença de Kawasaki

Fenômeno de Raynaud
- Classificação
- Etiologia
- Diagnóstico
- Tratamento
- Conduta Anestésica

Doença da Artéria Carótida
- Anatomia Cerebrovascular

Endarterectomia da Carótida
- Avaliação Pré-operatória
- Conduta Anestésica
- Manejo e Complicações Pós-operatórias
- Tratamento Endovascular da Doença da Carótida

Doença Venosa Periférica
- Prevenção de Tromboembolia Venosa

As complicações cardíacas são a causa principal da morbidade e da mortalidade perioperatórias dos pacientes submetidos a cirurgias não cardíacas. Em comparação com a população cirúrgica em geral, a incidência dessas complicações é mais alta em pacientes submetidos a cirurgia vascular.

Esses pacientes apresentam incidência mais alta de doença de artéria coronária e estão em risco particularmente elevado de infarto periopertório do miocárdio. Entretanto, o risco de complicações cardíacas perioperatórias difere conforme o tipo de cirurgia vascular realizada. Por exemplo, os procedimentos vasculares periféricos representam, na verdade, uma taxa mais alta de complicações cardiovasculares que os procedimentos vasculares centrais, como o reparo de aneurisma aórtico. A tendência recente no sentido do tratamento endovascular de doença vascular aórtica e periférica pode alterar substancialmente o risco cardiovascular.

DOENÇAS DA AORTA TORÁCICA E ABDOMINAL

As doenças da aorta são, na maioria, de origem aneurismática. A doença oclusiva tem mais probabilidade de ocorrer em artérias periféricas. A aorta e seus ramos principais são afetados por duas entidades que podem apresentar-se simultaneamente ou ocorrer em estágios diferentes do mesmo processo de doença. Um *aneurisma* é uma dilatação de todas as três camadas de uma artéria. A definição mais comum é a de um aumento de 50% no diâmetro do caso, em comparação com o tamanho normal. O diâmetro arterial depende da idade, do sexo e do hábito corporal. Os aneurismas podem, às vezes, produzir sintomas por causa da compressão das estruturas ao seu redor, mas a ruptura com sangramento é a complicação mais ameaçadora. Na aorta, os aneurismas podem envolver as porções ascendente ou descendente da aorta torácica ou abdominal.

A *dissecção* de uma artéria ocorre quando o sangue penetra na camada média. Nas grandes artérias, essa camada é constituída de unidades lamelares organizadas que vão diminuindo em quantidade com relação à distância do coração. O evento desencadeante de uma dissecção aórtica é a ocorrência de uma laceração da íntima. O sangue surge através dessa laceração e flui para um canal extraluminal chamado de *falso lúmen*. Nesse canal, o sangue pode re-entrar no lúmen verdadeiro em qualquer ponto ao longo do curso da dissecção. As origens das artérias dos ramos aórticos surgindo da área envolvida na dissecção podem ficar comprometidas, tornando a valva aórtica incompetente. Essa sequência de eventos ocorre durante minutos a horas e a demora no diagnóstico pode ser fatal.

ANEURISMAS E DISSECÇÃO DA AORTA TORÁCICA

A dissecção da aorta pode originar-se em qualquer sítio ao longo da extensão do vaso, mas os pontos mais comuns de origem estão no tórax, na aorta ascendente, logo acima da valva aórtica e distal à origem da artéria subclávia esquerda, próximo à inserção do ligamento arterial. O aneurisma é o quadro mais comum da aorta torácica a exigir tratamento cirúrgico.

Etiologia

A hipertensão sistêmica é o fator de risco mais importante para a dissecção da aorta torácica. A predisposição à dissecção aórtica também pode ser o resultado de vários fatores hereditários e não hereditários. Os quadros não hereditários incluem aqueles associados à manipulação ou à cirurgia da aorta e de traumas fechados. Uma lesão de desaceleração, como aquela causada por um acidente automobilístico, é uma causa importante da dissecção da aorta torácica relacionada a um trauma fechado. Essa dissecção envolve, tipicamente, a aorta torácica descendente e começa no ponto de fixação da aorta para o tórax, isto é, o ligamento arterial distal à origem da artéria subclávia esquerda. A dissecção aórtica iatrogênica pode ocorrer como complicação da canulação aórtica, do pinçamento de oclusão (*cross-clamping*) da aorta ou em pontos nos quais a aorta tenha sido incisada para reposição de valva aórtica ou para anastomose proximal de um enxerto de revascularização. A dissecção da aorta é predominante nos homens, mas há também associação com a gravidez. Cerca da metade de todas as dissecções aórticas em mulheres até os 40 anos de idade ocorre durante a gravidez, geralmente durante o terceiro trimestre.

Os aneurismas e as dissecções da aorta torácica associados a síndromes genéticas conhecidas já estão bem descritos. Essas doenças herdadas de vasos sanguíneos incluem quadros que afetam tanto as grandes artérias, como a aorta, quanto aquelas que envolvem a microvasculatura. Quatro grandes desordens hereditárias são conhecidas por afetarem as artérias principais: a síndrome de Marfan (MS), a síndrome de Ehlers-Danlos, a valva aórtica bicúspide e a dissecção aórtica familiar não sindrômica. Observações recentes importantes alteraram o pensamento sobre a fisiopatologia da doença aórtica associada a essas entidades. Chegou-se a acreditar que proteínas mutantes do tecido conjuntivo corrompiam as proteínas do alelo normal (efeito dominante negativo). Esse quadro, combinado com o desgaste normal ao qual a aorta era submetida, resultava em dilatação e dissecção. Sabe-se hoje que as proteínas da matriz, acrescidas de suas propriedades mecânicas, exercem papéis importantes na homeostasia das células dos músculos lisos que as produzem. Essas proteínas exercem função metabólica essencial por sua habilidade em sequestrar, armazenar e participar na ativação e na liberação precisamente controladas de moléculas bioativas. Nas doenças herdadas associadas à dissecção aórtica, acredita-se que essa perda de função (mais bioquímica que mecânica) altere a homeostasia das células dos músculos lisos. O resultado final é uma alteração no metabolismo da matriz que causa a fraqueza estrutural na aorta.

Embora a genética da doença do aneurisma da aorta torácica em pacientes portadores da síndrome de Marfan já esteja bem documentada, pouco se sabe sobre os padrões familiares da ocorrência de aneurisma não associada a nenhuma doença especial do colágeno ou de natureza vascular. Até 19% das pessoas portadoras de aneurisma aórtico torácico e de dissecção não apresentam as síndromes tradicionalmente consideradas como predispondo-as à doença aórtica. Entretanto, esses indivíduos possuem, com frequência, vários parentes com a doença de aneurisma aórtico torácico, sugerindo assim uma forte predisposição genética.

A síndrome de Marfan é uma das doenças hereditárias mais comuns predominantes do tecido conjuntivo. Seu padrão de hereditariedade é autossômico dominante. A síndrome é causada por mutações no gene da fibrilina 1. A fibrilina é uma proteína importante do tecido conjuntivo na cápsula do cristalino ocular, nas artérias, no pulmão, na pele e na dura-máter. Mutações nessa proteína podem resultar em manifestações da doença em cada um desses tecidos. Uma

CAPÍTULO 8
Doença Vascular

vez que a fibrilina faz parte integral da elastina, o reconhecimento das mutações na fibrilina levou à premissa de que as manifestações clínicas da síndrome na aorta eram secundárias a uma fraqueza inerente da parede aórtica exacerbada pelo envelhecimento. Entretanto, estudos histológicos das aortas de pacientes portadores da síndrome de Marfan também demonstram anormalidades no metabolismo da matriz que podem resultar em destruição dessa matriz.

A síndrome de Ehlers-Danlos representa um grupo de doenças do tecido conjuntivo associadas à fragilidade da pele, facilidade de criar equimoses e osteoartrite. A síndrome se apresenta de várias formas, mas o aumento no risco de morte prematura ocorre somente na síndrome de Ehlers-Danlos tipo IV. Essa forma vascular dessa síndrome é causada por mutações no gene do pró-colágeno tipo III. O colágeno tipo III é abundante no intestino e nas paredes arteriais. A alteração nesse tipo de colágeno associada à síndrome de Ehlers-Danlos tipo IV é responsável pela apresentação clínica mais comum desses pacientes, ou seja, dissecção arterial ou ruptura intestinal.

A válvula aórtica bicúspide é a anomalia congênita mais comum que resulta em dilatação/dissecção da aorta. A doença ocorre em 1% da população em geral. Estudos histológicos mostram a degradação da elastina na aorta logo acima da valva aórtica. A ecocardiografia mostra que a dilatação da raiz aórtica é comum mesmo em pacientes mais jovens com valva aórtica bicúspide. A anomalia de valva aórtica bicúspide se agrupa em famílias e é encontrada em cerca de 9% dos parentes de primeiro grau de indivíduos afetados.

A dissecção e o aneurisma aórticos familiares não sindrômicos são encontrados em cerca de 20% dos pacientes encaminhados para reparo de aneurisma torácico ou dissecção. Essas famílias não cumprem com os critérios clínicos para MS e não possuem anormalidades bioquímicas no colágeno tipo III. Na maioria dessas famílias, o padrão de herança parece dominante com penetração variável. Pelo menos três regiões cromossômicas já foram mapeadas em famílias com a doença de aneurisma aórtico torácico não sindrômica. As anormalidades bioquímicas específicas que predispõem à doença permanecem sem identificação.

Classificação

Os aneurismas aórticos podem ser classificados morfologicamente como fusiformes ou saculares. O aneurisma fusiforme é a dilatação uniforme envolvendo toda a circunferência da parede da aorta, enquanto o aneurisma sacular é uma dilatação excêntrica da aorta que se comunica com o lúmen principal por um colo de tamanho variável. Os aneurismas também podem ser classificados com base na patologia encontrada na parede aórtica (p. ex., em virtude de aterosclerose ou necrose medial cística).

A arteriosclerose é a lesão primária associada aos aneurismas na aorta abdominal infrarrenal, na aorta toracoabdominal e na aorta torácica descendente. Os aneurismas que afetam a aorta ascendente são, principalmente, o resultado de lesões que causam degeneração da camada média da aorta, um processo patológico denominado necrose cística medial.

Os aneurismas da aorta toracoabdominal também podem ser classificados de acordo com sua localização anatômica. Duas classificações amplamente usadas para dissecção aórtica (**Fig. 8-1**) são as de DeBakey e a de Stanford. A primeira inclui tipos I a III. No tipo I, a laceração da íntima se origina na aorta ascendente e a dissecção envolve a aorta ascendente, o arco, e extensões variáveis da

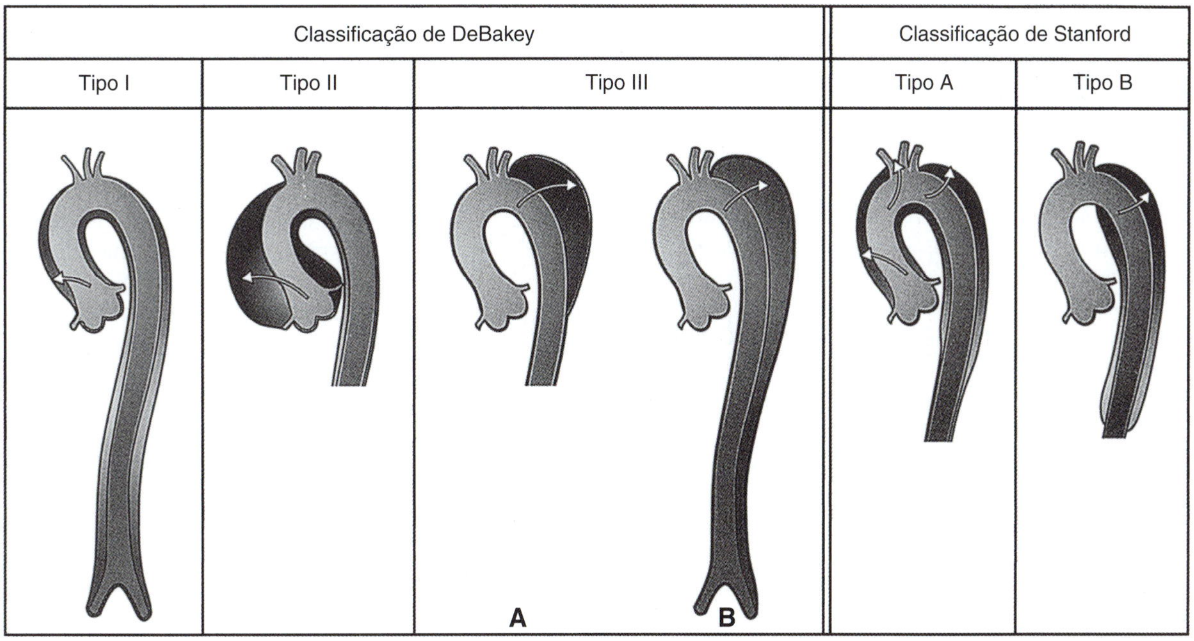

Figura 8-1 • As duas classificações mais usadas para dissecção da aorta. A classificação de DeBakey inclui três tipos: tipo I – a lesão na íntima geralmente se origina na aorta proximal ascendente e a dissecção envolve a aorta ascendente e extensões variáveis do arco da aorta e da aorta descendente e abdominal; tipo II – a dissecção fica confinada à aorta ascendente; e tipo III – a dissecção fica confinada à aorta torácica descendente (tipo IIIa) ou se estende para a aorta abdominal e artérias ilíacas (tipo IIIb). A classificação de Stanford tem dois tipos: tipo A – todos os casos nos quais a aorta ascendente esteja envolvida pela dissecção, com ou sem envolvimento do arco ou da aorta descendente; tipo B – casos nos quais a aorta ascendente não esteja envolvida. (*De Kouchoukos NT, Dougenis D: Surgery of the thoracic aorta. N Engl J Med 1997;336:1876-1888. Copyright 1997 Massachusetts Medical Society, com permissão.*)

137

aorta torácica e abdominal descendente. No tipo II de DeBakey, a dissecção fica confinada à aorta ascendente. No tipo III, a dissecção fica confinada à aorta torácica descendente (tipo IIIa) ou se estende para a aorta abdominal e para as artérias ilíacas (tipo IIIb). A classificação de Stanford descreve aneurismas torácicos como tipo A e tipo B. O tipo A inclui todos os casos nos quais a aorta ascendente esteja envolvida pela dissecção, com ou sem envolvimento do arco ou da aorta descendente. O tipo B inclui todos os casos nos quais a aorta ascendente não esteja envolvida.

Sinais e Sintomas

Muitos pacientes com aneurisma da aorta torácica são assintomáticos à época da manifestação quando o aneurisma é detectado durante verificação para outras desordens. Os sintomas devidos ao aneurisma torácico refletem, tipicamente, a compressão do aneurisma nas estruturas adjacentes. O estiramento do nervo laríngeo recorrente esquerdo leva à rouquidão. O estridor é causado pela compressão da traqueia. A disfagia se deve à compressão do esôfago. A dispneia resulta da compressão dos pulmões. A compressão da veia cava superior resulta em pletora e edema. Pacientes portadores de aneurisma da aorta ascendente associado à dilatação do anel da valva aórtica podem apresentar-se com sinais de regurgitação aórtica e insuficiência cardíaca congestiva.

A dor aguda, intensa e cortante no tórax anterior, no pescoço ou entre as escápulas são sintomas típicos de dissecção da aorta torácica. Essa dor pode migrar à medida que a dissecção avança ao longo do vaso. Os pacientes com dissecção aórtica parecem, com frequência, estar em choque (vasoconstrição), e a pressão arterial sistêmica pode estar bem elevada. Outros sintomas e sinais de dissecção aórtica aguda refletem oclusão dos ramos da aorta, como a diminuição ou ausência de pulsos periféricos. As complicações neurológicas da dissecção da aorta podem incluir o acidente vascular cerebral causado por oclusão de uma artéria carótida, neuropatia isquêmica periférica associada à isquemia de um braço ou perna e paraparesia ou paraplegia em virtude do bloqueio do suprimento sanguíneo para a medula espinal. O infarto do miocárdio pode refletir a oclusão de uma artéria coronária. A isquemia gastrointestinal também pode ocorrer. A obstrução da artéria renal se manifesta por aumento na concentração de creatinina no soro. A dissecção retrógrada para o interior do seio de Valsalva com ruptura para o espaço pericárdico levando ao tamponamento cardíaco é a principal causa de morte. Cerca de 90% dos pacientes com dissecção aguda da aorta ascendente e que não são tratados cirurgicamente vão a óbito dentro de 3 meses.

Diagnóstico

Na radiografia do tórax, a dilatação do mediastino pode ser indicativa de um aneurisma aórtico torácico. Entretanto, a dilatação da aorta ascendente pode ficar confinada à área retroesternal, de modo que a silhueta da aorta pode parecer normal. A investigação por imagens de tomografia computadorizada (TC) e de ressonância magnética pode ser usada para diagnosticar a doença da aorta torácica, mas, em caso de dissecção aguda, a investigação mais rápida e segura é a ecocardiografia transesofágica com Doppler colorido. A angiografia da aorta pode ser solicitada para pacientes de cirurgia eletiva na aorta torácica, de modo que a extensão completa da dissecção e a localização de todos os ramos aórticos comprometidos possam ser definidas.

Avaliação Pré-operatória

Uma vez que a isquemia/infarto do miocárdio, a insuficiência respiratória, a insuficiência renal e o acidente vascular cerebral são as causas principais da morbidade e mortalidade associadas à cirurgia na aorta torácica, é necessária a avaliação pré-operatória da função desses sistemas orgânicos. A avaliação quanto à presença de isquemia do miocárdio, de infarto miocárdico anterior, de disfunção das valvas e da insuficiência cardíaca é importante na estratificação do risco e nas manobras de planejamento para a redução desse risco. A intervenção coronariana percutânea pré-operatória ou a enxertia de revascularização miocárdica podem ser indicadas em alguns pacientes com doença cardíaca isquêmica. O ajuste dos medicamentos para a manipulação da pré-carga e pós-carga pode ser muito vantajoso nos pacientes com insuficiência cardíaca ou regurgitação aórtica significativas.

O tabagismo e a presença de doença pulmonar obstrutiva crônica são indicadores prognósticos importantes de insuficiência respiratória após a cirurgia da aorta. Testes espirométricos de função pulmonar e gasometria arterial podem definir melhor esse risco. A obstrução das vias aéreas reversível e a infecção pulmonar deverão ser tratadas com broncodilatadores, antibióticos e fisioterapia respiratória. Deixar de fumar também é uma atitude muito desejável.

A presença de disfunção renal pré-operatória é o indicador mais importante do desenvolvimento de insuficiência renal aguda após a cirurgia na aorta torácica. A hidratação pré-operatória e os cuidados contra a hipovolemia, hipotensão, débito cardíaco baixo e o uso de fármacos nefrotóxicos durante a fase perioperatória são importantes para reduzir a probabilidade dessa insuficiência renal pós-operatória.

A investigação por eco-Doppler das artérias carótidas ou a angiografia das artérias braquicefálicas e intracranianas pode ser realizada antes da operação em pacientes com história de acidente vascular cerebral ou de ataque isquêmico transitório. Os pacientes com estenose importante de uma ou de ambas as artérias carótidas comuns ou internas poderão ser considerados para a endarterectomia da carótida antes da cirurgia eletiva na aorta torácica.

Indicações para Cirurgia

O reparo de aneurisma na aorta torácica é um procedimento eletivo considerado quando o tamanho do aneurisma exceder o diâmetro de 5 cm. Para os pacientes com história familiar significativa ou com diagnóstico anterior de qualquer uma das doenças possivelmente hereditárias que afetam os vasos sanguíneos, esse tamanho da lesão poderá sofrer alguma permissividade. Vários avanços técnicos importantes reduziram o risco de cirurgia da aorta torácica. Esses avanços incluem o uso de adjuntos como a perfusão aórtica distal, a hipotermia profunda com parada circulatória, a monitorização dos potenciais evocados no cérebro e na medula espinal e a drenagem do líquido cerebroespinal.

A dissecção da aorta ascendente e do arco aórtico exige cirurgia urgente ou de emergência. A dissecção da aorta torácica descendente está, em geral, associada à melhor sobrevida, em comparação com uma dissecção envolvendo a aorta ascendente, e é raramente tratada com cirurgia de urgência.

Dissecção Tipo A

O International Registry of Acute Aortic Dissection (Cadastro Internacional de Dissecção Aguda da Aorta) representa 21 grandes

CAPÍTULO 8 — Doença Vascular

centros de referência em todo o mundo. Esse cadastro demonstrou que a taxa de mortalidade hospitalar por dissecção da aorta ascendente é de aproximadamente 27% nos pacientes submetidos à cirurgia oportuna e bem-sucedida. Esse dado contrasta com a taxa de mortalidade hospitalar de 56% nos pacientes tratados clinicamente. Outros indicadores prognósticos independentes de óbito hospitalar incluem idade, isquemia visceral, hipotensão, insuficiência renal, tamponamento cardíaco, coma e déficits de pulso.

A taxa de sobrevida a longo prazo, ou seja, a sobrevida de 1 a 3 anos após a alta hospitalar, é de 90% a 96% no grupo tratado cirurgicamente e de 69% a 89% naqueles que receberam tratamento clínico e que sobreviveram à hospitalização inicial. Por isso, parece prudente a aplicação do tratamento clínico agressivo e a vigilância, por meio de investigações por imagens, dos pacientes que, por várias razões, não têm possibilidade de se submeter à cirurgia.

Aorta Ascendente

Todos os pacientes com dissecção aguda envolvendo a aorta ascendente deverão ser considerados candidatos para a cirurgia. Os procedimentos mais frequentemente aplicados são a reposição da aorta ascendente e da valva aórtica por um enxerto composto (enxerto de Dacron® contendo uma valva protética) ou reposição da aorta ascendente e ressuspensão da valva aórtica.

Arco Aórtico

Em pacientes com dissecção aguda do arco aórtico, recomenda-se a ressecção desse arco (ou seja, o segmento da aorta que se estende desde a origem da artéria inominada até a origem da artéria subclávia esquerda). A cirurgia no arco aórtico exige derivação cardiopulmonar, hipotermia profunda e um período de parada circulatória. Com as técnicas atuais, a maioria dos pacientes consegue tolerar um período de parada circulatória de 30 a 40 minutos à temperatura corporal entre 15° e 18°C. Os déficits neurológicos focais e difusos são as maiores complicações associadas à ressecção do arco aórtico e ocorrem em 3% a 18% dos pacientes envolvidos.

Aorta Torácica Descendente

Para os pacientes com aneurismas degenerativos ou crônicos, recomenda-se a ressecção eletiva se o aneurisma atingir 5 a 6 cm de diâmetro ou se houver sintomas.

Aqueles portadores de dissecção aórtica aguda tipo B não complicada, ou seja, que se apresentam com hemodinâmica normal, sem hematoma periaórtico e sem envolvimento de vasos de ramificação, podem ser tratados com terapia clínica, que consiste em (1) monitorização intra-arterial da pressão arterial sistêmica e do débito urinário e (2) administração de fármacos para controlar a pressão arterial e a força da contração do ventrículo esquerdo. Os β-bloqueadores e o nitroprussiato são usados geralmente para essa finalidade. Essa população de pacientes apresenta taxa de mortalidade de 10% a 12%.

A cirurgia é recomendada para pacientes portadores da dissecção aórtica tipo B com sinais de ruptura iminente (dor persistente, hipotensão, hemotórax do lado esquerdo), isquemia das pernas, vísceras abdominais ou medula espinal e/ou insuficiência renal. O tratamento cirúrgico da dissecção aórtica distal está associado a 29% dos casos de óbito hospitalar.

Reparo Endovascular A colocação endovascular de enxertos de dilatação (*stents*) intraluminal para tratamento de pacientes com aneurismas da aorta torácica descendente pode ser especialmente útil nos idosos e naqueles portadores de quadros clínicos concomitantes, como hipertensão, doença pulmonar obstrutiva crônica e insuficiência renal, que aumentariam substancialmente o risco do tratamento cirúrgico convencional. O tratamento endovascular de aneurismas aórticos é realizado por meio da colocação transluminal de um ou mais dispositivos de enxertos de dilatadores por toda a extensão longitudinal da lesão. A prótese forma uma ponte por todo o saco aneurismal para excluí-lo do fluxo sanguíneo aórtico de alta pressão, permitindo, assim, a trombose do saco ao redor do dilatador e a possível remodelagem da parede aórtica.

Atualmente, o reparo endovascular de um aneurisma da aorta intratorácica foca a aorta torácica descendente, ou seja, a porção distal à artéria subclávia esquerda. A aorta torácica impõe vários desafios peculiares ao reparo endovascular, em comparação com o reparo endovascular da aorta abdominal. Primeiro, as forças hemodinâmicas são significativamente mais intensas e impõem demandas mecânicas maiores nos endoenxertos torácicos. O potencial para migração, enroscamento e falha estrutural tardia do dispositivo é uma preocupação importante. Segundo, os dispositivos torácicos precisam ter mais flexibilidade para se adaptarem à curvatura natural da aorta descendente proximal e às lesões com morfologia tortuosa. Terceiro, pela necessidade de dispositivos maiores que possam acomodar o diâmetro da aorta torácica, o acesso arterial é mais problemático. Quarto, como ocorre com o reparo convencional aberto do aneurisma torácico, a paraplegia permanece como uma complicação em potencial da abordagem endovascular, apesar da ausência de clampeamento aórtico.

Atualmente, há três dispositivos de endoenxertos sendo investigados em estudos clínicos para aplicação em reparo de aneurisma aórtico do tórax. Embora cada dispositivo tenha aspectos peculiares, todos empregam o mesmo desenho estrutural básico. Os dispositivos endovasculares são compostos por uma endoprótese (de nitinol ou de aço inoxidável) coberta de tecido (poliéster ou politetrafluoroetileno).

A literatura sobre implantação torácica com endopróteses consiste, principalmente, em séries de casos pequenos a médios, com acompanhamento em curto e médio prazo. Todos esses estudos ilustram um padrão comum de resultados. De modo geral, o desenvolvimento bem-sucedido desses dispositivos é obtido em 85% a 100% dos casos e a mortalidade perioperatória varia de 0% a 14%, situando-se dentro das ou inferior às taxas de mortalidade por cirurgia eletiva de 5% a 20%. Com o tempo, os resultados têm melhorado, com a experiência técnica acumulada, com os avanços tecnológicos nos dispositivos e o aperfeiçoamento dos critérios de seleção dos pacientes. A experiência atual já divulgada com a enxertia de endopróteses torácicas demonstra a implantação bem-sucedida em 87% dos casos, mortalidade em 30 dias de 2% a 5% para os casos eletivos e taxas de paraplegia e endoderrame de 4% a 9%.

Os *endoleaks* são as complicações mais predominantes no tratamento com implantação de endopróteses. Essas complicações ocorrem mais frequentemente nos sítios proximal ou distal de colocação dos endopróteses (*endoleak* tipo I). As lesões tipo I são graves e exigem intervenção rápida, uma vez que representam uma comunicação direta entre a saco do aneurisma e o fluxo sanguíneo da aorta. As opções de tratamento incluem a embolização com molas ou cola, angioplastia com balão, colocação de extensões de endopróteses e reparo cirúrgico aberto.

Riscos Peculiares da Cirurgia A ressecção cirúrgica de aneurismas da aorta torácica pode ser associada a várias complicações graves, até mesmo potencialmente fatais. Existe o risco de isquemia da medula espinal (síndrome da artéria espinal anterior) resultando em paraparesia ou paraplegia. O clampeamento e o desclampeamento da aorta trazem o potencial de respostas hemodinâmicas adversas, como a isquemia do miocárdio e a insuficiência cardíaca. A hipotermia, uma manobra neuroprotetora importante, pode ser responsável pelo desenvolvimento de coagulopatia. Insuficiência/falha renal ocorrem em até 30% dos pacientes. Cerca de 6% dos pacientes precisarão de hemodiálise. As complicações pulmonares são comuns. A incidência de insuficiência respiratória chega a 50% e as complicações cardíacas são a principal causa de mortalidade.

Síndrome da Artéria Espinal Anterior

O clampeamento da aorta torácica pode resultar em dano isquêmico à medula espinal (**Fig. 8-2**), com uma frequência que varia de 0,2% após reparo de aneurisma aórtico abdominal infrarrenal eletivo a 8% no reparo de aneurisma aórtico torácico eletivo, a até 40% nos casos de dissecção aórtica aguda ou ruptura envolvendo a aorta torácica descendente. As manifestações da síndrome da artéria espinal anterior incluem paralisia flácida das extremidades inferiores e disfunção intestinal e vesical, mas a sensibilidade e a propriocepção são poupadas.

Suprimento Sanguíneo da Medula Espinal

A medula espinal é alimentada por uma artéria espinal anterior e duas artérias espinais posteriores. A artéria espinal anterior surge na fusão dos ramos de ambas as artérias vertebrais e se baseia no reforço de seu suprimento sanguíneo por seis a oito artérias radiculares, das quais a maior e a mais importante é a artéria radicular maior de Adamkiewicz. Vários níveis da medula espinal não recebem suprimento dos ramos radiculares, deixando, assim,

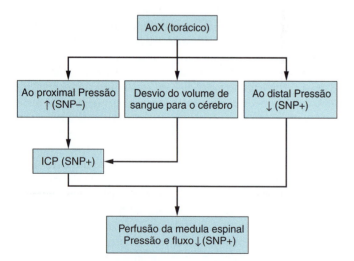

Figura 8-2 • Fluxo sanguíneo da medula espinal e pressão de perfusão durante oclusão da aorta torácica, com ou sem infusão de nitroprussiato sódico (SNP). As *setas* representam a resposta ao pinçamento de oclusão da aorta *per se*. AoX, pinçamento de oclusão da aorta; ICP, pressão intracraniana; SNP+, efeitos intensificados por infusão de SNP; SNP–, efeitos frustrados por infusão de SNP. (Adaptado de Gelman S. The pathophysiology of aortic cross-clamping and unclamping. Anesthesiology 1995;82:1026-60. Copyright 1995, Lippincott Williams & Wilkins.)

áreas de divisor de água que são particularmente suscetíveis à lesão isquêmica. Essas áreas estão em perigo durante o processo de oclusão da aorta ou de hipotensão. Danos também podem surgir da ressecção cirúrgica da artéria de Adamkiewicz (por causa do desconhecimento da sua origem) ou exclusão da origem da artéria pelo clampeamento. Nessa situação, não só o fluxo sanguíneo da artéria espinal anterior é diretamente reduzido, mas também se reduz o potencial de fluxo sanguíneo colateral para a medula espinal, pois a pressão aórtica distal ao clampeamento é muito baixa.

Fatores de Risco O risco de paraplegia durante a cirurgia da aorta torácica é determinado pela interação de quatro fatores: (1) a redução no fluxo de sangue da medula espinal, (2) a taxa do metabolismo neuronal, (3) a reperfusão após a isquemia e (4) o fluxo sanguíneo após essa reperfusão. A duração do clampeamento aórtico é crítica na determinação do risco de paraplegia. Normalmente, tolera-se um período breve de pinçamento da aorta torácica (menos de 30 minutos). Se o clampeamento levar mais de 30 minutos para ser interrompido, o risco de isquemia da medula espinal será significativo, recomendando-se a aplicação de técnicas para a proteção da medula espinal, que incluem: assistência circulatória parcial (derivação do átrio esquerdo para a artéria femoral); reimplante das artérias intercostais críticas quando possível; drenagem do líquido cerebroespinal; manutenção da hipertensão proximal durante o clampeamento; redução do metabolismo da medula espinal por hipotermia moderada (30° a 32°C); evitar a hiperglicemia e o uso de manitol, corticosteroides e/ou de bloqueadores dos canais de cálcio.

Respostas Hemodinâmicas ao Clampeamento da Aorta

Os procedimentos de clampeamento da aorta torácica e descompressão (*unclamping*) desse clampeamento estão associados a distúrbios hemodinâmicos e homeostáticos intensos em, virtualmente, todos os sistemas orgânicos, por causa da redução no fluxo sanguíneo distal ao clampe aórtico e do aumento substancial desse fluxo acima do nível de oclusão da aorta. Observa-se aumento substancial na pressão arterial sistêmica e na resistência vascular sistêmica, sem alteração significativa na frequência cardíaca. Essas alterações são geralmente acompanhadas por redução no débito cardíaco. A hipertensão sistêmica é atribuída à impedância aumentada para o fluxo de saída da aorta (pós-carga aumentada). Além disso, observa-se a redistribuição do volume de sangue, causada pelo colapso e pela constrição da vasculatura venosa distal ao clampeamento da aorta, gerando, assim, aumento na pré-carga. A evidência dessa redistribuição pode ser observada como um aumento nas pressões de enchimento (pressão venosa central, pressão de oclusão capilar pulmonar, pressão diastólica final do ventrículo esquerdo). Diferenças substanciais na resposta hemodinâmica ao clampeamento da aorta podem ser observadas em níveis diferentes de clampeamento: torácico, supracelíaco e infrarrenal. As alterações na pressão arterial média, na pressão diastólica final e sistólica final do ventrículo esquerdo e na fração de ejeção, e anormalidades de contratilidade segmentar, quando avaliadas por ecocardiografia transesofágica, são mínimas durante o clampeamento da aorta infrarrenal, mas se tornam dramáticas durante o clampeamento aórtico intratorácico. Algumas dessas diferenças resultam, em parte, de padrões diferentes de redistribuição do volume de sangue. A pré-carga pode não aumentar se a aorta for clampeada distal à arté-

CAPÍTULO 8
Doença Vascular

ria celíaca, porque o volume de sangue da vasculatura venosa distal pode ser redistribuído na circulação esplâncnica. Para tolerar o aumento na pós-carga e na pré-carga, são necessários o aumento na contratilidade do miocárdio e o aumento do fluxo coronariano pela autorregulação. Se esse fluxo e essa contratilidade não puderem aumentar, provavelmente ocorrerá a disfunção do ventrículo esquerdo. Na verdade, a ecocardiografia geralmente indica movimento anormal da parede do ventrículo esquerdo durante o clampeamento da aorta, sugerindo a presença de isquemia do miocárdio. As respostas hemodinâmicas ao clampeamento da aorta são neutralizadas em pacientes com doença oclusiva aortoilíaca.

As intervenções farmacológicas destinadas a compensar os efeitos hemodinâmicos do clampeamento da aorta, especialmente da aorta torácica, estão associadas aos efeitos do fármaco administrado sobre a capacitância arterial e/ou venosa. Por exemplo, os vasodilatadores como o nitroprussiato e a nitroglicerina frequentemente reduzem a diminuição induzida pelo clampeamento aórtico do débito cardíaco e da fração de ejeção. A explicação mais plausível para esse efeito é a diminuição, induzida pelo fármaco, na resistência vascular sistêmica e pós-carga e aumento na capacitância venosa.

Entretanto, é importante reconhecer que as pressões de perfusão distais ao pinçamento aórtico são diminuídas e dependem diretamente da pressão aórtica proximal, isto é, da pressão acima do nível do pinçamento aórtico. O fluxo sanguíneo aos tecidos distais à oclusão aórtica (rins, fígado, medula espinal) ocorre por meio de vasos colaterais ou de uma revascularização. Esse fluxo diminui drasticamente durante o clampeamento aórtico. O fluxo sanguíneo a órgãos vitais distais ao clampeamento aórtico depende da pressão de perfusão e não do débito cardíaco ou do volume intravascular.

Clinicamente, a reposição de fármacos e de volume deve ser ajustada para manter a pressão de perfusão aórtica distal mesmo se isso resultar em aumento na pressão arterial proximal ao pinçamento. As estratégias para a preservação do miocárdio durante e após um clampeamento da aorta incluem a redução da pós-carga e normalização da pré-carga, do fluxo sanguíneo coronariano e da contratilidade. Modalidades como revascularizações temporárias, reimplante de artérias de suprimento dos tecidos distais (medula espinal) e hipotermia podem influenciar a escolha dos fármacos e dos parâmetros finais de tratamento.

O clampeamento da aorta torácica distal à artéria subclávia esquerda está associado a reduções intensas (cerca de 90%) do fluxo sanguíneo renal e na medula espinal, da taxa de filtração glomerular e do débito urinário. O clampeamento aórtico infrarrenal está associado a um aumento significativo da resistência vascular renal e à redução do fluxo sanguíneo renal (cerca de 30%). A disfunção renal resulta da hipoperfusão renal. A insuficiência renal após uma cirurgia da aorta quase sempre resulta da necrose tubular aguda. Os insultos de isquemia e reperfusão aos rins desempenham papel central na patogênese dessa insuficiência renal.

O pinçamento de oclusão da aorta torácica está associado não só à redução da pressão aórtica-artéria espinal anterior distal, mas também ao aumento na pressão do líquido cerebroespinal. Presume-se que a hipertensão intracraniana resultante da hipertensão sistêmica acima do clampeamento produza a redistribuição do volume de sangue e ingurgitamento do compartimento intracraniano (hipervolemia intracraniana). Isso resulta na redistribuição do líquido cerebroespinal no espaço do fluido espinal e na redução da conformidade desse espaço. A drenagem do líquido cerebroespinal

pode aumentar o fluxo sanguíneo da medula espinal e reduzir a incidência de complicações neurológicas.

O dano pulmonar associado ao clampeamento e ao desclampeamento da aorta se reflete no aumento na resistência vascular pulmonar (particularmente quando se elimina o clampe da aorta), no aumento da permeabilidade da membrana capilar pulmonar e no desenvolvimento de edema pulmonar. Os mecanismos envolvidos podem incluir a hipervolemia pulmonar e os efeitos de vários mediadores vasoativos.

O clampeamento da aorta está associado à formação e liberação de fatores hormonais (ativação do sistema nervoso simpático e do sistema renina-angiotensina-aldosterona) e de outros mediadores (prostaglandina, radicais livres de oxigênio, cascata do complemento). Esses mediadores podem agravar ou neutralizar os efeitos prejudiciais do clampeamento da aorta e de sua descompressão. De modo geral, a lesão à medula espinal, pulmões, rins e vísceras abdominais se deve, principalmente, à isquemia e à lesão de perfusão subsequente devidas ao clampeamento da aorta (efeitos locais) e/ou à liberação de mediadores de tecidos isquêmicos e reperfundidos.

Respostas Hemodinâmicas ao Desclampeamento Aórtico

O desclampeamento da aorta torácica está associado a reduções substanciais na resistência vascular sistêmica e na pressão arterial sistêmica. O débito cardíaco pode aumentar, diminuir ou permanecer inalterado. A pressão diastólica final do ventrículo esquerdo diminui e o fluxo sanguíneo miocárdico aumenta. Recomenda-se o desclampeamento gradual para dar tempo à reposição de volume e diminuir a eliminação dos mediadores vasoativos e cardiodepressores dos tecidos isquêmicos.

As causas principais da hipotensão associada ao desclampeamento incluem (1) a hipovolemia central causada por acúmulo de sangue em tecidos reperfusados, (2) a vasodilatação mediada por hipoxia, causando aumento na capacitância vascular nos tecidos abaixo do nível do pinçamento aórtico e (3) acúmulo de metabólitos vasoativos e depressores miocárdicos nesses tecidos. A vasodilatação e a hipotensão podem ser ainda mais agravadas pelo aumento temporário na liberação de dióxido de carbono e no consumo de oxigênio nesses tecidos após o desclampeamento. A correção da acidose metabólica não influencia significativamente o grau de hipotensão após a eliminação do pinçamento.

Conduta Anestésica

Em pacientes submetidos à ressecção de aneurisma da aorta torácica, a conduta anestésica exige considerar a monitorização da pressão arterial sistêmica, da função neurológica e do volume intravascular, bem como o planejamento das intervenções farmacológicas e o tratamento hemodinâmico que será necessário para controlar a hipertensão durante o período de clampeamento da aorta. Nesses pacientes, a monitorização apropiada é mais importante que a seleção dos fármacos anestésicos.

Monitorização da Pressão Arterial

O reparo cirúrgico de um aneurisma aórtico do tórax exige o clampeamento logo distal à artéria subclávia esquerda ou entre essa artéria e a artéria carótida comum esquerda. Portanto, a monitorização da pressão arterial deve ser feita via uma artéria no

141

braço direito, uma vez que a oclusão da aorta pode prejudicar a aferição da pressão arterial no braço esquerdo. Essa monitorização tanto superior (artéria radial direita) quanto inferior (artéria femoral), menos comum, pode ser útil ao aneurisma. Essa abordagem permite avaliar a pressão de perfusão cerebral, renal e da medula espinal durante o clampeamento.

O fluxo sanguíneo aos tecidos inferiores ao clampeamento depende da pressão de perfusão e não da pré-carga e do débito cardíaco. Portanto, durante o clampeamento da aorta torácica, as pressões aórticas proximais deverão ser mantidas o mais alto que o coração puder aguentar com segurança, a menos que outras modalidades (como as revascularizações temporárias ou a hipotermia) sejam introduzidas. Os fármacos simpatomiméticos ou vasodilatadores podem ser necessários para ajustar a pressão de perfusão acima e abaixo do nível de clampeamento. Pode-se aplicar esmolol para fornecer controle de pressão arterial comparável àquele observado com o uso do nitroprussiato, mas sem a taquicardia de reflexo e a redução na PaO_2 que podem acompanhar a administração desse fármaco. Uma recomendação comum é a de se manter a pressão arterial média próximo de 100 mmHg acima do clampe e acima de 50 mmHg nas áreas distais ao pinçamento.

O uso de vasodilatadores para tratar a hipertensão acima do nível de clampeamento da aorta deve ser contrabalançado com a probabilidade de uma redução na pressão de perfusão nos tecidos abaixo do clampe. Na verdade, o nitroprussiato pode reduzir a pressão de perfusão da medula espinal tanto por diminuir a pressão aórtica distal quanto por aumentar a pressão do líquido cerebroespinal como resultado da vasodilatação cerebral (Fig. 8-2). É recomendável limitar o uso de fármacos que reduzam a pressão aórtica proximal e causem vasodilatação cerebral. O uso de derivações temporárias para revascularizar a aorta proximal com oclusão (artéria proximal aorta-femoral ou revascularizações do átrio esquerdo para a artéria femoral) pode ser considerado quando se tenta manter a perfusão renal e da medula espinal. A derivação cardiopulmonar parcial é outra opção para manter a perfusão da aorta distal.

Monitorização da Função Neurológica

Os potenciais evocados somatossensoriais e a eletroencefalografia são métodos de monitorização para avaliação da viabilidade do sistema nervoso central durante o período de clampeamento da aorta. Infelizmente, a monitorização intraoperatória desses potenciais não é completamente confiável para detectar isquemia da medula espinal durante a cirurgia da aorta, pois a monitorização dos potenciais evocados somatossensoriais reflete a função da coluna dorsal (tratos sensoriais). As alterações isquêmicas da função da medula espinal anterior (tratos motores) não são detectadas. A monitorização de potenciais evocados motores refletiria a função da medula espinal anterior, mas é impraticável, pois impede o uso de fármacos de bloqueio neuromuscular.

Monitorização da Função Cardíaca

Durante as operações da aorta torácica, a ecocardiografia transesofágica pode fornecer informações valiosas sobre a presença de aterosclerose nessa porção da aorta, a competência das valvas cardíacas, a função ventricular, a adequação da perfusão do miocárdio e a situação do volume intravascular. A cateterização da artéria pulmonar fornece dados que podem complementar as informações obtidas da ecocardiografia transesofágica.

Monitorização do Volume Intravascular e da Função Renal

A otimização da hemodinâmica sistêmica, incluindo o estado volêmico, representa a medida mais eficaz para proteger os rins dos efeitos isquêmicos produzidos pelo clampeamento da aorta. O uso de diuréticos como manitol antes do clampeamento aórtico também pode ser útil. O manitol melhora o fluxo sanguíneo cortical renal e a taxa de filtração glomerular. O edema endotelial diminui e ocorre uma diurese osmótica.

No futuro, antagonistas específicos de fatores hormonais e humorais que se formam e são liberados dos tecidos isquêmicos durante e após o período de clampeamento da aorta podem tornar-se disponíveis para prevenir ou melhorar a isquemia orgânica.

Indução e Manutenção da Anestesia

A indução da anestesia e a intubação da traqueia devem minimizar os aumentos indesejáveis na pressão arterial sistêmica, que poderiam exacerbar uma dissecção aórtica ou ruptura de um aneurisma. O uso do tubo endobrônquico de lúmen duplo permite o colapso do pulmão esquerdo e facilita a exposição cirúrgica durante a ressecção de um aneurisma torácico.

A anestesia geral pode ser mantida com anestésicos voláteis e/ou opioides. A anestesia geral pode causar alguma redução na taxa metabólica cerebral, o que pode ser particularmente desejável durante essa cirurgia. A escolha de um fármaco de bloqueio neuromuscular pode ser influenciada pela dependência de um fármaco em especial sobre a depuração renal.

Manejo Pós-operatório

A toracotomia póstero-lateral está entre as incisões cirúrgicas mais dolorosas, pois envolve a incisão de grandes músculos e a remoção de costelas. Além disso, os sítios de inserção de tubos no tórax podem ser muito dolorosos. A atenuação da dor é essencial ao conforto do paciente e facilita a tosse e as manobras designadas para prevenir a atelectasia. O alívio da dor é, com frequência, fornecido por opioides neuroaxiais e/ou anestésicos locais. Os cateteres intratecais ou epidurais que fornecem infusão intermitente ou contínua de medicamentos analgésicos podem, também, ser adaptados para fornecer um elemento de analgesia controlado pelo paciente. A inclusão de fármacos anestésicos locais nessas soluções pode produzir anestesia sensorial e motora e retardar o reconhecimento da síndrome da artéria espinal anterior. Além disso, quando um déficit neurológico é reconhecido, a anestesia epidural pode estar implicada como a causa da paraplegia. Se a analgesia neuraxial for usada durante o período pós-operatório imediato, dá-se preferência aos opioides em comparação com os anestésicos locais, para evitar o ocultamento da síndrome da artéria espinal anterior.

Os pacientes que se recuperam da ressecção do aneurisma aórtico do tórax estão em risco de desenvolver insuficiência cardíaca, pulmonar e renal durante o período imediatamente após a cirurgia. Acidentes cerebrovasculares podem resultar de êmbolos de ar ou trombóticos que ocorrem durante a ressecção cirúrgica da aorta doente. Os pacientes com doença cerebrovascular concomitante podem estar mais vulneráveis ao desenvolvimento de novas complicações do sistema nervoso central. A lesão à medula espinal pode manifestar-se durante o período imediatamente após a cirurgia como um quadro de paraparesia ou de paralisia flácida. O aparecimento retardado da paraplegia (12 horas a 21 dias após a

CAPÍTULO 8
Doença Vascular

cirurgia) tem sido associado à hipotensão pós-operatória em pacientes com doença aterosclerótica intensa, nos quais está presente a circulação colateral marginalmente adequada para a medula espinhal.

A hipertensão sistêmica não é incomum e pode colocar em risco a integridade do reparo cirúrgico, além da possibilidade de predispor o paciente à isquemia do miocárdio. Na etiologia da hipertensão, deve-se dar atenção especial ao papel da dor. A instituição da terapia anti-hipertensiva com fármacos como nitroglicerina, nitroprussiato, hidralazina e labetalol pode ser apropriada. Alguns pacientes se beneficiam da administração concomitante de β-bloqueadores para atenuar as manifestações de uma circulação hiperdinâmica.

ANEURISMAS DA AORTA ABDOMINAL

Os aneurismas aórticos abdominais têm sido tradicionalmente considerados como resultantes da aterosclerose. Essa aterosclerose envolve vários processos significativamente inter-relacionados, incluindo os distúrbios lipídicos, a ativação de plaquetas, a trombose, a disfunção endotelial, a inflamação, o estresse oxidativo, a ativação das células dos músculos lisos, o metabolismo alterado da matriz, a remodelação e os fatores genéticos. A aterosclerose representa uma resposta a uma lesão à parede de um vaso causada por fatores que incluem infecção, inflamação, aumento da atividade da protease dentro da parede arterial, defeitos geneticamente regulados no colágeno ou na fibrina e fatores mecânicos. O evento principal no desenvolvimento de um aneurisma aórtico abdominal é a degradação proteolítica das proteínas elastina e colágeno da matriz extracelular. Várias enzimas proteolíticas, incluindo a metaloproteinase da matriz, são críticas durante a degradação e remodelagem da parede da aorta. O estresse oxidativo, a infiltração linfocitária e monocitária com a deposição de imunoglobina na parede aórtica e o estresse biomecânico da parede também contribuem para a formação e a ruptura de aneurismas. Além disso, entre 12% e 19% dos parentes de primeiro grau (geralmente homens) de um paciente com aneurisma aórtico abdominal desenvolverão um aneurisma. Os marcadores genéticos específicos e as alterações bioquímicas que produzem esse quadro ainda não foram completamente elucidados.

Diagnóstico

Os aneurismas aórticos abdominais são geralmente detectados como massas abdominais pulsáteis assintomáticas, e a ultrassonografia abdominal é um teste muito sensível para a detecção desses aneurismas. A TC também é muito sensível e mais precisa que a ultrassonografia na estimativa do tamanho do aneurisma detectado.

As melhorias na tecnologia da TC, como o advento da TC helicoidal e da angiografia por TC, aumentaram substancialmente o papel da investigação por TC na avaliação e tratamento de aneurismas da aorta abdominal. A TC helicoidal fornece detalhes anatômicos tridimensionais de excelente qualidade e é particularmente útil para a avaliação da viabilidade do reparo endovascular do aneurisma com endopróteses (*stent-graft*).

A investigação por imagens de ressonância magnética é útil para a mensuração precisa do tamanho do aneurisma e para a avaliação da anatomia vascular relevante sem a necessidade de radiação ionizante ou de meio de contraste.

Tratamento

Em geral, recomenda-se a cirurgia para o tratamento de aneurismas da aorta abdominal com mais de 5 cm de diâmetro. Essa recomendação se baseia em estudos clínicos que indicam que o risco de ruptura dentro de 5 anos é de 25% a 41% em aneurismas desse tamanho. Os aneurismas menores têm menos probabilidade de ruptura. Pacientes com aneurismas menores que 5 cm de diâmetro deverão ser acompanhados com ultrassonografia seriadas. Essas recomendações são apenas orientações. Cada paciente deve ser avaliado quanto à presença de fatores de risco para o crescimento acelerado e a ruptura de um aneurisma, tais como tabagismo e história familiar. Se o aneurisma aórtico abdominal se expandir para mais de 0,6 a 0,8 cm por ano, normalmente será recomendado o reparo cirúrgico. O risco cirúrgico e a saúde geral também fazem parte da avaliação para o momento oportuno do reparo cirúrgico. O reparo endovascular do aneurisma é uma alternativa ao reparo cirúrgico.

Avaliação Pré-operatória

A identificação pré-operatória de quadros clínicos concomitantes é importante, especialmente a doença arterial coronariana, a doença pulmonar obstrutiva crônica e a disfunção renal, na tentativa de minimizar as complicações pós-operatórias. Isquemia/infarto do miocárdio são responsáveis pela maioria dos óbitos pós-operatórios após ressecção eletiva de aneurismas aórticos abdominais. Outros eventos cardíacos pós-operatórios incluem as disritmias cardíacas e a insuficiência cardíaca congestiva. A avaliação pré-operatória da função cardíaca pode incluir testes de estresse por exercícios ou farmacológico com ou sem ecocardiografia ou investigação por imagens com radionuclídeos. Reduções graves na capacidade vital e no volume expiratório forçado em 1 segundo e a função renal anormal podem dificultar a ressecção de aneurismas aórticos abdominais (AAA) ou aumentar significativamente o risco de reparo eletivo de aneurisma.

Ruptura de um Aneurisma Aórtico Abdominal

A tríade clássica (hipotensão, dor nas costas e massa abdominal pulsátil) está presente em somente cerca da metade dos pacientes que sofrem ruptura de aneurisma aórtico abdominal. Cólica renal, diverticulite e hemorragia gastrointestinal podem ser confundidas com o quadro de ruptura de aneurisma da aorta abdominal.

A maioria desses aneurismas se rompe no retroperitônio esquerdo e, embora o choque hipovolêmico possa estar presente, o sangramento pode ser prevenido por coagulação e pelo efeito do tamponamento do retroperitônio. A ressuscitação euvolêmica pode ser adiada até que a ruptura aórtica seja cirurgicamente controlada na sala de cirurgia, pois essa ressuscitação euvolêmica e o aumento resultante na pressão arterial sem controle cirúrgico do sangramento podem levar à perda do tamponamento retroperitoneal, a mais sangramento, à hipotensão e ao óbito.

Pacientes instáveis com suspeita de ruptura de aneurisma da aorta abdominal exigem operação imediata e controle da aorta proximal sem verificação confirmatória pré-operatória ou ressuscitação ótima de volume.

Conduta Anestésica

A conduta anestésica para ressecção de um aneurisma aórtico abdominal exige consideração das condições clínicas usualmente associadas nesse grupo de pacientes: doença cardíaca isquêmica,

143

hipertensão, doença pulmonar obstrutiva crônica, *diabetes mellitus* e disfunção renal. A monitorização do volume intravascular e da função cardíaca, pulmonar e renal é essencial durante o período perioperatório. A pressão arterial sistêmica é monitorada continuamente por um cateter intra-arterial. A cateterização da artéria pulmonar é indicada na maioria dos pacientes, pois nem sempre é possível prever se a pressão venosa central será paralela à pressão de preenchimento do ventrículo esquerdo, particularmente em pacientes com infarto miocárdico prévio, angina *pectoris* ou insuficiência cardíaca congestiva. Se houver pessoal e equipamento apropriados disponíveis, a ecocardiografia poderá ser muito útil para avaliação da resposta cardíaca ao clampeamento e desclampeamento, para a avaliação do volume de enchimento ventricular e para a função regional e global do miocárdio. O débito urinário deverá ser monitorado continuamente.

Nenhum fármaco ou técnica anestésica única é ideal para todos os pacientes submetidos a reparo eletivo de aneurisma aórtico abdominal. As combinações de anestésicos voláteis e/ou de opioides são comumente usadas com ou sem óxido nitroso. A anestesia epidural contínua combinada com a anestesia geral pode oferecer vantagens relacionadas à redução das exigências gerais de fármacos anestésicos, à atenuação da resistência vascular sistêmica aumentada e associada ao clampeamento aórtico e à facilitação do tratamento da dor pós-cirúrgica. Apesar disso, não há evidência de que a combinação de anestesia epidural e anestesia geral reduza a morbidade cardíaca ou pulmonar pós-operatória em comparação com os pacientes de alto risco que se submetem à mesma cirurgia da aorta só com anestesia geral. Entretanto, a analgesia epidural pós-operatória pode influenciar favoravelmente o curso pós-operatório. Durante a cirurgia da aorta abdominal, a anticoagulação introduz a controvérsia quanto à inserção de um cateter epidural e o risco remoto de formação de hematoma epidural.

Os pacientes submetidos ao reparo de aneurisma aórtico abdominal geralmente sofrem perdas significativas de fluidos e de sangue. Uma combinação de soluções equilibradas de sal e de coloides (e de sangue, se necessário), orientada pela monitorização da função cardíaca e renal, facilita a manutenção do volume intravascular adequado, do débito cardíaco e da formação de urina. Essas soluções equilibradas de sal e de coloides deverá ser administrada por infusão durante o clampeamento da aorta para criar uma reserva de volume intravascular e, portanto, minimizar a hipotensão durante a desclampeamento. Se o débito urinário se mostrar reduzido apesar da reposição adequada de fluidos e de sangue, pode-se considerar a terapia diurética com manitol ou furosemida. A eficácia da dopamina de baixa dose na preservação da função renal durante a cirurgia de aneurisma aórtico abdominal não está comprovada.

O clampeamento e o desclampeamento da aorta infrarrenal são eventos significativos durante a cirurgia da aorta abdominal. As consequências antecipadas desse clampeamento incluem a resistência vascular sistêmica (pós-carga) e o retorno venoso diminuído (veja "Respostas Hemodinâmicas ao Clampeamento da Aorta"). Com frequência, o desempenho do miocárdio e as variáveis circulatórias permanecem aceitáveis depois que a aorta foi pinçada a um nível infrarrenal. Uma alteração na profundidade do anestésico ou na infusão de vasodilatadores pode ser necessária em alguns pacientes, para manter o desempenho do miocárdio a níveis aceitáveis.

A hipotensão pode ocorrer quando o clampeamento da aorta for removido (veja "Respostas Hemodinâmicas ao Desclampeamento da Aorta"). A prevenção da hipotensão causada pela remoção do clampe e a manutenção de um débito cardíaco estável podem, com frequência, ser obtidas aumentando-se a infusão de volume para se obter pressões de oclusão capilar pulmonar mais elevadas que as normais antes do desclampeamento. Da mesma forma, a abertura gradual do clampe da aorta pode minimizar a redução na pressão arterial sistêmica por permitir o retorno de um certo volume de sangue venoso para a circulação central. O papel de divisor de águas dos metabólitos ácidos das áreas isquêmicas inferiores ao clampe quando a pinça é removida é muito menos importante do que a hipovolemia central na produção da hipotensão do desclampeamento, e o tratamento prévio com bicarbonato de sódio não anula confiavelmente o aparecimento dessa hipotensão. Se a hipotensão persistir por alguns minutos após a remoção da pinça de oclusão, deve-se considerar a presença de sangramento não reconhecido ou reposição inadequada de volume. Nesse momento, a ecocardiografia pode ser especialmente útil para determinar a adequação da reposição de volume e da função cardíaca.

Manejo Pós-operatório

Os pacientes que se recuperam de um reparo de aneurisma da aorta abdominal estão em risco de desenvolver disfunção cardíaca, pulmonar e renal durante o período pós-operatório. A avaliação da patência do enxerto e o fluxo sanguíneo para as extremidades inferiores são importantes. A analgesia adequada, seja com opioides neuroaxiais ou controlada pelo paciente, é muito importante para facilitar a extubação precoce da traqueia.

No período pós-operatório, a hipertensão sistêmica é comum e pode ser mais provável em pacientes com hipertensão antes da cirurgia. A hidratação exagerada durante a cirurgia e/ou a hipotermia pós-operatória com vasoconstrição compensatória podem exacerbar a hipertensão pós-operatória. Essa complicação deverá ser tratada ou eliminando-se a causa específica ou com a instituição de terapia anti-hipertensiva. A administração pré-operatória de clonidina pode atenuar a hipertensão durante o período pós-operatório.

Reparo Endovascular de Aneurisma Aórtico

Na última década, muitos dispositivos endovasculares para reparo de aneurismas aórticos abdominais foram desenvolvidos. O reparo endovascular envolve o procedimento de acessar o lúmen da aorta abdominal, geralmente via pequenas incisões sobre os vasos femorais. A anestesia geral ou regional é aceitável para esse procedimento. A monitorização envolve, pelo menos, a pressão arterial intravascular e o débito urinário. Deve-se considerar também o potencial para a conversão ao reparo aberto do aneurisma.

O Food and Drug Administration (FDA) dos EUA aprovou, em 1999, enxertos endovasculares para reparo de aneurismas da aorta abdominal, e atualmente dados dos resultados desses procedimentos nos últimos 5 anos estão sendo publicados. Parece que as taxas de mortalidade hospitalar e no período de 30 dias após o procedimento são mais baixas para o reparo endovascular do que para o reparo aberto. Entretanto, em 5 anos, não existe diferença significativa na mortalidade por todas as causas entre os grupos de tratamento endovascular e de reparo aberto, e a incidência de conversão para um procedimento aberto é de aproximadamente 3%.

CAPÍTULO 8
Doença Vascular

DOENÇA VASCULAR PERIFÉRICA

A doença arterial periférica resulta em comprometimento do fluxo sanguíneo nas extremidades. O prejuízo crônico desse fluxo para as extremidades é devido, mais frequentemente, à aterosclerose, enquanto a embolia arterial é mais provavelmente responsável pela oclusão arterial aguda (**Tabela 8-1**). A vasculite também pode ser responsável pelo fluxo sanguíneo periférico comprometido.

A definição mais amplamente aceita de doença arterial periférica é um índice tornozelo-braquial de menos de 0,90, ou seja, a proporção entre a pressão arterial sistólica no tornozelo (medida por ultrassonografia com Doppler) e a pressão arterial sistólica na artéria braquial é inferior a 0,9. Um índice tornozelo-braquial inferior a 0,90 se correlaciona extremamente bem com a doença confirmada por angiograma.

A aterosclerose periférica lembra aquela observada na aorta, nas artérias coronárias e nas artérias cerebrais extracranianas, e sua prevalência aumenta com a idade, superando 70% em indivíduos com mais de 75 anos. A doença arterial periférica tem sido considerada como responsável pela redução na qualidade de vida de cerca de dois milhões de americanos sintomáticos, e mais alguns milhões de pacientes sem claudicação provavelmente sofrem de algum prejuízo associado a essa doença. Entre os pacientes que se apresentam com claudicação, 80% têm estenose femoropoplítea, 40% têm estenose tibiofibular e 30% apresentam lesões na aorta ou nas artérias ilíacas.

A aterosclerose é uma doença sistêmica. Consequentemente, pacientes com doença arterial periférica estão em risco três a cinco vezes maior de sofrer episódios de isquemia cardiovascular, como infarto do miocárdio, acidente vascular cerebral e morte, do que aqueles sem a doença. A isquemia crítica dos membros está associada a uma taxa muito alta de morbidade e mortalidade em prazo intermediário, em virtude, principalmente, de episódios cardiovasculares.

Fatores de Risco

Os fatores de risco associados ao desenvolvimento de aterosclerose periférica são semelhantes àqueles que causam a doença cardíaca

TABELA 8-1	Doenças Vasculares Periféricas
Doença oclusiva arterial periférica crônica (aterosclerose)	
Aorta abdominal distal ou artérias ilíacas	
Artérias femorais	
Síndrome do roubo da subclávia	
Síndrome do roubo da coronária-subclávia	
Doença oclusiva arterial periférica aguda (embolia)	
Vasculite sistêmica	
Arterite de Takayasu	
Tromboangeíte obliterante	
Granulomatose de Wegener	
Arterite temporal	
Poliarterite nodosa	
Outras síndromes vasculares	
Fenômeno de Raynaud	
Doença de Kawasaki	

isquêmica: *diabetes mellitus*, hipertensão, tabagismo, dislipidemia, hiperomocisteinemia e história familiar de aterosclerose prematura. O risco de doença arterial periférica e de claudicação dobra nos fumantes, em comparação com os não fumantes, e o uso continuado do cigarro aumenta o risco de progressão da claudicação estável para a isquemia grave do membro e amputação.

O prognóstico para os pacientes com doença arterial periférica na extremidade inferior está relacionado ao risco aumentado de episódios cardiovasculares isquêmicos em virtude da doença de artérias coronárias e doença cerebrovascular concomitantes. Esses episódios isquêmicos cardiovasculares são muito mais frequentes do que os episódios reais de isquemia dos membros.

Sinais e Sintomas

A claudicação intermitente e a dor em repouso são os principais sintomas de doença arterial periférica. A claudicação intermitente ocorre quando as exigências metabólicas de exercício dos músculos esqueléticos superam a oferta de oxigênio. A dor em repouso ocorre quando o suprimento de sangue arterial não atinge nem as exigências nutricionais mínimas da extremidade afetada. Mesmo um trauma menor em um pé isquêmico pode produzir uma lesão cutânea que não cicatriza.

A redução ou a ausência de pulsos arteriais são os achados físicos mais confiáveis associados à doença arterial periférica. Sopros auscultados no abdome, na pelve ou na área inguinal e pulsos reduzidos nas artérias femoral, poplítea, tibial posterior ou dorsal do pé podem indicar o sítio anatômico de estenose arterial. Os sinais de isquemia crônica da perna incluem atrofia subcutânea, perda de pelos, redução de temperatura, palidez, cianose e hiperemia dependente.

Testes Diagnósticos

A ultrassonografia com Doppler e a formação de ondas de volume de pulso resultantes são usadas para identificar os vasos arteriais com lesões estenóticas. Na presença de isquemia intensa, pode não haver formação de onda arterial. O índice tornozelo-braquial é um meio quantitativo de avaliar a presença e a intensidade da estenose arterial periférica. A proporção é inferior a 0,9 com claudicação, inferior a 0,4 com a dor em repouso e inferior a 0,25 com ulceração isquêmica ou gangrena iminente. A ultrassonografia com Doppler pode identificar áreas de formação de placas e de calcificação, assim como anormalidades de fluxo sanguíneo causadas por estenoses arteriais. A oximetria transcutânea pode ser usada para avaliar a intensidade da isquemia cutânea em pacientes com doença arterial periférica. A tensão normal de oxigênio transcutâneo de um pé em repouso é de aproximadamente 60 mmHg, mas pode ser inferior a 40 mmHg em pacientes com isquemia cutânea. Os resultados de testes não invasivos e da avaliação clínica são geralmente suficientes para o diagnóstico de doença arterial periférica. A investigação por imagens de ressonância magnética e a angiografia por contraste são usadas como prelúdio à intervenção endovascular ou à reconstrução cirúrgica.

Tratamento

A terapia clínica da doença arterial periférica inclui programas de exercícios e identificação e tratamento ou modificação dos fatores de risco para aterosclerose. Os programas de treinamento de exercícios supervisionados podem melhorar a capacidade de andar dos pacientes com doença arterial periférica, mesmo que não se demonstre melhora no fluxo sanguíneo para a extremidade. Presume-se que a melhora na capacidade de praticar exercícios seja devida a alterações na eficiência do metabolismo dos músculos esqueléticos. Pacientes que deixam de fumar possuem prognóstico mais favorável que aqueles que continuam com o hábito. A terapia agressiva de redução de lipídios retarda a progressão da aterosclerose periférica, como ocorre com o tratamento para diabetes melito. O tratamento da hipertensão resulta em redução do risco cardiovascular. A terapia com fármacos anti-hipertensivos não inclui, em geral, os antagonistas β-adrenérgicos porque esses fármacos podem evocar a vasoconstrição cutânea periférica, que pode ser particularmente perigosa em pacientes com isquemia crítica dos membros. Entretanto, os β-bloqueadores não afetam negativamente a claudicação. Os fármacos vasodilatadores anti-hipertensivos não aliviam os sintomas da claudicação nem reduzem as complicações de isquemia crítica dos membros.

Os procedimentos de revascularização são indicados em pacientes com claudicação incapacitante, dor isquêmica em repouso ou perda iminente do membro. O prognóstico do membro é determinado pela extensão da doença arterial, a acuidade da isquemia do membro e a viabilidade e rapidez de restauração da circulação arterial. Em pacientes com doença oclusiva arterial crônica e progressão contínua de sintomas, ou seja, desenvolvimento de novas feridas, dor em repouso ou gangrena, o prognóstico é muito ruim, a menos que se possa realizar a revascularização. Em pacientes com episódios oclusivos agudos devidos à embolia arterial em uma extremidade com doença arterial subjacente menor, o prognóstico a longo prazo do membro está relacionado à rapidez e à integralidade da revascularização antes do início da isquemia irreversível dos tecidos ou do dano neurológico.

A revascularização pode ser obtida por intervenções endovasculares ou reconstrução cirúrgica. A angioplastia percutânea transluminal das artérias ilíacas tem uma taxa inicial alta de sucesso, que pode ser melhorada mais ainda com a inserção de dilatadores (*stents*). A taxa de sucesso da angioplastia percutânea transluminal das artérias femoral e poplítea é menor do que aquela do procedimento executado nas artérias ilíacas. Entretanto, com a introdução do *stent* de nitinol autoexpansivo SMART, a taxa de patência da artéria femoral superficial 12 meses após o procedimento de inserção é de aproximadamente 80%, o que representa melhora substancial sobre as taxas de patência anteriores. Apesar da melhora no resultado em longo prazo após a angioplastia transluminal percutânea e a inserção de *stents* nos vasos periféricos, a volta da estenose continua representando problema significativo, particularmente em lesões longas, vasos de diâmetro pequeno e novas lesões estenóticas. As abordagens terapêuticas atuais focalizam dispositivos mecânicos, dilatadores, enxertos de dilatadores (*stents*) irradiação vascular e medicamentos, embora nenhuma delas tenha comprovado sucesso absoluto na solução desse problema.

O potencial de crescimento de novas artérias tanto na circulação coronariana quanto na periférica gera muito entusiasmo. Resultados preliminares do uso do fator de crescimento endotelial vascular para induzir a angiogênese em animais e em seres humanos têm sido encorajadores, mas há necessidade de muito mais pesquisa antes que isso possa se transformar em uma ferramenta terapêutica comum no tratamento da doença arterial periférica.

Os procedimentos cirúrgicos usados para a reconstrução vascular dependem da localização e da gravidade da estenose arterial periférica. A revascularização aortofemoral é o procedimento cirúrgico padrão usado para tratar a doença aortoilíaca. A cirurgia de reconstrução aortoilíaca intra-abdominal pode não ser viável em pacientes com graves comorbidades. Entretanto, nesses pacientes, a revascularização axilobifemoral pode contornar a aorta abdominal e revascularizar as duas pernas. A derivação femorofemoral pode ser realizada em pacientes com obstrução unilateral da artéria ilíaca. Os procedimentos de revascularização infrainguinal usando enxertos da veia safena ou enxertos sintéticos incluem a reconstrução femoropoplítea e tibioperoneal. A simpatectomia lombar é raramente usada para tratar a isquemia crítica dos membros. Parece que, nesses membros, os vasos sanguíneos isquêmicos já estão dilatados ao máximo. A amputação será necessária para pacientes com isquemia avançada do membro, nos quais a revascularização não é possível ou tenha ocorrido falha do procedimento.

O risco operatório da cirurgia de reconstrução arterial periférica, assim como da ressecção do aneurisma aórtico abdominal, está relacionado principalmente à presença de doença vascular aterosclerótica associada, particularmente a doença cardíaca isquêmica e a doença cerebrovascular. O aumento na incidência de infarto miocárdico perioperatório e de óbito cardíaco nos pacientes com doença arterial periférica se deve à alta prevalência de doença da artéria coronária nessa população. A mortalidade após a cirurgia de revascularização é, em geral, o resultado de infarto do miocárdio em pacientes com evidência pré-operatória de doença cardíaca isquêmica, história de cirurgia de revascularização do miocárdio ou de insuficiência cardíaca congestiva. Em pacientes com doença cardíaca isquêmica intensa ou *instável* e claudicação, o tratamento da doença cardíaca isquêmica por intervenção coronariana percutânea ou a cirurgia de revascularização miocárdica poderá ser considerado antes da realização da cirurgia de revascularização. Entretanto, em pacientes com doença de artéria coronária anatomicamente significativa porém estável, a cirurgia vascular eletiva poderá ser realizada com resultados de mortalidade e morbidade semelhantes àqueles dos pacientes submetidos à revascularização do miocárdio antes da cirurgia vascular eletiva.

Conduta Anestésica

A conduta anestésica para a revascularização cirúrgica das extremidades inferiores incorpora princípios semelhantes àqueles descritos para o tratamento de pacientes submetidos ao reparo de aneurismas aórticos abdominais. Por exemplo, durante a cirurgia de reconstrução vascular periférica, o principal risco é a doença cardíaca isquêmica. Uma vez que os pacientes com claudicação são geralmente incapazes de executar um teste de esforço, a verificação farmacológica de estresse com ou sem a ecocardiografia ou a investigação por imagens nucleares ajuda a detectar a presença e a intensidade da doença cardíaca isquêmica antes de cirurgia.

As diretrizes do American College of Cardiology/American Heart Association sobre a terapia perioperatória com β-bloqueadores identificam os seguintes grupos de pacientes como candidatos ao β-bloqueio perioperatório: (1) pacientes submetidos à cirurgia vascular com ou sem evidência de isquemia pré-operatória e com ou sem fatores de risco altos ou intermediários, (2) pacientes em tratamento a longo prazo com β-bloqueadores e (3) pacientes submetidos à cirurgia vascular mesmo que apresentem apenas fatores de risco de baixa intensidade.

A escolha da técnica anestésica deve ser individualizada para cada paciente. A anestesia regional e a anestesia geral oferecem vantagens e desvantagens específicas. A preferência do paciente, os fatores técnicos como obesidade ou cirurgia anterior da coluna vertebral e o uso de fármacos antiplaquetários/anticoagulantes podem impedir o uso de uma técnica regional. A anestesia regional também pode ser mal tolerada em pacientes com doença pulmonar obstrutiva crônica intensa, ortopneia ou demência. A anestesia epidural ou raquianestesia oferece as vantagens do fluxo sanguíneo aumentado do enxerto, analgesia pós-operatória, menos ativação do sistema de coagulação e menos complicações respiratórias após a cirurgia. A inserção de um cateter epidural pelo menos 1 hora antes da heparinização intraoperatória não está associada à maior incidência de eventos neurológicos não desejados. A analgesia epidural também pode aliviar a hipercoagulabilidade pós-operatória induzida pelo estresse.

A anestesia geral pode ser necessária quando procedimentos *in situ* e/ou de repetição possam exigir procedimentos de várias horas ou se for necessária a coleta de veias das extremidades superiores para realizar os enxertos. Não existe evidência significativa sugerindo uma vantagem de um tipo especial de anestesia geral sobre outro.

Durante a cirurgia aortoilíaca ou aortofemoral em pacientes com doença oclusiva vascular periférica, mas com circulação colateral adequada, o clampeamento da aorta infrarrenal está associado a menos desarranjos hemodinâmicos do os que ocorrem em pacientes submetidos à ressecção de um aneurisma aórtico abdominal. Da mesma forma, as alterações hemodinâmicas associadas à descompressão da pinça de clampe da aorta abdominal são menores nesses pacientes. Uma vez que as grandes alterações hemodinâmicas provavelmente não sejam observadas, alguns usarão um cateter de pressão venosa central em lugar de um cateter de artéria pulmonar, especialmente se não houver disfunção sintomática do ventrículo esquerdo. A monitorização da função ventricular esquerda e do volume intravascular também pode ser facilitada pelo uso da ecocardiografia transesofágica.

A administração de heparina é comum antes da aplicação de uma pinça de clampe vascular, para reduzir o risco de complicações tromboembólicas. Entretanto, a embolização distal ainda pode ocorrer. A embolização para os rins também pode ocorrer como resultado dos debris ateroembólicos que se deslocam com a pinça de clampe. O cuidado que deve ser dedicado ao se manipular e pinçar uma artéria aterosclerótica é tão importante para minimizar a probabilidade de embolização distal quanto a administração de heparina. Os danos à medula espinal associados à revascularização cirúrgica das pernas são extremamente improváveis, e a monitorização especial para essa complicação não é necessária.

Manejo Pós-operatório

O tratamento pós-operatório inclui a provisão da analgesia, o tratamento dos desarranjos de líquidos e de eletrólitos e o controle da frequência cardíaca e da pressão arterial para reduzir a incidência de isquemia/infarto do miocárdio. A dexmedetomidina, um α_2-agonista, pode atenuar o aumento na frequência cardíaca e nas concentrações de catecolamina no plasma durante a volta da anestesia em pacientes submetidos à cirurgia vascular. Além disso, esse fármaco pode produzir analgesia e sedação sem depressão cardíaca ou respiratória. Por isso, a dexmedetomidina é uma alternativa aos métodos mais tradicionais de analgesia pós-operatória e de tratamento hemodinâmico nesses pacientes.

Síndrome do Roubo da Subclávia

A oclusão da artéria subclávia ou da artéria inominada proximal à origem da artéria vertebral pode resultar em reversão do fluxo através da artéria vertebral ipsilateral para a artéria subclávia (**Fig. 8-3**). Essa reversão de fluxo desvia o fluxo sanguíneo do cérebro para alimentar o braço (síndrome do roubo da subclávia). Os sintomas de isquemia do sistema nervoso central (síncope, vertigem, ataxia, hemiplegia) e/ou da isquemia do braço geralmente estão presentes. O exercício do braço ipsilateral acentua essas alterações hemodinâmicas e pode causar sintomas neurológicos. Observa-se, com frequência, pulso diminuído ou ausente no braço ipsilateral e a pressão arterial sistólica provavelmente será pelo menos 20 mmHg mais baixa naquele braço. Pode-se ouvir um sopro na artéria subclávia. Na maioria dos pacientes, a estenose da artéria subclávia esquerda é responsável por essa síndrome e a endarterectomia da subclávia pode curar o problema.

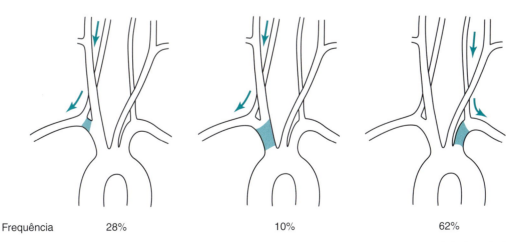

Figura 8-3 • Comparação da frequência de ocorrência da síndrome do roubo da subclávia esquerda, direita e bilateral. *(Adaptado de Heidrich H, Bayer O: Symptomatology of the subclavian steal syndrome. Angiology 1969;20:406-413.)*

Síndrome do Roubo Coronária-Subclávia

Uma complicação rara do uso da artéria mamária interna para a revascularização coronariana é a síndrome do roubo coronária-subclávia. Essa síndrome ocorre quando a estenose proximal na artéria subclávia esquerda produz a reversão do fluxo de sangue através do enxerto patente da artéria mamária interna (**Fig. 8-4**). Essa síndrome de roubo se caracteriza por angina *pectoris*, sinais de isquemia do sistema nervoso central e redução de 20 mmHg ou mais na pressão arterial sistólica no braço ipsilateral. A angina *pectoris* associada à síndrome do roubo da coronária-subclávia exige revascularização cirúrgica.

OCLUSÃO ARTERIAL AGUDA

A oclusão arterial aguda difere do desenvolvimento gradual da oclusão arterial causada por aterosclerose e é, geralmente, resultado de embolia cardiogênica. Os êmbolos sistêmicos podem surgir de um trombo mural no ventrículo esquerdo que se desenvolve em virtude de infarto do miocárdio ou de cardiomiopatia dilatada. Outras fontes cardíacas de êmbolos sistêmicos são a doença cardíaca valvular, as próteses de valvas cardíacas, a endocardite infecciosa e o mixoma atrial esquerdo. A fibrilação atrial, ou devida à doença cardíaca valvular ou ocorrendo na ausência dessa doença, é um fator predisponente muito importante na embolização sistêmica. As causas não cardíacas da oclusão arterial aguda incluem os êmbolos ateroscleróticos da aorta ou das artérias ilíacas ou femorais. A dissecção e o trauma da aorta podem obstruir substancialmente uma artéria por romperem a integridade do lúmen do vaso.

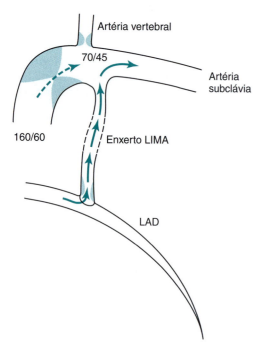

Figura 8-4 • Síndrome do roubo da coronária-subclávia. O desenvolvimento da estenose subtotal da artéria subclávia esquerda pode produzir a reversão do fluxo através de um enxerto de artéria mamária interna patente (LIMA), divergindo, assim, o fluxo destinado para a artéria coronária descendente anterior esquerda (LAD). *(Adaptado de Martin, JL, Rock P: Coronary-subclavian steal syndrome: Anesthetic implications and management in the perioperative period. Anesthesiology 1988;68:933-936.)*

Sinais e Sintomas

A oclusão arterial aguda em uma extremidade se apresenta com sinais de isquemia do membro: dor intensa, parestesias e fraqueza motora distal ao sítio da oclusão. Ocorrem perda do pulso periférico palpável, pele fria e alterações nitidamente demarcadas na coloração da pele (palidez ou cianose) distais à oclusão arterial. Grandes fragmentos embólicos frequentemente se alojam em uma bifurcação arterial, como a bifurcação aórtica ou a bifurcação da artéria femoral.

Diagnóstico

Testes não invasivos podem fornecer alguma evidência de oclusão arterial periférica e revelar a gravidade da isquemia, mas essa verificação não deverá retardar o tratamento definitivo. A arteriografia poderá ser usada para definir o sítio da oclusão arterial aguda e a adequação da cirurgia de revascularização.

Tratamento

A embolectomia cirúrgica é usada para tratar a embolia sistêmica aguda, tipicamente a tromboembolia, de uma grande artéria periférica. Esse procedimento é raramente viável para o tratamento da embolia ateromatosa, pois o material ateromatoso geralmente se fragmenta em pedaços muito pequenos. Entretanto, a fonte primária da ateroembolia pode ser ressecável, especialmente se estiver distal à artéria renal. Uma vez confirmado o diagnóstico de embolia arterial aguda, inicia-se a anticoagulação com heparina para evitar a propagação do trombo. A trombólise intra-arterial com uroquinase ou ativador recombinante de plasminogênio dos tecidos pode restaurar a patência em artérias com oclusão aguda e enxertos sintéticos de revascularização. O resultado clínico é altamente dependente da intensidade da doença cardíaca associada. Em alguns pacientes, a amputação se faz necessária.

Conduta Anestésica

Os cuidados com a anestesia para o tratamento cirúrgico de oclusão arterial aguda devida a uma embolia sistêmica são os mesmos que aqueles dedicados aos pacientes com doença arterial periférica crônica.

VASCULITE SISTÊMICA

A doença vascular periférica pode manifestar-se como parte de uma vasculite sistêmica ou inflamação das paredes dos vasos sanguíneos em virtude de doença do tecido conjuntivo, sepse ou malignidade. O diagnóstico de desordens vasoespásticas resultantes de vasculite sistêmica é facilitado pela biópsia de um órgão envolvido e detecção de autoanticorpos direcionados contra os componentes citoplasmáticos (extranucleares) dos neutrófilos. A causa mais provável da vasculite sistêmica é um mecanismo de origem imune.

Arterite de Takayasu

Essa doença é uma vasculite rara, idiopática, crônica, oclusiva e progressiva que causa estreitamento, trombose ou aneurismas das artérias sistêmicas e pulmonares. As alterações inflamatórias são observadas preferencialmente nos grandes vasos sanguíneos, como a aorta e suas ramificações. A doença tem outros nomes, como doença sem pulso, tromboaortopatia oclusiva e síndrome do arco aórtico, e afeta mais frequentemente as mulheres asiáticas jovens. A arterite de Takayasu é diagnosticada definitivamente com base na angiografia com contraste.

Sinais e Sintomas

Os sinais e sintomas clínicos da arterite de Takayasu ocorrem como consequência da obliteração progressiva do lúmen da aorta e de seus ramos principais (**Tabela 8-2**). A perfusão diminuída para o cérebro, em virtude do envolvimento das artérias carótidas, pode manifestar-se como vertigem, distúrbio visual, convulsões ou acidente vascular cerebral com hemiparesia ou hemiplegia. Nesses pacientes, a hiperextensão da cabeça pode diminuir mais ainda o fluxo sanguíneo da carótida. Na verdade, eles geralmente mantêm a cabeça flexionada (*drooping*) para prevenir a síncope. O envolvimento das artérias subclávias pode levar à perda dos pulsos nos braços. Sopros são frequentemente audíveis na carótida ou na subclávia com estenose.

A vasculite das artérias pulmonares ocorre em cerca de 50% dos pacientes e pode manifestar-se como hipertensão pulmonar. As anormalidades de ventilação-perfusão resultantes da oclusão das artérias pulmonares menores podem contribuir para a hipoxemia. A isquemia do miocárdio pode refletir quadro de inflamação das artérias coronárias. As valvas cardíacas e o sistema de condução cardíaca também podem estar envolvidos. A estenose de artéria renal pode levar a quadros de função renal reduzida e desenvolvimento de hipertensão renovascular. A espondilite anquilosante e a artrite reumatoide podem fazer parte dessa síndrome.

Tratamento

A arterite de Takayasu é tratada com corticosteroides. Medicamentos anticoagulantes ou antiplaquetários podem ser administrados a pacientes selecionados. A hipertensão pode responder satisfatoriamente ao tratamento com bloqueadores dos canais de cálcio ou com inibidores da enzima conversora de angiotensina. As oclusões arteriais potencialmente fatais ou incapacitantes são, às vezes, passíveis de intervenção cirúrgica.

Conduta Anestésica

A arterite de Takayasu pode ser descoberta por acaso nos pacientes que se apresentam para cuidados cirúrgicos ou obstétricos ou em pacientes que se apresentam para cirurgia vascular, tal como a endarterectomia da carótida. A conduta anestésica deve considerar a terapia medicamentosa dessa síndrome, assim como o envolvimento de vários sistemas orgânicos por essa vasculite. Por exemplo, a terapia a longo prazo com corticosteroides provavelmente resulta em supressão da função adrenocortical e sugere a necessidade de administração complementar de corticosteroides durante o período perioperatório. Na avaliação desse período, é útil estabelecer o efeito das alterações na posição da cabeça sobre a função cerebral. Quanto a isso, a hiperextensão da cabeça durante a laringoscopia direta e a intubação da traqueia poderá comprometer o fluxo de sangue nas artérias carótidas.

Escolha da Anestesia

Pode ser difícil aplicar a anestesia regional na presença da arterite de Takayasu. Certamente, a anticoagulação impede o uso dessa técnica. As alterações musculosqueléticas associadas podem dificultar a ação da anestesia epidural lombar ou raquianestesia. A hipotensão produzida pela anestesia regional pode pôr em risco a pressão de perfusão para órgãos vitais, especialmente o cérebro, mas a anestesia regional em um paciente acordado pode ser um método útil para a monitorização da função cerebral quando a doença cerebrovascular é predominante. Tanto a anestesia epidural quando a raquianestesia têm sido usadas com sucesso para parto cesariano em pacientes portadoras dessa arterite.

A anestesia geral evita a simpatectomia causada pela anestesia regional e pode ajudar a suportar a pressão arterial. A escolha de fármacos anestésicos de curta ação que permitam que o paciente acorde prontamente e a avaliação do estado mental podem ser particularmente úteis nesses pacientes.

A despeito da técnica ou dos fármacos selecionados para produzir anestesia, a pressão de perfusão arterial adequada deve ser obrigatoriamente mantida durante o período perioperatório. As quedas na pressão arterial sistêmica, causadas ou por débito cardíaco reduzido ou por resistência vascular sistêmica, devem ser reconhecidas imediatamente e tratadas conforme o necessário. A hiperventilação excessiva deve ser evitada por causa do seu efeito sobre o fluxo cerebral.

Monitorização Pode ser difícil medir a pressão arterial de modo não invasivo nas extremidades superiores, em virtude do estreitamento dos lumens das artérias subclávia e braquial. Ainda não está esclarecido se a canulação intra-arterial das artérias que possam estar envolvidas nesse processo inflamatório é segura e/ou se os dados assim obtidos são significativos. Alguns profissionais farão a canulação da artéria radial para fins de monitorização de pressão arterial e outros preferirão monitorar essa pressão via um cateter intra-arterial femoral. A monitorização da pressão arterial nas artérias tanto radial quanto femoral pode ser considerada em alguns pacientes.

A monitorização eletrocardiográfica e a mensuração do débito urinário fornecem alguns dados quanto à adequação do fluxo sanguíneo coronariano e renal. Um cateter de artéria pulmonar ou a

TABELA 8-2	Sinais e Sintomas da Arterite de Takayasu
Sistema Nervoso Central	
Vertigem	
Distúrbios Visuais	
Síncope	
Convulsões	
Isquemia ou infarto cerebral	
Sistema Cardiovascular	
Oclusões múltiplas de artérias periféricas	
Doença cardíaca isquêmica	
Disfunção da valva cardíaca	
Defeitos de condução cardíaca	
Pulmões	
Hipertensão pulmonar	
Distúrbios de ventilação-perfusão	
Rins	
Estenose da artéria renal	
Sistema Musculosquelético	
Espondilite anquilosante	
Artrite reumatoide	

ecocardiografia transesofágica poderão ser requeridos para algumas cirurgias de grande porte. Em pacientes com fluxo sanguíneo da artéria carótida significativamente comprometido, a monitorização intraoperatória pode ser útil para detectar a isquemia cerebral.

Tromboangeíte Obliterante (Doença de Buerger)

A tromboangeíte obliterante é uma vasculite inflamatória que leva à oclusão das artérias e das veias de pequeno e médio portes nas extremidades. A doença é mais prevalente nos homens e aparece tipicamente antes dos 45 anos, sendo o tabagismo o fator predisponente mais importante. A desordem foi identificada como uma resposta autoimune desencadeada na presença da nicotina. O diagnóstico tradicional da doença de Buerger se baseia em cinco critérios: história de tabagismo, manifestação antes dos 50 anos, doença oclusiva da artéria infrapoplítea, envolvimento do membro superior ou flebite migrante e ausência de fatores de risco para aterosclerose, exceto o tabagismo. O diagnóstico da tromboangeíte obliterante é confirmado por biópsia de lesões vasculares ativas.

Sinais e Sintomas

O envolvimento das artérias da extremidade causa claudicação do antebraço, da panturrilha ou do pé. A isquemia intensa das mãos e dos pés pode causar dor em repouso, ulcerações e necrose cutânea. O fenômeno de Raynaud é geralmente associado à tromboangeíte obliterante e o frio exacerba a sintomatologia. Períodos de vasoespasmo podem alternar-se com períodos de quiescência. A trombose migratória das veias superficiais se desenvolve em cerca de 40% dos pacientes.

Tratamento

O tratamento mais efetivo para pacientes com tromboangeíte obliterante é deixar de fumar. A revascularização cirúrgica não é geralmente viável, por causa do envolvimento de vasos sanguíneos distais de pequeno porte. Não há terapia medicamentosa comprovadamente eficiente, e a eficácia dos inibidores de plaquetas, dos anticoagulantes e da terapia tromboembolítica ainda não está estabelecida. Recentemente, descobriu-se que a terapia genética com o fator de crescimento endotelial vascular pode ser útil na cicatrização de ulcerações isquêmicas e no alívio da dor em repouso. A terapia com ciclofosfamida tem sido tentada por causa da natureza autoimune da doença.

Conduta Anestésica

A conduta anestésica na presença da tromboangeíte obliterante exige evitar os eventos que possam danificar as extremidades já isquêmicas. O posicionamento e o acolchoamento dos pontos de pressão devem ser meticulosos. A temperatura ambiente da sala de cirurgia deverá estar aquecida e os gases inspirados deverão ser aquecidos e umidificados para manter a temperatura normal do corpo. A pressão arterial sistêmica deverá ser medida de maneira não invasiva, em vez dos meios intra-arteriais. A doença pulmonar coexistente e concentrações elevadas de carboxiemoglobina são questões preocupantes em fumantes.

A anestesia regional ou geral pode ser administrada a esses pacientes. Caso sejam selecionadas as técnicas de anestesia regional, pode ser prudente omitir a epinefrina da solução anestésica local para evitar qualquer possibilidade de acentuar um quadro de vasoespasmo.

Granulomatose de Wegener

A granulomatose de Wegener se caracteriza pela formação de granulomas necrosantes em vasos sanguíneos inflamados no sistema nervoso central, vias aéreas, pulmões, sistema cardiovascular e rins (**Tabela 8-3**). Os pacientes podem se apresentar com sinusite, pneumonia ou insuficiência renal. A mucosa da laringe pode ser substituída por tecido de granulação, resultando em estreitamento da abertura glótica ou da área subglótica. A vasculite pode resultar em oclusão de vasos pulmonares. Pode ocorrer uma distribuição intersticial aleatória desses granulomas pulmonares com infecção circundante e hemorragia. A insuficiência renal progressiva é a causa mais frequente de morte em pacientes com a granulomatose de Wegener. Os testes para anticorpos citoplasmáticos antineutrofílicos têm alto índice de especificidade para essa granulomatose, sugerindo papel importante para a disfunção imune e hipersensibilidade a antígenos não identificados na etiologia dessa vasculite. O tratamento da granulomatose de Wegener com ciclofosfamida pode produzir remissões dramáticas. Cerca de 90% dos pacientes atingem a remissão com o tratamento, porém mais da metade sofre recidiva em períodos variando de 3 meses a 16 anos. À época do relapso, os mesmos órgãos, ou órgãos diferentes, podem ser envolvidos, em comparação com a apresentação inicial.

A conduta anestésica em pacientes com essa granulomatose exige a avaliação do envolvimento disseminado do sistema orgânico dessa doença. Os efeitos potencialmente depressores da ciclofosfamida sobre o sistema imune e a associação da anemia hemolítica e da leucopenia com a administração desse fármaco deverão ser levados em consideração. A ciclofosfamida também pode reduzir a atividade da colinesterase do plasma, mas a paralisia prolongada dos músculos esqueléticos após a administração de succinilcolina ainda não foi descrita.

É importante que se evite o trauma durante a laringoscopia direta, pois pode ocorrer sangramento dos granulomas e deslo-

TABELA 8-3	Sinais e Sintomas da Granulomatose de Wegener
Sistema Nervoso Central Aneurismas cerebrais Neuropatia periférica	
Trato Respiratório e Pulmões Sinusite Estenose da laringe Destruição da epiglote Distúrbios de ventilação-perfusão Pneumonia Hemoptise Destruição brônquica	
Sistema Cardiovascular Destruição da valva cardíaca Distúrbios de condução cardíaca Isquemia do miocárdio	
Rins Hematúria Azotemia Insuficiência renal	

CAPÍTULO 8
Doença Vascular

camento dos tecidos ulcerados friáveis. Pode ser necessário usar um tubo endotraqueal menor que o esperado se a abertura glótica estiver estreitada por alterações granulomatosas. A succção das vias aéreas pode ser necessária para a remoção de resíduos necróticos. A provável presença de doença pulmonar enfatiza a necessidade de oxigênio suplementar durante o período perioperatório. A arterite que envolve os vasos periféricos pode impedir a inserção de um cateter arterial de demora para monitorar a pressão arterial ou limitar a frequência das punções arteriais para obtenção de amostras para gasometria.

Um exame neurológico cuidadoso deverá ser realizado antes de se tomar a decisão de recomendar a anestesia regional a um paciente portador da granulomatose de Wegener. A escolha e as doses dos fármacos de bloqueio neuromuscular podem ser influenciadas pela gravidade da disfunção renal. A administração de succinilcolina pode não ser prudente na presença de atrofia musculosquelética causada pela neurite. Os anestésicos voláteis poderão ser associados à depressão exagerada do miocárdio se o processo da doença envolver o miocárdio e as valvas cardíacas. A eletrocardiografia detectará as anormalidades de condução cardíaca.

Arterite Temporal

A arterite temporal é a inflamação das artérias da cabeça e do pescoço, que se manifesta mais frequentemente como cefaleia, sensibilidade no couro cabeludo ou claudicação da mandíbula. Esse diagnóstico é suspeitado em qualquer paciente acima dos 50 anos que se queixe de cefaleia unilateral. Os ramos superficiais das artérias temporais estão, com frequência, sensíveis e dilatados. A arterite dos ramos da artéria oftálmica pode levar à neurite óptica isquêmica e cegueira unilateral. Na verdade, o início rápido do tratamento com corticosteroides é indicado em pacientes com sintomas visuais, para prevenir a cegueira. A evidência de arterite em uma amostra de biópsia da artéria temporal está presente em cerca de 90% dos pacientes.

Poliarterite Nodosa

A poliarterite nodosa é uma vasculite que ocorre mais frequentemente em mulheres e sempre associada à antigenemia da hepatite B e a reações alérgicas medicamentosas. As artérias de pequeno e médio portes estão envolvidas com alterações inflamatórias resultando em glomerulite, isquemia do miocárdio, neuropatia periférica e convulsões. A hipertensão é comum, refletindo, presumivelmente, a doença renal. A insuficiência renal é a causa mais comum de morte. Um quadro de vasculite semelhante à poliarterite pode acompanhar a síndrome da imunodeficiência adquirida (AIDS).

O diagnóstico de poliarterite nodosa depende da evidência histológica de vasculite à biópsia e da demonstração de aneurismas característicos à arteriografia. O tratamento é empírico e geralmente inclui corticosteroides e ciclofosfamida, a remoção dos fármacos que agravem a doença e o tratamento das doenças subjacentes, como o câncer.

A conduta anestésica em pacientes com poliarterite nodosa deverá levar em consideração a probabilidade de doenças coexistentes, como doença renal, doença cardíaca e hipertensão sistêmica. Os corticosteroides suplementares são apropriados em pacientes que estejam recebendo esses fármacos como tratamento para essa doença.

Doença de Kawasaki

A doença de Kawasaki (síndrome dos linfonodos mucocutâneos) ocorre principalmente em crianças e se manifesta como febre, conjuntivite, inflamação das mucosas, mãos e pés eritematosos e inchados, exantema no tronco e linfadenopatia cervical. A vasculite aparece no início da doença. Posteriormente, as artérias coronárias e outras artérias musculares de médio porte mostram evidência de destruição segmentar focalizada. Os aneurismas ou a ectasia das artérias coronárias se desenvolvem em cerca de 25% das crianças afetadas. As complicações dessa síndrome incluem pericardite, miocardite, angina *pectoris*, infarto do miocárdio e hemorragia cerebral. Essa síndrome pode ser causada por um retrovírus e o tratamento consiste em γ-globulina e aspirina.

Nessas crianças, a conduta anestésica deve levar em conta a possibilidade de isquemia intraoperatória do miocárdio. O bloqueio dos nervos periféricos para fornecer uma simpatectomia às artérias periféricas inflamadas pode ser uma consideração quando a viabilidade dos dedos se mostrar ameaçada.

FENÔMENO DE RAYNAUD

O fenômeno de Raynaud é uma isquemia vasoespástica episódica dos dedos que afeta mais as mulheres que os homens. O fenômeno de Raynaud é caracterizado por palidez dos dedos, cianose e rubor após exposição ao frio e reaquecimento. A palidez representa a fase isquêmica do fenômeno, causada pelo vasoespasmo digital. A cianose resulta quando o sangue desoxigenado está presente nos capilares e nas veias. O rubor se manifesta com o reaquecimento e representa a fase de hiperemia, à medida que o vasoespasmo digital se desvanece. É típica a ocorrência de queimação e dor latejante após o episódio isquêmico.

Classificação

O fenômeno de Raynaud é classificado como primário (também chamado de doença de Raynaud), ou secundário, quando está associado a outras doenças. Essas outras doenças são doenças imunológicas, mais frequentemente a esclerodermia ou o lúpus eritematoso sistêmico (**Tabela 8-4**). A doença de Raynaud é tipicamente bilateral e ocorre mais frequentemente como quadro leve em muitas mulheres jovens. O fenômeno de Raynaud secundário tende a ser unilateral e pode ser o primeiro sintoma em pacientes que desenvolvam esclerodermia, embora a doença sistêmica possa não estar aparente até anos mais tarde.

Etiologia

Vários mecanismos já foram postulados como sendo a causa do fenômeno de Raynaud, incluindo a atividade exacerbada do sistema nervoso simpático, a hiper-reatividade vascular dos dedos aos estímulos vasoconstritivos, os hormônios vasoativos em circulação e a pressão intravascular reduzida. O papel da atividade aumentada do sistema nervoso simpático ainda não está devidamente esclarecido e a simpatectomia não tem prognóstico de produção de efeitos benéficos. Os pacientes com a doença de Raynaud realmente possuem mais quantidade de receptores α_2-adrenérgicos nas artérias digitais, e muitos pacientes apresentam pressão arterial sistêmica baixa. A pressão digital vascular reduzida causada por doença arterial oclusiva proximal ou por obstrução vascular digital

151

TABELA 8-4	Causas Secundárias do Fenômeno de Raynaud

Doenças do Tecido Conjuntivo
Esclerodermia
Lúpus eritematoso sistêmico
Artrite reumatoide
Dermatomiosite

Doença Oclusiva de Artéria Periférica
Aterosclerose
Tromboangeíte obliterante
Tromboembolia
Síndrome da saída torácica

Síndromes Neurológicas
Síndrome do túnel do carpo
Distrofia simpática reflexa
Acidente vascular cerebral
Herniação de disco intervertebral

Trauma
Lesão térmica por frio (geladura)
Lesão de percussão (ferramentas de vibração)

Fármacos
Antagonistas β-adrenérgicos
Antidepressivos tricíclicos
Antimetabólitos
Alcaloides do ergot (espigão do centeio)
Anfetaminas

poderá aumentar a probabilidade de vasoespasmo digital quando ocorrerem os estímulos vasoconstritivos.

Diagnóstico

Os testes não invasivos que podem ser usados para avaliar pacientes com o fenômeno de Raynaud incluem o registro do volume de pulso digital e a mensuração da pressão arterial sistólica digital e do fluxo sanguíneo digital. A mensuração da velocidade de hemossedimentação e dos títulos de anticorpos antinucleares, do fator reumatoide, das crioglobulinas e das aglutininas frias pode ser útil para definir as causas secundárias específicas do fenômeno de Raynaud. A angiografia não é necessária para diagnosticar essa doença, mas pode ser útil se a isquemia digital for resultado de aterosclerose ou de trombose e se a revascularização estiver sendo cogitada.

O fenômeno de Raynaud é a queixa inicial na maioria dos pacientes que se apresentam com uma forma limitada de esclerodermia chamada de síndrome CREST, um acrônimo para **c**alcinose subcutânea, fenômeno de **R**aynaud, dismotilidade **e**sofágica, **e**sclerodactilia (esclerodermia limitada aos dedos) e **t**elangiectasia. O fenômeno de Raynaud deverá ser diferenciado da acrocianose, que se caracteriza por descoloração azulada persistente das mãos ou dos pés que se intensifica durante a exposição ao frio. A acrocianose afeta homens e mulheres igualmente e o prognóstico é bom, com pouca probabilidade de perda de tecido digital.

Tratamento

O fenômeno primário e secundário de Raynaud pode, com frequência, ser tratado de maneira conservadora, protegendo-se as mãos e os pés da exposição ao frio. Além das mãos e dos pés, o tronco e a cabeça deverão ser mantidos aquecidos para reduzir o risco de vasoconstrição reflexa. A intervenção farmacológica é recomendada em pacientes que não respondam satisfatoriamente ao tratamento conservador. Bloqueadores dos canais de cálcio, como nifedipina e os antagonistas do sistema nervoso central, como a prazosina, podem ser usados para tratar esse fenômeno. Em casos raros, a simpatectomia cirúrgica poderá ser considerada para tratamento da isquemia digital intensa e persistente.

Conduta Anestésica

Não há recomendações específicas quanto à escolha dos fármacos para anestesia em pacientes com o fenômeno de Raynaud. As considerações básicas são aumentar a temperatura ambiente da sala de cirurgia e manter a normotermia. A pressão arterial sistêmica é geralmente monitorada via uma técnica não invasiva. Em alguns casos, a proporção risco-benefício da canulação arterial radial para a cirurgia de grande porte deve ser levada em conta. Em portadores da síndrome CREST, a canulação de uma artéria maior (tal como a femoral) deverá ser considerada se for necessário monitorar diretamente a pressão sanguínea intra-arterial.

A anestesia regional é aceitável para cirurgias periféricas em pacientes com o fenômeno de Raynaud. Caso uma técnica anestésica regional seja selecionada, pode ser prudente não incluir epinefrina na solução anestésica, pois a catecolamina poderá provocar vasoconstrição indesejável.

DOENÇA DA ARTÉRIA CARÓTIDA

Os acidentes vasculares cerebrais (derrames) são caracterizados por déficits neurológicos súbitos devidos a episódios isquêmicos, hemorrágicos ou trombóticos. O acidente vascular isquêmico é descrito pela área do cérebro afetada e pelo mecanismo etiológico. O acidente vascular hemorrágico é classificado como intracerebral ou subaracnóideo. Um ataque isquêmico transitório é um déficit neurológico focal súbito relacionado com o sistema vascular que se resolve em 24 horas. Esses ataques não são entidades de doença separadas, mas sim a evidência de um derrame isquêmico iminente.

O derrame é a principal causa de incapacidade e a terceira causa de morte nos EUA. A patogênese do derrame é um pouco diferente entre os grupos étnicos. A doença da artéria carótida extracraniana e a embolia cardiogênica são, com frequência, a causa dos derrames isquêmicos em caucasianos não hispânicos, enquanto a doença tromboembólica intracraniana é mais comum nos afroamericanos. As mulheres apresentam taxas mais baixas de derrames que os homens até os 75 anos de idade. A partir daí, essas taxas chegam ao máximo.

Anatomia Cerebrovascular

O suprimento de sangue para o cérebro (20% do débito cardíaco) é feito por meio de dois pares de vasos sanguíneos: as artérias carótidas internas e as artérias vertebrais (**Fig. 8-5**). Esses vasos se unem para formar os grandes vasos sanguíneos intracranianos (as artérias cerebrais anteriores, as artérias cerebrais médias e as artérias cerebrais posteriores) e o círculo arterial do cérebro (círculo de Willis). A oclusão de uma artéria intracraniana maior específica resulta em uma constelação de déficits neurológicos clínicos previ-

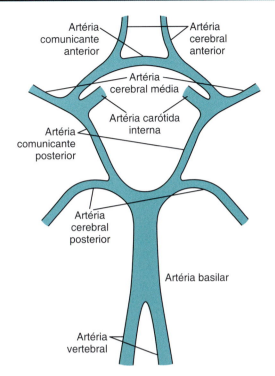

Figura 8-5 • Circulação cerebral e o círculo arterial do cérebro (círculo de Willis). O suprimento sanguíneo cerebral é proveniente das artérias vertebrais (que surgem das artérias subclávias) e das artérias carótidas internas (que surgem das artérias carótidas comuns).

síveis. O infarto isolado da artéria cerebral anterior não é comum. Os déficits neurológicos após a oclusão de uma artéria cerebral média são extensos, refletindo as grandes áreas do cérebro supridas por essa artéria e suas ramificações.

Os ramos principais das artérias vertebrais são as artérias para a medula espinal e as artérias cerebelares posteroinferiores, que suprem o cerebelo inferior e a medula lateral. As duas artérias vertebrais então se unem para formar a artéria basilar. A oclusão das artérias vertebrais ou da artéria basilar resulta em sinais e sintomas que dependem do nível da isquemia. A artéria basilar termina por se dividir em duas artérias cerebrais posteriores, as quais alimentam o lobo temporal medial, o lobo occipital e partes do tálamo.

A angiografia convencional pode demonstrar a oclusão vascular aguda ou um êmbolo alojado em uma bifurcação vascular. A vasculatura também pode ser visualizada de modo não invasivo pela angiografia por TC e pela angiografia por ressonância magnética. A ultrassonografia transcraniana com Doppler pode fornecer evidência indireta de uma oclusão vascular de grande porte e oferece a vantagem de monitorização em tempo real no leito em pacientes submetidos à terapia trombolítica.

Acidente Vascular Cerebral Isquêmico Agudo Esse quadro reflete, na maioria das vezes, uma embolia cardíaca (ou cardioembolia), uma aterotromboembolia de grandes vasos (como a resultante de doença na bifurcação da carótida) ou doença oclusiva de pequenos vasos (infarto lacunar). Os pacientes com diabetes melito ou hipertensão sistêmica existente há muito tempo têm mais probabilidade de sofrer derrame isquêmico agudo por causa da doença oclusiva de pequenos vasos. A ecocardiografia é muito útil na avaliação da origem da embolia cardíaca.

Fatores de Risco A hipertensão sistêmica é o fator de risco mais significativo para o derrame isquêmico agudo. O tratamento adequado da hipertensão sistólica e diastólica reduz drasticamente o risco do primeiro derrame. O tabagismo aumenta substancialmente o risco de derrame isquêmico agudo. A hiperlipidemia parece ser um fator de risco para a ocorrência de derrame isquêmico agudo, e o tratamento de pacientes com fármacos à base de estatina está associado ao risco reduzido de derrame. O diabetes melito é outro fator de risco comum para derrame. O consumo excessivo de álcool (mais de seis drinques por dia) parece aumentar o risco de derrame, enquanto o consumo moderado de bebidas alcoólicas (um a dois drinques por dia) pode ser um fator de proteção. Um nível aumentado de homocisteína é um fator de risco independente para o desenvolvimento do derrame.

ENDARTERECTOMIA DA CARÓTIDA

O tratamento cirúrgico da estenose sintomática da artéria carótida reduz significativamente o risco de derrame, especialmente em homens com estenose intensa dessa artéria. Dois grandes ensaios randomizados, o North American Symptomatic Carotid Endarterectomy Trial e o European Carotid Surgery Trial, informaram ambos resultados favoráveis para pacientes sintomáticos com estenose de alto grau (70%-90%), em comparação com os pacientes sob tratamento clínico. Dados de estudos de ultrassonografia transcraniana com Doppler e duplex sugerem que a estenose da artéria carótida com diâmetro luminal residual de 1,5 mm (estenose de 70%-75%) representa o ponto no qual a queda da pressão ocorre na estenose, ou seja, a estenose se torna hemodinamicamente significativa. Portanto, se o fluxo sanguíneo cerebral colateral não for adequado, poderão ocorrer ataques isquêmicos transitórios e infarto isquêmico.

O tratamento cirúrgico para doença assintomática ainda gera controvérsias. Parece que a redução absoluta do risco é pequena (cerca de 1% por ano para os primeiros anos), mas aumenta com o acompanhamento mais prolongado. Por isso, os resultados de prevenção do derrame nesse grupo de pacientes podem ser duráveis, mas a alta taxa de complicações perioperatórias nega qualquer benefício da correção cirúrgica de estenose assintomática da carótida. Somente aqueles centros com taxas de complicação de 3% ou menos deverão contemplar a realização da endarterectomia da carótida em pacientes assintomáticos.

A angioplastia da carótida e a inserção de dilatadores (*stents*) podem constituir alternativas à endarterectomia da carótida.

Avaliação Pré-operatória

Além da avaliação neurológica, os pacientes selecionados para a endarterectomia da carótida deverão ser examinados quanto à doença cardiovascular e renal coexistente. Previsivelmente, os pacientes com doença oclusiva cerebrovascular têm doença oclusiva em outras artérias. A doença cardíaca isquêmica é a causa principal de morbidade e mortalidade após o procedimento de endarterectomia da carótida. A incidência informada de infarto miocárdico perioperatório varia de 0% a 4%. Pacientes com doença grave de artérias coronárias e com doença grave de oclusão da carótida representam um dilema. Uma abordagem por etapas, primeiro com a endarterectomia da carótida, poderá resultar em morbidade/mortalidade significativas por causas cardíacas. Por outro lado, se a revascularização coronariana for feita primeiramente, poderá haver incidência mais alta de derrame. Não há estudos randomizados para determinar o benefício de procedimentos combinados *versus* procedimentos por etapas. O tratamento desse tipo de paciente deve ser obrigatoriamente individualizado.

A hipertensão essencial crônica é um achado comum em pacientes com doença cerebrovascular. É útil que se estabeleça a margem usual de pressão arterial para cada paciente antes da cirurgia, para fornecer um guia para pressões de perfusão aceitáveis durante a anestesia e a cirurgia. O efeito de uma alteração na posição da cabeça sobre a função cerebral também deverá ser averiguado. A rotação, flexão ou extensão extremas da cabeça em pacientes com doença de artéria vertebral coexistente poderão levar à angulação ou compressão daquela artéria. O reconhecimento dessa resposta antes da cirurgia permite evitar posições perigosas da cabeça (especialmente a hiperextensão) enquanto os pacientes estão inconscientes, durante a anestesia geral.

Conduta Anestésica

O tratamento anestésico para endarterectomia da carótida deve incluir a proteção do coração e do cérebro contra episódios isquêmicos. O controle da frequência cardíaca, da pressão arterial, da dor e das respostas ao estresse são providências necessárias. Além disso, na conclusão da cirurgia, o paciente deverá estar suficientemente acordado para ser submetido ao exame neurológico.

A endarterectomia da carótida pode ser realizada sob anestesia regional (bloqueio do plexo cervical) ou geral. A anestesia regional permite que o paciente fique acordado, para facilitar a avaliação neurológica durante o clampeamento da artéria carótida. Essa técnica exige cooperação do paciente. A labilidade da pressão arterial pode ser maior em pacientes submetidos à endarterectomia da carótida mediante anestesia geral. Entretanto, a redução no consumo metabólico de oxigênio no cérebro induzida pela anestesia pode fornecer um certo grau de proteção cerebral. Nenhum fármaco (ou fármacos) anestésico em particular pode ser recomendado para indução e manutenção da anestesia geral. Entretanto, dois objetivos devem ser atingidos: manutenção da estabilidade hemodinâmica e emergência imediata, para permitir a pronta avaliação do estado neurológico na sala de cirurgia.

Durante a endarterectomia da carótida, é importante manter a pressão arterial adequada, pois a autorregulação pode ser anormal nesses pacientes. Vasopressores ou vasodilatadores podem ser necessários para manter uma pressão de perfusão apropriada durante o clampeamento da carótida. A manipulação cirúrgica do seio da carótida pode causar alterações acentuadas na frequência cardíaca e na pressão arterial. É geralmente aceito que as alterações no fluxo sanguíneo cerebral, associadas a alterações em Pa_{CO_2} são imprevisíveis nesses pacientes. Portanto, a manutenção da normocarbia é recomendada.

A monitorização inclui, normalmente, um cateter intra-arterial. Os pacientes com função ventricular esquerda insatisfatória e/ou doença grave de artéria coronária poderão precisar de um cateter venoso central ou pulmonar central ou de ecocardiografia transesofágica, mas nem sempre isso é necessário. Os objetivos hemodinâmicos para a perfusão cerebral e coronariana são os mesmos e a conquista desses objetivos beneficia os dois sistemas orgânicos. Cuidados especiais precisam ser tomados durante as tentativas de acesso venoso central para evitar a punção inadvertida da carótida que poderia causar um hematoma que comprometeria o fluxo colateral durante o clampeamento da carótida.

Quando a endarterectomia da carótida é executada sob anestesia geral, deve-se considerar a monitorização da isquemia cerebral, da hipoperfusão e dos êmbolos cerebrais. A principal razão para monitorar a função cerebral nesses pacientes é selecionar quais deles se beneficiariam do uso de um *shunt* da artéria carótida durante o clampeamento dessa artéria. O eletroencefalograma-padrão é um indicador sensível da perfusão cerebral inadequada durante o clampeamento da carótida, e as complicações neurológicas intraoperatórias se correlacionam com as alterações eletroencefalográficas da isquemia cerebral. Entretanto, a utilidade da monitorização eletroencefalográfica durante a endarterectomia da carótida é limitada por vários fatores: (1) a eletroencefalografia pode não detectar os infartos subcorticais ou corticais pequenos, (2) os resultados falso-negativos são comuns (pacientes com derrames anteriores ou ataques isquêmicos transitórios têm alta incidência de resultados falso-negativos nos testes), e (3) o eletroencefalograma pode ser afetado não só por isquemia cerebral, mas também pelas alterações na temperatura, pressão arterial e profundidade da anestesia. A monitorização do potencial evocado somatossensorial pode detectar alterações específicas produzidas por fluxo de sangue arterial regional reduzido, mas pode ser difícil determinar se essas alterações são causadas pela anestesia, hipotermia, alterações na pressão arterial ou isquemia cerebral. A pressão de perfusão cerebral (*stump pressure*), ou pressão reversa da artéria carótida interna, é um indicador não satisfatório para a adequação da perfusão cerebral. A ultrassonografia transcraniana com Doppler permite a monitorização contínuo da velocidade de fluxo e a presença de episódios microembólicos, e poderá ser usada para determinar a necessidade de utilização de *shunt*, para identificar o mau funcionamento do *shunt* e para orientar o tratamento da hiperperfusão pós-operatória. De modo geral, a avaliação neurológica com o paciente acordado é o método mais simples, mais eficaz em termos de custo e mais confiável para monitorização da função cerebral durante a endarterectomia da carótida.

Manejo e Complicações Pós-operatórias

No período imediatamente pós-operatório após a endarterectomia da carótida, os pacientes devem ser monitorados quanto a complicações cardíacas, das vias aéreas e neurológicas, que incluem hiper ou hipotensão, isquemia/infarto do miocárdio, desenvolvimento de edema significativo de partes moles ou hematoma no pescoço e manifestação de sinais e sintomas neurológicos que sinalizam um novo derrame ou trombose aguda no sítio da endarterectomia.

A hipertensão é observada com frequência durante o período pós-operatório imediato, geralmente em pacientes com hipertensão essencial coexistente. O aumento na pressão arterial geralmente atinge um pico máximo entre 2 e 3 horas após a cirurgia e pode persistir por 24 horas. A hipertensão deverá ser tratada para evitar os perigos de edema cerebral e isquemia do miocárdio. A incidência de novos déficits neurológicos aumenta três vezes em pacientes que se mostram hipertensos após a cirurgia. A infusão contínua de nitroprussiato ou de nitroglicerina e o uso de fármacos de ação prolongada como hidralazina ou labetalol são opções para controle da pressão arterial. O mecanismo dessa hipertensão pós-operatória pode estar relacionado à atividade alterada do seio

CAPÍTULO 8
Doença Vascular

da carótida ou à perda da função desse seio por causa da desnervação durante a cirurgia.

A hipotensão também é comum durante o período pós-operatório imediato e pode ser explicada com base na hipersensibilidade do seio da carótida. Esse seio, anteriormente "revestido" por uma placa ateromatosa, agora é capaz de perceber as oscilações da pressão arterial mais claramente e passa por um período de hiper-responsividade a esses estímulos. A hipotensão devida a essa hipersensibilidade é, em geral, tratada com vasopressores, como a fenilefrina, e se resolve tipicamente dentro de 12 a 24 horas.

A disfunção de nervos cranianos é possível após a endarterectomia da aorta, e a maioria das lesões é transitória. Os pacientes deverão ser examinados quanto à evidência de lesão neural na laringe ou no nervo laríngeo superior. Essa lesão pode produzir dificuldade de engolir ou de proteger as vias aéreas e poderá resultar em aspiração.

A desnervação do corpo da carótida também pode ocorrer após a cirurgia da artéria carótida e prejudicar as respostas cardíacas e ventilatórias à hipoxemia. Isso pode ser clinicamente significativo após a endarterectomia bilateral da carótida ou com a administração de narcóticos.

Tratamento Endovascular da Doença da Carótida

A técnica de inserção de *stents* na artéria carótida está em desenvolvimento para o tratamento da doença da artéria carótida e pode tornar-se a alternativa principal à endarterectomia. A complicação principal dessa técnica é a microembolização de material aterosclerótico na circulação cerebral durante o procedimento. Foram desenvolvidos dispositivos de proteção embólica para uso durante a inserção do *stent,* para prevenir ou reduzir o risco de embolização desse material e, portanto, reduzir o risco de derrame. O estudo The Stenting and Angioplasty with Protection in Patients at High Risk for Endarterectomy (SAPPHIRE) é o primeiro ensaio clínico multicêntrico e randomizado a comparar a segurança e a eficácia da inserção de *stents* na carótida com a proteção embólica e a endarterectomia da carótida em pacientes de alto risco. O principal achado desse estudo foi demonstrar que os resultados da inserção de *stents* na artéria carótida com o uso de um dispositivo de proteção contra êmbolos foram similares aos resultados da endarterectomia da carótida na prevenção de derrame, morte ou infarto do miocárdio entre os pacientes para os quais a cirurgia representa risco maior.

Os estudos The Carotid Revascularization Endarterectomy vs. Stenting Trial (CREST) e The Stent-Supported Percutaneous Angioplasty of the Carotid Artery, quando concluídos, fornecerão mais dados sobre os resultados clínicos em populações de pacientes com risco baixo a médio e ajudarão a estabelecer diretrizes para o uso de técnicas endovasculares no tratamento da doença oclusiva da artéria carótida.

DOENÇA VENOSA PERIFÉRICA

A trombose venosa profunda (geralmente envolvendo uma veia da perna) e a embolia pulmonar subsequente são a causa principal de morbidade e mortalidade pós-operatórias. A formação de um coágulo dentro de um vaso sanguíneo é denominada de trombo, para diferenciar esse coágulo da coagulação normal extravascular do sangue. Um êmbolo é um fragmento de um trombo que se rompe e viaja na corrente sanguínea até se alojar em um sítio de estreitamento vascular. Um êmbolo que se origine em uma veia geralmente se aloja na vasculatura pulmonar, enquanto o êmbolo que se origina em uma artéria geralmente entope uma artéria mais distal e menor.

Os fatores que predispõem à tromboembolia são múltiplos e incluem eventos associados à anestesia e à cirurgia (**Tabela 8-5**). Por exemplo, a estase venosa associada à imobilidade ou à gestação resulta em falha na dissolução ou liberação rápida dos fatores de coagulação ativados, predispondo, assim, à formação de trombos. Qualquer condição que cause cisalhamento de uma parede de vaso endotelial, tal como infecção, trauma e irritação medicamentosa, também predispõe à formação de trombo.

Trombose Venosa Profunda

A trombose venosa profunda é detectável em um grande número de pacientes acima dos 40 anos após prostatectomia ou cirurgia do quadril. A maioria desses casos é subclínica e se resolverá completamente quando a mobilidade for restaurada. Alguns trombos viajam para os pulmões e produzem embolia pulmonar. A estase venosa, o dano endotelial e a hipercoagulabilidade predispõem à trombose venosa. Os trombos formados nas veias abaixo dos joelhos ou nos braços raramente dão origem a êmbolos pulmonares significativos, enquanto aqueles que se estendem para o sistema venoso iliofemoral podem produzir uma embolia pulmonar potencialmente fatal. Da mesma forma, os trombos formados no átrio direito como resultado da fibrilação atrial são fontes comuns de embolia pulmonar.

TABELA 8-5 Fatores que Predispõem à Tromboembolia

Estase venosa
  Cirurgia recente
  Trauma
  Falta de deambulação
  Gravidez
  Baixo débito cardíaco (insuficiência cardíaca congestiva, infarto do miocárdio)
  Derrame
Anormalidade da parede venosa
  Veias varicosas
  Irritação medicamentosa
Estado de hipercoagulabilidade
  Cirurgia
  Terapia com estrogênio (contraceptivos orais)
  Câncer
  Deficiências de anticoagulantes endógenos (antitrombina III, proteína C, proteína S)
  Resposta de estresse associada à cirurgia
  Doença inflamatória do intestino
História de tromboembolia anterior
Obesidade mórbida
Idade avançada

Diagnóstico

A tromboflebite superficial está raramente associada à embolia pulmonar. A inflamação intensa que acompanha a tromboflebite superficial leva rapidamente à oclusão total da veia. Tipicamente, a veia pode ser palpada como uma estrutura semelhante a um cordão, cercada por uma área de eritema, calor e edema. A presença de febre sugere infecção bacteriana. O tratamento da trombose venosa superficial é geralmente conservador, consistindo na elevação das pernas, aplicação de calor e administração de antibióticos se houver suspeita de infecção.

O diagnóstico de trombose venosa profunda por meio de sinais clínicos não é confiável. A ultrassonografia em modo B com compressão venosa é altamente sensível para detectar trombose venosa proximal (veia poplítea ou femoral), mas menos sensível para detecção de trombose venosa da panturrilha (**Fig. 8-6**). Esse método é o preferido para a avaliação de pacientes com trombose venosa profunda suspeitada, pois é menos invasivo que a venografia e mais preciso que a pletismografia por impedância. A trombose venosa pode ser diagnosticada com sensibilidade e especificidade de mais de 95%.

A maioria dos trombos venosos pós-operatórios surge na porção inferior das pernas, especialmente nas solas dos pés e em grandes veias que drenam o músculo gastrocnêmio. Entretanto, em cerca de 20% dos pacientes, os trombos se originam em veias mais proximais. Se não tratada, a trombose venosa profunda pode estender-se para veias maiores e mais proximais e essa extensão pode ser responsável pelos êmbolos pulmonares fatais subsequentes.

A trombofilia refere-se à tendência hereditária de sofrer trombose recorrente. As anormalidades laboratoriais associadas à trombose venosa/embolia inicial e recorrente incluem as deficiências congênitas da antitrombina III, proteína C, proteína S ou plasminogênio. A resistência congênita à proteína C ativada e os níveis aumentados de anticorpos antifosfolipídios também estão associados à tromboembolia venosa. Pode haver história familiar de trombose venosa não explicada.

Tratamento

A anticoagulação é o tratamento de primeira linha para todos os pacientes com diagnóstico de trombose venosa profunda. A terapia começa com heparina (heparina não fracionada ou de baixo peso molecular), pois esse fármaco produz efeito anticoagulante imediato. A heparina pode ser administrada por infusão intravenosa contínua ou injeção subcutânea. Esse fármaco tem janela terapêutica estreita e a resposta individual dos pacientes pode variar consideravelmente. As vantagens da heparina de baixo peso molecular sobre a não fracionada incluem meia-vida mais longa, resposta mais previsível à dose e menos risco de complicações de sangramento.

O tratamento com um antagonista oral da vitamina K (warfarin) é iniciado em 24 horas após o início da terapia com heparina e ajustado para atingir um tempo de protrombina com relação normalizada internacional entre 2,0 e 3,0. A heparina é suspensa quando warfarin atingiu seu efeito terapêutico. Os anticoagulantes orais podem ser mantidos por 3 a 6 meses ou mais.

Filtros podem ser inseridos na veia cava inferior em pacientes com embolia pulmonar recorrente, apesar da terapia anticoagulante adequada, ou naqueles para os quais a anticoagulação é contraindicada.

Complicações da Anticoagulação

Cerca de 5% dos pacientes tratados com heparina não fracionada desenvolvem sangramento significativo. Esses episódios parecem ser menos frequentes com o uso da heparina de baixo peso molecular. Cerca de 3% dos pacientes tratados com heparina não fracionada desenvolvem trombocitopenia mediada pelo sistema imune (trombocitopenia induzida por heparina) com contagens de plaquetas inferiores a 100.000 células/mm^3. Paradoxalmente, a

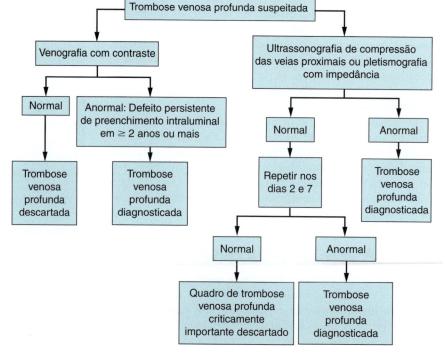

Figura 8-6 • Passos no diagnóstico de trombose venosa profunda. (*Adaptado de Ginsberg JS: Management of venous thromboembolism. N Engl J Med 1996;335:1816-1828. Copyright 1996 Massachusetts Medical Society.*)

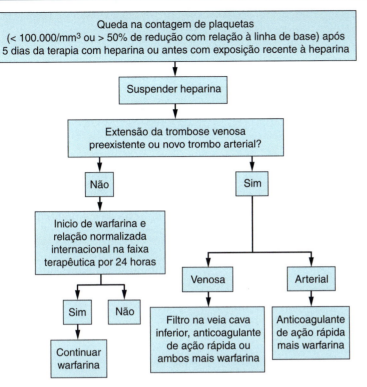

Figura 8-7 • Passos no tratamento de pacientes com tromboembolia induzida por heparina. *(Adaptado de Ginsberg JS: Management of venous thromboembolism. N Engl J Med 1996;335:1816-1828. Copyright 1996 Massachusetts Medical Society.)*

trombocitopenia induzida por heparina pode ser complicada por extensão de mais casos de trombose venosa ou pelo desenvolvimento de novas tromboses arteriais. O tratamento da trombocitopenia induzida por heparina é empírico e inclui a suspensão da heparina (**Fig. 8-7**).

Prevenção de Tromboembolia Venosa
Fatores de Risco Clínicos
Os fatores de risco clínicos identificam pacientes que podem beneficiar-se das medidas profiláticas que visam reduzir o risco do desenvolvimento da trombose venosa profunda (**Tabela 8-6**). Pacientes em baixo risco exigem somente medidas profiláticas mínimas, como a deambulação precoce após a cirurgia e o uso de meias de compressão, que aumentam a propulsão do sangue dos tornozelos para os joelhos. O risco de trombose venosa profunda pode ser bem mais alto em pacientes com mais de 40 anos que estejam se submetendo a cirurgias com mais de 1 hora de duração, especialmente a cirurgia ortopédica nas extremidades inferiores, a cirurgia pélvica ou abdominal e a cirurgia que exige período de convalescença prolongado com repouso na cama ou mobilidade limitada. A presença de câncer também aumenta o risco de complicações trombóticas.

A heparina subcutânea em doses de 5 mil unidades, duas vezes ao dia, evita a trombose venosa profunda em pacientes em risco moderado após cirurgia abdominal e ortopédica. A compressão pneumática externa intermitente das pernas protege os pacientes em risco moderado de sofrer esse tipo de trombose (**Tabela 8-6**).

Anestesia Regional
A incidência de trombose venosa profunda e de embolia pulmonar em pacientes submetidos à artroplastia total de joelho ou de quadril pode ser substancialmente reduzida (20%-40%) pela conduta anestésica epidural ou espinal, comparadas com a anestesia geral. A analgesia epidural pós-operatória não aumenta esse benefício, mas pode permitir deambulação mais cedo, o que pode reduzir o risco de trombose venosa profunda.

Presumivelmente, os efeitos benéficos da anestesia regional, em comparação com a anestesia geral, se devem à (1) vasodilatação, que maximiza o fluxo de sangue venoso e (2) à habilidade de fornecer analgesia pós-operatória excelente e deambulação precoce.

STOELTING ANESTESIA E DOENÇAS COEXISTENTES

TABELA 8-6	Fatores de Risco e Predisponentes para o Desenvolvimento de Trombose Venosa Profunda após Cirurgia ou Trauma		
Episódio	Baixo Risco	Risco Moderado	Alto Risco
Cirurgia geral	< 40 anos Operação < 60 min	> 40 anos Operação > 60 min	> 40 anos Operação > 60 min Trombose venosa profunda anterior Embolia pulmonar anterior Trauma extenso Fraturas de porte
Cirurgia ortopédica			Artroplastia de joelho ou quadril
Trauma			Lesão extensa de partes moles Fraturas de porte Múltiplos sítios de trauma
Condições clínicas	Gravidez	Período pós-parto Infarto do miocárdio Insuficiência cardíaca congestiva	Derrame
Incidência de TPV sem profilaxia	2%	10% - 40%	40% - 80%
Embolia pulmonar sintomática	0,2%	1% - 8%	5% - 10%
Embolia pulmonar fatal	0,002%	0,1% - 0,4%	1% - 5%
Passos recomendados para minimizar a trombose venosa profunda (TVP)	Meias de compressão graduadas Deambulação precoce	Compressão pneumática externa Heparina subcutânea Dextran intravenoso	Compressão pneumática externa Heparina subcutânea Dextran intravenoso Filtro na veia cava Warfarina

Adaptado de Weinmann EE, Salzman EW: Deep-vein thrombosis. N Engl J Med 1994;331:1630-1642.

PONTOS-CHAVE

- A aterosclerose é uma doença sistêmica. Os pacientes com doença arterial periférica têm de três a cinco vezes mais risco de episódios isquêmicos cardiovasculares, como infarto do miocárdio, derrame isquêmico e morte do que aqueles sem essa doença. A isquemia crítica dos membros está associada a um índice muito alto de morbidade e mortalidade em médio prazo em virtude dos episódios cardiovasculares.

- O desenvolvimento da aterosclerose envolve vários processos altamente inter-relacionados, incluindo distúrbios de lipídios, ativação de plaquetas, trombose, disfunção endotelial, inflamação, estresse oxidativo, ativação das células vasculares de músculos lisos, metabolismo alterado da matriz, remodelação e fatores genéticos.

- O clampeamento da aorta e sua descompressão estão associados a distúrbios hemodinâmicos significativos por causa da redução do fluxo sanguíneo distal ao clampeamento aortico e o aumento desse fluxo sanguíneo proximal ao nível da oclusão aórtica. Existe aumento substancial na pressão

sanguínea sistêmica. Essa hipertensão é atribuída à impedância aumentada para o fluxo aórtico de saída (pós-carga aumentada). A resposta hemodinâmica ao pinçamento de oclusão da aorta difere com base no nível de clampeamento: torácico, supracelíaco ou infrarrenal.

- As pressões de perfusão distal ao clampeamento aórtico se mostram diminuídas e dependem diretamente da pressão superior ao nível do clampeamento aórtico para ajudar no fluxo sanguíneo através dos vasos colaterais ou por meio de uma revascularização. O fluxo sanguíneo aos órgãos vitais distais ao clampeamento aórtico depende da pressão de perfusão e não do débito cardíaco ou do volume intravascular.

- O clampeamento da aorta está associado a formação e liberação de fatores hormonais (ativação do sistema nervoso simpático e do sistema renina-angiotensina-aldosterona) e de outros mediadores (prostaglandinas, radicais livres de oxigênio, cascata do complemento). Esses mediadores podem agravar ou abrandar os efeitos perigosos do clampeamento e

CAPÍTULO 8
Doença Vascular

PONTOS-CHAVE — cont.

desclampeamento da aorta. De modo geral, a lesão a medula espinal, pulmões, rins e vísceras abdominais se deve, principalmente, à isquemia e à lesão de reperfusão subsequente devida ao clampeamento da aorta (efeitos locais) e/ou à liberação de mediadores de tecidos isquêmicos e tecidos reperfundidos (efeitos distantes).

- As causas principais da hipotensão devida ao desclampeamento, incluem (1) hipovolemia central causada por acúmulo de sangue em tecidos reperfusados, (2) vasodilatação mediada por hipoxia causando aumento na capacitância vascular nos tecidos abaixo do nível do clampeamento aórtico e (3) acúmulo de metabólitos depressores vasoativos e miocárdicos nesses tecidos.

- Procedimentos endovasculares envolvendo a aorta, a carótida e as artérias periféricas surgiram como métodos alternativos menos invasivos de reparo arterial. As taxas de mortalidade hospitalar e dentro de 30 dias após a cirurgia são mais baixas para o reparo endovascular de um aneurisma aórtico abdominal do que para o reparo aberto. Entretanto, em 5 anos, não há diferença significativa na mortalidade por todas as causas entre os grupos de reparo vascular e aberto. A incidência de conversão para um reparo aberto é de aproximadamente 3%.

- A oclusão arterial aguda é causada, tipicamente, por embolia cardiogênica. Êmbolos sistêmicos podem surgir de um trombo mural no ventrículo esquerdo, que se desenvolve por causa de infarto do miocárdio ou cardiomiopatia dilatada. Outras fontes cardíacas de êmbolos sistêmicos são a doença cardíaca valvular, as próteses de válvulas cardíacas, a endocardite infecciosa e o mixoma atrial esquerdo. A fibrilação atrial é um fator predisponente muito importante na embolização sistêmica. As causas não cardíacas da oclusão arterial aguda incluem os êmbolos de aterosclerose da aorta e das artérias ilíacas ou femorais.

- A tromboangeíte obliterante é uma vasculite inflamatória que leva à oclusão de artérias e veias de pequeno e médio portes nas extremidades. A doença é mais predominante nos homens e se manifesta tipicamente antes dos 45 anos de idade. O fator predisponente mais importante é o tabagismo, e

a desordem envolve, aparentemente, uma resposta autoimune desencadeada na presença da nicotina.

- Os dados de estudos de ultrassonografia transcraniana com Doppler e duplex da carótida sugerem que uma estenose da artéria carótida com diâmetro luminal residual de 1,5 mm (estenose de 70% a 75%) representa o ponto no qual ocorre a queda da pressão na estenose, ou seja, a estenose se torna hemodinamicamente significativa. Portanto, se o fluxo sanguíneo cerebral colateral não for adequado, poderá ocorrer um quadro de ataques isquêmicos e de infartos isquêmicos transitórios.

- A hipertensão é observada com frequência durante o período imediato pós-operatório de endarterectomia da carótida. Nesse momento, a hipertensão pode estar relacionada à hipertensão essencial coexistente ou à atividade alterada do seio da carótida, ou ainda à perda de função desse seio em virtude da desnervação durante a cirurgia. A hipertensão deverá ser tratada para evitar os riscos de edema cerebral e de isquemia do miocárdio.

- Durante o período imediato pós-operatório da endarterectomia da carótida pode-se observar um quadro de hipotensão, que pode estar assoviada à hipersensibilidade do seio da carótida. Esse seio, anteriormente preenchido com placas ateroscleróticas, agora é capaz de perceber as oscilações da pressão arterial mais nitidamente e passa por um período de responsividade exagerada a esses estímulos.

- Pacientes em baixo risco de trombose venosa profunda exigem apenas medidas profiláticas mínimas, como deambulação precoce pós-operatória e uso de meias de compressão. O risco de TVP pode ser muito mais alto em pacientes com mais de 40 anos submetidos a operações com mais de 1 hora de duração, especialmente a cirurgia ortopédica nas extremidades inferiores, na região pélvica ou abdominal e a cirurgia que exige convalescença prolongada com repouso no leito ou mobilidade limitada. A presença de câncer também aumenta o risco de complicações trombóticas. A heparina subcutânea (heparina em dose mínima) e a compressão pneumática externa intermitente da perna ajudam a prevenir a trombose venosa profunda em pacientes com risco moderado após cirurgia abdominal ou ortopédica.

REFERÊNCIAS

Asymptomatic Carotid Surgery Trial (ACST) Collaborative Group: Prevention of disabling and fatal strokes by successful carotid endarterectomy in patients without recent neurological symptoms: Randomised controlled trial. Lancet 2004;363:1491–1502.

Chaturvedi S, Bruno A, Feasby T, et al: Carotid endarterectomy— an evidence-based review: Report of the therapeutics and technology assessment subcommittee of the American Academy of Neurology. Neurology 2005;65:794–801.

Cremonesi A, Setacci C, Angelo Bignamini A, et al: Carotid artery stenting: First consensus document of the ICCS-SPREAD Joint Committee. Stroke 2006;37:2400–2409.

European Carotid Surgery Trialists' Collaborative Group: MRC European Carotid Surgery Trial: Interim results for symptomatic patients

with severe (70–99%) or with mild (0–29%) carotid stenosis. Lancet 1991;337:1235–1243.

EVAR Trial Participants: Endovascular aneurysm repair versus open repair in patients with abdominal aortic aneurysm (EVAR trial 1): Randomised controlled trial. Lancet 2005;365:2179–2186.

EVAR Trial Participants: Endovascular aneurysm repair and outcome in patients unfit for open repair of abdominal aortic aneurysm (EVAR trial 2): Randomised controlled trial. Lancet 2005;365:2187–2192.

Freeman A, Shulman S: Kawasaki disease: Summary of the American Heart Association guidelines. Am Fam Physician 2006;74:1441–1448.

Geerts WH, Heit JA, Clagett GP, et al: Prevention of venous thromboembolism. Chest 2001;119:132S–175S.

Gelman S: The pathophysiology of aortic cross-clamping and unclamping. Anesthesiology 1995;82:1026–1060.

Hirsch AT, Haskal ZJ, Hertzer NR, et al: ACC/AHA 2005 practice guidelines for the management of patients with peripheral arterial disease (lower extremity, renal, mesenteric, and abdominal aortic): A collaborative report from the American Association for Vascular Surgery/Society for Vascular Surgery, Society for Cardiovascular Angiography and Interventions, Society for Vascular Medicine and Biology, Society of Interventional Radiology, and the ACC/AHA Task Force on Practice Guidelines (writing committee to develop guidelines for the management of patients with peripheral arterial disease): Endorsed by the American Association of Cardiovascular and Pulmonary Rehabilitation; National Heart, Lung, and Blood Institute; Society for Vascular Nursing; TransAtlantic Inter-Society Consensus; and Vascular Disease Foundation. Circulation 2006;113:e463–e654.

Katzen BT, Dake MD, MacLean AA, Wang DS: Endovascular repair of abdominal and thoracic aortic aneurysms. Circulation 2005;112:1663–1675.

Kouchoukos NT, Dougenis D: Surgery of the thoracic aorta. N Engl J Med 1997;336:1876–1888.

McFalls EO, Ward HB, Moritz TE, et al: Coronary artery revascularization before elective major vascular surgery. N Engl J Med 2004;351:2795–2804.

Norris EJ, Beattie C, Perler BA, et al: Double masked randomized trial comparing alternate combinations of intraoperative anesthesia and postoperative analgesia in abdominal aortic surgery. Anesthesiology 2001;95:1054–1067.

North American Symptomatic Carotid Endarterectomy Trial Collaborators: Beneficial effect of carotid endarterectomy in symptomatic patients with high-grade carotid stenosis. N Engl J Med 1991;325:445–453.

Sharrock NE, Ranawat CS, Urquhart B, et al: Factors influencing deep vein thrombosis after total hip arthroplasty under epidural anesthesia. Anesth Analg 1993;76:765–771.

Trimarchi S, Nienaber CA, Rampoldi V, et al: Role and results of surgery in acute type B aortic dissection: Insights from the International Registry of Acute Aortic Dissection (IRAD). Circulation 2006;114:357–364.

Tsai TT, Evangelista A, Nienaber CA, et al: Long-term survival in patients presenting with type A acute aortic dissection. Insights from the International Registry of Acute Aortic Dissection (IRAD). Circulation 2006;114(Suppl I):I-350–I-356.

Yadav JS, Wholey MH, Kuntz RE, et al: Protected carotid-artery stenting versus endarterectomy in high-risk patients. N Engl J Med 2004;351:1493–1501.

CAPÍTULO 9

Doenças Respiratórias

Viji Kurup

Infecção Aguda das Vias Aéreas Superiores
- Sinais e Sintomas
- Diagnóstico
- Conduta Anestésica

Asma
- Sinais e Sintomas
- Patogênese
- Diagnóstico
- Tratamento
- Conduta Anestésica

Doença Pulmonar Obstrutiva Crônica
- Sinais e Sintomas
- Diagnóstico
- Tratamento
- Conduta Anestésica

Doença Pulmonar Obstrutiva Crônica e Insuficiência Respiratória Aguda
- Tratamento
- Fatores de Risco para Complicações Pulmonares Pós-operatórias

Causas Menos Comuns de Obstrução ao Fluxo Aéreo Expiratório
- Bronquiectasia
- Fibrose Cística
- Discinesia Ciliar Primária
- Bronquiolite Obliterante
- Estenose Traqueal
- Doença Pulmonar Restritiva
- Doença Pulmonar Restritiva Aguda Intrínseca

Doença Pulmonar Restritiva Crônica Intrínseca
- Sarcoidose
- Pneumonite de Hipersensibilidade
- Granuloma Eosinofílico
- Proteinose Alveolar Pulmonar
- Linfangioleiomiomatose

Doença Pulmonar Restritiva Crônica Extrínseca
- Obesidade
- Deformidades das Estruturas Esqueléticas Costovertebrais
- Deformidades do Esterno
- Tórax Instável
- Distúrbios Neuromusculares
- Paralisia Diafragmática
- Transecção da Medula Espinal
- Síndrome de Guillain-Barré
- Distúrbios da Transmissão Neuromuscular
- Distrofia Muscular
- Distúrbios da Pleura e do Mediastino
- Conduta Anestésica

Procedimentos Diagnósticos em Pacientes com Doença Pulmonar
- Insuficiência Respiratória Aguda
- Síndrome da Angústia Respiratória Aguda/ do Adulto

Embolia Pulmonar
- Diagnóstico
- Tratamento
- Conduta Anestésica

- Embolia Gordurosa

Transplante Pulmonar
- Efeitos Fisiológicos do Transplante Pulmonar
- Complicações do Transplante Pulmonar
- Considerações Anestésicas nos Receptores de Transplante Pulmonar

Pacientes com doenças respiratórias pré-operatórias estão sob risco aumentado de complicações respiratórias perioperatórias. Existe um aumento da conscientização sobre a importância da contribuição das complicações pulmonares pós-operatórias em morbidade, mortalidade e aumento da duração da internação hospitalar. As complicações pulmonares também têm um papel importante na determinação da mortalidade pós-cirúrgica a longo prazo. A modificação da gravidade da doença e a otimização pré-operatória do paciente diminuem significativamente a incidência dessas complicações.

As doenças respiratórias podem ser divididas nos seguintes grupos para a discussão da sua influência no manejo anestésico: infecção das vias aéreas superiores (IVAS), asma, doença pulmonar obstrutiva crônica (DPOC), insuficiência respiratória aguda, doença pulmonar restritiva, embolia pulmonar e transplante pulmonar.

INFECÇÃO AGUDA DAS VIAS AÉREAS SUPERIORES

A cada ano, aproximadamente 25 milhões de pacientes com IVAS não complicada procuram seus médicos. A síndrome do resfriado comum resulta em cerca de 20 milhões de dias de ausência do trabalho e 22 milhões de dias de ausência da escola. É provável, então, que haverá uma população de pacientes agendados para cirurgia eletiva que terá IVAS ativa.

A nasofaringite infecciosa (viral ou bacteriana) causa aproximadamente 95% de todas as IVAS, com os vírus mais comuns sendo o rinovírus, coronavírus, vírus influenza, vírus parainfluenza e vírus sincicial respiratório. A nasofaringite não infecciosa é alérgica e de origem vasomotora.

Sinais e Sintomas

Os pacientes com IVAS apresentam um amplo espectro de sinais e sintomas. Espirros, rinorreia e uma história de alergias apontam para a etiologia alérgica. Quando associados a uma infecção, há geralmente história de febre, descarga nasal purulenta, tosse produtiva, febre e mal-estar. Ao exame, o paciente pode estar taquipneico ou sibilando ou com aparência toxêmica.

Diagnóstico

O diagnóstico da IVAS geralmente é baseado nos sinais e sintomas clínicos. Embora culturas virais e exames laboratoriais estejam disponíveis para confirmar o diagnóstico de IVAS, eles são pouco sensíveis e pouco práticos em um cenário clínico ativo.

Conduta Anestésica
Pré-operatório

A maioria dos estudos a respeito dos efeitos da IVAS nas complicações pós-operatórias foram feitos em pacientes pediátricos. Há evidências que mostram uma incidência aumentada de complicações respiratórias em pacientes com história de secreções abundantes, intubação endotraqueal, prematuridade, tabagismo dos pais, congestão nasal e doença de vias aéreas reativas e naqueles com cirurgia de vias aéreas. Aqueles com sinais sistêmicos claros de infecção, como febre, rinite purulenta, tosse produtiva e roncos, que estão sendo submetidos à cirurgia eletiva, particularmente cirurgia de vias aéreas, estão sob risco considerável de eventos adversos perioperatórios. Deve ser realizada uma consulta ao cirurgião com relação à urgência do caso. Os pacientes que tiveram uma IVAS por dias ou semanas e estão estáveis ou melhorando podem ser conduzidos com segurança sem o adiamento da cirurgia. O atraso da cirurgia não reduz a incidência de eventos adversos respiratórios se a anestesia for administrada dentro de 4 semanas da IVAS. A hiper-reatividade das vias aéreas pode requerer 6 semanas ou mais para melhorar. Os aspectos econômicos e práticos do cancelamento da cirurgia devem ser levados em consideração antes que uma decisão para adiar a cirurgia seja tomada.

Infecções virais, particularmente durante a fase infecciosa, podem causar alterações morfológicas e funcionais no epitélio respiratório. A relação entre o dano epitelial, a infecção viral, a reatividade das vias aéreas e a anestesia permanece incerta. O fluxo mucociliar traqueal e a atividade bactericida pulmonar podem ser diminuídos pela anestesia geral. É possível que a ventilação com pressão positiva possa ajudar a disseminar a infecção do trato respiratório superior para o inferior. A resposta imune do organismo é alterada pela cirurgia e anestesia. Uma redução do número de linfócitos B, da responsividade dos linfócitos T e da produção de anticorpos pode estar associada à anestesia, mas a importância clínica desse fato ainda deve ser elucidada.

Intraoperatório

A conduta anestésica dos pacientes com IVAS deve incluir hidratação adequada, focalizar na redução de secreções e limitar a manipulação de uma via aérea potencialmente sensível. A máscara laríngea pode ser uma boa alternativa à intubação endotraqueal a fim de reduzir o risco de broncoespasmo pela manipulação das vias aéreas. O papel dos broncodilatadores profiláticos para reduzir a incidência de broncoespasmo perioperatório não foi claramente estabelecido.

Pós-operatório

Os eventos respiratórios adversos relatados em pacientes com IVAS incluem broncoespasmo, laringoespasmo, obstrução de vias aéreas, crupe pós-intubação, dessaturação e atelectasia. Complicações a longo prazo da anestesia de pacientes com IVAS não foram demonstradas. Hipoxemia intraoperatória e pós-operatória imediata é comum e responde ao tratamento com oxigênio suplementar.

ASMA

A asma é uma doença caracterizada por inflamação crônica das vias aéreas, obstrução reversível ao fluxo aéreo expiratório em res-

CAPÍTULO 9
Doenças Respiratórias

posta a vários estímulos e hiper-reatividade brônquica. Estima-se que a asma afete 4% a 5% da população dos EUA. Dados do National Center for Health Statistics indicam que 30,8 milhões de pessoas tinham diagnóstico de asma em 2002. Adultos faltaram a 11,8 milhões de dias de trabalho devido à asma. A asma brônquica pode ocorrer em qualquer idade, mas tipicamente aparece precocemente na vida. Aproximadamente metade dos casos desenvolve-se antes dos 10 anos e outro terço ocorre antes dos 40 anos. Na infância, há um predomínio de 2:1 de meninos/meninas, mas a proporção entre os sexos equaliza-se por volta dos 30 anos.

TABELA 9-1	Estímulos que Desencadeiam os Sintomas da Asma

1. Alérgenos
2. Agentes farmacológicos: ácido acetilsalicílico, β-antagonistas, alguns fármacos anti-inflamatórios não esteroidais, agentes sulfitantes
3. Infecções: vírus respiratórios
4. Exercício: as crises tipicamente se seguem ao esforço, em vez de ocorrerem durante o mesmo
5. Estresse emocional: mediação vagal e de endorfinas

Sinais e Sintomas

A asma é uma doença episódica, com exacerbações agudas intercaladas com períodos livres de sintomas. A maioria dos ataques é de curta duração, durando de minutos a horas, e o paciente parece recuperar-se completamente após um ataque. Entretanto, pode haver uma fase na qual o paciente apresenta algum grau de obstrução das vias aéreas diariamente. Essa fase pode ser leve, com ou sem episódios graves sobrepostos, ou muito mais séria, com obstrução significativa persistindo por dias ou semanas. O estado de mal asmático é definido como broncoespasmo potencialmente fatal que persiste apesar do tratamento.

As manifestações clínicas da asma incluem sibilos, tosse produtiva ou não produtiva, dispneia, desconforto ou aperto torácico, que podem levar à "fome de ar", e eosinofilia.

Patogênese

A asma é uma doença heterogênea e genética (atópica) e fatores ambientais, como vírus, exposição ocupacional e alérgenos, contribuem para o seu início e continuação. Os estímulos que incitam um episódio de asma estão resumidos na **Tabela 9-1**.

Os fatores que apoiam o modelo imunológico da etiologia da asma induzida por alérgenos incluem os seguintes: (1) A atopia é o maior fator de risco isolado para o desenvolvimento da asma. (2) Uma história pessoal e/ou familiar de doenças alérgicas, como rinite, urticária e eczema, frequentemente está presente. (3) Geralmente, há uma reação positiva da pele com pápula e eritema à injeção intradérmica de extratos de antígenos transportados pelo ar. (4) Os níveis séricos de imunoglobulina E estão aumentados e/ou há uma resposta positiva aos testes provocativos envolvendo a inalação de antígenos específicos. (5) Foi observada evidência de ligação genética entre níveis altos de IgE sérica total e atopia.

Uma explicação alternativa para os aspectos característicos da asma é a regulação anormal da função neural do sistema nervoso autônomo, especificamente o desequilíbrio entre a contribuição neural excitatória (broncoconstritora) e inibitória (broncodilatadora). É provável que mediadores químicos liberados pelos mastócitos interajam com o sistema nervoso autônomo. Alguns mediadores químicos podem estimular os receptores das vias aéreas e desencadear broncoconstrição reflexa, enquanto outros mediadores sensibilizam o músculo liso brônquico aos efeitos da acetilcolina. Além disso, o estímulo dos receptores muscarínicos pode facilitar a liberação de mediadores pelos mastócitos, proporcionando uma alça de retroalimentação (*feedback*) positiva para a inflamação sustentada e broncoconstrição.

Diagnóstico

O volume expiratório forçado no primeiro segundo (VEF_1) e a taxa máxima do fluxo expiratório médio são medidas diretas da gravi-

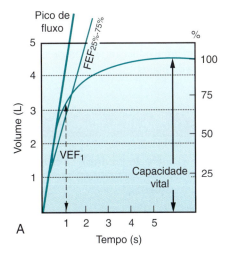
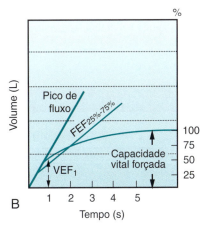

Figura 9-1 • Alterações espirográficas de um indivíduo normal (**A**) e um paciente em broncoespasmo (**B**). O volume expiratório forçado no 1º segundo (VEF_1) é tipicamente menor que 80% da capacidade vital na presença de doença obstrutiva das vias aéreas. A taxa de pico de fluxo e a taxa máxima do fluxo expiratório médio ($FEF_{25\%-75\%}$) também estão diminuídas nesses pacientes (**B**). *(Adaptado de Kingston HGG, Hirshman CA: Perioperative management of the patient with asthma. Anesth Analg 1984;63:844-855.)*

dade da obstrução ao fluxo aéreo expiratório (**Fig. 9-1** e **Tabela 9-2**). Essas medidas fornecem dados objetivos que podem ser usados para avaliar a gravidade e monitorar o curso de uma exacerbação da asma. O paciente asmático típico que se apresenta ao hospital para tratamento tem um VEF_1 menor que 35% do normal e uma taxa máxima do fluxo expiratório médio que é 20% ou menos do normal. As alças de fluxo-volume mostram o característico formato descendente em concha da porção expiratória da curva. Alças de fluxo-volume nas quais a alça inspiratória ou expiratória da curva é achatada ajudam a distinguir os sibilos causados por obstrução das vias aéreas (corpo estranho, estenose traqueal, tumor mediastinal) da asma (**Figs. 9-2** e **9-3**). Durante as crises asmáticas moderadas a graves, a capacidade residual funcional (CRF) pode aumentar substancialmente, mas a capacidade pulmonar total geralmente permanece dentro da faixa normal. A capacidade de difusão do monóxido de carbono não é alterada. A responsividade aos broncodilatadores pode proporcionar evidências combrobatórias quando a asma é suspeitada por razões clínicas. Nos pacientes com obstrução ao fluxo aéreo expiratório, um aumento no fluxo aéreo após a inalação de um broncodilatador sugere asma. As anormalidades nos testes de função pulmonar podem persistir por muitos dias após uma crise asmática aguda apesar da ausência de sintomas. Uma vez que a asma é uma doença episódica, seu diagnóstico deve ser suspeitado mesmo quando os testes de função pulmonar estão normais.

A asma leve geralmente é acompanhada de PaO_2 e $PaCO_2$ normais. A taquipneia e a hiperventilação observadas durante uma crise asmática aguda não refletem hipoxemia arterial, mas sim reflexos neurais nos pulmões. Hipocarbia e alcalose respiratória são os achados mais comuns na gasometria do sangue arterial na presença de asma. À medida que a gravidade da obstrução ao fluxo aéreo expiratório aumenta, as inadequações da relação ventilação-perfusão associadas podem resultar em uma PaO_2 menor que 60 mmHg enquanto se respira em ar ambiente. É provável que a $PaCO_2$ aumente quando o VEF_1 for menor que 25% do valor predito. A fadiga dos músculos esqueléticos necessários à respiração pode contribuir para o desenvolvimento de hipercarbia.

As radiografias de tórax podem demonstrar hiperinsuflação dos pulmões. Elas também podem ser úteis para diagnosticar pneumonia ou insuficiência cardíaca congestiva, as quais podem ser confundidas com asma. O eletrocardiograma pode mostrar evidências de insuficiência cardíaca direita aguda e irritabilidade ventricular durante uma crise asmática.

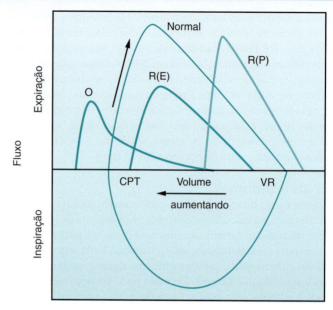

Figura 9-2 • Curvas de fluxo-volume em diferentes condições: O, doença obstrutiva; R(E), doença restritiva extraparenquimatosa com limitação na inspiração e expiração; R(P), doença restritiva parenquimatosa. A expiração forçada é plotada em todas as condições; a inspiração forçada é mostrada apenas para a curva normal. VR, volume residual; CPT, capacidade pulmonar total. Por convenção, o volume pulmonar aumenta para a esquerda na abscissa. A seta ao lado da curva normal indica a direção da expiração da CPT para o VR. *(Adaptado de Weinberger SE: Disturbances of respiratory function. In Fauci B, Braunwald E, Isselbacher KJ, et al [eds]: Harrison's Principles of Internal Medicine, 14th ed. New York, Mc Graw-Hill, 1998.)*

O diagnóstico diferencial da asma inclui traqueobronquite viral, sarcoidose, artrite reumatoide com bronquiolite e compressão extrínseca (aneurisma torácico, neoplasia mediastinal) ou compressão intrínseca (epiglotite, crupe) das vias aéreas superiores. A obstrução das vias aéreas superiores produz uma alça de fluxo-volume característica (Fig. 9-3). Uma história recente de trauma, cirurgia ou intubação traqueal pode estar presente nos pacientes com obstrução das vias aéreas superiores simulando asma. A insuficiência cardíaca congestiva e a embolia pulmonar podem causar dispneia e sibilos. A sibilância associada ao edema pulmonar tem sido caracterizada como "asma cardíaca". A melhora após a administração de um broncodilatador inalatório não exclui a asma cardíaca como causa de sibilos.

TABELA 9-2	Classificação da Asma com Base na Gravidade da Obstrução ao Fluxo Aéreo Expiratório			
Gravidade	VEF_1 (% do Predito)	$FEF_{25\%-75\%}$ (% do Predito)	PaO_2 (mmHg)	$PaCO_2$ (mmHg)
Leve (assintomática)	65-80	60-75	> 60	< 40
Moderada	50-64	45-59	> 60	< 45
Acentuada	35-49	30-44	< 60	> 50
Grave (estado de mal asmático)	< 35	< 30	< 60	> 50

$FEF_{25\%-75\%}$, fluxo expiratório forçado entre 25% e 75% da capacidade vital forçada; VEF_1, volume expiratório forçado no 1º segundo.
Adaptado de Kingston HGG, Hirschman CA: Perioperative management of the patient with asthma. Anesth Analg 1984;63:844-855.

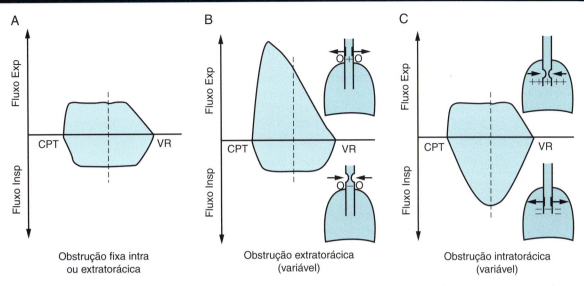

Figura 9-3 • Curvas de fluxo-volume na obstrução fixa e variável. **A**, Obstrução fixa, intra ou extratorácica. **B**, Obstrução extratorácica (variável). **C**, Obstrução intratorácica (variável). Exp, expiratório; Insp, inspiratório; VR, volume residual; CPT, capacidade pulmonar total. *(Adaptado de Benumof J [ed]: Anesthesia for Thoracic Surgery, 2nd ed. Philadelphia, WB Saunders, 1995.)*

Tratamento

Historicamente, o tratamento da asma tem sido direcionado à prevenção e ao controle do broncoespasmo com medicamentos broncodilatadores. Entretanto, o reconhecimento da presença consistente de inflamação das vias aéreas nos pacientes com asma resultou em uma alteração na terapia farmacológica. Agora a ênfase está na prevenção e no controle da inflamação brônquica. A terapia broncodilatadora não influencia as alterações inflamatórias nas vias aéreas e poderia mascarar a inflamação subjacente ao aliviar os sintomas e permitir a exposição contínua aos alérgenos. Os vários fármacos usados para tratar a asma estão listados na **Tabela 9-3**.

O tratamento da asma tem dois componentes. O primeiro é o uso de tratamentos "controladores", os quais modificam o ambiente das vias aéreas de forma que o estreitamento agudo das vias aéreas ocorra menos frequentemente. Os tratamentos controladores incluem corticosteroides inalatórios e sistêmicos, teofilina e antileucotrienos. O outro componente do tratamento da asma é o uso de agentes "aliviadores" ou de resgate para o broncoespasmo agudo. Os tratamentos aliviadores incluem agonistas β-adrenérgicos e fármacos anticolinérgicos.

A realização periódica dos testes de função pulmonar é útil para monitorar a resposta ao tratamento. Quando o VEF_1 retorna a aproximadamente 50% do normal, os pacientes geralmente têm sintomas mínimos ou não têm sintomas. A adequação da terapia da asma a longo prazo pode também ser avaliada pela testagem periódica do grau de hiper-responsividade das vias aéreas aos estímulos exógenos, como a metacolina ou histamina, pela contagem de eosinófilos no escarro e pela quantidade de óxido nítrico no ar expirado.

Estado de Mal Asmático

O estado de mal asmático é definido como o broncoespasmo que não se resolve apesar do tratamento e que é considerado ameaçador à vida. O tratamento de emergência do estado de mal asmático consiste na administração repetida de $β_2$-agonistas inalatórios usando um inalador com dosímetro ou um nebulizador. Os $β_2$-agonistas podem ser administrados a cada 15 a 20 minutos por diversas vezes sem efeitos hemodinâmicos adversos significativos, embora os pacientes possam experimentar sensações desagradáveis resultantes da superestimulação adrenérgica. Os corticosteroides intravenosos são administrados precocemente no tratamento porque são necessárias algumas horas para seu efeito aparecer. Os corticosteroides mais comumente selecionados são (1) hidrocortisona, 2 mg/kg IV seguidos por 0,5 mg/kg por hora em infusão e (2) metilprednisolona 60 a 125 mg IV a cada 6 horas. O oxigênio suplementar é administrado para ajudar a manter a saturação arterial de oxigênio acima de 90%. A terapia antibiótica empírica de amplo espectro é frequentemente iniciada. Os tratamentos tradicionais, como hidratação vigorosa, inalação de soro fisiológico nebulizado, terapia mucolítica e fisioterapia respiratória, têm benefício limitado.

As medidas da função pulmonar podem ser muito úteis na avaliação da gravidade do estado de mal asmático e da resposta ao tratamento. Os pacientes cujo VEF_1 ou pico de fluxo expiratório estejam diminuídos a 25% do normal ou menos estão sob risco de desenvolvimento de hipercarbia e insuficiência respiratória. A presença de hipercarbia ($PaCO_2 > 50$ mmHg) apesar da terapia anti-inflamatória e broncodilatadora agressiva é um sinal de fadiga respiratória que requer intubação traqueal e ventilação mecânica. O modo da ventilação mecânica é muito importante no paciente com estado de mal asmático. Por causa da broncoconstrição, altas pressões de pico nas vias aéreas podem ser necessárias para fornecer volumes correntes aceitáveis. Altos fluxos de gás permitem um tempo inspiratório mais curto e um maior tempo para a expiração. A fase expiratória deve ser prolongada a fim de permitir a completa expiração e prevenir auto-PEEP (pressão positiva ao final da expiração). Para prevenir o barotrauma, alguns recomendam um certo grau de hipercarbia permissiva. Quando o VEF_1 ou o pico de fluxo expiratório alcançam 50% do normal ou mais, os pacientes geralmente têm sintomas mínimos ou não têm sintomas. Nesse ponto, a frequência e a intensidade da terapia broncodilatadora podem ser diminuídas e o desmame da ventilação mecânica pode ser iniciado.

TABELA 9-3	Agentes Farmacológicos Usados no Tratamento da Asma		
Classe	Fármaco	Ações	Efeitos Adversos
Fármacos anti-inflamatórios	Corticosteroides: beclometasona, triancinolona, flunisolida, fluticasona, budesonida	Diminuem a inflamação das vias aéreas, reduzem a hiper-responsividade das vias aéreas	Disfonia, miopatia dos músculos laríngeos, candidíase orofaríngea
	Cromolin	Inibe a liberação de mediadores dos mastócitos, estabiliza as membranas	
	Antagonistas de leucotrienos: zafirlucaste (Accolate®), pranlucaste (Ultair®), montelucaste (Singulair®), zileuton (Zyflo®)	Reduzem a síntese de leucotrienos por inibirem a enzima 5-lipoxigenase	Níveis aumentados de enzimas hepáticas
Broncodilatadores	Agonistas β-adrenérgicos: albuterol, metaproterenol, salmeterol	Estimulam os β_2-receptores da árvore traqueobrônquica	Taquicardia, tremores, arritmias, hipocalemia
	Anticolinérgicos: ipratrópio, atropina, glicopirrolato	Diminuem o tônus vagal por bloquearem os receptores muscarínicos no músculo liso das vias aéreas	
Metilxantinas	Teofilina	Aumentam o AMPc por inibirem a fosfodiesterase, bloqueiam os receptores de adenosina, liberam catecolaminas endógenas	Interrupção do ciclo do sono, nervosismo, náusea, vômitos, anorexia, cefaleia, arritmias

AMPc, adenosina monofosfato cíclico.

Quando os pacientes são resistentes ao tratamento, é provável que a obstrução ao fluxo aéreo expiratório seja causada predominantemente por edema das vias aéreas e secreções intraluminais. Na verdade, os pacientes com estado de mal asmático estão sob risco de asfixia devido à presença de tampões de muco nas vias aéreas. Em raras circunstâncias, quando o estado de mal asmático potencialmente fatal persiste apesar da terapia farmacológica agressiva, pode ser necessário considerar a anestesia geral para produzir broncodilatação. Halotano, enflurano, isoflurano e sevoflurano têm sido descritos como broncodilatadores eficazes nessa situação.

Conduta Anestésica

Avanços na compreensão da patogênese e do manejo do broncoespasmo tornaram a anestesia e o período perioperatório muito mais seguros para os pacientes com asma.

Pré-operatório

A avaliação pré-operatória dos pacientes com asma requer uma avaliação da gravidade da doença e da eficácia do tratamento farmacológico atual e da potencial necessidade de terapia adicional antes da cirurgia. A meta da avaliação pré-operatória é a formulação de um planejamento anestésico que previna ou amenize a obstrução ao fluxo aéreo expiratório.

A avaliação pré-operatória começa com a história clínica para determinar a gravidade e as características da asma do paciente (**Tabela 9-4**). Ao exame físico, a aparência geral do paciente e o uso dos músculos acessórios da respiração devem ser observados. A ausculta do tórax para detectar sibilos ou crepitações é importante. A contagem de eosinófilos do sangue frequentemente está em paralelo com o grau de inflamação das vias aéreas, e a hiper-reatividade das vias aéreas proporciona uma avaliação indireta do estado atual da doença. Os testes de função pulmonar (especialmente o VEF$_1$), antes e após a terapia broncodilatadora, podem estar indicados em pacientes candidatos a grandes cirurgias eletivas. A fisioterapia respiratória, a terapia antibiótica e a terapia broncodilatadora durante o período pré-operatório frequentemente podem melhorar os componentes reversíveis da asma. A gasometria arterial está indicada se houver alguma questão sobre a adequação da ventilação ou oxigenação.

O uso de fármacos anticolinérgicos deve ser individualizado, lembrando-se de que esses fármacos podem aumentar a viscosidade das secreções das vias aéreas, tornando sua remoção mais difícil. Além disso, a ocorrência de uma diminuição na resistência das vias aéreas pela inibição dos receptores colinérgicos pós-gangliônicos é improvável com doses intramusculares de fármacos anticolinérgicos usados como medicação pré-anestésica.

CAPÍTULO 9 — Doenças Respiratórias

TABELA 9-4	Características da Asma a Serem Avaliadas Pré-operatoriamente

Idade de início

Eventos desencadeantes

Hospitalização por asma
  Frequência de visitas ao departamento de emergência
  Necessidade de intubação e ventilação mecânica

Alergias

Tosse

Características do escarro

Medicações atuais

História anestésica

As terapias anti-inflamatória e broncodilatadora devem ser continuadas até o momento da indução anestésica. A suplementação com "doses de estresse" de corticosteroides pode estar indicada antes de uma cirurgia grande se houver possibilidade de supressão hipotalâmica-hipofisária-adrenal pelos fármacos usados para tratar a asma. Entretanto, a supressão hipotalâmica-hipofisária-adrenal é muito improvável com corticosteroides inalatórios. Em pacientes selecionados, um curso pré-operatório de corticosteroides orais pode ser útil.

Os pacientes devem estar sem sibilos e ter um pico de fluxo expiratório maior que 80% do predito ou ao nível do melhor valor individual do paciente antes da cirurgia.

Intraoperatório

Durante a indução e a manutenção da anestesia em pacientes asmáticos, é necessário suprimir os reflexos das vias aéreas para evitar broncoconstrição em resposta ao estímulo mecânico das vias aéreas hiper-reativas. Estímulos que geralmente não provocam respostas das vias aéreas podem precipitar broncoconstrição ameaçadora à vida em pacientes com asma.

Por evitar a instrumentação das vias aéreas e a intubação traqueal, a anestesia regional é uma opção atraente quando o sítio operatório a permite. Preocupações quanto aos altos níveis sensoriais da anestesia, levando ao bloqueio simpático e consequente broncoespasmo, são infundadas.

Quando a anestesia geral é escolhida, a indução da anestesia é mais frequentemente realizada com um medicamento de indução intravenosa. A incidência de sibilos é mais alta em pacientes asmáticos recebendo tiopental para a indução do que naqueles que recebem propofol. O tiopental em si não causa broncoespasmo, mas ele pode suprimir inadequadamente os reflexos das vias aéreas superiores de forma que a instrumentação das vias aéreas possa desencadear broncoespasmo. O mecanismo do efeito broncodilatador relativo do propofol é desconhecido. A cetamina pode produzir relaxamento do músculo liso e contribuir para a diminuição da resistência das vias aéreas, especialmente em pacientes que estão sibilando ativamente.

Após a perda da consciência, frequentemente os pulmões são ventilados por um tempo com uma mistura gasosa contendo um anestésico volátil. A meta é estabelecer uma profundidade anestésica que deprima os reflexos hiper-reativos das vias aéreas o suficiente para permitir a intubação traqueal sem precipitar broncoespasmo. A menor pungência do halotano e do sevoflurano (comparados com o isoflurano e desflurano) diminui o risco de tosse, que pode desencadear broncoespasmo. Um método alternativo para suprimir os reflexos das vias aéreas antes da intubação é a injeção intravenosa ou intratraqueal de lidocaína 1 a 3 minutos antes da intubação traqueal.

Após a intubação traqueal, pode ser difícil diferenciar a superficialização anestésica do broncoespasmo como a causa da diminuição da complacência pulmonar. A administração de fármacos bloqueadores neuromusculares atenua a dificuldade de ventilação devida à superficialização anestésica, mas não tem efeito sobre o broncoespasmo.

O relaxamento dos músculos esqueléticos é geralmente conseguido com relaxantes musculares não despolarizantes. Os fármacos com menor capacidade de provocar liberação de histamina devem ser selecionados. Embora a liberação de histamina tenha sido atribuída à succinilcolina, não há evidências de que este fármaco esteja associado ao aparecimento de resistência aumentada das vias aéreas em pacientes asmáticos.

Teoricamente, o antagonismo do bloqueio neuromuscular com fármacos anticolinesterásicos poderia precipitar o broncoespasmo secundário à estimulação dos receptores colinérgicos pós-ganglionicos no músculo liso das vias aéreas. Tal broncoespasmo não ocorre como previsto após a administração de fármacos anticolinesterásicos, provavelmente por causa dos efeitos broncodilatadores protetores proporcionados pela administração simultânea das fármacos anticolinérgicos.

Durante o ato operatório, os níveis desejáveis de oxigenação arterial e ventilação são mais bem proporcionados por ventilação mecânica. Em pacientes asmáticos, uma taxa de fluxo inspiratório lenta fornece a distribuição ideal da ventilação relativa à perfusão. Tempo suficiente para a expiração é necessário para prevenir o aprisionamento de ar. A umidificação e o aquecimento dos gases inspirados podem ser especialmente úteis em pacientes com asma induzida por exercício, nos quais o broncoespasmo é presumivelmente devido à perda transmucosa de calor. A administração liberal de fluidos durante o período perioperatório é importante para a manutenção adequada da hidratação e para assegurar a presença de secreções menos viscosas nas vias aéreas, que possam ser removidas mais facilmente.

Na conclusão da cirurgia, é prudente remover o tubo endotraqueal enquanto a anestesia ainda é suficiente para suprimir os reflexos hiper-reativos das vias aéreas. Quando a extubação da traqueia é considerada precipitada antes que o paciente esteja completamente acordado, a supressão dos reflexos das vias aéreas e/ou do risco de broncoespasmo pela administração de lidocaína intravenosa ou o pré-tratamento com broncodilatadores inalatórios devem ser considerados.

Broncoespasmo Intraoperatório

Durante a anestesia, o broncoespasmo é frequentemente devido a outros fatores além da asma (**Tabela 9-5**). O tratamento com fármacos broncodilatadores não deve ser instituído até que causas de sibilância como obstrução mecânica do circuito respiratório, das vias aéreas ou do tubo endotraqueal sejam consideradas. O broncoespasmo devido à asma pode responder ao aprofundamento da anestesia com um agente volátil. Se o broncoespasmo persistir, então a instituição da terapia β-agonista deve ser considerada.

167

TABELA 9-5	Diagnóstico Diferencial do Broncoespasmo e Sibilos Intraoperatórios

Obstrução mecânica do tubo endotraqueal
  Acotovelamento
  Secreções
  Hiperinsuflação do *cuff* do tubo traqueal
Profundidade anestésica inadequada
  Esforços expiratórios ativos
  Capacidade residual funcional diminuída
Intubação endobrônquica
Aspiração pulmonar
Edema pulmonar
Embolia pulmonar
Pneumotórax
Crise asmática aguda

Se o broncoespasmo persistir apesar da terapia β_2-agonista e da anestesia geral profunda, a administração de corticosteroides pode ser necessária. Deve-se reconhecer que muitas horas devem se passar antes que o efeito terapêutico dos corticosteroides se torne aparente.

A cirurgia de emergência no paciente asmático apresenta um conflito entre a proteção das vias aéreas em alguém sob risco de aspiração e o risco de desencadear o broncoespasmo. Além disso, pode não haver tempo suficiente para otimizar a terapia broncodilatadora antes da cirurgia. A anestesia regional pode ser preferível se o sítio da cirurgia for apropriado.

DOENÇA PULMONAR OBSTRUTIVA CRÔNICA

A DPOC é uma condição comum, principalmente relacionada ao tabagismo. A ocorrência da doença está aumentando e há previsão de que em 2020 a DPOC estará na quinta posição das doenças com maior prevalência mundial. A DPOC é caracterizada pelo desenvolvimento progressivo de limitação ao fluxo aéreo que não é completamente reversível. Ela inclui a bronquite crônica com obstrução das pequenas vias aéreas e o enfisema com alargamento de sacos aéreos, destruição do parênquima pulmonar, perda da elasticidade e fechamento das pequenas vias aéreas.

Os fatores de risco para o desenvolvimento da DPOC são (1) tabagismo; (2) infecção respiratória; (3) exposição ocupacional à poeira, especialmente em minas de carvão, minas de ouro e indústria têxtil; e (4) fatores genéticos como a deficiência de α_1-antitripsina.

Sinais e Sintomas

Os achados físicos variam com a gravidade da DPOC, e durante os estágios precoces da doença, o exame físico pode ser normal. À medida que a obstrução ao fluxo aéreo expiratório aumenta em gravidade, a taquipneia e a fase expiratória prolongada são evidentes. É provável que os sons respiratórios estejam diminuídos e sibilos expiratórios são comuns.

Diagnóstico

A tosse produtiva crônica e a limitação progressiva ao exercício são as marcas da obstrução persistente ao fluxo aéreo expiratório características da DPOC (**Tabelas 9-6** e **9-7**). Embora esses sintomas sejam inespecíficos, o diagnóstico de DPOC é provável se o paciente for tabagista de longa data. Os pacientes com predomínio de bronquite crônica se apresentam com tosse produtiva crônica, enquanto os pacientes com predomínio de enfisema queixam-se de dispneia. Os pacientes com enfisema experimentam dispneia du-

TABELA 9-6	Aspectos Comparativos da Doença Pulmonar Obstrutiva Crônica	
Aspecto	Bronquite Crônica	Enfisema Pulmonar
Mecanismo de obstrução das vias aéreas	Diminuição do lúmen das vias aéreas devido a muco e inflamação	Perda da distensão elástica
Dispneia	Moderada	Grave
VEF_1	Diminuído	Diminuído
PaO_2	Diminuição acentuada ("inchados azuis")	Diminuição modesta ("sopradores rosados")
$PaCO_2$	Aumentada	Normal a diminuída
Capacidade de difusão	Normal	Diminuída
Hematócrito	Aumentado	Normal
Cor pulmonale	Acentuado	Leve
Prognóstico	Ruim	Bom
VEF_1, volume expiratório forçado no $1°$ segundo.		

CAPÍTULO 9
Doenças Respiratórias

TABELA 9-7 Classificação Espirométrica da Gravidade da DPOC com Base nas Medidas do VEF_1 Pós-broncodilatador

Estágio	Características
0: Sob risco	Espirometria normal Sintomas crônicos (tosse, produção de escarro)
I: DPOC leve	$VEF_1/CVF < 70\%$ $VEF_1 \geq 80\%$ do predito, com ou sem sintomas crônicos (tosse, produção de escarro)
II: DPOC moderada	$VEF_1/CVF < 70\%$ $50\% \leq VEF_1 < 80\%$ do predito, com ou sem sintomas crônicos (tosse, produção de escarro)
III: DPOC grave	$VEF_1/CVF < 70\%$ $30\% \leq VEF_1 < 50\%$ do predito, com ou sem sintomas crônicos (tosse, produção de escarro)
IV: DPOC muito grave	$VEF_1/CVF < 70\%$ $VEF_1 < 30\%$ do predito ou $VEF_1 < 50\%$ do predito mais insuficiência respiratória crônica, ou seja, $PaO_2 < 60$ mmHg e/ou $PaCO_2 > 50$ mmHg

DPOC, doença pulmonar obstrutiva crônica; VEF_1, volume expiratório forçado no 1º segundo; CVF, capacidade vital forçada.
Adaptado de Global Initiative for Chronic Obstructive Lung Disease: Global strategy for the diagnosis, management and prevention of COPD: Update 2005. In www.goldcopd.com

rante as atividades da vida diária quando o VEF_1 é menor que 40% do normal. A ortopneia frequentemente está presente nos pacientes com DPOC avançada, especialmente se houver secreções consideráveis nas vias aéreas. A ortopneia da DPOC pode ser difícil de diferenciar daquela devida à insuficiência cardíaca congestiva. Períodos transitórios de alteração da coloração do escarro ocorrem em associação à infecção do trato respiratório. A sibilância é comum com o acúmulo de muco nas vias aéreas e pode simular a asma. A combinação de bronquite crônica e broncoespasmo reversível é referida como bronquite asmática.

Testes de Função Pulmonar

Os testes de função pulmonar revelam reduções da relação VEF_1/capacidade vital forçada (CVF) e reduções ainda maiores do fluxo expiratório forçado entre 25% e 75% da capacidade vital ($FEF_{25\%-75\%}$). A medida dos volumes pulmonares revela um volume residual aumentado e CRF e CPT normais a aumentadas (**Fig. 9-4**). A lentificação do fluxo aéreo expiratório e o aprisionamento pelo fechamento precoce das vias aéreas são responsáveis pelo aumento do volume residual. A "vantagem" fisiopatológica do aumento do volume residual e da CRF nos pacientes com DPOC é o alargamento do diâmetro das vias aéreas e o aumento da retração elástica na expiração. O custo é o maior trabalho respiratório com volumes pulmonares maiores.

Radiografia de Tórax

As anormalidades radiográficas podem ser mínimas, mesmo na presença de DPOC grave. A hiperluscência devida à deficiência vascular arterial na periferia pulmonar e a hiperinsuflação (achatamento do diafragma com perda da sua aparência normal de cúpula e uma silhueta cardíaca muito vertical) sugerem o diagnóstico de enfisema. Se bolhas estiverem presentes, o diagnóstico de enfisema é certo. Entretanto, apenas uma pequena porcentagem de pacientes com enfisema tem bolhas. A tomografia computadorizada do tórax

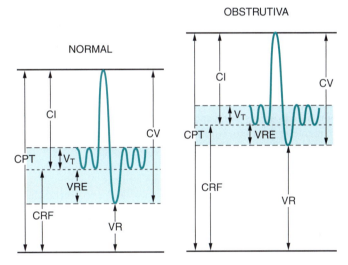

Figura 9-4 • Volumes pulmonares na doença pulmonar obstrutiva crônica comparados aos valores normais. Na presença de doença pulmonar obstrutiva, a capacidade vital (CV) está normal a diminuída, o volume residual (VR) e a capacidade residual funcional (CRF) estão aumentados, a capacidade pulmonar total (CPT) está normal a aumentada e a relação VR/CPT está aumentada. VRE, volume de reserva expiratório; CI, capacidade inspiratória; V_T, volume corrente.

também pode ser útil para diagnosticar o enfisema. A bronquite crônica raramente é diagnosticada pela radiografia de tórax.

Gasometria Arterial

A gasometria arterial pode ser usada para classificar os pacientes com DPOC como "sopradores rosados" (PaO_2 geralmente maior que 60 mmHg e $PaCO_2$ normal) ou "inchados azuis" (PaO_2 geralmente menor que 60 mmHg e $PaCO_2$ cronicamente aumentada para mais de 45 mmHg). Os indivíduos caracterizados como sopradores rosados (*pink puffers*) são tipicamente magros e livres de sinais de insuficiência cardíaca direita e têm enfisema grave. Os inchados azuis (*blue bloater*) tipicamente exibem tosse e produção de escarro, infecção do trato respiratório frequente e episódios recorrentes de *cor pulmonale*. Esses pacientes podem ter algumas alterações patológicas consistentes com enfisema, porém mais frequentemente preenchem os critérios de bronquite crônica.

As consequências desses dois padrões de gases sanguíneos arteriais no sistema cardiovascular são diferentes. Os inchados azuis desenvolvem hipertensão pulmonar porque a hipoxemia arterial e a acidose respiratória provocam vasoconstrição da vasculatura pulmonar. Eles também desenvolvem eritrocitose secundária devida à hipoxemia. A hipertensão pulmonar crônica pode produzir hipertrofia ventricular direita e *cor pulmonale*. A insuficiência ventricular direita resulta em congestão venosa sistêmica, distensão venosa jugular, edema periférico, congestão hepática e, ocasionalmente, ascite.

Os sopradores rosados têm destruição pulmonar enfisematosa com perda dos capilares pulmonares e paredes alveolares destruídas. Essa perda do leito vascular capilar dos pulmões pode ser medida como uma capacidade de difusão diminuída. A PaO_2 é tipicamente apenas levemente reduzida, portanto a vasoconstrição pulmonar é mínima e a eritrocitose secundária não ocorre.

Tratamento

O tratamento da DPOC é planejado para aliviar os sintomas existentes e lentificar a progressão da doença.

Cessação do Tabagismo e Administração de Oxigênio Suplementar

A cessação do tabagismo e a administração crônica de oxigênio são as duas únicas intervenções terapêuticas que alteram favoravelmente a progressão natural da DPOC. A cessação do tabagismo causa a diminuição ou o desaparecimento completo dos sintomas de bronquite crônica e elimina a perda acelerada da função pulmonar observada naqueles que continuam a fumar. A administração crônica de oxigênio (oxigenoterapia domiciliar) é recomendada se a PaO_2 for menor que 55 mmHg, o hematócrito for maior que 55% ou houver evidência de *cor pulmonale*. A meta da administração de oxigênio suplementar é o alcance de uma PaO_2 entre 60 e 80 mmHg. Essa meta geralmente pode ser atingida pelo fornecimento de oxigênio a 2 L/min através de uma cânula nasal. Finalmente, a velocidade do fluxo de oxigênio é titulada conforme a necessidade de acordo com a gasometria arterial. O alívio da hipoxemia arterial com a administração de oxigênio suplementar é mais eficaz em diminuir a resistência vascular pulmonar e prevenir a eritrocitose excessiva do que qualquer outra terapia medicamentosa conhecida.

Terapia Medicamentosa

Os broncodilatadores são os pilares da terapia medicamentosa atual para a DPOC. Os broncodilatadores causam apenas um pequeno aumento no VEF_1, mas podem aliviar os sintomas por diminuir a hiperinsuflação e a dispneia. Eles podem, portanto, melhorar a tolerância ao exercício, apesar do fato de haver pouca melhora nas medidas espirométricas. Um benefício adicional dos β_2-agonistas pode ser a redução das infecções, uma vez que esses fármacos diminuem a adesão de bactérias como *Haemophilus influenzae* às células epiteliais das vias aéreas. A DPOC é com frequência mais efetivamente tratada com fármacos anticolinérgicos do que com β_2-agonistas. Esse é um contraste com a asma, na qual os β_2-agonistas são geralmente mais eficazes. Os corticosteroides inalatórios são amplamente prescritos para a DPOC. A administração intermitente de antibióticos de amplo espectro (ampicilina, cefalosporinas, eritromicina) está indicada para episódios agudos de aumento da dispneia associado à produção de escarro excessivo ou purulento. A vacinação anual contra influenza é benéfica. A vacina pneumocócica também é recomendada. As exacerbações da DPOC podem ser devidas à infecção viral do trato respiratório superior ou podem ser não infecciosas, de forma que o tratamento antibiótico não está sempre justificado. A terapia com diuréticos pode ser considerada para pacientes com *cor pulmonale* e insuficiência ventricular direita com edema periférico. A depleção de cloreto induzida por diuréticos pode produzir alcalose metabólica hipoclorêmica que deprime o estímulo ventilatório e pode agravar a retenção crônica de dióxido de carbono. Os programas de treinamento físico podem aumentar a capacidade de exercício dos pacientes com DPOC, apesar da ausência de efeitos detectáveis no VEF_1. Entretanto, o descondicionamento ocorre prontamente quando o programa de exercícios é abandonado.

Cirurgia de Redução do Volume Pulmonar

A cirurgia de redução do volume pulmonar pode ser considerada em pacientes selecionados com enfisema que têm regiões de tecido pulmonar hiperdistendido e pouco funcionante. A remoção cirúrgica dessas áreas hiperdistendidas permite que áreas mais normais dos pulmões se expandam, e melhora não apenas a função pulmonar, mas também a qualidade de vida.

O manejo anestésico para a cirurgia de redução do volume pulmonar inclui o uso de um tubo endobrônquico de duplo lúmen para permitir a separação pulmonar e a necessidade de evitar o óxido nitroso e a excessiva pressão positiva nas vias aéreas. A monitorização da pressão venosa central como um guia da administração de fluidos nessa situação provavelmente não é confiável.

Conduta Anestésica
Pré-operatório

A história e o exame físico dos pacientes com DPOC fornecem uma avaliação mais acurada da possibilidade de complicações pulmonares pós-operatórias do que os testes de função pulmonar ou a gasometria arterial. Uma história de pouca tolerância ao exercício, tosse crônica ou dispneia inexplicada combinada à diminuição dos sons respiratórios, sibilância e fase expiratória prolongada prediz um risco aumentado de complicações pulmonares pós-operatórias. O preparo pré-operatório de pacientes com DPOC inclui a cessação do tabagismo, o tratamento do broncoespasmo e a erradicação de infecções bacterianas.

Testes de Função Pulmonar Pré-operatórios O valor dos testes de função pulmonar pré-operatórios rotineiros permanece controverso. Os resultados dos testes de função pulmonar e da gasometria arterial podem ser úteis para predizer a função pulmonar seguinte à ressecção do pulmão, mas eles não preveem confiavelmente a probabilidade de complicações pulmonares pós-operatórias após a cirurgia não torácica. Os achados clínicos (tabagismo, sibilos difusos, tosse produtiva) são mais preditivos de complicações pulmonares do que os resultados espirométricos. Os pacientes com doença pulmonar leve que serão submetidos à cirurgia periférica

CAPÍTULO 9
Doenças Respiratórias

não requerem testes de função pulmonar. Em caso de dúvida, a espirometria simples com medida do VEF_1 é suficiente.

Mesmo os pacientes definidos como de alto risco pela espirometria (VEF_1 < 70% do predito, relação VEF_1/CVF < 65%) ou gasometria arterial ($PaCO_2$ > 45 mmHg) podem ser submetidos à cirurgia, incluindo a ressecção pulmonar, com um risco aceitável de complicações pulmonares pós-operatórias. Esses testes de função pulmonar devem ser vistos como uma ferramenta do manejo para otimizar a função pulmonar pré-operatória, mas não como uma forma de predizer o risco. As indicações da avaliação pulmonar pré-operatória (a qual pode incluir a consulta a um pneumologista e/ou testes de função pulmonar) tipicamente incluem (1) hipoxemia em ar ambiente ou a necessidade de oxigenioterapia domiciliar sem uma etiologia conhecida, (2) bicarbonato maior que 33 mEq/L ou PCO_2 maior que 50 mmHg em um paciente cuja doença pulmonar não foi avaliada previamente, (3) uma história de insuficiência respiratória devida a um problema que ainda existe, (4) falta de ar grave atribuída à doença respiratória, (5) pneumectomia planejada, (6) dificuldade em avaliar a função pulmonar pelos sinais clínicos, (7) distinção entre potenciais etiologias de comprometimento respiratório significativo, (8) determinação da resposta aos broncodilatadores e (9) suspeita de hipertensão pulmonar.

A função ventricular direita deve ser cuidadosamente avaliada pelo exame clínico e pela ecocardiografia em pacientes com doença pulmonar avançada.

Alças de Fluxo-Volume A função ventilatória é avaliada sob condições estáticas para a medida dos volumes pulmonares e sob condições dinâmicas para a medida das taxas de fluxo. Na avaliação da função pulmonar, as taxas de fluxo expiratório podem ser plotadas contra os volumes pulmonares para produzir as curvas de fluxo-volume. Quando as taxas de fluxo durante a inspiração são adicionadas a essas curvas, as alças de fluxo-volume são obtidas. A taxa de fluxo é zero na capacidade pulmonar total antes do início da expiração. Uma vez que a expiração forçada se inicia, a taxa de pico de fluxo é atingida rapidamente e depois cai de forma linear à medida que o volume pulmonar diminui para o volume residual. Durante a inspiração máxima do volume residual para a capacidade pulmonar total, o fluxo inspiratório é mais rápido no ponto médio da inspiração, moldando a curva inspiratória em forma de U.

Nos pacientes com DPOC, há uma diminuição na taxa de fluxo expiratório para qualquer volume pulmonar dado. A curva expiratória tem concavidade para cima devido ao esvaziamento uniforme das vias aéreas. O volume residual está aumentado devido ao aprisionamento de ar. Em pacientes com doença pulmonar restritiva, há uma diminuição de todos os volumes pulmonares (Fig. 9-2).

As lesões fixas das vias aéreas superiores, as quais incluem estenose traqueal e bócio, produzem platôs em ambos os ciclos, inspiratório e expiratório, da alça de fluxo-volume (Fig. 9-3A). A obstrução extratorácica variável é tipicamente resultado de paralisia de corda vocal e causa um platô na porção inspiratória (Fig. 9-3B). A obstrução intratorácica variável, causada por tumores endobrônquicos, causa um platô na porção expiratória da alça de fluxo-volume (Fig. 9-3C).

Estratégias de Redução de Risco

As estratégias para diminuir a incidência de complicações pulmonares pós-operatórias incluem intervenções pré-operatórias, intraoperatórias e pós-operatórias (**Tabela 9-8**).

Cessação do Tabagismo e Complicações Pulmonares Aproximadamente 20% dos adultos americanos fumam. O tabagismo é o fator de risco isolado mais importante para o desenvolvimento de DPOC e morte devidas à doença pulmonar. Os efeitos do tabagismo nos diferentes sistemas orgânicos são mostrados na **Tabela 9-9**. A cessação do tabagismo é fortemente encorajada pelo U.S. Public Health Service (http://www.surgeongeneral.gov/tobacco). Eles recomendam a identificação sistemática de todos os usuários de tabaco que entram em contato com o sistema de cuidados de saúde para convencê-los e ajudá-los a parar de fumar.

Entre os fumantes, os fatores preditivos para o desenvolvimento de complicações pulmonares são uma DLCO menor que a predita e uma história de tabagismo de mais que 60 maços-ano. Aqueles que fumaram mais que 60 maços-ano dobraram o risco de qualquer complicação pulmonar e triplicaram o risco de pneumonia, quando comparados àqueles que fumaram menos que 60 maços-ano. A

TABELA 9-8 | **Estratégias de Redução de Risco para Diminuir a Incidência de Complicações Pulmonares Pós-operatórias**

Pré-operatórias
Encorajar a cessação do tabagismo por pelo menos 6 semanas
Tratar as evidências de obstrução do fluxo aéreo expiratório
Tratar a infecção respiratória com antibióticos
Iniciar a orientação do paciente com relação às manobras de expansão do volume pulmonar

Intraoperatórias
Usar as técnicas de cirurgia minimamente invasiva (endoscópica) quando possível
Considerar o uso de anestesia regional
Evitar procedimentos cirúrgicos que provavelmente irão requerer mais de 3 horas

Pós-operatórias
Instituir as manobras de expansão do volume pulmonar (respiração profunda voluntária, espirometria de incentivo, pressão positiva contínua nas vias aéreas)
Maximizar a analgesia (opioides neuroaxiais, bloqueios de nervos intercostais, analgesia controlada pelo paciente)

Adaptado de Smetana GW: Preoperative pulmonary evaluation. N Engl J Med 1999;340:937-944, copyright 1999 Massachusetts Medical Society.

TABELA 9-9 Efeitos do Tabagismo em Diferentes Sistemas Orgânicos

Efeitos Cardíacos do Tabagismo
1. O tabagismo é um fator de risco para o desenvolvimento de doença cardiovascular
2. O monóxido de carbono diminui o fornecimento de oxigênio e aumenta o trabalho miocárdico
3. O fumo libera catecolaminas e causa vasoconstrição coronariana
4. O tabagismo diminui a capacidade de exercício

Efeitos Respiratórios do Tabagismo
1. O tabagismo é o principal fator de risco para o desenvolvimento de doença pulmonar crônica
2. O fumo diminui a atividade mucociliar
3. O fumo resulta em hiper-reatividade das vias aéreas
4. O tabagismo diminui a função imune pulmonar

Outros Efeitos nos Sistemas Orgânicos
1. O tabagismo prejudica a cicatrização de feridas

---

cessação do tabagismo causa a diminuição ou o desaparecimento dos sintomas de bronquite crônica e elimina a perda acelerada da função pulmonar observada naqueles que continuam a fumar.

Efeitos Agudos da Cessação do Tabagismo Os efeitos adversos do monóxido de carbono na capacidade de transporte do oxigênio e da nicotina no sistema cardiovascular são de curta duração. A meia-vida de eliminação do monóxido de carbono é de aproximadamente 4 a 6 horas em ar ambiente. Dentro de 12 horas após a cessação do tabagismo, a PaO_2 na qual a hemoglobina é 50% saturada com oxigênio (P_{50}), aumenta de 22,9 para 26,4 mmHg e os níveis plasmáticos de carboxiemoglobina diminuem de 6,5% para aproximadamente 1%. O monóxido de carbono pode ter efeitos inotrópicos negativos. Apesar dos efeitos favoráveis na concentração de carboxiemoglobina plasmática, a abstinência de cigarros a curto prazo não tem diminuição comprovada da incidência de complicações pulmonares pós-operatórias. Os efeitos simpatomiméticos da nicotina no coração são transitórios, durando apenas 20 a 30 minutos.

O tabagismo causa hipersecreção de muco, prejuízo do transporte mucociliar e estreitamento das pequenas vias aéreas. Em contraste com o efeito favorável da abstinência do tabagismo a curto prazo nas concentrações de carboxiemoglobina, a melhora da função ciliar e das pequenas vias aéreas e a diminuição da produção de escarro ocorrem lentamente durante um período de semanas após a cessação do tabagismo. Fumar cigarros pode interferir nas respostas imunes normais e poderia interferir na capacidade dos fumantes de responder à infecção pulmonar em seguida à anestesia e cirurgia. O retorno da função imune normal requer pelo menos 6 semanas de abstinência do tabagismo. Alguns componentes da fumaça do cigarro estimulam as enzimas hepáticas. Da mesma forma que ocorre com as respostas imunes, provavelmente são necessárias 6 semanas para que a atividade das enzimas hepáticas retorne ao normal em seguida à cessação do tabagismo.

Apesar das óbvias vantagens da cessação do tabagismo a longo prazo, pode haver desvantagens da cessação do tabagismo no período pré-operatório imediato. Essas incluem um aumento na produção de escarro, um receio do paciente de não ser capaz de controlar o estresse, os sintomas de abstinência da nicotina, incluindo irritabilidade, agitação, distúrbios do sono e depressão.

Incontáveis métodos foram concebidos para auxiliar na cessação do tabagismo. A maioria envolve alguma forma de aconselhamento e farmacoterapia. A terapia de reposição de nicotina com vários sistemas de administração, incluindo adesivos, inaladores, *spray* nasal, pastilhas e goma de mascar, é geralmente bem tolerada. O principal efeito colateral é a irritação local no sítio de administração do fármaco. O antidepressivo atípico bupropiona (Wellbutrin®) em uma formulação de liberação sustentada também pode auxiliar na cessação do tabagismo. O fármaco é tipicamente iniciado 1 a 2 semanas antes de o tabagismo ser interrompido.

A cessação do tabagismo antes da cirurgia é largamente encorajada. Uma diminuição nas complicações pulmonares pós-operatórias devida à cessação do tabagismo parece estar relacionada à melhora fisiológica na ação ciliar, na atividade dos macrófagos e na função das pequenas vias aéreas, bem como a uma diminuição na produção de escarro. Entretanto, essas alterações levam semanas a meses para ocorrerem.

Intraoperatório

A anestesia regional é adequada para operações que não invadem o peritônio e para procedimentos cirúrgicos realizados nas extremidades. A cirurgia intra-abdominal inferior também pode ser realizada usando-se uma técnica regional. A anestesia geral é a escolha habitual para a cirurgia abdominal superior e intratorácica. A escolha da técnica anestésica ou de fármacos anestésicos específicos não parece alterar a incidência de complicações pulmonares pós-operatórias. Estudos em pacientes com DPOC sugerem que há uma incidência mais alta de insuficiência respiratória pós-operatória em pacientes que tiveram anestesia geral, mas não está claro se isso reflete a natureza ou complexidade da cirurgia e/ou do sítio operatório ou a seleção dos fármacos ou técnicas anestésicas. Há controvérsia se há relação entre a duração da anestesia e a incidência de complicações pulmonares pós-operatórias. Alguns sugerem que cirurgias durando mais que 3 horas estão mais provavelmente associadas a complicações pulmonares pós-operatórias.

Os pacientes com DPOC são susceptíveis ao desenvolvimento de insuficiência respiratória aguda durante o período pós-operatório. Podem ser necessárias intubação traqueal e ventilação mecânica contínuas, particularmente após cirurgia abdominal alta ou intratorácica. Alternativamente, a analgesia pós-operatória com opioides neuroaxiais, que permite a respiração sem dor, pode permitir a extubação traqueal mais precoce.

CAPÍTULO 9
Doenças Respiratórias

Anestesia Regional A anestesia regional através do bloqueio nervoso periférico, como o bloqueio axilar, implica menor risco de complicações pulmonares que a anestesia espinal ou geral. A anestesia regional é uma escolha útil nos pacientes com DPOC apenas se não forem necessárias grandes doses de fármacos sedativos e ansiolíticos. Deve-se considerar que os pacientes com DPOC podem ser extremamente sensíveis aos efeitos depressores ventilatórios dos fármacos sedativos. Os pacientes idosos podem ser especialmente susceptíveis a essa depressão da ventilação. Frequentemente, pequenas doses de um benzodiazepínico, como o midazolam, em incrementos de 1 a 2 mg IV, podem ser administradas sem produzir graus indesejáveis de depressão ventilatória. As técnicas de anestesia regional que produzem anestesia sensorial acima de T6 não são recomendadas porque bloqueios tão altos podem prejudicar as funções ventilatórias que requerem expiração ativa, tais como volume de reserva expiratório, pico de fluxo expiratório e ventilação-minuto máxima. Clinicamente, isso se manifesta como uma tosse que é inadequada para limpar as secreções das vias aéreas.

Anestesia Geral A anestesia geral é frequentemente realizada com anestésicos voláteis. Os anestésicos voláteis são úteis por causa da capacidade desses fármacos (especialmente desflurano e sevoflurano) de serem rapidamente eliminados através dos pulmões. A depressão ventilatória residual durante o período pós-operatório precoce é, desse modo, minimizada. Além disso, os anestésicos voláteis produzem broncodilatação.

O óxido nitroso é frequentemente administrado em combinação com um anestésico volátil. Quando se usa o óxido nitroso, há a possibilidade da passagem desse gás para dentro das bolhas pulmonares. Isso poderia levar ao aumento ou mesmo à ruptura das bolhas, resultando no desenvolvimento de um pneumotórax hipertensivo. Outra potencial desvantagem do óxido nitroso é a limitação que ele impõe na concentração de oxigênio inspirado. É importante lembrar que os anestésicos inalatórios podem atenuar a vasoconstrição hipóxica pulmonar regional e produzir mais *shunt* intrapulmonar. O aumento da FIO_2 pode ser necessário para compensar essa perda da vasoconstrição hipóxica pulmonar.

Os opioides podem ser menos úteis que os anestésicos inalatórios para a manutenção da anestesia nos pacientes com DPOC, porque eles podem estar associados à depressão ventilatória prolongada como resultado de sua lenta taxa de metabolismo ou eliminação. Ainda, a duração da depressão ventilatória produzida por fármacos como o tiopental e o midazolam pode ser prolongada em pacientes com DPOC, quando comparados a indivíduos normais. Uma alta concentração de óxido nitroso inspirado pode ser necessária para garantir a amnésia quando os opioides são usados para a manutenção da anestesia. Isso pode ser de difícil alcance se uma alta FIO_2 também for necessária.

O tubo endotraqueal ultrapassa quase todo o sistema natural de umidificação das vias aéreas, de modo que a umidificação dos gases inspirados e o uso de baixos fluxos de gás serão necessários para manter úmidas as secreções das vias aéreas.

A ventilação mecânica controlada é útil para otimizar a oxigenação dos pacientes com DPOC que estão sendo submetidos a cirurgias que requeiram anestesia geral. Grandes volumes correntes (10-15 mL/kg) combinados a taxas de fluxo inspiratório lentas minimizam a possibilidade de fluxo aéreo turbulento e ajudam a manter a relação ventilação-perfusão ideal. Uma frequência respiratória lenta (6 a 10 incursões respiratórias por minuto) proporciona tempo suficiente para ocorrer expiração completa, o que é particularmente importante se o aprisionamento de ar deve ser minimizado. Ela também permite tempo suficiente para o retorno venoso e é menos provavelmente associada a graus indesejáveis de hiperventilação. O risco de barotrauma pulmonar na presença de bolhas deve ser avaliado, particularmente quando a alta pressão positiva nas vias aéreas é necessária para fornecer a ventilação adequada. O uso intraoperatório de grandes volumes correntes e frequência respiratória lenta pode ser tão eficaz quanto a PEEP em manter a oxigenação arterial. Os efeitos cardiovasculares lesivos da PEEP e os efeitos danosos da PEEP no fluxo aéreo expiratório podem, dessa forma, ser evitados.

Se a respiração espontânea for permitida durante a anestesia nos pacientes com DPOC, deve-se considerar que a depressão ventilatória produzida por anestésicos voláteis pode ser maior nesses pacientes do que em indivíduos normais.

Pós-operatório

A profilaxia contra o desenvolvimento de complicações pulmonares pós-operatórias é baseada na manutenção adequada dos volumes pulmonares, especialmente a CRF, e na facilitação de uma tosse eficaz. A identificação da CRF como o volume pulmonar mais importante durante o período pós-operatório fornece uma meta específica para a terapia.

Manobras de Expansão Pulmonar As manobras de expansão pulmonar (exercícios de respiração profunda, espirometria de incentivo, fisioterapia respiratória, técnicas de respiração com pressão positiva) têm benefício comprovado para prevenir complicações pulmonares pós-operatórias em pacientes de alto risco. Essas técnicas diminuem o risco de atelectasia por aumentar os volumes pulmonares. Todos os esquemas parecem ser eficazes em diminuir a frequência de complicações pulmonares pós-operatórias (em aproximadamente duas vezes, quando comparados à ausência de terapia). A espirometria de incentivo é simples e barata e proporciona metas objetivas e monitorização do desempenho do paciente. É dado ao paciente um volume inspiratório específico como objetivo a ser atingido e mantido. Isso proporciona uma insuflação pulmonar sustentada, que é importante para expandir os alvéolos colapsados. A principal desvantagem da espirometria de incentivo é a necessidade de cooperação do paciente para realizar o tratamento. A educação pré-operatória nas manobras de expansão pulmonar diminui a incidência de complicações pulmonares em um maior grau do que quando a educação começa após a cirurgia, mas não há evidências de que a instituição pré-operatória das manobras de expansão pulmonar tenha valor.

A respiração com pressão positiva intermitente pode diminuir a incidência de complicações pulmonares pós-operatórias, mas seu custo e complexidade resultaram em um declínio no seu uso. A pressão positiva contínua nas vias aéreas está reservada para a prevenção de complicações pulmonares pós-operatórias em pacientes que não são capazes de realizar exercícios de respiração profunda ou espirometria de incentivo. A pressão positiva nas vias aéreas nasal pode minimizar a diminuição esperada nos volumes pulmonares após a cirurgia, mas manobras de expansão pulmonar menos onerosas estão disponíveis.

A analgesia neuroaxial pós-operatória com opioides pode permitir a extubação precoce. O bloqueio simpático, a fraqueza muscular e a perda da propriocepção que são produzidos por anesté-

173

sicos locais não são produzidos por opioides neuroaxiais. Por esse motivo, a deambulação precoce é possível. A deambulação serve para aumentar a CRF e melhorar a oxigenação, presumivelmente por melhorar a relação ventilação-perfusão. Os opioides neuroaxiais podem ser especialmente úteis após cirurgia intratorácica e abdominal alta. Dor acentuada pode requerer tratamento com opioides sistêmicos administrados em *bolus* ou através de analgesia controlada pelo paciente. A sedação pode acompanhar a administração de opioide neuroaxial e depressão respiratória tardia pode ser vista, especialmente quando opioides pouco lipossolúveis, como a morfina, foram usados.

A qualidade da analgesia neuroaxial (epidural ou espinal) pode ser superior àquela proporcionada pela administração parenteral de opioides, mas não foi possível documentar que a analgesia neuroaxial diminua a incidência de complicações pulmonares pós-operatórias clinicamente significativas ou seja superior aos opioides parenterais nesse sentido. A analgesia neuroaxial pós-operatória é recomendada após cirurgias torácicas ou abdominais de alto risco e grandes cirurgias vasculares. Bloqueios nervosos intercostais intermitentes ou contínuos podem ser uma alternativa se a analgesia neuroaxial for ineficaz ou tecnicamente difícil.

Ventilação Mecânica A ventilação mecânica contínua durante o período pós-operatório imediato pode ser necessária em pacientes com DPOC grave que foram submetidos a grandes cirurgias abdominais ou intratorácicas. Os pacientes com relações VEF_1/CVF menores que 0,5 ou com $PaCO_2$ pré-operatória maior que 50 mmHg provavelmente irão necessitar de ventilação mecânica pós-operatória. Se a $PaCO_2$ esteve cronicamente aumentada, é importante não corrigir a hipercarbia muito rapidamente porque isso irá resultar em uma alcalose metabólica, que pode estar associada a arritmias cardíacas e irritabilidade do sistema nervoso central e até mesmo a convulsões.

Quando a ventilação mecânica contínua é necessária, a FIO_2 e os parâmetros do ventilador devem ser ajustados para manter a PaO_2 entre 60 e 100 mmHg e a $PaCO_2$ em uma faixa que mantenha o pHa em 7,35 a 7,45. A decisão de descontinuar o suporte ventilatório mecânico e de realizar a extubação traqueal é baseada no estado clínico do paciente e nos índices de função pulmonar.

Fisioterapia Respiratória Uma combinação de fisioterapia respiratória e drenagem postural mais exercícios de respiração profunda ensinados durante o período pré-operatório pode diminuir a incidência de complicações pulmonares pós-operatórias. Presumivelmente, as vibrações produzidas pela fisioterapia na parede torácica resultam no deslocamento dos tampões de muco das vias aéreas periféricas. O posicionamento apropriado facilita a eliminação do muco desprendido.

DOENÇA PULMONAR OBSTRUTIVA CRÔNICA E INSUFICIÊNCIA RESPIRATÓRIA AGUDA

Os pacientes com DPOC grave frequentemente se adaptam a algum grau de hipoxemia e hipercarbia arteriais. A deterioração aguda da função pulmonar é mais frequentemente desencadeada por eventos como pneumonia, insuficiência cardíaca congestiva e aumento da produção metabólica de dióxido de carbono, como o produzido por estados febris. O aumento da hipoxemia e hipercarbia que acompanham essas exacerbações da DPOC leva ao aumento da dispneia e alterações da consciência que podem estar associadas à retenção de secreções e a uma maior deterioração das trocas gasosas. O círculo vicioso pode ser interrompido pelo tratamento do evento que iniciou a deterioração aguda e pelo fornecimento de suporte para melhorar as trocas gasosas até que o evento precipitante subjacente tenha sido resolvido.

Tratamento

A análise da gasometria arterial é crucial para o tratamento apropriado das exacerbações agudas da DPOC. Oxigênio suplementar é administrado para manter a PaO_2 acima de 60 mmHg. Hipercarbia leve é comum quando o oxigênio é administrado a pacientes com DPOC e é aceitável enquanto o pHa não diminui abaixo de 7,2. A drenagem broncopulmonar é estimulada pelo encorajamento da tosse, pela administração de broncodilatadores inalatórios e de corticosteroides sistêmicos e pelo tratamento da infecção subjacente com antibióticos. As exacerbações agudas da DPOC são frequentemente acompanhadas por acidose respiratória persistente e trabalho respiratório excessivo.

O suporte ventilatório mecânico é necessário quando a hipercarbia é grave o suficiente para diminuir o pHa abaixo de 7,2 e quando os pacientes mostram sinais de deterioração do estado mental ou fadiga dos músculos respiratórios. A intubação traqueal deve ser realizada quando há instabilidade hemodinâmica ou sonolência ou as secreções não podem ser eliminadas. Para os pacientes que permanecem alerta apesar da hipercarbia, o fornecimento de ventilação com pressão positiva através de uma máscara facial bem ajustada (ventilação não invasiva) é uma alternativa à intubação traqueal. O método mais comum de ventilação não invasiva fornece uma quantidade específica de pressão inspiratória (15-20 cmH_2O) combinada a um baixo nível de pressão expiratória (3-5 cmH_2O) para diminuir o esforço necessário para ciclar o ventilador. As vantagens da ventilação não invasiva incluem o menor risco de infecção hospitalar, a menor duração da estada na unidade de terapia intensiva, a diminuição da necessidade de sedação e a diminuição da mortalidade. Uma complicação da ventilação não invasiva com máscara facial é a necrose da pele sobre o dorso nasal.

Quando a intubação traqueal é necessária para tratar as exacerbações agudas da DPOC, os parâmetros iniciais do ventilador devem incluir um alto volume corrente e uma frequência respiratória baixa. Os pacientes com hipercarbia crônica não devem ter sua $PaCO_2$ abruptamente diminuída para o normal, porque isso poderia resultar em alcalose respiratória e arritmias cardíacas. O ventilador deve ser ajustado para reverter a $PaCO_2$ para o nível basal prévio a fim de evitar o desenvolvimento de hiperinsuflação grave e auto-PEEP significativa, o que aumenta o risco de barotrauma, leva à interpretação errônea das medidas dos cateteres venoso central e de artéria pulmonar, aumenta o trabalho respiratório e interfere com o retorno venoso.

Fatores de Risco para Complicações Pulmonares Pós-operatórias

Os principais fatores de risco para o desenvolvimento de complicações pulmonares pós-operatórias são mostrados na **Tabela 9-10**. A obesidade e a asma leve a moderada não têm se mostrado como fatores de risco independentes. Um algoritmo para reduzir as complicações pulmonares em pacientes que são submetidos à cirurgia não cardiotorácica é mostrado na **Figura 9-5**.

CAPÍTULO 9
Doenças Respiratórias

TABELA 9-10	Principais Fatores de Risco Associados a Complicações Pulmonares Pós-operatórias

Relacionados ao Paciente
1. Idade > 60 anos
2. ASA classe > II
3. Insuficiência cardíaca congestiva
4. Doença pulmonar preexistente (DPOC)
5. Dependente funcionalmente
6. Tabagismo

Relacionados ao Procedimento
1. Cirurgia de emergência
2. Cirurgia abdominal, torácica, de cabeça e pescoço, vascular/de aneurisma aórtico, neurocirurgia
3. Duração prolongada da anestesia (> 2,5 horas)
4. Anestesia geral

Exames Preditores
1. Nível de albumina < 3,5 g/dL

ASA, American Society of Anesthesiologists; DPOC, doença pulmonar obstrutiva crônica.
Adaptado de Smetana GW, Lawrence VA, Cornell JE: Preoperative pulmonary risk stratification for noncardiothoracic surgery. A systematic review for the American College of Physicians. Ann Intern Med 2006;144:581-595.

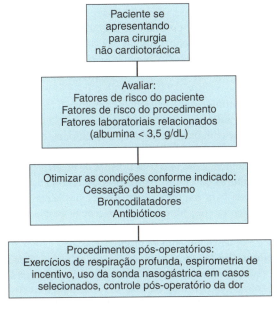

Figura 9-5 • Algoritmo para diminuir as complicações pulmonares nos pacientes submetidos à cirurgia não cardiotorácica. (*Adaptado de Qaseem A, Snow V, Fitterman N, et al: Risk assessment for and strategies to reduce perioperative pulmonary complications for patients undergoing noncardiothoracic surgery: A guideline from the American College of Physicians. Ann Intern Med 2006;144:575-580.*)

CAUSAS MENOS COMUNS DE OBSTRUÇÃO AO FLUXO AÉREO EXPIRATÓRIO

As causas de obstrução ao fluxo aéreo expiratório que ocorrem menos frequentemente que a bronquite crônica e o enfisema incluem bronquiectasias, fibrose cística, bronquiolite obliterante e estenose traqueal.

Bronquiectasia

A bronquiectasias é uma doença crônica supurativa das vias aéreas que, se suficientemente difundida, pode causar obstrução ao fluxo aéreo expiratório semelhante àquele visto na DPOC. Apesar da disponibilidade de antibióticos, a bronquiectasia é uma causa importante de tosse produtiva crônica com escarro purulento e é responsável por um número significativo de pacientes que desenvolvem hemoptise maciça.

Fisiopatologia

A bronquiectasia é caracterizada pela dilatação localizada e irreversível de um brônquio, causada por um processo inflamatório destrutivo envolvendo a parede brônquica. Infecções bacterianas ou micobacterianas são presumivelmente responsáveis pela maioria dos casos de bronquiectasia. A consequência mais importante da destruição bronquiectásica das vias aéreas é uma susceptibilidade aumentada à infecção bacteriana recorrente ou persistente, prejudicando a atividade mucociliar e levando ao acúmulo de muco nas vias aéreas dilatadas. Uma vez que a superinfecção bacteriana esteja estabelecida, é quase impossível erradicá-la e a expectoração diária de escarro purulento persiste.

Diagnóstico

Uma história de tosse produtiva crônica com escarro purulento é altamente sugestiva de bronquiectasia. O baqueteamento digital ocorre na maioria dos pacientes com bronquiectasia significativa e é uma pista diagnóstica valiosa, especialmente porque essa alteração não é característica da DPOC. As alterações da função pulmonar variam consideravelmente e vão desde a ausência de alterações a alterações características da DPOC ou de doença pulmonar restritiva. A tomografia computadorizada fornece imagens excelentes das vias aéreas bronquiectasiadas e pode ser usada para confirmar a presença e a extensão da doença.

Tratamento

A bronquiectasia é tratada pela administração de antibióticos e pela drenagem postural. As culturas de escarro periódicas guiam a seleção do antibiótico. A pseudomonas é o organismo que mais comumente cresce na cultura. A hemoptise pode ser controlada com a terapia antibiótica apropriada. Entretanto, a hemoptise maciça (> 200 mL durante um período de 24 horas) pode requerer ressecção cirúrgica do pulmão envolvido ou embolização seletiva da artéria brônquica. A drenagem postural é útil para auxiliar na expectoração de secreções que se acumulam distalmente às vias aéreas doentes. A fisioterapia respiratória com percussão e vibração do tórax é outra ajuda à drenagem broncopulmonar. A ressecção cirúrgica teve um papel decadente no manejo da bronquiectasia durante a era antibiótica moderna e apenas é considerada na rara circunstância em que os sintomas graves persistem ou as complicações recorrentes ocorrem.

Conduta Anestésica

Antes da cirurgia eletiva, a condição pulmonar dos pacientes com bronquiectasia é otimizada pela terapia antibiótica e drenagem postural. A conduta das vias aéreas deve incluir o uso de um tubo endobrônquico de duplo lúmen a fim de prevenir a contaminação de escarro purulento para dentro das áreas normais dos pulmões. A instrumentação das narinas deve ser evitada por causa da alta incidência de sinusite crônica nesses pacientes.

Fibrose Cística

A fibrose cística é o mais comum distúrbio autossômico recessivo que encurta a vida. Estima-se que ela afete 30 mil pessoas nos Estados Unidos.

Fisiopatologia

A causa da fibrose cística é uma mutação em um único gene no cromossomo 7 que codifica o regulador da condutância transmembrana da fibrose cística. O resultado dessa mutação é o transporte iônico de cloreto defeituoso nas células epiteliais nos pulmões, pâncreas, fígado, trato gastrointestinal e órgãos reprodutivos. O transporte diminuído de cloreto é acompanhado pelo transporte diminuído de sódio e água, resultando em secreções viscosas e desidratadas que estão associadas à obstrução luminal, bem como à destruição e cicatrização de várias glândulas exócrinas. Insuficiência pancreática, íleo meconial ao nascimento, *diabetes mellitus*, doença obstrutiva do trato hepatobiliar e azoospermia frequentemente estão presentes, mas a causa primária de morbidade e mortalidade nos pacientes com fibrose cística é a infecção pulmonar crônica.

Diagnóstico

A presença de uma concentração de cloreto no suor maior que 80 mEq/L mais as manifestações clínicas características (tosse, produção crônica de escarro purulento, dispneia aos esforços) ou uma história familiar da doença confirmam o diagnóstico de fibrose cística. A pansinusite crônica é quase universal. A presença de seios normais ao exame radiográfico é uma forte evidência de que a fibrose cística não está presente. A má absorção que responde ao tratamento com enzimas pancreáticas é uma evidência da insuficiência exócrina associada à fibrose cística. A azoospermia obstrutiva confirmada por biópsia testicular é também uma forte evidência de fibrose cística. O lavado broncoalveolar tipicamente mostra uma alta porcentagem de neutrófilos, um sinal de inflamação das vias aéreas. A DPOC está presente em virtualmente todos os pacientes adultos com fibrose cística e segue um curso inexorável.

Tratamento

O tratamento da fibrose cística é semelhante àquele da bronquiectasia e é direcionado ao alívio dos sintomas (mobilização e eliminação das secreções das vias aéreas inferiores e tratamento da infecção pulmonar) e à correção da disfunção orgânica (reposição de enzimas pancreáticas).

Eliminação das Secreções das Vias Aéreas As propriedades viscoelásticas anormais do escarro dos pacientes com fibrose cística levam à retenção do escarro, resultando em obstrução das vias aéreas. A principal abordagem não farmacológica para aumentar a eliminação das secreções pulmonares é a fisioterapia respiratória com drenagem postural. A compressão torácica de alta frequência com um colete inflável e a oscilação das vias aéreas com uma válvula de *flutter* podem proporcionar métodos alternativos à fisioterapia que são menos consumidores de tempo e não requerem pessoal treinado.

Terapia Broncodilatadora A reatividade brônquica à histamina e a outros estímulos provocativos é maior em pacientes com fibrose cística do que em indivíduos normais. A terapia broncodilatadora é considerada se os pacientes tiverem um aumento de 10% ou mais no VEF_1 em resposta a um broncodilatador inalatório.

Redução na Viscoelasticidade do Escarro A viscosidade anormal das secreções das vias aéreas é devida primariamente à presença de neutrófilos e seus produtos de degradação. O DNA liberado dos neutrófilos forma longas fibrilas que contribuem para a viscosidade do escarro. A desoxirribonuclease humana recombinante I pode clivar esse DNA e aumentar a eliminação do escarro nesses pacientes.

Terapia Antibiótica Os pacientes com fibrose cística têm exacerbações periódicas de infecção pulmonar que são identificadas primariamente com base no aumento dos sintomas e na produção de escarro. A terapia antibiótica é baseada nos testes de identificação e suscetibilidade das bactérias isoladas do escarro. Nos pacientes cujas culturas não fornecem patógenos, a broncoscopia pode estar indicada para remover secreções das vias aéreas inferiores. Muitos pacientes com fibrose cística recebem terapia antibiótica de manutenção a longo prazo na esperança de suprimir a infecção crônica e o desenvolvimento de bronquiectasia.

Conduta Anestésica A conduta anestésica nos pacientes com fibrose cística invoca os mesmos princípios delineados para os pacientes com DPOC e bronquiectasia. Os procedimentos cirúrgicos eletivos devem ser adiados até que a função pulmonar ideal possa ser assegurada pelo controle da infecção brônquica e pela facilitação da remoção das secreções das vias aéreas. O tratamento com vitamina K pode ser necessário se a função hepática for ruim ou se a absorção das vitaminas lipossolúveis no trato gastrointestinal estiver prejudicada. A manutenção da anestesia com anestésicos voláteis permite o uso de altas concentrações inspiradas de oxigênio, diminui a resistência das vias aéreas por diminuir o tônus do músculo liso brônquico e diminui a responsividade das vias aéreas hiper-reativas. A umidificação dos gases inspirados, a hidratação e o ato de evitar os fármacos anticolinérgicos são importantes para a manutenção das secreções em um estado menos viscoso. Pode ser necessária a aspiração traqueal frequente.

Discinesia Ciliar Primária

A discinesia ciliar primária é caracterizada pela diminuição congênita da atividade ciliar nas células epiteliais do trato respiratório e

CAPÍTULO 9
Doenças Respiratórias

nas caudas dos espermatozoides (os espermatozoides estão vivos, porém imóveis). Como resultado da atividade ciliar diminuída no trato respiratório desenvolvem-se sinusite crônica, infecções respiratórias recorrentes e bronquiectasia. Além da infertilidade masculina, a fertilidade é diminuída nas mulheres, uma vez que os ovidutos também têm epitélio ciliado. A tríade de sinusite crônica, bronquiectasia e *situs inversus* é conhecida como síndrome de Kartagener. Especula-se que o posicionamento assimétrico normal dos órgãos do corpo é dependente da função ciliar normal do epitélio embrionário. Na ausência da função ciliar normal, o posicionamento dos órgãos à esquerda ou à direita é aleatório. Como esperado, aproximadamente metade dos pacientes com cílios não funcionantes congenitamente manifestam *situs inversus*. A dextrocardia isolada quase sempre está associada à doença cardíaca congênita.

O preparo pré-operatório é direcionado ao tratamento ativo da infecção pulmonar e à determinação da presença de alguma inversão orgânica significativa. Na presença de dextrocardia, é necessário reverter os eletrodos do eletrocardiograma a fim de permitir a interpretação correta. A inversão dos grandes vasos é uma razão para escolher a veia jugular interna esquerda para a canulação venosa central. O deslocamento uterino em parturientes é logicamente à direita nessas pacientes. É necessário avaliar a anatomia alterada introduzida pela inversão pulmonar e o uso de um tubo endobrônquico de duplo lúmen deve ser considerado. Haja vista a alta incidência de sinusite, as vias aéreas nasofaríngeas devem ser evitadas.

Bronquiolite Obliterante

A bronquiolite é uma doença da infância e é mais frequentemente o resultado da infecção pelo vírus sincicial respiratório. A bronquiolite obliterante é uma causa rara de DPOC em adultos. O processo pode acompanhar a pneumonia viral, as doenças vasculares do colágeno (especialmente a artrite reumatoide) e a inalação de dióxido de nitrogênio ("doença dos enchedores de silo") ou pode ser uma sequela da doença do enxerto-*versus*-hospedeiro após o transplante de medula óssea. A bronquiolite obliterante com pneumonia em organização é uma entidade clínica que compartilha certas características da doença pulmonar intersticial e da bronquiolite obliterante. O tratamento da bronquiolite obliterante é geralmente ineficaz, embora os corticosteroides possam ser administrados em uma tentativa de suprimir a inflamação que envolve os bronquíolos. A bronquiolite obliterante com pneumonia em organização, entretanto, não responde bem à terapia corticosteroide. A melhora sintomática pode acompanhar o uso dos broncodilatadores.

Estenose Traqueal

A estenose traqueal tipicamente se desenvolve após a intubação endotraqueal prolongada. A isquemia da mucosa traqueal, que pode progredir para a destruição dos anéis cartilaginosos e a subsequente formação de cicatriz circunferencial constritora, é minimizada pelo uso de *cuffs* de grande volume nos tubos traqueais. Infecção e hipotensão também podem contribuir para eventos que culminam em estenose traqueal.

Diagnóstico

A estenose traqueal se torna sintomática quando o lúmen da traqueia adulta diminui para menos de 5 mm. Os sintomas podem não se desenvolver até várias semanas após a extubação traqueal.

A dispneia é proeminente mesmo em repouso. Esses pacientes precisam usar os músculos acessórios da respiração durante todas as fases do ciclo respiratório e precisam respirar lentamente. As taxas de pico de fluxo expiratório estão diminuídas. O estridor é geralmente audível. As alças de fluxo-volume mostram curvas inspiratórias e expiratórias achatadas (**Fig. 9-3A**). A tomografia da traqueia demonstra o estreitamento traqueal.

Conduta Anestésica

A dilatação traqueal é útil em alguns pacientes, mas a ressecção cirúrgica do segmento traqueal estenosado com anastomose primária é frequentemente necessária. É realizada a intubação endotraqueal translaríngea. Após a exposição cirúrgica, a traqueia distal normal é aberta e um tubo estéril com *cuff* é inserido e ligado ao circuito anestésico. A manutenção da anestesia com anestésicos voláteis é útil para assegurar a máxima concentração de oxigênio inspirada. A ventilação de alta frequência é útil em pacientes selecionados. A anestesia para a ressecção traqueal pode ser facilitada pela adição de hélio aos gases inspirados. Isso diminui a densidade desses gases e pode melhorar o fluxo através da área de estreitamento traqueal.

Doença Pulmonar Restritiva

As doenças pulmonares restritivas incluem tanto os distúrbios pulmonares intrínsecos agudos e crônicos, como os distúrbios extrínsecos (extrapulmonares) envolvendo a pleura, a parede torácica, o diafragma e a função neuromuscular. A doença pulmonar restritiva é caracterizada por reduções em todos os volumes pulmonares, complacência pulmonar diminuída e preservação das taxas de fluxo expiratório (**Fig. 9-6**).

Doença Pulmonar Restritiva Aguda Intrínseca

O edema pulmonar é devido ao extravasamento de fluido intravascular para o interstício dos pulmões e para dentro dos alvéolos. O edema pulmonar agudo pode ser causado pelo aumento da pressão capilar (edema pulmonar hidrostático ou cardiogênico) ou pela permeabilidade capilar aumentada. O edema pulmonar tipicamente se manifesta como opacidades bilaterais simétricas à radiografia de tórax. Uma distribuição peri-hilar ("padrão em asa de borboleta") da opacidade pulmonar é comum. Entretanto, esse padrão de opacidade pulmonar é visto mais comumente com o aumento da pressão capilar do que com o aumento da permeabilidade capilar. A presença de broncogramas aéreos à radiografia de tórax sugere edema pulmonar pelo aumento da permeabilidade. O edema pulmonar cardiogênico é caracterizado por dispneia extrema, taquipneia e sinais de ativação do sistema nervoso simpático (hipertensão, taquicardia, diaforese), que podem ser mais pronunciados do que em pacientes com edema pulmonar por aumento da permeabilidade capilar. O edema pulmonar causado pela permeabilidade capilar aumentada é caracterizado por uma alta concentração de proteínas e produtos secretórios no fluido do edema. O dano alveolar difuso tipicamente está presente no edema pulmonar por permeabilidade aumentada, associado à síndrome da angústia respiratória aguda (SARA).

Pneumonite Aspirativa

O fluido gástrico ácido aspirado é rapidamente distribuído por todo o pulmão e provoca a destruição das células produtoras de

177

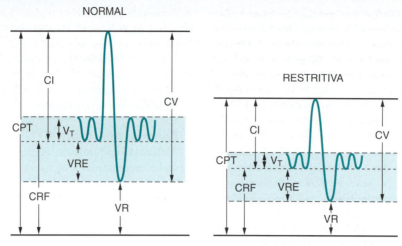

Figura 9-6 • Volumes pulmonares na doença pulmonar restritiva comparados aos valores normais. VRE, volume de reserva expiratório; CI, capacidade inspiratória; VR, volume residual; CPT, capacidade pulmonar total; CV, capacidade vital; V_T, volume corrente.

surfactante e danifica o endotélio capilar pulmonar. Como resultado, há atelectasia e extravasamento de fluido intravascular para os pulmões, produzindo edema pulmonar por aumento da permeabilidade capilar. O quadro clínico é semelhante àquele da SARA. A hipoxemia arterial tipicamente está presente. Além disso, pode haver taquipneia, broncoespasmo e hipertensão pulmonar aguda. As radiografias de tórax podem não mostrar evidências de pneumonite aspirativa por 6 a 12 horas após o evento. As evidências de aspiração, quando aparecem, estão mais provavelmente no lobo superior direito se o paciente aspirou enquanto estava na posição supina.

A medida do pH do fluido gástrico é útil, pois reflete o pH do fluido aspirado. A medida do pH do aspirado traqueal não tem valor porque o fluido gástrico aspirado é rapidamente diluído pelas secreções das vias aéreas. O fluido gástrico aspirado é também rapidamente distribuído para as regiões periféricas dos pulmões e, portanto, a lavagem do pulmão não é útil, a menos que tenha havido aspiração de material particulado.

A pneumonite aspirativa é melhor tratada pelo fornecimento de oxigênio suplementar e PEEP. A broncodilatação pode ser necessária para aliviar o broncoespasmo. Não há evidência de que os antibióticos profiláticos diminuam a incidência de infecção pulmonar ou alterem o desfecho. O tratamento da pneumonite aspirativa com corticosteroides é controverso. Apesar da ausência de evidências confirmatórias de que os corticosteroides sejam benéficos, alguns irão tratar a pneumonite aspirativa com altas doses de metilprednisolona ou dexametasona.

Edema Pulmonar Neurogênico

O edema pulmonar neurogênico se desenvolve em uma pequena proporção de pacientes apresentando lesão cerebral aguda. Tipicamente, essa forma de edema pulmonar ocorre minutos a horas após a lesão do sistema nervoso central e pode se manifestar durante o período perioperatório. Há uma liberação maciça de impulsos simpáticos do sistema nervoso central lesado, resultando em vasoconstrição generalizada e deslocamento do volume sanguíneo para a circulação pulmonar. Presumivelmente, a pressão capilar pulmonar aumentada leva à transudação de fluido para o interstício e os alvéolos. A hipertensão pulmonar e a hipervolemia podem também lesar os vasos sanguíneos dos pulmões.

A associação de edema pulmonar a uma lesão recente do sistema nervoso central deve sugerir o diagnóstico de edema pulmonar neurogênico. A principal entidade do diagnóstico diferencial é a pneumonite aspirativa. Diferentemente do edema pulmonar neurogênico, a pneumonite química resultante de aspiração habitualmente persiste por mais tempo e é frequentemente complicada por infecção bacteriana secundária.

O tratamento do edema pulmonar neurogênico é direcionado à causa da lesão do sistema nervoso central, à diminuição da pressão intracraniana e ao suporte de oxigenação e ventilação. Os diuréticos não devem ser usados a menos que haja hipervolemia, porque o desenvolvimento de hipotensão hipovolêmica poderia agravar a lesão do sistema nervoso central.

Edema Pulmonar Induzido por Fármacos

O edema pulmonar agudo não cardiogênico pode ocorrer após a administração de vários fármacos, especialmente opioides (heroína) e cocaína. O edema pulmonar por alta permeabilidade é resultado das altas concentrações de proteínas no fluido do edema pulmonar. A cocaína também pode causar vasoconstrição pulmonar, isquemia miocárdica aguda e infarto miocárdico. Não há evidências de que o naloxone acelere a resolução do edema pulmonar induzido por opioides. O tratamento dos pacientes que desenvolvem edema pulmonar induzido por fármacos é de suporte e pode incluir a intubação traqueal para a proteção das vias aéreas e ventilação mecânica.

Edema Pulmonar de Altas Altitudes

O edema pulmonar de altas altitudes pode ocorrer em altitudes variando de 2.500 a 5.000 metros e é influenciado pela velocidade de subida àquela altitude. O início dos sintomas é frequentemente gradual, mas tipicamente ocorre dentro de 48 a 72 horas na alta altitude. O edema pulmonar fulminante pode ser precedido por sintomas menos graves da doença aguda das montanhas. Presume-se que a etiologia desse edema pulmonar de alta permeabilidade seja por vasoconstrição pulmonar hipóxica, que aumenta as pressões vasculares pulmonares. O tratamento inclui a administração de oxigênio e a imediata descida da alta altitude. A inalação de óxido nítrico pode melhorar a oxigenação.

Re-expansão do Pulmão Colapsado

A rápida expansão de um pulmão colapsado pode levar ao edema pulmonar naquele pulmão. O risco do edema pulmonar de re-expansão após o alívio de um pneumotórax ou efusão pleural está relacionado à quantidade de ar ou líquido que estava presente no espaço pleural (> 1 L aumenta o risco), à duração do colapso (> 24 horas) e à rapidez da reexpansão. Altas concentrações de proteína no fluido do edema sugerem que a permeabilidade da membrana capilar aumentada seja importante no desenvolvimento dessa forma de edema pulmonar. O tratamento do edema pulmonar de reexpansão é de suporte.

Edema Pulmonar por Pressão Negativa

O edema pulmonar por pressão negativa pode seguir o alívio de uma obstrução aguda das vias aéreas superiores (edema pulmonar pós-obstrutivo) causado por laringoespasmo pós-extubação, epiglotite, tumores, obesidade, soluços ou apneia obstrutiva do sono em pacientes respirando espontaneamente. O momento do início do edema pulmonar após o alívio da obstrução das vias aéreas varia de poucos minutos a um tempo tão longo quanto 2 a 3 horas. Taquipneia, tosse e falha em manter a saturação de oxigênio acima de 95% são sintomas de apresentação comuns e podem ser confundidos com a aspiração pulmonar ou a embolia pulmonar. É possível que muitos casos de dessaturação de oxigênio pós-operatória sejam devidos ao edema pulmonar por pressão negativa não reconhecido.

A patogênese do edema pulmonar por pressão negativa está relacionada ao desenvolvimento de pressão intrapleural altamente negativa causada pelos esforços inspiratórios vigorosos contra as vias aéreas superiores obstruídas. A pressão intrapleural altamente negativa diminui a pressão hidrostática intersticial, aumenta o retorno venoso e aumenta a pós-carga ventricular esquerda. Além disso, tal pressão negativa leva à intensa ativação do sistema nervoso simpático, à hipertensão e ao deslocamento central do volume sanguíneo. Juntos, esses fatores produzem edema pulmonar agudo por aumentar o gradiente de pressão transcapilar.

A manutenção da patência das vias aéreas superiores e a administração de oxigênio suplementar são tratamentos suficientes, pois essa forma de edema pulmonar é tipicamente transitória e autolimitada. A ventilação mecânica pode ocasionalmente ser necessária por um breve período de tempo. A monitorização hemodinâmica revela funções ventriculares direita e esquerda normais. A pressão venosa central e a pressão de oclusão da artéria pulmonar são normais. As evidências radiográficas de edema pulmonar resolvem-se dentro de 12 a 24 horas.

Conduta Anestésica

Pré-operatório A cirurgia eletiva deve ser adiada nos pacientes com doença pulmonar restritiva aguda, e todos os esforços devem ser feitos para otimizar a função cardiorrespiratória. Grandes efusões pleurais podem precisar ser drenadas. A hipoxemia persistente pode requerer ventilação mecânica e PEEP. A monitorização hemodinâmica pode ser útil tanto na avaliação como no tratamento do edema pulmonar.

Intraoperatório Esses pacientes são criticamente doentes. O manejo intraoperatório deve ser uma continuação da terapia intensiva e incluir um plano para o manejo intraoperatório do ventilador. A melhor forma de ventilar os pacientes com insuficiência respiratória aguda e doença pulmonar restritiva não foi determinada pelos ensaios clínicos. Entretanto, como a fisiopatologia é semelhante àquela da lesão pulmonar aguda e como há o risco de comprometimento hemodinâmico e barotrauma com o uso de grandes volumes correntes e altas pressões nas vias aéreas, é razoável ventilar com baixos volumes correntes (p. ex., 6 mL/kg) com um aumento compensatório na frequência ventilatória (14-18 incursões respiratórias por minuto), tentando manter a pressão de platô inspiratória final menor que 30 cmH$_2$O. Os ventiladores de anestesia típicos podem não ser adequados para os pacientes com SARA grave e podem ser necessários ventiladores mais sofisticados da unidade de terapia intensiva para pacientes ocasionais. Os pacientes com doença pulmonar restritiva tipicamente respiram rápida e superficialmente, logo a taquipneia é provável durante o processo de desmame e não deve ser usada como a única razão para atrasar a extubação se as trocas gasosas e outras avaliações forem satisfatórias.

DOENÇA PULMONAR RESTRITIVA CRÔNICA INTRÍNSECA

A doença pulmonar restritiva crônica intrínseca é caracterizada por alterações nas propriedades intrínsecas dos pulmões, mais frequentemente devidas à fibrose pulmonar. A hipertensão pulmonar e o *cor pulmonale* se desenvolvem à medida que a fibrose pulmonar progressiva resulta na perda da vasculatura pulmonar. A dispneia é proeminente e a expiração é rápida e superficial.

Sarcoidose

A sarcoidose é uma desordem granulomatosa sistêmica que envolve muitos tecidos, mas tem uma predileção pelos linfonodos intratorácicos e pelos pulmões. Até dois terços dos pacientes não têm sintomas no momento da apresentação, e a doença é identificada por causa de uma radiografia de tórax anormal. Os pacientes podem se apresentar com sintomas respiratórios, tais como dispneia e tosse. A sarcoidose ocular pode provocar uveíte; a sarcoidose miocárdica pode produzir defeitos de condução e arritmias. A forma mais comum de envolvimento neurológico na sarcoidose é a paralisia do nervo facial unilateral. O sarcoide endobrônquico é comum. A sarcoidose laríngea ocorre em até 5% dos pacientes e pode interferir com a passagem de um tubo traqueal de tamanho adulto. O *cor pulmonale* pode se desenvolver. A hipercalcemia ocorre em menos de 10% dos pacientes, mas é uma manifestação clássica da sarcoidose.

A mediastinoscopia pode ser necessária para fornecer tecido dos linfonodos para o diagnóstico da sarcoidose. A atividade da enzima conversora de angiotensina está aumentada em pacientes com sarcoidose, presumivelmente devido à produção dessa enzima pelas células dentro do granuloma. Entretanto, esse aumento na atividade da enzima conversora de angiotensina não tem significado diagnóstico ou prognóstico útil. Os corticosteroides são administrados para suprimir a manifestação da sarcoidose e para tratar a hipercalcemia.

Pneumonite de Hipersensibilidade

A pneumonite de hipersensibilidade é caracterizada por reações granulomatosas intersticiais difusas nos pulmões após a inalação de poeira contendo fungos, esporos, material animal ou de plantas. Os sinais e sintomas da pneumonite de hipersensibilidade incluem o início de dispneia e tosse 4 a 6 horas após a inalação dos antígenos. Isto é seguido por leucocitose, eosinofilia e, frequentemente, hipoxemia arterial. As radiografias de tórax mostram infiltrados pulmonares múltiplos. Episódios repetidos de pneumonite de hipersensibilidade levam à fibrose pulmonar.

Granuloma Eosinofílico

A fibrose pulmonar acompanha o processo patológico conhecido como granuloma eosinofílico (histiocitose X). Nenhum tratamento tem mostrado claramente ser benéfico nessa doença.

Proteinose Alveolar Pulmonar

A proteinose alveolar pulmonar é uma doença de etiologia desconhecida caracterizada pela deposição de material proteináceo rico em lipídios nos alvéolos. Dispneia e hipoxemia arterial são as manifestações clínicas típicas. Esse processo pode ocorrer independentemente ou em associação à quimioterapia, síndrome da imunodeficiência adquirida ou inalação de poeiras minerais. Embora a remissão espontânea possa ocorrer, o tratamento dos casos graves requer lavagem de todo o pulmão para remover o material alveolar e melhorar a função dos macrófagos. A lavagem do pulmão nos pacientes com hipoxemia pode diminuir ainda mais o nível de oxigenação. O manejo das vias aéreas durante a anestesia para a lavagem pulmonar inclui o posicionamento de um tubo endobrônquico de duplo lúmen para facilitar a lavagem de cada pulmão e otimizar a oxigenação durante a lavagem.

Linfangioleiomiomatose

A linfangioleiomiomatose é a proliferação do músculo liso nas vias aéreas, linfáticos e vasos sanguíneos que ocorre em mulheres na idade reprodutiva. Os testes de função pulmonar mostram doença pulmonar restritiva e obstrutiva com reduções na capacidade de difusão. A linfangioleiomiomatose se apresenta clinicamente como dispneia progressiva, hemoptise, pneumotórax recorrente e efusões pleurais. Quase todas as células linfangioleiomiomatosas expressam receptores de progesterona. Progesterona ou tamoxifeno podem ser usados para o tratamento, mas há deterioração progressiva da função pulmonar e a maioria dos pacientes morre dentro de 10 anos do início dos sintomas.

Conduta Anestésica

Pré-operatório Os pacientes geralmente apresentam dispneia e tosse não produtiva. *Cor pulmonale* pode estar presente. Estertores grosseiros com crepitações são ouvidos à ausculta. A radiografia de tórax pode mostrar um padrão em vidro fosco ou nodular. A gasometria arterial revela hipoxemia com normocarbia. Os testes de função pulmonar mostram defeito ventilatório restritivo e a capacidade de difusão do CO está diminuída. Uma capacidade vital de menos de 15 mL/kg indica disfunção pulmonar grave. A infecção deve ser tratada, as secreções, eliminadas, e o tabagismo, interrompido pré-operatoriamente.

Intraoperatório Os pacientes com doença pulmonar restritiva toleram muito mal os períodos de apneia devido à sua pequena CRF e aos baixos estoques de oxigênio. A anestesia geral, a posição supina e a ventilação controlada, todas contribuem para a diminuição adicional na CRF. As alterações na CRF e o risco de hipoxia continuam durante o período pós-operatório. A absorção dos anestésicos inalatórios é mais rápida nesses pacientes por causa da pequena CRF. As pressões de pico nas vias aéreas devem ser mantidas as mais baixas possíveis para minimizar o risco de barotrauma.

DOENÇA PULMONAR RESTRITIVA CRÔNICA EXTRÍNSECA

A doença pulmonar restritiva crônica extrínseca é mais frequentemente devida a distúrbios da caixa torácica (parede do tórax) que interferem na expansão pulmonar (**Tabela 9-11**). Os pulmões são comprimidos e os volumes pulmonares são reduzidos. O trabalho respiratório está aumentado devido às propriedades mecânicas anormais do tórax e à resistência aumentada das vias aéreas que resulta da diminuição dos volumes pulmonares. Qualquer defor-

TABELA 9-11	Causas de Doença Pulmonar Restritiva

Doença Pulmonar Restritiva Aguda Intrínseca (Edema Pulmonar)
Síndrome da angústia respiratória aguda
Aspiração
Problemas neurogênicos
Overdose de opioides
Alta altitude
Re-expansão de pulmão colapsado
Obstrução das vias aéreas superiores (pressão negativa)
Insuficiência cardíaca congestiva

Doença Pulmonar Restritiva Crônica Intrínseca
Sarcoidose
Pneumonite de hipersensibilidade
Granuloma eosinofílico
Proteinose alveolar
Linfangioleiomiomatose
Fibrose pulmonar induzida por fármacos

Doença Pulmonar Restritiva Crônica Extrínseca
Obesidade
Ascite
Gravidez
Deformidades das estruturas esqueléticas
  costovertebrais
  Cifoescoliose
  Espondilite anquilosante
Deformidades do esterno
Tórax instável
Distúrbios neuromusculares
  Transecção da medula espinal
  Síndrome de Guillain-Barré
  Miastenia grave
  Síndrome de Eaton-Lambert
  Distrofias musculares

Distúrbios da Pleura e do Mediastino
Derrame pleural
Pneumotórax
Massa mediastinal
Pneumomediastino

CAPÍTULO 9
Doenças Respiratórias

midade torácica pode causar compressão da vasculatura pulmonar e levar à disfunção ventricular direita. Infecção pulmonar recorrente, resultante da dinâmica ruim da tosse, pode levar ao desenvolvimento de DPOC.

Obesidade

A obesidade impõe uma carga restritiva à caixa torácica diretamente pelo peso que foi adicionado às costelas e indiretamente pelo grande panículo abdominal, que impede o movimento do diafragma quando esses indivíduos assumem a posição supina. A CRF está diminuída e a probabilidade de inadequações da relação ventilação-perfusão e de hipoxemia é aumentada. Os pacientes obesos podem experimentar dispneia significativa durante o exercício por causa do trabalho aumentado necessário para mover o peso do tórax e abdome. O padrão respiratório rápido e superficial durante o exercício reflete os efeitos combinados da sobrecarga de massa e diminuição da complacência do sistema respiratório. Hipercapnia diurna pode se desenvolver nos pacientes obesos mórbidos, especialmente na presença de apneia obstrutiva do sono.

Deformidades das Estruturas Esqueléticas Costovertebrais

Os dois tipos básicos de deformidades esqueléticas costovertebrais são a escoliose (curvatura lateral com rotação da coluna vertebral) e cifose (flexão anterior da coluna vertebral), que estão mais comumente presentes em combinação como cifoescoliose. A cifoescoliose idiopática (responsável por 80% dos casos) comumente se inicia durante o final da infância ou o início da adolescência e pode progredir em gravidade durante os anos de crescimento esquelético rápido. A cifoescoliose leve a moderada (ângulo escoliótico < 60 graus) está associada a defeitos ventilatórios restritivos mínimos a leves. A dispneia pode ocorrer durante o exercício, mas, à medida que a deformidade esquelética piora, a capacidade vital declina e a dispneia se torna uma queixa comum mesmo com o esforço moderado. As deformidades graves (ângulo escoliótico > 100 graus) pode levar à hipoventilação alveolar crônica, hipoxemia, eritrocitose secundária, hipertensão pulmonar e *cor pulmonale*. A insuficiência respiratória é mais provável em pacientes com cifoescoliose associada a uma capacidade vital menor que 45% do valor predito e um ângulo escoliótico maior que 110 graus. A compressão do tecido pulmonar subjacente resulta em uma diferença alvéolo-arterial de oxigênio aumentada. Os pacientes com cifoescoliose grave estão sob risco aumentado de desenvolver pneumonia e hipoventilação induzidas por fármacos depressores do sistema nervoso central. A terapia com oxigênio suplementar acrescida pelo suporte ventilatório noturno pode ser útil.

Deformidades do Esterno

As deformidades do esterno e das articulações costocondrais são caracterizadas por *pectus excavatum* (concavidade para dentro do esterno inferior) e *pectus carinatum* (protuberância para fora do esterno superior, médio ou inferior). Na maioria dos pacientes com *pectus excavatum*, não há limitações funcionais significativas. Os volumes pulmonares e a função cardiovascular estão preservados. A correção cirúrgica está indicada quando a deformidade esternal é acompanhada por evidências de restrição pulmonar ou disfunção cardiovascular.

Tórax Instável

Múltiplas fraturas das costelas, especialmente quando elas ocorrem em uma orientação vertical paralela, podem produzir um tórax instável caracterizado pelo movimento paradoxal para dentro da porção instável da caixa torácica, enquanto o restante da caixa torácica se move para fora, durante a inspiração. A mesma porção do tórax então se move para fora durante a expiração. A fisiopatologia do tórax instável pode também resultar de deiscência de uma esternotomia mediana, como a que é realizada em uma cirurgia cardíaca. Os volumes correntes estão diminuídos porque a região do pulmão associada à anormalidade da parede torácica aumenta paradoxalmente seu volume durante a expiração e esvazia durante a inspiração. O resultado é a hipoventilação alveolar e a hipoxemia progressivas. O tratamento do tórax instável é a ventilação com pressão positiva até que os procedimentos definitivos de estabilização possam ser realizados ou as fraturas das costelas, estabilizadas.

Distúrbios Neuromusculares

Os distúrbios neuromusculares que interferem com a transferência dos impulsos do sistema nervoso central para os músculos esqueléticos necessários para a inspiração e expiração podem resultar em doença pulmonar restritiva. As anormalidades da medula espinal, dos nervos periféricos, da junção neuromuscular ou dos músculos esqueléticos podem resultar em defeitos pulmonares restritivos caracterizados pela incapacidade de gerar pressões respiratórias normais. Em contraste com os distúrbios mecânicos da caixa torácica, nos quais uma tosse eficaz está tipicamente preservada, a fraqueza muscular expiratória característica dos distúrbios neuromusculares impede a geração da velocidade de fluxo aéreo expiratório suficiente para proporcionar uma tosse eficaz. O exemplo extremo é a lesão da medula espinal cervical, na qual a paralisia dos músculos abdominais e intercostais diminui gravemente a capacidade de tossir. A insuficiência respiratória aguda é provável quando ocorre atelectasia associada à pneumonia (causada por secreções retidas devido a uma tosse ineficaz) ou fármacos depressores são administrados. Os pacientes com distúrbios neuromusculares são um tanto dependentes do estado de vigília para manter a ventilação adequada. Durante o sono, hipoxemia e hipercapnia podem se desenvolver e contribuir para o desenvolvimento de *cor pulmonale*. A capacidade vital é um importante indicador do impacto total de um distúrbio neuromuscular sobre a ventilação.

Paralisia Diafragmática

Na ausência de complicações respiratórias, os distúrbios neuromusculares raramente progridem ao ponto da insuficiência respiratória hipercápnica, a menos que fraqueza ou paralisia diafragmática estejam presentes. Dessa forma, os pacientes tetraplégicos que apresentam o nervo frênico e a função diafragmática preservados têm pouca probabilidade de desenvolver insuficiência respiratória na ausência de pneumonia ou de administração de fármacos depressores do sistema nervoso central. Na posição supina, os pacientes com paralisia diafragmática podem desenvolver um padrão ventilatório semelhante àquele visto no tórax instável (os conteúdos abdominais empurram o diafragma para dentro do tórax). Na posição vertical, esses pacientes apresentam um aumento significativo na capacidade vital e melhora da oxigenação e ventilação. A maioria dos casos de paralisia diafragmática unilateral é resultante de invasão neoplásica do nervo frênico. Na ausência de doença pleuropulmonar associada, a maioria dos pacientes adultos com paralisia diafragmática unilateral permanece assintomática, com o defeito sendo detectado como um achado incidental à radiografia de tórax. Em contraste, as crianças são mais dependentes da função diafragmática bilateral para a função respiratória adequada. Nesses pacientes e nos adultos sintomáticos, a plicatura do hemidiafragma pode ser necessária para evitar a movimentação descoordenada da caixa torácica.

A disfunção diafragmática transitória pode ocorrer após cirurgia abdominal. Os volumes pulmonares estão diminuídos, a diferença alvéolo-arterial de oxigênio aumenta e a frequência respiratória aumenta. Essas alterações podem ser causadas pela irritação do diafragma, o que causa inibição reflexa da atividade do nervo frênico. Como resultado da disfunção diafragmática pós-operatória, podem ocorrer atelectasia e hipoxemia arterial. A espirometria de incentivo pode aliviar essas anormalidades.

Transecção da Medula Espinal

A respiração é mantida somente ou predominantemente pelo diafragma nos pacientes tetraplégicos (a transecção deve ser em ou abaixo de C4 ou o diafragma ficará paralisado). Como o diafragma é ativo somente durante a inspiração, a tosse, que requer atividade dos músculos expiratórios, incluindo aqueles da parede abdominal, está quase totalmente ausente. Os músculos intercostais são necessários para estabilizar as costelas superiores contra o colapso para dentro quando a pressão intratorácica negativa é produzida pelo diafragma descendente. Com a respiração diafragmática, há um movimento paradoxal do tórax superior para dentro durante a inspiração. O resultado é um volume corrente diminuído. Quando os pacientes tetraplégicos são colocados na posição vertical, o peso dos conteúdos abdominais puxa o diafragma e a ausência de tônus muscular abdominal resulta em uma função diafragmática menos eficiente. As faixas abdominais servem para substituir o tônus muscular abdominal perdido e podem ser úteis quando o volume corrente diminui na posição vertical. Os pacientes tetraplégicos têm graus leves de broncoconstrição causada pelo tônus parassimpático que está sem oposição da atividade simpática da medula espinal. O uso de fármacos broncodilatadores anticolinérgicos pode reverter essa anormalidade. Insuficiência respiratória quase nunca ocorre nos pacientes tetraplégicos na ausência de complicações, como pneumonia.

Síndrome de Guillain-Barré

Insuficiência respiratória que requer ventilação mecânica ocorre em 20% a 25% dos pacientes com síndrome de Guillain-Barré. O suporte ventilatório é necessário, em média, por 2 meses. Um pequeno número de pacientes tem fraqueza muscular esquelética persistente e é suscetível a episódios recorrentes de insuficiência respiratória em associação à infecção pulmonar.

Distúrbios da Transmissão Neuromuscular

A miastenia gravis é o mais comum dos distúrbios que afetam a transmissão neuromuscular e que podem resultar em insuficiência respiratória. A síndrome miastênica (síndrome de Eaton-Lambert) pode ser confundida com a miastenia gravis. Paralisia ou fraqueza muscular esquelética prolongadas podem ocorrer em seguida à administração de fármacos bloqueadores neuromusculares não despolarizantes.

Distrofia Muscular

Os pacientes com distrofia muscular pseudo-hipertrófica (de Duchenne), distrofia miotônica e outras formas de distrofia muscular são predispostos a complicações pulmonares e insuficiência respiratória. A hipoventilação alveolar crônica, causada pela fraqueza muscular inspiratória, pode se desenvolver. A fraqueza muscular expiratória prejudica a tosse, e a fraqueza coexistente dos músculos da deglutição pode levar à aspiração pulmonar do conteúdo gástrico. Da mesma forma que em todas as síndromes neuromusculares, os fármacos depressores do sistema nervoso central devem ser evitados ou administrados em doses mínimas, quando necessários. A ventilação noturna com técnicas não invasivas, tais como a ventilação com pressão positiva intermitente nasal ou a ventilação com pressão negativa externa, pode ser útil.

Distúrbios da Pleura e do Mediastino

Os distúrbios da pleura e do mediastino podem contribuir para as alterações mecânicas que interferem na expansão pulmonar ideal.

Fibrose Pleural

A fibrose pleural pode seguir o hemotórax, o empiema ou a pleurodese cirúrgica para o tratamento de pneumotórax recorrentes. Apesar da obliteração do espaço pleural, anormalidades funcionais pulmonares restritivas podem permanecer, mas são geralmente menores. A decorticação cirúrgica para remover a pleura fibrosada espessa é tecnicamente difícil e é considerada apenas se a doença pulmonar restritiva for sintomática.

Derrame Pleural

O derrame pleural é mais frequentemente confirmado pela radiografia de tórax quando a atenuação do ângulo agudo costofrênico é vista com tão pouco quanto 25 a 50 mL de fluido pleural. Quantidades maiores de fluido produzem uma opacidade homogênea característica que forma um menisco côncavo com a parede torácica. A ultrassonografia e a tomografia computadorizada também são úteis para avaliar um derrame pleural. Nos pacientes com insuficiência cardíaca congestiva, o fluido pleural pode acumular-se na fissura interlobar e provocar um derrame interlobar. Vários tipos de fluido podem acumular-se no espaço pleural, incluindo sangue (hemotórax), pus (empiema), lipídios (quilotórax) e líquido seroso (hidrotórax). Todas essas condições se apresentam com uma aparência radiográfica idêntica.

O diagnóstico e o tratamento da efusão pleural são feitos por toracocentese. O fluido pleural pode ser tanto um transudato como um exsudato e a distinção entre eles aponta para os potenciais diagnósticos e a necessidade de avaliação adicional. Derrame pleural sanguinolento é comum em pacientes com doença maligna, trauma ou infarto pulmonar.

Pneumotórax

Pneumotórax é a presença de gás no espaço pleural devido tanto à ruptura da pleura parietal (lesão penetrante externa) como da pleura visceral (laceração ou ruptura do parênquima pulmonar). Quando o gás se origina do pulmão, a ruptura pode ocorrer na ausência de doença pulmonar conhecida (pneumotórax simples) ou como resultado de uma doença parenquimatosa (pneumotórax secundário). O pneumotórax espontâneo idiopático ocorre mais frequentemente em homens altos, magros, de 20 a 40 anos de idade

CAPÍTULO 9
Doenças Respiratórias

e é devido à ruptura de bolhas subpleurais apicais. O tabagismo aumenta o risco de pneumotórax espontâneo primário em 20 vezes. A maioria dos episódios de pneumotórax espontâneo ocorre enquanto os pacientes estão em repouso. Exercícios ou viagem de avião não aumentam a probabilidade de pneumotórax espontâneo.

Sinais e Sintomas A dispneia está sempre presente no pneumotórax. A maioria dos pacientes também tem dor torácica ipsilateral e tosse. Hipoxemia arterial, hipotensão e hipercarbia podem ocorrer. Os achados físicos frequentemente são sutis, enfatizando a importância de considerar esse diagnóstico sempre que dispneia e dor torácica ocorrerem agudamente. A taquicardia é o achado físico mais comum. Nos pacientes com um grande pneumotórax, os achados ao exame físico do lado afetado podem incluir diminuição do movimento da parede torácica, hipertimpanismo à percussão e sons respiratórios diminuídos ou ausentes.

Tratamento O tratamento do pneumotórax sintomático é feito pela evacuação do ar do espaço pleural por aspiração através de um cateter plástico de pequeno calibre ou da colocação de um dreno torácico. A aspiração do pneumotórax seguida pela remoção do cateter é bem-sucedida em 70% dos pacientes com pneumotórax espontâneo primário de tamanho pequeno a moderado. Quando o pneumotórax é pequeno (< 15% do volume do hemitórax) e os sintomas estão ausentes, a observação pode ser suficiente. O oxigênio suplementar acelera a reabsorção do ar pela pleura. O vazamento contínuo de ar do pulmão requer a colocação de um dreno de tórax. A maioria dos vazamentos de ar se resolve dentro de 7 dias. As complicações da drenagem do tórax incluem dor, infecção pleural, hemorragia e edema pulmonar relacionado à reexpansão pulmonar. Os pneumotórax recorrentes podem necessitar de intervenção cirúrgica ou pleurodese química.

Pneumotórax Hipertensivo

O pneumotórax hipertensivo se desenvolve quando o gás entra no espaço pleural durante a inspiração e é impedido de sair durante a expiração. O resultado é o aumento progressivo da quantidade de ar aprisionado sob pressão crescente (hipertensão). O pneumotórax hipertensivo ocorre em menos de 2% dos pacientes que apresentam pneumotórax espontâneo idiopático, mas é uma manifestação comum das fraturas de costelas, da introdução de cateteres centrais e do barotrauma em pacientes recebendo ventilação mecânica. A dispneia, hipoxemia e hipotensão podem ser graves. A imediata evacuação do gás através de uma agulha ou de um cateter de pequeno calibre colocado dentro do segundo espaço intercostal anterior pode salvar a vida.

Tumores Mediastinais

Na avaliação do alargamento de mediastino, a tomografia computadorizada com contraste pode distinguir as estruturas vasculares, partes moles e calcificações. Linfoma, timoma, teratoma e bócio retroesternal são causas comuns de massa mediastinal anterior. Grandes tumores mediastinais podem estar associados à obstrução progressiva das vias aéreas, perda dos volumes pulmonares, compressão arterial pulmonar ou cardíaca e obstrução da veia cava superior.

A síndrome da veia cava superior é uma constelação de sinais que se desenvolvem em pacientes com um tumor mediastinal que obstrui a drenagem venosa no tórax superior. A pressão venosa aumentada leva (1) à dilatação das veias colaterais no tórax e pescoço; (2) a edema e cianose da face, pescoço e tórax superior; (3)

a edema da conjuntiva; e (4) a evidências de aumento da pressão intracraniana, incluindo cefaleia e estado mental alterado. A dispneia é comum. O câncer é responsável por quase todos os casos de síndrome da veia cava superior.

Mediastinite

A mediastinite aguda geralmente resulta da contaminação bacteriana após a perfuração esofágica. Os sintomas incluem dor torácica e febre. Ela é tratada com antibióticos de amplo espectro e drenagem cirúrgica.

Pneumomediastino

O pneumomediastino pode seguir-se a uma ruptura do esôfago ou da árvore traqueobrônquica ou à ruptura alveolar, embora ele ocorra com mais frequência de forma independente de causas conhecidas. O pneumomediastino espontâneo tem sido observado após o uso recreativo de cocaína. Os sintomas de dor torácica retroesternal e dispneia são tipicamente de início abrupto e geralmente seguem esforços respiratórios exagerados (tosse, êmese, manobra de Valsalva). O enfisema subcutâneo pode ser extenso no pescoço, braços, abdome e bolsa escrotal. O gás no mediastino pode descomprimir para dentro do espaço pleural levando ao pneumotórax, geralmente à esquerda. O diagnóstico de pneumomediastino é estabelecido pela radiografia de tórax. O pneumomediastino espontâneo se resolve sem tratamento específico. Quando o pneumomediastino é resultado da ruptura de um órgão, drenagem e reparo cirúrgicos podem ser necessários.

Cistos Broncogênicos

Os cistos broncogênicos são cistos preenchidos com fluido ou ar, decorrentes do intestino anterior primitivo, que são revestidos por epitélio respiratório. Eles geralmente estão localizados no mediastino ou no parênquima pulmonar. Esses cistos podem ser focos de infecção pulmonar recorrente, causas de obstrução das vias aéreas ameaçadora à vida ou assintomáticos. Os cistos localizados no mediastino têm maior probabilidade de serem preenchidos com fluido do que com ar e geralmente não estão em comunicação direta com as vias aéreas. Essas massas causam sintomas de compressão das vias aéreas à medida que elas crescem. A excisão cirúrgica pode ser necessária.

Preocupações teóricas nos pacientes com cistos broncogênicos incluem os riscos do óxido nitroso e do uso de ventilação com pressão positiva. O óxido nitroso pode se difundir para dentro dos cistos broncogênicos preenchidos por ar e causar sua expansão, com comprometimento respiratório ou cardiovascular fatal. A instituição da ventilação com pressão positiva pode ter um efeito de válvula de esfera, particularmente nos cistos que comprimem extrinsecamente a árvore traqueobrônquica, resultando em aprisionamento de ar. Apesar dessas preocupações, a experiência clínica confirma que o óxido nitroso e a ventilação com pressão positiva podem frequentemente ser usados com segurança nos pacientes com cistos broncogênicos.

Conduta Anestésica
Pré-operatório

A avaliação pré-operatória dos pacientes com tumores mediastinais inclui radiografia de tórax, alça de fluxo-volume, exames de imagem do tórax e avaliação clínica de evidências de compressão

183

traqueobrônquica. O tamanho da massa mediastinal e o grau de compressão da traqueia podem ser determinados pela tomografia computadorizada e este exame é um preditor útil das dificuldades das vias aéreas que devemos esperar durante a anestesia. A fibrobroncoscopia ótica flexível sob anestesia tópica também pode ser útil para avaliar a obstrução das vias aéreas. Interessantemente, a gravidade dos sintomas pulmonares pré-operatórios não apresenta relação com o grau de comprometimento respiratório que pode ser encontrado durante a anestesia. Certamente, um grande número de pacientes assintomáticos desenvolveu obstrução inesperada das vias aéreas durante a anestesia. A radioterapia pré-operatória deve ser considerada sempre que possível. Nos pacientes sintomáticos que necessitam de uma biópsia tecidual diagnóstica, uma técnica anestésica local, se exequível, é melhor. Os pacientes com tumores mediastínicos podem estar assintomáticos enquanto acordados, mas desenvolvem obstrução das vias aéreas durante a anestesia na posição supina. Durante a anestesia, o tumor pode aumentar de tamanho devido ao ingurgitamento venoso e sua posição pode mudar um pouco. Como resultado, ele pode comprimir as vias aéreas, a veia cava, a artéria pulmonar ou os átrios e provocar hipoxemia e hipotensão ameaçadoras à vida ou até mesmo parada cardíaca.

Intraoperatório

A doença pulmonar restritiva não influencia a escolha dos fármacos usados para a indução ou manutenção da anestesia. Os fármacos com efeitos depressores respiratórios prolongados, que podem persistir durante o período pós-operatório, devem ser evitados. Um alto índice de suspeição para a presença de pneumotórax e a necessidade de evitar ou descontinuar o óxido nitroso devem ser mantidos. A anestesia regional pode ser considerada para operações periféricas, mas devemos considerar que os níveis sensoriais acima de T10 podem estar associados ao comprometimento da atividade muscular respiratória necessária aos pacientes com doença pulmonar restritiva para manter uma ventilação aceitável. A ventilação mecânica durante o período intraoperatório facilita a oxigenação e ventilação ideais. Uma vez que os pulmões estão com a complacência diminuída, podem ser necessárias pressões inspiratórias das vias aéreas aumentadas. A ventilação mecânica pós-operatória é frequentemente necessária para os pacientes com função pulmonar significativamente prejudicada. A doença pulmonar restritiva contribui para o risco de complicações pulmonares pós-operatórias.

O método de indução da anestesia e intubação traqueal na presença de tumores mediastinais depende da avaliação pré-operatória das vias aéreas. O edema externo associado à síndrome da veia cava superior pode ser acompanhado por edema semelhante dentro da boca e hipofaringe. Se o edema devido à obstrução da cava for grave, pode ser necessário estabelecer um acesso intravenoso nas pernas em vez de nos braços. Um cateter venoso central ou de artéria pulmonar pode ser inserido através da veia femoral. A monitorização invasiva da pressão arterial deve ser considerada. Os pacientes sintomáticos podem precisar estar na posição sentada para respirar adequadamente. Se assim for, a indução anestésica nessa posição pode prosseguir após as vias aéreas terem sido asseguradas. A anestesia tópica das vias aéreas com ou sem sedação pode ser usada para facilitar a laringoscopia de fibra ótica. Em pacientes muito jovens, uma indução inalatória com manutenção da ventilação espontânea pode ser necessária. Se ocorrer obstrução grave das vias aéreas, ela pode ser aliviada pela colocação do pa-

ciente na posição lateral ou prona. A ventilação espontânea ao longo de toda a cirurgia é recomendada sempre que possível. A piora da síndrome da veia cava superior pode ocorrer como resultado da generosa reposição de fluidos intraoperatória. Os diuréticos podem diminuir o volume do tumor, mas a redução da pré-carga nesses pacientes com retorno venoso já comprometido pode resultar em hipotensão significativa. O sangramento cirúrgico está frequentemente aumentado devido à pressão venosa central aumentada.

Pós-operatório

No pós-operatório, o edema do tumor, como resultado de ressecção parcial ou biópsia, pode aumentar a obstrução das vias aéreas e requerer reintubação da traqueia.

PROCEDIMENTOS DIAGNÓSTICOS EM PACIENTES COM DOENÇA PULMONAR

A fibrobroncoscopia ótica substituiu, de forma geral, a broncoscopia rígida para a visualização das vias aéreas e a obtenção de amostras para cultura, citologia e biópsia. O pneumotórax ocorre em 5% a 10% dos pacientes após a biópsia pulmonar transbrônquica e em 10% a 20% dos pacientes após a biópsia percutânea por agulha de lesões pulmonares periféricas. A principal contraindicação para a biópsia pleural é uma coagulopatia.

A mediastinoscopia é realizada sob anestesia geral através de uma pequena incisão transversa logo acima da fúrcula esternal. A dissecção às cegas ao longo da fáscia pré-traqueal é realizada, permitindo a biópsia de linfonodos paratraqueais ao nível da carina. As complicações incluem pneumotórax, hemorragia mediastinal, embolia aérea venosa e lesão do nervo laríngeo recorrente levando rouquidão e paralisia da prega vocal. O mediastinoscópio também pode exercer pressão contra a artéria inominada direita, causando perda dos pulsos no braço direito e comprometimento do fluxo sanguíneo da artéria carótida direita.

Insuficiência Respiratória Aguda

Insuficiência respiratória é a incapacidade de proporcionar oxigenação arterial adequada e/ou eliminação do dióxido de carbono.

Diagnóstico

A insuficiência respiratória aguda é considerada como estando presente quando a PaO_2 é menor que 60 mmHg apesar do oxigênio suplementar e na ausência de um *shunt* intracardíaco direitaesquerda. Na presença de insuficiência respiratória aguda, a $PaCO_2$ pode estar aumentada, inalterada ou diminuída, dependendo da relação da ventilação alveolar com a produção metabólica de dióxido de carbono. Uma $PaCO_2$ maior que 50 mmHg na ausência da compensação respiratória para uma alcalose metabólica é consistente com o diagnóstico de insuficiência respiratória aguda.

A insuficiência respiratória aguda é diferenciada da insuficiência respiratória crônica com base na relação da $PaCO_2$ com o pH arterial (pHa). A insuficiência respiratória aguda é tipicamente acompanhada por aumentos abruptos da $PaCO_2$ e por diminuições correspondentes no pHa. Na presença de insuficiência respiratória crônica, o pHa está geralmente entre 7,35 e 7,45 apesar de uma $PaCO_2$ aumentada. Esse pHa normal reflete a compensação renal da acidose respiratória através da reabsorção tubular renal de bicarbonato.

CAPÍTULO 9
Doenças Respiratórias

A insuficiência respiratória é frequentemente acompanhada por uma diminuição da CRF e da complacência pulmonar. A resistência vascular pulmonar aumentada e a hipertensão pulmonar têm probabilidade de se desenvolver se a insuficiência respiratória persistir.

Síndrome da Angústia Respiratória Aguda/do Adulto

A SARA do adulto é causada por uma lesão inflamatória do pulmão e é manifestada clinicamente como insuficiência respiratória hipoxêmica.

Epidemiologia e Patogênese

Os distúrbios clínicos e os fatores de risco associados ao desenvolvimento de SARA incluem eventos associados à lesão pulmonar direta e aqueles que causam lesão indireta aos pulmões no cenário de um processo sistêmico (**Tabela 9-13**). Sobretudo, a sepse está associada ao maior risco de progressão da lesão pulmonar aguda para SARA. A fase aguda da SARA se manifesta como o início rápido de insuficiência respiratória acompanhada por hipoxemia arterial refratária ao tratamento e achados radiográficos indistinguíveis daqueles do edema pulmonar cardiogênico. Há um influxo de fluido de edema rico em proteínas para dentro dos alvéolos como resultado da permeabilidade aumentada da membrana capilar alveolar. Há evidência de lesão pulmonar mediada por neutrófilos. As citocinas pró-inflamatórias podem ser produzidas localmente nos pulmões. A fase aguda em geral se resolve completamente mas, em alguns pacientes, ela pode progredir para alveolite fibrosante com hipoxemia arterial persistente e complacência pulmonar diminuída. A fase de recuperação ou resolução da SARA é caracterizada pela resolução gradual da hipoxemia e melhora da complacência pulmonar. Tipicamente, as anormalidades radiográficas se resolvem completamente.

Sinais e Sintomas

A hipoxemia arterial refratária ao tratamento com oxigênio suplementar é geralmente o primeiro sinal. Os sinais radiográficos podem aparecer antes do desenvolvimento dos sintomas. Os pacientes geralmente têm uma pressão de oclusão da artéria pulmonar normal. A hipertensão pulmonar pode ocorrer devido à vasoconstrição da artéria pulmonar e à obliteração de porções do leito capilar pulmonar e, quando grave, pode causar insuficiência cardíaca direita. A morte por SARA é mais frequentemente resultante de sepse ou falência de múltiplos órgãos, em vez de insuficiência respiratória, embora algumas mortes possam estar diretamente relacionadas à lesão pulmonar.

Diagnóstico

O diagnóstico da SARA é dependente da apresentação de hipoxemia refratária aguda, infiltrados difusos à radiografia de tórax consistentes com edema pulmonar e uma pressão de oclusão da artéria pulmonar menor que 18 mmHg. A relação PaO_2/FIO_2 tipicamente é menor que 200 mmHg. Uma forma menos grave de SARA é a lesão pulmonar aguda com apresentação semelhante, mas a relação PaO_2/FIO_2 é menor que 300 mmHg. Um algoritmo para a diferenciação clínica entre o edema pulmonar cardiogênico e não cardiogênico é mostrado na **Figura 9-7**.

Tratamento

O tratamento da insuficiência respiratória aguda é direcionado ao início das terapias específicas que fornecem suporte de oxigenação e ventilação. As três principais metas no manejo da insuficiência respiratória aguda são (1) correção da hipoxemia, (2) remoção do excesso de dióxido de carbono e (3) fornecimento de uma via aérea superior patente.

A melhora do tratamento de suporte dos pacientes com lesão pulmonar aguda e SARA pode contribuir para melhores taxas de sobrevida (**Tabela 9-12**). Deve haver uma busca cuidadosa da causa subjacente da SARA, com particular atenção à possibilidade de uma infecção tratável, como sepse e pneumonia. A prevenção ou o tratamento precoce da infecção nosocomial é fundamental. A nutrição adequada deve ser fornecida preferivelmente através do uso de nutrição enteral. A prevenção de sangramento gastrointestinal e tromboembolismo é importante. No presente momento, o uso rotineiro da terapia com surfactante ou óxido nítrico inalatório não é recomendado. Entretanto, no futuro, as estratégias que aceleram a fase de resolução da SARA, incluindo a capacidade de remover fluido alveolar e sustentar melhoras na oxigenação, podem se tornar tão importantes quanto o manejo ventilatório tradicional. Os β-agonistas inalatórios podem ter valor na remoção do fluido de edema pulmonar, estimulando a secreção de surfactante e mesmo exercendo efeitos anti-inflamatórios que podem ajudar a restaurar a permeabilidade vascular adequada aos pulmões.

Intubação Traqueal e Ventilação Mecânica Os passos iniciais no tratamento dos pacientes com insuficiência respiratória aguda e SARA que não podem ser adequadamente oxigenados são a intubação traqueal e a ventilação mecânica. As concentrações de oxigênio inspirado são ajustadas para manter a PaO_2 entre 60 e 80 mmHg. Os volumes correntes mais altos (12-15 mL/kg) usados no passado para o tratamento da SARA podem estar associados à complacência pulmonar diminuída e podem resultar em hiperdistensão e barotraumas. O risco de barotrauma pode ser diminuído pelo ajuste dos volumes correntes de tal forma que os aumentos na pressão de pico das vias aéreas não excedam 35 a 40 cmH_2O. O volume corrente ideal é determinado pela avaliação da mecânica pulmonar, em vez da medida dos gases sanguíneos arteriais.

TABELA 9-12	Tratamento da Insuficiência Respiratória Aguda
Oxigênio suplementar	
Intubação traqueal	
Ventilação mecânica	
Pressão positiva ao final da expiração	
Otimizar o volume de fluido intravascular	
Terapia diurética	
Suporte inotrópico	
Glicocorticoides (?)	
Remoção de secreções	
Controle da infecção	
Suporte nutricional	
Agonistas β-adrenérgicos inalatórios	

?, eficácia questionável.

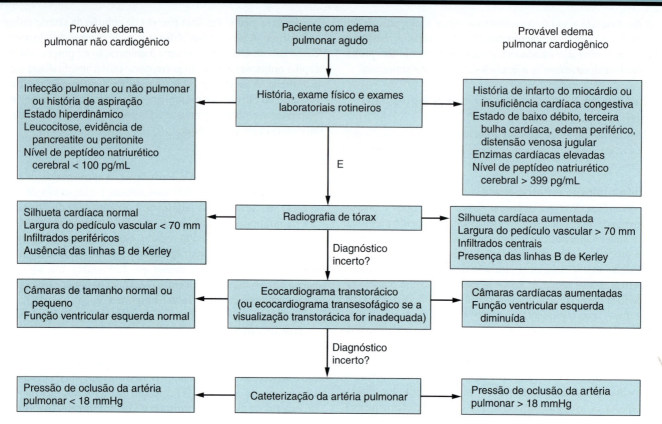

Figura 9-7 • Algoritmo para a diferenciação clínica entre edema pulmonar cardiogênico e não cardiogênico. *(Adaptado de Ware LB, Matthay MA: Acute pulmonary edema. N Engl J Med 2005;353:2788-2796. Copyright Massachusetts Medical Society, 2005.)*

A utilização de PEEP é uma das formas mais eficazes de melhorar a oxigenação nos pacientes com SARA. A PEEP ajuda a prevenir o colapso alveolar ao final da expiração e, dessa forma, aumenta os volumes pulmonares (especialmente a CRF), melhora a relação ventilação-perfusão e diminui a magnitude do *shunt* intrapulmonar direita-esquerda. A PEEP não diminui a quantidade de água pulmonar extravascular ou previne a formação de fluido de edema pulmonar. Entretanto, o fluido de edema é provavelmente redistribuído para as regiões intersticiais pulmonares, fazendo com que os alvéolos previamente inundados se tornem ventilados.

A utilização de PEEP está indicada quando altas concentrações de oxigênio inspirado ($FIO_2 > 0,5$) são necessárias por períodos prolongados para manter uma PaO_2 aceitável e podem introduzir o risco de toxicidade por oxigênio. É possível que a PEEP possa diminuir a tensão tangencial associada à abertura e fechamento dos alvéolos na SARA. O menor nível de PEEP necessário para alcançar a oxigenação aceitável com concentrações de oxigênio não tóxicas deve ser empregado. Altos níveis de PEEP diminuem o débito cardíaco e aumentam a incidência de barotrauma. O nível de PEEP que resulta na complacência pulmonar ideal é geralmente semelhante ao nível associado à oxigenação ideal. A PEEP é tipicamente acrescida de incrementos de 2,5 a 5,0 cmH_2O até que a PaO_2 seja de pelo menos 60 mmHg com uma FIO_2 menor que 0,5. A maioria dos pacientes mostra melhora máxima do transporte de oxigênio e da complacência pulmonar com níveis de PEEP abaixo de 15 cmH_2O. Níveis excessivos de PEEP podem diminuir a PaO_2 por hiperdistender os alvéolos e, dessa forma, comprimir os capilares que circundam esses alvéolos e desviar mais sangue para áreas menos ventiladas.

Um importante efeito adverso da PEEP é a diminuição do débito cardíaco devido à interferência no retorno venoso e ao deslocamento para a esquerda do septo interventricular, o que restringe o enchimento ventricular esquerdo. A diminuição do débito cardíaco

TABELA 9-13 — Distúrbios Clínicos Associados à Lesão Pulmonar Aguda e à Síndrome do Desconforto Respiratório Agudo

Lesão Pulmonar Direta
Pneumonia
Aspiração de conteúdo gástrico
Contusão pulmonar
Embolia gordurosa
Afogamento
Lesão por inalação

Lesão Pulmonar Indireta
Sepse
Trauma associado a choque
Transfusões sanguíneas múltiplas
Bypass cardiopulmonar
Overdose de fármacos
Pancreatite aguda

CAPÍTULO 9
Doenças Respiratórias

causada pela PEEP é exacerbada na presença de hipovolemia. A reposição do volume de fluido intravascular e a administração de fármacos inotrópicos podem contrabalançar os efeitos da PEEP no retorno venoso e melhorar a contratilidade miocárdica. O cateter de artéria pulmonar é útil para monitorar a adequação da reposição de fluido intravascular, a contratilidade miocárdica e a oxigenação tecidual nos pacientes sendo tratados com PEEP. As medidas das pressões de oclusão da artéria pulmonar podem ser complicadas pela transmissão da PEEP (pressão intra-alveolar) para os capilares pulmonares, causando uma interpretação errônea da pressão de oclusão da artéria pulmonar.

Ventilação com Relação Invertida A ventilação com relação invertida é caracterizada por um tempo inspiratório que excede o tempo expiratório, ou seja, a relação inspiração/expiração é maior que 1. Isso é realizado pela adição de uma pausa inspiratória final para manter brevemente a pressão alveolar ao nível de platô. A oxigenação arterial pode ser melhorada sem aumentar a ventilação-minuto ou a PEEP. Os riscos da ventilação com relação invertida incluem barotrauma e hipotensão devidos ao desenvolvimento de auto-PEEP, como resultado do tempo expiratório encurtado. Embora a ventilação com relação invertida possa melhorar a oxigenação em alguns pacientes com SARA, os estudos prospectivos não confirmaram um benefício específico na maioria dos pacientes.

Manejo Hídrico e Hemodinâmico A justificativa para a restrição de fluidos nos pacientes com lesão pulmonar aguda e SARA é a diminuição da magnitude do edema pulmonar. As pressões de oclusão da artéria pulmonar abaixo de 15 mmHg podem refletir o volume de fluido intravascular inadequado. O débito urinário de 0,5 a 1,0 mL/kg por hora é consistente com débito cardíaco e volume de fluido intravascular adequados. A diurese provocada por furosemida pode ser eficaz para reverter alguns efeitos da administração excessiva de fluido, como evidenciado pela melhora da oxigenação e resolução dos infiltrados pulmonares. A medida da pressão venosa central não é um guia confiável para a monitorização do volume de fluido intravascular nos pacientes com SARA.

Uma meta razoável da terapia com fluido é a manutenção do volume de fluido intravascular no menor nível consistente com a perfusão orgânica adequada, conforme avaliado pelo equilíbrio do metabolismo ácido-básico e pela função renal. Se a perfusão orgânica não puder ser mantida após a restauração do volume de fluido intravascular, como em pacientes com choque séptico, o tratamento com vasopressores pode ser necessário para melhorar as pressões de perfusão orgânica e normalizar o fornecimento de oxigênio tecidual.

Corticosteroides Apesar do reconhecido papel da inflamação na lesão pulmonar aguda e SARA, o valor da administração de corticosteroides precocemente no curso da doença permanece não comprovado. Os corticosteroides podem ter valor no tratamento da fase mais tardia de alveolite fibrosante da SARA ou como terapia de resgate nos pacientes com SARA grave que não está se resolvendo.

Remoção de Secreções A remoção ideal das secreções das vias aéreas é facilitada pela hidratação sistêmica adequada e pela umidificação dos gases inspirados. A aspiração traqueal, a fisioterapia respiratória e a drenagem postural podem também melhorar a remoção das secreções. A fibrobroncoscopia ótica pode ser indicada para remover secreções mais espessas acumuladas que contribuem para a atelectasia.

Controle da Infecção O controle da infecção usando a terapia antibiótica específica com base na cultura de escarro e na sensibilidade é um complemento valioso no manejo da SARA. Entretanto, o uso de antibióticos profiláticos não é recomendado porque essa prática leva ao supercrescimento com organismos resistentes. Comumente, a evidência mais precoce de infecção nos pacientes com SARA é a deterioração adicional da função pulmonar.

Suporte Nutricional O suporte nutricional é importante para prevenir a fraqueza muscular esquelética. A hipofosfatemia pode contribuir para a fraqueza muscular esquelética e a má contratilidade do diafragma que podem acompanhar a insuficiência respiratória aguda e a SARA. A ingestão calórica aumentada, especialmente aquela associada à hiperalimentação, aumenta o quociente respiratório e, dessa forma, aumenta a produção de dióxido de carbono, necessitando de maior ventilação alveolar. No paciente gravemente comprometido, essa necessidade de maior ventilação pode não ser tolerável sem o suporte ventilatório mecânico.

Suporte Ventilatório Mecânico

O oxigênio suplementar pode ser fornecido a pacientes respirando espontaneamente usando uma cânula nasal, máscara de Venturi, máscara sem reinalação ou peça T. Esses dispositivos raramente fornecem concentrações de oxigênio inspirado maiores que 50% e, dessa forma, apenas têm valor na correção da hipoxemia resultante de inadequações leves a moderadas da relação ventilação-perfusão. Quando esses métodos de fornecimento de oxigênio falham em manter a PaO_2 acima de 60 mmHg, a pressão positiva contínua nas vias aéreas por máscara facial pode ser tentada. A pressão positiva contínua nas vias aéreas pode aumentar os volumes pulmonares pela abertura dos alvéolos colapsados e diminuir o *shunt* intrapulmonar direita-esquerda. Uma desvantagem da pressão positiva contínua nas vias aéreas por máscara facial é que o necessário ajuste adequado da máscara pode aumentar o risco de aspiração caso o paciente vomite. A manutenção de uma PaO_2 acima de aproximadamente 80 mmHg não tem benefício porque a saturação de oxigênio da hemoglobina é quase 100% nesse nível. Em alguns pacientes, é necessário proceder a intubação traqueal e instituir a ventilação mecânica para manter a oxigenação e ventilação aceitáveis. Os dispositivos típicos que proporcionam ventilação com pressão positiva incluem os ventiladores ciclados a volume e ciclados a pressão.

Ventilação Ciclada a Volume A ventilação ciclada a volume fornece um volume corrente fixo e a pressão de insuflação é a variável dependente. Um limite de pressão pode ser determinado e, quando a pressão de insuflação exceder esse valor, uma válvula de alívio da pressão impede o fluxo de gás adicional. Essa válvula evita o desenvolvimento de pressões de pico perigosamente altas nas vias aéreas e alveolares e adverte que ocorreu uma mudança na complacência pulmonar. Grandes aumentos na pressão de pico nas vias aéreas podem refletir a piora do edema pulmonar, o desenvolvimento de um pneumotórax, o acotovelamento do tubo traqueal ou a presença de tampões de muco no tubo traqueal ou nas grandes vias aéreas. O volume corrente é mantido apesar de alterações menores na pressão de pico nas vias aéreas. Isso está em contraste com os ventiladores ciclados a pressão. Uma desvantagem da ventilação ciclada a volume é a incapacidade desses aparelhos de compensar vazamentos no sistema de fornecimento. As modalidades primárias de ventilação usando ventilação ciclada a volume são a ventilação assistida-controlada e a ventilação mandatória intermitente sincronizada (**Fig. 9-8**).

Ventilação Assistida-Controlada No modo controlado, uma frequência respiratória preestabelecida assegura que o paciente receberá um número predeterminado de ventilações geradas mecanicamente mesmo que não haja esforços inspiratórios. Entretanto, no modo assistido, se o paciente puder criar uma pequena pressão negativa nas vias aéreas, uma ventilação com o volume corrente preestabelecido será fornecida.

Ventilação Mandatória Intermitente Sincronizada A técnica de ventilação mandatória intermitente sincronizada permite aos pacientes respirar espontaneamente em qualquer frequência e volume corrente enquanto uma determinada ventilação-minuto é fornecida pelo ventilador. O circuito de fornecimento de gás é modificado para fornecer um fluxo de gás suficiente para a respiração espontânea e para permitir ventilações mandatórias periódicas que sejam sincronizadas com os esforços inspiratórios do paciente. As vantagens teóricas da ventilação mandatória intermitente sincronizada quando comparada à ventilação assistida-controlada incluem o uso contínuo dos músculos respiratórios, menor pressão média nas vias aéreas e intratorácica, prevenção da alcalose respiratória e melhor coordenação paciente-ventilador.

Ventilação Ciclada a Pressão A ventilação ciclada a pressão fornece um fluxo de gás para os pulmões até que uma pressão nas vias aéreas pre-estabelecida seja alcançada. O volume corrente é a variável dependente. O volume corrente varia com as alterações na complacência pulmonar e na resistência das vias aéreas.

Manejo dos Pacientes Recebendo Suporte Ventilatório Mecânico

Os pacientes criticamente doentes que requerem ventilação mecânica podem se beneficiar da infusão contínua de fármacos sedativos para tratar a ansiedade e agitação e para facilitar a coordenação com as ventilações fornecidas pelo ventilador. A sedação inadequada ou a agitação podem levar a problemas ameaçadores à vida, tais como autoextubação, deterioração aguda nas trocas gasosas e barotrauma. A necessidade de bloqueio neuromuscular é reduzida pelo uso ideal da sedação. Entretanto, quando uma sedação aceitável sem comprometimento hemodinâmico não pode ser alcançada, pode ser necessário provocar paralisia muscular esquelética para assegurar a ventilação e oxigenação adequadas.

Sedação Benzodiazepínicos, propofol e narcóticos são os fármacos mais comumente administrados para reduzir a ansiedade, produzir amnésia, aumentar o conforto do paciente e fornecer analgesia durante a ventilação mecânica. As novas abordagens da ventilação mecânica envolvendo o uso de hipercapnia permissiva (a $PaCO_2$ pode alcançar 50 mmHg) podem causar desconforto substancial e necessitar de sedação profunda. A infusão contínua de fármacos no lugar da injeção intermitente fornece um nível do efeito do fármaco mais constante e desejável. A interrupção diária da infusão de sedativos permitindo que o paciente "acorde" pode facilitar a avaliação do estado mental e, por fim, encurtar o período de ventilação mecânica. Para essa prática, a infusão contínua de propofol é excepcionalmente atraente, uma vez que a breve meia-vida contexto-sensitiva desse fármaco não é influenciada pela duração da infusão e o rápido despertar é previsível. Da mesma forma, a pronta recuperação dos efeitos do remifentanil não é influenciada pela duração da infusão intravenosa do fármaco.

Paralisia Quando a sedação é inadequada ou a hipotensão acompanha a administração dos fármacos usados para sedação, a administração de fármacos bloqueadores neuromusculares não despolarizantes, a fim de provocar o relaxamento da musculatura esquelética, pode ser necessária para permitir a ventilação mecânica ideal. Deve ser considerada a dependência da eliminação renal de alguns desses fármacos. É melhor usar a paralisia muscular esquelética intermitente em vez da contínua, para que seja permitido avaliar periodicamente a adequação da sedação e a necessidade de manter a paralisia. É prudente a monitorização do bloqueio neuromuscular e a titulação das doses dos relaxantes musculares de forma que a resposta de contração muscular permaneça presente. Um risco da paralisia muscular esquelética induzida por fárma-

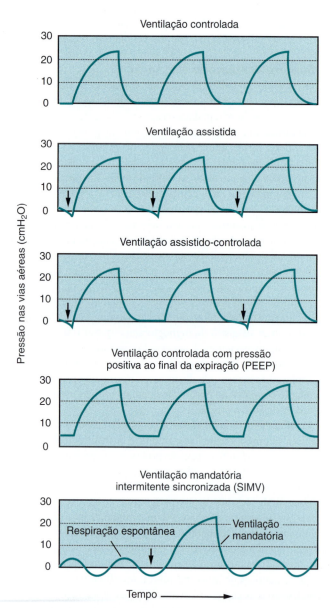

Figura 9-8 • Volume corrente e pressões nas vias aéreas produzidos por vários modos ventilatórios aplicados através de um tubo endotraqueal. As *setas* indicam o início de uma respiração espontânea pelo paciente que dispara o ventilador para fornecer uma ventilação mecanicamente assistida.

cos prolongada é a acentuação da polineuropatia difusa que pode acompanhar a doença grave.

Complicações

Infecção Nos pacientes ventilados mecanicamente com insuficiência respiratória aguda, a intubação traqueal é o mais importante fator predisponente isolado para o desenvolvimento de pneumonia nosocomial (pneumonia associada à ventilação mecânica). O principal mecanismo patogênico é a microaspiração de secreções contaminadas em torno do *cuff* do tubo traqueal. O diagnóstico de pneumonia na presença de insuficiência respiratória aguda pode ser difícil, uma vez que a febre e os infiltrados pulmonares podem já estar presentes com a insuficiência respiratória aguda.

A sinusite nosocomial está fortemente relacionada à presença de um tubo nasotraqueal. O tratamento da sinusite nosocomial inclui antibióticos, substituição de tubos nasais por tubos orais, o uso de descongestionantes e a elevação da cabeceira para facilitar a drenagem dos seios.

Hiperdistensão Alveolar A hiperdistensão alveolar devida a grandes volumes correntes (10-12 mL/kg) e altas pressões nas vias aéreas (> 50 cmH$_2$O) pode resultar em ruptura alveolar e hemorragia alveolar. Na presença de lesão pulmonar aguda e SARA, uma ventilação fornecida pelo ventilador segue perferencialmente o caminho da menor resistência e desloca-se para regiões ou pulmões mais bem aerados, colocando esses alvéolos em risco de hiperdistensão. Esses alvéolos podem colapsar e reabrir-se repetidamente e isso poderia ser responsável pela lesão pulmonar induzida pelo ventilador. Uma forma mais suave de ventilação mecânica usando volumes correntes de 5 a 8 mL/kg e pressões nas vias aéreas não excedendo 30 cmH$_2$O pode ser indicada para tratar a insuficiência respiratória aguda e SARA. Entretanto, o uso dessa forma de ventilação pode requerer a aceitação de algum grau de hipercarbia e acidose respiratória e, frequentemente, uma PaO$_2$ de menos de 60 mmHg.

A hipercapnia permissiva ou hipoventilação controlada pode acompanhar a redução no volume corrente e pressão nas vias aéreas concebidos para minimizar ou prevenir a hiperdistensão alveolar. O estímulo respiratório aumentado associado à hipercapnia permissiva causa desconforto, tornando necessárias a sedação profunda, a paralisia muscular esquelética ou ambas. A hipercapnia permissiva não é recomendada para os pacientes com pressão intracraniana aumentada, arritmias cardíacas ou hipertensão pulmonar.

Barotrauma O barotrauma pode apresentar-se como enfisema subcutâneo, pneumomediastino, enfisema pulmonar intersticial, pneumoperitônio, pneumopericárdio, embolia gasosa arterial ou pneumotórax hipertensivo. Esses exemplos de ar extra-alveolar quase sempre refletem a dissecção ou passagem do ar dos alvéolos hiperdistendidos e rompidos. A infecção também aumenta o risco de barotrauma presumivelmente por enfraquecer o tecido pulmonar. O pneumotórax hipertensivo é a mais comum manifestação fatal do barotrauma induzido pelo ventilador. Hipotensão, piora da hipoxemia e pressão nas vias aéreas aumentada sugerem a presença de pneumotórax hipertensivo.

Atelectasia A atelectasia é uma causa comum de hipoxemia que se desenvolve durante a ventilação mecânica. A migração do tubo traqueal para dentro do brônquio-fonte esquerdo ou direito ou o desenvolvimento de tampões de muco devem ser considerados quando a piora abrupta da oxigenação ocorrer na ausência de hipotensão. A hipoxemia arterial devida à atelectasia não é responsi-

va a um aumento da FIO$_2$. Outras causas de hipoxemia súbita nos pacientes ventilados mecanicamente incluem pneumotórax hipertensivo e embolia pulmonar, mas, em contraste com a atelectasia, esses são geralmente acompanhados de hipotensão. A broncoscopia pode ser necessária para remover os tampões de muco responsáveis pela atelectasia persistente.

Miopatia do Paciente Crítico Os pacientes que são submetidos à ventilação mecânica para o tratamento da insuficiência respiratória aguda estão sob risco de fraqueza neuromuscular que persiste longamente após a causa da insuficiência respiratória ter sido resolvida. Uma causa comum de fraqueza muscular esquelética difusa é a polineuropatia do paciente crítico, um distúrbio axonal que ocorre na presença de sepse e falência de múltiplos órgãos. A administração prolongada de fármacos bloqueadores neuromusculares não despolarizantes pode contribuir para o desenvolvimento de uma miopatia aguda, particularmente nos pacientes que são submetidos à terapia concomitante com corticosteroides. A duração da paralisia induzida por fármacos, e não o bloqueador neuromuscular específico usado, parece ser mais importante no desenvolvimento da fraqueza persistente. A eliminação diminuída dos metabólitos ativos dos fármacos bloqueadores neuromusculares não despolarizantes devida à disfunção renal e/ou hepática também deve ser considerada quando a fraqueza persistente segue a administração prolongada desses fármacos.

Monitorização do Tratamento

A monitorização do progresso do tratamento da insuficiência respiratória aguda inclui a avaliação da troca gasosa pulmonar (gases sanguíneos arteriais e venosos, pHa) e da função cardíaca (débito cardíaco, pressões de enchimento cardíacas, *shunt* intrapulmonar). Um cateter de artéria pulmonar é útil para efetuar muitas dessas medidas.

Desmame do Ventilador O suporte ventilatório mecânico pode ser retirado quando o paciente puder manter a oxigenação e a eliminação de dióxido de carbono sem assistência. Ao se considerar que os pacientes podem ser desmamados da ventilação mecânica com segurança e irão tolerar a extubação, é importante que os pacientes estejam alerta e cooperativos e possam tolerar um teste de ventilação espontânea sem taquipneia e taquicardia excessivas ou desconforto respiratório óbvio. Algumas das diretrizes que foram propostas para indicar a viabilidade da descontinuação da ventilação mecânica incluem (1) capacidade vital maior que 15 mL/kg; (2) PAO$_2$ – PaO$_2$ menor que 350 cmH$_2$O ao respirar oxigênio a 100%; (3) PaO$_2$ maior que 60 mmHg com FIO$_2$ menor que 0,5; (4) pressão inspiratória negativa maior que –20 cmH$_2$O; (5) pHa normal; (6) frequência respiratória menor que 20 incursões respiratórias por minuto e (7) relação espaço morto ventilatório/volume corrente (V$_D$/V$_T$) menor que 0,6. A respiração com frequência rápida e baixos volumes correntes geralmente significa uma incapacidade de tolerar a extubação. Finalmente, a decisão de tentar a retirada da ventilação mecânica é individualizada, considerando não somente a função pulmonar, mas também a presença de anormalidades coexistentes, tais como anemia, hipocalemia e hipovolemia.

Quando um paciente está pronto para uma tentativa de retirada do suporte ventilatório mecânico, três opções podem ser consideradas: (1) ventilação mandatória intermitente sincronizada, que permite respirações espontâneas intercaladas com cada vez menos ventilações mandatórias por minuto, até que o paciente esteja respirando sozinho; (2) tentativas intermitentes de remoção total do suporte mecânico e respiração através da peça T, e (3) uso de níveis decrescentes de ventilação com pressão de suporte. Sobretudo, a correção da condição subjacente responsável pela necessidade de suporte ventilatório mecânico parece ser mais importante para a extubação bem-sucedida do que o método de desmame. A deterioração da oxigenação após a retirada da ventilação mecânica pode refletir o colapso alveolar progressivo, o qual pode ser responsivo ao tratamento com pressão positiva contínua nas vias aéreas no lugar da reintrodução da ventilação mecânica. Presumivelmente, a pressão positiva contínua nas vias aéreas ajuda a manter a CRF.

Muitos fatores podem interferir na retirada bem-sucedida da ventilação mecânica e extubação. A alcalose respiratória e a sedação persistente podem deprimir o estímulo ventilatório. A excessiva carga de trabalho dos músculos respiratórios imposta por hiperinsuflação, secreções copiosas, broncoespasmo, aumento da água pulmonar ou aumento da produção de dióxido de carbono por febre ou nutrição parenteral diminui bastante a probabilidade de extubação traqueal bem-sucedida.

Extubação Traqueal A extubação traqueal deve ser considerada quando os pacientes tolerarem 2 horas de respiração espontânea durante o desmame com peça T ou quando a ventilação mandatória intermitente sincronizada na frequência de uma a duas ventilações por minuto for tolerada sem deterioração da gasometria arterial, estado mental ou função cardíaca. A PaO_2 deve permanecer acima de 60 mmHg ao respirar-se menos que 50% de oxigênio. Da mesma forma, a $PaCO_2$ deve permanecer menor que 50 mmHg, e o pHa deve permanecer acima de 7,30. Critérios adicionais para a extubação traqueal incluem a necessidade de menos de 5 cmH_2O de PEEP, frequência respiratória espontânea menor que 30 incursões respiratórias por minuto e capacidade vital maior que 15 mL/kg. Os pacientes devem estar alerta com reflexos laríngeos ativos e capacidade de gerar tosse eficaz e eliminar secreções. A função protetora de fechamento da glote pode estar prejudicada em seguida à extubação traqueal, resultando em um risco aumentado de aspiração.

Oxigênio Suplementar Oxigênio suplementar é frequentemente necessário após a extubação traqueal. Essa necessidade reflete a persistência da relação ventilação-perfusão inadequada. O desmame do oxigênio suplementar é realizado pela redução gradual da concentração de oxigênio inspirado, conforme orientada pelas medidas da PaO_2 e monitorização da SpO_2 pela oximetria de pulso.

Trocas de Oxigênio e Oxigenação Arterial A adequação das trocas de oxigênio através das membranas alvéolo-capilares é refletida pela PaO_2. A eficácia dessa troca é confrontada pelas diferenças entre a PaO_2 calculada e a PaO_2 medida. O cálculo da $PAO_2 – PaO_2$ é útil para avaliar a função de troca gasosa dos pulmões e para distinguir entre os vários mecanismos de hipoxemia arterial (**Tabela 9-14**).

Dessaturação significativa do sangue arterial ocorre somente quando a PaO_2 é menor que 60 mmHg. A relação ventilação-perfusão inadequada, o *shunt* intrapulmonar direita-esquerda e a hipoventilação são as principais causas de hipoxemia arterial (**Tabela 9-14**). O aumento da concentração de oxigênio inspirado provavelmente melhora a PaO_2 em todas essas condições, com a exceção do *shunt* intrapulmonar direita-esquerda que excede 30% do débito cardíaco.

As respostas compensatórias à hipoxemia arterial variam. Como regra geral, essas respostas são estimuladas por uma diminuição aguda na PaO_2 abaixo de 60 mmHg. Elas também estão presentes na hipoxemia crônica quando a PaO_2 é menor que 50 mmHg. AS respostas compensatórias à hipoxemia arterial incluem (1) aumento da ventilação alveolar induzido pelo corpo carotídeo, (2) vasoconstrição regional da artéria pulmonar (vasoconstrição pulmonar hipóxica) para desviar o fluxo sanguíneo pulmonar afastando-o dos alvéolos hipóxicos e (3) aumento da atividade do sistema nervoso simpático para melhorar o fornecimento de oxigênio tecidual por meio do aumento do débito cardíaco. Com a hipoxemia crônica, há também um aumento da massa eritrocitária para melhorar a capacidade de transporte de oxigênio pelo sangue.

Eliminação do Dióxido de Carbono A adequação da ventilação alveolar relativa à produção metabólica de dióxido de carbono é refletida pela $PaCO_2$ (**Tabela 9-15**). A eficácia do transporte de dióxido de carbono através das membranas alveolocapilares é refletida pelo V_D/V_T. Essa relação representa áreas nos pulmões que recebem ventilação adequada, mas fluxo sanguíneo pulmonar inadequado ou ausente. A ventilação para esses alvéolos é

TABELA 9-14	Mecanismos de Hipoxemia Arterial			
Mecanismo	**PaO_2**	**$PaCO_2$**	**$PAO_2 – PaO_2$**	**Resposta ao Oxigênio Suplementar**
Baixa concentração de oxigênio inspirado (altitude)	Diminuída	Normal a diminuída	Normal	Melhorada
Hipoventilação (*overdose* de fármaco)	Diminuída	Aumentada	Normal	Melhorada
Relação ventilação-perfusão inadequada (DPOC, pneumonia)	Diminuída	Normal a diminuída	Aumentada	Melhorada
Shunt direita-esquerda (edema pulmonar)	Diminuída	Normal a diminuída	Aumentada	Pouca a nenhuma
Difusão prejudicada (fibrose pulmonar)	Diminuída	Normal a diminuída	Aumentada	Melhorada
DPOC, doença pulmonar obstrutiva crônica; $PAO_2 – PaO_2$, diferença alveoloarterial na pressão parcial de oxigênio.				

CAPÍTULO 9
Doenças Respiratórias

TABELA 9-15	Mecanismos de Hipercarbia			
Mecanismo	**$PaCO_2$**	**V_D/V_T**	**$PAO_2 - PaO_2$**
Overdose de fármacos	Aumentada	Normal	Normal
Doença pulmonar restritiva (cifoescoliose)	Aumentada	Normal a aumentada	Normal a aumentada
Doença pulmonar obstrutiva crônica	Aumentada	Aumentada	Aumentada
Doença neuromuscular	Aumentada	Normal a aumentada	Normal a aumentada

$PAO_2 - PaO_2$, diferença alveoloarterial na pressão parcial de oxigênio; V_D/V_T, relação espaço morto ventilatório/volume corrente.

descrita como "espaço morto". Normalmente, o V_D/V_T é menor que 0,3, mas pode aumentar para 0,6 ou mais quando há um aumento do espaço morto. Um aumento do V_D/V_T ocorre na presença de insuficiência respiratória aguda, diminuição do débito cardíaco (p. ex., devido a fármacos anestésicos ou hipovolemia) e embolia pulmonar.

A hipercarbia é definida como uma $PaCO_2$ maior que 45 mmHg. A hipercapnia permissiva é a estratégia de permitir o aumento da $PaCO_2$ até 55 mmHg nos pacientes respirando espontaneamente a fim de evitar ou retardar a necessidade de intubação traqueal e ventilação mecânica. Os sintomas e sinais da hipercarbia dependem da velocidade de aumento e do nível final da $PaCO_2$. Aumentos agudos na $PaCO_2$ estão associados ao aumento do fluxo sanguíneo cerebral e aumento da pressão intracraniana. Aumentos extremos da $PaCO_2$ para mais que 80 mmHg podem resultar em depressão do sistema nervoso central e convulsões.

Pressão Parcial de Oxigênio no Sangue Venoso Misto A pressão parcial de oxigênio no sangue venoso misto (PVO_2) e a diferença arteriovenosa de oxigênio ($CaO_2 - CVO_2$) refletem a adequação global do sistema de transporte de oxigênio (débito cardíaco) em relação à extração de oxigênio tecidual. Por exemplo, uma diminuição no débito cardíaco que ocorre na presença do consumo de oxigênio tecidual inalterado causa a diminuição da PVO_2 e o aumento da $CaO_2 - CVO_2$. Essas alterações refletem a extração contínua da mesma quantidade de oxigênio pelos tecidos durante um momento de diminuição do fluxo sanguíneo tecidual. Uma PVO_2 menor que 30 mmHg ou uma $CaO_2 - CVO_2$ maior que 6 mL/dL indicam a necessidade de aumento do débito cardíaco a fim de facilitar a oxigenação tecidual. O cateter de artéria pulmonar permite a coleta de amostras do sangue venoso misto, medida da PVO_2 e cálculo do CVO_2.

pH Arterial As medidas do pHa são necessárias para detectar acidemia ou alcalemia. A acidose metabólica previsivelmente acompanha a hipoxemia arterial e o fornecimento inadequado de oxigênio aos tecidos. A acidemia devida a transtornos respiratórios ou metabólicos está associada a arritmias e hipertensão pulmonar.

A alcalemia frequentemente está associada à hiperventilação mecânica e ao uso de diuréticos levando à perda de íons cloreto e potássio. A incidência de arritmias pode ser aumentada pela alcalose metabólica ou respiratória. A presença de alcalemia nos pacientes que estejam se recuperando de insuficiência respiratória aguda pode atrasar ou evitar o desmame bem-sucedido da ventilação mecânica por causa da hipoventilação compensatória que irá ocorrer em uma tentativa de corrigir o distúrbio do pH.

Shunt Intrapulmonar O *shunt* intrapulmonar direita-esquerda ocorre quando há perfusão de alvéolos que não são ventilados. O efeito final é uma diminuição da PaO_2, refletindo a diluição do oxigênio no sangue exposto aos alvéolos ventilados com o sangue contendo menos oxigênio proveniente dos alvéolos não ventilados. O cálculo da fração de *shunt* fornece uma avaliação confiável da adequação da relação ventilação-perfusão e serve como uma estimativa útil da resposta a várias intervenções terapêuticas durante o tratamento da insuficiência respiratória aguda.

O *shunt* fisiológico normalmente compreende 2% a 5% do débito cardíaco. Esse grau de *shunt* intrapulmonar direita-esquerda reflete a passagem do sangue arterial pulmonar diretamente para o lado esquerdo da circulação através das veias brônquicas e tebesianas. Devemos considerar que a determinação da fração de *shunt* nos pacientes respirando menos que 100% de oxigênio reflete a contribuição da relação ventilação-perfusão inadequada e o *shunt* intrapulmonar direita-esquerda. O cálculo da fração de *shunt* a partir das medidas obtidas dos pacientes respirando oxigênio a 100% elimina a contribuição da relação ventilação-perfusão inadequada.

EMBOLIA PULMONAR

A cirurgia predispõe os pacientes à embolia pulmonar até mesmo tão tardiamente quanto 1 mês de pós-operatório, e apesar de significativos avanços na profilaxia e no diagnóstico da trombose venosa profunda, as taxas de mortalidade e de recorrência da embolia pulmonar permanecem altas.

Diagnóstico

A detecção acurada da embolia pulmonar permanece difícil e o diagnóstico diferencial é vasto (**Tabela 9-16**). A embolia pulmonar pode acompanhar, bem como simular, outras doenças cardiopulmonares. As manifestações clínicas da embolia pulmonar são inespecíficas e o diagnóstico frequentemente é difícil de ser estabelecido apenas em bases clínicas (**Tabela 9-17**). O sintoma mais consistente da embolia pulmonar aguda é a dispneia aguda. Dor torácica pleurítica ou subesternal, tosse ou hemoptise sugerem infarto pulmonar devido à embolia pequena próxima à superfície pleural. Taquipneia e taquicardia são os sinais mais comuns de embolia pulmonar, mas também são inespecíficos. Outros achados físicos incluem sibilos, febre, estertores, atrito pleural, hiperfonese do componente pulmonar da segunda bulha cardíaca, *ictus* de ventrículo direito e turgência das veias do pescoço. Os gases san-

191

TABELA 9-16 — Diagnóstico Diferencial da Embolia Pulmonar

Infarto do miocárdio

Pericardite

Insuficiência cardíaca congestiva

Doença pulmonar obstrutiva crônica

Pneumonia

Pneumotórax

Pleurite

Herpes zoster torácico

Síndrome de ansiedade/hiperventilação

Dissecção da aorta torácica

Fraturas das costelas

TABELA 9-17 — Sinais e Sintomas de Embolia Pulmonar

Sinal/Sintoma	Incidência (%)
Dispneia aguda	75
Taquipneia (> 20 incursões respiratórias por minuto)	70
Dor torácica pleurítica	65
Estertores	50
Tosse não produtiva	40
Taquicardia (> 100 bpm)	30
Hiperfonese do componente pulmonar da segunda bulha cardíaca	25
Hemoptise	15
Febre (38° – 39°C)	10
Sinal de Homans	5

A ecocardiografia transtorácica é particularmente útil nos pacientes criticamente enfermos suspeitos de ter embolia pulmonar e pode ajudar a identificar a sobrecarga pressórica do ventrículo direito, bem como o infarto do miocárdio, a dissecção de aorta e o tamponamento pericárdico, os quais podem simular embolia pulmonar.

As manifestações da embolia pulmonar durante a anestesia são inespecíficas e frequentemente transitórias. As alterações sugestivas de embolia pulmonar durante a anestesia incluem hipoxemia arterial inexplicada, hipotensão, taquicardia e broncoespasmo. O eletrocardiograma e a pressão venosa central podem indicar o início da hipertensão pulmonar e da disfunção ventricular direita.

A capnografia irá demonstrar uma diminuição do dióxido de carbono ao final da expiração e um aumento da diferença alveoloarterial de dióxido de carbono. Isso representa um aumento do espaço morto ventilatório. A ecocardiografia transesofágica pode mostrar dilatação aguda do átrio e ventrículo direitos, hipertensão arterial pulmonar e, ocasionalmente, trombos nas artérias pulmonares principais.

Os exames laboratoriais que auxiliam no diagnóstico da embolia pulmonar aguda incluem o teste do dímero D. Um teste do dímero D positivo significa que a embolia pulmonar é possível. Um teste do dímero D negativo sugere fortemente que o tromboembolismo está ausente (valor preditivo negativo > 99%). Os níveis de troponina também podem estar elevados e podem representar dano aos miócitos do ventrículo direito devido à sobrecarga ventricular direita aguda.

A tomografia computadorizada helicoidal com contraste é útil para o diagnóstico da embolia pulmonar tanto aguda como crônica e substituiu a cintilografia de ventilação-perfusão em muitos centros. Ela é mais útil para detectar coágulos nas artérias principais, lobares e segmentares e é muito menos sensível para detectar êmbolos nos vasos sanguíneos menores. Entretanto, são esses êmbolos maiores que são mais importantes clinicamente.

A arteriografia pulmonar é o padrão-ouro para o diagnóstico de embolia pulmonar. Ela é usada quando a embolia pulmonar deve ser diagnosticada ou excluída e outros exames preliminares foram inconclusivos.

A cintilografia pulmonar de ventilação-perfusão e a ultrassonografia com *doppler* dos membros inferiores são outros exames não invasivos que podem auxiliar no diagnóstico de trombose venosa profunda e/ou embolia pulmonar.

Tratamento

As opções de tratamento para a embolia pulmonar aguda incluem a anticoagulação, a terapia trombolítica, a colocação do filtro de veia cava inferior e a embolectomia cirúrgica.

A heparina permanece sendo a pedra angular do tratamento da embolia pulmonar aguda. Um *bolus* intravenoso de heparina não fracionada (5.000-10.000 unidades) seguido por uma infusão intravenosa contínua deve ser administrado imediatamente a qualquer paciente considerado como tendo alta probabilidade clínica de embolia pulmonar. Uma alternativa é a heparina de baixo peso molecular administrada subcutaneamente. A duração ideal da anticoagulação após a embolia pulmonar permanece incerta, mas é sabido que um período de tratamento de 6 meses evita muito mais recorrências do que um período de tratamento de 6 semanas. Essa anticoagulação prolongada é geralmente realizada

guíneos arteriais podem estar normais e a hipoxemia e hipocapnia (a estimulação dos receptores irritativos das vias aéreas causa hiperventilação) arteriais não são específicas de embolia pulmonar. Na presença de um forame oval patente ou de um defeito do septo atrial, a embolização paradoxal pode ocorrer e o desvio de sangue interatrial da direita para a esquerda pode causar hipoxemia grave. Os achados eletrocardiográficos na maioria dos pacientes com embolia pulmonar aguda incluem alterações do segmento ST e da onda T e desvio do eixo para a direita. Ondas P apiculadas, fibrilação atrial e bloqueio de ramo direito podem estar presentes se a embolia pulmonar for suficientemente grande para causar *cor pulmonale* agudo. A principal utilidade do eletrocardiograma é auxiliar na diferenciação entre a embolia pulmonar e o infarto agudo do miocárdio ou outros diagnósticos alternativos.

CAPÍTULO 9
Doenças Respiratórias

com warfarin em uma dose que mantenha a relação normalizada internacional entre 2,0 e 3,0.

Os pacientes que não podem ser anticoagulados, têm sangramento significativo quando estão sendo anticoagulados ou têm embolias pulmonares recorrentes apesar de estarem sendo anticoagulados podem requerer a inserção de um filtro de veia cava para evitar que trombos das extremidades inferiores se tornem êmbolos pulmonares.

A terapia trombolítica pode ser considerada para acelerar a dissolução do êmbolo pulmonar, especialmente se houver instabilidade hemodinâmica ou hipoxemia grave. A hemorragia é o principal efeito adverso da terapia trombolítica e, portanto, esse tratamento está contraindicado nos pacientes com alto risco de sangramento.

A hipotensão causada por uma embolia pulmonar pode requerer tratamento com inotrópicos, como a dopamina e dobutamina, ou com um vasoconstritor como a norepinefrina. Um vasodilatador pulmonar pode ser necessário para ajudar a controlar a hipertensão pulmonar. A intubação traqueal e a ventilação mecânica podem ser necessárias. Os analgésicos para tratar a dor associada à embolia pulmonar são importantes, mas devem ser administrados muito cautelosamente por causa da instabilidade cardiovascular subjacente. A embolectomia da artéria pulmonar é reservada para os pacientes com embolia pulmonar maciça que não respondem à terapia medicamentosa e não podem receber terapia trombolítica.

Conduta Anestésica

A conduta anestésica para o tratamento cirúrgico da embolia pulmonar ameaçadora à vida é planejado para dar suporte às funções orgânicas vitais e para minimizar a depressão miocárdica induzida por anestésicos. Os pacientes tipicamente chegam à sala de cirurgia intubados e em ventilação mecânica, frequentemente com uma FIO_2 alta. A monitorização da pressão intra-arterial e das pressões de enchimento cardíaco é necessária. A pressão de enchimento do átrio direito pode ser um guia para a administração de fluidos intravenosos em um esforço para otimizar a pressão de enchimento do ventrículo direito e o volume sistólico na presença de um evidente aumento na pós-carga ventricular direita. Pode ser necessário dar suporte ao débito cardíaco com fármacos inotrópicos. As catecolaminas, tais como a dopamina e dobutamina, podem aumentar a contratilidade miocárdica, mas têm pouco efeito na resistência vascular pulmonar. Os inibidores da fosfodiesterase amrinona e milrinona aumentam a contratilidade miocárdica e são excelentes vasodilatadores arteriais pulmonares. Essa combinação de efeitos pode ser especificamente útil nessa situação.

A indução e a manutenção da anestesia devem evitar qualquer acentuação da hipoxemia arterial, hipotensão sistêmica e hipertensão pulmonar. A anestesia pode ser mantida com qualquer fármaco ou combinação de fármacos que não produza depressão miocárdica significativa. O óxido nitroso não é uma escolha apropriada, considerando-se a necessidade de administrar altas concentrações de oxigênio e o potencial desse fármaco de aumentar a resistência vascular pulmonar. Um fármaco bloqueador neuromuscular não despolarizante que não libere histamina é melhor nessa situação.

A remoção de fragmentos embólicos da artéria pulmonar distal pode ser facilitada pela aplicação de pressão positiva enquanto o cirurgião aplica sucção através da arteriotomia na artéria pulmonar principal. Embora a condição cardiopulmonar desses pacientes seja arriscada antes da cirurgia, melhora hemodinâmica significativa geralmente ocorre pós-operatoriamente.

EMBOLIA GORDUROSA

A síndrome de embolia gordurosa tipicamente aparece 12 a 72 horas (intervalo lúcido) após fraturas de ossos longos, especialmente do fêmur ou tíbia. A síndrome de embolia gordurosa também tem sido observada em associação à pancreatite aguda, *bypass* cardiopulmonar, infusão parenteral de lipídios e lipossucção. A tríade de hipoxemia, confusão mental e petéquias nos pacientes com fraturas de tíbia ou fêmur deve levantar suspeitas de embolia gordurosa. Disfunção pulmonar associada pode estar limitada à hipoxemia arterial (sempre presente) ou pode ser fulminante, progredindo de taquipneia para aumento da permeabilidade do capilar alveolar e síndrome da angústia respiratória aguda. A disfunção do sistema nervoso central varia de confusão a convulsões e coma. As petéquias, especialmente sobre o pescoço, ombros e tórax, ocorrem em pelo menos 50% dos pacientes com evidências clínicas de embolia gordurosa e acredita-se que sejam causadas por gordura embolizada e não por trombocitopenia ou outros distúrbios da coagulação. A concentração de lipase sérica aumentada ou a presença de lipidúria são sugestivas de embolia gordurosa, mas também podem ocorrer após trauma na ausência de embolia gordurosa. Febre e taquicardia significativas estão frequentemente presentes. A imagem por ressonância magnética pode mostrar as lesões cerebrais características durante o estágio agudo da síndrome de embolia gordurosa.

A fonte da gordura que produz a embolia gordurosa mais provavelmente representa a ruptura da arquitetura adiposa da medula óssea. A fisiopatologia da síndrome de embolia gordurosa está relacionada à obstrução dos vasos sanguíneos pelas partículas de gordura e aos efeitos deletérios dos ácidos graxos livres liberados das partículas de gordura como resultado da atividade da lipase. Esses ácidos graxos livres podem causar uma vasculite difusa aguda, especialmente da vasculatura cerebral e pulmonar. O tratamento da síndrome de embolia gordurosa inclui o manejo da síndrome da angústia respiratória aguda e a imobilização das fraturas dos ossos longos. A administração profilática de corticosteroides aos pacientes sob risco pode ser útil, mas a eficácia dos corticosteroides para a síndrome estabelecida não foi documentada. Conceitualmente, os corticosteroides poderiam diminuir a incidência da síndrome de embolia gordurosa por limitar o dano endotelial causado pelos ácidos graxos livres.

TRANSPLANTE PULMONAR

As quatro principais abordagens do transplante pulmonar são (1) transplante de pulmão único, (2) transplante pulmonar bilateral sequencial, (3) transplante de coração-pulmão e (4) transplante de lobos pulmonares de doadores vivos. A **Tabela 9-18** lista as indicações típicas do transplante pulmonar.

A presença de *cor pulmonale* não é uma indicação de transplante coração-pulmão porque a recuperação da função ventricular direita tipicamente é rápida e completa após o transplante pulmonar isolado. Nos pacientes com hipertensão pulmonar, a resistência vascular alta no pulmão nativo remanescente requer que o aloenxerto receba quase todo o débito cardíaco. Isso poderia resultar em edema pulmonar de reperfusão e má função do aloenxerto

193

TABELA 9-18 Indicações para Transplante Pulmonar

1. Doença pulmonar obstrutiva crônica
2. Fibrose cística
3. Fibrose pulmonar idiopática
4. Hipertensão pulmonar primária
5. Bronquiectasia
6. Síndrome de Eisenmenger
7. Retransplante

Adaptado de Singh H, Bossard RF: Perioperative anaesthetic considerations for patients undergoing lung transplantation. Can J Anaesth 1997;44:284-299.

no período pós-operatório imediato. A doença pulmonar fibrótica responde bem ao transplante de pulmão único porque tanto a ventilação como a perfusão são distribuídas preferencialmente para o pulmão transplantado. O transplante pulmonar bilateral sequencial envolve a realização sequencial de dois transplantes de pulmão único de uma vez. Na ausência de hipertensão pulmonar grave, o *bypass* cardiopulmonar geralmente pode ser evitado pela ventilação do pulmão contralateral durante cada implantação. As indicações primárias do transplante pulmonar duplo são a fibrose cística e outras formas de bronquiectasias. A imunossupressão é iniciada no intraoperatório e continuada por toda a vida.

Conduta Anestésica

A conduta anestésica para o transplante pulmonar invoca os mesmos princípios seguidos do que quando a pneumectomia é realizada.

Pré-operatório

Fisiologicamente, os pacientes selecionados para o transplante pulmonar mais frequentemente têm doença pulmonar restritiva e uma grande $PAO_2 - PaO_2$. Esses pacientes geralmente têm doença pulmonar progressiva e irreversível. (A malignidade é considerada como uma contraindicação ao transplante por causa do risco de recorrência do câncer com a imunossupressão.) A hipertensão pulmonar de grau leve a moderado e algum grau de insuficiência cardíaca direita frequentemente estão presentes. Os fumantes devem ter parado de fumar pelo menos 6 a 12 meses antes do transplante. Deve ser avaliada a capacidade do ventrículo direito de manter um volume sistólico adequado na presença do aumento agudo da resistência vascular pulmonar produzido pelo clampeamento da artéria pulmonar antes da pneumectomia. Também são necessários a avaliação da dependência de oxigênio, o uso de esteroides, as análises hematológicas e bioquímicas e os exames da função pulmonar e de outros sistemas orgânicos principais.

Intraoperatório

A toracotomia posterolateral é realizada para o transplante de pulmão único e a toracotomia anteroesternal, para o transplante pulmonar bilateral sequencial. O *bypass* cardiopulmonar pode ser necessário se houver o desenvolvimento de instabilidade cardíaca ou respiratória. O pulmão com pior perfusão é removido para o transplante de pulmão único. A monitorização inclui cateteres intra-arterial e de artéria pulmonar. A monitorização da pressão da

artéria pulmonar é especialmente importante. Durante a cirurgia, devemos ser cuidadosos e nos assegurarmos de que o cateter de artéria pulmonar seja retirado da artéria pulmonar a ser grampeada e reposicionado no pulmão não operado. A monitorização ecocardiográfica transesofágica pode ser usada para avaliar as funções ventriculares direita e esquerda e o equilíbrio hídrico. Não existem recomendações específicas a respeito dos fármacos para a indução e manutenção da anestesia e paralisia muscular esquelética para o transplante pulmonar. A liberação de histamina induzida por fármacos é indesejável, enquanto a broncodilatação induzida por fármacos é útil.

A traqueia é intubada com um tubo endobrônquico de duplo lúmen e seu posicionamento adequado é verificado por fibrobroncoscopia ótica. Os problemas intraoperatórios podem incluir a hipoxemia arterial, especialmente durante a ventilação de um único pulmão. A pressão positiva contínua nas vias aéreas para o pulmão não dependente, a PEEP para o pulmão dependente ou alguma forma de ventilação pulmonar diferencial pode ser necessária para minimizar o *shunt* intrapulmonar. A hipertensão pulmonar grave e a insuficiência ventricular direita podem ocorrer quando a artéria pulmonar é clampeada. A infusão de um vasodilatador pulmonar como a prostaciclina ou a inalação de óxido nítrico podem ser úteis para controlar a hipertensão pulmonar. Em casos extremos, o suporte com *bypass* cardiopulmonar parcial é necessário. A conexão do pulmão do doador ao receptor geralmente é feita na sequência da anastomose das veias pulmonares com o átrio esquerdo, da artéria pulmonar e, finalmente, da anastomose brônquica, frequentemente envolvida pelo omento.

Pós-operatório

A ventilação mecânica pós-operatória é continuada conforme a necessidade. As principais causas de mortalidade do transplante pulmonar são deiscência brônquica e insuficiência respiratória devidas a sepse ou rejeição. O pulmão desnervado do doador priva o paciente dos reflexos normais de tosse das vias aéreas inferiores e predispõe ao desenvolvimento de pneumonia. Na ausência de rejeição, os testes de função pulmonar são geralmente normais.

Efeitos Fisiológicos do Transplante Pulmonar

O transplante pulmonar único ou bilateral nos pacientes com doença pulmonar em estágio terminal pode melhorar dramaticamente a função pulmonar. O pico da melhora é geralmente alcançado dentro de 3 a 6 meses. A oxigenação arterial rapidamente retorna ao normal e o oxigênio suplementar não é mais necessário. Nos pacientes com doença vascular pulmonar, tanto o transplante pulmonar único como o bilateral resultam em normalização imediata e sustentada da resistência vascular pulmonar e da pressão da artéria pulmonar. Isso é acompanhado por um pronto aumento do débito cardíaco e um remodelamento gradual do ventrículo direito com uma diminuição na espessura da parede ventricular. A capacidade de exercício melhora suficientemente a ponto de permitir que a maioria dos pacientes submetidos ao transplante pulmonar retome um estilo de vida ativo.

A inervação, os linfáticos e a circulação brônquica são rompidos quando a pneumonectomia do doador é realizada. O principal efeito da desnervação pulmonar é a perda do reflexo de tosse, o que coloca os pacientes em risco de aspiração e infecção pulmonar. A depuração mucociliar está prejudicada durante o período

CAPÍTULO 9
Doenças Respiratórias

pós-operatório precoce. A drenagem linfática rompida pela transecção da traqueia e brônquios pode ser restabelecida durante as primeiras 2 a 4 semanas de pós-operatório. Frequentemente uma resposta ventilatória atenuada ao dióxido de carbono persiste, apesar da melhora da função pulmonar. A desnervação do coração é outra consideração a ser feita nos pacientes submetidos a transplante de coração-pulmão.

Complicações do Transplante Pulmonar

O edema pulmonar leve transitório é comum em um pulmão transplantado recentemente. Entretanto, em alguns pacientes, o edema pulmonar é suficientemente grave para causar uma forma de insuficiência respiratória aguda denominada *falência primária do enxerto*. O diagnóstico é confirmado por infiltrados vistos à radiografia de tórax e hipoxemia grave durante as primeiras 72 horas de pós-operatório. O tratamento é de suporte e inclui a ventilação mecânica. A mortalidade é alta.

A deiscência da anastomose brônquica requer a correção cirúrgica imediata ou o retransplante. A estenose da anastomose brônquica é a complicação mais comum das vias aéreas e tipicamente ocorre muitas semanas após o transplante. As evidências de estenose das vias aéreas clinicamente significativa incluem sibilos focais, infecção recorrente do trato respiratório inferior e função pulmonar subótima.

A taxa de infecção dos receptores de transplante pulmonar é muitas vezes maior que aquela dos receptores de outros órgãos transplantados e está mais provavelmente relacionada à exposição do aloenxerto ao ambiente externo. A infecção bacteriana do trato respiratório inferior é a manifestação mais comum de infecção pulmonar. Um organismo ubíquo adquirido por inalação é o *Aspergillus*, que frequentemente coloniza as vias aéreas dos receptores de transplante pulmonar. Entretanto, a infecção clínica por *Aspergillus* se desenvolve apenas em um pequeno número desses pacientes.

A rejeição aguda de um aloenxerto pulmonar é um evento comum e é geralmente vista durante os 100 primeiros dias seguintes ao transplante. As manifestações clínicas são inespecíficas e incluem mal-estar, febre baixa, dispneia, prejuízo da oxigenação e leucocitose. A biópsia pulmonar transbrônquica é necessária para um diagnóstico definitivo. O tratamento da rejeição aguda consiste em metilprednisolona intravenosa. A maioria dos pacientes tem uma resposta clínica imediata, embora a evidência histológica de rejeição possa persistir mesmo na ausência de sintomas e sinais clínicos.

A rejeição crônica é manifestada como bronquiolite obliterante, um processo fibroproliferativo que tem como alvo as pequenas vias aéreas e leva à fibrose submucosa e à obliteração luminal. A bronquiolite obliterante é incomum durante os primeiros 6 meses seguintes ao transplante, mas sua incidência ultrapassa 60% nos pacientes que sobrevivem pelo menos 5 anos. O início dessa síndrome é insidioso e é caracterizado por dispneia, tosse e colonização das vias aéreas por *Pseudomonas aeruginosa*, que produz crises recorrentes de traqueobronquite purulenta. O prognóstico global é ruim. O retransplante é o único tratamento definitivo da bronquiolite obliterante grave.

Considerações Anestésicas nos Receptores de Transplante Pulmonar

As considerações anestésicas nos pacientes que necessitam de cirurgia em seguida ao transplante pulmonar devem focalizar (1) a função do pulmão transplantado, (2) a possibilidade de rejeição ou infecção do pulmão transplantado, (3) o efeito da terapia imunossupressora nos outros sistemas orgânicos e o efeito da disfunção de outros sistemas orgânicos no pulmão transplantado, (4) a doença do pulmão nativo e (5) o procedimento cirúrgico planejado e seus possíveis efeitos nos pulmões.

Pré-operatório

A avaliação antes da cirurgia inclui a obtenção de uma história sugestiva de rejeição ou infecção, ausculta pulmonar (normalmente limpa) e avaliação dos testes de função pulmonar, gasometria arterial e radiografia de tórax. Se houver suspeita de rejeição ou infecção, a cirurgia eletiva deve ser adiada. Os efeitos colaterais dos fármacos imunossupressores devem ser observados. Hipertensão e disfunção renal relacionadas à ciclosporina estão presentes em muitos pacientes.

Como os pulmões transplantados podem apresentar rejeição em andamento que pode afetar adversamente a função pulmonar, é recomendado que a espirometria seja realizada pré-operatoriamente. Pode ser difícil fazer a diferenciação entre rejeição crônica e infecção. Com a rejeição crônica, o VEF_1, a capacidade vital e a capacidade pulmonar total diminuem e os gases sanguíneos arteriais mostram uma diferença alveoloarterial de oxigênio aumentada, mas a retenção de dióxido de carbono é rara. A bronquiolite obliterante geralmente se apresenta como uma tosse não produtiva que se desenvolve após o terceiro mês em seguida ao transplante. Os sintomas podem simular uma IVAS e incluem febre e fadiga. A dispneia ocorre dentro de meses e é seguida por um curso clínico semelhante àquele da DPOC. A radiografia de tórax mostra infiltrados peribrônquicos e intersticiais.

A pré-medicação é aceitável se a função pulmonar for adequada. A hipercarbia é comum durante o período pós-transplante precoce. Isso se relaciona a uma sensibilidade aumentada aos opioides. Os antissialogogos podem ser úteis, uma vez que as secreções podem ser excessivas. A suplementação de corticosteroides pode ser necessária para procedimentos cirúrgicos longos e estressantes. Uma grande causa de morbidade e mortalidade nos receptores de transplante é a infecção. Antibióticos profiláticos estão indicados e técnica asséptica estrita é necessária para a implantação de cateteres intravasculares. A desnervação pulmonar tem efeitos limitados no padrão respiratório, mas a hiper-reatividade brônquica e a broncoconstrição são comuns. A desnervação elimina a sensação aferente abaixo do nível da anastomose traqueal. Os pacientes perdem o reflexo de tosse e são propensos à retenção de secreções e aspiração silenciosa. A resposta à reinalação de dióxido de carbono é normal.

Intraoperatório

Como os receptores de transplante pulmonar não têm reflexo de tosse abaixo da anastomose traqueal, eles não eliminam as secreções, a menos que estejam acordados. Por causa da diminuição do reflexo de tosse, do potencial para broncoconstrição e do risco aumentado de infecção pulmonar, é recomendado que a anestesia regional seja preferida sempre que possível. A anestesia epidural e a espinal são aceitáveis. Entretanto, a depressão da função muscular intercostal pode ter implicações especiais nesses pacientes. A realização de qualquer bloqueio nervoso traz um risco de introduzir infecção. Nunca é demais enfatizar a importância da técnica estéril nessa população de alto risco. O fornecimento de fluidos antes do bloqueio espinal ou epidural pode ser arriscado nos pacientes com um pulmão transplantado porque a ruptura da drenagem linfática no pulmão transplantado causa acúmulo intersticial de fluidos. Isso é particularmente problemático durante o período pós-transplante precoce.

Nos receptores de transplante de coração-pulmão, o manejo hídrico pode ser um desafio particular porque o coração requer uma pré-carga adequada para manter o débito cardíaco, mas os pulmões têm um limiar menor para o desenvolvimento de edema pulmonar. Nessa situação, a monitorização invasiva pode ser muito útil, mas os benefícios devem ser pesados contra o risco de infecção. A ecocardiografia transesofágica pode ser útil para monitorar o estado volêmico e a função cardíaca. Se um cateter venoso central for inserido através da veia jugular interna, é prudente escolher a veia jugular interna do lado do pulmão nativo. A desnervação cardíaca é outra consideração a ser feita nos pacientes que se submeteram a um transplante de coração-pulmão. Esses pacientes podem desenvolver bradicardia intraoperatória que não responde à atropina. Epinefrina e/ou isoproterenol podem ser necessários para aumentar a frequência cardíaca.

Um importante objetivo do manejo anestésico é a pronta recuperação da função respiratória adequada e a extubação traqueal precoce. Os anestésicos voláteis são bem tolerados e o óxido nitroso é aceitável na ausência de doença bolhosa. Os fármacos imunossupressores podem interagir com os fármacos bloqueadores neuromusculares, e o prejuízo da função renal causado pelos fármacos imunossupressores pode prolongar os efeitos de certos relaxantes musculares. Os efeitos dos bloqueadores neuromusculares não despolarizantes são antagonizados farmacologicamente de rotina, porque mesmo uma fraqueza residual mínima pode comprometer a ventilação nesses pacientes.

Ao colocar um tubo endotraqueal, é melhor posicionar o *cuff* logo após as cordas vocais a fim de minimizar o risco de traumatizar a anastomose traqueal. A intubação endobrônquica inadvertida do pulmão nativo ou transplantado deve ser evitada. Se o procedimento cirúrgico necessitar de um tubo endobrônquico de duplo lúmen, é preferível posicionar a porção endobrônquica do tubo no brônquio nativo, evitando, assim, o contato com a anastomose traqueal. A ventilação com pressão positiva na presença de um transplante de pulmão único pode ser complicada por diferenças da complacência pulmonar entre o pulmão nativo e o transplantado.

PONTOS-CHAVE

- Os pacientes com doença respiratória pré-operatória estão sob risco aumentado de complicações respiratórias tanto intraoperatórias como pós-operatórias.

- A conduta anestésica dos pacientes com uma IVAS recente deve ser focalizado na redução das secreções e na limitação da manipulação de uma via aérea potencialmente hiper-responsiva.

- O tratamento da asma tem dois componentes. O primeiro é o uso de tratamentos controladores, que modificam o ambiente das vias aéreas de tal forma que o estreitamento agudo das vias aéreas ocorra menos frequentemente. Os tratamentos controladores incluem corticosteroides inalatórios e sistêmicos, teofilina e antileucotrienos. O outro componente do tratamento da asma é o uso de agentes aliviadores ou de resgate para o broncoespasmo agudo. Os tratamentos aliviadores incluem fármacos agonistas β-adrenérgicos e anticolinérgicos.

- Nos pacientes asmáticos, o objetivo durante a indução e manutenção da anestesia é deprimir os reflexos das vias aéreas o suficiente para evitar a broncoconstrição em resposta ao estímulo mecânico das vias aéreas.

- A cessação do tabagismo e a oxigenioterapia a longo prazo são as duas únicas intervenções terapêuticas que podem alterar favoravelmente a progressão natural da DPOC associada à hipoxemia.

- Os testes de função pulmonar têm valor limitado em prever a probabilidade de complicações pulmonares pós-operatórias, e os resultados dos testes de função pulmonar isolados não devem ser usados para contraindicar a cirurgia dos pacientes.

- Os pacientes com DPOC precisam ser ventilados com frequências respiratórias baixas a fim de permitir tempo suficiente para que ocorra a expiração. Isso minimiza o risco de aprisionamento de ar e auto-PEEP.

- Em pacientes com DPOC, a profilaxia contra o desenvolvimento de complicações pulmonares pós-operatórias é baseada em restaurar os volumes pulmonares diminuídos, especialmente a CRF, e em facilitar a produção de uma tosse eficaz para remover as secreções das vias aéreas.

- O tratamento mais eficaz da pneumonite aspirativa é o fornecimento de oxigênio suplementar e a instituição de PEEP.

- A fase aguda da SARA se manifesta como o início rápido de insuficiência respiratória acompanhada por hipoxemia arterial refratária ao tratamento e achados radiográficos indistinguíveis daqueles do edema pulmonar cardiogênico. Essa fase aguda em geral se resolve completamente mas, em alguns pacientes, ela pode progredir para alveolite fibrosante com hipoxemia arterial persistente e complacência pulmonar diminuída. A fase de recuperação ou resolução da SARA é caracterizada por resolução gradual da hipoxemia e melhora da complacência pulmonar.

- As opções de tratamento da embolia pulmonar aguda incluem anticoagulação, terapia trombolítica, colocação do filtro de veia cava inferior e embolectomia cirúrgica.

- O principal efeito da desnervação pulmonar como resultado do transplante pulmonar é a perda do reflexo de tosse, o que coloca os pacientes em risco de aspiração e infecção pulmonar.

- Nos receptores de transplante de coração-pulmão, o manejo hídrico é um desafio, uma vez que o coração requer uma pré-carga adequada para manter o débito cardíaco, mas os pulmões têm um baixo limiar para o desenvolvimento de edema pulmonar.

CAPÍTULO 9
Doenças Respiratórias

REFERÊNCIAS

Arcasoy SM, Kotloff RM: Lung transplantation. N Engl J Med 1999; 340:1081–1091.

Barrera R, Shi W, Amar D, et al: Smoking and timing of cessation: Impact on pulmonary complications after thoracotomy. Chest 2005;127:1977–1983.

Benumof J (ed): Anesthesia for Thoracic Surgery. Philadelphia, WB Saunders, 1995.

Bishop MJ, Cheney FW: Anesthesia for patients with asthma: Low risk but not no risk. Anesthesiology 1996;85:455–456.

Campbell NN: Respiratory tract infection and anesthesia. *Haemophilus influenzae* pneumonia that developed under anaesthesia. Anaesthesia 1990;45:561–562.

Goldhaber SZ, Elliott CG: Acute pulmonary embolism: Part I: Epidemiology, pathophysiology and diagnosis. Circulation 2003;108: 2726–2729.

Goldhaber SZ, Elliott CG: Acute pulmonary embolism: Part II: Stratification, treatment and prevention. Circulation 2003; 108:2834–2838.

Heikkinen T, Ja¨rvinen A: The common cold. Lancet 2003; 361:51–59.

Kain ZN: Myths in pediatric anesthesia. ASA Refresher Courses Anesthesiol 2004;32:121–134.

Kostopanagiotou GMDP, Smyrniotis VMDP, Arkadopoulos NMD, et al: Anesthetic and perioperative management of adult transplant recipients in nontransplant surgery. Anesth Analg 1999;89:613–622.

Kroenke K, Lawrence VA, Theroux JF, et al: Postoperative complications after thoracic and major abdominal surgery in patients with and without obstructive lung disease. Chest 1993;104:1445–1451.

Mellor A, Soni N: Fat embolism. Anaesthesia 2001;56:145–154.

Pullerits J, Holzman R: Anaesthesia for patients with mediastinal masses. Can J Anesth 1989;36:681–688.

Qaseem A, Snow V, Fitterman N, et al: Risk assessment for and strategies to reduce perioperative pulmonary complications for patients undergoing noncardiothoracic surgery: A guideline from the American College of Physicians. Ann Intern Med 2006;144:575–580.

Ramsey BW: Management of pulmonary disease in patients with cystic fibrosis. N Engl J Med 1996;335:179–188.

Schreiner MS, O'Hara I, Markakis DA, Politis GD: Do children who experience laryngospasm have an increased risk of upper respiratory tract infection? Anesthesiology 1996;85:475–480.

Singh H, Bossard RF: Perioperative anaesthetic considerations for patients undergoing lung transplantation. Can J Anesth 1997;44:2 84–299.

Smetana GW: Preoperative pulmonary evaluation. N Engl J Med 1999; 340:937–944.

Smetana GW, Lawrence VA, Cornell JE: Preoperative pulmonary risk stratification for noncardiothoracic surgery: A systematic review for the American College of Physicians. Ann Intern Med 2006;144:581–595.

Smith AD, Cowan JO, Brassett KP, et al: Use of exhaled nitric oxide measurements to guide treatment in chronic asthma. N Engl J Med 2005;352:2163–2173.

Steinbrook R: How best to ventilate? Trial design and patient safety in studies of the acute respiratory distress syndrome. N Engl J Med 2003;348:1393–1401.

Tait AR: Anesthetic management of the child with an upper respiratory tract infection. Curr Opin Anesthesiol 2005;18:603–607.

The National Heart Lung and Blood Institute Acute Respiratory Distress Syndrome Clinical Trials Network: Efficacy and safety of corticosteroids for persistent acute respiratory distress syndrome. N Engl J Med 2006;354:1671–1684.

Ware LB, Matthay MA: Acute pulmonary edema. N Engl J Med 2005; 353:2788–2796.

Warner DO: Helping surgical patients quit smoking: Why, when, and how. Anesth Analg 2005;101:481–487

CAPÍTULO 10A

Doenças que Afetam o Cérebro

Jeffrey J. Pasternak
William L. Lanier Jr.

Fluxo Sanguíneo, Volume Sanguíneo e Metabolismo Cerebrais
- Pressão Parcial do Dióxido de Carbono Arterial
- Pressão Parcial do Oxigênio Arterial
- Pressão de Perfusão Cerebral e Autorregulação Cerebral
- Pressão Arterial Venosa
- Fármacos Anestésicos

Aumento da Pressão Intracraniana
- Métodos para Diminuir a Pressão Intracraniana
- Causas Específicas de Aumento da Pressão Intracraniana

Tumores Intracranianos
- Tipos de Tumores
- Conduta Anestésica
- Posição Sentada e Embolia Aérea Venosa

Distúrbios Relacionados com a Função Vegetativa Cerebral
- Coma
- Morte Cerebral e Doação de Órgãos

Doença Cerebrovascular
- Anatomia Cerebrovascular
- Acidente Vascular Cerebral
- Acidente Vascular Hemorrágico Agudo

Malformações Vasculares
- Malformação Arteriovenosa
- Angioma Venoso

- Angioma Cavernoso
- Telangectasia Capilar
- Fístula Arteriovenosa

Doença de Moyamoya
- Conduta Anestésica

Trauma Cranioencefálico
- Manejo Perioperatório
- Hematomas

Anomalias Congênitas Cerebrais
- Malformação de Chiari
- Esclerose Tuberosa
- Doença de Von Hippel-Lindau
- Neurofibromatose

Doenças Degenerativas Cerebrais
- Doença de Alzheimer
- Doença de Parkinson
- Doença de Hallervorden-Spatz
- Doença de Huntington
- Torcicolo
- Encefalopatias Espongiformes Transmissíveis
- Esclerose Múltipla
- Sequelas Pós-poliomelite

Distúrbios Convulsivos
- Tratamento Farmacológico
- Tratamento Cirúrgico
- Estado Epiléptico
- Conduta Anestésica

Distúrbios Neuro-oculares
- Atrofia Óptica de Leber
- Retinite Pigmentosa
- Síndrome de Kearns-Sayer
- Neuropatia Óptica Isquêmica
- Cegueira Cortical
- Oclusão da Artéria Retiniana
- Obstrução Venosa Oftálmica

Pacientes com doenças que comprometem o cérebro e o sistema nervoso central podem ser submetidos a cirurgias para tratar a doença ou suas condições associadas, enquanto em outros, a necessidade de cirurgia não se relaciona com a doença do sistema nervoso. Independentemente da razão para a cirurgia, doenças coexistentes do sistema nervoso frequentemente apresentam implicações importantes para a seleção dos fármacos anestésicos, das técnicas e dos monitores. Os conceitos de proteção cerebral e de ressuscitação podem assumir importância única nestes pacientes. Este capítulo revisa estes assuntos e várias doenças da retina e do nervo óptico.

FLUXO SANGUÍNEO, VOLUME SANGUÍNEO E METABOLISMO CEREBRAIS

Geralmente, o fluxo sanguíneo cerebral (FSC) é influenciado pela taxa metabólica cerebral, pela pressão de perfusão cerebral (PPC) (definida pela diferença entre a pressão arterial média [PAM] e a pressão intracraniana [PIC]), pelas pressões arteriais de dióxido de carbono ($PaCO_2$) e de oxigênio (PaO_2), pela influência de vários fármacos e pela patologia intracraniana. O FSC é normalmente autorregulado ou é constante em uma dada faixa de PPC. Em um adulto saudável, o FSC é de aproximadamente 50 mL/100 g de tecido cerebral por minuto em uma faixa de PPC de 50 a 150 mmHg.

A taxa metabólica cerebral normal, geralmente medida como taxa de consumo cerebral de oxigênio (CCO_2), é de 3,0 a 3,8 mL O_2/100 g de tecido cerebral por minuto. Ela pode ser diminuída por hipotermia e por vários agentes anestésicos e aumentada por hipertermia e convulsões.

O manejo anestésico e os cuidados intensivos dos pacientes com comprometimento neurológico dependem crucialmente da manipulação do volume e pressão intracranianos. Estes por sua vez, são influenciados pelo VSC, mas não diretamente, como frequentemente presumido, pelo FSC. De fato, o FSC e o VSC nem sempre se alteram em paralelo. Por exemplo, anestésicos vasodilatadores e hipercapnia podem produzir aumentos paralelos no FSC e no VSC. Ao contrário, hipotensão sistêmica moderada pode produzir redução no FSC, porém como resultado de uma dilatação vascular compensatória, aumento no VSC. De forma similar, a oclusão parcial de uma artéria intracraniana (p. ex., como ocorre no acidente vascular embólico) pode reduzir o FSC regional. Entretanto, a dilatação vascular distal à oclusão, que é uma tentativa de restaurar a circulação, pode produzir aumentos no VSC.

Pressão Parcial do Dióxido de Carbono Arterial

Variações na $PaCO_2$ produzem alterações correspondentes no FSC (**Fig. 10A-1**). Como uma razão, o FSC (normal ~50 mL/100 g de tecido cerebral por minuto) aumenta 1 mL/100 g por minuto para cada 1 mmHg de aumento na $PaCO_2$. Uma diminuição similar ocorre durante a hipocarbia, de forma que o FSC diminui aproximadamente 50% quando a $PaCO_2$ é agudamente reduzida para 20 mmHg. O impacto da $PaCO_2$ no FSC é mediado pelas variações do pH no líquido cerebroespinal (LCE) em torno das paredes arteriolares. A diminuição do pH do LCE causa vasodilatação cerebral, e o aumento do pH no LCE resulta em vasoconstrição. As alterações correspondentes na resistência ao fluxo sanguíneo exercem efeitos previsíveis no FSC. A $PaCO_2$ também modula o VSC, com a extensão da redução do VSC dependente da técnica anestésica. Em geral, os anestésicos vasoconstritores tendem a atenuar os efeitos da $PaCO_2$ no VSC.

A capacidade da hipocapnia de diminuir agudamente o FSC, o VSC e a PIC é fundamental para a prática da neuroanestesia clínica. A preocupação de que a hipoxia cerebral causada pela vasoconstrição possa ocorrer quando a $PaCO_2$ é reduzida a abaixo de 20 mmHg não deve ser considerada. A capacidade da hipocapnia de diminuir o VSC e assim a PIC, é atenuada pelo retorno do pH no LCE ao normal depois de períodos prolongados de hipocapnia. Isto reduz a efetividade da hipocapnia induzida como maneira de controle a longo prazo da hipertensão intracraniana. Esta alteração adaptativa, que reflete o transporte ativo de íons bicarbonato para dentro ou para fora do LCE, precisa de aproximadamente 6 horas para retornar o pH no LCE ao normal.

Pressão Parcial do Oxigênio Arterial

A diminuição da PaO_2 não afeta significativamente o FSC até que um valor limite de aproximadamente 50 mmHg seja alcançado (**Fig. 10A-1**). Abaixo deste limite, há uma vasodilatação cerebral abrupta e o FSC aumenta. Além disso, a combinação de hipoxemia arterial e hipercarbia exerce um efeito sinérgico, que aumenta o FSC acima do aumento que seria produzido por cada um dos fatores isoladamente.

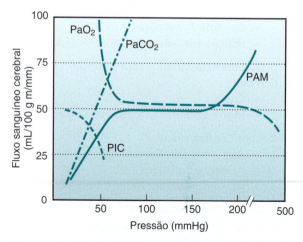

Figura 10A-1 • Impacto da pressão intracraniana (PIC), PaO_2, $PaCO_2$ e pressão arterial média (PAM) no fluxo sanguíneo cerebral.

CAPÍTULO 10A
Doenças que Afetam o Cérebro

Pressão de Perfusão Cerebral e Autorregulação Cerebral

A capacidade do cérebro de manter o FSC em níveis constantes a despeito das alterações na PPC é conhecida como autorregulação (Fig. 10A-1). A autorregulação é uma resposta vascular ativa caracterizada por (1) constrição arterial quando a pressão arterial aumenta e (2) dilatação arterial em resposta a diminuições na pressão arterial sistêmica. Por exemplo, em pacientes normotensos, acredita-se que o limite inferior da PPC associada com a autorregulação seja de aproximadamente 50 mmHg, embora o valor exato seja controverso. Abaixo deste limite os vasos sanguíneos cerebrais estão em vasodilatação máxima e o FSC diminui, tornando-se diretamente relacionado à PPC (*i.e.*, fluxo sanguíneo dependente da pressão). De fato, com uma PPC de 30 a 45 mmHg, os sintomas de isquemia cerebral podem aparecer na forma de náusea, tonteiras e raciocínio lento. A autorregulação do FSC também tem um limite superior, acima do qual o fluxo se torna diretamente proporcional à PPC. Acredita-se que este limite superior da autorregulação nos pacientes normotensos seja uma PPC de aproximadamente 150 mmHg. Acima deste limite, os vasos sanguíneos cerebrais estão em constrição máxima, e daí por diante o FSC aumenta, tornando-se dependente da pressão. Isto resulta em distensão excessiva das paredes dos vasos sanguíneos cerebrais. Como resultado, o líquido pode ser forçado através das paredes dos vasos para o tecido cerebral, produzindo edema cerebral.

A autorregulação do FSC está alterada na presença de hipertensão crônica. Especificamente, a curva da autorregulação é deslocada para a direita, de forma que a dependência da pressão do FSC ocorre com PPC mais elevadas tanto no limite superior quanto no limite inferior da autorregulação. A adaptação dos vasos cerebrais ao aumento da pressão arterial precisa de algum tempo. De fato, a hipertensão aguda, como aquela vista nas crianças com glomerulonefrite aguda ou nas pacientes com hipertensão induzida pela gravidez, frequentemente produz sinais de disfunção do sistema nervoso central com elevações da PAM toleradas por pacientes que apresentam hipertensão crônica. Da mesma forma, em pacientes previamente normotensos, episódios hipertensivos agudos associados com a estimulação produzida pela laringoscopia direta ou por cirurgia podem causar uma quebra da autorregulação. O limite inferior da autorregulação está também desviado para cima nos pacientes hipertensos crônicos, de forma que diminuições na pressão arterial sistêmica não são toleradas nos mesmos níveis inferiores dos pacientes normotensos. Assim, a rápida diminuição da pressão arterial para os valores da população normal nos pacientes hipertensos crônicos (p. ex., com o uso de fármacos vasodilatadores) pode, se excessiva, precipitar um acidente vascular. Depois da diminuição gradual da pressão arterial sistêmica com o tempo, devido a tratamento com fármacos anti-hipertensivos, a tolerância do cérebro à hipotensão pode melhorar à medida que a curva da autorregulação se desvia de volta à sua posição original.

A autorregulação do FSC pode ser perdida ou estar prejudicada em várias situações, incluindo a presença de tumores intracranianos ou trauma craniano e a administração de anestésicos voláteis. A perda da autorregulação nos vasos sanguíneos circundando tumores intracranianos reflete a acidose levando à vasodilatação máxima, de forma que o fluxo sanguíneo se torna dependente da pressão.

Pressão Arterial Venosa

A pressão arterial venosa provavelmente tem pouco, se algum, efeito na PPC ou no FSC, porém pode afetar profundamente o VSC. Para que o sangue continue a fluir para fora da cavidade craniana, a PIC tem que ser maior que a pressão venosa central. Uma vez que aumentos na pressão venosa central (PVC) podem levar a aumentos no VSC, o aumento da pressão venosa pode contribuir para aumento da massa cerebral e sangramento durante a cirurgia. Outras causas de aumento da pressão venosa intracraniana incluem trombose de seio venoso ou compressão jugular causada por posicionamento inadequado do pescoço, tal como flexão ou rotação extrema. Em outras situações nas quais existam elevações crônicas da pressão venosa, tais como a síndrome da veia cava superior, aumentos concomitantes do VSC e da PIC também existirão, uma vez que o sangue tenta sair da cavidade craniana e fluir conforme o gradiente de pressão. No cenário da tosse, em que os aumentos da pressão intratorácica resultam em aumentos na PVC, pode existir interrupção transitória da drenagem venosa, porém este é um processo de curta duração. Se estes pacientes forem submetidos a intubação traqueal no momento em que tentam tossir ou reagir à intubação, não ocorrerão usualmente alterações na pressão intratorácica média e na PVC, dada que a glote está aberta pela presença do tubo endotraqueal. Neste cenário, a PIC pode ainda aumentar; porém, como resultado de aumentos no FSC e no VSC pelo estímulo aferente muscular cerebral, a PVC não aumenta.

Fármacos Anestésicos

Durante a fisiologia normal, alterações no CCO_2 levam usualmente a alterações concomitantes no FSC, um conceito conhecido como acoplamento FSC/CCO_2. Ao contrário, anestésicos voláteis, tais como isoflurano, sevoflurano e desflurano, particularmente quando administrados em concentrações maiores que 0,6 a 1,0 da concentração alveolar mínima (CAM), muitas vezes são potentes vasodilatadores cerebrais diretos que produzem aumentos dose-dependentes do FSC a despeito das diminuições concomitantes na demanda metabólica cerebral de oxigênio. Abaixo de 1 CAM, os anestésicos voláteis alteram minimamente o FSC, em parte porque quaisquer efeitos diretos do anestésico são contrabalançados pelo acoplamento FSC/CCO_2. Quando a depressão do CCO_2 induzido pelo anestésico volátil é maximizada (*i.e.*, concomitante com a depressão máxima da atividade elétrica cerebral), doses maiores de anestésico volátil vão continuar a dilatar os vasos sanguíneos cerebrais. Isto pode levar a aumentos do FSC, do VSC e, possivelmente, da PIC. Com o halotano, que em doses clinicamente relevantes não induz a extensão da depressão do CCO_2 como a vista com outros anestésicos voláteis (*i.e.*, isoflurano, sevoflurano, desflurano), os efeitos vasodilatadores diretos predominam, levando a aumentos maiores no VSC em doses equipotentes, comparadas com outros agentes voláteis usados comumente. Isto, portanto, pode levar a aumento da PIC, tornando o halotano um agente anestésico volátil desaconselhável para os procedimentos neurocirúrgicos nos quais o controle do VSC e da PIC seja crítico. Com todos os anestésicos voláteis, a instituição de hipocapnia arterial pode ajudar a minimizar os aumentos no VSC que poderiam acompanhar a administração destes fármacos na normocarbia. Os mesmos efeitos de atenuação do VSC e da PIC podem também ser alcançados com agentes anestésicos vasoconstritores suplementares (p. ex., tiopental ou propofol).

Ao contrário dos anestésicos voláteis, o óxido nitroso tem menos efeito no FSC e não parece interferir com a autorregulação do FSC. O efeito do óxido nitroso na hemodinâmica cerebral permanece indefinido por causa de uma ampla gama de diferenças entre as espécies na CAM do óxido nitroso, bem como pela presença de outros fármacos usados para manter a anestesia geral nos estudos em seres humanos. O início do uso de óxido nitroso depois do fechamento da dura pode contribuir para o desenvolvimento de um pneumoencéfalo hipertensivo, uma vez que há provavelmente ar na cavidade intracraniana depois do fechamento da dura e o óxido nitroso tem maior solubilidade no ar que o nitrogênio, levando, desta forma, a um aumento no volume gasoso. Clinicamente, o pneumenocéfalo hipertensivo, na maioria das vezes, se apresenta como uma recuperação retardada da anestesia geral depois de uma craniotomia.

Como os anestésicos voláteis, a cetamina foi considerada como um vasodilatador cerebral. Ao contrário dos anestésicos voláteis e possivelmente da cetamina, barbitúricos, etomidato, propofol e opioides são classificados como vasoconstritores cerebrais, desde que não se permita o desenvolvimento de depressão respiratório e de hipercapnia. Fármacos que produzem vasoconstrição cerebral, presumidamente diminuem o VSC e a PIC.

O propofol e os barbitúricos, tais como o tiopental, são potentes vasoconstritores cerebrais, capazes de diminuir o FSC, o VSC e a PIC. Os opioides são considerados vasoconstritores cerebrais, presumindo-se que não se permita a manifestação da depressão ventilatória induzida pelos opioides como um aumento da PaCO₂.

É improvável que a administração de fármacos bloqueadores neuromusculares não despolarizantes altere significativamente a PIC. Entretanto, além da anestesia geral adequada, o relaxamento muscular pode ajudar a evitar aumentos agudos da PIC causados pelo movimento ou pela tosse durante a laringoscopia direta. Apesar disso, a liberação de histamina induzida pelo fármaco, como ocorre com o atracúrio, com a d-tubocurarina e com a metocurarina, poderia, teoricamente, produzir vasodilatação cerebral com aumentos associados do VSC e da PIC, particularmente se os fármacos forem dados em doses elevadas e infundidos rapidamente. O uso de succinilcolina no cenário do aumento da PIC pode aumentar ainda mais a PIC, porém temporariamente. O mecanismo para este efeito é mais provavelmente devido aos aumentos na atividade aferente muscular, um processo algo independente das fasciculações musculares visíveis. Isto pode levar a um aumento da estimulação cerebral, conforme manifestado no eletroencefalograma, e a aumentos correspondentes no FSC e no VSC.

AUMENTO DA PRESSÃO INTRACRANIANA

As cavidades intracraniana e espinal contêm tecido neural (*i.e.*, cérebro e medula), sangue e LCE e estão envoltas pela dura-máter e por osso. A pressão dentro deste espaço é referida como PIC. Em condições normais, o tecido cerebral, o LCE e o sangue intracraniano possuem um volume combinado de aproximadamente 1.200 a 1.500 mL e a PIC normal é usualmente de 5 a 15 mmHg. Qualquer aumento em um componente do volume intracraniano tem que ser compensado por uma diminuição em outro componente, para evitar um aumento na PIC. Normalmente, estas alterações são bem compensadas; entretanto, eventualmente um ponto é atingido onde até mesmo uma pequena alteração no conteúdo intracraniano resulta em uma grande alteração na PIC (**Fig. 10A-2**). Esta situação é conhecida como aumento da elastância intracraniana. Uma vez que a PPC depende da PIC, inicialmente mecanismos homeostáticos trabalham para aumentar a PAM em um esforço para superar o aumento da PIC; entretanto, eventualmente, este mecanismo compensatório pode falhar, resultando em isquemia cerebral.

Fatores que levam a alterações no fluxo do LCE ou em sua absorção vascular podem levar a aumento da PIC. O LCE é produzido por dois mecanismos: (1) ultrafiltração e secreção pelas células do plexo coroide e (2) pela passagem de água, eletrólitos e outras substâncias através da barreira hematoencefálica. O LCE é, portanto, uma extensão direta do compartimento do líquido extracelular do sistema nervoso central. O LCE é produzido em uma taxa constante de 500 a 600 mL/dia nos adultos e está contido no sistema ventricular do cérebro, no canal central da medula espinal e no espaço subaracnóideo, bem como no compartimento extracelular do sistema nervoso central. O LCE é absorvido nos vilos aracnóideos microscópicos e nas ganulações aracnóideas macroscópicas no interior da dura-máter, nas margens dos sinusoides e seios venosos.

É importante observar que a cavidade intracraniana é considerada como compartimentalizada. Especificamente, há várias barreiras meníngeas no interior da cavidade craniana que separam funcionalmente o conteúdo: a foice do cérebro (uma reflexão da dura-máter que separa os dois hemisférios cerebrais) e a membrana tentorial do cerebelo (uma reflexão da dura-máter que se situa rostralmente ao cerebelo e que marca o limite entre os espaços supratentorial e infratentorial). Aumentos no conteúdo de uma região do cérebro podem causar aumentos regionais da PIC e, em casos extremos, fazer com que o conteúdo daquele componente se movimente, ou hernie, para um compartimento diferente.

Vários tipos de síndromes de herniação são categorizados com base na região do cérebro afetada (**Fig 10A-3**). A herniação do

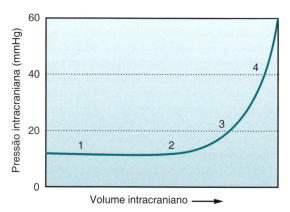

Figura 10A-2 • A curva de elastância intracraniana mostra o impacto do aumento do volume intracraniano na pressão intracraniana (PIC). À medida que o volume intracraniano aumenta do ponto 1 para o 2, a PIC não aumenta porque o líquido cerebroespinal é desviado do crânio para o espaço subaracnoideo medular. Pacientes na posição ascendente da curva (ponto 3) não podem mais compensar os aumentos do volume intracraniano; a PIC começa a aumentar e está provavelmente associada com sintomas clínicos. Aumentos adicionais no volume intracraniano neste ponto (ponto 3), como os produzidos pelos aumentos no volume sanguíneo cerebral induzidos pelos fármacos anestésicos, podem precipitar aumentos abruptos na PIC (ponto 4).

conteúdo do hemisfério cerebral por baixo da foice do cérebro é referida como uma herniação subfalcina. Tipicamente, esta situação leva à compressão de ramos da artéria cerebral anterior e é evidente nas imagens radiográficas como um desvio da linha média. A herniação do conteúdo supratentorial através membrana tentorial do cerebelo é referida como herniação transtentorial, em que ocorre evidência de compressão rostro-caudal do tronco cerebral, resultando em alteração da consciência, desvio do olhar, reflexos oculares aferentes e, finalmente, comprometimento hemodinâmico e respiratório seguido por morte. O *uncus* (*i.e.*, a porção medial do lobo temporal) pode herniar sobre a membrana tentorial do cerebelo, resultando em um subtipo de herniação transtentorial referida como herniação uncal. Um sinal específico é a disfunção ipsilateral do nervo oculomotor porque este nervo é comprimido contra o tronco cerebral, resultando em dilatação pupilar, ptose e desvio lateral do olho comprometido, que ocorrem antes da evidência de compressão do tronco cerebral e da morte. A herniação das tonsilas cerebelares pode ocorrer no cenário da pressão infratentorial elevada, resultando em extensão destas estruturas cerebelares através do forame magno. Os sinais típicos envolvem evidência de disfunção medular, incluindo instabilidade cardiorrespiratória e morte subsequente.

Sinais e sintomas inespecíficos de aumento da PIC incluem cefaleia, náuseas, vômitos e papiledema. À medida que a PIC aumenta e a perfusão cerebral é limitada, podem ser observados diminuição do nível de consciência e possivelmente coma. Finalmente, aumentos agudos da PIC podem não ser tão bem tolerados como a hipertensão intracraniana crônica.

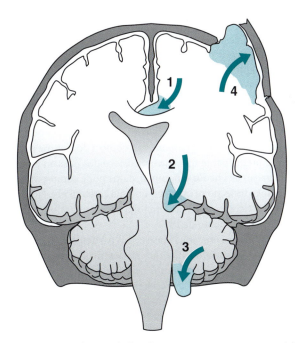

Figura 10A-3 • Síndromes de herniação. Um aumento no conteúdo do espaço supratentorial por massas, edema ou hematoma pode levar à herniação (1) do giro do cíngulo sob a foice levando à herniação subfalcina, (2) do conteúdo sobre a membrana tentorial do cerebelo, causando uma herniação transtentorial, (3) à herniação das tonsilas cerebelares através do forame magno, e (4) à herniação do conteúdo cerebral por um defeito traumático na cavidade craniana. (*Adaptado de Fishman RA: Brain edema. N Engl J Med 1975;293:706.*)

O aumento da PIC é com frequência diagnosticado clinicamente com base nos sintomas descritos anteriormente, por meios radiográficos e por medida direta da PIC. Tipicamente, a tomografia computadorizada (TC) ou a ressonância magnética (RM) vão demonstrar diferentes achados, dependendo da causa. Por exemplo, uma grande massa ou hematoma pode estar evidente. Se estenose do aqueduto estiver presente, o terceiro, porém não o quarto ventrículo, estará dilatado.

Múltiplos métodos estão atualmente disponíveis para medir e monitorar a PIC. A escolha da técnica depende da situação clínica. Transdutores de pressão podem ser colocados em condições assépticas no espaço subdural (conhecido como pino subdural), no parênquima cerebral ou no ventrículo. Esta última técnica, também conhecida como ventriculostomia, tem a vantagem de, além de monitorar a pressão, permitir a retirada de LCE. Isto é um benefício importante porque a drenagem do sistema pode ser programada de forma que o LCE só seja drenado se a PIC estiver acima de um valor selecionado. Esta abordagem permite algum controle sobre a PIC. Uma segunda vantagem da ventriculostomia é que o LCE pode ser facilmente obtido para análise laboratorial. Um cateter subaracnoideo lombar é outra modalidade disponível. Ele oferece vantagens similares às da ventriculostomia porque o LSE pode ser retirado ou pode-se permitir que ele drene passivamente se a PIC aumentar acima de um valor determinado. A desvantagem desta técnica em relação à ventriculostomia refere-se à compatimentalização do conteúdo intracraniano, de forma que a pressão do LCE lombar pode não refletir acuradamente a PIC em todas as circunstâncias. Observe que há risco de herniação das tonsilas em certos cenários clínicos (*i.e.*, tumor) com a drenagem de LCE através da abordagem subaracnoidea lombar.

Uma onda de PIC normal é pulsátil e varia com os batimentos cardíacos e com a respiração espontânea. A PIC média deve manter-se abaixo de 15 mmHg. Aumentos abruptos da PIC tão altos quanto 100 mmHg observados durante monitorização contínua são caracterizados como *ondas em platô*. Durante este aumento na PIC, os pacientes podem apresentar sintomas de perfusão cerebral inadequada e podem ocorrer hiperventilação espontânea ou alterações no estado mental. A ansiedade e os estímulos dolorosos podem desencadear aumentos abruptos na PIC.

Métodos para Diminuir a Pressão Intracraniana

Os métodos para diminuir a PIC incluem a elevação da cabeça; a hiperventilação dos pulmões do paciente; a drenagem de LCE; a administração de fármacos hiperosmóticos, diuréticos, corticosteroides e de anestésicos vasoconstritores cerebrais (p. ex., barbitúricos, propofol), e descompressão cirúrgica. Não é possível identificar com confiança o nível da PIC que pode interferir com o FSC regional ou alterar a função cerebral e o bem-estar dos pacientes individualmente. Desta forma, uma recomendação frequente é tratar qualquer aumento sustentado da PIC que exceda 20 mmHg. O tratamento pode estar indicado quando a PIC for menor que 20 mmHg se o aparecimento de ondas em platô ocasionais sugerir a presença de aumento da elastância intracraniana.

A postura é importante para assegurar uma drenagem venosa ótima do cérebro. Por exemplo, elevar a cabeça do paciente aproximadamente 30 graus acima do coração estimula retorno venoso do cérebro e diminui a PIC. A flexão extrema ou a rotação da cabeça do paciente pode obstruir ainda mais as veias jugulares e restringir a drenagem venosa do cérebro. A posição em céfalo-declive é evitada, porque esta posição pode aumentar a PIC.

A hiperventilação, e com isso a diminuição da $PaCO_2$, é um método efetivo para a redução rápida da PIC. Nos adultos, uma recomendação frequente é manter a $PaCO_2$ próxima de 30 a 35 mmHg. Diminuir mais a $PaCO_2$ pode não diminuir a PIC mais significativamente, e pode, ainda, resultar em aumento das alterações adversas na fisiologia sistêmica. A redução ótima na PIC relacionada com a $PaCO_2$ será influenciada pela utilização de um anestésico vasodilatador ou vasoconstritor. A despeito do anestésico, os efeitos da hiperventilação diminuem com o tempo e desaparecem depois de 6 a 12 horas. Quando a hiperventilação prolongada for descontinuada, aumentos de rebote da PIC são um problema potencial, especialmente se a normocapnia for restaurada rapidamente.

A drenagem de LCE dos ventrículos cerebrais laterais ou do espaço subaracnoideo lombar diminui o volume intracraniano e a PIC. A drenagem lombar do LCE através de um cateter é geralmente reservada para procedimentos nos quais a exposição cirúrgica é difícil, tais como cirurgias da hipófise ou de aneurismas intracranianos. A drenagem lombar do LCE não é útil de rotina para o tratamento da hipertensão intracraniana básica, particularmente aquela relacionada com lesões expansivas, pelo receio de que gradientes de pressão induzidos pela drenagem possam resultar em herniação cerebral. Se a causa do aumento da PIC for crônica, a derivação do LCE de um ventrículo intracraniano é preferível. No tratamento crônico, o LCE é tipicamente drenado para o átrio direito (derivação ventriculoatrial) ou para a cavidade peritoneal (derivação ventriculoperitoneal).

A infusão de fármacos hiperosmóticos, como o manitol, é efetiva na diminuição da PIC. Estes fármacos produzem aumentos transitórios na osmolaridade do plasma, que age drenando água dos tecidos, incluindo o cérebro. Com os diuréticos osmóticos, a diurese e a redução no volume sanguíneo sistêmico, similares às que ocorrem com os diuréticos de alça, são efeitos secundários importantes. Com o manitol (e qualquer outro fármaco diurético) deve-se tomar cuidado para evitar hipovolemia e hipotensão sistêmicas significativas, uma vez que a perda excessiva de líquidos pode resultar em hipotensão e comprometer a manutenção de uma PPC adequada. Além disso, perdas urinárias de eletrólitos, particularmente de potássio, podem ocorrer, exigindo monitorização cuidadosa e reposição. Além do mais, uma barreira hematoencefálica intacta é necessária para que o manitol possa exercer os efeitos benéficos máximos no tamanho do cérebro. Se a barreira hematoencefálica estiver comprometida, estes fármacos podem atravessar para o cérebro, causando edema cerebral e aumentos no tamanho do cérebro. O cérebro eventualmente se adapta aos aumentos sustentados na osmolaridade do plasma, de tal forma que é provável que o uso em longo prazo de fármacos hiperosmóticos se torne menos efetivo.

O manitol é idealmente administrado em doses de 0,25 a 0,5 g/kg IV em 15 a 30 minutos. Doses iniciais maiores podem ter pouco efeito incremental na PIC, e ainda podem predispor o paciente a aumentos de rebote na PIC. Daí ser melhor administrar uma dose inicial de 0,25 a 0,5 g/kg IV, e, se o efeito desejado não for alcançado, administrar outra dose ou usar outro tipo de tratamento. Nos cenários ideais, o manitol resulta na remoção de aproximadamente 100 mL de água do cérebro do paciente. Depois da administração, diminuições da PIC são vistas em 30 minutos e os efeitos máximos ocorrem em 1 a 2 horas. O débito urinário pode alcançar 1 a 2 L

em 1 hora depois do início da administração de manitol. A infusão apropriada de soluções cristaloides e coloides é frequentemente necessária para evitar as alterações adversas nas concentrações plasmáticas dos eletrólitos e do volume de líquido intravascular por causa da diurese brusca induzida pelo fármaco. Por outor lado, o manitol pode inicialmente aumentar o volume do líquido intravascular, enfatizando a necessidade de monitorização cuidadosa dos pacientes que possuam reserva cardíaca limitada, tais como aqueles com insuficiência cardíaca congestiva. O manitol possui também propriedades vasodilatadoras diretas. É interessante que o manitol pode contribuir transitoriamente para o aumento do VSC e da PIC naqueles com PIC normal, porém naqueles com hipertensão intracraniana, o manitol não vai aumentar ainda mais a PIC. A duração dos efeitos hiperosmóticos produzidos pelo manitol é de aproximadamente 6 horas.

Os diuréticos de alça, particularmente a furosemida, têm sido usados para promover diminuições da PIC. A furosemida é particularmente útil quando houver evidência de aumento do volume líquido vascular e edema pulmonar ou nos pacientes que, por causa de várias doenças coexistentes, como a insuficiência cardíaca congestiva e a síndrome nefrótica, não irão tolerar o aumento inicial no volume intravascular associado com o manitol. Neste caso, a promoção da diurese e da desidratação sistêmica pode melhorar a oxigenação arterial juntamente com diminuições concomitantes da PIC. A furosemida afeta muito menos a osmolaridade plasmática que o manitol, porém também pode produzir hipocalemia.

Os corticosteroides, como a dexametasona ou a metilprednisolona, são efetivos na diminuição da PIC aumentada pelo desenvolvimento de edema cerebral vasogênico localizado em volta dos tumores cerebrais. O mecanismo preciso desta ação é desconhecido, porém pode envolver a estabilização das membranas capilares e a diminuição da produção de LCE. Pacientes com tumores cerebrais mostram com frequência melhora do estado neurológico e desaparecimento da cefaleia 12 a 36 horas depois do início do tratamento. Os corticosteroides também são efetivos no tratamento do aumento da PIC nos pacientes com pseudotumor cerebral (*i.e.*, hipertensão intracraniana benigna). Contrariamente, os corticosteroides não são efetivos na redução da PIC em algumas outras formas de hipertensão intracraniana, tais como a do trauma craniano fechado. É preocupante que os corticosteroides possam aumentar a concentração de glicose sanguínea, o que pode comprometer adversamente o desfecho se houver isquemia cerebral presente. Desta forma, os corticosteroides são uma má escolha para o tratamento inespecífico do aumento da PIC.

Os barbitúricos em altas doses são particularmente efetivos para tratar o aumento da PIC que se desenvolve depois de uma lesão craniana aguda. O propofol também pode ser útil nesta situação. Entretanto, pacientes recebendo infusões prolongadas de propofol, particularmente pacientes pediátricos, devem ser monitorados pelo risco de acidose metabólica associada com o fármaco, que pode ser fatal.

Causas Específicas de Aumento da Pressão Intracraniana

O aumento da PIC é tipicamente um sinal de uma patologia intracraniana subjacente e, menos comumente, produz disfunção cerebral de forma independente. Portanto, deve-se procurar a causa do aumento da PIC além de instituir seu tratamento. São muitas as causas de aumento da PIC. Os tumores podem levar a aumento da PIC tanto (1) diretamente, por causa do seu tamanho, quanto (2) indiretamente, causando edema no tecido cerebral circundante normal, ou (3) por causarem obstrução do fluxo do LCE, como visto comumente nos tumores envolvendo o terceiro ventrículo. Os hematomas intracranianos podem causar aumento da PIC de maneira similar à das lesões de massa. Além disso, o sangue no LCE, como observado na hemorragia subaracnoidea, pode levar à obstrução da reabsorção do LCE nas vilosidades e granulações aracnoideas e pode exacerbar ainda mais o aumento da PIC. Infecções como meningite ou encefalite podem levar a edema ou a obstrução da reabsorção do LCE. Seguem-se algumas causas de hipertensão intracraniana não discutidas em outras partes deste capítulo.

Estenose do Aqueduto

As lesões estenóticas do sistema nervoso central que impedem o fluxo do LCE podem levar a aumentos da PIC. A estenose do aqueduto, uma das causas mais comuns de hidrocefalia obstrutiva, é causada pelo estreitamento congênito do aqueduto cerebral que conecta o terceiro e quarto ventrículos. A hidrocefalia obstrutiva pode se desenvolver durante a infância, quando o estreitamento é severo. Obstruções menores resultam em hidrocefalia lentamente progressiva, que pode não ser evidente até a idade adulta. Os sintomas da estenose de aqueduto são os mesmos vistos em outras formas de hipertensão intracraniana. Distúrbios convulsivos estão presentes em aproximadamente um terço desses pacientes. A TC é útil para confirmar a presença de hidrocefalia obstrutiva. A estenose do aqueduto sintomática é tratada com derivação ventricular. O controle da anestesia para a colocação da derivação ventricular tem que focalizar a hipertensão intracraniana existente.

Hipertensão Intracraniana Benigna

A hipertensão intracraniana benigna (pseudotumor cerebral) é uma síndrome caracterizada por PIC maior que 20 mmHg, composição normal do LCE, sensório normal e ausência de lesões intracranianas locais. Este distúrbio ocorre tipicamente em mulheres obesas com irregularidades menstruais. A TC indica um sistema ventricular cerebral normal ou até mesmo pequeno. Cefaleias e distúrbios visuais bilaterais ocorrem tipicamente. É importante observar que os sintomas podem estar exagerados durante a gravidez. Curiosamente, nenhuma causa identificável de aumento da PIC é encontrada na maioria dos pacientes. No entanto, o prognóstico é geralmente excelente.

O tratamento agudo da hipertensão intracraniana benigna inclui a remoção de 20 a 40 mL de LCE através de uma agulha ou cateter colocado no espaço subaracnóideo lombar, bem como a administração de acetazolamida para diminuir a formação de LCE. Os pacientes também respondem ao tratamento com corticosteroides. A indicação principal para o tratamento é a perda da acuidade visual. O tratamento inicial é frequentemente a punção lombar repetida para remover LCE, o que também facilita a medida da PIC. Além disso, o vazamento contínuo do LCE através do local da punção dural pode ser terapêutico. A administração crônica de acetazolamida pode resultar em acidemia, presumidamente refletindo a inibição da secreção do íon hidrogênio pelos túbulos renais. O tratamento cirúrgico, na maioria das vezes uma derivação lomboperitoneal, está indicado apenas depois da falha do tratamento clínico e com a deterioração da visão do paciente.

A fenestração da bainha do nervo óptico é uma alternativa cirúrgica à derivação do LCE.

O manejo da anestesia para a colocação da derivação lomboperitoneal envolve evitar a exacerbação da hipertensão intracraniana e assegurar uma PPC adequada. A hipoxia e a hipercarbia devem ser rigorosamente evitadas. A anestesia espinal pode ser benéfica nas parturientes, uma vez que o vazamento contínuo do LCE é aceitável. Na presença de derivações lomboperitoneais, há uma possibilidade teórica de que a injeção local de soluções anestésicas no espaço subaracnoideo possa escapar para a cavidade peritoneal, resultando em anestesia inadequada. Desta forma, a anestesia geral pode ser uma escolha mais lógica nesta população de pacientes.

Hidrocefalia de Pressão Normal

Este distúrbio se apresenta usualmente como a tríade de demência, alterações da marcha e incontinência urinária e se desenvolve em um período de semanas a meses. Pensa-se que o mecanismo esteja relacionado à absorção de LCE compensada, porém prejudicada por um insulto prévio como uma hemorragia subaracnoidea, meningite ou trauma craniano; entretanto, na maioria dos casos, a causa não é identificada. A punção lombar geralmente revela LCE com pressão normal ou baixa, ainda que a TC ou a RM demonstrem, com frequência, ventrículos dilatados. O tratamento normalmente envolve a drenagem do LCE, em geral através de uma derivação ventrículo-peritoneal ou ventrículo-atrial.

TUMORES INTRACRANIANOS

Os tumores intracranianos podem ser classificados como primários (aqueles que se originam do cérebro e de seus revestimentos) ou metastáticos. Tumores podem originar-se de virtualmente qualquer tipo celular do sistema nervoso central. Os tumores supratentoriais são mais comuns nos adultos e frequentemente se apresentam com cefaleia, convulsões ou deficiências neurológicas recentes, enquanto os tumores infratentoriais são mais comuns nas crianças e frequentemente se apresentam com hidrocefalia obstrutiva e ataxia. O tratamento e o prognóstico dependem tanto do tipo quanto da localização do tumor. O tratamento pode consistir em ressecção cirúrgica ou redução da massa tumoral, quimioterapia ou irradiação. A irradiação com a faca gama difere da radioterapia tradicional, porque múltiplas fontes de irradiação são usadas, e por abordar o tumor por múltiplos ângulos, a irradiação do tumor pode, assim, ser maximizada, enquanto a dose de irradiação de qualquer área isolada do cérebro circundante pode ser diminuída. Esta mesma abordagem pode ser conseguida com o uso da radiação produzida por um acelerador linear.

Tipos de Tumores
Astrocitoma

Os astrócitos são as células da neuróglia mais prevalentes no sistema nervoso central e dão origem a muitos tipos de tumores infra e supratentoriais. Os gliomas bem diferenciados (de baixo grau) são a classe menos agressiva dos tumores derivados dos astrócitos. Eles frequentemente se apresentam nos adultos jovens com convulsões de início recente. Nos métodos de imagem, eles geralmente mostram mínima captação de contraste. O tratamento cirúrgico ou a irradiação dos gliomas de baixo grau usualmente resultam em sobrevida de longo prazo livre de sintomas.

Os astrocitomas pilocíticos comprometem usualmente crianças e adultos jovens. Eles frequentemente se originam no cerebelo (astrocitoma cerebelar), nos hemisférios cerebrais, no hipotálamo ou nas vias ópticas (glioma óptico). O tumor geralmente aparece como uma lesão bem demarcada pelo contraste com edema circundante mínimo ou ausente. Por causa de suas características patológicas benignas, o prognóstico depois da ressecção cirúrgica é geralmente muito bom; entretanto, a localização da lesão, por exemplo, no tronco cerebral, pode impedir a ressecção.

Os astrocitomas anaplásicos são pobremente diferenciados, normalmente aparecem como uma lesão bem demarcada pelo contraste nos métodos de imagem por causa da ruptura da barreira hematoencefálica, e usualmente evoluem para o glioblastoma multiforme. O tratamento geralmente envolve a ressecção, a irradiação ou a quimioterapia. O prognóstico é intermediário entre os gliomas de baixo grau e o glioblastoma multiforme.

O glioblastoma multiforme (glioma grau IV) responde por 30% de todos os tumores cerebrais primários nos adultos. Os métodos de imagem revelam usualmente uma lesão com reforço em anel, por causa da necrose central, bem como edema circundante. O tratamento envolve, tipicamente, a redução da massa tumoral combinada com irradiação e quimioterapia. Por causa da infiltração microscópica do cérebro normal pelas células tumorais, a ressecção isoladamente é em geral inadequada. Em vez disso, o tratamento normalmente consiste na diminuição cirúrgica da massa tumoral combinada com quimioterapia e irradiação e tem finalidade paliativa e não, curativa. A despeito do tratamento, a expectativa de vida é usualmente na ordem de semanas.

Oligodendroglioma

Originando-se das células produtoras de mielina do sistema nervoso central, os oligodendrogliomas respondem por apenas 6% dos tumores intracranianos primários. Classicamente, as convulsões geralmente precedem o aparecimento do tumor nos métodos de imagem, frequentemente por muitos anos. Calcificações no interior do tumor são comuns e são visualizadas à imagem tomográfica. O tumor usualmente consiste em uma mistura de células oligodendrocíticas e astrocíticas. O tratamento e o prognóstico dependem das características patológicas. O tratamento inicial envolve a ressecção, uma vez que, precocemente na evolução, o tumor consiste tipicamente em células primariamente oligodendrocíticas, que são radiorresistentes. Por causa da presença de células astrocíticas, estes tumores se comportam comumente mais como os astrocitomas anaplásicos ou como o glioblastoma multiforme mais tardiamente na evolução.

Ependimoma

Originando-se das células de revestimento dos ventrículos e do canal central da medula espinal, os ependimomas comumente se apresentam nas crianças e nos adultos jovens. Sua localização mais comum é o assoalho do quarto ventrículo. Os sintomas incluem hidrocefalia obstrutiva, cefaleia, náuseas, vômitos e ataxia. O tratamento consiste em ressecção e irradiação. A infiltração tumoral nos tecidos circundantes pode impedir a ressecção completa. O prognóstico usualmente depende da extensão da ressecção.

Tumor Neuroectodérmico Primitivo

O tumor neuroectodérmico primitivo representa uma classe diferente de tumores, incluindo o retinoblastoma, o meduloblas-

toma, o pineoblastoma e o neuroblastoma; acredita-se que todos se originem das células neuroectodérmicas primitivas. O meduloblastoma é o tumor cerebral maligno pediátrico mais comum e pode disseminar-se pelo LCE para comprometer a medula espinal. A apresentação do meduloblastoma é similar à do ependimoma. O tratamento geralmente envolve uma combinação de ressecção e irradiação, dada sua alta radiossensibilidade. O prognóstico é muito bom nas crianças, se houver desaparecimento com o tratamento tanto do tumor à RM quanto das células tumorais no LCE.

Meningioma

Os meningiomas são geralmente tumores benignos extra-axiais (originando-se fora do próprio cérebro), de crescimento lento, bem circunscritos, originando-se das células da capa aracnóidea e não da dura-máter. Por causa de sua natureza com crescimento lento, eles podem ser muito grandes no momento do diagnóstico. Eles podem ocorrer em qualquer lugar onde existam células da capa aracnóidea, porém são mais comuns próximos do seio sagital, da foice cerebral e da convexidade cerebral. Os tumores são geralmente aparentes nas radiografias simples e nas TC por causa da presença de calcificações. Na RM e na angiografia convencional, estes tumores com frequência recebem seu suprimento sanguíneo da artéria carótida *externa*. A ressecção cirúrgica é a base do tratamento. O prognóstico é geralmente excelente; entretanto, alguns tumores podem ser recorrentes e exigir ressecção adicional. Meningiomas malignos são raros.

Tumores Hipofisários

Os adenomas da hipófise originam-se normalmente das células do lobo anterior da glândula. Eles podem ocorrer em conjunto com tumores das paratireoides e das células das ilhotas pancreáticas como parte da neoplasia endócrina múltipla tipo I. Os tumores são usualmente divididos em funcionais (*i.e.*, com secreção hormonal) e não funcionais. Os primeiros usualmente se apresentam como resultado de um distúrbio endocrinológico relacionado com o hormônio secretado pelo tumor. Os tumores funcionais são usualmente menores (< 1 cm de diâmetro) no momento do diagnóstico; daí eles serem frequentemente chamados de microadenomas. Os macroadenomas são usulamente não funcionais, apresentam-se com sintomas relacionados com sua massa (*i.e.*, cefaleia ou alterações visuais consequentes à compressão do quiasma óptico), e são maiores no momento do diagnóstico, usualmente com diâmetros maiores que 1 cm. O pan-hipopituitarismo pode ser causado por qualquer tipo tumoral devido à compressão da hipófise normal funcionante. Os tumores da hipófise podem também se apresentar como apoplexia, que é o início abrupto de cefaleia, alterações visuais, oftalmoplegia e alteração do estado mental secundária à hemorragia, necrose ou infarto no interior do tumor. Finalmente, os tumores podem invadir o seio cavernoso ou a artéria carótida interna ou comprimir vários nervos cranianos, causando uma variedade de sintomas. O tratamento depende do tipo tumoral. Os prolactinomas são, com frequência, tratados clinicamente no início com bromocriptina. A ressecção cirúrgica pela via transesfenoidal ou pela abordagem com craniotomia aberta é com frequência curativa para a maioria dos tumores da hipófise.

Neurinoma do Acústico

Usualmente resultado de um tumor benigno das células de Schwann envolvendo o componente vestibular do VIII nervo cra-

CAPÍTULO
Doenças que Afetam o Cérebro
10A

niano dentro do canal auditivo interno, um neurinoma do acústico ocorre tipicamente como uma massa única. Entretanto, tumores bilaterais podem ocorrer como parte da neurofibromatose tipo 2. Os sintomas comuns de apresentação incluem perda auditiva, zumbidos e desequilíbrio. Tumores maiores, que crescem para fora do canal auditivo interno e atingem o ângulo pontocerebelar, podem causar sintomas relacionados com a compressão dos nervos cranianos, mais comumente o nervo facial (VII nervo craniano), bem como o tronco cerebral. O tratamento usualmente consiste na ressecção cirúrgica com ou sem radioterapia. A cirurgia envolve usualmente a monitorização intraoperatória dos nervos cranianos com eletromiografia ou com potenciais evocados auditivos do tronco cerebral. O prognóstico é usualmente muito bom; entretanto, a recorrência do tumor não é incomum.

Linfoma do Sistema Nervoso Central

Este é um tumor raro que pode surgir com um tumor cerebral primário, também conhecido como microglioma, ou por disseminação metastática de um linfoma sistêmico. O linfoma primário do sistema nervoso central pode ocorrer em qualquer lugar do cérebro, porém é mais comum nas localizações supratentoriais, especialmente na substância cinzenta profunda ou no corpo caloso. Acredita-se que o linfoma primário do sistema nervoso central esteja associado com uma variedade de distúrbios sistêmicos, incluindo o lúpus eritematoso sistêmico, a síndrome de Sjögren, a artrite reumatoide, os estados de imunossupressão e a infecção pelo vírus Epstein-Barr. Os sintomas dependem da localização do tumor. O diagnóstico é feito pelos estudos de imagem bem como pela biópsia. Durante a biópsia, pode ser razoável esperar para administrar corticosteroides, como a dexametasona, depois que os achados patológicos sejam obtidos, uma vez que estes tumores podem ser sensíveis aos esteroides. Assim, a lise do tumor associada ao esteroide antes da realização da biópsia pode resultar em insucesso na obtenção de uma amostra adequada para fazer o diagnóstico. A base do tratamento é a quimioterapia (incluindo a via intraventricular) e irradiação de todo o cérebro. O prognóstico é ruim a despeito do tratamento.

Tumor Metastático

Os tumores cerebrais metastáticos originam-se mais frequentemente de focos primários nos pulmões ou nas mamas. O melanoma maligno, o hipernefroma e o carcinoma do cólon também apresentam possibilidade de disseminação para o cérebro. Tumor cerebral metastático é o diagnóstico provável quando mais de uma lesão intracraniana estiver presente.

Conduta Anestésica

A conduta anestésica dos pacientes que serão submetidos à ressecção tumoral pode ser um desafio, uma vez que pode envolver pacientes de qualquer grupo etário, bem como uma variedade de posições intraoperatórias. Além disso, alguns procedimentos podem ser conduzidos com monitorização eletrofisiológica, que pode ter implicações na escolha do anestésico e no uso de relaxantes musculares. Alguns procedimentos podem até mesmo ser conduzidos nos pacientes acordados para facilitar a ressecção de uma massa localizada próximo de uma região eloquente do cérebro, como o córtex motor. Os principais objetivos durante a anestesia incluem (1) manter a perfusão e oxigenação adequadas do cérebro normal, (2) otimizar as condições cirúrgicas para facilitar a ressecção, (3) assegurar uma recuperação rápida da anestesia na conclusão do procedimento, para facilitar a avaliação neurológica e, quando apropriado, (4) acomodar a monitorização eletrofisiológica intraoperatória.

Manejo Pré-operatório

A avaliação pré-operatória de um paciente com um tumor intracraniano é direcionada para a identificação da presença ou ausência de aumento da PIC. Os sintomas de aumento da PIC incluem náuseas e vômitos, alteração dos níveis de consciência, midríase e diminuição da reatividade das pupilas à luz, papiledema, bradicardia, hipertensão sistêmica e distúrbios respiratórios. Evidências de desvios da linha média (> 0,5 cm) à TC ou à RM sugerem a presença de aumento da PIC.

Os pacientes com patologia intracraniana podem ser extremamente sensíveis aos efeitos depressivos central dos opioides e sedativos no sistema nervoso. A hipoventilação induzida pelos fármacos pode levar a acúmulo de dióxido de carbono arterial e a aumentos adicionais da PIC. Da mesma forma, a sedação induzida pelos fármacos pode mascarar as alterações nos níveis de consciência que acompanham a hipertensão intracraniana. Inversamente, a sedação pré-operatória pode desmascarar deficiências neurológicas sutis que podem usualmente não ser aparentes. Acredita-se que isto seja um resultado do aumento da sensibilidade dos neurônios lesados aos efeitos depressivos de vários agentes anestésicos e sedativos. Considerando todos os efeitos adversos potenciais da medicação pré-operatória, chega-se a uma conclusão inevitável de que a pré-medicação farmacológica deve ser usada com parcimônia, caso seja usada, nos pacientes com tumores intracranianos. É melhor que se evitem os fármacos depressores pré-operatórios nos pacientes com diminuição do nível de consciência. Nos pacientes adultos alerta com tumores intracranianos, os benzodiazepínicos em pequenas doses podem oferecer alívio da ansiedade sem comprometer significativamente a ventilação. As decisões de administrar fármacos anticolinérgicos ou antagonistas dos receptores H_2 não são influenciadas pela presença ou pela ausência de aumento da PIC.

Indução da Anestesia

A indução da anestesia é feita com fármacos (p. ex., tiopental, etomidato, propofol) que produzam um início rápido e seguro da inconsciência, sem aumentar a PIC. Isto é frequentemente seguido pelo uso de um relaxante muscular não despolarizante para facilitar a intubação traqueal. A administração de succinilcolina pode estar associada com aumentos modestos e transitórios da PIC. A hiperventilação mecânica dos pulmões do paciente é iniciada com o objetivo de diminuir a $PaCO_2$ até próximo de 35 mmHg. A profundidade adequada da anestesia e o relaxamento muscular profundo devem ser atingidos antes da laringoscopia, uma vez que o estímulo doloroso ou o movimento do paciente podem aumentar abruptamente o FSC, o VSC e a PIC.

A laringoscopia direta para a intubação traqueal é feita durante paralisia muscular esquelética profunda, confirmada pela ausência de transmissão neuromuscular evocada eletricamente. Doses adicionais dos fármacos de indução intravenosa, lidocaína 1,5 mg/kg IV, ou opioides potentes de ação curta podem atenuar as respostas laringoscópicas ou outras formas de estímulo intraoperatório (p. ex., colocação de pinos, incisão da pele).

207

Aumentos abruptos e sustentados da pressão arterial sistêmica, particularmente nas áreas com tônus cerebrovascular comprometido, podem ser acompanhados por aumentos indesejáveis no FSC, VSC e PIC e seguidos por edema cerebral. A hipotensão sustentada também deve ser evitada, uma vez que a isquemia cerebral pode ocorrer na presença de PPC diminuída. Respostas musculares esqueléticas durante a intubação traqueal refletem anestesia inadequada ou relaxamento muscular incompleto, ambos podendo confundir o controle da PIC e do volume cerebral. Convulsões de início recente ou episódios repetidos de convulsões são outra possível origem de movimento inesperado. Depois da intubação traqueal, os pulmões do paciente são ventilados com uma frequência e com volume corrente que mantenham a $PaCO_2$ próxima de 35 mmHg. A pressão positiva no final da expiração tem um efeito altamente variável na PIC, resultando em aumentos, diminuições ou em nenhuma alteração da PIC. Assim, ela deve ser usada com cautela, com atenção aos efeitos da intervenção na PIC, na PAM e na PPC.

Manutenção da Anestesia

A manutenção da anestesia nos pacientes submetidos à ressecção de tumores cerebrais supratentoriais é conseguida frequentemente pela combinação de fármacos de várias classes, incluindo óxido nitroso, anestésicos voláteis, opioides, barbitúricos e propofol. Embora modestas diferenças cerebrovasculares possam ser demonstradas entre diferentes combinações de fármacos, não há evidências de que qualquer combinação em particular seja significativamente diferente de outra em termos dos efeitos na PIC e no desfecho de curto prazo do paciente.

O uso de óxido nitroso é controverso se houver algum potencial para embolia aérea venosa (p. ex., cirurgias realizadas com os pacientes na posição sentada). A despeito das preocupações teóricas, a incidência de embolia aérea venosa nos pacientes sentados não é influenciada pelo uso de óxido nitroso. Uma vez que a embolia aérea venosa tenha sido detectada, o uso de óxido nitroso deve ser descontinuado devido à preocupação de que o volume do êmbolo se expanda, exacerbando as consequências fisiológicas. Tanto o óxido nitroso quanto os anestésicos voláteis potentes possuem o potencial para aumentar o VSC e a PIC como um resultado direto da vasodilatação cerebral. Entretanto, baixas concentrações de anestésicos voláteis (0,6–1,0 CAM) podem ser úteis na prevenção ou no tratamento de aumentos na pressão arterial sistêmica relacionados com os estímulos cirúrgicos dolorosos. Adicionalmente, os aumentos associados aos anestésicos voláteis na profundidade anestésica e na diminuição da respostas fisiológicas aos estímulos dolorosos ajudam a preservar o VSC e a PIC. A administração de fármacos vasodilatadores periféricos, como o nitroprussiato ou a nitroglicerina, pode aumentar o VSC e a PIC a despeito das diminuições concomitantes na pressão arterial sistêmica. Isto, por sua vez, pode reduzir dramaticamente a PPC, que é dependente tanto da PAM quanto da PIC. Por esta razão, é melhor que se usem os fármacos vasodilatadores depois da craniotomia e da abertura da dura.

Os movimentos espontâneos nos pacientes submetidos à ressecção cirúrgica de tumores cerebrais têm que ser evitados. Estes movimentos poderiam resultar em aumentos perigosos da PIC, herniação do cérebro ou sangramento no local da cirurgia, tornando a exposição cirúrgica difícil. Assim sendo, além da profundidade adequada da anestesia, a paralisia muscular esquelética é tipicamente mantida durante a cirurgia intracraniana.

Reposição Volêmica

Soluções relativamente iso-osmolares (p. ex., solução salina a 0,9%, solução de Ringer lactato) não afetam adversamente a água cerebral ou a formação de edema, desde que haja uma barreira hematoencefálica intacta e que elas sejam usadas em doses modestas. Ao contrário, a água livre nas soluções hipo-osmolares (p. ex., cloreto de sódio a 0,45%) é rapidamente distribuída por toda a água corporal, incluindo a água cerebral, e pode afetar adversamente o controle da PIC. Soluções hiperosmolares, como o cloreto de sódio a 3%, tendem inicialmente a diminuir a água cerebral aumentando a osmolaridade do plasma. A despeito das soluções cristaloides selecionadas, qualquer solução administrada em grandes quantidades pode aumentar o VSC e a PIC nos pacientes com tumores cerebrais. Desta forma, a velocidade de infusão de líquidos deve ser regulada para manter a euvolemia com medidas tomadas para evitar a hipervolemia. A depleção do volume do líquido intravascular por causa da perda sanguínea durante a cirurgia deve ser corrigida com concentrado de hemácias ou com soluções coloides suplementadas com soluções salinas balanceadas. Soluções contendo glicose devem ser usadas com cautela, uma vez que a hiperglicemia, no cenário da isquemia do sistema nervoso central, irá exacerbar a lesão neuronal e piorar o desfecho.

Monitorização

A inserção de um cateter arterial periférico é útil para a monitorização contínua da pressão arterial sistêmica e para a coleta repetida de amostras de sangue. A capnografia pode facilitar a ventilação e o controle da $PaCO_2$, bem como a detecção de embolia aérea venosa (veja "Posição Sentada e Embolia Aérea Venosa"). A monitorização contínua da PIC, embora não rotineira, é de valor óbvio. A temperatura nasofaríngea ou esofágica é monitorada para evitar a hipertermia ou a hipotermia descontrolada. A sonda vesical tem utilidade para o controle perioperatório da infusão de líquidos. Ela é necessária se a diurese induzida por fármacos estiver planejada; nos pacientes que apresentem diabetes insípido, síndrome de secreção inapropriada de hormônio antidiurético ou outras aberrações da fisiologia do sal ou da água; ou se um procedimento cirúrgico prolongado for antecipado e a distensão da bexiga for uma preocupação.

Deve ser obtido um acesso intravenoso com cateteres de grosso calibre, dada a probabilidade de sangramento e a necessidade de transfusão ou da rápida administração de líquidos. A cateterização venosa central pode ser útil como um meio confiável de acesso intravenoso de grosso calibre, bem como para monitorar o estado de hidratação. A canulação venosa central também tem utilidade durante os casos realizados na posição sentada como um método de aspirar o ar intracardíaco depois de embolia aérea venosa. A ecocardiografia transesofágica também pode ser útil nos casos na posição sentada para identificar ar intravenoso e ajudar na avaliação da função cardíaca. A cateterização da artéria pulmonar deve ser considerada nos pacientes com doença cardíaca.

Um estimulador de nervo periférico é útil para a monitorização da persistência da fraqueza ou da paralisia muscular esquelética induzida pelo fármaco. Se a paresia ou a paralisia de uma extremidade estiver associada com o tumor cerebral, é importante apreciar a resistência (diminuição da sensibilidade) aos relaxantes musculares não despolarizantes na extremidade parética, comparada com a extremidade normal (**Fig. 10A-4**). Desta forma, a monitorização da paralisia muscular esquelética no membro parético pode levar

CAPÍTULO 10A
Doenças que Afetam o Cérebro

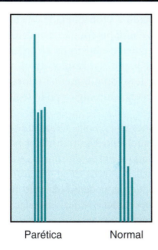

Figura 10A-4 • A monitorização da sequência de quatro estímulos na extremidade parética (0,6) é maior que a do braço normal (0,3), refletindo a resistência do braço parético aos efeitos dos relaxantes musculares não despolarizantes. *(Adaptado de Moorthy SS, Hilgenberg JC: Resistance to nondepolarizing muscle relaxants in paretic upper extremities of patients with residual hemiplegia]. Anesth Analg 1980;59:624-627.)*

a erros. Por exemplo, a resposta evocada pode ser erroneamente interpretada como uma paralisia muscular esquelética inadequada. Da mesma forma, na conclusão da cirurgia, pode-se presumir que a mesma resposta reflita a recuperação do relaxante muscular quando um bloqueio neuromuscular substancial persiste. Nestes exemplos, a resposta muscular alterada aos relaxantes pode refletir a proliferação de receptores colinérgicos responsivos à acetilcolina que pode ocorrer depois da desnervação.

A monitorização da atividade eletrocardiográfica é necessária para detectar repostas relacionadas aos tumores intracranianos ou à cirurgia. As alterações eletrocardiográficas podem refletir aumento da PIC ou, mais importante, retração cirúrgica ou manipulação do tronco cerebral ou dos nervos cranianos. Na verdade, os centros cardiovasculares, as áreas de controle respiratório e os núcleos dos nervos cranianos inferiores situam-se em íntima proximidade no tronco cerebral. A manipulação do tronco cerebral pode produzir hipertensão arterial e bradicardia ou hipotensão e taquicardia. As arritmias cardíacas variam das arritmias sinusais agudas até batimentos ventriculares prematuros ou taquicardia ventricular.

Manejo Pós-operatório

Idealmente, os efeitos dos anestésicos e dos relaxantes musculares são dissipados ou revertidos farmacologicamente na conclusão da cirurgia intracraniana. Isto facilita a monitorização do estado neurológico e o reconhecimento de quaisquer efeitos adversos da cirurgia. É importante limitar a reação ao tubo traqueal à medida que os pacientes despertam. O uso intra-operatório de narcóticos e o momento ótimo para a extubação são de valor. Lidocaína, 0,5 a 1,5 mg/kg IV, também pode atenuar a resposta fisiológica ao tubo traqueal. Entretanto, tem que ser apreciado que este anestésico local possui propriedades anestésicas gerais e pode produzir depressão do sistema nervoso central e reduzir a atividade dos reflexos protetores das vias aéreas. Se a consciência estava deprimida no pré-operatório ou deficiências neurológicas de início recente forem antecipadas como resultado da cirurgia, pode ser melhor retardar a extubação traqueal até que o retorno dos reflexos das vias aéreas seja confirmado e que a ventilação espontânea seja suficiente para evitar a retenção de CO_2. A hipotermia tem que ser considerada como uma possível causa de retardo do despertar no pós-operatório. Outras causas de retardo na recuperação da anestesia incluem o bloqueio neuromuscular residual, os efeitos residuais dos fármacos com efeitos sedativos (*i.e.*, narcóticos, benzodiazepínicos, anestésicos voláteis) ou um evento primário do sistema nervoso central como isquemia, hematoma e pneumoencéfalo hipertensivo.

Depois da anestesia, deficiências neurológicas preexistentes podem ser exacerbadas pelos efeitos sedativos dos agentes anestésicos, fazendo com que uma deficiência pré-operatória sutil pareça mais severa. Acredita-se que este despertar diferencial seja causado pelo aumento da sensibilidade dos neurônios lesados aos efeitos depressivos dos agentes anestésicos. Frequentemente, estas deficiências desaparecem e a função neurológica retorna ao estado basal com o tempo. Qualquer nova deficiência persistente que não desapareça rapidamente deve ser investigada mais atentamente.

Posição Sentada e Embolia Aérea Venosa

A craniotomia para remover um tumor supratentorial é feita usualmente na posição supina com a cabeça do paciente elevada de 10 a 15 graus para facilitar a drenagem venosa cerebral. Os tumores infratentoriais apresentam exigências menos usuais para o posicionamento do paciente e podem ser realizados na posição lateral, prona ou sentada.

A posição sentada merece atenção especial, porque exceto para a cirurgia do ombro e da tireoide, ela é raramente usada para casos não neurocirúrgicos e apresenta uma variedade de implicações anestésicas. A posição sentada é frequentemente usada para a exploração da fossa craniana posterior, que pode ser necessária para a ressecção de tumores intracranianos, clipagem de aneurismas, descompressão de nervos cranianos ou implante de eletrodos para estimulação cerebelar, bem como para cirurgia da coluna cervical e da musculatura cervical posterior. As vantagens da posição sentada incluem excelente exposição cirúrgica e aumento da drenagem venosa cerebral e do LCE. Estas vantagens são contrabalanceadas pelas diminuições na pressão arterial sistêmica e no débito cardíaco produzidas por esta posição, e pelo risco potencial de embolia aérea venosa. Por estas razões, a posição lateral ou prona pode ser selecionada como uma alternativa. Entretanto, desde que não exista contraindicação para a posição sentada (*i.e.*, forame oval patente), o desfecho dos pacientes tratados na posição sentada com relação à posição horizontal é similar ou superior ao de outras posições. Se a posição sentada for usada, é mandatório que se mantenha um alto índice de suspeição de embolia aérea venosa.

As complicações pós-operatórias que podem ocorrer depois de uma craniotomia da fossa posterior incluem a apneia causada pela formação de hematoma, pneumoencéfalo hipertensivo ou lesões dos nervos cranianos. A macroglossia é também uma possibilidade e presume-se que seja causada pelo comprometimento da drenagem venosa da língua. Isto está às vezes associado com a flexão excessiva do pescoço e pode ser influenciado pelo uso de múltiplos instrumentos orais (p. ex., tubo endotraqueal, cânula orofaríngea, estetoscópio esofágico, sonda de ecocardiografia transesofágica) simultaneamente.

A embolia aérea venosa é um risco potencial sempre que o local da cirurgia estiver acima do nível do coração do paciente, de forma que as pressões nas veias expostas sejam subatmosféricas. Embora esta complicação esteja mais frequentemente associada com procedimentos neurocirúrgicos, a embolia aérea venosa pode, também, ocorrer durante cirurgias envolvendo o pescoço, o tórax, o abdome e a pelve e durante procedimentos cardíacos abertos, correção das lacerações do fígado e da veia cava, procedimentos obstétricos e ginecológicos e artroplastia total de quadril. Os pacientes submetidos à cirurgia intracraniana correm um risco maior não apenas porque o local da cirurgia está usualmente acima do nível do coração do paciente, porém também porque as veias do crânio podem não se colapsar quando cortadas, por causa de sua ligação ao osso ou à dura. Na verdade, a margem de corte do osso craniano, incluindo as associadas com orifícios de trépano, é um lugar comum para a entrada de ar nas veias.

Presumidamente, quando o ar entra no átrio e ventrículo direitos, há interferência com o débito do coração direito e com o fluxo sanguíneo para a artéria pulmonar. O ar que entra eventualmente na artéria pulmonar pode desencadear edema pulmonar e broncoconstrição reflexa. A morte é usualmente secundária a bloqueio gasoso que faz com que o débito do coração direito caia rapidamente, *cor pulmonale* agudo ou hipoxemia arterial pelos insultos cardíacos e pulmonares combinados.

Pequenas quantidades de ar podem, às vezes, passar através dos vasos pulmonares e alcançar as circulações coronária e cerebral; grandes quantidades de ar podem passar diretamente para a circulação sistêmica através de *shunts* intracardíacos da direita para a esquerda criados por um forame oval patente ou por defeitos do septo interventricular. Esta passagem de ar da circulação direita para a esquerda é conhecida como embolia aérea paradoxal. Por esta razão, um forame oval ou outros defeitos cardíacos conhecidos que possam possivelmente resultar em um *shunt* da direita para a esquerda são contraindicações relativas ao uso da posição sentada.

Embolia cerebral fatal, subsequente à entrada de ar venoso sistêmico, já ocorreu mesmo na ausência de mecanismos de *shunts* identificáveis ou de defeitos intracardíacos. Isto pode ocorrer por causa da falha na ecocardiografia com contraste em detectar um forame oval patente ou defeito septal existentes. Há muitas razões teóricas para esta falha na detecção. Uma é que a manobra de Valsalva ou outras manobras provocativas não são sempre bem-sucedidas na simulação das alterações fisiológicas que ocorrem durante a anestesia geral e a embolia aérea venosa verdadeira e, desta forma, podem subestimar o potencial do ar venoso passar da circulação direita para a esquerda. A embolia aérea paradoxal pode ocorrer mesmo na ausência de quaisquer elevações detectáveis na pressão atrial direita média comparada com a do átrio esquerdo. Isto ocorre como um resultado das pequenas diferenças no momento da contração das várias câmaras cardíacas. Como resultado, os gradientes de pressão vão transitoriamente reverter-se, tornando o *shunt* bidirecional. Um *shunt* da direita para a esquerda extremamente breve pode introduzir algumas bolhas de ar nas câmaras cardíacas esquerdas e levar a uma embolização cerebral com consequências severas. Também, vários fármacos anestésicos podem diminuir a capacidade da circulação pulmonar de filtrar os êmbolos aéreos e assim facilitar a passagem de êmbolos aéreos venosos para a circulação arterial.

O uso da posição sentada predispõe inerentemente os pacientes neurociúrgicos à embolia aérea paradoxal, uma vez que o gradiente de pressão interatrial normal frequentemente se torna revertido nesta posição. Quando a probabilidade de embolia aérea venosa estiver aumentada, é útil, porém não mandatório, colocar um cateter atrial direito antes do início da cirurgia. A morte causada pela embolia aérea paradoxal resulta da obstrução das artérias coronárias pelo ar, levando à isquemia miocárdica e à fibrilação ventricular. Deficiência neurológica pode seguir-se à embolia aérea para o cérebro.

A detecção precoce da embolia aérea venosa é importante para o tratamento bem-sucedido. Um transdutor para ultrassonografia com Doppler colocado sobre as estruturas cardíacas direitas é um dos indicadores mais sensíveis de ar intracardíaco. Na verdade, a pequena quantidade de ar detectada pelo transdutor não tem, frequentemente, importância clínica. Em relação a isto, o transdutor não fornece informações sobre o volume de ar que entrou na circulação venosa. A ecocardiografia transesofágica, em comparação, é também útil para detectar e quantificar o ar intracardíaco. Uma diminuição súbita na $PaCO_2$ no final da expiração pode refletir aumento do espaço morto alveolar e/ou diminuição do débito cardíaco resultante da embolia aérea. Um aumento nas pressões do átrio direito e na artéria pulmonar reflete *cor pulmonale* agudo e se correlaciona com a diminuição abrupta no CO_2 ao final da expiração. Embora essas alterações sejam indicadores menos sensíveis da presença de ar do que a ultrassonografia com Doppler ou a ecocardiografia transesofágica, elas refletem o tamanho da embolia aérea venosa. Aumentos das concentrações de nitrogênio no final da expiração identificam e quantificam parcialmente embolia aérea venosa. As alterações nas concentrações de nitrogênio no fim da expiração frequentemente precedem a diminuição da $PaCO_2$ no final da expiração ou os aumentos de pressão na artéria pulmonar. Durante a ventilação controlada dos pulmões, as tentativas súbitas dos pacientes para iniciar respirações espontâneas (*gasping*) podem ser a primeira indicação de embolia aérea venosa. Hipotensão, taquicardia, arritmias cardíacas e cianose são sinais tardios de embolia aérea venosa. Certamente, a detecção do sopro característico em "redemoinho", ouvido através de um estetoscópio esofágico, é um sinal tardio de embolia aérea venosa catastrófica.

Na detecção de ar venoso, o cirurgião deve inundar o local da cirurgia com líquido, aplicar material oclusivo em todas as margens ósseas, e tentar identificar quaisquer outras fontes de entrada de ar (p. ex., perfuração de um seio venoso). Deve-se tentar aspirar o ar pelo cateter do átrio direito. A localização ideal da ponta do cateter do átrio direito é controversa, porém as evidências sugerem que a junção da veia cava superior com o átrio direito é preferível, uma vez que esta posição parece oferecer uma aspiração mais rápida do ar. Cateteres do átrio direito com múltiplos orifícios permitem a aspiração de maiores quantidades de ar que os cateteres de orifício único. Por causa de sua luz pequena e da lenta velocidade do retorno venoso, um cateter de artéria pulmonar não é tão útil para a aspiração do ar, porém pode fornecer evidências adicionais de que a embolia aérea venosa ocorreu com base nos aumentos das pressões da artéria pulmonar. O óxido nitroso é imediatamente descontinuado para evitar o aumento do tamanho das bolhas aéreas venosas. Na verdade, a eliminação do óxido nitroso dos gases inalados depois da detecção de uma embolia aérea venosa resulta frequentemente na diminuição das pressões da artéria pulmonar. Ao mesmo tempo em que o oxigênio substitui o óxido nitroso, pode ser útil aplicar pressão positiva no final da expiração ou compressão venosa jugular direta para aumentar a pressão venosa no

CAPÍTULO 10A
Doenças que Afetam o Cérebro

local da cirurgia. A despeito da lógica desta manobra, o uso profilático de pressão positiva no final da expiração não é de valor na prevenção da embolia aérea venosa.

A hipotensão extrema pode exigir suporte da pressão de perfusão usando-se fármacos simpaticomiméticos. Da mesma forma, a diminuição marcante do débito cardíaco pode exigir a infusão de agonistas β-adrenérgicos como a dopamina ou a dobutamina. O broncoespasmo é tratado com agonistas β_2-adrenérgicos por aerossol (inaladores com dosímetro) ou pela via intravenosa. A recomendação tradicional de tratar a embolia aérea venosa colocando-se o paciente na posição lateral com o lado direito do tórax para cima é raramente possível ou segura durante cirurgias intracranianas. É provável que um tempo valioso, mais bem empregado aspirando-se o ar e dando suporte à circulação, poderia ser perdido tentando-se colocar o paciente nesta posição.

Depois do tratamento bem-sucedido de embolia aérea venosa pequena ou modesta, o procedimento cirúrgico pode prosseguir. Entretanto, a decisão de reinstituir a administração de óxido nitroso tem que ser individualizada. Se for decidido não usar óxido nitroso, a manutenção de uma profundidade adequada da anestesia requer a administração de doses maiores de anestésicos voláteis ou intravenosos. Se o óxido nitroso for adicionado aos gases inalados, é possível que o ar residual na circulação possa novamente produzir sintomas.

A terapia hiperbárica pode ser útil tanto no tratamento da embolia aérea venosa severa quanto da embolia aérea paradoxal. A transferência dos pacientes para uma câmara hiperbárica numa tentativa de diminuir o tamanho das bolhas de ar e de melhorar o fluxo sanguíneo será provavelmente útil apenas se a transferência puder ser feita nas primeiras 8 horas.

DISTÚRBIOS RELACIONADOS COM A FUNÇÃO VEGETATIVA CEREBRAL

Coma

O coma é um estado de inconsciência profunda produzido por fármacos, doença ou lesão comprometendo o sistema nervoso central. Ele é geralmente causado por disfunção das regiões do cérebro responsáveis pela manutenção da consciência, como o sistema ativador reticular pontino, o mesencéfalo ou os hemisférios cerebrais. As causas do coma são muitas e pode ser dividida em dois grupos: lesões estruturais (i.e., tumor, acidente vascular, abscesso, sangramento intracraniano) ou distúrbios difusos (i.e., hipotermia, hipoglicemia, encefalopatia hepática ou urêmica, estado póscomicial depois de convulsões, encefalite, efeitos de fármacos). O modo mais comum de avaliar a severidade geral do coma é usando a Escala de Coma de Glasgow (**Tabela 10A-1**).

O tratamento inicial de qualquer paciente comatoso envolve estabelecer uma via aérea permeável e assegurar a adequação da oxigenação, da ventilação e da circulação. Deve-se então tentar determinar a causa do coma. Isto deve começar obtendo-se uma história clínica com os membros da família ou com os acompanhantes, se possível, e um exame físico seguido por estudos para o diagnóstico. Os sinais vitais são importantes porque eles podem sugerir uma causa como a hipotermia. Os padrões respiratórios também podem ajudar no diagnóstico. Padrões respiratórios irregulares podem refletir uma anormalidade em locais específicos no sistema nervoso central (**Tabela 10A-2**). A respiração atáxica é caracteriza-

TABELA 10A-1	Escala de Coma de Glasgow
Resposta	**Grau**
Abertura Ocular	
Espontânea	4
Ao chamado	3
Ao estímulo doloroso	2
Nenhuma	1
Melhor Reposta Motora	
Obedece	6
Localiza	5
Retirada (flexão)	4
Flexão anormal	3
Resposta em extensão	2
Nenhuma	1
Respostas Verbais	
Orientada	5
Confusa	4
Palavras inapropriadas	3
Sons incompreensíveis	2
Nenhuma	1

da por um padrão completamente aleatório de volumes correntes que resulta do comprometimento das vias neurais medulares por trauma, hemorragia ou compressão por tumores. Lesões na ponte podem resultar na respiração apnêustica caracterizada por pausas prolongadas no final da inspiração mantidas por até 30 segundos. A oclusão da artéria basilar levando a infarto da ponte é uma causa comum de respiração apnêustica. A respiração de Cheyne-Stokes é caracterizada por respirações com volumes progressivamente crescentes e decrescentes (padrão crescendo-decrescendo), seguidas por períodos de apneia durando de 15 a 20 segundos. Os gases sanguíneos arteriais tipicamente também flutuam em padrões cíclicos. Este padrão de respiração pode refletir lesão cerebral nos hemisférios cerebrais, nos núcleos da base ou ser causado por hipoxemia e insuficiência cardíaca congestiva. Na presença de insuficiência cardíaca congestiva, presume-se que o retardo no tempo de circulação dos capilares pulmonares até os corpos carotídeos seja responsável pela respiração de Cheyne-Stokes.

A hiperventilação neurogênica central é mais frequentemente causada por insultos neurológicos agudos que estão associados com trombose cerebral, embolia ou trauma craniano fechado. A hiperventilação é espontânea e pode ser tão severa que a $PaCO_2$ diminui para menos de 20 mmHg. O exame neurológico básico pode ser a chave para o diagnóstico e deveria, pelo menos, incluir o exame das pupilas e das respostas pupilares à luz, a função das vias reflexas musculares extraoculares e as respostas motoras grosseiras nas extremidades (**Tabela 10A-3**).

Em condições normais, as pupilas tem usualmente um diâmetro de 3 a 4 mm, são iguais bilateralmente e reagem bruscamente à luz, porém aproximadamente 20% da população em geral apresenta normalmente uma anisocoria fisiológica (i.e., diferença < 1 mm no diâmetro de suas pupilas). A compressão das estruturas diencefálicas ou talâmicas leva a pupilas pequenas (2 mm) porém reativas,

211

TABELA 10A-2 — Padrões Anormais de Respiração

Anormalidade	Padrão	Local da Lesão
Atáxica (respiração de Biot)	Sequência imprevisível de respirações variando na frequência e no volume corrente	Bulbo
Respiração apnêustica	Tentativas de respiração e pausas prolongadas na inspiração completa	Ponte
Respiração de Cheyne-Stokes	Padrão crescendo-decrescendo de volume corrente interrompido por apneia	Hemisférios cerebrais Insuficiência cardíaca congestiva
Hiperventilação neurogênica central	Hipocarbia	Trombose ou embolia cerebral
Apneia pós-hiperventilação	Apneia com paciente desperto seguindo diminuições moderadas da $PaCO_2$	Lobos frontais

TABELA 10A-3 — Achados Neurológicos na Compressão do Tronco Cerebral durante Herniação Transtentorial

Região da Compressão	Exame Pupilar	Resposta ao Exame Oculocefálico ou ao Teste Calórico com Frio	Resposta Motora
Diencéfalo	Pupilas pequenas (2 mm) porém reagentes à luz	Normal	Localização ou postura em decorticação (flexora)
Mesencéfalo	Pupilas de tamanho médio (5 mm) e não reagentes à luz	Poder estar comprometido	Postura em descerebração (extensora)
Ponte ou bulbo	Pupilas de tamanho médio (5 mm) e não reagentes à luz	Ausente	Sem resposta

Nos estágios precoces, o diencéfalo (*i.e.*, a região hipotalâmica) é comprimido. As pupilas pequenas são o resultado da interrupção da inervação simpática pela compressão hipotalâmica. Os movimentos oculares reflexos estão intactos e as respostas motoras podem ser propositais ou sem propósito (*i.e.*, localiza os estímulos dolorosos), porém precocemente na evolução podem progredir para a postura em descerebração em resposta aos estímulos. Durante a compressão do mesencéfalo, a disfunção do nervo oculomotor leva à perda da resposta pupilar à luz. À medida que os núcleos mesencefálicos dos nervos cranianos que inervam os músculos extraoculares (*i.e.*, oculomotor e troclear) são afetados, há comprometimento da resposta aos testes oculocefálicos e calórico ao frio. Além disso, a postura em descerebração é vista neste estágio. À medida que a compressão progride, de forma a afetar a ponte ou o bulbo, as pupilas são irresponsivas, as respostas aos testes dos reflexos envolvendo os movimentos oculares estão ausentes e o paciente está de forma geral irresponsivo aos estímulos.
Adaptado de Aminoff MJ, Greenberg DA, Simon RP: Clinical Neurology (Neurologia Clínica), 3rd Ed. Stamford, CT, Appleton and Lange, 1996, p 291.

provavelmente pela interrupção das fibras simpáticas descendentes. Pupilas não responsivas de tamanho médio (5 mm) indicam geralmente compressão do mesencéfalo. Uma pupila dilatada e fixa (> 7 mm) indica usualmente compressão do nervo oculomotor e pode ser vista na herniação, bem como na intoxicação por fármaco anticolinérgico ou simpaticomimético. Pupilas puntiformes (1 mm) indicam geralmente intoxicação por opioides ou por organofosforados, bem como lesões pontinas focais ou neurossífilis.

A avaliação da função dos músculos extraoculares permitirá o exame da função do tronco cerebral por meio da avaliação da função dos nervos oculomotor, troclear e abducente (III, IV e VI nervos cranianos). No paciente comatoso, isto pode ser feito por meio da rotação passiva da cabeça (reflexo oculomotor ou manobra da cabeça da boneca) ou pela irrigação da membrana timpânica com água fria (reflexo oculovestibular ou teste calórico ao frio). Nos pacientes não responsivos com função normal do tronco cerebral, as manobras oculocefálicas vão demonstrar movimentos oculares horizontais conjugados completos, e o desencadeamento do reflexo oculovestibular resultará em movimento ocular conjugado tônico na direção do lado da irrigação com água fria do canal auditivo externo.

As lesões unilaterais do nervo oculomotor ou do mesencéfalo resultam em falha da adução, porém com abdução contralateral intacta. A ausência completa de respostas pode indicar lesões pontinas ou distúrbios difusos.

CAPÍTULO 10A
Doenças que Afetam o Cérebro

A avaliação das respostas motoras aos estímulos dolorosos pode também ser útil na localização da causa do coma. Aqueles com disfunção cerebral difusa de leve a moderada acima do nível do diencéfalo reagirão com movimentos propositais ou sem propósito na direção do estímulo doloroso. Reações unilaterais podem indicar lesões unilaterais, como um acidente vascular ou um tumor. As respostas em decorticação à dor consistem em flexão do cotovelo, adução do ombro e extensão do joelho e do tornozelo e são geralmente indicativas de disfunção diencefálica. As respostas em descerebração consistem em extensão do cotovelo, rotação interna do antebraço e extensão da perna e usualmente implicam disfunção cerebral mais severa. Os pacientes com lesões pontinas ou bulbares frequentemente não mostram respostas aos estímulos dolorosos.

Nos casos em que a causa do coma é desconhecida, exames laboratoriais discriminatórios úteis incluem os eletrólitos e a glicemia sanguínea para avaliar distúrbios do sódio e da glicose. Os testes das funções hepática e renal ajudam a avaliar a encefalopatia hepática ou urêmica. Os testes toxicológicos e para fármacos ajudam a identificar intoxicações exógenas. Um hemograma completo e estudos da coagulação podem sugerir sangramento intracraniano (*i.e.*, trombocitopenia ou coagulopatia). A TC ou a RM pode sugerir uma causa estrutural como um tumor ou acidente vascular. Uma punção lombar pode ser realizada se houver suspeita de meningite ou de hemorragia subaracnoidea.

O desfecho do paciente em estados comatosos vai depender de múltiplos fatores, porém está usualmente relacionado com a causa e com a extensão da lesão do tecido cerebral.

Conduta Anestésica

Os pacientes comatosos podem ser levados à sala de cirurgia ou para tratamento da causa de seu coma (p. ex., drenagem com trepanação de um hematoma intracraniano) ou para tratamento das lesões que resultaram de seu estado comatoso (p. ex., fraturas ósseas por acidente com veículo automotor em um paciente embriagado). É importante que o anestesista esteja ciente da causa provável do coma, uma vez que o controle da anestesia variará dependendo da causa, bem como do tipo de cirurgia planejada. Os objetivos gerais primários devem visar estabelecer uma via aérea com segurança, oferecer perfusão e oxigenação cerebrais adequadas e otimizar as condições cirúrgicas. Deve-se estar cuidadosamente atento para evitar aumentos na PIC durante eventos estimuladores. Devem ser instituídos meios para diminuir as elevações da PIC básica, e a monitorização intracraniana pode ser útil. A cateterização arterial será útil para a otimização da pressão arterial, bem como para o controle da hiperventilação, se necessário. Agentes anestésicos que aumentam a PIC, como o halotano e a cetamina, devem ser evitados, porém outros agentes voláteis potentes como o isoflurano, o sevoflurano e o desflurano, usados em doses baixas (< 1 CAM), bem como anestésicos vasoconstritores cerebrais intravenosos, são aceitáveis. O óxido nitroso deve ser evitado se o paciente apresentar pneumoencéfalo suspeitado ou conhecido (p. ex., depois de cirurgia intracraniana recente, fratura da base do crânio). Relaxantes musculares não despolarizantes ajudam a facilitar a intubação traqueal e o posicionamento do paciente; entretanto, é melhor evitar a succinilcolina, uma vez que ela pode aumentar transitoriamente a PIC.

Morte Cerebral e Doação de Órgãos

A morte cerebral é definida como a interrupção permanente da função cerebral total. Os critérios tradicionais usados para definir a morte cerebral, que são uma adaptação dos Critérios de Harvard originais, estabelecidos em 1968, são os seguintes:

1. Coma de uma causa estabelecida e irreversível. Todos os exames e reflexos listados devem ser realizados depois que todas as possíveis causas reversíveis do coma tenham sido afastadas.

   a. Falta de movimentos espontâneos, tendo em mente que os reflexos medulares podem permanecer intactos.

   b. Falta dos reflexos e funções de todos os nervos cranianos. Isto deve incluir a impossibilidade da frequência cardíaca de aumentar em mais do que cinco batimentos por minuto em resposta a 0,04 mg/kg de atropina administrado intravenosamente, e preferencialmente por acesso central, sugerindo perda do núcleo vagal e, assim, da função tônica do nervo vago.

   c. Teste da apneia positivo indicando falta de função dos núcleos de controle respiratório no tronco cerebral. O teste é feito assegurando-se inicialmente uma $PaCO_2$ de 40 ± 5 mmHg e um pH arterial de 7,35 a 7,45. O paciente é então ventilado com oxigênio a 100% por mais de 10 minutos, e enquanto se monitoram os sinais vitais e se insufla a traqueia com 100%, a ventilação mecânica é descontinuada por 10 minutos. Os gases sanguíneos arteriais são colhidos 5 e 10 minutos depois da interrupção da ventilação mecânica e o paciente é observado para sinais de respiração espontânea. Dada que a hipercarbia (em que a $PaCO_2 > 60$ mmHg) é um potente estímulo para a ventilação, se não for observada atividade respiratória, o teste de apneia é considerado positivo.

Outros testes confirmatórios incluem a isoeletricidade demonstrada com a eletroencefalografia e a ausência de FSC demonstrada por várias técnicas, incluindo a ultrassonografia transcraniana com Doppler, a angiografia cerebral e a angiorressonância magnética.

Depois do estabelecimento do diagnóstico de morte cerebral e das discussões com a família, com o guardião legal ou com parentes, a decisão é tomada para a suspensão dos meios artificiais de suporte ou para proceder a captação de órgãos se este foi o desejo do paciente, da família ou do guardião legal.

Conduta Anestésica

O principal objetivo nos pacientes trazidos para a captação de múltiplos órgãos é tentar otimizar a oxigenação e a perfusão dos órgãos a serem colhidos. É importante estar ciente das várias sequelas fisiológicas da morte cerebral porque isto é útil para priorizar o controle dos parâmetros fisiológicos tendo-se em mente as necessidades do órgão receptor e não do doador. Por causa da perda dos mecanismos reguladores hemodinâmicos centrais (*i.e.*, choque neurogênico), os pacientes em morte cerebral estão frequentemente hipotensos. A hipovolemia causada pelo diabetes insípido, perdas para o terceiro espaço, ou fármacos (p. ex., manitol, meios de contraste) podem contribuir para a hipotensão. Ressuscitação hídrica agressiva deve ser considerada, com esforços feitos para evitar a hipervolemia, que pode levar a edema pulmonar, sobrecarga cardíaca ou congestão hepática. Agentes vasoconstritores periféricos devem ser evitados quando se considerar o tratamento farmacológico da hipotensão. Agentes inotrópicos como a dopamina e a dobutamina devem ser os agentes de primeira linha para o tratamento da hipotensão nos pacientes euvolêmicos, com baixas doses de epinefrina como agente de segunda linha. Para aqueles cujo coração será captado, as doses de catecolaminas devem ser

213

minimizadas por causa do risco teórico de cardiomiopatia induzida pela catecolamina. Anormalidades eletrocardiográficas como as alterações do segmento ST e da onda T, bem como arritmias, podem ocorrer. As causas possíveis incluem anormalidades eletrolíticas, perda da função do nervo vago, aumento da PIC e contusão cardíaca (se a morte foi relacionada a trauma). As arritmias devem ser tratadas farmacologicamente ou com marcapasso elétrico.

A hipoxemia pode ocorrer por causa da diminuição do débito cardíaco ou por fatores pulmonares múltiplos como aspiração, edema, contusão e atelectasia. A concentração do oxigênio inspirado e os parâmetros ventilatórios devem ser ajustados numa tentativa de manter a oxigenação e a normocapnia. Pressão positiva excessiva no final da expiração deve ser evitada por causa de seus efeitos no débito cardíaco, bem como pelo risco de barotrauma no caso de possível lesão pulmonar relacionada ao trauma. A oferta de oxigênio aos tecidos deve ser otimizada, tratando-se a coagulopatia e a anemia com derivados sanguíneos.

O diabetes insípido ocorre frequentemente nos pacientes com morte cerebral e, se não tratado, pode levar à hipovolemia, hiperosmolalidade e anormalidades eletrolíticas que podem contribuir para hipotensão e para arritmias cardíacas. O tratamento deve inicialmente incluir reposição de volume com soluções hipotônicas dosadas conforme o estado volumétrico e as concentrações eletrolíticas. Nos casos severos, os pacientes podem precisar de suporte inotrópico com vasopressina (0,04-0,1 U/h IV) ou desmopressina (0,3 µg/kg IV). Por causa de suas propriedades vasoconstritoras, o uso de vasopressina deve ser minimizado para evitar a isquemia do órgão. Vários vasodilatadores, como o nitroprussiato, podem ser coadministrados para evitar a hipertensão induzida pela vasopressina e a vasoconstrição excessiva dos órgãos terminais.

Finalmente, por causa da perda dos mecanismos reguladores da temperatura, os pacientes com morte cerebral tendem a se tornar poiquilotérmicos e podem exigir medidas agressivas para evitar a hipotermia. A despeito da hipotermia leve possivelmente oferecer algum grau de proteção orgânica, ela pode também resultar em arritmias cardíacas, coagulopatia e redução da oferta de oxigênio aos tecidos, causando assim danos nos órgãos a serem captados. Uma boa regra geral para o controle dos pacientes para doação de órgãos é a regra dos 100: pressão sanguínea sistólica maior que 100 mmHg, débito urinário maior que 100 mL/h, PaO$_2$ maior que 100 mmHg, e hemoglobina maior que 100 g/L.

DOENÇA CEREBROVASCULAR

O acidente vascular cerebral é caracterizado por deficiências neurológicas súbitas causadas por isquemia (88%) ou hemorragia (12%) (**Tabela 10A-4**). O acidente vascular isquêmico é descrito pela área do cérebro comprometida e pelos mecanismos etiológicos. Os acidentes vasculares hemorrágicos são classificados como intracerebrais (15%) ou subaracnóideos (85%).

O acidente vascular é a terceira causa mais importante de morte nos Estados Unidos, e os sobreviventes dos acidentes vasculares representam a principal causa de incapacidade importante. A patogênese do acidente vascular pode diferir entre os grupos étnicos. A doença da artéria carótida extracraniana e a embolia associada com doença cardíaca causam mais comumente acidentes vasculares isquêmicos nos brancos não hispânicos, enquanto a doença tromboembólica intracraniana é mais comum nos afro-americanos. As mulheres apresentam taxas menores de acidente vascular do que os homens em todas as idades, exceto na faixa de 75 anos ou mais, quando as taxas de acidente vascular atingem seu pico. De maneira geral, a mortalidade relacionada aos acidentes vasculares diminuiu nas últimas décadas, provavelmente por causa do melhor controle das doenças coexistentes (p. ex., hipertensão, diabetes), suspensão do tabagismo e maior consciência do acidente vascular e de seus fatores de risco.

Outros distúrbios do sistema cerebrovascular incluem doença aterosclerótica da artéria carótida, aneurismas cerebrais, malformações arteriovenosas (MAV) e doença de moyamoya.

Anatomia Cerebrovascular

O suprimento sanguíneo para o cérebro (20% do débito cardíaco) é feito através de dois pares de vasos: as artérias carótidas internas e as artérias vertebrais (**Fig. 10A-5**). Estes vasos se juntam na superfície inferior do cérebro para formar o círculo arterial do cérebro (polígono de Willis). Cada artéria carótida interna dá origem a uma artéria cerebral anterior e continua para se tornar a artéria cerebral média. Estes vasos originados das artérias carótidas compõem a circulação anterior e, em última análise, suprem os lobos frontal, parietal e parte lateral do temporal; os núcleos da base e a maior parte da cápsula interna.

Cada uma das artérias vertebrais origina uma artéria cerebelar posteroinferior antes de convergir ao nível da ponte para formar a artéria basilar. A artéria basilar geralmente origina duas artérias cerebelares anteroinferiores e duas artérias cerebelares superiores antes de se dividir para se formar o par de artérias cerebrais posteriores. Os vasos que recebem seu suprimento sanguíneo predo-

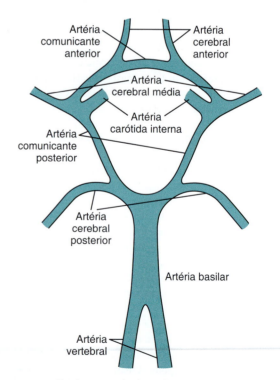

Figura 10A-5 • Circulação cerebral e polígono de Willis. O suprimento sanguíneo cerebral provém das artérias vertebrais (originadas das artérias subclávias) e das artérias carótidas internas (originadas das artérias carótidas comuns).

TABELA 10A-4	Características dos Subtipos de Acidentes Vasculares				
Parâmetro	Hipoperfusão Sistêmica	Embolia	Trombose	Hemorragia Subaracnóidea	Hemorragia Intracerebral
Fatores de risco	Hipotensão Hemorragia Parada cardíaca	Tabagismo Doença cardíaca isquêmica Doença vascular periférica *Diabetes mellitus* Homens brancos	Tabagismo Doença cardíaca isquêmica Doença vascular periférica *Diabetes mellitus* Homens brancos	Frequentemente ausentes Hipertensão Coagulopatia Fármacos Trauma	Hipertensão Coagulopatia Fármacos Trauma
Início	Fatores de risco paralelos	Súbito	Frequentemente precedido por um AIT	Súbito, frequentemente durante esforço	Gradualmente progressivo
Sinais e sintomas	Palidez Diaforese Hipotensão	Cefaleia	Cefaleia	Cefaleia Vômitos Perda transitória da consciência	Cefaleia Vômitos Diminuição do nível de consciência Convulsões
Imagem	TC (preta) RM	TC (preta) RM	TC (preta) RM	TC (branca) RM	TC (branca) RM

TC, tomografia computadorizada; RM, ressonância magnética; AIT, ataque isquêmico transitório.
Adaptado de Caplan LR: Diagnosis and treatment of ischemic stroke. JAMA 1991; 266:2413-2418.

minantemente do sistema vertebrobasilar compõem a circulação posterior e suprem tipicamente o tronco cerebral, os lobos occipitais, o cerebelo, as porções mediais dos lobos temporais e a maior parte do tálamo. As circulações anterior e posterior se comunicam através da artéria comunicante posterior, e as artérias cerebrais anteriores esquerda e direita se comunicam através da artéria comunicante anterior. A oclusão de artérias específicas distalmente ao polígono de Willis resulta em deficiências neurológicas clínicas previsíveis (**Tabela 10A-5**).

Acidente Vascular Cerebral

Pacientes que se apresentam com disfunção neurológica de início súbito ou descrevem sinais e sintomas neurológicos evoluindo ao longo de minutos a horas estão provavelmente desenvolvendo um acidente vascular. Um ataque isquêmico transitório é uma deficiência neurológica focal súbita de origem vascular que regride prontamente (em 24 horas). Um ataque isquêmico transitório não é considerado uma entidade separada, mas sim, ao invés disso, uma evidência de um acidente vascular isquêmico iminente. É importante reconhecer que o acidente vascular representa uma emergência clínica e que o prognóstico do paciente depende frequentemente do tempo decorrido do início dos sintomas até a intervenção trombolítica, se a trombose for a causa dos seus sintomas. Os pacientes que recebem tratamento precoce para restaurar a perfusão cerebral apresentam melhores desfechos.

A hipertensão sistêmica é o fator de risco mais significativo para o acidente vascular isquêmico agudo, e o tratamento a longo prazo da hipertensão sistólica ou diastólica reduz dramaticamente o risco de um primeiro acidente vascular. Adicionalmente, o tabagismo, a hiperlipidemia, o *diabetes mellitus*, o consumo excessivo de álcool e o aumento das concentrações séricas de homocisteína aumentam o risco de acidente vascular isquêmico agudo.

Nos pacientes com suspeita de acidente vascular, o cérebro deve primeiramente ser investigado por uma TC sem contraste, que distingue de forma confiável a hemorragia intracerebral aguda da isquemia. Esta distinção é importante, uma vez que o tratamento do acidente vascular hemorrágico é substancialmente diferente daquele do acidente vascular isquêmico. A TC é relativamente insensível às alterações isquêmicas (vasos hiperdensos, perda dos limites entre as substâncias cinzenta e branca) durante as primeiras horas depois de um acidente vascular, porém é muito sensível na detecção do sangramento intracraniano.

A angiografia convencional é útil na demonstração da oclusão arterial. A vasculatura pode ser visualizada de forma não invasiva usando-se a angioTC ou a angiorressonância magnética. De maneira alternativa, a ultrassonografia transcraniana com Doppler pode fornecer evidências indiretas de oclusão vascular importante e oferece a vantagem da monitorização à beira do leito em tempo real nos pacientes submetidos ao tratamento trombolítico.

Os acidentes vasculares isquêmicos agudos mais provavelmente refletem embolia ocorrendo de uma fonte cardíaca, por exemplo, fibrilação atrial, acinesia ventricular depois de um infarto do miocárdio, cardiomiopatia dilatada, doença valvular cardíaca, aterotromboembolia de grande vaso (estreitamento aterosclerótico, especialmente nos ramos arteriais principais, como a bifurcação da carótida no pescoço) e doença oclusiva dos pequenos vasos (infarto lacunar). Os pacientes com *diabetes mellitus* de longa duração ou hipertensão sistêmica apresentam maior probabilidade de sofrerem acidente vascular isquêmico agudo por causa de doença oclusiva de pequeno vaso. A ecocardiografia é útil para a avaliação do estado cardiológico do paciente e na busca de anomalias anatômicas ou vasculares que possam resultar em embolização.

Manejo do Acidente Vascular Isquêmico Agudo

A aspirina é frequentemente recomendada como tratamento inicial para os pacientes com acidente vascular isquêmico agudo e para a prevenção de acidentes vasculares recorrentes. A infusão do ativador do plasminogênio tecidual recombinante é usada nos pacientes que preencham as exigências específicas de elegibilidade se o tratamento puder ser iniciado em 3 horas do início dos sintomas agudos. A infusão direta de fármacos trombolíticos (prouroquinase ou ativador do plasminogênio tecidual recombinante) nos vasos

---

TABELA 10A-5	Características Clínicas das Síndromes Oclusivas Cerebrovasculares
Artéria Ocluída	**Características Clínicas**
Artéria cerebral anterior	Fraqueza na perna contralateral
Artéria cerebral média	Hemiparesia e deficiência hemissensitiva contralaterais (face e braço mais do que perna) Afasia (hemisfério dominante) Déficit no campo visual contralateral
Artéria cerebral posterior	Déficit no campo visual contralateral Hemiparesia contralateral
Artérias perfurantes	Hemiparesia contralateral Deficiência hemissensitiva contralateral
Artéria basilar	Déficit oculomotor e/ou ataxia com deficiências sensitivas e motoras "cruzadas"
Artéria vertebral	Acometimento de nervos cranianos inferiores e/ou ataxia com deficiências sensitivas cruzadas
Adaptado de Morgenstern LB, Kasner SE: Cerebrovascular disorders. Sci Am Med 2000:1-15.	

CAPÍTULO 10A
Doenças que Afetam o Cérebro

sanguíneos ocluídos é uma alternativa potencial ou tratamento auxiliar. A despeito dos avanços no tratamento do acidente vascular isquêmico agudo, a maioria dos pacientes apresentará disfunção neurológica residual. A severidade inicial do acidente vascular é um forte preditor do desfecho, e evidência precoce de recuperação é um bom sinal prognóstico.

O controle das vias aéreas, da oxigenação, da ventilação, da pressão arterial sistêmica, da glicemia sanguínea e da temperatura corporal do paciente é parte do tratamento clínico global inicial. Na maioria dos pacientes criticamente enfermos com acidente vascular, o edema cerebral e o aumento da PIC podem complicar a evolução clínica. O infarto em expansão pode causar efeitos de massa focais e difusos que atingem o pico, tipicamente, de 2 a 5 dias depois do início do acidente vascular. Grandes acidentes vasculares hemisféricos podem ser caracterizados pela síndrome da artéria cerebral média maligna na qual o tecido infartado edemaciado causa compressão das artérias cerebrais anteriores e posteriores, resultando em infartos secundários. De forma similar, o infarto do cerebelo pode resultar em compressão da artéria basilar e isquemia do tronco cerebral. As taxas de mortalidade tanto para a síndrome da artéria cerebral média quanto para o infarto do cerebelo se aproximam de 80%.

A descompressão cirúrgica tem um papel potencial em um pequeno número de pacientes com acidente vascular. A craniotomia com ressecção cerebelar é uma intervenção que salva vidas no acidente vascular cerebelar agudo por evitar a compressão secundária do tronco cerebral e vascular. A síndrome da artéria cerebral média maligna pode ser, de forma similar, abordável por uma hemicraniectomia.

A função respiratória tem que ser avaliada imediatamente em todos os pacientes com acidente vascular. O estímulo ventilatório está usualmente intacto, exceto depois de infarto bulbar ou hemisférico maciço. A capacidade de proteger os pulmões contra aspiração pode ser prejudicada no cenário agudo, necessitando de intubação traqueal. Na maioria dos pacientes, a administração suplementar de oxigênio, sem intubação traqueal, é suficiente para manter a saturação de oxigênio arterial acima de 95%.

A manutenção da pressão arterial sistêmica adequada é criticamente importante, uma vez que o fluxo sanguíneo para as regiões isquêmicas é dependente da PPC. A hipertensão arterial é comum no momento da apresentação inicial do acidente vascular, e a rápida diminuição da pressão arterial sistêmica pode prejudicar o FSC e piorar a lesão isquêmica. A pressão arterial sistêmica aumentada na maioria das vezes diminui gradualmente durante os primeiros dias depois do acidente vascular agudo. O tratamento farmacológico anti-hipertensivo (p. ex., pequenas doses intravenosas de labetolol) pode ser usado quando necessário para manter a pressão sanguínea arterial abaixo de 185/110 mmHg em uma tentativa de reduzir o trabalho miocárdico e a irritabilidade. A reposição do volume intravascular apropriada nos pacientes com acidente vascular agudo melhora o débito cardíaco e a perfusão cerebral. A hemodiluição hipervolêmica pode ser considerada como tentativa de melhorar o FSC, diminuindo a viscosidade sanguínea sem causar diminuição significativa na oferta de oxigênio.

A hiperglicemia parece estar associada em paralelo com mau desfecho nos pacientes com acidente vascular isquêmico agudo. Durante os períodos de hipoxia ou anoxia celular, como os que ocorrem no acidente vascular, a glicose é metabolizada a ácido láti-co, resultando em acidose tecidual e aumento da lesão do tecido. A normalização das concentrações da glicose sanguínea é recomendada, usando-se insulina quando apropriado, e a administração de glicose parenteral deve ser evitada ou mantida no mínimo.

Com base em dados em animais, a hipotermia pode melhorar o desfecho depois de um acidente vascular isquêmico nos pacientes como um resultado de sua capacidade de diminuir as demandas neuronais de oxigênio, o edema cerebral e a toxicidade dos neurotransmissores. Há poucos estudos com seres humanos avaliando a efetividade da hipotermia para a redução da morbidade e da mortalidade de um acidente vascular agudo. Assim sendo, a hipotermia neste cenário continua a ser uma modalidade de tratamento em debate. Entretanto, a febre deve ser evitada nos pacientes com acidente vascular agudo. Mesmo leves aumentos na temperatura corporal são sabidamente deletérios, e a normotermia deve ser mantida nos pacientes previamente febris com acidente vascular isquêmico, usando-se antipiréticos ou compressas frias.

A profilaxia para evitar a trombose venosa profunda é iniciada precocemente no tratamento dos pacientes com acidente vascular agudo. Heparina, 5.000 unidades subcutaneamente a cada 12 horas, é a intervenção mais comum. Os pacientes com hemorragia aguda que não podem receber heparina são tratados com meias de compressão pneumática.

Acidente Vascular Hemorrágico Agudo

O acidente vascular hemorrágico agudo resulta ou de hemorragia intracerebral ou de hemorragia subaracnóidea.

Hemorragia Intracerebral

A hemorragia intracerebral cursa com mortalidade quatro vezes maior que o acidente vascular isquêmico e compromete principalmente os afro-americanos. O acidente vascular hemorrágico agudo não pode ser distinguido com segurança do acidente vascular isquêmico com base apenas em critérios clínicos. Uma avaliação com uma TC sem contraste é necessária para detectar a presença de sangue. O volume estimado do sangue e o nível de consciência são os dois preditores mais confiáveis do desfecho. Os pacientes com hemorragia intracerebral frequentemente deterioram clinicamente à medida que o edema cerebral piora durante as primeiras 24 a 48 horas depois do sangramento agudo. A drenagem tardia do hematoma é ineficaz na diminuição da mortalidade, enquanto a eficácia da drenagem cirúrgica precoce do hematoma para diminuir a lesão do tecido isquêmico circundante e o edema permanece obscura. A administração intravenosa de fator VIIA ativado recombinante nas primeiras 4 horas depois do início dos sintomas parece não apenas diminuir o volume do hematoma, como pode também melhorar o desfecho clínico. A hemorragia intraventricular é uma complicação particularmente ameaçadora, uma vez que o sangue vai ocluir a drenagem do LCE, e drenagem ventricular imediata deve ser feita para tratar quaisquer sinais de hidrocefalia. A sedação (com infusão de propofol, barbitúricos ou benzodiazepínicos) com ou sem paralisia muscular esquelética induzida por fármacos, é frequentemente útil para o controle dos pacientes que precisam de intubação traqueal. Uma monitorização da PIC é com frequência recomendada nos pacientes que estão obnubilados. O controle da pressão arterial sistêmica nos pacientes que apresentam uma hemorragia intracerebral é controversa, porque há preocupações com a diminuição da PPC naqueles com aumento da PIC. Nos pacientes com hipertensão essencial coexistente, um objetivo poder ser manter a PAM abaixo de 130 mmHg.

Hemorragia Subaracnóidea

A hemorragia subaracnóidea espontânea mais comumente resulta da ruptura de aneurismas intracranianos. Várias condições patológicas como a hipertensão sistêmica, a coarctação da aorta, a doença policística renal e a displasia fibromuscular, bem como a ocorrência de aneurismas cerebrais em parentes do primeiro grau, estão associadas à presença de aneurismas cerebrais. O risco de ruptura do aneurisma depende do seu tamanho, com um risco de 6% de ruptura ocorrendo nos aneurismas de menos de 25 mm de diâmetro durante o primeiro ano. Outros fatores de risco para ruptura incluem a hipertensão sistêmica, o tabagismo, o abuso de cocaína, o sexo feminino e o uso de contraceptivos orais.

O diagnóstico de hemorragia subaracnóidea está baseado nos sintomas clínicos (p. ex., "a pior dor de cabeça da minha vida") e na demonstração de sangue subaracnoideo à TC. A RM não é tão sensível quanto a TC na detecção da hemorragia aguda, especialmente se as camadas de sangue subaracnóideo forem finas, embora esta técnica possa ser útil na demonstração de hemorragia subaracnóidea subaguda ou crônica ou no infarto, depois que os achados tomográficos tenham voltado ao normal. Além da cefaleia severa, o rápido início de fotofobia, rigidez de nuca, diminuição do nível de consciência e alterações neurológicas focais sugere hemorragia subaracnóidea. O estabelecimento do diagnóstico prontamente seguido pelo tratamento do aneurisma pode diminuir a morbidade e a mortalidade. Dois dos métodos mais comuns usados para graduar a severidade da hemorragia subaracnoidea são a classificação de Hunt e Hess e o sistema de graduação da World Federation of Neurologic Surgeons (**Tabela 10A-6**). Estes sistemas de graduação são úteis porque não apenas ajudam a predizer a severidade e o desfecho, como também funcionam como uma métrica para avaliar a eficácia dos vários tratamentos.

Alterações no eletrocardiograma são comuns depois da hemorragia subaracnóidea (p. ex., inversão das ondas T e depressão do segmento ST). Estas alterações são mais frequentemente observadas nas primeiras 48 horas depois da hemorragia e têm sido atribuídas à liberação de catecolaminas. A mesma liberação de catecolamina que pode resultar em arritmias cardíacas pode também ser responsável pela produção de edema pulmonar. Como demonstrado pela ecocardiografia, a depressão temporária da contratilidade miocárdica, independentemente de doença arterial coronariana, também pode ocorrer na hemorragia subaracnóidea. Deve-se observar que a funnção apical cardíaca pode estar preservada, um fenômeno atribuído à pobreza da inervação simpática no ápice cardíaco.

O tratamento da hemorragia subaracnóidea envolve a localização do aneurisma com a angiografia convencional ou com a

TABELA 10A-6	Sistemas de Graduação da Hemorragia Subaracnoidea	
CLASSIFICAÇÃO DE HUNT E HESS		
Grau	Achado Neurológico	Mortalidade
0	Aneurisma não roto	0%-2%
1	Aneurisma roto com cefaleia mínima e sem déficits neurológicos	2%-5%
2	Cefaleia de intensidade moderada a severa, sem déficits além de paralisa de nervo craniano	5%-10%
3	Sonolência, confusão ou déficit motor focal leve	5%-10%
4	Torpor, hemiparesia significativa, descerebração precoce	25%-30%
5	Coma profundo, rigidez da descerebração	40%-50%
SISTEMA DE GRADUAÇÃO DA WORLD FEDERATION OF NEUROLOGIC SURGEONS		
Grau	GLASGOW	Presença de Déficit Focal Importante
0		Aneurisma intacto, não roto
1	15	Não
2	13-14	Não
3	13-14	Sim
4	7-12	Sim ou não
5	3-6	Sim ou não
Adaptado de Lam AM: Cerebral aneurysms: Anesthetic considerations . In Cottrell JE, Smith DS (eds): Anesthesia and Neurosurgery, 4th Ed. St. Louis, Mosby Inc., 2001.		

CAPÍTULO 10A
Doenças que Afetam o Cérebro

angiorressonância magnética e a exclusão cirúrgica do saco aneurismático da circulação intracraniana, preservando a artéria principal. O desfecho é otimizado quando o tratamento é realizado nas primeiras 72 horas depois do sangramento. A colocação cirúrgica de clipes no colo do aneurisma intracraniano é o tratamento mais definitivo. Nos aneurismas maiores ou fusiformes que não possuam um colo definitivo, as opções cirúrgicas incluem o envolvimento do exterior do aneurisma ou o aprisionamento do aneurisma.

No último procedimento, um clipe é colocado na artéria tanto proximal quanto distalmente ao aneurisma, depois que a parte distal da artéria é enxertada, usualmente com a artéria temporal superficial. Técnicas intravasculares consistindo na colocação de molas metálicas macias na luz do aneurisma podem servir como uma alternativa ao tratamento cirúrgico, mas podem não ser uma opção para o tratamento de todos os aneurismas, especificamente daqueles com um colo largo ou ausente. Por causa das imensas morbidade e mortalidade associadas ao tratamento cirúrgico dos aneurismas do topo da basilar, o tratamento intravascular é preferido.

A cirurgia é frequentemente protelada nos pacientes com sintomas severos como coma. Nestes pacientes, outras opções, incluindo procedimentos de radiologia intervencionista, podem ser utilizados. Anticonvulsivantes são administrados caso ocorra atividade convulsiva. A pressão arterial sistêmica é controlada, reconhecendo-se que a hipertensão aumenta o risco de ressangramento. A hidrocefalia é comum após hemorragia subaracnoidea, e é tratada com drenagem ventricular. Qualquer alteração no estado mental é imediatamente avaliado com a TC para procurar sinais de ressangramento ou de hidrocefalia.

Depois da hemorragia subaracnoidea com ou sem tratamento cirúrgico ou radiográfico do aneurisma, o objetivo é evitar o vasoespasmo (estreitamento arterial intracraniano) e suas consequências. O desenvolvimento do vasoespasmo é provavelmente desencadeado por muitos mecanismos, sendo o mais importante o contato da hemoglobina livre com a superfície luminal das artérias cerebrais. Não é surpreendente que a incidência e a severidade do vasoespasmo se correlacionem com a quantidade de sangue subaracnoideo visto na TC. O vasoespasmo ocorre tipicamente de 3 a 15 dias após a hemorragia subaracnóidea. Por esta razão, exames ultrassonográficos com Doppler transcraniano são feitos diariamente para detectar o vasoespasmo, e uma vez identificado, o tratamento com os 3 H (hipertensão, hipervolemia e hemodiluição passiva) é iniciado. Especificamente, é usado um tratamento com coloides e cristaloides, e um suporte da pressão pode ser necessário. A nimodipina, um bloqueador de canal de cálcio, mostrou melhorar o desfecho quando iniciada no primeiro dia e continuada por 21 dias depois da hemorragia subaracnóidea, refletindo provavelmente um efeito protetor das consequências do vasoespasmo. Este benefício da nimodipina ocorre sem evidência angiográfica de dilatação da luz dos vasos. Técnicas angiográficas cerebrais podem também ser empregadas como um modo seguro de dilatar mecanicamente (através de balões) ou quimicamente (com papaverina intra-arterial) as artérias com vasoespasmo.

Conduta Anestésica
Os objetivos da anestesia durante a cirurgia do aneurisma intracraniano são limitar os riscos da ruptura do aneurisma, evitar a isquemia cerebral e facilitar a exposição cirúrgica.

O objetivo durante a indução da anestesia é evitar os aumentos na pressão transmural do saco aneurismático, que poderia aumentar o risco de ruptura do aneurisma. Desta forma, deve-se tentar evitar aumentos significativos na pressão arterial sistêmica. Também, tanto naqueles pacientes com aneurismas cerebrais sem aumento associado na PIC quanto naqueles com aneurismas não rotos, é razoável evitar diminuições excessivas na PIC antes da abertura da dura, como visto na hiperventilação, para não diminuir a força de tamponamento na superfície externa do aneurisma. Pacientes apresentando aumento da PIC antes da cirurgia representam um desafio, uma vez que eles podem não tolerar uma diminuição na PAM usada para proteger contra a ruptura do aneurisma sem o risco de desenvolver isquemia cerebral. Pacientes com vasoespasmo representam um dilema similar, uma vez que a hipertensão sistêmica pode melhorar o fluxo através dos vasos com vasoespasmo, porém pode aumentar o risco de ressangramento aneurismático. A clipagem do aneurisma durante o período de tempo no qual o paciente corre um alto risco de vasoespasmo está associada com aumento da mortalidade. Por isto, nos pacientes com vasoespasmo que precisem de cuidados anestésicos, a PPC deve ser mantida elevada para manter o fluxo sanguíneo através das artérias com vasoespasmo.

A monitorização da pressão arterial sistêmica através de um cateter intra-arterial é desejável para observar a adequação da pressão arterial sistêmica durante a laringoscopia direta. A profilaxia contra a hipertensão sistêmica durante a laringoscopia direta pode ser implementada pela administração intravenosa prévia do antagonista β-adrenérgico de curta duração esmolol, de lidocaína, propofol, barbitúricos ou opioides de curta duração (fentanil, sufentanil, remifentanil). A perda da consciência é conseguida com a administração intravenosa de tiopental, propofol ou etomidato. Nestas situações, fármacos bloqueadores neuromusculares não despolarizantes são os mais frequentemente selecionados para facilitar a intubação traqueal.

A colocação de um cateter de PVC é útil, considerando a presença provável de hipovolemia, os grandes desvios intraoperatórios de líquidos associados com os diuréticos osmóticos e de alça, o potencial de ruptura intraoperatória do aneurisma e a necessidade de ressuscitação volumétrica. Um cateter de artéria pulmonar e uma ecocardiografia transesofágica podem ser considerados quando os pacientes apresentarem doença cardíaca conhecida. A monitorização eletrofisiológica (eletroencefalografia, potenciais evocados somatossensitivos ou motores) pode ser útil paras identificar isquemia cerebral intraoperatória, porém sua complexidade limita seu uso de rotina.

Os objetivos da manutenção da anestesia incluem o oferecimento de uma profundidade de anestesia apropriada ao nível de estimulação cirúrgica, facilitar a exposição cirúrgica através de um relaxamento cerebral ótimo, manter a PPC, reduzir a pressão transmural no aneurisma durante a clipagem do aneurisma, e o despertar imediato do paciente no final do procedimento para permitir a avaliação neurológica. Fármacos, líquidos e sangue têm que estar imediatamente disponíveis para se realizar ressuscitação, caso o aneurisma rompa durante a cirurgia. Geralmente, o risco de ruptura intraoperatória é de aproximadamente 7% e ocorre mais comumente durante os estágios tardios da dissecção cirúrgica. O manejo da anestesia ou da ruptura consiste em ressuscitação volumétrica agressiva para manter a normovolemia combinada com hipotensão controlada (p. ex., com nitroprussiato) para limitar temporariamente a hemorragia e permitir que o neurocirurgião consiga controlar o aneurisma. Se um clipe temporário no vaso nutridor for usado para conseguir o controle de um aneurisma roto, a pressão sanguínea sistêmica é levada de volta ao normal ou para um nível ligeiramente elevado para melhorar o fluxo sanguíneo colateral.

A anestesia é mais frequentemente mantida com anestésicos voláteis (isoflurano, desflurano, sevoflurano) com ou sem a adição de óxido nitroso, que pode ser suplementado com infusão intermitente (fentanil) ou contínua (remifentanil) de opioides. De forma alternativa, uma técnica de manutenção com anestesia venosa total (propofol e opioide de curta duração) pode ser usada. Anestésicos vasoconstritores cerebrais (p. ex., barbitúricos, propofol) ajudam a reduzir o volume cerebral e, no caso dos barbitúricos e possivelmente do propofol, podem oferecer algum grau de proteção neuronal contra isquemia. A paralisia muscular é crítica para evitar o movimento durante a clipagem.

Considerando a tendência para intervenção cirúrgica precoce nos pacientes com hemorragia subaracnóidea causada pela ruptura de aneurismas intracranianos, é previsível que muitos pacientes vão manifestar edema cerebral intraoperatório. Por esta razão, a otimização do relaxamento cerebral é uma parte importante da manutenção da anestesia, e a combinação de drenagem lombar de LCE, leve hiperventilação dos pulmões do paciente, administração de diuréticos de alça e/ou osmóticos e o posicionamento adequado do paciente para facilitar a drenagem venosa cerebral pode ajudar a otimizar a exposição cirúrgica. A administração de líquidos intraoperatórios é guiada pela perda de sangue, débito urinário e medida das pressões de enchimento cardíaco. A normovolemia é o objetivo, que é mais bem atingido pela administração intravenosa de soluções salinas equilibradas. Soluções intravenosas contendo glicose não são recomendadas pelo medo de exacerbar a lesão da isquemia cerebral focal e global. A despeito de evidências convincentes da proteção cerebral pela hipotermia leve nos modelos animais e em alguns ensaios clínicos de ressuscitação depois de parada cárdica, as melhores evidências atuais não sugerem benefício se a hipotermia intraoperatória for usada nos pacientes submetidos à clipagem de aneurisma. Entretanto, a hipertermia e a febre devem ser evitadas porque aumentam o CCO_2 e o VSC.

Tradicionalmente, a hipotensão controlada induzida por fármacos tem sido usada para diminuir a pressão transmural no aneurisma, diminuindo assim o risco de ruptura do aneurisma durante o isolamento microscópico e a clipagem. Entretanto, o uso de hipotensão controlada diminuiu com base no prejuízo da autorregulação que se segue à hemorragia subaracnoidea, às respostas cerebrovasculares imprevisíveis à hipotensão induzida pelos fármacos e ao risco de isquemia global. De forma alternativa, a hipotensão controlada regional produzida pela colocação de um clampe vascular na artéria nutridora do aneurisma oferece proteção contra a ruptura do aneurisma sem o risco de isquemia cerebral global. Idealmente, a oclusão temporária da artéria nutridora não excede 10 minutos; porém, se períodos mais prolongados de oclusão forem necessários, a administração de anestésicos supressores metabólicos (particularmente barbitúricos) pode oferecer proteção contra isquemia e infarto cerebral regional. Durante o clampeamento temporário do vaso nutridor, a pressão arterial sistêmica deve ser mantida na direção da extremidade mais alta de variação da pressão sanguínea normal do paciente para encorajar a circulação colateral.

Na conclusão do procedimento cirúrgico, a pronta recuperação da anestesia é desejável para facilitar a avaliação neurológica imediata do paciente. O uso de fármacos anestésicos inalados e injetáveis de curta duração reforça o sucesso. Doses progressivamente maiores de fármacos anti-hipertensivos como o labetolol ou esmolol podem ser necessárias à medida que o paciente acorda da anestesia. Em alguns pacientes, uma pressão arterial sistólica de até 180 mmHg pode ser tolerada, em parte porque, neste ponto, o aneurisma foi removido da circulação. A lidocaína pode ser administrada intravenosamente para suprimir os reflexos das vias aéreas e as respostas associadas à presença do tubo traqueal. A extubação traqueal imediatamente depois da cirurgia é aceitável e encorajada nos pacientes que estejam despertos e com ventilação espontânea adequada e com os reflexos protetores das vias aéreas. É provável que os pacientes que estavam obnubilados pré-operatoriamente continuem a precisar de intubação traqueal e suporte ventilatório durante o período pós-operatório. Da mesma forma, os pacientes que sofreram ruptura intraoperatória dos aneurismas intracranianos podem recuperar-se lentamente e se beneficiar de suporte pós-operatório das vias aéreas e da ventilação.

O estado neurológico é avaliado em intervalos frequentes na unidade de cuidados pós-anestésicos ou em uma unidade de cuidados intensivos. Ocasionalmente, os pacientes manifestam recuperação retardada ou deficiências neurológicas focais depois da ressecção do aneurisma intracraniano, e pode ser difícil distinguir entre as causas fármaco-induzidas (p. ex., despertar diferencial) e cirúrgicas (p. ex., lesão cerebral isquêmica ou mecânica). Entretanto, o aparecimento de um novo déficit focal deve levantar a suspeita de uma causa cirúrgica, uma vez que se deveria esperar que os fármacos anestésicos devessem causar primariamente efeitos globais. Pupilas desiguais que não estavam presentes no pré-operatório também refletem provavelmente um evento cirúrgico. A TC ou a angiografia pode ser necessária quando o paciente não desperta prontamente durante o período pós-operatório. O tratamento cirúrgico bem-sucedido pode ser seguido horas ou dias mais tarde por deficiências tardias causadas pelo vasoespasmo cerebral. Isto, por sua vez, requer tratamento agressivo (p. ex., hipertensão, hipervolemia, hemodiluição passiva, intervenções radiográficas invasivas).

Nos pacientes submetidos à colocação de molas no aneurisma cerebral guiada angiograficamente, os objetivos anestésicos são similares aos empregados na colocação de um clipe para aneurisma. Tipicamente, estes procedimentos são realizados usando-se sedação leve ou sob anestesia geral. As vantagens da sedação leve incluem a capacidade de realizar o exame neurológico durante o procedimento; entretanto, a movimentação do paciente durante o procedimento representa um risco de ruptura do aneurisma ou de deslocamento da mola, resultando em embolização pela mola. Por esta razão, a anestesia geral é preferível durante a colocação da mola. Os objetivos anestésicos incluem controle da PIC, manutenção da perfusão cerebral adequada sem hipertensão excessiva (que poderia aumentar o risco de ruptura do aneurisma), e facilitação de uma rápida avaliação da função neurológica depois do procedimento.

MALFORMAÇÕES VASCULARES

Há cinco tipos de malformações vasculares comprometendo o sistema nervoso central; todas não são neoplásicas.

CAPÍTULO 10A
Doenças que Afetam o Cérebro

Malformação Arteriovenosa

As MAV são coleções anormais de vasos sanguíneos em que existem múltiplas conexões arteriovenosas diretas sem a interveniência de capilares. Além disso, não há tecido neural no *nidus*. Elas representam tipicamente desvios de alto fluxo e baixa resistência com a pressão intramural vascular sendo menor que a pressão arterial sistêmica; assim, a ruptura não parece estar clinicamente associada com episódios hipertensivos agudos ou crônicos. Acredita-se que elas sejam de natureza congênita e se apresentam na fase adulta ou como hemorragia ou como convulsões de início recente. A causa das convulsões associadas com as MAV é desconhecida, porém é atribuída ou a roubo (p. ex., desvio do sangue para fora do tecido cerebral normal na direção da MAV de baixa resistência) ou à gliose causada pelo depósito de hemossiderina por hemorragia prévia. A maioria das MAV ocorre no compartimento supratentorial. Há uma incidência de 4% a 10% de aneurismas cerebrais associados com as MAV. As MAV que se apresentam no período neonatal ou na infância usualmente envolvem a veia de Galen, e os sintomas de apresentação incluem hidrocefalia ou macrocefalia, proeminência das veias frontais, bem como evidência de um estado com alto débito cardíaco ou insuficiência cardíaca. O diagnóstico é feito pela RM ou pela angiografia.

Antes do advento da irradiação focalizada com altas doses e da angiografia cerebral, o tratamento histórico das MAV estava associado com altas morbidade e mortalidade. Atualmente o tratamento pode envolver uma combinação de ressecção cirúrgica, irradiação altamente focalizada (faca gama) (veja "Tumores Intracranianos"), ou embolização guiada pela angiografia. Nas MAV menores, os pacientes podem responder completamente ao tratamento radioterápico ou à embolização isoladamente; entretanto, nas MAV maiores estas técnicas são frequentemente tratamentos auxiliares úteis antes da cirurgia para diminuir o tamanho do *nidus* da MAV e reduzir tanto a complexidade quando os riscos da cirurgia. O prognóstico e o desfecho perioperatório podem ser estimados usando-se o sistema de graduação das MAV de Spetzler-Martin e envolve a graduação da MAV com base em três características (**Tabela 10A-7**).

Angioma Venoso

Os angiomas ou malformações venosas consistem em tufos de veias. Frequentemente, eles são lesões ocultas encontradas durante a avaliação de outros estados patológicos, aparecendo durante a angiografia cerebral ou a RM; entretanto, alguns raramente se apresentam ou como hemorragia ou como convulsões de início recente. Estas lesões de baixo fluxo e baixa pressão usualmente apresentam interveniência do parênquima cerebral no *nidus* e, por isto, são tratadas apenas se ocorrerem sangramento ou convulsões intratáveis.

Angioma Cavernoso

Também conhecidas como hemangiomas cavernosos ou cavernomas, estas lesões benignas consistem em canais vasculares sem grandes artérias nutridoras ou grandes veias. Parênquima cerebral não é encontrado no *nidus* da lesão. Estas lesões bem circunscritas de baixo fluxo se apresentam frequentemente como convulsões de início recente, porém ocasionalmente como hemorragia. Elas podem aparecer na TC ou na RM e aparecem tipicamente na angiografia cerebral como ausência de fluxo. O tratamento envolve usualmente a ressecção cirúrgica das lesões sintomáticas. Elas não

TABELA 10A-7	Sistema de Graduação das Malformações Arteriovenosas de Spetzler-Martin
Característica Graduada	**Pontos Designados**
Tamanho do *Nidus*	
Pequeno (< 3 cm)	1
Médio (3-6 cm)	2
Grande (> 6 cm)	3
Eloquência do Cérebro Adjacente*	
Não eloquente	0
Eloquente	1
Padrão de Drenagem Venosa	
Apenas superficial	0
Apenas profunda ou profunda e superficial	1

DESFECHO CIRÚRGICO COM BASE NO SISTEMA DE GRADUAÇÃO DAS MAV DE SPETZLER-MARTIN

Grau	Percentual de Pacientes sem Deficiências Neurológicas Pós-operatórias
1	100
2	95
3	84
4	73
5	69

*O cérebro eloquente refere-se às áreas sensitivas, motoras, da linguagem ou visuais, bem como o hipotálamo, o tálamo, a cápsula interna, os pedúnculos cerebelares do tronco cerebral e os núcleos profundos.
MAV, malformações arteriovenosas.
Adaptado de Spetzler RF, Martin NA: A proposed grading system for arteriovenous malformations . J Neurosurg 65:476;1986.

respondem à irradiação nem são passíveis de embolização, uma vez que são angiograficamente silentes.

Telangectasia Capilar

As telangectasias capilares representam capilares dilatados de baixo fluxo e são provavelmente uma das lesões vasculares menos compreendidas do sistema nervoso central. Elas são angiograficamente silentes e difíceis de diagnosticar *premortem*. O risco de hemorragia é baixo, exceto para as lesões ocorrendo no tronco cerebral. Elas são frequentemente encontradas incidentalmente à autópsia e estão com frequência associadas com outros distúrbios, incluindo a síndrome de Osler-Weber-Rendau e a síndrome de Sturge-Weber. Estas lesões não são usualmente tratáveis.

Fístula Arteriovenosa

As fístulas arteriovenosas (AV) são comunicações diretas entre uma artéria e uma veia sem um *nidus* interveniente de vasos. Elas ocorrem comumente entre vasos meníngeos na dura-máter ou entre a artéria carótida e os seios venosos no seio cavernoso. Acredita-se que algumas fístulas AV ocorram espontaneamente. Muitas outras estão associadas com uma lesão traumática prévia, ou, no caso das fístulas carotídeo-cavernosas, estão associadas com a ruptura prévia (presumidamente silente) de um aneurisma da artéria carótida intracavernosa. As fístulas AV durais se apresentam comumente com zumbido pulsátil ou cefaleia, e deve-se ressaltar que um sopro occipital pode ser apreciado em 24% dos caos, dado que a artéria occipital é uma artéria nutridora comum. As opções de tratamento incluem a embolização guiada pela angiografia ou a ligadura cirúrgica, tendo-se em mente o risco da rápida perda sanguínea associada com o tratamento cirúrgico.

Os pacientes com fístulas AV carotídeo-cavernosas frequentemente apresentam dor orbitária ou retro-orbitária, arterialização da conjuntiva ou alterações visuais. O diagnóstico é feito com a ressonância magnética ou com a angiografia convencional. A embolização é usualmente uma opção efetiva para o tratamento.

Conduta Anestésica

A ressecção cirúrgica das malformações vasculares de baixo fluxo (*i.e.*, angiomas venosos e angiomas cavernosos) não está geralmente associada com o grau das complicações intraoperatórias e pós-operatórias associadas com a ressecção das lesões vasculares de alto fluxo (*i.e.*, MAV e fístulas AV). Além disso, uma vez que as MAV estão frequentemente associadas com múltiplos vasos nutridores e de drenagem, ao contrário da fístulas AV que envolvem um único vaso nutridor e um único vaso de drenagem, a ressecção cirúrgica das MAV representa grandes desafios clínicos durante a ressecção e os cuidados pós-operatórios.

Pré-operatoriamente, o paciente com uma malformação vascular intracraniana deve ser avaliado para evidência de isquemia cerebral ou aumento da PIC. A natureza das malformações, tal como tamanho, localização, mecanismo de drenagem venosa, presença de aneurismas associados e uma história de tratamento, deve ser verificada, uma vez que estes fatores podem ajudar a antecipar as complicações perioperatórias, como o risco de sangramento intraoperatório, bem como as complicações pós-operatórias. As medicações auxiliares, incluindo antiepilépticos (se o paciente apresentar um distúrbio convulsivo concorrente), devem ser administradas. Os pacientes expostos à angiografia pré-operatória podem apresentar anormalidades hidroeletrolíticas secundárias à administração de material de contraste hipertônico.

Além dos monitores padrão, um cateter arterial colocado antes da indução da anestesia pode ser útil porque permitirá a rápida avaliação da pressão arterial sistêmica. O controle da pressão sanguínea é crítico, dada que a hipotensão pode resultar em isquemia nas áreas hipoperfundidas e a hipertensão pode aumentar o risco de ruptura de um aneurisma associado, piorar o sangramento intraoperatório ou piorar a hipertensão intracraniana. Para a embolização ou ressecção cirúrgica de uma malformação vascular em uma região eloquente do cérebro, o cuidado anestésico monitorado é uma opção atraente. Nos casos que requeiram anestesia geral, uma indução da anestesia geral suave e hemodinamicamente estável é importante. Tiopental, propofol ou etomidato são efetivos como agentes indutores seguros. O relaxamento muscular deve ser conseguido com um agente bloqueador neuromuscular não despolarizante, uma vez que a succinilcolina pode induzir aumentos adicionais da PIC, bem como causar hipercalemia se deficiências motoras estiverem presentes. Técnicas para atenuar as respostas hemodinâmicas aos eventos estimuladores, como a laringoscopia, a colocação de pinos e incisões, devem ser usadas. Estas podem incluir a administração de lidocaína, antagonistas β-adrenérgicos de curta duração (*i.e.*, esmolol) e nitroprussiato ou aprofundamento do estado anestésico com concentrações maiores de anestésicos voláteis, pequenas doses de agentes indutores, opioides de curta duração ou com lidocaína intravenosa. Dado o risco de hemorragia intraoperatória severa e rápida, especialmente com as MAV e com as fístulas AV, o acesso intravenoso adequado é essencial. Além disso, o acesso venoso central pode ser útil nestes casos para monitorar o estado volumétrico ou para a rápida administração de grandes volumes de líquidos ou de derivados sanguíneos. Um cateter na artéria pulmonar ou a ecocardiografia transesofágica pode ser útil nos pacientes com doença cardíaca.

Nas malformações vasculares grandes ou de alto fluxo, a comunicação frequente com o cirurgião é de fundamental importância porque as impressões das lesões e as necessidades cirúrgicas e anestésicas para a ressecção segura podem mudar durante a cirurgia. Isto é causado, em parte, pela avaliação imaginológica pré-operatória algo menos que definitiva ou pela mudança das necessidades cirúrgicas durante os vários estágios da ressecção de uma lesão grande e complexa. A estabilidade hemodinâmica, as condições cirúrgicas ótimas e a rápida recuperação no final da cirurgia são os objetivos apropriados quando se selecionam as técnicas de manutenção. Tanto as técnicas intravenosas quanto as inalatórias são apropriadas e devem ser selecionadas caso a caso.

As soluções hipotônicas e as contendo glicose devem ser evitadas, dado que as primeiras podem exacerbar o edema cerebral e as últimas podem piorar o desfecho da isquemia neurológica. A hiperventilação leve ($PaCO_2$ de 30-35 mmHg) ajudará a facilitar a exposição cirúrgica. A drenagem lombar de LCE também pode ajudar a diminuir o volume intracraniano e melhorar a exposição. O edema cerebral pode ser um problema significativo durante o tratamento da MAV. Como as MAV representam uma lesão vascular de alto fluxo e baixa resistência, à medida que os nutridores arteriais são ligados durante a ressecção ou embolização, o fluxo sanguíneo é dirigido para o tecido cerebral normal, resultando em possível edema cerebral. Os mecanismos a serem considerados para o tratamento do edema cerebral incluem hiperventilação moderada como uma medida contemporizadora, diuréticos como manitol e furosemida, e reduções da pressão sanguínea. Nos casos extremos, altas doses de barbitúrico ou anestesia com propofol, ou craniectomia temporária, com suporte ventilatório pós-operatório, podem ser úteis.

A maioria dos pacientes, no entanto, responde muito bem à ressecção cirúrgica, e a recuperação da anestesia deve ser suave e rápida. Agentes como os antagonistas β-adrenérgicos, bem como a lidocaína ou o nitroprussiato, podem ser usados para controlar os eventos hipertensivos de curta duração. A avaliação neurológica imediata deve ser feita depois da recuperação.

DOENÇA DE MOYAMOYA

A estenose progressiva dos vasos intracranianos com o desenvolvimento secundário de uma rede capilar anastomótica é a marca

CAPÍTULO
Doenças que Afetam o Cérebro
10A

registrada da doença de moyamoya. *Moyamoya* é o termo japonês para "sopro de fumaça" e refere-se ao achado angiográfico de um grupo de pequenos vasos sanguíneos anormais. Parece haver uma tendência familiar para o desenvolvimento desta doença; entretanto, ela pode ser vista depois de trauma craniano ou em associação com outros distúrbios como a neurofibromatose, a esclerose tuberosa e a displasia fibromuscular. As artérias afetadas apresentam uma íntima espessada e uma média fina. Uma vez que achados similares podem ser encontrados em outros órgãos, as anormalidades no sistema nervoso central podem ser a manifestação de uma doença sistêmica. Aneurismas intracranianos ocorrem com frequência aumentada nos pacientes com doença de moyamoya. Sintomas de isquemia, como os ataques isquêmicos transitórios e os infartos, são achados iniciais comuns nas crianças, enquanto as complicações hemorrágicas são geralmente os sintomas da apresentação nos adultos. O diagnóstico é feito tipicamente por angiografia convencional ou angiorressonância magnética, demonstrando um grupo de pequenos vasos sanguíneos anormais. Entretanto, a RM convencional e a TC irão demonstrar uma falta de tecido ou hemorragia, respectivamente.

O tratamento clínico é usualmente dirigido para a diminuição dos sintomas isquêmicos e consiste em uma combinação de vasodilatadores e anticoagulantes. As opções cirúrgicas incluem a anastomose direta da artéria temporal superficial à artéria cerebral média (também conhecida como ligação extracraniana-intracraniana), bem como vários procedimentos de revascularização indireta que podem ser combinados com uma ligação extracraniana-intracraniana. Estas técnicas incluem uma encefalomiossinangiose (colocação do músculo temporal diretamente na superfície cerebral) e a encefaloduroaretriossinangiose (sutura da artéria temporal superficial à dura-máter). A despeito do tratamento, o prognóstico geral não é bom; apenas aproximadamente 58% dos pacientes manterão a função neurológica normal.

Conduta Anestésica

A avaliação pré-operatória do paciente com doença de moyamoya deve envolver a documentação de deficiências neurológicas preexistentes e a avaliação para uma história de hemorragia ou presença concomitante de aneurisma intracraniano. Os fármacos anticoagulantes ou antiplaquetários devem ser descontinuados, se possível, para evitar complicações hemorrágicas intraoperatórias.

Os objetivos da indução e da manutenção da anestesia incluem (1) assegurar a estabilidade hemodinâmica, porque a hipotensão poderia levar à isquemia na distribuição dos vasos anormais e a hipertensão pode causar complicações hemorrágicas, (2) evitar fatores que levem à vasoconstrição cerebral ou periférica (p. ex., hipocapnia e fenilefrina), que pode comprometer o fluxo sanguíneo nos vasos nutridores ou receptores e (3) facilitar uma rápida recuperação da anestesia de forma que a função neurológica possa ser avaliada. Além da monitorização padrão, a cateterização intra-arterial é essencial para avaliar rapidamente as alterações na pressão sanguínea. Se possível, isto deve ser instituído antes da indução da anestesia para ajudar a assegurar uma sequência de indução estável hemodinamicamente. A cateterização venosa central não é essencial, porém pode ser útil para guiar a administração de líquidos e pode também fornecer acesso para a administração de fármacos vasoativos ou de derivados sanguíneos. Com exceção da cetamina, qualquer agente de indução intravenoso pode ser usado com segu-

rança. A indução com inalação de sevoflurano é uma opção para as crianças. A succinilcolina deve ser usada com cautela nos pacientes com deficiências neurológicas preexistentes pelo risco de hipercalemia. Assim como no controle intra-operatório dos aneurismas e das MAV, as respostas hemodinâmicas aos eventos estimuladores devem ser atenuadas. Uma técnica com base em anestésico volátil pode apresentar uma vantagem teórica porque poderia reforçar a vasodilatação cerebral. A hiperventilação excessiva deve ser evitada por causa de seu efeito vasoconstritor cerebral. Com relação ao tratamento da hipotensão, a hipovolemia deve ser tratada com soluções coloidais ou com cristaloides não hipotônicos. A dopamina e a efedrina são opções razoáveis para o tratamento farmacológico da hipotensão, pois evitarão alguns dos efeitos adversos na vasculatura cerebral que poderiam resultar do uso de um vasoconstritor puro. A anemia deve ser evitada para prevenir a isquemia nas regiões cerebrais já comprometidas.

As complicações pós-operatórias incluem acidente vascular, convulsões e hemorragia. Qualquer uma destas pode se apresentar como retardo ou ausência de recuperação da anestesia ou, naqueles que acordam, como uma nova deficiência neurológica.

TRAUMA CRANIOENCEFÁLICO

A lesão cerebral traumática é a principal causa de incapacidade e morte nos adultos jovens nos Estados Unidos. A lesão cerebral pode ser causada tanto pelo trauma craniano fechado quanto pelos traumas penetrantes como os projéteis de arma de fogo ou corpos estranhos. Lesões associadas, incluindo lesão da coluna cervical e trauma toracoabdominal, frequentemente acompanham o trauma craniano agudo. A lesão cerebral pode ser mais exacerbada por condições sistêmicas relacionadas ao trauma, incluindo a hipotensão e a hipoxia relacionadas com o sangramento excessivo, contusão pulmonar, aspiração ou síndrome da angústia respiratória do adulto.

A abordagem inicial dos pacientes com trauma craniano agudo inclui a imobilização da coluna cervical, o estabelecimento de vias aéreas permeáveis e a proteção dos pulmões do paciente contra aspiração do conteúdo gástrico, bem como a manutenção da perfusão do tecido cerebral, tratando a hipotensão. O procedimento diagnóstico mais útil, em termos de simplicidade e rapidez, é a TC, que deve ser realizada o mais rapidamente possível. Neste contexto, a TC facilita muito a identificação dos hematomas epidurais e subdurais. A TC de rotina pode não ser necessária nos pacientes com trauma craniano mínimo que preencham os seguintes critérios: sem cefaleia ou vômitos, menos de 60 anos de idade, sem intoxicação, sem deficiências na memória recente, sem evidência física de trauma acima das clavículas e sem convulsões.

Não é incomum que pacientes com lesão cerebral traumática que estavam inicialmente estáveis e despertos ou em coma leve deteriorem subitamente. A formação tardia de hematoma ou de edema cerebral é frequentemente responsável por estas alterações. O inchaço cerebral descontrolado que pode não responder ao tratamento convencional pode também causar deterioração neurológica súbita. A lesão secundária tardia ao nível celular é uma contribuinte importante para o inchaço cerebral e lesão cerebral irreversível subsequente.

A Escala de Coma de Glasgow constitui-se em um método reprodutível para avaliar a seriedade da lesão cerebral (graus < 8

223

pontos indicam lesão severa) e para o acompanhamento do estado neurológico do paciente (Tabela 10A-1). Os pacientes com trauma craniano com graus menores que 8 estão, por definição, em coma, e aproximadamente 50% destes pacientes morrem ou permanecem em estados vegetativos. O tipo de trauma craniano e a idade são determinantes importantes do desfecho na presença de graus baixos. Por exemplo, pacientes com hematomas subdurais agudos apresentam um prognóstico pior que os pacientes com contusão cerebral difusa. A mortalidade nas crianças com traumatismo craniano severo é menor que a nos adultos.

Manejo Perioperatório

O controle perioperatório dos pacientes com traumatismo craniano agudo, como aqueles sofridos em acidentes com veículos automotores, tem que considerar os riscos de lesão secundária por causa da isquemia cerebral, bem como de lesões comprometendo outros sistemas orgânicos além do cérebro. O FSC está, no início, usualmente diminuído e então aumenta gradualmente com o tempo. Os fatores que contribuem para um desfecho ruim nos pacientes com trauma craniano são o aumento da PIC e a pressão sanguínea sistólica menor que 70 mmHg. A autorregulação normal do FSC é frequentemente comprometida nos pacientes com trauma craniano agudo, porém a reatividade ao dióxido de carbono está geralmente preservada. O controle do aumento da PIC com manitol ou furosemida está indicado, e, em alguns pacientes, a craniectomia é necessária. A hiperventilação, embora efetiva no controle da PIC, pode contribuir para a isquemia cerebral nos pacientes com trauma craniano, e por esta razão, uma recomendação comum é *evitar a hiperventilação* a menos que ela seja necessária. O coma barbitúrico pode ser útil em alguns pacientes como maneira de controlar a hipertensão intracraniana quando outras formas mais conservadoras de tratamento falharam. Nos adultos, a hipotermia leve induzida nos pacientes com trauma craniano agudo não mostrou melhorar o desfecho. A administração de solução salina hipertônica e de manitol pode diminuir o volume cerebral. Lesões pulmonares associadas podem comprometer a oxigenação e a ventilação nestes pacientes e exigir a ventilação mecânica. O edema pulmonar neurogênico pode também contribuir para a disfunção pulmonar aguda. O mecanismo exato deste distúrbio é desconhecido, porém acredita-se que esteja relacionado com a hiper-reatividade do sistema nervoso simpático, o que resulta em alterações nas forças de Starling no pulmão e em edema pulmonar. A coagulopatia ocorre nos pacientes com trauma craniano e pode ser reforçada pela hipotermia e pela necessidade de transfusões sanguíneas maciças. A coagulação intravascular disseminada pode ocorrer depois de trauma craniano severo. Pensa-se que ela esteja relacionada com a liberação de tromboplastina cerebral na circulação sistêmica. É sabido que esta proteína ativa a cascata da coagulação. A reposição de fatores da coagulação pode também ser necessária.

Conduta Anestésica

Os pacientes com lesão cerebral traumática podem precisar de anestesia para as intervenções cirúrgicas como a drenagem de hematoma, a craniectomia descompressiva para o edema cerebral ou a estabilização da coluna. A anestesia também pode ser necessária para o tratamento de uma variedade de problemas não neurológicos, como a correção de fraturas de membros e as lesões intra-abdominais. O controle da anestesia inclui esforços para otimizar a PPC, minimizar a ocorrência de isquemia cerebral e evitar fármacos e técnicas que possam aumentar a PIC. A PPC deve ser mantida acima de 70 mmHg, e a hiperventilação não é usada a menos que seja necessária como uma medida contemporizadora para controlar a PIC. Durante a drenagem cirúrgica dos hematomas epidurais ou subdurais agudos, a pressão sanguínea sistêmica pode diminuir precipitadamente no momento da descompressão cirúrgica e exigir ressuscitação agressiva. Os pacientes com trauma craniano severo podem apresentar comprometimento da oxigenação e da ventilação que complica o período intraoperatório. A ressuscitação e a reposição hídrica adequadas são importantes. Soluções cristaloides hipertônicas, como a solução salina a 3%, aumentam a pressão osmótica plasmática e, assim, removem água do espaço intersticial do cérebro. As soluções cristaloides hipotônicas são evitadas porque diminuem a pressão osmótica plasmática e aumentam o edema cerebral até em cérebros normais. Soluções contendo glicose devem ser evitadas, a menos que estejam especificamente indicadas (p. ex., tratamento da hipoglicemia diagnosticada laboratorialmente), por causa da preocupação com a exacerbação da lesão neuronal no cenário da hiperglicemia.

Indução e Manutenção da Anestesia

Nos pacientes hemodinamicamente estáveis, a indução da anestesia com fármacos indutores intravenosos e relaxantes musculares não despolarizantes é aceitável. A intubação com fibra óptica ou a traqueostomia deve ser considerada nos pacientes quando houver a preocupação adicional com a impossibilidade de realizar uma intubação traqueal segura através da laringoscopia direta, ou de que uma deficiência neurológica possa ser exacerbada (*i.e.*, fratura da coluna cervical) ou já houver evidências de comprometimento das vias aéreas. Nos pacientes moribundos, o estabelecimento de uma via aérea segura e efetiva tem prioridade sobre preocupações com a seleção do anestésico, uma vez que os fármacos podem não ser necessários. Deve-se, também, estar atento para a possível presença de lesões extracranianas ocultas (*i.e.*, fraturas ósseas, pneumotórax) que possam levar a problemas, como a perda sanguínea excessiva, e a perturbações na ventilação e na circulação. A manutenção da anestesia inclui com frequência infusões contínuas de fármacos intravenosos ou baixas doses de anestésicos voláteis, tendo em mente o objetivo de otimizar a PPC e evitar aumentos na PIC. O óxido nitroso deve ser evitado pelo risco de pneumoencéfalo e a preocupação com lesões não neurológicas, como o pneumotórax. Entre os anestésicos voláteis, o sevoflurano em baixas doses pode ser único no comprometimento mínimo da autorregulação cerebral, embora o isoflurano em baixas doses também seja uma boa escolha. Caso se desenvolva edema cerebral agudo, causas corrigíveis como hipercapnia, hipoxemia arterial, hipertensão sistêmica e obstrução venosa têm que ser consideradas e corrigidas. A monitorização intra-arterial da pressão sanguínea sistêmica é útil, uma vez que as restrições de tempo podem limitar o uso de cateteres para a monitorização da PVC ou da artéria pulmonar.

Período Pós-operatório

Durante o período pós-operatório, é comum manter paralisia muscular esquelética para facilitar a ventilação mecânica. A monitorização contínua da PIC é também útil em muitos pacientes.

Hematomas

A formação do hematoma pode resultar do trauma craniano. Tipicamente, quatro tipos principais de hematomas intracranianos são descritos com base na sua localização: epidural, subaracnóideo, subdural e intraparenquimatoso.

Hematoma Epidural

O hematoma epidural resulta de sangramento arterial no espaço entre o crânio e a dura. A causa é geralmente uma laceração em uma artéria meníngea e pode estar associada com uma fratura do crânio. Classicamente, os pacientes experimentam perda da consciência associada com o trauma craniano, seguida por retorno da consciência e por um período lúcido variável. Hemiparesia, midríase e bradicardia desenvolvem-se então subitamente algumas horas depois do trauma craniano, refletindo a herniação uncal e a compressão do tronco cerebral. Se houver suspeita de um hematoma epidural à TC, o tratamento é a drenagem imediata.

Hematoma Subaracnóideo Traumático

O sangue no espaço subaracnóideo mais comumente se segue à ruptura de um aneurisma intracraniano; entretanto, ele também pode ser visto depois de trauma, quando é usualmente causado pelo sangramento dos vasos sanguíneos corticais. Observou-se sua ocorrência em até 40% dos pacientes que sofreram trauma craniano moderado ou severo. Estas lesões podem evoluir com o tempo, por causa de sangramento adicional e, da mesma forma que a hemorragia subaracnóidea associada com a ruptura aneurismática, também estão associadas com o desenvolvimento de vasoespasmo cerebral.

Hematoma Subdural

O hematoma subdural resulta de veias em ponte laceradas ou rompidas que sangram no espaço entre a dura e a aracnoidea. O exame do LCE revela líquido claro, uma vez que o sangue subdural não tem, tipicamente, acesso ao LCE subaracnóideo. O diagnóstico de um hematoma subdural é confirmado pela TC. O trauma craniano é a causa mais comum de um hematoma subdural. Os pacientes podem ver o trauma causador como trivial, e ele pode ter sido esquecido pelo paciente. Esta apresentação é especialmente prevalente nos pacientes idosos. Ocasionalmente, a formação do hematoma subdural é espontânea, como nos pacientes em hemodiálise ou sendo tratados com anticoagulantes.

Os sinais e sintomas de um hematoma subdural evoluem, de forma característica, gradualmente por vários dias (em contraste com os hematomas epidurais), porque o hematoma é resultado de um sangramento venoso lento. A cefaleia é uma queixa universal. Sonolência e obnubilação são achados característicos, porém a magnitude destas alterações pode flutuar a cada hora. Sinais de lateralização neurológica ocorrem eventualmente, manifestando-se como hemiparesia, hemianopsia e distúrbios da linguagem. Os pacientes idosos podem apresentar demência progressiva inexplicável.

O tratamento clínico conservador dos hematomas subdurais pode ser aceitável nos pacientes cuja condição estabilize. Apesar disso, o tratamento mais provável é a drenagem cirúrgica do coágulo, uma vez que o prognóstico é pobre se o coma se desenvolve. Geralmente, a maioria dos hematomas subdurais pode ser drenada por trepanação, que pode feita sob anestesia geral, anestesia local ou cuidados anestésicos monitorados. Se o hematoma subdural é grande ou crônico e consiste em sangue coagulado, a drenagem pode exigir uma craniotomia. Como o sangramento venoso é geralmente a causa de um hematoma subdural, depois da drenagem do hematoma, a normocapnia é usualmente o objetivo para permitir maior volume do cérebro em uma tentativa de tamponar quaisquer locais de sangramento venoso.

Hematoma Intraparenquimatoso

Uma coleção anormal de sangue localizada no próprio tecido cerebral é referida como um hematoma intraparenquimatoso. Estas lesões podem ser difíceis de tratar por causa de sua localização e, frequentemente, aumentam agudamente de tamanho. Desta forma, o tratamento conservador é com frequência adotado, a menos que taxa de crescimento do hematoma tenha a possibilidade de causar uma herniação iminente.

ANOMALIAS CONGÊNITAS CEREBRAIS

As anomalias congênitas do sistema nervoso refletem defeitos no desenvolvimento ou na arquitetura do sistema nervoso. Frequentemente, um padrão hereditário é responsável por estes distúrbios. Os processos patológicos podem ser difusos ou podem envolver apenas aqueles neurônios que estejam anatômica e funcionalmente relacionados.

Malformação de Chiari

As malformações de Chiari são um grupo de distúrbios consistindo em deslocamento congênito do cerebelo. A malformação de Chiari I consiste no deslocamento para baixo das tonsilas cerebelares sobre a medula espinal cervical, enquanto a Chiari II consiste no deslocamento para baixo do verme cerebelar e está frequentemente associada com uma meningomielocele. As malformações de Chiari III são extremamente raras e representam o deslocamento do cerebelo para uma encefalocele occipital.

Os sinais e sintomas da malformação de Chiari I aparecem em qualquer idade. A queixa mais comum é uma cefaleia occipital, frequentemente estendendo-se aos ombros e aos braços, com disestesias cutâneas correspondentes. A dor é agravada pela tosse ou pelos movimentos da cabeça. Distúrbios visuais, vetigem intermitente e ataxia são os sintomas proeminentes. Sinais de siringomielia estão presentes em aproximadamente 50% dos pacientes com o distúrbio. As malformações de Chiari II se apresentam geralmente na infância, com hidrocefalia obstrutiva juntamente com disfunção do tronco cerebral e dos nervos cranianos.

O tratamento da malformação de Chiari consiste na descompressão cirúrgica pela liberação das aderências e alargamento do forame magno. O manejo da anestesia tem que considerar a possibilidade de aumentos associados da PIC, bem como de perda sanguínea intraoperatória significativa, especialmente no caso das malformações de Chiari II.

Esclerose Tuberosa

A esclerose tuberosa (doença de Bourneville) é uma doença autossômica dominante caracterizada por retardo mental, convulsões e angiofibromas faciais. Patologicamente, a esclerose tuberosa pode ser vista como uma situação na qual uma constelação de lesões proliferativas hamartomatosas benignas e malformações ocorrem em virtualmente todos os órgãos do corpo. As lesões cerebrais incluem tuberosidades corticais e astrocitomas de células gigantes.

O rabdomioma cardíaco, embora raro, é o tumor cardíaco benigno mais comum associado com a esclerose tuberosa, e tanto a ecocardiografia quanto a RM são úteis para a detecção dos tumores cardíacos. Uma associação da síndrome de Wolff-Parkinson-White com a esclerose tuberosa também foi descrita. Angiomiolipomas e cistos renais coexistentes podem resultar em insuficiência renal. Lesões orais como tumores nodulares, fibromas ou papilomas podem estar presentes na língua, no palato, na faringe e na laringe. O prognóstico dos pacientes com esclerose tuberosa depende do sistema orgânico envolvido, variando de ausência de sintomas até complicações com risco de morte.

O manejo da anestesia considera a provável presença de retardo mental e tratamento de convulsões com fármacos antiepiléticos. As anormalidades da vias aéreas superiores são determinadas no pré-operatório. O envolvimento cardíaco pode estar associado com arritmias cardíacas intraoperatórias. O comprometimento da função renal pode ter implicações na seleção dos fármacos que dependam de mecanismos de eliminação renal. Embora a experiência seja limitada, estes pacientes parecem responder normalmente aos fármacos inalados e injetados, inclusive opioides.

Doença de Von Hippel-Lindau

A doença de Von Hippel-Lindau é familiar, transmitida por um gene autossômico dominante com penetrância variável. Ela é caracterizada por angiomas da retina, hemangioblastomas e tumores do sistema nervoso central (tipicamente cerebelares) e viscerais. Embora benignos, estes tumores podem causar sintomas secundários à pressão nas estruturas circundantes ou pela hemorragia. A incidência de feocromocitomas, cistos renais e carcinoma de células renais está aumentada nesta síndrome. Estes pacientes podem precisar de cirurgia intracraniana para a ressecção dos hemangioblastomas.

O manejo da anestesia nos pacientes com doença de Von Hippel-Lindau tem que considerar a possível presença de feocromocitomas. O tratamento pré-operatório com fármacos anti-hipertensivos está indicado quando um feocromocitoma é identificado. A possibilidade de hemangioblastomas da medula espinal pode limitar o uso da anestesia espinal, embora anestesia epidural tenha sido descrita para cesariana. Hipertensão sistêmica exagerada, especialmente durante a laringoscopia direta, ou alterações súbitas na intensidade da estimulação cirúrgica podem requerer a intervenção com esmolol, labetalol ou nitroprussiato de sódio (ou uma combinação destes fármacos).

Neurofibromatose

A neurofibromatose é causada por uma mutação dominante autossômica que não está limitada à origem racial ou étnica. Ambos os sexos são afetados com iguais frequência e severidade. A expressividade é variável, porém a penetrância do traço é virtualmente 100%. As manifestações são classificadas como clássicas (doença de Von Recklinghausen), acústicas ou segmentares.

A diversidade de características clínicas da neurofibromatose enfatiza a natureza multiforme desta doença (**Tabela 10A-8**). Uma característica comum a todos os pacientes é a progressão da doença com o tempo.

Manchas café com leite (pigmentação cutânea anormal) estão presentes em mais de 99% dos indivíduos acometidos; seis ou mais com diâmetros maiores que 1,5 cm são considerados como diag-

TABELA 10A-8	Manifestações da Neurofibromatose
Manchas café com leite	
Neurofibromas (cutâneos, neurais, vasculares)	
Tumor intracraniano	
Tumor da medula espinal	
Pseudoartrose	
Cifoescoliose	
Baixa estatura	
Câncer	
Anormalidades endócrinas	
Incapacidade de aprendizado	
Convulsões	
Doença cardíaca congênita (estenose pulmonar)	

nósticas para a neurofibromatose. As manchas café com leite estão normalmente presentes ao nascimento e continuam a aumentar em número e tamanho durante a primeira década da vida; elas variam em tamanho de 1 mm a mais de 15 cm. A distribuição das manchas é aleatória, exceto pelos desproporcionais números menores na face. Além do efeito cosmético adverso, as manchas café com leite não representam ameaça direta à saúde.

Os neurofibromas virtualmente sempre envolvem a pele, porém podem também ocorrer nos nervos periféricos profundos e nas raízes nervosas e dentro ou sobre as vísceras ou vasos sanguíneos inervados pelo sistema nervoso autônomo. Estes neurofibromas podem ser nodulares e discretos ou difusos com extensas interdigitações nos tecidos circundantes. Embora os neurofibromas sejam histologicamente benignos, podem resultar em comprometimento funcional e desfiguração cosmética. As vias aéreas do paciente podem estar comprometidas quando os neurofibromas se desenvolvem na região laríngea, cervical ou mediastinal. Os neurofibromas podem ser altamente vascularizados. A gravidez ou a puberdade podem levar a aumentos no seu número e tamanho.

Tumores intracranianos ocorrem em 5% a 10% dos pacientes com neurofibromatose e respondem por uma porção importante da morbidade e da mortalidade associadas. A TC para descartar a presença de tumores intracranianos está indicada quando o diagnóstico da neurofibromatose é considerado. A presença de neuromas do acústico bilaterais com manchas café com leite estabelece o diagnóstico de neurofibromatose.

A pseudoartrose congênita (*i.e.*, uma fratura espontânea sem consolidação) é comumente causada pela neurofibromatose. A tíbia é envolvida mais frequentemente, com o rádio como o segundo lugar mais frequente. Ordinariamente, apenas um lugar está envolvido em qualquer paciente. A severidade da pseudoartrose varia de apresentação radiográfica assintomática até a necessidade de amputação. A cifoescoliose ocorre em aproximadamente 2% dos pacientes afligidos pela neurofibromatose. As vértebras cervicais e torácicas são as mais frequentemente envolvidas. Os neurofibromas paravertebrais estão frequentemente presentes; porém, seu papel, se algum, não está bem compreendido no desenvolvimento da cifoescoliose. A cifoescoliose não tratada progride com frequência, levando

CAPÍTULO 10A
Doenças que Afetam o Cérebro

a comprometimento cardiorrespiratório e neurológico. A baixa estatura é uma característica reconhecida da neurofibromatose.

Há um aumento na incidência de câncer nos pacientes com neurofibromatose. Os cânceres associados incluem neurofibrossarcoma, schwanoma maligno, tumor de Wilms, rabdomiossarcoma e leucemia. Outros cânceres, incluindo neuroblastoma, carcinoma medular da tireoide e adenocarcinoma pancreático, estão menos frequentemente associados com a neurofibromatose.

É um erro conceitual de que a neurofibromatose englobe disfunção endócrina difusa. Os distúrbios endócrinos associados, entretanto, incluem os feocromocitomas, os distúrbios ao alcançar a puberdade, o carcinoma medular da tireoide e o hiperparatireoidismo. Os feocromocitomas ocorrem com uma frequência de provavelmente menos de 1% nos adultos com neurofibromatose e são virtualmente desconhecidos nas crianças com neurofibromatose.

O comprometimento intelectual ocorre em aproximadamente 40% dos pacientes com neurofibromatose. O retardo mental é menos frequente que a dificuldade de aprendizado. A deficiência intelectual é geralmente aparente na idade escolar e não progride com o tempo. Convulsões importantes e mínimas são complicações conhecidas da neurofibromatose. As convulsão podem ser idiopáticas ou podem refletir a presença de tumores intracranianos.

O tratamento da neurofibromatose consiste em terapia farmacológica sintomática, como os fármacos antiepilépticos e cirurgia no tempo apropriado. A remoção cirúrgica dos neurofibromas cutâneos está reservada para aqueles que sejam particularmente desfigurantes ou com comprometimento funcional. A cifoescoliose progressiva é mais bem tratada com estabilização cirúrgica. A cirurgia está indicada para os sintomas decorrentes do envolvimento do sistema nervoso pelos neurofibromas ou da disfunção endócrina associada.

Conduta Anestésica

A conduta anestésica nos pacientes com neurofibromatose inclui a consideração das múltiplas apresentações clínicas da doença. Embora rara, a possível presença de feocromocitomas deve ser considerada durante a avaliação pré-operatória. Sinais de aumento da PIC podem refletir tumores expansivos intracranianos. Patência de vias aéreas pode estar comprometida por neurofibromas laríngeos. Pacientes com neurofibromatose e escoliose apresentam também a possibilidade de defeitos da coluna cervical que podem influenciar no posicionamento para a laringoscopia direta e no procedimento cirúrgico subsequente. As respostas aos relaxantes musculares são variáveis, uma vez que já foi descrito que estes pacientes são tanto sensíveis e resistentes à succinilcolina quanto sensíveis aos relaxantes musculares não despolarizantes. A seleção de anestesia regional tem que reconhecer o possível desenvolvimento futuro de neurofibromas envolvendo a medula espinal. A despeito disso, a analgesia epidural é um método efetivo para produzir analgesia durante o trabalho de parto e o parto.

DOENÇAS DEGENERATIVAS CEREBRAIS

Doenças degenerativas do sistema nervoso central geralmente envolvem perda ou difunção neuronal em regiões anatômicas específicas e representam um grupo difuso de estados patológicos.

Doença de Alzheimer

A doença de Alzheimer é um distúrbio neurodegenerativo crônico. Ela é a causa mais comum de demência nos pacientes com mais de 65 anos de idade, e a quarta causa mais comum de morte por doença em pacientes com mais de 65. Placas senis difusas ricas em amiloide e aglomerados neurofibrilares são os achados patológicos marcantes. Há também alterações nas sinapses e na atividade de múltiplos neurotransmissores importantes, envolvendo especialmente a acetilcolina e os receptores nicotínicos no sistema nervoso central. Dois tipos de doença de Alzheimer foram descritos: de início precoce e de início tardio. A doença de Alzheimer de início precoce se apresenta geralmente antes dos 60 anos de idade e acredita-se que seja causada por mutações sem sentido em até três genes, levando a um modo autossômico dominante de transmissão. A doença de Alzheimer de início tardio geralmente se desenvolve depois dos 60 anos de idade, e a transmissão genética parece desempenhar um papel relativamente pequeno no risco de desenvolver o distúrbio. Em ambas as formas da doença, os pacientes desenvolvem tipicamente comprometimento cognitivo progressivo que pode consistir em problemas com a memória, bem como apraxia, afasia e agnosia. O diagnóstico definitivo é feito usualmente no exame *postmortem*, tornando usualmente de exclusão o diagnóstico *premortem* da doença de Alzheimer. Não há, no momento, cura para a doença de Alzheimer, e o tratamento geralmente focaliza o controle dos sintomas. As opções farmacológicas incluem os inibidores da colinesterase, como tacrina, donezepil, rivastigmina e galantamida. O tratamento farmacológico deve ser combinado com o tratamento não farmacológico, incluindo educação do prestador de cuidados e apoio para a família. A despeito do tratamento, o prognóstico dos pacientes com doença de Alzheirmer é ruim.

Os pacientes com doença de Alzheimer podem se apresentar para uma variedade de procedimentos cirúrgicos que são comuns na população idosa. Os pacientes estão frequentemente confusos e às vezes não cooperam, tornando o cuidado anestésico monitorado ou a anestesia regional um desafio. Entretanto, não há provavelmente uma técnica ou agente anestésico isolado que seja superior neste grupo de pacientes. Fármacos sedativos/hipnóticos de ação curta, agentes anestésicos e narcóticos são preferidos, uma vez que podem permitir um retorno mais rápido ao estado mental básico. Finalmente, deve-se estar atento ao potencial de interação dos fármacos, especialmente prolongamento do efeito da succinilcolina e resistência relativa aos relaxantes musculares não despolarizantes por causa do uso dos inibidores da colinesterase.

Doença de Parkinson

A doença de Parkinson é um distúrbio neurodegenerativo de causa desconhecida. O aumento da idade é o fator de risco isolado mais importante para o desenvolvimento desta doença; entretanto, uma associação entre a exposição ao manganês em soldadores, bem como uma variedade de associações genéticas, foi recém-identificada. Há uma perda característica de fibras dopaminérgicas normalmente presentes nos núcleos da base, e, como resultado, as concentrações regionais de dopamina estão diminuídas. Presume-se que a dopamina iniba a taxa de disparo dos neurônios que controlam o sistema motor extrapiramidal. A diminuição da dopamina resulta em diminuição da inibição destes neurônios e estimulação sem oposição pela acetilcolina.

A tríade clássica dos sinais mais importantes da doença de Parkinson consistem em tremor muscular esquelético, rigidez e acinesia. A rigidez muscular esquelética aparece primeiramente nos músculos proximais do pescoço. As manifestações mais precoces podem ser a perda dos movimentos associados dos braços ao deambular e a ausência de rotação da cabeça quando o paciente gira o corpo. A imobilidade facial é caracterizada por piscar infrequente dos olhos e por uma pobreza de respostas emocionais. Os tremores são caracterizados como rítmicos, alternando flexão e extensão dos polegares e dos outros dedos em uma taxa de quatro a cinco movimentos por segundo ("tremor de rolar pílulas"). Os tremores são mais proeminentes nos membros em repouso, porém tendem a desaparecer durante a execução de movimentos voluntários. Seborreia, pele oleosa, espasmos diafragmáticos e crises oculogíricas são frequentes. A demência e a depressão estão presentes com frequência.

O tratamento da doença de Parkinson visa aumentar as concentrações de dopamina nos núcleos da base ou diminuir os efeitos neuronais da acetilcolina. O tratamento de reposição com o precursor da dopamina (levodopa) combinado com um inibidor da descarboxilase, que impede a conversão de levodopa em dopamina e otimiza a quantidade de levodopa disponível para entrar no sistema nervoso central, é o tratamento clínico padrão. Na verdade, a levodopa é o tratamento mais efetivo da doença de Parkinson, e o tratamento precoce com este fármaco prolonga a vida. A levodopa também está associada com numerosos efeitos colaterais, incluindo discinesias (*i.e.*, o efeito colateral mais sério, desenvolvendo-se em 80% dos pacientes depois de 1 ano de tratamento) e distúrbios psiquiátricos (incluindo agitação, alucinações, mania e paranoia). O aumento da contratilidade miocárdica e da frequência cardíaca nos pacientes tratados pode refletir aumentos dos níveis de dopamina circulante, convertida a partir da levodopa. A hipotensão ortostática pode ser proeminente nos pacientes tratados. Os efeitos colaterais gastrointestinais do tratamento com a levodopa incluem náuseas e vômitos, refletindo mais provavelmente a estimulação da zona-gatilho quimiorreceptora bulbar.

Relata-se que a amantadina, um agente anitiviral, ajuda a controlar os sintomas da doença de Parkinson; entretanto, o mecanismo para este efeito não está completamente compreendido. O inibidor da monoamina oxidase tipo B (seleginina) também pode ajudar a controlar os sintomas da doença de Parkinson por inibir o catabolismo da dopamina no sistema nervoso central. A seleginina tem uma vantagem sobre os inibidores inespecíficos da monoamina oxidase, uma vez que eles são apenas inibidores fracos da monoamina oxidase tipo A, a isoenzima encontrada primariamente no trato gastrointestinal. Desta forma, a seleginina não está associada com a crise hipertensiva associada à tiramina, que resulta quando alimentos contendo tiramina (*i.e.*, queijo, vinho) são consumidos por aqueles nos quais a monoamina oxidase tipo A está farmacologicamente inibida. A entrada de tiramina na circulação sistêmica no cenário da monoamina oxidase tipo A inibida resulta em um estado hiperadrenérgico por causa das atividades inerentemente simpatomiméticas da tiramina.

O tratamento cirúrgico da doença de Parkinson é reservado para os sintomas incapacitantes e refratários clinicamente. A estimulação dos núcleos subtalâmicos através de um aparelho estimulador implantado profundamente no cérebro pode aliviar ou ajudar a controlar o tremor. A palidotomia está associada com melhora significativa nas discinesias induzidas pela levodopa, embora a melhora possa ser de curta duração. O transplante de tecido fetal como tratamento da doença de Parkinson está baseado na demonstração de que neurônios dopaminérgicos embrionários podem sobreviver nos receptores; entretanto, a efetividade deste tratamento é desconhecida no momento.

Conduta Anestésica

A conduta anestésica nos pacientes com doença de Parkinson está baseada na compreensão do tratamento desta patologia e no potencial adverso associado aos efeitos dos fármacos. A meia-vida de eliminação da levodopa e da dopamina que ela produz é breve, assim a interrupção do tratamento por mais de 6 a 12 horas pode resultar em uma perda abrupta dos efeitos terapêuticos. A retirada abrupta do fármaco pode levar à rigidez muscular esquelética, que interfere com a ventilação pulmonar. Neste contexto, o tratamento com levodopa, incluindo a dose usual pela manhã no dia da cirurgia, deve ser continuado durante o período perioperatório. Levodopa oral pode ser administrada aproximadamente 20 minutos antes da indução da anestesia e pode ser repetida nos períodos intraoperatório e pós-operatório, através de um tubo oro ou nasogástrico, para minimizar a probabilidade de exacerbações.

A possibilidade de hipotensão e arritmias cardíacas tem que ser considerada durante a administração da anestesia nos pacientes tratados com levodopa. Além disso, deve-se considerar a capacidade das butirofenonas (p. ex., droperidol, haloperidol) de antagonizar os efeitos da dopamina nos núcleos da base. Especulou-se que uma reação distônica aguda depois da administração de alfentanil reflita diminuições na transmissão dopaminérgica central induzida pelos opioides. O uso de cetamina é questionável por causa da possível provocação de respostas exageradas do sistema nervoso simpático. Apesar disso, a cetamina tem sido administrada com segurança nos pacientes tratados com levodopa. A escolha dos relaxantes musculares não parece ser influenciada pela presença da doença de Parkinson.

Doença de Hallervorden-Spatz

A doença de Hallervorden-Spatz é um distúrbio autossômico recessivo raro dos núcleos da base. Ela segue uma evolução lentamente progressiva desde seu início durante a infância tardia até a morte em aproximadamente 10 anos. Não há exames laboratoriais específicos para o diagnóstico desta doença, e nenhum tratamento efetivo é conhecido. Demência e distonia com torcicolo, bem como escoliose, estão constantemente presentes. É provável que a postura distônica desapareça com a indução da anestesia, embora as contraturas musculares esqueléticas e as alterações ósseas possam acompanhar a forma crônica da doença, levando à imobilidade da articulação temporomandibular e da coluna cervical, mesmo na presença de anestesia geral profunda ou paralisia muscular esquelética induzida por fármaco.

A conduta anestésica tem que considerar a possibilidade de ser impossível posicionar estes pacientes idealmente para a intubação traqueal depois da indução da anestesia. Estímulo doloroso, como o produzido pela tentativa de intubação traqueal no paciente desperto, pode intensificar a distonia. Por estas razões, a indução da anestesia pode ser conseguida com inalação e manutenção da ventilação espontânea. A administração de succinilcolina é questionável, uma vez que a hipotrofia muscular esquelética e as alterações axonais difusas no cérebro, que podem envolver os neurônios motores superiores, poderiam acentuar a liberação de potássio; entretanto, relata-se o uso seguro da succinilcolina. Compensando esta propensão mediada centralmente para hipotrofia muscular, pode ser que a hiperatividade muscular crônica produza efeitos musculares e cardiovasculares semelhantes aos de um atleta treinado. Qualquer relaxamento muscular esquelético necessário é provavelmente mais bem obtido com o aumento das concentrações de anestésico volátil ou a administração de fármacos bloqueadores neuromusculares não despolarizantes. O despertar da anestesia é previsivelmente acompanhado pelo retorno da postura distônica.

Doença de Huntington

A doença de Huntington é uma doença degenerativa prematura do sistema nervoso central, caracterizada por atrofia marcante do núcleo caudado e, em menor grau, do putâmen e do globo pálido. As anormalidades bioquímicas incluem deficiências de acetilcolina nos núcleos da base (e em sua enzima sintetizadora, colina acetiltransferase) e de ácido γ-aminobutírico. A perda seletiva de ácido γ-aminobutírico pode diminuir a inibição do sistema nigroestriado dopaminérgico. Esta doença é transmitida como um traço autossômico dominante, porém seu aparecimento retardado até os 35 a 40 anos de idade interfere com o aconselhamento genético efetivo. A identificação do defeito genético pode ser útil para a previsão do risco da doença naqueles que herdaram o gene defeituoso, o que se aplica tanto aos exames pré-natais quanto pós-natais (incluindo os adultos).

As manifestações da doença de Huntington consistem em demência progressiva combinada com coreoatetose. A coreia é geralmente considerada o primeiro sinal da doença de Huntington; daí, a primeira designação desta doença como coreia de Huntington. Alterações comportamentais (p. ex., depressão, crises de agressividade, alterações do humor) podem preceder o início dos movimentos involuntários por vários anos. O envolvimento dos músculos faríngeos torna estes pacientes susceptíveis à aspiração pulmonar. A doença progride durante vários anos e a depressão mental concomitante torna o suicídio uma causa frequente de morte. A duração da doença de Huntington, do início clínico até a morte é, em média, de 17 anos.

O tratamento da doença de Huntington é sintomático e está dirigido à diminuição dos movimentos coreiformes. Haloperidol e outras butirofenonas podem ser administrados para controlar a coreia e a labilidade emocional associadas com a doença. O tratamento mais útil para o controle dos movimentos involuntários é com fármacos que interfiram com os efeitos neurotransmissores da dopamina ou através de antagonismo (*i.e.*, haloperidol, flufenazina) ou através da depleção dos estoques de dopamina (*i.e.*, reserpina, tetrabenazina).

A experiência com o manejo da anestesia nos pacientes com coreia de Huntington é muito limitada para que se recomendem fármacos ou técnicas anestésicas. A sedação pré-operatória usando-se butirofenonas como droperidol ou haloperidol pode ser útil no controle dos movimentos coreiformes. A probabilidade aumentada de aspiração pulmonar tem que ser considerada se os músculos faríngeos estiverem envolvidos. O uso de óxido nitroso e de anestésicos voláteis é aceitável. Tiopental, succinilcolina e mivacúrio têm sido administrados sem efeitos adversos, porém diminuição da atividade da colinesterase plasmática, com respostas prolongadas à succinilcolina, tem sido observada. Da mesma forma, sugere-se

que estes pacientes possam ser sensíveis aos efeitos dos relaxantes musculares não despolarizantes.

Torcicolo

Acredita-se que o torcicolo resulte de distúrbios na função dos núcleos da base. O modo mais comum de apresentação é a contração espasmódica dos músculos da nuca, que pode progredir para o envolvimento dos músculos dos membros e da cintura. A hipertrofia dos músculos esternocleidomastóideos pode estar presente. O espasmo pode envolver os músculos da coluna vertebral, levando a lordose, escoliose e comprometimento da ventilação. O tratamento não é particularmente efetivo, porém uma rizotomia anterior bilateral em C1 e C3, com a secção do nervo acessório espinal, pode ser tentada. Esta cirurgia pode causar paralisia pós-operatória do diafragma, resultando em desconforto respiratório. A desnervação periférica seletiva da musculatura cervical afetada é também uma opção cirúrgica. Não há problemas conhecidos com relação à seleção de fármacos anestésicos, porém o espasmo dos músculos da nuca pode interferir com a manutenção de uma via aérea permeável antes da instituição da paralisia muscular esquelética. Além disso, a intubação traqueal com o paciente desperto pode ser necessária se o espasmo muscular esquelético crônico tiver levado à fixação das vértebras cervicais. A cirurgia pode ser realizada com o paciente na posição sentada. Se assim for, as considerações anestésicas para a posição sentada entram em cena (veja "Posição Sentada e Embolia Aérea Venosa".) O aparecimento súbito de torcicolo depois da administração de fármacos anestésicos tem sido relatado e a administração 25 a 50 mg IV de difenidramina produz uma reversão dramática deste torcicolo induzido por fármacos.

Encefalopatias Espongiformes Transmissíveis

As encefalopatias espongiformes transmissíveis humanas são a doença de Creutzfeldt-Jakob (DCJ), o kuru, a síndrome de Gerstmann-Sträussler-Scheinker e a insônia familiar fatal. Estas doenças não inflamatórias do sistema nervoso central são causadas por patógenos proteicos infecciosos lentos transmissíveis, conhecidos como *príons*. Os príons diferem dos vírus porque não possuem RNA e DNA e não conseguem produzir uma reação imunológica detectável. As encefalopatias espongiformes transmissíveis são identificadas com base nos achados clínicos e neuropatológicos (grupos focais de vacúolos redondos e pequenos que podem tornar-se confluentes). A gliose subcortical progressiva familiar e algumas demências talâmicas hereditárias também podem ser encefalopatias espongiformes. A encefalopatia espongiforme bovina (doença da vaca louca) é uma encefalopatia espongiforme transmissível que ocorre nos animais. Não foi detectada infectividade nos músculos esqueléticos, leite ou sangue.

A DCJ é a encefalopatia espongiforme transmissível mais comum, com uma incidência estimada de um caso por milhão em todo o mundo. A transmissão do príon e o desenvolvimento da doença clínica são ainda pouco compreendidos. De fato, uma significativa proporção da população é provavelmente portadora do príon DCJ, porém a maioria não desenvolve a doença clínica. Além disso, 10% a 15% das pessoas com DCJ possuem uma história familiar da doença; desta forma, fatores infecciosos e genéticos desempenham um papel provável no desenvolvimento da doença. O intervalo de tempo entre a infecção e o desenvolvimento dos sintomas é medido em meses a anos. A doença se desenvolve pelo acúmulo de uma proteína anormal que se pensa agir como um neurotransmissor no sistema nervoso central. A proteína príon é codificada por um gene específico, e mutações esporádicas e randômicas podem resultar em variantes da DCJ. Demência rapidamente progressiva com ataxia e mioclonia sugere o diagnóstico, embora a confirmação possa exigir uma biópsia cerebral porque não há exames diagnósticos não invasivos confiáveis. A doença de Alzheimer representa a maior dificuldade para o diagnóstico diferencial. Ao contrário dos distúrbios tóxicos e metabólicos, a mioclonia raramente está presente no início da DCJ, e as convulsões, quando ocorrem, são um fenômeno tardio. Nem vacinas nem tratamentos são efetivos.

Precauções infecciosas universais (p. ex., como as usadas para os pacientes com hepatite B ou com infecção pelo vírus da imunodeficiência humana) são recomendadas ao se cuidar dos pacientes com DCJ, porém outras precauções não são necessárias. Lidar com o LCE exige precauções especiais (duas luvas, óculos protetores, espécimes com rótulo "infeccioso"), uma vez que este se mostrou o único líquido corporal a resultar em transmissão para primatas. As biópsias e as autópsias exigem precauções similares, embora o risco de infecção comunicável seja menor que o criado por procedimentos semelhantes nos pacientes soropositivos para o vírus da hepatite B ou para o vírus da imunodeficiência humana. No entanto, o principal risco de transmissão da DCJ é durante a biópsia cerebral para a confirmação diagnóstica da doença. Os instrumentos devem ser descartáveis ou devem ser descontaminados por meio de solução de hipoclorito de sódio ou autoclavagem.

A transmissão entre seres humanos ocorreu inadvertidamente em associação com procedimentos cirúrgicos (transplante de córnea, procedimentos estereotáticos com eletrodos previamente usados, instrumentos neurocirúrgicos contaminados e transplante de dura-máter de cadáveres humanos). A transmissão foi atribuída ao tratamento com hormônio do crescimento e com hormônios gonadotróficos. Embora a injeção ou transplante de tecidos humanos possa resultar em transmissão dos príons infecciosos, o risco de transmissão através do sangue humano é discutível, uma vez que esta doença não é observada mais frequentemente nos hemofílicos do que na população em geral. Apesar disso, a transfusão de sangue de indivíduos sabidamente infectados não está recomendada.

O manejo da anestesia inclui o uso de precauções universais contra infecção, equipamento descartável e esterilização de qualquer equipamento reutilizável (lâminas do laringoscópio) utilizando-se hipoclorito de sódio. A cirurgia nos pacientes sabidamente infectados ou suspeitados pode ser melhor realizada no final do dia para permitir a limpeza criteriosa do equipamento e da sala de cirurgia antes do próximo uso. O pessoal que participa da anestesia e da cirurgia deve usar aventais protetores, luvas e máscaras faciais com visores transparentes para proteção dos olhos. Visto que uma proporção da população é provavelmente portadora do príon que se pensa causar a DCJ e que tanto fatores infecciosos quanto genéticos desempenham provavelmente um papel no desenvolvimento dos sintomas clínicos, a probabilidade de contrair e desenvolver a DCJ depois de entrar em contato com o príon da DCJ é provavelmente muito baixa. Entretanto, devem-se sempre exercer as medidas padronizadas de precaução.

Esclerose Múltipla

A esclerose múltipla é uma doença autoimune que acomete o sistema nervoso central e que parece ocorrer em pessoas geneticamente suscetíveis. Embora haja uma alta taxa de concordância entre gêmeos e um risco aumentado de haver um parente de primeiro grau com a doença, bem como uma associação geográfica (p. ex., maior incidência no norte da Europa, no sul da Austrália e na América do Norte), não foram identificadas claramente causas genéticas, ambientais ou infecciosas. Também não há uma compreensão clara dos processos imunopatogênicos que determinam os locais de lesão tecidual no sistema nervoso central, as variações na história natural ou a severidade da incapacidade causada pela doença. Ela é duas vezes mais comum em mulheres do que em homens. Nas mulheres com esclerose múltipla, a taxa de recaída diminui durante a gravidez, especialmente no terceiro trimestre, e aumenta durante os primeiros 3 meses do puerpério. A exposição a doenças virais pode desencadear recaídas. Patologicamente, a esclerose múltipla é caracterizada por combinações diversas de inflamação, desmielinização e lesão axonal no sistema nervoso central. A perda da mielina que recobre os axônios é seguida pela formação de placas desmielinativas. Os nervos periféricos não são afetados pela esclerose múltipla.

As manifestações clínicas da esclerose múltipla refletem seu envolvimento multifocal. Sua evolução pode ser subaguda, com recidivas seguidas por remissões, ou crônica e progressiva. As manifestações da esclerose múltipla refletem os locais de desmielinização no sistema nervoso central e na medula espinal. Por exemplo, a inflamação dos nervos ópticos (neurite óptica) causa distúrbios visuais, o envolvimento do cerebelo leva a distúrbios da marcha e as lesões da medula espinal causam parestesias e fraquezas nos membros, bem como incontinência urinária e impotência sexual. A neurite óptica é caracterizada por diminuição da acuidade visual e reação pupilar defeituosa à luz. A paresia espástica ascendente dos músculos esqueléticos é com frequência proeminente. A doença intramedular cervical é caracterizada por uma sensação elétrica que corre pelas costas até as pernas em resposta à flexão do pescoço (sinal de Lhermitte). Tipicamente, os sintomas se desenvolvem por alguns dias, permanecem estáveis por algumas semanas e, em seguida, melhoram. Uma vez que a remielinização no sistema nervoso central provavelmente não ocorre, a remissão dos sintomas mais provavelmente resulta de correção dos distúrbios fisiológicos e químicos transitórios que interferiram com a condução nervosa na ausência de desmielinização completa. Além disso, aumentos na temperatura corporal podem causar exacerbação dos sintomas por causa de alterações adicionais na condução nervosa nas regiões de desmielinização. Há um aumento na incidência de distúrbios convulsivos nos pacientes com esclerose múltipla.

A evolução da esclerose múltipla é caracterizada por exacerbações e remissões dos sintomas em intervalos imprevisíveis por um período de vários anos. Sintomas residuais eventualmente persistem durante as remissões, levando à incapacitação severa por insuficiência visual, ataxia, fraqueza muscular espástica e incontinência urinária. A despeito disso, a doença em alguns pacientes se mantém benigna, com episódios infrequentes e leves de desmielinização seguidos por remissões prolongadas e ocasionalmente permanentes. O início da esclerose múltipla depois dos 35 anos de idade está tipicamente associado com doença de progressão lenta.

O diagnóstico da esclerose múltipla pode ser estabelecido com diferentes graus de confiança (p. ex., provável ou definitivo) com base apenas nas características clínicas ou nas características clínicas em combinação com anormalidades oligoclonais

CAPÍTULO
Doenças que Afetam o Cérebro 10A

das imunoglobulinas no LCE, latência prolongada dos potenciais evocados refletindo a lentidão na condução nervosa causada pela desmielinização e por alterações no sinal da substância branca vistas na RM craniana.

Não há tratamento curativo para a esclerose múltipla. Em vez disso, o tratamento é dirigido tanto para o controle dos sintomas quanto para métodos de atenuar a progressão da doença. Os corticosteroides, o principal tratamento para as recidivas agudas da esclerose múltipla, têm efeitos imunomoduladores e anti-inflamatórios que restauram a barreira hematoencefálica, diminuem o edema e possivelmente melhoram a condução axonal. O tratamento com corticosteroides diminui a duração da recidiva e acelera a recuperação, porém se o grau geral de recuperação ou de progressão da doença é alterado, é desconhecido. O interferon-β é o tratamento de escolha para os pacientes com esclerose múltipla tipo recidiva-remissão. O efeito colateral mais comum do tratamento com interferon-β são sintomas transitórios semelhantes aos da influenza por 24 a 48 horas depois da injeção. Ligeiros aumentos nas concentrações das aminotransferases séricas, leucopenia ou anemia podem estar presentes, e a depressão coexistente pode ser exacerbada. O acetato de glatiramer é uma mistura de polipeptídeos sintéticos randômicos sistetizados para simular a proteína básica da mielina. Este fármaco é uma alternativa ao interferon-β e pode ser muito útil para os pacientes que se tornaram resistentes ao tratamento com interferon-β por causa da atividade sérica neutralizante ao interferon-β. A mitoxantrona é um agente imunodepressivo que funciona pela inibição da proliferação de linfócitos. Por causa da severa toxicidade cardíaca, seu uso está limitado aos pacientes com doença rapidamente progressiva. A azatioprina é um análogo da purina que deprime tanto a imunidade mediada por células quanto a imunidade humoral. O tratamento com este fármaco pode diminuir a frequência das recidivas na esclerose múltipla, porém não tem efeito na progressão da incapacidade. A azatioprina é considerada quando os pacientes não respondem ao tratamento com interferon-β ou com acetato de glatiramer. Doses baixas de metotrexato são relativamente não tóxicas e inibem tanto a imunidade mediada por células quanto a imunidade humoral como resultado de seus efeitos anti-inflamatórios. Os pacientes com esclerose múltipla progressiva secundária são os que mais se beneficiam com o tratamento com este fármaco.

Conduta Anestésica

A conduta anestésica nos pacientes com esclerose múltipla tem que considerar o impacto do estresse cirúrgico na progressão natural da doença. Por exemplo, a despeito da técnica anestésica ou dos fármacos selecionados para uso durante o período perioperatório, é possível que os sintomas da esclerose múltipla estejam exacerbados no pós-operatório. Isto pode ser devido a fatores como infecção e febre. Neste contexto, qualquer aumento na temperatura corporal (p. ex., tão pouco quanto 1°C) que acompanhe a cirurgia pode ser mais provavelmente responsável do que os fármacos na exacerbação da esclerose múltipla. É possível que o aumento da temperatura corporal resulte em bloqueio completo da condução nos nervos desmielinizados. Observe-se que o ciclo imprevisível de exacerbações e remissões poderia levar a conclusões errôneas de que haveria uma relação de causa e efeito entre a severidade da doença e os fármacos ou eventos presentes durante o período perioperatório.

As apresentações neurológicas variáveis e imprevisíveis nos pacientes com esclerose múltipla durante o período perioperatório têm que ser apreciadas quando se seleciona as técnicas anestésicas regionais. De fato, a anestesia espinal tem sido implicada nas exacerbações pós-operatórias da esclerose múltipla, enquanto exacerbações da doença depois de anestesia epidural ou de bloqueios dos nervos periféricos não foram descritas. O mecanismo pelo qual a anestesia espinal pode diferir da anestesia epidural é desconhecido, porém pode refletir a neurotoxicidade local do anestésico. Especificamente, especula-se que a desmielinização associada com a esclerose múltipla torna a medula espinal mais susceptível aos efeitos neurotóxicos dos anestésicos locais. A anestesia epidural pode ter um risco menor que a anestesia espinal porque a concentração de anestésico local na substância branca da medula espinal é menor que a da anestesia espinal. Apesar disso, tanto a anestesia epidural quanto a anestesia espinal têm sido usadas nas parturientes com esclerose múltipla.

A anestesia geral é a técnica mais frequentemente usada nos pacientes com esclerose múltipla. Não há interações especiais entre a esclerose múltipla e os fármacos usados para a anestesia geral, e não há evidências para sustentar o uso de um fármaco anestésico inalado ou injetado em especial. Quando se seleciona relaxantes musculares, deve-se considerar a possibilidade de liberação exagerada do potássio muscular, causando hipercalemia depois da administração de succinilcolina nestes pacientes. Respostas prolongadas dos relaxantes musculares não despolarizantes devem ser consistentes com a fraqueza muscular esquelética coexistente (miastenia-símile) e com a diminuição da massa muscular esquelética. Ao contrário, a resistência aos efeitos dos relaxantes musculares não despolarizantes tem sido observada, refletindo talvez a proliferação de receptores colinérgicos extrajuncionais característicos das lesões do neurônio motor superior.

A suplementação com corticosteroides durante o período perioperatório pode estar indicada nos pacientes sendo tratados em longo prazo com estes fármacos. Esforços têm que ser feitos para reconhecer e evitar até mesmo modestos aumentos na temperatura corporal (mais que 1°C), uma vez que esta alteração pode exacerbar os sintomas. A avaliação neurológica periódica durante o período pós-operatório pode ser útil na detecção das exacerbações.

Sequelas Pós-poliomelite

A poliomielite é causada por um enterovírus que infecta inicialmente o sistema reticuloendotelial. Em uma minoria dos pacientes, o vírus entra no sistema nervoso central e preferencialmente tem como alvo os neurônios motores no tronco cerebral e no corno anterior da medula espinal. A incidência mundial de poliomielite diminuiu significativamente desde a instituição da vacinação contra esta doença; entretanto, vários locais, como a Índia, Paquistão e Nigéria, ainda representam importantes reservatórios para o vírus. Nos Estados Unidos apenas seis casos de poliomielite foram relatados desde 1979, e todos estavam associados com a vacina. Uma vez que a poliomielite é tão rara, do ponto de vista do clínico, os pacientes com sequelas pós-pólio são muito mais comuns que aqueles com pólio aguda. As sequelas pós-pólio se manifestam como fadiga, fraqueza muscular esquelética, dor articular, intolerância ao frio, disfagia e problemas no sono e na respiração (*i.e.*, apneia obstrutiva do sono) que refletem presumidamente lesão neurológica pela infecção original pelo virus da pólio. O vírus da pólio pode lesar o sistema reticular ativador, respondendo pelo fato de que estes indivíduos podem mostrar uma sensibilidade exagerada aos efeitos sedativos dos anestésicos, bem como um despertar tardio da anestesia. A sensibilidade aos relaxantes musculares não despolarizantes é comum. Dor severa nas costas depois da cirurgia pode ser causada por atrofia muscular esquelética coexistente e pela escoliose. O tremor pós-operatório pode ser profundo, uma vez que estes indivíduos são altamente sensíveis ao frio. A sensibilidade dolorosa pós-operatória parece estar aumentada e se presume que esteja relacionada com a lesão pelo vírus da pólio nas células secretoras endógenas de opioide no cérebro e na medula espinal. A cirurgia em caráter ambulatorial pode não ser apropriada para muitos pacientes pós-pólio, uma vez que eles correm um risco maior de complicações, especialmente secundárias à fraqueza muscular respiratória e à disfagia.

DISTÚRBIOS CONVULSIVOS

As convulsões são causadas por descargas transitórias, paroxísticas e sincrônicas de grupos de neurônios no cérebro. A convulsão é um dos distúrbios neurológicos mais comuns e pode ocorrer em qualquer idade, com mais de 10% da população experimentando convulsões em algum tempo durante sua vida. As manifestações clínicas dependem da localização e do número de neurônios envolvidos na descarga convulsiva e sua duração. Anormalidades transitórias da função cerebral, como as que ocorrem com a hipoglicemia, hiponatremia, hipertermia e com a toxicidade farmacológica, tipicamente resultam em uma única convulsão; o tratamento do distúrbio subjacente é, usualmente, curativo. Ao contrário, a epilepsia é definida como convulsões recorrentes resultando de fatores congênitos ou adquiridos (p. ex., cicatrizes cerebrais); ela afeta aproximadamente 0,6% da população.

A classificação atual das convulsões epiléticas está baseada na revisão de 1981 de um método descrito pela Commission on Classification and Terminology of the International League Against Epilepsy (Comissão para Classificação e Terminologia da Liga Internacional Contra a Epilepsia). As convulsões são atualmente classificadas com base em dois fatores: perda da consciência e foco da ativação convulsiva. As convulsões simples não envolvem perda da consciência, enquanto níveis de consciência alterados são vistos nas convulsões complexas. As convulsões parciais parecem originar-se de uma população limitada de neurônios em um único hemisfério, enquanto as convulsões generalizadas parecem envolver inicialmente a ativação difusa dos neurônios em ambos os hemisférios cerebrais. Uma convulsão parcial pode ser inicialmente evidente em uma região do corpo (*i.e.*, o braço direito) e pode, subsequentemente, tornar-se generalizada, envolvendo ambos os hemisférios, um processo conhecido como evolução jacksoniana.

A RM é o método preferido para o estudo da estrutura cerebral nos pacientes com epilepsia. A eletroencefalografia padrão é usada para identificar a localização ou localizações dos focos de convulsão, bem como para caracterizar suas propriedades elétricas. O uso da videografia além da eletroencefalografia permite a documentação simultânea das atividades convulsivas elétrica e clínica. A eletrocorticografia, na qual os eletrodos são colocados cirurgicamente diretamente no córtex cerebral, não apenas permite a identificação mais acurada do foco, com também o mapeamento dos eventos elétricos no contexto da identificação da anatomia superficial do cérebro (uma característica que será valiosa durante a ressecção cirúrgica). Além disso, a estimulação de vários eletrodos eletrocorticográficos ajudará a identificar áreas eloquentes do cérebro antes da ressecção do foco convulsivo, como aquelas que devem ser evitadas durante a cirurgia.

Tratamento Farmacológico

As convulsões são tratadas inicialmente com fármacos antiepilépticos, começando-se com um fármaco único e alcançando-se o controle das convulsões pelo aumento da dose conforme a necessidade. Combinações de fármacos podem ser consideradas quando a monoterapia falha. As modificações na dose do fármaco são guiadas pela resposta clínica do paciente (p. ex., efeito *versus* efeito colateral), em vez de pelas concentrações séricas do fármaco. A monitorização dos níveis séricos do fármaco não é geralmente necessária para os pacientes que estejam experimentando um controle adequado das convulsões sem evidências de toxicidade. Os fármacos antiepilépticos efetivos parecem diminuir a excitabilidade neuronal ou reforçar a inibição neuronal. Fármacos efetivos para o tratamento das convulsões *parciais* incluem a carbamazepina, a fenitoína e o valproato. Os distúrbios convulsivos *generalizados* podem ser tratados com carbamazepina, fenitoína, valproato, barbitúricos, gabapentina ou lamotrigina. Exceto a gabapentina, todos os fármacos antiepilépticos usuais são metabolizados no fígado antes de sofrer excreção renal. A gabapentina parece não apresentar metabolismo *in vivo* e é excretada inalterada pelos rins. A carbamazepina, a fenitoína e os barbitúricos causam indução enzimática, e o tratamento de longo prazo com estes fármacos pode alterar a taxa de seu próprio metabolismo e a do metabolismo de outros fármacos. As interações farmacocinéticas e farmacodinâmicas do fármaco são considerações nos pacientes sendo tratados com fármacos antiepilépticos.

Efeitos neurotóxicos dependentes da dose são as respostas adversas mais comuns causadas pelos fármacos antiepilépticos. Todos os fármacos antiepilépticos podem causar depressão da função cerebral com sintomas de sedação.

A fenitoína apresenta muitos efeitos colaterais, incluindo hipotensão, arritmias cardíacas, hiperplasia gengival e anemia aplásica. Ela está associada com várias manifestações cutâneas, incluindo eritema multiforme e síndrome de Stevens-Johnson. O extravasamento ou a injeção intra-arterial de fenitoína pode induzir vasoconstrição significativa, resultando em síndrome da luva púrpura, que pode levar à necrose cutânea, síndrome compartimental e gangrena. Estes efeitos colaterais tornam a fosfenitoína, um pró-fármaco fosforilado que não compartilha o mesmo perfil de toxicidade da fenitoína, uma opção mais atrativa para a administração intravenosa do antiepiléptico.

O valproato produz insuficiência hepática em aproximadamente um em cada 10 mil pacientes. O mecanismo desta hepatotoxicidade é desconhecido, porém pode refletir uma reação idiossincrásica de hipersensibilidade. Pancreatite também foi observada durante o tratamento com valproato. O uso a longo prazo do valproato está associado com aumento do sangramento cirúrgico, especialmente nas crianças. O mecanismo é atualmente desconhecido, porém acredita-se que seja causado por uma combinação de trombocitopenia com a diminuição induzida pelo valproato no fator de von Willebrand e no fator VIII.

CAPÍTULO
Doenças que Afetam o Cérebro 10A

A carbamazepina pode causar diplopia, leucopenia relacionada com a dose e hiponatremia (que, usualmente, não tem importância clínica), bem como alterações no metabolismo hepático de vários fármacos.

Reações hematológicas adversas associadas com os fármacos antiepilépticos variam de anemia leve até anemia aplásica e estão mais comumente associadas com o uso de carbamazepina, fenitoína e valproato.

Tratamento Cirúrgico

O tratamento cirúrgico dos distúrbios convulsivos é considerado nos pacientes que não respondem aos fármacos antiepilépticos. A cirurgia está sendo feita agora muito mais precocemente do que no passado, particularmente nos pacientes jovens, para evitar o retardo social resultante dos efeitos colaterais da medicação e das convulsões persistentes. As convulsões parciais podem responder à ressecção da região patológica no interior do cérebro (p. ex., remoção de um tumor, hamartoma ou tecido cicatricial). A corpo calosotomia pode ajudar a evitar a generalização das convulsões parciais para o hemisfério oposto. Finalmente, a hemisferectomia é às vezes necessária para as convulsões catastróficas persistentes.

Na preparação para cirurgia, o foco convulsivo é inicialmente localizado pela eletrocorticografia e pela informação obtida pelos estudos com a RM. A cirurgia mais comum é a lobectomia temporal. Hemiparesia permanente é um efeito adverso potencial desta cirurgia. Uma abordagem mais conservadora nas convulsões intratáveis clinicamente envolve o implante de um estimulador do nervo vago esquerdo. O lado esquerdo é escolhido porque o nervo vago direito apresenta inervação cardíaca significativa, o que poderia levar a bradiarritmias severas. O mecanismo pelo qual a estimulação do nervo vago produz seu efeito é obscuro. Os pacientes toleram bem este procedimento, exceto por rouquidão em alguns casos, refletindo a inervação da laringe pelo vago.

Estado Epiléptico

O estado epiléptico é uma situação com risco de morte que se manifesta como atividade convulsiva contínua ou duas ou mais convulsões ocorrendo em sequência sem recuperação da consciência entre elas.

O objetivo do tratamento do estado epiléptico é o imediato estabelecimento de acesso venoso e a subsequente supressão farmacológica da atividade convulsiva combinada com suporte das vias aéreas do paciente, ventilação e circulação. A hipoglicemia pode ser afastada como causa em alguns minutos, usando-se as técnicas de mensuração rápida da glicose à beira do leito. Se presente, ela pode ser corrigida pela administração intravenosa de 50 mL de glicose a 50%. O uso de rotina da infusão de glicose antes da confirmação de hipoglicemia preexistente não está recomendado, uma vez que a hiperglicemia pode exacerbar a lesão cerebral. A intubação traqueal pode ser necessária para proteger os pulmões do paciente de aspiração e para otimizar a oferta de oxigênio e a remoção de dióxido de carbono. Relaxantes musculares de longa duração devem ser evitados se o movimento muscular, independentemente da monitorização eletrofisiológica, for o elemento principal para avaliar a efetividade do tratamento. Usualmente, a administração de um anestésico antiepiléptico, como o propofol ou tiopental, interromperá a atividade convulsiva durante a intubação traqueal. A monitorização dos gases sanguíneos arteriais e do pH pode ser útil para a confirmação da adequação da oxigenação e da ventilação. A acidose metabólica é uma sequela comum da atividade convulsiva continuada. Nestes casos, o uso de bicarbonato de sódio intravenoso pode ser necessário para tratar anormalidades ácido-básicas extremas. A hipertermia associada com a hiperatividade muscular e o aumento do metabolismo cerebral ocorrem frequentemente durante o estado epiléptico e necessitam de resfriamento ativo.

Conduta Anestésica

A conduta anestésica nos pacientes com distúrbios convulsivos inclui considerações sobre o impacto dos fármacos antiepilépticos na função orgânica e sobre o efeito dos fármacos anestésicos nas convulsões. A sedação coexistente produzida pelos fármacos antiepilépticos pode ter efeitos aditivos aos dos fármacos anestésicos, enquanto a indução enzimática induzida pelos fármacos pode alterar a farmacocinética e a farmacodinâmica de outros fármacos.

Quando se escolhe a indução anestésica e os fármacos para manutenção, devem-se considerar seus efeitos na atividade elétrica do sistema nervoso central. Por exemplo, o metoexital pode ativar focos epilépticos e tem sido recomendado como um método de delinear estes focos durante a eletrocorticografia nos pacientes submetidos a tratamento cirúrgico da epilepsia. Da mesma forma, o alfentanil, a cetamina, o enflurano, o isoflurano e o sevoflurano podem causar atividade eletroencefalográfica epileptiforme (ondas pontiagudas) nos pacientes sem história de convulsões, porém sabe-se também que suprimem atividades elipeptiformes e epilépticas. Convulsões e opistótono foram raramente observados depois de anestesia com propofol, sugerindo cautela quando se administra este fármaco a pacientes sabidamente com distúrbios convulsivos. Quando se seleciona relaxantes musculares, os efeitos estimulantes do sistema nervoso central da laudanosina, um metabólito pró-convulsivante do atarcúrio e do cisatracúrio, podem merecer considerações. Vários fármacos antiepilépticos, especialmente a fenitoína e a carbamazepina, por vias tanto farmacocinéticas quanto farmacodinâmicas, encurtam a duração da ação dos relaxantes musculares não despolarizantes. O topiramato pode causar acidose metabólica inexplicável, dada sua capacidade de inibir a anidrase carbônica.

A maioria dos anestésicos inalatórios, incluindo o óxido nitroso, tem relatos de produzir atividade convulsiva. A presença de átomos de halogênio é um determinante importante das propriedades convulsivantes dos anestésicos voláteis, com a fluorina sendo incriminada como epileptogênica.

Parece razoável evitar a administração de fármacos potencialmente epileptogênicos nos pacientes com epilepsia. Em vez disso, tiobarbitúricos, opioides e benzodiazepínicos são preferíveis. Isoflurano, desflurano e sevoflurano parecem ser escolhas aceitáveis nos pacientes com distúrbios convulsivos. A despeito dos fármacos usados na anestesia, é importante manter o tratamento com os fármacos antiepilépticos existentes durante o período perioperatório.

DISTÚRBIOS NEURO-OCULARES

Os distúrbios envolvendo o sistema visual discutidos na próxima seção estão limitados aos que comprometem a retina, o nervo óptico e o sistema óptico intracraniano. As doenças degenerativas desta parte do sistema visual incluem a atrofia óptica de Leber, a retinite pigmentosa e a síndrome de Kearns-Sayer. A causa mais comum de cegueira durante o período pós-operatório é a neuropatia óptica

233

isquêmica. Outras causas de defeitos visuais pós-operatórios são a cegueira cortical, a oclusão da artéria da retina e a obstrução venosa oftálmica.

Atrofia Óptica de Leber
A atrofia óptica de Leber, ou neuropatia óptica hereditária de Leber, é caracterizada pela degeneração da retina e pela atrofia dos nervos ópticos, culminando em cegueira. Este distúrbio foi o primeiro em seres humanos para o qual um padrão mitocondrial de herança foi definitivamente descrito. Este raro distúrbio se apresenta usualmente como perda de visão central na adolescência ou no início da idade adulta e está frequentemente associado com outra neuropatologia, incluindo esclerose múltipla e distonia.

Retinite Pigmentosa
A retinite pigmentosa é descrita como um grupo genética e clinicamente heterogêneo de retinopatias hereditárias caracterizadas por degeneração da retina. Estes distúrbios debilitantes representam coletivamente uma forma comum de comprometimento visual em seres humanos, com uma prevalência estimada de aproximadamente um em 3.000. O exame da retina mostra áreas de pigmentação, particularmente nas regiões periféricas. A visão é perdida da periferia da retina em direção ao centro até que a cegueira total se desenvolva.

Síndrome de Kearns-Sayer
A síndrome de Kearns-Sayer é caracterrizada por retinite pigmentosa associada com oftamoplegia externa progressiva, manifestando-se tipicamente antes dos 20 anos de idade. Anormalidades na condução cardíaca, variando de bloqueio de ramo até bloqueio cardíaco atrioventricular completo, são comuns. Este último pode ocorrer abruptamente, levando à morte súbita. Degeneração generalizada do sistema nervoso central foi observada. Este achado e concentrações frequentemente elevadas de proteína no LCE sugerem uma etiologia viral. Embora a síndrome de Kearns-Sayer seja rara, é possível que estes pacientes precisem de anestesia para o implante de marcapassos cardíacos.

A conduta anestésica exige um alto índice de suspeição e preparo prévio para tratar bloqueio cardíaco atrioventricular de terceiro grau de início recente. O marcapasso transtorácico é o tratamento inicial de escolha para o bloqueio cardíaco de terceiro grau. A experiência é muito limitada para recomendar fármacos específicos para a indução e para a manutenção da anestesia. Presumidamente, a resposta à succinilcolina e aos relaxantes musculares não despolarizantes não está alterada, uma vez que esta doença não envolve as junções neuromusculares.

Neuropatia Óptica Isquêmica
A neuropatia óptica isquêmica deve ser suspeitada nos pacientes que se queixam de perda visual durante a primeira semana depois de qualquer forma de cirurgia. A lesão isquêmica do nervo óptico pode resultar em perda tanto da visão central quanto da periférica.

O nervo óptico pode ser funcionalmente dividido em um segmento anterior e em um segmento posterior com base na diferença do suprimento sanguíneo (**Fig. 10A-6**). O suprimento sanguíneo para a porção anterior é derivado tanto da artéria central da retina quanto de pequenos ramos da artéria ciliar. Ao contrário, o suprimento sanguíneo do segmento posterior do nervo óptico deriva de pequenos ramos da artéria oftálmica e das artérias centrais da retina. O fluxo sanguíneo basal para o segmento posterior do nervo óptico é significativamente menor do que o para o segmento anterior. Por causa dessa diferença, os eventos isquêmicos nos segmentos anterior e posterior do nervo óptico possuem fatores de risco e achados físicos diferentes; entretanto, o prognóstico, em termos de melhora da visão, é ruim em ambos os casos. Se houver suspeita de neuropatia óptica isquêmica, uma consulta oftalmológica urgente deve ser realizada, uma vez que outras causas mais tratáveis de cegueira perioperatrória têm que ser descartadas.

Neuropatia Óptica Isquêmica Anterior
A perda visual associada com a neuropatia óptica isquêmica anterior é causada pelo infarto nas zonas limítrofes de perfusão entre os pequenos ramos das artérias ciliares posteriores curtas. A apre-

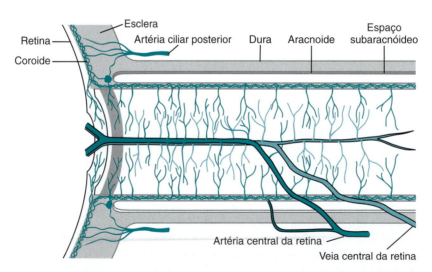

Figura 10A-6 • Suprimento sanguíneo da retina e do nervo óptico. Observe que a maior parte do suprimento para a porção anterior do nervo óptico é através da artéria central da retina. O fluxo sanguíneo para a porção posterior do nervo óptico é suprido pelas perfurantes piais e é muito menor que o fluxo sanguíneo para o segmento anterior. (Adaptado de Hayreh SS: Anatomy and physiology of the optic nerve head . Trans Am Acad Ophthalmol Otolaryngol 1974;78:240-254.)

CAPÍTULO
Doenças que Afetam o Cérebro
10A

sentação usual envolve deficiências visuais monoculares indolores e súbitas, variando em severidade de leve diminuição na acuidade visual até cegueira. Inchaço assintomático do disco óptico pode ser o sinal mais precoce. Um disco óptico congenitamente pequeno está presente com frequência. O prognóstico varia, porém o desfecho mais comum é a recuperação mínima da função visual.

É mais provável que a forma não arterítica da neuropatia óptica isquêmica anterior se manifeste durante o período pós-operatório, em comparação com a forma arterítica. Ela é geralmente atribuída à diminuição da oferta de oxigênio ao disco óptico, em associação com hipotensão e/ou anemia. Esta forma de perda visual tem sido associada com hipotensão hemorrágica (hemorragia gastrointestinal), anemia, cirurgia cardíaca, cirurgia da cabeça e do pescoço, parada cardíaca e hemodiálise e pode ocorrer espontaneamente. A neuropatia óptica isquêmica anterior arterítica, que é menos comum que a forma não arterítica, está associada com inflamação e trombose das artérias ciliares posteriores curtas. O diagnóstico é confirmado pela demonstração de arterite de células gigantes na amostra da artéria temporal obtida para biópsia. Altas doses de corticosteroides são usadas para tratar a neuropatia óptica isquêmica anterior e como profilaxia contra a manifestação da doença no olho contralateral.

Neuropatia Óptica Isquêmica Posterior

A neuropatia óptica isquêmica posterior se apresenta como perda aguda da visão e defeitos no campo visual similares aos da neuropatia óptica isquêmica anterior. Presume-se que seja causada pela diminuição da oferta de oxigênio à porção posterior do nervo óptico entre o forame óptico e o ponto de entrada da artéria central da retina. A ocorrência espontânea é menos frequente que a da neuropatia óptica isquêmica anterior; entretanto, a neuropatia óptica isquêmica posterior é mais comum que a neuropatia óptica isquêmica anterior como causa de perda visual no período perioperatório. Pode não haver inicialmente achados oftalmológicos anormais, refletindo o envolvimento retrobulbar do nervo óptico. Edema discal leve está presente depois de alguns dias e a TC das órbitas do paciente pode revelar aumento do nervo óptico intraorbitário.

A etiologia da neuropatia óptica isquêmica pós-operatória parece ser multifatorial e pode incluir hipotensão, anemia, ausência congênita da artéria central da retina, anatomia alterada do disco óptico, embolia aérea, obstrução venosa e infecção. Ela tem sido descrita depois de cirurgia espinal prolongada realizada na posição prona, cirurgia cardíaca, dissecção radical do pescoço e artroplastia do quadril. Fatores não cirúrgicos associados, porém potencialmente contribuintes, incluem parada cardíaca, tratamento agudo da hipertensão maligna, trauma fechado e anemia severa (p. ex., relacionada com hemorragia gastrointestinal). Especula-

se que o risco de neuropatia óptica isquêmica posterior possa ser reduzido evitando-se a anemia, a hipotensão e a administração excessiva de líquidos, embora esta especulação não tenha sido ainda comprovada.

Cegueira Cortical

A cegueira cortical pode acompanhar hipotensão profunda ou parada circulatória (p. ex., como a que acompanha a recuperação da parada cardíaca) como um resultado da hipoperfusão e do infarto das áreas limítrofes nos lobos parietais ou occipitais. Esta forma de cegueira foi observada depois de diversos procedimentos cirúrgicos (p. ex., cirurgia cardíaca, craniotomia, laringectomia, cesariana) e pode, também, resultar de êmbolos aéreos ou de partículas durante o *bypass* cardiopulmonar. A cegueira cortical é caracterizada pela perda da visão, porém mantendo reações pupilares à luz e apresentando exames normais do fundo do olho. Os pacientes podem não ter consciência da perda de visão focal, que geralmente melhora com o tempo. As anormalidades à TC ou à RM nos lobos parietais ou occipitais confirmam o diagnóstico.

Oclusão da Artéria Retiniana

A oclusão da artéria retiniana se apresenta como cegueira monocular indolor e oclusão de um ramo da artéria da retina que resultam em defeitos limitados nos campos visuais ou em visão turva. Os defeitos nos campos visuais são, no início, frequentemente severos, porém, ao contrário da neuropatia óptica isquêmica, melhoram com o tempo. O exame de fundo de olho revela uma retina edemaciada e pálida. Diferentemente da neuropatia óptica isquêmica, a oclusão da artéria central da retina é com frequência causada por êmbolos de uma placa aterosclerótica ulcerada na artéria carótida ipsilateral. A maioria das oclusões da artéria da retina causadas por êmbolos durante cirurgia cardíaca aberta regridem prontamente. Vasoespasmo ou trombose também podem causar oclusão da artéria central da retina depois de cirurgia radical no pescoço complicada por hemorragia e hipotensão. Esta situação também pode ocorrer depois da injeção intranasal de agonistas α-adrenérgicos. O bloqueio do gânglio estrelado melhora a visão em alguns destes pacientes.

Obstrução Venosa Oftálmica

A obstrução da drenagem venosa dos olhos pode ocorrer no período intraoperatório quando o posicionamento do paciente resultar em pressão externa nas órbitas. A posição prona e o uso de suportes para a cabeça durante os procedimentos neurocirúrgicos exigem uma atenção cuidadosa para assegurar que as órbitas do pacientes estejam livres de compressão externa. O exame de fundo de olho revela ingurgitação das veias e edema da mácula.

PONTOS-CHAVE

- Os objetivos principais no cuidado de pacientes submetidos a cirurgias neurológicas incluem a manutenção da oferta adequada de oxigênio ao cérebro, otimização das condições cirúrgicas e facilitação de uma recuperação suave e rápida para permitir a avaliação imediata da função neurológica.

- No período perioperatório, os fatores que afetam o FSC incluem as pressões parciais arteriais de oxigênio e de dióxido de carbono, a pressão sanguínea arterial e a autorregulação cerebral, a pressão sanguínea venosa e vários fármacos.

PONTOS-CHAVE — cont.

- As principais técnicas para diminuir a PIC incluem a elevação da cabeça, a hiperventilação, a drenagem de LCE, os fármacos hiperosmóticos, os diuréticos, os corticosteroides e os vasoconstritores cerebrais.
- A embolia aérea venosa pode ocorrer em uma variedade de circunstâncias, mais comumente nos pacientes que estejam na posição sentada. As técnicas disponíveis para monitorar a retenção de ar incluem a ultrassonografia precordial com Doppler, a ecocardiografioa transesofágica e o conteúdo de oxigênio e nitrogênio no final da expiração. O tratamento

inclui descontinuação do uso de óxido nitroso, inundação do campo cirúrgico com líquidos, aspiração do ar por um cateter venoso central e suporte hemodinâmico.
- A succinilcolina deve ser usada com cuidado nos pacientes com doença neurológica por causa de um aumento transitório na PIC e, mais importante, por causa de um risco de hipercalemia nas doenças que cursam com desnervação causando uma proliferação dos receptores de acetilcolina na junção neuromuscular.

REFERÊNCIAS

Adams H, Adams R, Del Zoppo G, Goldstein LB: Guidelines for the early management of patients with ischemic stroke: 2005 guidelines update a scientific statement from the Stroke Council of the American Heart Association/American Stroke Association. Stroke 2005;36:916–923.

Black S, Cucchiara RF, Nishimura RA, Michenfelder JD: Parameters affecting occurrence of paradoxical air embolism. Anesthesiology 1989;71:235–241.

Browne TR, Holmes GL: Epilepsy. N Engl J Med 2001;344:1145–1151.

Centers for Disease Control and Prevention (CDC): Paralytic poliomyelitis—United States, 1980–1994. MMWR Morb Mortal Wkly Rep 1997;46:79–83.

Clifton GL, Miller ER, Choi SC, et al: Lack of effect of induction of hypothermia after acute brain injury. N Engl J Med 2001;344:556–563.

Dodson BA: Interventional neuroradiology and the anesthetic management of patients with arteriovenous malformations. In Cottrell JE, Smith DS (eds): Anesthesia and Neurosurgery, 4th ed. St. Louis, Mosby, 2001:401.

Endovascular versus surgical treatment in patients with carotid stenosis in the Carotid and Vertebral Artery Transluminal Angioplasty Study (CAVATAS): A randomised trial. Lancet 2001;357:1729–1737.

Gupta R, Jovin TG, Krieger DW: Therapeutic hypothermia for stroke: Do new outfits change an old friend? Expert Rev Neurother 2005;5:235–246.

Ho VT, Newman NJ, Song S, et al: Ischemic optic neuropathy following spine surgery. J Neurosurg Anesthesiol 2005;17:38–44.

Homocysteine and risk of ischemic heart disease and stroke: A meta-analysis. JAMA 2002;288:2015–2022.

Huang Y, Cheung L, Rowe D, Halliday G: Genetic contributions to Parkinson's disease. Brain Res Brain Res Rev 2004;46:44–70.

Jankovic J: Searching for a relationship between manganese and welding and Parkinson's disease. Neurology 2005;64:2021–2028.

Konstas AA, Choi JH, Pile-Spellman J: Neuroprotection for ischemic stroke using hypothermia. Neurocrit Care 2006;4:168–178.

Lambert DA, Giannouli E, Schmidt BJ: Postpolio syndrome and anesthesia. Anesthesiology 2005;103:638–644.

Lanier WL, Weglinski MW: Intracranial pressure. In Cucchiara RF, Michenfelder JD (eds): Clinical Neuroanesthesia. New York, Churchill Livingstone, 1990:77–115.

Lanier WL, Milde JH, Michenfelder JD: Cerebral stimulation following succinylcholine in dogs. Anesthesiology 1986;64:551–559.

Lee LA, Roth S, Posner KL, et al: The American Society of Anesthesiologists Postoperative Visual Loss Registry: Analysis of 93 spine surgery cases with postoperative visual loss. Anesthesiology 2006;105:652–659.

Leipzig TJ, Morgan J, Horner TG, et al: Analysis of intraoperative rupture in the surgical treatment of 1694 saccular aneurysms. Neurosurgery 2005;56:455–468.

Lusseveld E, Brilstra EH, Nijssen PC, et al: Endovascular coiling versus neurosurgical clipping in patients with a ruptured basilar tip aneurysm. J Neurol Neurosurg Psychiatry 2002;73:591–593.

Mayer SA, Brun NC, Begtrup K, et al: Recombinant activated factor VII for acute intracerebral hemorrhage. N Engl J Med 2005;352:777–785.

Mendelow AD, Gregson BA, Fernandes HM, et al: Early surgery versus initial conservative treatment in patients with spontaneous supratentorial intracerebral haematomas in the International Surgical Trial in Intracerebral Haemorrhage (STICH): A randomised trial. Lancet 2005;365:387–397.

Muth CM, Shank ES: Gas embolism. N Engl J Med 2000;342:476–482.

Myers MA, Hamilton SR, Bogosian AJ, et al: Visual loss as a complication of spine surgery. A review of 37 cases. Spine 1997;22:1325–1329.

Nagele P, Hammerle AF: Sevoflurane and mivacurium in a patient with Huntington's chorea. Br J Anaesth 2000;85:320–321.

Nichols WC, Pankratz N, Hernandez D, et al: Genetic screening for a single common LRRK2 mutation in familial Parkinson's disease. Lancet 2005;365:410–412.

Noseworthy JH, Lucchinetti C, Rodriguez M, Weinshenker BG: Multiple sclerosis. N Engl J Med 2000;343:938–952.

Practice advisory for perioperative visual loss associated with spine surgery: A report by the American Society of Anesthesiologists Task Force on Perioperative Blindness. Anesthesiology 2006;104:1319–1328.

Qureshi AI, Tuhrim S, Broderick JP, et al: Spontaneous intracerebral hemorrhage. N Engl J Med 2001;344:1450–1460.

Sirven JI: Antiepileptic drug therapy for adults: When to initiate and how to choose. Mayo Clin Proc 2002;77:1367–1375.

Stocchetti N, Maas AI, Chieregato A, van der Plas AA: Hyperventilation in head injury: A review. Chest 2005;127:1812–1827.

Thom T, Haase N, Rosamond W: Heart disease and stroke statistics—2006 update: A report from the American Heart Association Statistics Committee and Stroke Statistics Subcommittee. Circulation 2006;113:85–151.

Todd MM, Hindman BJ, Clarke WR, Torner JC: Mild intraoperative hypothermia during surgery for intracranial aneurysm. N Engl J Med 2005;352:135–145.

Ueki K, Meyer FB, Mellinger JF: Moyamoya disease: The disorder and surgical treatment. Mayo Clin Proc 1994;69:749–757.

Wass CT, Lanier WL: Glucose modulation of ischemic brain injury: review and clinical recommendations. Mayo Clin Proc 1996;71:801–812.

Zaroff JG, Rordorf GA, Ogilvy CS, Picard MH: Regional patterns of left ventricular systolic dysfunction after subarachnoid hemorrhage: Evidence for neurally mediated cardiac injury. J Am Soc Echocardiogr 2000;13:774–779.

CAPÍTULO 10B

Distúrbios da Medula Espinal

Jeffrey J. Pasternak
William L. Lanier Jr.

Lesão Traumática Aguda da Medula Espinal

Lesão Aguda da Medula Espinal Cervical
- Conduta Anestésica

Lesão Crônica da Medula Espinal
- Conduta Anestésica

Hiper-reflexia Autonômica

Tumores da Medula Espinal

Doença dos Discos Intervertebrais
- Doença Discal Cervical
- Doença Discal Lombar

Anomalias Congênitas e Doenças Degenerativas da Coluna Vertebral

Anomalias Congênitas e Doenças Degenerativas da Medula Espinal
- Siringomielia
- Esclerose Lateral Amiotrófica
- Ataxia de Friedreich

A causa mais comum de lesão aguda da medula espinal é o trauma. Entretanto, vários processos patológicos, incluindo tumores e doenças congênitas e degenerativas da medula espinal e da coluna vertebral, também podem causar lesão medular.

LESÃO TRAUMÁTICA AGUDA DA MEDULA ESPINAL

A mobilidade da coluna cervical a torna vulnerável à lesão, especialmente à lesão por hiperextensão, durante acidentes com impacto. Neste contexto, estima-se que lesão da coluna cervical ocorra em 1,5% a 3,0% das vítimas de trauma importante. Além disso, há uma correlação entre a lesão craniana e a lesão aguda da medula espinal de tal forma que lesões da coluna cervical ocorrem em 2% dos pacientes com lesão craniana que sobrevivem e chegam ao hospital. O trauma pode comprometer tanto o segmento torácico quanto o segmento lombar da medula espinal.

A secção aguda da medula espinal produz inicialmente paralisia flácida, com ausência total de sensibilidade abaixo do nível da lesão da medula espinal. Embora a medula não esteja, na maioria das vezes, anatomicamente seccionada, disfunção completa ou quase completa pode ocorrer abaixo do nível do dermátomo sentinela. Assim, do ponto de vista funcional, a medula espinal pode parecer seccionada. A extensão dos efeitos fisiológicos da lesão da medula espinal depende do nível da lesão, com as alterações fisiológicas mais severas ocorrendo nas lesões da medula cervical e as menores perturbações ocorrendo com as lesões medulares mais caudais. Há perda da regulação da temperatura e dos reflexos medulares abaixo do nível da lesão. Reduções na pressão arterial sistêmica são comuns, especialmente na lesão da medula cervical, e são influenciadas por (1) perda da atividade do sistema nervoso simpático e diminuição da resistência vascular sistêmica e (2) bradicardia causada por perda da inervação simpática de T1 a T4 para o coração. A hipotensão pode também ocorrer nas lesões medulares torácicas e lombares, embora tipicamente menos severa que nas lesões cervicais. Estas perturbações hemodinâmicas são coletivamente conhecidas como *choque medular* e, nos sobreviventes, duram tipicamente de 1 a 3 semanas. Na lesão medular cervical ou torácica alta, a principal causa de morbidade e de mortalidade é a hipoventilação alveolar combinada com uma incapacidade de eliminar as secreções brônquicas. Os músculos respiratórios não estão afetados nas lesões lombares e torácicas baixas; assim sendo, um comprometimento respiratório mínimo pode ser esperados nestes casos. A aspiração de líquidos ou conteúdo gástrico, pneumonia e embolia pulmonar são ameaças constantes durante o choque medular.

LESÃO AGUDA DA MEDULA ESPINAL CERVICAL

Radiografias da coluna cervical são obtidas em uma grande fração dos pacientes que apresentam várias formas de trauma pelo receio de não se diagnosticar lesões ocultas da coluna cervical. Entretanto, a possibilidade de lesão da coluna cervical é mínima nos pacientes que preencham os seguintes cinco critérios: (1) sem dor na linha média da coluna cervical, (2) sem deficiências neurológicas focais, (3) sensório normal, (4) sem intoxicação e (5) sem lesão dolorosa por hiperextensão. Os pacientes que preencham estes critérios *não precisam* de estudos de imagem de rotina para excluir lesão oculta da coluna cervical.

Estima-se que dois terços dos pacientes com trauma apresentem lesões múltiplas que podem interferir com a avaliação da coluna cervical. A avaliação geralmente inclui a tomografia computadorizada ou a ressonância magnética. Apesar disso, o exame de imagem de rotina pode não ser prático em alguns, considerando-se o risco de transportar pacientes instáveis. Por esta razão, confia-se frequentemente nas incidências radiográficas padrão da coluna cervical do paciente, obtidas com frequência com máquinas portáteis de raios X, para avaliar a presença de lesão da coluna cervical e de instabilidade associada. A despeito da forma de estudo de imagem da coluna cervical empregada, toda a coluna cervical, incluindo o corpo da primeira vertebral torácica, tem que ser vista e avaliada. O alinhamento das vértebras (incidência em perfil), das fraturas (todas as incidências) e a avaliação dos espaços discais e dos tecidos moles são analisados no exame radiográfico. A sensibilidade da radiografia simples é menor que 100% e, portanto, a probabilidade de lesão da coluna cervical tem que ser interpretada em conjunto com outros sintomas clínicos e fatores de risco. Se houver qualquer dúvida, é prudente tratar todas as lesões agudas da coluna cervical como potencialmente instáveis.

O tratamento de uma fratura cervical com deslocamento envolve a imobilização imediata para limitar a flexão e a extensão do pescoço. Além disso, os colares cervicais flexíveis quase não apresentam efeito na limitação da flexão do pescoço, e a extensão do pescoço está apenas modestamente limitada. Os colares cervicais rígidos limitam a flexão e a extensão do pescoço em apenas 25%. A imobilização e a tração oferecidas pelos aparelhos halotorácicos são mais efetivas na prevenção do movimento da coluna cervical. A estabilização manual em linha (as mãos do assistente são colocadas de cada lado da face do paciente com as pontas dos dedos no processo mastóideo, com pressão para baixo contra a superfície firme de uma mesa, para manter a cabeça imóvel na posição neutra) é recomendada para ajudar a minimizar a flexão e a extensão do pescoço durante a laringoscopia direta para intubação traqueal.

O movimento da coluna cervical durante a laringoscopia direta é concentrado provavelmente na área occiptoatlantoaxial, sugerindo um aumento no risco de lesão da medula espinal neste nível nos pacientes vulneráveis, mesmo com o uso da estabilização manual em linha.

Além da deformação mecânica da medula espinal produzida pelo movimento do pescoço na presença de lesão da coluna cervical, há, talvez, um risco ainda maior de comprometimento do suprimento sanguíneo para a medula espinal produzido por movimento do pescoço que alongue a medula, com o estreitamento resultante dos vasos sanguíneos longitudinais. De fato, a manutenção da pressão de perfusão pode ser mais importante que o posicionamento para evitar a lesão da medula espinal na presença de lesão da coluna cervical.

Conduta Anestésica

Os pacientes com secções agudas da medula espinal necessitam frequentemente de precauções especiais durante o manuseio das vias aéreas. O princípio-chave quando se realiza a laringoscopia direta é minimizar os movimentos do pescoço durante o procedimento. Entretanto, o medo de uma possível compressão da medula espinal (por uma lesão instável da coluna cervical) não pode impedir uma intervenção necessária nas vias aéreas. Extensa experiência clínica parece dar suporte ao uso da laringoscopia direta para a intubação orotraqueal desde que (1) sejam feitas manobras para estabilizar a cabeça durante o procedimento (evitando a hiperextensão do pescoço do paciente) e (2) a avaliação das vias aéreas do paciente não sugerir a possibilidade de qualquer dificuldade técnica associada.

A anestesia tópica e a laringoscopia com fibra óptica com o paciente desperto são alternativas para a laringoscopia direta em pacientes cooperativos com trauma das vias aéreas, desde que a presença de sangue, secreções e deformidades anatômicas não impeça a visualização com o fibroscópio. Apresentação de tosse durante tanto a anestesia tópica das vias aéreas quanto a intubação com fibra óptica pode resultar em movimento da coluna cervical. É razoável solicitar que um assistente mantenha a estabilização manual em linha da coluna cervical durante ambas as intervenções. Outra alternativa é a sequencia rápida de indução da anestesia com anestésicos intravenosos e um relaxante muscular. Quando a coluna cervical é instável ou há uma suspeita da presença de lesão da coluna cervical, é importante agir cuidadosamente, uma vez que a hipertextensão do pescoço pode lesar ainda mais a medula espinal. Apesar disso, não há evidência de aumento da morbidade neurológica depois de intubação orotraqueal eletiva ou de emergência de pacientes anestesiados ou despertos que apresentem uma coluna cervical instável, se os passos seguros e apropriados foram tomados para minimizar os movimentos do pescoço. A traqueostomia com o paciente desperto é reservada para situações mais desafiadoras das vias aéreas, nas quais a lesão do pescoço, combinada com fraturas faciais ou outras anomalias severas da anatomia das vias aéreas, torna difícil ou inseguro o estabelecimento das vias aéreas por meios não cirúrgicos. Considerando todos os fatores, a manipulação das vias aéreas na presença de lesão da coluna cervical deve ser ditada pelo bom senso e não por abordagens dogmáticas. Certamente, a experiência clínica apoia a segurança da variedade de técnicas descritas.

A ausência de respostas compensatórias do sistema nervoso simpático torna o paciente com lesão da medula espinal cervical

CAPÍTULO
Distúrbios da Medula Espinal **10B**

ou torácica alta particularmente vulnerável às diminuições dramáticas na pressão arterial sistêmica depois de alterações agudas na postura corporal, perda sanguínea ou pressão positiva nas vias aéreas. Para minimizar estes efeitos, infusão intravenosa liberal de soluções cristaloides pode ser necessária para repor o volume intravascular, que foi abruptamente comprometido pela vasodilatação. Da mesma forma, a perda sanguínea aguda deve ser prontamente reposta. As anormalidades ao eletrocardiograma são comuns durante a fase aguda da lesão da medula espinal, especialmente nas lesões medulares cervicais. A respiração é mais bem sustentada com a ventilação mecânica, uma vez que a fraqueza ou a paralisia dos músculos intercostais e abdominais, exacerbada pela anestesia geral, aumenta as chances de insuficiência respiratória com as consequentes hipoxia e hipercapnia. A temperatura corporal deve ser monitorada e manipulada, uma vez que os pacientes tendem a se tornar poiquilotérmicos abaixo da secção da medula espinal. A manutenção anestésica tem por alvo assegurar a estabilidade fisiológica e facilitar a tolerância do tubo traqueal. Os anestésicos voláteis ou injetáveis são satisfatórios para este propósito. O óxido nitroso deve ser usado com cuidado, dada a preocupação com trauma coexistente e o aprisionamento do ar nos espaços fechados (p. ex., como ocorre na fratura da base do crânio ou na fratura de costela, o que poderia contribuir para o pneumoencéfalo ou pneumotórax, respectivamente). A hipoxemia arterial é comum depois da lesão medular espinal, enfatizando a necessidade de oximetria de pulso contínua e de oferta suplementar de oxigênio.

O uso de relaxante muscular deve ser determinado pelo local da cirurgia e pelo nível da secção da medula espinal. Se os relaxantes musculares forem necessários, os efeitos simpatomiméticos do pancurônio tornam este fármaco uma escolha atrativa; entretanto, outros relaxantes musculares não despolarizantes podem ser usados com segurança. É improvável que a succinilcolina provoque liberação excessiva de potássio durante as primeiras horas após a secção da medula espinal. Mesmo nestes casos, os benefícios da succinilcolina, que incluem o rápido início da ação e a curta duração do relaxamento, devem ser pesados contra os efeitos colaterais potenciais. O uso de um relaxante não despolarizante, com a ventilação com máscara enquanto se emprega pressão cricóidea, é outra alternativa para a manipulação das vias aéreas durante a indução da anestesia e antes da laringoscopia. Os benefícios desta última abordagem são que, uma vez que o tubo endotraqueal esteja colocado, a maior duração do relaxante não despolarizante tem utilidade durante o posicionamento do paciente.

LESÃO CRÔNICA DA MEDULA ESPINAL

As sequelas da lesão crônica da medula espinal incluem o comprometimento da ventilação alveolar, instabilidade cardiovascular se manifestando como hiper-reflexia autonômica, infecções crônicas pulmonares e do trato genitourinário, anemia e termorregulação alterada (**Tabela 10B-1**). Assim como na fase aguda, as lesões que ocorrem mais rostralmente ao longo da medula espinal tendem a apresentar efeitos sistêmicos mais significativos. Infecções crônicas do trato urinário refletem a incapacidade do paciente de esvaziar completamente a bexiga e predispõem à formação de cálculos. Como resultado, a insuficiência renal pode ocorrer e é uma causa comum de morte nos pacientes com secção crônica da medula espinal. Além disso, a imobilidade prolongada leva à osteoporose,

à atrofia muscular esquelética e às úlceras de decúbito. Também importante, a imobilidade pode predispor os pacientes à trombose venosa profunda; portanto, medidas profiláticas como as meias de compressão, anticoagulantes em baixa dosagem e filtros da veia cava inferior podem estar indicadas. Fraturas patológicas podem ocorrer quando se movimenta estes pacientes. Os pontos de pressão devem estar bem protegidos e acolchoados para minimizar a possibilidade de trauma cutâneo e o desenvolvimento de úlceras de decúbito.

A depressão e a dor crônica são problemas comuns depois da lesão da medula espinal. A dor radicular nervosa está localizada ao nível da secção ou próximo dele. A dor visceral é produzida pela distensão da bexiga ou do intestino. A dor fantasma pode ocorrer nas áreas de perda sensitiva completa. Como um resultado da depressão

TABELA 10B-1	Complicações Precoces e Tardias nos Pacientes com Lesão da Medula Espinal
Complicação	**Incidência (%)**
2 anos depois da lesão	
Infecção do trato urinário	59
Espasticidade muscular esquelética	38
Calafrios e febre	19
Úlcera de decúbito	16
Hiper-reflexia autonômica	8
Contraturas musculares esqueléticas	6
Ossificação heterotópica	3
Pneumonia	3
Disfunção renal	2
Infecção da ferida pós-operatória	2
30 anos depois da lesão	
Úlcera de decúbito	17
Dor muscular esquelética ou articular	16
Disfunção gastrointestinal	14
Disfunção cardiovascular	14
Infecção do trato urinário	14
Doença infecciosa ou câncer	11
Distúrbios visuais ou auditivos	10
Retenção urinária	8
Disfunção genitourinária no sexo masculino	7
Cálculos renais	6

mental ou da presença de dor, estes pacientes podem ser tratados com fármacos como os antidepressivos e opiáceos potentes que exigem consideração quando de planeja o manejo da anestesia.

Várias semanas depois da secção aguda da medula espinal, os reflexos medulares espinais gradualmente retornam e os pacientes entram em um estágio mais crônico, caracterizado por hiperatividade do sistema nervoso simpático e espasmos musculares esqueléticos involuntários. Nestes pacientes, o baclofeno, que potencializa os efeitos inibitórios do ácido γ-aminobutírico, é um fármaco útil para o tratamento da espasticidade. A interrupção abrupta do tratamento com baclofeno, como pode ocorrer com a hospitalização por problemas não relacionados, pode resultar em reações dramáticas de abstinência, incluindo convulsões. Diazepam e outros benzodiazepínicos também facilitam os efeitos inibitórios do ácido γ-aminobutírico e podem ter utilidade no tratamento de um paciente recebendo baclofeno. A espasticidade refratária à supressão farmacológica pode necessitar de tratamento com cirurgia pela rizotomia dorsal ou mielotomia ou implante de um estimulador da medula espinal ou uma bomba de baclofeno subaracnoidea.

A secção medular ao nível da quinta vértebra cervical ou acima dele pode resultar em apneia por causa da desnervação do diafragma (inervação C3-C5). Quando a função do diafragma está intacta, é provável que o volume corrente se mantenha adequado. Mesmo assim, nos pacientes com lesão da medula cervical ou torácica a capacidade de tossir e de eliminar secreções das vias aéreas está frequentemente comprometida por causa da diminuição do volume da reserva expiratória consequente à desnervação dos músculos intercostais e abdominais. De fato, a secção medular espinal aguda ao nível cervical é acompanhada por marcante diminuição da capacidade vital. Além disso, a hipoxemia arterial é um achado precoce consistente depois da lesão da medula espinal cervical. A aspiração traqueobrônquica foi associada com bradicardia e com parada cardíaca nestes pacientes, enfatizando a importância de estabelecer uma oxigenação arterial ótima antes de realizar este procedimento.

Conduta Anestésica

A conduta anestésica nos pacientes com secção crônica da medula espinal deve focalizar a prevenção da hiper-reflexia autonômica. Quando a anestesia geral é indicada, os relaxantes musculares agem facilitando a intubação traqueal e evitando espasmos musculares esqueléticos reflexos em resposta à estimulação cirúrgica. Os relaxantes musculares não despolarizantes são a escolha primária nesta circunstância, já que é provável que a succinilcolina provoque hipercalemia, particularmente durante os 6 meses iniciais (ou talvez por período ainda mais prolongado) depois da secção da medula espinal. Considerando todos os fatores, parece razoável evitar o uso de succinilcolina nos pacientes com uma lesão da medula espinal com mais de 24 horas de duração.

HIPER-REFLEXIA AUTONÔMICA

A hiper-reflexia autonômica aparece depois do choque medular e em associação com o retorno dos reflexos medulares espinais. Esta resposta reflexa pode ser iniciada pela estimulação cutânea ou visceral abaixo do nível da secção da medula espinal. A distensão de uma víscera oca, como a bexiga e o reto, e cirurgia são estímulos comuns.

O estímulo abaixo do nível da secção da medula espinal inicia estímulos aferentes que entram na medula espinal (**Fig. 10B-1**). Por causa de reflexos próprios da medula espinal/parênquima, estes impulsos desencadeiam aumentos na atividade do sistema nervoso simpático sobre o trato de saída esplâncnico. Nos pacientes neurologicamente intactos, este fluxo de saída é modulado pelos impulsos inibitórios dos centros superiores no sistema nervoso central. Na presença de uma secção da medula espinal, entretanto, este fluxo de saída abaixo da lesão está isolado dos impulsos inibitórios superiores, assim a vasoconstrição generalizada persiste abaixo do nível da lesão medular.

A hipertensão sistêmica e a bradicardia reflexa são as marcas registradas da hiper-reflexia autonômica, assim como a estimulação do seio carotídeo se manifesta como bradicardia. A vasodilatação cutânea reflexa ocorre acima do nível da secção da medula espinal. O ingurgitamento nasal reflete este padrão de vasodilatação. Os pacientes podem se queixar de cefaleia e de turvação da visão como evidências de hipertensão severa. O aumento precipitado na pressão arterial sistêmica pode resultar em hemorragia cerebral, retiniana ou subaracnoidea, bem como em aumento da perda sanguínea na cirurgia. Além disso, podem ocorrer perda da consciência e convulsões e as arritmias cardíacas estão frequentemente presentes. Neste paciente, o edema pulmonar reflete insuficiência ventricular esquerda aguda por causa do aumento da pós-carga cardíaca.

A incidência de hiper-reflexia autonômica depende do nível da secção da medula espinal. Por exemplo, aproximadamente 85% dos pacientes com secções da medula espinal acima de T6 desenvolvem este reflexo, e é improvável que ele esteja associado com secções da medula espinal abaixo de T10 (**Fig. 10B-2**). Uma vez que os nervos esplâncnicos maior, menor e mínimo recebem tipicamente a inervação de T5-T9, T10-T11 e T12, respectivamente, a perda dos impulsos dos centros superiores para estes nervos e para a cadeia simpática resultará em maiores regiões do corpo com risco de aumento dos reflexos autonômicos. Especificamente, as lesões da medula espinal acima de T5-T6 isolarão completamente os nervos esplâncnicos dos centros superiores de controle, enquanto

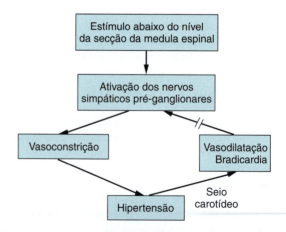

Figura 10B-1 • Sequência de eventos associados com as manifestações clínicas da hiper-reflexia autonômica. Uma vez que os impulsos aferentes que produzem a vasodilatação não podem alcançar a porção neurologicamente isolada da medula espinal, a vasoconstrição se desenvolve abaixo do nível da secção da medula espinal, resultando em hipertensão sistêmica.

CAPÍTULO 10B
Distúrbios da Medula Espinal

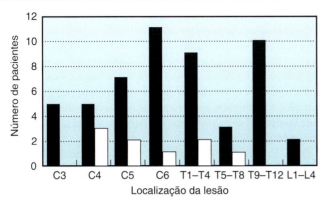

Figura 10B-2 • A hiper-reflexia autonômica não ocorre nos pacientes com secção da medula espinal abaixo de T9 e submetidos à litotripsia extracorpórea com ondas de choque. As *barras negras* representam o número de pacientes com secções da medula espinal (n = 52); as *barras brancas* representam os pacientes desenvolvendo hiper-reflexia autônoma (n = 9). (Adaptado de Stowe DF, Bernstein JS, Madsen HE, et al: Autonomic hyperreflexia in spinal cord injured patients during extracorporeal schok wave lithotripsy. Anesth Analg 1989;68:788-791.)

as lesões dos níveis lombares da medula resultarão em um sistema nervoso simpático periférico macroscopicamente intacto.

O manejo dos pacientes em risco deve começar com esforços para *evitar* o desenvolvimento da hiper-reflexia autonômica. Os pacientes que apresentam uma história negativa para este reflexo ainda correm o risco de sua ocorrência durante a cirurgia, simplesmente por causa do estímulo intenso que a cirurgia provoca. Antes da cirurgia ou de outra estimulação nos locais sem inervação sensitiva, deve ser instituída anestesia geral, neuraxial ou regional. A anestesia epidural tem sido descrita para o tratamento da hiper-reflexia autonômica provocada pelas contrações uterinas durante o parto. Entretanto, a anestesia epidural pode ser menos efetiva que a anestesia espinal na prevenção da hiper-reflexia autonômica por causa da preservação dos segmentos sacros com a primeira técnica. O bloqueio das vias aferentes com anestésicos locais tópicos aplicados na uretra, como para os procedimentos cistoscópicos, frequentemente não evita a hiper-reflexia autonômica, uma vez que esta forma de anestesia não bloqueia os músculos proprioceptores da bexiga, que são estimulados com a distensão deste órgão.

Independentemente da técnica selecionada para a anestesia, fármacos vasodilatadores com meia-vida curta (p. ex., nitroprussiato de sódio) devem estar prontamente disponíveis para o tratamento de hipertensão sistêmica de início súbito. A persistência de hipertensão sistêmica requer infusões intravenosas contínuas de vasodilatadores de ação curta, talvez suplementados com agentes de ação mais prolongada (p. ex., hidralazina). Observe-se que a hiper-reflexia autonômica pode manifestar-se inicialmente no pós-operatório, quando os efeitos dos fármacos anestésicos começam a desaparecer.

TUMORES DA MEDULA ESPINAL

Os tumores da medula espinal podem ser divididos em duas amplas categorias. Os tumores *intramedulares* estão localizados no interior da própria medula espinal e respondem por aproximadamente 10% dos tumores que acometem a coluna vertebral, com os gliomas e os ependimomas representando a vasta maioria dos tumores intramedulares. Os tumores *extramedulares* podem ser tanto intradurais quanto extradurais. Os neurofibromas e os meningiomas representam a maioria dos tumores intradurais. Ao contrário, as lesões metastáticas, usualmente do câncer de pulmão, mama ou próstata, bem como o mieloma, são as causas mais comuns das lesões extradurais. Outras lesões expansivas da medula espinal, incluindo abscessos e hematomas, compartilham muitos sinais e sintomas clínicos vistos nos tumores.

Os tumores da medula espinal apresentam-se tipicamente com sintomas de compressão medular. A dor é um achado comum e é geralmente agravada pela tosse ou pelo estiramento. Sintomas motores e distúrbios esfincterianos também podem ocorrer. Às vezes hipersensibilidade medular pode estar presente. O diagnóstico é geralmente baseado nos sintomas e nos estudos de imagem da medula espinal; a ressonância magnética é a técnica de escolha. O tratamento e o prognóstico dependem da natureza da lesão, podendo incluir corticosteroides, radioterapia, quimioterapia ou descompressão ou excisão cirúrgicas.

A conduta anestésica envolve assegurar a oxigenação e a perfusão adequadas da medula espinal. Isto é conseguido assegurando-se uma PaO_2 adequada e evitando-se a hipotensão e a anemia. Particularidades do manuseio dependerão do nível da lesão e da extensão do comprometimento neurológico.

Os tumores envolvendo a medula espinal cervical podem influenciar a abordagem usada para garantir as vias aéreas. Movimento significativo da coluna cervical pode levar a maior comprometimento da medula por compressão e diminuição da perfusão medular. Com qualquer forma de doença que coloque a coluna cervical em risco de nova lesão, o controle das vias aéreas deve ser similar ao discutido no tratamento da lesão aguda da medula espinal. Isto pode incluir estabilização em linha durante a laringoscopia direta ou intubação com fibra óptica com o paciente desperto. Se a abordagem para o manuseio do paciente for incerta, é útil que antes da administração de sedativos ou narcóticos coloque-se o paciente na posição para manuseio das vias aéreas (p. ex., na mesa cirúrgica) e então se faça a mobilização com as variações antecipadas dos movimentos da cabeça e do pescoço antes da manipulação de fato das vias aéreas ou da indução da anestesia. A exacerbação ou indução dos sintomas com os movimentos deve orientar o clínico para a realização da laringoscopia com fibra óptica (com a cabeça mantida na posição neutra) ou para outras opções com menor probabilidade de provocar lesão da medula associada movimentos. Por exemplo, um estilete luminoso ou um laringoscópio de Bullard podem facilitar a intubação da traqueia sem extensão significativa do pescoço.

A ressecção com segurança de um tumor pode requerer o uso intra-operatório de monitoração eletrofisiológica da função neurológica. Técnicas de monitoração como a eletromiografia, os potenciais evocados somatossensitivos e os potenciais evocados motores possuem uma variedade de implicações anestésicas. A abordagem preferida pode variar de instituição para instituição. Encaminhamos os leitores para uma variedade de artigos de revisão que discutem o uso intraoperatório destas modalidades de monitoração.

A succinilcolina deve ser usada com cautela nos pacientes com tumores da medula espinal devido ao risco de hipercalemia associado. Da mesma forma, a monitoração neuromuscular com a sequência de quatro estímulos (*train-of-four*) deve ser realizada em uma extremidade neurologicamente intacta. A evidência de comprometimento do neurônio motor superior pode levar a uma proliferação dos receptores de acetilcolina, tornando assim a extremidade relativamente resistente ao bloqueio não despolarizante. Se houver qualquer dúvida com relação à possibilidade de responsividade alterada ao bloqueio neuromuscular por causa da disfunção da medula espinal induzida pelo tumor, monitoração da sequência de quatro estímulos no nervo facial é uma opção razoável. Entretanto, deve-se tomar cuidado para monitorar os espasmos musculares evocados e não a estimulação muscular direta.

DOENÇA DOS DISCOS INTERVERTEBRAIS

As dores lombares estão atrás apenas da doença do trato respiratório superior como uma das razões mais comuns para as visitas aos consultórios médicos. Estima-se que 70% dos adultos experimentem dor lombar em algum momento de sua vida. Entre as situações crônicas, a dor lombar é a causa mais comum de limitação da atividade nos pacientes com menos de 45 anos de idade. O câncer primário ou metastático é a doença sistêmica mais comum que afeta os corpos vertebrais, embora responda por menos de 1% dos episódios de dor lombar.

Uma das causas mais comuns de dor lombar é a doença do disco intervertebral. O disco intervertebral é composto de um núcleo pulposo compressível circundado por um ânulo fibroso fibrocartilaginoso. O disco age amortecendo choques entre os corpos vertebrais. Trauma ou alterações degenerativas levam a modificações do disco intervertebral. A compressão da raiz nervosa ou da medula espinal resulta quando o núcleo pulposo faz protrusão através do ânulo fibroso. Com a compressão de uma raiz nervosa isolada, os pacientes usualmente se queixam de dor na distribuição de um dermátomo único ou de fraqueza muscular localizada. A compressão da medula espinal pode levar a sintomas sensitivos, motores e autonômicos complexos abaixo do nível do insulto. Haverá sinais de compressão da medula espinal se a protrusão ocorrer nas regiões cervical ou torácica, enquanto sinais de compressão da cauda equina aparecem se a protrusão for na região lombar. A tomografia computadorizada ou a ressonância magnética confirmam o diagnóstico e a localização da herniação do disco intervertebral.

Doença Discal Cervical

A herniação lateral de um disco cervical ocorre usualmente nos espaços intervertebrais C5-C6 ou C6-C7. A protrusão pode ser secundária a trauma ou pode ocorrer espontaneamente. Os sintomas são comumente agravados pela tosse. Os mesmos sintomas podem ser causados por osteófitos que comprimam as raízes nervosas nos forames intervertebrais.

O tratamento inicial da hérnia discal cervical é geralmente conservador, envolvendo repouso, controle da dor e possivelmente esteroides epidurais. A descompressão cirúrgica é necessária se os sintomas não regredirem com o tratamento conservador.

Doença Discal Lombar

Os locais mais comuns para a herniação discal lombar são os espaços intervertebrais L4-L5 e L5-S1. Ambos os locais provocam dor lombar que se irradia inferiormente pela parte posterior e lateral das coxas e panturrilhas (ciática). O padrão exato e a distribuição dos sintomas dependem do nível da medula e das raízes nervosas

afetadas. Uma história de trauma, frequentemente considerado como trivial, está usualmente associado com o início da dor lombar e com sinais de protrusão discal. A dor lombar é agravada pela tosse ou pelo estiramento do nervo ciático, produzido, por exemplo, pela elevação da perna estendida. Estes sinais mecânicos ajudam a distinguir a hérnia dos distúrbios nervosos periféricos. Por exemplo, a neuropatia periférica associada com a diabetes melito pode compartilhar os sintomas, porém não os sinais, de um disco lombar roto.

O tratamento da hérnia discal lombar aguda inclui historicamente repouso no leito, analgésicos e relaxantes musculares de ação central. Entre os pacientes com dor lombar aguda, a continuação das atividades normais dentro dos limites permitidos pela dor leva a uma recuperação mais rápida do que o repouso no leito ou os exercícios com mobilização da coluna. Quando os sintomas neurológicos persistem, a despeito do tratamento clínico conservador, a laminectomia ou microdiscectomia cirúrgica pode ser considerada para descomprimir as raízes nervosas comprometidas. Esteroides epidurais (p. ex., triancinolona, metilprednisolona) são uma alternativa à cirurgia em pacientes selecionados. Eles agem diminuindo a inflamação e o edema em torno das raízes nervosas. A supressão do eixo hipotálamo-hipófise-suprarrenal é uma consideração nos pacientes tratados e pode ter implicações na conduta anestésica. A cobertura com corticosteroide exógeno pode estar indicada se estes pacientes forem submetidos à cirurgia. Embora as injeções epidurais de corticoide possam resultar em alívio dos sintomas da compressão ciática de curta duração, este tratamento não oferece benefício funcional significativo nem diminui a necessidade de cirurgia.

ANOMALIAS CONGÊNITAS E DOENÇAS DEGENERATIVAS DA COLUNA VERTEBRAL

A espinha bífida oculta é uma forma comum de doença congênita da coluna vertebral, e a espondilose e a espondilolistese são formas de doenças degenerativas. Não é incomum que múltiplos tipos de alterações degenerativas ocorram concomitantemente, levando à progressão mais rápida dos sintomas neurológicos e à necessidade de intervenção cirúrgica.

A *espinha bífida oculta* (formação incompleta de uma única lâmina na coluna lombossacra sem outras anormalidades) é um defeito congênito que está presente em uma estimativa de 20% dos indivíduos. Dado que, usualmente, ela não produz sintomas, ela é descoberta frequentemente como um achado incidental ao exame radiográfico durante a avaliação de algum outro processo patológico não relacionado. Como não há usualmente anormalidades subjacentes, não se espera aumento de risco com a anestesia espinal, e um grande número destes pacientes recebeu anestesia espinal com segurança. Entretanto, existe uma variante da espinha bífida oculta conhecida como *disrafismo espinal* oculto, no qual o defeito ósseo pode envolver mais que uma lâmina. Um número significativo destes defeitos está associado com a medula espinal presa (a medula termina abaixo do espaço intervertebral L2-L3), que pode ser responsável por sintomas neurológicos progressivos. Até 50% dos indivíduos com a medula espinal presa apresenta manifestações cutâneas superpostas à anomalia,

CAPÍTULO 10B
Distúrbios da Medula Espinal

incluindo tufos de cabelo, áreas de hiperpigmentação, lipomas cutâneos e retrações da pele. A realização de anestesia espinal em pacientes com a medula espinal presa pode aumentar o risco de lesão medular.

A *espondilose* é um distúrbio não congênito comum que leva à formação de osteófitos e à doença discal degenerativa. O termo espondilose é usado como sinônimo de estenose da coluna. Há um estreitamento do canal espinal e compressão da medula espinal pelos osteófitos transversais ou compressão da raiz nervosa por protrusões ósseas para os forames intervertebrais. A disfunção da medula espinal pode também refletir infarto isquêmico secundário à compressão óssea das artérias espinais. Os sintomas tipicamente se desenvolvem insidiosamente depois dos 50 anos de idade. Na espondilose cervical, dor cervical e dor radicular nos braços e nos ombros são acompanhadas por perda sensitiva e hipotonia muscular esquelética. Mais tardiamente, sinais sensitivos e motores aparecem nas pernas, produzindo uma marcha instável. A espondilose lombar leva geralmente a dor radicular e hipotonia das extremidades inferiores. Os distúrbios esfincterianos são incomuns independentemente da localização da espondilose. As radiografias da coluna mostram com frequência alterações osteoartríticas, porém estas alterações se correlacionam pobremente com os sintomas neurológicos. A cirurgia pode ser necessária para interromper a progressão dos sintomas, especialmente perda motora.

A *espondilolistese* refere-se ao deslocamento anterior de um corpo vertebral sobre outro. Isto ocorre mais comumente na junção lombossacra. Os sintomas radiculares envolvem usualmente a raiz nervosa abaixo do pedículo da vértebra com deslocamento anterior. O tratamento envolve usualmente analgésicos, medicações anti-inflamatórias e fisioterapia, se a dor lombar for o único sintoma. A cirurgia está geralmente reservada para pacientes que apresentem mielopatia, radiculopatia ou claudicação neurogênica.

ANOMALIAS CONGÊNITAS E DOENÇAS DEGENERATIVAS DA MEDULA ESPINAL

Siringomielia

A siringomielia é um distúrbio no qual há uma cavitação cística da medula espinal. A etiologia é com frequência congênita, porém esta situação pode ocorrer depois de trauma da medula espinal ou em associação com várias neoplasias (p. ex., gliomas). A extensão rostral para o tronco cerebral é chamada de siringobulbia. As duas formas principais de siringomielia ocorrem dependendo de haver comunicação das regiões císticas com o espaço subaracnóideo ou canal central. Na siringomielia comunicante, há dilatação do canal central da medula, conhecida como hidromielia, ou uma comunicação entre as lesões císticas anormais na própria medula espinal e nos espaços com líquido cerebroespinal. A siringomielia comunicante está geralmente associada ou com uma história de aracnoidite basilar ou com malformações de Chiari. Ao contrário, a presença de cistos que não se conectem aos espaços do líquido cerebroespinal é chamada de siringomielia não comunicante e está frequentemente associada com uma história de trauma, neoplasia ou aracnoidite.

Os sinais e sintomas da siringomielia começam geralmente durante a terceira ou quarta década da vida. As queixas mais precoces são as de comprometimento sensitivo envolvendo dor e tempera-

tura nas extremidades superiores. Isto reflete a destruição das vias neuronais da dor e da temperatura que cruzam o interior da medula espinal próximo do canal central. À medida que a cavitação da medula espinal progride, a destruição dos neurônios motores inferiores se segue, com o desenvolvimento de fraqueza muscular com hipotonia e perda de reflexos. A escoliose torácica pode resultar da fraqueza dos músculos paravertebrais. A siringobulbia é caracterizada por paralisia do palato, da língua e das pregas vocais e por perda da sensibilidade na face. A ressonância magnética é o procedimento diagnóstico preferido.

Não há tratamento conhecido para interromper a degeneração progressiva da medula espinal ou do bulbo. Os procedimentos cirúrgicos destinados a restaurar o fluxo normal do líquido cerebroespinal não tem sido efetivos.

O manejo da anestesia nos pacientes com siringomielia ou siringobulbia deve ser efetuado considerando-se as deficiências neurológicas associadas com estas doenças. A escoliose torácica pode contribuir para alterações na ventilação-perfusão. A presença de doença do neurônio motor inferior levando à hipotrofia muscular esquelética sugere a possibilidade de a hipercalemia se desenvolver após a administração de succinilcolina. Da mesma forma, respostas exageradas aos relaxantes musculares não despolarizantes podem ser observadas. A regulação térmica pode estar comprometida. A seleção de fármacos para indução e manutenção da anestesia não é influenciada por esta doença. Na siringobulbia, qualquer diminuição ou ausência dos reflexos protetores das vias aéreas pode influenciar o momento da remoção pós-operatória do tubo traqueal.

Esclerose Lateral Amiotrófica

A esclerose lateral amiotrófica (ELA) é uma doença degenerativa envolvendo (1) os neurônios motores inferiores na substância cinzenta do corno anterior da medula espinal e (2) os tratos corticoespinais (*i.e.*, neurônios motores superiores descendentes primários). Desta forma, este processo patológico produz tanto degeneração dos neurônios motores superiores quanto dos inferiores. Ela afeta mais comumente homens dos 40 aos 60 anos de idade. Quando o processo degenerativo está limitado ao córtex motor do cérebro, a doença é chamada de esclerose lateral primária; a limitação aos núcleos do tronco cerebral é conhecida como paralisia pseudobulbar. A doença de Werdnig-Hoffmann se assemelha à ELA, exceto pelo fato de as manifestações desta doença ocorrerem durante os 3 primeiros anos de vida. Embora a causa da ELA seja desconhecida, ocasionalmente um padrão genético está presente. Uma etiologia viral também é considerada.

Os sinais e sintomas da ELA refletem a disfunção dos neurônios motores superiores e inferiores e eletromiograficamente às vezes se assemelham às alterações vistas na miastenia grave. As manifestações iniciais frequentes incluem atrofia muscular esquelética, fraqueza e fasciculações, começando frequentemente nos músculos intrínsecos das mãos. Com o tempo, a atrofia e a fraqueza envolvem a maioria dos músculos esqueléticos do paciente, incluindo a língua, a faringe, a laringe e o tórax. Sintomas iniciais do envolvimento bulbar incluem fasciculações da língua e disfagia levando à aspiração pulmonar. Por razões não esclarecidas, os músculos oculares estão preservados. A disfunção do sistema nervoso autônomo se manifesta como hipotensão ortostática e taquicardia de repouso. A incapacidade de controlar as respostas emocionais é característica. Queixas de cãibras e sensação de queimação, particularmente nas pernas, são comuns. Carcinoma do pulmão tem sido associado com ELA. As concentrações plasmáticas de creatina cinase estão normais, distinguindo esta doença da polimiosite crônica. A ELA não tem tratamento conhecido, e a morte é provável nos 6 primeiros anos depois do início dos sintomas clínicos, usualmente por insuficiência respiratória.

A anestesia geral nos pacientes com ELA pode estar associada com depressão ventilatória exagerada. Os pacientes com ELA são também vulneráveis à hipercalemia depois da administração de succinilcolina, como resultado da doença do neurônio motor inferior. Além disso, estes pacientes podem mostrar repostas prolongadas aos relaxantes musculares não despolarizantes. O envolvimento bulbar com disfunção dos músculos faríngeos pode predispor à aspiração pulmonar. Não há evidências de que fármacos anestésicos específicos ou combinações de fármacos sejam melhores para os pacientes com esta doença. A anestesia regional é frequentemente evitada pelo medo de exacerbação dos sintomas da doença. A despeito disso, a anestesia epidural tem sido administrada com sucesso nos pacientes com ELA, sem exacerbação neurológica ou comprometimento da função pulmonar.

Ataxia de Friedreich

A ataxia de Friedreich é uma condição hereditária autossômica recessiva caracterizada por degeneração dos tratos espinocerebelares e piramidais. A cardiomiopatia está presente em 10% a 50% dos pacientes com esta doença. Cifoescoliose produzindo uma deterioração progressiva da função pulmonar está presente em aproximadamente 80% dos pacientes acometidos. A ataxia é tipicamente o sintoma de apresentação. Disartria, nistagmo, fraqueza e espasticidade musculares esqueléticas e diabetes melito podem estar presentes. A ataxia de Friedreich é usualmente fatal na fase inicial da idade adulta, frequentemente por insuficiência cardíaca.

A conduta anestésica na ataxia de Friedreich é similar ao descrito para ELA. Se cardiomiopatia estiver presente, os efeitos inotrópicos negativos dos fármacos anestésicos devem ser considerados quando se selecionar uma técnica. Embora a experiência seja limitada, a respostas aos relaxantes musculares parece normal. A cifoescoliose pode tornar a anestesia epidural tecnicamente difícil, enquanto a anestesia espinal tem sido usada com sucesso. A possibilidade de insuficiência ventilatória pós-operatória pode estar aumentada, especialmente na presença de cifoescoliose.

PONTOS-CHAVE

- Os objetivos principais no cuidado de pacientes com doenças da medula espinal ou submetidos a procedimentos que envolvam a medula espinal ou a coluna vertebral incluem a manutenção da oferta adequada de oxigênio, a otimização das condições operatórias e a facilitação de uma recuperação anestésica rápida e suave para permitir uma avaliação imediata da função neurológica.

- A succinilcolina deve ser usada com cuidado nos pacientes com lesão da medula espinal, por causa do risco potencial de hipercalemia no cenário das doenças que causam uma proliferação (up-regulation) dos receptores de acetilcolina na junção neuromuscular.

- Na lesão aguda da medula espinal, os objetivos principais incluem o suporte das vias aéreas, da respiração e da circulação. Deve-se tomar cuidado durante a manipulação das vias aéreas para evitar movimento cervical excessivo. A succinilcolina pode ser usada sem risco significativo de hipercalemia nas primeiras 24 horas depois da lesão.

- Os pacientes com lesões da medula espinal cervical e torácica correm o risco de desenvolver hiper-reflexia autonômica em resposta a vários estímulos, incluindo cirurgia, distensão intestinal e distensão vesical. A prevenção é usualmente o objetivo, e tanto a anestesia geral quanto a espinal são efetivas no bloqueio da alça aferente da via. A anestesia tópica para procedimentos cistoscópicos, bem como a anestesia epidural, pode não ser confiavelmente eficaz na prevenção da hiper-reflexia autonômica.

REFERÊNCIAS

Agusti M, Adalia R, Fernandez C, Gomar C: Anaesthesia for caesarean section in a patient with syringomyelia and Arnold-Chiari type I malformation. Int J Obstet Anesth 2004;13:114–116.

Bird TM, Strunin L: Hypotensive anesthesia for a patient with Friedreich's ataxia and cardiomyopathy. Anesthesiology 1984;60:377–380.

Calder I: Spinal cord injury in patients with undiagnosed cervical spine fractures. Anesthesiology 1998;88:1411–1412.

Carette S, Leclaire R, Marcoux S, et al: Epidural corticosteroid injections for sciatica due to herniated nucleus pulposus. N Engl J Med 1997;336:1634–1640.

Deyo RA, Rainville J, Kent DL: What can the history and physical examination tell us about low back pain? JAMA 1992; 268:760–765.

Ditunno JF Jr, Formal CS: Chronic spinal cord injury. N Engl J Med 1994;330:550–556.

Gugino V, Chabot RJ: Somatosensory evoked potentials. Int Anesthesiol Clin 1990;28:154–164.

Hara K, Sakura S, Saito Y, et al: Epidural anesthesia and pulmonary function in a patient with amyotrophic lateral sclerosis. Anesth Analg 1996;83:878–879.

Hastings RH, Marks JD: Airway management for trauma patients with potential cervical spine injuries. Anesth Analg 1991;73:471–482.

Hoffman JR, Mower WR, Wolfson AB, et al: Validity of a set of clinical criteria to rule out injury to the cervical spine in patients with blunt trauma. National Emergency X-Radiography Utilization Study Group. N Engl J Med 2000;343:94–99.

Holland NR: Intraoperative electromyography. J Clin Neurophysiol 2002;19:444–453.

Kubal K, Pasricha SK, Bhargava M: Spinal anesthesia in a patient with Friedreich's ataxia. Anesth Analg 1991;72:257–258.

Lambert DH, Deane RS, Mazuzan JE Jr: Anesthesia and the control of blood pressure in patients with spinal cord injury. Anesth Analg 1982;61:344–348.

Lennarson PJ, Smith D, Todd MM, et al: Segmental cervical spine motion during orotracheal intubation of the intact and injured spine with and without external stabilization. J Neurosurg 2000;92:201–206.

Lotto ML, Banoub M, Schubert A. Effects of anesthetic agents and physiologic changes on intraoperative motor evoked potentials. J Neurosurg Anesthesiol 2004;16:32–42.

Malmivaara A, Hakkinen U, Aro T, et al: The treatment of acute low back pain—bed rest, exercises, or ordinary activity? N Engl J Med 1995;332:351–355.

McLeod AD, Calder I: Spinal cord injury and direct laryngoscopy— the legend lives on. Br J Anaesth 2000;84:705–709.

Meschino A, Devitt JH, Koch JP, et al: The safety of awake tracheal intubation in cervical spine injury. Can J Anaesth 1992;39:114–117.

O'Malley KF, Ross SE: The incidence of injury to the cervical spine in patients with craniocerebral injury. J Trauma 1988;28:1476–1478.

Ravindran RS, Cummins DF, Smith IE: Experience with the use of nitroprusside and subsequent epidural analgesia in a pregnant quadriplegic patient. Anesth Analg 1981;60:61–63.

Rosenbaum KJ, Neigh JL, Strobel GE: Sensitivity to nondepolarizing muscle relaxants in amyotrophic lateral sclerosis: Report of two cases. Anesthesiology 1971;35:638–641.

Suderman VS, Crosby ET, Lui A: Elective oral tracheal intubation in cervical spine-injured adults. Can J Anaesth 1991;38:785–789.

CAPÍTULO 10C

Doenças dos Sistemas Nervosos Autônomo e Periférico

Jeffrey J. Pasternak
William L. Lanier Jr.

Distúrbios Autônomos
- Síndrome de Shy-Drager
- Síndrome da Hipotensão Postural
- Tumores Glômicos da Cabeça e do Pescoço
- Síndrome do Seio Carotídeo

Doenças do Sistema Nervoso Periférico
- Paralisia Facial Idiopática (Paralisia de Bell)
- Neuralgia do Trigêmeo (*Tic Douloureux*)

- Neuralgia do Glossofaríngeo
- Doença de Charcot-Marie-Tooth
- Neuropatia do Plexo Braquial
- Síndrome de Guillain-Barré (Polineurite Idiopática Aguda)
- Neuropatias Compressivas
- Doenças Associadas com as Neuropatias Periféricas

O sistema nervoso periférico consiste em elementos nervosos fora do cérebro e da medula espinal. Ele engloba tanto o sistema nervoso autônomo quanto os nervos periféricos. Os distúrbios do sistema nervoso autônomo podem resultar em alterações hemodinâmicas significativas bem como em respostas anormais aos fármacos que agem através dos receptores adrenérgicos. As doenças que comprometem os nervos periféricos têm, com frequência, implicações no manejo pré-operatório dos pacientes, incluindo a escolha dos relaxantes musculares e o controle da dor neuropática.

DISTÚRBIOS AUTÔNOMOS

Síndrome de Shy-Drager

A síndrome de Shy-Drager pertence a um grupo de distúrbios heterogêneos conhecidos como atrofia multissistêmica. A atrofia multissistêmica inclui três condições que, nos anos passados, pensava-se não estarem relacionadas: degeneração nigroestriada, atrofia olivopontocerebelar e síndrome de Shy-Drager. A marca re-

gistrada da atrofia multissistêmica é a degeneração e a disfunção de várias estruturas do sistema nervoso central, tais como os núcleos da base, o córtex cerebelar, o *locus ceruleus*, os tratos piramidais, as olivas inferiores, o núcleo motor do vago e os tratos espinocerebelares. A extensão da degeneração diferencial entre estas estruturas dita os sinais e sintomas. A síndrome de Shy-Drager é caracterizada por disfunção do sistema nervoso autônomo causada predominantemente pela degeneração das estruturas do sistema nervoso importantes para a função autônoma, como o *locus ceruleus*, a coluna intermediolateral da medula espinal e os neurônios autônomos periféricos. É importante observar que as outras regiões do sistema nervoso central descritas previamente também podem estar comprometidas, porém em menor grau; assim sendo, características da degeneração nigroestriada (p. ex., parkinsonismo) e da atrofia olivopontocerebelar (p. ex., ataxia) podem também estar presentes nos pacientes com a síndrome de Shy-Drager. Pensa-se que a hipotensão ortostática idiopática, em vez da síndrome de Shy-Drager, esteja presente quando a disfunção do sistema nervoso autônomo ocorre na ausência de degeneração do sistema nervoso central.

Os sinais e sintomas da síndrome de Shy-Drager estão relacionados com disfunção do sistema nervoso autônomo, manifestada por hipotensão ortostática, retenção urinária, disfunção intestinal e impotência sexual. A hipotensão postural é frequentemente severa o suficiente para produzir síncope. As concentrações plasmáticas de norepinefrina não mostram um aumento normal depois de o paciente ficar de pé ou praticar exercícios. Os reflexos pupilares podem estar lentificados e o controle da respiração, anormal. Outra evidência da disfunção do sistema nervoso autônomo é a deficiência dos reflexos barorreceptores em produzir aumentos na frequência cardíaca ou vasoconstrição em resposta à hipotensão.

O tratamento da hipotensão ortostática é sintomático e inclui meias elásticas, uma dieta rica em sódio para expandir o volume do líquido intravascular e a administração de agonistas α_1-adrenérgicos vasoconstritores, como a midodrina, ou antagonistas $\alpha 2$-adrenérgicos, como a ioimbina. Estes fármacos servem para facilitar a liberação continuada de norepinefrina dos neurônios adrenérgicos pós-ganglionares. A morte ocorre geralmente 8 anos depois do diagnóstico, mais frequentemente por isquemia cerebral pela hipotensão prolongada. A levodopa é administrada para diminuir os sintomas parkinsonianos, sendo, na maioria das vezes, pouco efetiva.

Conduta Anestésica

A avaliação pré-operatória pode identificar disfunção do sistema nervoso autônomo manifestada como hipotensão ortostática e ausência da variabilidade da frequência cardíaca associada com a respiração profunda. A conduta anestésica está baseada na compreensão do impacto da diminuição da atividade do sistema nervoso autônomo nas respostas cardiovasculares em eventos como as mudanças posturais, pressão positiva nas vias aéreas e perda sanguínea aguda. Os efeitos inotrópicos negativos dos fármacos anestésicos têm também que ser considerados.

A despeito da óbvia vulnerabilidade fisiológica destes pacientes aos eventos perioperatórios, a experiência clínica mostrou que a maioria tolera anestesias geral e regional sem risco exagerado. As chaves para o controle incluem a monitorização contínua da pressão arterial sistêmica e a correção imediata da hipotensão pela infusão de soluções cristaloides ou coloides. Se os vasopressores forem necessários, estes pacientes podem mostrar respostas exageradas aos fármacos de ação indireta que provocam a liberação de norepinefrina. Em vez disso, um vasopressor de ação direta como a fenilefrina é preferido. Pequenas doses devem ser usadas inicialmente até que a resposta individualizada do paciente possa ser confirmada. Isto se deve à proliferação dos receptores α-adrenérgicos na síndrome de Shy-Drager (*i.e.*, devida à uma desnervação autônoma crônica relativa) poder produzir uma resposta fisiológica exagerada a uma pequena dose do fármaco. Uma infusão contínua de fenilefrina pode ser usada para manter a pressão sanguínea sistêmica durante a anestesia geral nos pacientes acometidos. A anestesia espinal ou epidural pode ser considerada, embora as preocupações com a redução da pressão sanguínea exijam diligência e cautela do anestesista. Os anestésicos voláteis podem diminuir a contratilidade e o débito cardíaco, resultando em hipotensão exagerada. Isto é devido às respostas compensatórias, tais como a vasoconstrição ou a taquicardia, serem improváveis, em vista da ausência de atividade do seio carotídeo. A bradicardia, que contribui para a hipotensão, é mais bem tratada com atropina ou glicopirrolato. Os sinais de anestesia profunda podem ser menos aparentes nestes pacientes por causa das respostas diminuídas do sistema nervoso simpático ao estímulo doloroso. A administração de um relaxante muscular com menos efeito na circulação sistêmica, como o vecurônio, é preferida. A dose e a velocidade de administração do tiopental ou do propofol devem ser ajustadas para acomodar as respostas compensatórias diminuídas do paciente. Inversamente, a possibilidade de aumentos acentuados da pressão arterial sistêmica depois da administração de cetamina é teoricamente possível.

Síndrome da Hipotensão Postural

A síndrome da hipotensão postural é um distúrbio idiopático crônico de insuficiência primária do sistema autônomo, caracterizada por taquicardia episódica ou postural ocorrendo independentemente de alterações na pressão arterial sistêmica. A síndrome da hipotensão postural representa provavelmente uma variedade de outras entidades, incluindo a síndrome da taquicardia postural, a síndrome do esforço, o estado β-adrenérgico hiperdinâmico, a taquicardia ortostática hiperdinâmica, a hipovolemia idiopática, o coração irritável, a síndrome do prolapso da válvula mitral, a astenia neurocirculatória e outros. Ela é mais frequentemente observada em mulheres jovens. Os sintomas incluem com frequência palpitações, tremores, vertigens, fadiga e síncope. A fisiopatologia da síndrome da hipotensão postural é obscura, embora possíveis explicações incluam o aumento da sensibilidade dos receptores β_1-adrenérgicos, hipovolemia, recrutamento venoso excessivo na posição ereta, disautonomia primária e desnervação do sistema nervoso simpático das extremidades inferiores.

O tratamento clínico dos pacientes com intolerância ortostática inclui tentativas de aumentar o volume do líquido intravascular (aumento da ingestão de sódio e de água, administração de mineralocorticoides) de maneira a aumentar o retorno venoso. A administração por tempo prolongado de agonistas α_1-adrenérgicos, como a midodrina, pode compensar a diminuição da atividade do sistema nervoso autônomo nas extremidades inferiores do paciente e abolir as respostas da frequência cardíaca à ortostase pela ativação dos reflexos barorreceptores.

A conduta anestésica nos pacientes com a síndrome da hipotensão postural inclui a administração pré-operatória de soluções cristaloides para expandir o volume de líquido intravascular do paciente. Infusões de baixas doses de fenilefrina podem ser administradas cautelosamente, reconhecendo-se que a desnervação do sistema nervoso simpático das extremidades inferiores pode causar proliferação dos receptores α_1-aderenérgicos e contribuir para a hipersensibilidade dos receptores. A combinação de expansão de volume e infusões de baixas doses de fenilefrina deve aumentar o tônus vascular periférico, manter a pressão arterial sistêmica e diminuir a labilidade do sistema nervoso autônomo na presença de fármacos anestésicos vasodilatadores (anestésicos voláteis) ou técnicas vasodilatadoras (anestesia epidural ou espinal). Os opioides neuraxiais têm utilidade no controle pós-operatório da dor. Os agonistas β-adrenégicos podem ser úteis para abolir a taquicardia; entretanto, deve-se tomar cuidado para evitar hipotensão excessiva, que pode resultar do uso destes fármacos.

Tumores Glômicos da Cabeça e do Pescoço

Os tumores glômicos são paragangliomas que se originam embriologicamente das células da crista neural. Estes tumores aparecem

CAPÍTULO 10C
Doenças dos Sistemas Nervosos Autônomo e Periférico

clinicamente na cabeça e no pescoço, no tecido neuroendócrino que se situa ao longo da artéria carótida, da aorta, do nervo glossofaríngeo e no ouvido médio. Quando um tumor glômico está presente, ele é provavelmente um segundo paraganglioma crâniocervical; usualmente um tumor do corpo carotídeo também existe. Estes tumores raramente são malignos.

A localização do tumor determina os sinais e sintomas, que refletem mais frequentemente a invasão do ouvido médio e dos nervos cranianos. Zumbido pulsátil unilateral, perda auditiva condutiva, sensação de preenchimento do ouvido e uma massa vermelho-azulada atrás da membrana timpânica são características do envolvimento do ouvido médio, enquanto paralisia facial, disfonia, perda auditiva e dor tipificam a invasão dos nervos cranianos. Aspiração recorrente, disfagia e obstrução das vias aéreas superiores podem, também, acompanhar o envolvimento dos nervos cranianos. A invasão da fossa posterior pode obstruir o aqueduto do mesencéfalo (de Sylvius), causando hidrocefalia. É comum que os tumores do glomo jugular invadam a veia jugular interna.

Os tumores do glomo jugular podem secretar uma variedade de substâncias hormonais. O produto mais comum da secreção é a norepinefrina, produzindo sintomas que simulam um feocromocitoma. Acredita-se que a secreção de colecistocinina desempenhe um papel na alta incidência de íleo paralítico pós-operatório após a ressecção do tumor. A liberação de serotonina ou calicreína pode simular uma constelação de sintomas semelhantes a carcinoide, como broncoespasmo, diarreia, cefaleia, rubor e hipertensão. Finalmente, a liberação de histamina ou bradicinina pode causar broncoespasmo e hipotensão.

Os pequenos tumores glômicos são mais frequentemente tratados com irradiação, tanto como um tratamento independente quanto como um componente do tratamento auxiliar de irradiação ou embolização antes da cirurgia. A cirurgia está recomendada se estiver presente destruição óssea. A determinação pré-operatória das concentrações séricas de norepinefrina e de metabólitos das catecolaminas (*i.e.*, metanefrina, ácido vanilmandélico) pode ser usada para reconhecer pacientes com maior probabilidade de responder como se um feocromocitoma estivesse presente. Entretanto, ao contrário dos feocromocitomas, os tumores glômicos não secretam epinefrina porque não possuem a transferase necessária para converter norepinefrina em epinefrina. A administração de fenoxibenzamina ou prazosina pode ser usada no pré-operatório para reduzir a pressão sanguínea e facilitar a expansão de volume nos pacientes com concentrações séricas aumentadas de norepinefrina. Os pacientes com aumento na concentração sérica de ácido 5-hidroxiindolacético, especialmente aqueles como sintomas similares aos da síndrome do carcinoide, devem receber octreotide no pré-operatório, frequentemente por administração subcutânea.

Conduta Anestésica

A conduta anestésica é um desfio formidável nestes pacientes. Os riscos anestésicos incluem a secreção de catecolaminas, produzindo sintomas que se assemelham aos dos feocromocitomas; secreção de serotonina, produzindo sintomas da síndrome do carcinoide; aspiração depois da ressecção do tumor por disfunção dos nervos cranianos; comprometimento do esvaziamento gástrico pela disfunção do nervo vago; risco de embolia aérea venosa e perda sanguínea maciça. Durante a cirurgia, a liberação de histamina e de bradicinina durante a manipulação cirúrgica pode causar hi-

potensão profunda. As deficiências dos nervos cranianos podem estar presentes no pré-operatório (nervos vago, glossofaríngeo, hipoglosso) ou podem ocorrer como resultado da ressecção do tumor. A obstrução das vias aéreas é um risco depois de lesão de nervo craniano. Paralisia unilateral de corda vocal, que nos adultos não resulta geralmente em obstrução completa das vias aéreas, pode produzir obstrução das vias aéreas em combinação com edema das vias aéreas ou distorção laríngea.

Durante a anestesia está indicada a monitorização invasiva das pressões arterial e venosa, e o débito urinário é monitorado com um cateter vesical. Dado o risco de sinais semelhantes aos do feocromicitoma e carcinoide ocorrerem durante a cirurgia, fármacos usados para tratar tanto a hipertensão (*i.e.*, nitroprussiato de sódio, fentolamina), quanto os sinais semelhantes aos do carcinoide (*i.e.*, octreotide) devem estar imediatamente disponíveis. Uma veia jugular interna envolvida pelo tumor não deve ser canulizada para colocar um cateter no átrio direito ou na artéria pulmonar.

A embolia aérea venosa é um risco, especialmente se a veia jugular interna for aberta para remover o tumor. Ela é também um risco se a excisão de um tumor que invadiu o osso temporal resultar em exposição de veias que não conseguem colapsar-se por causa de suas conexões ósseas. Estão indicadas as monitorações apropriadas para a detecção de embolia venosa quanto a embolia aérea venosa for considerada um risco (veja "Embolia Aérea Venosa na Posição Sentada", no Cap. 10A). Colapso cardiovascular súbito e inexplicado e morte durante a ressecção destes tumores podem refletir a presença de uma embolia venosa aérea ou tumoral. Se o cirurgião considerar necessário identificar o nervo facial, a paralisia muscular esquelética profunda deve ser evitada para que uma resposta contrátil visível possa ser mantida. A escolha dos fármacos anestésicos não é unicamente influenciada pela presença de tumores do glomo jugular, embora os efeitos potencialmente adversos do óxido nitroso tenham implicações na ocorrência de embolia aérea venosa.

Síndrome do Seio Carotídeo

A síndrome do seio carotídeo é uma entidade incomum causada pelo exagero da atividade normal dos barorreceptores em resposta ao estímulo mecânico. Por exemplo, o estímulo do seio carotídeo pela massagem externa, que nos indivíduos normais produz modestas diminuições na frequência cardíaca e na pressão arterial sistêmica, pode produzir síncope nos indivíduos portadores da síndrome do seio carotídeo. Os indivíduos acometidos apresentam uma maior incidência de doença vascular periférica. A síndrome do seio carotídeo é uma complicação reconhecida depois de endarterectomia carotídea.

Duas respostas cardiovasculares distintas podem ser observadas na presença de hipersensibilidade do seio carotídeo. Em aproximadamente 80% dos indivíduos acometidos, um reflexo cardioinibidor mediado pelo nervo vago produz bradicardia profunda. Em aproximadamente 10% dos indivíduos afetados, um reflexo vasodepressor, mediado pela inibição do tônus vasomotor do sistema nervoso simpático, produz diminuição da resistência vascular sistêmica e hipotensão profunda. Os 10% restantes apresentam componentes de ambos os reflexos.

A síndrome do seio carotídeo pode ser tratada com fármacos, com um marcapasso cardíaco artificial do tipo de demanda ou com a ablação do seio carotídeo. O uso de fármacos anticolinérgicos e vasopressores é limitado por seus efeitos colaterais e é raramente efetivo nos pacientes com formas vasodepressoras ou

249

mistas da hipersensibilidade do seio carotídeo. Como a maioria dos pacientes apresenta o tipo cardioinibidor de síndrome do seio carotídeo, o implante de um marcapasso cardíaco artificial é o tratamento inicial usual. A desnervação do seio carotídeo pode ser tentada nos pacientes nos quais a resposta reflexa vasodepressora seja refratária ao marcapasso cardíaco. Uma vez que o nervo glossofaríngeo fornece o arco aferente do reflexo que produz os sintomas na síndrome do seio carotídeo, o bloqueio deste nervo pode ser um tratamento alternativo nos pacientes refratários ao marcapasso cardíaco artificial ou ao tratamento farmacológico. O nervo é abordado com uma agulha estimuladora quando passa anteriormente ao processo estiloide. A identificação bem-sucedida de sua localização é observada quando o paciente se queixa de uma sensação vaga na região suprida por este nervo (p. ex., ouvido externo e faringe) com a estimulação elétrica do nervo. Inicialmente, um bloqueio-teste é realizado com anestésico local, e se o efeito desejado de redução dos sintomas da massagem carotídea for obtido, é feita ablação do nervo com etanol.

Conduta Anestésica

A conduta anestésica nos pacientes com síndrome do seio carotídeo é frequentemente complicada por hipotensão, bradicardia e arritmias cardíacas. A infiltração de uma solução de anestésico local em volta do seio carotídeo antes da dissecção geralmente melhora a estabilidade hemodinâmica, porém pode também interferir com a determinação correta da ablação. Fármacos como a atropina, o isoproterenol e a epinefrina podem ser uma opção mais efetiva em muitas circunstâncias.

DOENÇAS DO SISTEMA NERVOSO PERIFÉRICO

Paralisia Facial Idiopática (Paralisia de Bell)

A paralisia facial idiopática é caracterizada pelo início rápido de fraqueza motora ou de paralisia de todos os músculos inervados pelo nervo facial. Frequentemente, o começo é inicialmente observado ao despertar pela manhã e olhar para o espelho. Sintomas adicionais podem incluir a perda da sensação do paladar nos dois terços anteriores da língua, bem como hiperacusia e diminuição da salivação e do lacrimejamento. A ausência de perda sensitiva cutânea enfatiza que o nervo trigêmeo responde pela inervação sensitiva cutânea da face. Presume-se que a causa da paralisia facial idiopática seja a inflamação e o edema do nervo facial, mais frequentemente no canal do facial do osso temporal. Um mecanismo inflamatório viral (talvez o herpesvírus simples) pode ser a causa. De fato, o início desta mononeuropatia craniana é frequentemente precedido por um pródromo viral. Durante a gravidez, há um aumento na incidência da paralisia facial idiopática. A presença de paralisia facial idiopática não influencia na escolha da técnica anestésica.

A recuperação espontânea ocorre, em geral, em aproximadamente 12 semanas. Se não se observar recuperação em 16 a 20 semanas, os sinais e sintomas clínicos não são provavelmente causados pela paralisia facial idiopática. A prednisona (1 mg/kg diariamente, por via oral, por 5 a 10 dias, dependendo da extensão da paralisia do nervo facial) alivia dramaticamente a dor e diminui o número de pacientes que desenvolvem desnervação completa do nervo facial. Se não for possível piscar, o olho afetado do paciente deve ser coberto para proteger a córnea da desidratação.

A descompressão cirúrgica do nervo facial pode ser necessária nos casos persistentes ou severos de paralisia facial idiopática ou de paralisa facial secundária a trauma. O trauma do nervo facial pode refletir uma lesão por estiramento provocada por tração excessiva do ângulo da mandíbula durante a manutenção das vias aéreas nos pacientes inconscientes. A febre uveoparotídea (síndrome de Heerfordt) é uma variante da sarcoidose caracterizada por uveíte anterior bilateral, parotidite e pirexia leve, bem como pela presença de paralisia do nervo facial em 50% a 70% dos pacientes. A paralisia do nervo facial associada com a febre uveoparotídea pós-operatória pode ser erroneamente atribuída à compressão mecânica do nervo durante a anestesia geral.

A paralisia do nervo facial foi descrita após realização de tampão sanguíneo (*blood patch*) para tratar as cefaleias pós-punção dural. Especulou-se que os aumentos súbitos na pressão intracraniana comprometiam transitoriamente o fluxo sanguíneo para o nervo facial.

Neuralgia do Trigêmeo (*Tic Douloureux*)

A neuralgia do trigêmeo é caracterizada pelo início súbito de dor facial unilateral breve, porém intensa, desencadeada por estímulos sensitivos no lado afetado da face. A neuralgia do trigêmeo pode ser diagnosticada com base puramente nos sinais e sintomas clínicos. Os pacientes relatam dor em pontada breve ou várias pontadas na face ou na boca que estão restritas a uma ou mais divisões do nervo trigêmeo, mais frequentemente a divisão mandibular. A neuralgia do trigêmeo mais frequentemente se desenvolve em indivíduos previamente saudáveis, durante a fase tardia da meia-idade. O aparecimento desta neuralgia em uma idade mais precoce deve levantar a suspeita de esclerose múltipla. Embora a fisiopatologia da dor associada com a neuralgia do trigêmeo seja incerta, a compressão da raiz, isto é, do local onde a mielina central (produzida pelos oligodendrócitos) muda para mielina periférica (produzida pelas células de Schwann) por um vaso sanguíneo anormal, sendo mais comumente implicado um ramo da artéria cerebelar superior. Fármacos antiepilépticos são úteis no tratamento da neuralgia do trigêmeo; entretanto, há poucos ensaios clínicos apoiando seu uso para esta indicação. O anticonvulsivante carbamazepina é o tratamento farmacológico de escolha, porém o baclofeno e a lamotrigina também são efetivos. O tratamento cirúrgico (destruição seletiva com radiofrequência das fibras do nervo trigêmeo, transecção da raiz sensitiva do nervo trigêmeo, descompressão microcirúrgica da raiz do nervo trigêmeo) é recomendado para os indivíduos que desenvolvem dor refratária ao tratamento farmacológico.

Não há considerações especiais para a conduta anestésica nos pacientes com neuralgia do trigêmeo. Pacientes submetidos ao tratamento cirúrgico, entretanto, podem experimentar aumentos significativos na pressão arterial sistêmica durante a destruição das fibras nervosas, necessitando de tratamento com agentes anti-hipertensivos. Os efeitos potenciais da indução enzimática dos fármacos anticonvulsivantes têm que ser considerados quando se prevê os efeitos dos fármacos. A carbamazepina pode alterar a função hepática e produzir leucopenia e trombocitopenia.

Neuralgia do Glossofaríngeo

A neuralgia do glossofaríngeo é caracterizada por episódios de dor intensa na garganta, no pescoço, na língua e na orelha. A deglutição, a mastigação, a tosse ou a fala podem desencadear a dor. Esta neuralgia pode estar associada com bradicardia severa e síncope,

CAPÍTULO 10C
Doenças dos Sistemas Nervosos Autônomo e Periférico

refletindo provavelmente a ativação do núcleo motor do nervo vago. Hipotensão, convulsões causadas pela isquemia cerebral e até mesmo parada cárdica podem manifestar-se em alguns pacientes.

A neuralgia do glossofaríngeo é usualmente idiopática, porém tem sido descrita em pacientes com anomalias vasculares e tumores no ângulo cerebelopontino, doença oclusiva das artérias vertebral e carótida, aracnoidite e tumores extracranianos originando-se na área da faringe, da laringe e das amígdalas. A presença de neuralgia do glossofaríngeo é sustentada por dor na distribuição do nervo glossofaríngeo e por alívio da dor pela anestesia tópica da orofaringe, usualmente nos pilares e na fossa amigdaliana. Zonas de gatilho são raras.

Na ausência de dor, os sintomas cardíacos associados com a neuralgia do glossofaríngeo podem ser confundidos com a doença do nódulo sinusal ou com a síndrome do seio carotídeo. A síndrome da doença do nódulo sinusal pode ser descartada pela ausência das alterações características no eletrocardiograma. O fato de a massagem do seio carotídeo não produzir os sintomas cardíacos descarta a hipersensibilidade do seio carotídeo. O bloqueio do nervo glossofaríngeo é útil para diferenciar a neuralgia do glossofaríngeo da neuralgia do trigêmeo atípica. Este bloqueio nervoso não diferencia a neuralgia do glossofaríngeo da síndrome do seio carotídeo, uma vez que as vias aferentes de ambas as síndromes são mediadas pelo nervo glossofaríngeo.

A neuralgia do glossofaríngeo associada com sintomas cardíacos deve ser tratada agressivamente porque há o risco de morte súbita. Os sintomas cardiovasculares são tratados agudamente com atropina, isoproterenol, um marcapasso cardíaco externo artificial ou com uma combinação destas modalidades. A dor associada com esta síndrome é tratada com a administração crônica de fármacos anticonvulsivantes como a carbamazepina e a fenitoína. A prevenção dos sintomas cardiovasculares e a provisão de alívio previsível da dor são alcançadas pela secção cirúrgica intracraniana do nervo glossofaríngeo e das duas raízes superiores do nervo vago. Embora alívio permanente da dor seja possível após bloqueios repetidos no nervo glossofaríngeo, esta neuralgia tem risco de morte suficiente para justificar a secção intracraniana do nervo nos pacientes que não respondem ao tratamento clínico.

Conduta Anestésica

A avaliação pré-operatória dos pacientes com neuralgia do glossofaríngeo é dirigida para a avaliação do volume de líquido intravascular do paciente e do seu estado cardíaco. A hipovolemia pode estar presente, uma vez que estes pacientes evitam a ingestão oral e os estímulos faríngeos associados a ela, em uma tentativa de evitar o desencadeamento dos ataques de dor. Além disso, a sialorreia e a perda da saliva podem contribuir para a diminuição do volume de líquido intravascular. Uma história pré-operatória de síncope ou de bradicardia documentada, concorrente com os episódios de dor, introduz a possível necessidade de marcapasso cardíaco transvenoso profilático antes da indução da anestesia. A monitorização contínua da atividade eletrocardiográfica e da pressão arterial sistêmica (através de um cateter intra-arterial) é útil. A anestesia tópica da orofaringe com lidocaína é útil para evitar a bradicardia e a hipotensão, que podem ocorrer em resposta ao estímulo pela laringoscopia direta. A administração intravenosa de atropina ou de glicopirrolato imediatamente antes de iniciar a laringoscopia pode ser recomendada.

As alterações cardiovasculares devem ser esperadas em resposta à manipulação cirúrgica e à secção intracraniana das raízes dos nervos glossofaríngeo e vago. Por exemplo, bradicardia e hipotensão são prováveis durante a manipulação do nervo vago. Fármacos anticolinérgicos devem estar prontamente disponíveis para tratar as respostas mediadas pelo nervo vago. Hipertensão sistêmica, taquicardia e extrassístoles ventriculares podem ocorrer depois da secção cirúrgica do nervo glossofaríngeo e das duas raízes superiores do nervo vago. Estes eventos podem refletir a perda súbita de impulsos sensitivos do seio carotídeo. A hipertensão sistêmica é usualmente transitória, porém, por um aumento geral na atividade do sistema nervoso simpático, pode persistir no período pós-operatório. Neste cenário, a hidralazina pode ser útil. A experiência é muito limitada para permitir recomendações de fármacos anestésicos específicos ou de relaxantes musculares. O possível desenvolvimento de paralisia da prega vocal depois da secção do nervo vago deve ser considerado se obstrução das vias aéreas se seguir à extubação traqueal.

Doença de Charcot-Marie-Tooth

Causa hereditária mais comum de neuropatia periférica motora e sensitiva crônica, a doença de Charcot-Marie-Tooth tipo 1A (CMT1A ou atrofia muscular fibular) apresenta uma incidência estimada de um em 2.500 indivíduos. O modo de herança autossômico dominante é o mais comum; entretanto, sabe-se que existe uma variante ligada ao X. Este distúrbio se manifesta como fraqueza muscular esquelética distal, hipotrofia e perda dos reflexos tendíneos, que geralmente se tornam evidentes na fase média da adolescência. Classicamente, esta neuropatia é descrita como sendo restrita ao terço inferior das pernas, produzindo deformidades dos pés (arcos pedais elevados e talipes) e atrofia do músculo fibular (aspecto da "perna de cegonha"). A doença pode progredir lentamente para hipotrofia dos músculos do quadril e dos músculos das mãos e dos antebraços. Perda sensitiva em luva e em bota de leve a moderada ocorre em muitos pacientes. A gravidez pode estar associada com exacerbações da CMT1A.

O tratamento da CMT1A está limitado a medidas de suporte, incluindo talas, transferência de tendões e várias artrodeses. Embora a expectativa de vida não esteja diminuída, muitos pacientes com CMT1A experimentam incapacidade por período prolongado.

A conduta anestésica nos pacientes com CMT1A é influenciado pelas preocupações com as respostas aos fármacos bloqueadores musculares e com a possibilidade de insuficiência respiratória pós-operatória pela fraqueza dos músculos responsáveis pela respiração. As manifestações cardíacas atribuídas a esta neuropatia, incluindo distúrbios da condução (*flutter* atrial) e cardiomiopatia, não foram observadas consistentemente. Fármacos conhecidos por desencadear a hipertermia maligna têm sido usados com segurança nos pacientes com CMT1A, embora tenha sido relatado um único caso de hipertermia maligna no período perioperatório em um paciente com CMT1A. No entanto, esta concorrência provavelmente representa um fenômeno ocasional de suscetibilidade à hipertermia maligna independente da CMT1A. As respostas aos fármacos bloqueadores musculares parecem ser previsíveis nos pacientes com CMT1A. Parece razoável evitar a succinilcolina com base nas preocupações teóricas sobre liberação exagerada de potássio depois da administração deste fármaco nos indivíduos com doenças neuromusculares. Apesar disso, a succinilcolina tem sido

251

usada com segurança em alguns pacientes, sem produzir hipercalemia ou desencadear hipertermia maligna. O uso de anestesia epidural para o trabalho de parto foi descrito.

Neuropatia do Plexo Braquial

A neuropatia do plexo braquial (neurite braquial idiopática, síndrome de Parsonage-Turner, síndrome da cintura escapular) é caracterizada pelo início agudo de dor severa na parte superior do braço com sua intensidade máxima no início da neuropatia. À medida que a dor diminui, há o aparecimento de paresia em faixas ou paralisia dos músculos esqueléticos inervados por ramos do plexo braquial. Hipotrofia muscular esquelética, envolvendo particularmente a cintura escapular e o braço, é comum. A neuropatia do plexo braquial é mais comum à direita, embora o envolvimento e a dor sejam bilaterais em 10% a 30% dos indivíduos afligidos, com ambos os lados envolvidos simultânea ou sequencialmente. Embora esta neuropatia pareça ter uma predileção pelos troncos superiores do plexo braquial (nervos axilar, supraescapular e torácico longo), ela pode envolver uma variedade de nervos na extremidade superior. Estima-se que 70% dos indivíduos afligidos apresentem envolvimento do nervo axilar.

O diagnóstico da neuropatia do plexo braquial e a demonstração do padrão multifocal de desnervação são mais bem avaliados por estudos eletrodiagnósticos. São observadas fibrilações musculares e diminuição da velocidade de condução nervosa. Os musculoesqueléticos mais frequentemente afetados, em ordem decrescente, são o deltoide, o supraespinal, o infraespinal, o serrátil anterior, o bíceps e o tríceps. O diafragma também pode estar afetado. Distúrbios sensitivos ocorrem na maioria dos pacientes, porém tendem a ser mínimos e geralmente desaparecem com o tempo. A incidência desta neuropatia é duas a três vezes maior em homens do que em mulheres. De maneira geral, a recuperação pode levar de 24 a 36 meses, porém quase sempre é completa. A incidência anual da neuropatia do plexo braquial é estimada em 1,64 para cada 100.000 da população.

A biópsia de nervo dos indivíduos que apresentam a neuropatia do plexo braquial hereditária e a síndrome de Parsonage-Turner sugere que estas plexopatias braquiais possuem uma patogênese imunológica-inflamatória. Neuropatias autoimunes podem também ocorrer durante o período pós-operatório independentemente do local da cirurgia. É possível que o estresse da cirurgia ative um vírus adormecido não identificado nas raízes nervosas, uma circunstância similar à do início do herpes zoster depois de cirurgia. Adicionalmente, exercício extenuante ou gravidez podem ser os eventos desencadeantes da neuropatia do plexo braquial. Uma forma hereditária desta neuropatia periférica também foi descrita.

Síndrome de Guillain-Barré (Polineurite Idiopática Aguda)

A síndrome de Guillain-Barré é caracterizada pelo início súbito de fraqueza muscular esquelética ou de paralisia que se manifesta, de forma típica, inicialmente nas pernas e se dissemina na direção cefálica nos dias seguintes para envolver os músculos esqueléticos dos braços, do tronco e da face. Com a eliminação virtual da poliomielite, esta síndrome se tornou a causa mais comum de paralisia generalizada aguda, com uma incidência anual de 0,75 a 2,0 casos por 100.000 da população. O envolvimento bulbar se manifesta mais frequentemente como paralisia facial bilateral. A dificuldade

de deglutição causada pela fraqueza dos músculos faríngeos e o comprometimento da ventilação causado pela paralisia dos músculos intercostais são os sintomas mais sérios deste processo. Por causa do envolvimento dos neurônios motores inferiores, a paralisia é flácida e os reflexos tendíneos correspondentes estão diminuídos. Distúrbios sensitivos (p. ex., parestesias) geralmente precedem o início da paralisia e são mais proeminentes nas extremidades distais. A dor frequentemente existe na forma de cefaleia, lombalgia ou sensibilidade dos músculos esqueléticos à pressão profunda.

A disfunção do sistema nervoso autônomo é um achado proeminente nos pacientes com a síndrome de Guillain-Barré e é geralmente manifestada como amplas variações na pressão arterial sistêmica, diaforese profusa e súbita, vasoconstrição periférica, taquicardia ao repouso e anormalidade na condução cardíaca.

A hipotensão ortostática pode ser tão severa que elevar a cabeça do paciente com um travesseiro pode levar à síncope. Tromboembolismo ocorre com frequência aumentada. A morte súbita associada com esta doença é mais provavelmente causada pela disfunção do sistema nervoso autônomo.

A recuperação espontânea completa pode ocorrer em algumas semanas, quando a desmielinização segmentar é a alteração patológica predominante. A degeneração axonal (detectada pela avaliação eletromiográfica) pode resultar em recuperação mais lenta, ao longo de vários meses, com algum grau de fraqueza permanente residual. A taxa de mortalidade associada com a síndrome de Guillain-Barré é de 3% a 8%, e a morte é mais frequentemente causada por sepse, insuficiência respiratória aguda, embolia pulmonar e parada cardíaca (a última provavelmente relacionada com disfunção do sistema nervoso autônomo).

O diagnóstico da síndrome de Guillain-Barré está baseado nos sinais e sintomas clínicos (**Tabela 10C-1**), apoiado pelos achados de aumento na concentração das proteínas no líquido cerebroespinal. A contagem de células no líquido cerebroespinal tipicamente se mantém dentro da faixa normal. O suporte de uma etiologia viral ou infecção por micoplasma está baseado na observação de que esta síndrome se desenvolve depois de infecções respiratórias ou gastrointestinais em aproximadamente metade dos pacientes.

TABELA 10C-1	Critérios Diagnósticos para a Síndrome de Guillain-Barré

Características Necessárias para o Diagnóstico
Fraqueza bilateral progressiva nas pernas e nos braços
Arreflexia

Características que Apoiam Firmemente o Diagnóstico
Progressão dos sintomas por 2 a 4 semanas
Simetria dos sintomas
Sintomas ou sinais sensitivos leves (nível sensitivo definitivo torna o diagnóstico duvidoso)
Envolvimento de nervo craniano (especialmente fraqueza facial bilateral)
Recuperação espontânea começando 2 a 4 semanas depois que cessa a progressão
Disfunção do sistema nervoso autônomo
Ausência de febre no início
Aumento da concentração de proteínas no líquido cerebroespinal

CAPÍTULO 10C
Doenças dos Sistemas Nervosos Autônomo e Periférico

O tratamento da síndrome de Guillain-Barré é principalmente sintomático. A capacidade vital é monitorada, e quando cai a menos de 15 mL/kg, considera-se suporte mecânico para a ventilação do paciente. A gasometria arterial ajuda a avaliar a adequação da ventilação e da oxigenação. A fraqueza da musculatura faríngea, mesmo na ausência de insuficiência ventilatória, pode exigir o uso de um tubo endotraqueal com balão ou de traqueostomia para proteger os pulmões de aspiração das secreções e dos líquidos gástricos. A disfunção do sistema nervoso autônomo pode exigir o tratamento da hipertensão ou da hipotensão sistêmica. Corticosteroides não são considerados um tratamento útil para esta síndrome. A plasmaférese ou a infusão de γ-globulina pode beneficiar alguns pacientes.

Conduta Anestésica

A alteração da função do sistema nervoso autônomo e a presença de lesões dos neurônios motores inferiores são os dois principais fatores na conduta anestésica nos pacientes com a síndrome de Guillain-Barré. Respostas cardiovasculares compensatórias podem estar ausentes, resultando em hipotensão profunda em resposta a alterações na postura, perda sanguínea ou pressão positiva nas vias aéreas. Ao contrário, estímulos dolorosos, como os durante a laringoscopia direta, podem manifestar-se com aumentos exagerados na pressão arterial sistêmica, refletindo a labilidade do sistema nervoso autônomo. Considerando estas alterações imprevisíveis na pressão arterial sistêmica, parece prudente monitorar continuamente a pressão arterial sistêmica com um cateter intra-arterial. Os pacientes podem apresentar respostas exageradas aos vasopressores de ação indireta, provavelmente por causa da proliferação (*up-regulation*) dos receptores pós-sinápticos.

A succinilcolina não deve ser administrada nestes pacientes, porque há um risco de liberação excessiva de potássio pelos músculos esqueléticos desnervados. Um relaxante muscular não despolarizante com efeitos circulatórios mínimos, como o cisatracúrio ou o vencurônio, parece ser a escolha lógica. Mesmo se ventilação espontânea estiver presente no pré-operatório, é provável que a depressão causada pelos fármacos anestésicos necessite de ventilação mecânica durante a cirurgia. De forma similar, o suporte contínuo da ventilação é frequentemente necessário durante o período pós-operatório.

Neuropatias Compressivas

As neuropatias compressivas ocorrem nos locais anatômicos onde os nervos periféricos passam por passagens estreitas (nervo mediano e túnel do carpo no punho, nervo ulnar e túnel do cúbito no cotovelo), tornando a compressão uma possibilidade. Os nervos periféricos são provavelmente mais sensíveis à lesão compressiva (isquêmica) nos pacientes que também apresentem polineuropatias generalizadas (p. ex., como ocorre na diabetes melito ou nas neuropatias periféricas hereditárias). Um nervo periférico também pode ser mais suscetível à compressão se as mesmas fibras tiverem sido lesadas proximalmente (hipótese do esmagamento duplo). Neste contexto, a compressão da raiz nervosa espinal (radiculopatia cervical) pode aumentar a vulnerabilidade das fibras nervosas nos locais de compressão distal, como o túnel do carpo no punho. De forma alternativa, a osteoartrite pode explicar os sintomas atribuídos ao fenômeno do duplo esmagamento. A lesão do nervo periférico resultante da compressão depende da severidade da compressão e da anatomia do nervo. Na maioria dos casos, as fi-

bras mais externas (*i.e.*, as que inervam os tecidos mais proximais) são mais vulneráveis à isquemia pela compressão do que as fibras situadas mais profundamente no feixe do nervo. As diferentes lesões nos fascículos no nervo periférico tornam difícil localizar o sítio da lesão nervosa precisamente, embora os estudos da condução nervosa sejam úteis. A desmielinização focal das fibras nervosas causa uma lentidão ou bloqueio da condução do impulso nervoso através da área lesada. Os estudos eletromiográficos são adicionais aos estudos da condução nervosa, mostrando a presença de impulsos da desnervação e, em última análise, a reinervação das fibras musculares pelos axônios sobreviventes.

Síndrome do Túnel do Carpo

A síndrome do túnel do carpo é a mais comum das neuropatias compressivas. Ela resulta da compressão do nervo mediano entre o ligamento transverso do carpo que forma o teto do túnel do carpo e os ossos do carpo no punho. Esta neuropatia por compressão ocorre mais frequentemente em mulheres previamente saudáveis (três vezes mais frequente nas mulheres do que nos homens) e, em geral, é bilateral, embora a mão dominante esteja tipicamente envolvida inicialmente. Os pacientes descrevem episódios repetidos de dor e de parestesia no punho e na mão seguindo uma distribuição do nervo mediano (dedos polegar, indicador e médio), ocorrendo frequentemente durante o sono ou ao despertar. Estudos com base populacional revelam que aproximadamente 3% dos adultos apresentam síndrome do túnel do carpo sintomática, confirmada pelo eletrodiagnóstico.

A causa da síndrome do túnel do carpo é frequentemente desconhecida, embora os indivíduos afligidos possam estar envolvidos em ocupações que exigem movimentos repetitivos das mãos e dos dedos. Os estudos da condução nervosa são o método definitivo para a confirmação do diagnóstico. Nos pacientes previamente assintomáticos que adquirem os sintomas da síndrome do túnel do carpo logo depois de uma cirurgia não relacionada, é provável que o acúmulo de líquido no terceiro espaço, resultando no aumento da pressão tecidual, possa ter causado a compressão do nervo. Nestes pacientes, o exame neurológico e os exames neurofisiológicos subsequentes com frequência descobrem uma síndrome do túnel do carpo preexistente que era assintomática durante a avaliação pré-operatória. A gravidez e o edema periférico associado podem, também, precipitar as manifestações iniciais da síndrome do túnel do carpo. A radiculopatia cervical pode produzir sintomas similares unilateralmente, porém raramente bilaterais.

A imobilização do punho com uma tala é um tratamento comum para a síndrome do túnel do carpo que seja provavelmente transitória (gravidez) ou causada por uma doença de tratamento clínico (hipotireoidismo, acromegalia). A injeção de corticosteroides no túnel do carpo pode aliviar os sintomas, porém raramente é curativa. O tratamento definitivo da síndrome do túnel do carpo é a descompressão do nervo mediano pela divisão cirúrgica do ligamento transverso do carpo.

Síndrome Compressiva do Túnel Cubital

A compressão do nervo ulnar depois que ele passa pelo sulco do côndilo e entra no túnel cubital pode resultar em sintomas clínicos considerados típicos da neuropatia do nervo ulnar. Pode ser difícil diferenciar os sintomas clínicos da neuropatia do nervo ulnar causada por compressão no sulco do côndilo dos sintomas relacio-

253

nados ao aprisionamento no túnel cubital. O tratamento cirúrgico da síndrome compressiva do túnel cubital (pela descompressão do túnel e transposição do nervo) pode ser útil para o alívio dos sintomas, porém pode também piorá-los, talvez pela interferência com o suprimento sanguíneo do nervo.

Doenças Associadas com as Neuropatias Periféricas

Diabetes Mellitus

O *diabetes mellitus* está comumente associado a polineuropatias periféricas, com a incidência aumentando com a duração da doença e talvez com o grau da hipoinsulinemia. Até 7,5% dos pacientes com diabetes melito não insulino-dependente apresentam neuropatia clínica no momento do diagnóstico. As eletromiografias podem mostrar evidências de desnervação, e é provável que a velocidade de condução do nervo esteja diminuída. A neuropatia mais comum é distal, simétrica e predominantemente sensitiva. As principais manifestações são pontadas, formigamento, queimação e dor nas extremidades inferiores, fraqueza dos músculos esqueléticos e perda sensitiva distal. Ocasionalmente, uma neuropatia ciática isolada sugere a presença de um disco intervertebral herniado. A neuropatia ciática nos pacientes com diabetes melito não está associada com dor em resposta à elevação da perna estendida, servindo para distinguir esta neuropatia periférica da doença discal lombar. O desconforto é proeminente à noite e com frequência aliviado pela deambulação. Os sintomas frequentemente progridem e pode estender-se para as extremidades superiores. Impotência, retenção urinária, gastroparesia, taquicardia ao repouso e hipotensão postural são comuns e refletem disfunção do sistema nervoso autônomo. Por razões que não são compreendidas, os nervos periféricos dos pacientes com diabetes melito são mais vulneráveis à isquemia pela compressão ou pela lesão do estiramento (como pode ocorrer durante o posicionamento intraoperatório e pós-operatório), a despeito do acolchoamento e posicionamento aceitáveis durante estes períodos.

Abuso de Álcool

A polineuropatia do alcoolismo crônico está quase sempre associada com deficiências nutricionais e vitamínicas. Os sintomas começam caracteristicamente nas extremidades inferiores, com dor e dormência nos pés. Fraqueza e sensibilidade dos músculos intrínsecos dos pés, ausência dos reflexos no tendão de Aquiles e hipoalgesia com uma distribuição em luva e em bota são manifestações precoces. A restauração de uma dieta adequada, a abstinência alcoólica e o tratamento multivitamínico promovem uma resolução lenta, porém previsível da neuropatia.

Deficiência de Vitamina B$_{12}$

Os sintomas neurológicos mais precoces da deficiência da vitamina B$_{12}$ se assemelham aos da neuropatia tipicamente vista nos pacientes com abuso de álcool. As parestesias nas pernas com perda sensitiva em uma distribuição em bota, além da ausência dos reflexos no tendão de Aquiles, são achados característicos. Achados neurológicos similares foram relatados em dentistas expostos cronicamente ao óxido nitroso e em indivíduos que inalam cronicamente óxido nitroso com propósitos não clínicos. Sabe-se que o óxido nitroso inativa certas enzimas dependentes da vitamina B$_{12}$, o que poderia levar aos sintomas da função nervosa alterada.

Uremia

Polineuropatia distal com componentes sensitivos e motores ocorre com frequência nas extremidades dos pacientes com insuficiência renal crônica. Os sintomas tendem a ser mais proeminentes nas pernas do que nos braços. Presumidamente, as anormalidades metabólicas são responsáveis pela degeneração axonal e pela desmielinização segmentar que acompanham a neuropatia. A lentidão na condução nervosa foi correlacionada com o aumento das concentrações plasmáticas do hormônio paratireoideano e de mioinositol, um componente da mielina. A melhora da condução nervosa ocorre frequentemente alguns dias depois do transplante renal. A hemodiálise não parece ser igualmente efetiva na reversão da polineuropatia.

Câncer

Neuropatias periféricas sensitivas e motoras ocorrem nos pacientes com uma variedade de doenças malignas, especialmente aquelas envolvendo o pulmão, o ovário e a mama. Polineuropatia que se desenvolve nos pacientes idosos deve sempre levantar a suspeita de câncer não diagnosticado. A síndrome miastênica (de Eaton-Lambert) pode ser observada nos pacientes com carcinoma do pulmão. Esta síndrome paraneoplásica resulta da produção anormal de anticorpo contra os canais de cálcio pré-sinápticos localizados nos neurônios colinérgicos. Como resultado do bloqueio dos canais de cálcio, quantidades diminuídas de acetilcolina são liberadas dos terminais nervosos na junção neuromuscular, resultando em fraqueza. O bloqueio pode levar a aumento da sensibilidade aos agentes bloqueadores neuromusculares tanto despolarizantes quanto não despolarizantes. A invasão dos troncos inferiores do plexo braquial por tumores no ápice dos pulmões (síndrome de Pancoast) produz dor no braço, parestesias e fraqueza das mãos e dos braços.

Doenças Vasculares do Colágeno

As doenças vasculares do colágeno estão comumente associadas com as neuropatias periféricas. As situações mais comuns são o lúpus eritematoso sistêmico, a poliarterite nodosa, a artrite reumatoide e a esclerodermia. A detecção de múltiplas mononeuropatias sugere vasculite dos troncos nervosos e deve estimular uma busca da presença de doenças vasculares do colágeno.

Sarcoidose

A sarcoidose é um distúrbio de etiologia desconhecida, em que granulomas não caseosos ocorrem em múltiplos sistemas orgânicos, mais comumente no pulmão, nos gânglios linfáticos, no osso, no fígado e no sistema nervoso. Polineuropatia causada pela presença de lesões granulomatosas nos nervos periféricos é um achado frequente nos pacientes com sarcoidose. Paralisia facial uni ou bilateral pode resultar do envolvimento sarcoide deste nervo na glândula parótida, sendo frequentemente uma das primeiras manifestações da sarcoidose.

Doença de Refsum

A doença de Refsum é um distúrbio multissistêmico que se manifesta como polineuropatias, ictiose, surdez, retinite pigmentosa, cardiomiopatia e ataxia cerebelar. Os defeitos metabólicos responsáveis por esta doença refletem uma deficiência na oxidação do ácido fítico, um ácido graxo que subsequentemente se acumula em concentrações excessivas.

CAPÍTULO 10C
Doenças dos Sistemas Nervosos Autônomo e Periférico

PONTOS-CHAVE

- Quando se cuida de pacientes com doenças que comprometem o sistema nervoso autônomo, deve-se manter monitorização cuidadosa e estar preparado para o tratamento de alterações na frequência cardíaca e na pressão sanguínea de início súbito e, às vezes, extremas.
- No cenário dos distúrbios autonômicos, alterações na liberação de catecolaminas e na densidade dos receptores adrenérgicos podem ocorrer. Desta forma, deve-se tomar cuidado com a dosagem dos fármacos adrenérgicos de ação direta e evitar o uso de fármacos adrenérgicos de ação indireta, se possível.

- A succinilcolina deve ser usada com cautela nos pacientes com doença neurológica comprometendo o sistema nervoso periférico por causa do risco de hipercalemia no cenário das patologias que provocam uma proliferação (*up-regulation*) dos receptores de acetilcolina na junção neuromuscular.
- Algumas doenças que afetam o sistema nervoso periférico podem estar associadas com dor neuropática significativa. As opções de uso de controle analgésico com narcóticos e não narcóticos devem ser consideradas.

REFERÊNCIAS

Antognini JF: Anaesthesia for Charcot-Marie-Tooth disease: a review of 86 cases. Can J Anaesth 1992;39:398–400.

Atroshi I, Gummesson C, Johnsson R, et al: Prevalence of carpal tunnel syndrome in a general population. JAMA 1999;282:153–158.

Bergoffen J, Scherer SS, Wang S, et al: Connexin mutations in X-linked Charcot-Marie-Tooth disease. Science 1993;262:2039–2042.

D'Arcy CA, McGee S: The rational clinical examination. Does this patient have carpal tunnel syndrome? JAMA 2000;283:3110–3117.

Dorsey DL, Camann WR: Obstetric anesthesia in patients with idiopathic facial paralysis (Bell's palsy): A 10-year survey. Anesth Analg 1993;77:81–83.

Fibuch EE, Mertz J, Geller B: Postoperative onset of idiopathic brachial neuritis. Anesthesiology 1996;84:455–458.

Fields HL: Treatment of trigeminal neuralgia. N Engl J Med 1996;334:1125–1126.

Greenberg RS, Parker SD: Anesthetic management for the child with Charcot-Marie-Tooth disease. Anesth Analg 1992;74:305–307.

Horlocker TT, O'Driscoll SW, Dinapoli RP: Recurring brachial plexus neuropathy in a diabetic patient after shoulder surgery and continuous interscalene block. Anesth Analg 2000;91:688–690.

Jackson CG, Gulya AJ, Knox GW, et al: A paraneoplastic syndrome associated with glomus tumors of the skull base? Early observations. Otolaryngol Head Neck Surg 1989;100:583–587.

Jacob G, Costa F, Shannon JR, et al: The neuropathic postural tachycardia syndrome. N Engl J Med 2000;343:1008–1014.

Jensen NF: Glomus tumors of the head and neck: Anesthetic considerations. Anesth Analg 1994;78:112–119.

Klein CJ, Dyck PJ, Friedenberg SM, et al: Inflammation and neuropathic attacks in hereditary brachial plexus neuropathy. J Neurol Neurosurg Psychiatry 2002;73:45–50.

Lupski JR, Chance PF, Garcia CA: Inherited primary peripheral neuropathies. Molecular genetics and clinical implications of CMT1A and HNPP. JAMA 1993;270:2326–2330.

McHaourab A, Mazzeo AJ, May JA, Pagel PS: Perioperative considerations in a patient with orthostatic intolerance syndrome. Anesthesiology 2000;93:571–573.

Niquille M, Van Gessel E, Gamulin Z: Continuous spinal anesthesia for hip surgery in a patient with Shy-Drager syndrome. Anesth Analg 1998;87:396–399.

Osborne PJ, Lee LW: Idiopathic orthostatic hypotension, midodrine, and anaesthesia. Can J Anaesth 1991;38:499–501.

Partanen J, Niskanen L, Lehtinen J, et al: Natural history of peripheral neuropathy in patients with non–insulin-dependent diabetes mellitus. N Engl J Med 1995;333:89–94.

Pogson D, Telfer J, Wimbush S: Prolonged vecuronium neuromuscular blockade associated with Charcot Marie Tooth neuropathy. Br J Anaesth 2000;85:914–917.

Robertson D, Robertson RM: Cardiovascular Manifestations of Autonomic Disorders. Braunwald's Heart Disease: A Textbook of Cardiovascular Medicine. 7th ed, Philadelphia, WB Saunders, 2005:2180–2182.

Ropper AH: The Guillain-Barre syndrome. N Engl J Med 1992;326:1130–1136.

Scrivani SJ, Mathews ES, Maciewicz RJ: Trigeminal neuralgia. Oral Surg Oral Med Oral Pathol Oral Radiol Endod 2005;100:527–538.

Scull T, Weeks S: Epidural analgesia for labour in a patient with Charcot-Marie-Tooth disease. Can J Anaesth 1996;43:1150–1152.

Vaghadia H: Facial paresis after general anesthesia. Report of an unusual case: Heerfordt's syndrome. Anesthesiology 1986; 64:513–514.

Warner MA, Warner DO, Matsumoto JY, et al: Ulnar neuropathy in surgical patients. Anesthesiology 1999;90:54–59.

CAPÍTULO 11

Doenças do Fígado e do Trato Biliar

Katherine E. Marschall

Hepatite Aguda
- Hepatite Viral
- Outros Vírus que Causam Hepatite
- Hepatite Induzida por Fármaco
- Hepatotoxicidade Imunomediada
- Diagnóstico Diferencial de Disfunção Hepática Pós-operatória

Hepatite Crônica
- Sinais e Sintomas
- Exames Laboratoriais
- Hepatite Autoimune
- Hepatite B Crônica
- Hepatite C Crônica
- Causas menos Comuns de Hepatite Crônica

Cirrose
- Diagnóstico
- Sinais e Sintomas
- Formas Específicas de Cirrose
- Complicações da Cirrose
- Conduta Anestésica

Hiperbilirrubinemia
- Síndrome de Gilbert
- Síndrome de Crigler-Najjar
- Síndrome de Dubin-Johnson
- Colestase Intra-hepática Pós-operatória Benigna
- Colestase Intra-hepática Familiar Progressiva

Insuficiência Hepática Aguda
- Sinais e Sintomas
- Tratamento
- Conduta Anestésica

Transplante de Fígado
- Conduta Anestésica
- Considerações Anestésicas para o Paciente Submetido a Transplante de Fígado

Doenças do Trato Biliar
- Colelitíase e Colecistite
- Coledocolitíase

As doenças do fígado e do trato biliar podem ser classificadas como doenças do parênquima hepático (hepatite e cirrose) e colestase com ou sem obstrução da via biliar extra-hepática.

HEPATITE AGUDA

A hepatite aguda é mais frequentemente causada por vírus, mas também pode ser ocasionada por medicamentos e toxinas. Tipi-camente, a hepatite viral aguda é provocada por um dos seguintes cinco vírus: vírus da hepatite A (HAV), vírus da hepatite B (HBV), vírus da hepatite C (HCV), vírus da hepatite D (HDV) e vírus da hepatite E (HEV). Nos Estados Unidos, cerca de 50% dos casos de hepatite viral aguda em adultos se devem à infecção por HAV; 35% à infecção por HBV e 15% à infecção por HCV. A infecção por HDV é rara (< 1% dos casos) e há relato apenas de casos de HEV importados. A infecção crônica pode ser decorrência de infecção por HBV, HCV e HDV. Vírus que causam doenças sistêmicas e que também acometem o fígado incluem citomegalovírus e vírus Epstein-Barr.

Hepatite Viral

Todos os tipos de hepatite viral são semelhantes e não é possível distingui-los seguramente com base nas características clínicas ou nos testes laboratoriais de rotina (**Tabela 11-1**). A infecção pode ser assintomática ou associada a sintomas gripais; alguns pacientes desenvolvem icterícia. A anormalidade laboratorial diagnóstica de hepatite aguda é um nível acentuadamente aumentado de aminotransferase. A causa específica de hepatite viral é definida por meio de teste sorológico.

Classificação

Hepatite A O HAV é um picornavírus semelhante ao poliovírus e ao rinovírus. O vírus infectante é encontrado no soro e nas fezes de pacientes contaminados pelo HAV. A composição antigênica do HAV é tal que imunoglobulina e vacina contra HAV propiciam proteção. Imunoglobulinas M (IgM) contra HAV (IgM anti-HAV) são detectáveis no início da doença clínica e podem persistir durante vários meses. Imunoglobulinas G (IgG) alcançam títulos elevados na fase de convalescença e persistem indefinidamente,

conferindo imunidade. Cerca da metade da população dos Estados Unidos apresenta anticorpos séricos contra HAV.

Hepatite A é altamente contagiosa, sendo transmitida pela via fecal-oral, especialmente quando são precárias as condições sanitárias. Pode ser transmitida entre pessoas ou pela contaminação do alimento ou da água por fezes. Grupos de alto risco para adquirir hepatite A incluem pessoas que viajam a regiões subdesenvolvidas, crianças em creches, pessoas em instituições, homens homossexuais e usuários de drogas por via intravenosa. Ocorre viremia vários dias antes do início dos sinais clínicos. O vírus é excretado nas fezes 14 a 21 dias antes do início de icterícia. A disseminação do vírus continua durante os primeiros 7 a 14 dias da doença clínica, porém os pacientes não são mais fontes de infecção ao redor de 3 semanas. A hepatite A invariavelmente é uma infecção autolimitante e não ocasiona infecção crônica ou cirrose.

Hepatite B A transmissão da hepatite B ocorre principalmente por via parenteral ou mediante contato pessoal íntimo. É endêmica em várias partes do mundo. Nos Estados Unidos, é a segunda causa mais comum de hepatite aguda. O HBV está presente no soro e nas secreções corporais da maior parte dos pacientes logo no início do curso de hepatite B aguda. A hepatite B é comum em usuários de drogas de aplicação intravenosa, em homens homossexuais e em heterossexuais com vários parceiros. A transmissão materno-

TABELA 11-1	Características da Hepatite Viral			
Parâmetro	**Tipo A**	**Tipo B**	**Tipo C**	**Tipo D**
Modo de transmissão	Fecal-oral Mariscos contaminados com água de esgoto	Percutânea Contato sexual	Percutânea	Percutânea
Período de incubação	20-37 dias	60-110 dias	35-70 dias	60-110 dias
Resultados de pesquisa sorológica de antígeno e anticorpos	IgM, no início, e IgG durante a convalescença	HBsAg e anti-HBc, no início, e persiste em portadores	Anti-HCV em 6 semanas a 9 meses	Anti-HDV, no final, e pode ter meia-vida curta
Imunidade	Anticorpos em 45%	Anticorpos em 5% a 15%	Desconhecida	Protegido, se imune ao tipo B
Curso	Não progride para doença hepática crônica	Doença hepática crônica se desenvolve em 1%-5% dos adultos e 80%-90% das crianças	Doença hepática crônica se desenvolve em até 75%	Coinfecção com tipo B
Prevenção após exposição	Concentrado de γ-globulinas Vacina contra hepatite A	Imunoglobulina contra hepatite B Vacina contra hepatite B	? interferon	Desconhecida
Taxa de mortalidade	< 0,2%	0,3%-1,5%	Desconhecida	Hepatite ictérica aguda: 2%-20%

HBc, antígeno nuclear da hepatite B; HBsAg, antígeno de superfície da hepatite B.
Adaptado de Keefe EB: Acute hepatitis. Sci Am Med 1999;1–9.

CAPÍTULO 11
Doenças do Fígado e do Trato Biliar

infantil é outro modo importante de infecção. Atualmente, transfusão de sangue e de derivados do plasma raramente é contagiosa, em razão dos procedimentos de triagem para investigar a presença de antígenos de HBV e anticorpos contra este vírus.

A superfície de revestimento do vírion de hepatite B é composta de um polipeptídeo que atua como o principal antígeno de superfície da hepatite B (HBsAg). Grande parte da população apresenta anticorpos séricos contra HBsAg, o que confere imunidade ao vírus da hepatite B.

Hepatite C A transmissão do HCV ocorre predominantemente por via parenteral. Atualmente, em geral a hepatite C se deve ao uso de droga intravenosa (60%), exposição sexual (15%-20%) e, muito menos comumente, contágio materno-infantil, transfusão de sangue ou exposição ocupacional a sangue ou a seus derivados ou à lesão causada por picada de agulha. Essencialmente, a habilidade na triagem do HCV tem eliminado o HCV como causa de hepatite pós-transfusão. Receptores de órgãos de doadores com anticorpos contra HCV apresentam alta probabilidade de se infectar com HCV.

A principal complicação de hepatite aguda causada por HCV é o desenvolvimento de hepatite crônica e cirrose. Nos Estados Unidos, a hepatite C tem-se manifestado como a principal doença hepática. A progressão de hepatite C crônica para cirrose pode ser lenta, mas a doença hepática em estágio terminal devido à cirrose associada com HCV é a indicação mais comum para transplante de fígado. A cirrose associada ao HCV é responsável pela maior ocorrência de câncer hepatocelular.

Hepatite D O HDV é um vírus particular que necessita do HBV para sua replicação. Entretanto, a hepatite D se desenvolve apenas em pacientes com hepatite B e é transmitida por via parenteral ou no ato sexual. Coinfecção com HBV e HDV pode ocasionar hepatite aguda e hepatite crônica mais graves, além de cirrose, em comparação à infecção exclusiva por HBV.

Hepatite E A disseminação do HEV ocorre por via fecal-oral, geralmente devido à água contaminada e condições higiênicas insatisfatórias. É menos contagioso do que o HAV e raramente é detectado nos Estados Unidos.

Diagnóstico

O diagnóstico de hepatite viral depende dos sinais e sintomas, dos achados laboratoriais, de testes sorológicos e, ocasionalmente, de biópsia hepática.

Sinais e Sintomas O início de hepatite viral pode ser gradativo ou súbito e, mais comumente, manifestam-se urina escura, fadiga, anorexia e náusea (**Tabela 11-2**). É comum a constatação de febre baixa. É possível verificar dor no quadrante superior direito ou desconforto abdominal generalizado. Cerca de metade dos pacientes se queixa de mialgias ou artralgias, especialmente na hepatite B. Vários dos sintomas iniciais melhoram quando há desenvolvimento de icterícia. Pode haver hepatomegalia e esplenomegalia. Caso a hepatite viral seja grave, é possível notar evidência de insuficiência hepática aguda, incluindo confusão, asterixe, edema periférico e ascite.

Exames Laboratoriais As concentrações séricas das aminotransferases (aspartato aminotransferase [AST], alanina aminotransferase [ALT]; antigamente conhecidas como TGO e TGP, respectivamente) são indicadores sensíveis de lesão de célula hepática. As atividades de AST e ALT aumentam 7 a 14 dias antes do aparecimento de icterícia e começam a diminuir imediatamente

TABELA 11-2	Incidência de Sinais e Sintomas na Hepatite Viral Aguda
Sintoma/Sinal	**Prevalência (%)**
Urina escura	94
Fadiga	91
Anorexia	90
Náusea	87
Febre	76
Vômitos	71
Cefaleia	70
Desconforto abdominal	65
Fezes claras	52
Prurido	42
Adaptado de Keefe EB: Acute hepatitis. Sci Am Med 1999;1–9.	

após a instalação de icterícia. A magnitude de aumento das aminotransferases não é necessariamente proporcional à gravidade da hepatite, porém concentrações inferiores a 500 UI/L geralmente refletem hepatite leve.

Tipicamente, constatam-se anemia e linfocitose. A concentração sérica de bilirrubina raramente excede 20 mg/dL. Não ocorre aumento da atividade de fosfatase alcalina, a menos que se desenvolva colestase em uma fase posterior da hepatite aguda. A hepatite aguda grave pode prejudicar a capacidade de síntese do fígado e ocasionar hipoalbuminemia e/ou prolongamento do tempo de protrombina.

Marcadores Séricos Os marcadores séricos são utilizados para identificar os tipos de hepatite viral. Nota-se IgM anti-HAV no início da doença, sendo específico para hepatite A aguda. O anticorpo persiste por aproximadamente 120 dias e a seguir é substituído por IgG anti-HAV, que confere imunidade duradoura à infecção por HAV.

O antígeno de superfície da hepatite B (HBsAg) está presente no soro tão precocemente quanto 7 a 14 dias após a contaminação e pode ser detectado por vários meses. A detecção de HBsAg indica que o HBV está se replicando ativamente e que o sangue destes indivíduos está infectado. O anticorpo contra HBsAg geralmente surge no sangue 60 a 240 dias após a infecção, período no qual o antígeno de superfície é indetectável. O anticorpo contra HBsAg apresenta meia-vida mais longa e está associado com imunidade. O anticorpo contra o antígeno nuclear do HBV surge imediatamente após a infecção e persiste por 6 a 12 meses. Altos títulos de anticorpos IgM contra o antígeno nuclear do HBV podem ser o único marcador de hepatite B aguda, caso não se detecte mais HBsAg.

A detecção de anticorpo contra HCV (anti-HCV) é o modo mais confiável de diagnóstico de hepatite C aguda e crônica. A detecção de RNA do HCV confirma a ocorrência de viremia.

O diagnóstico da infecção por HDV é obtido pela detecção de anti-HDV, HBsAg e anticorpo IgM contra o antígeno nuclear do

259

HBV no soro. O diagnóstico de hepatite E pode ser definido pela constatação de anticorpo anti-HEV.

Biópsia Hepática Com frequência não há necessidade de exame de amostras obtidas por biópsia hepática para a confirmação do diagnóstico de hepatite aguda. Geralmente, exames sorológicos e bioquímicos são suficientes. Necrose irregular de hepatócitos e inflamação disseminada parenquimatosa são achados histológicos característicos de hepatite viral aguda. Não se verifica fibrose. Não há achados histológicos confiáveis para diferenciar os cincos tipos de hepatite viral.

Curso Clínico

Tipicamente, a hepatite ocasiona sintomas durante 7 a 14 dias antes do surgimento de colúria e icterícia. À medida que a icterícia aumenta, o apetite tende a retornar e o mal-estar diminui. Nota-se aumento da concentração sérica de bilirrubina durante 10 a 14 dias e, a seguir, diminui nos próximos 14 a 28 dias. Em geral, as atividades das aminotransferases começam a diminuir imediatamente antes da ocorrência do pico de icterícia e, em seguida, diminuem rapidamente. Tipicamente, não se constata intercorrência na progressão clínica, e o retorno à função normal do fígado é total.

Em uma pequena porcentagem de pacientes, especialmente naqueles mais idosos ou naqueles com infecção por HBV ou por HCV, a hepatite viral aguda pode ter um curso longo, com recuperação total que demora até 1 ano. Raramente, a hepatite viral aguda ocasiona insuficiência hepática fulminante e morte. Alguns pacientes nunca se recuperam da infecção viral aguda inicial e desenvolvem hepatite crônica. A hepatite crônica não se manifesta após hepatite A ou E, mas se desenvolve em 2% a 7% dos pacientes infectados com HBV e em 60% a 75% dos pacientes infectados com HCV. O desenvolvimento de cirrose e carcinoma hepatocelular primário representa risco decorrente de hepatite crônica tipo B ou C, embora tais anormalidades possam demorar décadas para se manifestar.

Tratamento

O tratamento de hepatite viral aguda é sintomático, com restrição de atividade física e dieta adequada. Náusea e vômito relevantes podem requerer reposição intravenosa de fluidos e eletrólitos. Recomenda-se abstinência de álcool durante a crise de hepatite viral aguda. O transplante de fígado é considerado quando se instala insuficiência hepática fulminante.

Prevenção

A prevenção de hepatite viral inclui evitar exposição ao vírus, imunização passiva com γ-globulina e imunização ativa com uma vacina específica. Uma mistura de γ-globulinas administrada por via intramuscular, o mais breve possível após uma exposição conhecida, diminui drasticamente a ocorrência de hepatite A. A administração de γ-globulinas depois de 14 dias da exposição ao HAV não propicia proteção. Os indivíduos expostos ao HBV por via percutânea ou por contato com membranas mucosas devem receber imunoglobulina contra o vírus da hepatite B e vacina contra hepatite B, dentro de 24 horas.

Vacina contra Hepatite A A vacina contra hepatite A inativada é altamente efetiva na indução de resposta de anticorpos. Em comparação com a proteção de curta duração propiciada pelas imunoglobulinas, a vacina HAV inativada induz proteção por 10 anos ou mais. Pessoas que viajam para regiões endêmicas, funcionários de unidade de cuidado intensivo neonatal, manipuladores de alimentos, crianças em creches e militares representam grupos de alto risco para hepatite A e devem receber esta vacina.

Vacina contra Hepatite B A vacina contra hepatite B é altamente efetiva na produção de anticorpos contra HBV e na prevenção de infecção por HBV em lactentes, crianças e adultos. Recomenda-se a vacinação de indivíduos em risco de infecção por HBV, incluindo funcionários de centros de saúde expostos frequentemente a derivados de sangue, homens homossexuais, usuários de droga intravenosa, receptores de alguns derivados de sangue e crianças filhas de mães HBsAg-positivas. Após vacinação efetiva, ocorre diminuição do título de anticorpos contra HBsAg. Em 5 anos, 20% a 30% das pessoas perdem o título de anticorpo protetor. Estas pessoas respondem prontamente a uma dose de reforço da vacina.

Outros Vírus que Causam Hepatite

Além dos vírus de hepatite clássica, a hepatite aguda pode ser causada por vírus que provocam doença sistêmica e que também acometem o fígado.

Citomegalovírus

Citomegalovírus é um herpesvírus onipresente. Cerca de 80% dos adultos apresentam reação positiva ao teste de fixação de complemento sérico para citomegalovírus. Este vírus pode ocasionar doença semelhante à mononucleose infecciosa, porém sem adenopatia ou envolvimento de amígdalas e faringe. A disfunção hepática provocada por citomegalovírus pode mimetizar as formas comuns de hepatite viral, mas geralmente é discreta e não evolui para doença hepática crônica. O diagnóstico requer a detecção do vírus após inoculação de uma cultura de tecido apropriada.

Vírus Epstein-Barr

Geralmente o vírus Epstein-Barr causa hepatite discreta associada com náusea e vômito. Nota-se icterícia em 10% a 20% dos pacientes. As concentrações séricas de aminostransferase encontram-se moderadamente aumentadas. Na maior parte dos casos, a hepatite é parte de uma síndrome clínica típica de mononucleose infecciosa. Em casos raros, a disfunção hepática é grave e pode ser fatal, especialmente em pacientes com imunossupressão. O vírus Epstein-Barr parece ser transmitido por contato oral através de saliva infectada, porém também pode ser transmitido por via parenteral. O período de incubação é de aproximadamente 28 dias. Uma elevação no título de anticorpos específicos contra o vírus Epstein-Barr confirma o diagnóstico.

Hepatite Induzida por Fármaco

Vários medicamentos (analgésicos, anestésicos voláteis, antibióticos, anti-hipertensivos, anticonvulsivantes, tranquilizantes) podem causar hepatite histologicamente indistinguível da hepatite viral aguda. A maior parte das reações a estes medicamentos é idiossincrásica, ou seja, é rara, imprevisível e não é dose-dependente. Os sinais clínicos de disfunção hepática geralmente surgem 2 a 6 semanas após o início da terapia medicamentosa; todavia, pode ocorrer imediatamente ou até 6 meses depois. A não interrupção do uso do medicamento nocivo pode resultar em hepatite progressiva e morte. Em alguns pacientes, a doença progride mesmo com a retirada do medicamento.

CAPÍTULO 11
Doenças do Fígado e do Trato Biliar

Overdose de Acetaminofeno

Dose excessiva de acetaminofeno provoca necrose hepatocelular grave na maioria das pessoas (veja discussão sobre intoxicação por acetaminofeno, no Cap. 22). Ocorre lesão celular porque o fígado produz metabólitos tóxicos que geralmente se tornam inofensivos após conjugação com a glutationa. Quando a dose de acetaminofeno é alta, ocorre depleção do estoque hepático de glutationa, com acúmulo de metabólitos tóxicos e destruição de células do fígado. A administração oral de *N*-acetilcisteína dentro de 8 horas após a ingestão de dose excessiva de acetaminofeno pode diminuir intensamente o risco de hepatotoxicidade. O acetaminofeno também pode provocar hepatotoxicidade quando utilizado em doses clínicas normais caso o teor hepático de glutationa se encontre diminuído em decorrência de jejum ou de uso prolongado de álcool.

Anestésicos Voláteis

Anestésicos voláteis podem provocar disfunção hepática póscirúrgica discreta e autolimitada que, possivelmente, reflete alterações induzidas pelo anestésico no suprimento de oxigênio hepático em relação à demanda. Todo anestésico que reduz o fluxo sanguíneo hepático pode prejudicar a oxigenação de hepatócitos. Realmente, a concentração de α-glutationa-*S*-transferase (um marcador sensível de lesão hepatocelular) aumenta transitoriamente após a administração de isoflurano, desflurano e sevoflurano.

Hepatotoxicidade Imunomediada

Uma rara forma de disfunção hepática, porém com risco de morte, verificada após a administração de anestésicos voláteis (halotano, mais frequentemente), provavelmente reflete hepatotoxicidade imunomediada em indivíduos geneticamente suscetíveis. A evidência mais convincente do envolvimento de um mecanismo imunomediado é a presença de anticorpos IgG circulantes na maioria dos pacientes com diagnóstico de hepatite causada por halotano. Estes anticorpos são direcionados contra as proteínas microssômicas da superfície de hepatócitos, que são modificadas de forma covalente pelo metabólito do halotano, haloide trifluoroacetil, através de uma reação oxidativa para formar neoantígenos. Na verdade, esta acetilação de proteínas do fígado transforma estas proteínas *self* em proteínas *nonself* (neoantígenos), resultando na formação de anticorpos contra esta nova proteína e uma forma de hepatite autoimune. Para a detecção dos anticorpos IgG antitrifluoroacetil utiliza-se albumina sérica de coelho trifluoroacetilada sintética como antígeno, no ensaio imunossorbente ligado à enzima. A pesquisa de anticorpos antitrifluoroacetil é um teste altamente específico, pois estes anticorpos não são encontrados em qualquer outra forma de doença hepática ou na presença de medicamentos, exceto no caso de alguns anestésicos voláteis. Supõe-se que as interações antígenoanticorpo subsequentes sejam responsáveis pela rara lesão hepática (prevalência estimada de 1:10.000 a 1:30.000 em pacientes adultos que recebem halotano), denominada hepatite por halotano.

À semelhança de halotano, os anestésicos voláteis fluoretados enflurano, isoflurano e desflurano podem originar metabólitos trifluoroacetil, resultando em sensibilidade cruzada com halotano. No entanto, a incidência de hepatite após o uso destes anestésicos é muito menor do que após o uso de halotano, pois a taxa de metabolização deles é substancialmente menor. É possível que pacientes geneticamente susceptíveis possam se tornar sensibilizados a um anestésico volátil (halotano, mais provavelmente) e apresentem hepatite induzida por medicamento, posteriormente na vida, quando expostos ao isoflurano ou desflurano. Há relato de suspeita de hepatite causada por isoflurano associada com anticorpos IgG antitrifluororacetil em um paciente com histórico de hepatite por halotano.

A estrutura química de sevoflurano não permite sua metabolização em trifluoroacetilados. Entretanto, diferentemente de outros anestésicos fluoretados voláteis, não se espera que o sevoflurano provoque hepatotoxicidade imunomediada ou cause sensibilidade cruzada em pacientes previamente expostos ao halotano.

Diagnóstico Diferencial de Disfunção Hepática Pós-operatória

Quando há disfunção hepática pós-operatória (icterícia), a análise dos dados do histórico, dos sinais e sintomas, de testes seriados de função hepática e a pesquisa de causas extra-hepáticas de disfunção hepática facilitam a elaboração do diagnóstico diferencial. As causas de disfunção hepática podem ser classificadas como pré-hepáticas, intra-hepáticas (hepatocelulares) ou pós-hepáticas (colestáticas), com base na mensuração sérica de bilirrubinas, de aminotransferases e fosfatase alcalina (**Tabela 11-3**). Com frequência, a disfunção hepática pós-operatória é multifatorial. As etapas mencionadas a seguir podem ser úteis na determinação da etiologia de disfunção hepática pós-operatória. Isto é importante para se fazer uma revisão sistemática da condição, em vez de se assumir que o histórico de uso de um anestésico estabelece uma relação de causa e efeito entre a disfunção hepática e o anestésico volátil.

1. Faça uma revisão de todos os medicamentos administrados (analgésicos, antibióticos, fórmulas de venda livre), pois o emprego de vários deles implica risco de lesão hepática. A administração de catecolaminas ou vasoconstritores pode causar vasoconstrição esplâncnica em grau suficiente para interferir no adequado fluxo sanguíneo hepático e na oxigenação de hepatócitos.
2. Investigue causas de sepse. O desenvolvimento de icterícia é comum em pacientes com infecção grave.
3. Avalie a possibilidade do aumento de bilirrubina por via exógena. A transfusão de uma unidade de sangue propicia aproximadamente 250 mg de bilirrubina. A carga de bilirrubina de uma unidade de sangue aumenta à medida que aumenta o tempo de armazenamento do sangue transfundido. Pode-se administrar grande volume de sangue aos pacientes com função hepática normal sem que ocorra aumento apreciável da concentração de bilirrubina; todavia, esta resposta pode ser diferente em pacientes com doença hepática coexistente.
4. Exclua a possibilidade de hematomas ocultos. A reabsorção de grandes hematomas pode provocar hiperbilirrubinemia por vários dias. Ademais, pacientes portadores da síndrome de Gilbert apresentam capacidade de conjugação de bilirrubina limitada e mesmo um pequeno aumento na carga de bilirrubina pode ocasionar icterícia (veja "Síndrome de Gilbert").
5. Exclua a possibilidade de hemólise. A diminuição do hematócrito ou o aumento da contagem de reticulócitos pode indicar hemólise.
6. Faça uma revisão dos registros perioperatórios. Hipotensão, hipoxemia arterial, hipoventilação e hipovolemia podem estar envolvidas na ocorrência de disfunção hepática pós-operatória.

STOELTING ANESTESIA E DOENÇAS COEXISTENTES

TABELA 11-3	Causas de Disfunção Hepática com Base nos Testes de Função Hepática			
Disfunção Hepática	Bilirrubina	Enzimas Aminotransferases	Fosfatase Alcalina	Causas
Pré-hepática	Aumento da fração indireta	Normal	Normal	Hemólise Reabsorção de hematoma Sobrecarga de bilirrubina devido à transfusão sanguínea
Intra-hepática (hepatocelular)	Aumento da fração direta	Muito aumentada	Normal a ligeiramente aumentada	Viral Medicamentos Sepse Hipoxemia Cirrose
Pós-hepática (colestática)	Aumento da fração direta	Normal a ligeiramente aumentada	Muito aumentada	Cálculos de trato biliar Sepse

7. Considere a possibilidade de anormalidades extra-hepáticas (insuficiência cardíaca congestiva, insuficiência respiratória, embolia pulmonar, insuficiência renal) como possíveis causas de disfunção hepática pós-operatória.

8. Considere a possibilidade de colestase intra-hepática pós-operatória benigna, uma condição associada com cirurgia extensa, hipotensão, hipoxemia e transfusão de sangue maciça (veja "Colestase Intra-hepática Pós-operatória Benigna").

9. Considere a possibilidade de hepatotoxicidade imunomediada. Este é um diagnóstico de exclusão com base no histórico clínico de uma anestesia recente, a qual incluiu um anestésico volátil. Pode ser possível a confirmação do diagnóstico mediante a constatação de anticorpos anti-trifluoroacetil na circulação.

HEPATITE CRÔNICA

A hepatite crônica inclui um grupo diverso de doenças caracterizadas por elevação de longa duração de componentes bioquímicos hepáticos e pela evidência de inflamação na biópsia hepática. Em geral, a hepatite crônica é definida como uma doença com duração de 6 meses ou mais. As principais enfermidades que provocam hepatite crônica são hepatite autoimune e hepatite viral crônica (HBV com ou sem coinfecção por HDV, infecção por HCV). A hepatite crônica também pode ser decorrência do uso de medicamentos, de doença de Wilson, de deficiência de α_1-antitripsina (α_1AT) ou de cirrose biliar primária em estágio inicial e colangite esclerosante primária.

Sinais e Sintomas

Os sinais e sintomas de hepatite crônica variam desde uma doença assintomática caracterizada por discreto aumento da atividade sérica de aminotransferase até uma doença rapidamente progressiva com insuficiência hepática fulminante. Os sintomas mais comuns de hepatite crônica são fadiga, mal-estar e dor abdominal. Manifestações extra-hepáticas de hepatite crônica são comuns

e incluem dor articular, artrite, glomerulonefrite, *rash* cutâneo, amenorreia e tireoidite.

Exames Laboratoriais

Tipicamente, as concentrações séricas de ALT e AST encontram-se aumentadas em pacientes com hepatite crônica, e a concentração sérica de bilirrubina é normal em pacientes com hepatite viral crônica, porém aumentada em pacientes com hepatite autoimune. Um aspecto característico da hepatite autoimune, não verificado na hepatite viral crônica, é o aumento da concentração sérica de γ-globulina. Nas formas mais graves de hepatite crônica, ocorre prejuízo à síntese hepática de substâncias, refletido por menor concentração sérica de albumina e tempo de protrombina prolongado. Estudos de imagens obtidos do abdome revelam graus variáveis de hepatomegalia, com ou sem esplenomegalia. Em geral, a etiologia específica de hepatite crônica pode ser determinada por meio de exame clínico associado com testes imunológicos e sorológicos, mas a biópsia hepática pode auxiliar na confirmação de algumas enfermidades, como doença de Wilson ou deficiência de α_1AT.

Hepatite Autoimune

A hepatite autoimune é caracterizada por um amplo espectro de sinais clínicos e reações imunes em exames sorológicos. Hipergamaglobulinemia e aumento da atividade sérica de aminotransferase e da concentração sérica de anticorpos antinucleares são achados característicos. É possível a ocorrência de outras doenças autoimunes concomitantes. O tratamento com corticosteroides prolonga a sobrevida. No entanto, a terapia com corticosteroide por mais que 18 meses está associada com o desenvolvimento de diabetes melito, hipertensão, psicose, infecção e osteoporose em vários pacientes. A fim de evitar estes efeitos colaterais do tratamento com corticosteroides, com frequência a hepatite autoimune é tratada com corticosteroides combinados com azatioprina. Geralmente, esta terapia é mantida indefinidamente. Pode ser difícil a distinção entre hepatite autoimune e hepatite C crônica; no entanto, essa diferenciação é importante porque a hepatite autoimune responde

CAPÍTULO 11
Doenças do Fígado e do Trato Biliar

aos medicamentos imunossupressores, mas pode ser exacerbada pelo tratamento com interferon.

Hepatite B Crônica

Infecção crônica por HBV está presente em 5% da população mundial e estima-se que 0,5% da população dos Estados Unidos seja portadora de HBsAg. Nos pacientes com infecção crônica por HBV, o HBsAg permanece detectável por mais de 6 meses. As pessoas que continuam a apresentar resultado positivo no teste para HBsAg, porém são assintomáticas e apresentam atividade sérica de aminotransferases normal, são denominadas portadoras de HBsAg. Outros indivíduos cronicamente infectados e HBsAg-positivos que apresentam evidência clínica ou laboratorial de doença hepática crônica são diagnosticados como portadores de hepatite B crônica.

A idade à época da infecção inicial por HBV é um determinante importante de cronicidade; 90% de neonatos infectados tornam-se portadores. Outro importante fator de risco para o desenvolvimento de hepatite B crônica é a presença de imunossupressão intrínseca ou iatrogênica. Em mulheres, a negatividade ao HBsAg é mais provável do que no homem e, como consequência, é mais provável que os homens se tornem portadores de HBsAg. Infecção por HBV persistente é um importante fator de risco para desenvolvimento de carcinoma hepatocelular.

O tratamento de hepatite B crônica objetiva a erradicação da infecção por HBV e a prevenção do desenvolvimento de cirrose ou de câncer hepatocelular. Atualmente, as terapias disponíveis podem suprimir a replicação do HBV e induzir melhora do quadro clínico, dos parâmetros bioquímicos e dos achados histológicos da hepatite B crônica. Terapia com lamivudina e/ou adefovir, análogos de nucleotídeos, pode suprimir drasticamente a replicação de HBV. Pode-se realizar transplante de fígado no caso de insuficiência hepática associada com hepatite B crônica, porém o HBV volta a infectar o aloenxerto em quase todos os receptores. A profilaxia pós-transplante com lamivudina e imunoglobulina contra hepatite B reduz a taxa de reinfecção para aproximadamente 10%.

Hepatite C Crônica

Em até 75% dos pacientes ocorre infecção crônica por HCV subsequente à infecção aguda por HCV, e estima-se que 1,8% da população dos Estados Unidos seja portadora de HCV. Portanto, a infecção crônica por HCV é mais prevalente do que a infecção crônica por HBV.

O diagnóstico de hepatite C crônica se baseia na constatação de aumento persistente ou intermitente da atividade sérica de aminotransferases, em associação com a detecção de anticorpo anti-HCV. A história natural de hepatite C crônica pode se estender por várias décadas, progredindo de modo insidioso com o desenvolvimento final de cirrose ou câncer hepatocelular após 10 a 20 anos. Os fatores associados com uma taxa mais rápida de progressão para cirrose incluem idade acima de 40 anos por ocasião da infecção inicial, consumo diário significativo de álcool, sexo masculino e coinfecção com outros vírus hepáticos ou vírus da imunodeficiência humana.

O interferon reduz ou normaliza a atividade sérica de ALT e minimiza a inflamação, como se verifica na biópsia hepática em aproximadamente 40% dos pacientes com hepatite C crônica; entretanto, é incomum uma resposta sustentada à terapia com interferon. No entanto, a combinação de interferon com o fármaco antiviral ribavirina aumenta significativamente a porcentagem de pacientes que apresentam resposta virológica sustentada. Hepatite C crônica com insuficiência hepática é uma das indicações mais comuns para transplante de fígado. Embora ocorra nova infecção do aloenxerto por HCV, em geral a doença subsequente é discreta e raramente evolui para insuficiência hepática.

Causas menos Comuns de Hepatite Crônica

Várias doenças hepáticas devem ser diferenciadas de hepatite viral crônica e autoimune como causas de hepatite crônica. Na maioria dos casos, estas enfermidades podem ser identificadas com base nas evidências clínicas, bioquímicas e histológicas.

Nota-se hepatite crônica induzida por medicamento em pequeno grupo de pacientes. Metildopa, trazodona e isoniazida são causas identificadas de hepatite crônica induzida por medicamento. Além disso, alguns pacientes tratados com sulfonamidas, acetaminofeno, aspirina e fenitoína podem desenvolver hepatite crônica. O tratamento consiste na interrupção do uso do medicamento suspeitado tão logo a hepatite crônica seja diagnosticada ou haja suspeita da doença. Caso a hepatite crônica seja decorrência do uso de medicamento, as anormalidades da função hepática e o quadro clínico geralmente melhoram após a interrupção do medicamento.

Na ausência de sintomas neurológicos associados, a doença de Wilson se assemelha à hepatite crônica. O diagnóstico é confirmado por biópsia hepática e pela determinação do teor hepático de cobre. Utiliza-se penicilamina como tratamento.

A deficiência de α_1-AT está associada com doença hepática que pode progredir para cirrose. A doença hepática decorrente de deficiência de α_1-AT pode ser diferenciada de hepatite crônica pela constatação de menor teor de α_1-globulina na eletroforese de proteínas ou por meio de teste sorológico específico para α_1-AT.

A cirrose biliar primária pode ser indistinguível de hepatite viral crônica na biópsia hepática. Hiperpigmentação característica, prurido e aumento extremo da concentração sérica de fosfatase alcalina são informações úteis no diagnóstico diferencial.

Colangite esclerosante primária pode se assemelhar à hepatite viral crônica. O aumento acentuado da concentração sérica de fosfatase alcalina acompanhado de doença intestinal inflamatória permite diferenciar esta doença da hepatite viral crônica.

CIRROSE

A cirrose pode ser decorrente de uma ampla variedade de doenças hepáticas progressivas crônicas. Mais comumente, a cirrose resulta de excessiva ingestão crônica de álcool ou de hepatite viral crônica causada por HBV ou HCV. A cicatrização do fígado provoca alteração na arquitetura hepática normal; tipicamente, notam-se nódulos de regeneração no parênquima. O padrão de cicatrização raramente permite determinar uma etiologia específica, mas outros aspectos histológicos podem propiciar indícios das causas de cirrose.

Diagnóstico

Biópsia hepática percutânea define o diagnóstico de cirrose. Tomografia computadorizada, ressonância magnética e ultrassonografia hepática com Dopplerfluxometria podem revelar achados compatíveis com cirrose (esplenomegalia, ascite, superfície hepática irregular). Endoscopia digestiva alta pode indicar a presença de varizes esofagogástricas.

Sinais e Sintomas

É comum a constatação de fadiga e mal-estar em todas as formas de cirrose, bem como em quase todas as formas de doença hepática aguda e crônica. Achados físicos característicos, porém não diagnósticos de cirrose, incluem eritema palmar, telangiectasias, ginecomastia, atrofia testicular e evidência de hipertensão porta (esplenomegalia, ascite). Menor fluxo sanguíneo hepático resultante de maior resistência intra-hepática ao fluxo da veia porta (hipertensão porta) reflete o processo de fibrose associado à cirrose. A hipertensão porta resulta em menor fluxo sanguíneo hepático liberado pela veia porta e maior fluxo de sangue hepático na artéria hepática. Com frequência, o fígado com cirrose se apresenta aumentado e tipicamente encontra-se palpável sob o rebordo costal. Menor concentração sérica de albumina e tempo de protombina prolongado são características da cirrose. É comum a constatação de aumento das atividades séricas de aminostransferase e de fosfatase alcalina.

Formas Específicas de Cirrose

As formas específicas de cirrose incluem cirrose alcoólica, cirrose pós-necrose, cirrose biliar primária, hemocromatose, doença de Wilson, deficiência de α_1-AT e esteatose hepática não alcoólica.

Cirrose Alcoólica

A cirrose alcoólica está diretamente relacionada à ingestão crônica de grande quantidade de álcool. As mulheres podem desenvolver cirrose após o consumo de menor quantidade de álcool, em comparação com os homens. O consumo de aproximadamente três a quatro doses de álcool por dia, durante 10 a 15 anos, está associado com a ocorrência de doença hepática alcoólica em mulheres, enquanto é necessário o consumo de cinco a seis doses por dia durante este mesmo tempo para o desenvolvimento de cirrose alcoólica em homens. A instalação de cirrose alcoólica não necessita desnutrição concomitante, embora esta condição comumente seja verificada (substituição do álcool pelas calorias normais da dieta).

O diagnóstico de abuso de álcool pode ser difícil porque vários pacientes ocultam informação sobre o uso desta substância. No entanto, o diagnóstico de hepatite alcoólica é determinado por uma proporção AST:ALT de, no mínimo, 2:1, refletindo maior síntese, bem como secreção de AST mitocondrial no plasma e perda seletiva da atividade de ALT devido à deficiência de piridoxina, comum no caso de alcoolismo. Com frequência, nota-se discreta elevação da atividade de fosfatase alcalina. É comum notar diminuição da concentração sérica de albumina (< 3,5 g/dL) e tempo de protrombina prolongado.

O único tratamento efetivo para pacientes com hepatopatia alcoólica é a interrupção da ingestão de álcool. Suporte nutricional vigoroso pode melhorar a sobrevida.

Cirrose Pós-necrose

A cirrose pós-necrose é caracterizada por retração do fígado, no qual notam-se nódulos de regeneração. As causas mais comuns desta enfermidade incluem hepatite viral crônica, hepatite autoimune e hepatite criptogênica (causa desconhecida). As características clínicas distintivas de cirrose pós-necrose incluem sua predominância em mulheres e o aumento da concentração sérica de γ-globulina. A progressão da cirrose pós-necrose pode ser insidiosa. A causa usual de morte é hemorragia gastrointestinal ou insu-

ficiência hepática. Câncer hepático primário acomete 10% a 15% dos pacientes portadores de cirrose pós-necrose. O tratamento é sintomático e de suporte. Corticosteroides podem ser úteis quando a cirrose está associada com hepatite autoimune.

Cirrose Biliar Primária

A cirrose biliar primária é mais frequente em mulheres com 30 a 50 anos de idade; a constatação de anticorpos antimitocondriais sugere o envolvimento de um mecanismo imune na patogênese desta enfermidade. Além disso, a cirrose biliar primária comumente está associada com doenças autoimunes, como artrite reumatoide, síndrome CREST, tireoidite, anemia perniciosa, síndrome de Sjögren e acidose tubular renal. Ocorre destruição progressiva de ductos biliares intra-hepáticos.

As queixas apresentadas incluem fadiga e prurido generalizado. Pode não haver desenvolvimento de icterícia durante anos após o início do prurido. É possível notar sinais e sintomas resultantes de má absorção de vitaminas lipossolúveis. É comum a ocorrência de osteoporose, que pode estar associada com dor óssea e fraturas espontâneas. Nota-se aumento da atividade de fosfatase alcalina, bem como das concentrações séricas de colesterol e de IgM.

O tratamento inclui administração de um ácido biliar hidrofílico, o ácido ursodesoxicólico, que se supõe diminuir a concentração de ácidos biliares tóxicos no *pool* hepático. O uso de corticosteroides não altera a progressão da cirrose biliar primária. A administração de colestiramina pode aliviar o prurido. Com frequência há necessidade de suplementos com vitaminas lipossolúveis e bisfosfonados.

Hemocromatose

Hemocromatose hereditária é um distúrbio autossômico recessivo associado com a deposição de ferro em vários tecidos corporais. O acúmulo de ferro é progressivo, desde o nascimento; contudo, raramente ocasiona sintomas antes de 40 anos de idade. A doença é mais tardia em mulheres devido à perda de ferro no fluxo menstrual e à menor ingestão de ferro na dieta. A taxa de prevalência da doença é 10 vezes maior em homens. Depósitos de ferro no pâncreas e no músculo cardíaco estão associados com a ocorrência de diabetes melito e insuficiência cardíaca congestiva. A pele apresenta coloração brônzea. Verifica-se hepatomegalia em 75% dos pacientes, mesmo naqueles assintomáticos. A maior parte dos pacientes manifesta sinais de hipertensão porta. Câncer hepatocelular primário se desenvolve em 15% a 20% dos pacientes com hemocromatose.

A avaliação laboratorial revela aumento das concentrações séricas de ferro e de ferritina e maior saturação da transferrina. Tomografia computadorizada e ressonância magnética podem mostrar sinais de sobrecarga de ferro. O diagnóstico de hemocromatose é confirmado pela biópsia hepática, na qual verificam-se grânulos de hemossiderina nos hepatócitos e nas células de ducto biliar. Aumento discreto das atividades séricas de fosfatase alcalina e de aminotransferases é comum, mas icterícia é incomum.

O tratamento de hemocromatose consiste na remoção do excesso de ferro por meio de flebotomia. Caso os pacientes sejam identificados antes do desenvolvimento de cirrose e da depleção total do conteúdo corporal de ferro, a expectativa de vida se aproxima do normal. Os pacientes com cirrose e submetidos ao tratamento apresentam maior risco de desenvolvimento de carcinoma hepato-

CAPÍTULO 11
Doenças do Fígado e do Trato Biliar

celular primário, mesmo após a normalização da reserva corporal total de ferro. Câncer hepatocelular é a principal causa de morte em pacientes com hemocromatose. A normalização da reserva corporal total de ferro está associada com a melhora dos sintomas da doença hepática e cardíaca; no entanto, persistem as anormalidades endócrinas e a artropatia.

Doença de Wilson

Doença de Wilson (degeneração hepatolenticular) é um distúrbio autossômico recessivo decorrente de um defeito no gene que codifica a ligação do cobre. A excreção subsequente de cobre na bile é alterada, ocasionando o acúmulo de cobre no organismo. Desenvolvem-se disfunções neurológicas (tremores, anormalidades da marcha, fala arrastada) e disfunção hepática (fadiga, icterícia, ascite, esplenomegalia, varizes gastroesofágicas). Anemia hemolítica associada é outro indício para o diagnóstico, assim como o anel de Kayser-Fleischer, uma fina pigmentação marrom crescente na periferia da córnea. Achados laboratoriais incluem menor concentração sérica de ceruloplasmina e maior teor de cobre na urina.

O tratamento da Doença de Wilson requer a quelação de cobre com trientina ou penicilamina. Estes fármacos se ligam ao cobre e promovem a excreção urinária de cobre. O uso de penicilamina pode estar associado com a ocorrência de náusea, vômito, leucopenia e trombocitopenia que pode progredir para anemia aplásica. A piridoxina é administrada semanalmente, com intuito de compensar os efeitos antagônicos da penicilamina à piridoxina. A quelação do cobre melhora a sobrevida, porém não reverte a cirrose.

Deficiência de α_1-Antitripsina

A deficiência de α_1-AT homozigota está associada com uma síndrome rara de cirrose progressiva. Em geral, pacientes adultos apresentam enfisema pulmonar concomitante. A doença hepática não se deve à deficiência de α_1-AT, mas sim ao acúmulo anormal de α_1-AT no fígado. A constatação de hepatomegalia, discretas alterações nos testes de função hepática e ausência de α_1-AT na eletroforese de proteínas tornam provável o diagnóstico. O único tratamento para cirrose secundária à deficiência de α_1-AT é o transplante de fígado. Após o transplante, a α_1-AT do soro assume o fenótipo do doador do fígado.

Esteatose Hepática não Alcoólica

Esteatose hepática nãoalcoólica (fígado gorduroso) é o acúmulo de gordura no fígado, ocasionando cirrose. É mais comum em mulheres e está associada com obesidade, hiperlipidemia e diabetes melito. Hepatomegalia pode ser marcante, porém a disfunção hepática é discreta. O mecanismo de desenvolvimento da lesão hepática não é conhecido, embora o início do distúrbio frequentemente se deva ao controle deficiente do diabetes melito ou à rápida perda de peso. A progressão da doença é gradativa e a terapia inclui perda de peso gradual, exercício, melhor controle do diabetes melito e tratamento da hiperlipidemia.

Complicações da Cirrose

As complicações hepáticas e extra-hepáticas da cirrose hepática se desenvolvem previsivelmente em pacientes acometidos com cicatrização hepática progressiva (**Tabela 11-4**). A cirrose alcoólica é o protótipo destas complicações. Insuficiência hepática aguda é caracterizada pela manifestação mais evidente destas complicações.

TABELA 11-4	Complicações da Cirrose
Hipertensão porta	
Varizes esofagogástricas	
Ascite	
Circulação hiperdinâmica	
Cardiomiopatia	
Anemia	
Coagulopatia	
Hipoxemia arterial	
Síndrome hepatorrenal	
Hipoglicemia	
Úlcera duodenal	
Cálculos biliares	
Peritonite bacteriana espontânea	
Encefalopatia hepática	
Carcinoma hepatocelular primário	

Hipertensão Porta

Em geral, a hipertensão porta se desenvolve vários anos após a primeira crise de hepatite alcoólica. O aumento resultante na resistência ao fluxo de sangue através do sistema venoso portal, associado com hipoalbuminemia e maior secreção de hormônio antidiurético, contribui para o desenvolvimento de ascite. O exame físico revela hepatomegalia, com ou sem ascite.

Varizes Gastroesofágicas

Varizes gastroesofágicas são veias de submucosa dilatadas que permitem a passagem de sangue venoso esplâncnico do sistema venoso porta, com alta pressão, para as veias do sistema ázigos e hemiázigos, de baixa pressão. Nem todos os pacientes que apresentam cirrose desenvolvem varizes esofágicas e nem todos os pacientes com varizes apresentam hemorragia. Quando há sangramento, geralmente é oriundo de varizes do esôfago distal ou do estômago proximal e, com frequência, é hemodinamicamente significativo. O sangramento de varizes esofágicas é mais facilmente identificado por meio de endoscopia digestiva alta.

Terapia endoscópica de varizes com banda, ligação ou escleroterapia (injeção de uma substância esclerosante nas varizes) é o procedimento terapêutico para o controle imediato de sangramento das varizes esofágicas. Banda ou escleroterapia também é um procedimento efetivo no controle de longa duração de hemorragia de varizes esofágicas recorrentes. Pode-se realizar intubação traqueal para evitar aspiração pulmonar de sangue e facilitar o exame endoscópico do local de hemorragia. Complicações da escleroterapia incluem úlcera esofágica, derrame pleural, e estenose ou perfuração de esôfago. Pode ocorrer desconforto respiratório 24 a 48 horas após a escleroterapia. O sangramento de varizes gástricas é menos comum do que aquele de varizes esofágicas, porém o tratamento é mais difícil. O sangramento de varizes é responsável por um terço das mortes decorrentes de cirrose.

Caso o sangramento das varizes persista ou apresente recorrência, com risco de morte, o *shunt* (desvio) portossistêmico intra-hepático transjugular tem suplantado o tamponamento com balão

265

(por meio de tubo Blakemore-Sengstaken) e a decompressão portal cirúrgica emergencial. O *shunt* portossistêmico intra-hepático transjugular consiste na introdução de um *shunt* por meio de angiografia, entre uma veia hepática e uma veia portal, a fim de propiciar a descompressão da circulação porta. Ele pode controlar o sangramento de varizes por diminuir drasticamente o gradiente de pressão entre a veia porta e a veia cava inferior. Após este procedimento, alguns pacientes desenvolvem encefalopatia hepática.

Sangramento contínuo ou recorrente de varizes esofágicas indica necessidade de *shunt* portossistêmico. Este procedimento implica uma taxa de mortalidade muito elevada quando realizado como cirurgia emergencial; mesmo quando a cirurgia é eletiva, as taxas de mortalidade e de morbidade ainda são substanciais. O *shunt* portossistêmico pode não prolongar a sobrevida, mas previne o sangramento de varizes.

O propranolol causa redução sustentada da pressão venosa portal em pacientes com cirrose. O propranolol pode reduzir o risco de uma primeira hemorragia de varizes, bem como o risco de ressangramento.

Ascite

Ascite é uma sequela comum de várias formas de cirrose. Os fatores que contribuem para a formação de ascite incluem hipertensão porta, hipoalbuminemia e retenção de sódio e água (**Fig. 11-1**). Todo paciente que exibe ascite recente deve ser submetido à avaliação das funções hepática, cardíaca e renal, bem como análise do fluido ascítico (**Tabela 11-5**).

Diurese induzida por medicamento com o emprego de um antagonista da aldosterona, como a espironolactona, é um tratamento efetivo para remoção de fluido ascítico. A diurese máxima, para redução do fluido ascítico, não deve exceder a 1 L por dia. Diurese mais rápida pode ocasionar hipovolemia e azotemia. A espironolactona diminui a excreção renal de potássio e isto pode ser um problema em pacientes com insuficiência renal. Com frequência, o tratamento de longa duração com espironolactona ocasiona ginecomastia.

Ascite não responsiva à terapia diurética pode ser tratada mediante a aplicação de um *shunt* de LeVeen, que transfere o fluido ascítico, por via subcutânea, da cavidade peritoneal à veia jugular interna através de uma válvula unidirecional. As complicações da colocação do *shunt* incluem coagulação intravascular disseminada de baixo grau e infecção. Estas complicações limitam o uso deste *shunt*. Paracentese com retirada de grande volume (4-6 L/dia) é uma alternativa à terapia diurética em alguns pacientes. A colocação de um *shunt* portossistêmico intra-hepático transjugular é mais efetiva do que a terapia medicamentosa ou a parecentese, no controle de ascite.

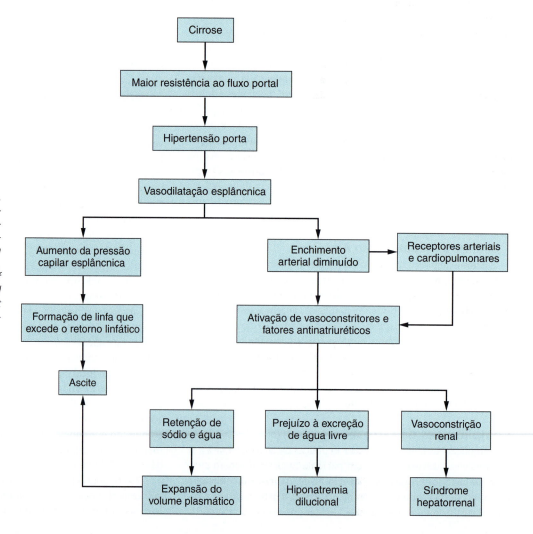

Figura 11-1 • Patogênese da ascite. Fatores vasoconstritores e antinatriuréticos incluem norepinefrina, angiotensina II, aldosterona e hormônio antidiurético. *(Reproduzido com permissão de Gines P, Cardenas A, Arroyo V, Rades J: Management of cirrhosis and ascites. N Engl J Med 2004;350:1646–1654. Copyright 2004 Massachusetts. Medical Society. Todos os direitos reservados.)*

CAPÍTULO 11
Doenças do Fígado e do Trato Biliar

TABELA 11-5	Avaliação de Pacientes com Cirrose e Ascite

Avaliação da Doença Hepática
Testes de função hepática e de coagulação
Teste hematológico padrão
Tomografia computadorizada e ultrassonografia abdominal
Endoscopia digestiva alta (exame de varizes)
Biópsia hepática em pacientes selecionados

Avaliação das Funções Renal e Circulatória
Mensuração sérica de creatinina e de eletrólitos
Mensuração da concentração de sódio na urina
Mensuração da concentração de proteína na urina
Pressão arterial sistêmica

Avaliação do Fluido Ascítico
Contagem celular
Cultura bacteriana
Dosagem de proteína total
Outros testes (dosagem de albumina, glicose, lactato desidrogenase, amilase, triglicerídeos; esfregaço para microrganismos ácido-resistentes; exame citológico)

De Gines P, Cardenas A, Arroyo V, Rades J: Management of cirrhosis and ascites. N Engl J Med 2004; 350: 1646-1654.

Peritonite Bacteriana Espontânea

Em pacientes com cirrose avançada, pode se instalar peritonite bacteriana espontânea, com febre, leucocitose, dor abdominal e diminuição da peristalse. O fluido ascítico deve ser examinado sempre que a condição clínica de um paciente com ascite se agrava subitamente. Na peritonite bacteriana espontânea, frequentemente o fluido ascítico é turvo devido à leucocitose e ao crescimento bacteriano. A patogênese da peritonite bacteriana espontânea pode estar relacionada com o aumento da permeabilidade da parede intestinal, com grande volume de fluido peritoneal que favorece o crescimento bacteriano, ou com o prejuízo da capacidade de macrófagos hepáticos ou esplênicos em eliminar a bacteremia portal. Apesar da antibioticoterapia, a taxa de mortalidade associada com peritonite bacteriana espontânea é substancial. A sobrevida de 2 anos, após instalação de peritonite bacteriana espontânea, é inferior a 50%.

Síndrome Hepatorrenal

Síndrome hepatorrenal é uma insuficiência renal funcional associada com grave doença hepática, sem anormalidade intrínseca dos rins. O prognóstico é muito ruim. Mais de 95% dos pacientes morrem algumas semanas após o desenvolvimento de azotemia. Tipicamente, estes pacientes apresentam ascite. A patogênese da síndrome hepatorrenal não foi determinada, porém uma diminuição no fluxo de sangue aos rins e na taxa de filtração glomerular, devido à desidratação ou hemorragia de varizes, frequentemente antecede o início desta síndrome. É rara a recuperação da função renal.

Desnutrição

Quase todos os pacientes com cirrose apresentam deficiência nutricional proteico-calórica, que ocasiona retenção de sal e água, prejuízo à resposta imune e demora na recuperação da função hepática. Em alguns pacientes gravemente enfermos, a dieta deve ser fornecida por via parenteral. Anemia megaloblástica é comum e se deve ao antagonismo do folato pelo álcool ou à deficiência de folato na dieta.

Circulação Hiperdinâmica

Com frequência, a cirrose está associada com uma circulação hiperdinâmica, com aumento do débito cardíaco devido à vasodilatação periférica e esplâncnica, aumento do fluido intravascular, menor viscosidade do sangue em decorrência da anemia e comunicações arteriovenosas, especialmente nos pulmões. Ocasionalmente, no paciente com cirrose alcoólica constata-se cardiomiopatia e insuficiência cardíaca congestiva.

Hipoxemia Arterial

Valores de Pa_{CO_2} de 60 a 70 mmHg são comuns em pacientes com cirrose. A explicação possível para este baixo valor de Pa_{CO_2} inclui movimento prejudicado do diafragma devido ao acúmulo de fluido ascítico, *shunt* intrapulmonar como resultado da hipertensão porta, tabagismo e doença pulmonar obstrutiva crônica. Hipoxemia arterial também pode ser devida à pneumonia, uma ocorrência frequente em pacientes alcoólatras. A predisposição à pneumonia pode refletir a capacidade do álcool em inibir a atividade fagocítica nos pulmões. Em consequência, bactérias inaladas no trato respiratório podem ocasionar pneumonia mais facilmente. Também, é mais provável a ocorrência de regurgitação de conteúdo gástrico devido ao menor tônus do esfíncter esofágico inferior induzido pelo álcool. De fato, a maior parte dos abcessos pulmonares é constatada em pacientes alcoólatras crônicos.

Hipoglicemia

Hipoglicemia é um risco constante em pacientes com cirrose hepática, especialmente naqueles que abusam de álcool. A hipoglicemia reflete a depleção de glicogênio devido à desnutrição e a interferência na gliconeogênese induzida pelo álcool. O fígado é responsável pela retirada do ácido lático da circulação sistêmica e, em seguida, pela conversão de lactato em glicose. A cirrose grave pode

267

prejudicar esta função, contribuindo não apenas para a hipoglicemia, mas também para o desenvolvimento de acidose metabólica.

Prejuízo aos Mecanismos de Defesa Imune

A ingestão de álcool suprime os mecanismos de defesa imune, tornando os pacientes alcoólatras vulneráveis à infecção bacteriana e viral, à tuberculose e ao câncer. O paciente que ingere álcool em excesso, periódica ou regularmente, deve ser considerado como indivíduo imunocomprometido.

Encefalopatia Hepática

Encefalopatia hepática é uma anormalidade neuropsiquiátrica provocada por insuficiência hepática. Pode haver alterações de cognição, personalidade, função motora ou consciência. É possível notar embotamento mental e asterixe (tremor involuntário das mãos, na altura do punho). Diminuição ou achatamento das ondas cerebrais vistas no eletroencefalograma comprova a encefalopatia. A causa de encefalopatia hepática pode ser multifatorial, mas, na maior parte dos casos é possível identificar um evento desencadeante, como hemorragia gastrointestinal, anormalidade eletrolítica, distúrbio ácido-básico, hipoxemia arterial, sepse, administração de diurético, sedativo ou opiáceos, consumo de dieta com excesso de proteína ou presença de *shunt* portossistêmico.

O tratamento de encefalopatia hepática requer a identificação e remoção de todos os fatores desencadeadores. O procedimento terapêutico padrão inclui restrição de proteína na dieta, a fim de diminuir a produção de toxinas neuroativas endógenas, como amônia. Dissacarídeos não absorvíveis, como lactulose, e antibióticos não absorvíveis, como neomicina, são efetivos para reduzir a produção de amônia e/ou sua absorção no trato gastrointestinal.

Para o tratamento de várias formas de hepatopatia em estágio terminal, o prognóstico é melhor quando se opta pelo transplante de fígado. Contraindicações para o transplante de fígado incluem síndrome da imunodeficiência adquirida, câncer extra-hepático, sepse, doença cardiopulmonar avançada e abuso ativo de álcool ou drogas.

Conduta Anestésica

Estima-se que 5% a 10% dos pacientes com cirrose necessitam ser operados nos 2 últimos anos de vida. Vários leitos destinados a pacientes que sofreram traumatismos são ocupados por pacientes que se lesionaram quando estavam sob efeito do álcool. Nestes pacientes que abusam do uso de álcool, a ocorrência de ascite, sepse e doença pulmonar obstrutiva crônica pré-operatória está associada com maiores morbidade e mortalidade após a cirurgia. A morbidade pós-operatória inclui pneumonia, hemorragia, sepse, cicatrização deficiente da ferida e deterioração da função hepática. Os mecanismos patogênicos envolvidos na ocorrência destas complicações comumente incluem insuficiência cardiorrespiratória assintomática e incompetência do sistema imune. As complicações da abstinência de álcool também podem influenciar a morbidade perioperatória.

Preparação Pré-operatória

Alguns critérios pré-operatórios estão relacionados com risco cirúrgico e desfecho pós-operatório em pacientes com cirrose submetidos à cirurgia importante (**Tabela 11-6**). Nos pacientes com doença hepática grave, a identificação de problemas coexistentes que podem ser corrigidos antes da cirurgia (função cardiorrespiratória, mecanismos de coagulação, função renal, volume de fluido intravascular, equilíbrio de eletrólitos, dieta) pode reduzir a taxa de morbidade e mortalidade associada com cirurgia eletiva. Devem-se avaliar os mecanismos de coagulação e administrar vitamina K, por via parenteral, caso o tempo de protrombina se apresente prolongado. A falha na resposta ao uso parenteral de vitamina K, para melhorar a síntese de protrombina, sugere doença hepatocelular grave. O prejuízo à produção de protrombina devido à obstrução biliar e a ausência de sais biliares, que facilitam a absorção gastrointestinal de vitamina K, são prontamente corrigidos pela terapia parenteral com vitamina K. A trombocitopenia, que frequentemente acompanha doença hepática grave, pode necessitar de tratamento. É possível que haja hipoglicemia, e a administração de solução de glicose é uma recomendação no período perioperatório. O paciente deve apresentar hidratação apropriada e produção de urina adequada, antes da cirurgia. Prevê-se menor fluxo sanguíneo hepático em pacientes com cirrose, e qualquer redução adicional do fluxo de sangue devido à diminuição do débito cardíaco ou da pressão arterial induzida por anestésicos pode ser um risco à oxigenação de hepatócitos.

Tem-se mostrado que a ingestão crônica de álcool implica maior necessidade anestésica (MAC) para o isoflurano, mais provavel-

TABELA 11-6	Previsão de Risco Perioperatório no Paciente com Doença Hepática		
Parâmetro	**Baixo Risco**	**Risco Moderado**	**Alto Risco**
Bilirrubina (mg/dL)	< 2	2-3	> 3
Albumina (g/dL)	> 3,5	3,0-3,5	< 3
Tempo de protrombina (em segundos)	1-4	4-6	> 6
Encefalopatia	Nenhum	Moderado	Grave
Dieta	Excelente	Bom	Ruim
Ascite	Nenhum	Moderado	Marcante
Adaptado de Strunin I: Preoperative assessment of the patient with liver dysfunction. Br J Anaesth 1978;50:25–34.			

CAPÍTULO 11
Doenças do Fígado e do Trato Biliar

mente devido à tolerância cruzada. A metabolização acelerada de medicamentos quando há indução enzimática microssômica pelo álcool também pode alterar a dose anestésica necessária para se obter determinada profundidade anestésica. Na presença de hipoalbuminemia, a menor ligação proteica dos medicamentos pode aumentar a fração farmacologicamente ativa de anestésicos aplicados por via intravenosa. A cardiomiopatia induzida pelo álcool pode tornar os pacientes sensíveis aos efeitos depressores cardíacos dos anestésicos voláteis. Pode haver menor resposta às catecolaminas.

Pacientes Intoxicados pelo Álcool (Embriagados)

Ao contrário do paciente alcoólico crônico, porém sóbrio, o paciente agudamente embriagado requer *menor* dose anestésica porque há efeitos depressores cumulativos do álcool e dos medicamentos anestésicos. Os pacientes agudamente embriagados também estão mal preparados para resistir ao estresse e à hemorragia cirúrgica aguda. Ademais, o álcool pode diminuir a tolerância do cérebro à hipoxia. Pacientes embriagados podem ser mais predispostos à regurgitação de conteúdo gástrico, pois o álcool retarda o esvaziamento gástrico e diminui o tônus do esfíncter esofágico inferior. Hemorragia durante a cirurgia pode refletir a influência do álcool na agregação plaquetária. O álcool, mesmo em doses moderadas, provoca aumento da concentração plasmática de catecolaminas, refletindo, mais provavelmente, a inibição da reabsorção de neurotransmissores nas terminações nervosas pré-sinápticas.

Manejo Intraoperatório

Na presença de doença hepática, não se sabe se fármacos anestésicos ou técnicas são superiores uns aos outros. No entanto, é importante lembrar que uma condição constante na doença hepática crônica é o menor fluxo de sangue hepático devido à hipertensão porta. Como consequência, fluxo de sangue hepático e oxigenação de hepatócitos são mais dependentes do fluxo de sangue da artéria hepática do que normalmente acontece. A artéria hepática pode propiciar mais de 50% do suprimento de oxigênio pela vasodilatação que ocorre durante período de menor fluxo de sangue na veia porta. O fluxo de sangue hepático e a oxigenação de hepatócitos parecem ser bem mantidos durante a administração de isoflurano, desflurano e sevoflurano, porém isso não é notado quando se utiliza halotano. No entanto, a capacidade de vasodilatação da artéria hepática em resposta ao menor fluxo de sangue na veia porta pode ser diminuída pelos anestésicos voláteis, especialmente halotano, e, em particular, em alta concentração. É prudente limitar a dose de anestésicos voláteis, a fim de minimizar o risco de diminuição persistente da pressão arterial média, pois a hipotensão durante a cirurgia pode estar associada com maiores taxas de morbidade e mortalidade após o procedimento cirúrgico. Fármacos anestésicos de uso intravenoso são adjuvantes valiosos aos anestésicos voláteis com ou sem óxido nitroso, porém efeitos cumulativos do medicamento são prováveis quando a doença hepática é grave o suficiente para reduzir o metabolismo dos anestésicos de uso intravenoso. A despeito dos fármacos selecionados para anestesia é provável que a disfunção hepática pós-operatória seja exacerbada em pacientes com doença hepática crônica, possivelmente devido aos efeitos dos anestésicos e/ou da ativação do sistema nervoso simpático induzida pelo estresse na oxigenação de hepatócitos. Anestesia regional pode ser útil em pacientes com doença hepática avançada, desde que a coagulação seja aceitável.

Relaxantes Musculares Deve-se considerar a depuração (*clearance*) hepática dos relaxantes musculares ao se selecionar um determinado bloqueador neuromuscular para pacientes com cirrose. Succinilcolina ou mivacúrio são aceitáveis, embora a doença hepática grave possa reduzir a atividade plasmática da colinesterase e prolongar o tempo de ação destes medicamentos. O maior volume de distribuição, comum nos casos de cirrose, especialmente quando há ascite, resulta na necessidade de maior dose inicial de relaxante muscular não despolarizante, a fim de obter a concentração plasmática necessária. No entanto, as doses subsequentes podem ser menores devido à depuração e ao metabolismo hepáticos diminuídos. A disfunção hepática não altera a meia-vida de eliminação do atracúrio ou cisatracúrio. A meia-vida de eliminação de vecurônio não se prolonga até que a dose exceda 0,1 mg/kg, consistente com a dependência deste fármaco na depuração hepática. A alteração na ligação proteica dos relaxantes musculares é irrelevante como mecanismo de modificação da resposta em pacientes com cirrose.

Monitorização Com frequência há necessidade de monitorização da gasometria e do débito urinário. A necessidade de monitorização intraoperatória invasiva é determinada pela extensão e urgência da cirurgia. A conduta durante a anestesia para realização cirúrgica de *shunt* portocaval inclui monitorização da pressão arterial e da pressão de preenchimento cardíaco. A hidratação deve ser cuidadosamente ajustada até um ponto máximo ou final, considerando parâmetros como pressão venosa central, pressão de oclusão da artéria pulmonar e débito urinário. A manutenção de uma produção de urina aceitável durante a cirurgia pode auxiliar na redução do risco de insuficiência renal aguda pós-operatória. Quando há necessidade de reposição de sangue, o sangue armazenado deve ser administrado o mais lentamente possível, a fim de compensar a menor depuração de citrato no fígado com cirrose. Pode ser necessária administração de glicose durante o período perioperatório, com intuito de prevenir hipoglicemia. Um procedimento prático é evitar instrumentação esofágica desnecessária (uso de estestoscópio esofágico, tubo orogástrico ou nasogástrico) em pacientes que, sabidamente, apresentam varizes no esôfago.

Manejo Pós-operatório

A despeito dos medicamentos selecionados como anestésicos, é provável que ocorra icterícia/disfunção hepática pós-operatória em pacientes com doença hepática crônica. Colestase e sepse também podem ser causas de icterícia pós-operatória. As manifestações da abstinência ao álcool geralmente surgem 24 a 72 horas após a interrupção da ingestão e podem representar emergências médicas no período pós-operatório.

HIPERBILIRRUBINEMIA

A bilirrubina é produto da degradação de hemoglobina e mioglobina. A bilirrubina indireta formada na periferia é transportada para o fígado, onde é conjugada em monoglicuronídeos e diglicuronídeos pela ação da enzima glicuronosil transferase. Isto aumenta muito a hidrossolubilidade da bilirrubina, o que exacerba sua eliminação do organismo, ao mesmo tempo em que diminui sua capacidade para atravessar as membranas biológicas, inclusive a barreira hematoencefálica. Nota-se *hiperbilirrubinemia indireta* quando há aumento na produção de bilirrubina, diminuição na captação hepática de bilirrubina ou diminuição da conjugação da bilirrubina. Constata-se *hiperbilirrubinemia direta* quando há diminuição do transporte canalicular de bilirrubina, disfunção hepatocelular aguda ou crônica ou obstrução de ductos biliares.

Síndrome de Gilbert

O exemplo mais comum de hiperbilirrubinemia hereditária (presente em graus variáveis em 7% a 12% da população geral) é a síndrome de Gilbert, uma anormalidade hereditária autossômica dominante de penetrância variável. A anomalia primária é uma mutação na enzima glicuronosil transferase, porém geralmente há cerca de um terço de atividade normal desta enzima. A concentração plasmática de bilirrubina raramente excede 5 mg/dL; todavia, aumenta duas a três vezes no caso de jejum ou doença.

Síndrome de Crigler-Najjar

A síndrome de Crigler-Najjar é uma forma hereditária rara de hiperbilirrubinemia indireta grave, decorrente de uma mutação na enzima glicuronosil transferase. Tipicamente, a atividade da glicuronosil transferase se reduz para menos de 10% de sua atividade normal. As crianças que não apresentam função efetiva da enzima manifestam icterícia no período perinatal. Pode haver desenvolvimento de *kernicterus* (encefalopatia bilirrubínica). O tratamento ideal para uma criança neurologicamente normal inclui exsanguineotransfusão no período neonatal, fototerapia diária durante toda a fase de infância e transplante precoce do fígado, antes do desenvolvimento de lesão cerebral. Terapia prolongada com fenobarbital pode minimizar a icterícia por estimular a atividade da glicuronosil transferase.

Para a conduta anestésica de crianças com esta síndrome, deve haver disponibilidade de lâmpada de fototerapia para bilirrubina. Deve-se reduzir o tempo de jejum porque é sabido que o estresse a ele associado aumenta a concentração plasmática de bilirrubina. A morfina é metabolizada por um sistema que envolve uma enzima glicuronosil transferase diferente daquela enzima deficiente na síndrome de Crigler-Najjar. Portanto, a morfina pode ser administrada com segurança a estes pacientes. Barbitúricos, anestésicos inalatórios e relaxantes musculares são escolhas aceitáveis para tais pacientes.

Síndrome de Dubin-Johnson

A síndrome de Dubin-Johnson se deve à menor capacidade de transporte de íons orgânicos dos hepatócitos ao sistema biliar, resultando em hiperbilirrubinemia direta. Apesar da hiperbilirrubinemia direta, estes pacientes não apresentam colestase. A forma de herança desta síndrome é autossômica recessiva. O prognóstico é bom.

Colestase Intra-hepática Pós-operatória Benigna

Pode ocorrer colestase intra-hepática pós-operatória benigna no caso de cirurgia prolongada, especialmente quando complicada por hipotensão, hipoxemia e necessidade de transfusão sanguínea. A hiperbilirrubinemia pode ser causada pela maior produção de bilirrubina (hemólise de eritrócitos transfundidos ou reabsorção de um hematoma) e/ou diminuição da depuração hepática de bilirrubina. Icterícia com hiperbilirrubinemia direta geralmente surge dentro de 24 a 48 horas. Os testes de função hepática, exceto bilirrubina e fosfatase alcalina, geralmente são normais ou apenas discretamente alterados. Tipicamente, esta condição regride com a melhora da doença clínica ou cirúrgica primária.

Colestase Intra-hepática Familiar Progressiva

Colestase intra-hepática familiar progressiva é uma doença metabólica hereditária rara que se manifesta como colestase na infância e cirrose em estágio final, antes da idade adulta. Pode haver prurido intenso. A anormalidade metabólica exata responsável por esta doença não foi identificada. Transplante de fígado é o único tratamento curativo. A conduta anestésica em pacientes com cirrose/colestase intra-hepática familiar progressiva é influenciada por desnutrição, hipertensão porta, distúrbios de coagulação, hipoalbuminemia e hipoxemia crônica.

INSUFICIÊNCIA HEPÁTICA AGUDA

A insuficiência hepática aguda é caracterizada por icterícia, hipoalbuminemia, coagulopatia, desnutrição, susceptibilidade à infecção e disfunção renal na manifestação clínica de hepatopatia aguda. Insuficiência hepática fulminante refere-se à insuficiência hepática aguda com encefalopatia hepática sobreposta que se desenvolve 2 a 8 semanas após o início da doença em um paciente sem doença hepática preexistente. Hepatite viral e lesão hepática induzida por medicamento são responsáveis pela maior parte dos casos de insuficiência hepática aguda (**Tabela 11-7**).

Sinais e Sintomas

A despeito da causa, a insuficiência hepática aguda se manifesta com sinais clínicos que a diferenciam de insuficiência hepática crônica. Tipicamente, notam-se sintomas inespecíficos, como mal-estar ou náusea, em um indivíduo anteriormente saudável. Este quadro é acompanhado por icterícia, alteração do estado mental e, até mesmo, coma. A progressão dos sintomas é rápida. Alteração mental e tempo de protrombina prolongado são achados típicos de insuficiência hepática aguda. Achados laboratoriais que apoiam a condição incluem aumento da concentração sérica de aminotransferases, hipoglicemia e evidência de alcalose respiratória. Edema cerebral comumente está presente, manifestando-se como hipertensão e bradicardia. Hipotensão e menor resistência vascular sistêmica são comuns; em vários pacientes verifica-se insuficiência renal oligúrica (síndrome hepatorrenal). Estes pacientes também apresentam maior risco de desenvolvimento de infecção bacteriana e fúngica.

Esteatose hepática aguda da gestação caracteriza-se pelo acúmulo de gordura nos hepatócitos. Cerca de metade das pacientes apresenta evidência de hipertensão induzida pela gestação e várias

TABELA 11-7	Algumas Causas de Insuficiência Hepática Aguda
Hepatite viral	
Hepatite induzida por medicamento, p. ex., acetaminofeno	
Hepatite induzida por toxina, p. ex., tetracloreto de carbono	
Isquemia hepática	
Esteatose hepática aguda da gestação	
Síndrome de Reye	

CAPÍTULO 11
Doenças do Fígado e do Trato Biliar

apresentam evidências laboratoriais da síndrome HELLP (acrônimo em inglês para *hemolysis, elevated liver enzymes, and low platelet count* — hemólise, elevação de enzimas hepáticas e baixa contagem de plaquetas, associadas com pré-eclâmpsia). Sintomas de esteatose hepática aguda durante a gravidez surgem tipicamente no terceiro trimestre da gestação. As manifestações iniciais são inespecíficas (náusea e vômito, dor no quadrante superior direito, síndrome viral com mal-estar e anorexia), seguidas pelo aparecimento de icterícia dentro de 7 a 14 dias. O tratamento requer interrupção imediata da gestação. Caso não tratada, a esteatose hepática aguda da gestação tipicamente progride para insuficiência hepática aguda e morte.

Tratamento

Não há tratamento específico para o controle da insuficiência hepática aguda. Os esforços para elucidar a causa são importantes, bem como a administração imediata de antídotos para intoxicação por acetaminofeno ou por cogumelos (fungos). Indica-se a aplicação de glicose quando há hipoglicemia. A monitorização hemodinâmica invasiva pode ser útil para o controle da reposição do volume intravascular. Vasopressores e inotrópicos são relativamente ineficientes no tratamento de hipotensão associada com insuficiência hepática. O edema cerebral requer intervenção agressiva, na esperança de evitar herniação cerebral. Quando a sobrevivência parece improvável, o único tratamento curativo é o transplante de fígado.

Conduta Anestésica

Em pacientes com insuficiência hepática aguda, devem-se realizar apenas cirurgias necessárias para tratar problemas que envolvem risco de morte. Pode-se indicar correção pré-operatória de anormalidades de coagulação com o uso de plasma fresco congelado. Baixas doses de anestésico volátil ou mesmo a administração exclusiva de óxido nitroso podem ser suficientes para propiciar analgesia e amnésia nestes pacientes gravemente enfermos. O uso de anestésicos intravenosos pode propiciar efeito prolongado devido à redução marcante no metabolismo destes fármacos. Podem ser necessários relaxantes musculares para facilitar a exposição operatória ou controlar a ventilação. Ao escolher um relaxante muscular, deve-se considerar o impacto da diminuição da função hepática e da disfunção renal na depuração do medicamento. Como a meia-vida plasmática da pseudocolinesterase é de 14 dias, é improvável que a insuficiência hepática aguda esteja associada a uma resposta prolongada à succinilcolina ou ao mivacúrio.

É importante a administração de glicose, sendo prudente a mensuração de glicose plasmática para confirmar ausência de hipoglicemia. Deve-se administrar sangue o mais lentamente possível, a fim de minimizar o risco de intoxicação por citrato. A monitorização eletrolítica e da gasometria arterial é útil, pois estes pacientes são predispostos ao desenvolvimento de hipoxemia arterial, acidose metabólica, hipocalemia, hipocalcemia e hipomagnesemia. Hipotensão e seus efeitos adversos no fluxo sanguíneo hepático e na oxigenação de hepatócitos devem ser considerados. Mantém-se o débito urinário mediante a infusão intravenosa de soluções cristaloides ou coloides e, se necessário, administração de diurético. A monitorização invasiva é útil para orientar o controle hemodinâmico geral. Estes pacientes são predispostos à infecção, enfatizando a importância do emprego de técnicas de assepsia durante a colocação de cateter intravascular. A terapia com lactulose durante o período pré-operatório pode diminuir a carga de amônia e auxiliar na prevenção de encefalopatia hepática.

TRANSPLANTE DE FÍGADO

O transplante de fígado é a única terapia curativa para pacientes com insuficiência hepática aguda grave ou doença hepática em estágio terminal com cirrose. No ano de 2006, foram realizados 6.650 transplantes de fígado nos Estados Unidos, sendo 40% destes para doença hepática relacionada à hepatite C. Atualmente, a taxa de sobrevida de 1 ano para receptores de transplante de fígado é de aproximadamente 85% e a taxa de sobrevida de 5 anos é cerca de 70%.

Mais de 90% dos fígados destinados a transplante são oriundos de cadáveres. Transplante de fígado de doador vivo, procedimento que geralmente envolve a remoção de um lobo inteiro do fígado (especialmente o lobo direito), propicia excelente resultado em crianças. No entanto, o transplante de fígado de doador vivo, de adulto para adulto, frequentemente é mais problemático devido a alterações do tamanho. A síndrome "do pequeno tamanho" não é incomum e se manifesta como disfunção hepática na primeira semana após a cirurgia. Parece que o resultado em pacientes com cirrose é melhor com um fígado do doador tão grande, ou maior, que seu próprio fígado.

Conduta Anestésica

Candidatos a transplante de fígado podem apresentar graves disfunções de múltiplos órgãos. Várias das anormalidades fisiológicas, como coagulopatia, não são corrigíveis até que se faça um transplante de fígado bem-sucedido. A provável presença de HBV ou HBC no receptor deve ser considerada pelos profissionais de saúde.

A farmacocinética e a farmacodinâmica de vários medicamentos utilizados na anestesia são alteradas pela doença hepática grave. É comum a ocorrência de alterações no metabolismo do medicamento, na ligação proteica e no volume de distribuição. A indução da anestesia pode ser influenciada pela presença de ascite, que compromete o volume pulmonar e retarda o esvaziamento gástrico. Hipoxemia e aspiração pulmonar são riscos relevantes. A anestesia pode ser mantida com opioides e/ou anestésicos inalatórios, em associação com relaxantes musculares que não dependam dos mecanismos de depuração hepática (atracúrio, cisatracúrio). Geralmente, evita-se o uso de óxido nitroso devido à preocupação relacionada à distensão intestinal, que pode comprometer a exposição cirúrgica. Rotineiramente são utilizados equipamentos para aquecimento de fluidos e sistemas de infusão rápida destinados à administração de derivados de sangue ou fluidos aquecidos em taxas que excedem 1 L por minuto. A monitorização invasiva da pressão arterial sistêmica e das pressões de enchimento cardíaco e a colocação de vários cateteres intravenosos de grande calibre, a fim de facilitar a reposição de fluidos, são partes importantes da conduta anestésica. A cirurgia para remoção do fígado do receptor e implante do fígado do doador envolve três fases: fase de dissecção, fase anepática e fase hepática ou de reperfusão.

A *fase de dissecção* envolve mobilização das estruturas vasculares ao redor do fígado (artéria hepática, veia porta, veia cava supra-hepática e infra-hepática), isolamento o ducto biliar comum e remoção o fígado do receptor. Instabilidade cardiovascular devido à hemorragia, aprisionamento venoso em decorrência da menor

271

pressão intra-abdominal e prejuízo ao retorno venoso em razão da retração cirúrgica não são incomuns durante esta fase.

O *estágio anepático* inicia-se quando o suprimento sanguíneo ao fígado do receptor é interrompido pelo pinçamento da artéria hepática e da veia porta. A fim de evitar redução marcante do retorno venoso e do débito cardíaco, bem como a congestão venosa esplâncnica durante a oclusão da veia cava inferior, com frequência utiliza-se uma derivação (*bypass*) venovenosa. O implante do fígado do doador pode requerer retração vigorosa próxima ao diafragma, com possível comprometimento da ventilação e da oxigenação. Devido à deficiente função metabólica durante a fase anepática, é provável que ocorra acidose metabólica, menor metabolismo de fármacos e intoxicação por citrato. Pode ser necessária administração de cálcio para o tratamento de hipocalcemia.

A *fase de reperfusão ou pós-hepática* inicia-se após a reanastomose das principais estruturas vasculares ao fígado do doador. Antes da remoção das pinças vasculares, o aloenxerto é lavado com intuito de remover ar, fragmentos estranhos e solução de conservação. Apesar disso, a remoção subsequente das pinças pode causar instabilidade hemodinâmica relevante, arritmias, bradicardia grave, hipotensão e parada cardíaca hipercalêmica. Assim que o aloenxerto começa a funcionar, a estabilidade hemodinâmica e metabólica é gradativamente restabelecida e aumenta o débito urinário. A recuperação da capacidade de metabolizar medicamentos acontece logo após a reperfusão do enxerto. Os parâmetros de coagulação geralmente se normalizam com a administração de fatores de coagulação. Após a cirurgia, pode ser necessário tratamento de suporte com ventilação e oxigenação.

Considerações Anestésicas para o Paciente Submetido a Transplante de Fígado

Ao se planejar a conduta anestésica em receptores de transplante de fígado, devem ser considerados os efeitos adversos potenciais (hipertensão sistêmica, anemia, trombocitopenia) e as interações medicamentosas relacionadas à terapia imunossupressora prolongada. Certamente, estes pacientes apresentam maior risco de complicações infecciosas de qualquer natureza. Caso se adote anestesia regional ou monitorização hemodinâmica invasiva, é essencial a utilização de rigorosa técnica asséptica.

Os testes de função hepática retornam à normalidade após um transplante de fígado bem-sucedido. O transplante de fígado também resulta em reversão da circulação hiperdinâmica que caracteriza a insuficiência hepática. A oxigenação melhora, embora possa persistir *shunt* intrapulmonar que contribui para anormalidades de ventilação-perfusão. A ação de mecanismos fisiológicos normais que protegem o fluxo de sangue hepático encontra-se abolida após o transplante de fígado. O fígado normalmente é uma importante fonte de autotransfusão do volume de sangue em estado de choque, por meio de uma resposta de vasoconstrição, e pode haver prejuízo deste mecanismo após o transplante de fígado.

Não há evidência de maior risco de hepatite após administração de anestésicos voláteis aos receptores de fígado transplantado.

DOENÇAS DO TRATO BILIAR

Colelitíase e doença inflamatória do trato biliar representam um importante problema de saúde nos Estados Unidos. Cerca de 30 milhões de americanos apresentam cálculo biliar. A prevalência de cálculos biliares é significativamente maior em mulheres do que em homens. Ademais, a prevalência aumenta em função de idade, obesidade, rápida perda de peso e gestação. A formação de cálculo biliar muito provavelmente está relacionada com anormalidades nas características fisicoquímicas dos vários componentes da bile. Aproximadamente 90% dos cálculos biliares verificados em países cuja população consome dieta ocidental, com alto teor de proteína e gordura, são radiotransparentes e compostos principalmente de colesterol. O restante dos cálculos biliares em geral são radiopacos e tipicamente são compostos de bilirrubinato de cálcio. Estes cálculos biliares se desenvolvem mais comumente em pacientes com cirrose ou com anemia hemolítica.

Colelitíase e Colecistite

Os pacientes que apresentam cálculos na vesícula biliar ou no trato biliar podem ser assintomáticos (doença silenciosa) ou manifestar doença sintomática aguda ou doença sintomática crônica intermitentemente. A obstrução do ducto cístico ou do ducto biliar comum por um cálculo biliar provoca inflamação aguda.

Colecistite Aguda

A obstrução do ducto cístico, quase sempre devido a um cálculo biliar, provoca inflamação aguda da vesícula biliar. Nota-se colelitíase em 95% dos pacientes com colecistite aguda.

Sinais e Sintomas Os sinais e sintomas de colecistite aguda incluem náusea, vômito, febre, dor abdominal e aumento da sensibilidade no quadrante superior direito. Dor intensa que se inicia na região mesogástrica, desloca-se para o quadrante superior direito e pode irradiar-se para as costas, causada por um cálculo alojado em um ducto, é denominada *cólica biliar*. A dor é extremamente intensa e, em geral, começa de repente e diminui gradativamente. Os pacientes podem notar urina escura e icterícia escleral. A maior parte dos pacientes com icterícia apresenta cálculo no ducto biliar comum no momento da cirurgia. Os exames laboratoriais comumente revelam leucocitose.

Diagnóstico Ultrassonografia é o principal procedimento diagnóstico em pacientes com suspeita de cálculo biliar e colecistite aguda. Além da detecção de cálculos biliares, a ultrassonografia pode detectar outras causas de dor no quadrante superior direito, como abscesso e câncer, e pode revelar obstrução do trato biliar. A cintilografia com emprego de radionuclídeos (cintilografia com ácido hepatoiminodiacético [HIDA]) é o teste mais específico para o diagnóstico de colecistite aguda. O material radiomarcado normalmente é absorvido no fígado, excretado na bile e concentrado na vesícula biliar. Quando um cálculo biliar causa obstrução do ducto cístico, nota-se falha no preenchimento da vesícula biliar com ácido hepatoiminodiacético. Cálculos biliares também podem ser detectados por meio de tomografia computadorizada e ressonância magnética, porém estas técnicas são muito mais onerosas e menos sensíveis do que a ultrassonografia.

Diagnóstico Diferencial É praticamente impossível diferenciar pancreatite aguda de colecistite aguda (**Tabela 11-8**). Os pacientes com úlcera duodenal penetrante podem manifestar dor epigástrica intensa e pode ser evidente a presença de ar livre na radiografia simples do abdome quando ocorre perfuração da úlcera. A apendicite aguda pode ocasionar sintomas semelhantes àqueles da colecistite aguda, particularmente se o apêndice for retrocecal. Pielonefrite aguda no rim direito, pneumonia do lobo inferior direito

CAPÍTULO 11
Doenças do Fígado e do Trato Biliar

TABELA 11-8	Diagnóstico Diferencial de Colecistite Aguda
Pancreatite	
Úlcera duodenal penetrante	
Apendicite	
Hepatite viral aguda	
Hepatite alcoólica	
Pielonefrite	
Pneumonia de lobo inferior direito	
Infarto agudo do miocárdio	

e infarto agudo do miocárdio também podem provocar dor semelhante àquela verificada na colecistite aguda.

Tratamento Os pacientes com diagnóstico clínico de colecistite aguda são tratados com hidratação intravenosa e opioides para o controle da dor. Administra-se antibiótico para os pacientes febris com leucocitose. Tipicamente, realiza-se cirurgia assim que a condição do paciente tenha se estabilizado. Praticamente, a colecistectomia laparoscópica tem substituído a colecistectomia aberta. A colecistectomia laparoscópica é acompanhada de menor dor pós-operatória, menor risco de complicações pulmonares e período de reucuperação mais breve. Em aproximadamente 5% dos pacientes a colecistectomia laparoscópica deve ser transformada em colecistectomia aberta, porque a inflamação não permite a visualização anatômica do local. Pode-se realizar colangiografia durante a cirurgia, e os cálculos presentes no ducto comum podem ser removidos simultaneamente ou em seguida, mediante colangiopancreatografia retrógada endoscópica (CPRE). Ocasionalmente, podem ser necessárias a exploração cirúrgica do ducto biliar comum e a remoção de cálculos. Os pacientes com choque séptico, peritonite, pancreatite ou coagulopatia podem ser submetidos à colecistectomia aberta ou colecistostomia percutânea guiada por ultrassom.

Complicações As principais complicações da colecistite aguda estão relacionadas à inflamação grave e necrose da vesícula biliar. Perfuração local e formação de abscesso são ocorrências prováveis quando os sintomas persistem por vários dias. Ocorre perfuração espontânea em 1% a 2% dos pacientes, a qual está associada com taxa de mortalidade relevante. Intensa dor abdominal que dura mais do que 7 dias pode ser decorrente de empiema da vesícula biliar. Neste caso, a taxa de mortalidade se aproxima de 25% e se deve mais frequentemente à sepse. A ocorrência de íleo adinâmico secundário à presença de cálculo biliar se deve à obstrução do intestino delgado, geralmente na válvula ileocecal, por um grande cálculo biliar.

Conduta Anestésica As considerações anestésicas para colecistectomia laparoscópica são semelhantes àquelas mencionadas para outros procedimentos laparoscópicos. Insuflação da cavidade abdominal (pneumoperitônio) com dióxido de carbono resulta em aumento da pressão intra-abdominal, que pode interferir com a ventilação e o retorno venoso. As alterações na função cardiovascular decorrentes da insuflação do abdome são caracterizadas por diminuição imediata do retorno venoso e do débito cardíaco e aumento da pressão arterial média e da resistência vascular sistêmica. Ao longo dos próximos minutos ocorre restabelecimento parcial do débito cardíaco, mas a pressão arterial e a frequência cardía-

ca geralmente permanecem inalteradas. Este padrão de resposta cardiovascular é mais provavelmente um resultado de interações causadas por aumento da pressão abdominal, respostas neuro-humorais e absorção de dióxido de carbono.

A posição de Trendelenburg reverso favorece a movimentação do conteúdo abdominal para longe do sítio operatório e pode melhorar a ventilação. Recomenda-se ventilação mecânica para evitar atelectasia, assegurar adequada ventilação na presença de maior pressão intra-abdominal e para compensar os efeitos da absorção sistêmica de dióxido de carbono. A maior pressão intra-abdominal pode aumentar o risco de refluxo de conteúdo gástrico. Intubação endotraqueal com um tubo com balão minimiza o risco de aspiração pulmonar, caso ocorra refluxo. A descompressão intraoperatória do estômago com auxílio de sonda nasogástrica ou orogástrica pode diminuir o risco de perfuração visceral durante a introdução da agulha para indução de pneumoperitônio. Embolia por dióxido de carbono pode ser responsável pelo colapso cardiovascular. Capnografia é importante para identificação de embolia por dióxido de carbono. É possível a ocorrência de arritmias cardíacas devido à hipercarbia. Hemorragia ou lesão hepática requer intervenção mediante laparotomia aberta. Não há evidência de que o óxido nitroso expanda significativamente o conteúdo de gases intestinais ou que interfira nas condições de trabalho cirúrgico durante colecistectomia laparoscópica. Há relato de enfisema subcutâneo associado com pneumomediastino e pneumotórax em pacientes submetidos à colecistectomia laparoscópica.

O uso de opioides durante a anestesia para realização deste procedimento cirúrgico é controverso porque estes fármacos podem provocar espasmo do esfíncter de Oddi. Apesar desta preocupação, foram utilizados opioides em vários casos, sem a constatação de efeitos adversos, indicando que nem todos os pacientes tratados com opioides apresentam espasmo do esfíncter de Oddi. Relata-se que a ocorrência de espasmo do esfíncter induzida por opioide é tão baixa (<3%) que esta resposta não deve influenciar a escolha desses fármacos. Além disso, é possível antagonizar este espasmo com a administração intravenosa de glucagon ou de naloxona. Nitroglicerina também pode ser efetiva no tratamento de espasmo do esfíncter de Oddi.

No caso de cirurgia de emergência para colecistite aguda ou obstrução de ducto biliar comum em pacientes que apresentaram vômito, há necessidade de reposição de fluidos e eletrólitos. Vários destes pacientes apresentam íleo adinâmico e devem ser considerados mais sujeitos à aspiração pulmonar de conteúdo gástrico.

Colecistite Crônica

Colelitíase crônica geralmente é acompanhada por evidência de colecistite crônica. A parede da vesícula biliar pode se apresentar espessada, fibrosada e inflexível, impedindo a contração e expansão vesiculares normais. Tipicamente, a colecistite crônica segue uma série de crises de colecistite aguda.

Sinais e Sintomas Os sinais e sintomas frequentemente são inespecíficos e incluem flatulência, azia e desconforto pós-prandial. O exame físico frequentemente é normal. Em geral, os resultados de exames laboratoriais de rotina são normais.

Diagnóstico Ultrassonografia é utilizada para diagnosticar colecistite crônica. Quando o ultrassom não permite o diagnóstico, pode-se realizar colecistografia oral. A falha do contraste em ocasionar opacificação da vesícula biliar é altamente sugestiva de colelitíase e colecistite crônicas. Tomografia computadorizada e ressonância magnética também podem detectar cálculos biliares, mas é improvável que estas técnicas permitam a visualização de cálculos não detectados pela ultrassonografia.

Tratamento Colecistectomia eletiva é indicada para pacientes que apresentam cálculos biliares sintomáticos e/ou colecistite crônica. Formas alternativas de terapia para colelitíase incluem tratamento de dissolução oral e litotripsia biliar extracorpórea.

Terapia de Dissolução Oral A administração oral de ácido ursodesoxicólico durante 6 a 12 meses resulta na dissolução de até 90% de pequenos cálculos de colesterol que flutuam na vesícula biliar, cuja função permanece normal. Isso acontece em cerca de 15% dos pacientes sintomáticos. É comum a recidiva de cálculos de colesterol após a interrupção do uso de ácido ursodesoxicólico. Por disso, a terapia de dissolução tem valor limitado, exceto em pacientes que não são candidatos à cirurgia.

Litotripsia Extracorpórea por Onda de Choque A fragmentação de cálculos maiores na vesícula biliar ou no ducto biliar comum pode ser obtida direcionando-se cuidadosamente ondas de choque. A administração de ácido ursodesoxicólico após a fragmentação de cálculos aumenta a porcentagem de pacientes livres de cálculos na vesícula biliar vários meses após a litotripsia. O sucesso da colecistectomia laparoscópica tem limitado o uso de litotripsia no tratamento de cálculos biliares.

Coledocolitíase

Coledocolitíase significa que os cálculos biliares estão presentes no ducto biliar comum. Os cálculos tipicamente se alojam no ponto de inserção do ducto, na ampola de Vater.

Sinais e Sintomas

Os pacientes com coledocolitíase podem manifestar sintomas de colangite (febre, calafrios, icterícia, dor no quadrante superior direito) ou apenas icterícia, além de histórico de dor sugestiva de colecistite. Nem todos os cálculos causam obstrução do ducto comum. Alguns passam para o duodeno ou para o ducto pancreático, resultando em pancreatite aguda. As concentrações séricas de bilirrubina e de fosfatase alcalina tipicamente aumentam de modo repentino quando há obstrução do ducto biliar comum por um cálculo. A atividade de aminotransferases apresenta-se apenas ligeiramente aumentada.

Diagnóstico

A ultrassonografia pode revelar dilatação de ducto biliar comum, embora este achado não seja verificado em um número significativo de pacientes com coledocolitíase comprovada. A tomografia computadorizada não é mais sensível do que a ultrassonografia. Colecintilografia pode revelar obstrução do ducto biliar comum. O trato biliar também pode ser visualizado radiograficamente, utilizando-se colangiopancreatografia retrógrada endoscópica ou colangiografia transepática percutânea.

Diagnóstico Diferencial

Obstrução aguda do ducto biliar comum por um cálculo pode mimetizar ureterolitíase devido às similaridades quanto à localização e à intensidade da dor, porém os testes de função hepática diferenciam estas duas condições. A inflamação aguda da cabeça do pâncreas pode ocasionar obstrução do ducto biliar comum. Tomografia computadorizada ou CPRE auxiliam na diferenciação de pancreatite e coledocolitíase. Infarto agudo do miocárdio ou hepatite viral podem ocasionar dor abdominal semelhante àquela verificada na doença do trato biliar. A dor epigástrica pode ser similar àquela manifestada por pacientes com carcinoma pancreático. Porfiria intermitente aguda também pode causar intensa dor abdominal, mas neste caso a atividade de fosfatase alcalina e a concentração de bilirrubina são normais.

Tratamento

Esfincterotomia endoscópica é o tratamento inicial para o paciente com coledocolitíase. Pode-se utilizar CPRE para identificar a causa de obstrução de ducto biliar comum e também para remover um cálculo ou introduzir um *stent*. A esfincterotomia também é o tratamento recomendado para pacientes com retenção de cálculos no ducto biliar após cirurgia da vesícula biliar ou do trato biliar. A exploração cirúrgica do ducto biliar comum é reservada a poucos pacientes, nos quais a esfincterotomia não é efetiva.

PONTOS-CHAVE

- A hepatite aguda é causada principalmente por infecção viral; todavia, também pode ser ocasionada por medicamentos e toxinas. A hepatite viral aguda é tipicamente causada por um dos cinco vírus: HAV, HBV, HCV, HDV ou HEV. Nos Estados Unidos, cerca de 50% dos casos de hepatite viral aguda em adultos se devem à infecção por HAV, 35% à infecção por HBV e 15% à infecção por HCV. A infecção por vírus da hepatite D é rara e a infecção por HEV não é endêmica neste país.

- A principal complicação da hepatite C aguda é o desenvolvimento de hepatite crônica e cirrose. Atualmente, a hepatite C é a doença hepática predominante nos Estados Unidos. Hepatopatia em estágio terminal devido à cirrose associada com HCV é a indicação mais comum para transplante de fígado; cirrose associada ao HCV é responsável pela maior ocorrência de câncer hepatocelular.

- Vários medicamentos (analgésicos, anestésicos voláteis, antibióticos, anti-hipertensivos, anticonvulsivantes, tranquilizantes) podem provocar hepatite histologicamente indistinguível da hepatite viral aguda. Várias destas reações medicamentosas são idiossincrásicas, ou seja, são raras, imprevisíveis e não dependem da dose. Falha na interrupção do medicamento nocivo pode ocasionar hepatite progressiva e até mesmo a morte do paciente.

- Uma forma rara de disfunção hepática pode ser constatada após a administração de anestésicos voláteis, especialmente halotano, em indivíduos geneticamente suscetíveis. Anticorpos IgG antitrifluoroacetil são direcionados contra proteínas microssômicas na superfície de hepatócitos que foram modificados pelo metabólito trifluoroacetil haloide, do halotano, para formar neoantígenos. A formação de anticorpos contra estas proteínas causa uma forma de hepatite autoimune.

CAPÍTULO 11
Doenças do Fígado e do Trato Biliar

PONTOS-CHAVE — cont.

- Enflurano, isoflurano e desflurano podem originar o metabólito trifluoroacetil, resultando em sensibilidade cruzada com halotano. No entanto, a prevalência de hepatite após o uso destes anestésicos é muito menor do que após o uso de halotano, porque a taxa de metabolização desses anetésicos é substancialmente menor. O metabolismo do sevoflurano não origina metabólitos trifluoroacetilados. Portanto, diferentemente de outros anestésicos voláteis fluoretados, o sevoflurano não causa hepatoxicidade imunomediada.

- A hepatite crônica é caracterizada por elevação por tempo prolongado de compostos químicos hepáticos e evidência de inflamação à biópsia hepática. A hepatite crônica geralmente é definida como uma doença que dura 6 meses ou mais. As doenças mais comumente incriminadas como causas de hepatite crônica são hepatite autoimune e hepatite viral crônica (HBV, com ou sem coinfecção por vírus da hepatite D, infecção por HCV).

- Hipertensão porta se deve ao aumento na resistência ao fluxo sanguíneo do sistema venoso porta, resultado do processo fibrótico da cirrose. Hipertensão porta associada com hipoalbuminemia e aumento da secreção de vasoconstritores e fatores antinatriuréticos e de hormônio antidiurético provoca ascite.

- O consumo crônico de álcool aumenta a necessidade anestésica (MAC), provavelmente devido à tolerância cruzada. Ao contrário do que acontece com um paciente alcoólatra crônico, porém sóbrio, o paciente com intoxicação aguda pelo álcool necessita de dose menor de anestésico em razão dos efeitos depressores aditivos entre o álcool e os anestésicos. A rápida metabolização dos medicamentos concomitante à indução enzimática microssômica pelo álcool também pode alterar a dose de anestésico necessária para se obter determinada profundidade anestésica. O menor grau de ligação proteica dos medicamentos na presença de hipoalbuminemia pode aumentar a fração farmacologicamente ativa dos anestésicos utilizados por via intravenosa.

- A bilirrubina é produto da degradação de hemoglobina e mioglobina. A bilirrubina indireta formada na periferia é transportada para o fígado, onde é conjugada em monogli-curonídeo e diglicuronídeo pela enzima glicuronosil transferase. Nota-se hiperbilirrubinemia indireta quando há maior produção de bilirrubina, menor captação hepática de bilirrubina ou menor conjugação de bilirrubina. Verifica-se hiperbilirrubinemia direta no caso de diminuição do transporte canalicular de bilirrubina, disfunção hepatocelular aguda ou crônica ou obstrução de ductos biliares.

- Mais de 90% dos fígados destinados a transplantes são oriundos de cadáveres. Transplante de fígado de doador vivo envolve o transplante de um lobo inteiro do fígado. Esta técnica propicia excelente resultado em crianças, porém o transplante de fígado de doador vivo adulto para receptor adulto frequentemente é problemático em razão da diferença de tamanho do órgão. A síndrome "do pequeno tamanho" não é incomum e se manifesta como disfunção hepática na primeira semana após a cirurgia.

- A cirurgia para transplante de fígado envolve três fases: fase de dissecção, fase anepática e fase pós-hepática ou de reperfusão. A fase de dissecção envolve a mobilização das estruturas vasculares ao redor do fígado (artéria hepática, veia porta, veia cava supra-hepática e infra-hepática), isolando o ducto biliar comum e removendo o fígado do receptor. O estágio anepático inicia-se quando o suprimento de sangue ao fígado do receptor é interrompido pelo pinçamento da artéria hepática e da veia porta. A fase pós-hepática ou de reperfusão inicia-se após a reanastomose das principais estruturas vasculares ao fígado do doador.

- Instabilidade cardiovascular devido à hemorragia, aprisionamento venoso e prejuízo ao retorno venoso devido à retração cirúrgica não são incomuns durante a fase de dissecção. Pode haver diminuição acentuada no retorno venoso e no débito cardíaco e congestão venosa esplâncnica durante oclusão da veia cava inferior, na fase anepática. Além disso, devido à falha da função metabólica hepática durante a fase anepática, é provável a ocorrência de acidose metabólica, menor taxa de metabolização dos fármacos e intoxicação por citrato. Após a remoção das pinças vasculares, a fase de reperfusão pode ser complicada por instabilidade hemodinâmica significativa, arritmias, bradicardia grave, hipotensão e parada cardíaca hipercalêmica. Assim que o aloenxerto começa a funcionar, a estabilidade hemodinâmica e metabólica gradativamente é restabelecida.

- Considerações anestésicas para colecistectomia laparoscópica são semelhantes àquelas mencionadas para outros procedimentos laparoscópicos. Insuflação da cavidade abdominal com dióxido de carbono resulta em aumento da pressão intra-abdominal, que pode interferir com a ventilação. Alterações na função cardiovascular devido à insuflação são caracterizadas por diminuição imediata do retorno venoso e do débito cardíaco e aumento da pressão arterial média e da resistência vascular sistêmica.

- O uso de opioides durante a anestesia para cirurgia da vesícula biliar ou do ducto biliar comum é controverso porque estes medicamentos podem provocar espasmo do esfíncter de Oddi. No entanto, é possível antagonizar este espasmo com a administração de glucagon, nitroglicerina ou naloxona, por via intravenosa.

REFERÊNCIAS

Adachi T: Anesthetic principles in living donor liver transplantation at Kyoto University Hospital: Experiences of 760 cases. J Anesth 2003; 17:116–124.

Brundage SC, Fitzpatrick AN: Hepatitis A. Am Fam Physician 2006; 73:2162–2168.

Faust TW, Reddy KR: Postoperative jaundice. Clin Liver Dis 2004;8:151–166.

Ganem D, Prince AM: Hepatitis B virus infection—natural history and clinical consequences. N Engl J Med 2004;350:1118–1129.

Garcia-Tsao G: Portal hypertension. Curr Opin Gastroenterol 2006;22:254–262.

Gines P, Cardenas A, Arroyo V, Rades J: Management of cirrhosis and ascites. N Engl J Med 2004;350:1646–1654.

Kostopanagiotou G, Smyrniotis V, Arkadopoulos N, et al: Anesthetic and perioperative management of adult transplant recipients in nontransplant surgery. Anesth Analg 1999;89:613–622.

Laver GM, Walker BD: Hepatitis C virus infection. N Engl J Med 2001;345:41–52.

Merritt WT: Perioperative concerns in acute liver failure. Int Anesthesiol Clin 2006;44:37–57.

Njoku D, Laster MJ, Gong DH, et al: Biotransformation of halothane, enflurane, isoflurane, and desflurane to trifluoroacetylated liver proteins: Association between protein acylation and hepatic injury. Anesth Analg 1997;84:173–178.

Schafer DF, Sorrell MF: Conquering hepatitis C, step by step. N Engl J Med 2000;343:1723–1724.

Spies CD, Rommelspacher H: Alcohol withdrawal in the surgical patient: Prevention and treatment. Anesth Analg 1999;88:946–954.

Steadman RH: Anesthesia for liver transplant surgery. Anesthesiol Clin North Am 2004;4:687–711.

Suttner SW, Schmidt CC, Boldt J, et al: Low-flow desflurane and sevoflurane anesthesia minimally affect hepatic integrity and function in elderly patients. Anesth Analg 2000;91:206–212.

Ziser A, Plevak DJ, Wiesner RH, et al: Morbidity and mortality in cirrhotic patients undergoing anesthesia and surgery. Anesthesiology 1999;90:42–53.

CAPÍTULO 12

Doenças do Sistema Gastrointestinal

Hossam Tantawy

Doenças do Esôfago
- Espasmo Esofágico Difuso
- Doença de Refluxo Gastroesofágico
- Hérnia Hiatal
- Divertículos do Esôfago
- Laceração da Mucosa (Síndrome de Mallory-Weiss)

Doença Ulcerosa Péptica
- Função Protetora do Revestimento Gástrico
- Causas de Lesão
- Complicações
- Úlcera Gástrica
- Gastrite de Estresse
- Tratamento

Síndrome de Zollinger-Ellison

Síndromes Pós-gastrectomia
- *Dumping*
- Gastrite de Refluxo Alcalino

Síndrome do Intestino Irritável

Doença Inflamatória Intestinal
- Colite Ulcerativa
- Doença de Crohn

Ileocolite

Jejunoileíte

Colite e Doença Perianal

Doença Gastroduodenal
- Manifestações Extraintestinais
- Tratamento
- Tratamento Cirúrgico
- Tratamento Clínico

Enterocolite Pseudomembranosa

Tumores Carcinoides
- Tumores Carcinoides sem Síndrome Carcinoide
- Tumores Carcinoides com Sintomas Sistêmicos Devidos a Produtos Secretados
- Síndrome Carcinoide

Pancreatite Aguda
- Etiologia
- Sinais e Sintomas
- Diagnóstico
- Complicações
- Tratamento

Pancreatite Crônica
- Etiologia
- Sinais e Sintomas
- Diagnóstico
- Tratamento

Má Absorção e Má Digestão
- Enteropatia Glúten-induzida
- Ressecção do Intestino Delgado

Sangramento Gastrointestinal
- Sangramento Gastrointestinal Superior
- Sangramento Gastrointestinal Inferior
- Sangramento Gastrointestinal Oculto

Diverticulose e Diverticulite

Apendicite
- Incidência e Epidemiologia
- Patogênese

- Manifestações Clínicas
- Tratamento

Peritonite
- Etiologia
- Características Clínicas
- Terapia e Prognóstico

Pseudo-obstrução Aguda do Cólon

A principal função do trato gastrointestinal (GI) é fornecer ao corpo um suprimento contínuo de água, nutrientes e eletrólitos. Cada divisão do trato GI — esôfago, estômago, intestino delgado e intestino grosso — é adaptada a funções específicas, como passagem, armazenamento e digestão de alimento. Comprometimento de qualquer parte do trato GI pode afetar significativamente o paciente. Portanto, a avaliação pré-operatória dos eletrólitos séricos, estado ácido-básico e condição de volemia é crucial.

DOENÇAS DO ESÔFAGO

Disfagia é o sintoma clássico de todos os transtornos do esôfago. Para avaliar disfagia, é recomendado um estudo contrastado com bário, seguido por esofagoscopia, a qual permite visão direta, bem como coleta, de espécimes de biópsia e citologia.

Espasmo Esofágico Difuso

Espasmo esofágico difuso ocorre mais frequentemente em pacientes idosos e mais provavelmente é devido à disfunção do sistema nervoso autônomo. A dor produzida pelo espasmo do esôfago pode simular angina *pectoris* e com frequência responde favoravelmente ao tratamento com nitroglicerina, tornando-o um cenário ainda mais causador de confusão. Nifedipina e isossorbida, que diminuem a pressão do esfíncter esofágico inferior (EEI), também podem aliviar a dor produzida pelo espasmo esofágico.

Doença de Refluxo Gastroesofágico
Fisiologia e Fisiopatologia

Atualmente, doença de refluxo gastroesofágico é descrita como "refluxo de conteúdo gástrico (para dentro do esôfago) associado com sintomas" (esofágicos ou extraesofágicos). Em geral, o EEI se abre com a deglutição e se fecha depois, para evitar que o ácido gástrico no estômago reflua para o esôfago. Em repouso, o EEI tipicamente exerce uma pressão suficientemente alta para impedir refluxo. Com relaxamento inapropriado ou fraqueza do EEI, o ácido gástrico reentra no esôfago, causando irritação (**Tabela 12-1**).

Os mecanismos antirrefluxo consistem no EEI, o pilar do diafragma, e a localização anatômica da junção gastroesofágica abaixo do hiato diafragmático. O defeito subjacente principal que leva à esofagite parece ser uma diminuição no tônus de repouso do EEI (média 13 mmHg *versus* 29 mmHg nos pacientes normais). Refluxo ocorre apenas quando o gradiente de pressão entre o EEI e o estômago é perdido.

Fatores que contribuem para a possibilidade de aspiração incluem a urgência da cirurgia, problemas das vias aéreas, profundidade inadequada da anestesia, uso da posição de litotomia, neuropatia autônoma, *diabetes mellitus* insulino-dependente, gravidez, consciência deprimida, gravidade aumentada da doença, e obesidade, bem como pressão intra-abdominal aumentada. Esofagite péptica crônica é causada pelo refluxo de líquido gástrico ácido para dentro do esôfago, produzindo desconforto retroesternal ("azia"). Refluxo para a faringe, laringe e árvore traqueobrônquica pode resultar em tosse crônica, broncoconstrição, faringite, laringite, bronquite ou pneumonia. Também pode ser observada rouquidão matinal. Aspiração pulmonar recorrente também pode resultar em pneumonia de aspiração, fibrose pulmonar ou asma crônica. Disfagia persistente sugere desenvolvimento de uma estenose péptica.

Incidência

Esofagite de refluxo é um problema clínico comum, com mais de um terço dos adultos sadios experimentando sintomas de azia pelo menos uma vez a cada 30 dias. Em 1986, um estudo dos Scan-

TABELA 12–1	Efeito de Agentes sobre o Tônus do Esfíncter Esofágico Inferior	
Aumento	**Diminuição**	**Inalterado**
Metoclopramida	Atropina	Propranolol
Domperidona	Glicopirrolato	Oxprenolol
Proclorperazina	Dopamina	Cimetidina
Ciclizina	Nitroprussiato de	Ranitidina
Edrofônio	sódio	Atracúrio
Neostigmina	Bloqueadores	Óxido
Succinilcolina	ganglionares	nitroso (?)
Pancurônio	Tiopental	
Metoprolol	Antidepressivos	
Estimuladores	tricíclicos	
α-adrenérgicos	Estimuladores	
Antiácidos	β-adrenérgicos	
	Halotano	
	Enflurano	
	Opioides	
	Óxido nitroso (?)	
	Propofol	

CAPÍTULO 12
Doenças do Sistema Gastrointestinal

dinavian Teaching Hospitals sugeriu que a incidência de aspiração variava entre 0,7 e 4,7 por 10.000 anestesias gerais. Um relatório publicado uma década mais tarde sugeriu que a incidência era 2,9 por 10.000 em um hospital norueguês. Estudos da Mayo Clinic em 1993 indicaram que a incidência de aspiração é semelhante em adultos (3,1 por 10.000).

Por extrapolação de estudos anteriores no macaco rhesus sobre administração direta de aspirado para dentro dos pulmões, é comumente admitido que os pacientes estão em risco de pneumonite por aspiração se houver um volume gástrico mínimo de 0,4 mL/kg e o pH do conteúdo gástrico for menor que 2,5.

Complicações

Além da preocupação natural entre os anestesiologistas de que os pacientes tenham doença de refluxo gastroesofágico na qual aspiração é uma preocupação natural, outras complicações do processo natural da doença também poderiam afetar o manuseio anestésico, como complicações da *mucosa,* como esofagite e estenose, nas quais a estenose poderia causar dilatação esofágica e um outro risco de aspiração, e complicações *extraesofágicas* ou respiratórias, como laringite, pneumonia recorrente e fibrose pulmonar progressiva. É cada vez mais reconhecido que uma proporção importante dos pacientes com refluxo gastroesofágico terá sintomas respiratórios primários ou sintomas respiratórios em associação com azia e regurgitação mais proeminentes. Até 50% dos pacientes com asma têm evidência endoscópica de esofagite ou exposição ácida esofágica aumentada no monitoramento ambulatorial do pH de 24 horas.

Profilaxia e Tratamento

A decisão de incluir fármacos anticolinérgicos na medicação pré-operatória deve ser pesada em relação à conhecida capacidade destes fármacos de diminuir o tônus do EEI. Teoricamente, fármacos anticolinérgicos, ao diminuírem a pressão do EEI, podem aumentar a probabilidade de regurgitação silenciosa e a possibilidade de aspiração pulmonar. Entretanto, este efeito adverso potencial não foi documentado. A succinilcolina aumenta a pressão do EEI, mas a pressão de barreira (pressão do EEI menos pressão gástrica) fica inalterada, uma vez que fasciculações são associadas com pressão gástrica aumentada.

Dependendo da natureza da cirurgia planejada e do tipo de anestesia previsto, medicações profiláticas podem ser dadas pré-operatoriamente. Cimetidina e ranitidina diminuem a secreção ácida gástrica e aumentam o pH gástrico. O efeito da cimetidina começa em 1 a 1,5 hora, dura 3 horas e é custo-efetivo. A ranitidina é quatro a seis vezes mais potente que a cimetidina e tem menos efeitos colaterais. Famotidina e nizatidina, também dadas por via intravenosa, são semelhantes à ranitidina mas têm uma duração mais longa. Se inibidores de bomba de prótons forem usados, eles devem geralmente ser dados na noite anterior à cirurgia e novamente na manhã da cirurgia. Entretanto, se inibidores de bomba de prótons forem usados em dose única, então rabeprazol e lansoprazol devem ser dados na manhã da cirurgia. Omeprazol, como dose única, deve ser dado na noite anterior à cirurgia. Citrato de sódio é um antiácido não particulado oral que aumenta o pH gástrico. Deve ser dado com um agente gastrocinético como metoclopramida intravenosa e ser restringido aos que são diabéticos, obesos mórbidos ou em pacientes grávidas.

Pressão cricoidea comprime a luz da faringe entre a cricoide e as vértebras cervicais. Ela usualmente é aplicada por um assistente sob a direção do anestesiologista e é mantida até que intubação endotraqueal bem-sucedida seja verificada. A força aplicada deve ser suficiente para prevenir aspiração, mas não tão grande a ponto de causar obstrução da via aérea ou permitir a possibilidade de ruptura esofágica em caso de vômito.

Intubação traqueal é claramente o padrão-ouro para proteger a via aérea de aspiração em pacientes anestesiados. Apesar do vazamento de azul de metileno observado em estudos de pacientes intubados em torno do *cuff*, um novo *cuff* que está em avaliação, chamado *cuff* de tubo traqueal de pressão limitada, não mostrou vazamento detectável em qualquer dos pacientes testados.

Hérnia Hiatal

Uma *hérnia hiatal* é a herniação de uma parte do estômago para dentro da cavidade torácica através do hiato esofágico no diafragma. Uma *hérnia hiatal por deslizamento* é aquela na qual a junção gastroesofágica e o fundo do estômago deslizam para cima. Este tipo de hérnia pode ser visto em aproximadamente 30% dos pacientes que se submetem a exame radiográfico GI superior. Todavia, a crença atual é de que muitos destes pacientes podem ser assintomáticos (*i.e.,* sem sintomas clínicos de refluxo). Ela pode resultar do enfraquecimento das âncoras da junção gastroesofágica ao diafragma, de contrações longitudinais do esôfago, ou de pressão intra-abdominal aumentada. Uma *hérnia paraesofágica* é aquela na qual a junção esofagogástrica permanece fixada na sua localização normal e uma bolsa do estômago é herniada ao lado da junção gastroesofágica através do hiato esofágico. Com base na suposição de que hérnia hiatal predispõe ao desenvolvimento de esofagite péptica, a reparação cirúrgica da hérnia pode ser recomendada. Contudo, a maioria dos pacientes com hérnia hiatal não tem sintomas de esofagite de refluxo, enfatizando a importância da integridade do EEI.

Divertículos do Esôfago

Divertículos são proeminências da parede do esôfago. O *divertículo de Zenker* aparece na zona natural de fraqueza na parede hipofaríngea posterior (triângulo de Killian) e causa halitose e regurgitação de saliva e partículas de alimento consumido até vários dias anteriormente. Quando se torna grande e cheio de alimento, esse divertículo pode comprimir o esôfago e causar disfagia ou obstrução completa. Inserção de tubo nasogástrico e de sensor de ecocardiografia deve ser efetuada com o máximo cuidado nestes pacientes, uma vez que pode causar perfuração do divertículo. Um divertículo no meio do esôfago pode ser causado por tração de aderências antigas ou por propulsão associada com anormalidades motoras do esôfago. Um divertículo epifrênico pode ser associado com acalasia. Divertículos de tamanho pequeno ou médio e divertículos mesoesofágicos e epifrênicos usualmente são assintomáticos.

Tratamento

Divertículo de Zenker sintomático é tratado por miotomia cricofaríngea com ou sem diverticulectomia. Grandes divertículos esofágicos sintomáticos são removidos cirurgicamente.

279

Laceração da Mucosa (Síndrome de Mallory-Weiss)

Esta laceração é usualmente causada por vômito, ânsias ou tosse vigorosa. A laceração usualmente compromete a mucosa gástrica perto da junção escamocolunar da mucosa. Os pacientes se apresentam com sangramento GI superior. Na maioria dos pacientes, o sangramento cessa espontaneamente. Sangramento continuado pode responder à terapia com vasopressina ou embolização angiográfica. Raramente é necessária cirurgia.

DOENÇA ULCEROSA PÉPTICA

Classicamente falando, dor epigástrica em queimação exacerbada pelo jejum e aliviada com refeições constitui um complexo sintomático associado com doença ulcerosa péptica (DUP). A prevalência, durante toda a vida, de DUP nos Estados Unidos é de aproximadamente 12% em homens e 10% em mulheres. Além disso, estima-se que 15.000 mortes por ano ocorram como consequência de DUP complicada. Sangramento, peritonite e desidratação, conjuntamente com sepse em casos de perfuração, em especial em pacientes desnutridos debilitados idosos, impõem o maior desafio anestésico.

Função Protetora do Revestimento Gástrico

A *camada de muco-bicarbonato* serve como uma barreira físico-química a múltiplos agentes, incluindo íons hidrogênio. As células epiteliais superficiais gastroduodenais secretam muco. O gel mucoso impede a difusão de íons e moléculas como pepsina. O bicarbonato, secretado pelas células epiteliais da superfície da mucosa gastroduodenal para dentro do gel mucoso, forma um gradiente de pH variando de 1 a 2 na superfície luminal gástrica e atingindo 6 a 7 ao longo da superfície celular epitelial. A secreção de bicarbonato é estimulada por cálcio, prostaglandinas, estimulação colinérgica e acidificação luminal.

As *células epiteliais superficiais* proporcionam a linha seguinte de defesa através de vários fatores, incluindo produção de muco, transportadores iônicos das células epiteliais que mantêm o pH intracelular e a produção de bicarbonato, e as junções íntimas intracelulares. Se a barreira pré-epitelial for rompida, células epiteliais gástricas que margeiam um local de lesão são capazes de migrar para restaurar uma região danificada.

As *prostaglandinas* desempenham um papel central na defesa e reparo do epitélio gástrico. Estes metabólitos do ácido araquidônico são formados pela cicloxigenase. A cicloxigenase-1 presente no estômago, plaquetas, rins e células endoteliais, que regula a liberação de bicarbonato e muco da mucosa e inibe a secreção das células parietais, é importante na manutenção do fluxo sanguíneo da mucosa e na restituição das células epiteliais. Em contraste, a expressão de cicloxigenase-2 é indutível por estímulos inflamatórios e é expressada nos macrófagos, leucócitos, fibroblastos e células sinoviais. Os efeitos benéficos dos fármacos anti-inflamatórios não esteroides (AINE) sobre a inflamação tecidual são devidos à inibição da cicloxigenase-2.

Causas de Lesão

Ácido clorídrico e pepsinogênio são os dois principais produtos secretórios gástricos capazes de induzir lesão da mucosa. A secreção ácida ocorre sob condições basais e estimuladas. A produção ácida basal ocorre em um padrão circadiano, com os mais altos níveis ocorrendo durante a noite e os mais baixos níveis, durante as horas da manhã. Estimulação colinérgica pelo nervo vago e estimulação histaminérgica a partir de fontes gástricas locais são os principais contribuintes para a secreção ácida basal. Secreção ácida estimulada ocorre principalmente em três fases, com base no local onde o sinal se origina (cefálica, gástrica e intestinal). Visão, olfato e paladar do alimento são os componentes da fase cefálica, a qual estimula a secreção gástrica por meio do nervo vago. A fase gástrica é ativada uma vez que o alimento entre no estômago. A distensão da parede do estômago também leva à liberação de gastrina e produção de ácido. A última fase da secreção ácida gástrica é iniciada quando o alimento entra no intestino, mediada pela distensão luminal. Esta observação explica por que o bloqueio de um tipo de receptor (H_2) diminui a secreção ácida estimulada por agentes que ativam uma via diferente (gastrina, acetilcolina).

Helicobacter pylori

Muitas linhas de evidência circunstancial estabelecem *H. pylori* como um fator na patogênese da ulceração duodenal: infecção é virtualmente sempre associada com uma gastrite crônica ativa, mas só 10% a 15% dos indivíduos infectados desenvolvem ulceração péptica franca. Os estudos indicam que maioria destas anormalidades secretórias é uma consequência direta da infecção por *H. pylori*. Ironicamente, as fases iniciais da infecção *H. pylori* são acompanhadas por uma acentuada diminuição na secreção ácida gástrica. A infecção *H. pylori* poderia induzir secreção ácida aumentada através de ações diretas e indiretas do *H. pylori* e citocinas pró-inflamatórias (interleucina [IL]-8, fator de necrose tumoral e IL-1) sobre as células G, D e parietais. *H. pylori* também diminui a produção de bicarbonato pela mucosa duodenal.

Complicações

Sangramento

Hemorragia é a principal causa de morte associada com DUP, e a incidência desta complicação não se alterou desde a introdução dos antagonistas dos receptores H_2. O risco de hemorragia, durante toda a vida, para pacientes com úlcera duodenal que não fizeram cirurgia e não receberam terapia medicamentosa de manutenção contínua, é de aproximadamente 35%. O risco contemporâneo de mortalidade por sangramento é de 10% a 20%.

Perfuração

O risco de perfuração, durante toda a vida, em pacientes com úlcera duodenal que não recebem terapia é de aproximadamente 10%. Perfuração é usualmente acompanhada por dor súbita e grave causada pelo derramamento de secreções gástricas altamente cáusticas para dentro do peritônio. A mortalidade das operações de emergência para úlcera é correlacionada com choque pré-operatório, doença clínica coexistente, e perfuração por mais de 48 horas.

Obstrução

Obstrução da saída gástrica pode ocorrer aguda ou cronicamente em pacientes com doença ulcerosa duodenal; por isso, eles provavelmente devem ser considerados como estômago cheio quando se apresentam para cirurgia. Obstrução aguda é causada por edema e inflamação do canal pilórico e da primeira porção

CAPÍTULO 12
Doenças do Sistema Gastrointestinal

do duodeno. Obstrução pilórica é sugerida por vômito recorrente, desidratação, e alcalose hipoclorêmica devida à perda de secreções gástricas. O tratamento consiste em aspiração nasogástrica, reidratação, e administração intravenosa de agentes antissecretórios. Na maioria dos casos, a obstrução aguda se resolve com estas medidas de apoio dentro de 72 horas. Entretanto, episódios repetidos de ulceração e cura levam muitas vezes à formação de cicatriz pilórica e uma estenose fixa subsequente com obstrução crônica da saída gástrica. O tratamento operatório da obstrução da saída gástrica deve incluir o tratamento da doença ulcerosa subjacente e o alívio de qualquer anormalidade anatômica. Vagotomia troncular com antrectomia e vagotomia troncular com drenagem têm sido usadas com sucesso nesta circunstância.

Úlcera Gástrica

Úlceras gástricas benignas são uma forma de DUP, ocorrendo com um terço da frequência da úlcera duodenal benigna (**Tabela 12-2**).

Gastrite de Estresse

Grande traumatismo concomitante a choque, sepse, insuficiência respiratória, hemorragia, necessidade transfusional de mais de 6 unidades, ou lesão de múltiplos órgãos é muitas vezes acompanhado pelo desenvolvimento de gastrite aguda de estresse. Gastrite aguda de estresse é particularmente prevalente após queimadura comprometendo mais de 35% da área de superfície total, lesão do sistema nervoso central ou hipertensão intracraniana. A principal complicação da gastrite de estresse é a hemorragia. As seguintes condições clínicas foram associadas com o maior risco de hemorragia: coagulopatia (contagem de plaquetas < 50.000/mm^3), relação normalizada internacional (INR) acima de 1,5, e tempo de tromboplastina parcial maior que duas vezes o normal.

Tratamento
Antiácidos

Eles raramente, se alguma vez, são usados como os agentes terapêuticos principais; em vez disso, são frequentemente usados para alívio sintomático de dispepsia. Os agentes mais comumente usados são misturas de hidróxido de alumínio e hidróxido de magnésio. Hidróxido de alumínio pode produzir constipação e depleção de fosfato; hidróxido de magnésio pode causar fezes soltas. Muitos dos antiácidos comumente usados (p. ex., Maalox®, Mylanta®) têm uma combinação de hidróxido de alumínio e magnésio a fim de evitar estes efeitos colaterais. Nem preparações contendo magnésio nem alumínio devem ser usadas em pacientes com insuficiência renal crônica. As primeiras podem causar hipermagnesemia, e as últimas, neurotoxicidade crônica em pacientes com insuficiência renal. Os outros antiácidos potentes são carbonato de cálcio e bicarbonato de sódio. O uso a longo prazo de carbonato de cálcio pode levar à síndrome leite-álcali (hipercalcemia e hiperfosfatemia) com possível desenvolvimento de calcinose renal e progressão para insuficiência renal. Bicarbonato de sódio pode induzir alcalose sistêmica.

Antagonistas dos Receptores H$_2$

Quatro são disponíveis atualmente (cimetidina, ranitidina, famotidina e nizatidina), e suas estruturas compartilham homologia com a histamina. Todos inibem significativamente a secreção ácida basal e estimulada. Esta classe de fármacos demonstrou ser eficaz para o tratamento de úlcera ativa (4–6 semanas) e como um adjuvante (com antibióticos) para o tratamento de *H. pylori*. A cimetidina foi o primeiro antagonista dos receptores H$_2$ usado para o tratamento de distúrbios ácido-pépticos, com taxas de cura aproximando-se de 80% em 4 semanas. Ranitidina, famotidina e nizatidina são antagonistas dos receptores H$_2$ mais potentes que a cimetidina. Cimetidina e ranitidina, mas não famotidina e nizatidina, se ligam ao citocromo P-450 hepático. Por essa razão, monitoramento cuidadoso de fármacos como a warfarina, fenitoína e teofilina está indicado com o uso a longo prazo. Raras toxicidades sistêmicas reversíveis adicionais descritas com antagonistas dos receptores H$_2$ incluem pancitopenia, neutropenia, anemia e trombocitopenia.

Inibidores da Bomba de Prótons (H$^+$-K$^+$-ATPase)

Omeprazol, esomeprazol, lansoprazol, rabeprazol e pantoprazol são derivados imidazólicos substituídos que se ligam covalentemente e inibem irreversivelmente a H$^+$-K$^+$-ATPase. Estes são os mais potentes agentes inibidores de ácido disponíveis. Os inibidores da bomba de prótons inibem poderosamente todas as fases da secreção ácida gástrica. O início de ação é rápido, com um efeito máximo entre 2 e 6 horas após a administração, e com uma duração da inibição durando de 72 a 96 horas. Como ocorre com qualquer agente que leva à hipocloridria importante, os inibidores da bomba de prótons podem interferir com a absorção de fármacos como cetoconazol, ampicilina, ferro e digoxina. O citocromo P-450 hepático também pode ser inibido pelos mais antigos inibidores da bomba de prótons (omeprazol, lansoprazol).

TABELA 12–2	Várias Classificações das Úlceras Gástricas
Tipo de Úlcera Gástrica	**Localização**
Tipo I	Ao longo da curvatura menor próximo da incisura; ausência de hipersecreção ácida
Tipo II	2 Úlceras, primeira no corpo, segunda é duodenal; geralmente com hipersecreção ácida
Tipo III	Pré-pilórica com hipersecreção ácida
Tipo IV	Na curvatura menor próximo da junção gastroesofágica; ausência de hipersecreção ácida
Tipo V	Em qualquer localização no estômago, geralmente com ingestão de fármacos anti-inflamatórios não esteroidais

Análogos das Prostaglandinas

Em virtude do seu papel central em manter a integridade e reparo da mucosa, análogos estáveis das prostaglandinas foram desenvolvidos para o tratamento da DUP. Atualmente, o derivado da prostaglandina E_1 misoprostol é o único agente desta classe aprovado pela U.S. Food and Drug Administration para uso clínico na prevenção de lesão da mucosa induzida por AINE. Os análogos das prostaglandinas aumentam a secreção de bicarbonato pela mucosa, estimulam o fluxo sanguíneo na mucosa e diminuem a rotatividade celular da mucosa. A toxicidade mais comum observada com este fármaco é a diarreia. Outras toxicidades importantes incluem sangramento e contrações uterinas. Portanto, misoprostol é contraindicado em mulheres que possam estar grávidas, e as mulheres em idade reprodutiva devem ser claramente elucidadas sobre esta toxicidade medicamentosa em potencial. Prevenção de úlcera induzida por AINE pode ser realizada com misoprostol 200 μg quatro vezes ao dia.

Agentes Citoprotetores

Sucralfato é um sal complexo de sacarose no qual os grupos hidroxila foram substituídos por hidróxido e sulfato de alumínio. Ele pode atuar por vários mecanismos. No ambiente gástrico, o hidróxido de alumínio se dissocia, deixando o ânion polar sulfato, o qual pode então se ligar a proteínas teciduais positivamente carregadas encontradas dentro do leito da úlcera. Este processo provê uma barreira físico-química que impede lesão tecidual adicional por ácido e pepsina. Ele também pode induzir um efeito trófico por ligar fatores de crescimento, tais como fator de crescimento endotelial, aumentar a síntese de prostaglandinas, estimular secreção de muco e bicarbonato, e aumentar a defesa e reparo da mucosa. Toxicidade por este fármaco é rara, com constipação sendo a mais comum. Ele deve ser evitado em pacientes com insuficiência renal crônica a fim de evitar neurotoxicidade induzida pelo alumínio. A posologia-padrão de sucralfato é 1 g quatro vezes ao dia.

Preparações contendo bismuto sob a forma de subcitrato de bismuto e subsalicilato de bismuto coloidais (Pepto-Bismol®) estão entre as preparações mais largamente usadas. O mecanismo pelo qual estes agentes induzem cura da úlcera não está claro. Os mecanismos potenciais incluem revestimento da úlcera, prevenção de dano adicional induzido pela pepsina/HCl, ligação à pepsina e estimulação da secreção de prostaglandinas, bicarbonato e muco. O uso a longo prazo com altas doses, especialmente como observado com o avidamente absorvido subcitrato de bismuto coloidal, pode levar à neurotoxicidade.

Fármacos Diversos

Anticolinérgicos, no intuito de inibir a ativação do receptor muscarínico nas células parietais, tiveram limitado sucesso, devido aos seus efeitos relativamente fracos como inibidores de ácido e importantes efeitos colaterais (olhos secos, boca seca, retenção urinária). Antidepressivos tricíclicos foram sugeridos por alguns, mas novamente a toxicidade destes agentes em comparação com os fármacos seguros e eficazes já descritos impede sua utilidade.

Tratamento do *Helicobacter pylori*

A recomendação do National Institutes of Health Consensus Development, American Digestive Health Foundation International Update Conference, European Maastricht Consensus e Asian Pacific Consensus Conference é de que *H. pylori* deve ser erradicado em pacientes com DUP. Erradicação documentada associa-se com uma diminuição dramática na recorrência de úlcera. Nenhum agente isolado é eficaz para erradicar o organismo. Terapia de combinação durante 14 dias oferece a eficácia máxima. Os agentes usados com maior frequência incluem amoxicilina, metronidazol, tetraciclina, claritromicina e compostos de bismuto.

Terapia Tríplice. Os protocolos de tratamento combinam um inibidor da bomba de prótons, usualmente omeprazol, com dois antibióticos, claritromicina e metronidazol ou amoxicilina. A complicação mais temida com amoxicilina é colite pseudomembranosa, mas esta ocorre em menos de 1% a 2% dos pacientes.

Tratamento Cirúrgico

Intervenção operatória é reservada para o tratamento da mais complicada doença ulcerosa péptica. As complicações mais comuns que exigem cirurgia são hemorragia, perfuração e obstrução, bem como falta de resposta de uma úlcera recorrente à terapia clínica e/ou a incapacidade de excluir doença maligna. O primeiro objetivo de qualquer tratamento cirúrgico deve ser a remoção da diátese ulcerosa de tal modo que a cura da úlcera seja realizada e a recorrência seja minimizada. O segundo objetivo é o tratamento de complicações anatômicas coexistentes, como estenose pilórica ou perfuração. O terceiro objetivo principal deve ser a segurança do paciente e a isenção de efeitos colaterais crônicos.

Três procedimentos, vagotomia troncular com drenagem, vagotomia troncular com antrectomia, e vagotomia gástrica proximal, têm sido mais largamente usados para o tratamento cirúrgico da doença ulcerosa péptica. Com crescente frequência, o tratamento cirúrgico é dirigido exclusivamente à correção do problema imediato (p. ex., fechamento de perfuração duodenal) sem desnervação gástrica. A divisão de ambos os troncos vagais na vagotomia troncular-hiato esofágico desnerva a mucosa fúndica produtora de ácido, bem como o resto das vísceras supridas vagalmente. Uma vez que a desnervação pode resultar em prejuízo do esvaziamento gástrico, a vagotomia troncular deve ser combinada com um procedimento para eliminar a função esfinctérica do piloro, usualmente uma piloroplastia. Vagotomia troncular também pode ser combinada com ressecção do antro gástrico, resultando em ainda maior redução da secreção ácida, presumivelmente pela remoção da fonte antral de gastrina. A restauração da continuidade GI é realizada por gastroduodenostomia (Billroth I). Vagotomia gástrica proximal (ou vagotomia das células parietais) difere da vagotomia troncular no fato de que apenas as fibras nervosas para a mucosa fúndica secretora de ácido são divididas. A vagotomia também diminui a responsividade das células parietais à gastrina e histamina. A secreção basal de ácido é reduzida em aproximadamente 80% no período pós-operatório imediato.

SÍNDROME DE ZOLLINGER-ELLISON

Em 1955, Robert M. Zollinger, Sr., e Edwin H. Ellison descreveram dois pacientes com úlcera gastroduodenal e intestinal juntamente com hipersecreção gástrica e tumor de células não beta das ilhotas pancreáticas. A incidência de síndrome de Zollinger-Ellison varia de 0,1% a 1% dos indivíduos que se apresentam com DUP. Homens são afetados mais do que mulheres, com a maioria dos pacientes se apresentando entre as idades de 30 e 50 anos.

CAPÍTULO 12
Doenças do Sistema Gastrointestinal

Fisiopatologia

A gastrina estimula a secreção de ácido através de receptores de gastrina nas células parietais e por induzir a liberação de histamina. Ela também exerce uma ação trófica sobre as células epiteliais gástricas. Hipergastrinemia de longa duração leva à secreção ácida gástrica pronunciadamente aumentada através da estimulação das células parietais e da massa aumentada de células parietais. Esta produção aumentada de ácido gástrico leva à doença ulcerosa péptica, esofagite erosiva e diarreia.

Manifestações Clínicas

Dor abdominal e ulceração péptica são vistas em até 90% dos pacientes, diarreia, em 50% dos pacientes, com 10% tendo diarreia como seu único sintoma. Refluxo gastroesofágico é visto em até a metade dos pacientes. A apresentação inicial e a localização da úlcera (bulbo duodenal) podem ser indistinguíveis da DUP comum, mas localizações incomuns (segunda parte do duodeno e mais adiante), úlceras refratárias à terapia clínica padrão e recorrência da úlcera após cirurgia redutora de ácido, úlceras se apresentando com complicações francas (sangramento, obstrução e perfuração) criam a suspeita de um gastrinoma. Gastrinomas podem desenvolver-se na presença de síndrome neoplásica endócrina múltipla tipo I (NEM I), um transtorno que compromete principalmente três locais de órgãos: as glândulas paratireoides (80%–90%), pâncreas (40%–80%) e a hipófise (30%–60%). Em virtude do efeito estimulador do cálcio sobre a secreção gástrica, o hiperparatireoidismo e a hipercalcemia vistos nos pacientes com NEM I podem ter um efeito direto sobre a doença. A resolução da hipercalcemia pela paratireoidectomia reduz o débito de gastrina e ácido gástrico nos pacientes com gastrinoma. Uma característica adicional que distingue os pacientes na síndrome de Zollinger-Ellison com NEM I é a incidência mais alta de desenvolvimento de tumor carcinoide, em comparação com os pacientes com gastrinomas esporádicos.

Diagnóstico

O primeiro passo na avaliação de um paciente com suspeita de SZE é obter uma dosagem de gastrina em jejum (**Tabela 12-3**). Múltiplos processos podem levar a um nível elevado de gastrina em jejum. Ácido gástrico induz inibição por *feedback* da liberação de gastrina. Uma diminuição na produção de ácido levará subsequentemente à falha da via inibidor por *feedback,* resultando em hipergastrinemia. Até 50% dos pacientes terão doença metastática à época do diagnóstico inicial.

Tratamento

Os pacientes com úlceras duodenais como parte da síndrome de Zollinger-Ellison são inicialmente tratados por inibidores da bomba de prótons seguidos por uma dose de manutenção guiada por medições do ácido gástrico. Ressecção cirúrgica curativa do gastrinoma é indicada na ausência de evidência de síndrome NEM I e doença metastática.

A conduta anestésica para excisão cirúrgica de um gastrinoma leva em conta a presença de hipersecreção gástrica e a provável presença de grandes volumes líquidos gástricos no momento da indução da anestesia. Refluxo esofágico é comum nestes pacientes apesar da capacidade da gastrina de aumentar o tônus do EEI. Depleção de volume líquido intravascular e desequilíbrio eletrolítico (hipocalemia, alcalose metabólica) podem acompanhar diarreia

TABELA 12–3	Causas de Gastrina Sérica Aumentada em Jejum
Hipo e acloridria (± anemia perniciosa)	Antro gástrico retido
Hiperplasia de células G	Obstrução da saída gástrica
Insuficiência renal	Obstrução maciça do intestino delgado
Artrite reumatoide	Vitiligo, *diabetes mellitus*
Feocromocitomas	Pacientes em uso de fármacos antissecretórios
Helicobacter pylori	*Diabetes mellitus*

aquosa profusa. Anormalidades endócrinas associadas (síndrome NEM I) poderiam também influenciar o manejo anestésico nesses pacientes. Profilaxia antiácida com inibidores de bomba de prótons e antagonistas dos receptores H_2 é mantida até a cirurgia. Um coagulograma e um hepatograma pré-operatórios podem ser recomendados, uma vez que alterações na absorção de gorduras poderiam influenciar os fatores da coagulação e a função hepática pode ser prejudicada por metástases hepáticas. Administração intravenosa de ranitidina é útil para prevenir hipersecreção ácida gástrica durante a cirurgia.

SÍNDROMES PÓS-GASTRECTOMIA

Várias síndromes foram descritas após operações gástricas realizadas para úlcera péptica ou neoplasia gástrica. A ocorrência global de sintomas pós-operatórios graves felizmente é baixa, talvez 1% a 3% dos casos, mas as perturbações podem ser incapacitantes. As duas síndromes pós-gastrectomia mais comuns são *dumping* e gastrite de refluxo alcalino.

Dumping

A causa precisa do *dumping* não é conhecida, mas se acredita que seja relacionada à entrada desproporcional de alimento ingerido no intestino delgado proximal após ressecção ou divisão do esfíncter pilórico. Os sintomas iniciais de *dumping* ocorrem imediatamente depois de uma refeição e incluem náusea, desconforto epigástrico, palpitações e, em casos extremos, tonteira ou síncope. Sintomas de *dumping* tardio seguem-se a uma refeição por 1 a 3 horas e podem incluir hipoglicemia reativa além dos sintomas supramencionados. Foi descrito que octreotídeo melhora os sintomas de *dumping* quando 50 a 100 mg são administrados subcutaneamente antes de uma refeição. É postulado que os efeitos benéficos da somatostatina sobre os sintomas vasomotores do *dumping* ocorrem como resultado dos efeitos pressores do composto sobre os vasos esplâncnicos. Além disso, análogos da somatostatina inibem a liberação de peptídeos vasoativos do tubo digestivo, diminuem os níveis máximos de insulina plasmática e retardam o trânsito intestinal.

Gastrite de Refluxo Alcalino

Esta síndrome é identificada pela ocorrência da tríade clínica de dor epigástrica pós-prandial muitas vezes associada com náusea e vômito, evidência de refluxo de bile para o estômago, e uma evidência histológica associada de gastrite. Não existe solução perfeita para o tratamento da gastrite de refluxo alcalino. Antiácidos, antagonistas dos receptores H_2, quelantes de ácidos biliares e manipulações da dieta não demonstraram ser definitivamente benéficos. O único tratamento provado para gastrite de refluxo alcalino é o desvio operatório do conteúdo intestinal do contato com a mucosa gástrica. O procedimento cirúrgico mais comum para esta finalidade é uma gastrojejunostomia com Y de Roux.

SÍNDROME DO INTESTINO IRRITÁVEL

Os pacientes com síndrome do intestino irritável (colite espástica ou mucosa) queixam-se muitas vezes de desconforto intestinal generalizado, usualmente limitado ao quadrante inferior esquerdo. Comumente, a frequência de evacuações é aumentada e as fezes são cobertas de muco. Muitos pacientes têm sintomas associados de instabilidade vasomotora, incluindo taquicardia, hiperventilação, fadiga, diaforese e cefaleias. Ar aprisionado no ângulo esplênico pode produzir dor no ombro esquerdo, irradiando-se pelo braço esquerdo (síndrome da flexura esplênica). Apesar da ocorrência frequente da síndrome de intestino irritável, não há nenhum agente etiológico específico ou defeito estrutural ou bioquímico conhecido.

DOENÇA INFLAMATÓRIA INTESTINAL

As doenças inflamatórias intestinais são o segundo transtorno inflamatório crônico mais comum depois da artrite reumatoide. O diagnóstico de colite ulcerativa (CU) e doença de Crohn (DC) e a diferenciação entre elas são baseados em padrões clínicos e histológicos inespecíficos frequentemente obscurecidos por infecções intercorrentes ou eventos iatrogênicos que são alterados por medicações ou cirurgia. As taxas de incidência de CU e DC nos Estados Unidos são aproximadamente de 11 por 100.000 e de 7 por 100.000. O pico etário ao início da CU e da DC é entre 15 e 30 anos e entre as idades de 60 e 80, respectivamente. A proporção da CU entre homens e mulheres é de 1:1 e de 1,1:1,8 na DC.

Colite Ulcerativa

CU é uma doença da mucosa cujo acometimento inclui o reto e se estende proximalmente para abranger todo o ou parte do cólon. Aproximadamente 40% a 50% dos pacientes têm doença limitada ao reto e sigmoide, 30%-40% têm doença estendendo-se além do sigmoide mas não comprometendo o cólon inteiro, e 20% têm uma colite total. Alastramento proximal ocorre em continuidade, sem áreas de mucosa poupada. Na doença mais grave, a mucosa é hemorrágica, edematosa e ulcerada. Na doença de longa duração, pólipos inflamatórios (pseudopólipos) podem estar presentes. Em pacientes com muitos anos de doença, a mucosa se mostra atrófica e sem características, e o cólon inteiro se estreita e encurta. Os principais sintomas da CU são diarreia, sangramento retal, tenesmo, evacuação de muco e dor abdominal tipo cólica. Outros sintomas na doença moderada a grave incluem anorexia, náusea, vômito, febre e perda de peso. Doença ativa pode ser associada com um aumento nos reagentes de fase aguda (proteína C-reativa, níveis de orosomucoide), contagem de plaquetas e velocidade de hemossedimentação, e uma diminuição na hemoglobina. Em pacientes gravemente doentes, o nível de albumina sérica cairá muito rapidamente, e pode estar presente leucocitose.

Complicações

Doença catastrófica é uma apresentação inicial de apenas 15% dos pacientes com CU. Em 1% dos pacientes, um ataque grave pode ser acompanhado por hemorragia maciça, que geralmente para com tratamento da doença subjacente. Entretanto, se o paciente necessitar de seis a oito unidades de sangue dentro de 24 a 48 horas, colectomia frequentemente é o tratamento de escolha. Megacólon tóxico é definido como um cólon transverso dilatado com perda das haustrações. Ele ocorre em aproximadamente 5% dos ataques e pode ser desencadeado por anormalidades eletrolíticas e narcóticos. Aproximadamente 50% de todas as dilatações agudas se resolverão com terapia clínica somente, mas colectomia urgente é necessária para aquelas que não melhoram com tratamento conservador. Perfuração é a mais perigosa das complicações locais (a taxa de mortalidade é aproximadamente de 15%), e os sinais físicos de peritonite podem não ser óbvios, especialmente se o paciente estiver recebendo glicocorticoides. Alguns pacientes podem desenvolver colite tóxica e ulcerações tão graves que o intestino pode perfurar-se sem dilatar-se primeiro. Obstruções causadas por formação de estenose benigna ocorrem em 10% dos pacientes.

Doença de Crohn

Embora a DC geralmente se apresente como inflamação intestinal aguda ou crônica, o processo inflamatório evolui para um de dois padrões de doença: um padrão penetrante-fistuloso ou um padrão obstrutivo, cada um com diferentes tratamentos e prognósticos.

ILEOCOLITE

O local mais comum de inflamação é o íleo terminal; por essa razão, a apresentação usual da ileocolite é uma história crônica de episódios recorrentes de dor no quadrante inferior direito e diarreia. Às vezes, a apresentação inicial simula apendicite aguda com dor pronunciada no quadrante inferior direito, massa palpável, febre e leucocitose. Uma febre com altos picos sugere formação de abscesso intra-abdominal. Perda de peso é comum, tipicamente 10% a 20% do peso corporal, e se desenvolve como consequência de diarreia, anorexia e medo de comer. Uma massa inflamatória pode ser palpada no quadrante inferior direito do abdome. A extensão da massa pode causar obstrução do ureter direito ou inflamação vesical, manifestada por disúria e febre. Obstrução intestinal pode assumir várias formas. Nas fases iniciais da doença, edema da parede intestinal e espasmo produzem manifestações obstrutivas intermitentes e sintomas crescentes de dor pós-prandial. Ao longo de vários anos, a inflamação persistente gradualmente progride para estreitamento fibrostenótico e estenose. A diarreia diminuirá e será substituída por obstrução intestinal crônica. Inflamação grave da região ileocecal pode levar ao adelgaçamento localizado da parede, com microperfuração e formação de fístula para o intestino adjacente, a pele, a bexiga ou para uma cavidade de abscesso no mesentério.

JEJUNOILEÍTE

Doença inflamatória extensa se associa com uma perda de superfícies digestivas e absortivas, resultando em má absorção e esteatorreia.

CAPÍTULO 12
Doenças do Sistema Gastrointestinal

Deficiências nutricionais também podem resultar da pouca ingestão e de perdas entéricas de proteína e outros nutrientes, causando hipoalbuminemia, hipocalcemia, hipomagnesemia, coagulopatia e hiperoxalúria com nefrolitíase. Fraturas vertebrais são causadas por uma combinação de deficiência de vitamina D, hipocalcemia e uso prolongado de glicocorticoide. Pelagra por deficiência de niacina pode ocorrer na doença extensa do intestino delgado, e a má absorção de vitamina B_{12} pode levar a uma anemia megaloblástica e a sintomas neurológicos.

Diarreia é um sinal de doença ativa devido a excessivo crescimento bacteriano na estase obstrutiva ou fistulização, má absorção de ácidos biliares devido a um íleo terminal doente ou ressecado, e inflamação intestinal com absorção diminuída de água e secreção aumentada de eletrólitos.

COLITE E DOENÇA PERIANAL

Pacientes com colite se apresentam com febres de baixa intensidade, mal-estar, diarreia, dor abdominal tipo cólica e, às vezes, hematoquezia. Sangramento grosseiro não é tão comum quanto na CU e aparece em aproximadamente metade dos pacientes com doença exclusivamente colônica. Só 1% a 2% sangram maciçamente. A dor é causada pela passagem de material fecal através de segmentos estreitados e inflamados do intestino grosso. Megacólon tóxico é raro mas pode ser visto com inflamação grave e doença de curta duração. Formação de estenose pode produzir sintomas de obstrução intestinal. Doença do cólon pode fistulizar-se para o estômago ou duodeno, causando vômito fecaloide, ou para o intestino delgado proximal ou intermediário, causando má absorção por fazer "curto-circuito" do excessivo crescimento bacteriano.

DOENÇA GASTRODUODENAL

Os sintomas e sinais de doença do trato GI superior incluem náusea, vômito e dor epigástrica. Os pacientes usualmente têm uma gastrite *H. pylori*-negativa. A segunda porção do duodeno é mais comumente comprometida que o bulbo. Os pacientes com DC gastroduodenal avançada podem desenvolver uma obstrução crônica da saída gástrica.

Manifestações Extraintestinais
Até um terço dos pacientes tem pelo menos uma. Pacientes com DC perianal estão em risco mais alto de desenvolvimento de manifestações extraintestinais **(Tabela 12-4).**

Tratamento
A DC é um transtorno recorrente que não pode ser curado com ressecção cirúrgica. Como tal, a cirurgia visa a prover paliação. Alternativas cirúrgicas atuais para tratamento de DC obstrutiva incluem ressecção do segmento doente e estenosoplastia. Uma colostomia de desvio pode ajudar a curar doença perianal grave ou fístula retovaginal, mas doença quase sempre recidiva com a reanastomose. Muitas vezes, estes pacientes necessitam de uma proctocolectomia total e ileostomia. Ressecção da metade a dois terços do intestino delgado representa o limite superior de segurança. Felizmente, só em raros casos ocorre uma síndrome verdadeira de intestino curto. Em muitos desses casos, a síndrome de intestino curto pode ser manejada com manipulações dietéticas. Menos de 1% dos pacientes com DC necessitam de nutrição parenteral a longo prazo.

Tratamento Cirúrgico
Quase a metade dos pacientes com CU crônica extensa submete-se à cirurgia dentro dos primeiros 10 anos da sua doença. As indicações da cirurgia estão listadas. A morbidade é de aproximadamente 20% na proctocolectomia eletiva, 30% na urgente e 40% na de emergência. Os riscos são principalmente hemorragia, sepse e lesão neural. Embora proctocolectomia total com ileostomia em um só tempo tenha tradicionalmente sido a operação de escolha, operações mais novas mantêm a continência enquanto removem cirurgicamente a mucosa retal comprometida **(Tabela 12–5).**

Tratamento Clínico
Sulfassalazina é a base da terapia para doença branda a moderada. Ela foi originalmente desenvolvida para fornecer ao mesmo tempo terapia antibacteriana (sulfapiridina) e anti-inflamatória (ácido 5-acetilsalicílico) para dentro dos tecidos conjuntivos de articulações e a mucosa colônica. Agentes com ácido 5-acetilsalicílico são efetivos para induzir remissão da CU e da DC e para manter remissão da CU. Até 30% dos pacientes experimentam reações alérgicas ou efeitos colaterais intoleráveis como cefaleia, anorexia, náusea e vômito, que são atribuíveis ao componente sulfapiridina. As reações de hipersensibilidade, independentes dos níveis de sulfapiridina, incluem *rash* cutâneo, febre, hepatite, agranulocitose e prejuízo da absorção de folato. Preparações mais recentes de aminossalicilato isento de sulfa fornecem quantidades aumentadas dos ingredientes farmacologicamente ativos, de sulfassalazina (ácido 5-acetilsalicílico, mesalamina), ao local da doença intestinal ativa ao mesmo tempo limitando a toxicidade sistêmica. Os fármacos mais comumente usados além da sulfassalazina nos Estados Unidos são Asacol® e Pentasa® (mesalamina). Asacol® é uma forma de mesalamina com revestimento entérico, mas tem um padrão de liberação ligeiramente diferente, com ácido 5-acetilsalicílico sendo liberado a um pH acima de 7,0.

A maioria dos pacientes com CU moderada a grave se beneficia com glicocorticoides orais ou parenterais. Prednisona é geralmente iniciada a doses de 40 a 60 mg/dia para CU ativa que não responde à sulfaterapia. Glicocorticoides parenterais ou corticotropina são ocasionalmente preferidos para pacientes virgens de glicocorticoide, apesar de um risco de hemorragia suprarrenal. Glicocorticoides aplicados topicamente também são benéficos para colite distal e podem servir como um adjunto naqueles que têm comprometimento retal com doença mais proximal. Estes glicocorticoides são significativamente absorvidos no reto e podem levar à supressão suprarrenal com administração prolongada. Glicocorticoides também são efetivos para tratamento de DC moderada a grave. Budesonida de liberação ileal controlada tem sido aproximadamente igual à prednisona para DC ileocolônica, com menos efeitos colaterais dos glicocorticoides. Esteroides não desempenham nenhum papel na terapia de manutenção na CU ou na DC. Uma vez que a remissão clínica tenha sido induzida, eles devem ser gradualmente diminuídos e descontinuados.

Antibióticos não têm nenhum papel no tratamento de CU ativa ou quiescente. Entretanto, bolsite, que ocorre em aproximadamente

STOELTING ANESTESIA E DOENÇAS COEXISTENTES

TABELA 12–4	Manifestações Extraintestinais de Doença Inflamatória Intestinal
Dermatológicas	*Erythema nodosum* em 10%–15% da DII; pioderma gangrenoso em 1%–12%
Reumatológicas	Artrite periférica desenvolve-se em 15% a 20% da DII
Oculares	1%–2% da DII; conjuntivite, uveíte/irite anterior, e episclerite
Hepatobiliares	Aproximadamente 50% da DII; hepatomegalia; esteatose hepática devido à doença debilitante crônica, desnutrição e terapia glicocorticoide; colelitíase causada por má absorção de ácidos biliares; colangite esclerosante primária levando à cirrose biliar e insuficiência hepática
Urológicas	Cálculos em 10%–20%; obstrução ureteral
Outras	Doença tromboembólica (embolia pulmonar, acidentes vasculares cerebrais e êmbolos arteriais) devida à trombocitose; níveis aumentados de fibrinopeptídeo A, fator V, fator VIII e fibrinogênio; geração acelerada de tromboplastina; deficiência de antitrombina III devida a perdas intestinais aumentadas ou catabolismo aumentado; deficiência de proteína S livre; endocardite, miocardite, pleuropericardite e doença pulmonar intersticial, amiloidose secundária/reativa

DII, doença inflamatória intestinal.

TABELA 12–5	Indicações Cirúrgicas: Doença Inflamatória Intestinal

Colite Ulcerativa
Hemorragia maciça, perfuração, megacólon tóxico, obstrução, doença intratável e fulminante, câncer

Doença de Crohn
Estenose, obstrução, hemorragia, abscesso, fístulas, doença intratável e fulminante, câncer e doença perianal não responsiva

um terço dos pacientes após colectomia, usualmente responde ao tratamento com metronidazol ou ciprofloxacina. Estes dois antibióticos devem ser usados como terapia de segunda linha na DC ativa após agentes de ácido 5-acetilsalicílico e como fármacos de primeira linha na DC perianal e fistulosa.

Azatioprina e 6-mercaptopurina são análogos das purinas comumente usados no tratamento de síndrome de intestino irritável dependente de glicocorticoide. Azatioprina é rapidamente absorvida e convertida em 6-mercaptopurina, a qual é a seguir metabolizada para ácido tioinosínico, um inibidor da síntese de purina ribonucleotídeos e da proliferação celular. A eficácia tipicamente é observada dentro de 3 a 4 semanas. Pancreatite ocorre em 3% a 4% dos pacientes, tipicamente dentro das primeiras semanas de terapia, e é completamente reversível quando o fármaco é suspenso. Outros efeitos colaterais incluem náusea, febre, *rash* cutâneo e hepatite. Supressão da medula óssea (particularmente leucopenia) é relacionada à dose e muitas vezes retardada.

Metotrexato inibe a di-hidrofolato redutase, resultando em síntese prejudicada de DNA. Propriedades anti-inflamatórias adicionais podem ser relacionadas à produção diminuída de IL-1. As toxicidades potenciais incluem leucopenia, fibrose hepática, hipersensibilidade e pneumonite.

A ciclosporina altera a resposta imune atuando como um inibidor potente das respostas mediadas pelas células T. Embora a ciclosporina atue principalmente através da inibição da produção de IL-2 pelas células T auxiliares, ela também diminui o recrutamento de células T citotóxicas e bloqueia outras citocinas, incluindo IL-3, IL-4, interferon-γ e fator de necrose tumoral. Ela tem um início mais rápido de ação que a 6-mercaptopurina e a azatioprina. A função renal deve ser monitorada frequentemente. Hipertensão, hiperplasia gengival, hipertricose, parestesias, tremores, cefaleias e anormalidades eletrolíticas são efeitos colaterais comuns. Elevação da creatinina exige redução da dose ou descontinuação.

ENTEROCOLITE PSEUDOMEMBRANOSA

A enterocolite pseudomembranosa não é atribuível a causas conhecidas, embora muitas vezes seja associada com terapia antibiótica (especialmente clindamicina e lincomicina), obstrução intestinal, uremia, insuficiência cardíaca congestiva e isquemia intestinal. As manifestações clínicas incluem febre, diarreia aquosa, desidratação, hipotensão, arritmias cardíacas, fraqueza muscular esquelética, íleo intestinal e acidose metabólica.

TUMORES CARCINOIDES

A incidência de carcinoides clinicamente significativos é de sete a 13 casos por milhão por ano. Tumores carcinoides podem ocorrer em quase qualquer tecido GI. Entretanto, no presente, a maioria (70%) se origina de um de três locais: brônquio, jejunoíleo, ou cólon/reto. Quanto às substâncias comumente produzidas, veja **Tabela 12-6.**

Tumores Carcinoides sem Síndrome Carcinoide

Os tumores carcinoides (**Tabela 12-7**) são geralmente encontrados incidentalmente durante cirurgia para suspeita de apendicite. Em virtude dos sintomas vagos, o diagnóstico usualmente é retardado por aproximadamente 2 anos desde o início dos sintomas.

CAPÍTULO 12
Doenças do Sistema Gastrointestinal

TABELA 12–6	Substâncias Produzidas por Tumores Carcinoides em Várias Localizações		
	Tubo Digestivo Anterior	**Tubo Digestivo Intermediário**	**Tubo Digestivo Posterior**
Serotonina (5-HT)	Baixa	Alta	Raramente
Outras substâncias	ACTH, 5-HTP, GRF	Taquicininas (substância P, neuropeptídeo K, substância K); raramente 5HTP, ACTH	Raramente 5HTP, ACTH; contém numerosos peptídeos
Síndrome carcinoide	Atípica	Típica	Rara
ACTH, corticotropina; GRF, fator liberador de hormônio do crescimento; 5-HTP, 5-hidróxi-L-triptofano			

TABELA 12–7	Localização e Apresentação dos Tumores Carcinoides
Localização do Carcinoide	**Apresentação**
Intestino delgado	Dor abdominal (51%), obstrução intestinal (31%), tumor (17%), sangramento gastrointestinal (11%)
Retal	Sangramento (39%), constipação (17%), diarreia (17%)
Brônquico	Assintomático (31%)
Tímico	Massas mediastinais anteriores
Ovarianos e testiculares	Massas descobertas ao exame físico ou à ultrassonografia
Metastático	No fígado; frequentemente se apresenta como hepatomegalia

Tumores Carcinoides com Sintomas Sistêmicos Devidos a Produtos Secretados

Os tumores carcinoides podem conter numerosos peptídeos GI, incluindo gastrina, insulina, somatostatina, motilina, neurotensina, taquicininas (substância K, substância P, neuropeptídeo K), glucagon, peptídeo liberador de gastrina, peptídeo intestinal vasoativo, peptídeo pancreático, outros peptídeos biologicamente ativos (corticotropina, calcitonina, hormônio do crescimento), prostaglandinas e aminas bioativas (serotonina). Estas substâncias podem ou não ser liberadas em quantidades suficientes para causar sintomas. Carcinoides do tubo digestivo anterior tendem mais a produzir diversos peptídeos GI do que carcinoides do tubo digestivo intermediário.

Síndrome Carcinoide

A síndrome ocorre em aproximadamente 20% dos pacientes com carcinoides, como resultado das quantidades maciças de hormônios circulantes que atingem a circulação sistêmica. Os dois sintomas mais comuns são ruborização e diarreia. O rubor característico é de início súbito. Fisicamente ele aparece como um rubor vermelho intenso, especialmente no pescoço e face, muitas vezes associado com uma sensação de calor, e ocasionalmente associado com prurido, lacrimejamento, diarreia ou edema facial. Rubores podem ser precipitados por estresse, álcool, exercício, certos alimentos como queijo, ou agentes como catecolaminas, pentagastrina e inibidores da recaptação de serotonina. Manifestações cardíacas podem ocorrer e são devidas à fibrose comprometendo o endocárdio, principalmente no lado direito. Lesões esquerdas podem ocorrer com comprometimento pulmonar ou através de um *shunt* intracardíaco da direita para a esquerda. Estenose pulmonar é usualmente predominante, enquanto a valva tricúspide muitas vezes é fixada aberta, resultando em regurgitação. A tríade carcinoide compõe acometimento cardíaco com ruborização e diarreia. Outras manifestações clínicas incluem sibilância ou sintomas semelhantes à asma e lesões da pele semelhantes à pelagra. Além disso, tecido fibroso aumentado pode ser visto, incluindo fibrose retroperitoneal causando obstrução ureteral.

Em 90% a 100% dos pacientes com síndrome carcinoide, a serotonina é produzida em excesso e é considerada predominantemente responsável pela diarreia, através dos seus efeitos sobre a motilidade do tubo digestivo e a secreção intestinal. Antagonistas dos receptores à serotonina (especialmente antagonistas 5-HT$_3$) aliviam a diarreia na maioria dos pacientes. A serotonina não parece estar envolvida na ruborização. Em pacientes com carcinoides gástricos, o rubor vermelho focal e prurítico é provavelmente devido à liberação de histamina e pode ser prevenido por antagonistas dos receptores H$_1$ e H$_2$. Tanto a histamina quanto a serotonina podem ser responsáveis pelo broncoespasmo. Produção excessiva de peptídeo natriurético atrial também é descrita em pacientes com doença cardíaca, mas o seu papel preciso na patogênese é desconhecido.

Uma das complicações mais ameaçadoras à vida da síndrome carcinoide é o desenvolvimento de uma crise carcinoide. Clinicamente, isto é representado como um rubor intenso, diarreia, dor abdominal e manifestações cardiovasculares, incluindo taquicardia, hipertensão ou hipotensão. Se não for adequadamente tratada, pode ser fatal. As crises podem ocorrer espontaneamente ou ser provocadas por estresse, quimioterapia ou uma biópsia. Para fármacos envolvidos com crise, veja **Tabela 12-8.**

O diagnóstico de síndrome carcinoide depende da mensuração da serotonina urinária ou plasmática ou de seus metabólitos na urina. A mensuração do ácido 5-hidroxi-indolacético é usada mais frequentemente. Elevações falso-positivas podem ocorrer se o paciente estiver comendo alimentos ricos em serotonina, como

287

TABELA 12–8 Agentes Farmacológicos Associados com Crise Carcinoide

Fármacos que Podem Provocar Liberação de Mediador
Succinilcolina, mivacúrio, atracúrio, d-tubocurarina
Epinefrina, norepinefrina, dopamina, isoproterenol e tiopental

Fármacos que se Desconhece Liberação de Mediadores
Propofol, etomidato, vecurônio, cisatracúrio, rocurônio, sufentanil, alfentanil, fentanil, remifentanil
Todos os agentes inalatórios; desflurano pode ser a melhor escolha em pacientes com metástase hepática, em virtude da sua baixa taxa de metabolismo

---

bananas, abacaxi, nozes, nozes-pecãs, abacate, certas castanhas, ou tomando certas medicações, como xarope para tosse contendo guaifenesina, acetaminofeno, salicilatos ou L-dopa.

Conduta Anestésica

Níveis aumentados de serotonina foram associados com acordar retardado. Administração de octreotídeo antes da manipulação do tumor atenuará a maioria das respostas hemodinâmicas adversas. Uso de analgesia epidural em pacientes que foram adequadamente tratados com octreotídeo é uma técnica segura contanto que o anestésico local seja administrado de uma maneira graduada, acompanhada por monitoramento hemodinâmico. O bloqueio simpático produzido por anestesia epidural ou espinal pode piorar a hipotensão, o que pode ser minimizado aplicando-se, pelo cateter epidural, opioides ou soluções anestésicas locais diluídas. Ondansetron, um antagonista da serotonina, é um antiemético de escolha útil e lógica. Monitorização invasiva da pressão arterial pode ser necessária durante o manejo intraoperatório de pacientes com síndrome carcinoide em virtude das alterações rápidas nas variáveis hemodinâmicas.

Tratamento

O tratamento inclui evitar condições que precipitem ruborização, suplementação dietética com nicotinamida, tratamento da insuficiência cardíaca, tratamento da sibilância, e controle da diarreia com agentes antidiarreicos como loperamida ou difenoxilato. Se os pacientes ainda tiverem sintomas, antagonistas dos receptores da serotonina ou análogos da somatostatina são os fármacos de escolha. Eles têm uma meia-vida muito curta, de aproximadamente 3 minutos, e por essa razão têm que ser dados como infusões. Há 14 subclasses de receptores à serotonina, e antagonistas para a maioria não são disponíveis. Os antagonistas dos receptores $5\text{-}HT_1$ e $5\text{-}HT_2$ metisergida, ciproeptadina e cetanserina foram todos usados para controlar diarreia, mas não diminuem o rubor. O emprego de metisergida é limitado porque ela pode causar ou intensificar fibrose retroperitoneal. Antagonistas dos receptores $5\text{-}HT_3$ (ondansetron, tropisetron, alosetron) podem controlar diarreia e náusea na maioria dos pacientes e, ocasionalmente, melhorar a ruborização. Uma combinação de antagonistas dos receptores à histamina H_1 e H_2 (*i.e.*, difenidramina e cimetidina ou ranitidina) pode ser útil para controlar a ruborização em pacientes com carcinoides do tubo digestivo anterior.

Análogos sintéticos da somatostatina (octreotídeo) controlam os sintomas em mais de 80% dos pacientes. Lanreotídeo é agora o agente mais amplamente usado para controlar os sintomas dos pacientes com a síndrome carcinoide. Estes fármacos são eficazes para aliviar os sintomas e diminuir as concentrações urinárias de ácido 5-hidroxiacético. Em pacientes com crises carcinoides, análogos da somatostatina são eficazes para tratar a condição, bem como para prevenir seu desenvolvimento durante eventos precipitadores tais como cirurgia, anestesia, quimioterapia e estresse. Octreotídeo (150–250 µg SC a cada 6 a 8 horas) deve ser administrado 24 a 48 horas antes da anestesia e a seguir continuado durante todo o procedimento. Efeitos colaterais a curto prazo ocorrem em 40% a 60% dos pacientes que recebem análogos da somatostatina subcutâneos. Dor no local da injeção e efeitos colaterais relacionados ao trato GI (59% desconforto, 15% náusea) são os mais comuns. Efeitos colaterais a longo prazo importantes incluem formação de cálculos biliares, esteatorreia, e deterioração na tolerância à glicose. Aprotinina tem sido usada para hipotensão se o tratamento com octreotídeo não for eficaz. Interferon-alfa controla sintomas da síndrome carcinoide isoladamente ou em combinação com embolização da artéria hepática. Embolização da artéria hepática isoladamente ou com quimioterapia (quimioembolização) foi usada para controlar os sintomas da síndrome carcinoide. Paraclorofenilanina pode inibir a triptofano hidroxilase e, por essa razão, a conversão de triptofano em 5-hidróxi-L-triptofano. Entretanto, seus efeitos colaterais graves, incluindo perturbações psiquiátricas, podem torná-la intolerável para uso a longo prazo. A α-metildopa inibe a conversão de 5-hidróxi-L-triptofano em serotonina. Seus efeitos são apenas parciais. Cirurgia é a única terapia potencialmente curativa para tumores carcinoides não metastáticos.

PANCREATITE AGUDA

Pancreatite aguda é caracterizada como um transtorno inflamatório do pâncreas no qual a função pancreática normal é restaurada uma vez que a causa primária do evento agudo seja resolvida. Autodigestão pancreática constitui a explicação mais provável para a patogênese da pancreatite aguda. A incidência de pancreatite aguda aumentou 10 vezes desde os anos de 1960, talvez refletindo abuso aumentado de álcool e/ou técnicas diagnósticas melhoradas.

Etiologia

Cálculos biliares e abuso de álcool são fatores etiológicos em 60% a 80% dos pacientes com pancreatite aguda. Admite-se que cálculos biliares causem pancreatite ao obstruírem transitoriamente a ampola de Vater, levando à hipertensão ductal pancreática. Pancreatite aguda é comum em pacientes com síndrome de imunodeficiência adquirida e naqueles com hiperparatireoidismo e hipercalcemia associada. Pancreatite aguda induzida por trauma é geralmente associada com trauma fechado, em vez de lesão penetrante do abdome superior, refletindo compressão do pâncreas contra a coluna. Pancreatite pós-operatória foi descrita após cirurgia abdominal e torácica, especialmente com o uso de *bypass* cardiopulmonar. Pancreatite clínica se desenvolve em 1% a 2% dos pacientes após colangiopancreatografia retrógrada endoscópica.

CAPÍTULO 12
Doenças do Sistema Gastrointestinal

Sinais e Sintomas

Dor mesogástrica excruciante e incessante que se irradia para as costas ocorre em quase todo paciente que desenvolve pancreatite aguda. Os pacientes descobrem que sentar-se e inclinar-se para frente diminui a dor. Náusea e vômito ocorrem no pico da dor. Distensão abdominal com íleo desenvolve-se muitas vezes. Dispneia pode refletir a presença de derrames pleurais ou ascite. Febre pode aparecer apesar da ausência de uma infecção identificável, e choque ocorre em aproximadamente a metade destes pacientes. Obnubilação e psicose muitas vezes refletem *delirium tremens* associado com abstinência de álcool. Desenvolvimento de tetania pode refletir hipocalcemia. A maioria dos pacientes com pancreatite aguda tem uma evolução benigna.

Diagnóstico

A marca característica da pancreatite aguda é uma concentração aumentada de amilase sérica. Tomografia computadorizada contrastada é o melhor exame para documentar as alterações morfológicas associadas com pancreatite aguda. Colangiopancreatografia retrógrada endoscópica é útil para avaliar pancreatite traumática (localização da lesão) e pancreatite biliar grave (drenagem endoscópica). O diagnóstico diferencial da pancreatite aguda inclui uma úlcera duodenal perfurada, colecistite aguda, isquemia mesentérica e obstrução intestinal. Infarto agudo do miocárdio pode causar dor abdominal grave, mas as concentrações de amilase sérica geralmente não estão aumentadas. Pacientes com pneumonia pode se apresentar com dor epigástrica severa e febre.

Critérios de Ranson

- Idade acima de 55 anos
- Leucocitose acima de 16×10^{-9} L
- Ureia sanguínea acima de 16 mmol/L
- Aspartato transaminase acima de 250 U/L
- PO_2 arterial menos de 8 kPa (60 mmHg)
- Déficit de líquido maior que 6 L
- Glicemia acima de 200 mg/dL, sem história de DM
- Lactato desidrogenase acima de 350 UI/L
- Cálcio corrigido menos de 8 mg/dL
- Diminuição do hematócrito maior que 10
- Acidose metabólica com déficit de base maior que 4 mmol/L (Observar que o valor da amilase sérica não é um dos critérios.) A mortalidade por critérios positivos:
- Número de critérios positivos:
- 0 a 2: menos de 5% de mortalidade
- 3 a 4: 20% de mortalidade
- 5 a 6: 40% de mortalidade
- 7 a 8: 100% de mortalidade

Complicações

Aproximadamente 25% dos pacientes que desenvolvem pancreatite aguda experimentam complicações importantes. Choque se desenvolve cedo no curso da pancreatite aguda grave e é um fator importante de morte. Sequestro de grandes volumes de líquido no espaço peripancreático, hemorragia, e resistência vascular sistêmica diminuída contribuem para hipotensão. Hipoxemia arterial muitas vezes está presente cedo no curso da doença; síndrome da angústia respiratória é vista em 20% dos pacientes. Insuficiência renal ocorre em 25% dos pacientes e é associada com mau prognóstico. Hemor-

ragia GI e defeitos da coagulação por coagulação intravascular disseminada podem ocorrer. Infecção pancreática é uma complicação séria associada com mortalidade de mais de 50%.

Tratamento

Administração agessiva de líquido intravenoso (até 10 L de cristaloide) é necessária, uma vez que hipovolemia importante ocorre mesmo em pacientes com pancreatite branda. Reposição com coloide pode ser necessária se houver sangramento importante ou perda de albumina para dentro dos espaços intersticiais. A ingestão oral é suspensa na presunção de que ela "repousa" o pâncreas e o íleo acompanhante. Tentativas adicionais de suprimir secreções pancreáticas com aspiração nasogástrica ou administração de antagonistas dos receptores H_2 não fornecem benefício adicional. Aspiração nasogástrica é necessária apenas para tratar vômito ou íleo persistente. Opioides administrados intravenosamente tendem a ser necessários para tratar a dor grave. Terapia antibiótica profilática pode ser instituída nos pacientes com pancreatite necrosante. Remoção endoscópica de cálculos biliares obstrutivos é indicada dentro das primeiras 24 a 72 horas do início dos sintomas para diminuir o risco de colangite. Alimentação parenteral é indicada se for previsto que os pacientes terão um curso prolongado.

PANCREATITE CRÔNICA

A incidência verdadeira da pancreatite crônica é difícil de determinar, uma vez que a doença pode ser clinicamente assintomática ou a dor abdominal é atribuída a outras causas. A inflamação crônica característica da pancreatite crônica leva ao dano irreversível ao pâncreas.

Etiologia

Pancreatite crônica é frequentemente devida a abuso crônico de álcool, responsabilizando-se por 80% a 90% dos pacientes afetados. Dietas ricas em proteína parecem predispor os pacientes alcoólicos ao desenvolvimento de pancreatite crônica. Pancreatite crônica idiopática é a segunda forma mais comum desta doença. Pancreatite crônica ocasionalmente ocorre em associação com fibrose cística ou hiperparatireoidismo (hipercalcemia) ou como uma doença hereditária transmitida por um gene autossômico dominante.

Sinais e Sintomas

Pancreatite crônica, muitas vezes caracterizada por dor abdominal epigástrica que se irradia para o dorso e com frequência pósprandial, todavia é indolor em 10% a 30% dos pacientes. Esteatorreia está presente quando pelo menos 90% do pâncreas está destruído. *Diabetes mellitus* eventualmente se manifesta, embora o desenvolvimento de cetoacidose seja incomum. Calcificações pancreáticas se desenvolvem na maioria das pancreatites crônicas induzidas por álcool.

Diagnóstico

O diagnóstico de pancreatite crônica pode ser baseado na história de abuso crônico de álcool e demonstração de calcificações pancreáticas. Os pacientes que desenvolvem pancreatite crônica são frequentemente finos e parecem emagrecidos; as concentrações de amilase sérica usualmente são normais. Uma vez que as secreções

289

exócrinas sejam diminuídas a ponto de as enzimas que entram no duodeno serem 10% a 20% do normal, má digestão de proteínas e gorduras é evidente. Uma radiografia do abdome pode revelar calcificações pancreáticas. Ultrassonografia é útil para documentar a presença de um pâncreas aumentado ou identificar um pseudocisto cheio de líquido. Tomografia computadorizada em pacientes com pancreatite crônica demonstra ductos pancreáticos dilatados e alterações no tamanho do pâncreas. Colangiopancreatografia retrógrada endoscópica é o exame por imagem mais sensível para detectar alterações iniciais nos ductos pancreáticos causadas por pancreatite crônica.

Tratamento

O tratamento da pancreatite crônica inclui o manejo da dor, da má absorção e do diabetes melito. Opioides podem ser necessários para controle adequado da dor, e em alguns pacientes, bloqueio do plexo celíaco pode ser considerado. Um procedimento de drenagem cirúrgica interna (pancreaticojejunostomia) ou colocação endoscópica de *stents* e extração de cálculos pode ser útil em pacientes que sob os demais aspectos são resistentes ao tratamento clínico da dor. Suplemento enzimático (lipase) é administrado para possibilitar digestão de gorduras.

MÁ ABSORÇÃO E MÁ DIGESTÃO

Má absorção de nutrientes é refletida pela absorção prejudicada de gordura (esteatorreia), embora outras substâncias (ferro, cálcio, sais biliares, aminoácidos específicos, sacarídeos) possam ser seletivamente mal absorvidas na ausência de esteatorreia. Esteatorreia mais provavelmente é devida à doença do intestino delgado, doença do fígado ou vias biliares ou insuficiência exócrina pancreática. Pacientes com doença do intestino delgado podem desenvolver hipoalbuminemia devido a uma perda de proteína através da mucosa intestinal doente. Deficiências de vitaminas lipossolúveis (vitaminas A, D, E e K), hipocalcemia e hipomagnesemia podem estar presentes em pacientes com doença do fígado e trato biliar.

Enteropatia Glúten-induzida

Enteropatia glúten-induzida (previamente chamada de doença celíaca em crianças ou espru não tropical em adultos) é uma doença do intestino delgado que resulta em má absorção (esteatorreia), perda de peso, dor abdominal e fadiga. O tratamento é a remoção do glúten (trigo, centeio, cevada) da dieta.

Ressecção do Intestino Delgado

Ressecção maciça do intestino delgado (isquemia mesentérica, volvo, DC) pode resultar em má absorção se a área de superfície do intestino delgado que permanece para absorção for diminuída abaixo de níveis críticos. As manifestações clínicas da resultante síndrome de intestino curto incluem diarreia, esteatorreia, deficiências de oligoelementos e desequilíbrio eletrolítico (hiponatremia, hipocalemia). Nutrição parenteral total é necessária apenas se múltiplas pequenas alimentações não forem eficazes.

SANGRAMENTO GASTROINTESTINAL

Sangramento gastrointestinal (**Tabela 12-9**) origina-se mais frequentemente do trato GI superior (úlcera péptica) e é uma razão comum para hospitalização. Sangramento do trato GI inferior (diverticulose) responsabiliza-se por 10% a 20% de todos os casos de sangramento GI e afeta principalmente pacientes idosos.

Sangramento Gastrointestinal Superior

Pacientes com sangramento GI superior agudo podem sofrer hipotensão e taquicardia se a perda sanguínea exceder aproximadamente 25% do volume sanguíneo total (1.500 mL em adultos). A maioria dos pacientes com evidência de hipovolemia aguda (hipotensão ortostática caracterizada por diminuições na pressão arterial sistólica de 10 a 20 mmHg e aumentos correspondentes na frequência cardíaca) tem hematócrito abaixo de 30%. O hematócrito pode ser normal inicialmente no curso da hemorragia aguda, por causa do tempo insuficiente para equilíbrio do volume plasmático. Melena geralmente indica que o sangramento ocorreu em um local acima do ceco. A concentração sanguínea de ureia é usualmente acima de 40 mg/dL por causa da carga de nitrogênio absorvida no intestino delgado. Indivíduos idosos com sangramento de variz esofágica, aqueles com malignidade e aqueles que desenvolvem sangramento após hospitalização por outras doenças comórbidas têm uma taxa de mortalidade aguda acima de 30%. Insuficiência de múltiplos sistemas de órgãos, em vez de hemorragia, constitui a causa usual da morte nestes pacientes. Endoscopia após estabilização hemodi-

TABELA 12–9	Causas de Sangramento Gastrointestinal Superior e Inferior
Causas	**Incidência (%)**
Sangramento gastrointestinal superior	
Úlcera péptica	
Úlcera duodenal	36
Úlcera gástrica	24
Doença erosiva da mucosa	
Gastrite	6
Esofagite	6
Varizes esofágicas	6
Laceração de Mallory-Weiss	3
Malignidade	2
Sangramento gastrointestinal inferior	
Diverticulose do cólon	42
Malignidade colorretal	9
Colite isquêmica	9
Colite aguda de causa desconhecida	5
Hemorroidas	5
Adaptado de Young HS: Gastrointestinal bleeding. Sci Am Med 1998;1–10.	

nâmica é o procedimento diagnóstico de escolha em pacientes com sangramento GI superior agudo.

Em pacientes com úlcera péptica sangrante, coagulação endoscópica (termoterapia, injeção com epinefrina ou um esclerosante) é indicada quando o sangramento ativo é visível. Pacientes recebendo anticoagulantes podem ser tratados seguramente com coagulação endoscópica. Perfuração ocorre em aproximadamente 0,5% dos pacientes submetidos à coagulação endoscópica. Ligadura endoscópica de varizes esofágicas sangrantes é tão efetiva quanto escleroterapia. Um *shunt* portossistêmico intra-hepático transjugular pode ser usado em pacientes com sangramento varicoso esofágico refratário ao controle por coagulação endoscópica ou escleroterapia, e pode levar à piora de encefalopatia e isquemia hepática devido à *shuntagem* aumentada. Tratamento cirúrgico de sangramento GI superior não varicoso (sutura de fechamento de úlcera, gastrectomia na gastrite hemorrágica difusa) é usado em pacientes que continuam a sangrar apesar da terapêutica de suporte ótima e cuja coagulação endoscópica não tem sucesso.

Sangramento Gastrointestinal Inferior

Sangramento GI inferior (colônico) geralmente ocorre em pacientes idosos e tipicamente se apresenta como eliminação abrupta de sangue vermelho-vivo e coágulos. Em contraste com aqueles com sangramento GI superior, a ureia não tende a ser significativamente elevada nestes pacientes.

Sigmoidoscopia para excluir lesões anorretais é indicada tão logo os pacientes estejam hemodinamicamente estáveis. Colonoscopia pode ser efetuada apenas depois que o intestino for preparado com solução de polietileno glicol. Se o sangramento for persistente e intenso, angiografia e possivelmente terapia embólica podem ser tentadas. Até 15% dos pacientes com sangramento GI inferior necessitam de intervenção cirúrgica para controlá-lo.

Sangramento Gastrointestinal Oculto

Sangramento GI oculto pode apresentar-se como anemia ferropriva inexplicada ou como testes de sangue oculto positivos intermitentes nas fezes do paciente. Doença ulcerosa péptica e neoplasia do cólon são as causas mais comuns de sangramento GI oculto. O local do sangramento oculto é determinado pelo exame endoscópico GI superior ou colonoscopia. Outros podem ser diagnosticados por cintilografia com eritrócitos marcados e angiografia.

DIVERTICULOSE E DIVERTICULITE

Os divertículos do cólon, herniações da mucosa e submucosa através da camada muscular própria, ocorrem mais frequentemente em indivíduos que consomem dietas pobres em fibras. Diverticulite ocorre no caso de inflamação de um ou mais divertículos, principalmente no sigmoide ou cólon descendente. Diverticulite branda tipicamente se manifesta com febre, dor abdominal inferior, e dor à palpação abdominal inferior. Náusea, vômito, constipação, diarreia, disúria, taquicardia e leucocitose com desvio para a esquerda podem ser observados. Diverticulite do cólon direito é usualmente indistinguível de apendicite. Diverticulite grave é caracterizada pelo desenvolvimento de um abscesso diverticular que pode se romper e produzir peritonite purulenta. Formação de fístula, quando ocorre, é mais comumente do cólon sigmoide à bexiga. Tomografia computadorizada do abdome é o estudo mais útil para avaliação inicial de suspeita de diverticulite.

Tratamento de caso brando em um paciente que tolera hidratação oral deve incluir 7 a 10 dias de terapia antimicrobiana de amplo espectro, que inclua cobertura anaeróbia. A maioria dos pacientes com diverticulite suficientemente grave para necessitar de hospitalização podem ser tratados com líquidos intravenosos, repouso intestinal, antibióticos de amplo espectro e analgésicos. Se apesar de terapia máxima o paciente não melhorar dentro de 48 horas, provavelmente há complicações da diverticulite e é necessária terapia adicional. O tratamento cirúrgico de diverticulite aguda é ressecção do segmento doente do cólon. Embora a reversão de relaxantes musculares não despolarizantes com fármacos anticolinesterásicos aumente a pressão intraluminal GI, não há evidência de que resulte em um risco de deiscência de sutura do cólon (**Fig. 12-1**).

APENDICITE

Incidência e Epidemiologia

O pico de incidência da apendicite aguda é na segunda e terceira décadas de vida. Ela é relativamente rara nos extremos de idade. Perfuração é mais comum na infância e na terceira idade, períodos durante os quais as taxas de mortalidade são mais altas. A taxa de mortalidade diminuiu consideravelmente na Europa e Estados Unidos, de 8,1 por 100.000 da população, em 1941, para menos de 1 por 100.000 em 1970 e subsequentemente. A incidência global de apendicite é muito mais baixa em países subdesenvolvidos, especialmente partes da África, e nos grupos socioeconômicos mais baixos.

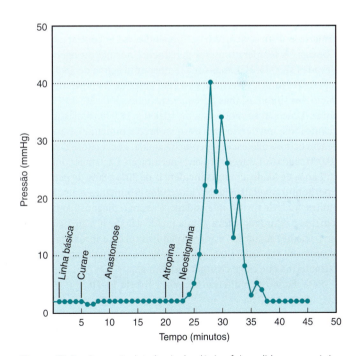

Figura 12-1 • A pressão intraluminal colônica foi medida em um único cão anestesiado após divisão do cólon e uma anastomose-padrão em duas camadas. Não houve evidência de que o aumento induzido pela neostigmina na pressão intracolônica causasse ruptura da anastomose intestinal recém-completada. (Adaptado de Yellin YE, Newman J, Donovan AJ: *Neostigmine-induced hyperperistalsis: Effects of security of colonic anastomoses.* Arch Surg 1973;106:779–781.)

Patogênese

Obstrução da luz só pode ser identificada em 30% a 40% dos casos, e ulceração da mucosa constitui o evento inicial na maioria. Obstrução, quando presente, é mais comumente causada por um fecalito. Folículos linfoides aumentados, associados com infecções virais (p. ex., sarampo), bário espessado, vermes (p. ex., oxiúros, áscaris, tinha) e tumores (p. ex., carcinoide, carcinoma) também podem obstruir a luz. Bactérias luminais multiplicam-se e invadem a parede apendicular, bem como ocorre ingurgitamento venoso, e subsequente comprometimento arterial resulta das altas pressões intraluminais. Finalmente, gangrena e perfuração podem ocorrer. Embora infrequentemente, se o processo evoluir lentamente, órgãos adjacentes como o íleo terminal, ceco e omento podem bloquear a área apendicular de modo que se desenvolverá um abscesso localizado, enquanto a progressão rápida do comprometimento vascular pode causar perfuração com acesso livre à cavidade peritoneal.

Manifestações Clínicas

A história e sequência dos sintomas são características diagnósticas importantes da apendicite. O sintoma inicial é quase invariavelmente dor abdominal branda do tipo visceral, muitas vezes tipo cólica, resultante de contrações apendiculares ou distensão luminal. Geralmente, é mal localizada na região periumbilical ou epigástrica, acompanhada de urgência em evacuar ou eliminar gás, nenhum dos quais alivia o desconforto. À medida que a inflamação se alastra às superfícies peritoneais parietais, a dor se torna somática, constante e mais intensa, agravada por movimento ou tosse e geralmente localizada no quadrante inferior direito. Anorexia é muito comum; um paciente com fome provavelmente não tem apendicite aguda. Náusea e vômito ocorrem em 50% a 60% dos casos. Frequência urinária e disúria ocorrem se o apêndice se encontrar adjacente à bexiga. A temperatura está geralmente normal ou ligeiramente elevada (37,2°–38°C), mas uma temperatura acima de 38,3°C deve sugerir perfuração. Perfuração é rara antes de 24 horas depois do início dos sintomas, mas a frequência pode ser de até 80% após 48 horas. Leucocitose moderada de 10.000 a 18.000 células/μL é frequente (com um desvio para a esquerda concomitante), e a ausência de leucocitose não exclui apendicite aguda. Leucocitose de mais de 20.000 células/μL sugere provável perfuração. Lactentes com menos de 2 anos de idade têm uma incidência de 70% a 80% de perfuração e peritonite generalizada. No idoso, dor espontânea e à palpação é muitas vezes de menor intensidade, e assim o diagnóstico frequentemente é retardado e leva a uma incidência de 30% de perfuração em pacientes acima de 70 anos. Apendicite ocorre aproximadamente uma vez em cada 1.000 gestações e é a mais comum condição extrauterina que exige cirurgia abdominal.

Para diagnóstico diferencial, veja a **Tabela 12-10.**

Tratamento

Cirurgia precoce e apendicectomia são efetuadas tão logo o paciente possa ser preparado. A única circunstância na qual operação não é indicada é a presença de uma massa palpável 3 a 5 dias depois do início dos sintomas; esses pacientes tratados com antibióticos de amplo espectro, hidratação parenteral e repouso usualmente apresentam resolução da massa e sintomas dentro de 1 semana. Apendicectomia deve ser feita com segurança 3 meses mais tarde.

PERITONITE

Peritonite é uma inflamação do peritônio **(Tabela 12-11).** Ela pode ser localizada ou difusa em localização, aguda ou crônica na história natural, e infecciosa ou asséptica na patogênese. Peritonite aguda é mais frequentemente infecciosa e é usualmente relacionada a uma víscera perfurada (e chamada de peritonite secundária). Quando nenhuma origem bacteriana é identificada, a peritonite infecciosa é chamada de primária ou espontânea.

Etiologia

Agentes infecciosos ganham acesso à cavidade peritoneal através de uma víscera perfurada, uma ferida penetrante da parede abdominal, ou introdução externa de um objeto estranho que é ou se torna infectado (p. ex., um cateter de diálise peritoneal crônica). Na ausência de comprometimento da imunidade, as defesas do hospedeiro são capazes de erradicar pequenas contaminações. Para as condições que mais comumente resultam na introdução de bactérias no peritônio, veja a Tabela 12-11. Peritonite bacteriana também pode ocorrer na aparente ausência de uma fonte intraperitoneal de bactérias (peritonite bacteriana primária ou espontânea). Esta condição ocorre no contexto de ascite e cirrose hepática, usualmente em pacientes com ascite com baixa concentração de proteína (< 1 g/L). Peritonite bacteriana espontânea é caracterizada pela infecção espontânea do líquido ascítico na ausência de uma fonte intra-abdominal de infecção. Peritonite bacteriana espontânea é diagnosticada quando há 250 ou mais células polimorfonucleares/mm³ no líquido ascítico. Bacterascite é diagnosticada quando há culturas positivas do líquido ascítico com contagem de neutrófilos inferior a 250 células/mm³. Peritonite bacteriana espontânea se desenvolve secundariamente à translocação bacteriana da luz intestinal para linfonodos regionais com subsequente bacteriemia e infecção do líquido ascítico.

Peritonite asséptica pode ser devida à irritação peritoneal pela presença anormal de líquidos fisiológicos (p. ex., suco gástrico, bile, enzimas pancreáticas, sangue, urina) ou corpos estranhos estéreis (p. ex., compressas ou instrumentos cirúrgicos, amido de luvas cirúrgicas) na cavidade peritoneal ou como uma complicação

TABELA 12–10	Diagnóstico Diferencial: Apendicite	
Linfadenite mesentérica	Cálculo ureteral	Doença inflamatória pélvica
Folículo de Graaf roto	Colecistite aguda	Cisto de corpo lúteo
Pancreatite aguda	Gastroenterite aguda	Obstrução intestinal estrangulada
Úlcera perfurada	Diverticulite aguda	Ausência de doença orgânica

CAPÍTULO 12
Doenças do Sistema Gastrointestinal

TABELA 12–11	Causas de Peritonite

Perfuração Intestinal
Trauma, iatrogênica, perfuração endoscópica, isquemia, vazamento anastomótico, perfuração por cateter, corpo estranho ingerido, doença inflamatória intestinal, vascular, embolia, hérnia estrangulada, volvo, intussuscepção

Vazamento de Outros Órgãos
Pancreatite, colecistite, salpingite, vazamento de bile após biópsia, ruptura da bexiga urinária

Ruptura Peritoneal
Diálise peritoneal, quimioterapia intraperitoneal, corpo estranho pós-operatório, padrão fistuloso penetrante, trauma

de doenças sistêmicas raras como lúpus eritematoso, porfiria ou febre mediterrânea familiar.

Características Clínicas

As manifestações clássicas de peritonite são dor abdominal aguda espontânea e à palpação, usualmente com febre. Peritonite generalizada é associada com inflamação disseminada e dor difusa à palpação abdominal e à descompressão. Rigidez da parede abdominal é comum na peritonite localizada e generalizada. Sons intestinais usualmente estão ausentes. Taquicardia, hipotensão e sinais de desidratação são comuns. Leucocitose e acidose são achados laboratoriais comuns. Quando ascite está presente, é essencial a paracentese diagnóstica com contagem de células (> 250 neutrófilos/μL são normais na peritonite), níveis de proteína e lactato desidrogenase, e cultura. Em pacientes idosos e imunossuprimidos, sinais de irritação peritoneal podem ser mais difíceis de detectar.

Terapia e Prognóstico

O tratamento depende de reidratação, correção de anormalidades eletrolíticas, antibióticos, e correção cirúrgica do defeito subjacente. As taxas de mortalidade são abaixo de 10% na peritonite não complicada em uma pessoa sadia sob os demais aspectos. Taxas de mortalidade de 40% ou mais foram descritas em pessoas idosas, aquelas com doenças subjacentes, e quando a peritonite esteve presente por mais de 48 horas.

PSEUDO-OBSTRUÇÃO AGUDA DO CÓLON

A pseudo-obstrução aguda do cólon é uma síndrome clínica caracterizada por dilatação volumosa do cólon na ausência de obstrução mecânica. O transtorno é caracterizado pela perda de peristalse colônica efetiva e distensão subsequente do cólon proximal. Esta síndrome geralmente se desenvolve em pacientes enfermos, hospitalizados inicialmente por outros problemas clínicos, e é também observada em pacientes cirúrgicos depois de uma variedade de operações não GI. Sem tratamento, a dilatação volumosa do cólon pode resultar em isquemia do cólon direito e ceco com perfuração associada. Uma hipótese atual invoca um desequilíbrio na estimulação neural para o cólon distal ao ângulo esplênico com um excesso de estimulação simpática e uma escassez de estimulação parassimpática, resultando em uma contração espástica do cólon distal e obstrução funcional. Radiografias simples do abdome, com o achado de dilatação proximal do cólon associada com um cólon distal descomprimido com algum gás na região retossigmoidea, são altamente sugestivas de pseudo-obstrução aguda do cólon. Em paciente com um diâmetro cecal de menos de 14 cm, uma tentativa inicial de terapia conservadora é indicada e inclui a correção de distúrbios eletrolíticos, evitar agentes narcóticos e anticolinérgicos, hidratação, mobilização, enemas de água da torneira, e colocação de uma sonda nasogástrica. Setenta por cento dos casos que se resolvem com terapia conservadora fazem-no dentro de 2 dias, sugerindo que uma espera de 48 horas em pacientes estáveis é justificada. Entretanto, os pacientes que não têm sucesso com terapia conservadora por mais de 48 horas devem ser considerados para intervenção ativa com tratamento de primeira linha consistindo em administração intravenosa do inibidor da colinesterase (neostigmina). Neostigmina intravenosa em dose de 2,0 a 2,5 mg dada ao longo de 3 a 5 minutos resulta em descompressão colônica imediata em 80% a 90% dos pacientes. Uma vez que bradicardia sintomática é um efeito colateral sério da neostigmina, todos os pacientes que estão sendo tratados com o fármaco necessitam de monitoramento cardíaco. Colonoscopia descompressiva é a linha seguinte de terapia. Aproximadamente 40% dos casos necessitam de múltiplas colonoscopias. Em caso de achados sugestivos de isquemia do cólon ou naqueles que falham com descompressão colonoscópica, terapia cirúrgica com ressecção ou estomia é necessária, embora seja associada com uma taxa de mortalidade de 30% a 50%.

PONTOS-CHAVE

- Os mecanismos antirrefluxo consistem no EEI, o pilar do diafragma, e a localização anatômica da junção gastroesofágica abaixo do hiato diafragmático.
- Fatores que contribuem para a probabilidade de aspiração incluem a urgência da cirurgia, problemas da via aérea, profundidade inadequada da anestesia, uso da posição de litotomia, diabetes melito insulino-dependente, neuropatia autônoma, gravidez, consciência deprimida, gravidade aumentada da doença e obesidade, bem como pressão intra-abdominal aumentada.

- Pacientes com aspirações silenciosas podem se apresentar com asma brônquica.
- A maioria dos pacientes com hérnia paraesofágica não tem sintomas de esofagite de refluxo, enfatizando a importância da integridade do EEI.
- Pacientes com divertículo esofágico podem ter halitose e podem sofrer regurgitação de saliva e partículas de alimento consumido vários dias previamente.
- Grande traumatismo concomitante a choque, sepse, insuficiência respiratória, hemorragia, necessidade de transfusão

293

PONTOS-CHAVE — cont.

acima de seis unidades, ou lesão de múltiplos órgãos muitas vezes é também acompanhado pelo desenvolvimento de gastrite aguda de estresse.

- Cimetidina e ranitidina, não famotidina e nizatidina, se ligam ao citocromo P-450 hepático. Monitoramento cuidadoso de fármacos como warfarina, fenitoína e teofilina é indicado na utilização a longo prazo.

- Manifestações cardíacas de carcinoide podem ocorrer e são devidas à fibrose comprometendo o endocárdio, principalmente no lado direito. Lesões esquerdas podem ocorrer com comprometimento pulmonar ou através de um *shunt* da direita para a esquerda. Estenose pulmonar usualmente é predominante, enquanto a valva tricúspide é fixada aberta, resultando em regurgitação.

REFERÊNCIAS

Aitkenhead AR: Anaesthesia and bowel surgery. Br J Anaesth 1984; 56:95–101.

Cortinez FLI: Refractory hypotension during carcinoid resection surgery. Anaesthesia 2000;55:505.

Dierdorf SF: Carcinoid tumor and carcinoid syndrome. Curr Opin Anaesthesiol 2003;16:343.

Hunter AR: Colorectal surgery for cancer: The anaesthetist's contribution? Br J Anaesth 1986;58:825–826.

Kasper DL, Fauci AS, Longo DL (eds): Harrison's Principles of Internal Medicine, 16th ed. New York, McGraw-Hill, 2005.

Mulholland MW, Lillemoe KD, Doherty GM. Greenfield's Surgery: Scientific Principles and Practice. Philadelphia, Lippincott Williams & Wilkins, 2006.

Ng A, Smith G: Gastroesophageal reflux and aspiration of gastric contents in anesthetic practice. Anesth Analg 2001;93:494–513.

Redmond MC: Perianesthesia care of the patient with gastroesophageal reflux disease. J Perianesthesia Nurs 2003;18:535–544; quiz 345-347.

Sontag SJ, O'Connell S, Khandewal S, et al: Most asthmatics have gastroesophageal reflux with or without bronchodilator therapy. Gastroenterology 1990;99:613.

Steinberg W, Tenner S: Acute pancreatitis. N Engl J Med 1994; 330:1198–1210.

Young HS: Diseases of the pancreas. Sci Am Med 1997;1–16.

Young HS: Gastrointestinal bleeding. Sci Am Med 1998;1–10.

CAPÍTULO 13

Doenças Nutricionais e Erros Inatos do Metabolismo

Hossam Tantawy

Obesidade
- Patogênese
- Perturbações Fisiológicas Associadas com Obesidade
- Conduta Anestésica
- Tratamento
- Tratamento Cirúrgico

Transtornos Alimentares
- Anorexia Nervosa
- Bulimia Nervosa
- Transtorno de Farra Alimentar (*Binge-eating*)

Desnutrição e Deficiências de Vitaminas
- Desnutrição
- Deficiências de Vitaminas

Erros Inatos do Metabolismo
- Porfirias
- Gota
- Síndrome de Lesch-Nyhan
- Transtornos do Metabolismo dos Carboidratos
- Transtornos do Metabolismo dos Aminoácidos

A presença de transtornos nutricionais ou de erros inatos do metabolismo influenciará significativamente o manuseio da anestesia **(Tabela 13-1).** A fisiopatologia e as implicações anestésicas associadas das doenças nutricionais mais frequentemente encontradas são realçadas neste capítulo. Além disso, a aplicação em anestesia clínica dos erros inatos do metabolismo é revista e discutida.

OBESIDADE

Em 1999, o National Health and Nutrition Examination Survey (NHANES 1999) observou que 34% dos adultos nos Estados Unidos acima da idade de 20 anos estavam com sobrepeso e 27% destes indivíduos eram obesos. Isto é um aumento de aproximadamente 100% na prevalência da obesidade, em relação aos 15% anteriormente descritos em 1976 a 1980. Sobrepeso é definido como um índice de massa corporal (IMC) de 25 a 29,9 kg/m^2, e obeso é definido como um IMC de 30 kg/m^2 ou mais. Obesidade (peso corporal ≥ 20% acima do peso ideal) é um transtorno do equilíbrio de energia e é associada com morbidade e mortalidade aumentadas e um largo espectro de doenças clínicas e cirúrgicas **(Tabelas 13-2 e 13-3).** Um IMC acima de 28 é associado com um aumento na morbidade devida a acidente vascular cerebral, cardiopatia isquêmica e diabetes que é três a quatro vezes o risco na população geral. Uma distribuição central da gordura corporal é associada com um risco mais alto de morbidade e mortalidade do que uma distribuição periférica da gordura corporal, e pode ser um melhor indicador do risco de morbidade do que a massa absoluta de gordura corporal (veja "Armazenamento de Gordura").

Patogênese

A obesidade é uma doença complexa e multifatorial (mecanismos de armazenamento de gordura, genética, psicológica). Entretanto, de modo mais simples, ela ocorre quando a ingestão líquida de energia excede o gasto líquido de energia durante um período pro-

STOELTING ANESTESIA E DOENÇAS COEXISTENTES

TABELA 13-1	Transtornos Nutricionais e Erros Inatos do Metabolismo

Transtornos Nutricionais
Obesidade
Desnutrição
Anorexia nervosa
Bulimia nervosa
Transtorno de farra alimentar (*binge-eating*)
Transtornos de desequilíbrio de vitaminas

Erros Inatos do Metabolismo
Porfiria
Gota
Pseudogota
Hiperlipidemia
Transtornos do metabolismo dos carboidratos
Transtornos dos aminoácidos
Mucopolissacaridoses
Gangliosidoses

TABELA 13-2	Condições Clínicas e Cirúrgicas Associadas com Obesidade

Sistema de Órgãos	Efeitos Colaterais
Sistema respiratório	Apneia obstrutiva do sono Síndrome de obesidade hipoventilação Pneumopatia restritiva
Sistema cardiovascular	Hipertensão sistêmica Cardiomegalia Insuficiência cardíaca congestiva Cardiopatia isquêmica Doença vascular cerebral Doença vascular periférica Hipertensão pulmonar Trombose venosa profunda Embolia pulmonar Hipercolesterolemia Hipertrigliceridemia Morte súbita
Sistema endócrino	*Diabetes mellitus* Síndrome de Cushing Hipotireoidismo
Sistema gastrointestinal	Hérnia hiatal Hérnia inguinal Cálculos biliares Infiltração gordurosa do fígado
Sistema musculoesquelético	Osteoartrite das articulações que sustentam peso Lombalgia
Malignidade	Mama Próstata Colo do útero Útero Colorretal

Adaptado de Adams JP, Murphy PG: Obesity in anaesthesia and intensive care. Br J Anaesth 2000;85:91–108.

longado de tempo. O gasto de energia é determinado pelos custos energéticos de manutenção das funções do corpo (taxa metabólica em repouso), efeito térmico da atividade, e calor produzido pela digestão, absorção e armazenamento do alimento. A taxa metabólica em repouso se responsabiliza por cerca de 60% do gasto total de energia. O efeito térmico da atividade se responsabiliza por cerca de 20% do gasto total de energia no indivíduo sedentário médio. Este componente pode ser aumentado por exercício. Exercício pode aumentar a taxa metabólica em repouso durante tanto tempo quanto 18 horas depois da atividade aumentada. É provável que a restrição calórica (fazer dieta) inicie um mecanismo de defesa que diminui o gasto de energia, o que leva a uma perda de peso mais lenta durante períodos de restrição calórica e ganho de peso mais rápido durante períodos de ingestão calórica aumentada.

A forma principal na qual energia química é armazenada no corpo é gordura (triglicerídeos). A alta densidade calórica e a natureza hidrofóbica dos triglicerídeos permitem armazenamento eficiente de energia sem efeitos osmóticos adversos. A quantidade de triglicerídeos nos tecidos adiposos é a soma cumulativa das diferenças entre a ingestão de energia (alimento) e o gasto de energia (metabolismo em repouso e atividade física) ao longo do tempo. Se a ingestão diária de energia exceder o gasto de energia por 2%, o efeito cumulativo após 1 ano é aproximadamente um aumento de 2,3 kg no peso corporal. Embora haja grande interesse pela composição dietética, é improvável que estes fatores unicamente (*i.e.*, gorduras, carboidratos, proteína) desempenhem um papel importante na patogênese da obesidade. Proteína e carboidrato podem ser convertidos metabolicamente em gordura, e não há evidência de que a proporção relativa de proteína, carboidrato e gordura na dieta, sem redução da ingestão calórica, promova perda de peso.

Armazenamento de Gordura

As calorias excedentes são convertidas em triglicerídeos e armazenadas nos adipócitos. Este armazenamento é regulado pela enzima lipoproteína lipase. A atividade desta enzima varia em diferentes partes do corpo, sendo mais ativa na gordura abdominal

e menos ativa na gordura do quadril. A morbidade e mortalidade aumentadas associadas com a obesidade dependem da quantidade de gordura e de sua distribuição anatômica. Distribuição central ou androide da gordura, que é mais comum em homens, manifesta-se como obesidade abdominal. Os depósitos de gordura abdominais são metabolicamente mais ativos do que a distribuição periférica ou ginecoide de gordura (quadris, nádegas, coxas) e são assim associados com uma incidência mais alta de complicações metabólicas (dislipidemias, intolerância à glicose e *diabetes mellitus*, cardiopatia isquêmica, insuficiência cardíaca congestiva, acidente vascular cerebral). Por exemplo, uma relação cintura-quadris maior que 1,0 em mulheres e 0,8 em homens aumenta o risco de cardiopatia isquêmica, acidente vascular cerebral, diabetes melito e morte, a despeito da gordura corporal total. Uma vez que os homens tendem a acumular gordura abdominal, que é decomposta pela forma mais

CAPÍTULO 13
Doenças Nutricionais e Erros Inatos do Metabolismo

TABELA 13-3	Cálculo do Índice de Massa Corporal

$$\text{Índice de massa corporal (IMC)} = \frac{\text{Peso (kg)}}{\text{Altura}^2 \text{ (m)}}$$

Exemplo: Um homem de 150 kg com estatura de 1,8 m tem um IMC de 47 (mais de 100% acima do peso corporal ideal). Um paciente semelhante pesando 80 kg tem um IMC de 25

ativa de lipoproteína lipase, eles geralmente perdem peso mais facilmente que as mulheres, que acumulam gordura nos quadris. Fatos ambientais como estresse e tabagismo estimulam a produção de cortisol, o que pode facilitar a deposição de um excesso de calorias como gordura abdominal.

Quando triglicerídeos são depositados nas células adiposas, as células inicialmente aumentam em tamanho até um tamanho máximo ser alcançado, ponto no qual as células se dividem. Graus moderados de obesidade (IMC < 40) tendem a resultar em tamanho aumentado das células adiposas, enquanto obesidade extrema (IMC > 40) tende a resultar em proliferação dos adipócitos.

Efeitos Metabólicos da Alteração do Peso

As respostas dos indivíduos magros e obesos à alteração experimental de peso suportam a noção de que o conteúdo de gordura do corpo é regulado, significando que é improvável que o comportamento, unicamente, seja o determinante isolado da obesidade. O gasto de energia em 24 horas por unidade de massa corporal magra é semelhante em indivíduos magros e obesos. Pequenas diminuições no peso corporal resultam em gastos diminuídos de energia que persistem apesar de uma ingestão calórica que é suficientemente diminuída para manter o peso mais baixo. Assim, uma pessoa anteriormente obesa necessita de aproximadamente 15% menos calorias para manter peso corporal normal do que pessoas da mesma composição corporal que nunca foram obesas. Caso os pacientes anteriormente obesos retornem ao nível prévio de ingestão calórica, o ganho resultante de peso excede aquele previamente perdido, porque os gastos de energia foram diminuídos, talvez devido a mudanças na eficiência com a qual os músculos esqueléticos convertem energia química em trabalho mecânico. De fato, na maioria dos indivíduos obesos e magros que perdem peso, há um recidivismo quase inevitável, com o peso perdido sendo rapidamente retomado. É provável que os pacientes obesos que relatam insucesso em perder peso, apesar de fazerem dieta, de fato subestimem grandemente sua ingestão calórica e superestimem sua atividade física.

Fatores Genéticos

A importância das reservas de energia para sobrevivência e a capacidade de conservar energia na forma de tecido adiposo em certa época podem ter conferido uma vantagem de sobrevida. Por esta razão, os humanos são presumivelmente enriquecidos com genes que favoreçam armazenamento de energia e diminuem gasto de energia. Entretanto, a combinação de fácil acesso a alimentos caloricamente densos e um estilo de vida sedentário tornaram-se mal adaptados às consequências metabólicas destes genes. Além disso, a prevalência crescente da obesidade e a relação inversa entre obesidade e classe social confirmam a importância coexistente dos fatores ambientais no desenvolvimento da obesidade.

Perturbações Fisiológicas Associadas com Obesidade

A obesidade tem efeitos deletérios potenciais sobre múltiplos sistemas de órgãos, particularmente os sistemas respiratório e cardiovascular do paciente (Tabela 13-2). Desarranjos respiratórios associados com obesidade incluem síndrome de obesidade hipoventilação e efeitos sobre os volumes pulmonares e a troca gasosa. Doença cardiovascular é uma causa dominante de morbidade e mortalidade em indivíduos obesos e pode manifestar-se como cardiopatia isquêmica, hipertensão sistêmica e insuficiência cardíaca congestiva.

Os indivíduos com obesidade mórbida têm mobilidade limitada e podem, portanto, parecer assintomáticos mesmo na presença de importante comprometimento respiratório e cardiovascular. Dispneia de esforço e/ou angina *pectoris*, embora infrequentes, podem acompanhar os períodos de atividade física. Muitos indivíduos obesos escolhem dormir sentado em uma poltrona para evitar sintomas de ortopneia e dispneia paroxística noturna. Uma história deste padrão de sono deve levantar preocupações com a condição cardiovascular do paciente.

Apneia Obstrutiva do Sono

Apneia obstrutiva do sono é diagnosticada definitivamente usando-se polissonografia em um laboratório de sono (definida como episódios observados de apneia durante o sono). Apneia obstrutiva do sono é definida como cessação do fluxo aéreo de mais de 10 segundos e é caracterizada por episódios frequentes de apneia ou hipopneia durante o sono. Hipopneia é definida como fluxo aéreo diminuído abaixo de uma dada porcentagem da linha básica circundante e também pode exigir a presença de certo grau de dessaturação da oxiemoglobina. A gravidade da apneia obstrutiva do sono é medida pelo número médio de incidentes por hora; mais de cinco incidentes por hora são considerados síndrome de apneia do sono. Obstrução da via aérea é muitas vezes manifestada como ronco, sonolência diurna devido a repetidos episódios de sono fragmentado durante a noite, e alterações fisiológicas que incluem hipoxemia arterial, hipercarbia arterial, policitemia, hipertensão sistêmica, hipertensão pulmonar e insuficiência ventricular direita. Esta síndrome está presente em 2% a 4% dos adultos de meia-idade, especialmente homens. Estima-se que 5% dos indivíduos obesos desenvolvam apneia obstrutiva do sono. Nos indivíduos obesos, admite-se que o tecido adiposo aumentado no pescoço e tecidos faríngeos predisponha ao estreitamento da via aérea e leve à apneia do sono. Os pacientes não obesos que desenvolvem apneia obstrutiva do sono muitas vezes têm hipertrofia tonsilar ou anormalidades esqueléticas craniofaciais (retrognatia) que predispõem ao estreitamento ou fechamento da via aérea durante o sono.

Patogênese Apneia ocorre quando a via aérea faríngea se colapsa. O desimpedimento faríngeo depende da ação de músculos dilatadores que evitam o colapso da via aérea superior. Este tônus muscular faríngeo é diminuído durante o sono e em muitos indivíduos leva a um estreitamento importante da via aérea, resultando em fluxo aéreo turbulento e ronco. Administração de anestesia mesmo que leve, combinada com sedativos, pode levar à obstrução da via aérea em vias aéreas superiores estreitadas de muitos pacientes obesos. Em pacientes com apneia obstrutiva do sono, o efeito depressor dos anestésicos sobre o tônus muscular da faringe é potencializado. Embora a maioria dos fármacos anestésicos atualmente empregados seja de ação relativamente curta em pacientes sem apneia obstrutiva do sono, pode haver alguns efeitos depressores respiratórios residuais durante as primeiras 12 a 24 horas após a cirurgia. Esforço inspiratório aumentado e resposta a hipoxemia e hipercarbia arteriais resultam em estimulação, a qual, por sua vez, restaura o tônus da via aérea superior. O indivíduo então cai adormecido novamente, e o ciclo se repete.

Fatores de Risco Os principais fatores predisponentes ao desenvolvimento de apneia obstrutiva do sono são sexo masculino, meia-idade, e obesidade (IMC > 30), com outros fatores como consumo de álcool à noite ou sono induzido por medicamento agravando o problema. Por exemplo, além do sono fisiológico, fármacos, especialmente álcool, podem diminuir o tônus muscular faríngeo. A fragmentação do sono constitui a explicação mais provável para sonolência diurna, a qual é associada com concentração prejudicada, problemas de memória e acidentes de veículos a motor. Além disso, os pacientes podem se queixar de cefaleias matinais devidas à retenção noturna de dióxido de carbono e vasodilatação cerebral.

Tratamento Pressão positiva nas vias aéreas, aplicada através de uma máscara nasal, é o tratamento inicial de escolha para apneia obstrutiva do sono clinicamente importante. O nível de pressão positiva necessário para sustentar aberta a via aérea superior do paciente durante o sono tem que ser determinado em um laboratório de sono. Os pacientes tratados com pressão positiva nas vias aéreas demonstram função neuropsiquiátrica melhorada e uma diminuição da sonolência diurna. Os pacientes com apneia de sono branda que não toleram pressão positiva na via aérea podem se beneficiar da aplicação noturna de aparelhos orais destinados a aumentar a via aérea por manterem a língua em uma posição anterior ou desviarem a mandíbula para a frente. O emprego de fármacos para tratar apneia obstrutiva do sono (protriptilina, fluoxetina) não se demonstrou confiavelmente eficaz nos casos mais graves de apneia obstrutiva do sono. Oxigenoterapia noturna é uma consideração nos indivíduos que experimentam dessaturação grave de oxigênio arterial.

O tratamento cirúrgico da apneia obstrutiva do sono inclui traqueostomia (pacientes com apneia grave que não toleram pressão positiva na via aérea), cirurgia palatal (uvulopalatofaringoplastia assistida a *laser*), embora a eficácia deste procedimento agora esteja sendo questionada, e procedimentos cirúrgicos maxilofaciais para aumentar a abertura da via aérea superior durante o sono (avanço genioglosso). Pacientes com apneia obstrutiva do sono que têm anormalidades craniofaciais importantes ou que fizeram avanço genioglosso malsucedido, com ou sem uvulopalatofaringoplastia, podem se beneficiar do avanço mandibular.

Conduta Anestésica A conduta anestésica em pacientes com uma história de apneia obstrutiva do sono impõe riscos importantes. Estes pacientes podem ser extremamente sensíveis a todos os fármacos depressores do sistema nervoso central, com um potencial de ocorrência de obstrução da via aérea superior ou apneia mesmo com doses mínimas destes agentes. Por estas razões, medicação pré-operatória com sedativos, incluindo benzodiazepinas e opioides, deve ser usada parcimoniosamente, se o for.

Indução e Manutenção Anormalidades da via aérea superior (espaço anatômico diminuído para acomodar desvio anterior da língua) que predisponham à exposição difícil da abertura glótica durante laringoscopia direta também podem predispor à apneia obstrutiva do sono. Quando acordados, estes pacientes parecem compensar a anatomia comprometida da via aérea aumentando sua angulação craniocervical, o que aumenta o espaço entre a mandíbula e a coluna cervical e alonga a língua e os tecidos moles do pescoço. Esta compensação postural é perdida quando estes pacientes são tornados inconscientes e paralisados. De fato, intubação traqueal difícil é um problema previsível em pacientes com uma história de apneia obstrutiva do sono.

Ao selecionar um plano anestésico intraoperatório, agentes inalatórios de ação curta (sevoflurano, desflurano, óxido nitroso) são os agentes primários de escolha. É importante assinalar, no entanto, que a obesidade aumenta a captação destes agentes de duas maneiras. A carga maior de gordura aumenta o fluxo sanguíneo dirigido para a massa gorda, e a captação pelo grupo das gorduras, portanto, aumenta. Obesidade também pode aumentar as superfícies de gordura acessíveis pela difusão intertecidual (p. ex., gordura intra-abdominal e gordura intercalada no músculo), e isto, também, resulta em captação aumentada. Óxido nitroso deve ser evitado em pacientes com uma história de hipertensão pulmonar coexistente. Fármacos bloqueadores neuromusculares caracterizados por recuperação espontânea rápida são selecionados mais frequentemente. Quando exequível, anestesia regional usando um cateter para fornecer anestesia contínua é muitas vezes uma opção útil. Monitorização intraoperatória quanto a apneia, dessaturação de oxigênio arterial e desenvolvimento de disritmias cardíacas é recomendada. Extubação traqueal não deve ser considerada até que os pacientes estejam completamente conscientes, com reflexos intactos da via aérea superior, e deve ser realizada somente sob condições controladas em um ambiente monitorado.

Manejo Pós-operatório Pacientes com uma história de apneia obstrutiva do sono estão em risco aumentado de desenvolvimento de hipoxemia arterial durante o período pós-operatório inicial (primeiras 24 horas) e o tardio (2–5 dias pós-operatoriamente). Hipoxemia arterial episódica precoce pode ser um reflexo do uso de opioide intraoperatoriamente ou como uma terapia empregada para tratar dor pós-operatória. A posição sentada pode ser uma postura pós-operatória útil para melhorar a oxigenação arterial, especialmente em pacientes morbidamente obesos. Administração de rotina de oxigênio durante o período pós-operatório é controversa, porque o oxigênio poderia aumentar a duração da apneia ao retardar o efeito de estimulação produzido pela hipoxemia arterial. Portanto, pode ser preferível fornecer oxigênio suplementar apenas quando dessaturação de oxigênio arterial for indicada pela oximetria de pulso.

O tratamento da dor pós-operatória em pacientes com apneia obstrutiva do sono deve considerar a extraordinária sensibilidade destes pacientes aos efeitos depressores ventilatórios dos opioides. Mesmo opioides neuraxiais foram associados com graus inesperados de depressão ventilatória. Analgesia regional é associada com uma baixa incidência de apneia e hipoxemia arterial, tornando esta conduta uma técnica atraente para administração de analgesia pós-operatória. Fármacos anti-inflamatórios não esteroidais têm consideráveis efeitos analgésicos e são agentes úteis nesta população de pacientes.

Procedimentos Cirúrgicos Especializados Procedimentos cirúrgicos na via aérea superior usados para tratar pacientes com apneia obstrutiva do sono, especialmente em situações nas quais múltiplos procedimentos são necessários concomitantemente para lidar com múltiplos níveis de obstrução da via aérea, podem envolver várias visitas operatórias. Nestas situações, uma anestesia geral com relaxantes musculares muitas vezes é selecionada. As especificidades do sistema de administração de anestesia são influenciadas pela necessidade de o cirurgião ter acesso completo à cabeça do paciente. Uma traqueostomia é obrigatória antes de qualquer cirurgia que envolva a base da língua. Traqueostomia pode ser extremamente difícil em pacientes pronunciadamente obesos com pescoço curto. Um tubo nasotraqueal aramado com manguito é muitas vezes usado para cirurgia mandibular e maxilomandibular, a fim de permitir oclusão da boca (fixação intermaxilar). Pós-operatoriamente, pacientes submetidos à cirurgia corretiva extensa devem ser tratados em um contexto de tratamento monitorado com a inclusão de oxigênio suplementar, analgésicos apropriados e monitorização de oximetria de pulso.

Uvulopalatofaringoplastia é efetuada com o paciente na posição supina, com a cabeça ligeiramente elevada para aumentar a drenagem venosa. Piora de obstrução da via aérea superior é possível durante o período pós-operatório inicial devido aos efeitos residuais de fármacos anestésicos ou edema da via aérea superior cirurgicamente induzido. Obstrução aguda da via aérea superior pode ocorrer imediatamente em seguida à extubação traqueal. Uma cânula nasofaríngea pode ser deixada no lugar para facilitar a manutenção da via aérea patente após a extubação traqueal. Pressão positiva contínua nas vias aéreas e oxigênio suplementar podem ser acrescentados após a extubação traqueal. Analgesia pós-operatória com fármacos anti-inflamatórios não esteroides é recomendada mais frequentemente. A adequação da ventilação deve ser avaliada e monitorada durante 24 a 48 horas pós-operatoriamente.

Síndrome de Obesidade Hipoventilação

Síndrome de obesidade hipoventilação é a consequência a longo prazo da apneia obstrutiva do sono. Apneia obstrutiva do sono é inicialmente limitada ao sono noturno com correção da acidose respiratória durante as horas de vigília. À medida que a síndrome de obesidade hipoventilação se desenvolve, há evidência de alterações noturnas no controle da respiração manifestando-se sob a forma de eventos apneicos centrais (apneia sem esforços respiratórios). Estes episódios noturnos de apneia central refletem dessensibilização progressiva dos centros respiratórios à hipercarbia noturna. No seu extremo, a síndrome de obesidade hipoventilação culmina na síndrome de Pickwick, que é caracterizada por obesidade, hipersonolência diurna, hipoxemia arterial, policitemia, hipercarbia, acidose respiratória, hipertensão pulmonar e insuficiência ventricular direita.

Alterações no Sistema Pulmonar

Volumes Pulmonares A obesidade impõe um defeito ventilatório restritivo como resultado do peso adicionado à caixa torácica e abdome. Este peso adicionado impede o movimento do diafragma, especialmente ao ser assumida a posição supina. Este peso adicionado e a imobilização associada do diafragma resultam em diminuições na capacidade residual funcional (CRF), volume reserva expiratório, e capacidade pulmonar total, com a CRF declinando exponencialmente com o aumento do IMC. A CRF pode ser diminuída a ponto de ocorrer fechamento de pequenas vias aéreas com resultante desequilíbrio da ventilação-perfusão, *shunt* da direita para a esquerda e hipoxemia arterial. A anestesia geral acentuará estas alterações de tal modo que uma diminuição de 50% na CRF ocorrerá nos pacientes anestesiados obesos, em comparação com uma diminuição de 20% nos indivíduos não obesos (**Fig. 13-1**). Nestas situações, a aplicação de pressão positiva expiratória final melhora a CRF e a oxigenação arterial, mas à custa do débito cardíaco e da distribuição de oxigênio.

A diminuição na CRF prejudica a capacidade dos pacientes obesos de tolerar períodos de apneia, como durante laringoscopia direta para intubação traqueal. Os indivíduos obesos tendem a experimentar dessaturação de oxigênio arterial após a indução da anestesia, apesar da pré-oxigenação. Isso reflete um reservatório diminuído de oxigênio na sua CRF diminuída e um aumento no consumo de oxigênio.

Troca Gasosa Os indivíduos morbidamente obesos usualmente têm diminuições apenas modestas na oxigenação arterial e aumentos na diferença de oxigênio alveolar-arterial, presumivelmente refletindo distúrbios de ventilação-perfusão. Contudo, a oxigenação arterial pode se deteriorar acentuadamente com a indução da anestesia, e concentrações aumentadas de oxigênio administrado são necessárias para manter uma PaO_2 aceitável. Em contraste com a provável diminuição na PaO_2, a $PaCO_2$ e a resposta ventilatória ao dióxido de carbono permanecem dentro de uma faixa normal nos pacientes obesos, refletindo a alta capacidade de difusão e características favoráveis da curva de dissociação de dióxido de carbono.

Complacência e Resistência Pulmonares IMC cada vez maior é associado com diminuições exponenciais na complacência e resistência respiratórias. Esta diminuição na complacência pulmonar reflete o acúmulo de tecido adiposo na parede torácica e em torno dela, e os efeitos do volume sanguíneo pulmonar aumentado. A complacência pulmonar diminuída é associada com diminuições na CRF e com troca gasosa prejudicada. Estas alterações na complacência e resistência pulmonares resultam em padrões rápidos e superficiais de respiração e trabalho aumentado da respiração que é mais acentuado quando os indivíduos obesos assumem a posição supina.

Trabalho Respiratório O consumo de oxigênio e a produção de dióxido de carbono são aumentados nos indivíduos obesos como um resultado da atividade metabólica aumentada da gordura em

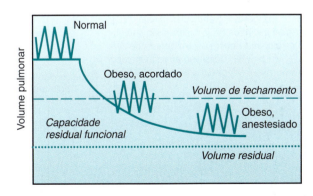

Figura 13-1 • Efeitos da obesidade grave sobre a capacidade residual funcional (CRF). Anestesia e obesidade são associadas com diminuições na CRF, resultando em fechamento das pequenas vias aéreas, desequilíbrio da ventilação-perfusão e oxigenação arterial prejudicada. (*Adaptado de Adams JP, Murphy PG: Obesity in anaesthesia and intensive care. Br J Anaesth 2000;85:91–108.*)

excesso e da carga de trabalho aumentada sobre os tecidos de suporte. A normocapnia é mantida usualmente por ventilação-minuto aumentada, o que resulta em custo aumentado em oxigênio (trabalho) da respiração. Os pacientes obesos tipicamente respiram rápida e superficialmente, uma vez que este padrão resulta no menor custo de respirar.

Alterações Cardiovasculares

Hipertensão Sistêmica Hipertensão sistêmica branda a moderada está presente em 50% a 60% dos pacientes obesos. Volume líquido extracelular aumentado resultando em hipervolemia e débito cardíaco aumentado é característico da hipertensão induzida pela obesidade. Estas alterações são previsíveis, considerando-se que cada quilograma de gordura contém 3.000 m de vasos sanguíneos. Estima-se que o débito cardíaco aumente 0,1 L/min para cada quilograma de ganho de peso relacionado a tecido adiposo. Cardiomegalia e hipertensão sistêmica mais provavelmente refletem débito cardíaco aumentado. Hiperinsulinemia, que é característica da obesidade, contribui para hipertensão sistêmica ativando o sistema nervoso simpático e causando retenção de sódio. Resistência à insulina pode ser responsável pelo aumento da atividade pressora da norepinefrina e angiotensina II.

Hipertensão pulmonar é comum em pacientes obesos e reflete mais provavelmente o impacto da hipoxemia arterial crônica ou volume sanguíneo pulmonar aumentado (ou ambos).

Cardiopatia Isquêmica Obesidade parece ser um fator de risco independente para o desenvolvimento de cardiopatia isquêmica e é mais comum em indivíduos obesos com distribuições centrais de gordura. Outros fatores, como hipertensão sistêmica, diabetes melito e hipercolesterolemia, que são comuns em indivíduos obesos, compõem o provável desenvolvimento de cardiopatia isquêmica.

Insuficiência Cardíaca Congestiva Hipertensão sistêmica leva à hipertrofia ventricular esquerda concêntrica e a um ventrículo esquerdo progressivamente não complacente, o que, quando combinado com hipervolemia, aumenta o risco de insuficiência cardíaca congestiva (**Fig. 13-2**). Aumentos na gordura epicárdica são comuns em indivíduos obesos, mas infiltração gordurosa do miocárdio é incomum e não é responsável por insuficiência cardíaca congestiva. Disritmias cardíacas nos indivíduos obesos podem ser precipitadas por hipoxemia arterial, hipercarbia, cardiopatia isquêmica, síndrome de obesidade hipoventilação, e infiltração gordurosa do sistema de condução cardíaco. Hipertrofia ventricular esquerda demonstrada por ecocardiografia frequentemente é vista nos pacientes obesos. Cardiomiopatia induzida por obesidade é associada com hipervolemia e débito cardíaco aumentado (Fig. 13-2). Digno de nota, hipertrofia e disfunção ventriculares pioram com o aumento da duração da obesidade. Além disso, as demandas aumentadas impostas ao sistema cardiovascular pela obesidade diminuem a reserva do sistema cardiovascular e limitam a tolerância a exercício.

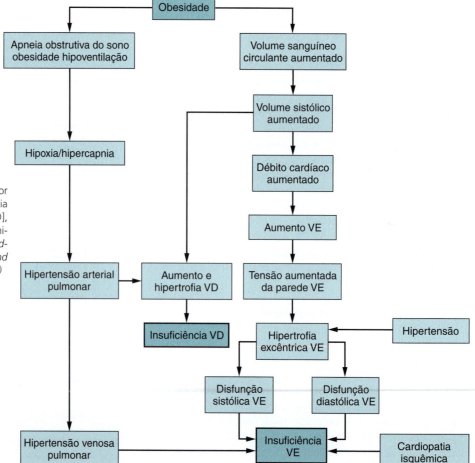

Figura 13-2 • Cardiomiopatia induzida por obesidade e sua associação com insuficiência cardíaca congestiva (ventricular direita [VD], ventricular esquerda [VE]), hipertensão sistêmica e cardiopatia isquêmica. *(Adaptado de Adams JP, Murphy PG: Obesity in anaesthesia and intensive care. Br J Anaesth 2000;85:91–108.)*

CAPÍTULO 13
Doenças Nutricionais e Erros Inatos do Metabolismo

Os pacientes com obesidade mórbida toleram mal o exercício, com qualquer aumento no débito cardíaco sendo obtido pelo aumento da frequência cardíaca sem um aumento no volume sistólico ou na fração de ejeção. Similarmente, mudança da posição sentada para a supina é associada com aumentos no débito cardíaco, pressão encunhada capilar pulmonar, e pressão média na artéria pulmonar, juntamente com diminuições na frequência cardíaca e resistência vascular sistêmica.

Alterações Gastrointestinais e Metabólicas

Esvaziamento Gástrico A noção de que os pacientes obesos estão em risco aumentado de aspiração e desenvolvimento de pneumonite de aspiração com base na pressão intra-abdominal aumentada, esvaziamento gástrico retardado, e a incidência aumentada de hérnia hiatal e refluxo gastroesofágico é questionável. De fato, os pacientes obesos sem sintomas de refluxo gastroesofágico têm gradientes de resistência entre o estômago e a junção gastroesofágica semelhantes àqueles nos indivíduos não obesos em ambas as posições, sentada e supina. Além disso, embora o volume gástrico seja maior em indivíduos obesos, o esvaziamento gástrico pode ser mais rápido nestes indivíduos do que em sujeitos não obesos. Não obstante, em virtude da maior capacidade gástrica, o volume residual é maior em indivíduos obesos.

Diabetes Mellitus As curvas de tolerância à glicose são muitas vezes anormais, e a incidência de diabetes melito é aumentada várias vezes nos pacientes obesos. Este achado é compatível com a resistência dos tecidos periféricos aos efeitos da insulina na presença de tecido adiposo aumentado. De fato, obesidade é um fator de risco importante para o desenvolvimento de diabetes melito não insulino-dependente (DMNID). Nos pacientes obesos com DMNID, a resposta catabólica à cirurgia pode exigir o uso de insulina exógena durante o período pós-operatório.

Doença Hepatobiliar Testes anormais de função hepática e infiltração gordurosa do fígado são achados frequentes nos pacientes obesos. Apesar da evidência de que os anestésicos voláteis são desfluorados em maior extensão nos pacientes obesos, não há evidência de uma disfunção hepática exagerada induzida por anestésico. O risco de desenvolver doença da vesícula biliar e do trato biliar é aumentado três vezes nos pacientes obesos, talvez refletindo metabolismo anormal do colesterol.

Doença Tromboembólica

O risco de trombose venosa profunda em pacientes obesos submetendo-se a cirurgia é aproximadamente o dobro daquele em indivíduos não obesos. O risco aumentado de doença tromboembólica em pacientes obesos presumivelmente reflete os efeitos da policitemia, pressão abdominal aumentada e imobilização levando à estase venosa e pressão abdominal aumentada nas veias profundas. O uso de heparina de baixo peso molecular foi defendido para diminuir complicações tromboembólicas no período pós-operatório. Ao usar estes agentes, uma sugestão atual é usar o peso corporal total, uma vez que ele é mais bem correlacionado com a remoção do fármaco e, portanto, preferível, em relação ao peso corporal magro, para cálculos de doses.

Farmacocinética dos Medicamentos

As alterações fisiológicas associadas com a obesidade podem levar a alterações na distribuição, ligação e eliminação de muitos fármacos. O volume de distribuição dos fármacos nos indivíduos obesos pode ser influenciado por uma variedade de fatores, incluindo aumento no volume sanguíneo e débito cardíaco, diminuição na água corporal total (gordura contém menos água que outros tecidos), ligação alterada de fármacos a proteínas, e lipossolubilidade do medicamento que está sendo administrado. O efeito da obesidade sobre a ligação à proteína dos fármacos, se algum, é variável e nem sempre previsível. Apesar da presença ocasional de disfunção hepática, a remoção hepática de fármacos usualmente não é alterada nos indivíduos obesos. Insuficiência cardíaca congestiva e fluxo sanguíneo hepático diminuído poderiam retardar a eliminação de fármacos que são altamente dependentes de remoção pelo fígado. O *clearance* renal dos fármacos pode aumentar nos indivíduos obesos em virtude do fluxo sanguíneo renal e taxa de filtração glomerular aumentados.

O impacto da obesidade sobre a seleção da dose apropriada de fármacos injetados é difícil de predizer. O volume sanguíneo total tende a estar aumentado, o que tenderia a diminuir as concentrações plasmáticas alcançadas em seguida à injeção intravenosa rápida dos fármacos. Em contraposição, gordura tem um baixo fluxo sanguíneo, tal que as doses aumentadas calculadas com base no peso corporal poderiam resultar em concentrações plasmáticas excessivas. A conduta clinicamente mais aplicável é calcular a dose inicial de medicamento injetado para administração em pacientes obesos baseando-se no peso corporal "ideal" (reflete massa corporal magra), em vez do peso corporal real, o qual em pacientes obesos superestima a massa corporal magra. As doses subsequentes são determinadas com base na resposta farmacológica à dose inicial. Injeções repetidas de fármacos, no entanto, podem resultar em efeitos medicamentosos cumulativos e respostas prolongadas, refletindo armazenamento de fármacos na gordura e liberação subsequente deste depósito relativamente inativo para dentro da circulação sistêmica à medida que a concentração plasmática do medicamento declina. É importante observar que a absorção oral de fármacos não é influenciada pela obesidade.

A noção de que o despertar lento dos pacientes morbidamente obesos dos efeitos da anestesia geral reflete liberação retardada do anestésico volátil das reservas de gordura, não é exata (veja "Manutenção da Anestesia"). O pouco fluxo sanguíneo total na gordura limita a liberação de anestésicos voláteis para armazenamento, de tal modo que o acordar lento, se real, mais provavelmente reflete um efeito no sistema nervoso central. Globalmente, os tempos de recuperação muitas vezes são comparáveis em indivíduos obesos e magros submetidos à cirurgia que exige anestesia de menos de 4 horas. O impacto da absorção sobre a posologia de um agente específico está apresentado na **Tabela 13-4**.

Conduta Anestésica
Indução da Anestesia

Uma avaliação detalhada da via aérea superior do paciente obeso deve ser realizada antes da indução da anestesia. As dificuldades com ventilação por máscara e intubação traqueal podem ser consideráveis, baseando-se na presença das seguintes características anatômicas: face e bochechas planas, pescoço curto, língua grande, excessivo tecido mole palatal e faríngeo, abertura restrita da boca, mobilidade limitada cervical e mandibular, mamas grandes. Pacientes obesos tradicionalmente são considerados em risco aumentado de aspiração pulmonar durante a indução da anestesia.

TABELA 13-4 · Posologia das Medicações na Obesidade

Fármaco	Posologia	Comentários
Propofol	PCI Manutenção: PCT	Remoção sistêmica e V_D em estado constante correlacionam-se bem com PCT. Alta afinidade por excesso de gordura e outros órgãos bem perfundidos. Altas extração e conjugação hepáticas relacionam-se ao PCT
Tiopental	PCT	V_D, volume sanguíneo, débito cardíaco e massa muscular aumentados. Dose absoluta aumentada. Duração de ação prolongada
Midazolam	PCT	V_D central aumenta linearmente com o peso corporal. Dose absoluta aumentada. Sedação prolongada porque doses iniciais maiores são necessárias para alcançar concentrações séricas adequadas
Succinilcolina	PCT	Atividade de colinesterase plasmática aumenta em proporção ao peso corporal. Dose absoluta aumentada
Vecurônio	PCI	A recuperação pode ser retardada se dado de acordo com PCT por causa do V_D aumentado e remoção hepática prejudicada
Rocurônio	PCI	Início e duração mais longos de ação. Farmacocinética e farmacodinâmica não são alteradas em indivíduos obesos
Atracúrio, cisatracúrio	PCT	Remoção absoluta, V_D e meia-vida de eliminação não se alteram. Dose inalterada por unidade de peso corporal sem prolongamento da recuperação em virtude de eliminação independente de órgãos
Fentanil, Sufentanil	PCT PCT Manutenção: PCI	V_D e meia-vida de eliminação aumentados, os quais se correlacionam positivamente com o grau de obesidade. Distribuem-se tão extensamente na massa corporal excessiva quanto nos tecidos magros. A dose deve levar em conta a massa corporal total
Remifentanil	PCI	Remoção sistêmica e V_D corrigidos por quilograma de PCT — significativamente menores no obeso. A farmacocinética é semelhante em pacientes obesos e não obesos. Idade e massa corporal magra devem ser consideradas para posologia

PCI, peso corporal ideal; PCT, peso corporal total; V_D, volume de distribuição.

Talvez o maior risco da aspiração pulmonar seja relacionado ao potencial de intubação traqueal tecnicamente difícil. Intervenção farmacológica com antagonistas dos receptores H_2 (p. ex., cimetidina, ranitidina, famotidina), antiácidos não particulados (p. ex., bicitrato de sódio), e inibidores da bomba de prótons (p. ex., omeprazol, lansoprazol, rabeprazol) reduzirão o volume gástrico, a acidez, ou ambos, desse modo reduzindo o risco e as complicações da aspiração. Em pacientes selecionados, intubação traqueal acordada usando laringoscopia fibroscópica pode ser o método mais apropriado para garantir a via aérea. Nem obesidade absoluta nem IMC aumentado foram demonstrados como sendo constantemente associados com intubação problemática em pacientes morbidamente obesos. Entretanto, intubação problemática foi associada com circunferência cada vez maior do pescoço e um escore de Mallampati de 3 ou mais alto.

A baixa CRF associada com a obesidade significa que diminuições rápidas na oxigenação arterial podem ser vistas com laringoscopia direta e intubação traqueal (**Fig. 13-3**). O risco de potencial dessaturação de oxigênio arterial enfatiza a importância de maximizar o conteúdo de oxigênio nos pulmões antes de iniciar laringoscopia direta e de monitorar a saturação de oxigênio arterial continuamente com oximetria de pulso. CRF diminuída também leva a tempo diminuído de mistura dos fármacos inalatórios, acelerando a velocidade de aumento da concentração alveolar do medicamento.

Manutenção da Anestesia

Posicionamento Mesas especialmente projetadas ou duas mesas comuns unidas podem ser necessárias para anestesia segura para cirurgia bariátrica. As mesas de operações regulares têm um limite máximo de peso de 205 kg, mas agora estão disponíveis mesas de operações capazes de sustentar até 455 kg, com largura extra para acomodar a circunferência extra. Cuidado particular deve ser dedicado a proteger áreas de pressão, porque úlceras de pressão e lesões neurais são mais comuns neste grupo, especialmente nos pacientes superobesos e quaisquer pacientes obesos com diabetes. Paralisias do plexo braquial e dos nervos ciático e ulnar foram descritas em pacientes com IMC aumentado. Um estudo retrospectivo de War-

CAPÍTULO 13
Doenças Nutricionais e Erros Inatos do Metabolismo

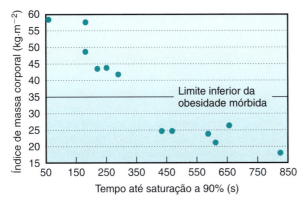

Figura 13-3 • A saturação de oxigênio arterial diminui a 90% mais rapidamente em pacientes morbidamente obesos, conforme quantificado pelo índice de massa corporal. *(Adaptado de Berthoud MC, Peacock JE, Reilly CS: Effectiveness of preoxygenation in morbidly obese patients. Br J Anaesth 1991;67:464–466.)*

ner e colegas documentou essa associação porque 29% dos pacientes com neuropatia ulnar na sua série tinham IMC de mais de 38 kg/m², em comparação com apenas 1% dos pacientes controles.

Laparoscopia Pneumoperitônio causa alterações sistêmicas durante laparoscopia. O gás mais frequentemente usado para esta finalidade é dióxido de carbono. Posicionamento, como Trendelenburg, pode piorar as alterações sistêmicas do pneumoperitônio. O grau de pressão intra-abdominal determina seus efeitos sobre o retorno venoso e o desempenho miocárdico. Há uma resposta cardiovascular bifásica a aumentos na pressão intra-abdominal. A uma pressão intra-abdominal de aproximadamente 10 mmHg, há um aumento no retorno venoso, provavelmente por uma redução no sequestro esplâncnico de sangue, com um subsequente aumento no débito cardíaco e na pressão arterial. Hipovolemia, no entanto, amortece esta resposta. Compressão da veia cava inferior ocorre a uma pressão intra-abdominal de aproximadamente 20 mmHg, com retorno venoso diminuído do corpo inferior e consequente débito cardíaco diminuído. A resistência vascular renal aumentada a uma pressão intra-abdominal de 20 mmHg diminui o fluxo sanguíneo renal e a taxa de filtração glomerular. O fluxo sanguíneo venoso femoral pode ser reduzido pelo pneumoperitônio e posicionamento de Trendelenburg, com um risco aumentado de trombose de extremidades inferiores. Absorção de dióxido de carbono pode piorar hipercarbia e acidose, o que pode ser contrabalançado por hiperventilação, bem como por aumento da pressão na artéria pulmonar. Os pacientes obesos anestesiados submetendo-se à laparoscopia têm mais alta tensão da parede sistólica final ventricular esquerda antes do pneumoperitônio (devido às dimensões aumentadas sistólicas finais ventriculares esquerdas) e durante o pneumoperitônio (devido aos aumentos mais pronunciados na pressão arterial). Uma vez que a mais alta tensão da parede sistólica final ventricular esquerda é um determinante da demanda de oxigênio do miocárdio, controle mais agressivo da pressão arterial (pós-carga ventricular) nos pacientes morbidamente obesos pode estar justificado a fim de otimizar as necessidades de oxigênio miocárdicas.

Monitorização Tal como é o caso com todos os pacientes, a extensão da cirurgia e o processo de doença comórbida concomitante devem ser os principais fatores que determinam a necessidade e a extensão da monitorização. No que concerne aos pacientes obesos, a obesidade em si não é uma indicação para incorporar quaisquer monitores de medição adicionais (*i.e.*, cateter arterial, cateter venoso central, cateter de artéria pulmonar, ecocardiografia). Entretanto, haverá pacientes cujo estado cardiovascular pode justificar estas modalidades. Nesses casos, a dificuldade técnica de colocar estes monitores pode ser aumentada pela presença da obesidade. Monitoramento arterial invasivo deve ser usado no morbidamente obeso com doença cardiopulmonar grave e nos pacientes nos quais um mau ajuste do manguito de pressão arterial não invasiva é observado, por causa da grave forma cônica dos braços ou indisponibilidade de manguitos de tamanho apropriado. Nessas situações, as medidas de pressão arterial podem ser falsamente aumentadas se o manguito for pequeno demais para o braço usado. Devem ser usados manguitos com câmaras que circundem um mínimo de 75% da circunferência do braço ou, preferivelmente, o braço inteiro. Acesso intravenoso também se torna problemático, e cateter central pode ser a única opção disponível.

Farmacocinética Há um esquema para seleção de fármacos ou técnicas que é melhor para a manutenção da anestesia em pacientes obesos. Uma incidência aumentada de infiltração gordurosa do fígado sugere cautela ao selecionar fármacos que foram associados com disfunção hepática pós-operatória. Entretanto, não foi demonstrado que a desfluoração aumentada dos anestésicos voláteis em pacientes obesos resulte em disfunção hepática ou renal. Esta desfluoração aumentada, observada após a administração de certos anestésicos voláteis a pacientes obesos, não parece acompanhar a administração de sevoflurano a estes pacientes. O acordar dos pacientes obesos é mais rápido após exposição a desflurano ou sevoflurano do que após administração de isoflurano ou propofol. A eliminação rápida do óxido nitroso é útil, mas a necessidade frequente de concentrações suplementares aumentadas de oxigênio pode limitar a utilidade deste fármaco inalado em pacientes obesos. Dexmedetomidina pode ser um adjunto anestésico útil em pacientes que são susceptíveis à depressão respiratória induzida por narcótico. Em um relato de caso usando dexmedetomidina para reduzir a necessidade de narcótico pós-operatório, um paciente autoadministrou 48 mg de morfina por analgesia controlada pelo paciente, enquanto recebia uma infusão de dexmedetomidina durante as primeiras 24 horas após a cirurgia. Depois de 24 horas, a infusão de dexmedetomidina foi suspensa, e durante o período seguinte de 24 horas, o paciente necessitou um total de 148 mg de morfina por analgesia controlada pelo paciente para obter alívio adequado da dor. Claramente, dexmedetomidina pode ser uma opção valiosa para tratar a dor no paciente obeso.

Anestesia Espinal e Epidural Anestesia espinal e epidural pode ser tecnicamente difícil em pacientes obesos, uma vez que as referências ósseas são obscurecidas. As necessidades de anestésico local para anestesia espinal e epidural em pacientes obesos podem ser até 20% mais baixas que em pacientes não obesos, presumivelmente refletindo infiltração gordurosa e ingurgitamento vascular causados pela pressão intra-abdominal aumentada, que diminui o volume do espaço epidural. Como resultado, é difícil predizer confiavelmente o nível de anestesia sensitiva que será obtido. Em pacientes obesos, parece prudente diminuir a dose inicial de anestésico local administrado para anestesia regional quando o peso corporal for bastante aumentado devido a excesso de tecido adiposo.

Manejo da Ventilação Como resultado da insuflação peritoneal, há uma diminuição na complacência do sistema respiratório que é parcialmente melhorada por posição de Trendelenburg inversa, e um aumento importante nas pressões de pico e de platô em um dado volume corrente constante. Não há dados sobre qual modo de ventilação é melhor na sala de operações; dados da unidade de terapia intensiva não puderam ser extrapolados para a sala de operações por causa de diferentes ventiladores na unidade de terapia intensiva, bem como pela ausência de pneumoperitônio e posição do paciente na sala de operações.

Ventilação controlada nos pulmões do paciente obeso usando grandes volumes correntes é muitas vezes aplicada em uma tentativa de contrabalançar a CRF diminuída. Pressão positiva expiratória final pode melhorar a relação ventilação-perfusão e a oxigenação arterial em pacientes obesos, mas os efeitos adversos sobre o débito cardíaco e a distribuição de oxigênio podem superar estes benefícios. O uso de ventilação com controle de pressão e a mudança da relação inspiração-exalação poderiam ajudar a limitar a pressão na via aérea. As posições prona e de cabeça mais baixa podem diminuir ainda mais a complacência da parede torácica e a PaO_2 nos pacientes obesos. Posicionamento súbito na posição supina em pacientes obesos com respiração espontânea pode diminuir a PaO_2 e levar à parada cardíaca. Como resultado, a monitorização da oxigenação arterial e da ventilação é de importância aumentada nos pacientes obesos durante o período perioperatório.

Extubação Traqueal A extubação traqueal é considerada quando os pacientes obesos estão completamente recuperados dos efeitos depressores dos anestésicos. Idealmente, permite-se que os pacientes obesos se recuperem em uma posição de cabeça alta a posição sentada. Uma história de apneia obstrutiva do sono ou síndrome de obesidade hipoventilação obriga o monitoramento pós-operatório intensivo para assegurar a manutenção da via aérea do paciente e oxigenação e ventilação aceitáveis. Não há estudos específicos para dirigir a prática da extubação traqueal em pacientes obesos. Entretanto, a reintubação geralmente é mais difícil e mais urgente que a intubação inicial; o uso de um trocador de tubo poderia ajudar nesses pacientes e eles usualmente o toleram muito bem.

Analgesia Pós-operatória

A depressão da ventilação por opioide nos pacientes obesos é uma preocupação, e a via intramuscular de administração pode não ser confiável devido à absorção imprevisível de fármacos. Analgesia controlada pelo paciente é uma opção comumente selecionada para fornecer analgesia pós-operatória a pacientes obesos. Se esta conduta for usada, as doses de opioides usadas para analgesia controlada pelo paciente são baseadas no peso corporal ideal. Opioides neuraxiais (infusão contínua de soluções epidurais contendo opioides e anestésicos locais) compreendem um método efetivo para produzir analgesia pós-operatória em pacientes obesos. Suplementação com analgésicos orais como fármacos anti-inflamatórios não esteroides tem-se tornado uma opção crescente.

Complicações Pós-operatórias

As taxas de morbidade e mortalidade pós-operatórias são mais altas em pacientes obesos do que em pacientes não obesos, principalmente devido às comorbidades preexistentes e ao risco de aspiração durante intubação. Infecção da ferida é duas vezes mais comum em pacientes obesos em comparação com suas contrapartes não obesas. Ventilação pós-operatória tende a ser mais necessária em pacientes obesos que têm retenção coexistente de dióxido de carbono e sofreram cirurgia prolongada, especialmente operações abdominais. A posição semissentada é muitas vezes usada durante o período pós-operatório em tentativas de diminuir a probabilidade de hipoxemia arterial. Os perigos e o risco da apneia obstrutiva do sono e síndrome obesidade hipoventilação podem se estender por vários dias no período pós-operatório. A oxigenação arterial deve ser estreitamente monitorada e oxigênio suplementar deve ser fornecido conforme indicado pela oximetria de pulso e/ou gasometria. A diminuição máxima na PaO_2 tipicamente ocorre 2 a 3 dias pós-operatoriamente. Desmamar da ventilação mecânica pode ser difícil por causa do trabalho aumentado da respiração, dos volumes pulmonares diminuídos e do desequilíbrio da ventilação-perfusão. A probabilidade de trombose venosa profunda e embolia pulmonar também é aumentada, enfatizando a importância da deambulação pós-operatória precoce e a necessidade potencial de anticoagulação profilática. Os pacientes obesos tendem a não ser capazes de mobilizar suas reservas de gordura durante enfermidades críticas e a depender de carboidratos. Este uso aumentado de carboidrato aumenta o quociente respiratório (piorando ainda mais os problemas ventilatórios) e acelera a degradação de proteína. Se estes pacientes não receberem nada por via oral durante períodos prolongados, pode ser observada uma síndrome de desnutrição proteica.

Tratamento

A finalidade da redução de peso deveria ser para diminuir a morbidade, em vez de satisfazer um padrão cosmético de compleição magra. Uma perda de peso de apenas 5 a 20 kg foi associada com uma diminuição na pressão arterial sistêmica e concentrações de lipídios plasmáticos e controle melhorado do diabetes melito. Alterações no estilo de vida na forma de atividade física aumentada e/ou ingestão calórica diminuída têm que ser continuadas indefinidamente para sustentar resultados positivos. Os agentes destinados a diminuir a ingestão calórica consistem em inibidores da recaptação de serotonina (fenfluramina, fentermina) que funcionam como supressores do apetite, mas também produzem efeitos colaterais inaceitáveis (hipertensão pulmonar primária) em alguns indivíduos. As sibutramina é um supressor do apetite que inibe a recaptação de serotonina e norepinefrina, e orlistat é um inibidor de lipase que atua no trato gastrointestinal e não é absorvido.

Tratamento Cirúrgico

As estratégias atuais para perda de peso cirurgicamente induzida caem em duas categorias: restrição gástrica e má absorção intestinal.

Bandeamento gástrico ajustável e gastroplastia bandeada vertical laparoscópicos são exemplos de procedimentos restritivos, nos quais é criada uma pequena bolsa gástrica com uma saída pequena (10–12 mm de diâmetro). Isto resulta em saciedade precoce e prolongada, desse modo reduzindo a ingestão calórica. Uma vez que a fisiologia absortiva normal de todo o intestino delgado é deixada intacta, deficiências de nutrientes específicos são raras, a menos que haja uma mudança importante nos hábitos alimentares ou se ocorrerem complicações, como estenose de estoma.

O procedimento de desvio biliopancreático (DBP), com ou sem mudança duodenal, e o *bypass* gástrico distal são considerados procedimentos malabsortivos. Estes procedimentos tipicamente combinam redução do volume gástrico com um *bypass* de vários comprimentos de intestino delgado. Depois da criação de uma bol-

CAPÍTULO 13
Doenças Nutricionais e Erros Inatos do Metabolismo

sa gástrica (200–250 mL de volume), o intestino delgado é dividido a 250 cm proximais à válvula ileocecal e conectado diretamente à bolsa gástrica, produzindo uma gastroileostomia. O ramo proximal restante (conduto biliopancreático) é anastomosado ao lado do íleo distal a 50 cm proximais à válvula ileocecal. Portanto, um canal comum que permite a mistura de nutrientes com enzimas digestivas é criado no íleo, e o seu comprimento (tipicamente 50–100 cm) determina o grau de má absorção. O desvio biliopancreático é considerado um procedimento menos preferido porque o desvio extenso do intestino delgado (incluindo o jejuno inteiro) é associado com um risco substancialmente aumentado de complicações nutricionais e metabólicas.

O procedimento de *bypass* gástrico a Y de Roux (BGYR) envolve componentes restritivos e malabsortivos. O volume gástrico é mais reduzido, em comparação com DBP e *bypass* gástrico distal. No procedimento BGYR, o cirurgião tipicamente cria uma bolsa gástrica proximal de 15 a 50 mL com um ramo de Roux de 75 a 150 cm conectado como uma enterostomia ao jejuno a 30 a 50 cm do ligamento de Treitz. Este desvio do estômago distal, duodeno e jejuno proximal leva à absorção diminuída de nutrientes, similar à que ocorre em um paciente com síndrome de intestino curto. Esta perda de área de superfície absortiva causa uma redução acentuada na capacidade absortiva de nutrientes, eletrólitos e sais biliares.

A banda gástrica ajustável é o procedimento bariátrico mais comumente realizado na Europa, América Latina e Austrália, e a U.S. Food and Drug Administration aprovou seu uso nos Estados Unidos em 2001. Este procedimento está ganhando popularidade nos Estados Unidos. A cirurgia implica a colocação de uma banda ajustável em torno do extremo superior do estômago, criando uma bolsa pequena e estoma restritivo que retardam a passagem de alimento para o trato gastrointestinal distal. Este procedimento não exige corte ou penetração no estômago ou intestino delgado e teoricamente acarreta uma taxa mais baixa de complicação. A banda gástrica é ajustada depois da cirurgia por injeção dentro de uma porta subcutânea colocada no momento da cirurgia para prover flexibilidade quanto ao tamanho do estoma.

Cirurgia bariátrica adulta resulta em importante perda de peso sustentada, bem como uma diminuição das comorbidades relacionadas à obesidade, especialmente hipertensão e diabetes. Em uma metanálise recente de estudos em adultos, a porcentagem média de perda de peso depois de um BGYR foi de 68%, e de 62% com bandeamento gástrico, bem como 77% relatando resolução completa do diabetes e 62% relatando resolução da hipertensão.

Complicações

Complicações são mais comuns em homens e nos pacientes com os mais altos IMC. O foco mais grave destas complicações inclui vazamentos ou estenoses anastomóticas, embolia pulmonar, sepse, prolapso gástrico e sangramento. Complicações menos demonstradas, como deiscência da ferida, hérnia e seroma, linfocele, linforreia e expulsão de suturas, também foram descritas. Além disso, o procedimento BGYR induz uma "síndrome de *dumping*" indesejável.

Depois do BGYR há uma redução acentuada na ingestão de vitaminas e minerais, que frequentemente fica abaixo da quota diária recomendada destes compostos. A maioria dos pacientes após BGYR pode manter um estado nutricional relativamente normal, mas são comuns as deficiências de ferro, vitamina B_{12} e folato. Alguns pacientes desenvolvem deficiência subclínica de micronu-

trientes. Multivitaminas com suplementos minerais reduzem mas não evitam totalmente o desenvolvimento de deficiências de ferro, folato ou vitaminas. Alguns pacientes desenvolvem síndrome de *dumping,* e outros têm complicações nutricionais importantes. Três das mais importantes, clinicamente, são desnutrição proteico-calórica, encefalopatia de Wernicke e neuropatia periférica. A longo prazo, os pacientes também estão em risco de doença óssea metabólica. Mulheres grávidas e adolescentes estão em risco mais alto de complicações nutricionais após BGYR por causa das mais altas necessidades fisiológicas de nutrição. Por essas razões, acompanhamento nutricional a longo prazo é essencial para proporcionar uma vida sadia ideal após a cirurgia para perder peso.

A taxa de mortalidade após BGYR é de 0,5% a 1,5%. A perda de peso após BGYR é tipicamente maior do que depois da banda gástrica, do mesmo modo que o risco de deficiências nutricionais e síndrome de *dumping.*

Desnutrição Proteico-calórica Desnutrição grave é a complicação metabólica mais séria da cirurgia bariátrica. Carne vermelha é mal tolerada após cirurgia bariátrica, uma vez que ela é muito mais difícil de fragmentar, de modo a passar através da pequena saída gástrica. Se a saída ficar obstruída, resultará em vômito, e se o paciente não consumir fontes alternativas de proteína, como leite, iogurte, ovos, peixe e ave, pode desenvolver desnutrição proteica. Desnutrição proteico-calórica é mais comum com DBP e muito rara com gastroplastia bandeada vertical, a não ser que haja problemas mecânicos como estenose do estoma. Desnutrição proteico-calórica tem uma incidência descrita de 7% a 12% nos pacientes que fizeram DBP. Esta incidência é melhorada com a variação de troca duodenal da cirurgia. Hipoalbuminemia foi descrita tão cedo quanto 1 ano depois do DBP. Revisão do canal comum de 50 para 200 cm no íleo demonstrou corrigir esta hipoalbuminemia associada com perda excessiva de peso. Em casos de desnutrição grave, pode ser necessária terapia de nutrição enteral ou parenteral. Casos brandos a moderados geralmente respondem ao aconselhamento dietético e obediência aumentada com visitas clínicas de acompanhamento. Monitoramento mais frequente pode ser necessário em pacientes propensos ao desenvolvimento de desnutrição proteico-calórica.

Má Absorção de Gordura Má absorção de vitaminas lipossolúveis e má absorção de gorduras (evidenciada por esteatorreia) são comuns com BGYR e muito frequentemente associadas com DBP. Este fenômeno é o principal meio pelo qual o DBP promove perda de peso. O comprimento do canal comum no DBP regula o grau de absorção (e má absorção) de gordura. Um canal comum de 100 cm tem demonstrado ser mais bem tolerado do que um canal de 50 cm, é associado com menos diarreia e esteatorreia, e melhora o metabolismo das proteínas. Digno de nota é que problemas com desequilíbrio lipossolúvel e má absorção de gordura raramente são vistos com gastroplastia bandeada vertical.

Extensão da Cirurgia Bariátrica para a População Pediátrica/Adolescente

A conveniência e a extensão das opções da cirurgia bariátrica para adolescentes com obesidade grave são controvertidas. Várias questões concernentes à segurança e à eficácia desta intervenção agressiva necessitam ser respondidas, incluindo:

1. O tratamento bariátrico adolescente resultará em perda sustentada de peso ou diminuição de comorbidades como visto em cirurgia adulta?

2. Adolescentes serão capazes de obedecer aos desafios dietéticos, nutricionais e médicos da cirurgia?

3. Quais são as consequências nutricionais a longo prazo para o adolescente, particularmente em termos de crescimento, mineralização óssea e potencial de reprodução?

Obesidade e Obstetrícia

A prevalência de obesidade está aumentando a uma velocidade alarmante nos países desenvolvidos e em desenvolvimento. Em mulheres grávidas nos Estados Unidos no fim do século passado, a prevalência variava de 18,5% a 38,3% de acordo com a coorte estudada e o ponto de corte usado para definir sobrepeso. Um estudo do Brasil na mesma época descreveu a prevalência de obesidade na gravidez como sendo de 5,5%. A porcentagem de mulheres com IMC maior que 30 aumentou de 12%, em 1993, para 18,3%, em 2002. Alterações hormonais, através do efeito relaxante da progesterona sobre o músculo liso, diminuem a resistência das vias aéreas, assim reduzindo alguns dos efeitos negativos da obesidade sobre o sistema respiratório. Apneia obstrutiva do sono não é comum em mulheres obesas que engravidam. Entretanto, a gravidez tem alguns efeitos protetores sobre a apneia do sono, apesar da hiperemia das passagens nasais. No início da gravidez, a sensibilidade aumentada do centro respiratório diminui episódios apneicos, e, na última parte da gravidez, as mulheres tendem a dormir em decúbito lateral, desse modo diminuindo a probabilidade de obstrução das vias aéreas. Diferentemente do sistema respiratório, no qual a gravidez oferece alguns efeitos favoráveis em pacientes obesas, o sistema cardiovascular é muitas vezes significativamente forçado nas parturientes obesas.

A extensão das alterações patológicas cardiovasculares secundárias à obesidade é dependente da duração da obesidade e sua gravidade. A frequência cardíaca aumenta em paralelo com o débito cardíaco elevado, diminuindo, desse modo, o intervalo diastólico e, assim, o tempo para perfusão miocárdica. Relaxamento diastólico prejudicado leva à disfunção diastólica. Se deposição de gordura ocorrer no tecido miocárdico, então a condução e a contratilidade podem ser seriamente afetadas. Resistência à insulina e dislipidemias afetam a árvore vascular, e efeito de mediadores inflamatórios aumentados como proteína C-reativa, interleucina-6 e fator de necrose tumoral-α sobre a função endotelial foi observado. Esta disfunção endotelial em mulheres grávidas pode predispor ao desenvolvimento de hipertensão induzida pela gravidez. O bem conhecido efeito do útero aumentado comprimindo grandes vasos abdominais e causando síndrome de hipotensão supina também pode ser visto nas pacientes obesas. Isto pode ser bastante exacerbado nas parturientes obesas, nas quais um grande panículo se acrescenta à compressão uterina. Tseuda e colegas relataram dois casos de morte súbita ao assumirem a posição supina em pacientes morbidamente obesas, que eles atribuíram a alterações circulatórias provocadas pela mudança de posição. Drenick e Fisler também relataram casos de parada cardíaca pós-operatória em pacientes cirúrgicas obesas. Não houve nenhuma lesão encontrada na autópsia para explicar a parada cardíaca (**Tabela 13-5**).

Alterações Gastrointestinais Alterações anatômicas e hormonais aumentam a incidência e gravidade do refluxo gástrico em mulheres grávidas obesas e não obesas. É importante assinalar que o volume gástrico nas parturientes obesas é cinco vezes maior do que em controles.

Morbidade Materna As principais complicações maternas descritas como associadas com obesidade durante a gravidez incluem doença hipertensiva (hipertensão crônica e pré-eclâmpsia), diabetes melito (pré-gestacional e gestacional), transtornos respiratórios (asma e apneia do sono), doença tromboembólica, incidência aumentada de cesariana, e infecções, principalmente infecções do trato urinário, infecções de feridas e endometrite. A associação entre obesidade e transtornos hipertensivos da gravidez, diabetes, parto cesáreo (primário e de repetição) está bem documentada. Embora parturientes obesas estejam em risco importante de desenvolvimento de pré-eclâmpsia, elas não parecem estar em risco aumentado de síndrome HELLP (hemólise, enzimas hepáticas elevadas e baixa contagem de plaquetas ocorrendo em associação com pré-eclâmpsia). Complicações durante o trabalho de parto, tais como sofrimento fetal intraparto, aspiração de mecônio, falta de progressão, apresentação anormal, distocia de ombro e uma taxa aumentada de parto instrumentado, também são mais comuns na parturiente obesa. Globalmente, a literatura sugere que as grávidas obesas têm uma incidência de 14% a 25% de pré-eclâmpsia, uma incidência de 6% a 14% de diabetes gestacional, e uma probabilidade de 30% a 47% de cesariana.

Via Aérea A incidência de falha da intubação traqueal é de aproximadamente 1 em 280 na população obstétrica, em comparação com 1 em 2.230 na população cirúrgica geral. Na parturiente morbidamente obesa (> 136 kg), a intubação difícil foi descrita em até um terço das pacientes, com uma taxa de insucesso tão alta quanto 6%. A dificuldade na população obesa é devida principalmente a um escore alto de Mallampati (≥ 3), língua grande, e mamas grandes, em vez do peso ou o IMC.

Conduta Anestésica

Analgesia para Trabalho de Parto Uma vez que obesidade parece aumentar a necessidade de cesariana, colocar um cateter epidural funcionante para tocoanalgesia é vantajoso para o caso de alguma intervenção operatória ser necessária. Jordan e colegas observaram que 74,4% das parturientes obesas maciças necessitaram mais de uma única tentativa e 14% necessitaram mais de três tentativas de colocação epidural bem-sucedida. A vantagem de usar bloqueio subaracnoideo inclui um bloqueio confiável denso de início rápido. Entretanto, questões relevantes incluem dificuldades técnicas, potencial de bloqueio espinal alto, bloqueio motor torácico denso profundo levando a comprometimento cardiorrespiratório, e incapacidade de prolongar o bloqueio. Os mecanismos propostos para o bloqueio neural aumentado na gravidez incluem alterações relacionadas aos hormônios na ação dos neurotransmissores na medula espinal, potencialização do efeito analgésico dos sistemas analgésicos endógenos, permeabilidade aumentada da bainha neural, ou outras diferenças farmacocinéticas/farmacodinâmicas. Tanto a gravidez quanto a obesidade aumentam a pressão intra-abdominal e causam compressão da veia cava inferior, o que leva ao ingurgitamento do plexo venoso epidural e pressão aumentada no espaço epidural. Imageamento por ressonância magnética confirmou volume diminuído de líquido cerebroespinal nas parturientes obesas. Potencial para uma via aérea difícil imprevista, ventilação difícil por máscara e dessaturação rápida enfatizam a necessidade de um par adicional de mãos experientes ao administrar anestesia geral. A via nasal não é recomendada em virtude do característico ingurgitamento da mucosa nasal durante a gravidez.

CAPÍTULO 13
Doenças Nutricionais e Erros Inatos do Metabolismo

TABELA 13-5 Alterações Cardiopulmonares com a Gravidez e Obesidade

Parâmetro	Gravidez	Obesidade	Combinadas
Frequência cardíaca	↑	↑↑	↑↑
Volume sistólico	↑↑	↑	↑
Débito cardíaco	↑↑	↑↑	↑↑↑
Índice cardíaco	↑ ou ↔	↔	↔ ou ↓
Hematócrito	↓↓	↑	↓
Volume sanguíneo	↑↑	↑	↑
Resistência vascular sistêmica	↓↓	↑	↔ ou ↓
Pressão arterial média	↑	↑↑	↑↑
Hipotensão supina	Presente	Presente	↑↑
Morfologia ventricular esquerda	Hipertrofia	Hipertrofia e dilatação	Hipertrofia e dilatação
Atividade simpática	↑	↑↑	↑↑↑
Função sistólica	↔	↔ ou ↓	↔ ou ↓
Função diastólica	↔	↓	↓
Pressão venosa central	↔	↑	↑↑
Pressão encunhada pulmonar	↔	↑↑	↑↑
Hipertensão pulmonar	Ausente	Pode estar presente	Pode estar presente
Pré-eclâmpsia	↔	n/d	↑↑
Nível de progesterona	↑	↔	↑
Sensibilidade ao CO_2	↑	↓	↑
Volume corrente	↑	↓	↑
Frequência respiratória	↑	↔ ou ↑	↑
Volume-minuto	↑	↓ ou ↔	↑
Capacidade inspiratória	↑	↓	↑
Volume reserva inspiratório	↑	↓	↑
Volume reserva expiratório	↓	↓↓	↓
Volume residual	↓	↓ ou ↔	↑
Capacidade residual funcional	↓↓	↓↓↓	↓↓
Capacidade vital	↔	↓	↓
VEF_1	↔	↓ ou ↔	↔
VEF_1/capacidade vital	↔	↔	↔
Capacidade pulmonar total	↓	↓↓	↓
Complacência	↔	↓↓	↓
Trabalho da respiração	↑	↑↑	↑
Resistência	↓	↑	↓
Desequilíbrio de V/Q	↑	↑	↑↑
DL_{CO}	↑ ou ↔	↔	↔
PaO_2	↓	↓↓	↓
$PaCO_2$	↓	↑	↓

↑, aumento; ↓, diminuição; ↔, inalterado (setas múltiplas representam o grau de intensidade); DL_{CO}, capacidade pulmonar de difusão de monóxido de carbono; VEF_1, volume expiratório forçado em 1 segundo; V/Q, relação de ventilação-perfusão; $PaCO_2$, pressão parcial de dióxido de carbono; PaO_2, pressão parcial de oxigênio.

STOELTING ANESTESIA E DOENÇAS COEXISTENTES

Tratamento Pós-operatório As parturientes obesas estão em risco aumentado de complicações pós-operatórias como hipoxemia, atelectasia e pneumonia, trombose venosa profunda e embolia pulmonar, edema pulmonar, cardiomiopatia pós-parto, endometrite pós-operatória, e complicações da ferida tais como infecção e deiscência.

TRANSTORNOS ALIMENTARES

Os transtornos alimentares são tradicionalmente classificados como anorexia nervosa, bulimia nervosa e transtornos de farra alimentar (*binge-eating*) (**Tabela 13-6**). Bulimia nervosa e transtorno de farra alimentar são encontrados clinicamente com maior frequência do que anorexia nervosa. Todos estes distúrbios são caracterizados por perturbações sérias na alimentação (restrição ou farra alimentar) e preocupações excessivas com o peso corporal. Transtornos de alimentação tipicamente ocorrem em meninas adolescentes ou mulheres jovens, embora 5% a 15% dos casos de anorexia nervosa e bulimia nervosa e 40% dos transtornos de farra alimentar ocorram em meninos e homens jovens.

Anorexia Nervosa

Anorexia nervosa é um transtorno relativamente raro, que tem uma incidência de cinco a 10 casos por 100.000 pessoas e uma taxa de mortalidade de 5% a 10%. Aproximadamente a metade das mortes resulta de complicações médicas associadas com desnutrição, e o resto é devido a suicídio associado com depressão. A doença é caracterizada por diminuições notáveis na ingestão de alimento e excessiva atividade física na perseguição obsessiva da magreza. Sintomas bulímicos podem fazer parte da síndrome. Mulheres são afetadas mais frequentemente, e a perda de peso excede 25% do peso corporal normal com a percepção pela paciente de que ainda é obesa apesar desta perda dramática de peso.

Sinais e Sintomas

Acentuada perda inexplicada de peso em meninas adolescentes é sugestiva de anorexia nervosa. Entre as complicações médicas mais sérias vistas em pacientes com anorexia nervosa estão aquelas que afetam o sistema cardiovascular. Alterações cardíacas incluem massa muscular cardíaca e contratilidade miocárdica diminuídas. Cardiomiopatia secundária à inanição e ao abuso de ipecac (usado para induzir vômito) pode estar presente. Morte súbita foi atribuída a disritmias ventriculares nestas pacientes, presumivelmente refletindo os efeitos da inanição e hipocalemia associada. Outros achados eletrocardiográficos incluem baixa amplitude do QRS, alterações inespecíficas da onda ST-T, bradicardia sinusal e onda U, e intervalo QT prolongado que poderia ser associado com morte súbita. Hiponatremia, hipocloremia e hipocalemia, bem como alcalose metabólica, resultam do vômito e abuso de laxativo e diurético.

Amenorreia muitas vezes é vista logo depois do início do transtorno. O exame físico revela acentuada emaciação, pele seca que pode ser coberta com fino pelo corporal, e extremidades frias e cianóticas. Temperatura corporal diminuída, hipotensão ortostática, bradicardia e disritmias cardíacas podem refletir alterações na atividade do sistema nervoso autônomo. A densidade óssea está diminuída como resultado de má nutrição e baixas concentrações de estrogênio, e ossos longos ou vértebras podem fraturar-se como resultado de osteoporose. O esvaziamento gástrico pode ser retardado, levando a queixas de sofrimento gástrico depois de comer. Além disso, a inanição pode prejudicar a função cognitiva. Hipocalemia pode ocorrer em pacientes que autoinduzem vômito ou abusam de diuréticos ou laxativos. Ocasionalmente, as pacientes exibem infiltração gordurosa do fígado e testes de função hepática alterados. Complicações renais podem refletir desidratação a longo prazo acompanhada por hipocalemia, resultando em dano irreversível aos túbulos renais. As parturientes estão em risco aumentado de dar à luz fetos de baixo peso ao nascimento. Estas pacientes são anêmicas (30%), neutropênicas (50%) e trombocitopênicas.

Tratamento

O tratamento das pacientes com anorexia nervosa é complicado pela negação da condição pela paciente. Tratamento psicofarmacológico, incluindo antidepressivos tricíclicos, fluoxetina, lítio e fármacos antipsicóticos não foi previsivelmente bem-sucedido. Inibidores seletivos da recaptação de serotonina (fluoxetina) que são efetivos em transtornos obsessivo-compulsivos podem ter algum valor para tratar pacientes com anorexia nervosa.

Conduta Anestésica

Há uma escassez de informação relativa a conduta anestésica em pacientes com este distúrbio da alimentação. A avaliação pré-operatória é baseada nos efeitos fisiopatológicos conhecidos provocados pela inanição. O eletrocardiograma é útil para detectar evidência de disfunção cardíaca. Anormalidades dos eletrólitos (hipocalemia), hipovolemia devido à desidratação e esvaziamento gástrico retardado são considerações pré-operatórias importantes e necessitam ser exploradas nesta população. O desenvolvimen-

---

TABELA 13-6	Critérios Diagnósticos para Distúrbios Alimentares

Anorexia Nervosa
Índice de massa corporal <17,5
Medo de ganhar peso
Percepção inexata da forma e peso corporais
Amenorreia

Bulimia Nervosa
Farra alimentar recorrente (duas vezes por semana durante 3 meses)
Purgação recorrente, exercício excessivo, ou jejum
Preocupação excessiva com a forma ou peso corporais

Transtorno de Farra Alimentar
Farra alimentar recorrente (2 dias por semana durante 6 meses)
Comer rapidamente
Comer até ficar desconfortavelmente cheio
Comer quando não tem fome
Comer sozinho
Sentir-se culpado após uma farra
Ausência de purgação ou exercício excessivo

Adaptado de Becker AE, Grinspoon SK, Klibanski A, et al: Eating disorders. N Engl J Med 1999;340:1092–1098.

CAPÍTULO 13
Doenças Nutricionais e Erros Inatos do Metabolismo

to de disritmias cardíacas em pacientes com anorexia nervosa foi atribuído à presença de hipocalemia, intervalos QT prolongados, e possível desequilíbrio do sistema nervoso autônomo. A reversão do bloqueio neuromuscular e alterações na $PaCO_2$ poderiam contribuir para o potencial de desenvolvimento de disritmias cardíacas nestes pacientes. A experiência é limitada demais para permitir recomendações a respeito de fármacos anestésicos, relaxantes musculares ou técnicas anestésicas específicas na presença de anorexia nervosa.

Bulimia Nervosa

Bulimia nervosa é caracterizada por episódios de farra alimentar (um senso de perda de controle sobre a alimentação), purgação e restrição dietética. As farras são mais frequentemente desencadeadas por uma experiência emocional negativa. A purgação usualmente consiste em vômito autoinduzido, que pode ser facilitado por laxativos e/ou diuréticos. Na maioria dos pacientes, este transtorno é crônico, com recaídas e remissões. Depressão, transtornos de ansiedade e abuso de substância comumente acompanham bulimia nervosa.

Sinais e Sintomas

Achados ao exame físico que sugerem a presença de bulimia nervosa são pele seca, evidência de desidratação e hipertrofia flutuante das glândulas salivares. Bradicardia em repouso está muitas vezes presente. Os achados laboratoriais mais comuns são concentrações aumentadas de amilase sérica, presumivelmente originadas da glândula parótida. Alcalose metabólica secundária à purgação frequentemente está presente com concentrações aumentadas de bicarbonato sérico, hipocloremia e, ocasionalmente, hipocalemia. Complicações dentárias, incluindo doença periodontal, são prováveis.

Tratamento

O tratamento mais efetivo da bulimia nervosa é a terapia cognitivo-comportamental. Farmacoterapia com antidepressivos tricíclicos e inibidores seletivos da recaptação de serotonina (fluoxetina) podem ser úteis. Suplementação de potássio pode ser necessária na presença de hipocalemia devido a vômito autoinduzido recorrente.

Transtorno de Farra Alimentar (*Binge-eating*)

Os distúrbios de farra alimentar assemelham-se à bulimia nervosa, mas, em contraste com os pacientes com bulimia nervosa, estes indivíduos não se purgam e os períodos de restrição alimentar são menos notáveis. O diagnóstico de transtornos de farra alimentar deve ser suspeitado em pacientes morbidamente obesos, particularmente pacientes obesos com ganho continuado de peso ou ciclagem acentuada do peso. A doença é crônica e acompanhada por ganho de peso. Similarmente à anorexia nervosa e à bulimia nervosa, este transtorno é frequentemente acompanhado por depressão, transtornos de ansiedade e transtornos da personalidade. A principal complicação médica dos distúrbios de farra alimentar é obesidade mórbida e hipertensão sistêmica associada, diabetes melito não insulino-dependente, hipercolesterolemia e distúrbios das articulações. Como em pacientes com bulimia nervosa, medicações antidepressivas são úteis para tratar aqueles com transtornos de farra alimentar.

DESNUTRIÇÃO E DEFICIÊNCIAS DE VITAMINAS

Desnutrição é uma síndrome clinicamente distinta que responde ao suporte calórico fornecido por nutrição enteral ou parenteral total (NPT) (hiperalimentação). As deficiências vitamínicas são principalmente de interesse histórico, mas ainda podem ocorrer em pacientes gravemente desnutridos.

Desnutrição

Sinais e Sintomas

Os pacientes desnutridos são identificados pela presença de concentrações de albumina sérica abaixo de 3 g/dL, níveis de transferrina abaixo de 200 mg/dL e níveis de pré-albumina abaixo de 16,0–35,0 µg/mL. Anergia em teste cutâneo (imunossupressão) também acompanha a desnutrição. Os pacientes criticamente doentes muitas vezes experimentam ingestão calórica negativa complicada por estados hipermetabólicos devido a necessidades calóricas aumentadas produzidas por trauma, febre, sepse e cura de ferida. Uma ingesta calórica diária estimada de 1.500 a 2.000 calorias é necessária para satisfazer as necessidades básicas de energia. Um aumento na temperatura corporal de 1°C aumenta as necessidades diárias de energia (calóricas) em aproximadamente 15%. Fraturas múltiplas aumentam as necessidades de energia em aproximadamente 25%, e grandes queimaduras, em aproximadamente 100%. Um tumor grande, em virtude do seu crescimento e metabolismo, requer combustíveis que podem exceder 100% das necessidades calóricas básicas. Desnutrição também é associada com morbidade e mortalidade aumentadas com funções respiratória, cardíaca e renal prejudicadas, bem como má cura de ferida e imunossupressão. Pós-operatoriamente, os pacientes experimentam degradação aumentada de proteína e síntese diminuída de proteína.

Tratamento

É muitas vezes recomendado que os pacientes que perderam mais de 20% do seu peso corporal sejam tratados nutricionalmente antes de se submeterem a cirurgia eletiva. A este respeito, provisão de suporte nutricional durante 7 dias antes da cirurgia diminui as complicações pós-operatórias, especialmente em pacientes com câncer gastrointestinal e pacientes idosos submetendo-se a cirurgia para fratura do quadril. Pacientes que são incapazes de comer ou absorver alimento depois de 7 dias pós-operatoriamente também podem necessitar de nutrição parenteral.

Nutrição Enteral Quando o trato gastrointestinal está funcionando, a nutrição parenteral pode ser fornecida por meio de alimentações por tubo nasogástrico ou gastrostomia. Infusão gota a gota contínua é o método mais frequentemente usado para administrar alimentações enterais. A velocidade e composição exatas da solução de alimentação serão individualizadas com base nos dados laboratoriais do paciente. Mais recentemente, tubos pós-pilóricos e nasojejunais têm sido usados mais frequentemente com bons resultados. A questão de quando parar a alimentação pós-pilórica em pacientes que necessitam de cirurgia ainda não está bem estudada, mas se houver um tubo naso ou orogástrico, ele deve ser aspirado antes de ir para a sala de operações. Complicações de alimentações enterais são infrequentes mas podem incluir hiperglicemia levando à diurese osmótica e hipovolemia. Administração de insulina exógena é uma consideração quando as glicemias estão elevadas

STOELTING ANESTESIA E DOENÇAS COEXISTENTES

ou excedem 110 mg/dL na unidade de terapia intensiva. A alta osmolaridade das dietas elementares (550–850 mOsm/L) muitas vezes é causa de diarreia.

Nutrição Parenteral Total NPT é indicada quando o trato gastrointestinal não está funcionando. Nutrição parenteral periférica usando uma solução isotônica aplicada através de uma veia periférica é aceitável quando os pacientes necessitam de menos de 900 mOsm/L e a necessidade prevista de suporte nutricional for menor que 14 dias. Na NPT, quando as necessidades calóricas diárias excedem 2.000 calorias ou é necessário suporte nutricional prolongado, um cateter é tradicionalmente colocado na veia subclávia para permitir infusão de soluções parenterais hipertônicas (aproximadamente 1.900 mOsm/L) em um volume diário de aproximadamente 40 mL/kg.

As complicações potenciais da NPT são numerosas (**Tabela 13-7**). Em pacientes recebendo NPT, a glicemia é monitorada, uma vez que hiperglicemia necessitará de tratamento com insulina exógena, e hipoglicemia pode ocorrer se a infusão de NPT for descontinuada abruptamente (obstrução mecânica na tubulação de aplicação), uma vez que as concentrações endógenas circulantes aumentadas de insulina persistirão. Acidose metabólica hiperclorêmica pode ocorrer em virtude da liberação de ácido clorídrico durante o metabolismo dos aminoácidos presentes na maioria das soluções de nutrição parenteral. A alimentação parenteral de pacientes com função cardíaca comprometida é associada com risco de insuficiência cardíaca congestiva como resultado da sobrecarga líquida. Produção aumentada de dióxido de carbono resultante do metabolismo de grandes quantidades de glicose pode resultar na necessidade de iniciar ventilação mecânica dos pulmões, ou no insucesso em desmamar pacientes do suporte de ventilador a longo prazo.

Deficiências de Vitaminas

A **Tabela 13-8** apresenta uma lista das deficiências vitamínicas classificadas segundo o tipo.

ERROS INATOS DO METABOLISMO

Os erros inatos do metabolismo se manifestam como uma variedade de defeitos metabólicos que podem complicar o manuseio anestésico (**Tabela 13-9**). Em alguns casos, estes defeitos são clinicamente assintomáticos e se manifestam somente em resposta a eventos desencadeadores específicos, como certos fármacos ou alimentos.

Porfirias

As porfirias são um grupo de erros inatos do metabolismo caracterizados pela produção excessiva de porfirinas e seus precursores.

As porfirinas são essenciais para muitas funções fisiológicas vitais, incluindo transporte de oxigênio e armazenamento. A via sintética envolvida na produção de porfirinas é determinada por uma sequência de enzimas. Um defeito em qualquer destas enzimas resulta na acumulação dos intermediários precedentes e produz uma forma de porfiria (**Fig. 13-4**). Na fisiologia humana, o heme é a porfirina mais importante, sendo ligada a proteína para formar hemoproteínas que incluem a hemoglobina e citocromos (isozimas P-450, que são importantes para o metabolismo de fármacos). A produção do heme é controlada pela atividade da ácido aminolevulínico (ALA) sintetase, que está presente nas mitocôndrias. A formação de ALA sintetase é controlada pela concentração endógena de heme, assegurando que o nível de produção de heme seja paralelo às necessidades (**Fig. 13-4**). ALA sintetase é facilmente indutível e pode responder rapidamente às necessidades aumentadas de heme, tais como as que resultam da administração de fármacos que requerem P-450 para o seu metabolismo. Na presença de porfiria, qualquer aumento nas necessidades de heme resulta na acumulação de intermediários da via que precedem o local do bloqueio enzimático (**Fig. 13-4**).

Classificação

As porfirias são classificadas pelo local do defeito enzimático hepático ou eritropoético, refletindo os principais locais de produção de heme no fígado e medula óssea, o próprio defeito enzimático, ou se ele causa sintomas agudos (**Tabela 13-10**; veja também a **Fig. 13-4**). Apenas as formas agudas de porfiria são relevantes para o manejo anestésico, uma vez que elas são as únicas formas de porfiria que podem resultar em reações que ameaçam a vida em resposta a certos fármacos (**Tabela 13-10**).

Porfirias Agudas As porfirias agudas, com a exceção da rara plumboporfiria, são herdadas como condições autossômicas dominantes não ligadas ao sexo com expressão variável. Os defeitos enzimáticos na porfiria são deficiências, em vez de déficits absolutos. Embora não haja influência direta do sexo sobre o padrão de herança, ataques ocorrem mais frequentemente em mulheres e são mais comuns durante a terceira e quarta décadas de vida. Ataques são raros antes da puberdade ou após o início da menopausa. Ataques agudos de porfiria são mais comumente precipitados por eventos que diminuem as concentrações de heme, assim aumentando a atividade da ALA sintetase e estimulando a produção de porfirinogênios (**Fig. 13-4**). Fármacos indutores de enzimas são os mais importantes fatores desencadeadores do desenvolvimento de porfirias agudas. Estes ataques agudos também podem ser precipitados por flutuações hormonais fisiológicas tais como as que acompanham a menstruação, jejum (como antes de cirurgia

TABELA 13-7	Outras Complicações da Nutrição Parenteral Total/Nutrição Parenteral Periférica	
Hipocalemia	Hipomagnesemia	Hipocalcemia
Hipofosfatemia	Trombose venosa	Infecção/sepse
Translocação bacteriana do trato gastrointestinal	Osteopenia	Enzimas hepáticas aumentadas
Disfunção renal	Acidose metabólica hiperclorêmica	Sobrecarga hídrica
Coma hiperglicêmico hiperosmolar não cetótico		Síndrome de realimentação*

*Anemia hemolítica, angústia respiratória, tetania, parestesia e arritmias cardíacas. Mais comum em anorexia, alcoólicos, realimentação rápida, e associada com baixo fósforo, potássio e magnésio.

CAPÍTULO 13
Doenças Nutricionais e Erros Inatos do Metabolismo

TABELA 13-8 **Deficiências Vitamínicas**

Vitamina	Teste Laboratorial	Causas de Deficiência	Sinais de Deficiência
Tiamina (B_1) (beribéri)	Tiamina urinária	Alcoólicos crônicos devido à ingestão diminuída de tiamina	Baixa RVS, alto DC, polineuropatia (desmielinização, déficit sensitivo, parestesia), resposta diminuída exagerada a hemorragia, alteração na posição do corpo, ventilação com pressão positiva
Riboflavina (B_2)	Riboflavina urinária	Quase sempre devida a deficiência dietética, fotodegradação do leite, outros laticínios	Língua magenta, estomatite angular, seborreia, quilose
Ácido pantotênico (B_3)	Ácido pantotênico urinário	Fígado, levedura, gema de ovo, e vegetais	Inespecíficos e incluem perturbação gastrointestinal, depressão, cãibras musculares, parestesia, ataxia e hipoglicemia
Niacina (B_5) (pelagra)	Metabólito urinário da niacina	Ácido nicotínico é sintetizado a partir de triptofano; tumor carcinoide usa triptofano para formar serotonina em vez de ácido nicotínico, tornando estes pacientes mais susceptíveis	Confusão mental, irritabilidade, neuropatia periférica, acloridria, diarreia, dermatite vesicular, estomatite, glossite, uretrite e salivação excessiva
Piridoxina (B_6)	B_6 plasmática	Alcoolismo, isoniazida	Seborreia, glossite, convulsões, neuropatia, depressão, confusão, anemia microcítica
Folato (B_9)	Folato sérico	Alcoolismo, sulfassalazina, pirimetamina, triantereno	Anemia megaloblástica, glossite atrófica, depressão, ↑ homocisteína
Cianocobalamina	(B_{12})	Atrofia gástrica (anemia perniciosa), doença ileal terminal, vegetarianismo estrito	Anemia megaloblástica, perda de sentido vibratório e de posição, demência, impotência, perda de controle da bexiga e intestino, ↑ homocisteína, ↑ ácido metilmalônico
Biotina	Biotina sérica	Fígado, soja, feijões, levedura e gema de ovo, clara de ovo contém a proteína avidina, que se liga fortemente à vitamina e reduz sua biodisponibilidade	Alterações mentais (depressão, alucinações), parestesia, anorexia e náusea; uma erupção descamativa, seborreica e eritematosa pode ocorrer em torno dos olhos, nariz e boca, bem como nas extremidades
Ácido ascórbico (C) (escorbuto)	Ácido ascórbico sérico	Tabagismo, alcoolismo	Fragilidade capilar, hemorragia petequial, hemorragia articular e musculoesquelética, má cura de feridas, estado catabólico, dentes frouxos e margens alveolares gangrenosas, baixo potássio, ferro
A	Vitamina A plasmática	Falta na dieta de verduras e fígado animal, ou má absorção	Perda de visão noturna, secura conjuntival, destruição da córnea, anemia
D (raquitismo)	25-Di-hidroxi-vitamina D plasmática	Vitamina D diminuída leva a menos absorção de cálcio, balanceada pela atividade do paratormônio, que aumenta devido ao cálcio baixo, levando à atividade osteoclástica aumentada e reabsorção óssea	Cifose torácica poderia levar à hipoventilação, cálcio sérico normal a baixo, baixo fosfato sérico, alta fosfatase alcalina plasmática

Continua

STOELTING ANESTESIA E DOENÇAS COEXISTENTES

TABELA 13-8	Deficiências Vitamínicas - cont.		
Vitamina	**Teste Laboratorial**	**Causas de Deficiência**	**Sinais de Deficiência**
E	α-Tocoferol plasmático	Ocorre apenas com má absorção de gordura, ou anormalidades genéticas do metabolismo/ transporte da vitamina E	Neuropatia periférica, ataxia espinocerebelar, atrofia muscular esquelética, retinopatia
K	Tempo de protrombina	Formada por bactérias intestinais que são eliminadas por antibioticoterapia prolongada ou falha na absorção de gordura	Sangramento

DC, débito cardíaco; RVS, resistência vascular sistêmica.

TABELA 13-9	Erros Inatos do Metabolismo

Porfiria

Gota

Pseudogota

Hiperlipidemia

Transtornos do metabolismo dos carboidratos

Transtornos dos aminoácidos

Mucopolissacaridoses

Gangliosidoses

TABELA 13-10	Classificação das Porfirias

Agudas
Porfiria intermitente aguda
Porfiria variegada
Coproporfiria hereditária
Plumboporfiria

Não Agudas
Porphyria cutanea tarda
Porfirias eritropoéticas
  Uroporfiria eritropoética
  Protoporfiria eritropoética

Adaptado de James MFM, Hift RJ: Porphyrias. Br J Anaesth 2000;85:143–153.

eletiva), desidratação, estresse (como o associado com anestesia e cirurgia) e infecção. Gravidez nestas pacientes muitas vezes se associa com aborto espontâneo. Além disso, a gravidez pode ser complicada por hipertensão sistêmica e uma incidência aumentada de lactentes de baixo peso ao nascimento.

Sinais e Sintomas Ataques agudos de porfiria são caracterizados por dor abdominal grave, instabilidade do sistema nervoso autônomo, perturbações eletrolíticas, e manifestações neuropsiquiátricas que variam desde perturbações brandas a eventos ameaçadores à vida fulminantes. Fraqueza muscular esquelética que pode progredir para tetraparesia e insuficiência respiratória é a manifestação neurológica potencialmente mais letal dos ataques agudos de porfiria. Comprometimento do sistema nervoso central com lesões de neurônio motor superior, paralisias de nervos cranianos e comprometimento do cerebelo e núcleos basais são vistos menos frequentemente, bem como neuropatia autônoma que, juntamente com hipovolemia, pode exacerbar instabilidade cardiovascular. Convulsões podem ocorrer durante um ataque de porfiria aguda. Perturbações psiquiátricas podem desenvolver-se, mas parece que a sua incidência foi exagerada.

Sintomas gastrointestinais acompanhando dor abdominal incluem vômito e diarreia. Apesar da dor abdominal grave (que pode simular apendicite aguda, colecistite aguda, cólica renal), o exame clínico do abdome é tipicamente normal. Acredita-se que a dor abdominal seja relacionada diretamente à neuropatia do sistema nervoso autônomo. Desidratação e perturbações eletrolíticas envolvendo sódio, potássio e magnésio podem ser proeminentes nestes pacientes. Taquicardia e hipertensão sistêmica ou, menos comumente, hipotensão são manifestações de instabilidade cardiovascular.

Remissões completas e prolongadas são prováveis entre os ataques, e muitos indivíduos com o defeito genético nunca desenvolvem sintomas. A este respeito, os pacientes em risco conhecido de porfiria mas previamente assintomáticos (porfiria silenciosa ou latente) podem experimentar seus primeiros sintomas em resposta à administração inadvertida de fármacos desencadeadores durante o período perioperatório. As concentrações de ALA sintetase estão aumentadas durante todos os ataques de porfiria aguda.

Fármacos Desencadeadores Fármacos podem desencadear um ataque agudo de porfiria induzindo a atividade de ALA sintetase ou interferindo com o controle negativo por *feedback* como a via final comum (Fig. 13-4). Não é possível predizer que fármacos serão porfirinogênicos, embora grupamentos químicos como os grupos alquila presentes nos barbitúrico e certas estruturas esteroides tenham sido incriminados na produção de porfiria. Só as formas agudas de porfiria são afetadas pela indução de enzimas induzidas por fármacos. Não está claro por que as manifestações da porfiria não aguda aparentemente não são afetadas por fármacos indutores de enzimas. Por exemplo, indutores enzimáticos potentes da ALA sintetase, incluindo os anticonvulsivos, não exacerbam ou precipitam *porphyria cutanea tarda* ou as porfirias eritropoéticas. A rotu-

CAPÍTULO 13
Doenças Nutricionais e Erros Inatos do Metabolismo

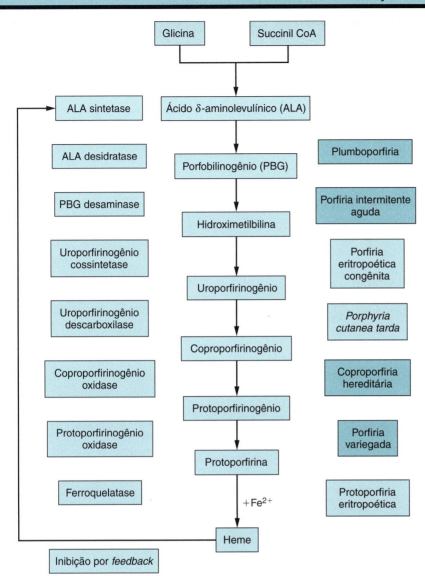

Figura 13-4 • Vias metabólicas da síntese do heme. As enzimas estão assinaladas na alça de inibição por *feedback* da sequência, e o tipo de porfiria associado com a deficiência enzimática está designado à direita. Exemplos de porfirias agudas estão indicados nos retângulos. CoA, coenzima A. *(Adaptado de James MFM, Hift RJ: Porphyrias. Br J Anaesth 2000;85:143–153.)*

lação de fármacos como seguros ou inseguros para pacientes com porfiria é muitas vezes baseada em experiência de casos episódicos com o uso dos fármacos em pacientes porfíricos e relatos da indução de ataques agudos. Fármacos podem ser testados em modelos de cultura de células quanto à sua capacidade de induzir atividade de ALA sintetase ou quanto aos seus efeitos sobre a síntese de porfirinas. Alternativamente, a ação dos fármacos sobre a via sintetizadora das porfirinas pode ser investigada em modelos animais. Tanto a cultura de células quanto os modelos animais tendem a superestimar a porfirinogenicidade dos fármacos.

É difícil avaliar o potencial porfirinogênico dos fármacos anestésicos, uma vez que outros fatores como sepse ou estresse podem precipitar uma crise porfírica coincidentemente com administração de anestesia. Qualquer classificação dos fármacos anestésicos, no que concerne à sua porfirinogenicidade, tende a ser imperfeita e arbitrária (**Tabela 13-11**). Cuidado particular é necessário ao selecionar fármacos para pacientes com porfiria intermitente aguda ou formas clinicamente ativas de porfiria e ao prescrever fármacos em combinação, uma vez que exacerbação da porfiria é mais provável nestas circunstâncias.

Porfiria Intermitente Aguda De todas as porfirias agudas, a porfiria intermitente aguda afetando o sistema nervoso central e periférico produz os sintomas mais sérios (hipertensão sistêmica, disfunção renal) e é uma das mais tendentes a ameaçar a vida. A enzima defeituosa é a porfobilinogênio desaminase, e o gene que codifica esta enzima está localizado no cromossomo 11 (Fig. 13-4).

Porfiria Variegada Porfiria variegada é caracterizada por neurotoxicidade e fotossensibilidade cutânea, na qual erupções bolhosas da pele ocorrem com a exposição à luz solar como resultado da conversão de porfirinogênios em porfirinas. O defeito enzimático é ao nível da protoporfirinogênio oxidase, e o gene que codifica esta enzima é no cromossomo 1 (Fig. 13-4). A incidência de porfiria variegada é mais alta na África do Sul.

Coproporfiria Hereditária Ataques agudos de coproporfiria hereditária são menos comuns e graves do que porfiria intermitente aguda ou porfiria variegada. Assim como em todos os pacientes com porfiria variegada, neurotoxicidade e hipersensibilidade cutânea são características, embora tendam a ser menos graves. A enzima defeituosa é a coproporfirinogênio oxidase, codificada por um gene no cromossomo 9 (Fig. 13-4).

TABELA 13-11 Recomendações sobre Uso de Fármacos Anestésicos na Presença de Porfirias Agudas

Fármaco	Recomendação	Fármaco	Recomendação
Anestésicos Inalados		**Antagonistas Opioides**	
Óxido nitroso	Seguro	Naloxona	Segura
Isoflurano	Provavelmente seguro*	**Anticolinérgicos**	
Sevoflurano	Provavelmente seguro*	Atropina	Segura
Desflurano	Provavelmente seguro*	Glicopirrolato	Seguro
Anestésicos Intravenosos		**Anticolinesterásicos**	
Propofol	Seguro	Neostigmina	Segura
Cetamina	Provavelmente segura*	**Anestésicos Locais**	
Tiopental	Evitar		
Tiamilal	Evitar	Lidocaína	Segura
Metoexital	Evitar	Tetracaína	Segura
Etomidato	Evitar	Bupivacaína	Segura
Analgésicos		Mepivacaína	Segura
		Ropivacaína	Sem dados
Acetaminofeno	Seguro	**Sedativos e Antieméticos**	
Aspirina	Segura		
Codeína	Segura	Droperidol	Seguro
Morfina	Segura	Midazolam	Provavelmente seguro*
Fentanil	Seguro	Lorazepam	Provavelmente seguro*
Sufentanil	Seguro	Cimetidina	Provavelmente segura*
Cetorolaco	Provavelmente evitar[†]	Ranitidina	Provavelmente segura*
Fenacetina	Provavelmente evitar[†]	Metoclopramida	Provavelmente segura*
Pentazocina	Evitar	Ondansetron	Provavelmente seguro*
Fármacos Bloqueadores Neuromusculares		**Fármacos Cardiovasculares**	
Succinilcolina	Segura		
Pancurônio	Seguro	Epinefrina	Segura
Atracúrio	Provavelmente seguro*	α-Agonistas	Seguros
Cisatracúrio	Provavelmente seguro*	β-Agonistas	Seguros
Vecurônio	Provavelmente seguro*	β-Antagonistas	Seguros
Rocurônio	Provavelmente seguro*	Diltiazem	Provavelmente seguro*
Mivacúrio	Provavelmente seguro*	Nitroprussiato	Provavelmente seguro*
		Nifedipina	Provavelmente evitar[†]

*Embora a segurança não esteja concludentemente estabelecida, é improvável que o fármaco provoque porfiria aguda.
[†]Usar apenas se os benefícios esperados superarem os riscos.
Adaptado de James MFM, Hift RJ: Porphyrias. Br J Anaesth 2000;85:143–153.

Porphyria Cutanea Tarda *Porphyria cutanea tarda* é devida a um defeito enzimático (atividade hepática diminuída de uroporfirinogênio descarboxilase) transmitido como um caráter autossômico dominante. A atividade de ALA sintetase não é importante, e fármacos capazes de precipitar ataques de outras formas de porfiria não provocam um ataque de *porphyria cutanea tarda*. Similarmente, neurotoxicidade não acompanha esta forma de porfiria. Sinais e sintomas de *porphyria cutanea tarda* mais frequentemente aparecem como fotossensibilidade em homens com mais de 35 anos de idade. O acúmulo de porfirinas no fígado é associado com necrose hepatocelular. Anestesia não é um risco nos pacientes afetados, embora a escolha de fármacos deva levar em consideração a provável presença de doença coexistente.

Uroporfiria Eritropoética Uroporfiria eritropoética é uma forma rara de porfiria, transmitida como caráter autossômico reces-

sivo. Em contraste com a síntese de porfirina no fígado, a síntese de porfirina no sistema eritropoético responde a alterações no hematócrito e oxigenação tecidual. Anemia hemolítica, hiperplasia da medula óssea e esplenomegalia muitas vezes estão presentes. Infecções repetidas são comuns, e a fotossensibilidade é grave. A urina dos pacientes afetados se torna vermelha quando exposta à luz. Neurotoxicidade e dor abdominal não ocorrem, e administração de barbitúricos não altera adversamente o curso da doença. Morte usualmente ocorre durante o começo da infância.

Protoporfiria Eritropoética Protoporfiria eritropoética (**Tabela 13-12**) é uma forma mais comum, porém menos debilitante, de porfiria eritropoética. Os sinais e sintomas incluem fotossensibilidade, erupções cutâneas vesiculares, urticária e edema. Em pacientes ocasionais, colelitíase se desenvolve secundariamente à excreção aumentada de protoporfirina. Administração de barbi-

CAPÍTULO 13
Doenças Nutricionais e Erros Inatos do Metabolismo

TABELA 13-12	Sumário dos Principais Achados Bioquímicos nas Porfirias Agudas		
Transtorno	**ALA e PBG Urinários**	**Porfirinas Urinárias**	**Porfirinas Fecais**
PIA quiescente	Aumentados	Aumento brando	Normais
PIA aguda	Muito altos	Muito altas	Como acima
CPH quiescente	Normais	Coproporfirina III muitas vezes aumentada	Coproporfirina III aumentada
CPH aguda	Altos	Aumentados	Como acima
PV quiescente	Normais	Normais	Porfirina III pentacarboxílica, coproporfirina II e protoporfirina IX aumentadas
PV aguda	Altos	Altos	Como acima

Portadores silenciosos não demonstrarão anormalidade na testagem urinária e fecal, todavia carregam o gene e estão em risco de um ataque agudo. PIA, porfiria intermitente aguda; ALA, ácido aminolevulínico; CPH, coproporfiria hereditária; PBG, porfobilinogênio.

túricos não afeta adversamente o curso da doença, e sobrevida até a idade adulta é comum.

Conduta Anestésica

Anestesia foi implicada no desencadeamento de ataques agudos de porfiria, embora relatos recentes sejam raros. De fato, a maioria dos pacientes com porfiria pode ser anestesiada com segurança supondo-se que precauções apropriadas são tomadas. A este respeito, os pacientes com evidência de porfiria ativa ou uma história de crises porfíricas agudas devem ser considerados em risco aumentado. Fármacos de ação curta são considerados seguros porque a sua eliminação rápida limita o tempo de exposição para ocorrer indução enzimática. Uso repetido ou prolongado (infusões intravenosas contínuas de propofol) poderia resultar em respostas diferentes. Há múltiplos relatos de casos de uso bem-sucedido da administração intermitente de propofol em pacientes com porfiria, embora não haja dados suficientes sobre infusão contínua para validar esta técnica. Há razão para acreditar que a exposição a múltiplos fármacos indutores enzimáticos potenciais pode ser mais perigosa que a exposição a qualquer um dos fármacos.

Avaliação Pré-operatória
Diretrizes para seleção de fármacos:
1. Há evidência de que exposição única a indutores potentes é tolerada mas não em ataques agudos.
2. Há razões para acreditar que a exposição a múltiplos agentes potenciais é mais perigosa que a qualquer novo agente isoladamente.
3. Alguns fármacos são listados com base em experiências com animais ou culturas de células e a ação pode não ser verdadeira.
4. Relatos de casos com resultado adverso frequentemente não são confiáveis.

Os princípios da conduta anestésica seguro dos pacientes com porfiria dependem da identificação dos indivíduos suscetíveis e da determinação dos fármacos desencadeadores porfirinogênicos potenciais. Identificação laboratorial dos indivíduos porfíricos não é fácil, uma vez que muitos mostram apenas anormalidades bioquímicas sutis, ou nenhuma, durante as fases assintomáticas. Na presença de uma história familiar sugestiva, a determinação da atividade de porfobilinogênio eritrocitária é o teste de triagem mais apropriado para pacientes com suspeita de porfiria intermitente aguda. Além de uma história familiar cuidadosa e exame físico completo (muitas vezes sem evidência clínica ou com apenas lesões sutis da pele), a presença ou ausência de neuropatia periférica e instabilidade do sistema nervoso autônomo é observada.

Se uma exacerbação aguda de porfiria for suspeitada durante o período pré-operatório, atenção particular deve ser dada à força muscular esquelética e à função dos nervos cranianos, uma vez que os sintomas relacionados a estes sistemas podem predizer iminente insuficiência respiratória e um risco aumentado de aspiração pulmonar. Exame cardiovascular pode revelar hipertensão sistêmica e taquicardia, as quais necessitam de tratamento antes da indução da anestesia. Ventilação pós-operatória dos pulmões do paciente pode ser necessária durante uma crise porfírica aguda. Durante uma exacerbação aguda, a dor abdominal grave pode imitar um abdome cirúrgico. A preparação pré-operatória em pacientes experimentando uma crise porfírica aguda deve incluir avaliação cuidadosa do equilíbrio hídrico e estado eletrolítico.

A inanição pré-operatória deve ser minimizada, mas se um jejum prolongado for inevitável, a administração de uma infusão de glicose–soro fisiológico durante o período pré-operatório pode ser considerada, uma vez que a restrição calórica foi ligada à precipitação de ataques agudos de porfiria. Em vista da frequência com a qual a hiponatremia é encontrada durante ataques agudos de porfiria, líquidos intravenosos contendo somente glicose não são recomendados.

Pré-medicação Pré-operatória
Benzodiazepínicos são comumente selecionados para ansiólise pré-operatória. A profilaxia de aspiração que inclua antiácidos e/ou antagonistas dos receptores H_2 é aceitável. Cimetidina foi recomendada para tratamento de crises porfíricas agudas, uma vez que este fármaco pode diminuir o consumo de heme e inibir a atividade de ALA sintetase. Cimetidina não parece ser eficaz profilaticamente.

Terapia Profilática
Nenhuma terapia profilática específica demonstrou ter benefício comprovado. Entretanto, como a administração de carboidrato pode suprimir a síntese de porfirina, a

315

administração de suplementos orais de carboidrato (20 g/h) pré-operatoriamente pode ser recomendada. Se alimentações orais não forem aceitáveis, glicose a 10% em soro fisiológico é uma opção. Hematina não foi avaliada como terapia profilática.

Anestesia Regional Não existe contraindicação absoluta ao uso de anestesia regional em pacientes com porfiria. Se uma anestesia regional for considerada, é essencial fazer um exame neurológico antes de iniciar o bloqueio, para minimizar a probabilidade de que a piora de qualquer neuropatia preexistente seja erroneamente atribuída ao anestésico regional. Bloqueio do sistema nervoso autônomo induzido pelo anestésico poderia revelar instabilidade cardiovascular, especialmente na presença de neuropatia do sistema nervoso autônomo, hipovolemia, ou ambas. Não há evidência de que qualquer anestésico local alguma vez tenha induzido um ataque agudo de porfiria ou dano neurológico em indivíduos porfíricos. Anestesia regional foi administrada com segurança a parturientes com porfiria intermitente aguda. Anestesia regional para pacientes experimentando porfiria intermitente aguda, no entanto, tende a não ser usada por causa de preocupações relacionadas com a instabilidade hemodinâmica, confusão mental e neuropatia associada.

Anestesia Geral A dose total de fármacos administrados e a duração da exposição podem influenciar o risco de desencadear uma crise porfírica em pacientes vulneráveis (Tabela 13-11). A este respeito, a disponibilidade de fármacos anestésicos de ação curta provavelmente contribuiu para a segurança da anestesia na presença de porfiria. O monitoramento perioperatório deve considerar a frequente presença de disfunção do sistema nervoso autônomo e a possibilidade de pressão arterial sistêmica lábil.

Indução da Anestesia Propofol tem sido usado com segurança para indução de anestesia em pacientes com porfiria, embora o uso de infusões contínuas prolongadas deste medicamento seja de segurança não comprovada. Cetamina foi usada com segurança na presença de porfiria intermitente aguda quiescente. O uso de etomidato é questionável, uma vez que ele demonstrou ser potencialmente porfirinogênico em estudos animais apesar do seu uso seguro nesta população de pacientes. Todos os barbitúricos devem ser considerados inseguros para uso anestésico apesar de numerosos relatos da sua administração segura a pacientes porfíricos durante a fase quiescente. Em contraposição, piora dos sintomas foi observada quando tiopental foi administrado na presença de uma crise porfírica.

Manutenção da Anestesia Óxido nitroso está bem estabelecido como um anestésico inalado seguro para administrar aos pacientes com porfiria. Uso seguro de isoflurano foi descrito. As curtas durações de ação do sevoflurano e desflurano são características desejáveis para fármacos a serem administrados a pacientes com porfiria, mas a experiência é demasiado limitada para fazer recomendações. Opioides foram administrados com segurança a estes pacientes. Fármacos bloqueadores neuromusculares não parecem introduzir um risco previsível quando administrados a estes pacientes.

Bypass *Cardiopulmonar* Teoricamente, *bypass* cardiopulmonar é um risco potencial dos pacientes com porfiria, uma vez que o estresse adicional introduzido pela hipotermia, hemólise induzida pela bomba, perda sanguínea e seu consequente aumento na demanda de heme pela medula óssea, e o grande número de fármacos administrados poderia aumentar o risco de desenvolvimento de uma crise porfírica. Contudo, a experiência clínica não suporta uma incidência aumentada de crises porfíricas nestes pacientes quando submetidos a *bypass* cardiopulmonar.

Tratamento de uma Crise Porfírica

O primeiro passo no tratamento de uma crise porfírica aguda é a remoção de quaisquer fatores desencadeadores conhecidos. Hidratação adequada e carboidratos são necessários por uma via enteral ou parenteral. Sedação usando fenotiazina pode ser usada; dor muitas vezes exige tratamento com opioides. Náusea e vômito são tratados com antieméticos convencionais. Bloqueadores β-adrenérgicos são administrados para controlar taquicardia e hipertensão sistêmica. Caso ocorram convulsões, os anticonvulsivos tradicionais são vistos como inseguros, necessitando do uso de uma benzodiazepina ou um relato de caso descreve propofol para terminar a convulsão. Perturbações eletrolíticas, incluindo hipomagnesemia, são tratadas agressivamente.

Hematina (3–4 mg/kg IV durante 20 minutos) é a única forma específica de terapia para uma crise porfírica aguda. Presume-se que a hematina suplemente o fundo intracelular de heme e, assim, suprima a atividade de ALA sintetase. Arginato de heme é mais estável que hematina e não tem os potenciais efeitos adversos associados com a hematina (insuficiência renal, coagulopatia, tromboflebite). Somatostatina diminui a velocidade de formação de ALA sintetase, e combinada com plasmaférese pode diminuir eficazmente a dor e induzir remissão.

Gota

A gota é um transtorno do metabolismo das purinas e pode ser classificada como primária ou secundária. Gota primária é devida a um defeito metabólico herdado que leva à produção excessiva de ácido úrico. Gota secundária é hiperuricemia devida a uma causa identificável, tal como fármacos quimioterápicos para tratar leucemia, levando à lise rápida de células contendo purinas. A gota é caracterizada por hiperuricemia com episódios recorrentes de artrite aguda devido à deposição de cristais de urato nas articulações. A deposição de cristais de urato tipicamente dá início a uma resposta inflamatória que causa dor e movimento limitado das articulações. Pelo menos metade dos ataques iniciais de gota é limitada à primeira articulação metatarsofalângica. Hiperuricemia persistente também resulta na deposição de cristais de urato em localizações extra-articulares, manifestada mais frequentemente sob a forma de nefrolitíase. Deposição de cristais de urato também pode ocorrer no miocárdio, valva aórtica e regiões espinais extradurais. A incidência de hipertensão sistêmica, cardiopatia isquêmica e diabetes melito é aumentada em pacientes com gota.

Tratamento

O tratamento da gota é planejado para diminuir as concentrações plasmáticas de ácido úrico pela administração de fármacos uricosúricos (probenecida) ou inibição da conversão de purinas em ácido úrico pela xantina oxidase (alopurinol). A colchicina, que não tem qualquer efeito sobre o metabolismo das purinas, é considerada o medicamento de escolha para tratamento da artrite gotosa. Ela alivia a dor articular presumivelmente por modificar a migração de leucócitos e a fagocitose. Os efeitos colaterais da colchicina incluem vômito e diarreia. Grandes doses de colchicina também podem produzir disfunção hepatorrenal e agranulocitose.

CAPÍTULO 13
Doenças Nutricionais e Erros Inatos do Metabolismo

Conduta Anestésica

A conduta anestésica na presença de gota focaliza-se na pré-hidratação para facilitar eliminação renal de ácido úrico. Bicarbonato de sódio para alcalinizar a urina também facilita a excreção de ácido úrico. Uma vez que lactato pode diminuir a secreção tubular renal de ácido úrico, o uso de solução de Ringer lactato pode ser questionado, embora esta seja uma preocupação não provada. Apesar de precauções apropriadas, ataques agudos de gota podem seguir-se a procedimentos cirúrgicos sem nenhuma razão aparente em pacientes com uma história de gota.

Manifestações extra-articulares da gota e efeitos colaterais de fármacos usados para controlar a doença merecem consideração ao se formular o plano para manejo anestésico. A função renal é avaliada, uma vez que as manifestações clínicas da gota usualmente aumentam com a deterioração da função renal. Anormalidades detectadas no eletrocardiograma podem refletir depósitos de urato no miocárdio. A incidência aumentada de hipertensão sistêmica, cardiopatia isquêmica e diabetes melito em pacientes com gota é considerada. Embora raros, efeitos adversos renais e hepáticos podem ser associados com probenecida e colchicina. Movimento limitado da articulação temporomandibular por artrite gotosa, se presente, pode tornar difícil a laringoscopia para intubação traqueal.

Síndrome de Lesch-Nyhan

A síndrome de Lesch-Nyhan é um transtorno geneticamente determinado do metabolismo das purinas que ocorre exclusivamente em homens. Bioquimicamente, o defeito é caracterizado por atividade diminuída ou ausente de hipoxantina-guanina fosforribosil transferase, levando à produção excessiva de purinas e a concentrações aumentadas de ácido úrico em todo o corpo. Clinicamente, os pacientes muitas vezes são mentalmente retardados e exibem padrões característicos de espasticidade e automutilação. A automutilação geralmente envolve trauma aos tecidos perriorais, e a escarificação subsequente pode apresentar dificuldades na laringoscopia direta para intubação traqueal. Transtornos convulsivos associados com esta síndrome são muitas vezes tratados com benzodiazepínicos. Disfagia atetoide pode aumentar a probabilidade de aspiração se ocorrer vômito. Desnutrição muitas vezes está presente. Hiperuricemia é associada com nefropatia, cálculos do trato urinário e artrite. A morte é muitas vezes devida à insuficiência renal.

O manejo da anestesia é influenciado por disfunção renal coexistente e possível metabolismo prejudicado de fármacos administrados durante a anestesia. A presença de um transtorno espástico do músculo esquelético sugere precaução ao se usar succinilcolina. A resposta do sistema nervoso simpático ao estresse é aumentada, sugerindo precaução na administração de catecolaminas exógenas a estes pacientes.

Transtornos do Metabolismo dos Carboidratos

Os transtornos do metabolismo dos carboidratos usualmente refletem defeitos enzimáticos geneticamente determinados (**Tabela 13-13**). O defeito pode resultar em uma deficiência ou um excesso de precursores ou produtos finais do metabolismo que normalmente são envolvidos na formação de glicogênio a partir de glicose. Em alguns casos, uma via metabólica alternativa é usada. Em última análise, sinais e sintomas de transtornos específicos do metabolismo dos carboidratos refletem os efeitos produzidos por alterações na quantidade de precursores ou produtos finais do metabolismo que resultam dos defeitos enzimáticos.

TABELA 13-13	Transtornos do Metabolismo dos Carboidratos

Doença de armazenamento de glicogênio tipo 1a (doença de von Gierke)

Doença de armazenamento de glicogênio tipo 1b

Doença de Pompe

Doença de McArdle

Galactosemia

Deficiência de frutose 1,6-difosfato

Deficiência de piruvato desidrogenase

Mucopolissacaridoses

Gangliosidoses

Doença de Armazenamento de Glicogênio Tipo 1a

A doença de armazenamento de glicogênio tipo 1a (doença de von Gierke) é devida à deficiência ou ausência da enzima glicose 6-fosfatase. Como resultado, o glicogênio não pode ser hidrolisado nos hepatócitos, neutrófilos e possivelmente em outras células, levando à sua acumulação intracelular. A hipoglicemia pode ser grave, e alimentações orais são necessárias a cada 2 a 3 horas para manter concentrações aceitáveis de glicose. Acidose metabólica crônica está presente e pode levar à osteoporose. Retardo mental, retardo do crescimento e convulsões devidas à hipoglicemia são prováveis. Hepatomegalia é devida à acumulação de glicogênio no fígado. Aumento renal causado pela acumulação de glicogênio pode se manifestar como pielonefrite crônica. Uma diátese hemorrágica pode ser devida à disfunção das plaquetas e manifestar-se como epistaxe recorrente e sangramento após pequeno trauma e cirurgia. Ocorre obesidade facial e do tronco. Sobrevida além de 2 anos de idade é incomum, embora a criação cirúrgica de um *shunt* portocaval possa beneficiar alguns pacientes.

O manejo anestésico inclui fornecimento de glicose exógena para prevenir hipoglicemia intraoperatória potencialmente não reconhecida. Monitoramento do pH arterial e da glicemia é útil, uma vez que estes pacientes muitas vezes se tornam acidóticos devido a uma incapacidade de converter ácido lático em glicogênio. A este respeito, soluções contendo lactato para infusões intravenosas são evitadas, a fim de minimizar a possibilidade teórica de acidose metabólica devido à administração de lactato durante o período perioperatório.

Doença de Armazenamento de Glicogênio Tipo 1b

A doença de armazenamento de glicogênio tipo 1b é uma rara doença autossômica recessiva na qual glicose 6-fosfato, um produto da clivagem metabólica do glicogênio, não pode ser transportada para a superfície interna dos microssomos por causa de uma deficiência no seu sistema de transporte. Como tal, esta doença é uma variante da doença de armazenamento de glicogênio tipo 1a. Na doença de armazenamento de glicogênio 1b, o glicogênio acumula-se no fígado, rins e mucosa intestinal, e a disponibilidade de glicose aos tecidos é prejudicada. Seguem-se hipoglicemia

317

e acidose lática. Os sinais e sintomas clínicos assemelham-se aos descritos quanto à doença de armazenamento de glicogênio tipo 1a. Além disso, os pacientes tipo 1b podem sofrer infecções recorrentes devido à atividade prejudicada dos neutrófilos.

Jejum pré-operatório é minimizado, e infusões contendo glicose são administradas intravenosamente durante todo o período perioperatório. Assepsia estrita é importante, e a normalização pré-operatória das concentrações de glicose sanguínea pode melhorar a função das plaquetas, desse modo diminuindo a probabilidade de sangramento intraoperatório. Monitoramento intraoperatório das concentrações sanguíneas de glicose é recomendado, uma vez que a hipoglicemia pode ser grave e difícil de reconhecer durante anestesia geral. Acidose lática se desenvolve como resultado da conversão incompleta do glicogênio. Por esta razão, monitoramento do pH arterial é útil; administração de soluções contendo lactato não é recomendada. Hiperventilação iatrogênica dos pulmões do paciente e alcalose respiratória associada podem estimular a liberação de lactato dos músculos esqueléticos e agravar a acidose metabólica. O tratamento da acidose metabólica inclui administração de bicarbonato de sódio intravenoso.

Transtornos do Metabolismo dos Aminoácidos

Embora haja mais de 70 transtornos conhecidos do metabolismo dos aminoácidos, a maioria é extremamente rara. Manifestações clássicas incluem retardo mental, convulsões e aminoacidúria (**Tabela 13-14**). Além disso, acidose metabólica, hiperamonemia, insuficiência hepática e tromboembolismo também podem ocorrer.

O manejo da anestesia em pacientes com transtornos do metabolismo de aminoácido é dirigido para a manutenção do volume líquido intravascular e homeostasia ácido-básica. O uso de anestésicos que possam provocar convulsões pode ser questionável em vista da provável presença de distúrbios convulsivos nestes pacientes.

Fenilcetonúria

A fenilcetonúria é o protótipo dos transtornos atribuíveis a metabolismo de aminoácido anormal. Fenilalanina acumula-se devido a uma deficiência enzimática da fenilalanina hidroxilase. As características clínicas incluem retardo mental e convulsões. A pele pode ser friável e vulnerável a lesão pela pressão ou atrito criado por materiais adesivos. Também, estes pacientes são mais susceptíveis à deficiência de vitamina B_{12}, especialmente com controle

TABELA 13-14	Transtornos do Metabolismo dos Aminoácidos						
Transtorno	Retardo Mental	Convulsões	Acidose Metabólica	Hipera-monemia	Insuficiência Hepática	Tromboem-bolismos	Outros
Fenilcetonúria	Sim	Sim	Não	Não	Não	Não	Pele frágil
Homocistinúria	Sim/não	Sim	Não	Não	Não	Sim	
Hipervalinemia	Sim	Sim	Sim	Não	Não	Não	Hipoglicemia
Citrulinemia	Sim	Sim	Não	Sim	Sim	Não	
Acidúria de cadeia ramificada (doença de urina em xarope de bordo)	Sim	Sim	Sim	Não		Sim	Hipoglicemia Deterioração neurológica durante o período perioperatório
Deficiência de metilmalonil coenzima A mutase			Sim	Sim			Acidose intra-operatoriamente Evitar óxido nitroso?
Isoleucinemia	Sim	Sim	Sim	Sim	Sim	Não	Hipovolemia
Metioninemia	Sim	Não	Não	Não	Não	Não	Instabilidade térmica
Histidinúria	Sim	Sim/não	Não	Não	Não	Não	Fragilidade dos eritrócitos
Aminoacidúria neutra (doença de Hartnup)	Sim/não		Sim	Não	Não	Não	Dermatite
Argininemia	Sim		Não	Sim	Sim	Não	

dietético estrito. Se este for o caso e o paciente tiver deficiência de vitamina B_{12} devido à falta de tratamento suplementar, óxido nítrico provavelmente deve ser evitado. Eles também podem ser mais sensíveis a narcóticos.

Homocistinúria

A homocistinúria é devida à falta de transulfuração de precursores de cistina, um constituinte importante das ligações cruzadas no colágeno. As manifestações da doença refletem colágeno enfraquecido e incluem luxação da lente, osteoporose, cifoescoliose, cabelo claro quebradiço e rubor malar.Retardo mental pode ser o achado mais proeminente nesta doença. O diagnóstico de homocistinúria é confirmado pela demonstração de homocistina na urina conforme evidenciado pelo desenvolvimento de uma cor magenta característica com a exposição a nitroprussiato. Tromboembolismo pode ser ameaçador à vida e presume-se que reflita ativação do fator Hageman pela homocistina, resultando em adesividade aumentada das plaquetas. Tentativas de minimizar a probabilidade de tromboembolismo durante o período perioperatório devem incluir administração de piridoxina, que diminui a adesividade das plaquetas, hidratação pré-operatória, infusão de dextrana e deambulação precoce.

Doença de Urina em Xarope de Bordo

A doença de urina em xarope de bordo é um raro erro inato do metabolismo que resulta da carboxilação defeituosa dos aminoácidos de cadeia ramificada. Na ausência de atividade enzimática adequada, o consumo de alimentos contendo aminoácidos de cadeia ramificada resulta na acumulação destes aminoácidos e cetoácidos nos tecidos e no sangue. As concentrações aumentadas de leucina são usualmente maiores que as de isoleucina ou valina, uma vez que a leucina é o aminoácido predominante na maioria das proteínas. Estes aminoácidos resultam em um odor de xarope de bordo na urina.

Retardo do crescimento e desenvolvimento psicomotor retardado são muitas vezes uma consequência deste desequilíbrio metabólico crônico. Infecção ou jejum comumente resultam em descompensação metabólica aguda, com concentrações plasmáticas aumentadas de aminoácidos e cetoácidos de cadeia ramificada devido à degradação de proteínas endógenas. Níveis plasmáticos aumentados de cetoácidos contribuem para a produção de acidose metabólica. Hipoglicemia é uma possibilidade, presumivelmente refletindo a capacidade das concentrações aumentadas de leucina plasmática de estimular a liberação de insulina. Uma encefalopatia potencialmente fatal pode acompanhar esta doença.

O tratamento é dirigido para diminuir os níveis plasmáticos de aminoácidos e cetoácidos de cadeia ramificada com diálise peritoneal ou hemodiálise. Nutrição parenteral usando preparações desprovidas de aminoácidos de cadeia ramificada também pode ser efetiva.

Cirurgia e anestesia introduzem vários riscos para o manejo perioperatório dos pacientes com doença de urina em xarope de bordo. Por exemplo, o catabolismo de proteínas do corpo produzido por cirurgia ou infecção poderia resultar em concentrações sanguíneas aumentadas de aminoácidos de cadeia ramificada. Mesmo sangue no trato gastrointestinal, como pode ocorrer após uma tonsilectomia, produz uma carga metabólica aumentada em pacientes com doença de urina em xarope de bordo. Acúmulo de aminoácidos de cadeia ramificada na circulação pode produzir deterioração neurológica durante o período perioperatório. O perigo de hipoglicemia nos pacientes afetados é exacerbado pelo período de jejum que precede as operações eletivas. Portanto, é útil iniciar infusões intravenosas de soluções contendo glicose intraoperatoriamente. Medição do pH arterial é útil para detectar acidose metabólica devida à acumulação de cetoácidos nestes pacientes. Acidose metabólica importante durante o período perioperatório pode exigir tratamento com administração intravenosa de bicarbonato de sódio.

Deficiência de Metilmalonil-Coenzima A Mutase

A deficiência de metilmalonil-coenzima A mutase é um erro inato do metabolismo que pode resultar na formação de acidemia metilmalônica. O tratamento agudo inclui a administração intravenosa de soluções cristaloides contendo bicarbonato de sódio. Eventos durante o período perioperatório que aumentam o catabolismo de proteína (jejum, sangramento no trato gastrointestinal, respostas a estresse, destruição de tecido) podem predispor à acidose.

A experiência com anestesia é limitada, e as recomendações são baseadas mais na teoria do que na experiência clínica. Por exemplo, óxido nitroso pode ser evitado com base na preocupação teórica de que este anestésico inalatório possa predispor à acidemia metilmalônica em pacientes susceptíveis, refletindo inibição induzida pelo óxido nitroso de coenzimas de cobalamina. O impacto do jejum pré-operatório sobre o metabolismo aminoácido e o volume intravascular é diminuído pela permissão da ingestão de líquidos transparentes até 2 horas antes da indução programada da anestesia. Administração generosa de líquidos e glicose intravenosos também é útil para minimizar hipovolemia e catabolismo proteico.

PONTOS-CHAVE

- Um IMC maior do que 28 é associado com um aumento na morbidade devida a acidente vascular cerebral, cardiopatia isquêmica e diabetes.
- A taxa metabólica em repouso se responsabiliza por cerca de 60% do gasto energético total. Exercício pode aumentar a taxa metabólica de repouso durante até 18 horas após atividade aumentada.
- Indivíduos obesos mórbidos têm mobilidade limitada e podem, portanto, parecer assintomáticos mesmo com importante comprometimento respiratório e cardiovascular.
- Apneia obstrutiva do sono é definida como cessação do fluxo de ar de mais de 10 segundos e é caracterizada por episódios frequentes de apneia ou hipopneia durante o sono. A gravidade da AOS é medida pelo número médio de incidentes por hora; mais de 5 por hora é considerado apneia de sono obstrutiva.
- Em pacientes com AOS, o efeito depressor dos anestésicos sobre o tônus muscular da faringe é potencializado.
- O nível de pressão positiva exigido para sustentar a patência da via aérea superior do paciente durante o sono deve ser determinado em um laboratório de sono.

PONTOS-CHAVE — cont.

- Tratamento cirúrgico de apneia de sono obstrutiva inclui cirurgia palatal (uvulopalatofaringoplastia assistida a *laser*) ou mesmo traqueostomia (em pacientes com apneia grave que não toleram pressão positiva nas vias aéreas).
- No plano anestésico intraoperatório dos pacientes com AOS, agentes inalados de ação curta (sevoflurano, desflurano, óxido nitroso) são os principais agentes de escolha. Eles estão em risco aumentado de desenvolver hipoxemia arterial no período pós-operatório.
- Analgesia regional é associada com uma baixa incidência de apneia e hipoxemia arterial, tornando-a uma técnica atraente para analgesia pós-operatória.
- Obesidade impõe um defeito ventilatório restritivo. O peso adicionado e a imobilização associada do diafragma resultam em diminuição na capacidade residual funcional (CRF), volume reserva expiratório (VRE) e capacidade pulmonar total, com a CRF declinando exponencialmente com o IMC cada vez maior.
- Pacientes morbidamente obesos toleram mal o exercício; qualquer aumento no débito cardíaco é obtido pelo aumento da frequência cardíaca sem um aumento no volume sistólico ou fração de ejeção.
- No início da gravidez, a sensibilidade aumentada do centro respiratório diminui os episódios apneicos, e, na parte mais adiantada da gravidez, as mulheres tendem a dormir de lado, desse modo diminuindo a probabilidade de obstrução da via aérea.

- Desenvolvimento de disritmias cardíacas em pacientes com anorexia nervosa foi atribuído à presença de hipocalemia, intervalo QT prolongado, e possível desequilíbrio do sistema nervoso autônomo.
- Se infusão de NPT for descontinuada abruptamente (p. ex., uma obstrução mecânica na tubulação de aplicação) enquanto concentrações endógenas circulantes aumentadas de insulina persistirem, resultará hipoglicemia. Líquido contendo dextrose deve ser iniciado, com frequentes verificações da glicose.
- Ataques agudos de porfiria são caracterizados por dor abdominal grave, instabilidade do sistema nervoso autônomo, perturbações eletrolíticas, e manifestações neuropsiquiátricas variando de perturbações brandas a eventos ameaçadores à vida fulminantes.
- Fraqueza muscular esquelética que pode progredir para tetraparesia e insuficiência respiratória é a manifestação neurológica potencialmente mais letal dos ataques agudos de porfiria. Convulsões podem ocorrer durante um ataque de porfiria aguda.
- Uma vez que administração de carboidrato pode suprimir síntese de porfirina, suplementos de carboidrato pré-operatoriamente podem ser recomendados.
- Em um paciente com fenilcetonúria com deficiência de B_{12} devido à falta de tratamento suplementar, óxido nitroso provavelmente deve ser evitado.

REFERÊNCIAS

Adams JP, Murphy PG: Obesity in anaesthesia and intensive care. Br J Anaesth 2000;85:91–108.

Agras WS: The eating disorders. Sci Am Med 1998;1–7.

Becker AE, Grinspoon SK, Klibanski A, et al: Eating disorders. N Engl J Med 1999;340:1092–1098.

Berthoud MC, Peacock JE, Reilly CS: Effectiveness of preoxygenation in morbidly obese patients. Br J Anaesth 1991;67:464–466.

Brodsky JB, Lemmens HJ, Brock-Utne JG, et al: Morbid obesity and tracheal intubation. Anesth Analg 2002;94:3732–3736.

Brodsky JB, Lemmens HJ, Brock-Utne JG, et al: Anesthetic considerations for bariatric surgery: Proper positioning is important for laryngoscopy. Anesth Analg 2003;96:1841–1842; author reply, 1842.

Cannon BW, Meshier WT: Extremity amputation following radial artery cannulation in a patient with hyperlipoproteinemia type V. Anesthesiology 1982;56:222–223.

Deutzer J: Potential complications of obstructive sleep apnea in patients undergoing gastric bypass surgery. Crit Care Nurs Q 2005;28:3293–3299.

Diaz JH, Belani KG: Perioperative management of children with mucopolysaccharidoses. Anesth Analg 1993;77:1261–1270.

Dierdorf SF, McNiece WL: Anaesthesia and pyruvate dehydrogenase deficiency. Can Anaesth Soc J 1983;30:413–416.

Gross JB, Bachenberg KL, Benumof JL, et al: American Society of Anesthesiologists Task Force on Perioperative Management. Practice guidelines for the perioperative management of patients with obstructive sleep apnea: a report by the American Society of Anes-

thesiologists Task Force on Perioperative Management of patients with obstructive sleep apnea. Anesthesiology 2006;104:1081–1093; quiz 1117–1118.

Herrick IA, Rhine EJ: The mucopolysaccharidoses and anaesthesia: A report of clinical experience. Can J Anaesth 1988;35:67–73.

Hofer RE, Sprung J, Sarr MG, Wedel DJ: Anesthesia for a patient with morbid obesity using dexmedetomidine without narcotics. Can J Anaesth 2005;52:2176–2180.

Jensen NF, Fiddler DS, Striepe V: Anesthetic considerations in porphyrias. Anesth Analg 1995;80:591–599.

James MFM, Hift RJ: Porphyrias. Br J Anaesth 2000;85:143–153.

Juvin P, Vadam C, Malek L, et al: Postoperative recovery after desflurane, propofol, or isoflurane anesthesia among morbidly obese patients: A prospective, randomized study. Anesth Analg 2000;91:714–719.

Kadar AG, Ing CH, White PF, et al: Anesthesia for electroconvulsive therapy in obese patients. Anesth Analg 2002;94:2360–2361.

Lemmens HJ, Brodsky JB: The dose of succinylcholine in morbid obesity. Anesth Analg 2006;102:2438–2442.

Linstedt U, Maier C, Joehnk H, et al: Threatening spinal cord compression during anesthesia in a child with mucopolysaccharidosis VI. Anesthesiology 1994;80:227–229.

Malinowski SS: Nutritional and metabolic complications of bariatric surgery. Am J Med Sci 2006;331:4219–4225.

Roberts RB, Shirley MA: Reducing the risk of acid aspiration during cesarean section. Anesth Analg 1974;53:859–868.

Rowe RW, Helander E: Anesthetic management of a patient with systemic carnitine deficiency. Anesth Analg 1990;71:295–297.

Saravanakumar K, Rao SG, Cooper GM: Obesity and obstetric anaesthesia. Anaesthesia 2006;61:136–148.

Sharar SR, Haberkern CM, Jack R, et al: Anesthetic management of a child with methylmalonyl-coenzyme A mutase deficiency. Anesth Analg 1991;73:499–501.

Shibutani K, Inchiosa MAJr, Sawada K, et al: Accuracy of pharmacokinetic models for predicting plasma fentanyl concentrations in lean and obese surgical patients: Derivation of dosing weight (pharmacokinetic mass). Anesthesiology 2004;101:603–613.

Wilder RT, Belani KG: Fiberoptic intubation complicated by pulmonary edema in a 12 year old child with Hurler syndrome. Anesthesiology 1990;72:205–207.

CAPÍTULO 14

Doença Renal

Susan Garwood

Avaliação Clínica da Função Renal
- Taxa de Filtração Glomerular
- Ureia
- Creatinina Sérica
- *Clearance* de Creatinina
- Função Tubular Renal e Integridade

Falência/Insuficiência Renal Aguda
- Incidência
- Azotemia
- Fatores de Risco para o Desenvolvimento de Insuficiência Renal Aguda
- Manejo da Insuficiência Renal Aguda

Insuficiência Renal Crônica
- Patogênese da Insuficiência Renal Crônica
- Adaptação à Falência/Insuficiência Renal Crônica
- Tratamento da Falência/Insuficiência Renal Crônica

Conduta Anestésica de Pacientes com Doença/Insuficiência Renal Crônica
- Avaliação Pré-operatória
- Indução da Anestesia

- Manutenção da Anestesia
- Manejo Pós-operatório

Transplante Renal
- Conduta Anestésica
- Complicações Pós-operatórias
- Considerações Anestésicas em Receptores de Transplante Renal que se Apresentam para Cirurgia

Doenças Primárias dos Rins
- Glomerulonefrite
- Síndrome Nefrótica
- Síndrome de Goodpasture
- Nefrite Intersticial
- Nefrite Hereditária
- Doença Renal Policística
- Síndrome de Fanconi
- Nefrolitíase
- Hipertensão Renal
- Nefropatia por Ácido Úrico
- Síndrome Hepatorrenal
- Hiperplasia Prostática Benigna
- Síndrome Pós-RTUP

Os rins são responsáveis por, ou contribuem para, diversas funções essenciais, incluindo a conservação de água, a homeostasia eletrolítica, o equilíbrio ácido-básico e diversas funções neuro-humorais ou hormonais. Quando os rins estão envolvidos em um processo de doença, algumas ou todas estas funções podem ser afetadas. O conhecimento de como os rins desempenham estas importantes

funções ajuda no entendimento da apresentação clínica, dos sinais e sintomas e no tratamento das doenças renais.

Cada rim é constituído por aproximadamente um milhão de néfrons, cada um dos quais possui partes anatômicas distintas: cápsula de Bowman, túbulo proximal, alça de Henle, túbulo distal e ducto coletor. O glomérulo, que é um tufo de capilares, é envol-

STOELTING ANESTESIA E DOENÇAS COEXISTENTES

vido pela cápsula de Bowman e é suprido por uma arteríola aferente e drenado por uma arteríola eferente ligeiramente menor. O glomérulo filtra o plasma a uma taxa de 180 L/dia, permitindo a passagem para o néfron de todas as substâncias, com exceção das proteínas e polissacarídeos. A taxa de filtração glomerular (TFG) é calculada a partir do *clearance* tanto de substâncias endógenas quanto exógenas (creatinina e inulina, respectivamente). O valor normal da TFG é 125 mL/min, no entanto, esta varia com o sexo, peso corporal e idade. A TFG se reduz em aproximadamente 1% ao ano após os 20 anos de idade. A TFG pode ser calculada a partir de volumes urinários coletados em um tempo predeterminado e da concentração sérica da creatinina (*clearance* de creatinina), ou, alternativamente, existem diversas fórmulas para estimar a TFG a partir da creatinina sérica. À medida que o plasma flui ao longo do néfron, virtualmente todos os líquido e solutos são reabsorvidos por diversos sistemas de transporte ativos e passivos.

A principal função dos rins é a homeostasia da água e do sódio, a qual é intimamente ligada a e regulada por diversos sistemas de *feedback* (retroalimentação) e hormonais.

AVALIAÇÃO CLÍNICA DA FUNÇÃO RENAL

A **Tabela 14-1** discute diversos testes utilizados para avaliar a função renal.

TABELA 14-1	Testes Utilizados para Avaliar a Função Renal
Teste	**Valor Normal**
Taxa de Filtração Glomerular	
Ureia	10-20 mg/dL
Creatinina sérica	0,7-1,5 mg/dL
Clearance de creatinina	110-150 mL/min
Proteinúria (albumina)	< 150 mg/dia
Função Tubular Renal e/ou Integridade	
Densidade específica da urina	1,003-1,030
Osmolalidade urinária	38-1.400 mOsm/L
Excreção urinária de sódio	< 40 mEq/L
Glicosúria	
Enzimúria	
N-Acetil-β-glicosaminidase	
α-Glutationa-S-transferase	
Fatores que Influenciam a Interpretação	
Desidratação	
Ingestão variável de proteínas	
Sangramento gastrointestinal	
Catabolismo	
Idade avançada	
Massa muscular esquelética	
Precisão na determinação do volume urinário coletado em um tempo pré-definido	

Taxa de Filtração Glomerular

A TFG é considerada a melhor medida da função renal, visto que se pode fazer um paralelismo com as várias funções do néfron. As alterações da TFG estão associadas a mudanças previsíveis na atividade eritropoética. As manifestações clínicas da uremia geralmente aparecem quando a TFG cai abaixo de 15 mL/min/1,73 m^2 (normal ≥ 90 mL/min/1,73 m^2). Como vários fármacos são excretados pela filtração renal, quando a TFG está reduzida podem ser necessários ajustes de dose para prevenir efeitos cumulativos.

Ureia

A concentração da ureia varia de acordo com a TFG. Todavia, a influência da ingestão alimentar, das doenças coexistentes e do volume do líquido intravascular sobre a concentração da ureia torna este um teste da função renal potencialmente enganoso. Por exemplo, a produção de ureia está aumentada em dietas com grande quantidade de proteínas ou nos sangramentos gastrointestinais, o que resulta em elevação da concentração de ureia a despeito de uma TFG normal. Outras causas de elevação da concentração de ureia a despeito de uma TFG normal incluem a desidratação e o catabolismo aumentado, como ocorre durante uma doença febril. Elevadas concentrações de ureia na presença de desidratação mais provavelmente representam uma absorção aumentada da ureia devido ao lento movimento de fluidos através dos túbulos renais. Quando esta última é responsável por elevadas concentrações de ureia, o nível de creatinina sérica permanece normal. A concentração de ureia pode permanecer normal na presença de dietas com baixa quantidade de proteínas (pacientes em diálise) a despeito de reduções da TFG. Mesmo com estas influências externas, a concentração de ureia acima de 50 mg/dL geralmente reflete uma redução da TFG.

Creatinina Sérica

Os níveis séricos de creatinina podem ser utilizados para estimar a TFG. A concentração sérica de creatinina normal varia de 0,6 a 1,0 mg/dL em mulheres e de 0,8 a 1,3 mg/dL em homens, o que reflete a diferença da massa muscular esquelética. Diversos fatores (produção acelerada de creatinina, redução da secreção tubular de creatinina, presença de cromogênios no sangue) podem elevar as concentrações séricas de creatinina sem que haja uma redução concomitante da TFG. De forma inversa, pequenas reduções da creatinina sérica podem refletir grandes reduções da TFG. A manutenção de concentrações séricas de creatinina normais em pacientes idosos com TFG sabidamente reduzidas reflete a produção reduzida de creatinina devida à redução da massa muscular esquelética que acompanha o envelhecimento. Desta forma, leves aumentos da concentração sérica da creatinina sugerem doença renal significativa. Os valores séricos de creatinina são lentos em refletir as mudanças agudas da função renal. Por exemplo, se ocorrer insuficiência renal aguda (IRA) e a TFG cair de 100 mL/min para 10 mL/min, os valores séricos de creatinina não se elevam de forma correspondente por aproximadamente 7 dias.

Clearance de Creatinina

A creatinina, um marcador endógeno da filtração renal, é produzida a uma taxa relativamente constante por conversão hepática da creatina do musculoesquelético. A creatinina é livremente filtrada e não é reabsorvida. Como resultado, o *clearance* de creatinina se correlaciona com a TFG e é a medida mais confiável da TFG. O *clearance* de creatinina não depende de correções pela idade ou da presença de estados de equilíbrio. No pré-operatório, pacientes com *clearance* de creatinina entre 10 e 25 mL/min têm que ser considerados como pacientes sob risco de desenvolvimento de respostas prolongadas ou adversas a fármacos (como bloqueadores musculares não despolarizantes) que dependem de excreção renal para o seu *clearance* plasmático. A confiabilidade no *clearance* de creatinina é diminuída pela variabilidade da secreção tubular de creatinina e pela dificuldade que a maior parte dos pacientes têm na coleta precisa de amostras de urina com tempo de coleta predeterminado.

Função Tubular Renal e Integridade

A função tubular renal é na maioria das vezes avaliada pela determinação da capacidade de concentração urinária. A presença de proteinúria pode refletir a presença de dano tubular renal. Enzimas presentes nas células tubulares renais (N-acetil-β-glicosaminidase, α-glutationa-S-transferase) podem ser detectadas na urina após a anestesia com sevoflurano, presumivelmente refletindo disfunção tubular transitória induzida por fármacos que não é acompanhada por alterações das concentrações de ureia ou de creatinina sérica.

Capacidade de Concentração Urinária

O diagnóstico de disfunção tubular renal é estabelecido pela demonstração de que os rins não produzem urina apropriadamente concentrada na presença de estímulos fisiológicos para a liberação de hormônio antidiurético. Na ausência de terapia diurética ou glicosúria, a densidade específica da urina maior que 1,018 sugere que a capacidade dos túbulos renais de concentrar a urina está adequada. O tratamento com diuréticos ou a presença de hipocalemia ou de hipercalcemia pode interferir com a capacidade dos túbulos renais de concentrar a urina. Embora seja pouco provável após a administração de sevoflurano, o fluoreto inorgânico resultante do metabolismo deste anestésico é capaz de interferir com a capacidade dos túbulos renais de concentrar a urina.

Proteinúria

A proteinúria (transitória, ortostática, persistente) é relativamente comum, estando presente em 5% a 10% dos adultos testados durante exames de rastreamento. A proteinúria transitória pode estar associada a febre, insuficiência cardíaca congestiva, atividade convulsiva, pancreatite e exercício. Esta forma de proteinúria se resolve com o tratamento da doença de base. A proteinúria ortostática ocorre em até 5% dos adolescentes quando estão de pé e se resolve quando a posição deitada é assumida. Geralmente, a proteinúria ortostática se resolve espontaneamente e não é associada a qualquer deterioração da função renal. A proteinúria persistente geralmente conota a presença de doença renal significativa. A microalbuminúria é o sinal mais precoce da nefropatia diabética. A proteinúria grave pode resultar em hipoalbuminemia, estando associada à redução da pressão oncótica do plasma e à redução da ligação proteica de fármacos.

Excreção Urinária de Sódio

Uma excreção urinária de sódio que excede 40 mEq/L reflete a redução da capacidade dos túbulos renais de conservar o sódio. Danos aos túbulos renais pela hipoxia resultam em aumento da perda de sódio pela urina. Neste caso, a osmolaridade urinária provavelmente será menor que 350 mOsm/L. Mínima excreção urinária de sódio (< 15 mEq/L) ocorre quando os túbulos renais normalmente funcionantes conservam o sódio na presença de hipovolemia. Neste caso, a osmolaridade urinária provavelmente será maior que 500 mOsm/L. A diurese induzida por fármacos também é associada à elevação da excreção urinária de sódio.

Exame de Urina

O exame da urina é útil no diagnóstico de doenças do trato urinário. A análise da urina destina-se à detecção de proteína, glicose, acetoacetato, sangue e leucócitos. O pH da urina e a concentração de solutos (densidade específica) são determinados. A microscopia do sedimento é utilizada para determinar a presença de células, cilindros, microrganismos e cristais. A hematúria pode ser causada por sangramento em qualquer ponto entre o glomérulo e a uretra. A micro-hematúria pode ser benigna (nefrite focal) ou pode refletir a presença de glomerulonefrite, cálculo renal ou câncer do trato genitourinário. Atletas podem experimentar hematúria, presumivelmente como resultado de trauma ao trato urinário. A anemia falciforme deve ser considerada em afroamericanos que exibem hematúria. Na ausência de proteinúria ou de cilindros hemáticos é improvável que a doença glomerular seja a causa da hematúria. Os cilindros hemáticos são patognomônicos da glomerulonefrite aguda. Os cilindros leucocitários são mais comumente encontrados na pielonefrite.

FALÊNCIA/INSUFICIÊNCIA RENAL AGUDA

A IRA é caracterizada pela deterioração da função renal ao longo de um período de horas a dias resultando na incapacidade dos rins de excretar escórias nitrogenadas e de manter a homeostasia de fluidos e eletrólitos. Definições de IRA comumente utilizadas incluem a elevação da concentração sérica de creatinina em mais de 0,5 mg/dL comparada ao valor basal, a redução em 50% do *clearance* calculado de creatinina ou a redução da função renal que resulta na necessidade de diálise. A IRA pode ser oligúrica (débito urinário < 400 mL/dia) ou não oligúrica (débito urinário > 400 mL/dia). A despeito de importantes avanços da terapia dialítica e da terapia intensiva, a taxa de mortalidade entre os pacientes com IRA grave (principalmente de origem isquêmica) que requerem diálise permanece alta e não teve grandes reduções durante os últimos 50 anos. Esta observação pode ser explicada pelo fato de que, quando comparados com os pacientes de 50 anos atrás, os pacientes de hoje em dia são frequentemente idosos e portadores de múltiplas doenças coexistentes. Quando a IRA ocorre em um cenário de falência de múltiplos órgãos, principalmente em pacientes com hipotensão grave ou falência respiratória, a taxa de mortalidade frequentemente excede 50%. As causas mais comuns de morte são sepse, disfunção cardiovascular e complicações pulmonares.

Incidência

A incidência de IRA depende da definição utilizada e da população de pacientes estudada. Como uma entidade clínica, acredita-se que algum grau de IRA afete 5% a 7% de todos os pacientes hospitalizados. A IRA está associada a diversas outras doenças sistêmicas, condições clínicas agudas, tratamentos com fármacos e terapias intervencionistas (**Tabela 14-2**). Ela quase que invariavelmente acompanha a síndrome de falência de múltiplos órgãos em populações de pacientes criticamente enfermos. Os pacientes sob maior risco de IRA, tanto em populações de pacientes internados quanto naqueles na comunidade, são os pacientes idosos com diabetes e algum grau de disfunção renal basal.

A etiologia da IRA é classicamente dividida em causas pré-renais, intrarrenais (ou intrínsecas) e pós-renais (Tabela 14-2). É importante comentar que a insuficiência pré-renal prolongada levará ao dano intrarrenal.

Azotemia

Azotemia Pré-renal

A azotemia pré-renal relaciona-se a aproximadamente metade dos casos de IRA adquiridos no hospital. A azotemia pré-renal sustentada é o fator mais comum de predisposição dos pacientes à necrose tubular aguda induzida por isquemia. A azotemia pré-renal é rapidamente reversível se a causa subjacente (hipovolemia, insuficiência cardíaca congestiva) for corrigida. Os pacientes idosos são especialmente susceptíveis à azotemia pré-renal devido à predisposição que estes pacientes têm à hipovolemia (pobre ingesta hídrica) e à alta incidência de doença renovascular. Entre os pacientes hospitalizados, a azotemia pré-renal é frequentemente devida a insuficiência cardíaca congestiva, disfunção hepática ou choque séptico. A redução do fluxo sanguíneo renal pode ser resultante da diminuição da pressão de perfusão induzida por fármacos anestésicos; isto ocorre particularmente na presença de hipovolemia associada ao período intraoperatório.

A avaliação da volemia sanguínea, da hemodinâmica e da terapia medicamentosa pode resultar na identificação de potenciais causas pré-renais para a oligúria aguda. A monitorização invasiva (pressão venosa central, cateter de artéria pulmonar) pode ser necessária para avaliar o volume do líquido intravascular. A ultrassonografia renal é o melhor teste diagnóstico para determinar a presença de nefropatia obstrutiva. Os índices urinários podem ser úteis na distinção entre a IRA pré-renal e a intrínseca (Tabela 14-3). O uso dos índices urinários baseia-se no pressuposto de que a capacidade dos túbulos renais de reabsorver sódio e água é mantida na presença de causas pré-renais de IRA. Por outro lado, estas capacidades estão prejudicadas na presença de doença tubulointersticial ou de necrose tubular aguda. Amostras de sangue e urina para a determinação dos índices urinários devem ser obtidas antes da administração de fluidos, dopamina, manitol ou outros fármacos diuréticos.

Azotemia Renal

As doenças renais intrínsecas que resultam em IRA são categorizadas de acordo com o sítio primário de lesão (túbulos renais, interstício, glomérulo, vasculatura renal). A lesão dos túbulos renais é, na maioria das vezes, devida à isquemia ou a nefrotoxinas (antibióticos aminoglicosídeos, agentes de contraste radiográfico). A azotemia pré-renal e a necrose tubular isquêmica se apresentam como um *continuum*, no qual a diminuição inicial do fluxo sanguíneo renal leva à isquemia das células tubulares renais. Os principais desarranjos funcionais que ocorrem em pacientes com oligúria aguda são redução súbita e intensa da TFG (suficiente para causar IRA manifestada por elevação da ureia sérica e da concentração de creatinina), retenção de sódio e água e desenvolvimento de acidose e hipercalemia. Embora alguns casos de IRA isquêmica sejam reversíveis se a causa subjacente for corrigida, pode ocorrer necrose cortical irreversível se a isquemia for grave e prolongada.

TABELA 14-2	Etiologia da Insuficiência Renal Aguda

Azotemia Pré-renal (Redução do Fluxo Sanguíneo Renal)
Redução absoluta
Hemorragia aguda
Perda gastrointestinal de fluidos
Trauma
Cirurgia
Queimaduras
Síndrome de baixo débito
Estenose da artéria renal
Redução relativa
Sepse
Insuficiência hepática
Reação alérgica

Azotemia Renal (Intrínseca)
Glomerulonefrite aguda (5% dos casos)
Nefrite intersticial (fármacos, sepse) (10% dos casos)
Necrose tubular aguda (85% dos casos)
  Isquemia (50% dos casos)
  Fármacos nefrotóxicos (antibióticos, fármacos anestésicos?) (35% dos casos)
  Solventes (tetracloreto de carbono, etilenoglicol)
  Contrastes radiológicos
  Mioglobinúria

Pós-renal (Obstrutiva)
Obstrução do trato urinário superior (ureteral)
Obstrução do trato urinário inferior (saída da bexiga)

Adaptado de Klahr S, Miller SB: Acute oliguria. N Engl J Med 1998;338:671-675; e de Thadhani R, Pascual M, Bonventre JV: Acute renal failure. N Engl J Med 1996;334:1148-1169.

TABELA 14-3	Índices Urinários Característicos de Pacientes com Oligúria Aguda Decorrente de Causas Pré-renais ou Renais	
Índice	Causas Pré-renais	Causas Renais
Concentração urinária de sódio (mEq/L)	< 20	> 40
Fração de excreção de sódio (%)	< 1	> 1
Osmolaridade urinária (mOsm/L)	> 400	250-300
Creatinina urinária/creatinina plasmática	> 40	< 20
Osmolaridade urinária/ plasmática	> 1,5	< 1,1

Adaptado de Klahr S, Miller SB: Acute oliguria. N Engl J Med 1998;338:671-675.

CAPÍTULO 14
Doença Renal

A isquemia e as toxinas frequentemente se combinam para causar IRA em pacientes criticamente enfermos com condições como sepse ou AIDS. A IRA decorrente de nefrite intersticial aguda é, na maioria das vezes, causada por reações alérgicas a fármacos.

Azotemia Pós-renal

A IRA ocorre quando o trato urinário está obstruído, como na hipertrofia prostática ou no câncer de próstata ou colo de útero. É importante o diagnóstico imediato das causa pós-renais, pois o potencial de recuperação é inversamente relacionado à duração da obstrução. A nefrostomia percutânea pode aliviar a obstrução e melhorar o desfecho. A ultrassonografia renal é o melhor teste diagnóstico para a determinação da presença de nefropatia obstrutiva.

Fatores de Risco para o Desenvolvimento de Insuficiência Renal Aguda

Os fatores de risco para o desenvolvimento IRA incluem a presença de doença renal coexistente, a idade avançada, a insuficiência cardíaca congestiva, a doença cardiovascular sintomática (que provavelmente está associada à doença renovascular) e os procedimentos cirúrgicos de grande porte (*bypass* cardiopulmonar, ressecção de aneurisma abdominal). A sepse e a disfunção de múltiplos sistemas orgânicos decorrentes do trauma trazem consigo o risco de IRA. Componentes iatrogênicos que predispõem à IRA incluem a reposição inadequada de líquidos, o tratamento tardio da sepse e a administração de fármacos nefrotóxicos ou contrastes. A incidência de IRA induzida por contraste radiológico pode se aproximar de 50% em pacientes com diabetes melito ou doença renal coexistente.

A apropriada hidratação e a adequada preservação do volume do líquido intravascular são essenciais para a manutenção da adequada perfusão renal. É também importante a manutenção do débito cardíaco e pressão arterial adequada, além da prevenção da vasoconstrição periférica. A hipotensão pode resultar em perfusão renal inadequada e na perda da autorregulação. As substâncias potencialmente nefrotóxicas (fármacos anti-inflamatórios não esteroides, aminoglicosídeos, contrastes radiológicos, inibidores de conversão da angiotensina [IECA], anestésicos gerais) são evidentemente evitadas em pacientes com oligúria pré-renal. A terapia diurética pode ser prejudicial nestes pacientes. A administração profilática de furosemida ou manitol previamente à injeção de contraste radiológico, em vez de proteger o rim, pode reduzir ainda mais a função renal. Inversamente, a administração prévia de acetilcisteína, um antioxidante que contém grupos tióis em sua estrutura que age como um sequestrador de radicais livres, pode prover proteção contra a nefropatia induzida por contraste radiológico.

Complicações Associadas à Insuficiência Renal Aguda

As complicações da IRA podem se manifestar no sistema nervoso central, no sistema cardiovascular e no sistema gastrointestinal. Além disso, as infecções são frequentes em pacientes que desenvolvem IRA e são importantes causas de morbidade e mortalidade. Fármacos de excreção sabidamente renal (cefalosporinas, digoxina, diazepam, propranolol) devem ser evitados ou ter suas doses ajustadas em proporção à redução da função renal.

As complicações *neurológicas* da IRA incluem confusão mental, asterixe, sonolência e convulsões. Estas alterações podem melhorar com a diálise.

As complicações *cardiovasculares* incluem a hipertensão sistêmica, a insuficiência cardíaca congestiva e o edema pulmonar (principalmente como reflexo da retenção de sódio e água). A hipotensão também é comumente encontrada. Podem ocorrer arritmias cardíacas. A pericardite parece ser menos comum do que era no passado. A presença de hipertensão sistêmica, insuficiência cardíaca congestiva ou edema pulmonar sugere a necessidade de se reduzir o volume de líquido intravascular. A IRA pode ser acompanhada de anemia dilucional com valores de hematócrito entre 20% e 30%.

As complicações *gastrointestinais* incluem anorexia, náuseas, vômitos e íleo paralítico. Os sangramentos gastrointestinais ocorrem em aproximadamente um terço dos pacientes que desenvolvem IRA e podem contribuir para a anemia em pacientes com IRA. A administração de antagonistas dos receptores H_2 pode reduzir o risco de sangramento gastrointestinal.

Os sítios primários de *infecção* incluem os tratos respiratório e urinário e os sítios onde, devido à presença de cateteres, ocorreram quebras nas barreiras anatômicas normais. O comprometimento da resposta imune devido à uremia pode contribuir para a elevada probabilidade de infecções em pacientes que desenvolvem IRA.

Sinais e Sintomas

Os sinais e sintomas de IRA estão frequentemente ausentes nos estágios mais precoces. Um alto grau de suspeição é requerido para identificar as alterações sutis que acompanham o desenvolvimento da IRA. Os pacientes podem apresentar-se com um mal-estar geral ou com sinais iniciais de sobrecarga de volume como dispneia, edema e hipertensão. À medida que as toxinas se acumulam, sem o tratamento, os pacientes se tornam letárgicos, nauseados e confusos. O excesso de sal e água leva ao edema pulmonar e à hipoxia, enquanto a hipercalemia e a acidose afetam o ritmo e a contratilidade cardíaca. A encefalopatia, o coma, as convulsões e a morte podem ocorrer a seguir.

Outros sinais e sintomas de IRA podem estar associados à etiologia, como hipotensão, icterícia, hematúria e retenção urinária.

Diagnóstico

O diagnóstico de IRA é geralmente feito baseando-se em dados laboratoriais que demonstram uma elevação aguda da creatinina sérica. O débito urinário pode cair ou não, e, dependendo deste fato, os termos oligúrica ou não oligúrica são utilizados para qualificar a IRA. Novamente, existem diversas definições de oligúria, sendo a mais comumente utilizada a que define oligúria como um débito urinário menor que 0,5 mL/kg por hora ou menos de 400 mL/dia. A anúria é definida como um débito urinário menor que 100 mL/dia, sendo que a anúria completa não é usual.

A análise da urina pode ser útil no diagnóstico da provável causa da IRA, se pré-renal, intrarrenal ou pós-renal. A sensibilidade e a especificidade de um sódio urinário menor que 20 mEq/L na diferenciação entre a azotemia pré-renal e a necrose tubular aguda são de 90% e 82%, respectivamente (Tabela 14-3).

Manejo da Insuficiência Renal Aguda

Não existem modalidades de tratamento específicas para a IRA; o manejo é essencialmente de suporte e destinado a limitar as lesões renais adicionais e a corrigir os desarranjos hídricos, eletrolíticos e o equilíbrio ácido-básico. As causas subjacentes devem ser pro-

327

curadas e, se possível, interrompidas ou revertidas; especialmente a hipovolemia, a hipotensão e o baixo débito cardíaco devem ser corrigidos e a sepse, tratada. Uma pressão arterial mínima de 80 mmHg (ou uma pressão arterial média de 65 mmHg) deve ser atingida, no entanto, não existem evidências que suportem um melhor desfecho quando valores de pressão sistêmica ou de débito cardíaco suprafisiológicos são utilizados. O fracasso em se manter estas pressões é associado a um risco independente de desenvolvimento de IRA (*odds ratio* = 15). Com o intuito de manter a oxigenação tecidual, alguns autores defendem o aumento do débito cardíaco em vez da pressão arterial; no entanto, deve ser lembrado que o fluxo urinário é pressão-dependente.

A ressuscitação volêmica e o uso da terapia com vasopressores são universalmente enfatizados na prevenção e no tratamento da IRA. Apesar de a controvérsia envolvendo cristaloides *versus* coloides ainda existir na literatura, é consenso que a imediata e adequada correção da hipovolemia e da hipotensão é muito mais importante do que o tipo de fluido utilizado. Existem poucos dados que favoreçam o uso de um ou de outro na IRA. No entanto, um estudo randomizado mostrou que o uso de hidroxietilamidas de alto peso molecular foi associado a uma maior incidência de IRA na sepse grave quando comparadas com as gelatinas. Outro estudo demonstrou que a disfunção renal ocorreu mais frequentemente em receptores de enxertos renais quando estes enxertos foram retirados de doadores em morte encefálica que foram ressuscitados com hidroxietilamidas.

A respeito do uso de vasopressores na IRA, existem preocupações de que a vasoconstrição renal possa aumentar e a situação piorar. Embora seja verdade que a norepinefrina reduza o fluxo sanguíneo renal em voluntários saudáveis, o efeito da norepinefrina na IRA depende do balanço final de diversos fatores. A resposta normal da vasculatura renal durante a hipotensão é a vasoconstrição da arteríola eferente com o intuito de manter a filtração. Uma elevação na pressão sistêmica se acompanha de redução do tônus simpático renal e vasodilatação, enquanto a melhora da pressão de perfusão renal desencadeia uma resposta autorregulatória vasoconstritora, caso a resposta autorregulatória esteja intacta. A vasoconstrição renal direta mediada por receptores α_1 é de menor importância quando comparada com os dois efeitos anteriormente descritos. Parece que o efeito global do uso de norepinefrina em pacientes sépticos é a elevação da TFG e do débito urinário. Menores taxas de mortalidade foram observadas em um ensaio clínico observacional e prospectivo que envolveu quase 100 pacientes sépticos que foram tratados com norepinefrina em vez de outros vasopressores (p. ex., dopamina em altas doses).

O uso de dopamina tanto para tratar quanto para prevenir a IRA não é suportado pela literatura; de fato, o uso de dopamina foi associado a diversos efeitos colaterais indesejáveis. Similarmente, não se aconselha a prática de tentar converter uma IRA oligúrica em uma não oligúrica com o uso de diuréticos; as taxas de mortalidade e a necessidade de diálise não são alteradas por esta prática. Existem diversos relatos de aumento da mortalidade e de não recuperação da função renal em pacientes criticamente enfermos e com IRA que foram tratados com diuréticos de alça.

Em contraste, em dois cenários específicos, o uso de manitol se mostrou associado a um melhor desfecho renal. A incidência de necrose tubular aguda pós-transplante renal é significativamente reduzida em pacientes tratados com manitol associado à hidratação, quando comparado com a hidratação apenas. A diurese forçada com alcalinização associada ao uso de manitol é geralmente aceita como prevenção da necrose tubular aguda em graves lesões por esmagamento.

A *N*-acetilcisteína, um sequestrador de metabólitos reativos do oxigênio, tem sido defendida como um agente protetor renal especificamente na nefropatia mediada por contraste. Diversas metanálises e revisões sistemáticas existem na literatura e é provável que a *N*-acetilcisteína reduza a chance de IRA em pacientes de alto risco expostos ao contraste radiológico.

Vários fármacos utilizados com o objetivo de minimizar a ativação da resposta inflamatória e da cascata fibrinolítica que ocorrem na IRA não obtiveram sucesso clínico, excetuam-se a proteína C ativada e a reposição de corticosteroides (nos pacientes que demonstraram deficiência de corticosteroides). Estas duas últimas estratégias se mostraram capazes de reduzir a mortalidade em pacientes com sepse grave, sendo agora consideradas parte do arsenal terapêutico adjuvante.

A respeito da terapia de suporte, a diálise (ou hemofiltração) é o pilar desta terapia na IRA. Entretanto, ainda permanecem controvérsias significativas sobre o regime de dose, sobre a frequência da diálise e se a diálise deve ser uma terapia contínua ou intermitente. Uma recente metanálise confirmou a ausência de diferenças entre a terapia contínua e a intermitente, no entanto, foi reconhecido que, em qualquer uma das formas, a dose é o fator mais importante. Outros pontos de consenso são que a diálise intermitente deve ser realizada ao menos diariamente e que as membranas biocompatíveis podem melhorar os números de sobrevida sem mudar o desfecho renal. Diversos comitês internacionais e painéis de consenso foram formados e emitiram suas recomendações, no entanto, de forma geral, as práticas dialíticas são governadas por preferências regionais e individuais sem que exista um ponto universalmente aceito que estimule o início da terapia.

Prognóstico

O prognóstico geral da IRA adquirida no hospital é ruim, e as taxas de mortalidade atuais não são diferentes daquelas de 40 anos atrás. Muitas séries de casos sobre IRA relatam taxas de mortalidade maiores que 20%, e quando a diálise é necessária, as taxas de mortalidade são invariavelmente maiores que 50%. Aqueles pacientes que sucumbem geralmente morrem de falência de outros sistemas orgânicos após internações hospitalares complicadas e prolongadas. Aproximadamente 15% dos pacientes que desenvolvem IRA irão recuperar plenamente a função renal. Cinco por cento dos pacientes com IRA irão manter algum grau de insuficiência renal que permanecerá estável, outros 5% irão experimentar deterioração contínua da função renal ao longo do tempo que lhes resta de vida. Quinze por cento permanecerão com um grau estável de insuficiência renal por algum período, entretanto estarão sob alto risco de desenvolver insuficiência renal crônica no futuro.

Ajuste da Dose de Fármacos em Pacientes com Disfunção Renal

A disfunção renal afeta a maioria dos sistemas orgânicos do corpo. Consequentemente, a farmacologia de muitos fármacos pode ser dramaticamente alterada na insuficiência renal.

O primeiro passo do ajuste da dose de fármacos em pacientes com disfunção renal é o estabelecimento do *clearance* de creatini-

CAPÍTULO 14
Doença Renal

na, visto que a taxa de eliminação dos fármacos excretados pelos rins é proporcional à TFG. Se o paciente for oligúrico, utilize 5 mL/min como valor do *clearance* de creatinina.

Se o esquema posológico normal do medicamento se iniciar com uma dose de ataque com o intuito de atingir rapidamente níveis terapêuticos, utilize as seguintes orientações. Se após o exame clínico o volume do líquido extracelular parecer normal, utilize a dose de ataque sugerida para pacientes com função renal normal. Se o líquido extracelular estiver contraído, reduza a dose de ataque; se o líquido extracelular estiver expandido, utilize uma dose de ataque maior. Existem fórmulas para calcular a dose de ataque que podem ser fornecidas pela farmácia do hospital. Também existem fórmulas para o cálculo das doses de manutenção e estas fórmulas dependem ou da fração do fármaco excretado na urina ou da razão entre a meia-vida em pacientes normais e a meia-vida em pacientes com insuficiência renal.

Fármacos com faixas terapêuticas amplas ou longas meias-vidas plasmáticas podem ter suas doses ajustadas na insuficiência renal pelo aumento do intervalo entre as doses. Outro método de ajuste de doses seria a redução da quantidade prescrita por dose. Isto é mais útil para medicações com faixas terapêuticas estreitas e curtas meias-vidas plasmáticas em pacientes com disfunção renal. Na realidade, uma combinação dos dois métodos de ajuste de dose é frequentemente utilizada (p. ex., analgésicos, **Tabela 14-4**).

A remoção de fármacos por hemodiálise ou diálise peritoneal pode ser bastante eficiente. Isto é particularmente verdade para fármacos com peso inferior a 500 Da, para aqueles com ligação proteica inferior a 90% e para aqueles que possuem um pequeno volume de distribuição. Geralmente estes fármacos são administrados ao final da diálise para evitar a necessidade de dose complementar.

A remoção de fármacos por outras terapias de substituição renal, como a hemofiltração venovenosa contínua, é mais dependente das características da membrana, da taxa de fluxo e da adição de dialisato ao circuito.

Conduta Anestésica de Pacientes com Insuficiência Renal Aguda

A morbidade e a mortalidade da IRA são tão altas que apenas cirurgias de extrema emergência devem ser realizadas em tais pacientes. Os princípios que regem o manejo anestésico são os mesmos que regem o tratamento de suporte da IRA, a saber, a manutenção de uma adequada pressão arterial média e do débito cardíaco. Além disso, as causas de insultos renais adicionais devem ser evitadas, incluindo a hipotensão, a hipovolemia, a hipoxia e a exposição a nefrotoxinas. A monitorização hemodinâmica invasiva é mandatória, assim como a análise frequente dos gases sanguíneos e dos níveis de eletrólitos.

A administração de diuréticos para a manutenção do débito urinário de pacientes não oligúricos não demonstrou melhorar nem o desfecho renal nem a sobrevida dos pacientes, exceto em lesões por esmagamento e em outras formas de pigmentúria em que a administração de manitol melhora o desfecho. Quando a hidratação exagerada resulta em anemia diluicional, os diuréticos podem permitir a administração de sangue ou produtos do sangue. Em pacientes sendo submetidos a terapias de substituição renal, deve-se instituir a diálise/hemodiálise no período pós-operatório assim que o paciente estiver hemodinamicamente estável.

INSUFICIÊNCIA RENAL CRÔNICA

A insuficiência renal crônica é a deterioração progressiva e irreversível da função renal que resulta de uma ampla variedade de doenças (**Tabela 14-5**). O diabetes melito é a maior causa de doença renal terminal (DRT), seguido de perto pela hipertensão sistêmica. As manifestações clínicas da insuficiência renal crônica são tipicamente independentes do insulto inicial que lesou os rins. Em vez disso, estas manifestações refletem a incapacidade total dos rins excretarem escórias nitrogenadas, regularem o equilíbrio hídrico e eletrolítico e secretarem hormônios. Na maior parte dos pacientes

TABELA 14-4	Efeitos da Insuficiência Renal em Analgésicos Comumente Utilizados			
Fármaco	**Método de Ajuste**	**TFG > 50 mL/min**	**TFG 10-50 L/min**	**TFG < 10 mL/min**
Acetaminofeno	↑ intervalo	4/4 h	6/6 h	8/8 h
Ácido acetilsalicílico	↑ intervalo	4/4 h	6/6 h-8/8 h	Evitar
Al/remi/sufentanil	⇔ dose	100%	100%	100%
Codeína	↓ dose	100%	75%	50%
Fentanil	↓ dose	100%	75%	50%
Cetorolaco*	↓ dose	100%	50%	50%
Meperidina	↓ dose	100%	75%	50%
Metadona	↓ dose	100%	100%	50%-75%
Morfina	↓ dose	100%	75%	50%

*Geralmente evitado, já que esta classe de fármacos pode se associar com a piora da função renal.
↓, reduzir; ↑, aumentar; ⇔, manter; TFG, taxa de filtração glomerular.
Adaptado de Schrier RW: Manual of Nephrology, 6ª ed. Philadelphia, Lippincott Williams & Wilkins, 2005, p. 268.

TABELA 14-5 — Causas de Insuficiência Renal Crônica

Glomerulopatias
  Doença glomerular primária
  Glomeruloesclerose focal
  Nefropatia membranosa
  Nefropatia por imunoglobulina A
  Glomerulonefrite membranoproliferativa
  Glomerulopatias associadas às doenças sistêmicas
  Diabetes mellitus
  Amiloidose
  Glomerulonefrite pós-infecciosa
  Lúpus eritematoso sistêmico
  Granulomatose de Wegener
Doença tubulointersticial
  Nefropatia por analgésico
  Nefropatia por refluxo com pielonefrite
  Rim do mieloma
  Sarcoidose
Doença hereditária
  Doença renal policística
  Síndrome de Alport
  Doença cística medular
Hipertensão sistêmica
Doença vascular renal
Uropatia obstrutiva
Vírus da imunodeficiência humana

Adaptado de Tolkoff-Rubin NE, Pascual M: Chronic renal failure. Sci Am Med 1998;1-12.

com doença renal crônica, independentemente da etiologia, uma redução da TFG para menos que 25 mL/min é caracterizada por deterioração progressiva da função renal que eventualmente leva à insuficiência renal terminal e à necessidade de diálise ou transplante renal (**Tabela 14-6**).

A melhor fonte de dados sobre a incidência e etiologia da insuficiência renal crônica (IRC) provém do banco de dados americano 2007 United States Renal Data System do National Institutes of Health. Este banco de dados segue, desde 1980, o curso de pacientes com DRT morando nos Estados Unidos. O relatório de dados mais recente é de 2005. O total de pacientes em 2005 (aponta a prevalência) alcançou 1.569 pacientes por milhão, aproximadamente meio milhão de indivíduos. O valor da prevalência continua a aumentar, em parte porque a população como um todo está envelhecendo, além de os pacientes com DRT estarem sobrevivendo por mais tempo. Entretanto, a incidência de DRT (a qual corresponde ao número de casos novos) começou a seguir mais lentamente e foi cotada em 2005 em 347 por milhão ou mais de 106.000 indivíduos com diagnóstico recente de DRT por ano.

Os pacientes no grupo etário entre 45 e 64 anos são responsáveis pela maior proporção de casos novos (36%), enquanto aqueles com idade superior a 65 anos constituem o grupo de maior prevalência (4.000-5.000 por milhão de indivíduos neste grupo etário). Em 2005, mais de 28.000 novos pacientes com idade superior a 75 anos iniciaram terapia para DRT, enquanto no censo do banco de dados de DRT constava um total de quase 75.000 pacientes neste grupo etário.

O diabetes e/ou a hipertensão são responsáveis pela maior parte das causas de DRT. Em 2005, o diabetes foi causa de 53% de todos os novos casos de DRT (45% do número total de pacientes com DRT). No entanto, as taxas de incidência de diabetes e hipertensão variam dramaticamente com a idade e raça; um em cada dois indivíduos idosos iniciando terapia para DRT possui diagnóstico primário de hipertensão, enquanto a incidência de hipertensão em pacientes afroamericanos é 15 vezes maior que a dos seus homólogos brancos.

Existe uma preponderância de pacientes brancos com DRT (atualmente dois terços de todos os pacientes com DRT), embora isto contradiga as taxas de incidência de cada raça. Em 2005, a taxa de incidência em brancos foi de 268 por milhão, enquanto que, em afroamericanos, foi de 991. Asiáticos que moram nos Estados Unidos possuem uma taxa de incidência próxima a 1,5 vez aquela de pacientes brancos; já a taxa de incidência entre os índios americanos é aproximadamente 100% maior.

TABELA 14-6 — Fases da Insuficiência Renal Crônica

Fase da Insuficiência	Néfrons Funcionantes (%do Total)	Taxa de Filtração Glomerular (mL/min)	Sinais	Anormalidades Laboratoriais
Normal	100	125	Nenhum	Nenhuma
Reserva renal reduzida	40	50-80	Nenhum	Nenhuma
Insuficiência renal	10-40	12-50	Nictúria	Elevação da ureia Elevação da creatinina sérica
Falência renal	10	< 12	Uremia	Elevação da ureia Elevação da creatinina sérica Anemia Hipercalemia Tempo de sangramento aumentado

Patogênese da Insuficiência Renal Crônica

Hipertensão Glomerular, Hiperfiltração, Hipertensão Sistêmica

Alterações da hemodinâmica intrarrenal (hipertensão glomerular, hiperfiltração e alterações da permeabilidade glomerular, glomeruloesclerose) são prováveis responsáveis pela progressão da doença renal. A hipertensão sistêmica pode ser causa primária da insuficiência renal além de um importante fator de risco para progressão da doença renal. Fatores genéticos podem ser importantes na determinação do desenvolvimento de doença renal em pacientes hipertensos. A redução da hipertensão glomerular e da hipertensão sistêmica pode ser alcançada pela administração de inibidores da ECA e/ou bloqueadores do receptor da angiotensina (BRA). Além dos efeitos benéficos sobre a hemodinâmica intraglomerular e sobre a pressão sistêmica, os efeitos renoprotetores dos inibidores da ECA/BRA se manifestam como uma redução na proteinúria e na velocidade de progressão da glomeruloesclerose em pacientes com nefropatia diabética e não diabética. Outros anti-hipertensivos que reduzem igualmente a pressão sistêmica não possuem os efeitos renoprotetores vistos com os inibidores da ECA/BRA.

Fatores Nutricionais

Em modelos animais, a ingestão de proteínas pode influenciar a progressão da doença renal; recomendações recentes sugerem a restrição proteica moderada em todos os pacientes com insuficiência renal. Em humanos, não existem evidências de que a restrição de fosfato na dieta ou da ingestão de lipídios reduza a velocidade de progressão da doença renal.

O controle rigoroso da glicemia (tentando-se manter a hemoglobina A_{1c} [hemoglobina glicosilada] próxima do normal) pode adiar o início da proteinúria e reduzir a velocidade de progressão da nefropatia, neuropatia e retinopatia.

Sinais e Sintomas da Insuficiência Renal Crônica

Os sinais e sintomas da IRC podem não ser detectados até estágios mais avançados da doença (**Tabelas 14-7 e 14-6**) e, mesmo assim, continuam a ser inespecíficos e vagos, aparecendo insidiosamente como fadiga, mal-estar geral e anorexia. A sobrecarga de volume (edema periférico e dispneia) e as alterações eletrolíticas e ácido-básicas são sinais tardios da IRC (veja anteriormente). A IRC e a doença cardíaca estão intimamente ligadas, e, à medida que a IRC progride, a doença arterial coronariana e a insuficiência cardíaca congestiva passam a contribuir para os sintomas. Mais de 70% dos pacientes diabéticos com DRT têm insuficiência cardíaca congestiva, enquanto quase 70% têm doença cardíaca isquêmica. Em pacientes não diabéticos com DRT, a insuficiência cardíaca congestiva e a doença cardíaca isquêmica ocorrem menos frequentemente, com apenas pouco mais de 40% para ambos os diagnósticos. Setenta e cinco por cento dos pacientes idosos iniciando terapia para DRT possuem diagnóstico de cinco ou mais comorbidades, o que contribui para complicar a apresentação clínica. Está bem estabelecido que a anemia se desenvolve no curso da doença renal crônica, sendo quase universal em pacientes com insuficiência renal. Outros sintomas associados à IRC incluem disfunção cognitiva, neuropatia periférica, infertilidade e aumento da suscetibilidade à infecção (**Tabela 14-8**).

TABELA 14-7	Classificação da Doença Renal Crônica	
Estágio	Descrição	TFG (mL/min/1,73m²)
1	Lesão renal com TFG normal ou ↑	≥ 90
2	Lesão renal com ↓ leve da TFG	60-89
3	↓ moderada da TFG	30-59
4	↓ intensa da TFG	15-29
5	Falência renal	< 15 ou diálise

A DRC é definida ou pela lesão renal ou pela TFG menor que 60 mL/min/1,73m² por 3 meses ou mais. A lesão renal é definida por uma anormalidade patológica ou marcadores de lesão, incluindo anormalidades no sangue, na urina ou em estudos de imagem.

DRC, doença renal crônica; TFG, taxa de filtração glomerular.

Adaptado de National Kidney Foundation Clinical Practice Guidelines for Chronic Kidney Disease (CKD): Evaluation, Classification, and Stratification. Disponível em: www.kidney.org/professionals/kdoqi/guidelines_ckd/toc.htm, acessado em 10 de Janeiro, 2008.

TABELA 14-8	Manifestações da Insuficiência Renal Crônica

Desequilíbrio eletrolítico
  Hipercalemia
  Hipermagnesemia
  Hipocalcemia
Acidose metabólica
Volume do líquido intravascular imprevisível
Anemia
  Elevação do débito cardíaco
  Desvio para a direita da curva de dissociação da oxiemoglobina
Coagulopatia urêmica
  Disfunção plaquetária
Alterações neurológicas
  Encefalopatia
Alterações cardiovasculares
  Hipertensão sistêmica
  Insuficiência cardíaca congestiva
  Atenuação da atividade do sistema nervoso simpático decorrente do tratamento com fármacos anti-hipertensivos
Osteodistrofia renal
Prurido

Diagnóstico

Novamente, o diagnóstico é geralmente feito por meio de testes laboratoriais. A oligúria não está presente até estágios mais tardios da doença, e além disso, é um marcador não confiável da progressão da doença. A maior parte dos pacientes terá o diagnóstico feito durante a realização de exames laboratoriais de rotina e de seguimento da doença primária ou durante exames físicos anuais. Contudo, pacientes também se apresentam com IRC em estágios avançados da doença, e, novamente, o diagnóstico é feito a partir dos sinais e sintomas de sobrecarga de volume e de doenças cardíacas concomitantes, sendo confirmado por testes laboratoriais. Os pacientes podem ser categorizados posteriormente com base na presença e na medida da proteinúria. A análise do sedimento urinário também é útil no diagnóstico da IRC.

Adaptação à Falência/Insuficiência Renal Crônica

Os rins funcionalmente normais regulam de forma precisa as concentrações dos solutos e da água no líquido extracelular a despeito de grandes variações que possam ocorrer na ingestão alimentar diária. Os pacientes com doença renal crônica ainda são capazes de excretar cargas de solutos e água, sem que exista a necessidade de alterações em suas dietas, mesmo que a TFG tenha sido significativamente reduzida. Consequentemente, os pacientes com insuficiência renal crônica podem permanecer relativamente assintomáticos até que a função renal esteja menor que 10% do normal.

Os rins demonstram três fases de adaptação ao progressivo comprometimento da função renal. A primeira fase inclui substâncias como a creatinina e a ureia, as quais são amplamente dependentes da TFG para sua excreção urinária. À medida que a TFG se reduz, a concentração plasmática destas substâncias começa a aumentar, mas o aumento não é diretamente proporcional ao grau de comprometimento da TFG. Por exemplo, precocemente no curso da insuficiência renal existem alterações mínimas na concentração sérica da creatinina a despeito de mais de 50% de redução da TFG. Entretanto, além deste ponto, quando a reserva renal já se esgotou, até mesmo mínimas reduções adicionais da TFG podem resultar em elevações significativas das concentrações séricas de creatinina e ureia.

A segunda fase de adaptação ao progressivo comprometimento renal envolve solutos como o potássio. A concentração sérica de potássio é mantida dentro de limites normais até que a TFG se reduza para aproximadamente 10% do normal, ponto no qual a hipercalemia se manifesta. Normalmente, o potássio é secretado pelos túbulos renais distais, e, à medida que néfrons são perdidos, os néfrons remanescentes aumentam a sua secreção de potássio através do aumento do fluxo sanguíneo e da oferta de sódio aos túbulos coletores. Além disso, como a secreção de aldosterona está aumentada em pacientes com insuficiência renal, existe maior perda de potássio pelo trato gastrointestinal. Este sistema de reforço da secreção gastrointestinal é um mecanismo compensatório efetivo na presença de ingestão alimentar de potássio normal, mas pode ser facilmente sobrepujado por uma carga exógena aguda de potássio (administração de potássio, como durante o período perioperatório) ou por uma carga endógena aguda de potássio (hemólise, trauma tecidual como aquele associado à cirurgia).

A terceira fase de adaptação envolve a homeostasia do sódio e a regulação do volume do líquido extracelular. Em contraste com os níveis de outros solutos, o equilíbrio do sódio permanece intacto a despeito da progressiva deterioração da função renal e de variações na ingestão alimentar. Todavia, o sistema pode ser sobrepujado por abrupto aumento do aporte de sódio (resultando em sobrecarga de volume) ou abrupta redução do aporte de sódio

(restrição de sódio durante o período perioperatório levando à depleção do volume extracelular).

Condições Clínicas Associadas

Síndrome Urêmica A síndrome urêmica envolve uma constelação de sinais e sintomas (anorexia, náuseas, vômitos, prurido, anemia, fadiga, coagulopatia) que refletem a progressiva incapacidade renal de realizar as suas funções de excreção, secreção e regulação. Embora seja questionável se a ureia por si só é capaz de produzir os sinais e sintomas (exceto em altas concentrações), a concentração de ureia é um indicador clínico útil da gravidade da síndrome urêmica e da resposta do paciente à terapia. Em contraste, a concentração sérica de creatinina se correlaciona precariamente com os sintomas urêmicos. O tratamento tradicional da síndrome urêmica envolve a restrição de proteínas na dieta baseando-se na presunção de que uma dieta com baixa oferta de proteínas resulta na redução do catabolismo proteico e da produção de ureia.

Osteodistrofia Renal A osteodistrofia renal é uma complicação da insuficiência renal crônica e reflete a complexa interação entre o hiperparatireoidismo secundário e a produção de vitamina D pelos rins. À medida que a TFG se reduz, há uma redução paralela do *clearance* de fosfato e uma elevação da sua concentração sérica, o que resulta na recíproca redução das concentrações séricas de cálcio. A hipocalcemia estimula a secreção de paratormônio (PTH), o que leva à reabsorção óssea e liberação de cálcio. Como resultado da reduzida produção renal de vitamina D, a absorção intestinal de cálcio fica prejudicada, o que leva à hipocalcemia, estimulação da liberação de PTH e reabsorção óssea.

A doença óssea do hiperparatireoidismo é a forma mais comum de osteodistrofia urêmica. As radiografias demonstram evidências de desmineralização óssea (clavículas, crânio, falange média dos dedos médio e indicador). Uma evidência adicional da reabsorção óssea é a presença de elevada concentração sérica de fosfatase alcalina. O diagnóstico de hiperparatireoidismo é confirmado pela documentação da elevação da concentração sérica de PTH. O acúmulo de alumínio em pacientes cronicamente submetidos à diálise, embora seja cada vez menos comum, pode resultar em fraturas, fragilidade e dores ósseas. O hiperparatireoidismo parece proteger contra a doença óssea induzida pelo alumínio. A doença óssea adinâmica (aplásica) ocorre em pacientes (frequentemente diabéticos) com DRT submetidos cronicamente à diálise e que não têm hiperparatireoidismo secundário (após paratireoidectomia).

O tratamento da osteodistrofia renal destina-se à prevenção das complicações esqueléticas pela restrição da ingestão alimentar de fosfato (antiácidos podem ser administrados para quelar o fósforo no trato gastrointestinal), pela administração oral de suplementos de cálcio e pela terapia com vitamina D. O uso de antiácidos que contenham magnésio introduz o risco de hipermagnesemia; os antiácidos que contém alumínio são igualmente indesejáveis. Caso a toxicidade pelo alumínio ocorra, a terapia de quelação com deferoxamina se torna útil. A exagerada supressão do PTH pelo uso de cálcio e vitamina D pode ser indesejável, visto que o PTH pode ser necessário para manter a massa óssea de pacientes com insuficiência renal crônica. Caso o tratamento clínico fracasse no controle da hipercalcemia e do hiperparatireoidismo, frequentemente se recomenda a paratireoidectomia subtotal.

Anemia A anemia frequentemente acompanha a insuficiência renal crônica e é presumivelmente a responsável por vários sinto-

CAPÍTULO 14
Doença Renal

mas (fadiga, fraqueza, redução da tolerância ao exercício) característicos da síndrome urêmica. Esta anemia é primariamente decorrente da redução da produção renal de eritropoetina. O excesso de PTH parece contribuir para a anemia através da substituição da medula óssea por tecido fibroso.

O tratamento da anemia da doença renal crônica é baseado na administração de eritropoetina humana recombinante (epoetina), eliminando a necessidade de transfusão sanguínea e prevenindo os sintomas de anemia na maior parte dos pacientes. Quando possível, as transfusões sanguíneas devem ser evitadas, já que a resultante sensibilização a antígenos HLA reduz o sucesso do transplante renal. O objetivo da terapia com eritropoetina é a manutenção do hematócrito entre 36% e 40%. Administrações intermitentes de ferro parenteral são recomendadas para maximizar a resposta à eritropoetina. O desenvolvimento de hipertensão sistêmica ou a exacerbação de hipertensão sistêmica coexistente, necessitando de terapia anti-hipertensiva adicional, é um risco da administração de eritropoetina.

Sangramento Urêmico A despeito da presença de estudos laboratoriais da coagulação normais (contagem plaquetária, tempo de protrombina, tempo de tromboplastina parcial), os pacientes com insuficiência renal crônica possuem uma maior tendência a sangramentos. O tempo de sangramento é o teste de rastreamento que melhor se correlaciona com a tendência ao sangramento. Os episódios hemorrágicos (sangramento gastrointestinal, epistaxe, pericardite hemorrágica, hematoma subdural) permanecem sendo importantes fatores de contribuição para a morbidade e mortalidade associadas à anemia.

O tratamento dos sangramentos relacionados à uremia pode incluir a administração de crioprecipitado, para o fornecimento de complexo fator VIII-fator de von Willebrand (FvW) (risco de transmissão de doenças virais), ou a administração de 1-desamino-8-D-arginina vasopressina (DDAVP, desmopressina). A DDAVP, um análogo do hormônio antidiurético, eleva os níveis circulantes de complexo fator VIII-fator de von Willebrand e reduz o tempo de sangramento. Em pacientes com uremia, a infusão intravenosa ou a injeção subcutânea de DDAVP reduz o sangramento prolongado, sendo particularmente útil na prevenção da hemorragia quando procedimentos invasivos, como a cirurgia, são planejados. O efeito máximo do DDAVP ocorre dentro de 2 a 4 horas e dura de 6 a 8 horas. Os efeitos do DDAVP parecem ser atenuados por doses repetidas. A DDAVP pode agir pelo aumento ou pela alteração da ligação do complexo fator VIII-fator de von Willebrand aos receptores de membrana plaquetários ou pela indução do aparecimento de um complexo mais ativo (**Tabela 14-9**).

Embora o crioprecipitado e a DDAVP possam corrigir o tempo de sangramento para que procedimentos cirúrgicos possam ser realizados em pacientes com insuficiência renal crônica sem a presença de sangramento excessivo, o efeito dos dois fármacos dura apenas poucas horas. Inversamente, a administração de estrogênios conjugados pode melhorar o tempo de sangramento por até 14 dias. Também já foi observado que a eritropoetina reduz o tempo de sangramento. É de interesse que, antes da disponibilidade da eritropoetina, já se havia reconhecido que transfusões sanguíneas com o intuito de aumentar o hematócrito acima de 30% também corrigiam o tempo de sangramento.

Alterações Neurológicas As alterações neurológicas podem ser manifestações precoces da insuficiência renal progressiva. Inicialmente, os sintomas podem ser leves (comprometimento do pensamento abstrato, insônia, irritabilidade), porém, à medida que a doença renal progride, alterações mais significativas (reflexos tendinosos profundos exacerbados, convulsões, obnubilação, encefalopatia urêmica, coma) podem se desenvolver. Uma complicação incapacitante da insuficiência renal crônica avançada é o desenvolvimento de polineuropatia mista sensorimotora simétrica distal, de parestesias ou hiperestesias nos pés secundárias à neuropatia sensitiva ou de fraqueza distal das extremidades inferiores. Os braços também podem ser afetados, porém a incidência é menor do que a das pernas. A neuropatia diabética pode se sobrepor à neuropatia urêmica periférica. Alguns aspectos da encefalopatia urêmica e a gravidade dos sintomas neurológicos periféricos podem melhorar com a hemodiálise.

Alterações Cardiovasculares A hipertensão sistêmica é o fator de risco mais significativo que acompanha a insuficiência renal crônica e contribui para a insuficiência cardíaca congestiva, doença arterial coronariana e doença cerebrovascular que ocorrem nesses pacientes. A hipertensão sistêmica não controlada aumenta a velocidade de progressão da queda da TFG. A patogênese da hipertensão sistêmica nesses pacientes reflete a expansão do volume de líquido intravascular decorrente da retenção de sódio e água e a ativação do sistema renina-angiotensina-aldosterona. A pericardite urêmica pode ocorrer em pacientes com insuficiência renal crônica grave. O ecocardiograma determina o tamanho do derrame pericárdico associado e o seu efeito na contratilidade miocárdica. Arritmias cardíacas atriais são comuns na presença de pericardite urêmica.

A diálise é o tratamento indicado para pacientes hipertensos devido à hipervolemia (retirada de volume para se atingir o "peso seco") e para aqueles que desenvolvem pericardite urêmica. A diálise menos provavelmente controlará a hipertensão sistêmica decorrente da ativação do sistema renina-angiotensina-aldosterona.

TABELA 14-9	Tratamento do Sangramento Urêmico			
Fármaco	**Dose**	**Início do Efeito**	**Pico de Efeito**	**Duração do Efeito**
Crioprecipitado	10 unidades IV em 30 min	< 1 h	4-12 h	12-18 h
DDAVP (desmopressina)	0,3 µg/Kg IV ou SC	< 1 h	2-4 h	6-8 h
Estrogênios conjugados	0,6 mg/Kg/dia IV por 5 dias	6 h	5-7 dias	14 dias
Adaptado de Tolkoff-Rubin NE, Pascual M: Chronic renal failure. Sci Am Med 1998;1-12.				

Doses crescentes de fármacos anti-hipertensivos são recomendadas para estes pacientes. Os inibidores da ECA são utilizados com cautela em pacientes nos quais a TFG é dependente da vasoconstrição da arteríola eferente (estenose bilateral da artéria renal, rim transplantado com estenose unilateral), a qual é mediada pela angiotensina II. A administração de inibidores da ECA a estes pacientes pode resultar na dilatação da arteríola eferente com redução da TFG, o que resulta em súbita deterioração da função renal.

O tamponamento cardíaco e a instabilidade hemodinâmica associados à pericardite e ao derrame pericárdico urêmico são indicações para a imediata drenagem do derrame, frequentemente através da instalação percutânea de um cateter pericárdico. Em pacientes selecionados, a drenagem cirúrgica com a criação de uma janela pericárdica ou a pericardiectomia são necessárias. O desenvolvimento de hipotensão refratária à reposição volêmica pode ser uma importante pista da presença de tamponamento cardíaco.

Tratamento da Falência/Insuficiência Renal Crônica

Atualmente, o tratamento inclui o tratamento agressivo da causa subjacente (diabetes ou hipertensão, se presentes), a terapia farmacológica para atrasar o progresso da doença e a terapia de substituição renal à medida que a DRT ocorre.

Como a hipertensão é tanto uma causa quanto uma consequência da IRC e está diretamente correlacionada com a deterioração da função renal, o controle da pressão arterial é o pilar do tratamento que visa reduzir a velocidade de declínio da função renal. A hipertensão na IRC é de difícil tratamento e a maior parte dos pacientes estará em uso de três ou mais agentes anti-hipertensivos dadas as atuais recomendações nacionais e internacionais para o controle da pressão arterial em pacientes com IRC.

Considerando-se que o sistema renina-angiotensina-aldosterona é um importante participante na fisiopatologia da IRC, a maior parte das diretrizes recomenda ou o uso de inibidores da ECA ou de bloqueadores do receptor da angiotensina, estando a hipertensão presente ou não. Para a maior parte dos pacientes, o medicamento de primeira escolha será um inibidor da ECA, o qual deve ser titulado, conforme a tolerância, até faixas de dose moderadas a altas. No entanto, os bloqueadores do receptor da angiotensina são a melhor escolha para aqueles pacientes com diabetes tipo 2, IRC e proteinúria. O tratamento da IRC com inibidores da ECA e/ou bloqueadores do receptor da angiotensina se mostrou, em diversos ensaios clínicos, capaz de reduzir a velocidade de progressão da disfunção renal, de reduzir a mortalidade e os eventos cardíacos e de reduzir a proteinúria. Existe grande debate na literatura se estas duas classes de fármacos possuem ações além do seu efeito de redução da pressão arterial; no entanto, a opinião geral é de que sim, e de que é pouco comum que um paciente com TFG menor que 70 mL/min não esteja em tratamento com um ou com os dois fármacos. Outras classes de fármacos, particularmente os β-bloqueadores (especificamente o carvedilol), são recomendadas como segunda ou terceira linha de fármacos anti-hipertensivos e demonstraram reduzir os eventos cardíacos nesta população de pacientes. Os bloqueadores de canal de cálcio são úteis como adjuvantes no controle da pressão arterial e não mostraram oferecer benefícios adicionais em termos de redução dos eventos cardíacos ou da velocidade de declínio da função renal na ausência de um inibidor da ECA ou de um bloqueador do receptor da angiotensina.

As atuais diretrizes para o tratamento do diabetes na IRC recomendam como meta um valor menor que 7% para a hemoglobina glicosilada. O seguimento a longo prazo de pacientes diabéticos com IRC mostrou que a normoglicemia está associada à reversão das lesões típicas vistas na nefropatia diabética e à redução da albuminúria. No entanto, esta é uma alteração a longo prazo e pode necessitar de 5 a 10 anos para ser alcançada.

Diversos estudos, tanto na doença renal diabética quanto na não diabética, abordaram a questão da restrição alimentar de proteínas. O estudo multicêntrico Modification of Diet in Renal Disease comparou uma ingesta proteica normal (1 g/kg por dia) com uma ingesta baixa (0,6 g/kg por dia) ou muito baixa (0,28 g/kg por dia) em pacientes não diabéticos e sugeriu que uma ingestão diária de 0,6 g/kg por dia de proteínas reduz a taxa de progressão da doença renal. Metanálises de outros estudos sobre a restrição de proteínas na IRC concordam que uma modesta redução na taxa de progressão da IRC ocorre com a restrição de proteínas na dieta. No entanto, embora seja desejável restringir a ingestão de proteínas (para reduzir o acúmulo de metabólitos tóxicos), muitos pacientes com IRC experimentam anorexia crônica e possuem um precário estado nutricional, beirando a desnutrição proteico-calórica, e requerem aconselhamento e atividades educativas intensivas ou até mesmo terapia nutricional especializada.

A respeito da anemia, as diretrizes para a prática clínica da National Kidney Foundation Kidney Disease Outcomes Quality Initiative declaram que a hemoglobina, em vez do hematócrito, é o método de escolha pra se avaliar a anemia, e que embora a redução da hemoglobina frequentemente acompanhe a doença renal crônica, não existe definição quantitativa da anemia na doença renal crônica. Em vez disso, a anemia é definida de acordo com valores fisiológicos normais na população. Todos os pacientes com doença renal crônica que possuam níveis de hemoglobina menores que os valores fisiológicos normais são considerados anêmicos. Deste modo, em homens, a anemia é definida por um nível de hemoglobina menor que 13,0 g/dL, enquanto em mulheres, a anemia é definida por um nível de hemoglobina menor que 12,0 g/dL independentemente da idade ou da presença de menopausa. O baixo nível de hemoglobina que é frequentemente encontrado na doença renal crônica não deve levar à aceitação de que níveis de hemoglobina menores que os normais são apropriados para pacientes com doença renal crônica. Portanto, níveis de hemoglobina menores que 13,0 g/dL em homens e 12,0 g/dL em mulheres requerem tratamento. A anemia responde ao tratamento com eritropoetina em todas as fases da doença renal crônica.

O tratamento do rim insuficiente inevitavelmente acaba requerendo ou a realização de transplante antecipado ou alguma forma de diálise para controlar a sobrecarga de volume, os desarranjos eletrolíticos, o equilíbrio ácido-básico e a uremia. Os pacientes são aconselhados sobre as opções de terapia de substituição renal quando a TFG começa a se aproximar de 30 mL/min/1,73m^2. O início da terapia dialítica permanece uma decisão que se baseia em diversos fatores clínicos, escolhas pessoais, preferências regionais, bem como em estudos de desfechos e nas restrições de regulamentação e financeiras. Embora a terapia dialítica efetiva proporcione um aumento da sobrevida, ela tem um importante impacto na qualidade de vida e não é isenta de riscos próprios específicos. Para alguns pacientes, a terapia conservadora, sem diálise ou transplante, é a opção mais adequada. Neste caso, as terapias farmacológicas e

CAPÍTULO 14
Doença Renal

nutricionais são utilizadas para minimizar os sintomas urêmicos e para manter a homeostasia hídrica.

No momento em que a TFG atinge 15 mL/min/1,73m², a maior parte dos pacientes que elegeram a diálise terá iniciado a terapia. De acordo com as atuais diretrizes do Medicare (sistema de seguros de saúde gerido pelo governo dos Estados Unidos), os *clearances* de creatinina de 15 mL/min e 10 mL/min, ou as concentrações séricas de creatinina de 6 mg/dL e 8 mg/dL, em pacientes diabéticos e não diabéticos, respectivamente, são os critérios mais frequentemente utilizados para se iniciar a hemodiálise. Embora a literatura sugira a falta de consenso com relação à prescrição específica, à frequência e à duração da hemodiálise, existe clara evidência de que a dose de diálise está significativamente correlacionada com a sobrevida. Diretrizes nacionais (nos Estados Unidos) recomendam uma dose de diálise mínima, a qual, se não alcançada, se mostrou associada a aumento da mortalidade. Uma vez que os sinais e sintomas clínicos não são indicadores confiáveis da adequação da hemodiálise, a dose fornecida deve ser medida e monitorada rotineiramente. A dose de diálise pode ser calculada a partir de diversas fórmulas e modelos diferentes, mas essencialmente o que é medido é o *clearance* da ureia por meio da estimativa da diferença entre a ureia sérica pré-dialítica e a pós-dialítica. A ureia é utilizada no cálculo da dose de diálise porque é um soluto pequeno e facilmente dialisável que corresponde a 90% das escórias nitrogenadas que se acumulam entre os tratamentos dialíticos. Além disso, o *clearance* fracional de ureia mostrou-se correlacionado com a morbidade e a mortalidade de pacientes em diálise.

Hemodiálise e Desafios Clínicos Associados

A hemodiálise é utilizada no tratamento de pacientes nos quais a insuficiência renal crônica resultaria, sem a diálise, em síndrome urêmica. Os objetivos a serem alcançados quando se cuida de pacientes que estão sendo submetidos à hemodiálise incluem a adequação da diálise, a garantia de nutrição adequada, a manutenção de acessos vasculares, a correção de deficiências hormonais, a minimização das internações hospitalares e o prolongamento da vida ao mesmo tempo em que se melhora a sua qualidade. Durante a hemodiálise, a difusão de solutos entre o sangue e a solução de diálise resulta na remoção de escórias metabólicas e na reconstituição dos tampões corporais. A dose de diálise, a qual depende da duração do tratamento e do tipo de membrana de diálise, e o *clearance* de solutos são os mais importantes determinantes modificáveis da sobrevida de pacientes com DRT sendo submetidos à hemodiálise. A diálise inadequada reduz a sobrevida e leva a desnutrição, anemia e comprometimento funcional, o que resulta em hospitalização frequente e aumento dos custos (**Tabela 14-10**). A mortalidade anual de pacientes em hemodiálise é próxima de 25%, sendo mais frequentemente atribuída a causas cardiovasculares ou infecção.

Acesso Vascular Um sítio de acesso vascular cirurgicamente confeccionado é necessário para a efetividade da hemodiálise. Em pacientes com insuficiência renal crônica, com o intuito de conservar os vasos sanguíneos para os acessos vasculares, a venopunção deve ser evitada no braço não dominante e na parte superior do braço dominante. A despeito da presença de coagulopatia em pacientes com uremia e do uso rotineiro de heparina durante a diálise, a trombose do sítio de acesso vascular é comum. Fístulas arteriovenosas nativas (anastomose entre a veia cefálica e a artéria radial) são acessos vasculares superiores aos enxertos de politetra-

TABELA 14-10	Achados Sugestivos de Inadequação da Hemodiálise

Clínicos
Anorexia, náuseas, vômitos
Neuropatia periférica
Precário estado nutricional
Depressão do sensório
Pericardite
Ascite
Mínimo ganho de peso ou perda de peso entre as sessões de tratamento
Retenção de líquidos e hipertensão sistêmica

Laboratoriais
Redução da concentração sanguínea de ureia durante a hemodiálise em < 65%
Concentração de albumina < 4 g/dL
Concentração sanguínea de ureia pré-diálise < 50 mg/dL (um sinal de desnutrição)
Concentração sérica de creatinina pré-diálise < 5 mg/dL (um sinal de desnutrição)
Anemia persistente (hematócrito < 30%) a despeito da terapia com eritropoetina

Adaptado de Ifudu O: Care of patients undergoing hemodialysis. N Engl J Med 1998;339:1054-1062.

fluoroetileno devido ao seu maior tempo de vida útil e à menor incidência de trombose e infecção. As fístulas arteriovenosas nativas são os sítios de acesso vascular preferidos em todos os pacientes submetidos à hemodiálise. A complicação mais comumente relacionada ao acesso vascular é a hiperplasia da íntima, que resulta em estenose proximal à anastomose venosa. Outras complicações relacionadas ao acesso vascular incluem infecção, formação de aneurismas e isquemia do braço. Quando a diálise é urgentemente necessária, o acesso vascular é obtido através de um cateter de diálise de duplo lúmen, mais frequentemente utilizando-se a veia jugular ou a femoral.

Complicações Associadas à Hemodiálise A hipotensão é o evento adverso mais comum durante a hemodiálise e mais provavelmente reflete os deslocamentos osmolares e a depleção volêmica induzida pela ultrafiltração. Os episódios de hipotensão podem estar associados à isquemia miocárdica, às arritmias cardíacas ou ao derrame pericárdico com tamponamento. A maior parte dos episódios de hipotensão é tratada com sucesso pela redução da taxa de ultrafiltração e/ou pela administração intravenosa de solução salina.

Podem ocorrer reações de hipersensibilidade ao óxido de etileno utilizado para a esterilização da máquina de diálise, assim como pode ocorrer reação adversa ao material específico da membrana, a poliacrilonitrila. Reações à poliacrilonitrila ocorrem mais comumente em pacientes recebendo inibidores da ECA. Quando o sangue entra em contato com a membrana de poliacrilonitrila, a superfície com carga altamente negativa da membrana estabiliza enzimas, o que gera bradicinina. Normalmente, a bradicinina é degrada por cinases, porém, os inibidores da ECA bloqueiam esta resposta, podendo ocorrer intensa vasodilatação periférica e hipotensão.

335

Nutrição e Balanço Hídrico Durante a progressão da insuficiência renal, o catabolismo e a anorexia levam à perda de massa corporal magra, mas a concomitante retenção de líquidos mascara a perda de peso, podendo, inclusive, levar ao ganho de peso. Não existem justificativas para restrições rigorosas de potássio na dieta de pacientes sendo submetidos à hemodiálise. Os pacientes com DRT têm uma reduzida quantidade de potássio corporal total e uma inexplicável tolerância à hipercalemia. As esperadas respostas cardíacas e neuromusculares à hipercalemia são menos pronunciadas em pacientes em hemodiálise do que naqueles com função renal normal. O *clearance* de potássio pela hemodiálise é eficiente, e visto que a maior parte do potássio é intracelular, é provável que a hipocalemia seja sugerida por uma amostra sanguínea obtida logo após a conclusão da hemodiálise, antes que o equilíbrio transcelular ocorra. Vitaminas hidrossolúveis são removidas pela hemodiálise e devem ser repostas. Entre as sessões de tratamento, é apropriado um ganho de peso de 3% a 4% da massa corporal em 2 dias.

Doença Cardiovascular A doença cardiovascular é responsável por quase 50% de todas as mortes de pacientes em hemodiálise.

Doença Cardíaca Isquêmica A elevada incidência de doença cardíaca isquêmica e de infarto miocárdico entre os pacientes com DRT é atribuída à hipertensão sistêmica, à anemia, à hiperlipidemia, à hiperomocisteinemia, à aterosclerose acelerada e ao possível comprometimento da oferta de oxigênio ao miocárdio associado às toxinas urêmicas. Visto que os pacientes com insuficiência renal frequentemente são incapazes de desempenhar adequadamente exercícios físicos, os testes com estresse químico (dipiridamol ou dobutamina) podem ser preferidos aos testes com estresse por exercício. O eletrocardiograma de base pode ter alterações relacionadas aos desarranjos metabólicos. Por causas desconhecidas, a concentração basal de creatina cinase está elevada em aproximadamente um terço dos pacientes em hemodiálise. Como este aumento está relacionado principalmente à isoenzima MM, o valor da fração MB para o diagnóstico de infarto agudo do miocárdio não se altera. O manejo clínico da doença cardíaca isquêmica em pacientes em hemodiálise é semelhante ao manejo de pacientes com função renal normal.

Insuficiência Cardíaca Congestiva O tratamento da insuficiência cardíaca congestiva em pacientes em hemodiálise é semelhante ao tratamento dos pacientes com função renal normal, exceto pela não administração de diuréticos. A presença de substâncias imunorreativas semelhantes à digoxina ligadas a proteínas no soro de pacientes em hemodiálise pode interferir com a acurácia da medida da concentração de digoxina e sua interpretação, e com o diagnóstico de toxicidade. A hemodiálise possui efeitos benéficos sobre a hemodinâmica cardíaca, assim como a retirada de líquido durante a hemodiálise proporciona um alívio sintomático aos pacientes com insuficiência cardíaca congestiva.

Hipertensão Sistêmica A retenção de líquidos durante a progressão da insuficiência renal é a mais provável explicação para a presença de hipertensão sistêmica na maior parte dos pacientes que se apresentam para hemodiálise. A falha na distinção entre a hipertensão essencial e a por retenção de líquidos na presença de DRT pode levar ao uso inapropriado e ineficiente de fármacos anti-hipertensivos. O manejo apropriado da hipertensão sistêmica envolve a retirada gradual de líquido na hemodiálise com o intuito de alcançar o peso corporal ideal após a diálise. Os pacientes com hipertensão essencial associada também necessitam de tratamento com fármacos anti-hipertensivos.

Pericardite A pericardite com derrame pericárdico ocorre de forma pouco frequente em pacientes em hemodiálise, sendo com frequência decorrente da hemodiálise inadequada. A diálise intensiva sem heparina é o tratamento para a suspeita de pericardite urêmica. O derrame pericárdico persistente a despeito da diálise intensiva ou a suspeita precoce de infecção são indicações de pericardiocentese ou pericardiectomia.

Tendência Hemorrágica O sangramento decorrente de alteração da função plaquetária é parcialmente corrigido pela hemodiálise. A diálise sem heparina ou a administração de DDAVP são frequentemente suficientes para correção da tendência hemorrágica.

Infecção Devido ao comprometimento da fagocitose e da quimiotaxia, os pacientes que necessitam de hemodiálise têm uma susceptibilidade aumentada a infecção. Alguns dos fatores que resultam no comprometimento da fagocitose e da quimiotaxia podem ser parcialmente revertidos pela hemodiálise. Alguns pacientes em hemodiálise têm graves infecções sem apresentar febre. A tuberculose em pacientes em hemodiálise é geralmente extrapulmonar e frequentemente se apresenta com sintomas atípicos que mimetizam os sintomas da diálise inadequada. Como a anergia em resposta ao teste cutâneo é comum, a perda inexplicada de peso e a anorexia, com ou sem febre persistente, devem incitar a solicitação de testes adicionais para a exclusão de tuberculose. Todos os pacientes em hemodiálise são vacinados contra pneumococos, e aqueles que ainda não estiverem imunes à hepatite B, recebem a vacina. A desnutrição ou a diálise inadequada podem prejudicar a resposta de anticorpos às vacinas.

A infecção por vírus B ou C da hepatite em pacientes em hemodiálise é frequentemente assintomática, e as concentrações de aminotransferases hepáticas podem não se elevar. Os pacientes com vírus da hepatite B devem ser submetidos à hemodiálise isolados e com uma máquina exclusiva. Uma proporção substancial dos pacientes em hemodiálise possui anticorpos para hepatite C. Cabe ressaltar que o ajuste da dose de fármacos utilizados para tratar a síndrome da imunodeficiência adquirida não é requerido durante a hemodiálise. O isolamento de pacientes portadores da síndrome da imunodeficiência adquirida ou o uso de máquinas exclusivas não é necessário.

Considerações Diversas Um bom controle da glicemia, como evidenciado por um valor de hemoglobina glicosilada menor que 7%, é importante em pacientes com diabetes melito que necessitam de hemodiálise, visto que a hiperglicemia pode resultar em hipercalemia ou ganho excessivo de peso. O catabolismo reduzido da insulina presente em muitos pacientes em hemodiálise pode resultar na redução da necessidade de insulina, quando comparada com a necessidade existente previamente ao início da hemodiálise. A apresentação da cetoacidose diabética pode ser atípica, com acidose respiratória e alcalose, mas sem acidose metabólica e hipovolemia. A hipertrigliceridemia reflete a diminuição do *clearance* em pacientes em hemodiálise. Existe um potencial risco de depressão em pacientes em hemodiálise, e esta pode ser erroneamente diagnosticada como comprometimento funcional relacionado à insuficiência renal. Existem evidências conflitantes sobre o aumento do risco de câncer em pacientes em hemodiálise.

Diálise Peritoneal

A diálise peritoneal é de simples execução; ela requer a instalação de um cateter plástico ancorado na cavidade peritoneal para a infusão da solução de diálise que permanece na cavidade por várias horas. Durante este tempo, ocorre o transporte de solutos por difusão através da membrana peritoneal até que um fluido novo substitua o antigo. A diálise peritoneal automatizada, na qual, durante a noite, uma cicladora automática infunde e drena o dialisado peritoneal, é utilizada por muitos pacientes. A diálise peritoneal pode ser preferida à hemodiálise em pacientes com insuficiência cardíaca congestiva ou angina instável que podem não tolerar os rápidos deslocamentos de líquido ou alterações na pressão arterial sistêmica, os quais podem acompanhar a hemodiálise. A diálise peritoneal também está indicada para pacientes com extensa doença vascular que impeça o estabelecimento de um acesso vascular. Em pacientes com diabetes, a insulina pode ser infundida com o dialisado, resultando em precisa regulação da glicemia. A presença de hérnias abdominais ou aderências pode interferir com a capacidade de uso da diálise peritoneal de forma efetiva. A peritonite, que se apresenta como dor abdominal e febre, é a complicação grave mais comum da diálise peritoneal. O tratamento é com antibióticos, podendo incluir cefalosporinas, aminoglicosídeos e vancomicina. As taxas de sobrevida e os custos anuais são similares entre a diálise peritoneal e a hemodiálise, mas as taxas de hospitalização são maiores entre os pacientes tratados com diálise peritoneal.

Clearance de Fármacos em Pacientes Submetidos à Diálise

Pacientes que estão sendo submetidos à diálise podem requerer atenção especial com relação aos intervalos de dose dos fármacos, podendo também requerer doses complementares de fármacos que foram depurados pela diálise. Quando possível, as doses programadas dos fármacos devem ser administradas após a conclusão da diálise. As propriedades dos fármacos que influenciam o *clearance* pela diálise incluem a ligação proteica, a solubilidade em água e o peso molecular. Desta forma, fármacos com baixo peso molecular (< 500 Da), hidrossolúveis e não ligados a proteínas são rapidamente depurados pela diálise. Terapias contínuas de substituição renal, como a hemofiltração venovenosa contínua e a hemofiltração arteriovenosa contínua, removem os fármacos de forma eficiente, a não ser que eles estejam ligados a proteínas.

Papel da Hemodiálise Perioperatória

Os pacientes devem ser adequadamente submetidos à hemodiálise antes de cirurgias eletivas para minimizar a possibilidade de sangramento urêmico, de edema pulmonar e de comprometimento da oxigenação arterial. Dependendo da cirurgia planejada, o uso de heparina pode ser evitado ou minimizado durante a hemodiálise pré-operatória. A hemodiálise de urgência não é requerida após estudos com contraste radiológico em pacientes que são regularmente submetidos à hemodiálise. Embora o contraste possa ser removido pela hemodiálise, o volume administrado na maioria dos estudos radiológicos não resulta em edema pulmonar em pacientes adequadamente dialisados; além disso, a nefrotoxicidade não é uma preocupação em pacientes com DRT. A meperidina é evitada na analgesia pós-operatória porque seus metabólitos podem acumular-se em pacientes com insuficiência renal, resultando em convulsões.

CONDUTA ANESTÉSICA DE PACIENTES COM DOENÇA/INSUFICIÊNCIA RENAL CRÔNICA

O manejo anestésico de pacientes com doença renal crônica requer o entendimento das alterações patológicas que acompanham a doença renal, o reconhecimento de se a doença renal é suficientemente avançada para requerer hemodiálise e o conhecimento de quais fármacos são afetados pela redução da função renal (**Tabela 14-11**). Uma importante avaliação envolve o conhecimento de se a doença renal está estável, progredindo ou melhorando. Esta informação é obtida pela monitorização da concentração sérica da creatinina.

Avaliação Pré-operatória

A avaliação pré-operatória de pacientes com doença renal crônica inclui a determinação de terapias farmacológicas concomitantes e a avaliação das alterações consideradas características da insuficiência renal crônica (Tabela 14-8). A volemia pode ser estimada pela comparação do peso corporal antes e depois da hemodiálise, pela monitorização dos sinais vitais (hipotensão ortostática, taquicar-

TABELA 14-11	Fármacos Utilizados na Prática Anestésica que Dependem Significativamente da Eliminação Renal		
Classe de Fármacos	**Ação Limitada pela Excreção Renal**	**Ação Parcialmente Limitada pela Excreção Renal**
Agentes indutores	–	Barbitúricos
Relaxantes musculares	Galamina, metocurina	Pancurônio, vecurônio
Inibidores da colinesterase	–	Neostigmina, edrofônio
Fármacos cardiovasculares	Digoxina, inotrópicos	Atropina, glicopirrolato, milrinona, hidralazina
Antimicrobianos	Aminoglicosídeos, vancomicina, cefalosporinas, penicilinas	Sulfonamidas
Adaptado de Malhotra V, Sudheendra V, Diwan S: Anesthesia and the renal and genitourinary systems. Em Miller RD, Fleischer LA, Johns RA, et al (eds): Miller´s Anesthesia, 6ª ed. Philadelphia, Elsevier Churchill Livingstone, 2005.		

dia) e pela medida das pressões de enchimento atrial. Como o diabetes é frequentemente encontrado nestes pacientes, o tratamento glicêmico é preocupante. Sinais de intoxicação digitálica devem ser procurados em pacientes tratados com estes fármacos, enfatizando o papel do *clearance* renal dos digitálicos e de outros fármacos.

A terapia com fármacos anti-hipertensivos é tradicionalmente mantida. A medicação pré-operatória deve ser individualizada, lembrando-se de que estes pacientes podem exibir sensibilidade inesperada a fármacos depressores do sistema nervoso central. Além dos pacientes com disfunção renal pré-operatória, é importante o reconhecimento de pacientes que estejam em alto risco de desenvolvimento perioperatório de insuficiência renal, mesmo na ausência de doença renal coexistente. A preservação da função renal no intraoperatório depende da manutenção de um volume intravascular adequado e da minimização da depressão cardiovascular induzida por medicamento.

Os pacientes em hemodiálise devem ser submetidos à diálise dentro das 24 horas que antecedem a cirurgia eletiva. Uma recomendação comum é a de que a concentração sérica de potássio não deve exceder 5,5 mEq/L no dia da cirurgia. A anemia é avaliada no pré-operatório, mas a introdução da terapia com eritropoetina humana recombinante reduziu o número de pacientes com insuficiência renal que se apresenta para cirurgia eletiva com hematócrito menor que 30%. A presença de coagulopatia no pré-operatório pode ser tratada com DDAVP.

Indução da Anestesia

A indução da anestesia e a intubação traqueal podem ser realizadas de forma segura com o uso de fármacos intravenosos (propofol, etomidato, tiopental) associados a um relaxante muscular como a succinilcolina, lembrando-se de que estes pacientes podem exibir lentificação do esvaziamento gástrico associada à uremia. Alternativamente, caso a possibilidade de aumento do volume de fluido gástrico não obrigue o rápido início do bloqueio muscular esquelético, pode-se considerar a administração de um fármaco bloqueador neuromuscular não despolarizante de ação intermediária ou curta que seja independente dos mecanismos de *clearance* renal. O bom senso sugere a lenta administração dos fármacos indutores, para minimizar a chance de ocorrência de redução da pressão arterial induzida por fármacos. A despeito da volemia, estes pacientes frequentemente respondem à indução da anestesia como se estivessem hipovolêmicos. A probabilidade de ocorrência de hipotensão durante a indução da anestesia pode se elevar se o sistema nervoso simpático estiver atenuado por fármacos anti-hipertensivos ou pela uremia. A atenuação da atividade do sistema nervoso simpático compromete a vasoconstrição periférica compensatória; dessa forma, as pequenas reduções no volume sanguíneo, a instituição de ventilação pulmonar com pressão positiva, as alterações abruptas da posição do corpo ou a depressão miocárdica induzida por fármaco podem resultar em exagerada redução da pressão arterial. Os pacientes tratados com inibidores da ECA podem estar sob risco aumentado de hipotensão intraoperatória, especialmente na ocorrência de perda cirúrgica aguda de sangue.

Efeitos exagerados no sistema nervoso central dos fármacos de indução anestésica podem refletir a perda da integridade da barreira hematoencefálica induzida pela uremia. Além disso, a redução da ligação proteica dos fármacos pode resultar na maior disponibilidade de medicamento não ligado para agir nos sítios receptores.

De fato, a quantidade de tiopental não ligado, farmacologicamente ativo, no plasma de pacientes com insuficiência renal crônica está elevada (Tabela 14-11).

A liberação de potássio após a administração de succinilcolina não é exagerada em pacientes com insuficiência renal crônica, embora exista uma preocupação teórica de que os pacientes com extensa neuropatia urêmica possam estar sob risco aumentado. Da mesma forma, é indicada cautela quando a concentração sérica de potássio no pré-operatório se encontra em níveis normais-altos, visto que este achado, quando combinado com a liberação máxima de potássio induzida pelo fármaco (0,5-1,0 mEq/L) poderia resultar em perigosa hipercalemia. É importante o reconhecimento de que a administração de pequenas doses de bloqueadores musculares não despolarizantes previamente à administração de succinilcolina não atenua de forma confiável a liberação de potássio induzida pela succinilcolina.

Manutenção da Anestesia

Frequentemente, a anestesia é mantida com óxido nitroso associado ao isoflurano, desflurano ou opioides de curta ação em pacientes com doença renal crônica não dependentes de hemodiálise ou em pacientes vulneráveis à disfunção renal, devido ou à idade avançada ou à necessidade de cirurgia vascular de grande porte, torácica ou abdominal. O sevoflurano deve ser evitado porque existem preocupações relacionadas à nefrotoxicidade por fluoreto ou à produção de composto A, embora não existam evidências de que pacientes com doença renal coexistente estejam sob risco aumentado de disfunção renal após a administração de sevoflurano. O isoflurano ou o desflurano, quando em associação com o óxido nitroso, possui potência suficiente para suprimir as elevações excessivas da pressão arterial decorrentes da estimulação cirúrgica, para evitar a controvérsia relacionada à nefrotoxicidade por fluoreto e para reduzir a dose de relaxante muscular não despolarizante necessária para produzir o relaxamento da musculatura esquelética. A anestesia intravenosa total com remifentanil, propofol e cisatracúrio tem sido recomendada para pacientes com insuficiência renal terminal.

Anestésicos voláteis potentes são úteis no controle intraoperatório da hipertensão sistêmica e na redução da dose de relaxantes musculares necessária para o adequado relaxamento cirúrgico. Contudo, a alta incidência de doença hepática avançada em pacientes com doença renal crônica deve ser considerada quando estes fármacos são selecionados. Além disso, a depressão excessiva do débito cardíaco é um perigo em potencial dos anestésicos voláteis. Reduções no fluxo sanguíneo tecidual devem ser minimizadas na presença de anemia, com o intuito de se evitar o comprometimento da oferta tecidual de oxigênio. Os opioides reduzem a possibilidade de depressão cardiovascular e não possuem hepatoxicidade ou nefrotoxicidade preocupantes. Todavia, os opioides não controlam de forma confiável as elevações intraoperatórias da pressão arterial. Além disso, em pacientes anéfricos já foram descritas sedação prolongada e depressão da ventilação por pequenas doses de opioides. Metabólitos farmacologicamente ativos dos opioides se acumulam na circulação e no líquido cerebroespinal quando a função renal está comprometida.

Relaxantes Musculares

A seleção do bloqueador muscular não despolarizante para a manutenção do bloqueio muscular esquelético durante a cirurgia

CAPÍTULO 14
Doença Renal

é influenciada pelos mecanismos de depuração conhecidos destes fármacos. A doença renal pode lentificar a excreção do vecurônio e do rocurônio, enquanto a depuração plasmática do mivacúrio, atracúrio e cisatracúrio é independente da função renal. A insuficiência renal pode prejudicar o *clearance* da laudanosina, o principal metabólito do atracúrio e do cisatracúrio. A laudanosina não possui efeitos na junção neuromuscular, porém, em altas concentrações plasmáticas, pode estimular o sistema nervoso central. A despeito do bloqueador neuromuscular não despolarizante selecionado, parece prudente a redução da dose inicial do medicamento e a administração de doses subsequentes baseando-se nas respostas observadas com a utilização de um estimulador de nervo periférico.

O diagnóstico de bloqueio neuromuscular residual após aparente reversão do bloqueador neuromuscular não despolarizante com fármacos anticolinesterásicos deve ser considerado em pacientes anéfricos que manifestam sinais de fraqueza muscular esquelética durante o período pós-operatório precoce. A excreção renal é responsável por aproximadamente 50% do *clearance* da neostigmina e por aproximadamente 75% da eliminação do edrofônio e da piridostigmina. Como resultado, a meia-vida de eliminação destes fármacos é bastante prolongada pela insuficiência renal. Mesmo em pacientes anéfricos existe alguma proteção porque a eliminação renal dos fármacos anticolinesterásicos é tão atrasada quanto, se não por mais tempo, que, a eliminação dos bloqueadores neuromusculares não despolarizantes. Além disso, outras causas (antibióticos, acidose, desequilíbrios eletrolíticos, diuréticos) devem ser consideradas quando o bloqueio neuromuscular persiste ou reaparece em pacientes com disfunção renal.

Manejo Hídrico e Débito Urinário

Os pacientes com disfunção renal grave que não requerem hemodiálise e os pacientes sem doença renal submetidos a cirurgias associadas à alta incidência de insuficiência renal pós-operatória podem se beneficiar da hidratação pré-operatória com a administração de soluções salinas balanceadas. Na verdade, a não ser que sejam tomadas medidas corretivas, a maior parte dos pacientes chega à sala de cirurgia com um volume de líquido extracelular reduzido. A solução de Ringer lactato (4 mEq de potássio por litro) ou outros fluidos contendo potássio não devem ser administrados a pacientes anúricos. A administração de soluções salinas balanceadas (3-5 mL/kg por hora IV) é frequentemente recomendada para manter um débito urinário aceitável. A rápida infusão de *bolus* de solução salina balanceada para restaurar o volume circulante (500 mL IV) deve elevar o débito urinário na presença de hipovolemia. A estimulação do débito urinário com diuréticos osmóticos (manitol) ou tubulares (furosemida) na ausência de adequada reposição do volume de líquido intravascular é desencorajada. Na verdade, a etiologia mais provável da oligúria é o inadequado volume de líquido circulante, o qual pode ser ainda mais comprometido pela diurese induzida por fármacos. Além disso, embora a administração de manitol ou furosemida previsivelmente eleve o débito urinário, não existem evidências de correspondente melhora da TFG. Da mesma forma, o débito urinário intraoperatório não se mostrou preditor de insuficiência renal no pós-operatório de cirurgia vascular abdominal.

Os pacientes dependentes de hemodiálise requerem atenção especial a respeito do manejo perioperatório de fluidos. A ausência de função renal estreita a margem de segurança que existe entre a insuficiente e a excessiva administração de fluidos a estes pacientes. Cirurgias não invasivas requerem apenas a reposição das perdas hídricas insensíveis com soro glicosado a 5% (5-10 mL/kg IV). O pequeno débito urinário pode ser reposto com soro fisiológico a 0,45%. Cirurgias abdominais ou torácicas podem se associar à perda significativa de volume do líquido intravascular para o espaço intersticial. Esta perda é frequentemente reposta com solução salina balanceada ou solução de albumina a 5%. Transfusões sanguíneas podem ser consideradas se a capacidade de transporte de oxigênio tiver que ser aumentada ou se a perda sanguínea for excessiva. A determinação da pressão venosa central pode ser útil para guiar a reposição de fluidos.

Monitorização

No caso de a monitorização invasiva ser necessária, existem algumas questões a serem consideradas. Qualquer paciente com IRC pode requerer uma (outra) fístula no futuro. Desta forma, é recomendado que as artérias radiais e ulnares sejam evitadas, já que elas podem ser necessárias no futuro para a confecção de uma fístula arteriovenosa; o mesmo pode ser dito a respeito da artéria braquial e até mesmo das artérias axilares. O uso das artérias femorais se associa ao risco de infecção do acesso, especialmente porque estes pacientes podem ser imunocomprometidos como parte do processo de doença ou pela terapia. Sobram as artérias pediosas ou as tibiais posteriores, as quais podem ser inconvenientes ou por causa do posicionamento ou pela dificuldade de acesso decorrente do edema e endurecimento tecidual. Seja qual for o sítio escolhido, é importante notar que nem a pressão arterial nem a determinação dos gases arteriais serão fidedignas se o cateter for instalado na mesma extremidade de uma fístula funcionante ou parcialmente patente.

Frequentemente, a monitorização da pressão venosa é extremamente útil, se não obrigatória, já que uma carga de volume não é bem tolerada por pacientes com redução da função renal, mesmo que esta redução seja modesta. A escolha entre a monitorização da pressão do átrio direito (pressão venosa central) ou da artéria pulmonar (pressão de oclusão da artéria pulmonar) será guiada pela presença ou não de doença cardíaca subjacente ou de edema pulmonar. Deve-se manter rigorosa assepsia na instalação do cateter para monitorização da pressão venosa central ou da pressão de oclusão da artéria pulmonar; os pacientes com IRC são extremamente propensos à infecção. O acesso venoso central pode ser difícil em pacientes que possuem um cateter de diálise tunelizado (*Port-a-cath*) ou um cateter temporário instalado ou que já possuíram muitos cateteres instalados com subsequente estenose das veias. Não é insensato o uso do cateter temporário de diálise se a obtenção de outro acesso intravenoso se mostrar difícil. No entanto, deve-se lembrar de que (1) o cateter deve ser acessado assepticamente, da mesma forma que é feito no momento da diálise, (2) o cateter é heparinizado e tem que ser aspirado antes da conexão a uma linha intravenosa ou transdutor de pressão, (3) se o cateter for desconectado ao final do procedimento, ele tem que ser re-heparinizado e novamente fechado assepticamente.

Preocupações Associadas

Como muitos destes pacientes vão frequentemente ao centro cirúrgico, a pré-medicação pode ser necessária ou não. Alguns pacientes se tornam acostumados às várias cirurgias, enquanto outros acham estas cirurgias extremamente desgastantes e estressan-

339

tes. Uma pequena dose oral ou intravenosa de benzodiazepínico é apropriada; a administração intramuscular de qualquer pré-medicação deve ser evitada devido à pequena massa muscular destes pacientes e à disfunção plaquetária da uremia.

A atenção ao posicionamento do paciente na mesa cirúrgica é importante. O precário estado nutricional torna a pele particularmente suscetível a contusões e descamação; acolchoamento adicional é requerido para proteger nervos vulneráveis nos cotovelos, joelhos e tornozelos. A fístula tem que ser protegida a todo custo, devendo ser bem acolchoada para prevenir lesão por pressão. Se for possível, o braço da fístula não deve ser escondido, mas sim posicionado de tal forma que o frêmito da fístula possa ser checado em intervalos regulares durante a cirurgia.

As diretrizes recomendam que as veias do braço da mão não dominante não sejam utilizadas para canulação venosa, e deve-se até mesmo aconselhar os pacientes a utilizarem braceletes de alerta médico.

Anestesia Regional

O bloqueio do plexo braquial é útil para a confecção dos *shunts* vasculares necessários para hemodiálise crônica. Além de prover analgesia, esta forma de anestesia regional abole o vasoespasmo e provê condições cirúrgicas ótimas por produzir vasodilatação máxima. A ideia de que a duração da anestesia do plexo braquial é reduzida em pacientes com insuficiência renal crônica não foi confirmada em estudos controlados. A adequação da coagulação deve ser considerada e a presença de neuropatia urêmica, excluída, antes de se realizar a anestesia regional nestes pacientes. A acidose metabólica coexistente pode reduzir o limiar convulsivo para os anestésicos locais.

Manejo Pós-operatório

O diagnóstico de inadequada reversão do bloqueio muscular deve ser considerado em pacientes anéfricos que apresentem sinais de fraqueza muscular esquelética durante o período pós-operatório.

Deve-se ter cautela no uso de opioides parenterais na analgesia pós-operatória devido à potencial depressão exagerada do sistema nervoso central e à hipoventilação que podem ocorrer após a administração de opioides, mesmo que em pequenas doses. A administração de naloxona pode ser necessária se a depressão da ventilação for grave. A monitorização contínua do eletrocardiograma é útil na detecção de arritmias cardíacas, como aquelas relacionadas à hipercalemia. Deve-se considerar a manutenção de oxigênio suplementar no período pós-operatório, especialmente se anemia estiver presente.

TRANSPLANTE RENAL

Os candidatos ao transplante renal são selecionados entre os pacientes com DRT que estão em programa de hemodiálise crônica. Em adultos, as causas mais comuns de insuficiência renal terminal são diabetes melito, glomerulonefrites, doença renal policística e hipertensão sistêmica. Apesar das preocupações sobre a recorrência da doença no rim doado, esta tem sido em geral apenas lentamente progressiva. Um rim de doador cadáver pode ser preservado por perfusão em baixas temperaturas por até 48 horas, tornando o seu transplante um procedimento cirúrgico semieletivo. Tenta-se combinar o HLA e o grupo sanguíneo ABO do doador com o do receptor. Paradoxalmente, foi observado que a presença de certos HLA comumente partilhados em sangue administrado a um potencial receptor de transplante induz a tolerância aos antígenos do doador e, portanto, aumenta a sobrevida do enxerto. O rim doado é transplantado no abdome inferior e recebe seu suprimento vascular dos vasos ilíacos. O ureter é anastomosado diretamente à bexiga. A terapia imunossupressora é instituída durante o período perioperatório.

Conduta Anestésica
Anestesia Geral

Embora tanto a anestesia regional quanto a anestesia geral tenham sido utilizadas com sucesso no transplante renal, a anestesia geral é mais frequentemente selecionada. A anestesia geral provê a vantagem de manter mecanicamente a ventilação do paciente, que pode ser comprometida pela tração cirúrgica sobre a área do diafragma. A seleção dos fármacos é influenciada pelos efeitos adversos conhecidos dos fármacos anestésicos (distensão intestinal pelo óxido nitroso, metabolismo do sevoflurano a fluoreto inorgânico). A função renal após o transplante renal não é previsivelmente influenciada pelo anestésico volátil administrado. Uma abordagem comum envolve a associação de anestésicos voláteis (isoflurano ou desflurano) com óxido nitroso ou opioides de curta ação. A redução do débito cardíaco decorrente do efeito inotrópico negativo dos anestésicos voláteis deve ser minimizada a fim de evitar o comprometimento da adequada oferta tecidual de oxigênio (especialmente se a anemia estiver presente) e para a promoção da perfusão renal. Uma pressão sanguínea normal alta é requerida na presença de euvolemia para manter um adequado fluxo urinário. A seleção do relaxante muscular é influenciada pela dependência que muitos destes fármacos têm do *clearance* renal. Desta forma, o atracúrio, o cisatracúrio e o mivacúrio são atraentes opções, visto que o *clearance* plasmático destes fármacos é independente da função renal. Um rim recém-transplantado, mas funcionante, é capaz de depurar os bloqueadores neuromusculares (e os fármacos anticolinesterásicos utilizados para sua reversão) à mesma taxa observada em pacientes normais.

A monitorização da pressão venosa central é útil na orientação da taxa de infusão e do volume de cristaloides a ser utilizado. A adequada hidratação durante o período intraoperatório visa à otimização do fluxo sanguíneo renal e à melhora da função renal inicial do rim transplantado. Os diuréticos são frequentemente administrados para facilitar a formação de urina pelo rim recém-transplantado. A este respeito, diuréticos osmóticos como o manitol facilitam a produção de urina e reduzem o excesso de fluido tecidual e intravascular. Ao contrário do diurético de alça furosemida, o manitol não depende de mecanismos tubulares renais de concentração para produzir diurese.

Quando os clampes vasculares são liberados, tanto a solução preservadora do rim, originária do rim transplantado, quanto a drenagem venosa da perna também são liberadas para a circulação. Estes efluentes contêm potássio e metabólitos ácidos, mas, em adultos, parecem ter efeitos sistêmicos mínimos. Todavia, já foi descrita parada cardíaca após a conclusão da anastomose arterial do rim transplantado e liberação do clampe vascular. Este evento é mais provavelmente resultante da ocorrência de súbita hipercalemia causada pela eliminação da solução preservadora (que contém potássio) proveniente do rim recém-perfundido. A liberação do clampe vascular também pode ser seguida por hipotensão decorrente da abrupta adição de até 300 mL à capacidade do líquido intravascular e da liberação de substâncias vasodilatadoras a partir de tecidos previamente isquêmicos. Quando a hipotensão resulta destas alterações, o tratamento é, na maior parte das vezes, a infusão intravenosa de fluidos.

Anestesia Regional

As vantagens da anestesia regional, quando comparada com a anestesia geral, incluem a ausência de necessidade de intubação traqueal ou de administração de bloqueadores neuromusculares. No entanto, estas vantagens são anuladas se a anestesia regional tiver que ser extensamente suplementada com fármacos venosos ou inalatórios. Além disso, o bloqueio do sistema nervoso simpático, que é produzido pela anestesia regional, pode dificultar o controle da pressão sanguínea, especialmente quando consideramos o imprevisível volume do líquido intravascular de muitos destes pacientes. O uso da anestesia regional, particularmente a anestesia epidural, é controverso na presença de alterações da coagulação.

Complicações Pós-operatórias

O rim recém-transplantado pode sofrer rejeição imunológica aguda, a qual se manifesta na vasculatura do rim transplantado. Esta pode ser tão rápida que a inadequação da circulação se torna evidente quase que imediatamente após o suprimento sanguíneo do rim ser estabelecido. O único tratamento para esta reação de rejeição aguda é a remoção do rim transplantado, especialmente se o processo de rejeição for acompanhado de coagulação intravascular disseminada. Um hematoma também pode surgir no enxerto no pós-operatório, causando obstrução vascular ou ureteral.

Sinais tardios de rejeição do enxerto incluem febre, dor local e deterioração do débito urinário. O tratamento com altas doses de corticosteroides e com globulina antilinfócito pode ser útil. A necrose tubular aguda que ocorre no rim transplantado, secundária à isquemia prolongada, geralmente responde à hemodiálise. O efeito tóxico da ciclosporina também pode causar IRA. A ultrassonografia e a biópsia por agulha são realizadas para a diferenciação entre as causas de disfunção renal.

As infecções oportunistas decorrentes da imunossupressão crônica são comuns após o transplante renal. A sobrevida a longo prazo não é satisfatória em receptores de transplante renal imunossuprimidos e portadores de antígeno de superfície da hepatite B. A frequência de câncer é 30 a 100 vezes maior em receptores de transplante do que na população geral, o que presumivelmente reflete a perda de mecanismos de proteção secundária à imunossupressão. O linfoma de grandes células é uma complicação bem conhecida em transplantados, ocorrendo quase que exclusivamente em pacientes com evidências de infecção pelo vírus Epstein-Barr.

Considerações Anestésicas em Receptores de Transplante Renal que se Apresentam para Cirurgia

Os receptores de transplante renal são frequentemente idosos, com doença cardiovascular coexistente e diabetes melito. Os efeitos colaterais dos fármacos imunossupressores (hipertensão sistêmica, redução do limiar convulsivo, anemia, trombocitopenia) devem ser considerados quando se planeja o manejo da anestesia. A concentração sérica da creatinina será provavelmente normal na presença de um rim transplantado normalmente funcionante. Todavia, a TFG e o fluxo sanguíneo renal serão provavelmente menores do que aqueles de indivíduos saudáveis; além disso, a atividade dos fármacos excretados pelos rins pode ser prolongada. A presença de azotemia, proteinúria e hipertensão sistêmica pode indicar rejeição crônica do rim transplantado.

Os fármacos potencialmente nefrotóxicos ou que dependem do *clearance* renal devem ser evitados. Os diuréticos devem ser administrados apenas após uma cuidadosa avaliação do volume de líquido intravascular do paciente. As reduções no fluxo sanguíneo renal decorrentes da hipovolemia devem ser minimizadas. É provável que estes pacientes estejam recebendo fármacos anti-hipertensivos orais.

DOENÇAS PRIMÁRIAS DOS RINS

Diversos processos patológicos podem envolver primariamente os rins ou ocorrer em associação com a disfunção de outros sistemas orgânicos. O conhecimento da patologia associada e das características da doença renal pode ser importante quando se planeja o manejo destes pacientes durante o período perioperatório.

Glomerulonefrite

A glomerulonefrite aguda é em geral decorrente da deposição de complexos antígeno-anticorpo no glomérulo. A fonte dos antígenos pode ser exógena (pós-infecção estreptocócica) ou endógena (doenças do colágeno). As manifestações clínicas das doenças glomerulares incluem hematúria, proteinúria, hipertensão, edema e elevação da concentração plasmática de creatinina. Cilindros hemáticos são mais sugestivos de doença glomerular do que de doença não glomerular, como a nefrolitíase ou doença prostática. A proteinúria reflete o aumento da permeabilidade glomerular. É importante diagnosticar rapidamente a glomerulonefrite, uma vez que o uso sem demora de fármacos imunossupressores pode ser eficaz.

Síndrome Nefrótica

A síndrome nefrótica é definida pela excreção urinária diária de proteínas superior a 3,5 g em associação com retenção de sódio, hiperlipoproteinemia e complicações tromboembólicas e infecciosas. A nefropatia diabética é a causa mais comum de proteinúria nefrótica. Na ausência de diabetes, a causa mais comum de síndrome nefrótica em adultos é a glomerulonefrite membranosa, a qual é frequentemente associada com neoplasia (carcinoma, sarcoma, linfoma, leucemia). A nefropatia pelo vírus da imunodeficiência humana tipicamente causa proteinúria nefrótica e insuficiência renal, as quais podem ser a primeira manifestação clínica da síndrome da imunodeficiência adquirida. A hipertensão induzida pela gravidez frequentemente está associada à síndrome nefrótica.

Sinais e Sintomas

Presume-se que a retenção de sódio e a formação de edemas em pacientes com síndrome nefrótica reflitam a redução da pressão oncótica do plasma com resultante hipovolemia (**Tabela 14-12**). Assumiu-se que o aumento da reabsorção tubular de sódio é uma resposta homeostática à hipovolemia. Todavia, existem evidências de que o evento primário é a retenção de sódio pelos rins, precedendo a proteinúria. O aumento da reabsorção de sódio pelos túbulos renais distais pode ser decorrente de uma respos-

STOELTING ANESTESIA E DOENÇAS COEXISTENTES

TABELA 14-12 — Características da Síndrome Nefrótica

Hipertensão+

Proteinúria, hematúria+

Retenção de sódio+

Edema+

Hipovolemia

Tromboembolismo

Hiperlipidemia

Complicações infecciosas

+, característica também compartilhada com a síndrome nefrítica.

TABELA 14-13 — Tratamento da Síndrome Nefrótica

Terapia anti-hipertensiva*

Inibidores da ECA ou BRA (antiproteinúricos)†

Aconselhamento nutricional‡

Restrição de sódio na dieta

Terapia diurética

Infusão de albumina (conforme necessidade)

Terapia anticoagulante

Terapia com estatina

Vacina pneumocócica

ECA, enzima conversora da angiotensina; BRA, bloqueadores do receptor da angiotensina.
*Uma pressão arterial média abaixo de 90 mmHg reduz a proteinúria independentemente da classe de anti-hipertensivo.
†Os inibidores da ECA e fármacos BRA possuem efeito antiproteinúrico independente dos seus efeitos de redução da pressão sanguínea.
‡Algumas autoridades no assunto recomendam a restrição de proteínas na dieta como forma de redução da proteinúria, mas a segurança desta terapia ainda não foi estabelecida, particularmente em pacientes com intensa proteinúria.

ta natriurética inapropriadamente baixa ao peptídeo natriurético atrial. Os pacientes com síndrome nefrótica podem experimentar hipovolemia com hipotensão ortostática associada, taquicardia, vasoconstrição periférica e até mesmo IRA, ocasionalmente, em resposta à administração de diuréticos. O risco de IRA está aumentado em pacientes idosos e naqueles que recebem fármacos anti-inflamatórios não esteroides. A infusão de albumina corrige os sinais clínicos de hipovolemia. A hiperlipidemia acompanha a síndrome nefrótica e pode estar associada à elevação do risco de doença vascular.

Complicações Tromboembólicas A síndrome nefrótica está associada a importante risco de complicações tromboembólicas manifestadas como trombose da veia renal, particularmente em pacientes com glomerulonefrite membranosa. A embolia pulmonar e a trombose venosa profunda em outros leitos vasculares também são perigosas. A trombose arterial é menos comum do que a trombose venosa, embora, nestes pacientes, o risco de infarto agudo do miocárdio possa estar aumentado. A administração profilática de heparina e o uso de meias elásticas são utilizados na proteção contra as complicações tromboembólicas.

Infecção A peritonite pneumocócica tem sido responsável por mortes em crianças com síndrome nefrótica. As infecções virais podem ser mais prováveis em pacientes imunossuprimidos, enquanto a susceptibilidade a infecções bacterianas parece estar relacionada aos reduzidos níveis de imunoglobulina G.

Ligação Proteica Os níveis plasmáticos de vitaminas e hormônios podem estar reduzidos em pacientes com síndrome nefrótica como resultado da proteinúria. A hipoalbuminemia reduz a disponibilidade de sítios de ligação para os fármacos e aumenta a proporção de medicamento livre circulante. A este respeito, quando os níveis plasmáticos do medicamento são monitorados, baixos níveis de fármacos de alta ligação proteica não necessariamente indicam baixas concentrações terapêuticas.

Edema Nefrótico

A presença de edema generalizado implica que o conteúdo corporal total de sódio está aumentado, e a estimulação de um balanço de sódio negativo pela administração de diuréticos é reforçada pela redução na ingestão alimentar de sódio (**Tabela 14-3**). Diuréticos de alça potentes, como a furosemida, são necessários

para contrabalançar a avidez renal para reter sódio. Além disso, os diuréticos tiazídicos ou os diuréticos poupadores de potássio podem ser acrescentados para reduzir a reabsorção de sódio no néfron distal. O objetivo a ser alcançado é a redução lenta do edema, visto que a natriurese abrupta pode causar hipovolemia e até mesmo IRA; também pode resultar em hemoconcentração, o que eleva o risco de complicações tromboembólicas. A administração de soluções de albumina para promover a expansão do volume plasmático é considerada somente se a hipovolemia sintomática estiver presente. Em casos particularmente graves, a ultrafiltração do plasma pode ser considerada.

Síndrome de Goodpasture

A síndrome de Goodpasture é uma combinação de hemorragia pulmonar com glomerulonefrite, ocorrendo mais frequentemente em homens jovens. Anticorpos são responsáveis pela lesão renal; estes, aparentemente, também reagem com antígenos similares nos pulmões, produzindo alveolite, a qual resulta em hemoptise. Tipicamente, a hemoptise precede as evidências clínicas de doença renal. O prognóstico é ruim, sem nenhuma terapia efetiva conhecida que previna a progressão para insuficiência renal (geralmente dentro de 1 ano do diagnóstico).

Nefrite Intersticial

A nefrite intersticial tem sido observada como uma reação alérgica a fármacos, incluindo as sulfonamidas, alopurinol, fenitoína e diuréticos. Outras causas menos comuns incluem as doenças autoimunes (lúpus eritematoso) e as doenças infiltrativas (sarcoidose). Os pacientes exibem redução da capacidade de concentração renal, proteinúria e hipertensão sistêmica. A insuficiência renal decorrente da nefrite intersticial aguda é frequentemente reversível após a retirada do medicamento ofensor ou após o tratamento da doença subjacente. A terapia com corticosteroides pode ser benéfica.

342

Nefrite Hereditária

A nefrite hereditária (síndrome de Alport) é frequentemente acompanhada de perda da audição e anormalidades oculares. Os homens são mais frequentemente atingidos. A doença culmina em hipertensão sistêmica e insuficiência renal. A terapia medicamentosa não provou ser de sucesso, embora a redução da pressão intraglomerular com inibidores da ECA possa oferecer alguma proteção.

Doença Renal Policística

A doença renal policística é herdada como um traço autossômico dominante. A doença tipicamente progride de forma lenta até a ocorrência de insuficiência renal durante a meia-idade. Leve hipertensão sistêmica e proteinúria são comuns. A redução da capacidade de concentração urinária se desenvolve precocemente no curso da doença. Os cistos também podem estar presentes no fígado e no sistema nervoso central (como aneurismas intracranianos). A hemodiálise ou o transplante renal são eventualmente necessários na maior parte destes pacientes.

Síndrome de Fanconi

A síndrome de Fanconi resulta de distúrbios, herdados ou adquiridos, da função dos túbulos renais proximais, causando hiperaminoacidúria, glicosúria e hiperfosfatúria. Existe perda renal de substâncias normalmente conservadas pelos túbulos renais proximais, incluindo potássio, bicarbonato e água. Os sintomas da síndrome de Fanconi, os quais refletem as anormalidades dos túbulos renais, incluem poliúria, polidipsia, acidose metabólica associada à perda de íons bicarbonato e fraqueza muscular esquelética relacionada à hipocalemia. O nanismo e a osteomalacia, refletindo a perda de fosfato, são proeminentes nestes pacientes. A apresentação da doença como raquitismo resistente à vitamina D é comum. O manejo da anestesia inclui a avaliação de alterações hidroeletrolíticas características desta síndrome e o reconhecimento de que a insuficiência cardíaca esquerda secundária à uremia está frequentemente presente nos estágios finais da doença.

Nefrolitíase

Embora a patogênese dos cálculos renais (**Tabela 14-14**) seja pouco entendida, diversos fatores predisponentes são reconhecidos para os cinco principais tipos de cálculo. A maior parte dos cálculos é composta de oxalato de cálcio; as causas de hipercalcemia (hiperparatireoidismo, sarcoidose, câncer) devem ser avaliadas nestes pacientes. As infecções do trato urinário por organismos capazes de quebrar a ureia, resultando na formação de amônia, favorecem a formação de cálculos de fosfato de magnésio e amônia. A formação de cálculos de ácido úrico é favorecida pela presença de urina persistentemente ácida (pH < 6,0), a qual reduz a solubilidade do ácido úrico. Aproximadamente 50% dos pacientes com cálculos de ácido úrico possuem gota.

A presença de cálculos na pelve renal é tipicamente indolor, a não ser que eles sejam complicados por infecção ou obstrução. Em contraste, a passagem de cálculos renais através dos ureteres pode produzir intensa dor nos flancos, frequentemente irradiada para a virilha, associada a náuseas e vômitos, o que mimetiza um abdome agudo cirúrgico. A hematúria é comum durante a passagem ureteral dos cálculos, enquanto a obstrução ureteral pode levar a sinais e sintomas de insuficiência renal.

Tratamento

O tratamento dos cálculos renais depende da identificação da composição do cálculo e da correção dos fatores predisponentes, como o hiperparatireoidismo, a infecção do trato urinário ou a gota. Uma alta ingestão hídrica, suficiente para manter um débito urinário diário de 2 a 3 L, frequentemente é parte da terapia. A litotripsia extracorpórea por ondas de choque é um tratamento não invasivo para os cálculos renais que destrói os cálculos por ondas de choque. Como uma alternativa à nefrolitotomia percutânea, esta abordagem tem as vantagens de ser associada à baixa morbidade e de poder ser realizada de forma ambulatorial.

Hipertensão Renal

A doença renal é a causa mais comum de hipertensão sistêmica secundária. A hipertensão acelerada ou maligna é possivelmente

TABELA 14-14	Composição e Características dos Cálculos Renais		
Tipo de Cálculo	**Incidência (%)**	**Aspecto Radiográfico**	**Etiologia**
Oxalato de cálcio	65	Opaco	Hiperparatireoidismo primário Hipercalciúria idiopática Hiperoxalúria Hiperuricosúria
Fosfato amoníaco magnesiano (estruvita)	20	Opaco	Urina alcalina (geralmente decorrente de infecção bacteriana crônica)
Fosfato de cálcio	7,5	Opaco	Acidose tubular renal
Ácido úrico	5	Transparente	Urina ácida Gota Hiperuricosúria
Cistina	1,5	Opaco	Cistinúria

associada à doença renal. Além disso, o aparecimento de hipertensão sistêmica em pacientes jovens sugere mais o diagnóstico de hipertensão renal do que o de hipertensão essencial. A hipertensão relacionada à disfunção renal reflete a doença parenquimatosa renal ou a doença renovascular.

A pielonefrite e a glomerulonefrite crônicas são doenças parenquimatosas frequentemente associadas à hipertensão sistêmica, particularmente em pacientes jovens. Formas menos comuns de doença parenquimatosa renal que podem causar hipertensão sistêmica incluem a nefropatia diabética, a doença cística dos rins e a amiloidose renal. A doença renovascular é caracterizada pela aterosclerose e é responsável por apenas uma pequena porcentagem dos pacientes com hipertensão sistêmica. No entanto, a súbita apresentação de marcante hipertensão arterial sistêmica ou a presença de hipertensão antes dos 30 anos de idade deve levantar a suspeita de doença renovascular. Um sopro sobre os rins pode ser audível durante a ausculta do abdome. A hipertensão sistêmica decorrente de doença renovascular não responde bem ao tratamento com fármacos anti-hipertensivos.

Os mecanismos que produzem hipertensão sistêmica na presença de doença parenquimatosa renal ou renovascular não estão estabelecidos. A estimulação do sistema renina-angiotensina-aldosterona é um possível mecanismo, apesar de ainda não ter sido provado. Alternativamente, os rins podem funcionar, de certa forma, como órgãos anti-hipertensivos, possivelmente produzindo substâncias com atividade vasodepressora. A despeito do mecanismo, o tratamento da hipertensão sistêmica decorrente de doença parenquimatosa renal é geralmente com fármacos anti-hipertensivos, incluindo fármacos antagonistas β-adrenérgicos, os quais inibem a liberação de renina pelos rins. O tratamento da hipertensão renovascular envolve a endarterectomia da artéria renal ou a nefrectomia.

Nefropatia por Ácido Úrico

A nefropatia por ácido úrico aguda é distinta da gota. Ela ocorre quando cristais de ácido úrico se precipitam nos túbulos coletores renais ou ureteres produzindo insuficiência renal aguda oligúrica. Esta precipitação ocorre quando a concentração de ácido úrico alcança um ponto de saturação na urina ácida. Esta condição ocorre mais provavelmente quando a produção de ácido úrico está bastante aumentada, como em pacientes com doenças mieloproliferativas em tratamento para o câncer com fármacos quimioterápicos. Estes pacientes são particularmente vulneráveis à nefropatia por ácido úrico quando possuem boa função renal e capacidade de concentração urinária e se tornam desidratados ou acidóticos devido à redução da ingestão calórica.

Síndrome Hepatorrenal

A oligúria aguda que se manifesta em pacientes com cirrose hepática descompensada é designada de síndrome hepatorrenal. De fato, a cirrose hepática se associa à redução da TFG e do fluxo plasmático renal, alterações estas que precedem a manifestação da disfunção renal em várias semanas. O paciente típico está extremamente ictérico e moribundo; a ascite, a hipoalbuminemia e a hipoprotrombinemia estão presentes. Nestes pacientes, a insuficiência renal pode refletir a hipovolemia causada pelas intensas tentativas de tratamento da ascite. O tratamento é direcionado para a reposição intravascular de fluidos, lembrando-se de que a salina e a albumina

podem agravar a ascite. Desta forma, sangue total ou concentrados de hemácias podem ser uma forma mais apropriada de reposição volêmica. Um *shunt* peritoneal-venoso para o tratamento da ascite também pode associar-se à melhora da função renal. Em alguns pacientes, uma toxina circulante pode ser responsável por intensa vasoconstrição renal e IRA. Todavia, a hemodiálise não tem sido confiável para a eliminação das toxinas hepáticas suspeitadas.

Há uma elevação da incidência de IRA no período pós-operatório em pacientes com icterícia obstrutiva que são submetidos à cirurgia. A causa da insuficiência renal nestes pacientes é incerta, embora a administração pré-operatória de manitol possa ser recomendada na esperança de se obter algum efeito renoprotetor.

Hiperplasia Prostática Benigna

Entende-se por hiperplasia prostática benigna (HPB) o aumento não maligno da próstata decorrente de crescimento celular excessivo tanto do elemento estromal da glândula quanto do elemento glandular. A HPB é mundialmente comum em homens com idade superior a 40 anos. Os dois componentes da HPB são o componente estático, relacionado ao aumento da próstata, e o componente dinâmico, que reflete o tônus do músculo liso da próstata. Receptores α-adrenérgicos estão presentes na cápsula prostática e nos tecidos prostáticos hiperplásicos. A ressecção transuretral da próstata (RTUP) e a prostatectomia aberta têm sido os tratamentos tradicionais para homens com HPB sintomática. A cirurgia, no entanto, pode se associar a complicações intraoperatórias (sangramento, hipervolemia decorrente da absorção sistêmica do líquido de irrigação) e a problemas pós-operatórios (ejaculação retrógrada, impotência, incontinência urinária). Como resultado, tratamentos alternativos podem ser empregados, incluindo o manejo clínico com terapias de privação androgênica e as abordagens cirúrgicas minimamente invasivas.

Terapia Clínica

A próstata é uma glândula sensível à ação de androgênios, de tal forma que a privação androgênica reduz o tamanho da próstata e a resistência ao fluxo de saída através da uretra prostática. A finasterida, um eficaz inibidor da 5α-redutase de administração oral, é moderadamente efetiva no tratamento da HPB sintomática por meio da redução do componente estático da doença. Os efeitos colaterais dos inibidores da 5α-redutase são mínimos. Antagonistas α-adrenérgicos (terazosina, doxazosina, tansulosina) são administrados com o intuito de bloquear os receptores adrenérgicos no tecido prostático hiperplásico, na cápsula prostática e no colo vesical, de tal forma que o tônus da musculatura lisa (componente dinâmico da HPB) destas estruturas seja reduzido. Como resultado, a resistência ao fluxo urinário através do colo vesical e da uretra prostática é reduzida, e o fluxo urinário aumenta. Estes fármacos também podem ter efeito anti-hipertensivo, embora haja efeitos colaterais indesejáveis, como a hipotensão ortostática.

Tratamentos Minimamente Invasivos

O tratamento minimamente invasivo da HPB mais comumente utilizado é a ressecção transuretral da próstata. Esta técnica é efetiva em pacientes com obstrução do trato de saída da bexiga e próstata aumentada (com peso de 30 g ou menos), e nos quais a obstrução primária esteja localizada no colo vesical. À medida que as incisões são aprofundadas, o colo vesical e a uretra se abrem, e

CAPÍTULO 14 — Doença Renal

a obstrução ao trato de saída da bexiga é aliviada. O procedimento cirúrgico é acompanhado pela absorção de fluidos de irrigação não eletrolíticos (glicina, sorbitol, manitol) utilizados para distender a bexiga e remover o sangue e tecido prostático. O fluido de irrigação ganha acesso direto ao espaço intravascular através do plexo venoso prostático, também podendo ser lentamente absorvido a partir dos espaços retroperitoneal e perivesical. Os resultados da entrada do fluido de irrigação no espaço intravascular incluem alterações agudas do volume do líquido intravascular e das concentrações de solutos no plasma, as quais se manifestam como complicações nos sistemas cardiovascular e nervoso central, conhecidas como *síndrome pós-RTUP*. A anestesia regional ou a anestesia geral podem ser utilizadas para este procedimento cirúrgico. Outros tratamentos minimamente invasivos para HPB incluem a instalação de *stents* prostáticos (principalmente em pacientes com alto risco cirúrgico) e a prostatectomia com *laser*. As vantagens da ablação visual da próstata com *laser* incluem o pequeno tempo de cirurgia (≤ 20 minutos) e a ausência de hemorragia perioperatória.

Síndrome Pós-RTUP

A síndrome pós-RTUP (**Tabela 14-15**) é caracterizada por alterações no volume do líquido intravascular e efeitos nos solutos plasmáticos. As alterações dos solutos podem alterar a função neurológica independentemente dos efeitos relacionados ao volume. O risco de hemólise intravascular é intensamente reduzido pelo uso de soluções de irrigação osmoticamente ativas, em vez de água destilada. Embora a monitorização da concentração sérica de sódio durante a RTUP seja uma prática comum e efetiva para avaliar a absorção intravascular de fluidos, podem existir benefícios de também monitorar a osmolalidade sérica. A hipo-osmolalidade parece ser o principal fator que contribui para as alterações neurológicas e hipervolêmicas consideradas características da síndrome pós-RTUP. O tratamento de suporte continua sendo a mais importante abordagem para o manejo das complicações da síndrome pós-RTUP nos sistemas cardiovascular, renal e nervoso central. A introdução do manejo clínico e dos procedimentos cirúrgicos minimamente invasivos para o tratamento da HPB pode, no futuro, reduzir o risco de síndrome pós-RTUP.

Uma desordem semelhante à síndrome pós-RTUP pode ocorrer em mulheres submetidas à ablação endometrial com o uso de fluidos de irrigação (salina, glicina, sorbitol) para melhorar a visualização cirúrgica. Quando é utilizada irrigação com dextran-70 a 32%, o maior risco é a reação ao dextran, visto que a hipo-osmolaridade não é um problema, já que esta solução é hiperosmolar.

Expansão do Volume do Líquido Intravascular e Outras Condições Clínicas Associadas à RTUP

A rápida expansão do volume do líquido intravascular decorrente da absorção sistêmica de fluidos de irrigação (as taxas de absorção podem chegar a 200 mL/min) pode causar hipertensão sistêmica e bradicardia reflexa. Pacientes com precária função ventricular esquerda podem desenvolver edema pulmonar devido a esta sobrecarga aguda de volume na circulação. Os fatores que influenciam a quantidade de solução de irrigação absorvida incluem a pressão intravesical, a qual é determinada pela altura da bolsa de irrigação acima dos seios prostáticos (limitar a altura a 40 cm acima da próstata) e pelo número de seios prostáticos abertos (limitar o tempo de ressecção a 1 hora e deixar uma margem de tecido na cápsula). Se a pressão intravesical for mantida abaixo de 15 cmH$_2$O, a absorção do fluido de irrigação será mínima.

O indicador de aumento do volume do líquido intravascular mais amplamente utilizado é a hiponatremia. Antes do tratamento

TABELA 14-15	Sinais e Sintomas da Síndrome Pós-ressecção Transuretral da Próstata	
Sistema	**Sinais e Sintomas**	**Causa**
Cardiovascular	Hipertensão, bradicardia reflexa, edema pulmonar, colapso cardiovascular Hipotensão Alterações no ECG (alargamento do QRS, elevação dos segmentos ST, arritmias ventriculares)	Absorção rápida de fluido (a bradicardia reflexa pode ser secundária à hipertensão ou elevação da PIC) Deslocamento de líquido para o terceiro espaço secundário à hiponatremia e hipo-osmolalidade; colapso cardiovascular Hiponatremia
Respiratório	Taquipneia, dessaturação de oxigênio, respiração de Cheyne-Stokes	Edema pulmonar
Neurológico	Náusea, agitação, distúrbios visuais, confusão, sonolência, convulsões, coma, morte	Hiponatremia e hipo-osmolalidade causando edema cerebral e elevação da PIC, hiperglicinemia (neurotransmissor inibitório, potencializa a atividade do receptor NMDA), hiperamonemia
Hematológico	Hemólise intravascular disseminada	Hiponatremia e hipo-osmolalidade
Renal	Insuficiência renal	Hipotensão, hiperoxalúria (metabólito da glicina)
Metabólico	Acidose	Desaminação da glicina com formação de ácido glioxílico e amônia

ECG, eletrocardiograma; PIC, pressão intracraniana; NMDA, *N*-metil-D-aspartato.

da síndrome pós-RTUP com salina hipertônica, é importante a exclusão da presença de hipervolemia com concentração plasmática de sódio próxima ao normal. O comprometimento cardiovascular e da oxigenação arterial decorrente do edema pulmonar requer intervenção agressiva, a qual pode incluir a administração de fármacos inotrópicos, diuréticos e até mesmo a expansão do volume do líquido intravascular.

Perda de Volume do Líquido Intravascular

A hipotensão perioperatória durante a RTUP é algumas vezes precedida de hipertensão sistêmica. É possível que a hiponatremia associada à hipertensão sistêmica possa resultar, seguindo gradientes pressóricos osmóticos e hidrostáticos, em fluxo para fora do espaço intravascular e para dentro dos pulmões, com resultante edema pulmonar e choque hipovolêmico. O bloqueio do sistema nervoso simpático produzido pela anestesia regional pode participar da hipotensão, assim como a endotoxemia intraoperatória, a qual é comum durante a RTUP.

Hiponatremia

A hiponatremia aguda decorrente da absorção intravascular de fluidos de irrigação livres de sódio pode causar confusão mental, agitação, distúrbios visuais, edema pulmonar, colapso cardiovascular e convulsões. Alterações no eletrocardiograma podem acompanhar as progressivas reduções da concentração sérica de sódio (Tabela 14-15). A anestesia espinal associada à hipotensão pode causar náuseas e vômitos indistinguíveis daqueles causados pela hiponatremia aguda. Todavia, alguns pacientes hiponatrêmicos não mostram sinais de intoxicação pela água, sendo possível que a hiponatremia não seja a única causa, ou até mesmo a causa primária, das manifestações neurológicas da síndrome pós-RTUP.

Hipo-osmolalidade

A hipo-osmolalidade, e não a hiponatremia, é o desarranjo fisiológico crucial que leva à disfunção do sistema nervoso central durante a RTUP. Isto é previsível porque a barreira hematoencefálica é essencialmente impermeável ao sódio, mas livremente permeável à água. O edema cerebral causado pela hipo-osmolalidade aguda pode resultar em aumento da pressão intracraniana com resultantes bradicardia e hipertensão.

A administração de diuréticos para o tratamento da hipervolemia durante a RTUP pode acentuar a hiponatremia e a hipo-osmolalidade. A concentração sérica de sódio e a osmolalidade do paciente podem continuar a cair após a RTUP em decorrência da absorção contínua de solução de irrigação a partir dos espaços perivesical e retroperitoneal. Se a osmolalidade sérica estiver próxima ao normal, nenhuma intervenção para corrigir a concentração sérica de sódio é recomendada para pacientes assintomáticos, mesmo na presença de hiponatremia. A complicação mais temida da correção da hiponatremia é a mielinólise pontina central (síndrome de desmielinização osmótica), a qual já foi observada após correções rápidas ou lentas da concentração sérica de sódio em pacientes submetidos à RTUP. O mais seguro tratamento da hiponatremia e da hipo-osmolalidade pode ser o sintomático, reconhecendo-se que a presença de sintomas é o fator isolado mais importante de determinação da morbidade e mortalidade da hiponatremia. A instituição do tratamento na ausência de sintomas gera o risco de correção muito rápida tendo em vista que a taxa de correção é de difícil controle. A osmolalidade sérica deve ser monitorada e corrigida agressivamente com salina hipertônica apenas até a substancial resolução dos sintomas; em seguida, a correção deve ser continuada lentamente (a concentração sérica de sódio se eleva 1,5 mEq/L por hora).

Acidose Metabólica

Acidose metabólica leve tem sido observada em pacientes submetidos à RTUP. A moderada absorção da solução de irrigação durante a RTUP leva à acidose metabólica (acidose da RTUP). Este desarranjo pode ser mais grave na ocorrência de maior absorção de solução de irrigação.

Hiperamonemia

A hiperamonemia resulta do uso de soluções de irrigação contendo glicina, com subsequentes absorção sistêmica da glicina, desaminação oxidativa e formação de ácido glioxílico e amônia. A hiperamonemia pode ser acompanhada de alterações na função do sistema nervoso central; no entanto, o seu papel na síndrome pós-RTUP permanece incerto. No fígado, a arginina endógena previne a liberação hepática de amônia e facilita a conversão de amônia em ureia. O tempo necessário para a depleção dos estoques endógenos de arginina pode ser tão curto quanto 12 horas, o qual se aproxima do tempo de jejum pré-operatório. A administração intravenosa profilática de arginina atenua o aumento na concentração sérica de amônia associada à presença de glicina na circulação sistêmica.

Hiperglicinemia

Na medula espinal e no cérebro, a glicina é um neurotransmissor inibitório semelhante ao ácido γ-aminobutírico. A glicina é a causa mais provável de distúrbios visuais, incluindo cegueira transitória durante a síndrome pós-RTUP, o que reflete o papel da glicina como um neurotransmissor inibitório na retina. Desta forma, a glicina provavelmente afeta a fisiologia da retina independentemente do edema cerebral causado pela hiponatremia e hipo-osmolalidade. A visão retorna ao normal dentro de 24 horas à medida que a contração sérica de glicina se aproxima do normal. A afirmação de que a visão normal voltará é provavelmente o melhor tratamento. Além da glicina, os benzodiazepínicos, pela sua ação nos receptores de ácido γ-aminobutírico, podem mediar algum comprometimento da visão por meio da ativação do receptor retiniano de ácido γ-aminobutírico.

A glicina pode levar a encefalopatia e convulsões devido à sua capacidade de potencializar os efeitos do N-metil-D-aspartato, um neurotransmissor excitatório. O magnésio exerce um controle negativo sobre o receptor de N-metil-D-aspartato; a hipomagnesemia, causada pela diluição (decorrente da absorção sistêmica de solução de irrigação durante a RTUP) ou pela administração de diuréticos de alça, pode aumentar a suscetibilidade a convulsões. Por esta razão, um teste terapêutico com a administração de magnésio pode estar indicado em pacientes que desenvolvem convulsões e nos quais tenham sido utilizadas soluções de irrigação contendo glicina.

A glicina também pode exercer efeitos tóxicos renais. A hiperoxalúria decorrente do metabolismo da glicina com formação de oxalato e glicolato pode comprometer a função renal em pacientes com doença renal coexistente, a qual com frequência está presente nos pacientes idosos submetidos à RTUP.

CAPÍTULO 14
Doença Renal

PONTOS-CHAVE

- Os rins estão envolvidos na conservação da água, na homeostasia dos eletrólitos, no equilíbrio ácido-básico e em diversas funções neuro-humorais e hormonais. Algumas ou todas estas funções serão afetadas na doença renal.

- Atualmente não existe tratamento antecipado específico para IRA. A prevenção se baseia na manutenção de pressão sanguínea e débito cardíaco adequados, ao mesmo tempo em que se evita a exposição ou lesão nefrotóxica.

- O tratamento da IRA é de suporte, visando limitar lesões adicionais por meio da manutenção de pressão sanguínea e débito cardíaco adequados. Apenas a IRA que complica a sepse possui terapia específica que provou melhorar o desfecho (proteína C ativada e terapia de reposição de corticosteroide).

- Diretrizes nacionais (nos Estados Unidos) recomendam que os pacientes com disfunção renal recebam inibidores da ECA e/ou bloqueadores do receptor da angiotensina, permaneçam com pressão sanguínea abaixo de 125 × 80 mmHg, tenham o diabetes controlado de forma que a hemoglobina glicosilada fique abaixo de 7% e tenham a anemia corrigida para o nível normal de hemoglobina apropriado para a idade e sexo.

- A preparação da anestesia para pacientes com disfunção renal crônica é focada no manejo meticuloso dos fluidos e eletrólitos, na manutenção do equilíbrio ácido-básico e na atenção às características dos fármacos na insuficiência renal. Preserve os vasos do antebraço para futuros *shunts* arteriovenosos em pacientes com deterioração da função renal.

REFERÊNCIAS

Abbott K, Basta E, Bakris GL: Blood pressure control and nephroprotection in diabetes. J Clin Pharmacol 2004;44:431–438.

Bellomo R, Bonventre J, Macias W, Pinsky M: Management of early acute renal failure: Focus on post-injury prevention. Curr Opin Crit Care 2005;11:542–547.

De Vries AS, Bourgeois M: Pharmacologic treatment of acute renal failure in sepsis. Curr Opin Crit Care 2003;9:474–480.

Eger EI, Gong D, Koblin DD, et al: Dose-related biochemical markers of renal injury after sevoflurane versus desflurane anesthesia in volunteers. Anesth Analg 1997;85:1154–1163.

Gravenstein D: Transuretheral resection of the prostate (TURP) syndrome: A review of the pathophysiology and management. Anesth Analg 1997;84:438–446.

Kellum JA, Leblanc M, Gibney RTN, et al: Primary prevention of acute renal failure in the critically ill. Curr Opin Crit Care 2005;11:537–541.

Koomans HA, Blankestijn PJ, Joles JA: Sympathetic hyperactivity in chronic renal failure: A wake up call. J Am Soc Nephrol 2004;15:524–537.

Kostopanagiotou G, Smyrniotis V, Arkadopoulos N, et al: Anesthetic and perioperative management of adult transplant recipients in nontransplant surgery. Anesth Analg 1999;89:613–622.

Lamiere NH, De Vries AS, Vanholder R: Prevention of nondialytic treatment of acute renal failure. Curr Opin Crit Care 2003;9:481–490.

Lamiere N, Hoste E: Reflections on the definition, classification and diagnostic evaluation of acute renal failure. Curr Opin Crit Care 2004;10:468–475.

Mazze RI: No evidence of sevoflurane-induced renal injury in volunteers. Anesth Analg 1998;86:228–235.

Mehta RL, Clark WC, Schetz M: Techniques for assessing and achieving fluid balance in acute renal failure. Curr Opin Crit Care 2002;8:535–543.

National Kidney Foundation: NKF-KDOQI Guidelines. Available at: http://www.kidney.org/professionals/KDOQI/guidelines.cfm, accessed January 10, 2008.

National Kidney Foundation: 25 Facts about Organ Donation and Transplantation. Available at: http://www.kidney.org/news/newsroom/ fsitem.cfm?id=30, accessed January 10, 2008.

Oesterling JE: Benign prostatic hyperplasia: Medical and minimallyinvasive treatment options. N Engl J Med 1995;332:99–110.

Port FK, Pisoni RL, Bragg-Gersham JL, et al: DOPPS estimates of patient life years attributable to modifiable hemodialysis practices in the United States. Blood Purif 2004; 22:175–180.

Safirstein R, Andrade L, Vieira JM: Acetylcysteine and nephrotoxic effects of radiographic contrast agents: A new use for an old drug. N Engl J Med 2000;343:310–312.

United States Renal Data System: USRDS 2007. Annual data report. Atlas of End-stage Renal Disease in the United States. Bethesda, MD, National Institutes of Health, National Institute of Diabetes and Digestive and Kidney Disease, 2007. Also at http://www.usrds. org/atlas.htm, accessed December 13, 2007.

Zeitlin GL, Roth RA: Effect of three anesthetic techniques on the success of extracorporeal shock wave lithotripsy. Anesthesiology 1988;68:272–276.

CAPÍTULO 15

Distúrbios Hidroeletrolíticos e Ácido-base

Susan Garwood

Anormalidades da Homeostase de Água e Eletrólitos

Distúrbios do Sódio
- Hiponatremia
- Síndrome TURP
- Hipernatremia

Distúrbios do Potássio
- Hipocalemia
- Hipercalemia

Distúrbios do Cálcio
- Hipocalcemia
- Hipercalcemia

Distúrbios do Magnésio
- Hipomagnesemia
- Hipermagnesemia

Distúrbios Ácido-base
- Acidose Respiratória
- Alcalose Respiratória
- Acidose Metabólica
- Alcalose Metabólica

As alterações no conteúdo e na distribuição de água e eletrólitos, bem como as anormalidades ácido-base podem ocasionar disfunção de vários sistemas orgânicos durante o período perioperatório. Na presença de anormalidades ácido-base e de água e eletrólitos (sódio, potássio, cálcio, magnésio), é especialmente provável a ocorrência de prejuízo às funções do sistema nervoso central, do coração e do sistema neuromuscular. Além disso, vários eventos perioperatórios podem induzir ou agravar anormalidades ácido-base e hidroeletrolíticas (**Tabela 15-1**). O tratamento de pacientes que apresentam anormalidades hidroeletrolíticas requer a compreensão da distribuição corporal total de água e eletrólitos.

ANORMALIDADES DA HOMEOSTASE DE ÁGUA E ELETRÓLITOS

O conteúdo total de água corporal é distribuído no líquido intracelular e no líquido extracelular (LEC), de acordo com a localização da água em relação às membranas celulares (**Fig. 15-1**). A distribuição e a concentração de eletrólitos diferem muito entre os compartimentos de fluidos. A eletrofisiologia de células excitáveis depende das concentrações intracelular e extracelular de sódio, potássio e cálcio. Uma característica inerente às células excitáveis é sua capacidade em manter o gradiente de concentração nas suas membranas celulares. A resultante distribuição desigual de íons

Tabela 15-1	Etiologia das Anormalidades Ácido-base e de Água e Eletrólitos Durante o Período Perioperatório

Doenças
  Endocrinopatias
  Nefropatias
  Gastroenteropatias

Tratamento com medicamentos
  Diuréticos
  Corticosteroides

Sucção nasogástrica

Cirurgia
  Ressecção transuretral da próstata
  Deslocamento de água corporal devido a traumatismo tecidual
  Ressecção de partes do trato gastrointestinal

Conduta durante a anestesia
  Aplicação intravenosa de fluido
  Ventilação alveolar
  Hipotermia

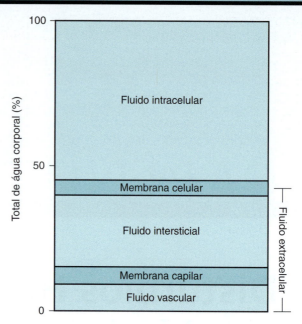

Figura 15-1 • A água corporal total (representa aproximadamente 60% do peso corporal total, em quilogramas) é classificada como intracelular ou extracelular, dependendo da localização da água em relação às membranas celulares. Subsequentemente, a água dos compartimentos é subdividida em fluido intersticial e fluido intravascular, dependendo de sua localização em relação às membranas celulares. Cerca de 55% do conteúdo corporal total de água encontra-se no meio intracelular, 37% no meio intersticial e o restante situa-se no espaço intravascular.

(com maior teor de potássio no interior das células e maior quantidade de sódio no meio extracelular) ocasiona diferenças eletroquímicas na membrana celular. A eletrofisiologia das células e os potenciais de ação resultantes são alterados por modificações na concentração de eletrólitos.

O controle do equilíbrio de água pelos rins depende de sua capacidade em excretar urina, cuja osmolalidade varia de diluição máxima até concentração máxima. Os principais fatores que controlam o equilíbrio de água são os sensores de osmolalidade (os quais são neurônios situados no hipotálamo anterior, que estimulam a sede) e a vasopressina (hormônio antidiurético). A vasopressina é armazenada em grânulos presentes na hipófise posterior, sendo liberada em resposta ao aumento da osmolalidade sérica. A vasopressina atua nos ductos coletores dos rins provocando retenção de água que, por sua vez, corrige a osmolalidade sérica. Em condições normais, a osmolalidade sérica e, portanto, a concentração de sódio (pois esse elemento é o íon predominante no LEC) é estreitamente controlada pela homeostase da água. A osmolalidade sérica normal varia de 280 a 290 nOsm/kg.

A liberação de vasopressina tem importante papel na correção de anormalidades do equilíbrio hídrico. Perda de água suficiente para reduzir o volume do LEC estimula a liberação de vasopressina, bem como hipotensão e diminuição do débito cardíaco. Várias condições que ocorrem no período perioperatório, inclusive dor, náusea e o próprio ato cirúrgico, também estimulam a liberação de vasopressina, causando retenção de água e, consequentemente, hiponatremia por diluição (**Tabela 15-2**).

DISTÚRBIOS DO SÓDIO

Em condições normais, a concentração sérica de sódio é mantida em um estreito limite de variação pela ação da vasopressina na homeostase da água. A concentração sérica normal de sódio varia de 136 a 145 mmol/L. No entanto, como o nível sérico de sódio é mensurado como uma *concentração*, pode haver desequilíbrio na concentração sérica de sódio na presença de quantidade corporal total de sódio aumentado, normal ou diminuído e/ou conteúdo de água corporal total aumentado, normal ou diminuído. É importante considerar tal fato, porque o diagnóstico e o tratamento de anormalidades do nível sérico de sódio variam de acordo com estas alterações.

Hiponatremia

Nota-se hiponatremia quando há retenção de água ou quando a ingestão de água excede a capacidade dos rins em excretar urina diluída. Constata-se hiponatremia em, aproximadamente, 15% dos pacientes hospitalizados e, nesse grupo de pacientes, geralmente a hiponatremia é secundária a um efeito de diluição. Em pacientes não hospitalizados, é mais provável que a hiponatremia seja causada por doença crônica.

Sinais e Sintomas

Os sinais e sintomas de hiponatremia dependem da rapidez com que se instala esta disfunção, sendo menos marcantes em casos crônicos. Além disso, pacientes mais jovens parecem tolerar melhor uma redução no teor sérico de sódio do que pacientes com idade avançada.

Inicialmente, é possível notar anorexia, náusea e mal-estar geral; entretanto, posteriormente ou nos casos de agravamento agudo da hiponatremia, predominam sinais e sintomas relacionados ao sistema nervoso central (**Tabela 15-3**). À medida que a hiponatremia progride, a hipotonicidade extracelular permite que a água se desloque para as células do cérebro, resultando em edema cerebral e

CAPÍTULO 15
Distúrbios Hidroeletrolíticos e Ácido-base

Tabela 15-2 — Fatores e Medicamentos que Influenciam a Secreção de Vasopressina

Estímulo à Liberação de Vasopressina	Inibição da Liberação de Vasopressina	Medicamentos que Estimulam a Liberação de Vasopressina e/ou Potencializam a Ação Renal da Vasopressina
Diminuição do volume do FEC	Aumento do volume do FEC	Amitriptilina
Hipernatremia	Hiponatremia	Barbituratos
Hipotensão	Hipertensão	Carbamazepina
Náusea e vômito		Clorpropamida
Insuficiência cardíaca congestiva		Clofibrato
Cirrose		Morfina
Hipotireoidismo		Nicotina
Angiotensina II		Fenotiazinas
Catecolaminas		IRSS
Histamina		
Bradicinina		

FEC: fluido extracelular; IRSS: inibidores da reabsorção seletiva de serotonina.

aumento da pressão intracraniana. No início, ocorre compensação pela transferência do LEC ao fluido cerebroespinhal. Posteriormente, a compensação inclui diminuição da osmolalidade intracelular pela saída de potássio e solutos orgânicos das células do cérebro. Isso reduz o deslocamento de água para o espaço intracelular. Todavia, quando esses mecanismos de adaptação falham ou a hiponatremia progride, as manifestações de hiponatremia relacionadas ao sistema nervoso central se manifestam como alteração do sensório, convulsões, herniação cerebral e até mesmo morte.

Diagnóstico

Em geral, a hiponatremia ocorre simultaneamente à hipo-osmolalidade, exceto em duas condições. A adição de solutos osmoticamente ativos incapazes de atravessar facilmente as membranas celulares, como glicose, manitol e glicina, faz com que a água passe do espaço intracelular para o LEC, resultando em diminuição do teor sérico de sódio. Essa redução na concentração sérica de sódio acontece sem alteração no conteúdo total de sódio ou de água do organismo.

Quando a concentração de sódio é mensurada no *plasma* e a fase sólida do plasma encontra-se muito aumentada, como, por exemplo, na hiperlipidemia intensa ou na anormalidade paraproteinêmica, a concentração de sódio mensurada é falsamente baixa. Essa condição é denominada pseudo-hiponatremia. A mensuração da concentração de sódio no *soro* evita esse problema.

Uma vez excluídas essas duas causas de hiponatremia, a abordagem para o diagnóstico de hiponatremia envolve primeiro a avaliação do volume do LEC com base na manifestação clínica. Em seguida, a mensuração da concentração urinária de sódio em uma única amostra de urina permite distinguir as etiologias (**Fig. 15-2**). A absorção maciça de solução de irrigação que não contém sódio, como acontece durante a ressecção transuretral da próstata, é uma causa relativamente comum de hiponatremia intraoperatória.

Tratamento

O tratamento de hiponatremia envolve abstinência de água livre e estímulo à excreção de água livre com uso de diurético de alça.

Tabela 15-3 — Sinais e Sintomas de Hiponatremia

Sintomas	Sinais
Anorexia	Sensório anormal
Náusea	Desorientação/agitação
Letargia	Respiração tipo Cheyne-Stokes
Apatia	Hipotermia
Cãibras musculares	Reflexos patológicos
	Paralisia pseudobulbar
	Convulsões
	Coma
	Morte

A administração de solução salina é necessária apenas quando há sinais clínicos relevantes. A taxa de correção da hiponatremia depende, em primeiro lugar, se o desenvolvimento de hiponatremia foi agudo, ou seja, há menos de 48 horas, ou crônico.

A hiponatremia *sintomática* aguda deve ser tratada rapidamente. Retêm-se fluidos livres de soluto e administra-se solução salina hipertônica (NaCl a 3%) associada à furosemida, com o intuito de aumentar a excreção renal de água livre. Os teores séricos de eletrólitos devem ser frequentemente avaliados e esse tratamento deve ser mantido até o desaparecimento dos sintomas, que pode ocorrer antes que a concentração sérica de sódio retorne ao normal.

A hiponatremia *sintomática* crônica deve ser corrigida lentamente, de modo a evitar o risco de desmielinização osmótica. Durante o desenvolvimento de hiponatremia crônica, as células do cérebro retêm seu volume intracelular normal à medida que diminui o teor sérico de sódio, por meio da eliminação de "osmoles efetivos". Cerca de metade desses osmoles efetivos é representada por ânions e íons potássio; o restante compreende pequenas moléculas de compostos orgânicos. Enquanto se corrige a hiponatremia, as células do cérebro devem reacumular estes osmoles efetivos ou a água deve sair das células para o LEC, agora relativamente hiper-

351

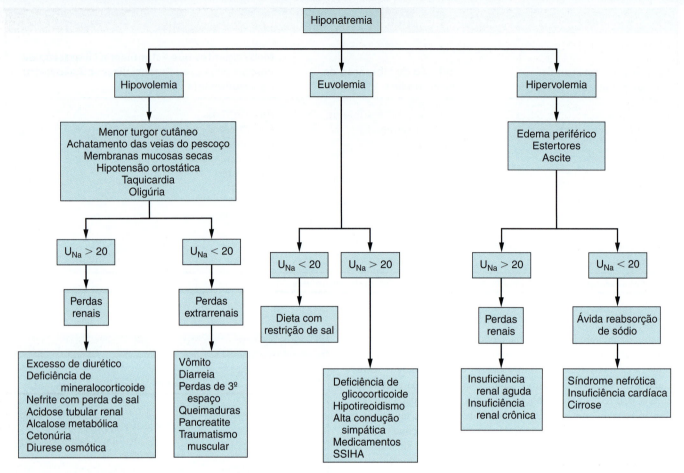

Figura 15-2 • Algoritmo diagnóstico para hiponatremia. Concentração de sódio na urina (U_{Na}) (mEq/L) em uma amostra de urina. SSIHA, síndrome da secreção inapropriada de hormônio antidiurético. *(Adaptado de Schrier RW: Manual of Nephrology, 6th ed. Philadelphia, Lippincott Williams & Wilkins, 2006.)*

tônico, causando encolhimento ou retração celular. Tal retração estimula a desmielinização de neurônios pontinos e extrapontinos, podendo ocasionar tetraplegia, convulsões, coma e morte. O risco de desmielinização osmótica é maior em pacientes subnutridos ou com depleção de potássio. A recomendação para correção de hiponatremia sintomática crônica implica a correção inicial da concentração sérica de sódio de, aproximadamente, 10 mEq/L. Em seguida, a correção não deve exceder a 1-1,5 mEq/L por hora ou um aumento diário máximo de 12 mEq/L.

O tratamento de hiponatremia *assintomática* crônica requer tratamento da causa primária da anormalidade eletrolítica e restrição de fluido. Pacientes com hiponatremia hipervolêmica secundária à insuficiência cardíaca congestiva respondem muito bem à combinação de inibidor da enzima conversora da angiotensina e diurético de alça.

Conduta Anestésica

Todos os possíveis casos de hiponatremia, especialmente aqueles sintomáticos, devem ser corrigidos antes da cirurgia. No caso de cirurgia de emergência, deve-se manter correção terapêutica apropriada durante o procedimento cirúrgico e no pós-operatório. Há necessidade de mensurações frequentes do sódio sérico, com intuito de evitar correção brusca da hiponatremia e consequente desmielinização osmótica ou correção excessiva, resultando em hipernatremia. Caso o tratamento de hiponatremia inclua administração de solução de sódio hipertônica durante a cirurgia, pode ser apropriado realizar esta infusão com auxílio de uma bomba, ao mesmo tempo que se repõe a perda decorrente da cirurgia com solução de Ringer lactato, solução salina normal, coloide ou sangue, caso necessário. O tratamento da causa primária da hiponatremia também deve ser mantido durante o período pós-operatório.

Indução e manutenção da anestesia em pacientes com hiponatremia hipovolêmica implicam risco de hipotensão. Além da reposição volêmica, pode ser necessário o uso de vasopressores e/ou inotrópicos para o tratamento da hipotensão, devendo-se fazer a avaliação antes de iniciar a indução. Pacientes com hiponatremia hipovolêmica, particularmente aqueles com insuficiência cardíaca, podem se beneficiar de monitoramento invasivo hemodinâmico para orientar a reposição volêmica.

Síndrome TURP

Com frequência, a hiperplasia prostática benigna é tratada cirurgicamente por meio da ressecção transuretral da próstata (TURP). Esse procedimento envolve ressecção com auxílio de cistoscópio, com irrigação contínua da bexiga, com o intuito de melhorar a visualização pela remoção do sangue e do material extirpado. O fluido

CAPÍTULO 15
Distúrbios Hidroeletrolíticos e Ácido-base

de irrigação é uma solução livre de eletrólitos que contém glicina, sorbitol ou manitol e esse fluido pode ser rapidamente absorvido nos seios venosos abertos na próstata, causando sobrecarga de volume, hiponatremia e hipo-osmolalidade. Essa condição é conhecida como síndrome TURP. A ocorrência desta síndrome é mais provável quando a ressecção é demorada (>1h), quando o fluido de irrigação se afasta além de 40 cm acima do campo cirúrgico, ou caso quando se permite que a pressão na bexiga aumente acima de 15 cm de H_2O. A síndrome TURP se manifesta principalmente com sinais e sintomas cardiovasculares e neurológicos. Hipertensão é uma ocorrência comum. O monitoramento quanto ao desenvolvimento desta síndrome inclui avaliação neurológica direta do paciente submetido à anestesia regional ou mensuração da concentração sérica de sódio e da osmolalidade em pacientes submetidos à anestesia geral.

O tratamento consiste na interrupção do procedimento cirúrgico, evitando a absorção adicional de fluido, bem como, na administração de diurético, se necessário, para aliviar os sintomas cardiovasculares, e administração de solução salina hipertônica quando se constatam sintomas neurológicos graves ou concentração sérica de sódio inferior a 120 mEq/L.

Hipernatremia

Hipernatremia, definida como uma concentração sérica de sódio superior a 145 mEq/L, é muito menos comum do que a hiponatremia, porque o mecanismo da sede é muito efetivo. Mesmo nas disfunções renais com retenção de sódio ou perda de água, os pacientes controlam seu teor sérico de sódio mantendo-o nos limites normais, desde que sejam capazes de beber água. Portanto, a ocorrência de hipernatremia é muito mais provável em pacientes muito jovens, geriátricos e naqueles debilitados ou com alteração no estado mental ou que esteja inconsciente. É mais provável que no ambiente hospitalar a hipernatremia seja iatrogênica, como resultado da correção excessiva de hiponatremia ou do tratamento de anormalidades ácido-base com bicarbonato de sódio. Funcionalmente, o sódio é um soluto impermeável; contribui para a osmolalidade e favorece a passagem de água através das membranas celulares. Consequentemente, a hipernatremia invariavelmente é acompanhada de hiperosmolalidade e sempre causa encolhimento e desidratação celular.

Sinais e Sintomas

Os sinais e sintomas de hipernatremia podem variar de um quadro clínico discreto até uma doença com risco de morte (**Tabela 15-4**). Os sinais e sintomas iniciais incluem inquietação, irritabilidade e letargia. À medida que a hipernatremia se agrava, é possível notar espasmos musculares, hiperreflexia, tremores e ataxia. Os sinais e sintomas progridem quando a osmolalidade aumenta para valor acima de 325 mOsm/kg. A seguir, é possível notar espasticidade muscular, convulsões e morte. Pacientes muito jovens ou muito idosos e aqueles com doença de sistema nervoso central pré-existente manifestam sintomas mais graves, qualquer que seja a concentração sérica de sódio ou o grau de hiperosmolalidade.

Na hipernatremia, as anormalidades mais evidentes têm origem neurológica. Ocorre desidratação de células do cérebro à medida que a água sai destas células para o interstício hipertônico. Há relato de congestão venosa e capilar e trombose de seio venoso. Quando há encolhimento das células do cérebro, os vasos sanguíneos

Tabela 15-4	Sinais e Sintomas de Hipernatremia
Sintomas	**Sinais**
Poliúria	Contrações musculares
Polidipsia	Hiperreflexia
Ortostase	Tremores
Inquietação	Ataxia
Irritabilidade	Espasticidade muscular
Letargia	Convulsões focais ou generalizadas
	Morte

cerebrais podem se distender e se romper, resultando em hemorragia intracraniana.

Em geral, os sinais e sintomas são mais graves na hipernatremia aguda, em comparação com a crônica, e quando há elevação marcante no nível sérico de sódio. Relata-se taxa de mortalidade de até 75% em pacientes adultos com hipernatremia aguda grave (concentração sérica de sódio >160 mEq/L); com frequência, pacientes que sobrevivem à hipernatremia aguda grave apresentam sequela neurológica permanente. Durante o desenvolvimento de hipernatremia crônica as células do cérebro produzem "osmoles idiogênicos" que restabelecem o conteúdo de água intracelular, apesar da hipernatremia contínua, e evita a desidratação das células cerebrais. Portanto, caso a correção da hipernatremia crônica seja realizada muito rapidamente, esses osmoles idiogênicos predispõem ao desenvolvimento de edema cerebral.

Diagnóstico

É possível a ocorrência de hipernatremia na presença de conteúdo total de água corporal normal, aumentado ou diminuído e de concentração corporal total de sódio normal, aumentada ou diminuída (**Fig. 15-3**).

Na hipernatremia hipovolêmica, o paciente perde mais água do que sódio, por via renal ou extrarrenal. Isto pode acontecer como resultado de diurese excessiva ou perda de fluido por diarreia, sudorese, queimaduras extensas ou fístulas gastrointestinais.

Pacientes com hipernatremia hipervolêmica manifestam sinais de expansão do volume do FEC, como dilatação de veia jugular, edema periférico e congestão pulmonar. Pacientes com hipernatremia secundária à perda de água, sem perda concomitante de sal, apresentam normovolemia com concentração total de sódio corporal próxima ao normal. A perda de água, sem perda simultânea de sódio, não provoca redução do volume de fluido clinicamente evidente.

À semelhança do mencionado para hiponatremia, a mensuração da concentração de sódio e da osmolalidade em uma única amostra de urina pode auxiliar na diferenciação das causas de hipernatremia (**Fig. 15-3**).

Tratamento

O procedimento terapêutico depende da gravidade e da rapidez com que se desenvolve a hipernatremia e da constatação de se o volume do LEC está aumentado ou diminuído.

Na hipernatremia hipovolêmica, o déficit de água é reposto com solução salina normal, até que o paciente apresente volemia

353

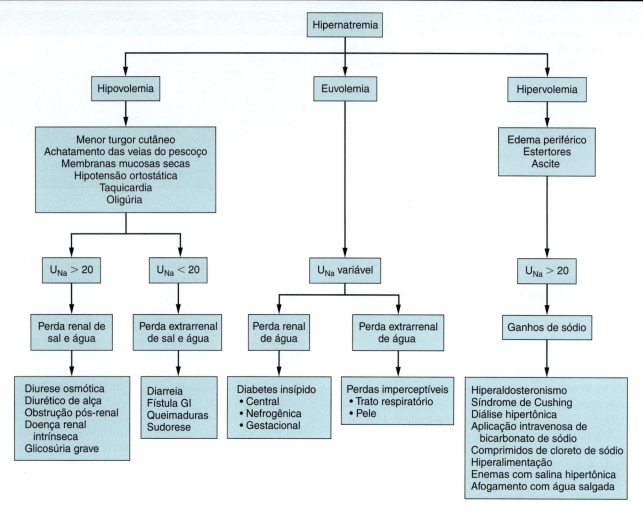

Figura 15-3 • Algoritmo diagnóstico para hipernatremia. GI, gastrointestinal; U$_{Na}$, concentração de sódio na urina (mEq/L) em uma amostra de urina. (Adaptado de Schrier RW: Manual of Nephrology, 6th ed. Philadelphia, Lippincott Willimas & Wilkins, 2006.)

normal; em seguida, faz-se a correção da osmolalidade plasmática com solução salina hipotônica ou solução de dextrose 5%.

Em pacientes com hipernatremia hipervolêmica, o tratamento primário é a indução de diurese com um diurético de alça; todavia, se a causa da hipernatremia hipervolêmica for insuficiência renal, pode ser necessária hemofiltração ou hemodiálise.

O paciente com hipernatremia normovolêmica requer reposição de água por via oral ou administração intravenosa de solução de dextrose a 5%.

A hipernatremia aguda deve ser corrigida ao longo de várias horas. No entanto, para se evitar edema cerebral, a correção da hipernatremia crônica deve ser mais lenta, ao longo de dois a três dias. Também, devem ser calculadas e repostas as perdas contínuas de sódio e água.

Conduta Anestésica

Sempre que possível, a cirurgia deve ser retardada, até que se faça correção da hipernatremia ou que, no mínimo, os sintomas tenham regredidos. Há necessidade de mensurações frequentes do nível sérico de sódio no período perioperatório; pode ser útil o monitoramento hemodinâmico invasivo. A hipovolemia pode ser exacerbada pela indução e manutenção de anestesia, sendo necessária rápida correção da hipotensão com fluidos, vasopressores e/ou inotrópicos. O volume de distribuição das drogas se altera quando há hipovolemia ou hipervolemia e a administração das drogas deve ser ajustada de acordo com isso.

DISTÚRBIOS DO POTÁSSIO

O potássio é o principal cátion intracelular. O conteúdo total normal do potássio corporal depende da massa muscular, com valor máximo em pacientes adultos jovens, diminuindo progressivamente com a idade. Menos que 1,5% do conteúdo total de potássio corporal encontra-se no meio extracelular. A concentração extracelular de potássio é controlada por fatores que regulam a distribuição transcelular deste elemento; por sua vez, o conteúdo corporal total de potássio é controlado principalmente pelos rins. Mais de 90% do conteúdo de potássio ingerido na dieta são excretados na urina; o restante é eliminado nas fezes. À medida que ocorre diminuição da filtração glomerular em razão de insuficiência renal, aumenta a quantidade de potássio excretado por via gastrointestinal.

CAPÍTULO 15
Distúrbios Hidroeletrolíticos e Ácido-base

Hipocalemia
Sinais e Sintomas

Em geral, os sinais e sintomas de hipocalemia se restringem aos sistemas cardíaco e neuromuscular e incluem disritmias, fraqueza muscular, cãibra, paralisia e íleo adinâmico ou paralítico (*ileus*).

Diagnóstico

O diagnóstico de hipocalemia se baseia na determinação da concentração sérica de potássio; o diagnóstico diferencial requer a definição se a hipocalemia é aguda e secundária a desvio de potássio intracelular, como acontece no caso de hiperventilação ou alcalose, ou se a hipocalemia é crônica e associada a depleção do estoque de potássio corporal total (**Tabela 15-5**). Caso haja suspeita de hipocalemia relacionada à depleção do estoque corporal total de potássio, a mensuração do teor de potássio em uma única amostra de urina serve como referência para o diagnóstico de causas renais ou extrarrenais. As perdas renais de potássio estão associadas a teor urinário de potássio superior a 20 mEq/L, enquanto a ingestão inadequada de potássio ou as perdas gastrointestinais de potássio estão associadas à concentração urinária deste elemento inferior a 20 mEq/L. A hipocalemia não acompanhada de alteração no estoque corporal total de potássio pode ser causada por paralisia periódica hipocalêmica familiar, tratamento de anemia megaloblástica e síndrome da realimentação ao se iniciar alimentação enteral em paciente subnutrido.

Tratamento

O tratamento de hipocalemia depende do grau de depleção de potássio e da causa primária. Caso a hipocalemia seja intensa ou associada a sinais indicativos de risco de morte, a administração de potássio deve ser feita por via intravenosa. O conteúdo de potássio administrado depende de se a disfunção está associada à diminuição no conteúdo corporal total de potássio. Tipicamente, pode-se administrar 20 mEq de potássio ao longo de 30 a 45 minutos e, se necessário, repetida. Esta rápida reposição de potássio requer monitoramento eletrocardiográfico.

Conduta Anestésica

A decisão sobre o tratamento de hipocalemia antes da cirurgia depende da cronicidade e da gravidade desta anormalidade. Quando há suspeita de diminuição do estoque corporal total de potássio devido à perda crônica deste elemento, é improvável que a administração de pequenas doses de potássio imediatamente antes da cirurgia propicie efeito significativo no equilíbrio de potássio. No entanto, sugere-se que mesmo pequenas elevações no teor de potássio podem auxiliar na normalização dos potenciais transmembranas e na redução de ocorrência de disritmias no período perioperatório. Infelizmente, não há teste clínico aleatório prospectivo a respeito da reposição de potássio antes da cirurgia, de modo que o risco de ocorrência de disritmias no perioperatório desses pacientes ainda permanece indefinido. Pode ser prudente a correção de hipocalemia significativa em pacientes com outros fatores de risco para disritmias, como insuficiência cardíaca congestiva ou terapia com digoxina. Também, é importante evitar a redução adicional da concentração sérica de potássio, como acontece com administração de insulina, glicose, agonistas β-adrenérgicos, bicarbonato e diuréticos ou no caso de hiperventilação e alcalose respiratória.

Em razão do efeito da hipocalemia no músculo esquelético, teoricamente é possível uma ação prolongada de relaxantes musculares. As doses de bloqueadores neuromusculares devem ser avaliadas mediante teste de estimulação nervosa.

No caso de reposição de potássio contínua ou quando se espera alteração devido à administração de medicamento ou de ventilação, o nível sérico de potássio deve ser mensurado frequentemente.

Hipercalemia

A hipercalemia é definida como uma concentração sérica de potássio superior a 5,5 mEq/L. A hipercalemia pode ser resultante de alterações na movimentação transcelular de potássio ou no estoque corporal total deste elemento. Com frequência, em pacientes hospitalizados, a hipercalemia é decorrência de correção excessiva da hipocalemia (**Tabela 15-6**).

Sinais e Sintomas

Os sinais e sintomas de hipercalemia dependem da intensidade do aumento. Com frequência, a hipercalemia crônica é assintomática; pacientes que dependem de diálise podem resistir a variações consideráveis na concentração sérica de potássio entre as sessões de diálise (geralmente 2-3 dias), com sintomatologia evidentemente discreta. A hipercalemia crônica pode estar associada a sintomas inespecíficos, como mal-estar geral e discretos distúr-

---

Tabela 15-5	Causas de Hipocalemia

Hipocalemia Devido à Maior Perda Renal de Potássio
Diuréticos tiazidas
Diuréticos de alça
Mineralocorticoides
Alta dose de glicorticoide
Alta dose de antibióticos (penicilina, nafcilina, ampicilina)
Medicamentos associados a depleção de magnésio (aminoglicosídeos)
Trauma cirúrgico
Hiperglicemia
Hiperaldosteronismo

Hipocalemia Devido à Perda Gastrointestinal Excessiva de Potássio
Vômito e diarreia
Síndrome de Zollinger-Ellison
Bypass jejunoileal
Má absorção
Quimioterapia
Sucção nasogástrica

Hipocalemia Devido ao Desvio Transcelular de Potássio
Agonistas β-adrenérgicos
Medicamentos tocolíticos (ritodrina)
Insulina
Alcalose respiratória ou metabólica
Paralisia periódica familiar
Hipercalcemia
Hipomagnesemia

Adaptado de Gennari JF: Hypokalemia. N Engl J Med 1998,339:451-458.

STOELTING ANESTESIA E DOENÇAS COEXISTENTES

Tabela 15-6	Causas de Hipercalemia

Aumento do Conteúdo Corporal Total de Potássio
Insuficiência renal aguda oligúrica
Doença renal crônica
Hipoaldosteronismo
Medicamentos que prejudicam a excreção de potássio
  Triantereno
  Espironolactona
  Anti-inflamatórios não esteroides
Medicamentos que inibem o sistema renina-angiotensina-aldosterona

Alteração na Transferência Transcelular de Potássio
Succinilcolina
Acidose respiratória ou metabólica
Lise celular devido à quimioterapia
Ação iatrogênica da aplicação de *bolus*

Pseudo-hipercalemia
Hemólise de amostra de sangue
Trombocitose/leucocitose

bios gastrointestinais. Aumentos mais agudos ou significantes no nível sérico de potássio ocasionam anormalidades cardíacas e neuromusculares que incluem fraqueza, paralisia, náusea, vômito e bradicardia/assistolia.

Diagnóstico

A primeira etapa do diagnóstico de hipercalemia é a exclusão da possibilidade de falso aumento do nível sérico de potássio devido à hemólise da amostra. Um falso aumento da concentração de potássio também pode ser notado nos casos de trombocitose e leucocitose, em razão do extravasamento *in vitro* de potássio das células.

A hipercalemia decorrente de desvio de potássio extracelular pode ser resultante de acidose, rabdomiólise ou administração de medicamentos, como succinilcolina. Na suspeita de aumento da concentração sérica de potássio causado pelo aumento do estoque corporal total de potássio, é provável que haja menor excreção renal ou maior produção extrarrenal desse elemento. A determinação da taxa de excreção urinária de potássio pode auxiliar no diagnóstico diferencial de hipercalemia.

Tratamento

No caso de disritmias com risco de morte ou de sinais eletrocardiográficos de hipercalemia grave, deve-se iniciar imediatamente o tratamento para hipercalemia. O objetivo do tratamento é inibir os efeitos do alto teor de potássio no potencial transmembrana e na redistribuição do potássio intracelular. Para estabilizar as membranas celulares, administra-se cloreto de cálcio ou gluconato de cálcio, por via intravenosa. O início de ação é imediato. O potássio pode ser transferido para o interior da célula pela ação da insulina, com ou sem glicose. Esse procedimento é efetivo dentro de 10 a 20 minutos. Outras terapias auxiliares incluem bicarbonato de sódio e hiperventilação, com o intuito de induzir alcalose e deslocar o potássio para o meio intracelular. Por fim, o potássio transferido para o interior da célula sai novamente para o espaço extracelular,

em geral após várias horas, de modo que pode ser necessária a continuação do tratamento.

Na hipercalemia secundária ao aumento do estoque corporal total de potássio, este eletrólito deve ser eliminado do organismo. Isto pode ser conseguido com a administração de diuréticos de alça, como furosemida, da infusão de solução salina para estimular a diurese ou do uso de resina de troca iônica. A principal resina de troca iônica utilizada é o sulfonato de polistireno sódico, administrado por via oral ou por meio de enema. Em pacientes com função renal comprometida, pode ser necessária diálise para remover o potássio.

Conduta Anestésica

Em cirurgias eletivas, recomenda-se que a concentração sérica de potássio seja inferior a 5,5 mEq/L. Caso se prefira corrigir a hipercalemia antes da cirurgia, mas isso não seja exequível, deve-se adotar procedimentos, por etapas, para reduzir o teor de potássio imediatamente antes da indução da anestesia, empregando-se os procedimentos anteriormente mencionados. O teor de potássio não influencia a escolha de medicamentos para indução e manutenção da anestesia. Uma vez que a succinilcolina aumenta a concentração sérica de potássio em aproximadamente 0,5 mEq/L é melhor evitá-la. Os efeitos dos relaxantes musculares podem ser exacerbados quando há fraqueza muscular secundária à hipercalemia. Deve-se evitar o desenvolvimento de acidose metabólica e respiratória, pois isso pode exacerbar a hipercalemia e seus efeitos. Os fluidos aplicados por via intravenosa não devem conter potássio. Deve-se evitar a aplicação de solução de Ringer lactato (contém 4 mEq de potássio/L) e Normosol (contém 5 mEq de potássio/L).

DISTÚRBIOS DO CÁLCIO

Apenas 1% do conteúdo corporal total de cálcio encontra-se no LEC. O restante é armazenado nos ossos. No LEC, 60% do cálcio apresentam-se na forma livre ou ligados a ânions e, portanto, filtráveis; os 40% restantes são ligados às proteínas, principalmente albumina. Apenas o cálcio ionizado presente no espaço extracelular é fisiologicamente ativo. O equilíbrio geral do cálcio (zero em um paciente adulto saudável) corresponde à absorção do cálcio da dieta menos as perdas de cálcio nas fezes e na urina. Vários hormônios controlam o metabolismo do cálcio: o paratormônio, que aumenta a reabsorção óssea e a reabsorção tubular renal de cálcio; a calcitonina, que inibe a reabsorção óssea e a vitamina D, que aumenta a absorção intestinal de cálcio. A atividade desses hormônios se altera em resposta às alterações na concentração plasmática de cálcio ionizado. Outros hormônios, inclusive da tireoide, hormônio do crescimento e esteroides de adrenal e gônadas, também influenciam a homeostase do cálcio, porém suas secreções são determinadas por outros fatores, não pela concentração plasmática de cálcio.

Hipocalcemia

A hipocalcemia é definida como uma redução na concentração sérica de cálcio ionizado. É importante salientar que vários sistemas de análises bioquímicas do sangue mensuram mais o nível sérico de cálcio total do que de cálcio ionizado. Há várias fórmulas para conversão de cálcio total em cálcio ionizado, mas nenhuma delas é totalmente confiável.

CAPÍTULO 15
Distúrbios Hidroeletrolíticos e Ácido-base

A ligação do cálcio à albumina depende do pH; anormalidades ácido-base podem alterar a fração e, portanto, a concentração de cálcio ionizado, sem alteração do conteúdo corporal total de cálcio. A alcalose reduz a concentração de cálcio ionizado, de modo que o teor desta fração ionizada pode ser significativamente diminuído após administração de bicarbonato ou de emprego de hiperventilação.

Sinais e Sintomas

Os sinais e sintomas de hipocalcemia dependem da rapidez e do grau de redução do teor de cálcio ionizado. A maior parte desses sinais e sintomas é relativa aos sistemas cardiovascular e neuromuscular e inclui parestesia, irritabilidade, convulsões, hipotensão e depressão miocárdica. A ocorrência de espasmos de laringe é um risco à vida do paciente.

Diagnóstico

As causas mais comuns de hipocalcemia estão relacionadas à menor secreção de paratormônio, a resistência do órgão-alvo ao paratormônio ou a anormalidades no metabolismo da vitamina D. Em geral, estas são clinicamente vistas como complicações de cirurgia de tireoide ou de paratireoide, deficiência de magnésio e insuficiência renal.

Tratamento

A hipocalcemia sintomática aguda, acompanhada de convulsões, tetania e/ou depressão cardiovascular, deve ser tratada imediatamente com aplicação intravenosa de cálcio. A duração do tratamento depende das mensurações seriadas de cálcio. Na presença de hipomagnesemia, o tratamento de hipocalcemia não é efetivo, a menos que também o magnésio seja administrado. Deve-se corrigir a *alcalose* metabólica ou respiratória. No caso de *acidose* metabólica ou respiratória concomitante à hipocalcemia, o teor de cálcio deve ser corrigido antes do tratamento de acidose, porque a correção da acidose com bicarbonato ou ventilação apenas exacerba a hipocalcemia.

A hipocalcemia assintomática e menos aguda pode ser tratada mediante suplementação oral de cálcio e vitamina D.

Conduta Anestésica

A hipocalcemia sintomática deve ser tratada antes da cirurgia e devem ser adotadas medidas para minimizar qualquer redução adicional do teor sérico de cálcio durante a cirurgia. Isto pode ocorrer com hiperventilação ou administração de bicarbonato. A concentração de cálcio ionizado pode diminuir após transfusão de grande volume de sangue contendo citrato ou quando o metabolismo do citrato é prejudicado por hipotermia, doença hepática ou insuficiência renal.

Pode-se constatar redução súbita da concentração de cálcio ionizado no pós-operatório imediato, após tireoidectomia ou paratireoidectomia; é possível a ocorrência de espasmo de laringe.

Hipercalcemia

A hipercalcemia se deve à maior absorção de cálcio no trato gastrointestinal (síndrome do leite alcalino, intoxicação por vitamina D, doenças granulomatosas, coma, sarcoidose), menor excreção renal de cálcio na insuficiência renal e maior reabsorção óssea de cálcio (hiperparatireoidismo primário ou secundário, câncer, hipertireoidismo, imobilização prolongada no leito).

Sinais e Sintomas

A hipercalcemia está associada a sinais e sintomas nervosos e gastrointestinais, como confusão, hipotonia, diminuição do reflexo de tendão profundo, letargia, dor abdominal, náusea e vômito, especialmente quando o aumento da concentração sérica de cálcio é relativamente aguda. Com frequência, a hipercalcemia crônica está associada a poliúria, hipercalciúria e nefrolitíase.

Diagnóstico

Quase todos os pacientes com hipercalcemia apresentam hiperparatireoidismo ou câncer. Geralmente, o hiperparatireoidismo primário está associado a concentração sérica de cálcio abaixo de 11 mg/dL e ausência de sintomas, enquanto o câncer frequentemente é acompanhado de sintomas agudos e nível sérico de cálcio acima de 14 mg/dL.

Tratamento

O tratamento de hipercalcemia visa a aumentar a excreção urinária de cálcio e inibir a reabsorção óssea e a absorção gastrointestinal adicional de cálcio.

Uma vez que a hipercalcemia geralmente está associada a hipovolemia secundária à poliúria, a expansão de volume com solução salina não apenas corrige o déficit de fluido, mas também aumenta a excreção urinária de cálcio. Diuréticos de alça aumentam a excreção urinária de sódio e cálcio.

Nas anormalidades associadas à reabsorção óssea osteoclástica, pode ser necessário o uso de calcitonina, bifosfonato ou mitramicina. A hidrocortisona pode reduzir a absorção gastrointestinal de cálcio na doença granulomatosa, na intoxicação por vitamina D, no linfoma e no mieloma. Também, pode-se administrar fosfato por via oral para reduzir a absorção gastrointestinal de cálcio, desde que a função renal seja normal. Na hipercalcemia com risco de morte do paciente, pode ser necessário o emprego de diálise. No tratamento de hiperparatireoidismo primário ou secundário pode ser necessária remoção cirúrgica das glândulas paratireoides.

Conduta Anestésica

A conduta anestésica para cirurgia emergencial, em um paciente com hipercalcemia visa ao restabelecimento do volume intravascular antes da indução anestésica e o aumento da excreção urinária de cálcio com o uso de diuréticos de alça (deve-se evitar a administração de diuréticos tiazidas), porque eles aumentam a reabsorção tubular renal de cálcio. Preferivelmente, a cirurgia deve ser postergada até que o teor de cálcio se normalize.

Em alguns pacientes que necessitam de fluidoterapia para ressuscitação e diurese como parte do tratamento perioperatório de hipercalcemia, pode-se recomendar o monitoramento da pressão venosa central ou da pressão da artéria pulmonar. No caso de fraqueza muscular, hipotonia ou perda do reflexo de tendão profundo, a dose de relaxante muscular deve ser ajustada por meio de monitoramento neuromuscular.

DISTÚRBIOS DO MAGNÉSIO

O magnésio é encontrado predominantemente no interior das células e em ossos mineralizados. Seis por cento a 70% do nível sérico de magnésio encontra-se na forma ionizada, sendo 10% ligado ao citrato, bicarbonato ou fosfato e cerca de 30% ligado às proteínas, principalmente albumina. Há pequena diferença entre as concentrações de magnésio ionizado nos meios extracelular e intracelular, de modo que há apenas um baixo gradiente transmembrana para a forma ionizada de magnésio. É a fração ionizada de magnésio que está associada ao quadro clínico.

O magnésio é absorvido e secretado no trato gastrointestinal e filtrado, reabsorvido e excretado pelos rins. A absorção e a excreção renal são passivas, seguindo o sódio e a água.

Hipomagnesemia

Em até 10% dos pacientes hospitalizados, nota-se algum grau de hipomagnesemia. Uma alta porcentagem de pacientes mantidos em unidades de tratamento intensivo, especialmente aqueles que recebem nutrição parenteral ou que são submetidos à diálise, apresenta hipomagnesemia. A taxa de mortalidade de pacientes mantidos em unidade de cuidado coronariano que apresentam hipomagnesemia é maior do que naqueles pacientes com nível sérico de magnésio normal.

Sinais e Sintomas

Os sinais e sintomas de hipomagnesemia são semelhantes àqueles mencionados para hipocalcemia e estão relacionados principalmente aos sistemas cardíaco e neuromuscular. É possível notar disritmias, fraqueza, contração muscular, tetania, apatia e convulsões. Casos de hipocalemia e/ou hipocalcemia refratários à suplementação respondem bem após a correção da hipomagnesemia.

Diagnóstico

A hipomagnesemia se deve principalmente à menor absorção gastrointestinal (menor ingestão dietética ou menor absorção no trato gastrointestinal) ou à perda renal de magnésio. Tais condições podem ser diferenciadas pela mensuração da taxa de excreção de magnésio na urina. Muito menos frequentemente, a hipomagnesemia se deve ao desvio intracelular de magnésio, sem alteração no conteúdo corporal total deste elemento, à "síndrome do osso faminto" verificada após paratireoidectomia ou à perda cutânea.

Tratamento

O tratamento de hipomagnesemia depende da gravidade da deficiência e dos sinais e sintomas exibidos (pelo animal). No caso de disritmias cardíacas ou de convulsões, administra-se magnésio na forma de *bolus* (2 g de sulfato de magnésio corresponde a 8 mEq de magnésio), por via intravenosa; repete-se a dose até que ocorra a regressão dos sintomas. Após a regressão dos sinais clínicos com risco de morte, pode-se manter uma infusão mais lenta de sulfato de magnésio durante vários dias, de modo a permitir o equilíbrio entre o nível intracelular e o estoque corporal total de magnésio. No caso de perda renal, deve-se aumentar a suplementação, a fim de suprir a perda de magnésio na urina.

Hipermagnesemia é um efeito colateral potencial do tratamento de hipomagnesemia, de modo que o paciente deve ser monitorado quanto aos sinais de hipotensão, rubor facial e perda do reflexo de tendão profundo.

Conduta Anestésica

A conduta anestésica em um paciente com hipomagnesemia requer atenção aos sintomas de deficiência de magnésio, suplementação de magnésio e tratamento de hipocalemia ou hipocalcemia

refratária, se necessário. Caso a hipomagnesemia seja secundária à subnutrição ou ao alcoolismo, deve-se considerar as implicações anestésicas dessas doenças.

Disritmias ventriculares são esperadas e, se necessário, tratadas. O relaxamento muscular deve ser avaliado por meio de um estimulador de nervo periférico, pois a hipomagnesemia pode estar associada a ambas, fraqueza e excitação muscular. Deve-se evitar sobrecarga hídrica (principalmente soluções que contêm sódio) e de diuréticos, uma vez que a excreção renal de magnésio segue passivamente a excreção de sódio.

Hipermagnesemia

Hipermagnesemia (isto é, uma concentração sérica de magnésio acima de 2,5 mEq/L) é muito menos comum do que hipomagnesemia, porque uma carga de magnésio pode ser rapidamente excretada quando a função renal é normal. Mesmo pacientes com insuficiência renal raramente manifestam hipermagnesemia sintomática, a menos que ocorra exagerada ingestão dietética. No entanto, elevações mais discretas no teor sérico de magnésio são frequentemente verificadas em pacientes submetidos a diálise e mantidos em unidades de tratamento intensivo. Hipermagnesemia pode ser uma complicação da terapia de pré-eclâmpsia/eclâmpsia com sulfato de magnésio.

Sinais e Sintomas

Os sinais e sintomas de hipermagnesemia surgem quando a concentração sérica de magnésio atinge valores de 4 a 5 mEq/L e incluem letargia, náusea, vômito e rubor facial. Em concentrações acima de 6 mEq/L, nota-se perda do reflexo de tendão profundo e hipotensão. Caso o teor de magnésio exceda a 10 mEq/L, provavelmente ocorre paralisia, apneia e/ou parada cardíaca.

Diagnóstico

A avaliação da hipermagnesemia envolve a verificação da função renal (*clearance* de creatinina) e a detecção de qualquer fonte que propicia excesso de magnésio, como administração parenteral, ingestão de antiácidos e catárticos ou enemas à base de magnésio. Uma vez excluídas tais condições, deve-se considerar causas menos comuns de hipermagnesemia: hipotireoidismo, hiperparatireoidismo, doença de Addison e terapia com lítio.

Tratamento

Os sintomas de hipermagnesemia associados ao risco de morte podem ser temporariamente aliviados com a administração intravenosa de cálcio, porém pode ser necessária hemodiálise. Graus mais brandos de hipermagnesemia podem ser tratados por meio de diurese forçada com solução salina e diuréticos de alça, com o intuito de aumentar a excreção renal de magnésio.

Conduta Anestésica

Pode ser necessário monitorização hemodinâmica no perioperatório, para mensurar e tratar hipotensão e vasodilatação causadas por hipermagnesemia, bem como a avaliação da reposição hídrica de ressuscitação e a reposição contínua de líquidos durante a diurese forçada. A acidose exacerba a hipermagnesemia, de modo que se deve dar atenção especial à ventilação e ao pH arterial. A dose inicial e as doses subsequentes de relaxante muscular devem ser reduzidas quando se nota fraqueza muscular, com base na

CAPÍTULO 15
Distúrbios Hidroeletrolíticos e Ácido-base

avaliação obtida por meio de um estimulador de nervo periférico. Hipermagnesemia e fraqueza de musculoesquelético não são causas incomuns de falha de desmame de ventilação mecânica em unidade de tratamento intensivo, especialmente em pacientes com insuficiência renal.

DISTÚRBIOS ÁCIDO-BASE

Normalmente o equilíbrio ácido-base é mantido em uma faixa de 7,35 a 7,45, quando mensurado o pH arterial, de modo a assegurar um pH ótimo para a função de enzimas celulares. Valor de pH de sangue arterial inferior a 7,35 é considerado acidose ou acidemia e valor acima de 7,45 é considerado alcalose ou alcalemia. O pH celular é mantido em um valor inferior, porém estreitamente controlado, de 7,0 a 7,3. Este controle ácido-base ocorre sob produção contínua normal de metabólitos ácidos, aproximadamente 1 mEq por peso corporal por dia, sendo mantido por um sistema de tampões intracelulares e extracelulares. Vários sistemas-tampão participam no controle de pH, a maioria dos quais é representada por sistemas fechados, como proteínas séricas, apatita óssea e íons fosfato. Nos sistemas-tampão fechados, nenhum dos pares do tampão pode entrar ou sair do sistema, de modo que a concentração do tampão total é fixa. Os sistemas-tampão fechados podem minimizar as alterações de pH, porém não podem alterar o conteúdo geral de ácido ou álcali. O principal sistema-tampão do organismo é o par bicarbonato/dióxido de carbono, que representa um sistema aberto. O dióxido de carbono pode entrar ou sair do sistema por via pulmonar, enquanto o bicarbonato pode entrar ou sair do sistema por via renal. Alterações na respiração controlam a tensão de dióxido de carbono, enquanto o controle renal modifica a concentração de bicarbonato. Embora o sistema respiratório possa propiciar alguma defesa contra anormalidades ácido-base, os rins apresentam maior capacidade de normalizar o pH. O bicarbonato filtrado pode ser reabsorvido no túbulo proximal ou excretado na urina, enquanto os íons hidrogênio podem ser reabsorvidos no túbulo distal e no ducto coletor ou excretados na urina. A excreção de íons hidrogênio na urina regenera o bicarbonato originalmente consumido para tamponamento de um íon hidrogênio no LEC. Os íons hidrogênio excretados são tamponados por tampões renais tituláveis (principalmente amônia) e excretados na urina.

A relação entre o controle pulmonar e renal do pH por este sistema tampão é expresso pela equação de Henderson-Hasselbalch: pH = 6,1 + log (concentração sérica de bicarbonato/0,03 x Pa_{CO_2}).

A substituição de valores médios pH 7,4 e Pa_{CO_2} de 40 mmHg resulta em uma concentração de bicarbonato calculada de 24 mEq/L. A manutenção de uma concentração de bicarbonato normal em relação à tensão de dióxido de carbono resulta em uma proporção ótima de, aproximadamente, 20:1. A manutenção desta proporção 20:1 propicia um pH relativamente normal, apesar de alterações normais da concentração de bicarbonato ou da tensão de dióxido de carbono.

A identificação de uma anormalidade ácido-base segue uma série de etapas:

1. Verifique se o pH está aumentado ou diminuído. Um aumento indica alcalose e uma diminuição indica acidose.
2. Detecte alteração na Pa_{CO_2} e no teor de bicarbonato a partir dos valores normais de 40 mmHg e 24 mEq/L, respectivamente.
3. Se ambos, Pa_{CO_2} e teor de bicarbonato, se alteram na mesma direção (ou seja, ambos estão aumentados ou ambos estão diminuídos), tem-se uma anormalidade ácido-base primária, com uma anormalidade secundária compensatória que retorna a proporção bicarbonato/tensão de dióxido de carbono para o valor 20:1.
4. Se a concentração de bicarbonato e a Pa_{CO_2} se alteram em direções opostas, tem-se uma anormalidade ácido-base mista.
5. Determine a anormalidade ácido-base primária, comparando a alteração fracionada do bicarbonato mensurado, ou da tensão de dióxido de carbono, com o valor normal.
6. Há equações e nomogramas que permitem calcular a alteração esperada em um dos três parâmetros envolvidos na determinação do equilíbrio ácido-base (pH, bicarbonato e tensão de dióxido de carbono) para uma determinada alteração, em um dos outros dois parâmetros. Caso a alteração verdadeira seja acentuadamente diferente da alteração esperada tem-se uma anormalidade ácido-base mista.
7. Finalmente, calcule o *anion gap* para verificar se há acidose metabólica oculta.

As **Figuras 15-4**, **15-5** e **15-6** contêm um resumo das abordagens diagnósticas de anormalidades ácido-base, com pH normal, pH aumentado ou pH diminuído.

Sinais e Sintomas

É possível a ocorrência de importantes consequências adversas da acidose sistêmica grave (pH<7,2) independentemente se a acidose é de origem respiratória, metabólica ou mista (**Tabela 15-7**). Os efeitos da acidose são particularmente prejudiciais ao sistema cardiovascular. A acidose reduz a contratilidade do miocárdio, embora as consequências clínicas sejam mínimas, até que o pH atinja valor inferior a 7,2, possivelmente refletindo os efeitos da liberação de catecolaminas em resposta à acidose. No caso de pH inferior a 7,1 a sensibilidade cardíaca às catecolaminas diminui, bem como os efeitos inotrópicos compensatórios. Os efeitos prejudiciais da acidose podem ser acentuados naqueles pacientes com isquemia do miocárdio ou disfunção primária do ventrículo esquerdo ou naqueles cuja atividade do sistema nervoso simpático encontra-se prejudicada, como acontece no bloqueio β-adrenérgico ou na anestesia geral.

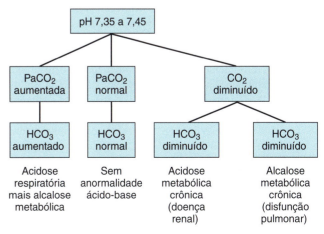

Figura 15-4 • Abordagem diagnóstica para interpretação de pH arterial normal com base na $PaCO_2$ e na concentração de bicarbonato.

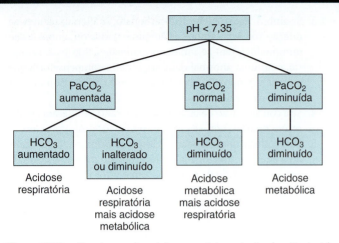

Figura 15-5 • Abordagem diagnóstica para interpretação de pH arterial inferior a 7,35 com base na PaCO₂ e na concentração de bicarbonato.

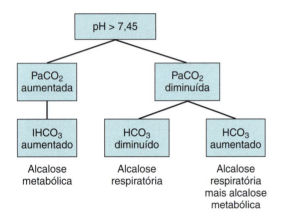

Figura 15-6 • Abordagem diagnóstica para interpretação de pH arterial superior a 7,45 com base na PaCO₂ e na concentração de bicarbonato.

Tabela 15-7	Consequências Adversas da Acidose Grave
Sistema Nervoso Embotamento Coma **Sistema Cardiovascular** Prejuízo à contratilidade do miocárdio Diminuição do débito cardíaco Diminuição da pressão sanguínea arterial Sensibilização a disritmias cardíacas reentrantes Diminuição do limiar para fibrilação ventricular Menor sensibilidade às catecolaminas **Ventilação** Hiperventilação Dispneia Fadiga de músculos respiratórios **Metabolismo** Hipercalemia Resistência à insulina Inibição da glicólise anaeróbica	

Adaptado de Adrogué HJ, Madias NE: Management of life-threating acid-base disorders. N Eng J Med 1998;338:26-34.

As principais consequências adversas da alcalose sistêmica grave (pH >7,6) refletem prejuízo ao fluxo sanguíneo cerebral e coronariano devido à vasoconstrição arteriolar (**Tabela 15-8**). A diminuição simultânea da concentração sérica de cálcio ionizado provavelmente contribui para a ocorrência de anormalidades neurológicas associadas à alcalose sistêmica. A alcalose predispõe o paciente, em especial aquele com doença cardíaca concomitante, a disritmias ventriculares refratárias. A alcalose reduz a ventilação e pode frustrar os esforços para manter o paciente sob ventilação mecânica. A hipocalemia acompanha ambas, alcalose metabólica e alcalose respiratória, porém é mais evidente quando há alcalose metabólica. A alcalose estimula a glicólise anaeróbica e aumenta a produção de ácido láctico e de cetoácidos. Embora a alcalose possa reduzir a liberação de oxigênio nos tecidos pela maior força de ligação do oxigênio à hemoglobina, a alcalose crônica anula este efeito por aumentar a concentração de 2,3-difosfoglicerato nos eritrócitos.

Acidose Respiratória

Nota-se acidose respiratória quando uma diminuição na ventilação alveolar resulta em aumento da PaCO₂, suficiente para reduzir o pH arterial para valor inferior a 7,35 (**Tabela 15-9**). O ácido carbônico resultante do dióxido de carbono dissolvido é considerado um ácido respiratório. A causa mais provável de acidose respiratória no período perioperatório é a diminuição da ventilação induzida por opioide e anestésico geral. A acidose respiratória pode ser complicada por acidose metabólica quando há diminuição da perfusão renal, em grau suficiente para prejudicar os mecanismos de reabsorção nos túbulos renais. Por exemplo, o débito cardíaco e o fluxo sanguíneo renal podem estar diminuídos em pacientes com doença pulmonar obstrutiva crônica e cor pulmonale, ocasionando acidose metabólica.

A acidose respiratória é tratada mediante a correção da anormalidade responsável pela hipoventilação; no caso de aumento marcante da PaCO₂ há necessidade de ventilação mecânica. É importante lembrar de que a brusca redução do aumento crônico da PaCO₂ por meio de ventilação mecânica reduz o estoque corporal de dióxido de carbono muito rapidamente, acima da capacidade de os rins produzirem uma diminuição correspondente na concentração sérica de bicarbonato. A alcalose metabólica resultante pode ocasionar excitação e irritabilidade neuromuscular, no sistema nervoso central, manifestadas como convulsões. O melhor procedimento é a redução lenta da PaCO₂, de modo a permitir tempo suficiente para a excreção tubular renal de bicarbonato.

A alcalose metabólica pode seguir a acidose respiratória quando os estoques corporais de cloreto e potássio encontram-se diminuídos. Por exemplo, a diminuição do teor sérico de cloreto facilita a reabsorção tubular renal de bicarbonato, ocasionando alcalose metabólica. A hipocalemia estimula os túbulos renais a excretar hidrogênio, podendo causar alcalose metabólica ou agravar a alcalose coexistente devido à deficiência de cloreto. O tratamento da alcalose metabólica associada a estas anormalidades eletrolíticas requer a administração de cloreto de potássio.

CAPÍTULO
Distúrbios Hidroeletrolíticos e Ácido-base
15

Tabela 15-8	Consequências Adversas da Alcalose

Sistema Nervoso
Diminuição do fluxo sanguíneo ao cérebro
Convulsões
Letargia
Delírio
Tetania

Sistema Cardiovascular
Vasoconstrição arteriolar
Diminuição do fluxo sanguíneo às coronárias
Diminuição do limiar para angina *pectoris*
Predisposição a disritimias refratárias

Ventilação
Hipoventilação
Hipercarbia
Hipoxemia arterial

Metabolismo
Hipocalemia
Hipocalcemia
Hipomagnesemia
Hipofosfatemia
Estímulo à glicólise anaeróbica

Adaptado de Adrogué HJ, Madias NE: Management of life-threating acid-base disorders. N Eng J Med 1998;338:107-11.

Tabela 15-9	Causas de Acidose Respiratória

Redução da ventilação induzida por medicamento

Hipercapnia permissiva

Obstrução de vias aéreas superiores

Estado asmático

Restrição à ventilação (fratura de costela, agitação torácica)

Anormalidades da função neuromuscular

Hipertermia maligna

Soluções para hiperalimentação

Alcalose Respiratória

Nota-se alcalose respiratória quando um aumento da ventilação alveolar resulta em diminuição da $Paco_2$, suficiente para aumentar o pH para valores acima de 7,45 (**Tabela 15-10**). A causa mais provável de alcalose respiratória aguda no período perioperatório é a hiperventilação iatrogênica, como pode ocorrer durante anestesia geral. Geralmente, verifica-se alcalose respiratória durante a gravidez e em altitude elevada.

O tratamento de alcalose respiratória visa a corrigir a anormalidade primária responsável pela hiperventilação alveolar. Durante a anestesia, isto é mais frequentemente obtido pelo ajuste adequado do ventilador, de modo a diminuir a ventilação alveolar. É possível constatar hipocalemia e hipocloremia, simultaneamente à alcalose respiratória, as quais também requerem tratamento.

Tabela 15-10	Causas de Alcalose Respiratória

Iatrogênica (hiperventilação mecânica)

Diminuição da pressão barométrica

Hipoxemia arterial

Lesão de sistema nervoso central

Doença hepática

Gravidez

Dose excessiva de salicilato

Acidose Metabólica

Um ácido metabólico reduz o pH sanguíneo, condição que estimula o centro ventilatório, ocasionando hiperventilação e redução da tensão de dióxido de carbono. Em geral, a compensação respiratória não corrige totalmente a maior produção de ácido, mas o pH *tende a retornar* à normalidade.

Tipicamente, a acidose de origem metabólica é classificada em acidose com *anion gap* normal e acidose com *anion gap* aumentado. Acidose com *anion gap* normal é resultado de um aumento geral na concentração de cloreto. A perda de bicarbonato é contrabalanceada por um ganho geral de íons cloreto para manter a eletroneutralidade. Portanto, com frequência, a acidose com *anion gap* normal é denominada acidose metabólica *hiperclorêmica*. As causas mais comuns de acidose com *anion gap* normal incluem administração intravenosa de cloreto de sódio e perdas gastrointestinal e renal de bicarbonato (diarreia, acidose tubular renal e fase inicial da insuficiência renal). Nota-se aumento do *anion gap* quando um ácido fixo é adicionado ao meio extracelular. O ácido se dissocia, o íon hidrogênio se combina com o bicarbonato e forma ácido carbônico; a menor concentração de bicarbonato ocasiona aumento do *anion gap*. Acidose láctica, cetoacidose, insuficiência renal e acidose associada a várias substâncias tóxicas são exemplos de acidose acompanhada de aumento do *anion gap*.

Sinais e Sintomas

Como a acidose é secundária a uma anormalidade primária, a ocorrência de acidose é complicada pelos sinais e sintomas deste distúrbio primário. Modificações do pH induzem amplos efeitos em tecidos, órgãos e funções enzimáticas; os sinais e sintomas atribuíveis à acidose estão relacionados com esses efeitos. As características clínicas da acidose metabólica dependem, também, do tempo de desenvolvimento da acidose, sendo provavelmente mais acentuado na acidose que se instala rapidamente, em que as alterações compensatórias renais e respiratórias não são capazes de limitar a redução do pH.

Diagnóstico

O diagnóstico depende do alto índice de suspeita e de exames de laboratório. Mais comumente, analisa-se sangue arterial para mensuração de pH, tensão de dióxido de carbono, concentração de bicarbonato e *anion gap*. Causas comuns de acidose metabólica estão listadas na **Tabela 15-11**.

A acidose metabólica pode ter origem renal ou extrarrenal. A acidose metabólica de origem renal envolve uma anormalidade primária na acidificação renal. Isso ocorre quando os rins são in-

361

Tabela 15-11	Causas de Acidose Metabólica
Acidose láctica	
Cetoacidose diabética	
Insuficiência renal	
Insuficiência hepática	
Intoxicação por metanol e etilenoglicol	
Intoxicação por aspirina	
Maior atividade dos músculos esqueléticos	
Intoxicação por cianeto	
Intoxicação por monóxido de carbono	

capazes de regenerar quantidade suficiente de bicarbonato para repor a perda por tamponamento normal da produção endógena de ácido (acidose tubular renal distal) ou quando não há reabsorção de uma fração relativamente alta de bicarbonato filtrado no túbulo proximal que, subsequentemente, é excretado na urina (acidose tubular renal proximal ou uso de acetazolamida). Na insuficiência renal, ocorre uma combinação de anormalidades. As causas mais comuns de acidose metabólica de origem extrarrenal incluem perda gastrointestinal de bicarbonato, cetoacidose e acidose láctica.

Tratamento

A terapia de acidose metabólica inclui o tratamento da causa de acidose como, por exemplo, insulina e reposição hídrica, para cetoacidose diabética, e aumento da perfusão tecidual, na acidose láctica. A administração de bicarbonato de sódio no tratamento de acidose metabólica aguda é muito controversa. Vários profissionais recomendam administração de bicarbonato apenas quando o pH é inferior a 7,1 ou a concentração de bicarbonato situa-se abaixo de 10 mEq/L. Acredita-se que o bicarbonato reaja com íon hidrogênio, originando CO_2, que se difunde para o interior das células, diminuindo o pH intracelular, ainda mais que antes do tratamento com bicarbonato. Também, postula-se que a administração de bicarbonato a pacientes com acidose metabólica crônica pode resultar em hipóxia tecidual transitória. Alterações agudas no valor do pH em direção à normalidade (ou alcalose) podem anular o desvio à direita da curva de dissociação da oxi-hemoglobina causada pela acidemia (efeito Bohr) e resultar em maior afinidade da hemoglobina pelo oxigênio, diminuindo a liberação de oxigênio nos tecidos.

O 2005 American Heart Association Guidelines for Cardiopulmonary Resuscitation and Emergency Cardiovascular Care não recomenda a administração, rotineiramente, de bicarbonato de sódio nos casos de parada cardíaca e ressuscitação cardiopulmonar. Entretanto, pode-se utilizar bicarbonato de sódio no tratamento de hipercalemia acompanhada de risco de morte ou na parada cardíaca associada a acidose metabólica preexistente.

Conduta Anestésica

A cirurgia eletiva deve ser postergada até que a acidose tenha sido tratada. No caso de cirurgia de emergência em um paciente com acidose metabólica deve-se empregar monitoramento hemodinâmico invasivo como um guia para a reposição hídrica de res-

suscitação e no monitoramento da função cardíaca, na acidose marcante. Devem ser realizadas mensurações laboratoriais frequentes dos parâmetros ácido-base durante todo o período perioperatório, porque o valor do pH pode se alterar rápida e significativamente, dependendo das alterações de ventilação, volume, circulação e de administração de medicamento.

A acidose pode influenciar a proporção de medicamentos nas formas ionizada e não ionizada. O volume de distribuição também pode ser influenciado em pacientes cuja hipovolemia não foi corrigida.

Alcalose Metabólica

Alcalose metabólica é definida como aumento do pH, aumento da concentração plasmática de bicarbonato e aumento compensatório da tensão de dióxido de carbono. Causas comuns de alcalose metabólica estão listadas na **Tabela 15-12**.

A alcalose metabólica pode ser de origem renal ou extrarrenal e causada por uma perda geral de íons hidrogênio (como perda de ácido hidroclórico durante o vômito) ou um ganho geral de bicarbonato (como acontece no caso de alteração da reabsorção de bicarbonato em razão de anormalidades tubulares). Perdas anormais de cloreto, com ou sem perda de íons hidrogênio (p. ex., na fibrose cística e no adenoma de vilosidades), também ocasionam maior reabsorção renal de bicarbonato, na tentativa de manter a eletroneutralidade. Portanto, a alcalose metabólica pode ser caracterizada como respondendo ao cloreto ou resistente ao cloreto. Outra classificação de alcalose metabólica inclui alcalose por depleção de volume (devido a vômito, diarreia ou perda de cloreto) e alcalose por sobrecarga de volume (em razão do excesso primário ou secundário de mineralocorticoide).

A alcalose metabólica também pode ser secundária à compensação renal, no caso de doença respiratória crônica com hipercapnia. Nesses pacientes, a concentração de bicarbonato pode ser muito alta e associada a perda urinária de cloreto, juntamente com perdas obrigatórias de sódio e potássio. Caso a anormalidade respiratória seja tratada com auxílio de ventilação mecânica e a tensão de dióxido de carbono seja rapidamente diminuída, é possível a ocorrência de alcalose metabólica relevante.

Sinais e Sintomas

Durante o desenvolvimento de alcalose, ocorre ligação progressivamente maior de cálcio à albumina, de modo que os sinais e sintomas de alcalose, especialmente aqueles relacionados aos sistemas muscular e nervoso central, podem ser muito semelhantes àqueles de hipocalcemia. A alcalose metabólica pode ser acompanhada de

Tabela 15-12	Causas de Alcalose Metabólica
Hipovolemia	
Vômito	
Succão nasogástrica	
Terapia diurética	
Administração de bicarbonato	
Hiperaldosteronismo	
Diarreia com perda de cloreto	

CAPÍTULO 15
Distúrbios Hidroeletrolíticos e Ácido-base

diminuição de volume, hipocloremia e hipocalemia ou por sobrecarga de volume e retenção de sódio, dependendo da etiologia.

Diagnóstico

À semelhança do mencionado para acidose metabólica, o diagnóstico de alcalose metabólica depende de um alto índice de suspeita e de exames de laboratório. A alcalose metabólica secundária às perdas de cloreto está associada a baixo teor de cloreto na urina (tipicamente <10 mEq/L) e diminuição de volume. Ao contrário, a alcalose metabólica relacionada ao excesso de mineralocorticoide tipicamente está associada a sobrecarga de volume e concentração urinária de cloreto superior a 20 mEq/L.

Tratamento

Raramente o tratamento requer a administração de um ácido. A alcalose metabólica por depleção de volume é tratada por meio da reposição de cloreto, juntamente com solução salina como fluido de ressuscitação. Se a alcalose é causada por perda gástrica de ácido hidroclórico, pode-se administrar inibidores da bomba de próton, com o intuito de impedir a persistência da alcalose. A alcalose metabólica associada ao uso de diurético pode ser melhorada pela adição ou substituição de diuréticos de alça por diuréticos poupadores de potássio. No caso de alcalose metabólica por sobrecarga de volume, em que há excesso de mineralocorticoide, a associação de espironolactona e cloreto de potássio pode ser útil, caso a fonte de secreção de mineralocorticoide não possa ser removida.

Conduta Anestésica

A conduta durante a anestesia implica na reposição criteriosa de volume e adequada suplementação com cloreto, potássio e magnésio, se necessário. Em alguns pacientes, pode ser útil o monitoramento invasivo. Deve-se ter cuidado para não exacerbar a alcalose metabólica compensatória em pacientes com doença pulmonar crônica e retenção de dióxido de carbono relevante.

PONTOS-CHAVE

- O conteúdo total de água corporal é classificado como líquido intracelular e líquido extracelular, de acordo com a localização da água em relação à membrana celular. A distribuição e a concentração de eletrólitos são muito diferentes entre os compartimentos de líquidos. A eletrofisiologia de células excitáveis depende das concentrações de sódio, potássio e cálcio nos meios intracelular e extracelular.

- Os principais reguladores do equilíbrio hídrico são os sensores de osmolalidade (ou seja, neurônios localizados no hipotálamo anterior, que estimulam a sede) e vasopressina (hormônio antidiurético). A vasopressina é armazenada em grânulos na pituitária posterior e liberada em resposta ao aumento da osmolalidade sérica. A vasopressina atua nos ductos coletores dos rins causando retenção de água que, por sua vez, corrige a osmolalidade sérica.

- À medida que se desenvolve hiponatremia, a hipotonicidade extracelular permite-se que a água se transfira para as células do cérebro, resultando em edema cerebral e aumento da pressão intracraniana. Inicialmente ocorre compensação pela transferência de LEC para o fluido cerebroespinhal. Posteriormente, a compensação inclui diminuição da osmolalidade intracelular pela saída de potássio e solutos orgânicos das células do cérebro. Isto reduz a transferência de água para o meio intracelular. Entretanto, quando ocorre falha nesses mecanismos de adaptação ou quando a hiponatremia progride, ocorrem manifestações de hiponatremia relacionadas ao sistema nervoso central.

- A ocorrência de sobrecarga de volume, hiponatremia e hiposmolalidade que podem acompanhar a ressecção transuretral da próstata é conhecida como síndrome TURP. A manifestação desta síndrome é mais provável quando o procedimento de ressecção é demorado (>1 h), quando o fluido de irrigação se espalha por mais de 40 cm acima do campo operatório ou quando se permite que a pressão na bexiga aumente além de 15 cm H_2O. A síndrome TURP se manifesta principalmente com sinais e sintomas cardiovasculares e neurológicos.

- A hipocalemia é diagnosticada por meio da mensuração da concentração sérica de potássio; o diagnóstico diferencial implica em saber se a hipocalemia é aguda e secundária ao desvio de potássio intracelular, como acontece na hiperventilação ou na alcalose, ou se a hipocalemia é crônica e associada a depleção do conteúdo corporal total de potássio.

- Há necessidade de tratamento imediato de hipercalemia quando se constatam disritmias ou sinais eletrocardiográficos de hipercalemia grave, com risco de morte. Esse tratamento visa a antagonizar os efeitos do alto teor de potássio no potencial transmembrana e na redistribuição de potássio intracelular. Administra-se cloreto de cálcio ou gluconato de cálcio para estabilizar as membranas celulares. Hiperventilação, administração de bicarbonato de sódio e aplicação de insulina propiciam a transferência de potássio intracelular.

- A ligação do cálcio à albumina depende do pH; anormalidades ácido-base podem alterar a fração e, portanto, o teor de cálcio ionizado, sem modificar o conteúdo corporal total de cálcio. A alcalose reduz a concentração de cálcio ionizado, de modo que o teor deste elemento pode estar significativamente diminuído após a administração de bicarbonato ou no caso de hiperventilação.

- Constatam-se sinais e sintomas de hipermagnesemia quando a concentração sérica deste mineral situa-se entre 4 a 5 mEq/L e incluem letargia, náusea, vômito e rubor facial. Quando o teor de magnésio atinge o valor de 6 mEq/L, nota-se perda de reflexos de tendão profundo e hipotensão. É possível verificar paralisia, apneia e/ou parada cardíaca quando a concentração de magnésio excede a 10 mEq/L.

- É possível notar as principais consequências adversas da acidose sistêmica grave (pH<7,2), independentemente de se a origem da acidose é respiratória, metabólica ou mista. A acidose reduz a contratilidade do miocárdio, embora os efeitos clínicos sejam mínimos até que o pH diminua para valor abaixo de 7,2, provavelmente refletindo os efeitos da liberação de catecolaminas em resposta à acidose. Quando o pH é inferior

363

PONTOS-CHAVE — cont.

a 7,1 a resposta cardíaca às catecolaminas diminui e nota-se redução dos efeitos inotrópicos compensatórios. Os efeitos prejudiciais da acidose podem ser exacerbados em pacientes com isquemia do miocárdio ou com disfunção de ventrículo esquerdo primária ou naqueles pacientes que apresentam atividade do sistema nervoso simpático prejudicada, como acontece no bloqueio β-adrenérgico ou na anestesia geral.

• As principais consequências adversas da alcalose sistêmica grave (pH>7,60) refletem o prejuízo ao fluxo sanguíneo nas coronárias e no cérebro, em razão da vasoconstrição arteriolar. A concomitante diminuição da concentração sérica de cálcio ionizado contribui para a manifestação de anormalidades neurológicas associadas à alcalose sistêmica. A alcalose predispõe os pacientes, especialmente aqueles com doença cardíaca coexistente, a disritmias ventriculares refratárias. Também, a alcalose reduz a ventilação.

REFERÊNCIAS

2005 American Heart Association guidelines for cardiopulmonary resuscitation and emergency cardiovascular care. Circulation 2005; 112(24 suppl IV):1–203.

Adrogue HJ, Madias NE: Management of life-threatening acidbase disorders. N Engl J Med 1998;338:26–34, 107–111.

Adrogue HJ, Madias NE: Hyponatremia. N Engl J Med 2000;342:1581–1589.

Bilezikian JP: Management of acute hypercalcemia. N Engl J Med 1992;326:1196–1203.

Escuela MP, Guerra M, Anon JM, et al: Total and ionized serum magnesium in critically ill patients. Intensive Care Med 2005;31:151–156.

Gennari FJ: Hypokalemia. N Engl J Med 1998;339:451–458.

Kellum JA: Determinants of blood pH in health and disease. Crit Care 2000;4:6–14.

Lin SH, Hsu YJ, Chiu JS, et al: Master classes in medicine. Osmotic demyelination syndrome: A potentially avoidable disaster. QJM 2003;96:935–947.

Maccari C, Kamel KS, Davids MR, Halperin ML: Master classes in medicine. The patient with a severe degree of metabolic acidosis: A deductive analysis. QJM 2006;99:475–485.

Parham WA, Mehdirad AA, Biermann KM, Fredman CS: Hyperkalemia revisited. Tex Heart Inst J 2006;33:40–47.

Wahr JA, Parks R, Boisvert D, et al: Preoperative serum potassium levels and perioperative outcomes in cardiac surgical patients. JAMA 1999;281:2203–2210.

CAPÍTULO 16

Doenças Endócrinas

Russell T. Wall, III

Diabetes Mellitus
- Sinais e Sintomas
- Diagnóstico
- Tratamento
- Prognóstico
- Conduta Anestésica
- Estratégias Futuras para o Tratamento do Diabetes

Insulinoma

Doença da Tireoide
- Anatomia e Fisiologia da Glândula Tireoide
- Diagnóstico
- Hipertireoidismo
- Tempestade Tireoidiana
- Hipotireoidismo
- Bócio
- Tumores da Tireoide
- Complicações da Cirurgia da Tireoide

Feocromocitoma
- Sinais e Sintomas
- Diagnóstico
- Conduta Anestésica
- Pediátrico
- Conclusão

Disfunção das Glândulas Adrenais
- Hipercortisolismo (Síndrome de Cushing)
- Hiperaldosteronismo Primário (Síndrome de Conn)
- Hipoaldosteronismo
- Insuficiência Suprarrenal

Disfunção das Glândulas Paratireoides
- Hiperparatireoidismo
- Hipoparatireoidismo

Disfunção da Glândula Hipófise
- Acromegalia
- Diabetes Insipidus
- Secreção Inapropriada de Hormônio Antidiurético

DIABETES MELLITUS

A fisiologia normal da glicose demonstra um equilíbrio entre a utilização da glicose e a produção endógena ou proveniente da dieta (**Fig. 16-1**). O fígado é a fonte primária da produção endógena de glicose, via glicogenólise e gliconeogênese. Após uma refeição, a glicose plasmática aumenta, o que estimula o aumento da insulina plasmática (o nível máximo de insulina é alcançado dentro de 30 minutos), promovendo a utilização da glicose. No período pós-prandial tardio (ou seja, 2-4 horas após a ingestão), quando a utilização da glicose excede sua produção, a concentração plasmática de glicose diminui abaixo dos níveis de jejum antes de retornar aos valores pré-prandiais. A transição da transferência de glicose

exógena para a produção endógena se torna, então, necessária para manter o nível normal de glicose plasmática. Durante a fase pós-absortiva (ou seja, 4-8 horas após a ingestão), a glicose plasmática permanece relativamente estável, com as taxas de produção e utilização sendo iguais. Nesse momento, 75% da produção de glicose resultam da glicogenólise hepática e 25%, da gliconeogênese hepática. Aproximadamente 70% a 80% da glicose liberada pelo fígado são metabolizados pelos tecidos insensíveis à insulina, como o cérebro, o trato gastrointestinal e as hemácias. Durante este período, a secreção diminuída de insulina é fundamental para a manutenção de uma concentração plasmática normal de glicose. Os hormônios hiperglicemiantes (glucagon, epinefrina, hormônio do

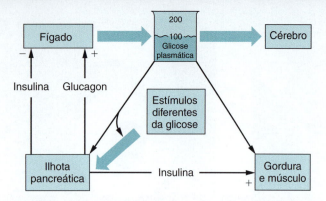

Figura 16-1 • As ilhotas pancreáticas agem como sensores de glicose para equilibrar a liberação hepática de glicose para os tecidos insensíveis à insulina (cérebro) e sensíveis à insulina (gordura, músculo). A insulina inibe a liberação de glicose pelo fígado e estimula a utilização de glicose pelos tecidos sensíveis à insulina. Com a hiperglicemia, a secreção de insulina aumenta. Com a hipoglicemia, ocorre o inverso. *(Adaptado de Porte D Jr: Beta-cells in type II diabetes mellitus. Diabetes 1991;40:166-180.)*

crescimento, cortisol) constituem o sistema contrarregulador de glicose e favorecem a produção de glicose. O glucagon desempenha um papel primário, por estimular a glicogenólise e a gliconeogênese e inibir a glicólise. A epinefrina predomina quando a secreção de glucagon é deficiente. Os fatores neurais reguladores da glicose (ou seja, norepinefrina) e a autorregulação da glicose também favorecem a produção de glicose.

Os seres humanos necessitam de insulina para sobreviver. O diabetes melito resulta do fornecimento inadequado de insulina ou da resposta tecidual inadequada à insulina, produzindo níveis maiores de glicose circulante com eventuais complicações micro e macrovasculares. O diabetes tipo 1a é causado pela destruição autoimune das células beta nas ilhotas pancreáticas, resultando em ausência completa ou níveis desprezíveis de insulina circulante. O diabetes tipo 1b é uma doença rara com deficiência absoluta de insulina, embora não seja imunologicamente mediada. O diabetes tipo 2 também não é imunomediado e resulta de deficiência relativa de insulina associada a um defeito no receptor de insulina ou nas vias intracelulares de sinalização pós-receptor.

Sinais e Sintomas
Diabetes Tipo 1

Cinco a 10% de todos os casos de diabetes são do tipo 1. Há 1,4 milhão de diabéticos tipo 1 nos Estados Unidos e 10 a 20 milhões no mundo todo. Atualmente, a incidência está aumentando em 3% a 5% ao ano. É geralmente diagnosticado antes dos 40 anos e é uma das doenças crônicas da infância mais comuns.

O diabetes tipo 1 é causado pela destruição autoimune das células beta do pâncreas mediada por células T. A etiologia exata é desconhecida, embora fatores ambientais, como vírus (especialmente enterovírus), proteínas da dieta e drogas/produtos químicos, possam desencadear o processo autoimune em pacientes geneticamente suscetíveis. Um longo período pré-clínico (9-13 anos), caracterizado pela presença de anticorpos contra antígenos das células beta e perda da função das células beta, precede o início clínico do diabetes na maioria dos pacientes. Pelo menos 80% a 90% da função das células beta deve ser perdida antes que ocorra hiperglicemia. A agressão autoimune se apresenta inicialmente como inflamação da ilhota (insulite) com células do tecido imunológico infiltrando as ilhotas pancreáticas e liberando citocinas, o que resulta em citotoxicidade e prejuízo da secreção de insulina e/ou inibição funcional da liberação de insulina. A presença de anticorpos circulantes significa lesão de células das ilhotas. A apresentação clínica da doença é frequentemente súbita e grave, secundária à perda de uma quantidade crítica de células beta. Os pacientes apresentam hiperglicemia durante vários dias a semanas, associada a fadiga, perda de peso, poliúria, polidipsia, borramento da visão e sinais de depleção do volume intravascular. O diagnóstico é baseado nos seguintes achados: glicemia aleatória maior que 200 mg/dL e nível de hemoglobina glicosilada (HbA_{1c}) maior que 7,0%. A presença de cetoacidose indica deficiência grave de insulina e lipólise irrestrita. A destruição das células beta é completa dentro de três anos do diagnóstico na maioria das crianças pequenas, sendo o processo mais lento em adultos.

Diabetes Tipo 2

O diabetes tipo 2 é responsável por 90% de todos os casos de diabetes melito no mundo. No ano 2000, havia aproximadamente 150 milhões de diabéticos tipo 2 em todo o mundo, sendo esperado o dobro desse número no ano de 2025. Os diabéticos tipo 2 estão acima do peso e estão tipicamente na meia idade ou são mais velhos, embora tenha havido um aumento significativo de pacientes mais jovens, ou até mesmo crianças, na última década. O diabetes tipo 2 continua pouco reconhecido e subdiagnosticado por causa da sua apresentação sutil. Estima-se que a maioria dos diabéticos tipo 2 tenha a doença por, aproximadamente, 4 a 7 anos antes que seja feito o diagnóstico.

O diabetes tipo 2 é caracterizado por insuficiência relativa das células beta e resistência à insulina. Nos estágios iniciais da doença, a insensibilidade dos tecidos periféricos à insulina provoca um aumento na secreção pancreática de insulina para manter os níveis de glicose plasmática normais. Conforme a doença progride e a função das células pancreáticas diminui, os níveis de insulina nos tecidos periféricos são insuficientes para a compensação e a hiperglicemia ocorre. Há três defeitos importantes no diabetes tipo 2: taxa de liberação de glicose hepática aumentada, prejuízo da secreção de insulina basal e estimulada e uso ineficiente da glicose pelos tecidos periféricos (ou seja, resistência insulínica) (**Fig. 16-2**). O aumento da liberação hepática de glicose é causado pela redução dos efeitos inibitórios normais da insulina no fígado e pelas anormalidades na regulação da secreção de glucagon. O glucagon se torna responsável por mais de 50% da produção hepática de glicose no diabetes tipo 2. Embora a insuficiência relativa da célula beta seja significativa, o diabetes tipo 2 é caracterizado pela resistência insulínica no músculo esquelético, tecido adiposo e fígado. A resistência insulínica é definida pela resposta biológica menor que a normal a uma dada concentração de insulina. As causas de resistência insulínica incluem a molécula de insulina anormal, os antagonistas de insulina circulantes incluindo hormônios contrarregulatórios, ácidos graxos livres, anticorpos anti-insulina e antirreceptor de insulina e citocinas, e defeitos do tecido-alvo nos receptores de insulina e/ou localizados pós-receptor. O musculoesquelético é o protótipo dos tecidos-alvo periféricos sensíveis à insulina. A hiperglicemia pós-prandial nos diabéticos tipo 2 ocorre sobretudo devido à subutilização da glicose pelos tecidos periféricos, principalmente o múscu-

CAPÍTULO 16
Doenças Endócrinas

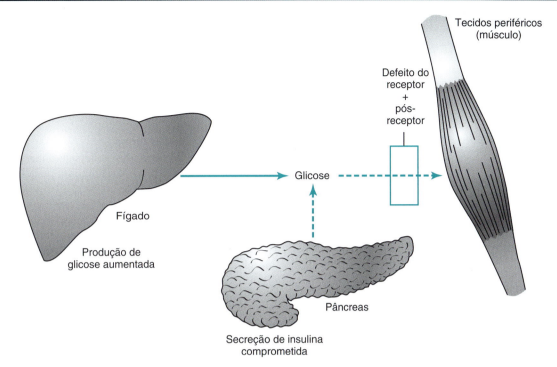

Figura 16-2 • Anormalidades no diabetes tipo 2. *(Adaptado de Inzucchi S [ed]: The Diabetes Mellitus Manual: A Primary Companion to Ellenberg and Rifkin's Sixth Edition. New York, McGraw-Hill, 2005, p 79.)*

lo. A resistência insulínica parece ser um componente herdado do diabetes tipo 2, com a obesidade e o estilo de vida sedentário sendo fatores adquiridos contribuintes. O aumento da prevalência de diabetes tipo 2 entre crianças e adolescentes parece estar relacionado à obesidade, com 85% das crianças afetadas estando com sobrepeso ou obesas no momento do diagnóstico. Pacientes obesos exibem uma hiperinsulinemia compensatória a fim de manter a normoglicemia. Esses níveis aumentados de insulina podem dessensibilizar os tecidos-alvo, causando uma resposta reduzida à insulina. O mecanismo da hiperinsulinemia e resistência insulínica devido ao ganho de peso permanece incerto. A resistência insulínica raramente se apresenta nos diabéticos tipo 1, embora os pacientes possam ter altos títulos de anticorpos anti-insulina.

A transição da tolerância normal à glicose para a intolerância à glicose e, finalmente, para o diabetes foi amplamente estudada. A intolerância à glicose está associada ao aumento do peso corporal, à diminuição da secreção de insulina e à redução da ação periférica da insulina. A transição para o diabetes clínico demonstra esses mesmos fatores acrescidos do aumento da produção hepática de glicose.

A síndrome metabólica ou síndrome de resistência insulínica envolve um conjunto de características clínicas e bioquímicas frequentemente vistas em pacientes com ou sob risco de diabetes tipo 2 (**Tabela 16-1**). Ela combina resistência insulínica com hipertensão, dislipidemia, estado pró-coagulante e obesidade com aterosclerose prematura e doença cardiovascular subsequente. Esta síndrome afeta, pelo menos, 25% da população nos Estados Unidos.

Diagnóstico

Em 1997, a American Diabetes Association estabeleceu critérios diagnósticos para o diabetes melito (**Tabela 16-2**). A glicose plasmática de jejum é o exame de triagem e diagnóstico recomendado para o *diabetes mellitus*. Em 2004, a American Diabetes Association reduziu o limiar da glicose de jejum normal de 110 mg/dL para 100 mg/dL. A glicose plasmática de jejum normal é 70 a 100 mg/dL. A hiperglicemia não alta o suficiente para atender aos critérios diagnósticos de diabetes é classificada ou como glicose de jejum alterada ou como intolerância à glicose, dependendo de ter sido identificada por meio da glicose plasmática de jejum ou do teste oral de tolerância à glicose. Qualquer glicemia de jejum entre 101 e 125 mg/dL corresponde à glicose de jejum alterada. Os níveis de glicose, especialmente nos diabéticos tipo 2, habitualmente aumentam durante anos a décadas, progredindo da faixa normal para a faixa de intolerância à glicose e finalmente para o diabetes clínico.

TABELA 16-1 | **Síndrome Metabólica**

Pelo menos três dos seguintes
- Glicose plasmática de jejum ≥ 110 mg/dL
- Obesidade abdominal (circunferência da cintura > 101,5 cm [em homens], 89 cm [em mulheres])
- Triglicerídeos séricos ≥ 150 mg/dL
- Lipoproteína colesterol de alta densidade sérica (HDL) < 40 mg/dL (homens), < 50 mg/dL (mulheres)
- Pressão arterial ≥ 130x85 mmHg

Adaptado de Expert Panel on Detection, Evaluation, and Treatment of High blood Cholesterol in Adults: Executive Summary of The Third Report of The National Cholesterol Education Program (NCEP) Expert Panel on Detection, Evaluation, and Treatment of High Blood Cholesterol in Adults (Adult Treatment Panel III). JAMA 2001;285:2486-2497.

STOELTING ANESTESIA E DOENÇAS COEXISTENTES

TABELA 16-2	Critérios Diagnósticos para *Diabetes Mellitus*
Sintomas de diabetes (poliúria, polidipsia, perda de peso inexplicada) mais concentração de glicose plasmática aleatória ≥ 200 mg/dL	
ou	
Glicose plasmática de jejum (ausência de ingestão calórica ≥ oito horas) ≥ 126 mg/dL	
ou	
Glicose plasmática de duas horas ≥ 200 mg/dL durante um teste oral de tolerância à glicose	

Pacientes com intolerância à glicose estão sob risco de progressão para o diabetes e também apresentam morbidade cardiovascular. Embora raramente usado na prática rotineira, o teste oral de tolerância à glicose é recomendado para o diagnóstico quando os valores de glicose são duvidosos.

Dosagens de glicose aleatórias não são medidas do controle glicêmico global. Os valores de glicose de jejum também não fornecem um quadro completo. A dosagem de HbA_{1c} proporciona uma avaliação valiosa do controle glicêmico a longo prazo. A hemoglobina eritrocitária é glicosilada de forma não enzimática pela glicose, que cruza livremente as membranas das hemácias. A porcentagem de moléculas de hemoglobina participantes nesta reação é proporcional à concentração média de glicose plasmática durante os 60 a 90 dias precedentes. A faixa normal de HbA_{1c} é 4% a 6%. O aumento do risco de doença micro e macrovascular se inicia com a HbA_{1c} de 6,5%.

O plasma ou o soro de amostra venosa é o fluido corporal padrão para as determinações de glicose e os valores são essencialmente idênticos. Amostras de sangue arterial e capilar fornecem valores de glicose, aproximadamente, 7% maiores que as do sangue venoso. As dosagens no sangue total são, habitualmente, 15% menores que os valores do plasma ou soro. A glicose da urina é um teste diagnóstico ruim, uma vez que o limiar renal da glicose não é alcançado até que a concentração extracelular de glicose exceda 180 mg/dL. Outras tecnologias emergentes incluem sensores intersticiais que proporcionam monitoramento contínuo da concentração de glicose extracelular.

Tratamento

Os fundamentos do tratamento do diabetes tipo 2 são a dieta com perda de peso, a atividade física e os hipoglicemiantes orais. A redução do peso corporal por meio de dieta e exercícios é a primeira medida terapêutica para controlar o diabetes tipo 2. A diminuição inicial da glicose plasmática de jejum resulta de uma redução dos estoques hepáticos de glicogênio e um declínio na glicogenólise. A diminuição da adiposidade melhora a sensibilidade insulínica hepática e nos tecidos periféricos, aumenta a ação insulínica pós-receptor e pode, provavelmente, aumentar a secreção de insulina. As orientações nutricionais da American Diabetes Association enfatizam a manutenção de níveis ideais de glicose plasmática e lipídios. São necessárias estimativas das necessidades energéticas basal e para o nível de atividade, além de ajustes adicionais para o crescimento em crianças, gestação, lactação, infecção, doença e cirurgia. Dietas de baixa caloria (800-1.500 kcal) e de muito baixa caloria (< 800 kcal), com limitação das gorduras que aumentam o colesterol e da adição de açúcares, são usadas para reduzir a gordura corporal e diminuir a resistência insulínica e para normalizar a glicose plasmática, os lipídios e as lipoproteínas.

Hipoglicemiantes Orais

As quatro principais classes de hipoglicemiantes orais são os secretagogos (sulfonilureias, meglitinidas), os quais aumentam a disponibilidade da insulina; as biguanidas (metformina), as quais suprimem a liberação excessiva de glicose hepática; as tiazolidinedionas ou glitazonas (rosiglitazona, pioglitazona), as quais melhoram a sensibilidade insulínica; e os inibidores da α-glicosidase (acarbose, miglitol), os quais retardam a absorção gastrointestinal de glicose (**Fig. 16-3**). Esses agentes, tanto como monoterapia como em combinações variadas, são usados para manter o controle glicêmico (glicose de jejum, 90-130 mg/dL; pico de glicose pós-prandial, <180 mg/dl, HbA_{1c} <7%) nos estágios iniciais da doença.

Os secretagogos de insulina estimulam a secreção insulínica pelas células beta pancreáticas. Eles também podem aumentar a utilização de glicose estimulada por insulina nos tecidos periféricos. Eles atuam fechando os canais de potássio dependentes de adenosina trifosfato e abrindo os canais de cálcio, levando à exocitose de grânulos secretórios contendo insulina. As sulfonilureias habitualmente são o tratamento farmacológico inicial para o diabetes tipo 2 (**Tabela 16-3**). Os agentes de segunda geração (gliburida, glipizida, glimepirida) são mais potentes e têm menos efeitos colaterais do que seus antecessores. Infelizmente, devido à história natural do diabetes tipo 2 com diminuição da função das células beta, esses agentes não são eficazes indefinidamente. A hipoglicemia é o efeito colateral mais comum. A demonstração de efeitos cardíacos prejudiciais das sulfonilureias é controversa, com alguns estudos atribuindo um aumento na mortalidade intra-hospitalar ao seu uso. Os canais de potássio dependentes de adenosina trifosfato no miocárdio medeiam o condicionamento isquêmico, o que parece fundamental para a proteção miocárdica e a limitação do tamanho do infarto. As sulfonilureias podem inibir essa resposta protetora e potencialmente atrasar a recuperação contrátil, resultando em infartos miocárdicos maiores.

As biguanidas diminuem a gliconeogênese hepática e, em menor grau, aumentam a utilização de glicose pelo musculoesquelético e tecido adiposo, por aumentar o transporte de glicose através das membranas celulares. Além da diminuição dos níveis de glicose, elas diminuem os níveis plasmáticos de triglicerídeos e lipoproteína colesterol de baixa densidade (LDL) e ainda reduzem a hiperlipidemia pós-prandial e os níveis plasmáticos de ácidos graxos livres e sua oxidação. Se for ineficaz sozinha, a metformina é usualmente combinada a uma sulfonilureia. O risco de hipoglicemia é menor que o das sulfonilureias e o risco de acidose lática é muito menor com a metformina do que com seu antecessor fenformina.

As tiazolidinedionas ou glitazonas são sensibilizadores da insulina que diminuem a resistência insulínica por se ligar aos receptores γ ativados por proliferadores de peroxissomos localizados no músculo esquelético, fígado e tecido adiposo. Esses receptores são importantes reguladores da ação insulínica e da expressão e liberação de mediadores da resistência insulínica, homeostase lipídica e diferencia-

CAPÍTULO 16
Doenças Endócrinas

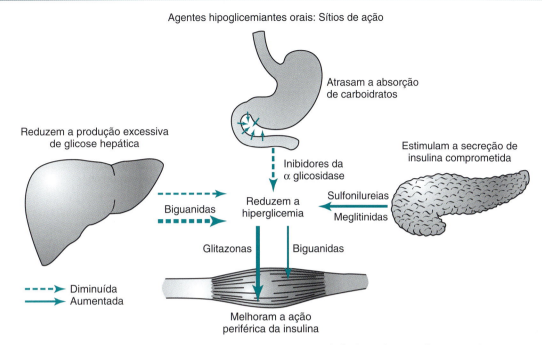

Figura 16-3 • Agentes hipoglicemiantes orais: sítios de ação. *(Adaptado de Inzucchi S [ed]: The Diabetes Mellitus Manual: A Primary Companion to Ellenberg and Rifkin's Sixth Edition. New York, McGraw-Hill, 2005, p 168.)*

ção de adipócitos. Essas drogas influenciam a expressão gênica para a codificação de proteínas para o metabolismo de glicose e proteínas, a função endotelial e a aterogênese e, como resultado, podem influenciar a dislipidemia diabética em adição à hiperglicemia.

Os inibidores da α-glicosidase inibem a enzima α-glicosidase na borda em escova dos enterócitos no intestino delgado proximal. Eles são administrados antes de uma refeição principal, a fim de garantir sua presença no local de ação, resultando no retardo da produção intraluminal e na subsequente absorção de glicose.

Na maioria dos pacientes, a terapia com hipoglicemiantes orais é iniciada com uma sulfonilureia ou biguanida e ajustada para atingir os níveis de glicose de jejum e de pico pós-prandial recomendados pela American Diabetes Association (**Fig. 16-4**). Os estudos com monoterapia usualmente demonstram falência eventual e uma estratégia de tratamento até a refratariedade é usada até que a terapia combinada se torne necessária. A terapia combinada de agentes orais direcionados a mais de um mecanismo é eficaz. Uma sulfonilureia mais uma biguanida é a combinação mais estudada. A terapia oral tripla usando uma sulfonilureia, a metformina e uma glitazona ou a acarbose é também usada na prática clínica. Se a terapia oral combinada for ineficaz, a adição de uma dose de insulina de ação intermediária ao deitar é iniciada, uma vez que a produção aumentada de glicose hepática é tipicamente mais alterada durante a noite. Se a terapia com hipoglicemiantes orais mais dose única de insulina for ineficaz, os diabéticos tipo 2 passam a usar insulina exclusivamente. A combinação de insulina intermediária e regular duas vezes ao dia é comumente utilizada para o controle ideal, embora alguns pacientes necessitem de três ou mais injeções. Se o aumento das doses de insulina não conseguir alcançar o controle adequado, o reinício de hipoglicemiantes orais (metformina, uma glitazona, acarbose) pode ser eficaz. Mesmo em pacientes selecionados, a descontinuação da insulina e o reinício do tratamento oral podem funcionar. Os diabéticos tipo 2 com hiperglicemia excessiva (>300 mg/dL) associada a cetonúria ou cetonemia, gestação, infarto agudo do miocárdio ou outras situações agudas precisam de insulina imediatamente. O controle rigoroso do diabetes tipo 2 proporciona benefícios significativos na prevenção e progressão da doença microvascular e possivelmente da doença macrovascular. Além do tratamento da hiperglicemia, todas as anormalidades da resistência insulínica (a síndrome metabólica) devem ser tratadas,

TABELA 16-3 Sulfonilureias

Fármaco	Dose Inicial (mg/dia)	Faixa de Dose Diária (mg/dia)	Duração (h)	Doses/Dia
Segunda Geração				
Gliburida	1,25-2,5	1,25-20	18-24	1-2
Glipizida	2,5-5,0	2,5-40	12-18	1-2
Glimepirida	1-2	4-8	24	1

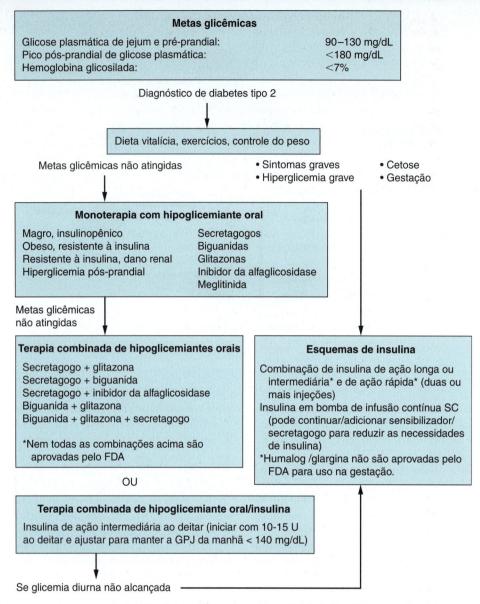

Figura 16-4 • Algoritmo para o tratamento do diabetes tipo 2. *(Adaptado de Inzucchi S [ed]: The Diabetes Mellitus Manual: A Primary Companion to Ellenberg and Rifkin's Sixth Edition. New York, McGraw-Hill, 2005, p 193.)*

com os objetivos da terapia incluindo HbA_{1c} menor que 7%, lipoproteína de baixa densidade menor que 100 mg/dL, lipoproteína de alta densidade (HDL) maior que 40 mg/dL em homens e maior que 50 mg/dL em mulheres, triglicerídeos menores que 200 mg/dL e pressão arterial menor que 130x80.

Insulina

A insulina é necessária para tratar todos os diabéticos tipo 1 e muitos diabéticos tipo 2 (**Tabela 16-4**). Nos Estados Unidos, 30% dos diabéticos tipo 2 são tratados com insulina. O tratamento convencional com insulina usa duas injeções diárias. O tratamento intensivo com insulina usa três ou mais injeções diárias ou infusão contínua.

As várias formas de insulina incluem insulinas basais, que são de ação intermediária (NPH, lenta, lispro protamina, aspart protamina) e administradas duas vezes ao dia ou de ação longa (ultralenta e glargina) e administradas uma vez ao dia, e insulinas de ação rápida (regular) ou ultrarrápida (lispro, aspart), que promovem o controle glicêmico às refeições (insulina prandial). A terapia insulínica convencional geralmente requer duas injeções diárias de combinações de insulinas de ação intermediária e rápida/ultrarrápida como Humulin® 70/30 (70% NPH, 30% regular), Novolog® 70/30 (70% insulina aspart protamina mais 30% insulina aspart) ou Humalog® 75/25 (75% insulina lispro protamina mais 25% insulina lispro) (**Fig. 16-5**). No caso da Humulin® 70/30, as injeções são aplicadas 30 minutos antes do café da manhã e 30 minutos antes do jantar. No caso da Novolog® 70/30 e da Humalog® 75/25, as injeções são aplicadas cinco a 15 minutos antes do café da manhã e cinco a 15 minutos antes do jantar. Outras formas convencionais de administração são a aplicação de duas injeções diárias separadas de insulina NPH e insulina regular ou de insulina NPH e insulina de ação ultrarrápida (lispro, aspart).

CAPÍTULO 16
Doenças Endócrinas

TABELA 16-4 — Insulina

Insulinas	Início	Pico	Duração
Ação Rápida			
Regular Humana	30 min	2-4 h	5-8 h
Lispro (Humalog®)	10-15 min	1-2 h	3-6 h
Aspart (Novolog®)	10-15 min	1-2 h	3-6 h
Intermediária			
NPH Humana	1-2 h	6-10 h	10-20 h
Lenta	1-2 h	6-10 h	10-20 h
Ação Longa			
Ultralenta	4-6 h	8-20 h	24-48 h
Glargina (Lantus®)	1-2 h	Sem pico	Quase 24 h

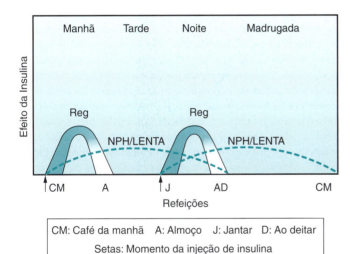

Figura 16-5 • Efeito da insulina em duas doses diárias de NPH + regular. (Adaptado de Hirsch IB, Farkas-Hirsch R, Skyler JS: Intensive insulin therapy for treatment of type I diabetes. Diabetes Care 1990;13.)

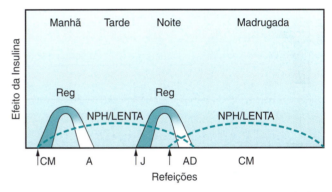

Figura 16-6 • Efeito da insulina no esquema de três injeções por dia (NPH + regular pela manhã, regular antes do jantar, NPH ao deitar).

O tratamento intensivo com insulina utiliza três ou quatro injeções diárias ou infusão contínua com monitoramento da glicose mais frequente. Três injeções diárias incluem insulina NPH mais a de ação rápida (regular) ou a de ação ultrarrápida (lispro, aspart) antes do café da manhã, insulina de ação rápida ou ultrarrápida antes do jantar e insulina NPH ao deitar (**Fig. 16-6**). Quatro injeções diárias podem incluir uma dose única de insulina NPH, lenta ou glargina ao deitar mais insulina de ação rápida ou ultrarrápida antes do café da manhã, almoço e jantar (**Figs. 16-7 e 16-8**). A bomba de infusão subcutânea usa insulina regular ou de ação ultrarrápida em uma faixa habitual de 0,5 a 2,0 unidades por hora (**Fig. 16-9**). A dose basal diária total típica equivale ao peso (kg) × 0,3, com a taxa horária sendo obtida dividindo-se o total por 24. Taxas basais variam durante o período de 24 horas, com taxas necessárias menores ao deitar, maiores entre 3 e 9 horas da manhã e taxas intermediárias durante o dia. *Bolus* antes das refeições também podem ser utilizados e as taxas de insulina devem ser ajustadas para o exercício. As metas glicêmicas ideais para diabéticos tipo 1 incluem as seguintes: antes das refeições, 70 a 120 mg/dL; após as refeições, menores que 150 mg/dL; ao deitar, 100 a 130 mg/dL; e, às 3 horas da manhã, maiores que 70 mg/dL.

Para muitos diabéticos tipo 2, o início precoce e agressivo da terapia insulínica mostrou efeitos benéficos. Relatos de remissão do diabetes tipo 2 com o tratamento intensivo com insulina precoce sugerem que este deve ser prescrito precocemente em vez de ser usado como último recurso terapêutico. Diferentemente dos hipoglicemiantes orais, a insulina não tem dose-limite superior e pode ser ajustada ao longo do tempo para atingir níveis de glicose próximos ao normal. Muitos diabéticos tipo 2 necessitam de 0,6 a 1,0 U/kg por dia. A quantidade de insulina necessária não está relacionada ao grau de hiperglicemia, mas à adiposidade corporal e a outros fatores de resistência insulínica. Na maioria dos estudos, diabéticos tipo 2 obesos requerem doses diárias significativas (100-200 unidades) para alcançar uma glicemia próxima ao normal. Felizmen-

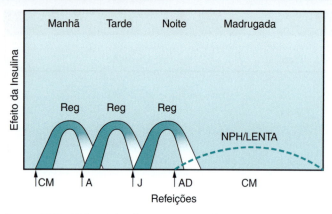

Figura 16-7 • Efeito da insulina no esquema de quatro injeções por dia com insulina de ação rápida antes de cada refeição e NPH ao deitar.

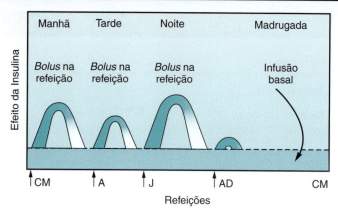

Figura 16-9 • Efeito da insulina em infusão contínua subcutânea de insulina de ação rápida/ultrarrápida antes das refeições e dos lanches.

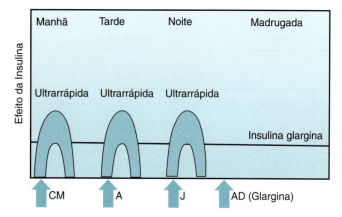

Figura 16-8 • Efeito da insulina no esquema de múltiplas doses: três doses antes das refeições de insulina de ação ultrarrápida (lispro/aspart) + insulina basal (glargina). A, almoço; AD, ao deitar; CM, café da manhã; J, jantar.

te, os níveis de glicose sanguínea para diabéticos tipo 2 são muito menos lábeis do que os dos diabéticos tipo 1 e o ajuste da dose é menos necessário. A terapia insulínica é geralmente iniciada com 10 a 15 unidades de insulina de ação intermediária ao deitar, com a dose sendo ajustada até que os níveis de jejum estejam adequados, ou, alternativamente, administrando-se insulina glargina, de ação longa, à noite. Se os níveis de glicose permanecerem elevados durante o dia, a insulina de ação intermediária é adicionada pela manhã com ou sem insulina de ação rápida ou ultrarrápida. Os diabéticos tipo 2 que mais se beneficiam da terapia com insulina são aqueles que demonstram catabolismo com cetonúria, níveis de glicose persistentemente elevados apesar da terapia oral, hipertrigliceridemia grave, perda de peso não controlada ou desidratação grave com hiperglicemia, ou ainda o desejo de manter a glicemia próxima à normal ou de induzir a remissão.

A hipoglicemia é a mais frequente e perigosa complicação do tratamento com insulina. Aproximadamente 30% dos diabéticos tipo 1 experimentam um ou mais episódios hipoglicêmicos graves por ano. A incidência é três vezes maior no grupo com tratamento intensivo do que naquele com o convencional. O efeito hipoglicêmico pode ser exacerbado pela administração simultânea de álcool, sulfonilureias, biguanidas, tiazolidinedionas, inibidores da enzima conversora da angiotensina (ECA), inibidores da monoamina oxidase e β-bloqueadores não seletivos. Os β-bloqueadores podem exacerbar a hipoglicemia por inibir a lipólise do tecido adiposo, a qual serve como fonte de energia alternativa quando os pacientes estão hipoglicêmicos. Respostas contrarregulatórias defeituosas de glucagon e epinefrina aos níveis plasmáticos de glicose reduzidos contribuem para essa complicação. Episódios repetidos de hipoglicemia, especialmente à noite, resultam em hipoglicemia silenciosa, na qual o paciente não apresenta os sintomas autonômicos de alerta apropriados antes da neuroglicopenia. O diagnóstico em adultos requer um nível de glicose plasmática menor que 50 mg/dL. Os sintomas são adrenérgicos (sudorese, taquicardia, palpitações, agitação, palidez) e neuroglicopênicos (fadiga, confusão, cefaleia, sonolência, convulsões, coma). O tratamento, caso esteja consciente, inclui a administração de açúcar na forma de cubos de açúcar, tabletes de glicose ou refrigerantes e, caso esteja inconsciente, glicose 0,5 g/kg IV ou glucagon 0,5 a 1,0 mg IV, IM ou SC.

Prognóstico
Cetoacidose Diabética

A cetoacidose diabética (CAD) é uma complicação do diabetes melito descompensado. Os sinais e sintomas da CAD são principalmente resultantes de anormalidades no metabolismo de carboidratos e gorduras. Os episódios de CAD ocorrem mais em diabéticos tipo 1 e são precipitados por infecção ou outra doença aguda (acidente vascular cerebral, infarto do miocárdio, pancreatite aguda) em 30% a 40% das vezes, omissão da aplicação de insulina em 15% a 20% das vezes e abertura do quadro de diabetes melito em 15% a 20% dos casos. Níveis altos de glicose excedem o limiar tubular renal de absorção, levando à diurese osmótica significativa com hipovolemia acentuada. O acoplamento metabólico estreito entre a gliconeogênese e a cetogênese hepáticas resulta em uma superprodução de cetoácidos pelo fígado. A CAD resulta em um excesso de hormônios contrarreguladores de glicose, com o glucagon ativando a lipólise e com os ácidos graxos livres proporcionando o substrato para a cetogênese. Um aumento na produção de cetoácidos (β-hidroxibutirato, acetoacetato, acetona) leva à acidose metabólica (**Tabela 16-5**). Um *anion gap* ($Na^+ - [Cl^- + HCO_3^-]$ normal: 8-14 mEq/L) aumentado está presente. Ocorrem déficits substanciais de água, potássio e fósforo, embora as dosagens labo-

CAPÍTULO 16
Doenças Endócrinas

TABELA 16-5	Características Diagnósticas da CAD
Glicose (mg/dL)	≥ 300
pH	≤ 7,3
HCO₃⁻ (mEq/L)	≤ 18
SOsm (mOsm/L)	< 320
Cetonas	++ − +++
CAD, cetoacidose diabética; SOsm, osmolaridade sérica.	

TABELA 16-6	Aspecto Diagnóstico do Coma Hiperosmolar Hiperglicêmico
Glicose (mg/dL)	≥ 600
pH	≥ 7,3
HCO₃⁻ (mEq/L)	≥ 15
SOsm (mOsm/L)	≥ 350
SOsm, osmolaridade sérica.	

ratoriais desses eletrólitos estejam normais ou elevadas. A hiponatremia resulta do efeito da hiperglicemia e hiperosmolaridade na distribuição de água. O déficit de potássio é de 3 a 5 mEq/kg e o déficit de fósforo pode levar à disfunção das musculaturas esquelética e diafragmática e ao prejuízo da contratilidade miocárdica.

O tratamento da CAD consiste no fornecimento de grandes quantidades de solução salina normal, doses efetivas de insulina e reposição de eletrólitos. A reidratação isolada já irá reduzir os níveis de glicose plasmática em 30% a 50%, possivelmente mais. Administra-se uma dose intravenosa em *bolus* de 0,1 U/kg de insulina regular e, em seguida, é iniciada a infusão lenta de insulina de 0,1 U/kg por hora. Os efeitos da insulina são surpreendentemente limitados e sobretudo devidos à inibição da produção hepática de glicose. A redução média da glicose sanguínea é de 75 a 100 mg/dL por hora com correção para os valores-alvo (quase 250 mg/dL) ocorrendo em quatro a seis horas e a correção para os valores-alvo para os níveis de acidose e HCO₃⁻, em oito a 12 horas. Um pH normal é obtido em, aproximadamente, 24 horas. A administração de insulina é necessária até que o estado ácido-básico normal seja alcançado. A taxa de insulina é reduzida quando a hiperglicemia estiver controlada, o pH for maior que 7,3 e o HCO₃⁻ for maior que 18 mEq/L. Potássio e fosfato são repostos com KCl e K₂PO₄, respectivamente. O magnésio é reposto conforme necessário. Bicarbonato de sódio é administrado para um pH menor que 7,1. O desenvolvimento infrequente, porém devastador, de edema cerebral resulta da correção da hiperglicemia sem o aumento simultâneo do Na plasmático. A taxa de mortalidade global da CAD é 5% a 10%; de 15% a 28% em pacientes com mais de 65 anos e pode chegar a 45% em pacientes em coma.

Coma Hiperosmolar Hiperglicêmico

O coma hiperosmolar hiperglicêmico (CHH) é caracterizado por hiperglicemia grave, hiperosmolaridade e desidratação, geralmente em idosos (acima de 60 anos) diabéticos tipo 2 que moram sozinhos, são isolados socialmente e apresentam uma doença aguda, como infecção, infarto do miocárdio, acidente vascular cerebral, pancreatite, obstrução intestinal, endocrinopatia, insuficiência renal, ou uma queimadura. A síndrome completa evolui durante dias a semanas, com diurese glicosúrica persistente. Conforme a carga de glicose excede a reabsorção tubular renal máxima de glicose, ocorre diurese osmótica maciça com depleção da água corporal total. O paciente apresenta poliúria, polidipsia, hipovolemia, hipotensão, taquicardia e hipoperfusão orgânica. A administração precoce de grandes volumes de líquidos cristaloides é necessária para

prevenir esta síndrome. A hiperosmolaridade (>340 mOsm/L) é responsável pelo estado mental embotado ou coma (**Tabela 16-6**). Os pacientes podem ter algum grau de acidose metabólica, mas não apresentam cetose. Oclusões vasculares secundárias a trombose da artéria mesentérica, estados de baixo fluxo ou coagulação intravascular disseminada são complicações importantes do CHH.

O tratamento inclui ressuscitação volêmica significativa, insulina e reposição de eletrólitos. Se a osmolaridade plasmática estiver maior que 320 mOsm/L, grandes volumes (1.000-1.500 mL/h) de solução salina a 0,45% devem ser administrados até que a osmolaridade esteja menor que 320 mOsm/L, quando grandes volumes (1.000-1.500 mL/h) de solução salina normal a 0,9% são administrados. A insulina é iniciada com um bolus intravenoso de 15 unidades de insulina regular, seguido pela infusão de 0,1 U/kg por hora. A infusão de insulina é diminuída para 2 a 3 U/h quando a glicose diminuir para 250 a 300 mg/dL. A taxa de redução da glicose é prevista em 75 a 150 mg/dL por hora e a quantidade de insulina necessária é comparável à da CAD. Hiperglicemia significativa persiste apenas se o fluxo sanguíneo renal e a taxa de filtração glomerular permanecerem diminuídos. Um rim normalmente perfundido não irá permitir a hiperglicemia extrema. Os déficits eletrolíticos são significativos, mas geralmente menos graves que na CAD. A taxa de mortalidade do CHH é de 10% a 15%.

Controle Glicêmico

Ensaios clínicos controlados e estudos epidemiológicos analisaram a relação entre o grau de controle glicêmico e a incidência de complicações micro e macrovasculares. Ensaios clínicos controlados randomizados estabeleceram definitivamente que o controle rigoroso da glicemia pode reduzir o risco de complicações microangiopáticas (nefropatia, neuropatia periférica, retinopatia) do diabetes. A disfunção microvascular é exclusiva do diabetes e é caracterizada por prejuízo microcirculatório não oclusivo, com a permeabilidade vascular e a autorregulação do fluxo sanguíneo e do tônus vascular prejudicadas.

A hiperglicemia é essencial para o desenvolvimento dessas alterações e o controle glicêmico intensivo (próximo à faixa normal) atrasa o início e lentifica a progressão dos efeitos microvasculares, demonstrando melhora significativa em todos os desfechos de todas as complicações microvasculares. A maior morbidade e mortalidade do diabetes tipo 2, entretanto, é secundária à aterosclerose acelerada, um processo patológico multifatorial não exclusivamente devido à hiperglicemia. Como resultado, o tratamento deve ser direcionado aos vários fatores de risco em adição à hiperglicemia, como hipertensão, hiperlipidemia e tabagismo. Um número crescente de estudos epidemiológicos tem demonstrado a associação entre o nível de glicemia e as complicações macrovasculares (doença cardiovascular, cerebrovascular e vascular periférica), porém grandes ensaios clínicos randomizados não mostraram de forma convincente que a doença macrovascular seja afetada pelo controle glicêmico. A patologia macrovascular é morfológica e funcionalmente semelhante à de não diabéticos e é caracterizada por lesões ateroscleróticas dos sistemas coronariano e arterial periférico.

Complicações Microvasculares

Nefropatia Aproximadamente 30% a 40% dos diabéticos tipo 1 e 5% a 10% dos diabéticos tipo 2 desenvolvem doença renal terminal. Os rins apresentam glomerulosclerose com espessamento da membrana basal glomerular, arteriosclerose e doença tubulointersticial. O curso clínico é caracterizado por hipertensão, albuminúria, edema periférico e diminuição progressiva da taxa de filtração glomerular. O espessamento da membrana basal se desenvolve dentro de dois a três anos do diagnóstico de diabetes. A função renal permanece normal nos exames laboratoriais por aproximadamente 15 anos, momento em que se desenvolve a proteinúria, indicando glomerulosclerose avançada. A proteinúria é a manifestação laboratorial mais precoce da nefropatia diabética. Dentro de cinco anos de proteinúria, a ureia e a creatinina aumentam e uma porcentagem significativa desses pacientes progride para insuficiência renal em três a cinco anos. Quando a taxa de filtração glomerular diminui para menos de 15 a 20 mL/min, a capacidade dos rins de excretar potássio e ácidos é prejudicada e os pacientes se tornam hipercalêmicos e com acidose metabólica. Hipertensão, hiperglicemia, hipercolesterolemia e microalbuminúria aceleram a redução da taxa de filtração glomerular. A hipertensão é o mais importante fator responsável pela progressão da nefropatia diabética. O tratamento da hipertensão pode nitidamente retardar a progressão. A hipertensão é tratada com dieta hipossódica, baixas doses de diuréticos e um ou vários agentes anti-hipertensivos, incluindo um antagonista β_1, inibidor da ECA, bloqueador do receptor da angiotensina II, bloqueador de canais de cálcio e/ou α_1-bloqueador. Apesar de os β-bloqueadores poderem causar hipoglicemia por inibir a produção hepática de glicose, prejudicar a resposta hormonal contrarregulatória à hipoglicemia e mascarar os sinais clínicos de hipoglicemia, eles ainda são altamente eficazes. Os inibidores da ECA proporcionam um benefício adicional aos diabéticos por retardar a progressão da proteinúria e a diminuição da taxa de filtração glomerular. O início do controle glicêmico rigoroso após a instalação da proteinúria, infelizmente, tem se mostrado ineficaz em interromper a progressão para insuficiência renal. O tratamento da dislipidemia e a manutenção do paciente em uma dieta pobre em proteínas também são importantes. Se a doença renal terminal se estabelecer, há quatro opções: hemodiálise, diálise peritoneal, diálise peritoneal ambulatorial contínua e transplante. Na verdade, um em cada três pacientes que iniciam diálise nos Estados Unidos tem diabetes melito. Para a hemodiálise, o acesso vascular é estabelecido quando a creatinina sérica alcança 4 a 5 mg/dL e a diálise é iniciada em um nível de 6 a 8 mg/dL. Os pacientes que recebem um transplante renal, especialmente se o órgão é de doador vivo/HLA idêntico, apresentam maior sobrevida do que aqueles em diálise. O transplante combinado rim-pâncreas resulta em menor mortalidade que a diálise ou o transplante renal isolado e pode prevenir a recorrência da nefropatia diabética no rim transplantado.

Neuropatia Periférica Mais de 50% dos pacientes que tiveram diabetes por mais de 25 anos irão desenvolver neuropatia periférica. O controle glicêmico é o único tratamento eficaz. Existem dois estágios da neuropatia periférica: subclínico e clínico. O estágio subclínico demonstra evidências laboratoriais de lentificação da condução nervosa sensitiva e motora e aumento do limiar de percepção sensorial na ausência de sinais e sintomas clínicos. O estágio clínico demonstra sintomas e/ou déficits neurológicos. Testes quantitativos de sensibilidade para medir os limiares de vibração e temperatura, estudos eletrodiagnósticos de condução nervosa e eletroneuromiografia definem o grau de disfunção. A polineuropatia sensitivo-motora simétrica distal é a forma mais comum. Déficits sensitivos geralmente obscurecem alterações motoras e aparecem nos dedos dos pés ou nos pés e progridem proximalmente em direção ao tórax em uma distribuição em forma de meias e luvas. A perda de grandes fibras sensitivas e motoras produz perda da sensibilidade ao toque leve e da propriocepção e fraqueza muscular. A perda de fibras pequenas diminui a percepção da dor e temperatura e produz disestesias, parestesias e dor neuropática. Úlceras nos pés desenvolvem-se eventos mecânicos e traumáticos nas extremidades distais comprometidas por perda da sensibilidade cutânea à dor e temperatura e prejuízo da perfusão por defeito microcirculatório e disfunção autonômica. Morbidade significativa resulta de infecções recorrentes, fraturas no pé (neuroartropatia de Charcot) e amputações subsequentes. O tratamento da neuropatia periférica inclui o controle glicêmico adequado e agentes anti-inflamatórios não esteroidais, antidepressivos e anticonvulsivantes para o controle da dor.

Retinopatia A retinopatia diabética resulta de uma variedade de alterações microvasculares, incluindo oclusão, dilatação, permeabilidade aumentada e formação de microaneurismas, que resultam em hemorragias, exsudatos e crescimento de vasos anormais e tecido fibroso. A alteração visual pode variar de alteração mínima na visão das cores à cegueira total. O controle glicêmico rigoroso e o controle da pressão arterial podem reduzir o risco de desenvolvimento e progressão da retinopatia.

Complicações Macrovasculares

A doença macrovascular é uma importante causa de morbidade e a principal causa de mortalidade em diabéticos. Ela comumente se apresenta com angina, infarto do miocárdio, insuficiência cardíaca congestiva ou morte súbita e resulta de doença arterial coronariana aterosclerótica e hipertensão. A dislipidemia é a maior contribuinte para o início e desenvolvimento de lesões ateroscleróticas. A marca característica da dislipidemia diabética é a hipertrigliceridemia, com os diabéticos tipo 1 e 2 malcontrolados apresentando triglicerídeos elevados, baixos níveis de lipoproteína colesterol de alta densidade e uma lipoproteína colesterol de baixa densidade anormalmente pequena, densa e mais aterogênica. Essa dislipidemia é causada pela falta de sinalização apropriada da insulina e é exacerbada pelo mau controle da glicose. Como resultado, o tratamento com estatinas (inibidores da 3-hidroxi-3-metilglutaril coenzima A redutase) deve ser considerado para todos os diabéticos. O aumento do estresse oxidativo e a inflamação vascular são outros mecanismos de aterosclerose e aumentam a propensão à trombose. A prevenção da doença arterial coronariana em diabéticos inclui o tratamento agressivo da hiperlipidemia, da hiperglicemia e da hipertensão, bem como a Aspirina® para inibição da trombogênese.

CAPÍTULO 16
Doenças Endócrinas

O tratamento clínico da doença arterial coronariana sintomática inclui β_1-bloqueadores, inibidores da ECA, nitratos, bloqueadores de canais de cálcio, estatinas, fibratos, fármacos antiplaquetários e, possivelmente, trombólise, colocação de *stent* ou, em casos graves, revascularização miocárdica. Entre 20% e 30% dos pacientes que chegam ao hospital com infarto do miocárdio têm diabetes e se beneficiam de todas as medidas acima, bem como do controle glicêmico rigoroso. A insuficiência cardíaca congestiva com disfunção diastólica e complacência ventricular esquerda diminuída é tratada inicialmente com inibidores da ECA, diuréticos e digoxina e, após a estabilização, há benefício com o uso de β-bloqueadores e bloqueadores de canais de cálcio. A hipertensão está presente em mais de 70% dos diabéticos e é tratada com perda de peso, exercícios, dieta hipossódica, cessação do tabagismo e uso de medicamentos anti-hipertensivos. Um diurético em baixa dose em combinação com um inibidor da ECA e/ou um bloqueador do receptor da angiotensina II são comumente iniciados, com a adição de um bloqueador de canais de cálcio, β-bloqueador ou α-bloqueador, se necessário.

A neuropatia diabética autonômica (NDA) pode afetar qualquer parte do sistema nervoso autônomo. Os distúrbios autonômicos podem ser subclínicos ou clínicos, com aqueles demonstrando anormalidades nos testes funcionais quantitativos e estes apresentando sinais e sintomas clínicos. A NDA subclínica pode ocorrer dentro de um ou dois anos após o diagnóstico, enquanto a NDA clínica não se desenvolve por muitos anos e depende da duração do diabetes e do nível de controle metabólico. A neuropatia autonômica sintomática, com exceção da impotência, é rara e se apresenta em menos de 5% dos diabéticos. A patogênese não é completamente compreendida e pode envolver as etiologias metabólica, microvascular e/ou autonômica. O controle glicêmico intensivo é fundamental para a prevenção do seu início e a redução da sua progressão. A neuropatia autonômica cardiovascular é um tipo comum de NDA e é caracterizada por anormalidades no controle da frequência cardíaca e na dinâmica vascular central/periférica. A taquicardia de repouso e a perda da variabilidade da frequência cardíaca durante a inspiração profunda são sinais precoces. A falta de resposta da frequência cardíaca ao exercício é indicativa de desnervação cardíaca significativa. A tolerância limitada ao exercício resulta de comprometimento das respostas simpáticas e parassimpáticas responsáveis pelo débito cardíaco e pelo fluxo sanguíneo periférico. O coração pode apresentar disfunção sistólica e diastólica com fração de ejeção diminuída. As arritmias podem ser responsáveis por um episódio de morte súbita. Os pacientes com doença arterial coronariana podem estar assintomáticos durante eventos isquêmicos. Na sua forma mais leve, os pacientes apresentam taquicardia de repouso e, nas fases mais avançadas, está presente hipotensão ortostática grave (>30 mmHg em ortostase). Essas alterações resultam de fibras vasoconstritoras danificadas, função barorreceptora alterada e reatividade cardiovascular ineficaz. A presença de neuropatia autonômica cardiovascular é demonstrada pelo exame dos reflexos cardiovasculares e pela medida da frequência cardíaca de repouso, da variabilidade da frequência cardíaca, da resposta à manobra de Valsalva, das alterações ortostáticas da frequência cardíaca e da pressão sistólica, da resposta da pressão arterial diastólica ao exercício sustentado e do intervalo QT. Além dos efeitos cardiovasculares, os pacientes com NDA podem apresentar alterações dos reflexos respiratórios e das respostas ventilatórias à hipóxia e hipercapnia.

A neuropatia diabética autonômica pode ainda afetar todas as partes do trato gastrointestinal e pode prejudicar a secreção e a motilidade gástricas, causando *gastroparesis diabeticorum* em 25% dos diabéticos. Embora clinicamente silenciosa em muitos casos, os pacientes sintomáticos terão náusea, vômito, saciedade precoce, distensão abdominal e dor epigástrica. O tratamento da gastroparesia inclui controle glicêmico rigoroso, várias pequenas refeições, baixo teor de gordura nas refeições e agentes pró-cinéticos como a metoclopramida. Diarreia e constipação também são comuns entre os diabéticos e podem estar relacionadas à NDA.

A percepção da hipoglicemia é particularmente importante para os pacientes em programas de tratamento intensivo com insulina. Na maioria dos diabéticos, níveis de glicose baixos estimulam a liberação de catecolaminas, o que produz sintomas hipoglicêmicos (diaforese, tremores), alertando ao paciente para tratar-se. Na NDA, as respostas dos hormônios contrarreguladores estão prejudicadas e os sinais de alerta, ausentes, criando uma situação arriscada de hipoglicemia silenciosa.

Conduta Anestésica

Os objetivos da administração da anestesia do paciente diabético incluem a avaliação pré-operatória minuciosa, a compreensão profunda da fisiopatologia do diabetes e da resposta metabólica ao estresse, o conhecimento significativo e o discernimento sobre a insulina e a possível colaboração com o clínico/endocrinologista do paciente.

A resposta ao estresse da cirurgia provoca o clássico desafio hiperglicêmico. A ativação do sistema nervoso simpático e a liberação de catecolaminas, cortisol e hormônio do crescimento podem ser suficientes para transformar um diabético bem controlado em um com hiperglicemia significativa e até com cetoacidose. Além disso, a cirurgia está associada a uma redução da sensibilidade periférica à insulina (resistência insulínica da cirurgia). Um diabético malcontrolado, que já está em um estado catabólico, irá experimentar efeitos metabólicos profundos da cirurgia e anestesia. A magnitude da cirurgia é muito importante, com cirurgias maiores criando transtornos metabólicos significativos e cirurgias pequenas demonstrando menor risco. Os efeitos da hiperglicemia crônica (doença arterial coronariana, infarto do miocárdio, insuficiência cardíaca congestiva, doença vascular periférica, hipertensão, acidente vascular cerebral, insuficiência renal crônica, infecção, neuropatia) frequentemente estão presentes na avaliação pré-operatória e devem ser clinicamente otimizados antes do procedimento, mas os efeitos da hiperglicemia aguda também são perigosos e devem ser tratados. A hiperglicemia aguda e crônica parece aumentar o risco de lesão miocárdica isquêmica por diminuir o fluxo sanguíneo colateral coronário e a reserva vasodilatadora coronariana, piorando a microcirculação coronariana e causando disfunção endotelial. A hiperglicemia aguda causa desidratação, alteração da cicatrização de feridas, aumento da taxa de infecção, piora da lesão do sistema nervoso central/medula espinhal com isquemia e hiperviscosidade com trombogênese. A possibilidade de infecção (especialmente de pele e partes moles) e a demora na cicatrização de feridas resultam da diminuição do número e da função dos neutrófilos, quimiotaxia/fagocitose comprometidas, redução do volume capilar, diminuição da força de tensão da cicatriz, diminuição dos fibroblastos e da síntese de colágeno e aumento do edema. O controle rigoroso da glicose sérica no período perioperatório é importante na condução das consequências da hiperglicemia aguda e crônica.

375

Avaliação Pré-operatória

A avaliação pré-operatória deve enfatizar os sistemas cardiovascular, renal, neurológico e musculoesquelético. Deve haver um alto índice de suspeição para isquemia e infarto do miocárdio. A isquemia silenciosa é possível se a neuropatia autonômica estiver presente. Um teste de estresse deve ser considerado se o paciente apresentar dois ou mais fatores de risco cardíacos e for se submeter a uma cirurgia grande (diretrizes da American Heart Association/American College of Cardiologists para mais detalhes). Se a doença arterial coronariana estiver presente, β_1-antagonistas devem ser usados para diminuir a morbidade e a mortalidade no perioperatório. No caso de doença renal, o controle da hipertensão, usando inibidores da ECA, é a principal prioridade. Também é essencial evitar o uso de nefrotoxinas, preservar o fluxo sanguíneo renal e prestar atenção meticulosa ao estado de hidratação. A presença de neuropatia autonômica predispõe o paciente a arritmias perioperatórias e hipotensão intraoperatória, gastroparesia com possível aspiração e hipoglicemia silenciosa. A perda das respostas simpáticas compensatórias interfere na detecção e no tratamento dos insultos hemodinâmicos. A avaliação pré-operatória do sistema músculo-esquelético deve enfocar a limitação da mobilidade articular do pescoço pela glicosilação não enzimática das proteínas e ligação cruzada do colágeno anormal. O edema firme, lenhoso, não depressível da região cervical posterior e dorso superior (escleredema do diabetes) associado à redução da mobilidade articular limita a completa amplitude de movimento do pescoço e pode tornar difícil a intubação endotraqueal.

O manejo da insulina no período pré-operatório depende do tipo de insulina que o paciente usa e do horário das aplicações (**Tabela 16-7**). Se o paciente aplica insulina subcutânea todas as noites ao deitar, dois terços dessa dose (NPH e regular) devem ser administrados na noite anterior à cirurgia e metade da dose habitual da NPH da manhã deve ser dada no dia da cirurgia. A dose matinal diária de insulina regular deve ser omitida. Uma infusão intravenosa de soro glicosado a 5% com soro fisiológico a 0,45% (SG5% SF0,45%) a 100 mL/h deve ser iniciada no pré-operatório. Se o paciente usa bomba de insulina, a taxa de infusão durante a noite deve ser diminuída em 30% de forma que o paciente receba 70% da taxa basal. Na manhã da cirurgia, a bomba pode ser mantida em infusão na taxa basal ou pode ser descontinuada e substituída pela infusão venosa contínua de insulina na mesma velocidade, ou ainda o paciente pode receber glargina subcutânea e a bomba pode ser desligada em 60 a 90 minutos. Se o paciente usa glargina e lispro ou aspart para o controle glicêmico diário, ele deve receber dois terços da dose da glargina e a dose total da lispro ou aspart na noite anterior à cirurgia e suspender todas as doses da manhã. Hipoglicemiantes orais devem ser descontinuados 24 a 48 horas antes da cirurgia. As sulfonilureias devem ainda ser evitadas durante todo o período perioperatório, uma vez que bloqueiam os canais de potássio dependentes de adenosina trifosfato do miocárdio, que são responsáveis pelo pré-condicionamento induzido por isquemia ou anestesia. Diabéticos tipo 2 bem-controlados não requerem insulina para pequenas cirurgias. Diabéticos tipo 2 malcontrolados e todos os diabéticos tipo 1 sofrendo pequenas cirurgias e todos os diabéticos sofrendo grandes cirurgias precisam de insulina. Para cirurgias grandes, se a glicose sérica for maior que 270 mg/dL no pré-operatório, a cirurgia deverá ser atrasada enquanto o controle rápido é alcançado com insulina intravenosa. Se a glicose sérica for maior que 400 mg/dL, a cirurgia deverá ser adiada e o estado metabólico estabilizado.

Manejo Intraoperatório

O controle glicêmico rigoroso é importante no intraoperatório. As duas metas principais são minimizar a hiperglicemia e evitar a hipoglicemia. Idealmente, uma infusão contínua de insulina deve ser iniciada, pelo menos, duas horas antes da cirurgia. O esquema com insulina de ação rápida subcutânea para glicemias maiores que 200 a 250 mg/dL é ineficaz e não deve ser usado. Os níveis de glicose sérica intraoperatórios devem ser mantidos entre 120 e 180 mg/dL. Níveis acima de 200 mg/dL provavelmente são prejudiciais no período perioperatório, causando glicosúria e desidratação e inibindo a função dos fagócitos e a cicatrização de feridas. Tipicamente, uma unidade de insulina diminui a glicose em, aproximadamente, 25 a 30 mg/dL. A taxa horária inicial da infusão contínua de insulina é determinada pela divisão da necessidade diária total de insulina por 24. Uma taxa característica é 0,02 U/kg por hora ou 1,4 U/h em um paciente de 70 kg. A infusão de insulina pode ser preparada misturando-se 100 unidades de insulina regular com 100 mL de SF (1 U/mL). As necessidades de infusão de insulina são maiores para cirurgia de revascularização miocárdica (0,06 U/kg por hora), pacientes recebendo esteroides (0,04 U/kg por hora), pacientes com infecção grave (0,04 U/kg por hora) e pacientes recebendo infusões de hiperalimentação ou de vasopressores. A infusão de insulina deve ser acompanhada por uma infusão de SG 5% SF 0,45% com 20 mEq de KCl a 100 a 150 mL/h para o fornecimento de carboidratos (pelo menos 150 g/dia), a fim de inibir a produção hepática de glicose e o catabolismo proteico. A glicose sérica deve ser monitorada a cada hora; e a cada 30 minutos na cirurgia de revascularização miocárdica ou em pacientes com maiores necessidades de insulina. O monitoramento da glicose em amostra de urina não é confiável, embora a urina possa ser testada para cetonas se a glicemia ficar acima de 250 mg/dL. Para valores de glicose sérica menores que 100 mg/dL, a taxa de infusão do SG 5% SF 0,45% deve ser 150 mL/h; para 100 a 150 mg/dL, esta deve ser de 75 mL/h; para 151 a 200 mg/dL, ela deve ser de 50 mL/h; e, para mais de 200 mg/dL, deve ser mantida uma taxa de infusão mínima (para manter veia).

É crucial evitar a hipoglicemia intra e pós-operatória, uma vez que o seu reconhecimento pode ser atrasado devido a anestésicos, sedativos, analgésicos, β-bloqueadores, simpatolíticos e neuropatia autonômica. A hipoglicemia é definida como uma glicose sérica menor que 50 mg/dL em adultos e 40 mg/dL em crianças. O tratamento consiste em 50 mL de glicose a 50%, que aumenta a glicemia em 100 mg/dL ou 2 mg/dL/mL.

Cirurgia de Emergência

A cirurgia de emergência coloca os diabéticos em risco de desenvolver CAD ou CHH. A cirurgia deve ser adiada em quatro a seis horas a fim de otimizar o estado metabólico do paciente. A CAD tem maior probabilidade de se desenvolver nos diabéticos tipo 1 e é geralmente desencadeada no paciente cirúrgico por infecção, obstrução gastrointestinal ou trauma. Os pacientes apresentam hiperglicemia, hiperosmolaridade, desidratação significativa, cetose e acidose. A desidratação grave é secundária a diurese osmótica, vômitos, hiperventilação e redução da ingestão oral e pode causar hipotensão importante, choque circulatório e necrose tubular

CAPÍTULO
Doenças Endócrinas
16

TABELA 16-7	Algoritmo de Insulina para Pacientes Internados

Meta de GS: _____ mg/dL
Gotejamento Padrão: Insulina regular 100 unidades/100 mL NaCl a 0,9% por bomba de infusão
Iniciando a infusão
  Dose de *bolus*: Insulina regular 0,1 unidade/kg = _____ unidades
  Algoritmo 1: Iniciar aqui para a maioria dos pacientes.
  Algoritmo 2: Iniciar aqui se após RVM, após transplante de órgão sólido ou transplante de células da ilhota, recebendo glicocorticoides, vasopressores ou diabéticos recebendo > 80 unidades/dia de insulina ambulatorialmente.

ALGORITMO 1		ALGORITMO 2		ALGORITMO 3		ALGORITMO 4	
GS	Unidades/h	GS	Unidades/h	GS	Unidades/h	GS	Unidades/h
< 60 = **Hipoglicemia** (Veja abaixo para o tratamento)							
< 70	Desligado	< 70	Desligado	< 70	Desligado	< 70	Desligado
70-109	0,2	70-109	0,5	70-109	1	70-109	1,5
110-119	0,5	110-119	1	110-119	2	110-119	3
120-149	1	120-149	1,5	120-149	3	120-149	-5
150-179	1,5	150-179	2	150-179	4	150-179	7
180-209	2	180-209	3	180-209	5	180-209	9
210-239	2	210-239	4	210-239	6	210-239	12
240-269	3	240-269	5	240-269	8	240-269	16
270-299	3	270-299	6	270-299	10	270-299	20
300-329	4	300-329	7	300-329	12	300-329	24
330-359	4	330-359	8	330-359	14	> 330	28
> 360	6	> 360	12	> 360	16		

Movendo-se de Algoritmo em Algoritmo
Aumentando: Uma falha do algoritmo é definida como GS fora da faixa da meta por duas horas (veja a meta acima) e o nível não muda em, pelo menos, 60 mg/dL dentro de 1 hora.
Diminuindo: Quando a GS é < 70 mg/dL em duas checagens **OU** se a GS diminui > 100 mg/dL em uma hora.
Alimentação enteral ou NPT: Diminuir a infusão em 50% se a nutrição (alimentação enteral ou NPT) for descontinuada ou significativamente reduzida. Reinstituir a checagem da GS a cada quatro horas.
Monitoramento do Paciente
Checar a GS capilar a cada hora até que esteja dentro da faixa da meta por quatro horas, então diminuir para cada duas horas por quatro horas e, se ela permanecer na meta, pode ser reduzida para cada quatro horas.
Tratamento da Hipoglicemia (GS < 60 mg/dL)
Descontinuar o gotejamento da insulina
  e
Fornecer glicose a 50% IV
Paciente consciente: 25 mL (2 e 1/2 ampolas)
Paciente inconsciente: 50 mL (5 ampolas)
Rechecar a GS a cada 20 minutos e repetir 25 mL de glicose a 50% IV se < 60 mg/dL. Reiniciar o gotejamento quando a GS for > 70 mg/dL em duas checagens.
Reiniciar o gotejamento com um algoritmo menor (veja Diminuindo)
Fluidos Intravenosos
A maioria dos pacientes irá precisar de 5-10 g de glicose por hora (SG 5% ou SG5% com SF0,45% a 100-200 mL/h ou equivalente [NPT, alimentação enteral])

GS, glicose sanguínea; RVM, cirurgia de revascularização miocárdica; NPT, nutrição parenteral total.

aguda. Déficits de sódio e potássio corporais totais estão presentes e frequentemente existem déficits de fosfato e magnésio. O tratamento inclui grandes volumes de solução salina normal e insulina. Um *bolus* de insulina de 0,1 U/kg seguido pela infusão de 0,1 U/kg por hora é a prescrição inicial. A glicose sérica é monitorada a cada hora e os eletrólitos são monitorados a cada duas horas. Os déficits de potássio, magnésio e fosfato são repostos quando a produção de urina é documentada. Quando a glicose sérica diminui para menos de 250 mg/dL, os fluidos intravenosos devem incluir a dextrose. A insulina é continuada até que a acidose se resolva. O bicarbonato de sódio não é usado rotineiramente e é reservado para casos em que o pH é menor que 7,10.

O CHH geralmente ocorre em diabéticos tipo 2 idosos e debilitados. Esses pacientes apresentam maiores transtornos metabólicos do que aqueles com CAD e estão gravemente desidratados (quase 7-10 L), hiperosmolares (> 320 mOsm/L) e hiperglicêmicos (> 800-1.000 mg/dL). Eles podem se apresentar com confusão, déficits neurológicos focais, convulsões ou coma. Surpreendentemente, os déficits eletrolíticos (K^+, $PO4^-$, Mg^{2+}) são menos graves do que na CAD. O tratamento consiste em grandes volumes de solução salina normal e doses de insulina semelhantes às dos pacientes com CAD. Esses pacientes estão sob risco significativo de desenvolver edema cerebral e, portanto a correção da glicose sérica e da osmolaridade deve seguir gradualmente durante um período de 12 a 24 horas.

Cuidado Pós-operatório

A terapia insulínica agressiva na unidade de terapia intensiva (UTI) demonstrou benefício significativo na morbidade e mortalidade. Os pacientes recebendo terapia insulínica convencional (glicose sérica, 180-200 mg/dL) demonstraram taxas significativamente mais altas de mortalidade na UTI, mortalidade intra-hospitalar e morbidade, incluindo sepse, insuficiência renal e anemia, do que os pacientes que estavam rigorosamente controlados (80-110 mg/dL). As possíveis razões do melhor desfecho no segundo grupo incluem melhor função de neutrófilos e macrófagos, mudanças benéficas nas barreiras cutânea/mucosa, aumento da eritropoiese, diminuição da colestase, melhora da função muscular respiratória e diminuição da degeneração axonal.

O manejo pós-operatório dos diabéticos requer monitoramento detalhado das necessidades de insulina. A necessidade de insulina das últimas 24 horas de internação antes da alta hospitalar deve ser comparada à dose de insulina pré-operatória ambulatorial. Para determinar a dose na alta, a dose total de insulina (de ação longa, intermediária, rápida e ultrarrápida) das últimas 24 horas é calculada e 50% da dose da alta é prescrita como insulina de ação longa ou intermediária e 50% como insulina de ação rápida ou ultrarrápida. Se a glargina for prescrita, geralmente ela deverá ser aplicada uma vez ao deitar. Se o paciente toma insulina de ação intermediária duas vezes ao dia, então dois terços da dose devem ser aplicados pela manhã e um terço ao deitar.

Estratégias Futuras para o Tratamento do Diabetes

Atualmente, não existem terapias bem-estabelecidas para prevenir ou atrasar o surgimento do diabetes tipo 1. O longo período pré-diabético dá a esperança de que a doença clínica possa ser atrasada com medicações. Estratégias futuras para o tratamento do diabetes tipo 1 incluem a identificação de pacientes sob risco por testes genéticos e a alteração de fatores de risco; a documentação e o seguimento prospectivo de pacientes na fase pré-diabética pela identificação de autoanticorpos circulantes e a prevenção do desenvolvimento, ou o atraso da progressão, da doença ou a supressão da destruição da célula beta; e a implementação de abordagens biológicas para pacientes com doença clínica, como o transplante de células das ilhotas, a regeneração de células beta, o uso de células beta modificadas e a terapia com o gene da insulina. As opções de tratamento futuras atualmente sob investigação incluem as vias de administração de insulina não injetáveis (inalada, oral, nasal, transdérmica); novas formulações de insulinas injetáveis; pâncreas artificial implantável; bombas de insulina implantáveis; e sensores de glicose contínuos não invasivos.

Metas futuras para a prevenção do diabetes tipo 2 incluem a identificação dos genes responsáveis e a compreensão do mecanismo de ação para alterar a secreção e ação da insulina e a eliminação da obesidade. A ênfase no diagnóstico e tratamento precoces se mostra necessária e a redefinição dos critérios diagnósticos e das metas terapêuticas parece plausível. Serão usados tratamentos agressivos com combinações de novos agentes orais para impulsionar a ação da insulina, superar a resistência insulínica e estimular a secreção de insulina.

INSULINOMA

Insulinomas são tumores das células beta pancreáticas secretantes de insulina, manifestados clinicamente por hipoglicemia de jejum. A incapacidade de diminuir a concentração plasmática de insulina à medida que a concentração sanguínea de glicose diminui é sugestiva da presença de um insulinoma. O diagnóstico da secreção inapropriada de insulina por um tumor de células da ilhota é dificultado no paciente obeso, uma vez que a obesidade resulta em resistência insulínica e na necessidade do aumento das concentrações circulantes desse hormônio. Aproximadamente, 10% desses tumores são malignos, metastatizando para o fígado. A estreptozotocina tem atividade contra as células beta pancreáticas e é usada como terapia paliativa para a doença metastática inoperável.

O principal desafio durante a anestesia para a excisão cirúrgica de um insulinoma é a manutenção de uma concentração sanguínea de glicose normal. Hipoglicemia profunda pode ocorrer, particularmente durante a manipulação do tumor, enquanto a hiperglicemia marcada pode se seguir à remoção cirúrgica do tumor bem-sucedida. Contido, uma resposta hiperglicêmica é igualmente variável e imprevisível, tornando essa observação um indicador clínico pouco confiável da remoção cirúrgica completa do tumor. Um pâncreas artificial que analisa continuamente a concentração sanguínea de glicose e automaticamente infunde insulina ou glicose tem sido utilizado no tratamento intraoperatório desses pacientes. Um glicosímetro é necessário para permitir a medida frequente (a cada 15 minutos) da concentração sanguínea de glicose. Uma vez que as evidências de hipoglicemia (hipertensão, taquicardia, diaforese) podem ser mascaradas durante a anestesia, parece prudente incluir a glicose nos fluidos administrados no intraoperatório. A conhecida capacidade dos anestésicos voláteis de inibir a liberação de insulina é uma vantagem teórica da manutenção da anestesia durante a ressecção cirúrgica de um insulinoma, lembrando que a eficácia desse efeito não está comprovada nesses pacientes. O nível de glicose mínimo necessário para manter o transporte de glicose através da barreira hemato-encefálica para dentro das células cerebrais é indefinido. Alguns pacientes se adaptam a concentrações sanguíneas de glicose tão baixas quanto 40 mg/dL, enquanto outros podem experimentar uma reação hipoglicêmica quando o nível de glicose sanguínea é diminuído abruptamente de 300 mg/dL para 100 mg/dL.

DOENÇA DA TIREOIDE

A função da glândula tireoide é secretar quantidades suficientes de hormônios tireoidianos para regular o metabolismo celular de todo o corpo. Os pacientes procuram atendimento médico por hiperfuncionamento (hipertireoidismo) ou hipofuncionamento (hipotireoidismo) da glândula tireoide. Além disso, o aumento da tireoide pode acompanhar ambas as condições ou existir na ausência de qualquer anormalidade funcional. Para conduzir adequadamente esses pacientes, o anestesiologista deve entender a anatomia e a fisiologia da glândula tireoide e como interpretar os exames de função tireoidiana. Ele deve ter completa familiaridade com a apresentação clínica, o diagnóstico, o tratamento e as implicações anestésicas do hipertireoidismo e da tempestade tireoidiana, bem como do hipotireoidismo e do coma mixedematoso.

Anatomia e Fisiologia da Glândula Tireoide

A glândula tireoide pesa, aproximadamente, 20 g e é composta de dois lobos conectados por um istmo. A glândula é firmemente afixada às faces anterior e lateral da traqueia, com a borda superior do istmo localizada logo abaixo da cartilagem cricoide. Um par de glândulas paratireoides está localizado na face posterior de cada lobo. Uma rica rede capilar permeia toda a glândula. A glândula é inervada pelos sistemas nervosos adrenérgico e colinérgico. Uma rede de fibras adrenérgicas está associada a cada célula tireoidiana e receptores adrenérgicos estão localizados nas membranas celulares. O nervo laríngeo recorrente e o ramo motor externo do nervo laríngeo superior estão em íntima proximidade com a glândula. Histologicamente, a tireoide é composta de numerosos folículos cheios com coloide proteico. O principal constituinte do coloide é a tireoglobulina, uma glicoproteína iodada, que serve como substrato para a síntese de hormônios tireoidianos. A parede de cada folículo é composta de células cuboidais que se tornam colunares com o estímulo glandular. Vinte a 40 folículos formam um lóbulo e os lóbulos são separados por tecido conjuntivo. A glândula tireoide também contém células C parafoliculares, que produzem calcitonina.

Quantidades normais de hormônios tireoidianos dependem de iodo exógeno. A dieta é a fonte primária de iodo e, na maioria das áreas dos Estados Unidos, 500 μg é a ingestão média diária. A tireoide contém, aproximadamente, 90% (ou seja, 8.000 μg) do conteúdo total de iodo do organismo. O iodo é reduzido a iodeto no trato gastrointestinal e é rapidamente absorvido para o sangue (**Fig. 16-10**). O transporte ativo de iodeto do plasma para a célula folicular da tireoide é conhecido como captação do iodeto. Dentro da célula, o iodeto é convertido em uma forma oxidada de iodo que é capaz de se combinar com resíduos tirosina da tireoglobulina. A peroxidase e o peróxido de hidrogênio fornecem um poderoso ambiente oxidante para esta reação. Cada molécula de tireoglobulina contém aproximadamente 140 resíduos tirosina. A ligação do iodo à tireoglobulina (ou seja, a organificação) é catalisada pela enzima iodinase. Monoiodotirosina (MIT) e di-iodotirosina (DIT) inativas são formadas. Aproximadamente 25% da MIT e DIT sofrem acoplamento (ou seja, MIT + DIT = T_3 [3,5,3'-tri-iodotironina {tri-iodotironina}], DIT + DIT = T_4 [3,5,3',5'-tetraiodotironina {tiroxina}]) por meio da tireoperoxidase para formar os compostos ativos T_3 e T_4. Os 75% restantes nunca se tornam hormônios e

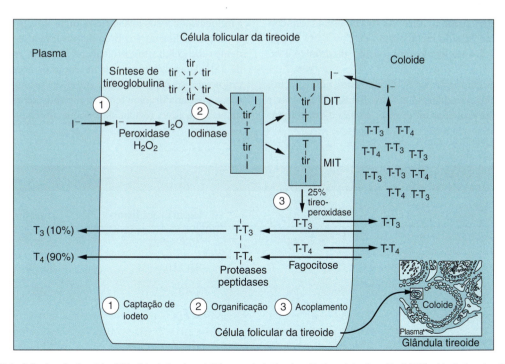

Figura 16-10 • Célula folicular da tireoide. DIT, di-iodotirosina; MIT, monoiodotirosina; T, tireoglobulina; T_3, 3,5,3'-tri-iodotironina (tri-iodotironina); T_4, 3,5,3',5'-tetraiodotironina (tiroxina); tir, tirosina.

por fim o iodo é clivado e reciclado. T_3 e T_4 permanecem ligados à tireoglobulina e são armazenados na forma de coloide até que eles sejam liberados da tireoglobulina por hidrólise por proteases e peptidases tireoidianas. Hormônios ativos são liberados para a circulação, enquanto as iodotirosinas não usadas no coloide sofrem desiodação, produzindo iodeto livre para ser reutilizado. Uma vez que a tireoide contém uma grande reserva de hormônios e tem uma baixa taxa de rotatividade, existe proteção contra a depleção se a síntese for comprometida ou descontinuada.

A relação T_4/T_3 de hormônios secretados é de 10/1. A secreção diária de T_4 é de, aproximadamente, 80 a 100 μg. Uma vez no sangue, T_4 e T_3 se ligam de forma reversível a três proteínas principais: globulina ligadora da tiroxina (80% das ligações), pré-albumina (10%-15%) e albumina (5%-10%). Entretanto, apenas a pequena quantidade da fração livre do hormônio é biologicamente ativa. O restante serve como reservatório metabolicamente inerte. A meia-vida de eliminação ($T_{1/2}$) de T_4 é de sete a oito dias e a $T_{1/2}$ de T_3 é de três dias. Embora apenas 10% da secreção hormonal tireoidiana sejam de T_3, T_3 é três a quatro vezes mais ativo do que T_4 por unidade de peso e pode ser o único hormônio tireoidiano ativo nos tecidos periféricos. A maioria do T_3 (75%) é derivada da monodesiodação de T_4 na periferia. Noventa por cento do hormônio tireoidiano encontrado intracelularmente é T_3 e 10% é T_4. O T_3 reverso também é formado nos tecidos periféricos por monodesiodação, mas é metabolicamente inativo.

Na periferia, o T_3 atravessa as membranas celulares e se liga aos receptores no núcleo celular, ativando a síntese de mRNA, que controla a síntese de proteínas. Além disso, se liga à mitocôndria e estimula a fosforilação oxidativa com a formação de adenosina trifosfato. Em nível da membrana plasmática, o T_3 influencia o fluxo transcelular de substratos e cátions. Os hormônios tireoidianos estimulam quase todos os processos metabólicos, sintéticos e catabólicos. Eles influenciam o crescimento e a maturação dos tecidos, melhoram a função tecidual e estimulam a síntese de proteínas e carboidratos e o metabolismo lipídico. As vias de desiodação correspondem a cerca de 70% do metabolismo de T_3 e T_4. O T_3 e T_4 também são conjugados no fígado com o ácido glicurônico e excretadas na bile.

Os hormônios tireoidianos agem diretamente nos miócitos cardíacos e nas células musculares lisas vasculares. No coração, o T_3 é transportado, via proteínas específicas, através da membrana celular do miócito e entra no núcleo, ligando-se a receptores nucleares, que se ligam, por sua vez, a genes-alvo específicos. Os genes que respondem a T_3 codificam proteínas estruturais e regulatórias (miosina, β-receptores, adenosina trifosfatase ativada por Ca^{2+}, fosfolambam e canais de Ca^{2+}, Na^+ e K^+) no coração, que são importantes para a função contrátil sistólica e o relaxamento diastólico. Os hormônios tireoidianos aumentam diretamente a contratilidade miocárdica, diminuem a resistência vascular sistêmica por meio de vasodilatação direta e aumentam o volume intravascular (**Tabela 16-8**). As pesquisas em andamento continuam avaliando a interação dos hormônios tireoidianos com o sistema nervoso autônomo. A maioria dos estudos recentes enfatiza os efeitos diretos de T_3 no coração e no músculo liso vascular como os responsáveis pelos efeitos hemodinâmicos exagerados do hipertireoidismo, em oposição ao sistema nervoso simpático hiperativo. Embora os pacientes hipertireoidianos aparentem ter um número aumentado de β-receptores, esses receptores demonstram sensibilidade pequena ou não aumentada ao estímulo adrenérgico e surpreendentemente esses pacientes têm concentrações séricas normais ou baixas de catecolaminas.

A regulação da função tireoidiana é controlada pelas glândulas hipotálamo, hipófise e tireoide, participando de um clássico sistema de controle por retroalimentação ("*feedback*"). O hormônio liberador de tireotrofina (TRH) é secretado pelo hipotálamo, percorre a haste hipofisária e promove a liberação do hormônio estimulante da tireoide (TSH) na hipófise anterior. O TSH se liga aos receptores específicos na membrana das células da tireoide e aumenta todos os processos de síntese e secreção de T_4 e T_3. O TSH é o principal regulador da estrutura e função tireoidianas. A diminuição do TSH causa redução da síntese e secreção de T_4 e T_3, diminuição do tamanho das células foliculares e diminuição da vascularização da glândula. O aumento do TSH provoca aumento da produção e liberação de hormônios e aumento da celularidade e vascularização da glândula. Em adição ao TRH, a secreção de TSH é influenciada pelos níveis plasmáticos de T_4 e T_3. Um aumento da liberação de hormônios tireoidianos leva a uma resposta negativa dentro das células tireotróficas na hipófise, reduzindo a secreção de TSH. Uma diminuição da liberação de hormônios tireoidianos promove a secreção de TSH. Além do sistema de retroalimentação, a glândula tireoide tem um mecanismo autorregulatório para manter um nível regular de estoques hormonais. Altos níveis de

TABELA 16-8	Função Cardiovascular e Doença da Tireoide		
	Normal	**Hipertireoidismo**	**Hipotireoidismo**
RVS (din-seg-cm^{-5})	1.500-1.700	700-1.200	2.100-2.700
FC (bpm)	72-84	88-130	60-80
FE (%)	50-60	> 60	< 60
DC (L/min)	4,0-6,0	> 7,0	< 4,5
Volume sanguíneo (% do normal)	100	105,5	84,5

DC, débito cardíaco; FC, frequência cardíaca; FE, fração de ejeção; RVS, resistência vascular sistêmica.
Adaptado de Klein I, Ojamma K: Thyroid hormone and the cardiovascular system. N Engl J Med 2001;344:502.

iodo organificado (ou seja, ligado à tireoglobulina) diminuem o transporte de iodeto para dentro da glândula e baixos níveis aumentam o transporte.

Diagnóstico

Níveis normais de hormônios tireoidianos não excluem doença tireoidiana e níveis anormais não são sempre indicativos de doença. Os exames laboratoriais mais comumente usados para avaliar a função tireoidiana são o T_4 livre (T_4L) e o TSH sérico (**Tabela 16-9**). O T_4L é apenas, aproximadamente, 0,02% do T_4 total. O T_4 é uma dosagem de T_4 ligado e não ligado às proteínas. Está aumentado em 90% dos pacientes com hipertireoidismo e baixo em 85% dos pacientes com hipotireoidismo. O exame de captação de T_3 por resina (R T_3U), uma medida indireta da fração de T_4 não ligada, também é usada com menos frequência desde que um teste acurado para o T_4L foi desenvolvido. O exame de R T_3U quantifica o grau de saturação dos sítios da globulina ligadora da tiroxina por T_4 e T_3. A captação por resina de T_3 radioativo é diretamente proporcional à fração de T_4L e inversamente relacionada aos sítios de ligação da globulina ligadora da tiroxina. A multiplicação de T_4 pela R T_3U fornece o índice de T_4L. Os índices de T_4L e T_3 livre (T_3L) são proporcionais ao T_4L e ao T_3L. O T_3L, o T_3 total e o índice de T_3L são raramente usados na prática clínica.

O ensaio do TSH de terceira geração é hoje o melhor teste isolado da ação dos hormônios tireoidianos em nível celular. Pequenas mudanças na função tireoidiana causam alterações significativas na secreção do TSH. É indiscutivelmente o avanço mais significativo no diagnóstico e tratamento da doença tireoidiana na última década. O nível normal de TSH é 0,4 a 5,0 mU/L. Um nível de TSH de 0,1 a 0,4 com níveis normais de T_3L e T_4L é diagnóstico de hipertireoidismo subclínico. Um nível de TSH menor que 0,03 mU/L com T_3 e T_4 elevados é diagnóstico de hipertireoidismo franco. A tempestade tireoidiana pode demonstrar TSH menor que 0,01 mU/L. Um nível de TSH de 5,0 a 10 mU/L com níveis normais de T_3L e T_4L é diagnóstico de hipotireoidismo subclínico. Um nível de TSH maior que 20 mU/L (pode estar tão alto quanto 200 ou até mesmo 400 mU/L) com níveis reduzidos de T_3 e T_4 é diagnóstico de hipotireoidismo franco.

A captação de iodo radioativo usando ^{123}I, ^{131}I ou tecnécio-99 varia diretamente com o estado funcional da tireoide. A porcentagem do traçador captada pela tireoide em 24 horas é medida (faixa normal = 10%-25%). Esse exame geralmente é usado para confirmar o hipertireoidismo. O teste de estímulo com TRH avalia o estado funcional do mecanismo de secreção do TSH em resposta ao TRH e é usado para testar a função hipofisária. Outros exames que podem ser úteis incluem a detecção no soro de anticorpos antimicrossomais, antitireoglobulina, estimulador tireoideo de longa duração (LATS), imunoglobulinas estimuladoras da tireoide e tireoglobulina. A cintilografia da tireoide usando ^{123}I ou tecnécio-99 avalia nódulos como "mornos" ou normais, "quentes" ou hiperfuncionantes ou "frios" ou hipofuncionantes. A ultrassonografia tem precisão de 90% a 95% para determinar se uma lesão é cística, sólida ou mista.

Hipertireoidismo

Sinais e Sintomas

O hipertireoidismo refere-se ao hiperfuncionamento da glândula tireoide com secreção excessiva de hormônios tireoidianos ativos. A maioria dos casos (ou seja, 99%) de hipertireoidismo resulta de um de três processos patológicos: doença de Graves, bócio multinodular tóxico ou adenoma tóxico. Indiferente à etiologia, os sinais e sintomas do hipertireoidismo são aqueles de um estado hipermetabólico. O paciente encontra-se ansioso, agitado e hipercinético e pode estar emocionalmente instável. A pele é quente e úmida, a face é avermelhada, o cabelo é fino e as unhas são amolecidas e frágeis. Os olhos exibem um olhar arregalado com retração das pálpebras superiores. O paciente pode demonstrar sudorese aumentada e queixar-se de intolerância ao calor. Atrofia, fraqueza e fadiga da musculatura proximal dos membros são comuns. O paciente geralmente queixa-se de fadiga extrema e de não conseguir dormir. Podem ocorrer aumento do metabolismo ósseo e osteoporose. Tremor fino das mãos e reflexos tendinosos hiperativos são comuns. Perda de peso apesar do aumento do apetite ocorre secundariamente à calorigênese aumentada. As evacuações são frequentes e a diarreia não é incomum. O sistema cardiovascular é o mais ameaçado com o hipermetabolismo dos tecidos periféricos, aumento do trabalho cardíaco com taquicardia, arritmias (comumente atriais) e palpitações, circulação hiperdinâmica, aumento da contratilidade miocárdica e do débito cardíaco e cardiomegalia. A etiologia das respostas cardíacas é devida aos efeitos diretos de T_3 no miocárdio e na vasculatura periférica (**Tabela 16-8**). Embora a insuficiência cardíaca raramente ocorra, a cardiomiopatia tireotóxica tem sido descrita com infiltração linfocítica e eosinofílica do miocárdio com alterações fibróticas e gordurosas. Pacientes idosos com insuficiência cardíaca inexplicada ou distúrbios do ritmo, especialmente de origem atrial, devem ser avaliados para tireotoxicose.

Os pacientes com hipertireoidismo subclínico geralmente são detectados em exames laboratoriais de rotina. A maioria dos pacientes se apresenta sem nenhum ou com poucos sinais e sintomas, embora alguns possam apresentar frequência cardíaca elevada. Exames de função tireoidiana revelam T_3 e T_4 normais, mas um TSH reduzido. Há controvérsias sobre se esses pacientes devem ser tratados. Os benefícios do tratamento não estão claramente estabelecidos. Se o TSH estiver entre 0,1 e 0,5 mU/L, muitos clínicos não irão tratar. Quando o TSH cai abaixo de 0,1 mU/L, a maioria dos pacientes recebe tratamento. Os pacientes com hipertireoidismo subclínico potencialmente estão sob risco futuro de complicações cardíacas (fibrilação atrial) e do sistema nervoso central (embolia, acidente vascular cerebral).

A doença de Graves ou bócio difuso tóxico ocorre em 0,4% da população dos Estados Unidos e é a principal causa de hipertireoidismo. Tipicamente, a doença ocorre em mulheres (a proporção entre mulheres e homens é de 7:1) entre os 20 e 40 anos de idade. Embora a etiologia seja desconhecida, a doença de Graves parece

TABELA 16-9	Testes de Função Tireoidiana
Hormônio estimulante da tireoide (TSH)	0,4-5,0 mU/L
3,5,3',5'-Tetraiodotironina (tiroxina)	
Total	5,0-12,0 µg/dL
Livre	0,9-2,4 ng/dL
3,5,3'-Tri-iodotironina (tri-iodotironina)	70-195 ng/dL
Índice de tiroxina livre	1,2-4,9
Captação de 3,5,3'-Tri-iodotironina	24%-39%

ser uma doença autoimune sistêmica com anticorpos estimuladores da tireoide (estimulador tireoideo de longa duração, imunoglobulinas estimuladoras da tireoide) se ligando aos receptores de TSH na tireoide, ativando a adenilciclase e estimulando o crescimento e a vascularização da tireoide e a hipersecreção de T_4 e T_3. As manifestações da doença variam em intensidade de acordo com a gravidade da tireotoxicose, a idade do paciente, a duração da doença e o envolvimento de outros sistemas orgânicos, especialmente o cardiovascular. A doença é caracterizada pela tríade clássica de hipertireoidismo, exoftalmia e dermopatia. Geralmente, a tireoide está difusamente aumentada, atingindo duas a três vezes o tamanho normal. Algumas glândulas secretam T_4 e T_3 em quantidade cinco a 15 vezes maior que a normal. A oftalmopatia ocorre em 30% dos casos e pode incluir retração da pálpebra superior, olhar arregalado, fraqueza muscular, proptose e aumento da pressão intraocular. A proptose e a fraqueza muscular são secundárias às alterações imunológicas dos músculos extraoculares e dos tecidos retro-orbitais (ou seja, edema, inflamação). Quando grave, a condição é denominada exoftalmia maligna. Esteroides, tarsorrafia bilateral, radiação externa ou descompressão cirúrgica podem ser necessárias nesses casos. Felizmente, a maioria dos casos é leve, segue um curso benigno e remite espontaneamente. A dermopatia é caracterizada por pele edematosa (mixedema pré-tibial) no dorso das pernas e pés e ocorre em apenas 10% a 15% dos casos.

Diagnóstico

O diagnóstico da doença de Graves é confirmado pela elevação de T_4L, T_3, índice de T_4L e R T_3U e aumento da captação de iodo radioativo. O nível de TSH é frequentemente baixo e os anticorpos estimuladores da tireoide estão aumentados. No hipertireoidismo grave, a taxa metabólica basal está nitidamente aumentada (30%-60%).

Os bócios multinodulares tóxicos habitualmente surgem de bócios simples de longa duração e, por isso, ocorrem principalmente em pacientes com mais de 50 anos de idade. Eles podem produzir os aumentos tireoidianos mais extremos, com alguns pesando mais de 2.000 g. Eles podem causar disfagia, por compressão esofágica, e sensação de sufocamento e possivelmente estridor inspiratório, por compressão traqueal, especialmente com a extensão da massa para dentro da abertura torácica atrás do esterno. Em casos graves, também pode ocorrer síndrome da obstrução da veia cava superior. Entretanto, o hipermetabolismo é geralmente menos grave do que na doença de Graves. Não há oftalmopatia ou dermopatia associadas. O diagnóstico é confirmado pela cintilografia de tireoide demonstrando focos "quentes" desiguais por toda a glândula ou um ou dois nódulos "quentes". A captação de iodo radioativo e o T_4 e T_3 séricos podem estar apenas discretamente elevados. O bócio deve ser diferenciado de uma neoplasia e podem ser necessárias tomografia computadorizada (TC) e biópsia.

O nódulo solitário tóxico (adenoma tóxico) geralmente ocorre em pacientes de 30 a 40 anos de idade e pode causar hipertireoidismo se a lesão exceder 3 cm de diâmetro. Os mesmos exames diagnósticos usados para os bócios multinodulares são usados para os adenomas tóxicos.

Uma apresentação incomum da tireotoxicose que pode ocorrer em associação da doença de Graves, o bócio multinodular ou o adenoma tóxico é a toxicose por T_3. Nesses pacientes, T_4 e T_4L séricos estão normais ou baixos, enquanto o T_3 está aumentado. Esses pacientes podem ser mais propensos a apresentar remissão a longo prazo após a suspensão da terapia com drogas antitireoidianas do que os pacientes com a forma habitual de tireotoxicose, em quem a produção de T_4 e T_3 está igualmente aumentada.

Tratamento

A primeira linha de tratamento do hipertireoidismo são as drogas antitireoidianas propiltiouracil (PTU) e metimazol. O metimazol é atualmente mais popular por causa do seu tempo de resposta mais rápido e a possibilidade de ser administrado em dose única diária. Esses agentes interferem na síntese de hormônios tireoidianos por inibir a organificação e o acoplamento. O PTU tem a vantagem adicional de inibir a conversão periférica de T_4 em T_3. O PTU é prescrito para adultos na dose de 200 a 300 mg via oral a cada oito a 12 horas e o metimazol na dose de 10 a 20 mg via oral a cada 12 horas. O estado eutireoidiano quase sempre pode ser alcançado em seis a oito semanas com ambas as drogas se uma dose suficiente for administrada. O atraso no efeito é secundário aos grandes estoques de hormônios existentes na glândula antes do início da terapia. Uma vez que o eutireoidismo foi alcançado, a dose é reduzida e mantida por seis a 12 meses e, em alguns casos, por 24 meses. Após o eutireoidismo ter sido alcançado, a remissão natural da doença frequentemente irá ocorrer, porém apenas menos de 40% dos pacientes permanecem bem indefinidamente após a descontinuação da medicação. Efeitos colaterais ocorrem em 3% a 12% dos pacientes, com a agranulocitose sendo o mais sério.

Altas concentrações de iodeto inibem a liberação de hormônios pela glândula hiperfuncionante. Seus efeitos ocorrem imediatamente, mas permanecem por apenas algumas semanas. Portanto, o iodeto geralmente é reservado para o preparo de pacientes hipertireoidianos para a cirurgia, tratamento de pacientes com tempestade tireoidiana atual ou iminente ou tratamento de pacientes com doença tireo-cardíaca grave. Não há necessidade de atrasar a cirurgia de pacientes tireotóxicos bem-controlados de outra forma para iniciar a terapia com iodeto. Altas concentrações de iodeto diminuem todas as fases da síntese e liberação tireoidianas e resultam em diminuição do tamanho da glândula e, possivelmente, diminuição da vascularização. O iodeto é administrado oralmente como SSKI (solução saturada de iodeto de potássio), três gotas via oral a cada oito horas por 10 a 14 dias. A terapia com drogas antitireoidianas deve preceder o início do iodeto, porque o iodeto isolado iria aumentar os estoques de hormônios tireoidianos e exacerbar o estado tireotóxico. Embora o NaI parenteral tenha sido abandonado da prática clínica, o iodeto oral é igualmente eficaz. O meio de contraste radiográfico ipodato ou ácido iopanoico (0,5-3,0 g diariamente) contém iodeto e demonstrou efeitos benéficos similares àqueles do iodeto inorgânico. Além disso, o ipodato inibe a conversão periférica de T_4 em T_3 e pode ainda antagonizar a ligação dos hormônios tireoidianos aos receptores. Ele é especialmente útil no preparo pré-operatório do paciente tireotóxico, reduzindo os níveis de T_3 em 50% a 75% em seis a 12 horas. Carbonato de lítio 300 mg via oral a cada seis horas pode ser administrado no lugar do iodeto de potássio ou ipodato se o paciente for alérgico ao iodeto.

Antagonistas β-adrenérgicos não afetam a patologia tireoidiana subjacente, mas podem aliviar os sinais e sintomas do aumento da atividade adrenérgica, como ansiedade, sudorese, intolerância ao calor, tremores e taquicardia. Propranolol 40 a 80 mg via oral a cada seis a 8 horas, esmolol, metoprolol e atenolol são eficazes. O propranolol tem características adicionais de diminuir a conversão periférica de T_4 em T_3 e reduzir a taxa metabólica. Para uso emergencial, propranolol intravenoso em *bolus* de 0,2 a 1,0 mg seguido por infusão contínua ou esmolol intravenoso em *bolus* de 0,5 mg/kg seguido por infusão contínua é titulado para restaurar a frequência cardíaca normal.

A terapia ablativa com ^{131}I radioativo ou a cirurgia são recomendadas para pacientes com doença de Graves nos quais as drogas antitireoidianas foram ineficazes ou tóxicas ou em quem ocorreu recidiva após um a dois anos de tratamento com drogas e para os pacientes com bócio multinodular tóxico ou adenoma tóxico. Também são candidatos os pacientes que não seguem os esquemas medicamentosos ou não retornam às consultas periódicas.

A terapia com ^{131}I radioativo é o tratamento de escolha para o hipertireoidismo em várias grandes séries porque é simples, eficaz e econômico. Doses padrão transmitem aproximadamente 8.500 rad para a tireoide e destroem as células foliculares. A taxa de remissão é de 80% a 98%. A principal desvantagem da terapia é que 40% a 70% dos pacientes tratados se tornam hipotireoidianos dentro de 10 anos. Geralmente, os pacientes são deixados em eutireoidismo antes da terapia com iodo radioativo, através de drogas antitireoidianas, a fim de evitar uma possível tireotoxicose pela tireoidite induzida por radiação. A terapia com iodo radioativo substituiu a tireoidectomia subtotal como forma padrão de tratamento para os pacientes com doença de Graves que requerem tratamento ablativo.

A cirurgia (ou seja, tireoidectomia subtotal ou possivelmente tireoidectomia total) resulta no controle imediato da doença e em uma menor incidência de hipotireoidismo (10%-30%) que o iodo radioativo. A tireoidectomia subtotal corrige a tireotoxicose em mais de 95% dos pacientes com uma taxa de mortalidade de menos que 0,1%. As complicações da cirurgia são a principal desvantagem dessa forma de tratamento e incluem, além do hipotireoidismo, hemorragia com compressão traqueal, lesão unilateral ou bilateral do nervo laríngeo recorrente, lesão do ramo motor do nervo laríngeo superior e lesão ou remoção inadvertida das glândulas paratireoides.

O preparo do paciente hipertireoidiano para a cirurgia é importantíssimo. Para a cirurgia eletiva, todos os pacientes devem ser colocados em eutireoidismo com um curso de uma das drogas antitireoidianas (PTU ou metimazol) por seis a oito semanas pré-operatoriamente. Um valor baixo de TSH não deve ser uma contraindicação à cirurgia. Os valores de TSH permanecem suprimidos pelo hipertireoidismo prolongado em pacientes que normalizaram os níveis de T_3 e T_4. Além disso, o iodeto de potássio (SSKI) deve ser administrado por sete a 14 dias antes da cirurgia para reduzir a vascularização da glândula e a liberação hormonal. Bloqueadores β-adrenérgicos podem ser adicionados no período pré-operatório para controlar a frequência cardíaca. A resposta adequada do paciente deve definir o momento da cirurgia.

Para a cirurgia de emergência, uma droga antitireoidiana (PTU ou metimazol) deve ser administrada, embora tenha um efeito limitado se usada por menos de duas semanas. Nenhuma preparação intravenosa está disponível, portanto a droga deve ser feita por via oral, via sonda nasogástrica ou via retal. A droga antitireoidiana deve preceder o iodeto em duas a três horas. Iopanoato de sódio 500 mg via oral duas vezes ao dia e um β-bloqueador intravenoso, preferencialmente o propranolol, são essenciais para o tratamento eficaz. Os glicocorticoides (dexametasona 2 mg IV a cada seis horas) devem ser administrados para diminuir a liberação hormonal e reduzir a conversão periférica de T_4 em T_3. Essa combinação de medicações é eficaz para qualquer paciente tireotóxico aguardando cirurgia tireoidiana ou não tireoidiana. O eutireoidismo pode ser alcançado de forma surpreendentemente rápida em aproximadamente cinco a sete dias.

O tratamento do hipertireoidismo durante a gestação inclui baixas doses de drogas antitireoidianas. Entretanto, essas drogas atravessam a placenta e podem causar hipotireoidismo fetal. Se a mãe permanece eutireoidiana com pequenas doses de uma droga antitireoidiana, a ocorrência de hipotireoidismo fetal é rara. O tratamento com iodo radioativo é contraindicado durante a gestação e a terapia com iodeto oral causa bócio fetal e hipotireoidismo e, portanto, é contraindicada. O uso de propranolol a longo prazo é controverso, uma vez que retardo do crescimento intrauterino foi atribuído ao seu uso. Felizmente, a gestação parece atenuar a gravidade do hipertireoidismo e as doses das drogas antitireoidianas podem ser mantidas baixas (ou seja, PTU < 200 mg/dia). Se doses maiores que 300 mg/dia de PTU forem necessárias durante o primeiro trimestre, a tireoidectomia subtotal deve ser realizada no segundo trimestre. A tempestade tireoidiana que ocorre na gestação é conduzida da mesma forma que na paciente não gestante.

Conduta Anestésica

No tratamento de pacientes hipertireoidianos para a cirurgia, definitivamente o eutireoidismo deve ser estabelecido pré-operatoriamente. Nos casos eletivos, isso pode significar um tempo de espera substancial (6-8 semanas) para a eficácia das drogas antitireoidianas. Nos casos de emergência, o uso de β-bloqueador intravenoso, ipodato, cortisol ou dexametasona e PTU geralmente é necessário. O anestesiologista deve estar preparado para o tratamento da tempestade tireoidiana, especialmente nos pacientes com doença não controlada ou malcontrolada que se apresentam para cirurgia de emergência. A pré-medicação pode incluir o uso de um barbitúrico, benzodiazepínico e/ou narcótico. Drogas anticolinérgicas (ou seja, atropina) devem ser evitadas, uma vez que elas podem precipitar taquicardia e alterar os mecanismos de regulação do calor. No intraoperatório, a necessidade de monitoramento invasivo é determinada de forma individual e depende do tipo de cirurgia a ser realizada e da condição clínica do paciente. Estudos controlados em animais hipertireoidianos não demonstraram aumento clinicamente significativo nas necessidades anestésicas (ou seja, concentração alveolar mínima [CAM]). O estabelecimento da profundidade anestésica adequada é muito importante para evitar respostas exageradas do sistema nervoso simpático (SNS). Drogas que estimulam o SNS devem ser evitadas (ou seja, cetamina, pancurônio, atropina, efedrina, epinefrina). Estudos controlados com pacientes não demonstraram a técnica anestésica ou o(s) agente(s) anestésico(s) de preferência. Para a indução, o tiopental, graças ao seu núcleo tioureileno, diminui a conversão periférica de T4 em T3 e pode ter uma pequena vantagem sobre outros agentes indutores. A succinilcolina e os relaxantes musculares não despolarizantes com efeitos hemodinâmicos limitados (p. ex., vecurônio, rocurônio) têm sido usados com segurança para entubação. Proteção ocular (colírios, lubrificantes, compressas oculares) é importante, especialmente para os pacientes com proptose. Para manutenção da anestesia, qualquer agente inalatório potente pode ser usado. Uma preocupação nos pacientes hipertireoidianos é a toxicidade orgânica secundária ao aumento do metabolismo das drogas. Embora estudos com animais demonstrem aumento da hepatotoxicidade em ratos hipertireoidianos seguindo a exposição ao isoflurano, alterações na função hepática não foram demonstradas no pós-operatório em pacientes hipertireoidianos que se tornaram eutireoidianos pré-operatoriamente e receberam esse agente na cirurgia. Óxido nitroso e opioides são seguros e eficazes em pacientes hipertireoidianos. Relaxantes musculares devem ser escolhidos com base na sua interação com o SNS e seus efeitos hemodinâmicos. Além disso, os pacientes hipertireoidianos podem ter doença muscular coexistente (p. ex., miastenia *gravis*) com necessidades reduzidas de relaxantes musculares não despolarizantes, requerendo titulação cuidadosa do efeito. A reversão dos relaxantes musculares deve incluir glicopirrolato em vez de atropina em combinação com um inibidor da acetilcolinesterase. Para o tratamento da hipotensão intraoperatória, é preferido um vasopressor de ação direta (fenilefrina). Efedrina, epinefrina, norepinefrina e dopamina são evitadas ou administradas em doses extremamente baixas, a fim de prevenir respostas hemodinâmicas exageradas. A anestesia regional pode ser realizada com segurança e, de fato, pode ser a técnica de preferência. Soluções anestésicas locais contendo epinefrina devem ser evitadas. Fluidos e fenilefrina são usados para tratar a hipotensão secundária ao bloqueio do SNS.

A remoção da glândula tireotóxica não significa resolução imediata da tireotoxicose. A $T_{1/2}$ de T_4 é de sete a oito dias; portanto, a terapia com β-bloqueadores pode precisar ser mantida no período pós-operatório. A terapia com drogas antitireoidianas pode ser descontinuada.

A tempestade tireoidiana e a hipertermia maligna podem se apresentar com sinais e sintomas semelhantes no intra e pós-operatório (ou seja, hiperpirexia, taquicardia, hipermetabolismo). A diferenciação entre as duas pode ser muito difícil. A detecção pré-operatória de tireotoxicose (tremores, diaforese, fadiga, taquipneia, taquicardia, febre, tireoide aumentada) é muito importante. Embora a tireotoxicose seja um distúrbio endócrino incomum em adultos, ela é muito rara em crianças. Apesar disso, a tireotoxicose deve ser considerada no diagnóstico diferencial da hipertermia maligna em qualquer faixa etária.

Tempestade Tireoidiana

A tempestade tireoidiana é uma exacerbação potencialmente fatal do hipertireoidismo precipitada por trauma, infecção, doença clínica ou cirurgia. O diagnóstico é clínico. Os exames de função tireoidiana podem não ajudar na diferenciação entre a tempestade tireoidiana e o hipertireoidismo sintomático. Surpreendentemente, os níveis de hormônios tireoidianos podem não ser significativamente maiores que os do hipertireoidismo não complicado. Pode ser o aumento agudo e rápido dos níveis plasmáticos que desencadeia o evento. Ocorre mais frequentemente no período pós-operatório de cirurgia de emergência em pacientes não tratados ou tratados inadequadamente. Os pacientes apresentam ansiedade extrema, febre, taquicardia, instabilidade cardiovascular e alteração da consciência. A etiologia é, provavelmente, uma mudança do hormônio tireoidiano ligado a proteínas para o hormônio livre, secundária à circulação de inibidores da ligação. O tratamento inclui o alívio rápido da tireotoxicose e cuidados gerais de suporte. A desidratação é tratada com soluções cristaloides intravenosas contendo glicose e medidas de resfriamento (p. ex., manta de resfriamen-

to, compressas geladas, oxigênio frio umidificado) são usadas para conter a febre. As medicações necessárias incluem propranolol, labetalol ou esmolol titulado para reduzir a frequência cardíaca para menos de 90 bpm e dexametasona 2 mg a cada seis horas ou cortisol 100 a 200 mg a cada oito horas. Drogas antitireoidianas (PTU 200-400 mg a cada oito horas) podem ser administradas através de sonda nasogástrica, via oral ou retal. Se o choque circulatório estiver presente, um vasopressor direto intravenoso (fenilefrina) é indicado. Um bloqueador β-adrenérgico ou digital é recomendado para a fibrilação atrial acompanhada de alta resposta ventricular. Os níveis séricos de hormônios tireoidianos geralmente retornam ao normal dentro de 24 a 48 horas e a recuperação ocorre dentro de uma semana. Infelizmente, a taxa de mortalidade da tempestade tireoidiana permanece surpreendentemente alta em, aproximadamente, 20%.

Hipotireoidismo
Sinais e Sintomas

O hipotireoidismo ou mixedema é uma doença relativamente comum afetando 0,5% a 0,8% da população adulta. O hipotireoidismo primário resulta em uma produção diminuída de hormônios tireoidianos apesar dos níveis de TSH adequados ou aumentados e é responsável por 95% de todos os casos de hipotireoidismo. A causa mais comum nos Estados Unidos é a ablação da glândula por iodo radioativo ou cirurgia. A segunda causa principal é idiopática e de origem provavelmente autoimune, com autoanticorpos bloqueando os receptores de TSH na tireoide. Diferentemente da doença de Graves, essa resposta imune destrói os receptores ao invés de estimulá-los. A tireoidite de Hashimoto tem origem autoimune e é caracterizada pelo surgimento de bócio e hipotireoidismo em mulheres de meia-idade. O hipotireoidismo secundário devido à doença hipotalâmica ou hipofisária é responsável por 5% dos casos de hipotireoidismo.

Em adultos, o hipotireoidismo tem uma progressão lenta e insidiosa. Há progressiva lentificação da atividade física e mental. Em casos leves, os pacientes se cansam facilmente e experimentam ganho de peso. Em casos moderados a graves, os pacientes desenvolvem fadiga, letargia, apatia e desatenção. Sua fala e seu intelecto se tornam lentos. Com o tempo, eles experimentam intolerância ao frio, diminuição da sudorese, constipação, menorragia e lentidão da função motora secundária a rigidez muscular e cãibras. Eles ganham peso apesar da diminuição do apetite. Fisicamente, eles demonstram pele seca e espessada, traços faciais grosseiros, cabelo seco e quebradiço, língua aumentada, voz grave e rouca e edema periorbital e periférico. O acúmulo de polissacarídeos hidrofílicos na derme e em outros tecidos é responsável pelo edema imóvel não deprimível. Fisiologicamente, o débito cardíaco está diminuído secundariamente a reduções do volume sistólico e da frequência cardíaca. Arritmias ventriculares podem ocorrer. A resistência vascular periférica está aumentada e o volume sanguíneo está reduzido, resultando em pele pálida e fria (Tabela 16-8). Em casos avançados, a contratilidade miocárdica se torna reduzida, secundariamente à disfunção sistólica e diastólica, e o coração se torna aumentado e dilatado (cardiomiopatia do hipotireoidismo). Derrame pericárdico é comum. A função barorreceptora também está prejudicada. Os pacientes hipotireoidianos geralmente têm hipercolesterolemia e hipertrigliceridemia e podem ter doença arterial coronariana. O eletrocardiograma de pacientes com hipotireoidismo franco mos-

CAPÍTULO 16
Doenças Endócrinas

tra ondas T achatadas ou invertidas, ondas P e complexos QRS de baixa amplitude e bradicardia sinusal. Hiponatremia e prejuízo da excreção de água livre também são comuns. A capacidade respiratória máxima e a capacidade de difusão estão diminuídas e a resposta ventilatória à hipóxia e hipercarbia está deprimida. Derrame pleural pode resultar em dispneia. A função gastrointestinal é lenta e pode ocorrer íleo adinâmico. Os reflexos tendinosos profundos demonstram uma fase de relaxamento prolongada.

Diagnóstico

O diagnóstico de hipotireoidismo primário é confirmado por níveis reduzidos de T_4L, T_4, T_3, R T_3U e índice de T_4L e nível de TSH elevado. O hipotireoidismo subclínico é mais comum que o hipertireoidismo subclínico. Vinte por cento das mulheres com mais de 60 anos de idade têm hipotireoidismo subclínico. Como o hipertireoidismo subclínico, ele está associado a consequências cardiovasculares a longo prazo. Os exames de função tireoidiana demonstram T_4 normal e TSH elevado de 5,0 a 10,0 mU/L (normal = 0,4-5,0 mU/L). Embora a maioria dos pacientes não tenha ou tenha poucos sinais e sintomas, alterações na estrutura e contratilidade miocárdica podem ocorrer secundariamente à disfunção sistólica e diastólica. Embora essas alterações sejam reversíveis com a L-tiroxina, o uso de reposição tireoidiana permanece controverso para a doença subclínica. No hipotireoidismo leve, os pacientes têm sintomas pequenos, inespecíficos com T_4 baixo ou normal e um TSH médio de 18,0 mU/L. O hipotireoidismo franco demonstra sinais e sintomas clínicos óbvios, um T_4 nitidamente baixo e um TSH médio de 90,0 mU/L. A taxa metabólica basal pode estar diminuída em 30% a 50%. O hipotireoidismo secundário é diagnosticado por níveis reduzidos de T_4L, TSH, T_4, T_3 e R T_3U. Um teste de estímulo com TRH pode confirmar doença hipofisária como a causa. Esse teste mede a resposta da glândula hipófise à administração intravenosa de TRH, o estimulador hipotalâmico do TSH. No hipotireoidismo primário, os níveis basais de TSH estão elevados e a elevação é exagerada em seguida à administração de TRH. Com a disfunção hipofisária, ocorre uma resposta atenuada ou ausente ao TRH.

Tratamento

A L-tiroxina (levotiroxina sódica) é, geralmente, administrada para o tratamento do hipotireoidismo. Ela tem uma potência consistente, seguramente restaura e normaliza os níveis de T_4 e T_3 e tem uma duração de ação prolongada. A L-tiroxina tem um início de ação gradual (6-12 horas), um pico de efeito em 10 a 12 dias e uma $T_{1/2}$ de 7,5 dias. A dose inicial recomendada de L-tiroxina é 50 µg/dia com um aumento para 100 µg/dia dentro de algumas semanas. Uma dose de 150 a 200 µg/dia é suficiente para manter um estado de eutireoidismo clínico. Para os idosos ou pacientes com doença arterial coronariana, 25 µg/dia, aumentando mensalmente com incrementos de 25-µg, são recomendados até que o eutireoidismo seja alcançado. Os pacientes com cardiomiopatia do hipotireoidismo observam melhora da função miocárdica em dois a quatro meses com 100 µg/dia de L-tiroxina. Uma dose de 150 µg/dia pode reverter o dano miocárdico e o derrame pericárdico. A primeira evidência de resposta terapêutica aos hormônios tireoidianos é a diurese de sódio e água e a redução do nível de TSH. Outras preparações alternativas incluem o extrato de tireoide USP, L-tri-iodotironina (liotironina sódica) e liotrix®, uma combinação de T_4 e T_3 em uma razão 4:1. A dose de 60 mg de extrato de tireoide é equivalente a 100 µg de L-tiroxina, que é equivalente a 25 µg de L-tri-iodotironina. A dose diária ideal de cada um é baseada na resposta clínica e nos níveis de TSH ou T_3 e T_4. Embora a combinação de T_4 e T_3 não tenha vantagens sobre o T_4 isolado nos pacientes com hipotireoidismo primário, uma combinação de T_4 e T_3 de liberação lenta pode produzir melhores níveis plasmáticos e é recomendada por alguns especialistas, apesar de mais estudos serem necessários. Essa combinação pode simular de maneira mais fisiológica a secreção da glândula tireoide normal.

Conduta Anestésica

Nenhum estudo analisou as necessidades anestésicas de pacientes hipotireoidianos, embora, pela observação clínica, eles pareçam ter um aumento da sensibilidade aos fármacos anestésicos. O efeito da atividade tireoidiana na CAM de agentes inalatórios potentes é considerado não significativo clinicamente. A sensibilidade aumentada é provavelmente secundária ao débito cardíaco reduzido, volume sanguíneo reduzido, função barorreceptora anormal, metabolismo hepático reduzido e excreção renal reduzida.

Os pacientes hipotireoidianos podem estar sob risco aumentado quando recebem tanto anestesia geral como regional por várias razões. Pode haver comprometimento das vias aéreas secundário à cavidade oral inchada, cordas vocais edematosas ou aumento do bócio. A diminuição do esvaziamento gástrico aumenta o risco de regurgitação e aspiração. O sistema cardiovascular hipodinâmico, caracterizado pela diminuição do débito cardíaco, volume sistólico, frequência cardíaca, reflexos barorreceptores e volume intravascular, pode estar comprometido por estresse cirúrgico e agentes anestésicos depressores cardíacos. A diminuição da resposta ventilatória à hipóxia e hipercarbia é acentuada pelos agentes anestésicos. A hipotermia ocorre rapidamente e é difícil de prevenir e de tratar. As anormalidades hematológicas, como anemia (25%-50% dos pacientes) e disfunção de plaquetas e fatores da coagulação (especialmente fator VIII), os distúrbios eletrolíticos (hiponatremia) e a hipoglicemia são comuns e requerem intensa monitoramento intraoperatório. A diminuição da excitabilidade neuromuscular é acentuada pelas drogas anestésicas.

Apesar desses riscos em potencial, os pacientes com hipotireoidismo subclínico geralmente não apresentam problemas anestésicos. A cirurgia eletiva pode ser realizada sem preparo especial. Os pacientes com doença leve a moderada provavelmente devem receber L-tiroxina (100-200 µg/dia) diariamente no período pré-operatório. Se eles não recebem reposição tireoidiana pré-operatória, é discutível se estão sob risco aumentado. Os pacientes com doença franca definitivamente estão sob risco aumentado. A cirurgia eletiva é contraindicada até que esses pacientes estejam eutireoidianos. A diminuição da função miocárdica e do estímulo ventilatório retorna ao normal dentro de três a seis meses com L-tiroxina 150 µg/dia. Se a cirurgia de emergência for necessária, o potencial para instabilidade cardiovascular grave intraoperatória e coma mixedematoso no período pós-operatório é alto. Se a cirurgia de emergência puder ser atrasada por 24 a 48 horas, a terapia de reposição tireoidiana intravenosa será mais eficaz. Embora a L-tiroxina intravenosa leve 10 a 12 dias para atingir o pico da taxa metabólica basal, a tri-iodotironina intravenosa é eficaz em seis horas com o pico da taxa metabólica basal visto em 36 a 72 horas. L-Tiroxina 300 a 500 µg ou L-tri-iodotironina 25 a 50 µg por via intravenosa são doses iniciais aceitáveis. A cobertura esteroide com hidrocortisona ou dexametasona é necessária uma vez que a diminuição da função adrenocortical frequentemente acompanha o hipotireoidismo. Os inibidores da fosfodiesterase, como a milrinona, podem ser eficazes no tratamento da diminuição da contratilidade miocárdica, já que o seu mecanismo de ação não depende de β-receptores, cujo número e sensibilidade podem estar reduzidos no hipotireoidismo.

No manejo de pacientes hipotireoidianos para a cirurgia eletiva, a sedação pré-operatória deve ser evitada. Esses pacientes podem ser muito sensíveis aos narcóticos e sedativos e podem até estar letárgicos secundariamente à sua doença. A anestesia regional é recomendada se não houver contraindicações (p. ex., anormalidades da coagulação) e a natureza da cirurgia permitir. O monitoramento invasivo é determinado de forma individual e depende do tipo de cirurgia e da condição clínica do paciente. Os pacientes com um sistema cardiovascular hipodinâmico frequentemente requerem monitoramento invasivo da pressão arterial e um cateter de pressão venosa central ou cateter de artéria pulmonar (Swan-Ganz) ou eco transesofágico para monitorar o volume intravascular e o estado cardíaco. Salina normal com dextrose é o fluido intravenoso recomendado para evitar hipoglicemia e minimizar a hiponatremia secundária à redução da eliminação de água livre. A anestesia geral deve ser administrada através do tubo endotraqueal em seguida à sequência de indução rápida ou à entubação acordada se uma via aérea difícil estiver presente. Cetamina é o agente indutor preferido, uma vez que irá sustentar a pressão arterial e a frequência cardíaca se a atividade do SNS não estiver prejudicada. Óxido nitroso também pode ser um agente indutor eficaz. Barbitúricos ou benzodiazepínicos podem ser usados; entretanto, a depressão do sistema nervoso central e do sistema cardiovascular é imprevisível e pode ser significativa. Succinilcolina ou relaxantes musculares não despolarizantes de ação intermediária podem ser usados para a entubação. Para a manutenção, o óxido nitroso a 70% com pequenas doses de um opioide de ação curta ou benzodiazepínico ou cetamina e um relaxante muscular não despolarizante de ação intermediária (vecurônio, rocurônio) podem oferecer vantagem. Os pacientes hipotireoidianos são muito sensíveis aos efeitos depressores do miocárdio dos agentes inalatórios potentes. A vasodilatação na presença de possível hipovolemia e atividade barorreceptora prejudicada pode produzir hipotensão significativa. Do ponto de vista cardiovascular, o pancurônio é o relaxante muscular preferido; entretanto, a atividade muscular esquelética reduzida nesses pacientes associada a uma redução do metabolismo hepático necessita de titulação de dose cuidadosa e monitoramento minucioso. A reversão dos relaxantes musculares é realizada de forma habitual, com um inibidor da acetilcolinesterase e um agente anticolinérgico. A ventilação controlada é recomendada em todos os casos, já que esses pacientes tendem a hipoventilar se deixados em respiração espontânea. Além disso, deve-se proteger contra a hiperventilação, uma vez que o metabolismo está diminuído e a produção de dióxido de carbono é reduzida. O suporte ventilatório pós-operatório deve ser previsto para lidar com a possibilidade de uma demora no despertar. O suporte farmacológico da hipotensão intraoperatória é mais bem-realizado com efedrina, dopamina ou epinefrina e não com um agonista α-adrenérgico puro (fenilefrina). A hipotensão que não responde pode requerer a administração suplementar de esteroide. A analgesia pós-operatória é mais bem-conduzida com técnicas regionais ou pequenas doses de opioides e/ou cetorolaco.

Pacientes com hipotireoidismo e angina ou outros sintomas de insuficiência arterial coronariana apresentam uma particularidade única. Historicamente, a indução deliberada do hipotireoidismo era uma terapia reconhecida para alguns pacientes com angina incapacitante e o alívio era obtido à custa do hipotireoidismo sintomático. Embora a angina seja incomum no hipotireoidismo, ela pode aparecer ou piorar durante o tratamento do estado hipotireoidiano com hormônio da tireoide. O tratamento clínico desses pacientes é particularmente difícil. Entretanto, os pacientes se apresentando com ambos devem ter avaliação angiográfica das artérias coronárias antes que a reposição hormonal seja tentada. Se for demonstrada doença que pode ser corrigida cirurgicamente, a cirurgia de revascularização miocárdica pode ser realizada com sucesso apesar do hipotireoidismo. A revascularização miocárdica permite a reposição hormonal tireoidiana necessária e a reinstituição do estado eutireoidiano.

Coma Mixedematoso

O coma mixedematoso é uma forma grave rara de hipotireoidismo caracterizada por delírio ou inconsciência, hipoventilação, hipotermia (80% dos pacientes), bradicardia, hipotensão e hiponatremia dilucional grave. Ocorre mais em mulheres idosas com histórico longo de hipotireoidismo. Ironicamente, a maioria dos pacientes não está comatosa. Hipotermia (tão baixa quanto 26,6° C) é uma característica primordial e resulta de prejuízo da termorregulação por defeito da função hipotalâmica (um tecido-alvo do hormônio tireoidiano). É uma emergência médica com taxa de mortalidade maior que 50% e requer tratamento agressivo imediato. Infecção, trauma, frio e depressores do sistema nervoso central predispõem os pacientes hipotireoidianos ao coma mixedematoso. Essa é uma indicação de tiroxina intravenosa. L-Tiroxina na dose de 300 a 500 μg seguida por uma dose de manutenção de 50 a 200 μg/dia ou L-tri-iodotironina na dose de 25 a 50 μg seguida por infusão contínua é recomendada. L-tri-iodotironina tem um início de ação mais rápido e pode ser preferida. A administração de pelo menos 65 μg/dia nos dias iniciais de tratamento está associada a menor mortalidade. Combinações de T_4 e T_3 também podem ser usadas. São necessárias hidratação intravenosa com soluções salinas contendo glicose, regulação da temperatura, correção dos desequilíbrios eletrolíticos e estabilização dos sistemas cardíaco e pulmonar. A ventilação mecânica frequentemente é necessária. Frequência cardíaca, pressão arterial e temperatura geralmente melhoram dentro de 24 horas e um estado eutireoidiano relativo é alcançado em três a cinco dias. Hidrocortisona intravenosa 100 a 300 mg/dia também é prescrita para tratar a possível insuficiência adrenal (IA), uma sequela comum do hipotireoidismo.

A síndrome do eutireoideu doente ocorre em pacientes gravemente doentes com doença não tireoidiana significativa que demonstram exames de função tireoidiana anormais. Esses exames demonstram baixos níveis de T_3 e T_4 e TSH normal. À medida que a gravidade da doença aumenta, os níveis de T_3 e T_4 diminuem mais. A etiologia dessa resposta não é compreendida. A síndrome do eutireoideu doente pode ser uma resposta fisiológica ao estresse e pode ser induzida por cirurgia. Não é necessário tratamento da função tireoidiana. É necessário diferenciar o hipotireoidismo da síndrome do eutireoideu doente, o que pode ser muito difícil. O nível sérico de TSH é a melhor dica. Níveis maiores que 10 mU/L indicam hipotireoidismo, enquanto níveis menores que 5,0 mU/L indicam eutireoidismo. Valores entre 5 e 10 mU/L podem representar hipotireoidismo leve. O hipotireoidismo é diagnosticado por sinais e sintomas clínicos (pele seca, reflexos tendinosos profundos deprimidos, bradicardia, hipotermia), níveis de T_3 e T_4 reduzidos e TSH elevado. Uma vez diagnosticados, os pacientes hipotireoidianos devem receber L-tiroxina.

Alterações nos exames de função tireoidiana também foram documentadas em seguida a infarto agudo do miocárdio não complicado, insuficiência cardíaca congestiva e *bypass* cardiopulmonar. Ocorre depressão significativa dos níveis de T_3, mas a administração de T_3 não parece eficaz. Além disso, o uso de T_3 como inotrópico não demonstrou nenhuma melhora significativa ou substancial no desempenho cardíaco.

O cretinismo é o hipotireoidismo extremo que ocorre durante a vida fetal, no recém-nascido e no lactente, resultando em atraso do crescimento e retardo mental. O diagnóstico deve ser feito e o tratamento administrado dentro de poucas semanas após o nascimento para prevenir o dano orgânico.

Bócio

O bócio resulta da hipertrofia e hiperplasia compensatória do epitélio folicular secundária à redução da produção de hormônio tireoidiano. A etiologia pode ser uma ingestão deficiente de iodo, dietética (ou seja, mandioca) ou farmacológica (ou seja, fenilbutazona, lítio) ou um defeito na via biossintética hormonal. O tamanho do bócio é determinado pelo nível e duração da insuficiência hormonal. Na maioria dos casos, o bócio está associado a um estado eutireoidiano, com o aumento da massa e da atividade celular por fim superando o prejuízo na síntese hormonal. Entretanto, hipotireoidismo ou hipertireoidismo ocorrem em alguns casos. Os pacientes com bócio simples, atóxico são eutireoidianos. O bócio simples atóxico é o precursor do bócio multinodular tóxico. Nos Estados Unidos, a maioria dos casos de bócio simples atóxico é de etiologia desconhecida e é tratada com L-tiroxina 100 µg/dia, aumentando para 150 a 200 µg/dia com desaparecimento do bócio em três a seis meses. A cirurgia é indicada apenas se o tratamento clínico for ineficaz e o bócio estiver comprometendo a via aérea ou for esteticamente inaceitável.

Tumores da Tireoide

A ressecção cirúrgica de nódulos benignos ou carcinomas raramente traz problemas para o anestesiologista. Na maioria desses casos, o paciente está eutireoidiano e a massa é relativamente pequena. Entretanto, em alguns casos, a tireoide pode ser perigosamente grande e comprometer a via aérea do paciente. A tireoidite de Hashimoto pode estar associada a uma glândula muito grande que pode comprimir a traqueia e o esôfago, dessa forma criando dificuldade na respiração e deglutição. Bócios multinodulares grandes de longa data podem apresentar compressão de vias aéreas e sintomas de comprometimento respiratório. Um bócio cervical com extensão subesternal, embora raro, frequentemente apresenta obstrução respiratória potencialmente fatal. Carcinomas anaplásicos da tireoide podem ser tão invasivos que a remoção do tumor da traqueia ou a confecção de uma traqueostomia é tudo o que pode ser feito para aliviar a dificuldade respiratória.

A administração da anestesia de um paciente para a remoção cirúrgica de uma grande massa tireoidiana que compromete a via aérea representa um grande desafio. A avaliação por TC do pescoço irá demonstrar as anormalidades anatômicas. Sedativos e nar-

cóticos devem ser evitados ou usados com grande cautela antes e durante o posicionamento do tubo endotraqueal. Entubação acordada com um tubo reforçado (aramado) usando fibrobroncoscopia ótica é provavelmente o método mais seguro para avaliar o grau de obstrução e estabelecer a via aérea. A remoção cirúrgica da massa pode revelar traqueomalácia subjacente e uma via aérea colabável. A extubação traqueal deve ser realizada com tanta cautela e preocupação quanto a entubação.

Se a massa se estende para dentro da região subesternal (ou seja, massa mediastinal anterior), podem ocorrer obstrução da veia cava superior, obstrução de vias aéreas principais e/ou compressão cardíaca. As duas últimas podem se tornar aparentes somente após a indução da anestesia geral. A etiologia da obstrução de vias aéreas parece resultar de alterações na mecânica do pulmão e da parede torácica que ocorrem com mudanças na posição do paciente ou com o início da paralisia muscular. Durante a respiração espontânea, as vias aéreas maiores são mantidas pela pressão intratorácica negativa e os efeitos da compressão extrínseca podem ser aparentes apenas nos casos mais graves. Com a cessação da respiração espontânea, os mecanismos compensatórios são removidos e a obstrução das vias aéreas pode ocorrer. Além disso, a ventilação com pressão positiva pode demonstrar oclusão total das vias aéreas. Um histórico pré-operatório de dispneia na posição ereta ou supina é preditivo de possível obstrução de vias aéreas durante a anestesia geral. Uma TC deve ser examinada para avaliar a extensão do tumor. Alças de fluxo-volume nas posições de pé e supina irão demonstrar o local da obstrução e o grau de obstrução ao fluxo aéreo nas vias aéreas superiores e na traqueia. Limitações na porção inspiratória da alça indicam obstrução extratorácica de vias aéreas e fluxo retardado na porção expiratória indica obstrução intratorácica. A ecocardiografia nas posições de pé e supina irá avaliar o grau de compressão cardíaca. Se exequível, a anestesia local é recomendada para os pacientes que requerem cirurgia. Se a anestesia geral for necessária, redução pré-operatória do tumor por irradiação ou quimioterapia é recomendada a menos que, no caso de biópsia para o diagnóstico, a aparência histológica alterada impeça o diagnóstico preciso. Infelizmente, os bócios são insensíveis à radioterapia. Para conduzir esses casos, é recomendada a intubação acordada com fibrobroncoscopia ótica usando um tubo aramado. O paciente é colocado na posição semi-Fowler e é administrado um anestésico volátil com óxido nitroso e oxigênio usando a ventilação espontânea. Relaxantes musculares são evitados. Deve haver possibilidade de alterar a posição do paciente. Em seguida à ressecção do tumor, a via aérea deve ser examinada por fibrobroncoscopia ótica para detectar traqueomalácia e determinar se e quando a extubação traqueal será apropriada. Um broncoscópio rígido deve estar disponível para restabelecer a via aérea se ocorrer colapso. *Bypass* cardiopulmonar deve estar de prontidão durante o procedimento.

Complicações da Cirurgia da Tireoide

A morbidade da cirurgia da tireoide se aproxima de 13%. A lesão do nervo laríngeo recorrente pode ser unilateral ou bilateral e temporária ou permanente. A lesão pode resultar de trauma excessivo ao(s) nervo(s) (fibras abdutoras e/ou adutoras do nervo laríngeo recorrente), ligadura inadvertida ou transecção. Paralisia dos músculos abdutores das cordas vocais resulta na adoção pela corda envolvida da posição mediana ou paramediana. Se secundária a trauma e unilateral, o paciente apresenta rouquidão, mas não obstrução de vias aéreas. A função, geralmente, retorna em três a seis meses e invariavelmente em nove a 12 meses. Ligadura ou transecção resulta em rouquidão permanente. O envolvimento bilateral é mais sério, uma vez que o paciente habitualmente apresenta obstrução de vias aéreas e problemas para tossir e para realizar a toalete respiratória. Uma traqueostomia temporária ou permanente, dependendo do grau de dano, é geralmente necessária. A lesão das fibras adutoras do(s) nervo(s) laríngeo(s) recorrente(s) (menos comum que a lesão das fibras abdutoras) resulta em paralisia do(s) músculo(s) adutor(es) e a aspiração pulmonar é provável. O anestesiologista deve saber se ocorreu ou há suspeita de lesão ao(s) nervo(s) laríngeo(s) recorrente(s) a fim de planejar apropriadamente o despertar da anestesia. Além disso, durante a dissecção da tireoide pode ocorrer lesão do ramo motor do nervo laríngeo superior, que inerva os músculos constritor inferior da faringe e cricotireoideo. Essa lesão limita a força de projeção da voz e a capacidade de criar tons altos.

A etiologia mais comum do hipoparatireoidismo na cirurgia de tireoide é o dano ao suprimento sanguíneo às glândulas paratireoides e não a remoção inadvertida. Uma glândula paratireoide funcionante com suprimento sanguíneo adequado é tudo o que é necessário para evitar o hipoparatireoidismo. Os sinais e sintomas da hipocalcemia ocorrem nas primeiras 24 a 48 horas do pós-operatório. Ansiedade, parestesia perioral, formigamento das pontas dos dedos, câimbras musculares e sinais de Chvostek e de Trousseau positivos são indicativos de hipocalcemia. Estridor pode ocorrer e pode progredir para laringoespasmo. O tratamento imediato com gluconato de cálcio intravenoso (1 g, 10 mL de uma solução a 10%) ou cloreto de cálcio (1 g, 10 mL de uma solução a 10%) é necessário. A infusão contínua de cálcio por alguns dias também é recomendada. Para o tratamento a longo prazo, cálcio oral e vitamina D_3 são prescritos ou pode ser realizado o autotransplante de tecido da paratireoide.

A compressão traqueal por um hematoma em expansão pode causar comprometimento respiratório no período pós-operatório imediato. Se ocorrer sangramento, ele é geralmente dos ramos da artéria tireoidea inferior ou tireoidea superior. Se a taxa de sangramento é tal que os drenos cirúrgicos não garantem proteção, ocorrem edema do pescoço e abaulamento da ferida, exigindo atenção imediata. Se não tratado, ocorre comprometimento respiratório. Se o tempo permitir, o paciente deve retornar à sala operatória para o tratamento. Se necessário, a ferida deve ser aberta, os coágulos retirados e os vasos sangrantes ligados, restaurando uma via aérea livre à beira do leito. Tentativas de entubação traqueal são muito difíceis e consomem tempo, devido à compressão e desvio da traqueia em um paciente hipóxico e agitado. Dessa forma, a evacuação do hematoma é a primeira linha de tratamento. Uma bandeja com material específico de tireoide, incluindo um *kit* de traqueostomia, deve sempre estar disponível à beira do leito durante o período pós-operatório para remover suturas/grampos e abrir uma ferida de emergência. A traqueostomia não é necessária e está, na verdade, contraindicada, se a ferida for logo descomprimida.

FEOCROMOCITOMA

Feocromocitomas são tumores secretantes de catecolaminas que se originam de células cromafins do sistema simpatoadrenal. Os feocromocitomas correspondem a menos de 0,1% de todos os casos de hipertensão em adultos. Embora eles sejam uma causa incomum de hipertensão, sua detecção é necessária, uma vez que são potencialmente fatais e são uma das poucas formas de hipertensão verdadeiramente curáveis. A liberação descontrolada de catecolaminas pode resultar em hipertensão maligna, acidentes vasculares cerebrais e infartos do miocárdio. Eles representam um grande desafio para os anestesiologistas tanto na sala operatória como na UTI. Antes de os exames diagnósticos de urina estarem disponíveis e antes da instituição do bloqueio α-adrenérgico pré-operatório (ou seja, início a meados dos anos 1960), 25% a 50% das mortes hospitalares de pacientes com feocromocitoma ocorriam durante a indução da anestesia ou durante procedimentos cirúrgicos de distúrbios não relacionados.

A etiologia precisa do feocromocitoma é desconhecida. Feocromocitomas são geralmente (90%) achados isolados. Dez por cento dos feocromocitomas são hereditários (familiares) como um traço autossômico dominante. Ambos os sexos são igualmente afetados e o tumor pode se apresentar em qualquer idade com o pico de incidência ocorrendo na terceira a quinta décadas de vida. Dez por cento dos feocromocitomas ocorrem em crianças. Apresentações clínicas variáveis são responsáveis por dificuldades no diagnóstico. Feocromocitomas familiares geralmente ocorrem como tumores adrenais bilaterais ou como tumores extra-adrenais que aparecem no mesmo local anatômico em gerações sucessivas. Avanços recentes nos testes genéticos permitem a identificação precoce de pacientes com feocromocitoma familiar antes que surjam sinais e sintomas. Feocromocitomas familiares também podem ser parte das síndromes de neoplasias endócrinas múltiplas e podem ocorrer em associação de diversas displasias neuroectodérmicas. Pacientes com síndrome de neoplasia endócrina múltipla 2a têm feocromocitoma, carcinoma medular de tireoide e hiperparatireoidismo. Pacientes com síndrome de neoplasia endócrina múltipla 2b têm feocromocitoma, carcinoma medular de tireoide, ganglioneuromatose do trato alimentar, nervos corneais espessados e hábito marfanoide. Nas síndromes de neoplasias endócrinas múltiplas 2a e 2b, os feocromocitomas estão, em geral, localizados bilateralmente nas glândulas adrenais e, raramente, são malignos. Quase 100% dos pacientes com síndromes de neoplasias endócrinas múltiplas 2 têm ou irão desenvolver feocromocitomas medulares adrenais benignos bilaterais. Das displasias neuroectodérmicas, 10% a 25% dos pacientes com síndrome de von Hippel-Lindau (ou seja, hemangioblastoma do cerebelo e angioma retiniano) podem ter um feocromocitoma, menos de 1% dos pacientes com doença de von Recklinghausen (ou seja, neurofibromatose) têm um feocromocitoma e pacientes com esclerose tuberosa e síndrome de Sturge-Weber podem ter um feocromocitoma.

A disseminação maligna geralmente se dá através de canais linfáticos e venosos com predileção para o fígado e osso, embora a medula espinhal, pulmão, cérebro e linfonodos também possam ser afetados. A disseminação maligna de tumores primários aparentemente benignos é bem-reconhecida. A incidência de malignidade é de 10%, embora melhores métodos diagnósticos (ou seja, cintilografia com ^{131}I-metaiodobenzilguanidina [MIBG]) possam determinar uma taxa mais alta no futuro. A taxa de sobrevida em cinco anos para pacientes com malignidade é de 44%. Em seguida à ressecção da doença benigna, 5% a 10% dos pacientes têm recorrência benigna.

CAPÍTULO 16
Doenças Endócrinas

Oitenta por cento dos feocromocitomas estão localizados na medula adrenal. A glândula direita está envolvida mais frequentemente que a esquerda. Vinte por cento dos feocromocitomas têm localização extra-adrenal, com a maioria sendo localizada no abdome em associação dos gânglios simpáticos. O órgão de Zuckerkandl próximo à bifurcação aórtica é o local extra-adrenal mais comum. Dois por cento dos feocromocitomas extra-adrenais ocorrem no pescoço e tórax. Falha na involução do tecido cromafim na infância é a melhor explicação para o desenvolvimento de feocromocitomas extra-adrenais. Contrariamente ao que se acreditava, a maioria dos feocromocitomas extra-adrenais segue um curso benigno. Feocromocitomas em adultos são tumores sólidos, altamente vascularizados, geralmente de 3 a 5 cm de diâmetro e 100 g de peso em média (variando de 1,0-4.000 g). O feocromocitoma de tamanho médio em adultos contém 100 a 800 mg de norepinefrina.

Os feocromocitomas são tumores do SNS. O SNS permanece intacto e ativo na presença desses tumores. As manifestações do feocromocitoma são o resultado da liberação de hormônios pelo tumor. A maioria dos feocromocitomas secreta norepinefrina, tanto isolada como, mais comumente, combinada com uma quantidade menor de epinefrina, na proporção de 85:15, o inverso da proporção secretada pela glândula adrenal normal. Quase 15% dos tumores secretam predominantemente epinefrina. Foram descritos alguns feocromocitomas secretores de dopamina. A maioria dos feocromocitomas não está sob controle neurogênico e secreta catecolaminas de forma autônoma.

Sinais e Sintomas

Hipertensão, contínua ou paroxística, é a mais frequente manifestação da doença. Cefaleia, sudorese, palidez e palpitações são outros sinais e sintomas clássicos. A maioria dos pacientes é sintomática e as crises variam de infrequentes (ou seja, uma vez por mês ou menos) a numerosas (ou seja, muitas vezes por dia) e podem durar de menos de um minuto a muitas horas. Elas podem ocorrer espontaneamente ou sere precipitadas por estímulos físicos, estímulos psíquicos ou medicações. A hipertensão está presente em mais de 80% dos pacientes adultos. A hipertensão paroxística associada à pressão arterial normal entre as crises ocorre em 50% dos pacientes. Trinta por cento dos pacientes terão hipertensão sustentada. O monitoramento ambulatorial da pressão arterial por 24 horas mostrou que muitas crises são assintomáticas. A hipotensão ortostática também é um achado comum e considerada secundária à hipovolemia e ao prejuízo das respostas reflexas vasoconstritoras venosas e arteriais. Os sinais hemodinâmicos dependem da catecolamina predominantemente secretada. Com a norepinefrina, predominam os efeitos α-adrenérgicos e os pacientes geralmente têm hipertensão sistólica e diastólica e bradicardia reflexa. Com a epinefrina, predominam os efeitos β-adrenérgicos e os pacientes geralmente têm hipertensão sistólica, hipotensão diastólica e taquicardia. Alguns pacientes permanecem normotensos apesar dos altos níveis de norepinefrina circulantes. A regulação da pressão arterial nos pacientes com feocromocitoma parece mais complexa do que sugere a visão tradicional. A dimensão dos aumentos da pressão arterial parece ter pouca relação com os níveis predominantes de catecolaminas circulantes. Um desequilíbrio entre os vasodilatadores endógenos (ou seja, dopamina, serotonina, encefalinas e peptídeo intestinal vasoativo) e as catecolaminas circulantes pode contribuir para isso. Apesar dos níveis de catecolaminas circulantes dez vezes mais altos, a hemodinâmica não é muito diferente entre os pacientes com feocromocitomas e os pacientes com hipertensão essencial. Ambos os grupos têm resistência vascular sistêmica aumentada, débito cardíaco geralmente normal e volume plasmático levemente diminuído. A exposição a longo prazo a altos níveis de catecolaminas não parece produzir as respostas hemodinâmicas características da administração aguda. A dessensibilização do sistema cardiovascular ou dos receptores adrenérgicos ("*dow-regulation*") pode explicar esse achado. A sensibilidade das células musculares lisas está diminuída secundariamente à diminuição do número de receptores ou a uma alteração no acoplamento receptor-efetor. As crises hipertensivas simulam, entretanto, as respostas hemodinâmicas da administração aguda de catecolaminas. Os vasos sanguíneos dos pacientes com feocromocitoma geralmente requerem concentrações extremamente altas de catecolaminas para fazer vasoconstrição e produzir hipertensão.

A cardiomiopatia induzida por catecolaminas também pode ocorrer. A real incidência da cardiomiopatia clinicamente significativa é incerta. Uma redução global na função da bomba miocárdica resulta da redução da rede de miofibrilas viáveis e da dessensibilização dos β-receptores. A etiologia parece multifatorial e inclui alterações da permeabilidade das membranas do sarcolema induzidas por catecolaminas, levando ao influxo de cálcio excessivo, toxicidade pelos produtos oxidados das catecolaminas e lesão por radicais livres. Além disso, os altos níveis de catecolaminas afetam o coração pela vasoconstrição coronariana através das vias α-adrenérgicas reduzindo o fluxo sanguíneo coronariano e potencialmente produzindo isquemia. Ambas as cardiomiopatias dilatada e hipertrófica, bem como a obstrução do trato de saída do ventrículo esquerdo, foram demonstradas ecocardiograficamente. Os achados ecocardiográficos são geralmente normais nos pacientes sem sintomas cardíacos (dispneia, dor torácica) ou outras evidências clínicas de envolvimento cardíaco. As anormalidades eletrocardiográficas podem incluir elevação ou depressão do segmento ST, achatamento ou inversão das ondas T, prolongamento do intervalo QT, ondas P grandes ou apiculadas, desvio de eixo para a esquerda e arritmias. Essas alterações são, geralmente, transitórias, difusas, variáveis e normalizam com α- e/ou β-bloqueio. A cardiomiopatia parece reversível se o estímulo de catecolaminas for retirado precocemente, antes que tenha ocorrido fibrose. Os pacientes com feocromocitoma podem desenvolver hipertrofia cardíaca, distinta da cardiomiopatia, com insuficiência cardíaca congestiva secundária à hipertensão sustentada.

Uma vez que os feocromocitomas são notoriamente variáveis na sua atividade secretória, eles têm sido chamados de "grandes imitadores" e sua apresentação pode ser confundida com tireotoxicose, hipertensão maligna, diabetes melito, síndrome carcinoide maligna ou septicemia por Gram-negativos. Embora os pacientes com feocromocitoma raramente tenham diabetes franco, a maioria tem um nível de glicose sanguínea elevado secundário ao estímulo catecolaminérgico da glicogenólise e à inibição da liberação de insulina.

Diagnóstico

Quando há suspeita clínica de feocromocitoma, a secreção excessiva de catecolaminas deve ser demonstrada. Vários testes diagnósticos foram sugeridos, mas nenhum é ideal. Independentemente de qual teste seja escolhido, as circunstâncias clínicas devem ser rigorosamente controladas (ou seja, postura, exercício, emoção, medicações) a fim de fornecer resultados confiáveis. Condições clínicas concomitantes (ou seja, alcoolismo, hipotireoidismo, hipovolemia) podem produzir resultados enganosos.

O exame mais sensível para pacientes de alto risco (feocromocitoma familiar ou sintomas clássicos) é a dosagem plasmática de metanefrinas livres. As catecolaminas são metabolizadas a metanefrinas livres dentro das células tumorais e esses metabólitos são continuamente liberados para a circulação. Normetanefrinas livres plasmáticas maiores que 400 pg/mL e/ou metanefrinas maiores que 220 pg/mL são diagnósticas de feocromocitoma. Se a normetanefrina for 112 a 400 pg/mL ou a metanefrina for 61 a 220 pg/mL, o diagnóstico é duvidoso. O feocromocitoma é excluído se a normetanefrina for menor que 112 pg/mL e a metanefrina for menor que 61 pg/mL.

A determinação de níveis elevados de catecolaminas livres urinárias e seus metabólitos (ou seja, metanefrina, normetanefrina, ácido vanililmandélico) é um teste diagnóstico frequentemente usado. É de fácil realização e prontamente disponível; entretanto, coletas de 24 horas podem ser inconvenientes e não confiáveis. A dosagem do ácido vanililmandélico é o exame mais antigo e menos caro, porém é inespecífico. A determinação das metanefrinas elevadas é o melhor exame urinário único de triagem. Para os pacientes com baixa probabilidade de ter um feocromocitoma, a urina de 24 horas para metanefrinas e catecolaminas é suficiente.

A dosagem plasmática de catecolaminas precisamente executada é o teste inicial escolhido por muitos especialistas. A maioria dos pacientes tem elevação significativa de norepinefrina, epinefrina ou ambas, embora alguns pacientes com feocromocitoma tenham níveis normais em repouso. Concentrações plasmáticas de catecolaminas totais maiores que 2.000 pg/mL são diagnósticas de feocromocitoma. Valores entre 500 e 2.000 pg/mL são duvidosos e 500 pg/mL ou menos excluem o diagnóstico. Na maioria dos casos, a demonstração de níveis elevados tanto de catecolaminas plasmáticas como de catecolaminas livres urinárias e seus metabólitos deve ser suficiente para fazer o diagnóstico. Os resultados são duvidosos em 5% a 10% dos pacientes e, nesses casos, o teste de supressão com clonidina pode ser usado. A clonidina é um α_2-agonista que age no sistema nervoso central diminuindo a descarga simpática eferente. Nos pacientes com feocromocitoma, as catecolaminas plasmáticas aumentadas resultam de liberação pelo tumor, escapando do armazenamento e dos mecanismos de liberação normais. A clonidina age reduzindo as catecolaminas plasmáticas nos pacientes sem feocromocitoma, porém não tem efeito nos níveis de catecolaminas dos pacientes com feocromocitoma.

No passado, testes provocativos com histamina e tiramina foram usados para desencadear a liberação excessiva de catecolaminas pelo tumor. Entretanto, a incidência de morbidade foi considerada muito alta e esses testes foram abandonados. O teste de estímulo com glucagon é agora considerado o mais seguro e mais específico teste provocativo. O glucagon age diretamente no tumor para liberar catecolaminas. Esses teste é limitado a pacientes com pressão arterial diastólica menor que 100 mmHg. Um teste positivo produz um aumento de catecolaminas plasmáticas de pelo menos três vezes os valores basais ou mais de 2.000 pg/mL dentro de um a três minutos após a administração de glucagon. Atualmente, a maioria dos centros diagnostica o feocromocitoma pelos testes urinários para catecolaminas livres e seus metabólitos e/ou dosando as catecolaminas plasmáticas e pela adição do teste de supressão

com clonidina e/ou do teste de estímulo com glucagon em casos duvidosos. Desses testes, permanece controverso qual seria o mais confiável individualmente.

A localização do tumor pode ser prevista pelo padrão de produção de catecolaminas (**Tabela 16-10**). Exames radiológicos específicos podem apontar a localização. A TC e a RM são exames de imagem não invasivos ideais da anatomia adrenal. A TC detecta mais de 95% das massas adrenais maiores que 1,0 cm de diâmetro. A RM oferece vantagens sobre a TC que incluem a melhor diferenciação de lesões adrenais pequenas, melhor diferenciação entre diferentes tipos de lesões adrenais, ausência de necessidade de contraste intravenoso e não ocorrência de exposição à radiação. Com certas sequências de RM, os feocromocitomas têm uma alta intensidade de sinal e aparecem brilhantes. Em contraste com a TC e a RM, que fornecem primariamente informações anatômicas, ^{131}I-MIBG e ^{123}I-MIBG fornecem informações funcionais. O MIBG é um análogo da guanetidina, com estrutura semelhante à da norepinefrina e captado pelos neurônios adrenérgicos e concentrado nos tumores secretores de catecolaminas. O MIBG é detectado por cintilografia. Esse é um teste fisiológico que localiza com base na atividade farmacológica. Ele é especialmente útil em detectar feocromocitomas extra-adrenais e depósitos metastáticos e em confirmar que a massa adrenal é um feocromocitoma funcionante. O MIBG pode percorrer o corpo todo com contraste delicado e é o procedimento inicial de localização preferido em muitas instituições. A TC, RM e cintilografia com ^{131}I-MIBG são estudos complementares na localização dos feocromocitomas. Outros exames úteis são a tomografia por emissão de pósitrons e a cateterização venosa seletiva com coleta de catecolaminas da veia adrenal e outros locais.

Conduta Anestésica
Manejo Pré-operatório

Não existem estudos clínicos prospectivos controlados randomizados sobre o valor do bloqueio adrenérgico para pacientes com feocromocitoma no período perioperatório. Entretanto, em seguida à introdução dos bloqueadores α-adrenérgicos durante o período pré-operatório, a mortalidade da excisão de um feocromocitoma diminuiu de 40% a 60% em 1951 para 0% a 6% em 1967. Alguns autores atribuem esse resultado mais aos avanços nas técnicas anestésicas, técnicas de monitoramento e disponibilidade de

TABELA 16-10	Padrão de Produção de Catecolaminas e Sítio Tumoral		
	Suprarrenal	Extrassuprarrenal	Suprarrenal + Extrassuprarrenal
Norepinefrina	61%	31%	8%
Epinefrina	100%	—	—
Norepinefrina + epinefrina	95%	—	5%

Adaptado de Kaser H: Clinical and diagnostic findings in patients with chromaffin tumors: Pheochromocytomas, pheochromoblastomas. Recent Results Cancer Res 1990;118:97-105.

medicações de ação rápida do que ao uso dos α-bloqueadores. Uma vez que a maioria dos feocromocitomas secreta predominantemente norepinefrina, o tratamento clínico depende do α-bloqueio para reduzir a pressão arterial, aumentar o volume intravascular, prevenir os episódios hipertensivos paroxísticos, permitir a ressensibilização dos receptores adrenérgicos e diminuir a disfunção miocárdica. Embora um volume intravascular significativamente reduzido possa acompanhar o feocromocitoma, a maioria dos pacientes tem um volume intravascular normal ou apenas levemente reduzido. O α-bloqueio parece proteger o desempenho miocárdico e a oxigenação tecidual dos efeitos adversos das catecolaminas.

A fenoxibenzamina é o α-bloqueador mais frequentemente prescrito para uso pré-operatório. É um α_1-antagonista não competitivo com algumas propriedades α_2-bloqueadoras. Como bloqueador não competitivo, é difícil para o excesso de catecolaminas superar o bloqueio. Sua longa duração de ação permite a tomada oral apenas duas vezes por dia. O esquema habitual de início é 10 a 20 mg duas vezes ao dia, com a maioria dos pacientes necessitando de 60 a 250 mg/dia. A meta do tratamento é a normotensão, a resolução dos sintomas, a eliminação das alterações de ST-T no eletrocardiograma e a eliminação das arritmias. A sobredose pode resultar em hipotensão ortostática grave. A duração ideal da terapia α-bloqueadora é indeterminada e pode variar de três dias a duas semanas ou mais. Por causa do seu efeito prolongado nos α-receptores, foi recomendado descontinuá-la 24 a 48 horas antes da cirurgia para evitar a não resposta vascular seguindo imediatamente a remoção do tumor. Alguns anestesiologistas administram apenas metade a dois terços da dose matinal precedendo a cirurgia por preocupações semelhantes. Alguns cirurgiões solicitam a sua descontinuação 48 horas antes da cirurgia para permitir-lhes o uso dos episódios hipertensivos intraoperatoriamente como pistas para localizar áreas de metástases. Entretanto, apesar do completo α-bloqueio pré-operatório, hipertensão significativa geralmente ocorre com a manipulação do tumor. Infelizmente, sendo um $\alpha_{1,2}$-bloqueador, a fenoxibenzamina pode aumentar a secreção de catecolaminas através do α_2-bloqueio, o que irá resultar em taquicardia.

Prazosin, um α_1-bloqueador competitivo puro, pode ser usado no lugar da fenoxibenzamina. Sua ação mais curta causa menos taquicardia e é mais fácil de titular a um ponto final desejado que a fenoxibenzamina. Doses iniciais de 1,0 mg três vezes ao dia podem ser aumentadas para 8 a 12 mg/dia para obter o efeito desejado. Ele foi criticado por sua falha em prevenir adequadamente os episódios hipertensivos no período pré-operatório, embora tenha fortes defensores. Outros α_1-bloqueadores incluem doxazosin e terazosin. Doxazosin em doses de 2 a 6 mg/dia pode ser tão eficaz quanto a fenoxibenzamina em controlar a hipertensão e causa menos efeitos colaterais antes (taquicardia) e após (hipotensão) a remoção cirúrgica.

Se a taquicardia (ou seja, frequência cardíaca > 120 bpm) ou outras arritmias ocorrerem em seguida ao α_2-bloqueio pela fenoxibenzamina, um bloqueador β-adrenérgico é prescrito. O β-bloqueador não seletivo nunca deve ser administrado antes do α-bloqueio, porque o bloqueio dos β_2-receptores vasodilatadores resulta em α-agonismo sem oposição, resultando em vasoconstrição e crises hipertensivas. O propranolol, um $\beta_{1,2}$-bloqueador não seletivo com meia-vida maior que quatro horas, é mais frequentemente usado. A maioria dos pacientes necessita de 80 a 120 mg/dia. Em alguns pacientes com feocromocitomas secretores de epinefrina,

doses de até 480 mg/dia podem ser necessárias. Os β-bloqueadores devem ser usados cautelosamente uma vez que um pequeno, mas significativo, número de pacientes tem uma cardiomiopatia subjacente e a insuficiência cardíaca congestiva pode ser desencadeada. Atenolol, metoprolol e labetalol têm sido usados com sucesso, embora a experiência seja limitada e complicações tenham sido relatadas com este último. O grau de α- e β-bloqueio proporcionado pelo labetalol (ou seja, os efeitos β excedem os efeitos α) pode não ser apropriado para certos pacientes com feocromocitoma. Em circunstâncias muito raras, o β-bloqueio foi realizado antes do α-bloqueio. Um paciente com feocromocitoma secretor de epinefrina exclusivamente e doença arterial coronariana pode se beneficiar grandemente do agente β_1-seletivo esmolol. O esmolol tem um início rápido e uma meia-vida de eliminação curta e pode ser administrado intravenosamente no período pré-operatório imediato.

A α-metilparatirosina (metirosina) inibe a enzima limitante da frequência tirosina hidroxilase da via sintética das catecolaminas e pode diminuir a produção de catecolaminas em 50% a 80%. As dose habituais variam de 250 mg duas vezes ao dia a 3 a 4 g/dia. Ela é especialmente útil para tumores malignos e inoperáveis. Efeitos colaterais, incluindo reações extrapiramidais e cristalúria, limitaram seu uso. Em combinação com a fenoxibenzamina durante o período pré-operatório, ela demonstrou facilitar o tratamento hemodinâmico intraoperatório.

Os bloqueadores de canais de cálcio e os inibidores da ECA podem ser usados para controlar a hipertensão. O cálcio é um gatilho para a liberação de catecolaminas do tumor e a entrada excessiva de cálcio nas células miocárdicas contribui para a cardiomiopatia mediada por catecolaminas. Nifedipina, diltiazem e verapamil têm sido usados para controlar a hipertensão pré-operatória, como também tem sido usado o captopril, um inibidor da ECA. Um α_1-bloqueador mais um bloqueador de canais de cálcio (verapamil 120-240 mg a cada dia ou nifedipina 30-90 mg a cada dia) é uma combinação eficaz para os casos resistentes.

Manejo Intraoperatório

A cirurgia eletiva é recomendada sempre que possível. O preparo ideal com bloqueio α-adrenérgico ± β-bloqueio ± α-metilparatirosina e correção da possível hipovolemia são essenciais. As metas intraoperatórias incluem a não realização de drogas ou manobras que possam provocar a liberação de catecolaminas ou potencializar as ações das catecolaminas e a manutenção da estabilidade cardiovascular, preferivelmente com drogas de curta ação. Os períodos de maior perigo ocorrem secundariamente à hipertensão e/ou arritmias durante a indução anestésica, entubação, incisão cirúrgica, exploração abdominal e particularmente durante a manipulação do tumor, e em segundo lugar, à hipotensão seguinte à ligadura da drenagem venosa do tumor. O monitoramento intraoperatório deve incluir instrumentos padrão de monitoramento mais um cateter arterial, uma pressão venosa central ou um cateter de artéria pulmonar e um cateter vesical. Se disponível, a ecocardiografia transesofágica fornece informação adicional valiosa sobre a função miocárdica. O cateter arterial permite a monitorização da pressão arterial a cada batimento, além da coleta de sangue arterial para os exames laboratoriais necessários (p. ex., hematócrito/hemoglobina, gasometria arterial, glicose). Um cateter de pressão venosa central geralmente é suficiente para os pacientes sem sintomas cardíacos ou outras evidências clínicas de envolvimento cardíaco. Um cateter de artéria pulmonar pode ser necessário para o tratamento de grandes necessidades de fluidos, grandes alterações de volume e possível disfunção miocárdica subjacente em pacientes com tumores muito ativos. Necessidades significativas de fluidos requeridas para prevenir hipotensão após a remoção do tumor podem indicar relações pressão-volume alteradas induzidas por retirada súbita das catecolaminas. Um grande balanço hídrico positivo é geralmente necessário para manter o volume intravascular dentro da faixa normal.

A ultrassonografia intraoperatória pode ser usada para localizar pequenos tumores funcionantes e para realizar procedimentos poupadores da adrenal ou adrenalectomias parciais. Os procedimentos poupadores da adrenal são particularmente valiosos quando da remoção de feocromocitomas adrenais bilaterais. A laparoscopia pode ser usada para tumores com tamanho menor que 4 a 5 cm. A hipertensão frequentemente ocorre durante o pneumoperitônio, bem como durante a manipulação da adrenal.

Quase todas as técnicas anestésicas para a ressecção do feocromocitoma foram preconizadas ou desacreditadas com base em relatos de caso. Ambas as anestesias geral ± regional foram administradas com sucesso. As medicações podem causar uma resposta hipertensiva via (1) estímulo direto das células tumorais, (2) estímulo do SNS, (3) liberação dos estoques acumulados de catecolaminas nas terminações nervosas, (4) interferência com a captação neuronal de catecolaminas e (5) indução de hipersensibilidade dos receptores de catecolaminas ou potencialização do efeito das catecolaminas nas arteríolas. Embora todas as drogas anestésicas tenham sido usadas com algum grau de sucesso, teoricamente certas drogas devem ser evitadas a fim de prevenir possíveis respostas adversas hemodinâmicas. Morfina e atracúrio podem causar liberação histamínica, a qual pode provocar a liberação de catecolaminas pelo tumor. Atropina, pancurônio e succinilcolina são exemplos de drogas vagolíticas ou simpatomiméticas que podem estimular o SNS. Embora o halotano em altas concentrações seja eficaz para atenuar as respostas hemodinâmicas (ou seja, hipertensão, taquicardia) aos estímulos anestésicos e cirúrgicos, ele sensibiliza o miocárdio às catecolaminas e, provavelmente, deve ser evitado. Droperidol, clorpromazina, metoclopramida e efedrina, todos criaram respostas hipertensivas significativas. Drogas anestésicas que parecem seguras incluem tiopental, etomidato, benzodiazepínicos, fentanil, sufentanil, alfentanil, enflurano, isoflurano, óxido nitroso, vecurônio e rocurônio. Apesar dessas recomendações, a escolha do anestésico não é tão crucial quanto o discernimento com o qual os agentes são usados. Fatores que estimulam a liberação de catecolaminas, como o medo, estresse, dor, tremores, hipóxia e hipercarbia, devem ser minimizados ou evitados no período perioperatório.

Quase todos os pacientes exibem aumentos na pressão arterial sistólica excedendo 200 mmHg no intraoperatório por períodos de tempo independentes do α-bloqueio pré-operatório. Várias drogas anti-hipertensivas devem estar preparadas e prontas para a administração imediata. O nitroprussiato de sódio, um vasodilatador direto, é o agente de escolha por causa da sua potência, início de ação imediato e curta duração de ação. A fentolamina, um bloqueador α-adrenérgico competitivo e vasodilatador direto, é eficaz, embora a taquifilaxia e a taquicardia estejam associadas ao seu uso. A nitroglicerina é eficaz, mas é necessária em grandes doses para controlar episódios hipertensivos significativos e pode também causar taquicardia. O labetalol, com mais propriedades

β- que α-bloqueadoras, é preferido para tumores predominantemente secretores de epinefrina. O sulfato de magnésio inibe a liberação de catecolaminas pela medula adrenal e terminações nervosas periféricas, reduz a sensibilidade dos α-receptores aos catecóis, é um vasodilatador direto e é um antiarrítmico. Entretanto, como todas as medicações anti-hipertensivas, não é perfeito no controle da hipertensão durante a manipulação do tumor. Misturas de drogas anti-hipertensivas, como nitroprussiato, esmolol, diltiazem e fentolamina, foram recomendadas para controlar a hipertensão refratária. O aumento da profundidade da anestesia é também uma opção, embora essa abordagem possa acentuar a hipotensão que acompanha a ligadura venosa tumoral.

As arritmias são geralmente de origem ventricular e manejadas tanto com lidocaína como com β-bloqueadores. A lidocaína tem ação curta e tem ação inotrópica negativa mínima. Embora o propranolol tenha sido amplamente usado, o esmolol, um β_1-bloqueador seletivo, oferece muitas vantagens. O esmolol tem um rápido início e é de curta ação (ou seja, meia-vida de eliminação de nove minutos), permitindo o controle adequado da frequência cardíaca e pode ainda proporcionar proteção contra a isquemia e a cardiopatia induzidas por catecolaminas e o desenvolvimento de hipoglicemia pós-operatória. A amiodarona, um agente antiarrítmico que prolonga a duração do potencial de ação do músculo atrial e ventricular, tem sido usada como uma alternativa aos β-bloqueadores (metoprolol) para tratar a taquicardia supraventricular associada à hipercatecolaminemia.

A hipotensão seguinte à ligadura venosa tumoral é geralmente significativa e ocorre secundariamente a uma combinação de fatores, incluindo a diminuição imediata das catecolaminas plasmáticas (ou seja, as meias-vidas da norepinefrina e epinefrina são aproximadamente 1-2 minutos), a vasodilatação do α-bloqueio residual com fenoxibenzamina, a perda intraoperatória de fluidos e sangue e a profundidade anestésica aumentada. A hipotensão com pressão sistólica por volta de 70 não é infrequente. Para prevenir a precipitação da hipotensão, a expansão volêmica para uma pressão capilar pulmonar encunhada de 16 a 18 mmHg deve ser atingida antes da ligadura venosa tumoral. A solução de Ringer lactato ou o soro fisiológico são os fluidos recomendados para uso antes da remoção tumoral e uma solução contendo dextrose deve ser adicionada após a remoção do tumor. A diminuição na profundidade anestésica também irá ajudar no controle da hipotensão. Com a diminuição das catecolaminas plasmáticas seguindo imediatamente a ressecção, os níveis de insulina aumentam e pode ocorrer hipoglicemia. Felizmente, perda sanguínea significativa é incomum durante a ressecção da maioria dos feocromocitomas intra-abdominais. Foi relatada com o reaproveitamento de sangue autólogo ("*cell-saver*"), resultando em hipertensão pós-ressecção secundária ao sangue carregado de catecolaminas. Os vasopressores (p. ex., fenilefrina, norepinefrina) e inotrópicos (p. ex., dopamina) devem estar prontos para a administração se a hipotensão demorar a responder à ressuscitação volêmica. A terapia com fluidos adequada é essencial e é o principal fator responsável pela redução (ou seja, < 2%) da mortalidade operatória. Os vasopressores e inotrópicos devem ser vistos como uma modalidade secundária de tratamento. O bloqueio α-adrenérgico residual e a dessensibilização dos receptores tornam alguns pacientes muito menos responsivos aos vasopressores. A terapia glicocorticoide deve ser administrada se for realizada adrenalectomia bilateral ou se o hipoadrenalismo for uma possibilidade.

Manejo Pós-operatório

A maioria dos pacientes torna-se normotensa em seguida à ressecção tumoral completa. Os níveis plasmáticos de catecolaminas não retornam ao normal até sete a 10 dias após a cirurgia devido à lenta liberação de catecolaminas armazenadas dos nervos periféricos. Cinquenta por cento dos pacientes se mantêm hipertensos por muitos dias em seguida à cirurgia e 25% a 30% dos pacientes permanecem hipertensos indefinidamente. Essa hipertensão é sustentada em vez de paroxística, mais baixa que antes da cirurgia e não acompanhada pelas características clássicas da hipercatecolaminemia. O diagnóstico diferencial da hipertensão persistente inclui um feocromocitoma esquecido, complicações cirúrgicas com isquemia renal subsequente e hipertensão essencial subjacente.

A hipotensão é a causa mais frequente de morte no período pós-operatório imediato. Grandes volumes de fluido são necessários uma vez que a vasculatura periférica não responde aos níveis reduzidos de catecóis. Além da redução das catecolaminas plasmáticas e das perdas de fluido para o terceiro espaço, os efeitos residuais da fenoxibenzamina e da α-metilparatirosina, secundários às longas meias-vidas, estão presentes por até 36 horas. A terapia vasopressora pode ser necessária, mas é uma consideração secundária. A suplementação de esteroides é necessária para pacientes que tiveram adrenalectomias bilaterais ou se o hipoadrenalismo for suspeitado.

A hipoglicemia pode ocorrer por causa do excesso de liberação de insulina e da lipólise e glicogenólise inadequadas. Os β-bloqueadores não seletivos (p. ex., propranolol) podem agravar a hipoglicemia por diminuir o tônus simpático e mascarar os sinais de hipoglicemia. As soluções contendo dextrose devem ser incluídas como parte da terapia com fluidos e os níveis plasmáticos de glicose devem ser monitorados por 24 horas.

Os pacientes geralmente permanecem na UTI por, pelo menos, 24 horas. O controle adequado da dor é essencial, embora sonolência e sensibilidade aumentada a analgésicos narcóticos tenham sido observadas. A necessidade de ventilação controlada é determinada pela extensão da cirurgia, o local da cirurgia e a condição clínica do paciente.

Pediátrico

Dez por cento dos feocromocitomas ocorrem na população pediátrica. Feocromocitomas múltiplos (30%), extra-adrenais (30%) e bilaterais (20%) são mais comuns em crianças que em adultos.

Conclusão

A taxa de morbidade perioperatória associada à remoção de um feocromocitoma é de aproximadamente 24% e a taxa de mortalidade é de 2,4%. O conhecimento profundo e a compreensão da fisiopatologia do tumor são os elementos mais importantes na concepção de um plano anestésico. Os avanços recentes nos métodos de diagnóstico e localização e o potencial desenvolvimento futuro de medicações anti-hipertensivas mais eficazes irão auxiliar no fornecimento de melhor assistência a essa população de pacientes. O minucioso preparo pré-operatório do paciente; a boa comunicação entre o clínico/endocrinologista, o cirurgião e o anestesiologista; a meticulosa preparação intraoperatória; e a hábil administração da anestesia no intra e pós-operatório são necessários na condução desses pacientes.

DISFUNÇÃO DAS GLÂNDULAS ADRENAIS

As glândulas adrenais consistem do córtex adrenal e da medula adrenal. O ajuste do corpo à posição ortostática e as respostas ao estresse, como o produzido por hemorragia, sepse, anestesia e cirurgia, são dependentes da função normal das glândulas adrenais. O córtex adrenal é responsável pela síntese de três grupos de hormônios, classificados como glicocorticoides (cortisol, essencial para a vida), mineralocorticoides (aldosterona) e androgênios. A corticotrofina (ACTH) é secretada pela glândula hipófise anterior em resposta ao hormônio liberador de corticotrofina (CRH), que é sintetizado no hipotálamo e transportado para a hipófise anterior no sangue portal. O ACTH estimula o córtex adrenal a produzir cortisol. A manutenção da pressão arterial sistêmica pelo cortisol reflete a importância desse hormônio em facilitar a conversão de norepinefrina em epinefrina na medula adrenal. A hiperglicemia em resposta à secreção de cortisol reflete a gliconeogênese e a inibição do uso periférico de glicose pelas células. A retenção de sódio e a excreção de potássio são facilitadas pelo cortisol. Os efeitos anti-inflamatórios do cortisol e outros glicocorticoides (cortisona, prednisona, metilprednisolona, dexametasona, triamcinolona) são particularmente aparentes na presença de altas concentrações séricas desses hormônios. A secreção de aldosterona é regulada pelo sistema renina-angiotensina e pelas concentrações séricas de potássio. A aldosterona regula o volume de fluido extracelular por promover a reabsorção de sódio pelos túbulos renais. Além disso, a aldosterona promove a excreção tubular renal de potássio. A medula adrenal é uma parte especializada do sistema nervoso simpático que é capaz de sintetizar norepinefrina e epinefrina. A única doença importante associada à medula adrenal é o feocromocitoma. Não é conhecida a ocorrência de insuficiência da medula adrenal.

Hipercortisolismo (Síndrome de Cushing)

A síndrome de Cushing é classificada em síndrome de Cushing dependente de ACTH (concentrações plasmáticas de ACTH inapropriadamente altas estimulam o córtex adrenal a produzir quantidades excessivas de cortisol) e síndrome de Cushing independente de ACTH (produção excessiva de cortisol pelos tecidos adrenocorticais anormais causa a síndrome e suprime a secreção de CRH e ACTH). O termo doença de Cushing é reservado para a síndrome de Cushing causada pela secreção excessiva de ACTH por tumores hipofisários secretores de ACTH (microadenomas). Esses microadenomas são responsáveis por cerca de 70% dos pacientes com síndrome de Cushing dependente de ACTH. A síndrome do ACTH ectópico aguda (rápido início de hipertensão sistêmica, edema, hipocalemia, intolerância à glicose) é outra forma de síndrome de Cushing dependente de ACTH que é mais frequentemente associada ao carcinoma pulmonar de pequenas células. Os tumores adrenocorticais benignos ou malignos são a causa mais comum de síndrome de Cushing independente de ACTH.

Diagnóstico

Não há sinais ou sintomas patognomônicos que confirmam o diagnóstico de síndrome de Cushing. O sintoma mais comum é o início relativamente súbito de ganho de peso, o qual geralmente é central e frequentemente acompanhado de espessamento da gordura facial, que arredonda o contorno facial (fácies em lua cheia), e de uma aparência rosada devida às telangiectasias. Hipertensão sistêmica, intolerância à glicose, oligomenorreia ou amenorreia em mulheres na pré-menopausa, diminuição da libido em homens e equimoses espontâneas são achados concomitantes frequentes. Atrofia e fraqueza dos músculos esqueléticos se manifestam como dificuldade de subir escadas. Depressão e insônia estão frequentemente presentes. O diagnóstico da síndrome de Cushing é confirmado pela demonstração da hipersecreção de cortisol com base na secreção urinária de cortisol de 24 horas. Para determinar se o hipercortisolismo do paciente é dependente ou independente de ACTH, são necessárias dosagens confiáveis do ACTH plasmático usando ensaios imunorradiométricos. Como a maioria dos pacientes com síndrome de Cushing dependente de ACTH tem doença de Cushing, o objetivo é identificar os pacientes que têm a síndrome do ACTH ectópico, menos comum. O teste de supressão com altas doses de dexametasona diferencia a doença de Cushing da síndrome do ACTH ectópico (resistência completa presente). Os procedimentos de imagem não fornecem informação sobre a função do córtex adrenal e são úteis apenas para determinar a localização de um tumor.

Tratamento

O tratamento de escolha para os pacientes com doença de Cushing é a microadenomectomia transesfenoidal se um microadenoma claramente circunscrito puder ser identificado e ressecado. Alternativamente, os pacientes podem ser submetidos à ressecção de 85% a 90% da hipófise anterior. A irradiação da hipófise e a adrenalectomia bilateral total são necessárias em alguns pacientes. A remoção cirúrgica da glândula adrenal é o tratamento do adenoma ou carcinoma de adrenal.

Conduta Anestésica

A administração da anestesia de pacientes com hipercortisolismo deve considerar os efeitos fisiológicos da secreção excessiva de cortisol (**Tabela 16-11**). A avaliação pré-operatória da pressão arterial sistêmica, do equilíbrio eletrolítico e da concentração de glicose sanguínea é especialmente importante. A osteoporose deve ser considerada quando do posicionamento dos pacientes para o procedimento operatório.

A escolha das drogas para medicação pré-operatória, indução da anestesia e manutenção da anestesia não é influenciada pela presença de hipercortisolismo. O etomidato pode diminuir transitoriamente a síntese e liberação do cortisol pelo córtex adrenal. O estímulo cirúrgico aumenta previsivelmente a liberação de cortisol pelo córtex suprarrenal. Parece improvável que essa liberação induzida pelo estresse produza um efeito diferente daquele dos pacientes normais. Além disso, tentativas de diminuir a atividade do córtex adrenal com opioides, barbitúricos ou anestésicos voláteis são provavelmente inúteis, uma vez que qualquer inibição induzida por droga possivelmente será suplantada pelo estímulo cirúrgico. Mesmo a anestesia regional pode não ser eficaz para prevenir o aumento da secreção de cortisol durante a cirurgia. As doses dos relaxantes musculares provavelmente devem ser diminuídas inicialmente em vista da fraqueza muscular esquelética, que frequentemente acompanha o hipercortisolismo. Além disso, a presença de hipocalemia pode influenciar as respostas aos relaxantes musculares não despolarizantes. A ventilação mecânica dos pacientes durante a cirurgia é recomendada, uma vez que a fraqueza muscular esquelética, com ou sem hipocalemia coexistente, pode diminuir a força dos músculos respiratórios. A anestesia regional é aceitável, mas a provável presença de osteoporose, com possível colapso dos corpos vertebrais, deve ser considerada.

As concentrações plasmáticas de cortisol diminuem prontamente após a microadenomectomia ou a adrenalectomia bilateral, para as quais a terapia de reposição é recomendada. Considerando isso, a infusão contínua de cortisol (100 mg/dia IV) pode ser iniciada no intraoperatório. Da mesma forma, os pacientes com doença metastática envolvendo as glândulas adrenais podem apresentar IA aguda, sugerindo a necessidade de instituir a terapia de suplementação. Diabetes insipidus transitório e meningite podem ocorrer após a microadenomectomia.

Hiperaldosteronismo Primário (Síndrome de Conn)

O hiperaldosteronismo primário (síndrome de Conn) está presente quando há secreção excessiva de aldosterona por um tumor funcionante (aldosteronoma) independente do estímulo fisiológico. Os aldosteronomas ocorrem mais em mulheres que em homens e apenas raramente em crianças. Ocasionalmente, o hiperaldosteronismo primário está associado a feocromocitoma, hiperparatireoidismo primário ou acromegalia. O hiperaldosteronismo secundário está presente quando concentrações séricas aumentadas de renina circulante, como as associadas à hipertensão renovascular, estimulam a liberação de aldosterona. O hiperaldosteronismo associado à síndrome de Bartter não está acompanhado de hipertensão sistêmica. A prevalência do hiperaldosteronismo primário nos pacientes com hipertensão essencial parece ser menor que 1%.

Sinais e Sintomas

Os sinais e sintomas clínicos do hiperaldosteronismo primário são inespecíficos e alguns pacientes são completamente assintomáticos. Os sintomas podem refletir a hipertensão sistêmica (cefaleia) ou a hipocalemia (poliúria, noctúria, cãibras dos músculos esqueléticos, fraqueza dos músculos esqueléticos). A hipertensão sistêmica (pressão arterial diastólica frequentemente de 100-125 mmHg) reflete a retenção de sódio induzida pela aldosterona e o resultante volume aumentado de fluido extracelular. Essa hipertensão pode ser resistente ao tratamento. A aldosterona promove a excreção renal de potássio, resultando em alcalose metabólica hipocalêmica. A excreção urinária de potássio aumentada (mais que 30 mEq/dia) na presença de hipocalemia sugere hiperaldosteronismo primário. A nefropatia hipocalêmica pode resultar em poliúria

TABELA 16-11	Efeitos Fisiológicos da Secreção Excessiva de Cortisol
Hipertensão sistêmica	
Hiperglicemia	
Fraqueza muscular esquelética	
Osteoporose	
Obesidade	
Distúrbios menstruais	
Cicatrização de feridas dificultada	
Suscetibilidade a infecções	

CAPÍTULO 16
Doenças Endócrinas

e incapacidade de concentrar adequadamente a urina. A fraqueza muscular esquelética parece refletir a hipocalemia. Hipomagnesemia e tolerância anormal à glicose podem estar presentes.

Diagnóstico

A hipocalemia espontânea em pacientes com hipertensão sistêmica é altamente sugestiva de hiperaldosteronismo. A atividade da renina plasmática está suprimida em quase todos os pacientes com hiperaldosteronismo primário não tratado e em muitos com hipertensão essencial; no hiperaldosteronismo secundário, entretanto, a atividade da renina plasmática é alta. Uma concentração plasmática de aldosterona menor que 9,5 ng/dL após a infusão de soro fisiológico exclui o hiperaldosteronismo primário. Uma síndrome exibindo todas as características do hiperaldosteronismo (hipertensão sistêmica, hipocalemia, supressão do sistema renina-angiotensina) pode resultar da ingestão crônica de alcaçuz.

Tratamento

O tratamento inicial do hiperaldosteronismo consiste na suplementação de potássio e na administração de um antagonista da aldosterona competitivo, como a espironolactona. A fraqueza muscular esquelética devida à hipocalemia pode requerer tratamento com potássio administrado por via intravenosa. A hipertensão sistêmica pode requerer tratamento com drogas anti-hipertensivas. A acentuação da hipocalemia devida à diurese induzida por drogas é diminuída pelo uso de um diurético poupador de potássio, como o triantereno. O tratamento definitivo de um tumor secretor de aldosterona é a excisão cirúrgica. A adrenalectomia bilateral pode ser necessária se múltiplos tumores secretores de aldosterona forem encontrados.

Conduta Anestésica

A administração da anestesia para o tratamento do hiperaldosteronismo é facilitado pela correção pré-operatória da hipocalemia e pelo tratamento da hipertensão sistêmica. A persistência de hipocalemia pode modificar as respostas aos relaxantes musculares não despolarizantes. Além disso, deve-se considerar que a hiperventilação intraoperatória dos pulmões do paciente pode diminuir as concentrações plasmáticas de potássio. Drogas inalatórias ou injetáveis são aceitáveis para a manutenção da anestesia. Entretanto, o uso de sevoflurano é questionável se a nefropatia hipocalêmica e a poliúria estiverem presentes pré-operatoriamente. A medida das pressões de enchimento cardíaco, através de um cateter no átrio direito ou na artéria pulmonar, pode ser útil durante a cirurgia para a avaliação adequada do volume de fluido intravascular e da resposta à infusão intravenosa de fluidos. Certamente, o preparo pré-operatório agressivo pode converter o estado de volume de fluido intravascular excessivo desses pacientes em hipovolemia inesperada, manifestada por hipotensão em resposta às drogas anestésicas vasodilatadoras, ventilação dos pulmões com pressão positiva, alterações da posição do corpo ou perda sanguínea cirúrgica súbita. A existência de hipotensão ortostática detectada durante a avaliação pré-operatória é uma pista para a presença de hipovolemia inesperada nesses pacientes. O estado ácido-básico e as concentrações plasmáticas de eletrólitos devem ser avaliados frequentemente durante o período perioperatório. A suplementação com cortisol exógeno é provavelmente desnecessária para a excisão cirúrgica de um adenoma solitário no córtex adrenal. A mobilização bilateral das glândulas adrenais para extirpar múltiplos tumores funcionantes, entretanto, pode trazer a necessidade da administração exógena de cortisol. A infusão intravenosa contínua de cortisol, 100 mg a cada 24 horas, pode ser iniciada empiricamente se o hipocortisolismo transitório for considerado devido à manipulação cirúrgica.

Hipoaldosteronismo

Hipercalemia na ausência de insuficiência renal sugere a presença de hipoaldosteronismo. Bloqueio cardíaco, secundário à hipercalemia e à hipotensão ortostática, e hiponatremia podem estar presentes. A hipercalemia é, algumas vezes, abruptamente acentuada pela hiperglicemia. Acidose metabólica hiperclorêmica é um achado previsível na presença de hipoaldosteronismo.

A deficiência isolada da secreção de aldosterona pode refletir a deficiência congênita da aldosterona sintetase ou a hiporreninemia devida aos defeitos do aparelho justaglomerular ou ao tratamento com inibidores da ECA, que levam à perda do estímulo da angiotensina. O hipoaldosteronismo hiporreninêmico ocorre tipicamente nos pacientes com mais de 45 anos de idade com doença renal crônica e/ou diabetes melito. A deficiência de prostaglandinas induzida por indometacina é uma causa reversível dessa síndrome. O tratamento do hipoaldosteronismo inclui a ingestão liberada de sódio e a administração diária de fludrocortisona.

Insuficiência Suprarrenal
Sinais e Sintomas

Existem dois tipos de IA: primária e secundária. Na doença primária (doença de Addison), as glândulas suprarrenais são incapazes de fabricar quantidades suficientes de glicocorticoides, mineralocorticoides e hormônios androgênicos. A etiologia mais comum dessa rara endocrinopatia é a destruição adrenal bilateral por doença autoimune. Mais de 90% das glândulas devem estar envolvidos antes dos sinais de IA aparecerem. O início insidioso da doença de Addison é caracterizado por fadiga, fraqueza, anorexia, náuseas e vômitos, hiperpigmentação cutânea e mucosa, cardiopenia secundária a hipotensão, hipovolemia, hiponatremia e hipercalemia crônicas. Na IA secundária, a falha na produção de CRH ou ACTH ocorre secundariamente à doença hipotalâmica/hipofisária ou à supressão do eixo hipotálamo-hipófise. Diferentemente da doença de Addison, existe deficiência apenas de glicocorticoide na doença secundária. A causa mais comum é iatrogênica e inclui cirurgia hipofisária, irradiação hipofisária ou, mais comumente, o uso de glicocorticoides sintéticos. Esses pacientes não têm hiperpigmentação cutânea e podem demonstrar apenas leves anormalidades eletrolíticas. O cortisol é um dos poucos hormônios essenciais para a vida. Ele participa do metabolismo de carboidratos e proteínas, da mobilização de ácidos graxos, do equilíbrio de eletrólitos e água e da resposta anti-inflamatória. Ele facilita a síntese e ação das catecolaminas, modula a síntese, regulação, acoplamento e responsividade dos β-receptores e contribui para a permeabilidade e o tônus vascular normal e a contratilidade cardíaca. O cortisol é responsável por 95% da atividade glicocorticoide da glândula adrenal, com a corticosterona e a cortisona contribuindo com alguma atividade. As estimativas da secreção diária de cortisol são menores que as relatadas previamente e são equivalentes a 15 a 25 mg/dia de hidrocortisona ou 5 a 7 mg/dia de prednisona.

A cirurgia é um dos mais potentes e mais bem estudados ativadores do eixo hipotálamo-hipófise-adrenal (HHA). O grau de ativação do eixo depende da magnitude e duração da cirurgia e do tipo e profundidade da anestesia. Durante a cirurgia de pacientes com um eixo HHA intacto e funcionando normalmente, os níveis de CRH, ACTH e cortisol aumentam significativamente. A anestesia geral profunda ou a anestesia regional adiam a habitual liberação intraoperatória de glicocorticoides até o período pós-operatório. Aumentos no ACTH começam com a incisão cirúrgica e permanecem elevados durante a cirurgia com o pico do nível ocorrendo com a reversão farmacológica dos relaxantes musculares e a extubação do paciente ao final do procedimento e continuando no período pós-operatório imediato. Durante cirurgias grandes, a liberação de cortisol pode aumentar de um nível pré-operatório de 15 a 25 mg/dia para 75 a 150 mg/dia, produzindo um nível de cortisol plasmático de 30 a 50 μg/dL. Uma colecistectomia não complicada em um paciente normal em outros aspectos irá produzir um nível de cortisol plasmático de 27 a 34 μg/dL 30 minutos após a incisão e de 46 a 49 μg/dL cinco horas após a cirurgia. Os pacientes na UTI podem demonstrar níveis de cortisol plasmático maiores que 60 μg/dL. Um nível de cortisol plasmático normal-baixo em resposta ao estresse é 25 μg/dL.

Diagnóstico

Pacientes gravemente doentes com níveis de cortisol menores que 20 μg/dL têm IA. A definição clássica de IA inclui um cortisol plasmático basal menor que 20 μg/dL e um nível de cortisol menor que 20 μg/dL em seguida ao teste de estímulo com ACTH. O teste de estímulo com 250 μg de ACTH é um exame confiável da integridade de todo o eixo HHA. Todos os esteroides, exceto a dexametasona, devem ser descontinuados por 24 horas antes do teste. Os níveis de cortisol são medidos aos 30 e 60 minutos seguintes à administração de ACTH. Um teste de estímulo com ACTH normal fornece um nível de cortisol plasmático maior que 25 μg/dL. Um teste positivo demonstra uma resposta ruim ao ACTH e indica prejuízo do córtex adrenal. A IA absoluta é caracterizada por um nível de cortisol basal baixo e um teste de estímulo com ACTH positivo. A IA relativa tem um nível de cortisol basal mais alto, mas um teste de estímulo com ACTH positivo.

Tratamento

A causa mais comum de IA são os esteroides exógenos (**Tabela 16-12**). Em 2001, 34 milhões de prescrições de esteroides foram feitas. Os pacientes tomam preparações com esteroides para tratar um grande número de doenças, incluindo artrite, asma brônquica, malignidades, alergias, doenças vasculares do colágeno e doenças inflamatórias do sistema cardiovascular, cérebro, rim, fígado, olho, pele e trato gastrointestinal. Aqueles que tomam esteroides por longos períodos podem exibir sinais e sintomas de IA durante o estressante período perioperatório. Esta apresentação pode ser secundária à supressão prolongada hipotalâmica/hipofisária e/ou à inadequada reposição exógena de esteroides. Além disso, se os esteroides forem retirados abruptamente no período perioperatório, as manifestações de IA podem aparecer dentro de 24 a 36 horas. Para pacientes com histórico de uso de esteroides por longos períodos, pode levar seis a 12 meses do momento da descontinuação dos esteroides para as glândulas adrenais recuperarem completamente a função. A função hipotalâmica-hipofisária retorna antes da função adrenocortical. Uma resposta normal ao teste com ACTH indica a função normal do eixo HHA. A recuperação de cursos curtos de esteroides pode levar muitos dias. Por exemplo, prednisona oral 25 mg duas vezes ao dia por cinco dias resulta em uma resposta reduzida ao ACTH exógeno por cinco dias.

TABELA 16-12	Preparações de Glicocorticoides		
	POTÊNCIA		
Esteroide	**Anti-inflamatória (Glicocorticoide)**	**Retenção de Na$^+$ (Mineralocorticoide)**	**Dose Equivalente (Oral ou IV, mg)**
Ação Curta			
Cortisol	1	1	20
Cortisona	0,8	0,8	25
Ação Intermediária			
Prednisona	4	0,8	5
Prednisolona	4	0,8	5
Metilprednisolona	5	0,5	4
Triamcinolona	5	0	4
Ação Longa			
Dexametasona	30-40	0	0,75

Adaptado de Stoelting RK, Dierdorf SF: Endocrine disease. In Stoelting RK (ed): Anesthesia and Co-Existing Disease. New York, Churchill Livingstone, 1993, p 358.

CAPÍTULO 16
Doenças Endócrinas

Cobertura glicocorticoide pré-operatória deve ser fornecida aos pacientes com teste de estímulo com ACTH positivo, síndrome de Cushing e IA ou que estejam sob risco de supressão do eixo HHA ou IA com base na terapia prévia com glicocorticoides. A supressão adrenal é muito mais comum que a IA e é preocupante, porque a IA franca, embora incomum, pode ocorrer sob as condições estressantes da cirurgia e anestesia.

Pacientes tomando prednisona menos que 5 mg/dia (dose matinal) por qualquer período de tempo, mesmo anos, não demonstram supressão do eixo HHA clinicamente significativa e não requerem suplementação perioperatória, embora eles precisem receber sua dose diária normal de esteroides. O momento da dose é importante porque a secreção normal de cortisol é diurna, com liberação máxima cedo pela manhã e o *feedback* negativo é maior com doses ao deitar. Qualquer paciente que tenha recebido um glicocorticoide em doses equivalentes a mais do que 20 mg/dia de prednisona por mais de três semanas dentro do último ano é considerado como tendo supressão adrenal e está sob risco de IA e requer suplementação perioperatória. Doses de esteroides entre esses dois extremos (> 5 mg/dia mas < 20 mg/dia por > três semanas dentro do último ano) podem ter supressão do eixo HHA e provavelmente devem receber suplementação. Pacientes recebendo mais que 2 g/dia de esteroides tópicos ou mais que 0,8 mg/dia de esteroides inalatórios a longo prazo podem ter supressão adrenal e provavelmente devem receber suplementação. Interessantemente, os pacientes recebendo 7,5 mg/dia de prednisona por muitos meses demonstraram um teste com ACTH anormal, mas nenhuma diferença no resultado perioperatório (hipotensão, taquicardia) sem suplementação perioperatória.

Os pacientes com supressão adrenal conhecida ou suspeitada ou IA devem receber sua terapia de base mais a suplementação no período perioperatório. A suplementação é individualizada baseada na cirurgia (**Tabela 16-13**). Nenhum benefício foi determinado pela dose excessiva e/ou duração prolongada da terapia de suplementação. Quando administrar mais que 100 mg/dia de hidrocortisona, o clínico deve considerar a substituição por metilprednisolona com menos efeitos mineralocorticoides, a fim de evitar a concomitante retenção de fluidos, edema e hipocalemia.

TABELA 16-13	Suplementação de Esteroide (Hidrocortisona)
Cirurgia superficial Dentária, biópsias	Nenhuma
Cirurgia pequena Hérnia inguinal, colonoscopia	25 mg IV
Cirurgia média Colecistectomia, cólon	50-75 mg IV, diminuir em 1-2 dias
Cirurgia grande Cardiovascular, fígado, Whipple	100-150 mg IV, diminuir em 1-2 dias
Unidade de terapia intensiva Sepse, choque	50-100 mg a cada 6-8 h por dois dias a uma semana, diminuir

Conduta Anestésica

A IA aguda pode se apresentar em pacientes sob risco tanto de IA primária como secundária. Como anestesiologistas, mais provavelmente veremos esta última. Entretanto, pacientes de UTI apresentando doença de Addison por síndrome de insuficiência autoimune, meningococcemia, tuberculose, sepse ou choque podem requerer nossos cuidados. A apresentação clínica é caracterizada por náuseas e vômitos graves, dor abdominal, letargia, fraqueza, hipovolemia, hipotensão e, possivelmente, choque. A terapia inclui o tratamento da etiologia, reposição dos glicocorticoides circulantes e reposição dos déficits de água e sódio. A reposição de glicocorticoides pode incluir hidrocortisona, metilprednisolona ou dexametasona intravenosas. Se o teste de estímulo com ACTH for necessário para auxiliar o estabelecimento do diagnóstico de doença primária ou secundária, a dexametasona será preferida porque ela não altera os níveis de cortisol. Um *bolus* de 100 mg de hidrocortisona seguido pela infusão contínua a 10 mg/h é a prescrição recomendada. A hidrocortisona em *bolus* de 100 mg a cada seis horas é também uma opção aceitável. A infusão contínua tem a vantagem de manter o cortisol plasmático em níveis de estresse maiores que 830 nmol/L (30 µg/dL). Quando a condição do paciente se estabiliza, a dose de esteroides é reduzida, com eventual conversão para uma preparação oral. Para a doença primária, o mineralocorticoide fludrocortisona não é necessário agudamente, porque a salina isotônica repõe as perdas de sódio e, no caso de altas doses de hidrocortisona, existem propriedades mineralocorticoides. Com a redução dos esteroides, a fludrocortisona (100 µg/dia) pode ser necessária no tratamento da doença primária. Os déficits de volume podem ser substanciais (2-3 L) e glicose a 5% com salina normal é o fluido de escolha. O suporte hemodinâmico com vasopressores, como a dopamina, pode ser necessário. Acidose metabólica e hipercalemia geralmente resolvem-se com fluidos e esteroides.

Felizmente, poucos casos de crise adrenal foram relatados na sala de operação. A IA aguda deve ser considerada no diagnóstico diferencial da instabilidade hemodinâmica apenas após as etiologias mais comuns terem sido tratadas ou excluídas, como hipovolemia, sobredose de anestésicos, distúrbios cardiopulmonares ou problemas mecânicos cirúrgicos. Os pacientes em choque circulatório que não respondem às intervenções terapêuticas habituais de volume, vasopressores e inotrópicos podem ter IA e requerer glicocorticoides imediatamente.

Não há recomendação de técnica(s) e/ou agente(s) anestésico(s) específico(s) no tratamento de pacientes com ou sob risco de IA. O etomidato inibe a síntese de cortisol transitoriamente em pacientes normais e deve ser evitado nessa população de pacientes. Os pacientes com IA não tratada apresentando-se para cirurgia de emergência devem ser conduzidos agressivamente com monitoramento invasivo, incluindo um cateter arterial e um cateter venoso central ou de artéria pulmonar, corticosteroides intravenosos e ressuscitação com fluidos e eletrólitos. Doses mínimas dos agentes anestésicos e drogas são recomendadas, uma vez que a depressão miocárdica e a fraqueza dos músculos esqueléticos frequentemente fazem parte da apresentação clínica.

Manejo na Unidade de Terapia Intensiva

A IA é uma entidade comum e subdiagnosticada entre os pacientes gravemente doentes. Os pacientes em risco têm infecção e inflamação sistêmica por tuberculose, meningococcemia, vírus da imunodeficiência humana, sepse e/ou coagulação intravascular disseminada. A incidência de IA em pacientes de alto risco criticamente doentes com hipotensão, choque e sepse é de aproximadamente 30% a 40%. Aproximadamente 33% dos pacientes infectados com o vírus da imunodeficiência humana admitidos na UTI têm IA, mais provavelmente causada por altos níveis de citocinas (interleucina 1, interleucina 6, interferon alfa) e peptídeos inflamatórios que prejudicam a resposta das células hipofisárias e inibem o eixo HHA. As citocinas também causam resistência aos glicocorticoides por diminuir a afinidade de ligação ao receptor de glicocorticoides. Hipotensão é uma apresentação comum e a hidrocortisona é necessária para o tônus vascular, a integridade das células endoteliais, a permeabilidade vascular normal, a função do β-receptor e a síntese e ação das catecolaminas. A IA aguda tem apresentações variáveis, com a resistência vascular sistêmica, o débito cardíaco e a pressão capilar pulmonar encunhada sendo baixos, normais ou altos, enquanto a IA crônica é caracterizada por baixa resistência vascular sistêmica e deprimida contratilidade miocárdica. Os pacientes sob risco de IA que se apresentam com hipotensão refratária aos fluidos e vasopressores podem ter disfunção adrenal. Os exames laboratoriais revelam hiponatremia, hipoglicemia e hipercalemia. Todos os pacientes suspeitos de ter IA devem ter o cortisol sérico dosado e realizar um teste de estímulo com ACTH, especialmente se o nível de estresse for incerto. O cortisol sérico livre, não o total, irá oferecer um melhor reflexo do eixo HHA nos pacientes criticamente doentes com hipoproteinemia. Os estudos mostraram que 39% dos pacientes de UTI com hipoproteinemia grave tiveram cortisol sérico total menor que o esperado, mas o cortisol sérico livre estava consistentemente elevado, sugerindo um aumento significativo na secreção. A capacidade de medir os níveis de cortisol livre pode evitar o tratamento desnecessário de muitos pacientes criticamente doentes com função adrenal normal. Com a exceção dos pacientes com choque dependente de vasopressores, doses significativas de glicocorticoides devem ser reservadas para pacientes com IA comprovada. O definitivo estudo Corticus está atualmente em andamento testando a eficácia da terapia com hidrocortisona para pacientes com choque séptico e testes de estímulo com ACTH positivos.

Antes de 1989, grandes doses de esteroides (300-1.000 mg/dia de hidrocortisona) com a redução levando dias, até mesmo semanas, eram administradas para a sepse sem efeito benéfico e, possivelmente, com efeitos imunossupressores prejudiciais associados ao aumento da mortalidade. Além disso, os efeitos deletérios do excesso de glicocorticoides incluem hiperglicemia, hipertensão, hipervolemia e indução de psicose. Desde 1997, os esteroides têm sido administrados como terapia de reposição para a IA induzida pela sepse. Doses menores e mais fisiológicas de glicocorticoides revertem o choque e conferem vantagem à sobrevivência. As doses fisiológicas durante a condição estressante são iguais a 300 mg/dia de cortisol. Dessa forma, para a sepse, 200 a 300 mg/dia de hidrocortisona por um mínimo de cinco a sete dias, seguidos pela diminuição em cinco a sete dias, resultam em melhora global na reversão do choque e sobrevivência dos pacientes com choque séptico dependentes de vasopressores. Estudos adicionais são necessários para determinar se as doses fisiológicas são benéficas para pacientes sépticos sem choque ou pacientes com choque, mas sem dependência de vasopressores. O tratamento de pacientes criticamente doentes com IA inclui fluidos, eletrólitos, hidrocortisona, antibióticos, se indicados, e suporte orgânico.

DISFUNÇÃO DAS GLÂNDULAS PARATIREOIDES

As quatro glândulas paratireoides estão localizadas atrás dos polos superiores e inferiores da glândula tireoide e produzem paratormônio, um hormônio polipeptídico. O paratormônio é liberado para dentro da circulação sistêmica por um mecanismo de *feedback* negativo que depende da concentração plasmática de cálcio. A hipocalcemia estimula a liberação do paratormônio, enquanto a hipercalcemia suprime tanto a síntese como a liberação desse hormônio. O paratormônio mantém a concentração plasmática de cálcio normal (4,5-5,5 mEq/L) por promover o movimento do cálcio através de três interfaces representadas pelo trato gastrointestinal, túbulos renais e osso.

Hiperparatireoidismo

O hiperparatireoidismo está presente quando a secreção de paratormônio está aumentada. As concentrações de cálcio sérico podem estar aumentadas, diminuídas ou inalteradas. O hiperparatireoidismo é classificado como primário, secundário ou ectópico.

Hiperparatireoidismo Primário

O hiperparatireoidismo primário resulta da secreção excessiva de paratormônio devida a um adenoma paratireoidiano benigno, carcinoma de uma glândula paratireoide ou hiperplasia das glândulas paratireoides. O adenoma paratireoidiano benigno é responsável pelo hiperparatireoidismo primário em aproximadamente 90% dos pacientes; o carcinoma de uma glândula paratireoide é responsável por menos de 5% dos pacientes afetados. A hiperplasia geralmente envolve todas as quatro glândulas paratireoides, embora nem todas as glândulas estejam aumentadas da mesma forma. O hiperparatireoidismo devido a um adenoma ou hiperplasia é o sintoma de apresentação mais comum da síndrome de neoplasia endócrina múltipla 1.

Diagnóstico A hipercalcemia (concentração de cálcio sérico > 5,5 mEq/L e concentração de cálcio ionizado > 2,5 mEq/L) é a marca do hiperparatireoidismo primário. O hiperparatireoidismo primário é a causa mais comum de hipercalcemia na população geral, enquanto o câncer é a causa mais comum nos pacientes hospitalizados. Aumentos modestos nas concentrações plasmáticas de cálcio descobertas incidentalmente em pacientes de outra forma assintomáticos são mais provavelmente devidos a adenomas da paratireoide, enquanto a hipercalcemia acentuada (> 7,5 mEq/L) é mais provavelmente devida a câncer. O uso de métodos automatizados para medir as concentrações séricas de cálcio detectou hiperparatireoidismo primário em um número surpreendentemente grande de indivíduos, especialmente mulheres na pós-menopausa. Os pacientes em UTIs cirúrgicas por períodos de tempo prolongados podem desenvolver hipercalcemia, que pode refletir a secreção aumentada de paratormônio em resposta a episódios repetidos de hipocalcemia devidos a sepse, choque e tranfusões sanguíneas. A excreção urinária de adenosina monofosfato cíclico está aumentada em pacientes com hiperparatireoidismo primário. A dosagem das concentrações de paratormônio sérico

CAPÍTULO 16
Doenças Endócrinas

não é sempre confiável o suficiente para confirmar o diagnóstico de hiperparatireoidismo primário.

Sinais e Sintomas A hipercalcemia é responsável pelo amplo espectro de sinais e sintomas que acompanham o hiperparatireoidismo primário e que afetam múltiplos sistemas orgânicos (**Tabela 16-14**). Os sintomas devidos à hipercalcemia refletem as alterações nas concentrações de cálcio ionizado, que é a forma fisiologicamente ativa do cálcio e representa, aproximadamente, 45% da concentração de cálcio sérico total. As concentrações séricas de cálcio ionizado são dependentes do pH arterial e da concentração plasmática de albumina. Por esta razão, é preferível dosar as concentrações de cálcio ionizado diretamente usando um eletrodo íon-específico.

Sinais e sintomas precoces do hiperparatireoidismo primário e da hipercalcemia associada incluem sedação e vômitos. Fraqueza dos músculos esqueléticos e hipotonia são queixas frequentes e podem ser tão graves a ponto de sugerir a presença de miastenia gravis. A perda de força e massa muscular esquelética é mais notável na musculatura proximal das extremidades inferiores. Essa fraqueza muscular esquelética é uma neuropatia (as biópsias musculares assemelham-se às da esclerose lateral amiotrófica) e não uma miopatia. A causa da neuropatia é incerta, mas não está relacionada à hipercalcemia; ela é reversível, visto que a força muscular esquelética frequentemente melhora em seguida à remoção cirúrgica dos tecidos produtores de excesso de paratormônio.

TABELA 16-14	Sinais e Sintomas de Hipercalcemia Devida ao Hiperparatireoidismo
Sistema Orgânico	**Sinais e Sintomas**
Neuromuscular	Fraqueza muscular esquelética
Renal	Poliúria e polidipsia Taxa de filtração glomerular diminuída Cálculos renais
Hematopoético	Anemia
Cardíaco	Intervalo PR prolongado Intervalo QT curto Hipertensão sistêmica
Gastrointestinal	Vômitos Dor abdominal Úlcera péptica Pancreatite
Esquelético	Desmineralização esquelética Colapso de corpos vertebrais Fraturas patológicas
Sistema nervoso	Sonolência Sensação dolorosa diminuída Psicose
Ocular	Calcificações (ceratopatia em faixa) Conjuntivite

Aumentos persistentes nas concentrações plasmáticas de cálcio podem interferir com a capacidade de concentração da urina e ocorre poliúria. A insuficiência renal oligúrica pode ocorrer em casos avançados de hipercalcemia. Cálculos renais, especialmente na presença de poliúria e polidipsia, devem levantar a suspeita de hiperparatireoidismo primário. Concentrações aumentadas de cloreto sérico (> 102 mEq/L) são mais provavelmente devidas à influência do paratormônio na excreção renal de bicarbonato, produzindo acidose metabólica leve. Anemia, mesmo na ausência de disfunção renal, é uma consequência do hiperparatireoidismo primário. A doença ulcerosa péptica é frequente e pode refletir a potencialização da secreção ácida gástrica pelo cálcio. Pancreatite aguda e crônica está associada ao hiperparatireoidismo primário. Mesmo na ausência de doença ulcerosa péptica ou pancreatite, a dor abdominal que frequentemente acompanha a hipercalcemia pode simular um abdome agudo cirúrgico.

Hipertensão sistêmica é comum e o eletrocardiograma pode revelar intervalos PR prolongados, enquanto os intervalos QT frequentemente estão encurtados. Quando as concentrações séricas de cálcio excedem 8 mEq/L, os distúrbios da condução cardíaca são prováveis. A consequência esquelética clássica do hiperparatireoidismo primário é a osteíte fibrosa cística. As evidências radiográficas de envolvimento esquelético incluem osteopenia generalizada, reabsorção óssea subcortical nas falanges e extremidades distais das clavículas e aparecimento de cistos ósseos. Dor óssea e fraturas patológicas podem estar presentes. Pode haver déficits de memória e cerebração, com ou sem alterações de personalidade ou distúrbios do humor, incluindo alucinações. A perda das sensações de dor e vibração pode ocorrer.

Tratamento O hiperparatireoidismo primário e a hipercalcemia associada são tratados inicialmente de forma clínica e em seguida pela remoção cirúrgica definitiva das porções doentes ou anormais das glândulas paratireoides.

Tratamento Clínico Infusão de salina (150 mL/h) é o tratamento básico para todos os pacientes com hipercalcemia sintomática. O volume de fluido intravascular pode estar depletado por vômitos, poliúria e perda urinária de sódio. O efeito redutor de cálcio da hidratação salina isolada é limitado e frequentemente é necessário adicionar diuréticos de alça (furosemida 40-80 mg IV a cada 2-4 horas) ao esquema terapêutico mas apenas após o volume de fluido intravascular ter sido otimizado. O monitoramento da pressão venosa central pode ser útil para guiar a reposição de fluidos nesses pacientes. Os diuréticos de alça inibem a reabsorção de sódio (e, por conseguinte, de cálcio) na alça de Henle proximal. O objetivo é um débito urinário diário de 3 a 5 L. A adição de diuréticos de alça à hidratação com salina aumenta a excreção de cálcio apenas se a infusão de salina for suficiente para restaurar o volume de fluido intravascular necessário para a chegada do cálcio aos túbulos renais. Os diuréticos tiazídicos não são administrados no tratamento da hipercalcemia, pois essas drogas podem aumentar a reabsorção tubular renal de cálcio.

Os bifosfonatos, como o etidronato dissódico, administrados por via intravenosa são as drogas de escolha para o tratamento da hipercalcemia potencialmente fatal. Essas drogas se ligam à hidroxiapatita no osso e agem como potentes inibidores da reabsorção óssea osteoclástica. A eficácia dos bifosfonatos permite que a cirurgia seja realizada sob condições eletivas, em vez de emergenciais, em pacientes hipercalcêmicos instáveis. A hemodiálise também pode ser usada para reduzir prontamente as concentrações séricas de cálcio, assim como a calcitonina também pode, mas os efeitos desse hormônio são transitórios. A mitramicina inibe a atividade osteoclástica do paratormônio, produzindo pronta redução das concentrações séricas de cálcio. Os efeitos tóxicos (trombocitopenia, hepatotoxicidade, nefrotoxicidade) da mitramicina, entretanto, limitam seu uso.

Tratamento Cirúrgico O tratamento definitivo do hiperparatireoidismo primário é a remoção cirúrgica das porções anormais ou doentes das glândulas paratireoides. O tratamento cirúrgico bem-sucedido é refletido pela normalização das concentrações séricas de cálcio dentro de três a quatro dias e pela diminuição da excreção urinária de adenosina monofosfato cíclico. No pós-operatório, a primeira complicação potencial é a tetania hipocalcêmica. A hipomagnesemia que ocorre no pós-operatório agrava a hipocalcemia e a torna refratária ao tratamento. Artrite aguda pode ocorrer em seguida à paratireoidectomia. Acidose metabólica hiperclorêmica, em associação de deterioração da função renal, pode ocorrer transitoriamente após a paratireoidectomia.

Conduta Anestésica Não há evidência de que drogas ou técnicas anestésicas específicas sejam necessárias para os pacientes com hiperparatireoidismo primário submetidos ao tratamento cirúrgico eletivo da doença. A manutenção da hidratação e do débito urinário é importante durante o tratamento perioperatório da hipercalcemia. A existência de sonolência antes da indução anestésica traz a possibilidade de que as necessidades anestésicas intraoperatórias possam estar diminuídas. A cetamina é uma escolha improvável nos pacientes com alterações de personalidade coexistentes atribuídas à hipercalcemia crônica. A possibilidade de disfunção renal coexistente deve ser considerada quando o sevoflurano for escolhido, uma vez que a diminuição da capacidade de concentração da urina associada à poliúria e hipercalcemia pode ser confundida com a nefrotoxicidade induzida por anestésicos fluorados. A fraqueza muscular esquelética coexistente sugere a possibilidade de diminuição das necessidades dos relaxantes musculares, enquanto espera-se que a hipercalcemia antagonize os efeitos dos relaxantes musculares não despolarizantes. Sensibilidade aumentada à succinilcolina e resistência ao atracúrio foram descritas em um paciente com hiperparatireoidismo. Em vista da resposta imprevisível aos relaxantes musculares, provavelmente é importante diminuir a dose inicial dessas drogas e monitorizar a resposta produzida na junção neuromuscular usando um estimulador de nervo periférico. O monitoramento do eletrocardiograma para manifestações dos efeitos cardíacos adversos da hipercalcemia é frequentemente recomendado, embora haja evidências de que o intervalo QT possa não ser um índice confiável das alterações nas concentrações séricas de cálcio durante a anestesia. Teoricamente, a hiperventilação pulmonar é indesejável, já que a alcalose respiratória reduz as concentrações séricas de potássio e deixa as ações do cálcio sem oposição. Contudo, por reduzir as frações ionizadas do cálcio, a alcalose também poderia ser benéfica. O posicionamento cuidadoso dos pacientes com hiperparatireoidismo é necessário por causa da provável presença de osteoporose e da vulnerabilidade associada a fraturas patológicas.

Hiperparatireoidismo Secundário

O hiperparatireoidismo secundário reflete uma resposta compensatória apropriada das glândulas paratireoides, que secretam mais paratormônio para neutralizar um processo patológico que produz hipocalcemia. Por exemplo, a doença renal crônica prejudica a eliminação de fósforo e diminui a hidroxilação da vitamina D, resultando em hipocalcemia e hiperplasia compensatória das glândulas paratireoides, com liberação aumentada de paratormônio. Como o hiperparatireoidismo secundário é adaptativo ao invés de autônomo, ele raramente produz hipercalcemia. O tratamento do hiperparatireoidismo secundário é mais bem-direcionado para o controle da doença subjacente, o que é alcançado pela normalização das concentrações séricas de fosfato nos pacientes com doença renal pela administração de um ligante oral de fosfato.

Algumas vezes, hipercalcemia transitória pode seguir-se ao transplante renal de outra forma bem-sucedido. Essa resposta reflete a incapacidade das glândulas paratireoides previamente hiperativas em adaptar-se rapidamente à excreção renal normal de cálcio e fósforo e à hidroxilação da vitamina D. As glândulas paratireoides geralmente retornam ao tamanho e função normais com o tempo, embora a paratireoidectomia seja ocasionalmente necessária.

Hiperparatireoidismo Ectópico

O hiperparatireoidismo ectópico (hipercalcemia humoral da malignidade, pseudo-hiperparatireoidismo) é devido à secreção de paratormônio (ou uma substância com efeitos endócrinos semelhantes) por outros tecidos que não as glândulas paratireoides. Os carcinomas de pulmão, mama, pâncreas ou rim e a doença linfoproliferativa são os sítios ectópicos mais prováveis de secreção de paratormônio. O hiperparatireoidismo ectópico é mais provavelmente associado à anemia e a concentrações aumentadas de fosfatase alcalina plasmática do que o hiperparatireoidismo primário. Um papel para as prontaglandinas na produção de hipercalcemia nesses pacientes é sugerido pelos efeitos redutores do cálcio produzidos pela indometacina, que é um inibidor da síntese de prostaglandinas.

Hipoparatireoidismo

O hipoparatireoidismo está presente quando a secreção do paratormônio está ausente ou deficiente ou os tecidos periféricos são resistentes aos efeitos do hormônio (**Tabela 16-15**). A ausência ou deficiência do paratormônio é quase sempre iatrogênica, refletindo a remoção inadvertida das glândulas paratireoides, durante a tireoidectomia. O pseudo-hipoparatireoidismo é um distúrbio congênito no qual a liberação do paratormônio está intacta, mas os rins são incapazes de responder ao hormônio. Os pacientes afetados manifestam retardo mental, calcificação dos gânglios da base, obesidade, baixa estatura e metacarpos e metatarsos curtos.

Diagnóstico A dosagem das concentrações séricas de cálcio e das frações ionizadas de cálcio é o indicador diagnóstico mais valioso do hipoparatireoidismo. A esse respeito, uma concentração sérica de cálcio menor que 4,5 mEq/L e uma concentração de cálcio ionizado menor que 2,0 mEq/L são indicativas de hipoparatireoidismo.

Sinais e Sintomas Os sinais e sintomas do hipoparatireoidismo dependem da rapidez de início da hipocalcemia.

Hipocalcemia aguda pode ocorrer após a remoção acidental das glândulas paratireoides durante a tireoidectomia e é provavelmente manifestada como parestesias periorais, agitação e irritabilidade neuromuscular, como evidenciado pelos sinais de Chvostek e Trousseau positivos. O sinal de Chvostek positivo consiste na contração muscular facial produzida por leves batidas manuais sobre a

TABELA 16-15	Etiologia do Hipoparatireoidismo

Paratormônio Diminuído ou Ausente
Remoção acidental das glândulas paratireoides durante tireoidectomia
Paratireoidectomia para tratar hiperplasia
Idiopática (síndrome de DiGeorge)

Resistência dos Tecidos Periféricos aos Efeitos do Paratormônio
Congênita
  Pseudo-hipoparatireoidismo
Adquirida
  Hipomagnesemia
  Insuficiência renal crônica
  Má absorção
  Terapia anticonvulsivante (fenitoína)

Desconhecida
Metástases osteoblásticas
Pancreatite aguda

área do nervo facial no ângulo da mandíbula. O sinal de Chvostek é positivo na ausência de hipocalcemia em 10% a 15% dos pacientes. O sinal de Trousseau positivo é o espasmo carpopedal após três minutos de isquemia do membro produzida por um torniquete. Um estridor inspiratório reflete a irritabilidade neuromuscular da musculatura intrínseca da laringe.

A hipocalcemia crônica está associada a queixas de fadiga e cãibras dos músculos esqueléticos que podem estar associadas ao um intervalo QT prolongado no eletrocardiograma. O complexo QRS, o intervalo PR e o ritmo cardíaco geralmente permanecem normais. As alterações neurológicas incluem letargia, déficits de cerebração e alterações da personalidade evocativas do hiperparatireoidismo. A hipocalcemia crônica está associada à formação de catarata, calcificação envolvendo os tecidos subcutâneos e os gânglios da base e espessamento do crânio. A insuficiência renal crônica é a causa mais comum de hipocalcemia crônica.

Tratamento O tratamento da hipocalcemia aguda consiste na infusão de cálcio (10 mL de gluconato de cálcio a 10% IV) até que os sinais de irritabilidade neuromuscular desapareçam. A correção da alcalose metabólica ou respiratória coexistente é indicada. Para o tratamento do hipoparatireoidismo não complicado por hipocalcemia sintomática, a abordagem é a administração de cálcio e vitamina D orais. A reposição com uma preparação exógena de paratormônio ainda não é prática para o uso clínico. Os diuréticos tiazídicos podem ser úteis, uma vez que essas drogas causam depleção de sódio sem excreção proporcional de potássio, dessa forma tendendo a aumentar as concentrações séricas de cálcio.

Conduta Anestésica A administração da anestesia na presença de hipocalcemia é planejado para prevenir reduções adicionais nas concentrações séricas de cálcio e tratar os efeitos adversos da hipocalcemia, particularmente aqueles no coração. Em relação a isso, é importante evitar a hiperventilação iatrogênica, pois ela iria agravar ainda mais o quadro clínico. A administração de sangue total contendo citrato geralmente não diminui as concentrações séricas de cálcio, porque o cálcio é rapidamente mobilizado dos estoques corporais. Entretanto, a concentração de cálcio ionizado pode ser diminuída com infusões rápidas de sangue (500 mL a cada 5-10 minutos, como durante o *bypass* cardiopulmonar ou o transplante hepático), ou quando o metabolismo ou a eliminação do citrato estão prejudicados por hipotermia, cirrose hepática ou disfunção renal.

DISFUNÇÃO DA GLÂNDULA HIPÓFISE

A glândula hipófise, localizada na sela túrcica na base do cérebro, consiste em hipófise anterior e hipófise posterior. A hipófise anterior secreta seis hormônios sob o controle do hipotálamo (**Tabela 16-16**). Dessa forma, o hipotálamo controla a função da hipófise anterior por meio de conexões vasculares (os hormônios propagam-se através das veias portais hipofisárias para alcançar a hipófise anterior). O eixo hipotálamo-hipófise anterior-órgão-alvo é composto por sistemas firmemente coordenados nos quais os sinais hormonais do hipotálamo estimulam ou inibem a secreção de hormônios da hipófise anterior, que por sua vez agem nos órgãos-alvo e modulam a atividade hipotalâmica e hipofisária anterior (sistema de alça fechada ou *feedback* negativo). A hipófise posterior é composta por terminações neuronais que se originam no hipotálamo. A vasopressina (hormônio antidiurético [ADH]) e a ocitocina são sintetizadas no hipotálamo e subsequentemente são transportadas ao longo dos axônios de neurônios hipotalâmicos para o armazenamento na hipófise posterior. O estímulo para a liberação desses hormônios da hipófise posterior surge de osmorreceptores no hipotálamo que sentem a osmolaridade plasmática.

A superprodução de hormônios da hipófise anterior é mais frequentemente refletida pela hipersecreção de ACTH (síndrome de Cushing) por adenomas da hipófise anterior. A hipersecreção de outros hormônios tróficos raramente ocorre. A produção deficiente de um único hormônio da hipófise anterior é menos comum que a hipofunção hipofisária generalizada (pan-hipopituitarismo). A glândula hipófise anterior é a única glândula endócrina na qual um tumor, mais frequentemente um adenoma cromófobo, causa destruição pela compressão da glândula contra os limites ósseos da sela túrcica. Um tumor metastático, mais frequentemente de mama ou pulmão, ocasionalmente também produz hipofunção hipofisária. As características endócrinas do pan-hipopituitarismo são altamente variáveis e dependem da velocidade na qual a deficiência se desenvolve e da idade do paciente. Por exemplo, a deficiência de gonadotrofinas (amenorreia, impotência) é tipicamente a primeira manifestação da disfunção hipofisária global. O hipocortisolismo ocorre quatro a 14 dias após a hipofisectomia, enquanto o hipotireoidismo provavelmente não se manifesta antes de quatro semanas. A TC e a RM são úteis para a avaliação radiográfica da glândula hipófise.

Acromegalia

A acromegalia ocorre devido à secreção excessiva de hormônio do crescimento em adultos, mais frequentemente por um adenoma na glândula hipófise anterior. A falha das concentrações plasmáticas de hormônio do crescimento em diminuírem uma a duas horas após a ingestão de 75 a 100 g de glicose é uma evidência presumida de acromegalia, como são as concentrações de hormônio do crescimento maiores que 3 ng/mL. A radiografia e a TC de crânio são úteis para detectar o aumento da sela túrcica, que é característico dos adenomas da hipófise anterior.

STOELTING ANESTESIA E DOENÇAS COEXISTENTES

TABELA 16-16	Hormônios Hipotalâmicos e Hipofisários Relacionados		
Hormônio Hipotalâmico	Ação	Hormônio Hipofisário ou Órgão Afetado	Ação
Hormônio liberador de corticotrofina	Estimulatória	Corticotrofina	Estimula a secreção de cortisol e androgênios
Hormônio liberador de tireotrofina	Estimulatória	Tireotrofina	Estimula a secreção de tiroxina e tri-iodotironina
Hormônio liberador de gonadotrofinas	Estimulatória	Hormônio folículo-estimulante	Estimula a secreção de estradiol*
		Hormônio luteinizante	Estimula a secreção de progesterona*, estimula a ovulação*, estimula a secreção de testosterona†, estimula a espermatogênese†
Hormônio liberador de hormônio do crescimento	Estimulatória	Hormônio do crescimento	Estimula a produção de fator de crescimento semelhante à insulina
Dopamina	Inibitória	Prolactina	Estimula a lactação*
Somatostatina	Inibitória	Hormônio do crescimento	
Vasopressina (hormônio antidiurético)	Estimulatória	Rins	Estimula a reabsorção de água livre
Ocitocina	Estimulatória	Útero	Estimula as contrações uterinas*
		Mamas	Estimula a ejeção do leite*

*Ações em mulheres.
†Ações em homens.
Adaptado de Vance ML: Hypopituitarism. N Engl J Med 1994;330:1651-1662.

Sinais e Sintomas

As manifestações da acromegalia refletem a extensão parasselar do adenoma da hipófise anterior e os efeitos periféricos produzidos pela presença de excesso do hormônio do crescimento (**Tabela 16-17**). Cefaleia e papiledema refletem o aumento da pressão intracraniana devido à expansão do adenoma da hipófise anterior. Distúrbios visuais são devidos à compressão do quiasma óptico pelo crescimento em expansão dos tecidos circunjacentes. O supercrescimento de partes moles da via aérea superior (aumento da língua e epiglote) e o tamanho aumentado da mandíbula podem tornar difícil o tratamento da via aérea superior. Massas polipoides refletem o supercrescimento de tecidos da faringe, tornando a via aérea superior do paciente suscetível à obstrução. Rouquidão e movimentação anormal das cordas vocais ou paralisia de um nervo laríngeo recorrente podem ser devidas ao alongamento pelo supercrescimento das estruturas cartilaginosas. Além disso, o envolvimento da articulação cricoaritenoidea pode resultar em alterações na voz do paciente devidas ao movimento prejudicado das cordas vocais. O diâmetro subglótico pode estar diminuído em pacientes acromegálicos. Estridor ou histórico de dispneia são sugestivos de envolvimento acromegálico da via aérea superior.

A neuropatia periférica é comum e provavelmente reflete o aprisionamento dos nervos por supercrescimento dos tecidos moles, conjuntivo e esquelético. O fluxo através da artéria ulnar pode estar comprometido em pacientes exibindo sintomas da síndrome do túnel do carpo. Mesmo na ausência de tais sintomas, aproximadamente metade dos pacientes com acromegalia tem fluxo sanguíneo colateral inadequado pela artéria ulnar em uma ou ambas as mãos. Intolerância à glicose e, ocasionalmente, diabetes melito requerendo tratamento com insulina refletem os efeitos do hormônio do crescimento no metabolismo dos carboidratos. A incidência de hipertensão sistêmica, doença cardíaca isquêmica, osteoartrite e osteoporose parece estar aumentada. Os volumes pulmonares estão aumentados e as inadequações da ventilação-perfusão podem estar aumentadas. A pele do paciente se torna espessa e oleosa, a fraqueza muscular esquelética pode ser proeminente e queixas de fadiga são comuns.

Tratamento

A excisão cirúrgica transesfenoidal de adenomas hipofisários é a terapia inicial preferida. Quando os adenomas se estendem para além da sela túrcica, cirurgia ou irradiação não são mais possíveis; o tratamento clínico com drogas supressoras (bromocriptina) pode ser uma opção.

Manejo Anestésico

A administração de anestesia de pacientes com acromegalia é complicado pelas alterações induzidas pela secreção excessiva de

CAPÍTULO 16
Doenças Endócrinas

TABELA 16-17	Manifestações da Acromegalia

Parasselares
Sela túrcica aumentada
Cefaleia
Defeitos do campo visual
Rinorreia

Excesso de Hormônio do Crescimento
Supercrescimento esquelético (prognatismo)
Supercrescimento de partes moles (lábios, língua, epiglote, cordas vocais)
Supercrescimento do tecido conjuntivo (paralisia do nervo laríngeo recorrente)
Neuropatia periférica (síndrome do túnel do carpo)
Visceromegalia
Intolerância à glicose
Osteoartrite
Osteoporose
Hiperidrose
Fraqueza muscular esquelética

hormônio do crescimento. Particularmente importantes são as alterações na via aérea superior. A anatomia facial distorcida pode interferir com a colocação de uma máscara facial de anestesia. O aumento da língua e epiglote predispõe à obstrução da via aérea superior e interfere com a visualização das cordas vocais por laringoscopia direta. A distância entre os lábios e as cordas vocais é aumentada pelo supercrescimento da mandíbula. A abertura glótica pode estar estreitada, graças ao aumento das cordas vocais que, combinado ao estreitamento subglótico pode necessitar do uso de um tubo traqueal com diâmetro interno menor do que seria previsto com base na idade e tamanho do paciente. O aumento dos cornetos nasais pode obstruir a passagem das vias aéreas nasofaríngeas ou nasotraqueais. O histórico pré-operatório de dispneia aos esforços ou a presença de rouquidão ou estridor sugere o envolvimento da laringe pela acromegalia. Nesse caso, a laringoscopia indireta pode ser indicada para quantificar a extensão da disfunção das cordas vocais. Quando é prevista dificuldade no posicionamento do tubo traqueal, pode ser prudente considerar a intubação acordada por fibra óptica. De fato, foi relatado aumento da incidência de dificuldade na laringoscopia e entubação traqueal de pacientes acromegálicos. A antecipação da possível necessidade de inserir um tubo traqueal de menor diâmetro e minimizar o trauma mecânico à via aérea superior e às cordas vocais são considerações importantes, uma vez que o edema adicional pode resultar em obstrução da via aérea após a remoção do tubo traqueal.

Quando do posicionamento de um cateter na artéria radial, é importante considerar a possibilidade de circulação colateral inadequada no punho. A monitorização das concentrações de glicose sanguínea é útil se diabetes melito ou intolerância à glicose acompanham a acromegalia. As doses dos relaxantes musculares não despolarizantes são guiadas pelo uso de um estimulador de nervo periférico, particularmente se existe fraqueza muscular esquelética antes da indução anestésica. As alterações esqueléticas que acompanham a acromegalia podem tornar a realização da anestesia regional tecnicamente difícil ou não confiável. Não há evidências de que instabilidade hemodinâmica ou alterações das trocas gasosas pulmonares acompanhem a anestesia de pacientes acromegálicos.

Diabetes Insipidus

O *diabetes insipidus* reflete a ausência de vasopressina (ADH) devida à destruição da hipófise posterior (diabetes insipidus neurogênico) ou à falha dos túbulos renais em responder ao ADH (*diabetes insipidus* nefrogênico). As formas neurogênica e nefrogênica do diabetes insipidus são diferenciadas com base na resposta à desmopressina, que concentra a urina na presença do *diabetes insipidus* neurogênico, mas não do nefrogênico. As manifestações clássicas do *diabetes insipidus* são polidipsia e um alto débito de urina pouco concentrada, apesar da osmolaridade sérica aumentada. O *diabetes insipidus* que se desenvolve durante ou imediatamente após a cirurgia da glândula hipófise é, geralmente, devido a trauma reversível da hipófise posterior e é, dessa forma, transitório.

O tratamento inicial do *diabetes insipidus* consiste na infusão intravenosa de soluções eletrolíticas se a ingestão oral não puder compensar a poliúria. A clorpropramida, uma droga hipoglicemiante oral, potencializa os efeitos do ADH nos túbulos renais e pode ser útil no tratamento do *diabetes insipidus* nefrogênico. O tratamento do *diabetes insipidus* neurogênico é com ADH administrado via intramuscular a cada dois a quatro dias ou por administração intranasal de DDAVP.

A administração da anestesia de pacientes com *diabetes insipidus* inclui o monitoramento do débito urinário e das concentrações séricas de eletrólitos durante o período perioperatório.

Secreção Inapropriada de Hormônio Antidiurético

A secreção inapropriada de ADH pode ocorrer na presença de diversos processos patológicos, incluindo tumores intracranianos, hipotireoidismo, porfiria e carcinoma do pulmão, particularmente o carcinoma indiferenciado de pequenas células. Alega-se que a secreção inapropriada de ADH ocorre na maioria dos pacientes em seguida a grandes cirurgias. O aumento inapropriado das concentrações de sódio e da osmolaridade urinárias na presença de hiponatremia e osmolaridade sérica diminuída são altamente sugestivas de secreção inapropriada de ADH. A hiponatremia ocorre devido à diluição, refletindo a expansão do volume de fluido intravascular secundária à reabsorção de água induzida por hormônio pelos túbulos renais. Diminuições abruptas nas concentrações séricas de sódio, especialmente menores que 110 mEq/L, podem resultar em edema cerebral e convulsões.

O tratamento da secreção inapropriada de ADH consiste na restrição da ingestão oral de fluidos (aproximadamente 500 mL/dia), no antagonismo dos efeitos do ADH nos túbulos renais pela administração de demeclociclina e em infusões intravenosas de cloreto de sódio. Frequentemente, a restrição da ingestão oral de fluidos é um tratamento suficiente para a secreção inapropriada de ADH não associada a sintomas secundários à hiponatremia. Entretanto, a restrição da ingestão oral de fluidos e a administração de demeclociclina não são imediatamente eficazes no tratamento de pacientes apresentando sintomas neurológicos agudos devidos à hiponatremia. Nesses pacientes, são recomendadas infusões intravenosas de salina hipertônica suficientes para aumentar as concentrações séricas de sódio em 0,5 mEq/L/h. A correção excessivamente rápida da hiponatremia crônica foi associada à mielinólise pontina central.

403

PONTOS-CHAVE

- O diabetes melito resulta de um fornecimento inadequado de insulina e de uma resposta tecidual inadequada à insulina, levando a níveis circulantes de glicose aumentados com eventuais complicações micro e macrovasculares.
- Os efeitos da hiperglicemia crônica (doença arterial coronariana, infarto do miocárdio, insuficiência cardíaca congestiva, doença vascular periférica, hipertensão, acidente vascular cerebral, insuficiência renal crônica, neuropatia diabética autonômica) e da hiperglicemia aguda ($\downarrow$ volume [ou seja, hipovolemia], demora na cicatrização de feridas, infecção) são comuns e perigosos em diabéticos se apresentando para a cirurgia. A terapia agressiva com insulina no período perioperatório demonstrou benefício significativo na redução da morbidade e mortalidade.
- Os efeitos diretos de T_3 no coração e músculo liso vascular são responsáveis pelos efeitos hemodinâmicos exagerados do hipertireoidismo em oposição ao sistema nervoso simpático hiperativo.
- O ensaio de TSH de terceira geração é o melhor exame isolado da ação dos hormônios tireoidianos em nível celular.
- Todos os esforços devem ser feitos para tornar os pacientes hipertireoidianos eutireoidianos pré-operatoriamente.
- Ao assistir pacientes cirúrgicos com hipertireoidismo ou hipotireoidismo, o clínico deve estar preparado para conduzir os quadros de descompensação de cada um (tempestade tireoidiana ou coma mixedematoso, respectivamente) durante o período perioperatório.
- Uma vez que a maioria dos feocromocitomas secreta predominantemente norepinefrina, o α-bloqueio pré-operatório é necessário para reduzir a pressão arterial, aumentar o volume intravascular, prevenir os episódios hipertensivos paroxísticos, permitir a ressensibilização dos receptores adrenérgicos e diminuir a disfunção miocárdica.
- Os momentos intraoperatórios associados a maior perigo em um paciente com feocromocitoma ocorrem secundariamente à hipertensão e/ou arritmias, que podem ocorrer durante a indução anestésica, intubação, incisão cirúrgica, exploração abdominal e, particularmente, durante a manipulação do tumor. Além disso, a hipotensão, que ocorre em seguida à ligadura da drenagem venosa do tumor, é também significativamente preocupante.
- Os aumentos de CRH, ACTH e cortisol começam com a incisão cirúrgica e eles permanecem elevados durante a cirurgia com o pico do nível ocorrendo com a reversão farmacológica dos relaxantes musculares e a extubação do paciente e continuando durante o período pós-operatório imediato.
- A causa mais comum de IA é o uso de esteroides exógenos.
- Qualquer paciente que tenha recebido um glicocorticoide em doses equivalentes a mais de 20 mg/dia de prednisona por mais de três semanas (dentro do último ano) é considerado como tendo supressão adrenal e está sob risco aumentado de IA e irá necessitar de suplementação perioperatória.
- Hidrocortisona 200 a 300 mg/dia por um mínimo de cinco a sete dias seguida por redução em cinco a sete dias resulta em melhora global na reversão do choque e na sobrevivência em pacientes com choque séptico dependentes de vasopressores.
- O hiperparatireoidismo primário é a causa mais comum de hipercalcemia na população geral. Um adenoma paratireoidiano benigno é mais comumente responsável e a hipercalcemia associada é tratada clinicamente (solução salina, furosemida, bifosfonatos) seguida pela remoção cirúrgica do tumor.
- A superprodução de hormônios da hipófise anterior é mais frequentemente refletida pela hipersecreção de ACTH (síndrome de Cushing) por um adenoma da hipófise anterior.
- O *diabetes insipidus* que se desenvolve durante ou imediatamente após a cirurgia da glândula hipófise é geralmente devido ao trauma reversível à hipófise posterior e é transitório.
- Alega-se que a secreção inapropriada de ADH ocorre na maioria dos pacientes em seguida a grandes cirurgias, embora seu exato significado clínico seja bastante variável.

REFERÊNCIAS

Al-Mohaya S, Naguib M, Abdelaif M, et al: Abnormal responses to muscle relaxants in a patient with primary hyperparathyroidism. Anesthesiology 1986;65:554–556.

American Diabetes Association: Clinical practice recommendations. Diabetes Care 2002;25(Suppl 1):S33.

Annane D, Sebille V, Charpentier C, et al: Effect of treatment with low doses of hydrocortisone and fludrocortisone on mortality in patients with septic shock. JAMA 2002;288:862–871.

Axelrod L: Perioperative management of patients treated with glucocorticoids. Endocrinol Metab Clin N Am 200;32:367–383.

Boutros AR, Bravo EL, Zanettin G: Perioperative management of 63 patients with pheochromocytoma. Cleve Clin J Med 1990;57:613–617.

Bravo E, Fouad-Tarazi F, Rossi G, et al: A reevaluation of the hemodynamics of pheochromocytoma. Hypertension 1990;15(suppl I): I128–I131.

Bravo EL: Evolving concepts in the pathophysiology, diagnosis, and treatment of pheochromocytoma. Endocrine Rev 1994;15:356–368.

Bravo EL: Pheochromocytoma: An approach to antihypertensive management. Ann N Y Acad Sci 2002;970:1–10.

Bravo EL, Gifford RW: Pheochromocytoma. Endrocrinol Metab Clin North Am 1993;22:329.

Bravo EL, Tagle R: Pheochromocytoma: State-of-the-art and future prospects. Endocr Rev 2003;24:539–553.

Burch HB, Wartofsky L: Life-threatening thyrotoxicosis: thyroid storm. Endocrinol Metab Clin North Am 1993;22:263–277.

Burman KD, Wartofsky L: Thyroid function in the intensive care unit Setting. Crit Care Clin 2001;17:43–55.

Col NF, Surks MI, Daniels GH: Subclinical thyroid disease: Clinical applications. JAMA 2004;291:239–243.

Compkin TV: Radial artery cannulation, potential hazard in patients with acromegaly. Anaesthesia 1980;35:1008–1009.

Cooper DS: Hyperthyroidism. Lancet 2003;362:459–468.

Cooper MS, Stewart PM: Corticosteroid insufficiency in acutely ill patients. N Engl J Med 2003;348:727–734.

Coursin DB, Connery LE, Ketzler JT: Perioperative diabetic and hyperglycemic management issues. Crit Care Med 2004; 32(Suppl):S116–S125.

Coursin DB, Wood KE: Corticosteroid supplementation for adrenal insufficiency. JAMA 2002;287:236.

DeWitt DE, Hirsch IB: Outpatient insulin therapy in type 1 and type 2 diabetes mellitus. JAMA 2003;289:2254–2264.

Drop LJ, Cullen DJ: Comparative effects of calcium chloride and calcium gluceptate. Br J Anaesth 1980;52:501–505.

Executive summary of the third report of the National Cholesterol Education Program (NCEP) Expert Panel on Detection, Evaluation, and Treatment of High Blood Cholesterol in Adults (Adult Treatment Panel III). JAMA 2001;285:2486–2497.

Finney SJ, Zekvaeld C, Elia A, et al: Glucose control and mortality in critically ill patients. JAMA 2003;290:2041–2047.

Furnary AP, Gao G, Grunkemeier GL, et al: Continuous insulin infusion reduces mortality in patients with diabetes undergoing coronary artery bypass grafting. J Thorac Cardiovasc Surg 2003;125:1007–1018.

Gangat Y, Triner L, Baer L, et al: Primary aldosteronism with uncommon complications. Anesthesiology 1976;45:542–544.

Ganguly A: Primary aldosteronism. N Engl J Med 1998;339:1828–1834.

Gifford RW, Manger WM, Bravo EL: Pheochromocytoma. Endocrinol Metab Clin North Am 1994;23:387.

Goldstein DS, Eisenhofer G, Flynn JA, et al: Diagnosis and localization of pheochromocytoma. Hypertension 2004;43:907–910.

Gu W, Pagel PS, Warltier DC, et al: Modifying cardiovascular risk in diabetes mellitus. Anesthesiology 2003;98:774–779.

Hassan SZ, Matz G, Lawrence AM, Collins PA: Laryngeal stenosis in acromegaly. Anesth Analg 1976;55:57–60.

Heath DA: Hypercalcemia in malignancy: Fluids and bisphosphonate are best when life is threatened. BMJ 1989;298:1468–1469.

Hirsch IB, Farkas-Hirsch R, Skyler JS: Intensive insulin therapy for treatment of type I diabetes. Diabetes Care 1990;13:1265.

Hirsch IB, McGill JB, Cryer PE: Perioperative management of surgical patients with diabetes mellitus. Anesthesiology 1991;74:346–359.

Holland OB: Hypoaldosteronism-disease or normal response. N Engl J Med 1991;324:488–489.

Inzucchi S (ed): The Diabetes Mellitus Manual: A Primary Care Companion to Ellenberg and Rifkin's Sixth Edition. New York, McGraw-Hill, 2005.

Kitahata LM: Airway difficulties associated with anaesthesia in acromegaly. Br J Anaesth 1971;43:1187–1190.

Klein I, Ojamma K: Thyroid hormone and the cardiovascular system. N Engl J Med 2001;344:501–509.

Langley RW, Burch HB: Perioperative management of the thyrotoxic patient. Endocrinol Metab Clin North Am 2003;32:519–534.

Lazar HL, Chipkin SR, Fitzgerald CA, et al: Tight glycemic control in diabetic coronary artery bypass graft patients improves perioperative outcomes and decreases recurrent ischemic events. Circulation 2004;109:1497–1502.

Lenders J, Pacak K, Walther M, et al: Biochemical diagnosis of pheochromocytoma: Which is best? JAMA 2002;287:1427–1434.

Luce JM: Physicians should administer low-dose corticosteroids selectively to septic patients until an ongoing trial is completed. Ann Intern Med 2004;141:70–72.

Melmed S: Acromegaly. N Engl J Med 1990;322:966–975.

Mihai R, Farndon JR: Parathyroid disease and calcium metabolism. Br J Anaesth 2000;85:29–43.

Minneci PC, Deans KJ, Banks SM, et al: Meta-analysis: The effect of steroids on survival and shock during sepsis depends on the dose. Ann Intern Med 2004;141:47–56.

Muier JJ, Endres SM, Offord K, et al: Glucose management in patients undergoing operation for insulinoma removal. Anesthesiology 1983;59:371–375.

Orth DN: Cushing's syndrome. N Engl J Med 1995;332:791–803.

Pacak K, Linehan WM, Eisenhofer G, et al: Recent advances in genetics, localization, and treatment of pheochromocytoma. Ann Intern Med 2001;134:315–329.

Panzer C, Beazley R, Braverman L: Rapid preoperative preparation for severe hyperthyroid Graves' disease. J Clin Endocrinol Metab 2004;89:2142–2144.

Porte D Jr: B-cells in type II diabetes mellitus. Diabetes 1991;40:166–180.

Pulver JJ, Cullen BF, Miller DR, Valenta LJ: Use of the artificial beta cell during anesthesia for surgical removal of an insulinoma. Anesth Analg 1980;59:950–952.

Ringel MD: Management of hypothyroidism and hyperthyroidism in the intensive care unit. Crit Care Clin 2001;17:59.

Roberts CG, Ladenson PW: Hypothyroidism. Lancet 2004; 363:793–803.

Roland EJL, Wierda JMKH, Turin BY, et al: Pharmacodynamic behavior of vecuronium in primary hyperparathyroidism. Can J Anaesth 1994;41:694–698.

Schmitt H, Buchfelder M, Radespiel-Troger M, et al: Difficult intubation in acromegalic patients: Incidence and predictability. Anesthesiology 2000;93:110–114.

Seidman PA, Kofke WA, Policare R, et al: Anaesthetic complications of acromegaly. Br J Anaesth 2000;84:179–182.

Southwick JP, Katz J: Unusual airway difficulty in the acromegalic patient—indications for tracheostomy. Anesthesiology 1979;51:72-73.

Stathatos N, Wartofsky L: Perioperative management of patients with hypothyroidism. Endocrinol Met Clin North Am 2003;32:503–518.

Sterns RH, Riggs JE, Schochet SS: Osmotic demyelination syndrome following correction of hyponatremia. N Engl J Med 1986;314:1535–1542.

Surks MI, Ortiz E, Daniels GH, et al: Subclinical thyroid disease: Scientific review and guidelines for diagnosis and management. JAMA 2004;291:228–238.

The Diabetes Control and Complications Trial (DCCT) Research Group: The effect of intensive treatment of diabetes on the development and progression of long-term complications in insulin-dependent diabetes mellitus. N Engl J Med 1993;329:977–986.

United Kingdom Prospective Diabetes Study (UKPDS) Group: Intensive blood-glucose control with sulphonylureas or insulin compared with conventional treatment and risk of complications in patients with type 2 diabetes. Lancet 1998;352:837.

Vance ML: Hypopituitarism. N Engl J Med 1994;330:1651–1662.

Van den Berghe G, Wouters P, Weekers F, et al: Intensive insulin therapy in critically ill patients.NEngl JMed 2001;345:1359–1367.

Van den Berghe G, Wouters PJ, Bouillon R, et al: Outcome benefit of intensive insulin therapy in the critically ill: Insulin dose versus glycemic control. Crit Care Med 2003;31:359–366.

VanHeerden JA, Edis AJ, Service FJ: The surgical aspect of insulinomas. Ann Surg 1979;189:677–682.

Wartofsky L: Combined levotriiodothyronine and levothyroxine therapy for hypothyroidism: Are we a step closer to the magic formula? Thyroid 2004;14:247–248.

Weatherill D, Spence AA: Anaesthesia and disorders of the adrenal cortex. Br J Anaesth 1984;56:741–747.

CAPÍTULO 17

Distúrbios Hematológicos

Christine S. Rinder

Distúrbios Eritrocitários
- Fisiologia da Anemia
- Distúrbios Afetando a Estrutura da Hemácia
- Distúrbios Afetando o Metabolismo da Hemácia
- A Molécula de Hemoglobina
- Distúrbios da Hemoglobina Resultando em Hemólise
- Distúrbios da Hemoglobina Resultando em Redução ou Ineficácia da Eritropoese: Anemia Macrocítica/Megaloblástica
- Distúrbios da Hemoglobina Resultando em Redução ou Ineficácia da Eritropoese: Anemia Microcítica
- Produção Defeituosa das Cadeias de Globina: As Talassemias
- Hemoglobinas com Afinidade Aumentada pelo Oxigênio
- Hemoglobinas com Afinidade Reduzida pelo Oxigênio
- Distúrbios da Produção de Hemácias

Distúrbios da Hemostasia
- Hemostasia Normal
- Distúrbios Hemostáticos Afetando os Fatores de Coagulação da Fase Inicial
- Distúrbios Hemostáticos Afetando Fatores de Coagulação da Fase de Propagação

Coagulação Arterial
- Distúrbios Afetando o Número de Plaquetas
- Distúrbios que Resultam em Defeitos da Produção Plaquetária: Congênitos
- Distúrbios que Resultam em Defeitos da Produção Plaquetária: Adquiridos
- Distúrbios da Destruição Plaquetária: Destruição não Imune
- Distúrbios de Destruição Plaquetária: Destruição Autoimune
- Distúrbios Qualitativos das Plaquetas

Distúrbios de Hipercoagulação
- Causas Hereditárias de Hipercoagulabilidade
- Causas adquiridas de Hipercoagulabilidade
- Hipercoagulabilidade Adquirida da Vasculatura Arterial

DISTÚRBIOS ERITROCITÁRIOS

Os estados patológicos podem estar relacionados a concentrações anormais (anemia, policitemia) ou a anomalias estruturais da hemoglobina (Hb). A capacidade de transporte de oxigênio e a adequação da liberação tecidual de oxigênio frequentemente são as manifestações clínicas mais importantes desses desequilíbrios.

Fisiologia da Anemia

A anemia, assim como a febre, é um sinal de doença que se manifesta clinicamente como uma deficiência numérica dos eritrócitos (hemácias [Hem]). Não existe um único valor laboratorial que defina anemia. De fato, o hematócrito pode estar inalterado a despeito de uma perda sanguínea aguda, enquanto nas parturientes, valores reduzidos de hematócrito refletem aumentos do volume plasmático, e não anemia. No entanto, em adultos, a anemia geralmente é definida como uma concentração de Hb de menos de 11,5 g/dL (hematócrito 36%) em mulheres e de menos de 12,5 g/dL (hematócrito de 40%) para os homens. As reduções de hematócrito que excedem um por cento a cada 24 horas só podem ser explicadas por uma perda sanguínea aguda ou por hemólise intravascular.

Os efeitos adversos mais importantes da anemia são a redução da liberação de oxigênio tecidual devidas a reduções associadas do conteúdo arterial de oxigênio (CaO_2). Por exemplo, reduções das concentrações de Hb de 15 g/dL a 10 g/dL resultam em uma redução de 33% da CaO_2. A compensação para a redução da CaO_2 alcançada por meio de um desvio para a direita da curva de dissociação da hemoglobina (que facilita a liberação de oxigênio da Hb para os tecidos) e de um aumento do débito cardíaco, como reflexo da redução da viscosidade sanguínea (**Fig. 17-1**). Além disso, quando a liberação de oxigênio para os tecidos é inadequada, os rins liberam eritropoietina, que estimula subsequentemente os precursores eritroides da medula óssea a produzirem hemácias adicionais. A fadiga e a redução da tolerância ao exercício refletem a incapacidade do débito cardíaco em aumentar ainda mais e manter a oxigenação tecidual, especialmente em pacientes anêmicos que se tornam fisicamente ativos. Existem muitas causas e formas de anemia, sendo as mais comuns a deficiência de ferro, a presença de doenças crônicas, talassemia e anemia, devida a uma perda aguda de sangue.

Considerações Anestésicas para a Anemia As concentrações aceitáveis mínimas de Hb que devem estar presentes antes da realização de uma cirurgia eletiva em pacientes com anemia crônica não podem ser preconizadas. Embora as concentrações de Hb de 10 g/dl sejam comumente citadas como um ponto de referência, não existem evidências de que valores de Hb abaixo deste nível determinem a necessidade de transfusões de hemácias perioperatórias. Em última análise, a decisão de administrar hemácias durante o período perioperatório é influenciada pelos riscos de anemia (redução da capacidade de transporte de oxigênio) e pelos riscos das transfusões (doenças transmissíveis, reações transfusionais hemolíticas em não hemolíticas, imunossupressão). Os riscos de anemia além da redução da liberação tecidual de oxigênio variam entre os indivíduos, dependendo das doenças clínicas coexistentes, da idade e da magnitude da perda sanguínea. Nesse aspecto, a decisão de transfundir os pacientes para atingir concentrações pré-operatórias específicas de Hb deve ser individualizada, levando em consideração vários fatores.

Conquanto diretrizes para o tratamento pré-operatório da anemia e da necessidade de transfusões de hemácias tenham sido desenvolvidas, é importante reconhecer que nenhum estudo controlado documentou as concentrações de Hb nas quais a transfusão de hemácias previna a isquemia miocárdica ou o infarto e melhorem o resultado clínico. Além disso, não existem evidências de que a morbidade pós-operatória (cicatrização da ferida, infecção) seja adversamente afetada quando a cirurgia é realizada na presença de anemia leve a moderada. No todo, existem poucas evidências que sustentem a eficácia das transfusões de hemácias, incluindo as transfusões em pacientes com doença cardiovascular. O American College of Surgeons recomenda transfusões de hemácias para pacientes normovolêmicos com anemia somente se houver a presença de sintomas. Um nível de Hb de 8 g/dL foi sugerido como um "gatilho para a transfusão" pelo Transfusion Practice Committee of the American Association of Blood Banks, enquanto um limiar de 7 g/dL foi sugerido pela National Institutes of Health Consensus Conference on Perioperative Blood Transfusion. Todavia, existe alguma preocupação de que a liberalização das diretrizes de transfusão e um aumento da aceitação de reduções intraoperatórias agudas das concentrações de Hb possam predispor alguns pacientes a complicações tais como a neuropatia óptica isquêmica.

O aumento das concentrações de 2,3-DPG nas hemácias é principalmente responsável pela manutenção da capacidade de transporte de oxigênio em presença de anemia crônica. Nesse aspecto, o débito cardíaco não aumenta em pacientes cronicamente anêmicos até que as concentrações de Hb se reduzam para, aproximadamente, 7 g/dL. Dados *in vitro* sugerem que o pico da capacidade de transporte de oxigênio ocorra com um hematócrito de 30%. Abaixo desse nível de hematócrito, a capacidade de transporte de oxigênio se reduz, enquanto acima dele a capacidade de transporte de oxigênio pode se reduzir como resultado da redução do fluxo sanguíneo tecidual devido ao aumento da viscosidade sanguínea. As transfusões pré-operatórias de concentrados de hemácias podem ser administradas para aumentar as concentrações de Hb, reconhecendo-se que um período de aproximadamente 24 horas é necessário para restabelecer o volume do líquido intravascular. Comparados a volumes semelhantes de sangue total, o concentrado de hemácias produz, aproximadamente, o dobro de aumento nas concentrações de Hb.

Se a cirurgia eletiva for realizada na presença de anemia crônica, parece prudente minimizar a probabilidade de alterações significativas que poderiam interferir ainda mais com a liberação de oxigênio para os tecidos. Por exemplo, as reduções do débito cardíaco induzidas por medicamentos, ou o desvio para a esquerda da curva de dissociação da oxi-hemoglobina devido à alcalose res-

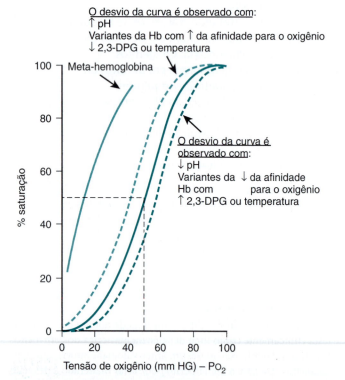

Figura 17-1 • Curva normal de dissociação da oxi-hemoglobina e fatores que resultam no deslocamento da dissociação do O_2. 2,3-DPG, 2,3-difosfoglicerato; Hb, hemoglobina.

CAPÍTULO 17
Distúrbios Hematológicos

piratória decorrente da hiperventilação iatrogênica dos pulmões do paciente podem interferir com a liberação tecidual de oxigênio. A redução da temperatura corporal também desvia as curvas de dissociação da hemoglobina para a esquerda. A redução das necessidades teciduais de oxigênio pode acompanhar os efeitos depressores das drogas anestésicas e a hipotermia, compensando as reduções da liberação tecidual de oxigênio associadas à anemia em graus imprevisíveis. Todavia, os sinais e sintomas de liberação inadequada de oxigênio devidos à anemia durante a anestesia são de difícil apreciação. Esforços para compensar o impacto da perda sanguínea cirúrgica por medidas tais como a hemodiluição normovolêmica e a recuperação intraoperatória de sangue são considerações a serem feitas em pacientes selecionados. Os efeitos da anestesia sobre o sistema nervoso simpático e as respostas cardiovasculares podem embotar o aumento habitual do débito cardíaco associado a uma anemia normovolêmica aguda.

Os anestésicos voláteis podem ser menos solúveis no plasma de pacientes anêmicos, refletindo uma redução na concentração das hemácias ricas em lipídios. Como resultado, o estabelecimento da pressão parcial arterial dos anestésicos voláteis no plasma de pacientes anêmicos pode ser acelerada. Todavia, os efeitos da redução da solubilidade dos anestésicos voláteis devidos à anemia provavelmente são compensados pelo impacto do débito cardíaco aumentado. Consequentemente, parece improvável que diferenças clinicamente detectáveis na taxa de indução da anestesia ou de vulnerabilidade a uma superdosagem de anestésicos poderiam estar presentes em pacientes anêmicos mais do que em pacientes normais. Embora não haja evidências disponíveis que a corroborem, é provável que a decisão para repor a perda sanguínea intraoperatória com sangue total ou concentrados de hemácias seja tomada quando as concentrações de Hb se reduzam agudamente a menos de 7 g/dL, especialmente se houver uma anemia ou doença cardiovascular ou cerebrovascular coexistente.

Distúrbios Afetando a Estrutura da Hemácia

O oxigênio exigido pelos tecidos para o metabolismo aeróbico é suprido pela massa circulante de eritrócitos maduros (hemácias). A população circulante de hemácias é continuamente renovada pelas células precursoras eritroides na medula óssea, tanto sob o controle humoral quanto de fatores de crescimento celular. Este ciclo de eritropoese normal é um processo cuidadosamente regulado. Os sensores de oxigênio no interior do rim detectam alterações mínimas na quantidade de oxigênio disponível para o tecido e, pela liberação de eritropoietina, são capazes de ajustar a eritropoiese para se igualar às necessidades teciduais.

A hemácia madura em repouso assume a forma de um disco bicôncavo com um diâmetro médio de 8 μm, uma espessura de 2 μm e um volume de 90 fL. Ela carece de um núcleo e de mitocôndrias e 33% do seu conteúdo é constituído por uma única proteína, a Hb. As necessidades intracelulares de energia são em grande parte supridas pelo metabolismo da glicose, que é dirigido para a manutenção da Hb em um estado solúvel, reduzido, fornecendo quantidades apropriadas de 2,3-difosfoglicerato (2,3-DPG) e gerando trifosfato de adenosina para sustentar a função da membrana, sem um núcleo ou via metabólica proteica, a célula tem um período de vida de 100 a 120 dias. No entanto, a estrutura única da hemácia adulta oferece a flexibilidade máxima à medida que a célula viaja através da microvasculatura.

Esferocitose Hereditária

As anomalias na composição proteica da membrana podem resultar em anemia hemolítica crônica. A esferocitose hereditária (EH) é herdada em um padrão autossômico dominante em mais de 60% dos pacientes, com mutações esporádicas em outros 20%, sendo o restante dos casos classificados como recessivos. A EH é a anemia hemolítica hereditária mais comum na Europa e nos Estados Unidos, com uma frequência de um em cada 5.000 indivíduos. O principal defeito na EH é uma deficiência nas proteínas do esqueleto da membrana, geralmente a espectrina e a anquirina. Essas células exibem uma fragilidade osmótica anormal e um encurtamento da meia-vida circulante. Os pacientes com EH podem ser clinicamente silenciosos e, aproximadamente, um terço apresenta uma anemia hemolítica muito leve, raramente exibindo esferócitos no seu esfregaço periférico. Alguns pacientes, porém, podem apresentar um grau mais grave de hemólise e da resultante anemia, com menos de 5% dos pacientes desenvolvendo anemia potencialmente fatal. Os pacientes com EH frequentemente apresentam esplenomegalia e experimentam sintomas de fatigabilidade fácil em proporção com a sua anemia crônica. Os pacientes de EH apresentam o risco de episódios de crises hemolíticas, frequentemente precipitados por infecção viral ou bacteriana. Essas crises agravarão a anemia crônica, podendo estar associadas à icterícia. A infecção pelo parvovírus B19, contudo, pode produzir uma crise aplásica profunda, embora transitória (10–14 dias). O risco de cálculos biliares pigmentares é alto em pacientes com EH e deve ser considerado nos pacientes que se queixam de cólica biliar. O risco anestésico desses pacientes é, em grande parte, ditado pela gravidade da sua anemia, seja a sua hemólise uma condição constante, ou estejam eles atualmente experimentando uma exacerbação daquela hemólise devido a uma infecção concorrente.

Considerações Anestésicas A anemia episódica, frequentemente desencadeada por infecção viral ou bacteriana e colelitíase, deve ser levada em consideração.

Eliptocitose Hereditária

A eliptocitose hereditária é produzida por uma anomalia em uma das proteínas de membrana, a espectrina ou a glicoforina, que torna o eritrócito menos maleável. A eliptocitose hereditária é herdada como um distúrbio autossômico dominante, sendo prevalente em regiões onde a malária é endêmica, atingindo uma frequência de, até, três em 100. O diagnóstico da eliptocitose hereditária é mais frequentemente um achado incidental, no qual a maior parte das células demonstra um aspecto elíptico e mesmo em bastão. A maior parte dos pacientes com eliptocitose hereditária é heterozigota e só raramente experimenta hemólise. Em contraposição, a homozigose (<10%) ou os defeitos heterozigóticos compostos podem demonstrar maiores graus de hemólise e, consequentemente, uma anemia mais grave.

Considerações Anestésicas Ver a discussão sobre anemia.

Acantocitose

A acantocitose é um outro defeito na estrutura da membrana encontrado em pacientes com deficiência congênita de lipoproteína-β (abetalipoproteinemia) e raramente naqueles com cirrose ou pancreatite grave. Ela resulta do acúmulo de colesterol ou esfingomielina na membrana externa do eritrócito. Este acréscimo dá à membrana um aspecto espiculado que avisa aos macró-

409

fagos do sistema retículo-endotelial para removê-las da circulação, produzindo hemólise.

Considerações Anestésicas Ver a discussão anterior sobre anemia.

Hemoglobinúria Paroxística Noturna

A hemoglobinúria paroxística noturna é um distúrbio clonal que pode surgir em células hematopoéticas em qualquer lugar entre a segunda e a quinta década de vida. Uma série de mutações diferentes foi identificada, mas todas resultaram em anomalias ou na redução de uma proteína de membrana conhecida como glicosil fosfatidil glicano. Esta proteína é encontrada em todas as células hematopoéticas e serve para fixação de proteínas secundárias específicas à membrana, as assim denominadas proteínas ligadas ao glicosil fosfatidil glicano. Os pacientes frequentemente exibem anemia hemolítica e apresentam um maior risco de trombose venosa devido à ativação da coagulação decorrente da ativação desregulada do complemento. Alternativamente, a ausência da protectina, uma proteína crítica ligada ao glicosil fosfatidil glicano, pode estar associada a uma medula displásica ou aplásica, sugestiva de lesão de todas as células precursoras hematopoéticas. A hemoglobinúria paroxística tende a ser um distúrbio crônico, com anemia hemolítica e deficiência de outros constituintes da medula óssea. A expectativa média de vida após o diagnóstico é de oito a 10 anos.

Considerações Anestésicas Ver a discussão prévia sobre anemia e a discussão sobre hipercoagulabilidade no final do capítulo.

Distúrbios Afetando o Metabolismo da Hemácia

Carecendo de um núcleo e possuindo uma expectativa de vida limitada (120 dias), o eritrócito pode manter um espectro muito estreito de atividades necessárias para o cumprimento das suas funções de transporte de oxigênio. A estabilidade da membrana eritrocitária e a solubilidade da Hb intracelular dependem de quatro vias metabólicas sustentadas pela glicose. Essas quatro vias estão ilustradas na **Figura 17-2**. As vias clinicamente mais relevantes estão descritas a seguir.

Via de Embden-Meyerhoff

A via de Embdem-Meyerhoff (via não oxidativa ou anaeróbica) é responsável pela geração do trifosfato de adenosina necessário para a função da membrana e pela manutenção do formato e maleabilidade celular. Os defeitos da glicogenólise anaeróbica estão associados a um aumento da rigidez celular a uma redução da sobrevida, o que produz uma anemia hemolítica. Ao contrário das deficiências da via fosfogluconato, posteriormente descritas, as deficiências da via glicolítica não apresentam qualquer alteração morfológica eritrocitária típica que denunciem a sua presença, nem estão elas sujeitas a crises hemolíticas após a exposição a oxidantes. A gravidade da sua hemólise é altamente variável e, em grande medida, imprevisível de um paciente para outro.

Via do Fosfogluconato

De um modo semelhante, a via do fosfogluconato acopla o metabolismo oxidativo com a redução do nicotinamida adenina dinucleotídeo fosfato e da glutationa. Ela neutraliza os oxidantes ambientais e previne a desnaturação da globina. Quando o paciente carece dessas duas enzimas fundamentais, a glicose-6-fosfato desidrogenase (G6PD) ou da glutationa redutase, a Hb desnatu-

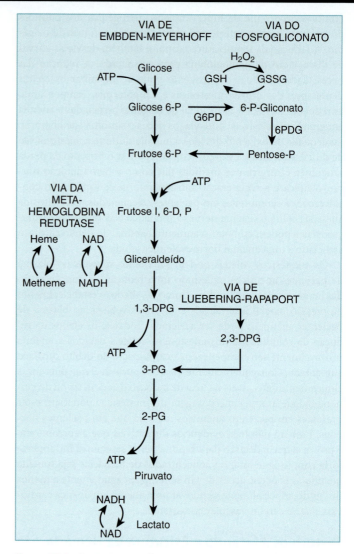

Figura 17-2 • Representação diagramática dos quatro distúrbios que mais afetam o metabolismo das hemácias. 6PDG, 6-fosfogliconato desidrogenase; ATP, trifosfato de adenosina; G6PD, glicose-6-fosfato desidrogenase; GSH, glutationa redutase; GSSG, glutationa oxidada; NAD, nicotinamida adenina dinucleotídeo; NADH, forma reduzida da nicotinamida adenina dinucleotídeo.

rada se precipita na superfície interna da membrana do eritrócito, resultando em lesão da membrana e hemólise.

Deficiência de Glicose-6-Fosfato Desidrogenase

Os eritrócitos contêm níveis mais altos de glutationa redutase do que qualquer outra célula no corpo. De fato, recursos preciosos são continuamente explorados para manter altas as reservas desse antioxidante crítico para a proteção da hemácia contra a toxicidade do próprio oxigênio que ela está transportando.

A deficiência de G6PD é uma das mutações causadoras de doença mais prevalentes, afetando centenas de milhões de pessoas em todo o mundo, com variantes regionais que predominam no Mediterrâneo, no Sudeste asiático e em territórios chineses. Codificada do cromossomo X, ela está sujeita à compensação de dose pela inativação do cromossomo X. As enzimas remanescentes da via da glutationa estão em cromossomos autossômicos e as suas deficiências são muito raras, mas geralmente manifestam sintomas semelhantes aos da deficiência de G6PD. A atividade da G6PD é mais alta nas hemácias jovens e declina com a idade, com uma meia-vida de, aproximadamente, 60 dias. As manifestações clínicas da deficiência de G6PD podem ser divididas em três categorias: uma anemia hemolítica crônica; uma anemia aguda e episódica; e nenhum risco aparente de hemólise. As agressões agudas que tanto precipitam como agravam as anemias hemolíticas preexistentes mais comumente são infecções, medicamentos, ou ingestão de feijão-fava. O azul de metileno constitui uma preocupação particular, uma vez que pode ser administrado terapeuticamente para a meta-hemoglobinemia (discutida posteriormente). Se um paciente que estiver manifestando meta-hemoglobinemia, com uma liberação de oxigênio já comprometida, também for deficiente para a G6PD, a administração de azul de metileno poderá ser potencialmente fatal.

Considerações Anestésicas O risco anestésico é, em grande parte, uma função da gravidade e do aparecimento agudo da anemia, conforme previamente discutido. Drogas que reconhecidamente precipitam a crise hemolítica devem, obviamente, ser evitadas e as infecções perioperatórias podem constituir uma preocupação especial.

Deficiência de Piruvato Quinase

A deficiência de piruvato quinase é o defeito eritrocitário que mais provoca anemia hemolítica congênita. Embora menos prevalente do que a deficiência da glicose-6-fosfato desidrogenase (ver seção anterior), as deficiências da piruvato quinase são consideravelmente mais propensas a manifestar uma anemia hemolítica crônica. Os acúmulos de 2,3-DPG nas hemácias provocam um desvio da curva de dissociação da oxi-hemoglobina para a direita a fim de facilitar a liberação do oxigênio da hemoglobina para os tecidos periféricos. A esplenectomia não impede totalmente a hemólise, mas reduz a taxa de destruição das hemácias. A gravidade da apresentação clínica varia de um processo leve, plenamente compensado sem anemia a uma anemia hemolítica potencialmente fatal, exigindo transfusão, presente ao nascer. Os indivíduos gravemente afetados podem ser cronicamente ictéricos, desenvolver cálculos biliares pigmentados e manifestar esplenomegalia. A esplenectomia frequentemente melhora a hemólise crônica, podendo até eliminar a necessidade de transfusões. Uma mutação autossômica recessiva, a deficiência de piruvato quinase, é globalmente encontrada, mas exibe uma prevalência mais alta entre as pessoas de origem norte-europeia e de algumas regiões da China. Nessas populações, a frequência de heterogozidade pode alcançar até 1%.

Considerações Anestésica. O risco anestésico é, em grande, parte uma função da gravidade e do aparecimento agudo da anemia, conforme discutido previamente.

Via da Meta-hemoglobina Redutase

A via da meta-hemoglobina redutase utiliza o nicotinamida adenina dinucleotídeo reduzido por nucleotídeos de piridina, gerado pela glicólise anaeróbica, para manter o ferro do heme no seu estado ferroso. Uma mutação hereditária da enzima meta-hemoglobina redutase (também denominada nicotinamida adenina dinucleotídeo reduzido pela diaforase ou citocromo b_5 redutase) resulta em uma incapacidade de neutralizar a oxidação da Hb à meta-hemoglobina, a forma férrica de Hb, que não transportará o oxigênio. Os pacientes com o tipo I de deficiência nicotinamida adenina di-

nucleotídeo reduzido pela diaforase acumulam pequenas quantidades de meta-hemoglobina nas hemácias circulantes, enquanto os pacientes do tipo II apresentam cianose grave e retardo mental. A meta-hemoglobinemia é discutida em detalhes na seção intitulada "Hemoglobinas com Redução da Afinidade ao Oxigênio".

Via de Luebering-Rapaport

Finalmente, a via de Luebering-Rapaport é responsável pela produção de 2,3-DPG (também conhecido como 2,3-bifosfoglicerato). Uma única enzima, a bifosfoferogliceromutase, medeia tanto a atividade da sintase, resultando na formação de 2,3-DPG, quanto da atividade da fosfatase que, então, converte o 2,3-DPG em 3-fosfoglicerato, devolvendo-o à via glicolítica. O equilíbrio entre a formação e o metabolismo do 2,3-DPG é sensível ao pH, com a alcalose favorecendo a atividade da sintase e a acidose a atividade da fosfatase. A resposta ao 2,3-DPG também é influenciada pelo suprimento de fosfato para a célula. A grave depleção de fosfato nos pacientes com cetoacidose diabética ou deficiência nutricional pode resultar em uma redução da resposta na produção de 2,3-DPG.

A Molécula de Hemoglobina

A hemácia é basicamente um contêiner para a Hb, cada uma contendo um grupo heme ativo, que representa, globalmente, 90% do peso seco da hemácia. Cada grupo heme é capaz de se ligar a uma molécula de oxigênio. A função respiratória da Hb, isso é, a captação e liberação de oxigênio para os tecidos, envolve uma alteração específica na estrutura molecular. A medida que a Hb se alterna entre a sua forma desoxi-hemoglobina para a forma oxi-hemoglobina, o CO_2 e o 2,3-DPG são expulsos da sua posição entre as cadeias das β-globinas, abrindo a molécula para receber o oxigênio. Além disso, o oxigênio se ligando a um dos grupos heme aumenta a afinidade dos outros grupos ao carregamento de oxigênio. Essa interação é responsável pela forma sigmoide da curva de dissociação do oxigênio.

Os defeitos hereditários da estrutura da Hb podem interferir com essa função respiratória. A maior parte dos defeitos são substituições de um único aminoácido, tanto na cadeia α-globina quanto na β-globina. Alguns interferem com o movimento molecular, restringindo a molécula a estados de baixa ou de alta afinidade, enquanto outros tanto alteram a valência do ferro do heme de ferroso para férrico, como reduzem a solubilidade da molécula de Hb. A Hb S (doença das células falciformes) é um exemplo de substituição de um único aminoácido que resulta em redução da solubilidade, provocando, tipicamente, a precipitação da Hb anormal.

Distúrbios da Hemoglobina Resultando em Hemólise

Hemoglobina S Falcêmica

A anemia falciforme é um distúrbio provocado pela substituição de uma valina pelo ácido glutâmico na subunidade β da globina. No estado desoxigenado, esta Hb S sofre alterações na sua conformação que expõem uma região hidrofóbica da molécula. Em condições extremas de desoxigenação, que fazem com que uma alta percentagem da Hb residente no interior do eritrócito se submeta a esses estados, as regiões hidrofóbicas se agregam, resultando na distorção da membrana do eritrócito, em dano oxidativo da membrana, no comprometimento da deformabilidade e em um encurtamento da expectativa de vida. A anemia falciforme, a forma homozigota da doença da Hb S, se apresenta precocemente na vida com uma anemia hemolítica grave e doença vaso-oclusiva envolvendo a medula, baço, rim e sistema nervoso central. Os pacientes experimentam crises dolorosas episódicas caracterizadas por dor óssea e articular que pode ou não estar associada à enfermidade concomitante. A gravidade e a progressão da doença são extraordinariamente variadas. A lesão orgânica pode se iniciar precocemente na infância, com infartos esplênicos recorrentes culminando com perda da função esplênica na primeira década de vida. A medula renal é um outro alvo principal, sendo a perda da capacidade de concentração uma característica precoce da doença, progredindo para a insuficiência renal crônica, geralmente na terceira ou quarta décadas de vida. As complicações pulmonares e neurológicas constituem as principais causas de morbidade e mortalidade. A lesão pulmonar resulta do dano pulmonar progressivo devido a reações inflamatórias persistentes pontuadas pela síndrome torácica aguda, uma complicação semelhante à pneumonia caracterizada por um infiltrado pulmonar novo envolvendo, pelo menos, um segmento pulmonar completo e, no mínimo, um dos seguintes itens: dor torácica, febre de mais de 38,5º C, taquipneia, sibilos, ou tosse. As complicações neurológicas podem incluir acidentes isquêmicos, geralmente do tipo isquêmico na adolescência e hemorrágico na vida adulta.

Considerações Anestésicas O traço falcêmico não provoca um aumento da morbidade ou mortalidade perioperatória: em contrapartida, os pacientes com anemia falciforme apresentam uma elevada incidência de complicações perioperatórias. Os fatores de risco para tais complicações incluem idade, frequência das internações hospitalares e/ou transfusões por episódios de crise; evidências de lesão orgânica, tais como uma baixa saturação basal de oxigênio, creatinina elevada, disfunção cardíaca, histórico de eventos do sistema nervoso central e infecção recorrente. O risco intrínseco ao tipo de cirurgia é uma importante consideração, com os procedimentos menores, tais como um reparo de hérnia inguinal e as cirurgias de extremidades, sendo considerados de baixo risco; as cirurgias intra-abdominais, tais como a colecistectomia, sendo consideradas de risco intermediário; e os procedimentos intracranianos e intratorácicos sendo classificados como de alto risco. Dentre os procedimentos ortopédicos, contudo, a cirurgia de quadril e a substituição de quadril, em particular, estão associadas a um considerável risco de complicações, incluindo a perda sanguínea excessiva em mais de 70% dos pacientes e de eventos falcêmicos em 19% dos pacientes.

Os objetivos do tratamento com transfusão pré-operatória mudaram nos últimos anos. Os estudos que examinaram os efeitos das estratégias agressivas de transfusão visaram ao aumento da taxa de Hb normal em relação à Hb falcêmica e não descobriram benefícios em comparação aos objetivos mais conservadores de obtenção de um hematócrito pré-operatório de 30%. De fato, a estratégia agressiva exigia significantemente mais transfusões e as complicações dessas transfusões superavam os seus benefícios. Consequentemente, os procedimentos de baixo risco raramente exigem qualquer transfusão pré-operatória e os pacientes que estão sendo submetidos a cirurgias de risco moderado a alto necessitam, apenas, da correção de qualquer anemia pré-operatória até um hematócrito-alvo de 30%. A escolha da técnica anestésica não parece afetar significantemente o risco de complicações originadas da doença falcêmica. Os objetivos secundários habituais, de se evitar

a desidratação, a acidose e a hipotermia durante a anestesia, teoricamente também deveriam reduzir o risco de eventos falcêmicos perioperatórios. Os torniquetes ortopédicos oclusivos não estão contraindicados na doença falciforme, embora, conforme mencionado, a incidência de complicações perioperatórias está aumentada. A dor pós-operatória exige tratamento agressivo uma vez que a dor no sitio cirúrgico e a dor devida a eventos vaso-oclusivos podem exacerbar as complicações dessa doença. Os pacientes podem apresentar um grau de tolerância aos opiáceos, e embora um subgrupo de pacientes possa exibir dependência medicamentosa, esta consideração não deve levar os clínicos a tratar insuficientemente esta população de pacientes.

A complicação conhecida como *síndrome torácica aguda* pode se desenvolver tipicamente em dois a três dias no período pós-operatório e demanda uma atenção agressiva sobre à oxigenação, analgesia adequada e transfusões frequentes de sangue a fim de corrigir a anemia e melhorar a oxigenação. A inalação de óxido nítrico para reduzir a hipertensão pulmonar e melhorar a oxigenação sanguínea demonstrou potencial, mas não está atualmente amplamente disponível.

Hemoglobina C Falcêmica

A Hb C é prevalente em, aproximadamente, um quarto da frequência da hemoglobina S. A Hb C faz com que o eritrócito perca água com um aumento da atividade do sistema cotransportador de potássio e cloro, resultando em desidratação celular que, no estado homozigoto (CC) pode produzir uma anemia hemolítica leve à moderada. Ironicamente, a presença tanto da Hb S quanto da Hb C (Hb SC), traços que isoladamente não produzem sintomas, em conjunto produzem uma tendência no sentido do afoiçamento e de complicações associadas que se assemelham àquelas da doença da Hb SS. Parece que a desidratação produzida pela Hb C aumenta a concentração da Hb S no interior do eritrócito, exacerbando a sua insolubilidade e a tendência à polimerização.

Considerações Anestésicas Os riscos anestésicos da Hb SC não estão tão bem-estudados quanto os da Hb SS, mas uma investigação sugeriu que as transfusões perioperatórias reduzam consideravelmente a incidência de complicações falcêmicas neste subgrupo.

Hemoglobina Falcêmica-β-Talassemia

Entre os afro-americanos, a frequência genética da β-talassemia é um décimo daquela da Hb S. A apresentação clínica desse estado heterozigoto composto é, em grande parte, determinada por se ela está associada a quantidades reduzidas de Hb A presente (anemia falciforme-β-talassemia) ou a nenhuma Hb A em absoluto (anemia falciforme-β_{zero}talassemia). Na ausência de qualquer Hb A, os pacientes experimentam crises vaso-oclusivas agudas, síndrome torácica aguda e outras complicações falcêmicas em taxas que se assemelham àquelas da Hb SS.

Complicações Anestésicas Elas são as mesmas que aquelas para a Hb S falcêmica homozigota.

Hemoglobinas Instáveis

As Hbs se tornam instáveis devido a alterações estruturais que reduzem a sua solubilidade ou as tornam mais suscetíveis à oxidação dos aminoácidos no interior das cadeias de globina. Mais de 100 variantes instáveis únicas de Hb foram documentadas, a maior parte associada somente a manifestações clínicas mínimas.

CAPÍTULO 17
Distúrbios Hematológicos

As mutações comprometem tipicamente o dobramento da globina ou da ligação heme-globina que estabiliza a metade heme no interior da bolsa hidrofóbica de globina. Uma vez libertado da sua fenda, o heme se liga inespecificamente a outras regiões das cadeias de globina, fazendo com que elas formem um precipitado contendo cadeias de globina e fragmentos de cadeia e heme, denominado corpo de Heinz. Os corpos de Heinz interagem com a membrana do eritrócito, reduzindo a sua deformabilidade e favorecendo a sua remoção pelos macrófagos esplênicos. As Hbs instáveis variam na sua propensão para formar corpos de Heinz e, consequentemente, na gravidade da anemia associada. A hemólise pode ser agravada pelo desenvolvimento de estresses oxidantes adicionais, tais como infecções ou a ingestão de agentes oxidantes. O tratamento de anestesia desses pacientes é em grande medida ditada pelo grau de hemólise que ocorre em cada paciente em particular, com transfusão durante as crises de hemólise grave, evitando-se os agentes oxidantes. Os pacientes com crises recorrentes de hemólise ou morbidade grave devida à anemia crônica podem ser considerados para a esplenectomia, que geralmente é eficaz na redução e mesmo na eliminação dos sintomas.

Considerações Anestésicas Esses pacientes podem apresentar anemia grave e lesão renal induzida pela hemoglobina. Deve-se tomar o cuidado de evitar o uso de agentes oxidantes.

Distúrbios da Hemoglobina Resultando em Redução ou Ineficácia da Eritropoese: Anemia Macrocítica/Megaloblástica

A interrupção da sequência de maturação do precursor eritroide pode resultar de deficiências de vitaminas, tais como o ácido fólico e a vitamina B_{12}, exposição a agentes quimioterápicos, ou um estado pré-leucêmico. Uma vez que todos esses são defeitos da maturação nuclear, os pacientes se apresentam com anemias macrocíticas e morfologia megaloblástica da medula óssea.

Anemias por Deficiência de Folatos e B_{12}

As deficiências de folatos e de vitamina B_{12} são causas primárias de anemia macrocítica em adultos. Ambas as vitaminas são essenciais para a síntese normal de DNA e tecidos de renovação elevada, tais como a medula, são os primeiros a serem afetados quando essas vitaminas têm um suprimento reduzido. Em estados de deficiência, os precursores da medula óssea parecem muito maiores do que o normal e são incapazes de completar a divisão celular. Consequentemente, a medula óssea se torna megaloblástica e hemácias macrocíticas são liberadas na circulação. A prevalência de deficiências dessas vitaminas varia consideravelmente em diferentes partes do mundo. Nos países desenvolvidos, o alcoolismo é uma fonte frequente de deficiência de folatos, tanto devido aos hábitos dietéticos deficientes do alcoólatra quanto pela interferência com o metabolismo do folato. Nos países em desenvolvimento, onde o espru tropical e o não tropical são mais disseminados, a má-absorção pode aumentar a frequência das deficiências de B_{12}.

A exposição prolongada ao óxido nitroso pode produzir um comprometimento da atividade da vitamina B_{12}. O óxido nitroso pode oxidar o átomo de cobalto da vitamina, reduzindo a sua atividade cofatora e provocando o comprometimento da tanto da síntese metionina quanto da síntese da *S*-adenosilmetionina. Essa ação exige uma exposição prolongada a altas concentrações de óxido nitroso e só corresponde a situações em que os sistemas queladores

são inadequados, situação que pode ser encontrada em consultórios dentários ou no uso recreativo do gás.

Uma anemia hemolítica completa devida à deficiência de folato ou de vitamina B_{12} pode resultar em níveis de Hb menores do que oito a 10 g/dL, um volume celular médio de 110 a 140 fL (normal = 90 fL), uma contagem normal de reticulócitos e níveis aumentados de lactato desidrogenase e bilirrubina. Além da anemia megaloblástica, a deficiência de vitamina B_{12} está associada à neuropatia periférica bilateral, devido à degeneração das colunas lateral e posterior da medula espinhal. Há parestesias simétricas com perda das sensibilidades proprioceptiva a vibratória, especialmente nas extremidades inferiores. A marcha é instável e os reflexos tendinosos profundos estão diminuídos. O comprometimento da memória e a depressão mental podem ser proeminentes. Esses déficits neurológicos são progressivos, a menos que a vitamina B_{12} parenteral seja fornecida. O abuso não medicamentoso do óxido nitroso pode estar associado a achados neurológicos semelhantes àqueles que acompanham a deficiência de vitamina B_{12} e a anemia perniciosa.

As deficiências de folatos e de vitamina B_{12} podem ser tratadas com preparados vitamínicos parenterais, que nos casos de má-absorção intestinal se torna a via preferida. A correção de emergência, tanto na preparação para uma cirurgia iminente quanto em uma anemia potencialmente fatal, é feita por meio de transfusões de hemácias.

Considerações Anestésicas A administração da anestesia nos pacientes com anemia megaloblástica devida à deficiência de vitamina B_{12} é influenciada pela necessidade de manter o fornecimento de sangue arterial oxigenado para os tecidos periféricos. A presença de alterações neurológicas pode reduzir a seleção de técnicas anestésicas regionais ou o emprego de bloqueadores nervosos periféricos. O uso de óxido nitroso é questionável e esse fármaco demonstrou inibir a atividade da metionina sintetase pela oxidação do átomo de cobalto da vitamina B_{12} de um estado ativo para um estado inativo. Mesmo as exposições relativamente curtas ao óxido nitroso podem produzir alterações megaloblásticas.

Distúrbios da Hemoglobina Resultando em Redução ou Ineficácia da Eritropoese: Anemia Microcítica

Os defeitos da hemoglobinização, incluindo a deficiência grave de ferro e defeitos hereditários da síntese da cadeia de globina, as talassemias, produzem anemia microcítica e hipocrômica e uma eritropoese acentuadamente ineficaz.

Anemia por Deficiência de Ferro

A deficiência nutricional de ferro só é uma causa de anemia em lactentes e crianças pequenas. Nos adultos, a anemia por deficiência de ferro pode apenas refletir a depleção dos depósitos de ferro devida à perda sanguinea crônica, mais provavelmente pelo trato gastrointestinal ou pelo trato genital feminino (menstruação). As parturientes são suscetíveis ao desenvolvimento de anemia por deficiência de ferro devido a um aumento da massa de hemácias durante a gestação e às necessidades de ferro pelo feto. Os sintomas da anemia por deficiência de ferro dependem da verdadeira concentração de Hb.

Diagnóstico Os pacientes que estão experimentando uma perda sanguinea crônica podem não ser capazes de absorver ferro suficiente do trato gastrointestinal para formar Hb tão rapidamente

413

quanto as hemácias são perdidas. Como resultado, as hemácias muitas vezes são produzidas com muito pouca Hb, resultando em anemia microcítica e hipocrômica. Todavia, a maior parte dos casos de anemia por deficiência de ferro nos Estados Unidos é branda, exibindo concentrações de Hb de 9 a 12 g/dL. A ausência de ferro nas colorações dos aspirados da medula óssea é confirmatória para a anemia por deficiência de ferro. A demonstração da redução das concentrações séricas de ferritina serve como um exame alternativo de baixo custo aos exames da medula óssea para o diagnóstico de anemia por deficiência de ferro.

Tratamento O tratamento da anemia por deficiência de ferro é feito com sais de ferro ferroso, tais como o sulfato ferroso, administrados oralmente. Os depósitos de ferro são lentamente reabastecidos. O tratamento deve ser continuado por, no mínimo, um ano após a fonte da perda sanguínea que provocou a deficiência de ferro ter sido corrigida. As respostas favoráveis ao tratamento com ferro se caracterizam por aumentos das concentrações de Hb de, aproximadamente, 2 g/dL em três semanas ou o retorno das concentrações de Hb aos níveis normais em seis semanas. O sangramento continuado se reflete na reticulocitose e no insucesso em elevar as concentrações de Hb em resposta à terapia com ferro. A eritropoetina humana recombinante pode ser empregada para tratar a anemia induzida por droga ou para melhorar as concentrações de Hb antes de uma cirurgia eletiva.

Produção Defeituosa das Cadeias de Globina: As Talassemias

As cadeias de globina são montadas pelos ribossomos citoplasmáticos sob o controle de dois aglomerados de genes estreitamente vinculados nos cromossomos 11 e 16. A molécula final da globina é um tetrâmero de duas cadeias de α-globina e duas cadeias não α-globina. No adulto, 96% a 97% da Hb é constituída de duas cadeias de α-globina e por duas cadeias de β-globina (Hb A) com um componente menor de Hb F e A_2.

Um defeito hereditário na síntese da cadeia da globina, conhecido como talassemia, é uma das principais causas de anemia microcítica em crianças e adultos. Esse distúrbio exibe uma forte influência geográfica, sendo a β-talassemia predominante na África e na área do Mediterrâneo e a α-talassemia e a Hb E dominantes no Sudeste asiático.

Talassemia *Minor*

A maior parte dos indivíduos com talassemia é de pacientes com a forma *minor* que são heterozigotos para uma mutação do gene da α-globina (traço para a α-talassemia), ou daquela para a β-globina (traço para a β-talassemia). Embora a mutação possa reduzir a síntese da cadeia de globina, afetada em até 50% do normal, produzindo hemácias hipocrômicas e microcíticas, a anemia geralmente é discreta (Hb 10-14 g/dL, na pior das hipóteses), ocorrendo relativamente pouco acúmulo da globina não afetada. Assim, raramente é encontrada a morbidade associada à hemólise crônica e à eritropoese ineficaz.

Talassemia Intermédia

Os pacientes com talassemia intermédia se apresentam com anemia mais grave e microcitose e hipocromia proeminentes. Eles apresentam sintomas atribuíveis à sua anemia, podendo também apresentar hepatoesplenomegalia, cardiomegalia, alterações es-

queléticas secundárias à expansão da medula. Esses pacientes ou apresentam uma forma mais branda de β-talassemia homozigótica, ou um defeito combinado de α e β-talassemia, ou β-talassemia com altos níveis de Hb F.

Talassemia *Major*

Os pacientes com talassemia *major* desenvolvem uma anemia grave, potencialmente fatal, durante os seus primeiros anos de vida. Para sobreviver à infância, eles necessitam de terapia transfusional de longo prazo a fim de corrigir a sua anemia e suprimir o alto nível de eritropoese ineficaz. Caso contrário, eles falecerão durante a infância ou apresentarão alterações acentuadas devido à sua doença e às complicações da terapia. A gravidade da talassemia é extraordinariamente variável, mesmo entre os pacientes com mutações genéticas aparentemente idênticas. Nas formas mais graves, os pacientes exibem três defeitos que deprimem acentuadamente a sua capacidade de transporte de oxigênio: (1) eritropoese ineficaz, (2) anemia hemolítica e (3) hipocromia com microcitose. O déficit da capacidade de transporte de oxigênio produz uma liberação máxima de eritropoietina e os eritroblastos da medula óssea respondem aumentando a sua síntese desequilibrada de globina. As globinas descasadas que se acumulam, se agregam e precipitam, formando corpos de inclusão que causam danos à membrana das hemácias. Algumas dessas hemácias defeituosas são destruídas no interior da medula óssea, resultando em eritropoese ineficaz. Alguns eritrócitos anormais escapam para a circulação, na qual a sua morfologia alterada pode provocar uma eliminação acelerada (anemia hemolítica) ou, na melhor das hipóteses, redução da capacidade de transportar oxigênio devido ao seu conteúdo reduzido de Hb (hipocromia com microcitose). Outras características da talassemia grave incluem aquelas atribuíveis à hiperplasia maciça de medula óssea (protuberância frontal, crescimento maxilar excessivo, interrupção do crescimento, osteoporose) e hematopoese extramedular (hepatomegalia). A anemia hemolítica pode produzir esplenomegalia juntamente com dispneia extrema e ortopneia, ao longo do tempo resultando em insuficiência cardíaca congestiva e retardo mental. A terapia transfusional melhorará muitas dessas alterações, mas as complicações devidas à sobrecarga de ferro, tais como a cirrose, a insuficiência cardíaca direita e a endocrinopatia frequentemente exigirão terapia de quelação. Alguns pacientes demonstram redução da necessidade de transfusões após a esplenectomia e a esplenectomia laparoscópica reduziu drasticamente os períodos de recuperação. No entanto, o maior risco de sepse pós-esplenectomia nos pacientes mais jovens argumenta em favor do adiamento da cirurgia até após os cinco de idade sempre que possível e nos pacientes bem-transfundidos e bem-quelados a esplenectomia pode não ser indicada. O transplante de medula óssea foi realizado pela primeira vez para a talassemia *major* em 1982 e constitui uma opção terapêutica para os pacientes mais jovens com irmãos com HLA idêntico.

Considerações Anestésicas A gravidade da talassemia é um determinante crítico do grau de lesão orgânica e dos riscos anestésicos. Nas formas mais brandas, uma anemia crônica e compensada é a principal preocupação. Nas formas mais agressivas do distúrbio, a anemia é mais grave e as características associadas podem incluir espleno e hepatomegalia, malformações esqueléticas, insuficiência cardíaca congestiva, retardo mental e complicações decorrentes da sobrecarga de ferro, tais como cirrose, insuficiência cardíaca direita e endocrinopatias.

CAPÍTULO 17
Distúrbios Hematológicos

Hemoglobinas com Afinidade Aumentada pelo Oxigênio

Hemoglobinas Chesapeake, J-Capetown, Kemsey, Creteil

As mutações da Hb que aumentam a avidez de ligação com o oxigênio da metade heme fazem com que a curva de dissociação do oxigênio desvie para a esquerda, reduzindo a PO_{50} (pressão parcial do oxigênio na qual 50% da Hb estão saturados com oxigênio). Muitos tipos de mutações podem aumentar a afinidade pelo oxigênio, mesmo aquelas que provocam a ligação do 2,3-DPG. Essas Hbs se ligam ao oxigênio mais rapidamente do que o normal e retêm mais oxigênio em níveis de PO_2 mais baixos. Consequentemente, elas liberam menos oxigênio para os tecidos em níveis capilares normais de PO_2 e o sangue retorna aos pulmões ainda saturado com oxigênio. Uma vez que essas Hbs variantes não conseguem adquirir mais oxigênio nos pulmões, a despeito da sua afinidade mais alta, o resultado líquido é que, em hematócritos normais, uma leve hipóxia tecidual sobrevém, desencadeando um aumento da produção de eritropoietina que leva à policitemia. Os pacientes com eritrocitose apenas moderada não exigem intervenção. Os pacientes que exibem hematócritos altos (> 55%-60%), cuja viscosidade sanguinea pode comprometer ainda mais a liberação de oxigênio, podendo exigir transfusão de substituição pré-operatória e uma cuidadosa prevenção da hemoconcentração tanto no pré-operatório quanto no intraoperatório. A hemodiluição e a perda sanguínea, contudo, resultando em anemia discreta, podem provocar reduções críticas da liberação tecidual de oxigênio, mesmo em hematócritos normalmente tolerados por pacientes com Hbs normais.

Considerações Anestésicas A liberação tecidual de oxigênio no seu nível basal pode ser pouco adequada, tornando mesmo as reduções discretas do hematócrito potencialmente perigosas. Do mesmo modo, hematócritos muito altos (>55%–60%) podem comprometer a perfusão tecidual e induzir a hipercoagulabilidade.

Hemoglobinas com Afinidade Reduzida pelo Oxigênio

Meta-hemoglobinemias

A meta-hemoglobina é formada quando a metade com ferro da Hb é oxidada do estado ferroso (Fe^{2+}) para o estado férrico (Fe^{3+}). A Hb normal, ligada ao oxigênio, transfere parcialmente um elétron do ferro para o oxigênio, levando o ferro para perto do seu estado férrico e o oxigênio a se assemelhar a um superóxido (O_2^-). A desoxi-hemoglobina geralmente devolve o elétron para o ferro, mas a meta-hemoglobina se forma se o elétron não é devolvido. O eritrócito normal mantém os níveis de meta-hemoglobina em 1% ou menos através do sistema da enzima meta-hemoglobina redutase, que consiste na nicotinamida adenina dinucleotídeo–desidratase, da hormônio antidiurético–diaforase e do citocromo eritrocitário b_3. A meta-hemoglobina é uma Hb acentuadamente desviada para a esquerda que, devido à sua afinidade mais alta pelo oxigênio, libera pouco oxigênio para os tecidos. Em níveis abaixo de 30% do conteúdo total de Hb, a meta-hemoglobina não provoca comprometimento da oxigenação tecidual. Entre 30% e 50%, contudo, os pacientes começam a exibir sintoma de privação de oxigênio, e acima de 50%, coma e morte podem sobrevir.

As meta-hemoglobinemias de importância clínica podem derivar de três mecanismos: mutações da cadeia da globina favorecendo a formação de meta-hemoglobina (M Hbs); mutações comprometendo a eficácia do sistema da meta-hemoglobina redutase e a exposição tóxica a substâncias que oxidam o ferro normal da Hb em uma taxa que exceda a capacidade dos mecanismos redutores normais.

As M Hbs surgem de mutações que estabilizam o ferro do heme no estado férrico (Fe^{3+}), tornando-o relativamente resistente à redução pelo sistema da meta-hemoglobina redutase. A meta-hemoglobina possui uma coloração castanho-azulada que não muda para vermelho quando exposta ao oxigênio, conferindo aos pacientes um aspecto cianótico independentemente da sua PaO_2. Os pacientes com M Hbs geralmente são assintomáticos, uma vez que os seus níveis de meta-hemoglobina raramente excedem 30% da sua Hb total, o nível em que os sintomas clínicos se desenvolvem.

As mutações comprometendo o sistema da hemoglobina redutase raramente resultam em níveis de meta-hemoglobinemia maiores do que 25%. Assim como nas suas contrapartes Hb M, os pacientes afetados podem exibir uma pseudocianose cinza-ardósia a despeito de níveis normais de PaO_2. A exposição a agentes químicos que oxidem diretamente a Hb ou que produzam intermediários reativos do oxigênio que oxidam a Hb pode produzir uma meta-hemoglobinemia adquirida que é quase a única situação na qual quantidades potencialmente letais de meta-hemoglobina se acumulam. Lactentes muitos pequenos apresentam níveis mais baixos de meta-hemoglobina redutase nos seus eritrócitos podendo, consequentemente, manifestar uma maior suscetibilidade a esses agentes oxidantes.

O tratamento de emergência da meta-hemoglobinemia tóxica começa com 1 a 2 mg/kg de azul de metileno intravenoso como uma solução a 1% em soro fisiológico, infundida ao longo de três a cinco minutos. Este tratamento geralmente é eficaz, mas pode ser repetido após 30 minutos. O azul de metileno age através do sistema da nicotinamida adenina dinucleotídeo fosfato redutase reduzida e, consequentemente, exige a atividade da G6PD. Os pacientes que são deficientes para a G6PD e os pacientes gravemente afetados podem exigir transfusões de substituição. Os casos leves de intoxicação por meta-hemoglobina não exigem tratamento, sendo somente necessária a identificação da fonte do agente oxidante.

Considerações Anestésicas A prevenção do uso de agentes oxidantes é fundamental nos pacientes com mutações congênitas que favoreçam o desenvolvimento de meta-hemoglobina, a determinação do pH sanguíneo e, ocasionalmente, dos níveis de meta-hemoglobina podem ser necessárias para os raros pacientes em risco de desenvolvimento de graus graves de meta-hemoglobinemia (>30%).

Distúrbios da Produção de Hemácias

Hipoproliferação

Anemia Aplásica Constitucional (Anemia de Fanconi) A anemia de Fanconi é um distúrbio autossômico recessivo que se apresenta com pancitopenia grave, geralmente nas duas primeiras décadas de vida e que frequentemente progride para a leucemia aguda. A frequência do gene nas sociedades ocidentais é de, aproximadamente, um em cada 200 pessoas, podendo ser de, até um e 80 entre os sul-africanos brancos. Quando completamente expressado (um em cada 100.000 nascimentos com vida), o distúrbio está associado à insuficiência progressiva da medula óssea, a defeitos físicos múltiplos, anomalias cromossomais e à predisposição para o câncer. Todavia, os pacientes podem se apresentar sem os defeitos

415

físicos clássicos e o diagnóstico deve ser considerado em crianças e adultos jovens com leucemia mielógena aguda.

Anemia por Lesão de Medula Óssea Associada a Drogas e Radiação A anemia por lesão da medula óssea é um efeito colateral previsível da quimioterapia e a anemia que se desenvolve é geralmente branda, exceto em casos de quimioterapia em altas doses e com múltiplas drogas, que pode produzir pancitopenia. Desde que a droga não lesione irreversivelmente a medula, a recuperação geralmente é completa, desde que haja um período suficiente livre de infecção. A radiação de alta energia também pode produzir uma anemia por lesão da medula óssea, cujo grau geralmente é previsível, dependendo do tipo de radiação, da dose e da extensão da exposição da medula. A exposição de longo prazo a baixos níveis de radiação externa ou à ingestão de radioisótopos também pode produzir anemia aplásica, embora a relação com a dose seja consideravelmente menos previsível.

Diversas drogas foram associadas ao desenvolvimento de anemia aplásica grave, muitas vezes irreversível. A **Tabela 17-1** mostra as classes de drogas que foram associadas à lesão de medula óssea; algumas, tais como o cloranfenicol, podem produzir anemia aplásica grave e irreversível após apenas umas poucas doses da droga, enquanto a maioria, tal como a fenilbutazona, o propiltiouracil e os antidepressivos tricíclicos estão associados a uma pancitopenia de início mais gradual que é reversível se a droga for imediatamente retirada.

Anemia da Lesão de Medula Óssea Associada à Anemia A lesão da medula óssea pode resultar da invasão direta da própria medula por um agente infeccioso, sendo provavelmente a tuberculose miliar o melhor exemplo, ou pela imunossupressão do crescimento da célula-tronco. A anemia aplásica é observada subsequentemente a enfermidades virais, tais como hepatite viral, infecção por vírus Epstein-Barr, vírus da imunodeficiência humana e rubéola. A infecção pelo parvovírus B19 pode provocar uma aplasia eritrocitária pura, aguda e reversível, nos pacientes com anemias hemolíticas congênitas (anemia falciforme, esferocitose hereditária etc. e em pacientes com o vírus da imunodeficiência humana que não conseguem eliminar o vírus). Conquanto a maior parte dessas anemias seja espontaneamente reversível, algumas, especialmente as subsequentes à hepatite viral (não A, não B, não C), podem produzir anemia aplásica fatal.

Anemia Devida à Malignidade Hematológica ou à Outra Malignidade Envolvendo a Medula Óssea As anemias podem ser causadas por qualquer leucemia que reduza o número de precursores eritroides, seja por desviar as células-tronco para longe da via eritroide ou por expulsá-las para fora da medula óssea em virtude da sua quantidade exagerada. Os tumores sólidos, tais como os cânceres de mama, pulmão e próstata, podem metastatizar para a medula óssea, produzindo uma anemia hiperproliferativa semelhante. Além das leucemias, a expansão clonal de outros constituintes da medula óssea, como nas síndromes mielodisplásicas e distúrbios mieloproliferativos, frequentemente também são capazes de expulsar os precursores das hemácias, resultando em anemia. Ao contrário, a expansão clonal das células eritroides na medula óssea, ou eritrocitose, pode produzir o distúrbio conhecido como policitemia vera (PV), discutido na próxima seção.

Considerações Anestésicas Os pacientes podem se apresentar para cirurgia com anemia e trombocitopenia em um grau em que as transfusões são necessárias. A gravidade do comprometimento imune afetará a necessidade e a escolha da cobertura antibiótica.

Policitemia

A hipóxia prolongada geralmente resulta em uma elevação compensatória da massa de hemácias e do hematócrito. Embora aumente a capacidade de transporte de oxigênio do sangue, ela também elevará a viscosidade sanguinea. A liberação tecidual de oxigênio é máxima em um hematócrito de 33% a 36% (Hb de 11–12 g/dL), presumindo nenhuma alteração do débito cardíaco ou do fluxo sanguíneo regional. Acima deste nível, um aumento da viscosidade tenderá a tornar mais lento o fluxo sanguíneo e a reduzir a liberação de oxigênio. Esse efeito é relativamente menor até que o hematócrito exceda 50%, momento em que o fluxo sanguíneo para órgãos fundamentais como o cérebro pode ser significantemente reduzido.

Fisiologia da Policitemia Policitemia ou eritrocitose são termos para descrever um hematócrito anormalmente elevado. Mesmo as elevações discretas do nível do hematócrito podem apresentar um importante impacto sobre a viscosidade sanguínea total. Um aumento do hematócrito pode resultar da uma redução do volume plasmático (policitemia relativa) sem um real aumento da massa de hemácias. Além disso, as reduções agudas do volume plasmático, como pode ser observado no jejum pré-operatório, podem converter uma policitemia assintomática em uma na qual a hiperviscosidade pode ameaçar a perfusão tecidual. Quando o hematócrito se eleva a níveis muito acima de 50% a 55%, a viscosidade sanguínea total aumenta exponencialmente, especialmente nos pequenos vasos com baixas taxas de fluxo/cisalhamento, tais como os capilares. A circulação cerebral, em particular, parece vulnerável a reduções de fluxo com uma viscosidade aumentada.

Os sinais e sintomas clínicos de hematócrito elevado variam dependendo do processo patológico subjacente e da velocidade do início. Pacientes com policitemia crônica discreta, conforme observado na doença pulmonar crônica, se queixarão de muito

TABELA 17-1	Classes de Drogas Associadas a Lesão de Medula Óssea

Antibióticos (cloranfenicol, penicilina, cefalosporinas, sulfonamidas, anfotericina B, estreptomicina)

Antidepressivos (lítio, tricíclicos)

Antiepiléticos (dilantina, carbamazepina, ácido valproico, fenobarbital)

Drogas anti-inflamatórias (fenilbutazona, não esteroides, salicilatos, sais de ouro)

Antiarrítmicos (lidocaína, quinidina, procainamida)

Drogas antitireoidianas (propiltiouracil)

Diuréticos (tiazidas, pirimetamina, furosemida)

Anti-hipertensivos (captopril)

Antiuricêmicos (alopurinol, colchicina)

Antimaláricos (quinacrina, cloroquina)

Hipoglicemiantes (tolbutamida)

Inibidores plaquetários (ticlopidina)

Tranquilizantes (proclorperazina, meprobamato)

CAPÍTULO 17
Distúrbios Hematológicos

poucos sintomas até que o hematócrito se eleve acima de 55% a 60%, quando as cefaleias e a fatigabilidade fácil se tornam lugar-comum. Níveis de hematócrito maiores do que 60% podem ser potencialmente fatais, uma vez que o aumento da viscosidade ameaça a perfusão pulmonar. Os pacientes com hematócritos nesta faixa também estão em risco de trombose venosa e arterial, com 40% deles experimentando pelo menos um evento trombótico durante o curso da sua enfermidade.

Policitemia Primária A policitemia primária, também conhecida como policitemia vera, ou PV, é um distúrbio da célula-tronco que dá origem à proliferação de um clone de precursores hematopoéticos, com quase 100% dos quais provêm de uma mutação do gene *JAK-2*. Esta expansão clonal mais comumente produz um excesso de eritrócitos, mas as plaquetas e os leucócitos também podem estar aumentados. Os critérios para um diagnóstico de PV incluem a elevação do hematócrito ou da massa de hemácias, oxigenação arterial normal e esplenomegalia não atribuíveis a outra causa. A PV pode surgir em qualquer idade, mas a maior parte dos pacientes a desenvolve na sua sexta ou sétima década de vida. A trombose, especialmente a trombose cerebral, muitas vezes é o sintoma de apresentação e os pacientes geralmente exigem flebotomias agressivas e regulares para um hematócrito de 45% em homens e de 38% a 40% em mulheres. Os pacientes também podem necessitar de drogas mielossupressivas, tais como a hidroxiureia, para controlar o seu hematócrito. No longo prazo, aproximadamente 30% dos pacientes evoluirão para o óbito, devido a complicações tromobóticas e outros 30% sucumbirão ao câncer, com a metade destes desenvolvendo mielofribrose e leucemia aguda.

Os pacientes com PV que necessitam de cirurgia apresentam um risco aumentado de trombose perioperatória e, paradoxalmente, de hemorragia. O maior risco de trombose é a previsível combinação entre a hipercoagulabilidade basal do paciente com PV aumentada pelo acréscimo de aproximadamente 100 vezes associado à cirurgia. A etiologia da diátese hemorrágica associada à PV muitas vezes é atribuída a uma doença de von Willebrand (DvW) adquirida provocada por quantidades anormalmente baixas dos multímeros ultralongos do fator de von Willebrand (FvW), essenciais para a adesividade plaquetária normal (ver a seção intitulada "Doença de von Willebrand"). A hiperviscosidade associada a alto hematócrito favorece a alteração na conformação do FvW que o torna vulnerável à clivagem enzimática. Consequentemente, ocorre uma depleção dos multímeros longos, com maior eficácia hemostática, gerando um risco de sangramento. Portanto, a flebotomia agressiva e a prevenção da desidratação extrema reduzem os riscos de trombose e de hemorragia no paciente com PV no período perioperatório.

Considerações Anestésicas Flebotomia pré-operatória quando indicada, hipercoagulabilidade perioperatória *e* potencial para diátese hemorrágica.

Policitemia Secundária Devida à Hipóxia Um aumento na massa de hemácias sem evidências de alterações em outras linhagens celulares hematopoéticas constitui uma resposta fisiológica normal à hipóxia, independentemente da causa. Portanto, os indivíduos que vivem em grandes altitudes, de até 2.000 metros, experimentam uma policitemia compensatória que é fisiologicamente eficaz e que não está associada a anomalias clínicas. Em altitudes maiores, os seres humanos estão em risco para a doença aguda e crônica da montanha, que se manifestam por cefaleia grave, náusea, vômitos e desorientação devidos ao edema cerebral.

Uma doença cardiopulmonar significante também pode resultar em hipóxia tecidual suficiente para induzir a policitemia, sendo o exemplo mais grave a doença cardíaca congênita com um grave desvio da direita para a esquerda e cianose associada. Um débito cardíaco extremamente baixo, ou congênito ou adquirido, pode provocar a liberação renal de eritropoietina e uma redução associada do hematócrito. A doença pulmonar também pode resultar em uma policitemia hipóxica, sendo a hipótese clássica aquela do paciente muito obeso que desenvolve hipoventilação (síndrome de Pickwick). Os defeitos hereditários da Hb, tais como a Hb de alta afinidade, e os defeitos na quantidade ou na função do 2,3-DPG, podem provocar policitemia a despeito de uma saturação de oxigênio dos eritrócitos aparentemente preservada, devido a uma redução da liberação tecidual de oxigênio (desvio para a esquerda da curva de dissociação da oxi-hemoglobina, discutida na seção de Hbs anormais). Os defeitos/drogas que produzem meta-hemoglobinemia significante (também discutida com as Hbs anormais), nos quais a Hb é estabilizada no estado oxidado ou férrico, aumentam a afinidade da Hb pelo oxigênio e também resultam em um desvio para a esquerda da curva de dissociação da oxi-hemoglobina e em uma policitemia compensatória. Os distúrbios que produzem meta-hemoglobinemia são diferenciados devido a sua aparência pseudocianótica resultante do aspecto acastanhado da Hb férrica devido à sua incapacidade de refletir a luz vermelha sob oxigenação. (Favor consultar "Hemoglobinas com Afinidade Reduzida pelo Oxigênio" para uma discussão detalhada acerca das implicações anestésicas desses últimos distúrbios).

Considerações Anestésicas Oxigenoterapia, flebotomia pré-operatória quando indicada, hipercoagulabilidade perioperatória *e* potencial para diáteses hemorrágicas.

Policitemia Secundária Devida a um Aumento da Produção de Eritropoetina A doença renal e diversos tumores secretores de eritropoietina foram associados a policitemia secundária. Hidronefrose, doença renal policística, cistos renais e tanto os tumores renais benignos quanto os malignos podem resultar em um aumento da produção de eritropoietina. Os miomas uterinos, os hepatomas e os hemangiomas cerebelares também demonstraram ser capazes de secretar eritropoetina. Após o transplante renal, os pacientes podem desenvolver uma eritrocitose que não está relacionada com a produção de eritropoetina, possivelmente devido aos efeitos promotores do crescimento da angiotensina II, uma vez que os inibidores da enzima conversora da angiotensina reverterão a policitemia. Além disso, o uso clandestino de eritropoietina recombinante por atletas de alto desempenho pode produzir o achado de policitemia em um individuo que, de outro modo, é saudável.

O tratamento dos pacientes com policitemia secundária variará dependendo da causa específica. Os pacientes com policitemia hipóxica leve não devem ser tratados, uma vez que a melhora da liberação tecidual de oxigênio mais do que compensa o discreto aumento da viscosidade. Nos pacientes com hematócritos muito altos, nos quais o tratamento do distúrbio subjacente não é uma opção, a flebotomia pode ser indicada para reduzir as complicações trombóticas e hemorrágicas do distúrbio, tanto quanto ela estaria indicada para a policitemia primária (PV).

Considerações Anestésicas Flebotomia pré-operatória quando indicada, hipercoagulabilidade perioperatória *e* potencial para diáteses hemorrágicas.

DISTÚRBIOS DA HEMOSTASIA

Hemostasia Normal

Qualquer ruptura do endotélio vascular constitui um potente estímulo para a formação do coágulo. Como um processo localizado, a coagulação atua para selar a violação da continuidade vascular, para limitar a perda sanguinea e para começar o processo de cicatrização da ferida. A prevenção de uma resposta exuberante que poderia resultar em uma trombose patológica envolve diversos mecanismos de neutralização, incluindo as propriedades anticoagulantes das células endoteliais intactas, inibidores circulantes dos fatores de coagulação ativados e enzimas fibrinolíticas localizadas. A maior parte das anomalias da hemostasia envolve um defeito em uma ou mais das etapas integradas deste processo de coagulação. É importante, então, compreender a fisiologia da hemostasia.

Há cinquenta anos, dois grupos descreveram simultaneamente o modelo em "cachoeira" ou "cascata" da coagulação solúvel. O modelo da cascata se concatenou bem com os ensaios da coagulação que foram desenvolvidos naquele momento para orientar a dosagem do warfarin e da heparina e estes testes vieram e se tornar o sistema padrão para a mensuração da coagulação solúvel. Embora este modelo em cascata continue a ser útil para a interpretação dos exames laboratoriais de coagulação, ele não representa com precisão a coagulação *in vivo*.

A coagulação *in vivo* sucede a exposição do sangue a uma fonte de fator tecidual (FT), tipicamente em células subendoteliais subsequentemente à lesão de um vaso sanguíneo. A via intrínseca, ou de contato, da coagulação *não possui nenhum papel* nesses eventos iniciais da coagulação. A coagulação iniciada pelo FT possui duas fases,, a primeira, uma fase de *iniciação*, e a segunda, a fase de *propagação*. A fase de iniciação se inicia quando o FT exposto se liga ao fator VIIa, que está presente na circulação em quantidades picomolares. Este complexo VIIa-FT cataliza a conversão de pequenas quantidades de fator X para Xa, que, por sua vez, gera semelhantemente pequenas quantidades de trombina.

A quantidade aparentemente trivial de trombina formada durante a fase de iniciação deflagra a fase de propagação, que estimula a geração explosiva de trombina em abundância. A trombina intensifica a sua própria formação ativando plaquetas e fatores (FV, FVIII), preparando o terreno para a formação do complexo FVIII–IXa, um ponto essencial da fase de propagação. A formação desse complexo FVIII–IXa permite que a geração de FXa passe de uma reação catalisada pelo complexo FT-VIIa para uma produzida pela via Xase intrínseca. Esta troca é de enorme vantagem cinética, com o complexo Xase intrínseco exibindo uma eficiência 50 vezes maior na geração de Xa. As diáteses hemorrágicas associadas à hemofilia, com a sua fase de iniciação intacta e ausência da fase de propagação, constituem a prova da importância hemostática da fase de propagação.

Os exames laboratoriais da coagulação solúvel comumente empregados medem apenas a cinética da fase de iniciação. Tanto o tempo de protrombina (TP) quanto o tempo de tromboplastina parcial ativada (TTPa) possuem como pontos finais o primeiro surgimento do gel de fibrina, que ocorre após a finalização de menos de 5% da reação total. Esses exames são sensíveis para a detecção de deficiência graves dos fatores de coagulação como, por exemplo, a hemofilia e na orientação do tratamento com warfarin/heparina; contudo, eles não modelam a sequência de eventos necessários para a hemostasia e não necessariamente preveem o risco de sangramento intraoperatório.

Na circulação venosa, a vantagem cinética da montagem da cascata de coagulação na superfície plaquetária é imediatamente aparente; no entanto, quantidades relativamente menores de plaquetas são necessárias para executar esta função. Para aumentar o risco de sangramento venoso, a contagem plaquetária deve ser reduzida a níveis muito baixos, isto é, de menos de 10.000/μL. Isso contrasta nitidamente com a circulação arterial, na qual a contagem plaquetária mínima necessária para assegurar a hemostasia para os procedimentos cirúrgicos é de, no mínimo, cinco vezes aquele número (ver "Coagulação Arterial" abaixo).

Distúrbios Hemostáticos Afetando os Fatores de Coagulação da Fase Inicial

A **Tabela 17-2** lista tanto os distúrbios hemostáticos hereditários quanto os adquiridos.

Deficiência de Fator VII

A deficiência hereditária de fator VII é uma doença autossômica recessiva rara com gravidade clínica altamente variável.

TABELA 17-2	Classificação dos Distúrbios de Coagulação
Hereditários	
Hemofilia A	
Hemofilia B	
Doença de von Willebrand	
Afibrinogenemia	
Deficiência do fator V	
Deficiência do fator VIII	
Teleangiectasia hemorrágica hereditária	
Deficiência de proteína C	
Deficiência de antitrombina III	
Adquiridos	
Coagulação intravascular disseminada	
Anticoagulação perioperatória	
Coagulopatias intraoperatórias	
Trombocitopenia dilucional	
Diluição dos pró-coagulantes	
Transfusões sanguíneas maciças	
Tipo da cirurgia (derivação cardiopulmonar, trauma cerebral, cirurgia ortopédica, cirurgia urológica, cirurgia obstétrica)	
Hemorragia induzida por drogas	
Disfunção plaquetária induzida por drogas	
Púrpura trombocitopênica idiopática	
Púrpura trombocitopênica trombótica	
Trombocitopenia induzida por cateter	
Deficiência de vitamina K	

CAPÍTULO 17
Distúrbios Hematológicos

Somente os pacientes com deficiência homozigótica apresentam níveis de fator VII geralmente baixos o bastante (<15%) para apresentar um sangramento sintomático. Esses pacientes são facilmente identificados pelo seu padrão laboratorial único de um tempo de protrombina (TP) prolongado, mas com um tempo de tromboplastina parcial (TTP) normal.

Considerações Anestésicas O tratamento de um estado de deficiência de um único fator depende da gravidade desta. A maior parte dos pacientes com deficiência moderada de fator VII pode ser tratada com infusões de plasma fresco congelado (PFC). Pacientes com níveis de fator VII menores do que 1% geralmente exigem tratamento com uma fonte mais concentrada deste fator. O produto preferido para a profilaxia dos pacientes com deficiência de fator VII é o Proplex T (complexo de fator IX) devido ao seu alto nível de fator VII. O tratamento da deficiência de fator VII com sangramento ativo pode ser com Proplex T ou com a forma ativada, o fator VIIa recombinante (NovoSeven), geralmente começando com uma dose de 20 a 30 μg/kg, com redosagens de acordo com os resultados do tempo de protrombina (ver "Inibição Adquirida dos Fatores VIII ou IX" para uma discussão abrangente sobre o fator VIIa recombinante.

Deficiências Congênitas dos Fatores X, V e da Protrombina (II)

As deficiências congênitas dos fatores X, V e da protrombina também são herdadas como traços autossômicos recessivos, sendo as deficiências graves são bastante raras, da ordem de um em um milhão de nascimentos com vida. Os pacientes com deficiências graves de qualquer desses fatores exibem prolongamentos tanto do TP quanto do TTP. Os pacientes com deficiência congênita do fator V também podem apresentar um tempo de sangramento prolongado devido à relação entre o fator V e a função plaquetária na sustentação da formação do coágulo.

Considerações Anestésicas As deficiências dos fatores X, V e da protrombina podem ser corrigidas com PFC. A concentração de fatores dependentes da vitamina K no PFC é aproximadamente a mesma que a do plasma normal *in vivo*. Portanto, para obter um aumento significativo no nível de qualquer fator, um volume considerável de PFC deve ser infundido. Como regra prática, pelo menos seis unidades de PFC são necessárias para obter um aumento de 20% a 30% no nível de qualquer fator ausente. Este nível representa um considerável volume de plasma (800–1.200 mL) e pode impor um significativo desafio cardiovascular para o paciente. Além disso, a duração da eficácia dessa terapia de reposição depende do tempo de renovação de cada fator, que, então, determinará a frequência de repetição das infusões de PFC necessárias para manter o nível de um fator. O fator V é armazenado nos grânulos plaquetários e, particularmente em um paciente que está sangrando, a transfusão de plaquetas constitui um modo alternativo ideal para acelerar a liberação do fator V ausente no sítio do sangramento.

Na deficiência grave em um paciente que está diante de uma cirurgia com um risco significativo de perda sanguínea, vários concentrados de complexos de protrombina (CCPs) estão comercialmente disponíveis. A vantagem desses produtos é que níveis de 50% ou mais podem ser atingidos sem o risco de sobrecarga volumétrica. As desvantagens dos CCPs são o risco de indução de trombose disseminada, tromboembolismo e coagulação intravascular disseminada (CID). Também é importante identificar a

variação dos níveis do fator nos diferentes produtos. O Konyne-HT e Bebulin VH (complexo do fator IX) contêm os fatores X e protrombina em quantidades *grosso modo* equivalentes, enquanto os níveis de protrombina na Pronine-HT são mais de duas vezes aqueles do fator X.

Distúrbios Hemostáticos Afetando Fatores de Coagulação da Fase de Propagação

Os defeitos da fase de propagação da coagulação são portadores de uma significante tendência hemorrágica. Alguns desses defeitos da fase de propagação estão associados a um prolongamento isolado do tempo de tromboplastina parcial ativada (TTPa). Os distúrbios recessivos ligados ao X, as hemofilias A e B, são os principais exemplos desse tipo de anomalia. Uma acentuada redução do fator VIII ou IX está associada a uma hemorragia espontânea e excessiva, especialmente hemartroses e hematomas musculares. A deficiência do fator XI, que é codificado por um gene no cromossomo quatro, também prolonga o TTPa, mas tipicamente resulta em um sangramento menos grave. Todavia, nem todas as tendências que provocam prolongamento do TTPa estão associadas a sangramento. O estímulo inicial de ativação para esse exame laboratorial é a ativação pelo contato superficial do fator XII (fator de Hageman) para produzir XIIa. Essa reação é facilitada pela presença do quininogênio de alto peso molecular e pela conversão da pré-calicreína na calicreína protease ativa e a deficiência em qualquer desses três fatores provoca o prolongamento do TTPa. Contudo, conforme descrito na seção de Hemostasia Normal, esses fatores de ativação por contato *não desempenham nenhum papel* na fase de iniciação ou na fase de propagação da coagulação *in vivo*; desse modo, as deficiências do fator XII, do quininogênio de alto peso molecular e da pré-calicreína não estão associadas a um sangramento clínico. O paciente com deficiências desses fatores particulares não necessita de tratamento especial, exceto pela alteração dos seus testes de coagulação, a fim de permitir a dosagem precisa dos fatores fisiológicos fundamentais para a hemostasia *in vivo*.

Deficiência Congênita do Fator VIII: Hemofilia A

O gene do fator VIII é muito grande, um gene de 186 kb no cromossomo X. Os hemofílicos mais graves geralmente apresentam uma inversão ou deleção das principais porções do genoma cromossomo X ou uma mutação em sentido incorreto, resultando em uma atividade do fator VIII de menos de 1% do normal. Outras mutações, incluindo mutações pontuais e depleções menores, geralmente resultam em uma doença mais branda, com níveis de fator VIII maiores do que 1%. Em alguns pacientes, uma proteína funcionalmente anormal é produzida, o que provoca uma discrepância entre a dosagem imunológica do antígeno fator VIII (proteína) e o ensaio de coagulação da atividade do fator VIII.

Como regra prática, a gravidade clínica da hemofilia A é mais bem-correlacionada com o nível de atividade do fator VIII. Os hemofílicos graves apresentam níveis de atividade do fator VIII menores do que um por cento do normal (0,01 U/mL), geralmente sendo diagnosticados durante a infância, devido às hemorragias frequentes e espontâneas em articulações, músculos e órgãos vitais. Eles necessitam de tratamento frequente com reposição de fator VIII e mesmo assim estão em risco de desenvolvimento de uma artropatia deformante progressiva.

419

Níveis baixos de fator VIII, da ordem de 1% a 5% do normal, são o suficiente para reduzir a gravidade da doença. Esses pacientes apresentam um maior risco de hemorragia na cirurgia ou trauma, mas têm muito menos dificuldade com as hemartroses espontâneas ou hematomas. Pacientes com níveis do fator entre 6% e 30% só são levemente afetados, e podem continuar bem, sem diagnóstico, na vida adulta. Eles estão em risco, contudo, de sangramento excessivo em um grande procedimento cirúrgico. As portadoras da hemofilia A também podem estar em risco com a cirurgia. A lionização do cromossomo X não é meramente aleatória, de modo que 10% das mulheres portadoras podem apresentar uma atividade do fator VIII menor do que 30%.

Os pacientes com hemofilia A grave apresentam um TTP significativamente prolongado, enquanto na doença mais branda o TTP pode estar apenas uns poucos segundos mais prolongado do que o normal. Uma vez que a via tecidual dependente de fator VII (extrínseca) da coagulação laboratorial está intacta, o TP está normal.

Considerações Anestésicas Sempre que uma grande cirurgia for necessária em um paciente com hemofilia A, o nível de fator VIII deve ser trazido para perto da normalidade (100%) para o procedimento. Isso exige uma infusão inicial de 50 a 60 U/kg (3.500–4.000 unidades em um paciente de 70 kg). Uma vez que a meia-vida do fator VIII é de, aproximadamente, 12 horas em adultos, infusões repetidas de 25 a 30 U/kg a cada oito a 12 horas serão necessárias para manter o nível plasmático de fator VIII acima de 50%. Quando doses mais baixas (20–30 U/kg) são usadas, os níveis médios pós-infusionais terão um pico de, aproximadamente, 30% a 50% (para cada unidade por quilograma infundida, o nível plasmático de fator VIII irá aumentar em aproximadamente 2%). Nas crianças, a meia-vida do fator VIII pode ser muito curta, da ordem de seis horas, exigindo infusões e exames laboratoriais mais frequentes para confirmar a eficácia. O pico e a depressão dos níveis de fator VIII devem ser dosados para confirmar o nível adequado da dosagem e o seu intervalo. O tratamento deve ser continuado por até duas semanas a fim de evitar o sangramento pós-operatório que interrompe a cicatrização da ferida. Períodos mais prolongados de tratamento podem ser necessários em pacientes que são submetidos à cirurgia óssea ou articular. Nessa situação, quatro a seis semanas de terapia de reposição podem ser necessárias.

Até 30% dos pacientes com hemofilia A grave expostos ao concentrado de fator VIII ou ao produto recombinante por fim desenvolverão anticorpos inibidores, alguns em um intervalo de 10 a 12 dias após a primeira exposição. As preparações recombinantes mais novas não resultaram em uma redução da incidência de formação do inibidor. (Ver "Inibidores Adquiridos dos Fatores VIII e IX" para uma discussão completa sobre pacientes com esta complicação.)

Deficiência Congênita de Fator IX: Hemofilia B

Os pacientes com hemofilia B apresentam um espectro clínico semelhante àquele da doença encontrada na hemofilia A. Níveis de fator IX de menos de 1% estão associados a sangramento grave, enquanto uma doença mais branda é observada nos pacientes com níveis entre 1% e 5%. Os pacientes com níveis de fator IX entre 5% e 40% geralmente apresentam uma doença leve. Os hemofílicos leves (mais de 5% de atividade do fator IX) podem não ser detectados até que a cirurgia seja realizada ou que o paciente sofra uma extração dentária. Semelhantemente aos achados laboratoriais da hemofilia A, os pacientes com hemofilia B apresentam um TTP prolongado e um TP normal.

Considerações Anestésicas As diretrizes gerais para o tratamento dos pacientes com hemofilia B não diferem significativamente daquelas dos pacientes com hemofilia A. O produto ou fator IX–CCP recombinante/purificado são usados para tratar os episódios hemorrágicos leves ou como profilaxia em procedimentos menores. No entanto, um aviso de cautela é necessário quando do emprego dos preparados de fator IX–CCP, que podem conter fatores de coagulação ativados, em doses mais elevadas. Quando administrados em quantidades suficientes para aumentar os níveis de fator IX para 50% ou mais, há um risco aumentado de complicações tromboembólicas, especialmente nos pacientes que estão sendo submetidos a procedimentos ortopédicos. Portanto, é essencial utilizar apenas o IX recombinante no tratamento de pacientes que estão sendo submetidos a grandes cirurgias ortopédicas e naqueles com graves lesões traumáticas ou doença hepática.

Assim como na reposição com o fator VIII, os concentrados de fator IX purificado ou de IX recombinante são usados ao longo de vários dias para tratar o sangramento na hemofilia B. Devido à absorção aos sítios de colágeno na vasculatura, a recuperação do fator IX é, aproximadamente, a metade daquela do fator VIII, tornando a dosagem aproximadamente o dobro daquela para os concentrados de fator VIII. Consequentemente, para atingir um nível plasmático de 100% em um paciente com grave hemofilia B, uma dose de 100 U/kg (7.000 unidades em um paciente de 70 kg) precisa ser administrada. Ao mesmo tempo, o fator IX possui uma meia-vida de 18 a 24 horas, de modo que infusões repetidas de 50% da dose original a cada 12 a 24 horas geralmente serão suficientes para manter o nível plasmático de fator IX acima de 50%. Conforme as recomendações para o fator VIII, as doses de 30 a 50 U/kg geralmente oferecerão níveis médios de fator IX de 20% a 40%, o que é adequado para sangramentos menos graves.

Inibidores Adquiridos dos Fatores VIII ou IX

Pacientes com hemofilia A apresentam um risco significante de desenvolvimento de inibidores circulantes para o fator VIII, com uma incidência de 30% a 40% nos pacientes com grave deficiência de fator VIII. Os pacientes com hemofilia B estão menos propensos a desenvolver um inibidor para o fator IX; somente 3% a 5% dos pacientes se tornarão afetados durante a sua vida. Uma grave síndrome semelhante à hemofilia pode ocorrer em indivíduos geneticamente normais secundariamente ao surgimento de um autoanticorpo adquirido para o fator VIII ou, muito raramente, para o fator IX. Esses pacientes geralmente são de meia-idade ou mais, sem histórico pessoal ou familiar de sangramento anormal que se apresentam com hemorragia grave e espontânea de início abrupto.

Um exame conhecido como *estudo de mistura* é necessário para detectar a presença de um inibidor. Esse estudo é realizado por meio da mistura do plasma do *paciente* com plasma *normal* em uma proporção 1:1 a fim de determinar se o TTP prolongado se encurta. O estudo de mistura de um paciente com hemofilia A clássica com uma deficiência na atividade do fator VIII, mas sem inibidor circulante para o fator VIII geralmente exibirá um encurtamento do TTP em quatro segundos ou menos do TTP controle normal. Em contraposição, um paciente com um inibidor do fator VIII não corrigirá o TTP nessa medida, se é que o fará. Também é importante quantificar o nível de atividade do fator VIII e, utilizando uma modificação do TTP denominada método de ensaio de Bethesda para mensurar o título do inibidor (unidades de Bethesda do inibidor/mililitros de plasma). Em geral, os pacientes com inibidor do fator VIII caem em um dos dois grupos de acordo com o nível de inibidor. As respostas mais altas (>10 mL) demonstram uma acentuada resposta ao inibidor após qualquer infusão do fator, tal que os níveis não podem ser neutralizados pela terapia de reposição em altas doses. A resposta é típica da indução de um aloanticorpo e o paciente está constantemente em risco de resposta anamnésica quando reexposto ao antígeno fator. Em contraposição, os de baixa resposta desenvolvem e conservam níveis relativamente baixos do inibidor que são constantes, a despeito da repetida exposição à reposição de fator VIII.

Considerações Anestésicas O tratamento de um paciente com hemofilia A com um inibidor em função de se tratar de alguém com alta ou baixa resposta. Os com resposta baixa apresentam títulos menores do que cinco a 10 U de Bethesda/mL e não exibem respostas anamnésicas a concentrados de fator VIII, enquanto os de alta resposta podem apresentar títulos de vários milhares de unidades de Bethesda e respostas anamnésicas importantes ao tratamento. Os pacientes da categoria de resposta baixa normalmente podem ser tratados com concentrados de fator VIII. Maiores doses iniciais e de manutenção do fator VIII são necessárias e os ensaios frequentes para os níveis de fator VIII são essenciais para orientar o tratamento. Quando o título do inibidor do fator VIII excede 5 a 10 U/mL (categoria de alta resposta), o tratamento com concentrados de fator VIII não é viável. Os grandes sangramentos potencialmente fatais podem ser tratados com produtos que contornam esse obstáculo, tais como CCPs ativados (Autoplex T, FEIBA), ou fator VIIa recombinante (NovoSeven). O tratamento com CCPs ativados corre o risco de iniciar uma CID ou o tromboembolismo disseminado, de modo que o fator VIIa recombinante está se tornando o tratamento de escolha para os inibidores adquiridos. Conforme discutido na seção de Hemostasia Normal, embora os hemofílicos possam gerar Xa por meio da ligação do fator VIIa ao fator tecidual na fase de iniciação, na fase de propagação eles são incapazes de gerar Xa e a subsequente irrupção de trombina na superfície plaquetária na ausência de fator VIII ou IX. O fator VIIa recombinante em elevadas concentrações parece essencialmente substituir a necessidade do complexo VIIIa/IXa Xase através ao se ligar com a superfície plaquetária, aumentando tanto da geração de Xa quanto da irrupção da trombina, não afetadas pelos inibidores dos fatores VIII ou IX. Nos pacientes com inibidores e sangramento ativo, uma dose de 90 a 120 µg/kg por via intravenosa está recomendada a cada duas a três horas até que a hemostasia seja alcançada. As infusões contínuas de fator VIIa também foram usadas para tratar os pacientes que estão sendo submetidos à cirurgia. O monitoramento laboratorial demonstrará um encurtamento do TP, mas este pode não se correlacionar com o controle clínico da hemostasia. Embora a trombina formada pelo VIIa não seja tão forte como aquela observada com o tratamento com fator VIII, a terapia com VIIa recombinante é bem-sucedida no controle do sangramento em mais de 80% dos pacientes com inibidores. O risco de graves efeitos colaterais, incluindo trombose disseminada ou local, parece ser aceitável.

Os pacientes com hemofilia B grave também estão em risco de desenvolver um inibidor do fator IX, mas a incidência é muito menor do que na hemofilia A. Um ensaio Bethesda modificado é semelhantemente utilizado para quantificar o nível do inibidor. Normalmente, os pacientes com inibidor do fator IX podem ser tratados agudamente utilizando os produtos VIIa recombinante ou CCP indicados.

Os pacientes que desenvolvem um autoanticorpo para os fatores VIII ou IX sem um histórico de hemofilia podem apresentar hemorragia potencialmente fatal e podem exibir níveis muito altos de inibidor de mais de vários milhares de unidades Bethesda. É necessário um tratamento com fator recombinante VIIa ou com um concentrado de protrombina ativada; os fatores VIII ou IX isoladamente não serão eficazes.

Deficiência de Fator XI

O único outro defeito que provoca um prolongamento isolado do TTP e uma tendência hemorrágica é a deficiência de fator XI (doença de Rosenthal). Ela é herdada como um traço autossômico recessivo e, portanto, afeta homens e mulheres igualmente. Ela é muito mais rara do que as hemofilias A e B, mas afeta até 5% dos descendentes dos judeus ashkenazi da Europa oriental. Geralmente a tendência hemorrágica, se de todo presente, é bastante leve e pode só ser aparente subsequentemente a um procedimento cirúrgico. Os hematomas e as hemartroses são muito raros, mesmo naqueles pacientes com níveis de fator XI de menos de 5%. Os pacientes homozigotos para a mutação do tipo II (Glu117Stop) apresentam níveis muito baixos de fator XI e podem desenvolver um inibidor do fator XI quando expostos à plasmaterapia.

Considerações Anestésicas O tratamento da deficiência de fator XI depende da gravidade da deficiência e da história hemorrágica. A maior parte dos pacientes com deficiência de fator XI pode ser tratada com infusões de PFC. O tratamento da deficiência de fator XI com sangramento ativo é feito com CCPs ou com fator VIIa recombinante (NovoSeven), normalmente começando com uma dose de 20 a 30 µg/kg, com novas dosagens de acordo com os resultados do tempo de protrombina. O tratamento dos inibidores do fator XI é comparável àquela dos inibidores das hemofilias A e B e está discutido em "Inibidores Adquiridos dos Fatores VIII ou IX".

Anomalias Congênitas do Fibrinogênio

As anomalias congênitas da produção de fibrinogênio obviamente interferirão com a etapa final da geração do trombo de fibrina. Níveis reduzidos de fibrinogênio, tanto a hipofibrinogenemia quanto a afibrinogenemia, são condições relativamente raras herdadas como traços autossômicos recessivos. Os pacientes com afibrinogenemia apresentam uma grave diátese hemorrágica tanto com sangramento espontâneo quanto pós-traumático. Uma vez que o sangramento pode começar durante os primeiros dias de vida, esta condição pode ser inicialmente confundida com hemofilia. Os pacientes hipofibrinogenêmicos geralmente não apresentam sangramento espontâneo, mas podem ter dificuldade na cirurgia. O sangramento grave pode ser esperado nos pacientes com níveis plasmáticos de fibrinogênio abaixo de 50 a 100 mg/dL.

Disfibrinogenemia

Um defeito mais comum é a produção de fibrinogênio anormal. O fibrinogênio é sintetizado no fígado sob o controle de três genes no cromossomo 4. Mais de 300 mutações diferentes produzindo quantidades disfuncionais e, às vezes, reduzidas de fibrinogênio foram descritas, resultando em disfibrinogenemia. Muitas dessas mutações são herdadas como traços autossômicos dominantes. A apresentação clínica da disfibrinogenemia é altamente variável. Os pacientes que demonstram tanto uma quantidade reduzida quanto um fibrinogênio disfuncional (hipodisfibrinogenemia) geralmente exibem sangramento excessivo. Isso também é verdade para umas poucas famílias que são homozigotas para a disfibrinogenemia. A maior parte dos pacientes disfibrinogênicos, contudo, parece ser heterozigota para o traço e, embora apresente testes de coagulação anormais, a maioria não exibe uma tendência hemorrágica. No todo, aproximadamente 60% das disfibrinogenemias são clinicamente silenciosas, enquanto o restante pode apresentar tanto uma diátese hemorrágica quanto uma paradoxal tendência trombótica, em igual medida. Um pequeno número de disfibrinogenemias foi associado a aborto espontâneo e má cicatrização das feridas.

A avaliação laboratorial do fibrinogênio envolve a mensuração tanto da concentração quanto da função do fibrinogênio. A dosagem quantitativa mais precisa do fibrinogênio proteico total é fornecida pelo imunoensaio ou por uma técnica de precipitação de proteína. Outros testes de triagem para a disfunção do fibrinogênio incluem o tempo de trombina (TT) e o tempo de coagulação utilizando uma enzima de veneno tal como a reptilase. Ambos são sensíveis para a disfunção do fibrinogênio. O diagnóstico definitivo e a subclassificação da disfibrinogenemia exigem a análise da cadeia de fibrinopeptídeo por eletroforese em gel de poliacrilamida com dodecil sulfato sódio e sequenciamento de aminoácidos.

Considerações Anestésicas A maior parte dos pacientes com disfibrinogenemia não apresenta doença clínica e, portanto, não exigem tratamento. Para aqueles que são sintomáticos ou que estão em risco de sangramento na cirurgia, o tratamento com crioprecipitado está justificado. Para aumentar o nível de fibrinogênio em pelo menos 100 mg/dL em um adulto de tamanho médio, 10 a 12 unidades de crioprecipitado devem ser infundidas, seguidas por duas ou três unidades a cada dia (o fibrinogênio é catabolizado a uma taxa de 25% por dia). Em contraposição, os pacientes com uma tendência trombótica exigirão uma anticoagulação de longo prazo.

Deficiência de Fator XIII

A estabilidade do trombo de fibrina é hemostaticamente importante. A deficiência do fator XIII (fator de estabilização da fibrina) é um raro distúrbio autossômico recessivo com uma prevalência estimada de um em cinco milhões. Os pacientes se apresentam ao nascer com um sangramento umbilical ou circuncisional persistente. Os pacientes adultos demonstram uma grave diátese hemorrágica, caracterizada por sangramentos recorrentes no tecido conjuntivo, má cicatrização das feridas e elevada incidência de hemorragia intracraniana. Tipicamente, o sangramento é um pouco retardado, baseado no papel do fator XIII na estabilização do trombo de fibrina. Os coágulos sanguíneos se formam, mas são fracos e incapazes de manter a hemostasia. A perda fetal nas mulheres com deficiência do fator XIII podem se aproximar de 100%, sugerindo um papel crítico para este fator na manutenção da gravidez.

A deficiência de fator XIII deve ser considerada em um paciente com diátese hemorrágica grave que apresenta testes de triagem de coagulação de outro modo normais, incluindo TP, TTP, nível de fibrinogênio, contagem plaquetária e tempo de sangramento. A dissolução do coágulo em ureia 5M pode ser usada como triagem. O diagnóstico definitivo após uma triagem anormal pode ser realizado por meio de um ensaio imunoabsorvente ligado à enzima. Os pacientes em risco de hemorragia grave apresentam níveis de fator XIII de um por cento do normal. Os heterozigotos (níveis de fator XIII de, aproximadamente, 50% do normal) em geral não exibem tendência hemorrágica.

Considerações Anestésicas Os pacientes com deficiência de fator XIII podem ser tratados com PFC, crioprecipitado, ou um concentrado de fator XIII derivado do plasma, Fibrogammin P. A profilaxia pré-operatória é possível utilizando injeções intravenosas de 10 a 20 U/kg em intervalos de quatro a seis semanas dependendo do nível plasmático pré-infusão do fator XIII. A hemorragia aguda deve ser tratada com uma infusão de 50 a 75 U/kg de peso corporal. O fator XIII possui uma longa meia-vida circulante de sete a 12 dias, e a hemostasia adequada é alcançada mesmo com concentrações plasmáticas muito baixas (1% a 3%).

COAGULAÇÃO ARTERIAL

Distúrbios Afetando o Número de Plaquetas

A contagem plaquetária circulante normal é mantida dentro de limites relativamente estreitos (150.000–450.000 plaquetas/µL em europeus do Norte e 90.000–300.000 plaquetas/µL em pessoas de ascendência mediterrânea). O volume plaquetário está inversamente correlacionado à contagem plaquetária, de modo que a massa de plaquetas circulantes é a mesma para essas duas populações. Aproximadamente um terço das plaquetas é sequestrado no baço em um dado momento. Uma vez que a plaqueta possui uma expectativa de vida de, aproximadamente, nove a 10 dias, umas 15.000 a 45.000 plaquetas devem ser produzidas a cada dia para a manutenção de uma condição estável.

Considerações Anestésicas: Conceitos Gerais para a Trombocitopenia Independentemente da causa da trombocitopenia, as transfusões de plaquetas são adequadas se o paciente estiver experimentando uma hemorragia potencialmente fatal, estiver sangrando em um espaço fechado, tal como uma hemorragia intracraniana, ou necessite de uma cirurgia salvadora. O tratamento de longo prazo geralmente exige outras estratégias terapêuticas tanto para aumentar a produção de plaquetas como para reduzir os altos níveis de destruição plaquetária.

A transfusão plaquetária deve ser ajustada à gravidade da trombocitopenia, à presença de complicações hemorrágicas e ao distúrbio subjacente do paciente. Nos procedimentos relativamente menores tais como inserções de cateteres, biópsias, ou punção lombar, a contagem plaquetária deve ser maior do que 20.000 a 30.000/µL. Se uma grande cirurgia for necessária, a contagem plaquetária deve, se possível, ser aumentada para 50.000 a 100.000/µL a fim de controlar o sangramento. Cada unidade de aférese de plaquetas ou seis unidades de plaquetas de doadores aleatórios (*six pack*) devem aumentar a contagem plaquetária em um adulto de tamanho normal (70 kg) em, aproximadamente, 50.000/µL. Esta condição pressupõe, obviamente, nenhum problema de aloimunização e nenhum aumento da taxa de destruição plaquetária. Com o aumento do consumo de plaquetas, a contagem plaquetária dentro de uma hora após a transfusão e a intervalos frequentes é importante para o planejamento das necessidades posteriores de transfusão plaquetária.

Uma unidade de aférese de plaquetas de doador único é equivalente a um concentrado de doadores aleatórios de quatro a oito unidades. Para os pacientes que se tornam aloimunizados às plaquetas de doadores aleatórios, os bancos de sangue podem fornecer plaquetas de HLA-compatíveis de doador único. As plaquetas aleatórias e de doador único não precisam ser ABO compatíveis. Contudo, nos pacientes Rh-negativos, particularmente mulheres em idade reprodutiva, hemácias são transfundidas juntamente com o *pool* de plaquetas em número suficiente no concentrado para aumentar o risco de sensibilização do receptor. Por conseguinte, tais pacientes devem receber plaquetas de doadores Rh-negativos ou serem tratadas com RhoGAM subsequentemente à transfusão de um produto Rh-positivo.

Não existem sintomas específicos ou características clínicas únicas que definitivamente apontem para a presença de trombocitopenia. Os pacientes com contagens plaquetárias muito baixas, geralmente de menos de 15.000/μL, demonstram um sangramento significante a partir de múltiplos locais, incluindo nariz, membranas mucosas, trato gastrointestinal, pele e pontos de punção venosa. Um sinal que sugere fortemente a trombocitopenia é o aspecto de erupção petequial envolvendo a pele a as membranas mucosas. Essa condição geralmente é mais pronunciada sobre as extremidades inferiores (pressão hidrostática aumentada). Diagnóstico de trombocitopenia é melhor organizado de acordo com a fisiologia normal da (1) produção plaquetária, (2) distribuição na circulação e (3) destruição. Este protocolo oferece uma classificação geral que ajuda a orientar o diagnóstico diferencial de estados patológicos específicos.

Distúrbios que Resultam em Defeitos da Produção Plaquetária: Congênitos

Os distúrbios de produção podem ser provocados por aplasia megacariocítica ou por hipoplasia na medula óssea.

A trombocitopenia hipoplásica congênita com ausência dos rádios (síndrome TAR) geralmente é herdada em um modo autossômico recessivo. A trombocitopenia se desenvolve no terceiro trimestre ou logo após o nascimento, sendo com frequência inicialmente grave (< 30.000/μL), mas melhorando lentamente ao longo do tempo, aproximando-se da faixa da normalidade por volta dos dois anos. Os pacientes muitas vezes apresentam óbvias anomalias radiais bilaterais e também podem ocorrer anomalias de outros ossos.

Síndrome de Fanconi

As manifestações hematológicas da síndrome de Fanconi geralmente não surgem até, aproximadamente, os sete anos de idade, embora a trombocitopenia tenha sido descrita em neonatos. A medula óssea exibe celularidade reduzida e diminuição do número de megacariócitos. O tratamento raramente é necessário no período neonatal e o transplante de células-tronco é curativo na maior parte das crianças uma vez que uma grave insuficiência da medula óssea tenha se desenvolvido.

Anomalia de May-Hegglin

O paciente com anomalia de May-Hegglin tipicamente apresenta plaquetas gigantes na circulação e corpos de Döhle (inclusões basofílicas) nos leucócitos. A produção das plaquetas tem eficácia variável; um terço dos pacientes é significantemente trombocitopênico, apresentando risco de sangramento.

Síndrome de Wiskott-Aldrich

A síndrome de Wiskott-Aldrich é um distúrbio ligado ao X que se apresenta com uma combinação de eczema, imunodeficiência e

trombocitopenia. As plaquetas circulantes são menores do que o normal, funcionam mal devido a defeitos nos grânulos e apresentam um sobrevida reduzida. Esta última, contudo, não é suficiente para explicar a gravidade da trombocitopenia; a trombocitopoiese ineficaz é a principal anomalia.

Trombocitopenia Autossômica Dominante

Pacientes com trombocitopenia autossômica dominante geralmente exibem um aumento da massa de megacariócitos com produção ineficaz e, em alguns casos, a liberação de plaquetas macrocíticas na circulação. Muitos desses pacientes podem apresentar surdez neurológica e nefrite (síndrome de Alport).

Distúrbios que Resultam em Defeitos da Produção Plaquetária: Adquiridos

A insuficiência de produção plaquetária pode resultar desde uma lesão da medula óssea na qual todos os aspectos da hematopoiese normal encontram-se deprimidos até a aplasia da medula óssea (anemia aplásica). As reduções da massa de megacariócitos na medula são observadas em pacientes que estão recebendo radioterapia ou quimioterapia para o câncer; como resultado da exposição a agentes químicos tóxicos tais como o benzeno e inseticidas, a medicamentos comuns tais como diuréticos tiazídicos, álcool e estrogênios; ou como uma complicação da hepatite viral. A infiltração da medula por um processo maligno também interromperá a trombocitopoiese. As malignidades hematopoéticas, incluindo o mieloma múltiplo, as leucemias agudas, o linfoma e os distúrbios mieloproliferativos frequentemente produzem um defeito na produção de plaquetas; o carcinoma metastático e a doença de Gaucher são causas mais raras.

A trombopoiese ineficaz também é observada em pacientes com deficiência de vitamina B_{12} ou de folatos, incluindo pacientes com alcoolismo e metabolismo deficiente dos folatos. O defeito é idêntico ao defeito na maturação observado nas linhagens eritrocitária e leucocitária. A massa de megacariócitos na medula óssea está aumentada, mas a produção efetiva de plaquetas está reduzida. Essa falência da produção plaquetária é rapidamente revertida por meio da terapia vitamínica apropriada.

Considerações Anestésicas As transfusões plaquetárias constituem a base do tratamento dos pacientes com distúrbios da produção de plaquetas. Veja "Considerações Anestésicas: Conceitos Gerais para Trombocitopenia" para uma discussão sobre as transfusões de plaquetas. Quando houver necessidade de uma cirurgia de urgência por um episódio de sangramento, os pacientes com trombopoiese ineficaz secundária a uma anomalia intrínseca dos megacariócitos podem ser tratados de modo semelhante àqueles com um distúrbio de produção. A trombopoiese ineficaz associada à deficiência de vitamina B_{12} ou de folatos deve ser imediatamente tratada com a terapia vitamínica apropriada. A recuperação da contagem plaquetária normal ocorre em questão de dias, tornando a transfusão plaquetária desnecessária em todas as situações, menos as agudas.

Distúrbios da Destruição Plaquetária: Destruição não Imune

O consumo de plaquetas como parte da coagulação intravascular é observado em vários cenários clínicos. Quando a totalidade da via da coagulação é ativada, o processo é denominado CID. A CID pode ser dramática, com trombocitopenia grave e acentuados prolongamentos dos ensaios para os fatores de coagulação, levando ao sangramento, ou pode ser de baixo grau, com pouca ou nenhuma trombocitopenia e baixa tendência para sangramento. O consumo plaquetário também pode ocorrer como um processo isolado (na assim denominada CID plaquetária). Infecções virais, bacteremia, malignidade, quimioterapia em altas doses e vasculite podem resultar em lesão celular endotelial suficiente para aumentar muito a taxa de depuração plaquetária sem a plena ativação da via da coagulação. Basicamente, esta é uma acentuação do processo normal de reparo vascular, onde as plaquetas aderem às superfícies subendoteliais expostas e, então, se agregam unidas pelo fibrinogênio. Na ruptura endotelial acentuada, serão consumidas plaquetas suficientes para resultar em trombocitopenia. A oclusão vascular por meio da formação de trombos plaquetários é rara, mas ocasionalmente pode ocorrer com vasculite grave. Pacientes com a síndrome de imunodeficiência adquirida podem desenvolver um trombocitopenia consumptiva com lesão orgânica secundária à trombose arterial.

A púrpura trombocitopênica trombótica (PTT), a síndrome hemolítico-urêmica (SHU) e a síndrome HELLP constituem os exemplos mais importantes de destruição não imune das plaquetas. Embora as fisiopatologias subjacentes sejam distintamente diferentes, essas entidades podem levar à formação de trombos e lesão orgânica.

Púrpura Trombocitopênica Trombótica

A PTT pode se apresentar como uma sintomatologia complexa que inclui febre; trombocitopenia com uma triagem para CID de resto negativa (TP, TTP e níveis de fibrinogênio normais); múltiplas pequenas oclusões venosas (trombos plaquetários) envolvendo o rim, o sistema nervoso central e, ocasionalmente, a pele e as extremidades distais; e uma anemia hemolítica microangiopática com esquistocitose (fragmentação mecânica das hemácias que passam através dos trombos plaquetários intra-arteriolares). Todavia, a tríade de esquistocitose, trombocitopenia e desidrogenase lática elevada (evidência de hemólise) é mais comum e considerada suficiente para o diagnóstico. A PTT pode ocorrer como uma doença familial, uma enfermidade esporádica sem causa aparente (idiopática), uma condição recidivante crônica, ou uma complicação do transplante de medula ou terapia medicamentosa (quinina, ticlopidina, mitomicina C, interferon-α, pentostatina, gencitabina, tacrolimus, ou ciclosporina). As mulheres em pré-eclâmpsia com a síndrome HELLP também podem evoluir para uma PTT completa no peri ou no pós-parto.

A PTT é, possivelmente, o exemplo mais puro de aumento de destruição plaquetária secundária à ativação, agregação, e formação de trombo resultando em lesão orgânica. O mecanismo subjacente na doença familial ou cíclica envolve uma deficiência da atividade da atividade da protease de clivagem do FvW (deficiência de ADAMTS13) secundária a uma mutação hereditária do gene *ADAMTS13* resultando na circulação persistente de multímeros ultralongos (UL) do FvW. A plasmaférese é eficaz tanto na remoção de um pouco dos multímeros FvWUL quanto na restauração da atividade da protease de clivagem do fator de von Willebrand.

Síndrome Hemolítico-urêmica

A SHU é mais frequentemente observada em crianças que se apresentam com diarreia sanguinolenta secundária à *Escherichia coli* 0157:H7 ou bactérias correlacionadas que produzem a toxina do tipo Shiga. A insuficiência renal aguda domina a apresentação; a trombocitopenia e a anemia são menos pronunciadas do que aquelas observadas na PTT e os sintomas neurológicos estão ausentes. À exceção dos raros lactentes com SHU grave, esses pacientes não necessitam de plasmaferese ou de tratamento com PFC. A maior parte das crianças se recupera espontaneamente com suporte dialítico e a taxa de mortalidade é de menos de 5%. Em contraposição, os adultos infectados pela *Escherichia coli* 0157:H7 podem se apresentar com uma combinação de características tanto da SHU quanto da PTT, geralmente com menos envolvimento renal. Uma vez que a mortalidade em crianças mais velhas e em adultos é mais alta, esses devem ser tratados tanto com plasmaferese quanto com hemodiálise, independentemente do padrão da doença.

Síndrome HELLP

A trombocitopenia é uma complicação frequente da gravidez. Uma trombocitopenia leve (contagens plaquetárias entre 70.000 e 150.000) é observada em 6% a 7% das mulheres próximas do final da gestação e representa uma alteração fisiológica, semelhante à anemia dilucional da gravidez. A trombocitopenia associada à hipertensão é observada em 1% a 2% das gestações e em até 50% das mães com pré-eclâmpsia desenvolverão um quadro semelhante à CID com trombocitopenia grave, contagens plaquetárias de 20.000 a 40.000/μL, no momento do parto. Essa é denominada síndrome HELLP quando a combinação entre hemólise (**H**), enzimas hepáticas elevadas (*Elevated Liver*) e baixa contagem plaquetária (*Low Platelet*) estão presentes. Fisiologicamente, a síndrome HELLP é muito semelhante à PTT. O controle da hipertensão da paciente e a conclusão do parto geralmente são o suficiente para interromper esse processo. No entanto, umas poucas pacientes prosseguirão para uma PTT-SHU completa em seguida ao parto. A PTT pósparto é uma enfermidade potencialmente fatal com mau prognóstico. O tratamento com plasmaferese e imunoglobulina intravenosa produziu resultados variáveis.

Considerações Anestésicas O tratamento adequado dos pacientes com distúrbios de destruição plaquetária depende do diagnóstico. Naqueles indivíduos que apresentam uma destruição não imune como parte da CID, as transfusões de plasma e de plaquetas são de suporte: o único tratamento realmente eficaz é o da causa subjacente da CID. Se a condição primária puder ser corrigida, os fatores de coagulação e a contagem plaquetária se recuperarão. Os pacientes com PTT ou SHU só devem receber transfusões de plaquetas nos sangramentos potencialmente fatais. Na PTT ou na SHU o potencial prejuízo das transfusões plaquetárias é uma preocupação ainda maior; elas podem levar a um aumento da trombose e da lesão orgânica (incluindo uma morte súbita cardíaca) secundária a uma acentuada agregação e ativação plaquetária. A cirurgia deve ser postergada sempre que possível até que o distúrbio subjacente seja controlado.

A SHU e a síndrome HELLP apresentam um desafio terapêutico um tanto diferente. A SHU em crianças geralmente pode ser tratada sem plasmaferese, embora a diálise possa ser necessária quando a insuficiência renal é grave. A síndrome HELLP, assim como a pré-eclâmpsia, geralmente se resolve com o parto. No entanto, um pequeno número de mulheres a converterá para uma síndrome semelhante à TTP no pós-parto. Elas devem receber uma plasmaferese agressiva com troca de plasma. A resposta geralmente é ruim uma vez que haja lesão orgânica.

Distúrbios de Destruição Plaquetária: Destruição Autoimune

A trombocitopenia é uma manifestação comum da doença autoimune. A gravidade da trombocitopenia é altamente variável. Em algumas condições, a contagem plaquetária cai para até 1.000 a 2.000/μL. Em outros pacientes, a capacidade dos megacariócitos em aumentar a produção de plaquetas resulta em um estado compensado com contagens plaquetárias variando de 20.000/μL até próximo aos níveis normais.

O diagnóstico de destruição imune geralmente pode ser feito da apresentação clínica, de um aumento das plaquetas reticuladas (contendo RNA) no sangue e pela demonstração de um aumento do número e da ploidia dos megacariócitos na medula óssea. A expansão da massa de megacariócitos é tomada como evidência aparente de que uma elevada taxa de produção plaquetária está tentando compensar a sobrevivência mais curta das plaquetas na circulação.

Púrpura Trombocitopênica em Adultos

O diagnóstico diferencial da trombocitopenia no adulto começa com um histórico meticulosa a fim de identificar qualquer exposição a drogas, hemoderivados, ou infecções virais. Os adultos podem desenvolver púrpura pós-transfusional subsequentemente à exposição a um derivado do sangue, mais frequentemente hemácias ou plaquetas. Conquanto as mulheres multíparas PL^{A-1} negativas estejam em maior risco, a púrpura pós-transfusional foi descrita tanto em homens quanto em mulheres. Geralmente, um potente aloanticorpo com especificidade PL^{A-1} é prontamente detectado no plasma do paciente.

Púrpura Trombocitopênica Autoimune Induzida por Fármaco Diversas drogas podem produzir trombocitopenia imune. Quinina, quinidina e sedormid são as mais conhecidas, tendo sido extensivamente estudadas. Clinicamente, os pacientes se apresentam com trombocitopenia grave, com contagens plaquetárias de menos de 20.000/μL. Essas drogas agem como haptenos, desencadeando a formação de anticorpos e, então, atuam como moléculas obrigatórias para a ligação dos anticorpos à superfície plaquetária. A trombocitopenia também pode ocorrer dentro de algumas horas a partir da primeira exposição a uma droga devido a anticorpos pré-formados. Isso foi descrito com frequência variável (0%–13%) com o abciximab (ReoPro) e outros inibidores glicosilfosfatidil glicanos Ib/IIIa. Outras drogas, tais como a α-metildopa, as sulfonamidas e os sais de ouro, também estimulam autoanticorpos. Elas não são, contudo, haptenos obrigatórios na destruição plaquetária resultante.

Trombocitopenia Induzida pela Heparina A associação entre heparina e trombocitopenia merece discussão especial. A trombocitopenia induzida pela heparina (TIH) pode assumir uma de diversas formas. Com uma discreta redução da contagem plaquetária, a TIH do tipo I (TIH não imune) pode ser observada na maioria dos pacientes dentro do primeiro dia de tratamento com doses plenas de heparina não fracionada (HNF). Esta se correlaciona à vinculação passiva da heparina às plaquetas, resultando em um discreto encurtamento da expectativa de vida plaquetária. Ela é transitória e clinicamente insignificante.

Uma segunda forma de TIH, a TIH do tipo II ou TIH imunologicamente mediada, exige mais atenção. Nos pacientes que estão recebendo heparina por mais de cinco dias, pode haver a formação de anticorpos para o complexo heparina-fator 4 plaquetário, que são capazes de se ligar aos receptores Fc plaquetários e de induzir a ativação e agregação plaquetária. A ativação plaquetária resulta na liberação adicional de heparina-fator 4 plaquetário e no surgimento de micropartículas plaquetárias na circulação, ambas as quais intensificam o estado pré-coagulante. Além disso, a ligação do complexo heparina-fator quatro plaquetário às células endoteliais estimula a produção de trombina. *In vivo*, isso acarreta tanto um aumento da eliminação das plaquetas, com a resultante trombocitopenia, quanto a formação de trombos venosos e/ou arteriais, com o potencial de grave lesão orgânica (perda de membros, acidentes isquêmicos encefálicos, infartos do miocárdio), assim como de trombose em locais não habituais (adrenal, veia porta, pele).

A incidência de TIH do tipo II varia com o tipo e a dose de heparina utilizada e com a duração do tratamento. Enquanto 10% a 15% dos pacientes que estão recebendo HNF bovina desenvolvem um anticorpo, menos de 6% dos pacientes que estão recebendo heparina suína o farão. O risco de trombose induzida pela heparina é mais baixo do que a incidência de formação de anticorpos. Menos de 10% daqueles que desenvolvem um anticorpo para o complexo heparina-fator 4 plaquetário exibirão um evento trombótico. Todavia, o risco varia consideravelmente com a situação clínica, podendo alcançar 40% ou mais no contexto pós-operatório quando altos níveis de plaquetas ativadas e de trombina estão presentes, como, por exemplo, em seguida a uma cirurgia ortopédica. Diversos estudos sugeriram também que o anticorpo TIH possua um impacto negativo sobre o resultado clínico mesmo na ausência de trombose ostensiva. Foi descrito que os pacientes positivos para anticorpos TIH que estão sendo submetidos a uma cirurgia de revascularização miocárdica ou ao tratamento com heparina para angina instável apresentam um aumento significativo dos efeitos adversos, incluindo prolongamento da hospitalização, acidente isquêmico encefálico, infarto do miocárdio e, até, óbito.

A associação entre heparina e trombocitopenia significante não deve ser menosprezada. Os pacientes que estão recebendo HNF em doses plenas por mais de cinco dias ou que receberam heparina previamente devem ser rotineiramente monitorados com contagens plaquetárias em dias alternados. Uma redução de mais de 50% da contagem plaquetária, mesmo que a contagem plaquetária absoluta esteja dentro da faixa da normalidade, pode sinalizar o aparecimento de anticorpos TIH do tipo II e, portanto, determina a interrupção da heparina e a substituição por um inibidor direto da trombina, tal como a lepirudina ou o argatroban. Se a heparina for continuada, e isso inclui mesmo a heparina subcutânea em baixas doses ou a heparina de baixo peso molecular (HBPM), há um significativo risco de um evento tromboembólico importante dependendo da situação clínica.

A forma aguda da TIH do tipo II pode ocorrer em pacientes que reiniciaram a heparina em um intervalo de 20 dias após uma exposição prévia. Quando um anticorpo TIH já está presente, um paciente que reiniciou a heparina pode exibir uma reação medicamentosa aguda, com dispneia grave, calafrios com tremores, diaforese, hipertensão e taquicardia de início abrupto. Estes pacientes apresentam um risco extremo de tromboembolismo fatal se a heparina for continuada.

Considerações Anestésicas para a Trombocitopenia Induzida por Drogas Como sempre, as transfusões de plaquetas serão apropriadas se o paciente estiver experimentando hemorragia potencialmente fatal ou estiver apresentando sangramento em um espaço fechado, tal como uma hemorragia intracraniana. O tratamento por transfusão de plaquetas deve ser ajustado à gravidade da trombocitopenia, à presença de complicações hemorrágicas e ao distúrbio subjacente do paciente. Em pacientes com trombocitopenia secundária à ingestão medicamentosa, a etapa terapêutica mais importante é a descontinuação da droga. A terapia com corticosteroides pode acelerar a recuperação nos pacientes com quadro semelhante à púrpura trombocitopênica idiopática (PTI), tal como pode ser observado nos pacientes que reagem ao sulfametoxazol. A taxa de recuperação dependerá, então, tanto da taxa de eliminação da droga quanto da capacidade dos megacariócitos da medula óssea em se proliferar e aumentar a produção de plaquetas. Mesmo quando a contagem plaquetária é muito baixa, o sangramento é improvável e pode-se permitir que os pacientes se recuperem por conta própria.

Os pacientes trombocitopênicos infectados com o vírus da imunodeficiência humana que necessitem de cirurgia urgente também devem receber transfusões de plaquetas conforme seja apropriado. Para as cirurgias mais eletivas planejadas para pacientes que desenvolvem trombocitopenia precocemente no curso da doença, deve ser considerado o tratamento com zidovudina bem antes do agendamento da cirurgia. Aproximadamente 60% dos pacientes exibirão uma resposta e até 50% apresentarão uma melhora prolongada das suas contagens plaquetárias. O efeito não é imediato; pode levar até um a dois meses antes que a contagem plaquetária melhore. Naqueles pacientes que não respondem, a esplenectomia pode ser útil em mais de 85% dos casos se feita precocemente no curso da doença. Os corticosteroides, a imunoglobulina intravenosa e o anti-D intravenoso (WinRho) fora todos empregados em pacientes com a síndrome da imunodeficiência adquirida. Com a progressão da doença, os pacientes infectados com o vírus da imunodeficiência humana desenvolvem um defeito na produção de plaquetas que só responde ao tratamento com transfusão de plaquetas.

O tratamento da TIH é uma questão diferente. A fim de prevenir um evento tromboembólico potencialmente fatal nos pacientes com TIH, todas as formas de heparina, incluindo as pequenas quantidades utilizadas na manutenção dos equipos de infusão, devem ser imediatamente suspensas. Qualquer retardo, tal como aquele da espera pelo resultado de um ensaio ou por uma redução adicional da contagem plaquetária, expõe o paciente a um risco aumentado de trombose. A substituição da HBPM não é uma opção visto que há uma significante reação cruzada do anticorpo. Em um cenário de evento tromboembólico ou quando uma anticoagulação continuada é necessária, os pacientes com TIH devem começar com um inibidor direto da trombina, tal como a lepirudina ou o argatroban. Após um TTP basal, a lepirudina é dada como um *bolus* intravenoso de 0,4 mg/kg, seguido por uma infusão contínua em uma taxa de, aproximadamente, 0,15 mg/kg por hora, ajustada para manter o TTP entre 1,5 a 2,5 vezes o normal. O argatroban é administrado em uma infusão de, aproximadamente, 2,0 µg/kg por minuto, titulado para manter o TTP entre 1,5 a três vezes o normal. Os anticoagulantes orais nunca devem ser iniciados até que haja uma cobertura contínua e bem-sucedida com um inibidor direto da trombina. A redução imediata dos níveis de proteína C, com o início do tratamento com warfarin, pode levar a um agravamento da trombose, incluindo necrose cutânea maciça e gangrena venosa de membro. Uma vez que os níveis de fator VII podem espelhar a redução da proteína C, a gangrena venosa de membro pode estar associada a um rápido aumento da razão internacional normalizada (INR) após o início do warfarin. Se isso ocorrer, o warfarin deve ser descontinuado e a vitamina K administrada para reverter o efeito.

Púrpura Trombocitopênica Idiopática A trombocitopenia não relacionada a medicamentos, infecção, ou doença autoimune geralmente é classificada como (autoimune) PTI. Este diagnóstico só pode ser feito com a exclusão de todas as outras causas de destruição não imune e imune. Semelhante à trombocitopenia imune das crianças, ela pode ser uma doença aguda em adultos. Todavia, a maior parte dos casos agudos progride para uma forma crônica de PTI em que um nível elevado de produção de plaquetas pela medula óssea é necessário para a manutenção de uma contagem plaquetária que cronicamente se situe entre um nível baixo a quase normal, em face de um encurtamento da expectativa de vida da plaqueta. A trombocitopenia deve, tipicamente, ser grave antes que o sangramento se torne um problema. Essa condição reflete o fato de que o alto nível de destruição plaquetária que ocorre nesses pacientes é contrabalançado por uma elevada produção de plaquetas pela medula óssea, que demonstra uma função maior do que o normal. Esta última oferece alguma proteção para o paciente; mesmo os pacientes com PTI e contagens plaquetárias tão baixas quanto 2.000/µL geralmente não apresentam um grande risco de um importante sangramento orgânico ou intracerebral. Os pacientes com PTI crônica geralmente exibem uma trombocitopenia menos grave, com contagens plaquetárias de 20.000 a 100.000/µL.

A sobrevida plaquetária nos pacientes mais gravemente afetados pode ser medida em horas ao invés de dias, com uma destruição principalmente no baço. A expectativa de vida da plaqueta transfundida também é encurtada. Alguns pacientes demonstram apenas um discreto encurtamento da sobrevivência plaquetária, sugerindo uma taxa subnormal de produção plaquetária. Conquanto a maior parte dos pacientes que recebe transfusões plaquetárias rapidamente destrua as plaquetas infundidas, até 30% dos pacientes demonstram aumentos e sobrevida plaquetários póstransfusionais que são quase normais.

Considerações Anestésicas Grave trombocitopenia autoimune (PTI) com manifestações hemorrágicas em adultos deve ser tratada como uma emergência médica com altas doses de corticosteroides durante os primeiros três dias. Se houver necessidade de cirurgia de emergência ou evidência clínica de hemorragia intracraniana, o paciente também deve receber imunoglobulina intravenosa e transfusões de plaquetas por, pelo menos, oito a 12 horas, independentemente do efeito sobre a contagem plaquetária. Alguns pacientes que recebem transfusões plaquetárias exibirão um aumento pós-transfusional relativamente normal e uma sobrevida razoável. Contudo, mesmo quando não há aumento póstransfusional, um número suficiente de plaquetas transfundidas pode sobreviver e melhorar a hemostasia.

Alguns adultos não respondem aos corticosteroides e avançam para o desenvolvimento de PTI crônica. Se a PTI persistir por mais de três a quatro meses, será muito improvável que o paciente venha a se recuperar. Nesse caso, a esplenectomia deverá ser considerada se a contagem plaquetária cair abaixo de 10.000 a 20.000/µL.

CAPÍTULO 17
Distúrbios Hematológicos

Aproximadamente 50% dos pacientes alcançarão uma remissão permanente após a esplenectomia. Se a esplenectomia estiver recomendada para um paciente com PTI crônica, será muito importante imunizá-lo com vacinas para pneumococos, meningococos e *Haemophilus influenzae* anteriormente à cirurgia, a fim de reduzir o risco de sepsis pós-esplenectomia. Nas crianças com menos de cinco anos de idade, a terapia antibiótica profilática pós-esplenectomia também pode estar aconselhada.

O tratamento da PTI crônica na gravidez merece atenção especial. A maior parte das mulheres deve ser tratada ao longo da gravidez sem medicação, com quantidades discretas de prednisona, ou com o uso intermitente de imunoglobulina intravenosa. Nos casos em que a trombocitopenia for grave, uma terapia com esteroides em doses mais altas, 0,5 a 1 mg/kg de prednisona por dia, juntamente com doses semanais de imunoglobulina intravenosa, durante as últimas duas a três semanas de gestação, pode ser necessária para prevenir o sangramento materno. Mesmo com uma grave PTI materna, a maior parte das crianças nasce com contagens plaquetárias normais. Menos de 4% apresentarão uma contagem plaquetária abaixo de 20.000/μL e menos de 1% exibirão uma complicação hemorrágica. As contagens plaquetárias neonatais podem continuar a cair por sete ou mais dias subsequentemente ao parto. Consequentemente, as crianças em risco devem ter as suas contagens plaquetárias verificadas a cada dois ou três dias até que a contagem aumente.

A despeito da baixa incidência de complicações hemorrágicas nas crianças nascidas de mães com PTI, a cirurgia cesariana profilática ainda é recomendada por alguns obstetras, a fim de reduzir a possibilidade hemorragia intracraniana. Não existem boas evidências de que a cirurgia cesariana seja significantemente melhor para a proteção da criança. Além disso, essa abordagem, na verdade, aumenta o risco de hemorragia materna grave e muitas vezes exige transfusão plaquetária de suporte. Conquanto o risco fetal reflita a gravidade da PTI materna, essa relação não é uma regra rígida. Uma criança com uma trombocitopenia grave e complicações hemorrágicas pode nascer de uma mãe com uma doença aparentemente leve.

Distúrbios Qualitativos das Plaquetas

As anomalias da função plaquetária muitas vezes são primeiro apreciadas como uma complicação de uma enfermidade aguda ou cirurgia e múltiplos fatores agravantes podem desempenhar um papel na determinação da gravidade da tendência hemorrágica. Consequentemente, este não é o momento em que um diagnóstico preciso seja facilmente estabelecido e o tratamento deve ser dirigido para tantos fatores contribuintes potenciais quanto possível. Essa lista inclui a descontinuação de drogas que inibem a função plaquetária, a reposição empírica de FvW ou o tratamento com desmopressina (DDAVP) e, conforme a gravidade do sangramento do paciente, a transfusão de plaquetas normais. Essa abordagem é eficaz, embora careça de precisão.

Como princípio geral, a natureza da anomalia funcional guiará a escolha do tratamento. Por exemplo, o paciente com DvW que careça de quantidades normais do FvW responderá a agentes que aumentem os níveis plasmáticos de FvW. Nessa situação, as plaquetas funcionarão normalmente uma vez que a anomalia do FvW tenha sido corrigida. Em contraposição, os pacientes com defeitos congênitos da expressão do receptor plaquetário, do conteú-

do granular, ou do metabolismo plaquetário exigirão transfusão plaquetária. Assim como para as anomalias adquiridas da função plaquetária, a melhor abordagem terapêutica está no meio termo. Existem evidências clínicas de que os pacientes com defeitos adquiridos secundários à ingestão medicamentosa, uremia, e doença hepática responderão à reposição do FvW, ao DDAVP, ou a ambos. O DDAVP é um análogo sintético do hormônio antidiurético vasopressina, que, quando administrado por via intravenosa, estimula a liberação do FvW das células endoteliais produzindo um imediato aumento do FvW plasmático e da atividade do fator VIII. Isso aumenta a função plaquetária e encurta o tempo de sangramento, sendo discutido em maior profundidade em "Doença de von Willebrand".

Distúrbios Congênitos Afetando a Função Plaquetária

A DvW é a anomalia hereditária que mais comumente afeta a *função* plaquetária. Todos os outros distúrbios, incluindo a síndrome de Soulier, a trombastenia de Glanzmann, deficiências dos grânulos densos e α, e os distúrbios das atividades secretórias e pró-coagulantes, afetam diretamente as plaquetas e são bastante raros. Esses defeitos podem ser agrupados de acordo com o defeito funcional *in vitro*. A síndrome de Bernard-Soulier é um distúrbio da adesão, enquanto a trombastenia de Glanzmann se caracteriza por uma agregação defeituosa. Os outros defeitos são classificados como distúrbios da secreção granular e do metabolismo plaquetário.

Doença de von Willebrand

A DvW é herdada como um traço autossômico dominante ou como um traço autossômico recessivo com uma prevalência estimada que varia de um em 100 a três em 100.000 indivíduos. Todavia, a DvW grave, com um histórico de sangramento potencialmente fatal, é observada em menos do que cinco indivíduos por milhão nos países ocidentais. Na hipótese de DvW do tipo um, 40% dos membros das famílias envolvidas são portadores do alelo para DvW, mas apresentam níveis normais ou apenas levemente reduzidos de FvW, tanto funcional quanto antigenicamente. Embora os genitores autossômicos dominantes transmitam o gene anormal para 50% dos seus filhos, a doença sintomática só é observada em 30% a 40% da prole. Os pacientes com um único gene recessivo são tipicamente assintomáticos, mas podem exibir antígeno e níveis de atividade anormais para o FvW. A prole de heterozigotos duplos, nascidos de genitores que são portadores, cada um, de um gene defeituoso, pode exibir doença grave (DvW do tipo 3). Raramente, o tipo dois adquirido da DvW, secundário a autoanticorpos dirigidos para o FvW, pode ser observado em pacientes com distúrbios linfomieloproliferativos ou com estados patológicos imunológicos.

Assim como com outros distúrbios funcionais plaquetários, os pacientes sintomáticos com DvW geralmente se apresentam com sangramento muco-cutâneo-mucoso, especialmente epistaxe, fácil formação de hematomas, menorragia e sangramento gengival e gastrointestinal. Como o FvW também serve como proteína transportadora para o fator VIII, aumentado a sua meia-vida plasmática, alguns pacientes podem também exibir um prolongamento do TTP. Deve-se observar que os pacientes com níveis muito baixos de fator VIII podem exibir hemartroses e sangramentos em tecidos profundos. De uma perspectiva populacional, o número de pacien-

427

tes com reduções leves a moderadas da atividade do FvW excedem em muito o número daqueles com sangramento clínico manifesto. Isso pode levar a um excesso bruto de diagnósticos de DvW, se o nível de FvW constituir o único critério para o diagnóstico. Por conseguinte, o diagnóstico de DvW "clinicamente importante", especialmente a DvW do tipo um, deveria ser limitado àqueles pacientes que demonstram sangramento anormal, tipicamente em associação de um fator agravante, tal como drogas, trauma e cirurgia. Se a DvW for considerada um fator contribuinte para o sangramento do paciente, ela deverá ser empiricamente tratada e a avaliação laboratorial postergada para até que o paciente esteja clinicamente estável e não tenha recebido hemoderivados ou drogas por várias semanas.

A avaliação laboratorial de triagem deve incluir mensurações do tempo de sangramento, contagem plaquetária, TP e TTPa. Os pacientes com DvW branda do tipo um geralmente apresentarão exames quase normais. Na doença mais grave, o tempo de sangramento está acentuadamente prolongado, variando de 15 a mais de 30 minutos, enquanto a contagem plaquetária é normal. Os pacientes com deficiências graves de FvW apresentarão TTP prolongado secundariamente aos baixos níveis de fator VIII no plasma. Ensaios específicos para os níveis e a função do FvW são, então, necessários para confirmar o diagnóstico.

A avaliação completa dos pacientes com DvW exige dosagens da atividade coagulante do fator VIII, do antígeno do FvW, da atividade do FvW (cofator da ristocetina ou atividade de ligação ao colágeno) e distribuição do multímero do FvW por eletroforese em gel de agarose. Esses estudos são de importância diagnóstica na classificação da DvW, o que, por sua vez, é importante no planejamento do tratamento clínico.

Doença do Tipo 1 A DvW do tipo 1 é a variante clínica mais comum, sendo responsável por 80% dos casos observados. Ela representa um defeito quantitativo dos níveis plasmáticos de FvW. A gravidade clínica da doença é bastante variável, mas geralmente se correlaciona com a redução global dos níveis plasmáticos do FvW e do fator VIII. Em pacientes e famílias com históricos de episódios hemorrágicos repetidos e graves, o antígeno FvW e a atividade do FvW geralmente estão reduzidos para menos de 15% a 25% do normal. Pode-se dizer que esses pacientes apresentam uma verdadeira DvW do tipo 1. Eles deveriam ser tratados agressivamente em qualquer episódio de sangramento e receber terapia profilática ainda que para procedimentos cirúrgicos menores. Ao mesmo tempo, um nível moderadamente baixo de FvW (<50%), por si mesmo, não faz o diagnóstico. A maioria desses indivíduos não sofrerá de uma maior tendência hemorrágica e, consequentemente, não deve ser rotulada como portadora da DvW.

A DvW do tipo 1 parece resultar de um defeito da liberação do FvW dos corpos de Weibel-Palade das células endoteliais; os depósitos plaquetários e endoteliais de FvW estão normais na maioria dos pacientes. Isso é clinicamente sustentado pela observação de que os pacientes com DvW do tipo 1 exibem uma liberação de FvW a partir das células endoteliais com a administração de DDA-VP. Além disso, o FvW se comporta como um reagente de fase aguda. A gravidez, o uso de estrogênio e os estados inflamatórios podem aumentar os níveis de FvW, a ponto de mascarar o diagnóstico do tipo 1 brando da DvW.

Doença do Tipo 2 A DvW do tipo 2 se caracteriza por um defeito qualitativo do FvW plasmático. Este pode envolver uma redução dos multímeros maiores do FvW (DvW dos tipos 2A e 2B) ou alterações variáveis no antígeno FvW e na ligação ao fator VIII (DvW dos tipos 2M e 2N). A ausência dos multímeros maiores resulta em uma redução desproporcional da atividade do FvW (atividade cofatora da ristocetina) quando comparada ao antígeno FvW. A atividade do fator VIII menos provavelmente estará reduzida na DvW dos tipos 2A, 2B e 2M, mas está gravemente afetada no tipo 2N da doença. A doença do tipo dois é adicionalmente dividida nas variantes 2A, 2B, 2M e 2D. Embora cada uma apresente transtornos genéticos específicos do FvW, as diferenças clínicas não são tão significantes.

Doença do Tipo 3 A DvW do tipo 3 se caracteriza por uma virtual ausência de antígeno FvW circulante e níveis muito baixos tanto de atividade do FvW e de fator VIII (3% a 10% do normal). Esses pacientes experimentam sangramento grave com hemorragia mucosa, hemartroses e hematomas musculares que lembram a hemofilia A ou B. No entanto, ao contrário da hemofilia clássica, os seus tempos de sangramento são muito prolongados.

Considerações Anestésicas Como resta claro da discussão anterior, o tipo da DvW e a sua gravidade, assim como a natureza, urgência e localização do procedimento cirúrgico exercem influência sobre a conduta terapêutica de um paciente com DvW. Os principais agentes úteis neste distúrbio incluem o DDAVP, um agente que otimiza os níveis plasmáticos do FvW endógeno, e hemoderivados que contenham o FvW em altas concentrações.

Conforme discutido, o DDAVP é um análogo sintético do hormônio antidiurético vasopressina, que quando administrado por via intravenosa, estimula a liberação do FvW pelas células endoteliais produzindo uma elevação imediata do FvW plasmático e da atividade do fator VIII. Isso aumenta a função plaquetária e encurta o tempo de sangramento. Ele pode ser muito eficaz na correção do defeito hemorrágico da DvW. Devido ao seu impacto sobre os níveis de fator VIII, o DDAVP também foi empregado no tratamento de pacientes com hemofilia A leve que estão sendo submetidos a uma pequena cirurgia. As anomalias funcionais das plaquetas devidas à Aspirina®, aos inibidores do glicosilfosfatidil glicano Ib/IIIa, uremia ou doença hepática são parcialmente corrigidos pela liberação pelo DDAVP de multímeros muito grandes de FvW. Todavia, o tratamento dialítico mais eficiente e a terapia com eritropoietina reduziram significantemente a tendência hemorrágica dos pacientes urêmicos, eliminando a necessidade de tratamento de longo prazo com DDAVP.

O sucesso no tratamento dos pacientes com DvW com DDA-VP depende do tipo de doença. Os pacientes com DvW do tipo um exibem a melhor resposta, com um encurtamento do tempo de sangramento e um aumento dos níveis de FvW e de fator VIII. Contudo, quando uma resposta biológica plena é definida como uma redução do tempo de sangramento para menos de 12 minutos, juntamente com um aumento de, no mínimo, três vezes nos níveis de FvW e fator VIII para mais de 30 UI/dL, menos de um terço dos pacientes com DvW do tipo 1 tratados com DDAVP atendem todos os critérios. O valor do tratamento com DDAVP em pacientes do tipo 2 é ainda menos preciso. Os pacientes com DvW dos tipos 2A ou 2M exibem uma fraca resposta biológica, quando o fazem. Além disso, os pacientes com o tipo 3 das DvW não responderão à droga, uma vez que esses pacientes carecem de depósitos endoteliais do FvW. Tanto o FvW quanto o fator VIII devem ser fornecidos um tratamento confiável do DvW do tipo 3.

As formulações de DDAVP incluem preparados intravenosos e intranasais. O DDAVP é administrado por via intravenosa em uma dose de 0,3 μg/kg. Ele deve ser diluído em 30 a 50 mL de soro fisiológico e infundido ao longo de 10 a 20 minutos, a fim de minimizar os efeitos colaterais, especialmente a taquicardia e a hipotensão. Assim como o seu composto de origem, o DDAVP provocará cefaleia, aturdimento, náusea e rubores faciais nos pacientes, especialmente quando administrado rapidamente. A droga também possui um leve efeito antidiurético que pode levar à intoxicação hídrica se o paciente receber tratamentos múltiplos e grandes volumes de líquidos parenterais. Um *spray* nasal altamente concentrado pode ser autoadministrado em mulheres com DvW do tipo um para o tratamento da menorragia. Ele também pode ser eficaz no controle do sangramento associado às extrações dentárias ou a pequenos procedimentos cirúrgicos em pacientes com DvW e com hemofilia A. Uma dose de 300 μg de DDAVP intranasal (*spray* nasal Stimate), administrado através da aplicação de 100 μL de uma solução de 1,5 mg/mL em cada narina, aumentará o nível de FvW em três a cinco vezes.

A terapia com DDAVP é mais eficaz no tratamento de episódios hemorrágicos leves ou na prevenção de sangramento durante uma pequena cirurgia. Os pacientes com FvW basal e níveis de fator VIII de não mais de 10 a 20 UI/dL também parecem exibir boas respostas, demonstrando aumentos de três a cinco vezes nos níveis de FvW. Contudo, mesmo quando a resposta do paciente é subótima (não logra atender os critérios de resposta biológica plena, ver anteriormente) o sangramento pode ser parcialmente contido, ou, na hipótese de profilaxia cirúrgica, a perda sanguinea e a necessidade de transfusão são reduzidas. Uma desvantagem do DDAVP é a natureza efêmera do seu efeito. A melhora do tempo de sangramento e do nível de FvW é limitada a 12 a 24 horas. A resposta a doses repetidas pode diminuir devido ao desenvolvimento de taquifilaxia. Naquelas situações em que o controle da tendência hemorrágica do paciente é crítico, tais como em seguida a uma grande cirurgia, o DDAVP isoladamente será inadequado, e a reposição do FvW é recomendada.

A reposição do FvW é considerada o tratamento mais confiável para o sangramento grave e profilaxia cirúrgica, podendo ser obtida por transfusão de crioprecipitado ou de concentrados purificados contendo o complexo FvW–fator VIII. O crioprecipitado é um hemoderivado eficaz e prontamente disponível que contém fibrinogênio concentrado, FvW e os fatores VIII e XIII. Semelhante ao tratamento com DDAVP, ele resulta em um imediato encurtamento do tempo de sangramento, que se correlaciona com a infusão de multímeros maiores do FvW. O esquema de doses para o crioprecipitado é altamente empírico. Os pacientes com doença grave dos tipos 1 ou 3 são tratados como uma hemofilia A grave, com o aumento dos níveis de fator VIII para 50% a 70%, em uma grande cirurgia, e para 30% a 50%, em uma pequena cirurgia ou para um sangramento menos grave.

Uma vez que com o crioprecipitado ainda existe o risco de infecção transmitida pela transfusão, as preparações comerciais purificadas de concentrado de fator VIII–FvW atualmente são recomendadas. Nem todos os preparados purificados de fator VIII usados no tratamento da hemofilia A são adequados para o tratamento da DvW. O concentrado deve conter os multímeros maiores do FvW para ser eficaz. Um preparado rico em FvW a aprovado para o uso nos Estados Unidos é o Humate P. As doses recomenda-

das (expressadas em UI tanto de FvW quanto de fator VIII) para o tratamento do sangramento e profilaxia cirúrgica são uma dose de ataque inicial de 40 a 75 UI/kg IV, seguida por doses repetidas de 40 a 60 UI/kg em intervalos de oito a 12 horas. Uma vez que o sangramento esteja controlado, uma única dose diária de concentrado é suficiente, uma vez que a meia-vida do complexo fator VIII–FvW nos pacientes com DvW é de 24 a 26 horas.

Anomalias Adquiridas da Função Plaquetária

A disfunção plaquetária adquirida é observada em associação da doença hematopoética, como parte de uma enfermidade sistêmica, ou como resultado do tratamento medicamentoso. Frequentemente, a relação é tão forte que a mera presença de uma droga ou condição clínica específica é o suficiente para estabelecer o diagnóstico.

Doença Mieloproliferativa Os pacientes com distúrbios mieloproliferativos (isto é, PV, metaplasia mieloide, mielofibrose idiopática, trombocitemia essencial e leucemia mieloide crônica) frequentemente exibem função plaquetária anormal. Alguns desses pacientes apresentam contagens plaquetárias muito elevadas e demonstram um sangramento anormal ou uma tendência para a trombose arterial ou venosa, ou mesmo ambos. Nos pacientes com PV, a expansão do volume sanguíneo total e um aumento da viscosidade sanguínea também podem contribuir para o risco de trombose. Os outros achados laboratoriais também podem ser bastante variáveis. O tempo de sangramento pode estar prolongado, mas é um mau indicador de sangramento anormal. Talvez as anomalias laboratoriais mais uniformes nos pacientes hemorrágicos sejam os defeitos na agregação induzida pela epinefrina e da função dos grânulos densos e grânulos-α. O sangramento devido a uma forma adquirida de DvW também pode ser observado nesses distúrbios, secundariamente à perda de multímeros do FvW de peso molecular.

Disproteinemia A função plaquetária anormal, incluindo defeitos da adesão, da agregação e da atividade pró-coagulante, é observada em pacientes com disproteinemias. Quase um terço dos pacientes com macroglobulinemia de Waldenström ou com mieloma IgA apresentarão um defeito demonstrável; os pacientes com mieloma múltiplo de imunoglobulina G são menos comumente afetados. O pico do nível (concentração) da proteína monoclonal parece se correlacionar com as anomalias da função plaquetária. Os fragmentos de degradação do fibrinogênio também podem interferir com a função plaquetária. Esta condição é ilustrada pelo defeito funcional que surge nos pacientes com CID e degradação da fibrina/fibrinogênio. Os fragmentos de fibrina comprometem tanto a polimerização da fibrina quanto a agregação plaquetária. Obviamente, o fracasso na formação do trombo plaquetário no paciente com CID geralmente é multifatorial, com trombocitopenia, hipofibrinogenemia e perda da função dos grânulos densos e dos grânulos α secundárias à ativação plaquetária desempenhando um papel.

Uremia Os pacientes urêmicos não tratados exibem sistematicamente um defeito da função plaquetária que se correlaciona com a gravidade da uremia e da anemia. Parece que o ácido guanidinosuccínico, um produto metabólico não eliminado, aja como um inibidor da função plaquetária pela indução da liberação de óxido nítrico pelas células endoteliais. A adesão, ativação e a agregação plaquetária estão anormais e a geração de tromboxano A_2 está diminuída.

A maior parte dos pacientes com uremia grave apresenta um prolongamento do tempo de sangramento superior a 30 minutos. Esta condição é corrigida pela hemodiálise. Ela também pode se correlacionar com a anemia do paciente, uma vez que o tempo de sangramento se encurta com a transfusão ou com o tratamento com eritropoietina. Nos episódios hemorrágicos agudos, o tratamento com DDAVP pode melhorar a função plaquetária transitoriamente. A infusão de estrogênios conjugados (0,6 mg/kg por dia) por cinco dias também irá encurtar o tempo de sangramento. Esta melhora demora vários dias para surgir, podendo se manter por, até, duas semanas. O mecanismo do efeito do estrogênio conjugado parece estar na normalização dos níveis plasmáticos de metabólitos do óxido nítrico.

Doença Hepática Em geral, a causa mais provável de hemorragia em um paciente com doença hepática é um defeito discreto, tal como sangramento varicoso, ou uma úlcera gástrica/duodenal. Se, no entanto, o paciente apresentar um sangramento generalizado, incluindo equimoses e exsudação de sítios intravenosos, uma coagulopatia deve ser considerada. Os pacientes com doença hepática apresentam um defeito multifacetado da coagulação. É comum uma trombocitopenia relacionada ao hiperesplenismo e a uma resposta insuficiente à trombopoietina. A disfunção plaquetária, secundária aos altos níveis circulantes de produtos de degradação da fibrina, aumenta ainda mais a tendência hemorrágica. Além disso, a produção reduzida de fator VII (a principal causa de prolongamento do TP em pacientes com doença hepática) e a CID crônica e de baixo grau, com aumento da fibrinólise, se somam à coagulopatia.

Inibição por Fármacos Diversas classes de fármacos também afetam a função plaquetária (**Tabela 17-3**). A Aspirina® e os fármacos anti-inflamatórios não esteroides possuem um impacto bem-reconhecido sobre a função plaquetária. A Aspirina® é um poderoso inibidor da síntese de tromboxano-A_2 por meio da sua inibição irreversível da função da ciclo-oxigenase. Os fármacos anti-inflamatórios não esteroides (p. ex., indometacina, ibuprofeno, sulfinpirazona) também inibem a ciclo-oxigenase plaquetária, mas o efeito é reversível e só dura enquanto o fármaco está em circulação. Do ponto de vista clínico, esses agentes são inibidores fracos da função plaquetária, não estando geralmente associados a um sangramento clínico grave. Todavia, eles contribuirão para o sangramento quando outros fatores agravantes, tais como outros anticoagulantes, um distúrbio gastrointestinal, ou uma cirurgia estiverem presentes. Alguns alimentos e aditivos alimentares (vitaminas C e E, ácidos graxos ômega-3, o cogumelo "orelha de judeu" [*black tree fungus* ou *Auricuaria auricula*]) também podem inibir a função plaquetária por via da ciclo-oxigenase.

O impacto dos antibióticos na função plaquetária pode ser um importante fator contribuinte para a hemorragia em pacientes criticamente enfermos. As penicilinas, incluindo carbenicilina, penicilina G, tircacilina, ampicilina, nafcilina e, em menor grau, a mezlocilina, interferem tanto na adesividade plaquetária quanto na ativação/agregação das plaquetas. Esses fármacos se ligam à membrana plaquetária e interferem com a ligação do FvW e com a resposta plaquetária a agonistas tais como o difosfato de adenosina e a epinefrina. Um sangramento clínico significante pode ocorrer no paciente clinicamente enfermo que esteja recebendo um desses antibióticos em doses muito altas. A presença de fatores agravantes da enfermidade crítica é importante, uma vez que um sangramento anormal raramente é observado quando os antibióticos são usados em pacientes com uma condição geral saudável. A disfunção plaquetária também foi descrita com cefalosporinas específicas, incluindo o moxalactam e a cefotaxime. A maior parte dos outros antibióticos nessa classe não produz um defeito.

Os expansores volêmicos, tais como o polissacarídeo neutro dextrano, podem interferir na agregação plaquetária e na atividade pró-coagulante quando infundidos em grandes quantidades. Esse resultado pode representar uma significante desvantagem em um contexto de trauma ou cirúrgico quando a solução de dextrano está sendo usada para suporte volêmico. Ao mesmo tempo, o dextrano é ocasionalmente utilizado no contexto da cirurgia vascular para prevenir a trombose plaquetária. O hidroxietil amido, um expansor volêmico mais popular, menos provavelmente interferirá na função plaquetária, mas provocará um defeito detectável se administrado em doses superiores a dois litros de solução a 6%. Muitos outros fármacos foram ocasionalmente descritos como causadores de disfunção plaquetária. Essa lista inclui diversas drogas cardiovasculares, álcool e vários fármacos oncológicos. Os mecanismos envolvidos não foram claramente definidos.

Considerações Anestésicas para os Distúrbios Plaquetários Qualitativos Ao contrário do que ocorre nos distúrbios que resultam em trombocitopenia, o objetivo terapêutico nos distúrbios qualitativos das plaquetas é menos exato e pode exigir uma reavaliação frequente. Uma vez que as plaquetas são disfuncionais, o seu número absoluto não serve para prever o risco hemorrágico. O tratamento com DDAVP pode "sobrepujar" um defeito plaquetário leve a moderado, conforme o descrito para as considerações anestésicas na DvW, especialmente se o risco de sangramento for

---

TABELA 17-3	Fármacos que Inibem a Função Plaquetária

Associação Forte
Aspirina® (e medicamentos contendo aspirina)
Clopidogrel/ticlopidina
Abciximab (ReoPro)
Fármacos anti-inflamatórios não esteroides: Naproxeno, ibuprofeno, indometacina, fenilbutazona, piroxicam, cetorolac

Associação Leve a Moderada
Antibióticos, geralmente só em altas doses
  Penicilina, também a carbenicilina, penicilina G, ampicilina, tircacilina, nafcilina, mezlocilina
  Cefalosporinas
  Nitrofurantoína
Expansores volumétricos: dextrano, hidroxietil amido
Heparina
Agentes fibrinolíticos: EACA, aprotinina

Associação Fraca
Fármacos oncológicos: daunorubicina, mitramicina
Fármacos cardiovasculares: β-bloqueadores, bloqueadores dos canais de cálcio, nitroglicerina, nitroprussiato, quinidina
Álcool

EACA, ácido épsilon aminocaproico.

CAPÍTULO 17
Distúrbios Hematológicos

relativamente menor. Nos procedimentos nos quais o risco hemorrágico é mais substancial, as transfusões de plaquetas podem ser necessárias. A normalização do tempo de sangramento, o analisador da função plaquetária, ou o tromboelastograma podem ser usados como pontos de valoração, mas não garantirão a adequação da função plaquetária para o desafio cirúrgico. Como regra geral, transfusões suficientes para elevar a percentagem de "plaquetas funcionalmente normais" para a faixa de 10% a 20% serão suficientes para corrigir o tratamento relacionado às plaquetas.

As plaquetas se tornam bastante disfuncionais em um cenário de hipotermia (<35º C) e de acidose (pH < 7,3) e as plaquetas transfundidas para um paciente com uma dessas ou ambas as condições rapidamente se tornarão igualmente disfuncionais.

DISTÚRBIOS DE HIPERCOAGULAÇÃO

As origens da hipercoagulabilidade podem ser divididas em duas principais classes: uma predisposição congênita provocada por uma ou mais anomalias genéticas, frequentemente denominadas trombofilias, e uma hipercoagulabilidade adquirida ou ambiental.

Causas Hereditárias de Hipercoagulabilidade

As condições hereditárias que predispõem ao tromboembolismo venoso (TEV) podem ser conceitualmente divididas em condições que ou reduzem as proteínas antitrombóticas endógenas, ou nas que aumentam as proteínas pró-trombóticas (**Tabela 17-4**).

Trombofilia Devida a Redução das Proteínas Antitrombóticas

Deficiência Hereditária de Antitrombina A antitrombina (AT, também denominada AT III) é a mais importante das defesas corporais contra a formação de coágulos nos vasos saudáveis ou no perímetro de um sítio de sangramento ativo. A deficiência de AT III é herdada como um traço autossômico dominante, com uma frequência estimada de um em cada 1.000 a 5.000 indivíduos. A deficiência homozigótica de AT geralmente não é compatível com a vida, ou mesmo com a sobrevivência fetal até o termo. Tipicamente, um paciente heterozigoto apresenta um nível de AT III entre 40% e 70% do normal. Os indivíduos que são heterozigotos para a deficiência AT têm, *grosso modo*, uma probabilidade 20

vezes maior do que os indivíduos não deficientes de desenvolver TEV em algum momento das suas vidas (Tabela 17-4), geralmente em associação de algum evento desencadeante que aumenta ainda mais a sua hipercoagulabilidade. Em um estudo com 18 indivíduos com deficiência de AT, mais de 40% dos TEV que se desenvolveram o fizeram em associação de cirurgia ou gravidez. Somente 11% dos TEVs foram espontâneos, ou seja eles não apresentavam fatores precipitantes conhecidos.

Deficiência Hereditária de Proteína C e de Proteína S As deficiências hereditárias da proteína C (PC) e da proteína S (PS) afetam adversamente a regulação da trombina. Contudo, ao invés de limitar a atividade da trombina já formada, as deficiências congênitas da PC e da PS dificultam a capacidade do indivíduo afetado em limitar as taxas de geração de protrombina. Nas deficiências heterozigóticas, o relativo excesso dos fatores Va e VIIIa, que resulta de uma inativação deficiente, assegura que tanto os complexos da tenase quanto os da protrombinase sejam capazes de atuar com cinética aumentada, gerando um excesso de trombina e preparando o cenário para um risco da mesma ordem de magnitude que o da deficiência de antitrombina. Além disso, a síntese de PC e de PS são dependentes de vitamina K, com a PC apresentando uma meia-vida mais curta. Consequentemente, os indivíduos que são deficientes de PC apresentarão um risco particular de trombose se a terapia com warfarin for iniciada na ausência de uma anticoagulação protetiva *prévia* com a heparina. Especificamente, durante os primeiros dias de tratamento com warfarin, antes que a inibição da vitamina K tenha reduzido os fatores VII, IX e XI suficientemente para proporcionar a *anti*coagulação pretendida, uma discreta supressão da síntese de PC pode se combinar a níveis já subnormais de PC, resultando em uma *hiper*coagulabilidade paradoxalmente aumentada.

Trombofilia Devida a Um Aumento das Proteínas Pró-Trombóticas

Fator V$_{Leiden}$ Dahlback descreveu pela primeira vez a resistência à proteína C ativada (PCA) em uma única família em 1993, tendo sido subsequentemente descoberto que o plasma de outros pacientes com TEV frequentemente exibia resistência ao efeito anticoagulante normal da PCA. Especificamente, a adição de PCA exógena ao plasma não prolonga o TTPa desses pacientes com TEV quando comparado ao prolongamento encontrado com o tratamento com

TABELA 17-4	Principais Condições Hereditárias Ligadas à Hipercoagulabilidade		
	Prevalência em Controles Saudáveis	Prevalência em Pacientes com a Primeira TVP (%)	Probabilidade de TVP aos 60 Anos (%)
Deficiência de Antitrombina*	0,2	1,1	62
Deficiência de Proteína C*	0,8	3	48
Deficiência de Proteína S*	1,3	1,1	33
Fator V$_{Leiden}$*	3,5	20	6
Protrombina 20210A*	2,3	18	<5
*Todos os números dizem respeito ao estado heterozigoto. TVP, trombose venosa profunda.			

PCA do plasma de controles sem TEV. O gene responsável por este efeito, o gene do fator V_{Leiden}, difere do gene normal por um único nucleotídeo, produzindo a substituição de um aminoácido em um dos sítios onde a PCA normalmente cliva o fator Va, tornando-o, assim, refratário à inativação. Consequentemente, o fator V_{Leiden} permanece inativo na circulação por mais tempo do que o normal, estimulando um aumento da geração de trombina.

Como fonte única de hipercoagulabilidade, o fator V_{Leiden} é visto como possuidor de um risco pró-coagulante baixo a intermediário. Os pacientes que são heterozigotos para o fator V_{Leiden} apresentam um aumento de cinco a sete vezes do risco de TEV, enquanto o risco dos portadores homozigotos está aumentado em, até, 80 vezes. O fator V_{Leiden} ocorre em uma frequência alta na população geral; a sua prevalência varia consideravelmente em diferentes populações étnicas, estando presente em, aproximadamente, 5% da população com ascendência norte-europeia, mas raramente entre os descendentes de africanos ou asiáticos. Consequentemente, dependendo da composição étnica de uma comunidade, pode-se esperar que até um em cada 20 pacientes que se apresentam para cirurgia de rotina apresente algum grau de risco aumentado atribuível a este gene.

Mutação do Gene G20210A da Protrombina Uma outra trombofilia que age por meio de um aumento das proteínas protrombóticas é conhecida como a mutação do gene da protrombina (G20210A). Esse gene foi descrito por Poor e colegas em 1996, ao observarem que 18% dos pacientes com TEV e cerca de 1%o dos controles saudáveis apresentavam uma mutação no gene da protrombina na base 20210. Essa particular localização está na região 3' do gene, que não é traduzida. Ao invés disso, a mutação torna o sinal de clivagem "fim" do gene ineficaz, fazendo com que quantidades adicionais de DNA sejam transcritas. Em consequência, os níveis do zimogênio inativo, a protrombina, são consideravelmente mais altos nos indivíduos afetados do que na população em geral. Quando esta mutação é o único fator de risco trombobofílico, o risco de TEV é relativamente baixo (Tabela 17-4); a maior parte dos portadores desse gene não apresentará um episódio de TEV antes da idade dos 50 anos. A importância dessa trombofilia, assim como a do fator V_{Leiden}, reside na frequência do gene, e não na sua potência. De modo semelhante ao FV_{Leiden}, a etnia desempenha um importante papel na prevalência desse gene, ocorrendo em cerca de 4% dos indivíduos de ascendência europeia, mas raramente nos pacientes de ascendência africana ou asiática.

Causas Adquiridas de Hipercoagulabilidade
Distúrbios Mieloproliferativos

Os distúrbios mieloproliferativos, especialmente a PV, a trombocitose essencial e a hemoglobinúria paroxística noturna, estão associados a um aumento da incidência de tromboflebite, embolismo pulmonar (EP) e oclusões arteriais. Os pacientes com essas condições também apresentam risco de trombose dos vasos esplênicos, hepáticos, portais e mesentéricos. A patogênese da trombose nesses pacientes não está clara. Tanto a trombocitose quanto a anomalia da função plaquetária podem desempenhar um papel. O aumento da ativação e da agregação das plaquetas foi postulado como causa do estado de hipercoagulação.

Malignidades

Pacientes com certas malignidades demonstram uma acentuada tendência trombótica. Os adenocarcinomas de pâncreas, cólon,

estômago e ovários são os principais tumores associados a eventos tromboembólicos. De fato, essas malignidades podem se apresentar primeiro como episódios únicos ou múltiplos de trombose venosa profunda ou de tromboflebite superficial migratória. Em geral, os pacientes que se apresentam com tromboflebite primária exibem uma incidência de 25% a 30% de recidiva e 20% desses revelarão ser portadores de câncer. A patogênese da tendência trombótica parece estar relacionada a uma combinação entre a liberação de fator(es) pró-coagulante(s) pelo tumor, que podem ativar diretamente o fator X, a lesão endotelial por invasão tumoral e a estase sanguínea. Os exames de laboratório podem não exibir nenhuma anomalia ou alguma combinação entre trombocitose, elevação do nível de fibrinogênio e CID de baixo grau. Neste último caso, presume-se que o tumor deva constituir um estímulo tromboplástico à coagulação.

Uso de Contraceptivos Orais

A gravidez e o uso de contraceptivos orais foram descritos como capazes de aumentar o risco de trombose. A incidência global de trombose é de, aproximadamente, uma a cada 1.500 gestações (um aumento de cinco a seis vezes do risco relativo), mas é maior nas mulheres com um estado hereditário de hipercoagulabilidade, um histórico de trombose venosa profunda ou EP, um histórico familiar positivo de doença tromboembólica, ou são obesas, mantidas em repouso ao leito por um período prolongado, ou necessitam de cirurgia cesariana. O risco de EP é mais alto durante o terceiro trimestre e o período do pós-parto imediato, constituindo a principal causa de óbito materno. Dos estados hereditários de hipercoagulabilidade, as mulheres com deficiência de antitrombina III estão em maior risco e merecem ser receber anticoagulação ao longo de toda a gestação. O fator V de Leiden e a mutação G20201A estão associados a um risco muito menor. As mulheres com um desses traços hereditários não necessitam de anticoagulação, a menos que apresentem histórico de EP ou de tromboses venosas profundas recorrentes.

A associação de contraceptivos orais e trombose e tromboembolismo também parece ser multifatorial. Desde que as pílulas contraceptivas com baixas doses de estrogênio foram introduzidas houve uma significante redução da incidência. Contudo, as mulheres que também fumam apresentam um histórico de enxaquecas, ou são portadoras de um defeito hereditário de hipercoagulabilidade, exibem um risco aumentado (30 vezes) de trombose venosa, EP e de trombose cerebrovascular. Ao mesmo tempo, parece haver uma menor relação entre o uso de estrogênios no momento da menopausa e a ocorrência de trombose.

Pacientes com Síndrome Nefrótica

Os pacientes com síndrome nefrótica estão em risco de doença tromboembólica, incluindo a trombose da veia renal. A explicação para isso não está clara. Ela foi atribuída a níveis menores do que o normal de antitrombina III ou de PC secundárias à perda renal de proteínas da coagulação, deficiência de fator XII, hiperatividade plaquetária, atividade fibrinolítica anormal e níveis mais altos do que o normal dos outros fatores da coagulação. A hiperlipidemia e a hipoalbuminemia também foram propostas como possíveis fatores etiológicos.

Anticorpos Antifosfolipídios

Um tendência aumentada tanto para trombose venosa quanto arterial é observada em pacientes que desenvolvem anticoagulante lúpicos circulantes (anticorpos antifosfolipídios/anticardiolipina) em associação de lúpus eritematoso sistêmico ou, mais frequentemente, como a única manifestação de doença autoimune. O termo anticoagulante é, por conseguinte, clinicamente inadequado. Os anticorpos antifosfolipídios são uma mistura de vários anticorpos imunoglobulina G, imunoglobulina M e, menos comumente, imunoglobulina A dirigidos contra proteínas associadas aos fosfolipídios, particularmente a protrombina e a β_2-glicoproteína I. Eles são clinicamente definidos pelo seu método de detecção. Os anticorpos anticoagulantes lúpicos são detectados devido a seu prolongamento do TTP e, em alguns casos, do TP, enquanto os anticorpos anticardiolipina são dosados diretamente por imunoensaio. O anticorpo anticardiolipina é definido pela sua reatividade à cardiolipina, β_2-glicoproteína I, ou outros fosfolipídios aniônicos. Embora as duas formas de anticorpos estejam intimamente relacionadas, o risco de trombose parece ser maior com os anticoagulantes lúpicos ou anticorpos anticardiolipina com atividade especificamente direcionada para a β_2-glicoproteína I.

O exato mecanismo de ação ainda está por ser definido; foi sugerido que os anticorpos de algum modo ativem as células endoteliais para aumentar a expressão da molécula de adesão vascular e da selectina E. Isso pode, então, intensificar a ligação dos leucócitos e plaquetas à superfície endotelial, levando à formação de trombos. Outros mecanismos de ação sugeridos incluem a interferência com a ativação da PC, redução dos níveis de PS e o desenvolvimento de um defeito plaquetário semelhante à TIH.

Estudos clínicos em pacientes com anticoagulantes lúpicos demonstraram um aumento da propensão à trombose, com 30% a 60% dos pacientes experimentando um ou mais eventos trombóticos durante as suas vidas. A trombose venosa isolada ou o tromboembolismo constituem dois terços dos casos; a trombose cerebral é responsável pelo outro terço. As oclusões coronarianas, renais, retinianas, subclávias e da artéria pediosa são menos comuns. Até 20% dos pacientes que apresentam um TEV não associado à outra doença, cirurgia, ou trauma demonstrará anticorpos antifosfolipídios. Portanto, juntamente com o fator V_{Leiden} e a mutação do gene da protrombina, a presença do anticorpo antifosfolipídios deve ser considerada como uma das principais causas de doença tromboembólica nos indivíduos mais jovens. Os pacientes também podem se apresentar com uma síndrome antifosfolipídica catastrófica caracterizada por falência de múltiplos órgãos secundária à trombose disseminada de pequenos vasos, trombocitopenia, síndrome de angústia respiratória aguda, CID e, ocasionalmente, uma anemia hemolítica autoimune. Este quadro clínico é indistinguível daquele da TTP. As infecções bacterianas muitas vezes parecem ser os eventos desencadeantes para esta síndrome.

Considerações Anestésicas para a Hipercoagulabilidade Venosa
As estratégias antitrombóticas atuais variam de abordagens terapêuticas simples, como a deambulação precoce, até a combinação da heparina subcutânea com as meias elásticas, seguida pela conversão do paciente para o uso de warfarin em regime ambulatorial, com monitoramento associado. Os pacientes cirúrgicos podem se apresentar com muitos fatores de risco para o TEV, todos os quais devem ser considerados quando forem ponderados o grau de risco trombótico e os custos (monetários e de risco hemorrágico) de uma anticoagulação perioperatória agressiva. Várias sociedades profissionais sintetizaram uma abordagem de risco de quatro níveis para os paciente cirúrgicos que permite que a intensidade da profilaxia seja ajustada ao risco de TEV individual do paciente.

As estratégias profiláticas podem tomar a forma de métodos farmacológicos ou físicos. As drogas que provaram ser adequadas para a profilaxia do TEV incluem heparina não fracionada, HBPM, o anticoagulante oral warfarin, os inibidores diretos da trombina, tais como a hirudina, e os inibidores do fator Xa, tais como o fondaparinux. Estudos amplos sugerem que a administração subcutânea de heparina não fracionada ou de HBPM confira uma redução de risco de 60% a 70% acima do placebo, dependendo do tipo de cirurgia. Em contrapartida, a Aspirina® proporciona uma profilaxia relativamente fraca, com uma redução de risco de apenas 20%, se comparada ao placebo. Os métodos físicos de profilaxia, tais como meias elásticas de compressão graduada apresentam uma redução de risco de 40% a 45%, enquanto a compressão pneumática intermitente exibe uma redução de risco que se aproxima daquela da heparina não fracionada, quando empregada como único método profilático. O tratamento dos pacientes que se apresentam para cirurgia que já estão em uso de anticoagulantes orais é discutido em uma seção separada, a seguir.

Uma série de investigações publicadas no final da década de 1970 e no início dos anos 1980 apresentou evidências convincentes de que a anestesia regional, geralmente consistindo em bloqueio neuraxial, resultou em uma diminuição da incidência de TEV pós-operatório. Esse achado foi particularmente verdadeiro com relação à cirurgia de substituição de articulação das extremidades inferiores. Com até 9% dos pacientes com artroplastia de quadril desenvolvendo TEV sintomático e com o TEV assintomático na faixa de 45% a 65%, a anestesia regional se tornou a técnica anestésica preferida para esta cirurgia e outros procedimentos com elevado risco de TEV. Todavia, mesmo quando a anestesia neuraxial foi combinada a técnicas tais como a deambulação precoce e as meias antiembolismo intraoperatórias, o risco de TEV ainda permaneceu inaceitavelmente alto. Como resultado, a anticoagulação profilática pós-operatória com drogas tais como o warfarin e a heparina subcutânea se tornou o padrão para os cuidados para essas cirurgias de alto risco.

No entanto, com o advento da profilaxia antitrombótica de rotina, as vantagens da anestesia regional sobre a anestesia geral ficaram menos claras, levantando a questão de se, nos pacientes que estão recebendo tromboprofilaxia perioperatória farmacológica, a anestesia neuraxial ainda reduziria os riscos de TEV. Uma metaanálise de anestesia para a cirurgia de fratura do quadril feita pelo Cochrane Database of Systematic Reviews constatou que a anestesia geral e a regional pareceram produzir resultados comparáveis para a maior parte dos resultados estudados. Dezessete experimentos foram incluídos, e apenas quatro incluíam alguma forma de profilaxia antitrombótica farmacológica ou mecânica. Consequentemente, embora tenha havido uma leve redução da incidência do TEV associado à anestesia regional, isso se deu, em grande medida, em função dos estudos mais antigos que careciam da profilaxia farmacocinética e isso não se traduziu em uma significante diferença de mortalidade. O recente informativo da Food and Drug Administration proibindo a anestesia neuraxial em pacientes que estão recebendo HBPM devido a um aumento do risco de hematoma epidural pode limitar ainda mais a extensão da anestesia regional para o período pós-operatório. Além disso, não existem evidências de que a redução do risco de TEV fornecida pela anestesia regional elimine a necessidade de profilaxia farmacológica pós-operatória.

Em conclusão, nenhuma técnica anestésica particular é obrigatória para a profilaxia antitrombótica e, exceto em circunstâncias especiais, drogas antitrombóticas eficazes, tais como a HBPM, provavelmente não deveriam ser evitadas no período pós-operatório para permitir o uso continuado da epidural.

Nos pacientes que apresentam uma contraindicação absoluta à anticoagulação ou que possuem uma complicação hemorrágica importante, a colocação de um filtro de veia cava pode ser usada para prevenir a embolia pulmonar recorrente. Os filtros disponíveis incluem o filtro de Greenfield, o filtro em ninho de pássaro, o filtro Simon nitinol, o filtro Vena Tech e o filtro Gunther Tulip Retrievable Vena Caval. Este último pode ser removido em sete a 10 dias se o sangramento estiver controlado e a anticoagulação restabelecida. Os filtros são bem comparáveis em termos de eficácia, reduzindo a incidência de EP para menos de 4% (a média de acompanhamento na maior parte das séries de estudos foi de 12–18 meses), mas não são mais eficazes do que a anticoagulação de longo prazo. Nos pacientes com câncer em que a anticoagulação fracassou, um filtro de veia cava, combinado à anticoagulação continuada, pode proporcionar uma maior proteção. As complicações incluem trombose no local da inserção (20%–40%) e da veia cava inferior, inclinação ou migração do filtro, lesão da parede da veia cava inferior e fratura do filtro.

Considerações Anestésicas para os Pacientes com Anticoagulação de Longo Prazo

O tratamento perioperatório dos pacientes que estão recebendo anticoagulação de longo prazo exige especial consideração relativamente aos riscos de sangramento e trombose (**Tabela 17-5**). O risco de trombose quando o paciente pré-operatório não está efetivamente anticoagulado deve ser ponderado contra o risco de sangramento durante e após a cirurgia se a anticoagulação for continuada no perioperatório. Os detalhes da trombose que justificam a anticoagulação, isto é, o "trombo incitante", são de importância primordial. Os risco associados à recidiva da trombose são maiores se o trombo incitante for arterial, especialmente se estiver associado a fibrilação atrial, na qual o embolismo primário implica uma mortalidade de 40%; em contraposição, o TEV recorrente de extremidades inferiores apresenta um risco associado de morte súbita de 6%. Além disso, o tempo transcorrido a partir do trombo incitante também é crítico, uma vez que o risco de recidiva se reduz ao longo do tempo tanto para os trombos arteriais e venosos.

A maior parte dos pacientes anticoagulados é tratada com warfarin, uma anticoagulação que declina gradualmente após a interrupção da droga. Após a descontinuação do warfarin, o INR não começa a cair por, aproximadamente, 29 horas e, então, cai com uma meia-vida de, aproximadamente, 22 horas. Se um paciente for considerado como de alto risco sem anticoagulação, um tratamento de transição na forma de doses terapêuticas de heparina não fracionada ou HBPM deve ser considerado, aproximadamente, 60 horas após a última dose. Na hipótese de heparina intravenosa, uma janela de seis horas livres da droga deve ser deixada antes da cirurgia. Na HBPM, que pode ser administrada por via subcutânea em um paciente ambulatorial, as doses devem ser dadas uma a duas vezes por dia por três dias antes da cirurgia, com a última dose a não menos de 18 horas de pré-operatório para um esquema de duas doses ao dia (*i.e.*, quase 100 U/kg de HBPM) e 30 horas para um esquema de uma vez ao dia (isto é, quase 150–200 U/kg de HBPM). Um intervalo adicional de seis horas livre da medicação deve ser permitido se a anestesia neuraxial for planejada.

O reinício da anticoagulação após a cirurgia exige uma avaliação do risco de trombose recorrente e a consideração do grau com que a própria cirurgia aumenta a hipercoagulabilidade do paciente (p. ex., pequena cirurgia *versus* grade cirurgia ortopédica). Isso deve ser ponderado contra o risco hemorrágico associado à retomada da anticoagulação. Uma vez que existe um retardo de, aproximadamente, 24 horas após a administração de warfarin antes que o INR aumente, este normalmente deve ser reiniciado logo que possível após a cirurgia, exceto nos pacientes com alto risco de sangramento; deve ser dada atenção ao tratamento de transição com anticoagulação intravenosa ou subcutânea até que o INR se torne terapêutica.

Hipercoagulabilidade Adquirida da Vasculatura Arterial

Fibrilação Atrial

Os pacientes com fibrilação atrial, particularmente a fibrilação atrial com doença valvular, um átrio dilatado e evidências de insuficiência cardíaca ou de um embolismo prévio geralmente exigem um tratamento com baixas doses de warfarin por um tempo indeterminado. Os pacientes com infartos agudos da parede anterior que, devido à anomalia do movimento desta, estão propensos a formar trombos murais, precisam receber warfarin por dois a três meses, após o que há pouco risco de embolismo.

Anticorpos Antifosfolipídios

Os pacientes com anticorpos antifosfolipídios (anticoagulantes lúpicos) e doença tromboembólica pode representar um grande desafio terapêutico. Esses pacientes apresentam um risco significativo tanto de tromboses arteriais quanto venosas e o seu

TABELA 17-5	Recomendações para a Anticoagulação Pré e Pós-operatória em Pacientes que Estão Sendo Tratados com Anticoagulantes Orais		
Indicação		**Antes da Cirurgia**	**Após a Cirurgia**
Tromboembolismo venoso agudo			
Primeiros 30 dias		Heparina IV	Heparina IV
Após 30 dias		Sem alteração	Heparina IV
Tromboembolismo venoso recorrente		Sem alteração	Heparina SC
Tromboembolismo arterial agudo		Heparina IV	Heparina IV
Valva cardíaca mecânica		Sem alteração	Heparina SC
Fibrilação atrial não valvular		Sem alteração	Heparina SC

CAPÍTULO 17
Distúrbios Hematológicos

tratamento está discutido em "Causas Adquiridas de Hipercoagulabilidade".

Em resumo, a hipercoagulabilidade, uma condição de ativação exagerada da coagulação, desempenha um importante papel na patogênese do TEV, um processo que afeta anualmente uns dois milhões de norte-americanos, com uma mortalidade estimada de 150.000 por EP. Novas causas hereditárias de hipercoagulabilidade estão sendo identificadas e alguma predisposição genética para trombose pode ser identificada em mais de 50% dos pacientes com trombose venosa profunda. Consequentemente, os anestesiologistas estão sendo instados a cuidar de um crescente número de pacientes portadores do diagnóstico de hipercoagulabilidade, muitos dos quais recebendo tratamento de anticoagulação de longo prazo.

O período perioperatório representa um momento de alto risco de TEV, estando algumas cirurgias associadas a um risco aumentado em mais de 100 vezes de trombose. Nosso conhecimento do tratamento cirúrgico ótimo para esses pacientes inevitavelmente se retarda atrás da identificação da sua fisiopatologia, tornando os anestesiologistas responsáveis pela compreensão dos mecanismos por detrás da hipercoagulabilidade e, por conseguinte, pela seleção de escolhas fundamentadas. A hipercoagulabilidade desempenha um papel menos claramente definido na fisiopatologia dos eventos arteriais, mas as altas morbidade e mortalidade associadas aos eventos oclusivos arteriais no paciente cirúrgico tornam a permanente atualização em relação a esses desenvolvimentos importante para os cuidados com o paciente.

PONTOS-CHAVE

- O eritrócito e o seu principal constituinte proteico, a Hb, são altamente especializados de modo que a liberação de oxigênio possa ser rapidamente ajustada para satisfazer as necessidades teciduais. Os distúrbios que afetam formação, estrutura, metabolismo e renovação desses elementos podem comprometer a sua capacidade de realizar esta tarefa vital no paciente cirúrgico.

- O tratamento pré-operatório dos pacientes com doença das células falciformes não exige mais transfusões de troca a fim de reduzir a proporção entre Hb falcêmica e Hb normal, mas, em vez disso, só exige as transfusões (se é que alguma) que forem necessárias para obtenção de um hematócrito pré-operatório de 30%.

- Os recentes avanços nos modelos de coagulação baseados em células alteraram nossa compreensão fundamental acerca da coagulação *in vivo*. Essa compreensão aprimorada se traduziu em uma melhor apreciação de como os defeitos

específicos dos componentes da coagulação afetam o equilíbrio da hemostasia e que intervenções terapêuticas oferecem a melhor proporção risco/benefício.

- As causas da hipercoagulabilidade podem ser divididas em duas principais classes: uma predisposição congênita que geralmente é vitalícia e uma hipercoagulabilidade adquirida ou ambiental, tal como a da cirurgia. Em pacientes que se apresentam com uma primeira ocorrência de TVP, alguma predisposição congênita pode ser identificada em, até, 50% dos casos. Todavia, em quase todos os casos de TVP, alguma hipercoagulabilidade adquirida ou ambiental serve como evento desencadeante.

- A maior parte dos distúrbios que produzem um estado de hipercoagulabilidade venosa afeta a geração ou a disposição de trombina, enquanto na circulação arterial, a função e a regulação plaquetária e endotelial também afetam criticamente a tendência protrombótica.

REFERÊNCIAS

Bouchard BA, Butenas S, Mann KG, et al: Interaction between platelets and the coagulation system. In Michelson AD (ed): Platelets, Vol. 1. Amsterdam, Academic Press, 2002, pp 229–253.

Butenas S, Branda RF, van't Veer C, et al: Platelets and phospholipids in tissue factor-initiated thrombin generation. Thromb Haemost 2001;86:660–667.

Caprini JA, Arcelus JI, Reyna JJ: Effective risk stratification of surgical and nonsurgical patients for venous thromboembolic disease. Semin Hematol 2001;38(Suppl 5):12–19.

Crowther MA, Kelton JG: Congenital thrombophilic states associated with venous thrombosis: A qualitative overview and proposed classification system. Ann Intern Med 2003;138:128–134.

Firth PG, Head CA: Sickle cell disease and anesthesia. Anesthesiology 2004;101:766–785.

Greinacher A, Farner B, Kroll H, et al: Clinical features of heparin-induced thrombocytopenia including risk factors for thrombosis. Thromb Haemost 2005;94:132–135.

Gutt CN, Oniu T, Wolkener F, et al: Prophylaxis and treatment of deep vein thrombosis in general surgery. Am J Surg 2004; 189:14–22.

Hillman RS, Ault KA, Rinder HM: Hematology in Clinical Practice. New York, McGraw-Hill, 2005.

Mann KG, Brummel K, Butenas S: What is all that thrombin for? J Thromb Haemost 2003;1:1504–1515.

Marks PW, Glader B: Approach to anemia in the adult and child. In Hoffman R, Benz EL Jr, Shattil S, et al (eds): Hematology: Basic Principles and Practice. Philadelphia, Elsevier, 2005.

Practice guidelines for perioperative blood transfusion and adjuvant therapies. Anesthesiology 2006;105:198–208.

Savage B, Ruggeri ZM: Platelet thrombus formation in flowing whole blood. In Michelson AD (ed): Platelets, Vol. I. Philadelphia, Elsevier, 2007, pp 359–376.

Schafer A, Levine M, Konkle B, et al: Thrombotic disorders: Diagnosis and treatment. Hematology 2003;520–539.

Steinberg MH, Benz EL Jr: Pathobiology of the human erythrocyte and its hemoglobins. In Hoffman R, Benz EL Jr, Shattil S, et al (eds): Hematology: Basic Principles and Practice, Philadelphia, Elsevier, 2005.

Tefferi A: Polycythemia vera: A comprehensive review and clinical recommendations. Mayo Clin Proc 2003;78:174–194.

Turpie AGG, Chin BSP, Lip GLH: Venous thromboembolism: pathophysiology, clinical features, and prevention. The ABCs of antithrombotic therapy. BMJ 2002;325:887–890.

CAPÍTULO 18

Doenças da Pele e Musculoesqueléticas

Jeffrey J. Schwartz

Epidermólise Bolhosa
- Sinais e Sintomas
- Tratamento
- Conduta Anestésica

Pênfigo
- Tratamento
- Conduta Anestésica

Psoríase
- Tratamento
- Conduta Anestésica

Mastocitose
- Sinais e Sintomas
- Conduta Anestésica

Dermatite Atópica

Urticária
- Urticária Crônica
- Urticária ao Frio

Eritema Multiforme

Esclerodermia
- Sinais e Sintomas
- Conduta Anestésica

Pseudoxantoma Elástico

Síndrome de Ehlers-Danlos
- Sinais e Sintomas
- Conduta Anestésica

Polimiosite e Dermatomiosite
- Sinais e Sintomas
- Diagnóstico
- Tratamento
- Conduta Anestésica

Lúpus Eritematoso Sistêmico
- Sinais e Sintomas
- Diagnóstico
- Tratamento
- Conduta Anestésica

Calcinose Tumoral

Distrofia Muscular
- Distrofia Muscular Pseudo-hipertrófica (Distrofia Muscular de Duchenne)
- Distrofia Muscular do Cíngulo dos Membros
- Distrofia Muscular Fáscio-escápulo-umeral
- Distrofia Muscular dos Bastonetes de Nemalina
- Distrofia Muscular Óculo-faríngea
- Distrofia Muscular de Emery-Dreifuss

Distrofia Miotônica
- Miotonia Distrófica
- Miotonia Congênita
- Paramiotonia Congênita
- Síndrome de Schwartz-Jampel

Paralisia Periódica
- Causas
- Conduta Anestésica

STOELTING ANESTESIA E DOENÇAS COEXISTENTES

Miastenia *Gravis*
- Classificação
- Sinais e Sintomas
- Tratamento
- Conduta Anestésica

Síndrome Miastênica

Artrite Reumatoide
- Sinais e Sintomas
- Tratamento
- Conduta Anestésica

Espondiloartropatias
- Espondilite Anquilosante
- Artrite Reativa
- Poliartropatia Crônica Juvenil
- Artrite Enteropática

Osteoartrite

Doença de Paget

Síndrome de Marfan
- Sistema Cardiovascular
- Conduta Anestésica

Cifoescoliose
- Sinais e Sintomas
- Conduta Anestésica

Nanismo
- Acondroplasia
- Síndrome de Russel-Silver

Dor Lombar
- Dor Lombar Aguda
- Estenose Espinhal Lombar

Outras Síndromes Musculoesqueléticas
- Laceração do Manguito Rotador
- Síndrome do Bebê Mole
- Traqueomegalia
- Miopatia Alcoólica
- Síndrome de Prader-Willi
- Síndrome do Ventre em Ameixa Seca
- Miopatias Mitocondriais
- Miopatia Multicêntrica
- Miopatia Centronuclear
- Síndrome de Meige
- Disfonia Espasmódica
- Fibromatose Hialina Juvenil
- Condrodisplasia Punctata Calcificante
- Eritromelalgia
- Linfogranulomatose de Faber
- Síndrome de McCune-Albright
- Síndrome de Klippel–Feil
- Osteogênese Imperfeita
- Fibrodisplasia Ossificante
- Deformidades do Esterno
- Macroglossia

As doenças da pele e do sistema músculo-esquelético se manifestam com sinais clínicos óbvios, uma vez que esses dois sistemas são facilmente observáveis. Todavia, efeitos sistêmicos menos visíveis desses distúrbios também são importantes.

EPIDERMÓLISE BOLHOSA

A epidermólise bolhosa é um grupo de doenças genéticas das membranas mucosas e da pele, particularmente da orofaringe e do esôfago. A epidermólise bolhosa pode ser classificada como simples, juncional e distrófica. No tipo simples, as células epidérmicas são frágeis e as mutações dos genes que codificam os filamentos proteicos intermediários da queratina são a base da fragilidade. Nos tipos distróficos (incidência de, aproximadamente, um em cada 300.000 nascimentos), a mutação genética parece estar no gene que codifica o tipo de colágeno que é o principal componente das fibrilas de fixação.

Sinais e Sintomas

A epidermólise bolhosa se caracteriza pela formação de bolhas (vesiculação) devido à divisão no interior da epiderme seguida pelo acúmulo de líquidos. A formação de bolhas é tipicamente iniciada quando forças de cisalhamento lateral são aplicadas sobre a pele. A pressão aplicada perpendicularmente à pele não representa um

risco tão grande. A formação de bolhas pode ocorrer mesmo com um trauma mínimo, ou pode ocorrer espontaneamente.

A forma simples de epidermólise bolhosa se caracteriza por um curso benigno e desenvolvimento normal. Em contraposição, os pacientes com a forma juncional de epidermólise bolhosa raramente sobrevivem além do início da infância. A maioria morre de sepse. As características que distinguem a epidermólise bolhosa juncional das outras formas são a vesiculação generalizada que se inicia ao nascer, a ausência de formação de cicatrizes e o envolvimento mucoso generalizado (gastrointestinal, gênito-urinário, respiratório). As manifestações da epidermólise bolhosa distrófica incluem cicatrização grave com fusão dos dedos (pseudossindactilia) constrição da abertura oral (microstomia) e estenose esofagiana. Os dentes frequentemente são displásicos. Desnutrição, anemia, distúrbios eletrolíticos e hipoalbuminemia são comuns, mais provavelmente refletindo infecção crônica, debilitação e disfunção renal. A sobrevivência além da segunda década é rara. As doenças associadas à epidermólise bolhosa incluem porfiria, amiloidose, mieloma múltiplo, diabetes melito e estados de hipercoagulabilidade. O prolapso da valva mitral pode também acompanhar este distúrbio.

Tratamento

O tratamento da epidermólise bolhosa é sintomático e de suporte. Muitos desses pacientes estão recebendo corticosteroides. A in-

CAPÍTULO 18
Doenças da Pele e Musculoesqueléticas

fecção das bolhas por *Staphylococcus aureus* ou por estreptococos β-hemolíticos é comum.

Conduta Anestésica

A suplementação com corticosteroides pode ser indicada no período pré-operatório se os pacientes estiverem em tratamento de longo prazos com essas drogas. As principais preocupações anestésicas nos pacientes com epidermólise bolhosa se concentram nas graves complicações que podem ocorrer se as precauções adequadas não forem tomadas durante a instrumentação. É fundamental que seja evitado o trauma da pele e das membranas mucosas. A formação de bolhas pode ser provocada pelo trauma infligido pelo esparadrapo, por manguitos de pressão sanguínea, torniquetes, eletrodos adesivos e pela fricção da pele com lenços com álcool. Os manguitos de pressão arterial devem ser acolchoados com um curativo frouxo de algodão. Os eletrodos devem ter a porção adesiva removida. Uma gaze com vaselina pode ajudar a mantê-los no local. Qualquer coisa que toque o paciente deve estar bem-acolchoada. Os cateteres intravenosos e intra-arteriais devem ser suturados ou mantidos no lugar com envoltórios de gaze ao invés de com uma fita. Um sensor de oximetria de pulso não adesivo deve ser utilizado. Espuma suave, pele de carneiro, ou coxim de gel devem ser colocados sob o paciente. Todas as dobras devem ser removidas da roupa de cama.

O trauma provocado pela máscara anestésica deve ser minimizado com a aplicação delicada contra a face. A lubrificação da face e da máscara com pomada de cortisol, ou de fato com qualquer lubrificante, pode ser útil. A instrumentação das vias aéreas superiores deve ser minimizada uma vez que o epitélio escamoso de revestimento da orofaringe e do esôfago é muito suscetível ao trauma. O trauma pelo atrito contra a orofaringe, tal como aquele produzido por cânula oral, pode resultar na formação de grandes bolhas intraorais e/ou em hemorragia extensa pela mucosa desnudada. As cânulas nasais são igualmente perigosas. Os estetoscópios esofagianos devem ser evitados. A hemorragia devida a bolhas orais rompidas foi tratada com sucesso com gaze embebida com epinefrina, aplicada diretamente sobre as bolhas.

O interessante é que a intubação endotraqueal não foi associada a complicações laríngeas ou traqueais nos pacientes com epidermólise bolhosa distrófica. De fato, o envolvimento laríngeo nesta forma da doença é raro e não foram descritas bolhas traqueais. Este achado é compatível com a maior resistência do epitélio colunar à ruptura, se comparado ao frágil epitélio escamoso. A lubrificação generosa da lâmina do laringoscópio com pomada de cortisol e/ou pomada de vaselina e a seleção de um tubo endotraqueal menor do que o usual são recomendadas. A cicatrização crônica da cavidade oral pode resultar em uma abertura oral estreita e em imobilidade da língua, tornando a entubação traqueal difícil. Após a intubação, o tubo deve ser cuidadosamente imobilizado com bandagens de tecido macio a fim de impedir o movimento da orofaringe e o tubo deve ser posicionado de modo a não exercer forças laterais nos cantos da boca. O esparadrapo não é usado para manter o tubo endotraqueal no lugar. Lembramos de que a aspiração orofaríngea pode levar à formação de bolhas potencialmente fatais. O risco de aspiração pulmonar pode estar aumentado na presença de estenose esofagiana.

A porfiria cutânea tardia foi descrita ocorrendo com uma maior frequência em pacientes com epidermólise bolhosa. Este tipo de porfiria não tem as mesmas implicações para a administração da anestesia, como ocorre com a porfiria aguda.

O propofol e a cetamina são úteis para evitar a manipulação das vias aéreas quando o procedimento cirúrgico não exige ventilação controlada ou relaxamento da musculatura esquelética. A despeito da presença de distrofia muscular esquelética, não existem evidências de que esses pacientes apresentem um maior risco de resposta hiperpotassêmica quando tratados com succinilcolina. Não existem contraindicações conhecidas para o uso de anestésicos voláteis nesses pacientes. Como alternativas à anestesia geral, as técnicas anestésicas regionais (raquidiana, peridural, bloqueio de plexo braquial) foram recomendadas.

PÊNFIGO

A palavra pênfigo se refere a um grupo de doenças vesiculosas autoimunes crônicas (vesículo-bolhosas) que podem envolver áreas extensas da pele e das membranas mucosas. O pênfigo cutâneo se caracteriza por bolhas na pele e membranas mucosas (boca, vias aéreas superiores, genitália). Dois grupos histopatológica e clinicamente diferentes de pênfigo foram identificados: o pênfigo vulgar e o pênfigo foliáceo. O pênfigo cutâneo é muito semelhante às manifestações orais da epidermólise bolhosa distrófica. O envolvimento da orofaringe está presente em, aproximadamente, 50% dos pacientes com pênfigo. O envolvimento orofaríngeo extenso torna a alimentação dolorosa e os pacientes podem reduzir a ingestão oral até um ponto em que desnutrição grave se desenvolve. A desnudação da pele e a formação de bolhas podem resultar em uma significante perda de líquidos e proteína. O risco de infecção secundária é substancial.

O pênfigo é um distúrbio autoimune no qual os anticorpos circulantes atacam sítios antigênicos na superfície das células epidérmicas, resultando na sua destruição. O pênfigo pode estar associado a uma malignidade subjacente, especialmente o câncer linforreticular. Assim como na epidermólise bolhosa, pode haver uma ausência das pontes intercelulares que normalmente impedem a separação das células epidérmicas. Portanto, o trauma pelo atrito pode resultar na formação de bolhas. Ocasionalmente, a infecção ou a sensibilidade medicamentosa constituem os eventos provocadores da formação de bolhas. O pênfigo vulgar é a forma mais comum de pênfigo, sendo também a mais significativa devido a sua elevada incidência de lesões orofaríngeas.

Tratamento

O tratamento do pênfigo com corticosteroides reduziu a mortalidade associada a essa doença de 70% para 5%. As terapias biológicas e imunossupressivas, com mofetil micofenolato, rituximab, azatioprina, metotrexate e ciclofosfamida também foram empregadas com sucesso no tratamento inicial do pênfigo. A globulina imune substituiu as altas doses de corticosteroides como tratamento de resgate.

Conduta Anestésica

A administração da anestesia em pacientes com pênfigo e epidermólise bolhosa é semelhante. A avaliação pré-operatória deve considerar o tratamento medicamentoso atual. A suplementação com corticosteroides pode ser necessária. Desequilíbrios eletrolíticos podem estar presentes devido às perdas líquidas crônicas através das lesões cutâneas bolhosas. A desidratação e a hipopotassemia não são raras.

O controle das vias aéreas pode ser difícil devido às bolhas na orofaringe. A manipulação das vias aéreas, incluindo a laringoscopia direta e a entubação endotraqueal podem resultar na formação aguda de bolhas, na obstrução das vias aéreas e em sangramento. A anestesia regional, conquanto controvertida, tem sido administrada com sucesso nesses pacientes. É possível a ocorrência de infecções cutâneas no local selecionado para a anestesia regional. A infiltração com uma solução anestésica local geralmente é evitada devido ao risco de descolamento cutâneo e formação de bolhas no local de injeção. O propofol e a cetamina são úteis para a anestesia geral em pacientes selecionados.

PSORÍASE

A psoríase é um distúrbio dermatológico comum que afeta 1% a 3% da população mundial. Ela se caracteriza por um crescimento epidérmico acelerado que resulta em pápulas eritematosas inflamatórias cobertas por escamas frouxamente aderentes (psoríase crônica em placas). As lesões cutâneas entram em remissão e recidivam. O início pode ocorrer durante a adolescência e o início da vida adulta, ou em idade mais avançada. A síntese de ácido desoxirribonucleico na epiderme desses pacientes é quatro vezes maior do que a da epiderme normal. Lesões cutâneas simetricamente distribuídas envolvem tipicamente os cotovelos, joelhos, a linha de implantação dos cabelos e a região pré-sacra. Uma artropatia assimétrica ocorre em aproximadamente 5% a 8% dos pacientes. Esta geralmente envolve as pequenas articulações das mãos e pés, as grandes articulações das pernas, ou alguma combinação de ambas. Uma insuficiência cardíaca de alto débito foi observada. A psoríase pustular generalizada é uma forma rara da doença que pode ser complicada por hipoalbuminemia, sepse e insuficiência renal.

Tratamento

O tratamento da psoríase é dirigido para desaceleração da rápida proliferação das células epidérmicas. O alcatrão de carvão é eficaz devido a sua ação antimitótica e a sua capacidade de inibir as enzimas. Embora quando usadas isoladamente as preparações contendo o alcatrão de carvão possam fazer com que as placas sejam eliminadas, elas geralmente são usadas em combinação com a fototerapia com ultravioleta. O emprego de alcatrão de carvão é limitado pelo seu odor desagradável e pelo potencial de irritar a pele normal. O alcatrão de carvão é frequentemente utilizado em preparações de xampus a fim de impedir a descamação psoriásica do couro cabeludo. Em casos raros, o câncer de pele foi associado ao uso terapêutico do alcatrão de carvão. As pomadas contendo acido salicílico são os agentes ceratolíticos mais amplamente usados. Elas podem ser usadas isoladamente ou em combinação com o alcatrão de carvão ou com os corticosteroides tópicos. Os corticosteroides tópicos são eficazes, mas a doença imediatamente recidiva quando o tratamento é descontinuado. A aplicação de corticosteroides sob curativos oclusivos pode resultar em absorção sistêmica significativa e em supressão do eixo hipófise-adrenal. A pomada de calcipotrieno (um análogo da vitamina D) e tazarotone (um retinoide tópico) pode ser usada. O tratamento sistêmico com metotrexate ou ciclosporina e o tratamento biológico com etanercept (um inibidor do fator de necrose tumoral), infliximab (um

anticorpo monoclonal para o fator de necrose tumoral), alefacept (uma proteína de fusão imunomodulatória), ou efalizumab (um anticorpo monoclonal para o CD11a) podem ser necessários nos casos graves. Os efeitos tóxicos dessas drogas incluem cirrose, insuficiência renal, hipertensão e pneumonia.

Conduta Anestésica

A administração da anestesia deve incluir a avaliação das drogas que estão sendo utilizadas no tratamento da psoríase, incluindo os corticosteroides tópicos e as drogas quimioterápicas. O trauma cutâneo devido à punção venosa ou à incisão cirúrgica pode acentuar a psoríase em alguns pacientes. Os pacientes com psoríase muitas vezes apresentam um acentuado aumento do fluxo sanguíneo cutâneo que pode contribuir para uma alteração da termorregulação.

MASTOCITOSE

A mastocitose é um distúrbio raro da proliferação dos mastócitos que pode ocorrer em uma forma cutânea (urticária pigmentosa) ou em uma forma sistêmica. A urticária pigmentosa geralmente é benigna e assintomática. As crianças são mais afetadas. Em quase a metade das crianças afetadas, as pequenas máculas vermelho-acastanhadas que estão presentes no tronco e extremidades desaparecem na vida adulta. Na forma sistêmica de mastocitose, os mastócitos se proliferam em todos os órgãos (especialmente no osso, fígado e baço), mas não no sistema nervoso central. A degranulação dos mastócitos com liberação de histamina, heparina, prostaglandinas e numerosas enzimas (triptases, hidrolases) pode ocorrer espontaneamente ou ser deflagrada por fatores autoimunes, incluindo estímulos físicos ou psicológicos, álcool e drogas conhecidas por liberarem histamina. Uma forma rara de mastocitose sistêmica, conhecida como mastocitose sistêmica agressiva maligna, se caracteriza pela proliferação mastocitária difusa nos órgãos parenquimatosos, trombocitopenia e hemorragia. Esses pacientes frequentemente requerem esplenectomia.

Sinais e Sintomas

Os sinais e sintomas clássicos de mastocitose refletem a degranulação dos mastócitos com respostas anafilactoides caracterizadas por prurido, urticária e rubor. Essas alterações podem ser acompanhadas por hipotensão e taquicardia. A hipotensão pode ser tão grave a ponto de serem potencialmente fatais. Conquanto os sintomas geralmente sejam atribuídos à liberação de histamina pelos mastócitos, os antagonistas dos receptores H_1 e H_2 nem sempre oferecem proteção e a incidência de broncoespasmo é baixa. Isso sugere que substâncias vasoativas além da histamina (tais como as prostaglandinas) possam estar envolvidas. O sangramento é raro nesses pacientes, embora os mastócitos contenham heparina.

Conduta Anestésica

A administração da anestesia é influenciada pela possibilidade de degranulação intraoperatória dos mastócitos e reação anafilactoide. Embora o período intraoperatório, em geral, transcorra sem intercorrências nesses pacientes, existem relatos de reações anafilactoides potencialmente fatais mesmo em procedimentos cirúrgicos menores, enfatizando a necessidade de manter os medicamentos para ressuscitação, tais como a epinefrina, imediatamente disponíveis quando esses pacientes forem anestesiados. A administração

CAPÍTULO
Doenças da Pele e Musculoesqueléticas **18**

pré-operatória de antagonistas dos receptores H_1 e H_2 pode ser considerada, a fim de reduzir a resposta clínica à liberação de histamina. No entanto, essas drogas não interferem com a real liberação de histamina pelos mastócitos. A cromolina sódica inibe a degranulação dos mastócitos e pode reduzir o risco de broncoespasmo.

Alguns recomendam testes cutâneos pré-operatórios para as drogas relacionadas à anestesia a fim de ajudar a definir que anestésicos poderiam evocar a degranulação dos mastócitos. Fentanil, propofol e vecurônio foram administrados a esses pacientes sem provocar a degranulação mastocitária como o fizeram a succinilcolina e a meperidina. Os anestésicos voláteis também parecem ser aceitáveis para esses pacientes. O monitoramento da concentração sérica de triptase durante o período perioperatório pode ser útil na detecção da ocorrência de degranulação dos mastócitos.

Episódios de hipotensão profunda foram observados com a administração de meios de radiocontraste em pacientes com mastocitose. Consequentemente, é prudente tratar previamente esses pacientes com antagonistas dos receptores histamínicos H_1 e H_2 e glicocorticoides antes de um procedimento envolvendo um estudo com agente de contraste.

DERMATITE ATÓPICA

A dermatite atópica é a manifestação cutânea do estado atópico. Ela se caracteriza por manchas secas, descamativas, eczematosas e pruriginosas em face, pescoço e superfícies flexoras dos braços e pernas. O prurido é o sintoma primário. Os anti-histamínicos sistêmicos são eficazes na redução do prurido e os corticosteroides podem ser indicados para o tratamento de curto prazo dos casos graves. As manifestações pulmonares do estado atópico, tais como asma, febre do feno, otite média e sinusite, podem influenciar a conduta anestésica.

URTICÁRIA

A urticária pode ser caracterizada como urticária aguda, urticária crônica ou urticária física. A urticária aguda (colmeias) e o angioedema afetam 10% a 20% da população dos Estados Unidos em um momento ou outro. Na maioria das pessoas, a causa não pode ser determinada e as lesões se resolvem espontaneamente ou após a administração de anti-histamínicos. Apenas uma minoria dos pacientes apresenta lesões por um longo período de tempo. Na urticária física, a estimulação física da pele provoca a formação de placas, prurido e, em alguns casos, angioedema. A urticária ao frio é responsável por 3% a 5% de todas as urticárias (**Tabela 18-1**). A vasculite urticariforme pode ser o sintoma de apresentação do lúpus eritematoso sistêmico e da síndrome de Sjögren.

Urticária Crônica

A urticária crônica se caracteriza por placas circunscritas e áreas localizadas de edema produzido pelo extravasamento de líquido através das paredes dos vasos sanguíneos. As placas são lisas, róseas a avermelhadas e rodeadas por um halo vermelho-brilhante; elas, em geral, são intensamente pruriginosas, podem ser encontradas em qualquer ponto da pele com e sem pelos, e duram menos de 24 horas. As placas que persistem por mais de 24 horas levantam a possibilidade de outros diagnósticos, incluindo a vasculite urti-

cariforme. A urticária crônica afeta, aproximadamente, duas vezes mais as mulheres que os homens e frequentemente segue um curso de remissão e recidiva, com os sintomas piorando tipicamente à noite. O termo angioedema descreve a urticária que envolve as membranas mucosas, particularmente aquelas da boca, faringe e laringe. Os mastócitos e os basófilos regulam as reações urticariformes. Quando estimulados por certos eventos imunológicos ou por fatores imunológicos (medicamentos, alérgenos inalados), os grânulos de armazenamento nessas células liberam histamina e outras substâncias vasoativas, tais como a bradicinina. Essas substâncias resultam em vasodilatação localizada e na transudação de líquidos característica das lesões urticariformes.

Com exceção dos pacientes com urticária crônica, nos quais as causas evitáveis podem ser identificadas (p. ex., aditivos alimentares), o tratamento é sintomático. Um banho morno alivia temporariamente o prurido. Os anti-histamínicos (antagonistas do receptor H_1) constituem o principal tratamento para os casos leves de urticária crônica. A terfenadina possui um baixo potencial de sedação e constitui um tratamento comum para os casos leves de urticária crônica. Altas doses desse fármaco foram associadas a arritmias cardíacas. A doxepina é um fármaco antidepressivo tricíclico com significantes ações antagonistas-H_1 que é particularmente útil quando uma urticária grave está associada à depressão. A combinação entre antagonistas dos receptores H_1 e H_2 pode ser mais eficaz do que o uso dos antagonistas do receptor H_1 isoladamente. Se os anti-histamínicos não controlarem a urticária crônica, um ciclo de corticosteroides sistêmicos pode ser considerado. Este ciclo de tratamento geralmente está limitado a 21 dias, porque o uso prolongado de corticosteroides está invariavelmente associado a uma redução da eficácia e a um aumento dos efeitos colaterais. Um *spray* tópico de efedrina a 2% é útil no tratamento do edema orofaríngeo. O intumescimento envolvendo a língua pode exigir um tratamento urgente com epinefrina.

Todos os pacientes com urticária crônica devem ser aconselhados a evitar inibidores da enzima conversora da angiotensina, Aspirina® e outros fármacos antiinflamatórios não esteroides (AINEs).

Urticária ao Frio

A urticária ao frio se caracteriza pelo desenvolvimento de urticária e angioedema subsequentemente à exposição ao frio. Os fatores desencadeantes mais comuns são as correntes de ar frio, a chuva, atividades aquáticas, neve, alimentos e bebidas frios e o contato com objetos frios. A urticária ao frio grave pode ser potencialmente letal, com edema de laringe, broncoespasmo e hipotensão. O diagnóstico se baseia na estimulação cutânea em uma temperatura de 0° C a 4° C por um a cinco minutos (teste de estimulação ao frio). Mecanismos imunológicos podem estar associados ao desenvolvimento da urticária ao frio. As concentrações de imunoglobulina E podem estar aumentadas. Os mastócitos cutâneos e não os basófilos na corrente sanguínea são as células-alvo para a degranulação, embora a degranulação basofílica seja possível com a hipotermia profunda. A triptase é um importante marcador da degranulação mastocitária.

O objetivo primário do tratamento da urticária ao frio é a prevenção das reações sistêmicas provocadas pelos desencadeadores conhecidos. Os anti-histamínicos podem reduzir a incidência de recorrências e prolongar o tempo com que um estímulo frio é tolerado antes que uma reação ocorra.

441

TABELA 18-1 — Características dos Tipos Comuns de Urticária Crônica

Tipo de Urticária	Variação Etária (anos)	Características Clínicas	Angioedema	Teste Diagnóstico
Idiopática Crônica	20–50	Pápulas ou placas rosadas ou edematosas claras, as placas frequentemente são anulares, prurido	Sim	
Dermatografismo sintomático	20–50	Placas lineares com um halo circundante vermelho-brilhante nos locais de estimulação, prurido	Não	A leve pancada da pele provoca a placa
Urticárias físicas				
Frio	10–40	Intumescimento pálido ou avermelhado nos locais de contato com superfícies ou líquidos frios, prurido	Sim	A aplicação de bolsa de gelo provoca uma placa em 5 min após a remoção do gelo (teste de estimulação ao frio)
Pressão	20–50	Intumescimento nos locais de pressão (solas, palmas, cintura) durando ≥ duas a 24h, doloroso, prurido	Não	A aplicação de pressão perpendicular à pele produz intumescimento avermelhado persistente após um período de latência de uma a quatro horas
Solar	20–50	Intumescimento pálido ou avermelhado nos locais de exposição ao ultravioleta ou à luz visível, prurido	Sim	A radiação por um estimulador solar por 30–120 seg provoca placas dentro de 30 min
Colinérgica	10–50	Placas monomórficas claras ou róseas no tronco, pescoço e membros, prurido	Sim	O exercício ou um banho quente provocam as pápulas

Adaptado de Greaves MW: Chronic urticaria. N. Engl J Med 1995;332:1767-1772.

A conduta anestésica inclui evitar os fármacos que têm a probabilidade de evocar a liberação de histamina. Os medicamentos que exigem armazenamento no frio devem ser evitados ou aquecidos antes de injetados. Outras medidas profiláticas incluem o aquecimento dos líquidos intravenosos e o aumento da temperatura ambiente da sala cirúrgica. A administração pré-operatória de antagonistas dos receptores H_1 e H_2 e corticosteroides foi recomendada, especialmente quando a hipotermia intraoperatória é inevitável, como pode ser o caso durante a cirurgia que exige *bypass* cardiopulmonar.

ERITEMA MULTIFORME

O eritema multiforme é uma doença recorrente da pele e das membranas mucosas caracterizada por lesões que variam de máculas e pápulas edematosas a lesões vesiculares ou bolhosas que podem ulcerar. As crises estão associadas à infecção viral (especialmente herpes simples), infecção por estreptococos hemolí-

ticos, câncer, doença vascular do colágeno e hipersensibilidade induzida por drogas.

A *síndrome de Stevens-Johnson* (eritema multiforme maior) constitui uma manifestação grave associada à disfunção de múltiplos sistemas. Febre alta, taquicardia e taquipneia podem ocorrer. Os medicamentos associados ao início desta síndrome incluem antibióticos, analgésicos e alguns medicamentos vendidos sem receita. Os corticosteroides são usados no tratamento dos casos graves.

Os riscos da administração de anestesia para pacientes com a síndrome de Stevens-Johnson são semelhantes àqueles encontrados quando da anestesia de pacientes com epidermólise bolhosa. Por exemplo, o envolvimento do trato respiratório superior pode tornar o manuseio das vias aéreas e a intubação traqueal difíceis. A presença de flictenas pulmonares torna esses pacientes vulneráveis ao pneumotórax, particularmente com ventilação com pressão positiva. As flictenas pulmonares também proíbem o uso de óxido nitroso. Os pacientes com síndrome de Stevens-Johnson particularmente grave devem ser tratados em uma unidade de queimados.

CAPÍTULO 18
Doenças da Pele e Musculoesqueléticas

ESCLERODERMIA

A esclerodermia (esclerose sistêmica) se caracteriza pela inflamação, esclerose vascular e fibrose da pele e vísceras. As alterações microvasculares produzem fibrose tecidual e esclerose orgânica. A lesão das células endoteliais vasculares resulta em obliteração vascular e extravasamento de proteínas séricas no espaço intersticial. Essas proteínas produzem edema tecidual, obstrução linfática e, finalmente, fibrose. Em alguns pacientes, a doença evolui para a síndrome CREST (Calcinose, fenômeno de Raynaud, hipomotilidade Esofagiana, eSclerodactilia, Teleangiectasia). O prognóstico é ruim e se relaciona à extensão do envolvimento visceral. Nenhuma droga ou tratamento provou ser seguro e eficaz em alterar o processo patológico subjacente na esclerodermia.

A etiologia da esclerodermia é desconhecida, mas o processo patológico possui as características tanto de uma doença vascular do colágeno quanto de uma doença autoimune. O início típico se dá entre os 20 e os 40 anos de idade e as mulheres são mais frequentemente afetadas. A gravidez acelera a progressão da esclerodermia em, aproximadamente, a metade das pacientes. A incidência de abortos espontâneos, trabalho de parto prematuro e mortalidade perinatal é alta.

Sinais e Sintomas

As manifestações da esclerodermia ocorrem na pele e sistema músculo-esquelético, sistema nervoso, sistema cardiovascular, pulmão, rins e trato gastrointestinal.

Sistemas Cutâneo e Musculoesquelético

A pele exibe um espessamento discreto e um edema difuso não formador de cacifo. À medida que a esclerodermia progride, a pele se torna rígida, levando a uma limitação da mobilidade e a contraturas de flexão, especialmente dos dedos. Os músculos esqueléticos podem desenvolver miopatia, que se manifesta como fraqueza, particularmente dos grupos musculares esqueléticos proximais. A concentração de creatino-quinase está tipicamente aumentada. Uma artrite inflamatória leve pode ocorrer, mas a maior parte da limitação do movimento articular é devida à pele espessada e rígida. Pode ocorrer necrose avascular da cabeça femoral.

Sistema Nervoso

A neuropatia de nervos periféricos ou cranianos foi atribuída à compressão nervosa pelo tecido conjuntivo espessado que circunda a bainha nervosa. Uma dor facial sugestiva de neuralgia do trigêmeo pode ocorrer como resultado deste espessamento. A ceratoconjuntivite seca (olhos secos) existe em alguns pacientes, podendo predispor a abrasões corneais.

Sistema Cardiovascular

As alterações miocárdicas refletem a esclerose das pequenas artérias coronárias e do sistema de condução, a substituição do músculo cardíaco por tecido fibroso e os efeitos indiretos da hipertensão sistêmica e pulmonar. Essas alterações resultam em arritmias cardíacas, anormalidades da condução cardíaca e insuficiência cardíaca congestiva. A fibrose da íntima das artérias pulmonares está associada a uma elevada incidência de hipertensão pulmonar, que pode progredir para o *cor pulmonale*. A hipertensão pulmonar frequentemente está presente, mesmo em pacientes assintomáticos. A

pericardite e o derrame pericárdico, com ou sem tamponamento cardíaco, não são raros. As alterações da porção periférica da árvore vascular são comuns e envolvem tipicamente o vasoespasmo intermitente das pequenas artérias dos dedos. O fenômeno de Raynaud ocorre na maioria dos casos e pode constituir a manifestação inicial da esclerodermia. Teleangiectasias orais ou nasais podem estar presentes.

Pulmões

Os efeitos da esclerodermia sobre os pulmões constituem uma importante causa de morbidade e mortalidade. A fibrose pulmonar intersticial difusa pode ocorrer independentemente das alterações vasculares que levam à hipertensão pulmonar. A hipoxemia arterial resultante da redução da capacidade de difusão não é rara nesses pacientes, mesmo em repouso. Embora a esclerose dérmica não reduza a complacência da parede torácica, a complacência pulmonar encontra-se diminuída pela fibrose.

Rins

A estenose da artéria renal como resultado da proliferação da íntima arteriolar acarreta a redução do fluxo sanguíneo renal e hipertensão sistêmica. O desenvolvimento de hipertensão maligna e de insuficiência renal irreversível era a causa de morte mais comum nos pacientes com esclerodermia, mas atualmente a crise renal esclerodérmica é relativamente rara. Os inibidores da enzima conversora da angiotensina são eficazes no controle da hipertensão e na melhoria do comprometimento da função renal que acompanha a hipertensão. Os corticosteroides podem precipitar a crise renal nos pacientes com esclerodermia.

Trato Gastrointestinal

O envolvimento do trato gastrointestinal pela esclerodermia pode se manifestar como secura da mucosa oral (xerostomia). A fibrose progressiva do trato gastrointestinal provoca hipomotilidade do esôfago inferior e do intestino delgado. A disfagia é uma queixa comum, sendo devida à hipomotilidade do esôfago. O tônus do esfíncter esofagiano inferior está reduzido e é comum o refluxo de líquidos gástricos para o esôfago. Os sintomas resultantes dessa esofagite podem ser tratados com antiácidos. O crescimento bacteriano excessivo devido à hipomotilidade intestinal pode produzir uma síndrome desabsortiva. Distúrbios de coagulação, refletindo a má absorção da vitamina K, podem estar presentes. Antibióticos de amplo espectro são eficazes no tratamento desse tipo de síndrome desabsortiva. A hipomotilidade intestinal também pode se manifestar como pseudo-obstrução. Os análogos da somatostatina, como o octreotíde, podem melhorar a motilidade intestinal. Drogas procinéticas, tais como a metoclopramida, não são eficazes.

Conduta Anestésica

A avaliação pré-operatória dos pacientes com esclerodermia deve concentrar a sua atenção nos sistemas orgânicos que provavelmente estarão envolvidos por esta doença. A redução do movimento mandibular e o estreitamento da abertura oral devido à rigidez cutânea devem ser avaliados antes da indução da anestesia. A laringoscopia por fibra óptica pode ser necessária para facilitar a intubação orotraqueal através de uma abertura oral pequena. As teleangiectasias orais e nasais podem sangrar profusamente se traumatizadas durante a entubação traqueal. O acesso intravenoso pode ser impedi-

443

do pelo espessamento dérmico. A cateterização intra-arterial para o monitoramento da pressão sanguínea apresenta as mesmas considerações que as relativas aos pacientes com fenômeno de Raynaud. A avaliação cardíaca pode fornecer evidências de hipertensão pulmonar. Devido à hipertensão sistêmica crônica e à instabilidade vasomotora, os pacientes com esclerodermia podem apresentar uma contração do volume intravascular. Isso pode se manifestar como hipotensão durante a indução da anestesia, quando as drogas anestésicas com propriedades anestésicas exercem os seus efeitos. A hipotonia do esfíncter esofagiano inferior expõe o paciente ao risco de regurgitação e de aspiração pulmonar. Esforços para aumentar o pH do suco gástrico com antiácidos ou antagonistas do receptor H_2 antes da indução da anestesia são recomendados.

No intraoperatório, a redução da complacência pulmonar pode exigir maiores pressões nas vias aéreas, a fim de assegurar uma ventilação adequada. O oxigênio suplementar é indicado em vista do comprometimento da capacidade de difusão e da vulnerabilidade ao desenvolvimento de hipoxemia arterial. Eventos que reconhecidamente aumentam a resistência vascular pulmonar, como acidose respiratória e hipoxemia arterial, devem ser evitados. Esses pacientes podem ser particularmente sensíveis aos efeitos depressores respiratórios dos opioides e um período de suporte respiratório pós-operatório pode ser necessário nos pacientes com doença pulmonar grave.

O grau de disfunção renal deve ser considerado quando forem selecionadas drogas anestésicas dependentes de eliminação renal. A anestesia regional pode ser tecnicamente difícil devido às alterações cutâneas e articulares que acompanham a esclerodermia. As características atraentes da anestesia incluem a vasodilatação periférica e a analgesia pós-operatória. As medidas para minimizar a vasoconstrição periférica incluem a manutenção da temperatura da sala de cirurgia acima dos 21º C e a administração de líquidos intravenosos aquecidos. Os olhos devem ser protegidos, a fim de prevenir as abrasões corneais.

PSEUDOXANTOMA ELÁSTICO

O pseudoxantoma elástico é um raro distúrbio hereditário do tecido elástico. As fibras elásticas degeneram e se calcificam com o tempo. A característica mais marcante desta condição, e frequentemente a base para o diagnóstico, é o aspecto das estrias angioides na retina. A perda substancial de acuidade visual pode resultar dessas alterações oculares. Um comprometimento visual adicional pode ocorrer quando as alterações vasculares predispõem para a hemorragia no vítreo. As alterações cutâneas, consistindo em lesões de tipo xantomatoso amareladas, retangulares e elevadas, sobretudo no pescoço, axila e regiões inguinais, estão entre as características clínicas mais precoces. O interessante é que alguns tecidos ricos em fibras elásticas, como pulmões, aorta, palmas das mãos e solas dos pés, não são afetados por este processo patológico.

A hemorragia gastrointestinal é uma ocorrência frequente. Acredita-se que as alterações degenerativas nas artérias que suprem o trato gastrointestinal previnam a vasoconstrição desses vasos sanguíneos em resposta à lesão da mucosa. A incidência de hipertensão e de doença cardíaca isquêmica está aumentada nesses pacientes. A calcificação endocárdica pode envolver o sistema de condução e predispor a arritmias cardíacas e à morte súbita. O envolvimento das valvas cardíacas é frequente. A calcificação das artérias peri-

féricas, particularmente das artérias radial e ulnar, é comum. Os distúrbios psiquiátricos frequentemente acompanham esta doença.

A conduta anestésica na presença de pseudoxantoma elástico se baseia em uma apreciação das anomalias associadas a esta doença. Os distúrbios cardiovasculares provavelmente são a consideração mais importante. O aumento de incidência de doença cardíaca isquêmica é considerado quando forem estabelecidos limites para as alterações aceitáveis da pressão sanguínea e da frequência cardíaca. O monitoramento eletrocardiográfico é particularmente importante em vista do potencial para as disritmias cardíacas. Dispositivos de monitoramento não invasivo da pressão sanguínea geralmente são selecionados. O trauma da mucosa do trato gastrointestinal superior, como o que pode ser produzido por um tubo gástrico ou um estetoscópio esofagiano, deve ser minimizado. Não existem recomendações específicas relativamente à escolha das drogas ou técnicas anestésicas.

SÍNDROME DE EHLERS-DANLOS

A síndrome de Ehlers-Danlos consiste em um grupo de distúrbios hereditários do tecido conjuntivo (pelo menos nove tipos diferentes foram descritos) decorrente da produção anormal de pró-colágeno e colágeno. Estima-se que uma em cada 5.000 pessoas é afetada por esta síndrome. A única forma de síndrome de Ehlers-Danlos associada a um aumento do risco de morte é a síndrome do tipo IV (vascular). Esta forma pode ser complicada pela ruptura de grandes vasos sanguíneos ou pelo rompimento intestinal (Capítulo 8, "Doenças Vasculares").

Sinais e Sintomas

Todas as formas de síndrome de Ehlers-Danlos provocam sinais e sintomas de hipermotilidade articular, fragilidade cutânea ou hiperelasticidade, hematomas e formação de cicatrizes, desconforto musculoesquelético e suscetibilidade à osteoartrite. O trato gastrointestinal, o útero e a vasculatura são particularmente bem-providos por colágeno do tipo III, sendo responsáveis por complicações tais como ruptura espontânea do intestino, útero ou grandes artérias. O trabalho de parto prematuro e o sangramento excessivo por ocasião do parto constituem problemas obstétricos comuns. A dilatação da traqueia muitas vezes está presente e a incidência de pneumotórax está aumentada. A regurgitação mitral e as anomalias da condução cardíaca ocasionalmente são observadas. Os pacientes podem exibir equimoses extensas, mesmo com um trauma mínimo, embora um defeito específico da coagulação não tenha sido identificado.

Conduta Anestésica

A conduta anestésica nos pacientes com síndrome de Ehlers-Danlos deve considerar as manifestações cardiovasculares dessa doença e a propensão desses pacientes ao sangramento excessivo. É importante que sejam evitadas as injeções intramusculares ou a instrumentação do nariz ou do esôfago em vista dessa tendência ao sangramento. O trauma durante a laringoscopia direta deve ser minimizado. A colocação de um cateter arterial ou venoso central deve ser ponderada pelo entendimento de que a formação de hematoma pode ser extensa. O extravasamento de líquidos intravenosos devido ao deslocamento de uma cânula venosa pode não ser percebido devido à extrema frouxidão da pele. A manutenção de

CAPÍTULO 18
Doenças da Pele e Musculoesqueléticas

uma pressão baixa nas vias aéreas durante a ventilação mecânica assistida ou controlada parece ser prudente, em vista da maior incidência de pneumotórax. Não existem recomendações específicas para a seleção das drogas para administração da anestesia. A anestesia regional não é recomendada, devido à tendência desses pacientes para o sangramento e a formação de hematomas extensos. As complicações cirúrgicas podem incluir hemorragia e deiscência de ferida pós-operatória.

POLIMIOSITE E DERMARTOMIOSITE

A polimiosite e a dermatomiosite são doenças multissistêmicas de etiologia desconhecida que se manifestam como miopatias inflamatórias. A dermatomiosite apresenta alterações cutâneas características, além de fraqueza muscular. Essas alterações cutâneas incluem a descoloração das pálpebras superiores, edema periorbital, uma erupção malar eritematosa descamativa e alterações atróficas eritematosas simétricas sobre as superfícies extensoras das articulações. Respostas imunes anormais podem ser responsáveis pela lesão muscular esquelética lentamente progressiva da polimiosite e da dermatomiosite. O conceito de que a imunidade celular alterada provoca a polimiosite é sustentado pelo fato de que 10% a 20% desses pacientes apresentam neoplasias ocultas.

Sinais e Sintomas

A fraqueza muscular envolve os grupos musculares proximais, especialmente os flexores do pescoço, ombros e quadris. Os pacientes podem ter dificuldade para subir as escadas. Disfagia, aspiração pulmonar e pneumonia podem resultar da paresia dos músculos faríngeos e respiratórios. A fraqueza muscular diafragmática e intercostal pode contribuir para a insuficiência respiratória. O aumento das concentrações séricas de creatino-quinase ocorre em paralelo com a extensão e a rapidez da destruição muscular esquelética. Essas doenças não afetam a junção neuromuscular.

Pode ocorrer um bloqueio cardíaco secundário à fibrose miocárdica ou à atrofia do sistema de condução, disfunção ventricular esquerda e miocardite. A polimiosite também pode estar associada a lúpus eritematoso sistêmico, esclerodermia e artrite reumatoide. Uma vasculite necrotizante disseminada pode estar presente nas formas infantis dessa doença.

Diagnóstico

O diagnóstico de polimiosite ou de dermatomiosite é considerado quando fraqueza muscular esquelética proximal, uma concentração sérica elevada de creatinoquinase e uma erupção cutânea característica estão presentes. A eletromiografia pode demonstrar a tríade de potenciais de fibrilação espontâneos, redução da amplitude dos potenciais de contração voluntários e potenciais repetitivos na inserção da agulha. A biópsia muscular esquelética sustenta o diagnóstico clínico. A distrofia muscular e a miastenia gravis podem simular a polimiosite.

Tratamento

Os corticosteroides constituem o tratamento usual para a polimiosite. O tratamento imunossupressivo com metotrexate, azatioprina, ciclofosfamida, micofenolato, ou ciclosporina pode ser eficaz quando a resposta aos corticosteroides for inadequada. A imunoglobulina intravenosa pode ser útil nos casos refratários.

Conduta Anestésica

A conduta anestésica deve considerar a vulnerabilidade dos pacientes com polimiosite à aspiração pulmonar. Em vista da fraqueza muscular esquelética, existe uma preocupação de que esses pacientes possam exibir respostas anormais aos relaxantes musculares. No entanto, as respostas aos relaxantes musculares não despolarizantes e à succinilcolina são normais nos pacientes com polimiosite.

LUPÚS ERITEMATOSO SISTÊMICO

O lúpus eritematoso sistêmico (LES) é uma doença inflamatória crônica multissistêmica caracterizada pela produção de anticorpos antinucleares. Todavia, esses anticorpos antinucleares não foram documentados como estando diretamente envolvidos na patogênese desta doença. O LES ocorre tipicamente em mulheres jovens, podendo afetar até uma em 1.000 mulheres. Tensões tais como as decorrentes de infecção, gravidez ou cirurgia podem exacerbar o LES. O início do LES também pode ser induzido por drogas, como procainamida, hidralazina, isoniazida, D-penicilamina e α-metildopa sendo as drogas mais associadas. A suscetibilidade ao desenvolvimento de LES com a hidralazina ou a procainamida está relacionada ao fenótipo acetilador. A doença mais provavelmente se desenvolverá naqueles que metabolizam essas drogas lentamente (acetiladores lentos). A apresentação clínica do LES induzido por droga é semelhante à forma de ocorrência natural da doença, mas a progressão geralmente é mais lenta e os sintomas geralmente são mais brandos, consistindo em artralgias, uma erupção maculopapular, febre, anemia e leucopenia. O histórico natural do LES é altamente variável. A presença de nefrite e de hipertensão está associada a um prognóstico pior. A gravidez em pacientes com LES, especialmente aquele com nefrite ou hipertensão, está associada a um risco substancial de exacerbação da doença e a um mal resultado fetal.

Sinais e Sintomas

As manifestações clínicas do LES podem ser classificadas como articulares ou sistêmicas. A poliartrite e a dermatite são os sinais e sintomas mais comuns. Muitas das manifestações clínicas do LES resultam da lesão tecidual decorrente da vasculopatia mediada por complexos imunes. Outras, tais como a trombocitopenia e a síndrome antifosfolipídica, são o resultado direto de anticorpos para moléculas da superfície celular ou de componentes séricos.

Diagnóstico

A detecção de anticorpos antinucleares constitui um teste de triagem sensível para o LES. Esses anticorpos ocorrem em mais de 95% dos pacientes. O diagnóstico de LES será muito provável se os pacientes apresentarem três das quatro manifestações típicas: anticorpos antinucleares, erupção cutânea característica, trombocitopenia, serosite ou nefrite. Todavia, a apresentação pode nem sempre ser tão óbvia e características tais como artralgias, sintomas vagos no sistema nervoso central, erupção cutânea, fenômeno de Raynaud e/ou um exame fracamente positivo para anticorpos antinucleares podem tornar o diagnóstico mais difícil.

Manifestações Articulares

Uma artrite simétrica, envolvendo as mãos, punhos, cotovelos, joelhos e tornozelos, é comum e ocorre em 90% dos pacientes. Esta

445

artrite é caracteristicamente episódica e migratória, com uma dor que é desproporcional ao aparente grau de sinovite presente. A artrite lúpica não envolve a coluna. Outra forma de envolvimento esquelético é a necrose avascular, que mais frequentemente envolve a cabeça ou o côndilo do fêmur.

Manifestações Sistêmicas

As manifestações sistêmicas do LES aparecem no sistema nervoso central, coração, pulmões, rins, fígado, sistema neuromuscular e pele.

As complicações neurológicas podem afetar qualquer parte do sistema nervoso central. A disfunção cognitiva ocorre em, aproximadamente, um terço dos indivíduos. Alterações psicológicas, que variam de depressão e ansiedade a queixas psicossomáticas e sinais de psicose orgânica, com deterioração da capacidade intelectual, são observadas em mais da metade dos pacientes. As manifestações mais graves no sistema nervoso central parecem ser resultantes de vasculite. Distúrbios hidroeletrolíticos, febre, hipertensão, uremia, infecção e efeitos induzidos por medicamentos podem contribuir para a disfunção do sistema nervoso central. Enxaquecas atípicas são comuns e podem ser acompanhadas por distúrbios visuais.

A pericardite resultando em dor torácica, um atrito de fricção, alterações eletrocardiográficas e derrame pericárdico são as manifestações cardíacas mais comuns do LES. A miocardite pode resultar em anomalias da condução cardíaca. A insuficiência cardíaca congestiva pode se desenvolver com envolvimento cardíaco extenso. Anomalias valvulares podem ser identificadas pela eletrocardiografia. Estas incluem endocardite verrucosa (endocardite de Libman-Sacks) que pode envolver as valvas aórtica e/ou mitral.

O envolvimento pulmonar pode se manifestar como pneumonia lúpica caracterizada por infiltrados pulmonares difusos, derrame pleural, tosse seca, dispneia e hipoxemia arterial. Os testes de função pulmonar nesses pacientes exibem doença pulmonar restritiva. As atelectasias recorrentes podem resultar na síndrome do "encolhimento" ou "desaparecimento" do pulmão. Esta pode resultar de fraqueza ou elevação diafragmática devidas a uma neuropatia frênica. A angeíte pulmonar com hemorragia pulmonar pode complicar o LES grave. A hipertensão pulmonar está presente em alguns pacientes.

A anomalia renal mais comum é a glomerulonefrite com proteinúria que pode resultar em hipoalbuminemia. A hematúria é um achado frequente. A taxa de filtração glomerular pode se reduzir muito e resultar em uma insuficiência renal oligúrica.

Os testes de função hepática estão anormais em 30% dos pacientes. A doença hepática grave é mais provavelmente devida à infecção, a uma hepatite autoimune não diagnosticada, ou à cirrose biliar primária.

As manifestações neuromusculares incluem miopatia com fraqueza muscular esquelética proximal e aumento da concentração sérica de creatino-quinase. A tendinite é comum, podendo resultar em ruptura tendinosa.

Anomalias hematológicas podem estar presentes. O tromboembolismo associado a anticorpos antifosfolipídios pode constituir uma importante causa de disfunção do sistema nervoso central. Leucopenia, disfunção dos granulócitos, redução dos níveis de complemento e asplenia funcional foram implicados em um aumento do risco de infecção. A trombocitopenia e a anemia hemolítica estão presentes em alguns pacientes. A presença de anticoagulantes circulantes se reflete em um prolongamento do tempo de tromboplastina parcial ativada. Os pacientes com anticoagulantes circulantes frequentemente manifestam um teste falso-positivo para sífilis.

Alguns pacientes com lúpus apresentam manifestações cutâneas. A clássica erupção cutânea malar em forma de borboleta ocorre, aproximadamente, na metade dos pacientes. Esta erupção pode ser transitória e, frequentemente, é exacerbada pela luz solar. As lesões discoides na face, couro cabeludo e porção superior do tronco se desenvolvem em, aproximadamente, 25% dos pacientes com LES, mas podem ocorrer na ausência de qualquer outra característica de LES. A alopécia é comum.

Tratamento

O tratamento é determinado pelas manifestações patológicas individuais. A artrite e a serosite frequentemente podem ser controladas com Aspirina® e AINEs. Drogas antimaláricas tais como a hidroxicloroquina e a quinacrina também são eficazes no tratamento das manifestações dermatológicas e artríticas do LES. Os pacientes devem usar protetores solares e evitar a exposição intensa ao sol. A trombocitopenia e a anemia hemolítica geralmente respondem à corticoterapia. Danazol, vincristina, ciclofosfamida ou esplenectomia podem ser usados se a trombocitopenia não responder à administração de glicocorticoides. Em vista da maior suscetibilidade à infecção, a taxa de risco/benefício da esplenectomia deve ser cuidadosamente considerada.

Os corticosteroides constituem o principal tratamento para as manifestações graves do LES. Os corticosteroides suprimem eficazmente a glomerulonefrite e as anomalias cardiovasculares. Todavia, a corticoterapia pode constituir uma importante causa de morbidade nos pacientes com LES. O óbito durante o curso do LES pode ser devido à aterosclerose coronariana. O desenvolvimento e a progressão da aterosclerose coronariana são acelerados pelo tratamento com corticosteroides. O tratamento imunossupressivo com drogas alternativas, como ciclofosfamida, azatioprina ou mofetil microfenotato, pode ser preferível a um tratamento prolongado com altas doses de corticosteroides.

Conduta Anestésica

A conduta anestésica é influenciada pela magnitude da disfunção do sistema orgânico e pelas drogas usadas para tratar o LES. O envolvimento laríngeo, incluindo ulceração mucosa, artrite cricoaritenoide e paralisia do nervo laríngeo recorrente, pode estar presente em até um terço dos pacientes.

CALCINOSE TUMORAL

A calcinose tumoral é um distúrbio genético raro que se apresenta como calcificações metastáticas adjacentes às grandes articulações. O movimento articular não é afetado, mas as massas podem aumentar e interferir com a função muscular esquelética. O tratamento consiste na excisão completa das massas. A principal consideração anestésica é o raro envolvimento do osso hioide, do ligamento hipotireoideo, ou das articulações intervertebrais cervicais por este processo patológico, levando à dificuldade de exposição da abertura glótica durante a laringoscopia direta.

CAPÍTULO 18
Doenças da Pele e Musculoesqueléticas

DISTROFIA MUSCULAR

Distrofia muscular é um grupo de doenças hereditárias caracterizado pela degeneração indolor e atrofia dos músculos esqueléticos. Há uma fraqueza muscular esquelética progressiva e simétrica, com emaciação, mas sem evidência de denervação muscular esquelética; isto é, a sensação e os reflexos estão intactos. A permeabilidade aumentada das membranas musculares esqueléticas precede a evidência de distrofia muscular. Em ordem decrescente de frequência, a distrofia muscular pode ser classificada como pseudo-hipertrófica (distrofia muscular de Duchenne), do cíngulo dos membros, fáscio-escápulo-umeral (Landouzy-Dejerine), miopatia dos bastonetes de nemalina e distrofia óculo-faríngea.

Distrofia Muscular Pseudo-hipertrófica (Distrofia Muscular de Duchenne)

A distrofia muscular pseudo-hipertrófica é a forma mais comum (três em cada 10.000 nascimentos) e mais grave de distrofia muscular progressiva da infância. É doença provocada por um gene recessivo ligado ao X e se torna aparente em meninos de dois a cinco anos de idade. Os sintomas iniciais incluem uma marcha de gigante, quedas frequentes e dificuldade em subir escadas, sinais esses que refletem o envolvimento de grupos musculares esqueléticos proximais do cinturão pélvico. Os músculos afetados se tornam maiores, como resultado de infiltração gordurosa e isso é responsável pela designação desse distúrbio como pseudo-hipertrófico. Há uma deterioração progressiva da força muscular esquelética e esses meninos ficam, tipicamente, confinados a uma cadeira de rodas na idade de oito a 10 anos. A cifoescoliose pode se desenvolver. A atrofia muscular esquelética pode predispor a fraturas dos ossos longos. O retardo mental frequentemente está presente. As concentrações séricas de creatino-quinase são 20 a 100 vezes maiores que o normal, mesmo precocemente na doença, refletindo a permeabilidade aumentada das membranas musculares esqueléticas e a necrose do músculo esquelético. Aproximadamente 70% dos portadoras dessa doença também exibem um aumento das concentrações séricas de creatino-quinase. A biópsia muscular esquelética precocemente no curso da doença pode demonstrar necrose e fagocitose das fibras musculares. O óbito geralmente ocorre entre os 15 e os 25 anos de idade, devido à insuficiência cardíaca congestiva e/ou pneumonia.

Disfunção Cardiopulmonar

A degeneração do músculo cardíaco invariavelmente acompanha esta distrofia muscular. Caracteristicamente, o eletrocardiograma revela ondas R altas em V_1, ondas Q profundas nas derivações dos membros, um intervalo PR curto e taquicardia sinusal. A regurgitação mitral pode ocorrer devido à disfunção da musculatura papilar ou à redução da contratilidade miocárdica.

A fraqueza crônica da musculatura respiratória e a redução da capacidade de tossir resultam na perda da reserva pulmonar e no acúmulo de secreções. Essas anomalias predispõem à pneumonia recorrente. A insuficiência respiratória frequentemente permanece oculta porque a atividade geral está muito limitada. À medida que a doença progride, a cifoescoliose contribui para restringir ainda mais a doença pulmonar. A apneia de sono pode ocorrer, podendo contribuir para o desenvolvimento de hipertensão pulmonar. Aproximadamente 30% dos óbitos entre os indivíduos com distrofia muscular pseudo-hipertrófica são devidas a causas respiratórias.

Conduta Anestésica

As crianças com distrofia muscular pseudo-hipertrófica podem necessitar de anestesia para a biópsia muscular ou para a correção de deformidades ortopédicas. A preparação para a anestesia deve levar em conta as implicações do aumento da permeabilidade da membrana muscular esquelética e da redução da reserva cardiopulmonar. A hipomotilidade do trato gastrointestinal pode retardar o esvaziamento gástrico e, na presença de reflexos laríngeos fracos, pode aumentar o risco de aspiração pulmonar. A succinilcolina é contraindicada devido ao risco de rabdomiólise, hiperpotassemia e/ou parada cardíaca. A parada cardíaca pode ser devida à hiperpotassemia ou à fibrilação ventricular. De fato, a fibrilação ventricular durante a indução anestésica que incluiu a succinilcolina foi observada em pacientes que, posteriormente, mostraram ser portadores dessa forma de distrofia muscular. A resposta aos relaxantes musculares não despolarizantes é normal.

A rabdomiólise, com ou sem parada cardíaca, foi observada em associação da administração de anestésicos voláteis a esses pacientes mesmo na ausência de administração de succinilcolina. O dantrolene deve estar disponível porque há um aumento da incidência de hipertermia maligna nesses pacientes. A hipertermia maligna foi observada mesmo após breves períodos de administração de halotano, embora a maior parte dos casos tenha sido desencadeada pela succinilcolina ou pela inalação prolongada de halotano. A anestesia regional evita os riscos específicos da anestesia geral nesses pacientes. Durante o período pós-operatório, a analgesia neuraxial pode facilitar a fisioterapia torácica.

O monitoramento é dirigido para a detecção precoce da hipertermia maligna (capnografia, temperatura) e depressão cardíaca. A disfunção pulmonar pós-operatória deve ser prevista e tentativas devem ser feitas para facilitar a eliminação das secreções. A insuficiência pulmonar retardada pode ocorrer em até 36 horas de pós-operatório embora a força muscular esquelética tenha aparentemente retornado aos seus níveis pré-operatórios.

Distrofia Muscular do Cíngulo dos Membros

A distrofia muscular do cíngulo dos membros é uma doença progressiva, mas relativamente benigna. O início ocorre entre a segunda e a quinta décadas. Os músculos da cintura escapular ou da cintura do quadril podem ser os únicos músculos esqueléticos envolvidos.

Distrofia Muscular Fáscio-escápulo-umeral

A distrofia fáscio-escápulo-umeral se caracteriza por uma emaciação lentamente progressiva dos músculos faciais, peitorais e da cintura escapular que se inicia durante a adolescência. Por fim, os membros inferiores também são envolvidos. Os sintomas precoces incluem dificuldade de elevar os braços acima da cabeça ou dificuldade de sorrir. Não há envolvimento da musculatura cardíaca e a concentração sérica de creatino-quinase raramente está aumentada. A recuperação do bloqueio neuromuscular induzido pelo atracúrio pode ser mais rápida do que o normal. A progressão dessa distrofia muscular é lenta e uma vida longa é provável.

Distrofia Muscular dos Bastonetes de Nemalina

A distrofia muscular dos bastonetes de nemalina é uma doença autossômica dominante que se caracteriza por uma distrofia simé-

447

trica lentamente progressiva ou não progressiva dos músculos esquelético e liso. O diagnóstico é confirmado pela biópsia do músculo esquelético. O exame histológico demonstrará a presença de bastonetes entre as miofibrilas normais.

Os indivíduos afetados experimentam um retardo do desenvolvimento motor, fraqueza muscular esquelética generalizada, uma redução da massa muscular, hipotonia e perda dos reflexos tendinosos. Existem características dismórficas típicas e um modo de andar anormal, mas a inteligência geralmente é normal. Os lactentes afetados podem se apresentar com hipotonia, disfagia, angústia respiratória e cianose. A micrognatia e a má oclusão dentária são comuns. Outras deformidades esqueléticas incluem cifoescoliose e peito escavado. A doença pulmonar restritiva pode resultar da miopatia e/ou da escoliose. A insuficiência cardíaca devida a uma miocardiopatia dilatada foi descrita.

A entubação traqueal pode ser difícil devido a anomalias anatômicas tais como micrognatia e a um palato de curvatura elevada. Pode ser prudente realizar a entubação endotraqueal por fibra óptica com o paciente desperto. O efeito depressor respiratório das drogas pode ser exagerado nesses pacientes, devido à fraqueza da musculatura respiratória e às anomalias da parede torácica. O descompasso entre a ventilação e a perfusão está aumentado e a resposta ventilatória ao dióxido de carbono pode estar embotada. A paralisia bulbar associada à regurgitação e à aspiração pode complicar ainda mais a condução da anestesia.

A resposta à succinilcolina e aos bloqueadores neuromusculares não despolarizantes é imprevisível. Não existem evidências conclusivas de que a administração de succinilcolina evoque uma liberação excessiva de potássio. De fato, a resistência à succinilcolina foi descrita em alguns pacientes. A hipertermia maligna não foi descrita nos pacientes com miopatia dos bastonetes de nemalina. A depressão miocárdica pode acompanhar a administração dos anestésicos voláteis se o processo patológico envolver o miocárdio. Os planos para a anestesia regional devem considerar o possível comprometimento respiratório que pode acompanhar um bloqueio motor alto. Além disso, a lordose e/ou cifoescoliose lombar exagerada podem tornar a anestesia neuraxial tecnicamente difícil.

Distrofia Muscular Óculo-faríngea

A distrofia óculo-faríngea é uma variante rara da distrofia muscular caracterizada por progressivas disfagia e ptose. Conquanto a experiência seja limitada, esses pacientes podem estar em risco de aspiração durante o período perioperatório e a sua sensibilidade aos relaxantes musculares pode estar aumentada.

Distrofia Muscular de Emery-Dreifuss

A distrofia muscular de Emery-Dreifuss é um distúrbio recessivo ligado ao X que se caracteriza pelo desenvolvimento de contraturas da musculatura esquelética que precedem o início da fraqueza da musculatura esquelética. Essas contraturas tipicamente se dão em uma distribuição úmero-fibular. O retardamento mental não está presente e a função respiratória está conservada. O envolvimento cardíaco pode ser potencialmente fatal e se apresenta como insuficiência cardíaca congestiva, tromboembolismo ou bradicardia. Ao contrário de outras distrofias musculares, os portadores desse distúrbio podem experimentar comprometimento cardíaco.

DISTROFIA MIOTÔNICA

A distrofia miotônica designa um grupo de doenças hereditárias degenerativas do músculo esquelético caracterizadas pela contratura persistente (miotonia) após a contração voluntária de um músculo ou subsequentemente à estimulação elétrica (**Tabela 18-2**). Os nervos periféricos e a junção neuromuscular não são afetados. Os achados eletromiográficos são diagnósticos e se caracterizam por descargas prolongadas de potenciais de ação musculares repetitivos. Esta incapacidade do músculo esquelético de relaxar após uma contração voluntária ou estimulação resulta do metabolismo anormal do cálcio. O trifosfato de adenosina intracelular não consegue devolver cálcio para o retículo sarcoplasmático, de modo que o cálcio não sequestrado permanece disponível para produzir uma contração sustentada da musculatura esquelética. O interessante é que a anestesia geral, a anestesia regional e os bloqueadores neuromusculares não são capazes de impedir ou aliviar esta contração. A infiltração dos músculos esqueléticos contraídos com anestésicos locais pode induzir o relaxamento. A quinina (300–600 mg IV) também foi descrita como eficaz em alguns casos. O aumento da temperatura ambiente do centro cirúrgico reduz a gravidade da miotonia e a incidência de tremores pós-operatórios, que podem precipitar a contração dos músculos esqueléticos. A maior parte dos pacientes miotônicos sobrevive até a idade adulta com pouco comprometimento e é comum que eles ocultem seus sintomas, de modo que podem se apresentar para a cirurgia sem que a miotonia subjacente seja apreciada.

Miotonia Distrófica

A miotonia distrófica é a forma mais comum (2,4–5,5 por população de 100.000) e a mais grave de distrofia miotônica afetando adultos. Ela é herdada como um traço autossômico dominante, com um início dos sintomas durante a segunda ou terceira década. Ao contrário de outras síndromes miotônicas, a miotonia distrófica é uma doença multissistêmica, embora os músculos esqueléticos sejam mais afetados. A morte por pneumonia ou insuficiência cardíaca ocorre por volta da sexta década de vida. Isso reflete o envolvimento progressivo da musculatura esquelética, do músculo cardíaco e da musculatura lisa. A morbidade perioperatória e as taxas de mortalidade são altas devidas, principalmente, às complicações cardiopulmonares.

O tratamento é sintomático, podendo incluir o uso de fenitoína. A quinina e procainamida também possuem propriedades anti-

TABELA 18-2	Classificação das Distrofias Miotônicas
Distrofia miotônica (miotonia atrófica, doença de Steinert)	
Miotonia congênita (doença de Thomsen)	
Paramiotonia congênita	
Paralisia periódica hipercalêmica	
Deficiência de maltase ácida (doença de Pompe)	
Síndrome de Schwartz-Jampel (miotonia condrodistrófica)	

miotônicas, mas podem agravar as anomalias da condução cardíaca. Essas três drogas deprimem o influxo de sódio para dentro das células musculares esqueléticas e retardam o retorno da excitabilidade da membrana.

Sinais e Sintomas

A miotonia distrófica geralmente se manifesta como fraqueza facial (fácies sem expressão), emaciação e fraqueza dos músculos esternocleidomastoideos, ptose, disartria, disfagia e incapacidade de relaxar o aperto de mão (miotonia). Outras características típicas incluem a tríade de retardo mental, calvície frontal e catarata. O envolvimento das glândulas endócrinas pode ser demonstrado por atrofia gonadal, diabetes melito, hipotireoidismo e insuficiência adrenal. O esvaziamento gástrico retardado e a pseudo-obstrução intestinal podem estar presentes. A apneia central do sono pode ocorrer e ser responsável pela frequente presença de hipersonolência. Há uma incidência aumentada de colelitíase, especialmente em homens. A exacerbação dos sintomas durante a gestação é comum e a atonia uterina e a retenção placentária frequentemente complicam o parto vaginal.

As disritmias cardíacas e as anomalias da condução presumivelmente refletem o envolvimento miocárdico pelo processo miotônico. O bloqueio cardíaco atrioventricular de primeiro grau é comum e frequentemente está presente antes do início clínico da doença. Até 20% dos pacientes apresentam prolapso de valva mitral, mas são raras as complicações sistêmicas deste prolapso. Relatos imprevistos de morte podem desenvolver reflexo de bloqueio de cardíaco. A fraqueza dos músculos faríngeos e torácicos torna estes pacientes vulneráveis à aspiração pulmonar.

Conduta Anestésica

A avaliação pré-operatória e a conduta anestésica em pacientes com miotonia distrófica devem considerar a probabilidade de de miocardiopatia, fraqueza da musculatura respiratória e o potencial para respostas anormais aos fármacos anestésicos. Mesmo os pacientes assintomáticos apresentam algum grau de miocardiopatia, de modo que a depressão miocárdica produzida pelos anestésicos voláteis pode ser exagerada. As disritmias cardíacas podem exigir tratamento. A anestesia e a cirurgia poderiam agravar os problemas da condução cardíaca ao aumentar o tônus vagal.

A succinilcolina não deve ser administrada, uma vez que pode resultar em uma contração muscular prolongada. Todavia, a resposta às drogas bloqueadoras musculares não despolarizantes é normal. Teoricamente, a reversão do bloqueio neuromuscular poderia precipitar a contração muscular esquelética, mas as respostas adversas não ocorrem de modo previsível com o uso da neostigmina. A titulação cuidadosa do bloqueio neuromuscular e a administração de relaxantes musculares não despolarizantes de ação curta podem evitar a necessidade de reversão do bloqueio neuromuscular.

Pacientes com miotonia distrófica são sensíveis aos efeitos depressores respiratórios dos barbitúricos, opiáceos, benzodiazepínicos e propofol. Isso mais provavelmente é devido à depressão respiratória central que age em conjunto com músculos respiratórios fracos e/ou atróficos. Além disso, a hipersonolência e a apneia central do sono contribuem para a sensibilidade aumentada às drogas depressoras respiratórias.

A contração miotônica durante a manipulação cirúrgica e/ou o uso de eletrocautério podem interferir com o acesso cirúrgico. Drogas como a fenitoína e a procainamida, que estabilizam as membranas musculares esqueléticas, podem ser úteis nessa situação. Altas concentrações de anestésicos voláteis também podem abolir as contrações miotônicas, mas ao custo de depressão respiratória. A manutenção da normotermia e a prevenção dos tremores são muito importantes, uma vez que o frio pode induzir a miotonia.

Miotonia Congênita

A miotonia congênita é transmitida como um traço autossômico dominante e se torna manifesta ao nascer ou durante o início da infância. O envolvimento muscular esquelético é disseminado, mas geralmente não há um envolvimento de outros sistemas orgânicos. A hipertrofia muscular e a miotonia estão presentes. A doença não progride nem resulta em uma redução da expectativa de vida. Os pacientes com miotonia congênita respondem à fenitoína, mexiletina ou ao tratamento com quinina. A resposta à administração de succinilcolina é anormal.

Paramiotonia Congênita

A paramiotonia congênita é um raro distúrbio autossômico dominante caracterizado por miotonia generalizada que é identificada durante o início da infância; como na miotonia congênita, a hipertrofia muscular generalizada pode ocorrer. Esta miotonia é rara, porque, ao contrário das outras miotonias, a rigidez da musculatura esquelética na paramiotonia é frequentemente exacerbada pelo exercício. Em outras miotonias, o exercício prolongado melhora a miotonia, no assim denominado fenômeno do aquecimento. O frio agrava acentuadamente a miotonia e a paralisia flácida pode estar presente depois que os músculos estão aquecidos. Alguns pacientes desenvolvem paralisia muscular independente de miotonia. Isso pode estar relacionado à concentração sérica de potássio, podendo ser o motivo pelo qual há alguma dúvida sobre se a miotonia congênita e a paralisia periódica hipercalêmica constituem entidades separadas. A eletromiografia pode estar normal à temperatura ambiente, mas as descargas miotônicas típicas se tornam evidentes à medida que os músculos são esfriados. O tratamento é semelhante ao da miotonia congênita.

Síndrome de Schwartz-Jampel

A síndrome de Schwartz-Jampel é um raro distúrbio da infância de rigidez muscular esquelética progressiva, miotonia e anomalias oculares, faciais e esqueléticas, incluindo micrognatia. A entubação traqueal é previsivelmente difícil. Existe blefaroespasmo e enrugamento tenso da boca. Essas crianças podem ser suscetíveis à hipertermia maligna.

PARALISIA PERIÓDICA

A paralisia periódica constitui um espectro de doenças caracterizado por crises agudas intermitentes de fraqueza ou paralisia muscular (poupando somente uns poucos músculos, tais como os músculos respiratórios), estando associada a hipocalemia ou hipercalemia (**Tabela 18-3**). A forma hipercalêmica é muito mais rara do que a forma hipocalêmica. As crises geralmente duram umas poucas horas, mas podem persistir por dias. A força muscular é normal entre as crises.

TABELA 18-3	Características Clínicas da Paralisia Familial Periódica		
Tipo	Concentração Sérica de Potássio durante os Sintomas (mEq/L)	Fatores Precipitantes	Outras Características
Hipocalêmica	< 3,0	Grande refeição de carboidratos, exercício extenuante Infusão de glicose, estresse, menstruação, gravidez, anestesia, hipotermia	Arritmias cardíacas Sinais eletrocardiográficos de hipocalemia
Hipercalêmica	> 5,5	Exercício, infusão de potássio, acidose metabólica, hipotermia	A fraqueza muscular esquelética pode estar localizada na língua e pálpebras

Causas

O defeito exato na paralisia periódica familial é desconhecido, embora mutações nos canais de cálcio e sódio estejam associadas à paralisia periódica hipocalêmica e hipercalêmica, respectivamente. Sabe-se que o mecanismo dessa doença não está relacionado a qualquer anomalia da junção neuromuscular, mas, antes, a uma perda da excitabilidade da membrana muscular. A fraqueza da musculatura esquelética provocada por uma infusão de glicose-insulina confirma a presença de paralisia periódica familial *hipocalêmica* e a fraqueza muscular após a administração oral de potássio confirma a presença de paralisia periódica familial *hipercalêmica*. A acetazolamida é recomendada para o tratamento de ambas as formas de paralisia periódica familial. A acetazolamida produz uma acidose sem diferença de ânions, que protege contra a hipocalemia e promove a excreção renal de potássio, também protegendo, portanto, contra a hipercalemia.

Conduta Anestésica

O principal objetivo da anestesia é evitar qualquer um dos elementos que possam precipitar a fraqueza da musculatura esquelética. A hipotermia deve ser evitada nos pacientes com paralisia periódica, independentemente da natureza da sensibilidade ao potássio. Nos pacientes que estão sendo submetidos a uma cirurgia cardíaca, pode ser necessário manter a normotermia durante o *bypass* cardiopulmonar. Os relaxantes musculares não despolarizantes podem ser administrados com segurança nos pacientes com paralisia periódica.

Paralisia Periódica Hipocalêmica

As considerações pré-operatórias incluem um balanço dos carboidratos, a correção das anomalias eletrolíticas e a prevenção de eventos que reconhecidamente desencadeiem crises hipocalêmicas (estresse psicológico, frio, sobrecarga de carboidratos). Grandes refeições de carboidratos podem desencadear episódios hipocalêmicos e devem ser evitadas durante as 24 horas que precedem a cirurgia. As soluções contendo glicose e as drogas que sabidamente provocam desvios intracelulares de potássio, como os agonistas β-adrenérgicos, devem ser evitadas. O manitol pode ser administrado em lugar de um diurético perdedor de potássio, caso o procedimento cirúrgico exija diurese. O monitoramento

perioperatório frequente (a cada 30–60 minutos) da concentração sérica de potássio é útil e a intervenção agressiva (cloreto de potássio infundido a uma taxa de até 40 mEq/h) para aumentar a concentração sérica de potássio pode, ocasionalmente, ser necessária. A hipocalemia pode preceder o início da fraqueza muscular em várias horas, de modo que a suplementação de potássio em tempo hábil pode ajudar a evitar a fraqueza muscular. Bloqueadores neuromusculares de ação mais curta serão preferíveis, se o relaxamento muscular for exigido para a cirurgia. A succinilcolina com a sua capacidade de aumentar transitoriamente a concentração sérica de potássio é aceitável nesses pacientes. A anestesia regional tem sido usada com segurança.

Paralisia Periódica Hipercalêmica

A conduta anestésica para pacientes com paralisia periódica hipercalêmica inclui a depleção pré-operatória do potássio com diuréticos, a prevenção da depleção de carboidratos pela administração de soluções contendo glicose e a prevenção do uso de soluções contendo potássio e de drogas liberadoras de potássio, tais como a succinilcolina. O monitoramento frequente das concentrações séricas de potássio é indicado, assim como a disponibilidade de cálcio para administração intravenosa, caso sinais de hipercalemia surjam no eletrocardiograma.

MIASTENIA *GRAVIS*

A miastenia *gravis* é um distúrbio autoimune crônico provocado por uma redução dos receptores funcionais da acetilcolina na junção neuromuscular devido à sua destruição ou inativação por anticorpos circulantes (**Fig. 18-1**). Setenta por cento a 80% dos receptores funcionais da acetilcolina podem ser perdidos e isso é responsável pela fraqueza e pela fatigabilidade fácil desses pacientes e pela sua acentuada sensibilidade aos relaxantes musculares não despolarizantes. De fato, as marcas características da doença são a fraqueza e a rápida exaustão da musculatura voluntária com o uso repetitivo, seguidas por uma recuperação parcial com o repouso. Os músculos esqueléticos inervados por nervos cranianos (ocular, faríngeo e laríngeo) são especialmente vulneráveis, o que se reflete no surgimento de ptose, diplopia e disfagia, que muitas vezes constituem os sintomas iniciais da doença. A miastenia gravis não é

CAPÍTULO 18
Doenças da Pele e Musculoesqueléticas

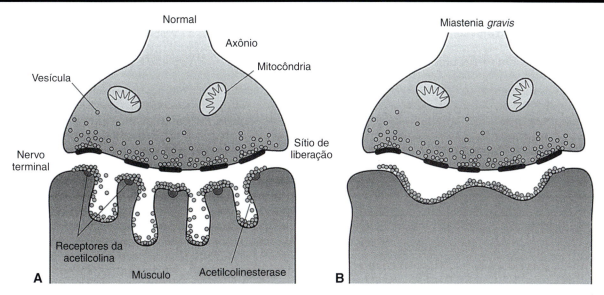

Figura 18-1 • Junções neuromusculares normal (**A**) e miastênica (**B**). Comparadas às junções neuromusculares normais, as junções neuromusculares miastênicas possuem menos receptores para a acetilcolina, pregas sinápticas simplificadas e fendas sinápticas alargadas. *(De Drachman DB: Myasthenia gravis. N Engl J Med 1994;330:1797–1810. Copyright © 1994 Massachusetts Medical Society. Todos os direitos reservados.)*

uma doença rara. Ela possui uma prevalência de um em 7.500. As mulheres entre os 20 e os 30 anos de idade são mais frequentemente afetadas, enquanto os homens, em geral, têm mais de 60 anos de idade quando a doença se apresenta. Os anticorpos de ligação com o receptor estão presentes em mais de 80% dos pacientes com miastenia *gravis*. A origem desses anticorpos é desconhecida, mas uma relação com a glândula tímica é sugerida pela associação da miastenia *gravis* com anomalias do timo. Por exemplo, a hiperplasia tímica está presente em mais de 70% dos pacientes com miastenia *gravis* e 10% a 15% desses pacientes apresentam timomas. Outras condições que provocam fraqueza da musculatura cranial e somática devem ser consideradas no diagnóstico diferencial da miastenia *gravis* (**Tabela 18-4**).

Classificação

A miastenia *gravis* é classificada com base nos músculos esqueléticos envolvidos e na gravidade dos sintomas. O tipo I é limitado ao envolvimento dos músculos extraoculares. Aproximadamente 10% dos pacientes exibem sinais e sintomas confinados aos músculos extraoculares e são considerados portadores de miastenia *gravis* ocular. Os pacientes nos quais a doença permaneceu limitada aos músculos oculares por mais de três anos provavelmente não experimentarão qualquer progressão na sua doença. O tipo IIA é uma forma leve, lentamente progressiva de fraqueza muscular esquelética que poupa os músculos respiratórios. A resposta às drogas anticolinesterásicas e aos corticoides é boa nesses pacientes. O tipo IIB é uma forma grave, mais rapidamente progressiva, de fraqueza muscular esquelética. A resposta ao tratamento medicamentoso não é tão boa e a musculatura respiratória pode estar envolvida. O tipo III se caracteriza pelo início agudo e rápida deterioração da força muscular esquelética em um prazo de seis meses. Ela está associada a uma elevada taxa de mortalidade. O tipo IV é uma forma grave de fraqueza muscular esquelética que resulta da progressão dos tipos I ou II de miastenia.

Sinais e Sintomas

O curso clínico da miastenia grave é marcado por períodos de exacerbação e de remissão. A força muscular pode estar normal em pacientes bem-descansados, mas a fraqueza ocorre imediatamente com o exercício. A ptose e a diplopia resultantes da fraqueza muscular extraocular são as queixas iniciais mais comuns. A fraqueza dos músculos faríngeos e laríngeos resulta em disfagia, disartria e dificuldade em lidar com a saliva. Os pacientes com miastenia *gravis* apresentam um alto risco de aspiração pulmonar dos conteúdos gástricos. A fraqueza dos braços, pernas ou tronco pode ocorrer em qualquer combinação, sendo geralmente assimétrica. A atrofia muscular não ocorre. A miocardite pode resultar em fibrilação atrial, bloqueio cardíaco, ou miocardiopatia. Outras doenças autoimunes podem ocorrer em associação da miastenia gravis. Por exemplo, o hipertireoidismo está presente em, aproximadamente, 10% dos pacientes com miastenia *gravis*. A artrite reumatoide, o LES e a anemia perniciosa ocorrem mais em pacientes com miastenia do que naqueles sem miastenia. Cerca de 15% dos neonatos nascidos de mães com miastenia *gravis* demonstram fraqueza muscular esquelética transitória (duas a quatro semanas). Infecção, anomalias eletrolíticas, gravidez, tensão emocional e cirurgia podem precipitar ou exacerbar a fraqueza muscular. Os antibióticos, especialmente os aminoglicosídeos, podem agravar a fraqueza muscular. A insuficiência respiratória isolada pode, ocasionalmente, ser a manifestação de apresentação da miastenia gravis.

Tratamento

As modalidades terapêuticas para a miastenia gravis incluem intensificação da transmissão neuromuscular com drogas anticolinesterásicas, a timectomia, a imunossupressão e a imunoterapia de curta duração, incluindo plasmaferese e a administração de imunoglobulina.

STOELTING ANESTESIA E DOENÇAS COEXISTENTES

TABELA 18-4 | Diagnóstico Diferencial da Miastenia Gravis

Condição	Sintomas e Características	Comentários
Síndromes miastênicas congênitas	Raras, início precoce, não autoimune	Testes eletrofisiológicos e imunocitoquímicos necessários para o diagnóstico
Miastenia *gravis* induzida por fármacos		
Penicilamina	Desencadeia a miastenia *gravis* autoimune	Recuperação em um espaço de semanas da descontinuação do fármaco
Relaxantes musculares não despolarizantes	Sensibilidade aumentada	Recuperação após a descontinuação do fármaco
Aminoglicosídeos		
Procainamida		
Síndrome de Eaton-Lambert	Câncer pulmonar de pequenas células, fadiga	Resposta crescente com a estimulação nervosa repetitiva, anticorpos aos canais de cálcio
Hipertireoidismo	Exacerbação da miastenia grave	Função tireoidiana anormal
Doença de Graves	Diplopia, exoftalmia	Presença da imunoglobulina estimuladora da tireoide
Botulismo	Fraqueza generalizada, oftalmoplegia	Resposta crescente à estimulação nervosa repetitiva, midríase
Oftalmoplegia externa progressiva	Ptose, diplopia, fraqueza generalizada em alguns casos	Anomalias mitocondriais
Massa intracraniana comprimindo os nervos cranianos	Oftalmoplegia, fraqueza dos nervos cranianos	Anomalias à tomografia computadorizada ou às imagens de ressonância magnética

Adaptado de Drachman DB: Myasthenia gravis. N Engl J Med 1994;330:1797–1810. Copyright © 1994 Massachusetts Medical Society. Todos os direitos reservados).

Fármacos Anticolinesterásicos

Os fármacos anticolinesterásicos constituem a primeira linha de tratamento para a miastenia *gravis*. Esses fármacos são eficazes por inibirem a enzima responsável pela hidrólise da acetilcolina aumentando, assim, a quantidade de neurotransmissor disponível na junção neuromuscular. A piridoestigmina é o fármaco anticolinesterásico mais amplamente utilizada para este fim. O início do efeito ocorre em 30 minutos e o seu pico de ação é atingido em, aproximadamente, duas horas. A piridoestigmina oral age por mais tempo (três a seis horas) e produz menos efeitos colaterais do que a neostigmina. A dosagem da piridoestigmina é adaptada à resposta, mas a dose máxima útil de piridoestigmina raramente excede 120 mg a cada três horas. As doses mais altas podem, na verdade, induzir mais fraqueza muscular, na assim chamada crise colinérgica. A presença de efeitos colaterais muscarínicos significativos (salivação, miose, bradicardia) além de uma acentuada fraqueza muscular após a administração de edrofônio (1 a 2 mg IV) confirma o diagnóstico de crise colinérgica. Embora os fármacos anticolinesterásicos beneficiem a maior parte dos pacientes, as melhoras podem ser incompletas e podem diminuir de intensidade após semanas ou meses de tratamento.

Timectomia

A timectomia tem a intenção de induzir a remissão ou, pelo menos, permitir que as doses dos medicamentos imunossupressores sejam reduzidas. Pacientes com miastenia *gravis* generalizada são candidatos à timectomia. A preparação pré-operatória deve otimizar a força e a função respiratória. As drogas imunossupressoras devem ser evitadas, se possível, porque podem aumentar o risco de infecção perioperatória. Se a capacidade vital for menor do que dois litros, a plasmaferese pode ser realizada antes da cirurgia a fim de aumentar a probabilidade de uma respiração espontânea adequada durante o período pós-operatório. Uma abordagem cirúrgica por meio de uma esternotomia mediana otimiza a visualização e a remoção de todo o tecido tímico. Alternativamente, a mediastinoscopia por meio de uma incisão cervical foi defendida por estar associada a uma incisão menor e a menor dor pós-operatória. O uso de analgesia neuraxial minimiza a dor pós-operatória e, desse modo, melhora a ventilação no pós-operatório. A necessidade de medicação anticolinesterásica pode ser reduzida dentro de poucos dias no pós-operatório, mas os benefícios plenos da timectomia frequentemente são retardados em meses após a cirurgia. O mecanismo pelo qual a timectomia produz a melhora é incerto, embora

452

os níveis de anticorpos para o receptor da acetilcolina geralmente se reduzam subsequentemente à timectomia.

Tratamento Imunossupressor

O tratamento imunossupressor (corticosteroides, azatioprina, ciclosporina, micofenolato) é indicado quando a fraqueza muscular esquelética não é adequadamente controlada pelas drogas anticolinesterásicas. Os corticosteroides são as drogas imunossupressoras mais usadas e mais consistentemente eficazes no tratamento da miastenia *gravis*. Elas também estão associadas a uma maior probabilidade de efeitos adversos.

Imunoterapia de Curta Duração

A plasmaferese remove anticorpos da circulação e produz uma melhoria clínica de curta duração nos pacientes com miastenia *gravis* que estão experimentando crises miastênicas ou que estão sendo preparados para a timectomia. Os efeitos benéficos da plasmaferese são transitórios e o tratamento repetido introduz o risco de infecção, hipotensão e embolismo pulmonar. As indicações para a administração de imunoglobulina são as mesmas que as da plasmaferese. O efeito é temporário e este tratamento não possui efeito sobre as concentrações circulantes de anticorpos para o receptor da acetilcolina.

Conduta Anestésica
Preparação Pré-operatória

Os pacientes com miastenia gravis com frequência necessitam de suporte ventilatório após a cirurgia. Portanto, é importante avisar a esses pacientes durante a entrevista pré-operatória que eles poderão estar entubados e em ventilação quando despertarem. Os critérios que se correlacionam com a necessidade de ventilação mecânica durante o período pós-operatório subsequente a uma timectomia transesternal incluem a duração da doença por mais de seis meses, a presença de doença pulmonar obstrutiva crônica não relacionada à miastenia *gravis*, uma dose diária de piridoestigmina maior do que 750 mg e uma capacidade vital menor do que 2,9 L. Esses critérios prognosticam uma menor necessidade de suporte ventilatório subsequentemente à timectomia transcervical, indicando que esta abordagem cirúrgica menos invasiva produz menos depressão respiratória.

Relaxantes Musculares

Os anticorpos de ligação com o receptor da acetilcolina da miastenia gravis reduzem o número de receptores funcionais da acetilcolina e isso resulta em uma maior sensibilidade aos relaxantes musculares não despolarizantes. O equilíbrio entre os receptores acetilcolínicos ativos e não funcionais modula a sensibilidade aos relaxantes não despolarizantes. A dose inicial de relaxante muscular deve ser graduada de acordo com a reposta na junção neuromuscular, conforme o monitoramento feito com um estimulador de nervo periférico. O monitoramento dessas respostas no músculo orbicular do olho pode *superestimar* o grau de bloqueio neuromuscular, mas pode ajudar a evitar um bloqueio neuromuscular persistente não identificado nesses pacientes.

É possível que as drogas empregadas no tratamento da miastenia gravis possam influenciar a resposta aos relaxantes musculares independentemente do processo patológico. Por exemplo, as drogas anticolinesterásicas não apenas inibem a colinesterase como comprometem a atividade plasmática da pseudocolinesterase, introduzindo a possibilidade de uma resposta prolongada à succinilcolina. Elas também podem antagonizar os efeitos dos relaxantes musculares não despolarizantes. Todavia, nenhum desses efeitos é observado clinicamente. A corticoterapia não altera as doses necessárias para a succinilcolina, mas foi descrita como produtora de resistência aos efeitos do bloqueio neuromuscular dos relaxantes musculares esteroides tais como o vecurônio.

A medida da função neuromuscular em pacientes com miastenia gravis tratados com piridoestigmina demonstra *resistência* aos efeitos da succinilcolina. A ED_{95} é, aproximadamente, 2,6 vezes o normal (**Fig. 18-2**). Uma vez que a dose de succinilcolina comumente administrada aos pacientes normais (1,0 – 1,5 mg/kg) representa três a cinco vezes a ED_{95}, é provável que condições adequadas de entubação podem ser atingidas nos pacientes com miastenia gravis utilizando essas doses. O mecanismo para a resistência à succinilcolina é desconhecido, mas a redução do número de recep-

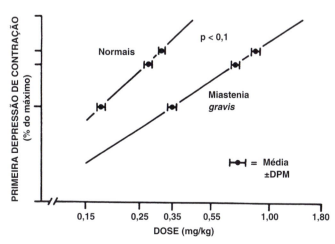

Figura 18-2 • As curvas dose-resposta para a succinilcolina nos pacientes com miastenia *gravis* estão deslocadas para a direita das curvas dos pacientes normais indicando que os pacientes miastênicos são resistentes aos efeitos bloqueadores neuromusculares desse relaxante muscular. (De Eisenkraft JB, Book WJ, Mann SM, et al: Resistance to succinylcholine in myasthenia gravis: A dose-response study. Anesthesiology 1988;69:760-763, com permissão.)

tores da acetilcolina na junção neuromuscular pós-sináptica pode atual de algum modo.

Ao contrário da resistência à succinilcolina, os pacientes com miastenia *gravis* exibem uma acentuada sensibilidade aos relaxantes musculares não despolarizantes. Mesmo as pequenas doses de relaxantes musculares não despolarizantes destinadas a bloquear as fasciculações induzidas pela succinilcolina podem produzir uma profunda fraqueza muscular em alguns pacientes com miastenia *gravis*. Nos pacientes com miastenia *gravis* leve a moderada, a potência do atracúrio e do vecurônio é aumentada em duas vezes, se comparada à resposta em pacientes normais (**Fig. 18-3**). A despeito do aumento da potência, a duração da ação dos relaxantes musculares de ação intermediária é curta o bastante para que a paralisia muscular possa ser alcançada conforme a necessidade cirúrgica não obstante essas drogas possam ser previsivelmente revertidas na conclusão da cirurgia.

Indução da Anestesia

Nos pacientes com miastenia *gravis*, é aceitável a indução da anestesia com um anestésico intravenoso de ação curta. No entanto, os efeitos depressores respiratórios dessas drogas podem ser acentuados. A entubação traqueal pode muitas vezes ser executada sem bloqueadores neuromusculares devido à fraqueza muscular intrínseca e aos efeitos relaxantes dos anestésicos voláteis sobre o músculo esquelético.

Manutenção da Anestesia

A manutenção da anestesia é frequentemente provida com o uso de um anestésico volátil, com ou sem óxido nitroso. Os anestésicos voláteis podem reduzir a dose, ou mesmo eliminar a necessidade de relaxantes musculares. Caso a administração de um bloqueador neuromuscular não despolarizante seja necessária, a dose inicial deve ser reduzida da sua metade a dois terços e a resposta monitorada com um estimulador de nervo periférico. A breve duração relativa da ação dos relaxantes musculares de ação curta e intermediária constitui uma característica desejável para este grupo de pacientes. Os efeitos respiratórios dos opiáceos, que podem se prolongar pelo período pós-operatório, depreciam o seu uso para a manutenção da anestesia.

Cuidados Pós-Operatórios

Na conclusão da cirurgia, é importante deixar o tubo endotraqueal no lugar até que uma evidência clara da capacidade de manter a respiração esteja presente. A força muscular esquelética frequentemente parece adequada durante o período pós-operatório inicial, mas pode se deteriorar umas poucas horas mais tarde. A necessidade de ventilação mecânica durante o período pós-operatório deve ser prevista naqueles pacientes que atendem os critérios que reconhecidamente se correlacionam com uma ventilação inadequada após a cirurgia (ver "Preparação Pré-operatória").

SÍNDROME MIASTÊNICA

A síndrome miastênica (síndrome de Eaton-Lambert) é um distúrbio da transmissão neuromuscular que se assemelha à miastenia grave (**Tabela 18-5**). Esta síndrome de fraqueza muscular esquelética, originalmente descrita em pacientes com carcinoma pulmonar de pequenas células, foi subsequentemente descrita em pacientes sem câncer. A síndrome miastênica é uma doença autoimune adquirida com anticorpos imunoglobulina G para os canais de cálcio sensíveis à voltagem que produzem uma deficiência desses canais na terminação nervosa motora. Esta deficiência restringe a entrada de cálcio quando a terminação é despolarizada. As drogas anticolinesterase eficazes no tratamento da miastenia *gravis não* produzem uma melhora em pacientes com síndrome miastênica.

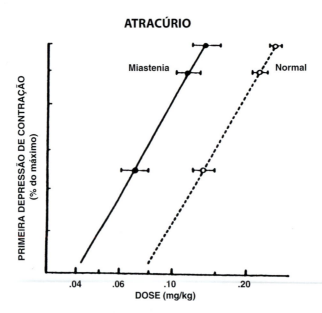

Figura 18-3 • Curvas dose-resposta para o atracúrio em pacientes com miastenia *gravis*. As curvas estão deslocadas para a esquerda das curvas dos pacientes normais, indicando que os pacientes miastênicos são sensíveis aos efeitos bloqueadores neuromusculares desse relaxante muscular e, presumivelmente, também a outros relaxantes musculares não despolarizantes. (De Smith CE, Donati F, Bevan DR: Cumulative dose-response curves of atracurium in patients with myasthenia gravis. Can J Anaesth 1989;36:402–406, com permissão.)

CAPÍTULO 18
Doenças da Pele e Musculoesqueléticas

Os pacientes com síndrome miastênica são sensíveis aos efeitos tanto da succinilcolina quanto dos relaxantes musculares não despolarizantes. O antagonismo do bloqueio neuromuscular com drogas anticolinesterásicas pode ser inadequado. A potencial presença da síndrome miastênica e a necessidade de reduzir as doses dos relaxantes musculares devem ser consideradas nos pacientes que estão sendo submetidos a broncoscopia, mediastinoscopia, ou toracotomia exploratória para a suspeita de câncer de pulmão.

ARTRITE REUMATOIDE

A artrite reumatoide é a artrite inflamatória crônica mais comum, afetando aproximadamente 1% dos adultos. A incidência é duas a três vezes mais alta em mulheres do que em homens. A etiologia da artrite reumatoide é desconhecida, mas suspeita-se que ela consista em uma complexa interação entre fatores genéticos, ambientais e o sistema imune. A doença se caracteriza por poliartropatia simétrica e envolvimento sistêmico significativo (**Tabela 18-6**). O envolvimento de articulações interfalangeanas proximais e metacarpofalangeanas das mãos e pés ajuda a diferenciar a artrite reumatoide da osteoartrite, que tipicamente afeta as articulações que suportam peso e as articulações interfalangeanas distais. O curso da doença se caracteriza por exacerbações e remissões. Os nódulos reumatoides estão tipicamente presentes nos pontos de pressão, particularmente abaixo dos cotovelos. O fator reumatoide é um anticorpo imunoglobulina G que está presente no soro de até 90% dos pacientes com artrite reumatoide, mas não está presen-

TABELA 18-5	Comparação entre a Síndrome Miastênica e a Miastenia *Gravis*	
Parâmetro	**Síndrome Miastênica**	**Miastenia *Gravis***
Manifestações	Fraqueza proximal dos membros (pernas mais do que os braços), o exercício melhora a força, a dor muscular é comum, os reflexos estão ausentes ou reduzidos	Fraqueza muscular extraocular, bulbar e facial, fadiga com o exercício; a dor muscular é rara; os reflexos são normais
Gênero	Mais frequente em homens do que em mulheres	Mais frequente em mulheres do que em homens
Patologia coexistente	Câncer pulmonar de pequenas células	Timoma
Resposta aos relaxantes musculares	Sensível à succinilcolina e aos relaxantes musculares não despolarizantes Má resposta aos anticolinesterásicos	Resistente à succinilcolina, sensível aos relaxantes musculares não despolarizantes Boa resposta aos anticolinesterásicos

TABELA 18-6	Comparação entre a Artrite Reumatoide e a Espondilite Anquilosante	
Parâmetro	**Artrite Reumatoide**	**Espondilite Anquilosante**
Histórico familiar	Rara	Comum
Gênero	Feminino (30–50 anos de idade)	Masculino (20–30 anos de idade)
Envolvimento articular	Poliartropatia simétrica	Oligoartropatia assimétrica
Envolvimento sacro-ilíaco	Não	Sim
Envolvimento vertebral	Cervical	Total (ascendente)
Alterações cardíacas	Derrame pericárdico, regurgitação aórtica, anomalias da condução cardíaca, fibrose das valvas cardíacas, arterite das artérias coronárias	Cardiomegalia, regurgitação aórtica, anomalias da condução cardíaca
Alterações pulmonares	Fibrose pulmonar, derrame pleural	Fibrose pulmonar
Olhos	Ceratoconjuntivite seca	Conjuntivite, uveíte
Fator reumatoide	Positivo	Negativo
HLA-B27	Negativo	Positivo

te na osteoartrite. Contudo, a presença de fator reumatoide não é específica para a artrite reumatoide. Ele também está presente em pacientes com hepatite viral, LES, endocardite bacteriana, sarcoidose e síndrome de Sjögren.

Sinais e Sintomas

O início da artrite reumatoide em adultos pode ser agudo, com envolvimento monoarticular ou poliarticular, ou insidioso, com sintomas tais como fadiga, anorexia e fraqueza precedendo a artrite manifesta. Em alguns pacientes, o início da artrite reumatoide coincide com um trauma, um procedimento cirúrgico, parto ou exposição a extremos de temperatura.

Envolvimento Articular

A rigidez matinal é um dos traços característicos da artrite reumatoide. Diversas articulações, frequentemente das mãos, punhos, joelhos e pés, são afetadas, em uma distribuição simétrica. O intumescimento fusiforme é típico quando há envolvimento das articulações interfalangeanas proximais. Essas articulações mostram-se intumescidas e dolorosas, permanecendo rígidas por várias horas após o início da atividade diária. A sinovite da articulação têmporo-mandibular pode produzir uma acentuada limitação do movimento mandibular. Quando a doença é progressiva e sem remissão, quase todas as articulações são afetadas, exceto pelas da coluna torácica e lombossacra.

O envolvimento da coluna cervical é frequente e pode resultar em dor e complicações neurológicas. A anomalia mais significativa da coluna cervical é a luxação atlanto-axial e a consequente separação da articulação atlanto-odontoide. Esta deformidade é mais bem-observada em uma radiografia lateral do pescoço. Com o pescoço flexionado, a separação da margem anterior do processo odontoide da margem posterior do arco anterior do atlas pode exceder 3 mm. Quando essa separação é grave, o processo odontoide pode se projetar para o interior do forame magno e exercer pressão sobre a medula espinhal ou comprometer o fluxo sanguíneo através das artérias vertebrais. Uma vez que o processo odontoide frequentemente se encontra erodido, as complicações na medula espinhal podem ser minimizadas. A subluxação de outras vértebras cervicais também pode ocorrer. As imagens de ressonância magnética confirmaram a frequência do envolvimento da coluna cervical na artrite reumatoide.

A artrite cricoaritenoide é comum nos pacientes com artrite reumatoide generalizada. Na artrite cricoaritenoide aguda, rouquidão, dor à deglutição, dispneia e estridor podem acompanhar a hipersensibilidade sobre a laringe. Rubor e intumescimento das aritenoides podem ser observados na laringoscopia direta. Na artrite cricoaritenoide crônica, os pacientes podem estar assintomáticos ou podem manifestar graus variáveis de rouquidão, dispneia e obstrução das vias aéreas superiores. A artrite cricoaritenoide pode tornar a entubação endotraqueal difícil.

A osteoporose é generalizada nos pacientes com artrite reumatoide.

Envolvimento Sistêmico

Muitas das manifestações sistêmicas da artrite reumatoide são o resultando da vasculite das pequenas e médias artérias devida à deposição de complexos imunes. O envolvimento sistêmico, geralmente, é mais evidente em pacientes com doença articular grave.

No sistema cardiovascular, a artrite reumatoide pode se manifestar como pericardite, miocardite, arterite da artéria coronária, aterosclerose coronariana acelerada, fibrose de valva cardíaca e formação de nódulos reumatoides no sistema de condução cardíaco. A aortite com dilatação da raiz da aorta pode resultar em regurgitação aórtica. O espessamento ou derrame pericárdico está presente em, aproximadamente, um terço dos pacientes.

A vasculite nos pequenos vasos sanguíneos sinoviais é um achado precoce em pacientes com artrite reumatoide, mas uma inflamação vascular mais disseminada pode ocorrer, especialmente em homens mais velhos. Os pacientes podem demonstrar uma neuropatia (mononeurite múltipla), ulcerações cutâneas e púrpura. Presume-se que a neuropatia seja causada pela deposição de complexos imunes nos *vasa nervorum*. As manifestações de isquemia visceral, incluindo perfuração intestinal, infarto miocárdico e infarto cerebral, são possíveis.

A manifestação pulmonar mais comum da artrite reumatoide é o derrame pleural. Muitos desses derrames são pequenos e assintomáticos. Os nódulos reumatoides podem se desenvolver no parênquima pulmonar e nas superfícies pleurais e simular a tuberculose ou o câncer na radiografia de tórax. A fibrose pulmonar progressiva, associada à tosse, à dispneia e a alterações difusas em favo de mel na radiografia de tórax, é rara. O envolvimento costocondral pode afetar o movimento da parede torácica e produzir alterações pulmonares restritivas com redução dos volumes pulmonares e da capacidade vital. Isso pode resultar no desequilíbrio ventilação-perfusão e na redução da oxigenação arterial.

O envolvimento neuromuscular pode ser observado com perda da força dos músculos esqueléticos adjacentes às articulações com sinovite ativa. As neuropatias periféricas devidas à compressão nervosa, à síndrome do túnel do carpo e à síndrome do túnel do tarso são comuns. É improvável que a compressão das raízes nervosas cervicais acompanhe o envolvimento das vértebras cervicais pela artrite reumatoide.

A anomalia hematológica mais comum nos pacientes com artrite reumatoide é a anemia de doença crônica, cuja gravidade geralmente é paralela à gravidade da artrite reumatoide. A síndrome de Felty é a artrite reumatoide com esplenomegalia e leucopenia. A ceratoconjuntivite seca (secura ocular) ocorre em, aproximadamente, 10% dos pacientes com artrite reumatoide. A causa é a ausência de formação de lágrimas devido a um comprometimento da função das glândulas lacrimais. Um processo semelhante pode envolver as glândulas salivares, resultando em xerostomia (secura bucal). Ambas são manifestações da síndrome de Sjögren.

Anomalias leves da função hepática são comuns nos pacientes com artrite reumatoide. A disfunção renal pode ser secundária à amiloidose ou à vasculite ou devida à terapia medicamentosa.

Tratamento

O tratamento da artrite reumatoide inclui esforços para aliviar a dor, preservar a função e a força articular, prevenir as deformidades e atenuar as complicações sistêmicas. Esses objetivos podem ser satisfeitos por meio de uma combinação de drogas, fisioterapia, terapia ocupacional e cirurgia ortopédica.

Terapia Medicamentosa

A terapia medicamentosa é empregada para propiciar analgesia, controle da inflamação e produzir imunossupressão.

CAPÍTULO 18
Doenças da Pele e Musculoesqueléticas

Fármacos Anti-inflamatórios não Esteroidais As AINEs são importantes para o alívio sintomático da artrite reumatoide, mas possuem um papel pequeno no alívio do processo patológico subjacente. Elas não devem ser empregadas sem o uso concomitante de drogas antirreumáticas modificadoras da doença (DARMDs). A Aspirina® continua sendo uma importante droga para o tratamento inicial da artrite reumatoide, mas o seu uso diminuiu devido à disponibilidade de novas AINEs. Essas drogas reduzem o intumescimento nas articulações afetadas e aliviam a rigidez, mas a irritação gastrointestinal associada e a inibição da ciclooxigenase (COX) plaquetária podem exigir a sua descontinuação. Inibidores seletivos da COX-2 são tão eficazes quanto os inibidores da COX-1 na produção de analgesia e na redução da inflamação, mas eles provocam menos efeitos colaterais gastrointestinais e não interferem com a função plaquetária. Parece, contudo, que alguns inibidores da COX-2 aumentam o risco de eventos isquêmicos cardíacos. Tanto as drogas COX-1 quanto as COX-2 pode afetar adversamente o fluxo sanguíneo renal e a taxa de filtração glomerular.

Corticosteroides Os corticosteroides são potentes drogas anti-inflamatórias que reduzem o intumescimento articular, a dor e a rigidez matinal nos pacientes com artrite reumatoide. Contudo, as doses de corticosteroides sistêmicos necessárias para a manutenção dos efeitos desejáveis frequentemente estão associadas a significativos efeitos colaterais de longo prazo, incluindo osteoporose, osteonecrose, aumento da suscetibilidade à infecção, miopatia, hiperglicemia e má cicatrização das feridas. Os corticosteroides intra-articulares produzem efeitos benéficos que perduram por uma média de três meses, mas as injeções repetidas podem resultar em destruição cartilaginosa e osteonecrose.

Os corticosteroides são indicados como "ponte terapêutica", isto é, para reduzir a inflamação rapidamente enquanto as DARMDs estão começando a agir controlando o processo patológico. Doses de prednisona maiores do que 10 mg/dia raramente são indicadas para a doença articular, mas doses mais altas podem ser necessárias para tratar outras manifestações da artrite reumatoide, especialmente a vasculite.

Fármacos Antirreumáticos Modificadores da Doença As DARMDs constituem um grupo de drogas que possuem o potencial para modificarem o curso da artrite reumatoide. Elas podem reduzir a velocidade ou interromper a progressão da doença. Incluídos nesse grupo estão metotrexate, sulfasalazina, leflunomida, antimaláricos, D-penicilamina, azatioprina e minociclina. Essas drogas geralmente levam dois a seis meses para atingir os seus efeitos. Os pacientes que não respondem a uma droga podem responder a outra.

O metotrexate é a DARMD preferida para o tratamento da artrite reumatoide. Ele é administrado em um regime de uma dose por semana. O metotrexate é sobretudo anti-inflamatório. O monitoramento dos parâmetros hematológicos e dos testes de função hepática é necessário nos indivíduos que estão sendo tratados com metotrexate devido aos riscos de supressão da medula óssea e cirrose. A terapia diária com ácido fólico pode diminuir a toxicidade do metrotexate.

Parece que as citoquinas, especialmente o fator α de necrose tumoral e a interleucina 1, desempenham um papel central na patogênese da artrite reumatoide. A interferência com a função do fator de necrose tumoral, tanto pelo bloqueio do receptor induzido por drogas como por meio de anticorpos monoclonais, é eficaz no tratamento da artrite reumatoide. Drogas tais como o infliximab (Re-micade®) e o etanercept (Enbrel®), inibidores do fator de necrose tumoral são muito eficazes no tratamento da artrite reumatoide e agem mais rapidamente do que outras DARMDs. Toxicidades de longo prazo tais como infecção (tuberculose) e síndromes desmielinizantes constituem motivo de preocupação. A anakinra, um antagonista do receptor da interleucina 1, é eficaz contra os sinais e sintomas de artrite reumatoide, mas o seu início de ação é mais lento e o seu efeito global é menor do que o dos inibidores do fator α de necrose tumoral.

O ouro, a mais antiga DARMD, é muito eficaz no tratamento de alguns pacientes com artrite reumatoide, mas não é comumente empregado devido à sua toxicidade frequente.

Cirurgia

As indicações para cirurgia nos pacientes com artrite reumatoide incluem a dor intratável, o comprometimento da função articular e a necessidade de estabilização articular. Uma cartilagem erodida, ligamentos rompidos e destruição óssea prematura podem levar ao comprometimento que é só tratável cirurgicamente. A cirurgia artroscópica é usada para remover fragmentos cartilaginosos e para realizar a sinovectomia parcial. Quando as articulações estão destruídas pelo processo patológico, a substituição total das grandes e pequenas articulações pode ser considerada.

Conduta Anestésica

O envolvimento de múltiplos órgãos e os efeitos colaterais das drogas usadas para tratar a artrite reumatoide devem ser apreciados quando do planejamento da conduta anestésica. No pré-operatório, os pacientes devem ser avaliados em busca de envolvimento das vias aéreas por este processo patológico. O comprometimento das vias aéreas pode ocorrer na coluna cervical, nas articulações têmporo-mandibulares e nas articulações cricoaritenoides. A deformidade de flexão da coluna cervical pode tornar difícil, se não impossível, retificar o pescoço. A subluxação atlanto-axial pode estar presente. A demonstração radiológica de que a distância entre o arco anterior do atlas e o processo odontoide excede 3 mm confirma a presença de subluxação atlanto-axial. Essa anomalia é importante porque o processo odontoide deslocado pode comprimir a medula espinhal cervical ou a medula, ou obstruir as artérias vertebrais. Quando a subluxação atlanto-axial está presente, deve-se tomar cuidado para minimizar o movimento da cabeça e do pescoço durante a laringoscopia direta, a fim de se evitar um deslocamento adicional do processo odontoide e a lesão à medula cervical. É útil avaliar antes da cirurgia se existe interferência com o fluxo sanguíneo da artéria vertebral durante a flexão, extensão, ou rotação da cabeça e da coluna cervical. Isso pode ser executado fazendo com que o paciente demonstre o movimento da cabeça ou um posicionamento que possa ser tolerado sem desconforto ou outros sintomas.

A limitação do movimento da articulação têmporo-mandibular deve ser identificada antes da indução da anestesia. A combinação entre mobilidade limitada dessas articulações somada à rigidez da coluna cervical pode tornar a visualização da abertura glótica por meio da laringoscopia direta difícil ou impossível. A entubação endotraqueal com o paciente desperto, sob sedação, pela laringoscopia por fibra óptica pode ser indicada se a visualização direta da abertura glótica for difícil. O envolvimento das articulações cricoaritenoides por alterações artríticas é sugerido pela presença pré-operatória de rouquidão ou estridor, ou pela observação de eritema ou edema das cordas vocais durante a laringoscopia direta. A diminuição do movimento dessas articulações pode resultar no estreitamento da abertura glótica e na interferência com a passagem translaríngea do tubo traqueal ou um aumento do risco de deslocamento da articulação cricoaritenoide.

Os estudos pré-operatórios da função pulmonar, além da dosagem da gasometria arterial, poderão ser indicados se uma doença pulmonar reumatoide grave for suspeitada. O suporte ventilatório pós-operatório pode ser necessário neste subgrupo de pacientes. O efeito da aspirina e das AINEs sobre a função plaquetária deve ser considerado. A suplementação com corticosteroides pode ser indicada nos pacientes que estão sendo submetidos a um tratamento de longo prazo com essas drogas. A obstrução laríngea pós-extubação pode ocorrer nos pacientes com artrite cricoaritenoide.

ESPONDILOARTROPATIAS

As espondiloartropatias são um grupo de artropatias não reumáticas que incluem espondilite anquilosante, artrite reativa (síndrome de Reiter), poliartropatia crônica juvenil, artrite psoriásica e artrite enteropática. Essas doenças são caracterizadas pelo envolvimento da coluna, especialmente as articulações sacroilíacas, artrite e sinovite periférica assimétrica e ausência de nódulos reumatoides ou de fator reumatoide circulante detectável (Tabela 18-6). Existe uma predileção compartilhada pela formação de osso novo em locais de inflamação crônica, frequentemente resultando em anquilose articular. Também há uma predileção pela inflamação ocular. A causa dessas espondiloartropatias soronegativas é desconhecida, mas há uma forte associação do alelo B27 do HLA (HLA-B27).

Espondilite Anquilosante

A espondilite anquilosante é uma doença inflamatória crônica, geralmente progressiva, que envolve as articulações da coluna e das partes moles adjacentes. A doença vertebral começa nas articulações sacroilíacas e se move cranialmente. O grau de doença vertebral pode variar de somente um envolvimento sacroilíaco até a completa anquilose da coluna. O envolvimento do quadril ocorre em, aproximadamente, um terço dos pacientes. A dor nas costas, caracterizada por rigidez matinal que melhora com a atividade e o exercício, além da evidência radiográfica de sacroileíte, é altamente sugestiva desse diagnóstico. A doença ocorre predominantemente em homens e geralmente se inicia na idade adulta. A forte incidência familiar é sustentada pelo achado de que 90% dos pacientes com espondilite anquilosante são HLA-B27 positivos, comparados com somente 6% da população em geral. A espondilite anquilosante muitas vezes é erroneamente diagnosticada como dor nas costas devida à degeneração discal lombar. O exame da coluna pode demonstrar espasmo muscular esquelético, perda da lordose e redução da mobilidade da coluna vertebral.

O envolvimento sistêmico se manifesta como perda de peso, fadiga e febre baixa. A conjuntivite e a uveíte ocorrem em, aproximadamente, 40% dos pacientes. A uveíte geralmente é unilateral e se manifesta como comprometimento visual, fotofobia e dor ocular. Anomalias pulmonares características associadas à espondilite anquilosante incluem lesões cavitárias apicais com fibrose e espessamento pleural que simula tuberculose. O envolvimento artrítico da coluna torácica e das articulações costovertebrais pode resultar em uma redução da complacência e, consequentemente, em uma redução da capacidade vital.

Tratamento

O tratamento da espondilite anquilosante consiste em exercícios concebidos para conservar a mobilidade articular e a postura, somado às drogas anti-inflamatórias. As AINEs (indometacina e diclofenaco) são comumente usadas. O infliximab e o etanercept podem provocar uma melhora profunda nessa enfermidade, mas os pacientes muitas vezes sofrem recidivas quando o tratamento é descontinuado. Para a uveíte, colírios tópicos de corticosteroides constituem uma parte essencial do tratamento.

Conduta Anestésica

A conduta anestésica para os pacientes com espondilite anquilosante é influenciada pela magnitude do envolvimento vertebral. A coluna vertebral pode estar rígida e deformada, impedindo uma movimentação adequada da coluna cervical para a entubação endotraqueal. A entubação traqueal com fibra óptica com o paciente desperto pode ser necessária. A doença pulmonar restritiva decorrente da rigidez costocondral e da deformidade de flexão da coluna torácica deve ser apreciada. Aumentos súbitos ou excessivos da resistência vascular sistêmica são maltolerados se uma regurgitação aórtica significativa estiver presente. O monitoramento neurológico deve ser considerado nos pacientes que estiverem sendo submetidos a uma cirurgia corretiva de coluna. A anestesia peridural ou raquidiana constitui uma alternativa aceitável à anestesia geral para a cirurgia perineal ou dos membros inferiores. A anestesia regional pode ser tecnicamente difícil devido à mobilidade articular limitada e aos espaços interespinhosos fechados, mas a ossificação do ligamento amarelo é rara.

Artrite Reativa

A artrite reativa é uma artrite asséptica que ocorre após uma infecção extra-articular, especialmente nas infecções por espécies de *Chlamydia, Salmonella* e *Shigella*. Quando a artrite reativa é acompanhada por características extra-articulares, tais como uveíte ou conjuntivite, e por lesões cutâneas, a expressão "síndrome de Reiter", é frequentemente usada. Os fatores predisponentes incluem a constituição genética (positivo para HLA-B27). A maior parte dos sinais da síndrome de Reiter só persiste por uns poucos dias, mas a artrite progride para sacroileíte e espondilite em, aproximadamente, 20% dos pacientes. A artrite cricoaritenoide também pode ocorrer. As lesões cutâneas hiperceratóticas não podem ser distinguidas da psoríase e as duas doenças frequentemente se sobrepõem. O tratamento consiste na antibioticoterapia para a infecção original e AINEs ou sulfasalazina para o alívio sintomático da artrite.

Poliartropatia Crônica Juvenil

A patologia da poliartropatia crônica juvenil é semelhante àquela da artrite reumatoide adulta. As anomalias do crescimento podem ocorrer se a artrite estiver presente, mas o envolvimento cardíaco é raro. Uma forma aguda de poliartrite que se apresenta com febre, erupção cutânea, linfadenopatia e esplenomegalia em crianças pequenas que são negativas para o fator reumatoide e HLA-B27, é denominada doença de Still. A Aspirina® é comumente usada para tratar este distúrbio. Os corticosteroides podem eficientemente controlar esta doença, mas o seu uso é limitado pela preocupação

CAPÍTULO 18
Doenças da Pele e Musculoesqueléticas

relativa ao retardo do crescimento induzido pela droga nesses pacientes jovens.

Artrite Enteropática

Aproximadamente 10% a 20% dos pacientes com doença de Crohn e 2% a 7% dos pacientes com colite ulcerativa apresentam uma poliartrite inflamatória, mais frequentemente envolvendo as grandes articulações das extremidades inferiores. Em geral, a atividade da artrite cursa em paralelo com a atividade da inflamação gastrointestinal e medidas que controlem a doença intestinal geralmente controlam a doença articular concomitantemente. Essa artrite não está vinculada ao HLA-B27.

A doença inflamatória intestinal também pode estar associada à sacroileíte e à espondilite, que seguem um padrão no qual a inflamação articular aumenta e diminui independentemente da inflamação gastrointestinal. O HLA-B27 é encontrado em 50% desses pacientes. Esta artrite, geralmente, é crônica e pode se converter em espondilite anquilosante. O tratamento é aquele descrito para a espondilite anquilosante.

OSTEOARTRITE

A osteoartrite é, de longe, a doença articular mais comum, uma das principais doenças crônicas dos idosos e uma importante causa de incapacidade. A osteoartrite é um processo degenerativo que afeta a cartilagem articular. Este processo é diferente da artrite reumatoide porque há uma reação inflamatória mínima das articulações. A patogênese provavelmente está relacionada ao trauma articular decorrente das tensões biomecânicas, de lesões articulares, ou a uma sobrecarga articular anormal devida à neuropatia, lesão ligamentar, ou atrofia muscular. A dor, geralmente, está presente ao movimento, mas é aliviada pelo repouso. A rigidez tende a desaparecer rapidamente com o movimento articular, ao contrário da rigidez matinal associada à artrite reumatoide, que pode perdurar por várias horas.

Uma ou várias articulações podem ser afetadas pela osteoartrite. Os joelhos e os quadris são locais comuns de envolvimento. Protuberâncias ósseas, denominadas nódulos de Heberden, são observadas nas articulações interfalangeanas distais dos dedos. Pode haver doença degenerativa dos corpos vertebrais e dos discos intervertebrais, que pode ser complicada pela protrusão do núcleo pulposo e pela compressão das raízes nervosas. As alterações degenerativas são mais significantes na coluna cervical média e inferior e na área lombar inferior. Os achados radiológicos incluem estreitamento dos espaços discais intervertebrais e formação de osteófitos.

Embora frequentemente negligenciada, a fisioterapia e os programas de exercícios podem oferecer benefícios para os pacientes com osteoartrite. A manutenção da função muscular é importante tanto para a integridade articular quanto para a redução da dor. O alívio da dor também pode ser obtido pela aplicação de calor, de analgésicos simples tais como o acetaminofen e de drogas anti-inflamatórias. A melhora sintomática com aplicação de calor pode ser devida a um aumento do limiar da dor nos tecidos aquecidos, em comparação aos tecidos frios. A estimulação nervosa transcutânea e a acupuntura podem ser eficazes em alguns pacientes. Os corticosteroides sistêmicos não têm lugar no tratamento da osteoartrite. A cirurgia de substituição articular pode estar recomendada quando a dor devida à osteoartrite for persistente e incapacitante ou uma limitação significativa da função articular estiver presente.

DOENÇA DE PAGET

A doença óssea de Paget se caracteriza por atividade osteoblástica e osteoclástica excessiva, resultando em ossos anormalmente grossos, mas fracos. A causa é desconhecida, mas pode refletir um excesso de paratormônio ou uma deficiência de calcitonina. Uma tendência familiar está presente, com os homens brancos com mais de 40 anos mais frequentemente afetados. A dor óssea é o sintoma mais comum. As complicações da doença de Paget envolvem os ossos (fraturas e degeneração neoplásica), as articulações (artrite) e o sistema nervoso (compressão nervosa, paraplegia). A hipercalcemia e os cálculos renais também ocorrem. A característica radiológica mais típica da doença de Paget é o aumento ósseo localizado. As alterações líticas e escleróticas podem envolver o crânio. Se o crânio for afetado, ele pode ficar grosseiramente aumentado e uma perda auditiva irreversível pode ocorrer. Um *scan* ósseo com radionuclídeos é o exame mais confiável para identificar as lesões devidas à doença de Paget. As concentrações séricas de fosfatase alcalina (refletindo a formação óssea) e a excreção urinária de hidroxiprolina (refletindo a reabsorção óssea) geralmente estão aumentadas.

O tratamento da doença de Paget é concebido para aliviar a dor óssea e minimizar ou prevenir a progressão da doença. A calcitonina é um hormônio secretado pela glândula tireoide que inibe a atividade osteoclástica e reduz a reabsorção óssea. O tratamento com calcitonina reduz a dor e as anomalias bioquímicas e radiológicas associadas à doença de Paget. Ela também pode estabilizar a perda auditiva devida à doença de Paget. Os bifosfonatos podem induzir uma acentuada e prolongada inibição da reabsorção óssea através da redução da atividade osteoclástica. Ao contrário dos efeitos fugazes da calcitonina, a atividade da doença permanece baixa por muitos meses, algumas vezes anos, depois que o tratamento com bifosfonatos é interrompido. O reparo radiologicamente confirmado das lesões osteolíticas pode ocorrer em resposta ao tratamento com os bifosfonatos.

O tratamento conservador das fraturas nos pacientes com doença de Paget está associado a um alto risco de retardo da fusão. Os pacientes com doença de Paget que apresentam artrite grave dos quadris ou dos joelhos muitas vezes se beneficiam da substituição articular. Raramente a osteotomia deve ser realizada para corrigir deformidades em arqueamento dos ossos longos. Os pacientes com evidência de compressão nervosa periférica, radiculopatia, ou de compressão da medula espinhal exigem cirurgia descompressiva.

SÍNDROME DE MARFAN

A síndrome de Marfan, um distúrbio do tecido conjuntivo, é herdada como um traço autossômico dominante. A incidência é de quatro a seis por 100.000 nascidos vivos e a média etária de sobrevida é de 32 anos. Caracteristicamente, esses pacientes possuem ossos tubulares longos que lhes conferem uma estatura elevada e um aspecto de "Abraham Lincoln". Anomalias esqueléticas anormais incluem um palato de curvatura elevada, peito escavado, cifoescoliose e extensibilidade excessiva das articulações. O desenvolvimento precoce de enfisema pulmonar é característico e pode acentuar ainda mais o impacto da doença pulmonar relacionada à

459

cifoescoliose. Há uma elevada incidência de pneumotórax espontâneo. Alterações oculares, tais como deslocamento do cristalino, miopia e descolamento da retina, ocorrem em mais da metade dos pacientes com síndrome de Marfan.

Sistema Cardiovascular

As anomalias cardiovasculares são responsáveis por quase todos os óbitos prematuros nos pacientes com síndrome de Marfan. O tecido conjuntivo defeituoso na aorta e nas valvas cardíacas pode levar à dilatação aórtica, dissecção, ou ruptura e ao prolapso das valvas cardíacas, especialmente a valva mitral. A regurgitação mitral devida ao prolapso da valva mitral é uma anomalia comum. O risco de endocardite bacteriana está aumentado na presença dessa doença valvular cardíaca. As anomalias da condução cardíaca, especialmente o bloqueio de feixe de ramo, são comuns. A ecocardiografia é útil na detecção de anomalias cardíacas em indivíduos assintomáticos. A terapia profilática com bloqueadores β-adrenérgicos está recomendada nos pacientes com uma aorta torácica dilatada. A substituição cirúrgica da valva aórtica e da aorta ascendente está indicada quando o diâmetro da aorta ascendente excede 6 cm e uma regurgitação aórtica está presente. A gravidez impõe um risco único de ruptura ou dissecção da aorta em mulheres com a síndrome de Marfan.

Conduta Anestésica

A avaliação pré-operatória dos pacientes com síndrome de Marfan deve se concentrar nas anormalidades cardiovasculares. Na maior parte dos pacientes, as anormalidades esqueléticas têm pouco impacto sobre as vias aéreas. Deve-se tomar cuidado, contudo, em evitar o deslocamento da articulação têmporo-mandibular, ao qual esses pacientes são suscetíveis. Em vista do risco de dissecção aórtica, é prudente evitar qualquer elevação sustentada da pressão sanguínea sistêmica, como pode ocorrer durante a laringoscopia direta ou em reposta a uma estimulação cirúrgica dolorosa. O monitoramento invasivo, incluindo a ecocardiografia transesofagiana, pode ser considerado em pacientes selecionados. Deve ser mantido um alto índice de suspeita com relação ao desenvolvimento de pneumotórax.

CIFOESCOLIOSE

A cifoescoliose é uma deformidade espinhal caracterizada pela flexão anterior (cifose) e curvatura lateral (escoliose) da coluna vertebral. A cifoescoliose idiopática, que é responsável por 80% dos casos, comumente começa durante o final da infância, podendo progredir em gravidade durante períodos de crescimento esquelético rápido. A incidência de cifoescoliose idiopática é de, aproximadamente, quatro para uma população de 1.000. Pode haver uma predisposição familial para esta doença e as mulheres são quatro vezes mais frequentemente afetadas do que os homens. As doenças do sistema neuromuscular, tais como a poliomielite, a paralisia cerebral e a distrofia muscular, também podem estar associadas à cifoescoliose.

Sinais e Sintomas

Uma curvatura da coluna de mais de 40 graus é considerada grave e provavelmente estará associada a desequilíbrios fisiológicos na função cardíaca e pulmonar. A doença pulmonar restritiva e a hiper-

tensão pulmonar progredindo para o *cor pulmonale* constituem as principais causas de óbito em pacientes com cifoescoliose. À medida que a curva da escoliose se agrava, mais tecido pulmonar é comprimido, resultando em uma redução da capacidade vital e dispneia de esforço. O esforço para respirar está aumentado devido às propriedades mecânicas anormais do tórax distorcido e pela resistência aumentada das vias aéreas que resulta dos pequenos volumes pulmonares. A diferença entre o oxigênio alveolar e o arterial está aumentada. A hipertensão pulmonar é o resultado de um aumento da resistência vascular pulmonar devido à compressão da vasculatura pulmonar e da resposta à hipoxemia arterial. A $PaCO_2$ geralmente é mantida em níveis normais, mas uma agressão tal como uma infecção bacteriana ou viral do trato respiratório superior pode resultar em hipercapnia e em insuficiência respiratória aguda. Uma tosse deficiente contribui para infecções pulmonares frequentes.

Conduta Anestésica

No pré-operatório é importante avaliar a gravidade dos desequilíbrios fisiológicos produzidos por esta deformidade esquelética. Os testes de função pulmonar refletem a magnitude da doença pulmonar restritiva. A gasometria arterial é útil para a detecção de hipoxemia ou acidose não identificadas que poderiam estar contribuindo para a hipertensão pulmonar. Esses pacientes podem apresentar uma infecção pulmonar pré-operatória devida à aspiração crônica. Certamente, qualquer componente reversível da disfunção pulmonar, tal como uma infecção ou o broncoespasmo, deve ser corrigido antes da cirurgia eletiva.

Conquanto nenhuma droga ou combinação medicamentosa específica possa estar recomendada como ótima para os pacientes com cifoescoliose, deve ser lembrado que o óxido nitroso pode aumentar a resistência vascular pulmonar. Isso poderia ser particularmente problemático nos pacientes com hipertensão pulmonar. O monitoramento da pressão venosa central pode possibilitar um alerta do aumento da resistência vascular pulmonar.

Se a cirurgia for realizada para corrigir a curvatura espinhal, considerações anestésicas especiais relativas à perda sanguínea e à identificação de lesão cirurgicamente induzida da medula espinhal são necessárias. A hipotensão controlada com uma combinação de um anestésico volátil e/ou um vasodilatador pode ser escolhida para ajudar a minimizar a perda sanguínea intraoperatória. Todas as vezes que a curvatura espinhal for retificada/mexida, a tração excessiva sobre a medula espinhal pode resultar em isquemia medular, que poderia produzir paralisia. Existem diversas manobras concebidas para detectar a isquemia da medula espinhal. Uma é o "teste desperto", que envolve determinar que nenhum bloqueio neuromuscular significativo esteja presente por meio da descontinuação do anestésico até que o paciente esteja suficientemente desperto para mover ambas as pernas quando solicitado, confirmando, assim, que a medula espinhal e as vias motoras estejam intactas. A anestesia é, então, restabelecida e a cirurgia completada. Outro método para confirmar a integridade da medula espinhal é monitorar os potenciais somatossensoriais e/ou motores evocados. A vantagem desse monitoramento é que cada paciente não precisará ser despertado intraoperatoriamente. No entanto, muitas drogas anestésicas, especialmente os anestésicos voláteis e o óxido nitroso, interferem com o monitoramento dos potenciais evocados e os bloqueadores neuromusculares não podem ser utilizados se os potenciais motores evocados estiverem sendo monitorados.

CAPÍTULO 18
Doenças da Pele e Musculoesqueléticas

Portanto, a anestesia intravenosa total com um opiáceo e propofol ou uma combinação opiáceo/propofol/anestésico volátil em dose baixa (0,33 CAM) geralmente são escolhidas para proporcionar a anestesia geral. Essas técnicas tornam mais fácil interpretar as alterações na amplitude e latência devidas à isquemia da medula espinhal. O teste desperto pode ainda ser necessário se as anomalias persistirem. Na conclusão da cirurgia, a principal preocupação será a restauração de uma ventilação adequada. A ventilação mecânica pós-operatória pode ser necessária em alguns pacientes com cifoescoliose grave.

NANISMO

O nanismo pode ocorrer de duas formas: o nanismo *proporcional*, no qual os membros, tronco e tamanho da cabeça estão nas mesmas proporções relativas que as de um adulto normal, e o nanismo *desproporcional*, no qual os membros, tronco e tamanho da cabeça não estão nas proporções habituais de um adulto normal.

Acondroplasia

A acondroplasia é a causa mais comum de nanismo desproporcional. Ela ocorre predominantemente em mulheres, com uma incidência de 1,5 por 10.000 nascimentos. A transmissão se dá por um gene autossômico dominante, embora haja uma estimativa de que 80% dos casos representem mutações espontâneas. O defeito básico é uma redução da taxa de ossificação endocondral que, quando combinada com a formação óssea periosteal, produz ossos tubulares curtos. A estatura prevista para os homens acondroplásicos é de 132 cm e a das mulheres é de 122 cm. A cifoescoliose e o geno varo são comuns. A fusão prematura dos ossos na base do crânio pode resultar em um encurtamento da base do crânio e em um forame magno estenótico. Além disso, pode ocorrer uma fusão funcional da articulação atlanto-occipital com hipoplasia odontoide, instabilidade atlanto-axial, discos protuberantes e cifose cervical grave. Essas alterações podem resultar em hidrocefalia ou em lesão da medula espinhal cervical. A apneia de sono central nos anões acondroplásicos pode ser o resultado de compressão do tronco encefálico devida à estenose do forame magno. A hipertensão pulmonar levando a um *cor pulmonale* é o distúrbio cardiovascular mais comum a se desenvolver em anões. O desenvolvimento mental e muscular esquelético é normal, assim como a expectativa de vida, para aqueles que sobrevivem ao primeiro ano de vida.

Conduta Anestésica

O nanismo hipofisário está associado a vias aéreas proporcionalmente menores sem anomalias anatômicas. Um laringoscópio de cabo curto, uma gama de lâminas e cânulas orais ou nasais apropriadas para pacientes pediátricos deverão estar disponíveis para pacientes com nanismo hipofisário. Em pacientes adultos com nanismo hipofisário, o tamanho de um tubo endotraqueal é mais parecido com o dos pacientes pediátricos do que o tamanho normal dos pacientes adultos.

A conduta anestésica em anões acondroplásicos é influenciada por potenciais dificuldades nas vias aéreas, instabilidade da coluna cervical e potencial para trauma de medula espinhal com a extensão do pescoço (**Tabela 18-7**).

Os anões acondroplásicos podem ser submetidos a uma série de cirurgias específicas, incluindo craniectomia suboccipital devido à estenose do forame magno, laminectomia por estenose da coluna vertebral ou compressão de raiz nervosa e derivação ventrículo-peritoneal. Um histórico de apneia de sono obstrutiva pode predispor ao desenvolvimento de uma obstrução das vias aéreas superiores após a sedação ou a indução da anestesia. Um crescimento ósseo anormal pode resultar em vários potenciais problemas anestésicos. As características faciais, incluindo uma fronte grande e protuberante, maxila curta, mandíbula grande, nariz achatado e língua grande podem resultar em dificuldade de conseguir um bom ajuste com a máscara anestésica facial e na manutenção da patência das vias aéreas superiores. A despeito dessas características anatômicas, a experiência clínica não confirmou as dificuldades com a patência das vias aéreas superiores ou com a entubação endotraqueal na maior parte desses pacientes.

Em anões com cifose cervical, a entubação traqueal pode ser difícil, devido a uma incapacidade de alinhar os eixos das vias aéreas. A hiperextensão do pescoço durante a laringoscopia direta deve ser evitada devido à provável presença de estenose do forame magno. A entubação traqueal orientada por fibra óptica pode ser considerada em pacientes selecionados. O peso, e não a idade, constitui o melhor guia para a seleção do tubo endotraqueal de tamanho adequado.

O excesso de pele e de tecido subcutâneo pode tornar o acesso venoso periférico tecnicamente difícil. Os anões acondroplásicos que são submetidos a uma craniectomia, especialmente na posição sentada, estão em risco de embolismo aéreo venoso. A colocação de um cateter atrial direito é aconselhável, caso um embolismo aéreo ocorra, mas a colocação desse cateter pode ser tecnicamente difícil devido ao pescoço curto e à dificuldade de identificar os pontos de referência, que podem estar obscurecidos pelo excesso de partes moles. O monitoramento dos potenciais evocados é útil durante a cirurgia que pode estar associada à lesão do tronco encefálico ou da medula espinhal. Os anões acondroplásicos respondem normalmente às drogas anestésicas e aos bloqueadores neuromusculares. As técnicas anestésicas que permitem um despertar rápido podem ser desejáveis para uma imediata avaliação da função neurológica.

TABELA 18-7	Características dos Anões Acondroplásicos que Podem Influenciar a Administração da Anestesia
Dificuldade de exposição da abertura glótica	
Estenose do forame magno	
Hipoplasia odontoide com instabilidade cervical	
Cifoescoliose	
Doença pulmonar restritiva	
Apneia de sono obstrutiva	
Apneia de sono central	
Hipertensão pulmonar	
Cor pulmonale	
Hidrocefalia	

A cirurgia cesariana é necessária, devido à pequena pelve contraída que, combinada a um lactente de peso quase normal ao nascer, produz desproporção cefalopélvica. A anestesia regional pode ser considerada, mas dificuldades técnicas podem ocorrer devido à cifoescoliose e ao estreitamento do espaço peridural e do canal medular. O pequeno espaço peridural pode tornar difícil a introdução do cateter peridural. Osteófitos, discos intervertebrais prolapsados ou corpos vertebrais deformados também podem contribuir para dificuldades no bloqueio neuraxial. Não existem dados que confirmem as doses apropriadas de anestésicos locais para a anestesia peridural ou raquidiana nesses pacientes. A anestesia peridural pode ser preferível à anestesia raquidiana, uma vez que permite a graduação da droga anestésica local, a fim de que seja atingido nível desejado de bloqueio sensorial.

Síndrome de Russell-Silver

A síndrome de Russell-Silver é uma forma de nanismo caracterizada por retardo do crescimento intrauterino com subsequente comprometimento do crescimento pós-natal, características faciais dismórficas (incluindo hipoplasia mandibular e facial), assimetria dos membros, defeitos cardíacos congênitos e uma constelação de anomalias endócrinas, incluindo hipoglicemia, insuficiência adrenal e hipogonadismo. As anormalidades do desenvolvimento e hormonais tendem a se normalizar com a idade e os indivíduos com esta síndrome podem atingir estaturas adultas próximas a 150 cm. A rápida depleção dos limitados depósitos hepáticos de glicogênio, especialmente em neonatos pequenos para a idade gestacional, pode predispô-los à hipoglicemia. O risco de hipoglicemia diminui à medida que a criança cresce, geralmente estando ausente aproximadamente após quatro anos de idade.

A avaliação pré-operatória deve considerar a concentração sérica de glicose, especialmente em neonatos em risco de hipoglicemia. As infusões intravenosas contendo glicose podem estar indicadas pré-operatoriamente. As manifestações faciais dessa síndrome (semelhantes àquelas das síndromes de Goldenhar e de Treacher-Collins) podem tornar a laringoscopia direta e a exposição da abertura glótica difíceis. Um tubo endotraqueal menor do que o tamanho previsto pode ser necessário. A obtenção de um bom ajuste da máscara também pode ser difícil devido à assimetria facial. A administração de algumas drogas, tais como relaxantes musculares, com base no peso corporal e não da área de superfície corporal pode resultar em uma relativa subdosagem. Lactentes com a síndrome de Russell-Silver podem estar especialmente propensos à hipotermia intraoperatória devido à sua grande proporção superfície-volume. Taquicardia, diaforese ou sonolência inexplicadas após a saída da anestesia podem indicar hipoglicemia.

DOR LOMBAR

A dor lombar é a queixa musculoesquelética mais comum a exigir atenção médica (**Tabela 18-8**). Os fatores de risco para dor lombar incluem o gênero masculino, o frequente levantamento de objetos pesados e o tabagismo. Em muitos pacientes, a causa da dor lombar não pode ser determinada com certeza, sendo ela geralmente atribuída a estiramento muscular ou ligamentoso, artrite da faceta articular, ou pressão do disco sobre o ânulo fibroso, a placa terminal vertebral ou as raízes nervosas.

TABELA 18-8	Causas de Dor Lombar

Dor Mecânica Lombar Baixa ou do Membro Inferior (97%)
Dor lombar baixa idiopática (torção ou estiramento) (70%)
Processos degenerativos dos discos e facetas (relacionados à idade) (10%)
Disco herniado (4%)
Estenose espinhal (3%)
Fraturas de compressão osteoporóticas (4%)
Espondilolistese (2%)
Fratura traumática (<1%)
Doença congênita (<1%)
  Cifose grave
  Escoliose grave
Espondilólise

Condições Espinhais Não Mecânicas (1%)
Câncer (0,7%)
  Mieloma múltiplo
  Câncer metastático
  Linfoma e leucemia
  Tumores da medula espinhal
  Tumores retroperitoneais
  Tumores vertebrais primários
Infecção (0,01%)
  Osteomielite
  Abscesso paraespinhal
  Abscesso peridural
Artrite inflamatória
  Espondilite anquilosante
  Espondilite psoriática
  Síndrome de Reiter
  Doença inflamatória intestinal

Doença Visceral (2%)
Doença dos órgãos pélvicos
  Prostatite
  Endometriose
  Doença inflamatória pélvica
Doença renal
  Nefrolitíase
  Pielonefrite
  Abscesso perinéfrico
Aneurisma aórtico
Doença gastrointestinal
  Pancreatite
  Colecistite
  Úlcera penetrante

As percentagens indicam a incidência estimada dessas condições em pacientes adultos.
Adaptado de Deyo RO, Weinstein JN: Low back pain. N Engl J Med 2001;344:363-370.

Dor Lombar Aguda

A dor lombar melhora dentro de 30 dias em 90%. A continuação das atividades costumeiras dentro dos limites permitidos pela dor leva a uma recuperação mais rápida do que o repouso ao leito ou os exercícios de mobilização das costas. As AINEs frequentemente são

CAPÍTULO 18
Doenças da Pele e Musculoesqueléticas

eficazes para a analgesia da dor aguda das costas. A dor decorrente da inflamação iniciada por uma agressão mecânica ou química de uma raiz nervosa pode ser responsável pela administração peridural de corticosteroides, mas poucos pacientes experimentarão alívio sintomático com os corticoides peridurais se a dor radicular tiver estado presente por mais de seis meses ou se a laminectomia tiver sido realizada. Um disco herniado deve ser considerado nos pacientes com radiculopatia, que é sugerida pela dor com irradiação descendente ao longo da perna ou por sintomas reproduzidos pela elevação da perna esticada. A maior parte das herniações de discos lombares que produzem dor ciática ocorre nos níveis de L4-5 e L5-S1. As imagens de ressonância magnética podem confirmar um disco herniado, mas os achados devem ser interpretados com cautela, uma vez que muitas pessoas assintomáticas também apresentam anomalias discais. A intervenção cirúrgica é indicada nos pacientes com radiculopatia persistente/déficits neurológicos. Os pacientes com dor nas costas persistente após 30 dias de tratamento (AINEs) devem ser avaliados para doença sistêmica.

Estenose Espinhal Lombar

A estenose espinhal lombar é o estreitamento do canal medular ou dos seus recessos laterais. Ela tipicamente resulta de alterações hipertróficas degenerativas das estruturas espinhais (doença discal degenerativa extensa e/ou formação de osteófitos) e ocorre mais em pacientes idosos com dor crônica nas costas e ciática. Os sintomas incluem dor, dormência e fraqueza nas nádegas, que pode se estender inferiormente ao longo de uma ou de ambas as pernas. Os sintomas frequentemente se agravam com a posição de pé ou ao caminhar e melhoram com a posição fletida ou supina. O diagnóstico de estenose espinhal é confirmado pelas imagens de ressonância magnética ou pela mielografia. As medidas tradicionais podem ser úteis em alguns pacientes, mas a descompressão e a fusão cirúrgica são necessárias para aqueles com deterioração funcional progressiva.

OUTRAS SÍNDROMES MUSCULOESQUELÉTICAS

Laceração do Manguito Rotador

A laceração do manguito rotador é a entidade patológica que mais comumente envolve os ombros. A prevalência de lacerações parciais ou de toda a espessura do manguito rotador é de 5% a 40%, conforme determinado por autópsias de adultos com mais de 40 anos. Até a metade dos indivíduos com mais de 55 anos de idade apresenta lacerações artrograficamente detectáveis do manguito rotador. A outra patologia do ombro é menos comum. A capsulite adesiva (ombro congelado) ocorre em, aproximadamente, dois por cento da população adulta e em 11% da população diabética adulta. A incidência de tendinite calcificada varia de 3% a 7%. A dor no ombro fica logo atrás das dores das costas e de pescoço como causa de invalidez em trabalhadores.

A injeção de corticosteroides no espaço subacromial pode fornecer um alívio sintomático em pacientes com síndromes invasivas, com ou sem lacerações do manguito rotador, capsulite adesiva, ou tendinite supraespinhosa. A liberação artroscópica ou a manipulação sob anestesia podem ser usadas em uma tentativa de restabelecer o movimento do ombro. A troca total do ombro (substituição das superfícies articulares umerais e glenoide) reduz a dor no ombro na maior parte dos pacientes.

A anestesia do plexo braquial através de uma abordagem interescalênica com infusão contínua de anestésico local pode oferecer anestesia para a cirurgia do ombro e analgesia pós-operatória. A paralisia hemidiafragmática ipsilateral ocorre quase sempre com um bloqueio interescalênico. Por este motivo, pode ser problemático e é melhor evitá-lo nos pacientes com doença pulmonar obstrutiva crônica ou com doença neuromuscular associada à fraqueza dos músculos respiratórios. A infiltração da ferida ou a sua limpeza com soluções contendo um anestésico local de ação prolongada tal como a bupivacaína ou a ropivacaína também podem oferecer uma analgesia pós-operatória subsequentemente a uma grande cirurgia de ombro.

Síndrome do Bebê Mole

Síndrome do bebê mole é uma expressão usada para descrever lactentes que apresentam músculos esqueléticos fracos e hipotônicos. Uma diminuição do reflexo da tosse e a dificuldade de deglutição predispõem para a aspiração e a pneumonia recorrente é comum. A fraqueza progressiva e a atrofia da musculatura esquelética levam a contraturas e à cifoescoliose.

A anestesia, tal como a usada para a biópsia de músculo esquelético para confirmar o diagnóstico, pode estar associada a uma sensibilidade aumentada aos relaxantes musculares não despolarizantes, à hipercalemia e à parada cardíaca após a administração de succinilcolina. Esses lactentes também são suscetíveis à hipertermia maligna. A cetamina pode ser útil para a anestesia, uma vez que ela não provoca depressão respiratória significativa.

Traqueomegalia

A traqueomegalia se caracteriza por uma acentuada dilatação da traqueia e dos brônquios devida a um defeito congênito da elastina e das fibras musculares lisas na árvore traqueobrônquica ou à sua destruição após a radioterapia. O diagnóstico é confirmado pela medida de um diâmetro traqueal de mais de 30 mm na radiografia de tórax. Os sintomas incluem uma tosse produtiva crônica e infecção pulmonar frequente, possivelmente relacionadas à aspiração crônica. As paredes traqueais e brônquicas são anormalmente flácidas e podem colapsar durante uma tosse vigorosa. A aspiração durante a anestesia geral é possível, especialmente se uma inflação máxima do manguito do tubo endotraqueal não produzir uma vedação hermética.

Miopatia Alcoólica

As formas agudas e crônicas de fraqueza muscular esquelética proximal ocorrem frequentemente em pacientes alcoólatras. A distinção entre a miopatia alcoólica e a neuropatia alcoólica se baseia no envolvimento muscular esquelético proximal, mais do que distal, em um aumento da concentração sérica de creatino-quinase, mioglobinúria nos casos agudos e rápida recuperação após a cessação do consumo de álcool.

Síndrome de Prader-Willi

A síndrome de Prader-Willi se manifesta ao nascer por hipotonia, que pode estar associada a uma tosse fraca, dificuldades de deglutição e obstrução das vias aéreas superiores. A alimentação nasogástrica pode ser necessária durante o primeiro ano de vida. A síndrome progride durante a infância e se caracteriza por hiperfagia levando à obesidade, além de anomalias endócrinas, incluindo hipogonadismo e diabetes melito. A síndrome de Pickwick pode se desenvolver em alguns pacientes. Há pouco crescimento estatural e os pacientes permanecem baixos. O retardo mental com frequência é grave. Nesta síndrome, há uma deleção no cromossomo 15 e um modo de herança autossômico recessivo foi proposto.

Micrognatia, curvatura elevada do palato, estrabismo, um bordo ulnar retificado e o deslocamento congênito do quadril podem estar presentes. As caries dentárias são comuns e podem estar relacionadas à regurgitação crônica de conteúdos gástricos. Convulsões estão associadas a esta síndrome, mas a disfunção cardíaca não acompanha a síndrome de Prader-Willi.

As principais considerações anestésicas nestes pacientes se concentram na hipotonia e no metabolismo alterado dos carboidratos e das gorduras. A musculatura esquelética fraca está associada a uma tosse deficiente e a uma incidência aumentada de pneumonia. O monitoramento intraoperatório da glicose sanguínea é necessário e a administração exógena de glicose pode ser necessária, uma vez que estes pacientes utilizam a glicose circulante para produzir gordura e não para manter as necessidades energéticas basais. Quando calcularmos as doses dos medicamentos, devemos considerar a redução da massa muscular esquelética e o aumento do conteúdo adiposo desses pacientes. A necessidade de relaxantes musculares pode estar reduzida em presença de hipotonia. A succinilcolina foi administrada sem incidentes para esses pacientes.

Os distúrbios da termorregulação, frequentemente caracterizados por hipertermia intraoperatória e acidose metabólica, foram observados, mas uma relação com a hipertermia maligna não foi estabelecida. Há um aumento da incidência de pneumonite perioperatória por aspiração.

Síndrome do Ventre em Ameixa Seca

A síndrome do ventre em ameixa seca se caracteriza pela agenesia congênita da musculatura abdominal central inferior e pela presença de anomalias do trato urinário, incluindo dilatação ureteral total, bexiga hipotônica, hipoplasia prostática e ausência bilateral da descida dos testículos. A síndrome completa só se apresenta no sexo masculino e a síndrome incompleta pode incluir, até, 3% das mulheres. A infecção recorrente do trato respiratório reflete um comprometimento da capacidade de tossir eficazmente. É improvável que os relaxantes musculares sejam necessários durante a administração da anestesia desses pacientes.

Miopatias Mitocondriais

As miopatias mitocondriais constituem um grupo heterogêneo de distúrbios do metabolismo energético do músculo esquelético. A mitocôndria produz as necessidades energéticas das células musculares esqueléticas por meio de reações redox da cadeia de transferência de elétrons e da fosforilação oxidativa, produzindo desse modo trifosfato de adenosina. Os defeitos neste processo resultam em fatigabilidade anormal com o exercício continuado, dor na musculatura esquelética e fraqueza progressiva. A característica morfológica são os acúmulos subsarcolemais de mitocôndrias anormais que parecem grânulos de coloração avermelhada (fibras vermelhas irregulares). Os distúrbios do metabolismo mitocondrial podem também envolver outros sistemas orgânicos com elevadas demandas energéticas, tais como cérebro, coração, fígado e rins.

Síndrome de Kearns-Sayre

A síndrome de Kearns-Sayre é uma miopatia mitocondrial rara que é acompanhada por oftalmoplegia externa progressiva, retinite pigmentosa, bloqueio cardíaco, perda da audição, baixa estatura, neuropatia periférica e comprometimento do impulso respiratório. A miocardiopatia dilatada e a insuficiência cardíaca congestiva podem estar presentes.

A anestesia geral desses pacientes deve considerar o risco de depressão miocárdica induzida por drogas, de desenvolvimento de defeitos da condução cardíaca e de hipoventilação durante o período pós-operatório inicial.

Miopatia Multicêntrica

A miopatia multicêntrica é um grupo heterogêneo de doenças caracterizadas por fraqueza muscular esquelética proximal, uma redução da massa muscular e anomalias musculoesqueléticas tais como escoliose e palato de curvatura elevada. A infecção pulmonar recorrente é comum e pode estar relacionada à gravidade da cifoescoliose associada. A miocardiopatia pode acompanhar esta miopatia. Ao contrário de outras miopatias, a concentração sérica de creatino-quinase geralmente é normal nesses indivíduos. A inteligência é normal e a miopatia pode apresentar um curso benigno.

A avaliação pré-operatória da função respiratória é necessária na presença de cifoescoliose e infecção pulmonar recorrente. A dificuldade de deglutir e a incapacidade de eliminar secreções podem refletir o envolvimento da musculatura faríngea e laríngea. A aspiração pós-operatória pode estar associada ao comprometimento dos reflexos das vias aéreas superiores e aos efeitos prolongados das drogas administradas durante a anestesia. É importante identificar a potencial relação entre a miopatia multicêntrica e a hipertermia maligna.

Miopatia Centronuclear

A miopatia centronuclear é uma rara miopatia congênita caracterizada por fraqueza muscular progressiva da musculatura extraocular, facial, do pescoço e dos músculos dos membros. O defeito é uma mutação em um gene importante para o crescimento e diferenciação da célula muscular. Existem várias formas neonatais dessa doença, assim como formas lentamente progressivas que podem começar a qualquer momento entre o nascimento e a vida adulta. O desenvolvimento de escoliose com doença pulmonar restritiva constitui uma importante manifestação da gravidade da doença. A concentração sérica de creatino-quinase geralmente encontra-se normal. A associação entre ptose e estrabismo aumenta a probabilidade de que essas crianças venham a ser submetidas à cirurgia.

A administração da anestesia é influenciada pelo grau de fraqueza muscular esquelética, pela presença de doença pulmonar restritiva e de refluxo gastresofágico. Os relaxantes musculares frequentemente são evitados e uma técnica de anestesia geral não desencadeadora é utilizada.

Síndrome de Meige

A síndrome de Meige é um distúrbio distônico idiopático que se manifesta com blefaroespasmo e distonia oromandibular. Ela mais comumente afeta mulheres de meia-idade a idosas. Os espasmos musculares faciais são caracterizados por contrações distônicas simétricas dos músculos faciais. A distonia é agravada pelo estresse e desaparece durante o sono. A fisiopatologia dessa doença é desconhecida, mas pode estar relacionada à hiperreatividade à dopamina ou à disfunção dos gânglios basais. A terapia medicamentosa (antidopaminérgicos, anticolinérgicos, agonistas da acetilcolina, agonistas do ácido γ-aminobutírico) pode ter algum efeito e o bloqueio do nervo facial foi descrito como capaz de oferecer um alívio prolongado.

Disfonia Espasmódica

A disfonia espasmódica é um distúrbio laríngeo caracterizado por espasmos distônicos adutores ou abdutores das cordas vocais. Esta síndrome se manifesta tipicamente como fonação anormal, mas, em raras ocasiões, está associada à angústia respiratória. O estresse pode exacerbá-la e os sintomas neurológicos associados (tremores, fraqueza, distonia de outros grupos musculares esqueléticos) estão presentes na maior parte dos pacientes. A toxina botulínica, que bloqueia a transmissão neuromuscular, pode ser eficaz no tratamento dos espasmos do torcicolo, o blefaroespasmo e a disfonia espasmódica.

A laringoscopia pré-operatória, por fibra óptica ou direta, pode ser necessária para definir as anomalias anatômicas e para avaliar as dimensões das vias aéreas. A presença de estenose laríngea pode exigir o uso de tubos traqueais menores do que o usual. O risco de aspiração pulmonar pode ser aumentado pela disfunção das cordas vocais provocada por intervenções terapêuticas como a injeção de toxina botulínica ou a interrupção do nervo laríngeo recorrente. A monitorização contínua durante o período pós-operatório é importante, uma vez que esses pacientes podem experimentar dificuldades respiratórias.

Fibromatose Hialina Juvenil

A fibromatose hialina juvenil é uma síndrome rara caracterizada pela presença de numerosos nódulos dérmicos e subcutâneos. Os pacientes podem apresentar gengivas hipertróficas, lesões ósseas osteolíticas e retardo do crescimento com desenvolvimento mental normal. A resistência aos efeitos da succinilcolina foi descrita em pacientes com fibromatose hialina juvenil.

Condrodisplasia Punctata Calcificante

A condrodisplasia punctata calcificante é uma síndrome congênita rara provocada por peroxissomos disfuncionais. Ela se manifesta como uma calcificação cartilaginosa errática resultando em lesões ósseas e cutâneas, catarata e malformações cardíacas. Nas crianças sobreviventes, o crescimento anormal acarreta nanismo, cifoescoliose e subluxação dos quadris. Não existe um tratamento disponível. Os procedimentos ortopédicos frequentemente são necessários para contrabalançar as limitações funcionais da doença e para estabilizar a coluna e as malformações dos membros. A cartilagem traqueal pode estar envolvida pelo processo patológico, resultando em estenose traqueal, que pode complicar o manuseio perioperatório das vias aéreas.

Eritromelalgia

Eritromelalgia literalmente significa "extremidades vermelhas e dolorosas". Eritema, intensa dor em queimação e aumento da temperatura das extremidades envolvidas são características da doença. Os pés, especialmente as solas, são mais envolvidos e os homens são duas vezes mais afetados do que as mulheres. A eritromelalgia primária ocorre mais do que a eritromelalgia secundária, que está associada a distúrbios mieloproliferativos, tais como a policitemia vera. A agregação plaquetária intravascular pode ser importante. A aspirina é o tratamento mais eficaz para a eritromelalgia secundária devida a doenças mieloproliferativas. Os pacientes podem buscar alívio expondo a extremidade afetada a um ambiente mais frio, tal como a imersão da mesma em água fria. Os opiáceos neuraxais e os anestésicos locais podem fornecer algum alívio para a dor.

Linfogranulomatose de Faber

A linfogranulomatose de Faber é um distúrbio hereditário devido a uma deficiência da ceramidase que resulta no acúmulo de ceramida nos tecidos (pleura, pericárdio, revestimento sinovial das articulações, fígado, baço, linfonodos). Artropatia progressiva, retardamento psicomotor e insuficiência nutricional estão presentes e a maioria dos indivíduos afetados evolui para o óbito por volta dos dois anos de idade como resultado de problemas nas vias aéreas ou respiratórios. A insuficiência renal aguda e hepática pode refletir o acúmulo de ceramidas nesses órgãos. A dificuldade de manuseio das vias aéreas é um problema comum devido à formação de granuloma na faringe ou na laringe. É melhor evitar a intubação traqueal em pacientes com envolvimento das vias aéreas superiores, uma vez que é possível a ocorrência de edema de laringe ou de sangramento decorrente de granulomas laríngeos.

Síndrome de McCune-Albright

A síndrome de McCune-Albright consiste em uma tríade de sinais físicos: lesões ósseas (displasia fibrosa poliostótica), máculas cutâneas melanóticas (manchas café com leite) e precocidade sexual (secreção autônoma de esteroides ovarianos). A surdez de condução e a neural ocorrem quando as lesões ósseas envolvem o osso temporal e avançam sobre a cóclea. As fraturas ósseas são prováveis durante a infância. Alguns pacientes exibem outra disfunção endócrina, especialmente hipertireoidismo, acromegalia e hipofosfatemia.

Uma importante implicação anestésica da síndrome de McCune-Albright é a presença de anomalias endócrinas, especialmente o hipertireoidismo. A suplementação perioperatória com esteroides pode ser considerada quando a hiperatividade adrenal estiver presente, uma vez que esses pacientes podem exibir uma resposta alterada do cortisol ao estresse. A fragilidade vascular pode tornar o acesso venoso difícil. Esses pacientes podem apresentar ossos frágeis e um cuidado particular é necessário durante o posicionamento intraoperatório. A entubação traqueal pode ser difícil devido à distorção das vias aéreas associada à acromegalia ou à hipertrofia das partes moles nas vias aéreas superiores.

Síndrome de Klippel-Feil

A síndrome de Klippel-Feil se caracteriza por um pescoço curto resultante de um número reduzido de vértebras cervicais ou pela fusão de várias vértebras. O movimento do pescoço está limitado e as anomalias esqueléticas associadas incluem estenose espinhal e cifoescoliose. As malformações mandibulares e a micrognatia podem estar presentes. Há um aumento da incidência de anomalias cardíacas e gênito-urinárias. A administração da anestesia deve considerar o risco de lesão neurológica durante a laringoscopia direta, devido à instabilidade da coluna cervical. As radiografias laterais do pescoço pré-operatórias ajudam a avaliar a estabilidade da coluna cervical.

Osteogênese Imperfeita

A osteogênese imperfeita é uma rara doença hereditária autossômica dominante do tecido conjuntivo que afeta os ossos, a esclera e o ouvido interno. Os ossos são extremamente frágeis devido à produção defeituosa do colágeno. A incidência de osteogênese imperfeita é mais elevada no sexo feminino. A osteogênese imperfeita pode se manifestar de duas formas: osteogênese imperfeita congênita e osteogênese imperfeita tardia. Na forma congênita, as fraturas ocorrem *in utero* e o óbito frequentemente ocorre durante o período perinatal. A forma tardia tipicamente se manifesta durante a infância ou o início da adolescência, com a presença de escleróticas azuladas, fraturas após traumas menores, cifoescoliose, arqueamento do fêmur e da tíbia e começo gradual da otoesclerose e surdez. O comprometimento da função plaquetária pode produzir uma leve tendência hemorrágica. A hipertermia com hiperhidrose pode ocorrer nos pacientes com osteogênese imperfeita. Um aumento da concentração sérica de tiroxina associada a um aumento do consumo de oxigênio ocorre em, pelo menos, 50% dos pacientes com esta doença.

A conduta anestésica é influenciada pelas deformidades ortopédicas coexistentes e pelo potencial para fraturas adicionais durante o período perioperatório. Os pacientes com osteogênese imperfeita frequentemente apresentam uma redução da gama dos movimentos da coluna cervical devido à remodelação óssea. A intubação endotraqueal deve ser realizada com o mínimo de manipulação e trauma possíveis, uma vez que as fraturas cervicais e mandibulares podem ocorrer. É prudente realizar a entubação por fibra óptica com o paciente desperto se as deformidades ortopédicas sugerirem que será difícil visualizar a abertura glótica com a laringoscopia direta. A dentição muitas vezes é defeituosa e os dentes são vulneráveis à lesão durante a laringoscopia direta. As fasciculações induzidas pela succinilcolina podem produzir fraturas. A cifoescoliose e o peito escavado reduzem a capacidade vital e a complacência da parede torácica, podendo resultar em hipoxemia arterial devida ao descompasso entre a ventilação e a perfusão. Manguitos automáticos de pressão sanguinea podem ser perigosos, uma vez que a sua inflação pode resultar em fraturas. A anestesia regional é aceitável em pacientes selecionados porque evita a necessidade de entubação endotraqueal, mas ela pode ser tecnicamente difícil devido à cifoescoliose. A condição da coagulação deve ser avaliada antes da escolha de uma técnica anestésica regional, uma vez que a osteogênese imperfeita pode estar associada a um tempo de sangramento prolongado independentemente de uma contagem plaquetária normal. A desmopressina pode ser eficaz na normalização da função plaquetária. Esses pacientes podem apresentar hipertermia intraoperatória, mas esta não é precursora de uma hipertermia maligna.

Fibrodisplasia Ossificante

A fibrodisplasia ossificante é uma rara doença hereditária autossômica dominante, que geralmente se apresenta antes dos seis anos de idade e que se caracteriza por miosite e proliferação do tecido conjuntivo. A expressão miosite ossificante também é aplicada a esta doença, mas fibrodisplasia ossificante pode ser a mais correta, uma vez que esta é principalmente uma doença do tecido conjuntivo ao invés de uma doença muscular esquelética. O tecido conjuntivo sofre transformação cartilaginosa e osteoide, eventualmente levando ao deslocamento dos músculos esqueléticos devido à formação óssea ectópica. Os segmentos corporais se tornam rígidos. A formação óssea ectópica afeta tipicamente os músculos dos ombros, quadris e joelhos, levando a sérias limitações do movimento articular. O envolvimento da coluna cervical é comum. Pode haver graus variados de fusão cervical e a possibilidade de subluxação atlanto-axial. Também pode haver envolvimento da articulação têmporo-mandibular. Os músculos de face, laringe, olhos, parede abdominal anterior, diafragma e coração geralmente escapam do envolvimento.

Durante os estágios iniciais da doença, a febre pode ocorrer na mesma época em que nódulos localizados surgem nos músculos esqueléticos afetados. A atividade da fosfatase alcalina está aumentada durante as fases ativas da doença. Um padrão respiratório restritivo pode resultar da limitação do movimento costal, mas a progressão para a insuficiência respiratória é rara. A pneumonia, porém, é uma complicação comum. As anomalias eletrocardiográficas incluem alterações do segmento ST e bloqueio de feixe de ramo direito. A surdez pode ocorrer, mas o retardo mental é improvável. Não existe tratamento eficaz.

Deformidades do Esterno

O peito de pombo (protuberância exterior do esterno) e o peito escavado (concavidade interior do esterno) produzem problemas estéticos, mas o comprometimento funcional é raro. Um considerável estreitamento da distância entre o esterno posterior e o bordo anterior dos corpos vertebrais pode ser tolerado, com pouco efeito sobre a função cardiovascular. Raramente o peito escavado está associado a um aumento das pressões de enchimento cardíaco ou a disritmias. A apneia obstrutiva de sono pode ser mais comum em crianças pequenas com peito escavado, talvez devido ao maior movimento para dentro do esterno e a um aparelho costocondral maleável.

Macroglossia

A macroglossia é uma complicação pós-operatória infrequente, mas potencialmente letal que está mais associada à craniotomia da fossa posterior realizada na posição sentada. As possíveis causas de macroglossia incluem a compressão arterial, a compressão venosa devida a uma flexão excessiva do pescoço, ou uma posição com a cabeça baixa, ou à compressão mecânica da língua pelos dentes, uma cânula oral, ou um tubo endotraqueal. Ela também pode ter uma origem neurogênica. Quando o início da macroglossia é imediato, ela é facilmente identificada e a obstrução das vias aéreas não ocorre porque a extubação traqueal é retardada. Em alguns pacientes, porém, a obstrução da drenagem venosa da língua acarreta o desenvolvimento de isquemia regional pela compressão das artérias linguais. Esta é seguida por uma lesão de reperfusão que não ocorre até que a obstrução à drenagem venosa seja aliviada. Como resultado, o desenvolvimento de macroglossia pode ser retardado por 30 minutos ou mais. Existe, então, o risco de uma obstrução completa das vias aéreas, ocorrendo em um período inesperado de tempo durante o período pós-operatório.

CAPÍTULO 18
Doenças da Pele e Musculoesqueléticas

PONTOS-CHAVE

- A epidermólise bolhosa e o pênfigo se caracterizam pela formação de bolhas (vesiculação) que envolve áreas extensas da pele e das membranas mucosas. Mesmo um trauma menor por atrito pode resultar na formação de bolhas. O manuseio das vias aéreas pode ser difícil devido às bolhas na orofaringe. A manipulação das vias aéreas, incluindo a laringoscopia direta e a entubação orotraqueal, pode resultar na formação aguda de bolhas, na obstrução das vias aéreas superiores e em sangramento.

- Os pacientes com esclerodermia podem oferecer vários problemas anestésicos. A redução do movimento mandibular e o estreitamento da abertura oral devida à pele rígida podem tornar os esforços na entubação orotraqueal difíceis. As teleangiectasias orais ou nasais podem sangrar profusamente se traumatizadas. O acesso intravenoso pode ser impedido pelo espessamento dérmico. A hipertensão sistêmica ou pulmonar pode estar presente. A hipotonia do esfíncter esofagiano inferior coloca o paciente em risco de regurgitação e aspiração.

- A distrofia muscular se caracteriza por fraqueza e emaciação da musculatura esquelética progressiva e simétrica, mas sem evidências de denervação muscular esquelética; ou seja, a sensibilidade e os reflexos estão intactos. O aumento da permeabilidade das membranas musculares esqueléticas precede a evidência clínica de distrofia muscular. Os pacientes com distrofia muscular são suscetíveis à hipertermia maligna.

- A distrofia miotônica designa um grupo de doenças degenerativas musculares do músculo esquelético caracterizadas por contratura persistente (miotonia) após a contratura voluntária de um músculo ou subsequentemente à estimulação elétrica muscular. Os nervos periféricos e a junção neuromuscular não são afetados. Esta incapacidade do músculo esquelético em relaxar após a contração voluntária ou a estimulação resulta do metabolismo anormal do cálcio.

- O curso clínico da miastenia *gravis* é marcado por períodos de exacerbação e remissão. A força muscular pode estar normal em pacientes bem-descansados, mas a fraqueza ocorre imediatamente com o exercício. A ptose e a diplopia resultantes da fraqueza da musculatura extraocular são os sinais iniciais mais comuns. A fraqueza dos músculos faríngeos e laríngeos resulta em disfagia, disartria e dificuldade de lidar com a saliva. Os pacientes com miastenia *gravis* estão em alto risco para a aspiração pulmonar de conteúdo gástrico.

- Os anticorpos que se ligam ao receptor da acetilcolina da miastenia gravis reduzem o número de receptores funcionais da acetilcolina e isso resulta em um aumento da *sensibilidade* aos relaxantes musculares não despolarizantes. No entanto, pacientes com miastenia gravis demonstram *resistência* aos efeitos da succinilcolina.

- A síndrome miastênica (síndrome de Eaton-Lambert) é um distúrbio da transmissão neuromuscular que se assemelha à miastenia *gravis*. A síndrome miastênica é uma doença autoimune adquirida com anticorpos imunoglobulina G dirigidos contra os canais de cálcio sensíveis à voltagem, produzindo uma deficiência desses canais na terminação nervosa motora. As drogas anticolinesterásicas eficazes no tratamento da miastenia *gravis não* produzem uma melhora nos pacientes com síndrome miastênica.

- O envolvimento da coluna cervical é frequente na artrite reumatoide e pode resultar em dor e complicações neurológicas. A anomalia mais significativa da coluna cervical é a subluxação atlanto-axial e a consequente separação da articulação atlanto-odontoide. Quando esta separação é grave, o processo odontoide pode se projetar para dentro do forame magno e exercer pressão sobre a medula espinhal ou comprometer o fluxo sanguíneo através das artérias vertebrais.

- O envolvimento das articulações cricoaritenoides pela artrite reumatoide é sugerida pela presença de rouquidão ou estridor, ou pela observação de eritema ou edema das cordas vocais durante a laringoscopia direta. A diminuição do movimento dessas articulações pode resultar no estreitamento da abertura glótica e interferir com a passagem translaríngea do tubo endotraqueal ou em um aumento do risco de deslocamento da articulação cricoaritenoide.

- As espondiloartropatias constituem um grupo de artropatias não reumáticas caracterizadas pelo envolvimento da coluna, especialmente as articulações sacroilíacas, artrite periférica assimétrica e sinovite, assim como pela ausência de nódulos reumáticos ou de fator reumatoide circulante detectável. Essas doenças compartilham uma predileção pela neoformação óssea em locais de inflamação crônica, frequentemente resultando em anquilose articular. Há também uma predileção pela inflamação ocular.

- A osteoartrite é de longe a doença articular mais comum, uma das principais doenças crônicas dos idosos e uma importante causa de invalidez. A osteoartrite é um processo degenerativo que afeta a cartilagem articular. Este processo é diferente da atrite reumatoide porque há uma reação inflamatória mínima nas articulações. A patogênese provavelmente está relacionada ao trauma articular decorrente dos estresses biomecânicos, de lesões articulares, ou de sobrecarga articular anormal devida à neuropatia, lesão ligamentar, ou atrofia muscular. A dor geralmente está presente ao movimento, mas é aliviada pelo repouso.

- A cifoescoliose é uma deformidade da coluna caracterizada pela flexão anterior (cifose) e curvatura lateral (escoliose) da coluna vertebral. Uma curvatura espinhal de mais de 40 graus é considerada grave e provavelmente estará associada a distúrbios fisiológicos na função cardíaca e pulmonar. A doença restritiva pulmonar e a hipertensão pulmonar com progressão para o *cor pulmonale* constituem as principais causas de óbito em pacientes com cifoescoliose.

467

REFERÊNCIAS

Almahroos M, Kurban AK: Management of mastocytosis. Clin Dermatol 2003;21:274–277.

Ames WA, Mayou BJ, Williams KN: Anaesthetic management of epidermolysis bullosa. Br J Anaesth 1999;82:746–751.

D'Cruz DP: Systemic lupus erythematosus. BMJ 2006;332:890–894.

Dalakas MC, Hohlfeld R: Polymyositis and dermatomyositis. Lancet 2003;362:971–982.

Dedhia HV, DiBartolomeo A: Rheumatoid arthritis. Crit Care Clin 2002;18:841–854.

Dillon FX: Anesthesia issues in the perioperative management of myasthenia gravis. Semin Neurol 2004;24:83–94.

Kuczkowski KM: Labor analgesia for the parturient with an uncommon disorder: A common dilemma in the delivery suite. Obstet Gynecol Surv 2003;58:800–803.

O'Neill GN: Acquired disorders of the neuromuscular junction. Int Anesthesiol Clin 2006;44:107–121.

Pai S, Marinkovich MP: Epidermolyis bullosa: New and emerging trends. Am J Clin Dermatol 2002;3:371–380.

Wattendorf DJ, Muenke M: Prader-Willi syndrome. Am Fam Physician 2005;72:827–830.

White RJ, Bass SP: Myotonic dystrophy and paediatric anaesthesia. Paediatr Anaesth 2003;13:94–102.

CAPÍTULO 19

Doenças Infecciosas

Michael S. Avidan

Resistência aos Antibióticos

Infecções do Sítio Cirúrgico
- Quem Está sob Risco?
- Sinais e Sintomas
- Diagnóstico
- Conduta Anestésica

Infecções da Corrente Sanguínea
- Sinais e Sintomas
- Diagnóstico
- Tratamento

Sepse
- Sinais e Sintomas
- Diagnóstico
- Tratamento
- Prognóstico
- Conduta Anestésica

Infecções Necrosantes de Partes Moles
- Sinais e Sintomas
- Diagnóstico
- Tratamento
- Prognóstico
- Conduta Anestésica

Tétano
- Sinais e Sintomas
- Tratamento
- Conduta Anestésica

Pneumonia
- Diagnóstico
- Tratamento

- Prognóstico
- Conduta Anestésica

Pneumonia Associada ao Ventilador
- Diagnóstico
- Tratamento e Prognóstico
- Conduta Anestésica

Síndrome Respiratória Aguda Grave e Influenza
- Sinais e Sintomas
- Diagnóstico
- Tratamento
- Prognóstico
- Conduta Anestésica

Síndrome da Imunodeficiência Adquirida
- Sinais e Sintomas
- Diagnóstico
- Tratamento
- Prognóstico
- Conduta Anestésica

Tuberculose
- Diagnóstico
- Tratamento
- Conduta Anestésica

Clostridium difficile
- Sinais e Sintomas
- Diagnóstico
- Tratamento
- Prognóstico
- Conduta Anestésica

Em quatro de dezembro de 1967, o Ministro da Saúde dos Estados Unidos, Dr. William H. Stewart, comunicou, em uma reunião de autoridades de saúde regionais e estaduais, que as doenças infecciosas se encontravam dominadas. Ele enalteceu as conclusões do Centers for Disease Control and Prevention (CDC) feitas um ano antes. Doenças infecciosas como varíola, peste bubônica e malária foram declaradas como coisas do passado. Febre tifoide, poliomielite e difteria estavam sendo ostensivamente levadas para a mesma direção. Embora a sífilis, a gonorreia e a tuberculose (TB) não tenham sido tão facilmente derrotadas, foi sugerido que seria apenas uma questão de tempo até que todas as pragas que já haviam assolado de medo o coração de um americano honesto fossem uma memória distante. Com a sabedoria adquirida com o tempo, é evidente o ridículo destas proclamações e a declaração prematura de "missão cumprida" parece ingênua e até mesmo temerária. A cruel realidade é que nós provavelmente apenas vivenciamos um indulto temporário das pragas e doenças infecciosas. O século XXI vai ver seu ressurgimento.

As doenças infecciosas são diferentes de outras doenças coexistentes na perspectiva dos anestesiologistas em vários aspectos. Os pacientes podem ter doenças infecciosas coexistentes que afetam o cuidado perioperatório quando eles se apresentam para cirurgia. Estas infecções podem ser evidentes ou ocultas. Estas doenças podem ser a razão da cirurgia ou alterar os riscos relacionados ao procedimento. Todo paciente submetido a um procedimento cirúrgico também se encontra sob risco de adquirir uma doença infecciosa no período perioperatório. Pessoas submetidas a cirurgias são vulneráveis a infecções tanto do sítio cirúrgico quanto de sítios onde as defesas naturais foram violadas, como o trato respiratório, o trato urinário e a corrente sanguínea. Além disso, além de poderem ser contraídas pelos pacientes, as doenças infecciosas podem ser transmitidas a outros pacientes e profissionais de saúde no período perioperatório. Os anestesiologistas possuem a grande responsabilidade de implementar práticas que já provaram reduzir o contágio e a transmissão de infecções, assim como de antecipar e tratar as complicações associadas às infecções coexistentes.

RESISTÊNCIA AOS ANTIBIÓTICOS

Antes da época moderna os humanos possuíam pouco entendimento sobre infecções e estavam sujeitos a múltiplas pandemias devastadoras, como a Morte Negra no século XIV. O **Quadro 19-1** apresenta alguns dos marcos que aumentaram nossa capacidade de combate as infecções ao longo do último milênio.

Desde a descoberta da penicilina em 1928, as bactérias já sofreram mais mutações do que os homens sofreram desde que se separaram de seu ancestral comum aos símios há milhões de anos atrás. Nos últimos 40 anos, surgiram apenas duas novas classes químicas de antibióticos: oxazolidinonas (linezolida) e lipopeptídeos (daptomicina). A maior parte das classes de antibióticos foi descoberta nas décadas de 1940 e 1950 e são dirigidas para alguns poucos aspectos específicos da fisiologia bacteriana: biossíntese da parede celular, do DNA e de proteínas.[1] As companhias farmacêuticas normalmente têm-se afastado dos fármacos antibacterianos e se concentrado no tratamento de doenças crônicas, visando o máximo de lucros. Uma das razões da difusão da resistência a fármacos entre os patógenos bacterianos é o número restrito de opções de antibióticos que exploram uma variedade de mecanismos rela-

QUADRO 19-1	Eventos Importantes em Infectologia
Data	**Evento**
1675	Descoberta das bactérias por Antony van Leeuwenhoek
1796	Edward Jenner estabelece os fundamentos para as vacinas
1848	Ignaz Semmelweis descobre que a lavagem das mãos poderia prevenir infecções e a transmissão de doenças
1857	Louis Paster introduz a teoria microbiana das doenças
1867	Joseph Lister é o pioneiro no uso de antissépticos durante cirurgias
1876	Robert Koch, ao estudar o antrax, demonstra a participação de bactérias na doença
1892	Descoberta dos vírus por Dmitri Ivanovski
1928	Descoberta da penicilina por Alexander Fleming
1955	Desenvolvimento da vacina contra poliomielite por Jonas Salk
1983	Luc Montagnier e Robert Gallo identificam o vírus causador da síndrome da imunodeficiência adquirida

tivamente limitada.[1] É encorajador saber que existem alguns novos desenvolvimentos em vista, como a descoberta de uma pequena molécula, a platensimicina, derivada do *Streptomyces platensis*, que visa uma fraqueza raramente explorada da bactéria: a biossíntese de ácidos graxos. Estas descobertas oferecem algum consolo na batalha contra a resistência e as infecções emergentes.[1] Talvez um dia esta descoberta vá traduzir-se no desenvolvimento de novos agentes antimicrobianos.

Nas últimas décadas, muitas novas infecções foram descobertas ou "emergiram". São exemplos de doenças infecciosas emergentes:

Bactérias

Bartonella henselae: Doença da arranhadura do gato

Borrelia burgdorferi: Doença de Lyme

Ehrlichia chaffeensis: Erlichiose (uma forma de "febre por picada de carrapato")

Helicobacter pylori: Doença ulcerosa péptica

Vírus

Vírus ebola: Febre hemorrágica

Hantavírus: Febre hemorrágica

Vírus da hepatite C: Hepatite crônica, cirrose

Vírus da hepatite E: Hepatite aguda

Herpesvírus humano tipo 6: Roséola, infecções em imunocomprometidos

Herpesvírus humano tipo 8: Sarcoma de Kaposi

Vírus da imunodeficiência humana: Síndrome da imunodeficiência adquirida (Aids)

Vírus Nipah: Encefalite

Parvovírus B19: "Quinta doença", artrite, anemia

CAPÍTULO 19
Doenças Infecciosas

Coronavírus da síndrome respiratória aguda grave (SARS); Síndrome respiratória aguda grave

Influenza A (H5N1): Influenza grave

Parasitas

Protozoários do gênero Babesia: Babesiose (febre da água vermelha ou do Texas, uma forma de "febre por picada de carrapato")

O que talvez seja ainda mais preocupante é que doenças infecciosas que aparentemente se encontravam superadas, como a tuberculose (TB) e a malária, estão ressurgindo de forma alarmante. Alguns patógenos reemergentes, como a tuberculose multifármaco resistente e a tuberculose extensivamente resistente a fármacos, desenvolveram resistência a terapias antimicrobianas anteriormente eficazes. Esta tendência é uma causa de preocupação para a Organização Mundial de Saúde.

Organismos resistentes a multifármacos causam um número crescente de infecções bacterianas nos hospitais. As bactérias estão emergindo resistentes a todos os antibióticos disponíveis. São exemplos: *Pseudomonas aeruginosa*, *Burkholderia cepacia*, *Acinetobacter baumanii*, *Stenotrophomonas maltophilia*, *Enterobacter cloacae*, *Serratia marcescens* e *Klebsiella pneumoniae*.[2]

Atualmente, grande parte da atenção está voltada para os organismos Gram-positivos resistentes, como o *Staphylococcus aureus* resistente à meticilina. Mesmo se a vancomicina falhar, existem novos fármacos contra os organismos Gram-positivos, como a linezolida e, talvez, no futuro a platensimicina. De forma preocupante, quase não existem antibióticos em desenvolvimento que sejam ativos contra os patógenos Gram-negativos resistentes referidos.[3]

O **Quadro 19-2** resume os aspectos preocupantes sobre a crescente resistência aos antibióticos.

QUADRO 19-2 Resistência aos Antibióticos

- Novas infecções estão emergindo em velocidade alarmante
- Infecções do passado, como a tuberculose, estão re-emergindo com a resistência ao tratamento
- Um número crescente de bactérias Gram-negativas é resistente a todos os antibióticos
- A resistência se torna ainda mais perigosa quando organismos virulentos adquirem resistência aos antimicrobianos
- A resistência aos antibióticos entre organismos Gram-positivos virulentos, como o *Streptococcus pneumoniae* e o *Staphylococcus aureus*, está aumentando
- Nenhum novo fármaco visando a organismos Gram-negativos resistentes está em desenvolvimento

INFECÇÕES DO SÍTIO CIRÚRGICO

Antes de Semmelweis e Lister, as técnicas antissépticas eram desconhecidas e a infecção do sítio cirúrgico (ISC) ocorria em mais de 50% das vezes. Semmelweis observou que três vezes mais mulheres estavam morrendo de febre puerperal, também conhecida como "a morte negra do parto", nas mãos de estudantes de medicina quando comparados com parteiras em treinamento. Ele propôs uma conexão entre as autópsias realizadas pelos estudantes de medicina e o "dedo examinador, que introduz as partículas cadavéricas". Em maio de 1847, ele exigiu que os estudantes de medicina lavassem suas mãos com cloro, resultando em uma queda importante da taxa de mortalidade. Lister aplicou a teoria microbiana de Pasteur à cirurgia, buscando tornar o campo cirúrgico estéril, sendo que em 1869 foi utilizado pela primeira vez o *spray* carbólico de Lister. A aplicação de antissépticos à cirurgia resultou em uma redução enorme da mortalidade cirúrgica. Apesar de importantes avanços nos últimos 150 anos, a ISC continuou ocorrendo em uma taxa de 2% a 5% em cirurgias extra-abdominais e de até 20% em cirurgias intra-abdominais. O National Nosocomial Infections Surveillance System, do CDC (nos Estados Unidos), fundado em 1970, monitora as tendências informadas sobre infecções nosocomiais em hospitais de cuidados agudos nos Estados Unidos. As ISCs estão entre as três maiores causas de infecções nosocomiais, contabilizando 14% a 16% de todas estas infecções entre os pacientes hospitalizados.[4] As ISCs rendem aos pacientes uma chance 60% maior de passar um tempo na UTI, uma chance cinco vezes maior de readmissão hospitalar e uma chance duas vezes maior de morrerem. Um recente ressurgimento das ISCs pode ser atribuído à resistência bacteriana, a um aumento do número de implantes de próteses e materiais estranhos ao corpo, assim como ao precário estado imunológico de muitos pacientes que são submetidos à cirurgia. A adoção universal de medidas simples, incluindo a descontaminação frequente das mãos com álcool e a adequada administração de antibióticos profiláticos, poderia reduzir drasticamente a incidência de ISCs.[5]

As ISCs são divididas em superficiais (envolvendo a pele e o subcutâneo), profundas (fáscia e camada muscular) e em órgãos ou cavidades (qualquer área aberta ou manipulada durante a cirurgia) (**Fig. 19-1**).[6] *S. aureus*, incluindo o *S. aureus* resistente à meticilina, é a causa predominante. Outros organismos associados são os estafilococos coagulase-negativos, os enterococos, os coliformes e o

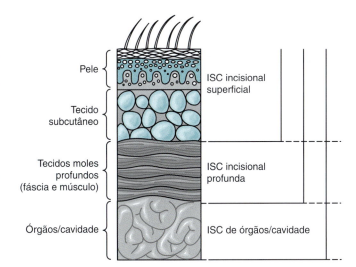

Figura 19-1 • Corte transversal da parede abdominal representando as infecções do sítio cirúrgico (ISC) segundo a classificação do Centers of Disease Control and Prevention. *(Adaptado de Horan TC, et al: CDC definitions of nosocomial surgical site infections, 1992: A modification of CDC definitions of surgical wound infections. Infect Control Hosp Epidemiol 1992;13:606-608.)*

Clostridium perfringens. Infecções em órgãos ou cavidades após cirurgia gastrointestinal se apresentam como peritonite ou abscessos intra-abdominais. Organismos comumente associados são os coliformes, *P. aeruginosa, Candida* spp. e *Bacteroides fragilis.* De 1991 a 1995, a incidência de ISCs por fungos aumentou entre os pacientes internados em hospitais monitorados pelo National Nosocomial Infections Surveillance.[7] A proporção crescente de ISCs causadas por patógenos resistentes e *Candida* spp. pode refletir o também crescente número de pacientes cirúrgicos gravemente enfermos e imunocomprometidos, além do impacto do uso generalizado de agentes antimicrobianos de amplo espectro.[4]

Quem Está sob Risco?

O risco de ISC pode ser relacionado aos seguintes fatores[4]:

Fatores Relacionados aos Pacientes

As doenças crônicas, os extremos de idade ou o imunocomprometimento, incluindo o *diabetes mellitus* e a terapia com corticosteroides, estão associados a um risco aumentado de desenvolvimento de ISC. A classificação do estado físico do paciente, pela Sociedade Americana de Anestesiologia, como classe 3 ou maior quando combinada com o tipo e duração da cirurgia se mostrou preditiva da taxa de ISC.

Fatores Microbianos

A produção enzimática (*S. aureus*), a posse de cápsula de polissacarídeo (*B. fragilis*) e a habilidade de se ligar à fibronectina nos coágulos sanguíneos (*S. aureus* e *Staphylococcus epidermidis*) são mecanismos pelos quais os micro-organismos exploram as debilitadas defesas do hospedeiro e iniciam o processo infeccioso. A formação de biofilme, exemplificada pelo *S. epidermidis*, é particularmente importante na etiologia das infecções de materiais protéticos, por exemplo, infecções de articulações protéticas. Os estafilococos coagulase-negativos produzem o glicocálix e um componente associado chamado de "limo", que fisicamente protege a bactéria dos fagócitos ou inibe a ligação ou penetração dos agentes antimicrobianos.[8]

Fatores Relacionados às Feridas

Tecido desvitalizado, espaço morto e formação de hematoma são fatores associados ao desenvolvimento de ISC. Historicamente, as feridas foram descritas como limpas, contaminadas e sujas de acordo com o número esperado de bactérias no sítio cirúrgico. A presença de corpos estranhos (como suturas) reduz o inóculo de organismos necessário para levar à ISC.[4] Os fatores de risco associados à ISC são resumidos na **Tabela 19-1**.

Sinais e Sintomas

As ISCs tipicamente se apresentam dentro de um prazo de 30 dias após a cirurgia como inflamação do sítio cirúrgico e evidências de comprometimento da cicatrização. Aspectos sistêmicos da infecção, como febre e mal-estar, podem ocorrer.

Diagnóstico

Evidências inespecíficas de infecção, tais como leucocitose, precário controle da glicemia e elevação de marcadores inflamatórios, como a proteína C reativa e a procalcitonina, podem estar presentes. Entretanto, a cirurgia por si só é um grande fator de confun-

TABELA 19-1	Fatores de Risco para ISC	
Fatores Relacionados aos Pacientes	**Fatores Microbianos**	**Fatores Relacionados às Feridas**
Idade	Produção enzimática	Tecido desvitalizado
Estado nutricional	Cápsula de polissacarídeo	Espaço morto
Classe ASA > 2	Ligação à fibronectina	Hematoma
Diabetes	Biofilme e limo	Contaminação
Tabagismo		Material estranho ao corpo
Obesidade		
Infecções coexistentes		
Colonização		
Imunocomprometimento		
Duração da internação pré-operatória		

ASA, Sociedade Americana de Anestesiologia.

dimento, uma vez que também leva à inflamação, o que torna não confiáveis os marcadores indiretos da infecção. A presença de pus no sítio da ferida é sugestiva, mas não é certeza. A melhor forma de se documentar a infecção é pelo crescimento de organismos em culturas de materiais obtidos de forma asséptica. Aproximadamente um terço dos organismos isolados em culturas são estafilococos (*S. aureus* e *S. epidermidis*); o *Enterococcus* spp. perfaz mais de 10% e as *Enterobacteriaceae* (*Escherichia coli, P. aeruginosa, Enterobacter* spp., *Proteus mirabilis* e *K. pneumoniae*) são responsáveis pela maior parte dos casos restantes.[9]

A **Tabela 19-2** mostra os critérios para o diagnóstico das ISCs.

Conduta Anestésica

Pré-operatório

As infecções ativas devem ser tratadas de forma agressiva antes da cirurgia e, quando for possível, os procedimentos cirúrgicos devem ser adiados até que a infecção esteja resolvida. Diversos estudos demonstraram que o tabagismo eleva não só a incidência de infecções respiratórias, mas também a de ISC.[10] A cessação do tabagismo por quatro a oito semanas previamente à cirurgia ortopédica reduz a incidência de complicações relacionadas à ferida. O consumo pré-operatório de álcool pode resultar em imunocomprometimento. Um mês de abstinência durante o período pré-operatório reduz a morbidade pós-operatória em etilistas.[11]

O diabetes é um fator de risco independente para infecção. A otimização pré-operatória do tratamento do diabetes pode reduzir a infecção perioperatória.[12] O estado nutricional inadequado, seja manifestado como caquexia ou obesidade, está associado a um aumento da infecção perioperatória.[13] Dieta adequada e perda de peso podem ser benéficas antes de cirurgias de grande porte.

S. aureus é o organismo mais implicado nas ISCs, sendo que o estado de portador de *S. aureus* na narina anterior foi identificado como um fator de risco para estas infecções. Mupirocina tópica aplicada na narina anterior tem tido sucesso na eliminação do

CAPÍTULO 19
Doenças Infecciosas

TABELA 19-2 Diagnóstico das Infecções do Sítio Cirúrgico

Tipo de ISC	Tempo Transcorrido	Critérios (ao menos um)
ISC incisional superficial	Dentro de 30 dias após a cirurgia	Drenagem purulenta superficial Cultura positiva de líquido ou tecido da incisão superficial Sinais e sintomas (dor, hiperemia, edema local, calor) Diagnóstico de infecção pelo cirurgião
ISC incisional profunda	Dentro de 30 dias após a cirurgia ou dentro de um ano no caso de implantes protéticos	Drenagem purulenta profunda A incisão sofre deiscência ou é aberta pelo cirurgião (por febre > 38° C, dor, aumento da sensibilidade local) Abscesso (p. ex., diagnosticado radiologicamente) Diagnóstico de infecção pelo cirurgião ou médico assistente
ISC de órgãos/cavidade	Dentro de 30 dias após a cirurgia ou dentro de um ano no caso de implantes protéticos	Drenagem purulenta pelo dreno colocado dentro do órgão/cavidade Cultura positiva de líquido ou tecido do órgão/cavidade obtido assepticamente Abscesso envolvendo o órgão/cavidade Diagnóstico de infecção pelo cirurgião ou médico assistente

ISC, Infecção do Sítio Cirúrgico.

S. aureus e na redução das infecções.[14] Entretanto, esta intervenção não é livre de problemas, já que o resultado final pode ser o desenvolvimento de *S. aureus* resistente à mupirocina. Aparar os pelos é aceitável, porém raspá-los aumenta o risco de ISC, o que provavelmente se relaciona a pequenas feridas que servem de porta de entrada para os organismos. A lavagem pré-operatória da pele com clorexidina pode reduzir a incidência de ISCs. Houve um estudo prospectivo, distribuído de forma aleatória, bem-desenhado, em pacientes submetidos à esternotomia para cirurgia cardíaca. A aplicação de solução de gluconato de clorexidina a 0,12% como um enxaguante oral e como um gel nasal quatro vezes por dia do momento da admissão hospitalar até o momento da retirada do cateter nasogástrico reduziu a incidência de infecção nosocomial em 6,4% (número necessário para tratar [NNT] igual a 16 para prevenir uma infecção).[15] Programas de vigilância ativa para eliminar a colonização nasal em funcionários do hospital relacionados à atividade cirúrgica controlaram surtos de ISCs causadas por *S. aureus*.

Intraoperatório

Antibióticos Profiláticos Há muitos anos, foi reconhecido que o uso de fármacos antimicrobianos de forma profilática previne as infecções pós-operatórias das feridas.[16] Isto é particularmente verdadeiro nos casos em que o inóculo bacteriano é grande, como nas cirurgias colônicas e vaginais, ou quando existe a inserção de um dispositivo artificial, por exemplo, uma prótese de quadril ou válvula cardíaca. Os organismos implicados nas ISCs são geralmente aqueles que são carreados como colonizadores, por exemplo, na narina ou na pele, pelo paciente no momento da cirurgia. A menos que o paciente tenha permanecido no hospital por algum tempo previamente à cirurgia, estes são geralmente organismos da comunidade que não desenvolveram resistência a múltiplos

fármacos. Organismos Gram-positivos são típicos. A profilaxia antibiótica (dentro de duas horas) previamente à incisão cirúrgica é importante; estes organismos são introduzidos na corrente sanguínea com a incisão. Idealmente, os antibióticos devem ser administrados dentro de 30 minutos antes da incisão cirúrgica. Atualmente, esta recomendação não vem sendo cumprida e existe uma grande variabilidade do momento de administração dos antibióticos profiláticos.[5] Para a maior parte dos procedimentos uma única dose é adequada. A cirurgia prolongada (três horas) pode necessitar de uma segunda dose. A profilaxia geralmente deve ser descontinuada dentro de 24 horas do procedimento. Para a cirurgia cardíaca, a Joint Commission on Accreditation of Healthcare Organizations recomendou que a duração da profilaxia fosse estendida para 48 horas. Outras cirurgias podem seguir a mesma recomendação. Uma cefalosporina de primeira geração, como a cefazolina, é efetiva para diversos tipos de cirurgias. Em geral, o espectro antibacteriano, a baixa incidência de efeitos colaterais e a tolerabilidade das cefalosporinas tornaram esta classe a escolha ideal para profilaxia.

Em pacientes e procedimentos de alto risco a escolha do antibiótico mais apropriado pode ser importante na redução da incidência de ISCs. A crescente prevalência tanto de *S. aureus* resistente à meticilina, contra o qual as cefalosporinas são ineficazes, quanto de diarreia por *Clostridium difficile*, uma doença associada ao uso de cefalosporinas, pode resultar futuramente na substituição destas por outros agentes como a vancomicina. A alarmante recente emergência de *S. aureus* resistente à meticilina adquirido na comunidade tem permitido a convergência da resistência, da virulência e da alta prevalência. Entre os anos de 2001 e 2002 existiam 1.647 casos de infecção por *S. aureus* resistente à meticilina adquirido na comunidade reportados em comunidades de Baltimore, Atlanta e

Minnesota nos Estados Unidos, representando entre 8% e 20% de todos os isolados de *S. aureus* resistente à meticilina.[17]

Quando o intestino delgado é aberto, a cobertura de organismos Gram-negativos se torna importante, e no caso do intestino grosso e do trato genital feminino, a adição de cobertura para anaeróbios é adequada. Genericamente falando, as infecções associadas a cirurgias limpas são causadas por espécies estafilocócicas, e as infecções de cirurgias contaminadas são desde o início polimicrobianas e compreendem a flora da víscera aberta (p. ex., *E. coli* e *B. fragilis* em cirurgias colônicas). Em um estudo controverso, foi demonstrado que o ertapenem, um carbapenêmico de longa ação, pode ser superior ao cefotetam como antibioticoprofilaxia para a prevenção de ISC após cirurgia colorretal eletiva.[18] A abordagem utilizada neste estudo não é convencional. Carbapenêmicos, como uma classe, são a última linha de antimicrobianos; eles podem ser os únicos antibióticos efetivos contra organismos Gram-negativos resistentes a multifármacos, como aqueles produtores de enzima β-lactamase de espectro estendido. O uso destes fármacos para profilaxia, com o concomitante risco de promoção de resistência à classe dos carbapenêmicos entre os organismos Gram-negativos, vai de encontro aos princípios fundamentais da profilaxia antibiótica. Para pacientes de alto risco, como aqueles com dispositivos protéticos ou fatores de risco para endocardite infecciosa, a profilaxia com antibióticos de amplo espectro é adequada. Os principais fatores de risco para endocardite infecciosa são a doença cardíaca reumática, a presença de válvulas cardíacas protéticas, a existência de doença cardíaca congênita, o prolapso de válvula mitral com regurgitação, um episódio prévio de endocardite infecciosa e a miocardiopatia hipertrófica. As orientações quanto à profilaxia antimicrobiana para aqueles considerados sob risco de endocardite infecciosa foram publicadas pela American Heart Association.[19] Considerações adicionais estão listadas no **Quadro 19-3**.

Medidas de Prevenção Físicas e Fisiológicas Diversas medidas físicas simples foram estudadas em relação à incidência de infecções pós-operatórias. Grande parte do trabalho foi focada na tensão de oxigênio no local da ferida. A destruição pela oxidação, ou a morte oxidativa, é a mais importante defesa contra os patógenos cirúrgicos e depende da pressão parcial de oxigênio nos tecidos contaminados. Em pacientes com perfusão periférica normal, a tensão de oxigênio subcutânea é linearmente relacionada à tensão arterial de oxigênio. Uma correlação inversa foi demonstrada entre a tensão de oxigênio no tecido subcutâneo e a taxa de infecções de feridas. A hipóxia tecidual parece aumentar a vulnerabilidade a infecções.

Já se demonstrou que a hipotermia eleva a incidência de ISC. Em um estudo em que os pacientes foram alocados aleatoriamente em grupos de hipotermia ou de normotermia, a ISC esteve presente em 19% dos pacientes do grupo da hipotermia e em apenas 6% dos pacientes do grupo da normotermia.[20] O aquecimento radiante a 38° C eleva a tensão de oxigênio subcutâneo. Este pode ser um dos mecanismos relacionados à redução do risco de infecções com o aumento da temperatura. Além disso, a produção de intermediários oxidativos está relacionada à temperatura central, reduzindo em torno de quatro vezes com uma alteração de 4° C. O prejuízo do metabolismo oxidativo de neutrófilos pode contribuir para a redução da resistência a infecções induzida pela hipotermia. Mesmo em alguns procedimentos neurocirúrgicos em que a hipotermia leve foi anteriormente utilizada de forma rotineira, a hipotermia está associada a um risco aumentado de infecções sem nenhuma melhora na função neurológica.[21]

Oxigênio Um método fácil para melhorar a tensão de oxigênio é elevar a concentração do oxigênio inspirado. Em um estudo com 500 pacientes submetidos à ressecção colorretal, os pacientes foram alocados aleatoriamente em grupos para receber 30% ou 80% de fração inspirada de oxigênio durante a cirurgia e ao final desta por mais duas horas. Houve uma redução do risco absoluto de ISC de 6% (intervalo de confiança 95% = 1,2%-10,8%) no grupo que recebeu oxigênio a 80%.[22] Este é um resultado surpreendente. Infelizmente, um estudo subsequente menor, em uma população de pacientes mais heterogênea, não conseguiu repetir estes resultados impressionantes e sugeriu que o oxigênio a 80% aumenta o risco de ISC.[23] Este estudo tinha graves falhas de desenho. Em um recente estudo multicêntrico espanhol com 300 pacientes submetidos à ressecção colorretal, os pacientes foram alocados aleatoriamente em grupos para receber 30% ou 80% de fração inspirada de oxigênio durante a cirurgia e ao final desta por mais seis horas.[24] Houve uma redução do risco absoluto de ISC de 14,5% no grupo que recebeu oxigênio a 80%.[24] Portanto, dois estudos bem-conduzidos demonstraram que a administração perioperatória de oxigênio a 80% reduz a incidência de ISC em pacientes submetidos à ressecção colorretal. Não se sabe se a administração perioperatória de oxigênio a 80% reduz a incidência de ISC em outros cenários cirúrgicos. A adoção universal deste tratamento permanece controversa, visto que altas tensões de oxigênio inspirado também podem possuir efeitos adversos, como causar danos pulmonares.

Analgesia O tratamento otimizado da dor cirúrgica é associado à elevação pós-operatória da pressão parcial de oxigênio subcutânea nos sítios das feridas. A analgesia adequada pode, então, estar associada à redução da incidência de ISC. Isto fornece um novo impulso para o tratamento agressivo da dor pós-operatória.

Dióxido de Carbono A hipocapnia ocorre de forma frequente durante a anestesia e é deletéria por diversas razões, como a intensa vasoconstrição e o comprometimento da perfusão de órgãos vitais. A hipercapnia é conhecida por causar vasodilatação e aumento da perfusão da pele. Pesquisas intrigantes demonstraram que leve hipercapnia intraoperatória aumenta a tensão de oxigênio subcutânea e colônica.[25] Estas elevações na pressão parcial tecidual de oxigênio podem estar associadas a uma redução do risco de ISC. Curiosamente, o CO_2 por si só é bacteriostático. Como o CO_2 não sustenta a combustão, um ambiente com CO_2 pode também permitir a aplicação à ferida de soluções antissépticas de etanol, que

---

QUADRO 19-3	Profilaxia Antibiótica

Administre dentro de 30 minutos antes da incisão

Aumente a dose em pacientes maiores

Repita a dose quando a cirurgia exceder 3 horas

Use fármacos apropriadas ao tipo de cirurgia

Use fármacos apropriadas aos padrões locais de resistência

Interrompa a profilaxia com 24 horas (ou 48 horas para cirurgia cardíaca)

Siga as recomendações da American Heart Association para pacientes sob risco de endocardite

CAPÍTULO 19
Doenças Infecciosas

são altamente bactericidas. É provável, portanto, que aumente o interesse em possíveis aplicações do CO_2 na prevenção de ISCs.

Líquidos Têm havido especulações de que a administração de líquidos possa ter um impacto positivo na incidência de infecções de feridas. As descobertas das pesquisas forneceram, no entanto, resultados conflitantes. A administração perioperatória suplementar de fluidos demonstrou elevar a perfusão tecidual e a pressão parcial tecidual de oxigênio. Entretanto, deve existir um delicado equilíbrio, visto que o excesso de líquidos pode estar associado ao aumento da morbidade, especialmente decorrente de complicações pulmonares. Estudos recentes não conseguiram reproduzir os achados anteriores de que a administração suplementar de líquidos reduz a incidência de ISCs. Recomenda-se, baseando-se nas evidências atuais, que todo esforço seja feito para manter a normovolemia.[26]

Glicose O controle rígido da glicemia tem sido sugerido como redutor da incidência de ISCs e outras infecções em pacientes com ou sem diabetes subjacente. Em um estudo famoso, o uso agressivo de insulina para manter a glicemia entre 80 e 110 mg/dL se mostrou capaz de reduzir os episódios de septicemia (em 46%) e a mortalidade em pacientes criticamente enfermos, principalmente após cirurgia cardíaca.[27] No momento, existe informação insuficiente a respeito do controle intraoperatório da glicemia para se fazer recomendações incisivas sobre a meta de glicemia e sobre quais pacientes se beneficiariam mais do controle rígido. Evidências recentes sugerem que a variabilidade da glicemia, e não apenas o controle rígido, está associada ao aumento da mortalidade entre pacientes criticamente doentes.[28] Os resultados de estudos realizados até o momento, portanto, sugerem que no período perioperatório a meta ideal de glicemia deva estar em uma faixa fisiológica estreita com mínima variabilidade ao longo do tempo. Considera-se que glicemias elevadas inibam a função leucocitária e proporcionem um ambiente favorável ao crescimento bacteriano. Curiosamente, a terapia para hiperglicemia pode por si só ter efeitos benéficos; a administração de glicose, insulina e potássio estimula os linfócitos a se proliferarem e a atacarem os patógenos. Glicose, insulina e potássio podem ter um importante papel no restabelecimento da imunocompetência em paciente imunocomprometidos.[29]

O **Quadro 19-4** lista diversos elementos-chave na redução da ISC.

INFECÇÕES DA CORRENTE SANGUÍNEA

As infecções da corrente sanguínea (ICSs) estão entre as três maiores causas de infecção nosocomial. Os anestesiologistas possuem um importante papel na prevenção e, frequentemente, no tratamento das ICSs. Os cateteres venosos centrais são a causa predominante de bacteremia nosocomial e de fungemia.[30] Estima-se que um total de 250.000 casos de ICSs associadas a cateteres venosos centrais ocorram anualmente no Estados Unidos com uma taxa de mortalidade atribuível estimada em 12% a 25% para cada infecção.[31] O CDC recomenda que a taxa de ICSs associadas a cateteres seja expressa como o número de ICSs associadas a cateteres por 1.000 dias de cateter venoso central.[32] Este parâmetro é mais útil do que a taxa expressa como o número de infecções associadas a cateter por 100 cateteres (ou a porcentagem de cateteres estudados), pois ele considera as ICSs ao longo do tempo e, portanto, ajusta o risco relacionado ao número de dias em que o cateter está em uso.[31]

Sinais e Sintomas

Os pacientes tipicamente se apresentam com sinais inespecíficos de infecção e ausência de suspeita de outro foco que não a infecção do cateter, não estando presentes turvação da urina, expectoração purulenta, drenagem purulenta e inflamação da ferida. A inflamação do local de inserção do cateter é sugestiva. Uma mudança súbita nas condições clínicas de um paciente deve alertar um médico astuto sobre a possibilidade de ICS. Sinais importantes incluem alterações do nível de consciência, instabilidade hemodinâmica, alteração da tolerância à nutrição e mal-estar geral.

Diagnóstico

As ICSs associadas a cateter são definidas como bacteremia/fungemia em um paciente com um cateter intravascular e com pelo menos uma hemocultura positiva obtida de uma veia periférica, com manifestações clínicas de infecção e sem um foco aparente para a ICS que não o cateter. As infecções da corrente sanguínea são consideradas como associadas a uma linha venosa central se a linha esteve em uso durante o período de 48 horas que antecedeu o desenvolvimento da ICS. Se o intervalo de tempo entre os primeiros sintomas da infecção e o uso do dispositivo for maior do que 48 horas, deve existir uma evidência irrefutável de que a infecção está relacionada à linha central. O diagnóstico fica mais evidente se, quando o cateter for removido, o mesmo organismo que for isolado no sangue for também isolado na cultura da ponta do cateter.

O **Quadro 19-5** lista alguns dos patógenos associados a ICS.

Tratamento

Como as ICS frequentemente conduzem à sepse grave, falência multiorgânica e morte, o melhor tratamento é a prevenção. A fonte da infecção, geralmente um cateter venoso central, deve ser removida e a terapia antimicrobiana empírica de amplo espectro deve ser iniciada até que fiquem prontos os resultados das culturas, momento no qual a terapia deve ser apropriadamente estreitada e direcionada. Os perfis de resistência (tanto os universais quanto os dos hospitais isoladamente) devem guiar a terapia inicial. Os dados dos Estados Unidos são muito preocupantes. A maior parte dos estafilococos coagulase-negativos e mais de 50% dos *S. aureus* das UTIs são resistentes à oxacilina.[32] Mais de 25% dos enterococos isolados em UTIs são resistentes à vancomicina[32] e esta proporção está se elevando.[33] Quanto aos isolados de Gram-negativos nas UTIs, muitos deles produzem β-lactamases de espectro estendido, particularmente a *K. pneumoniae*, dando a eles resistência à maior parte dos antibióticos, incluindo cefalosporinas de quarta geração

QUADRO 19-4	Dicas para Reduzir as Infecções do Sítio Cirúrgico
Garanta a higiene das mãos com álcool	
Atente para rigorosa assepsia	
Use antibióticos adequados: momento, dose e duração	
Mantenha a glicemia controlada e com pouca variação	
Mantenha a normotermia	
Promova a adequada oxigenação tecidual	

QUADRO 19-5	Patógenos mais Comumente Associados a Infecções da Corrente Sanguínea (1992-1999)32

Patógeno (% do total)
Estafilococos coagulase-negativos (37%)
Staphylococcus aureus (13%)
Enterococcus (13%)
Bacilos Gram-negativos (14%)
Escherichia coli (2%)
Enterobacter spp. (5%)
Pseudomonas aeruginosa (4%)
Klebsiella pneumoniae (3%)
Candida spp. (8%)

Relatório do National Nosocomial Infections Surveillance (NNIS) System emitido em junho de 1999, resumo dos dados de janeiro de 1990 até maio de 1999. Am J Infect Control 1999 27:520-532.

e penicilinas de espectro estendido, como piperacilina/tazobactam.[34] Metade das ICSs por *Candida* estão associadas a espécies não *albicans*, como a *Candida glabrata*, *Candida tropicalis*, *Candida parapsilosis* e *Candida krusei*, que são mais provavelmente resistentes ao fluconazol e itraconazol.[35] Baseando-se nestes padrões de resistência, fica difícil encontrar um meio termo entre iniciar uma cobertura empírica inicial adequada e não esgotar a última linha de agentes antimicrobianos num primeiro momento. O julgamento clínico deve basear-se na gravidade das condições clínicas dos pacientes, nos padrões de sensibilidade conhecidos dos organismos na instituição e nos organismos que atualmente estão implicados em infecções no local. Com o intuito de adiar a difusão da resistência a todos os agentes antimicrobianos, a terapia *deve* ser estreitada assim que os organismos tenham sido identificados e a sua suscetibilidade conhecida. Os princípios do tratamento de pacientes com ICSs são semelhantes àqueles aplicados em outras causas de sepse.

Pré-operatório

Os anestesiologistas possuem um importante papel na prevenção das ICSs. Muitos cateteres venosos centrais são instalados por anestesiologistas, que podem não ser informados sobre ICSs que se apresentam dias depois. A via subclávia é preferida à jugular interna, a qual carreia menor risco de infecções do que a via femoral. Na decisão sobre a via deve-se considerar o maior risco de pneumotórax com o cateter subclávio. Um estudo de intervenção recente focou em cinco procedimentos baseados em evidências recomendados pelo CDC identificados como sendo os de maior impacto na taxa de ICSs relacionadas a cateter e os com as menores barreiras para implementação.[36] As intervenções eram a lavagem das mãos, o uso de barreiras de precaução máximas durante a instalação de um cateter venoso central, a lavagem da pele com clorexidina, o ato de evitar, se possível, o acesso femoral e a remoção de cateteres desnecessários. Este estudo de intervenção baseado em evidências resultou em uma grande e sustentada redução (até de 66%) das taxas de ICSs relacionadas a cateter que se manteve por todo o período de 18 meses do estudo.[37] Durante a instalação, as taxas de contamina-

ção dos cateteres podem ser ainda mais reduzidas pelo enxágue das mãos enluvadas em uma solução de clorexidina alcoólica previamente à manipulação do cateter. A esterilidade deve ser mantida pela frequente descontaminação das mãos e da limpeza com álcool das conexões do cateter sempre previamente à sua manipulação. Os mesmos altos padrões de esterilidade devem ser aplicados às técnicas de anestesia regional. Os cateteres venosos centrais podem ser revestidos ou impregnados com agentes antimicrobianos ou antissépticos, como a impregnação com prata/platina/carbono ou o revestimento com clorexidina/sulfadiazina de prata ou rifampicina/minociclina.[30] Estes cateteres foram associados a uma menor incidência de ICSs.[30] As preocupações sobre a universalização de seu uso são o aumento dos custos e a promoção de mais resistência microbiana. Estes cateteres podem ser indicados para os pacientes mais vulneráveis, como aqueles com imunocomprometimento.

Intraoperatório

A transfusão de sangue ou de componentes do sangue aumenta a infecção pós-operatória por meio de dois mecanismos: transmissão direta de organismos e imunossupressão.[38] Até mesmo a hemotransfusão autóloga resulta na inibição de células *natural killer* e é intrinsecamente imunossupressora. Os mecanismos da imunossupressão podem estar associados à infusão de leucócitos alogênicos do doador, ou de seus produtos, presentes nos produtos sanguíneos usados na transfusão. A imunossupressão associada à hemotransfusão pode ser minimizada pelo leucodepleção. Não obstante, inúmeros estudos já mostraram que a transfusão está associada ao aumento da morbidade e mortalidade. A análise de um banco de dados com 4.892 pacientes de UTI sugeriu que a hemotransfusão é um preditor independente de aumento da incidência de ICSs.[39] A transfusão não é uma intervenção benigna e deve ser evitada sempre que possível.

A transfusão de componentes celulares do sangue foi implicada na transmissão de doenças virais, bacterianas e por protozoários. Ao longo dos últimos 20 anos alcançou-se a redução do risco de transmissão de infecção viral por meio de componentes do sangue. Até recentemente, os testes para a presença de contaminação viral dos componentes do sangue eram baseados na presença de anticorpos. Em uma fase precoce da infecção viral pelo vírus da imunodeficiência humana (HIV) e pelo vírus da hepatite C, existe um "período de janela" durante o qual os anticorpos ainda não estão presentes e existe uma carga viral significativa. Durante este período de janela, os infectados são saudáveis, porém altamente contagiosos. Testes baseados em tecnologias de PCR para a amplificação de ácidos nucleicos detectam os vírus durante o período de janela e têm impedido a transmissão de aproximadamente cinco infecções por HIV-1 e 56 infecções por vírus da hepatite C anualmente nos Estados Unidos, reduzindo o risco de transmissão de HIV-1 e vírus da hepatite C para um em cada dois milhões de hemotransfusões.[40]

Como resultado deste sucesso, a contaminação bacteriana dos produtos do sangue emergiu como a maior fonte residual de transmissão de doenças relacionada à transfusão.[41] Todo ano, aproximadamente nove milhões de unidades de concentrado de plaquetas são transfundidas nos Estados Unidos; estima-se que entre 1.000 e 3.000 destas unidades de plaquetas estejam contaminadas por bactérias.[42] Para as plaquetas manterem a viabilidade e a função, elas devem ser estocadas à temperatura da sala, o que cria um excelente ambiente para o crescimento de bactérias. Em alguns ca-

CAPÍTULO 19
Doenças Infecciosas

sos, as unidade contaminadas contêm uma grande quantidade de endotoxinas, assim como de bactérias potencialmente virulentas, como estafilococos coagulase-negativos, *S. aureus*, *Bacillus cereus*, *S. marcescens*, estreptococos e *P. aeruginosa*.[43] Apenas organismos que crescem em baixas temperaturas, como a *Yersinia enterocolitica*, são capazes de se desenvolver no sangue refrigerado. Provavelmente, a prevalência de episódios graves de sepse associada à transfusão é de aproximadamente um em cada 50.000 para as unidades de plaquetas e um em cada 500.000 unidades de concentrado de hemácias transfundidas. A implementação de métodos de detecção bacteriana poderia melhorar a segurança e estender o tempo de validade das plaquetas.[44] O uso de tiras reagentes para testes de urina foi proposto como um método rápido de detecção de contaminação bacteriana em concentrados de plaquetas. A glicose e o pH baixos são sugestivos de uma possível contaminação bacteriana. O novo *checklist* do College of American Pathologists, que se tornou efetivo em dezembro de 2003, é uma exigência em fase de implantação, que solicita às instalações inspecionadas que tenham um método de detecção de bactérias em unidades de plaquetas.[45] Enquanto a transfusão se torna, sem dúvida, muito mais segura do que já foi no passado, novos agentes infecciosos continuam a se introduzir na população de doadores, havendo um inerente tempo de demora antes que estes novos patógenos sejam definitivamente identificados e novos testes sejam implementados com o intuito de manter a constante segurança do suprimento de sangue. Um exemplo recente é dado pela variante da doença de Creutzfeldt-Jakob (**Quadro 19-6**), causada pelo agente responsável pela encefalopatia espongiforme bovina ou "doença da vaca louca". Anteriormente se achava que a variante da doença de Creutzfeldt-Jakob não poderia ser transmitida via transfusão.[46] Esta ilusão foi desfeita pela transmissão da variante da doença de Creutzfeldt-Jakob a receptores de componentes sanguíneos.[46,47] Devido ao seu longo período de incubação, de até 40 anos, muitos doadores de sangue assintomáticos podem transmitir esta doença, a menos que surjam técnicas de detecção da variante da doença de Creutzfeldt-Jakob em portadores assintomáticos. A melhor forma de evitar as complicações infecciosas relacionadas à transfusão é só fazê-la se absolutamente indicada.

Pós-operatório

Remova os cateteres centrais e o de artéria pulmonar assim que eles não forem mais necessários. Evite a nutrição parenteral desnecessária e até mesmo líquidos contendo glicose, já que estes podem estar associados a um aumento do risco de ICS. A nutrição e o aporte de glicose geralmente podem ser postergados por algum tempo, ou serem administrados no intestino, em vez de pela via venosa.

O **Quadro 19-7** reitera a discussão anterior sobre ICSs.

SEPSE

Sepse é um termo genérico que envolve condições onde existem micro-organismos patogênicos no corpo. A sepse pode resultar em condições que ameaçam a vida precipitadas por organismos, por suas toxinas ou pela resposta inflamatória de defesa do próprio organismo. A sepse é um espectro de doenças em um *continuum* com inflamação localizada em uma ponta e grave resposta inflamatória generalizada com falência multiorgânica em outra (**Fig. 19-2**).[48] A cirurgia e a anestesia deveriam, idealmente, ser adiadas até que a sepse estivesse, ao menos parcialmente, tratada. Entretanto, às vezes, a causa subjacente da sepse requer intervenção cirúrgica de urgência. Isto pode ser denominado controle do foco. Exemplos incluem abscesso, endocardite infecciosa, perfuração ou infarto intestinal, infecção de dispositivos protéticos (p. ex., cateter intravenoso, dispositivo intrauterino, marca-passo), endometrite e fasciíte necrotizante. Os organismos frequentemente implicados na

---

QUADRO 19-6	O Que É a Variante da Doença de Creutzfeldt-Jakob?

A variante da doença de Creutzfeldt-Jakob (DCS) é uma encefalopatia espongiforme transmissível entre humanos. Os pacientes podem ter distúrbios do comportamento e psiquiátricos, incapacidade de coordenação muscular e prejuízo da memória. A maior causa da variante da DCS é o consumo de carne infectada com o agente da encefalopatia espongiforme bovina. O agente infeccioso é um *príon*, uma proteína infectante sem ácido nucleico. Os jovens são frequentemente afetados e a morte ocorre dentro de dois anos do início dos sintomas, embora exista um longo período de incubação (até décadas). Até recentemente não se achava que a variante da DCS poderia ser transmitida através da transfusão de componentes sanguíneos. Hoje em dia, sabe-se que sim. Os *príons* são resistentes à destruição e podem sobreviver à limpeza e, possivelmente, até mesmo à esterilização cirúrgica. Não se sabe se a variante da CJD pode ser transmitida por equipamentos cirúrgicos ou anestésicos contaminados, como a máscara laríngea reutilizável. Até o momento não se pode diagnosticar a variante da DCS por amostras sanguíneas

---

QUADRO 19-7	Infecções da Corrente Sanguínea (ICSs)

As infecções da corrente sanguínea (ICSs) estão entre as três maiores causas de infecção nosocomial

ICSs são predominantemente causadas por cateteres venosos centrais

Organismos resistentes estão comumente implicados nas ICSs

A manutenção da assepsia durante a instalação de linhas venosas centrais reduz a probabilidade de ICS

A transfusão de componentes do sangue causa imunossupressão

Unidades de plaquetas são frequentemente contaminadas com bactérias

Se possível, evite a transfusão de componentes do sangue

Remova os cateteres suspeitos

Os princípios do manejo são os mesmos utilizados na sepse

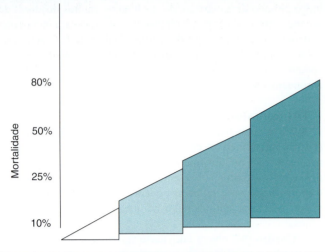

Figura 19-2 • *Continuum* da sepse com suas definições e taxas de mortalidade aproximadas. *(Adaptado de Bone RC: Toward an epidemiology and natural history of systemic inflammatory response syndrome. JAMA 1992;268:3452-3455.)*

| QUADRO 19-8 | Síndrome da Resposta Inflamatória Sistêmica |

Dois ou mais dos seguintes
- Contagem de leucócitos > 11.000 ou < 4.000 x10^9/L ou > 10% de formas jovens
- Frequência cardíaca > 90 bpm
- Temperatura > 38° C ou < 36° C
- Frequência respiratória > 20 incursões respiratórias por minuto ou PaCO$_2$ < 32 mmHg

---

sepse incluem *Streptococcus pyogenes*, *Streptococcus pneumoniae*, *S. aureus*, bacilos Gram-negativos (p. ex., *Klebsiella* spp., *E. coli*, *P. aeruginosa*, *H. influenzae*), *Neisseria meningitidis*, *C. albicans* e *C. perfringens*.

Componentes bacterianos, como as endotoxinas e o ácido lipoteicoico, por meio de suas ações em neutrófilos e macrófagos, induzem uma vasta gama de fatores pró-inflamatórios, incluindo o fator de necrose tumoral, a interleucina 1 e a interleucina 6. Também são ativadas as respostas contrarregulatórias do hospedeiro, interleucina-4 e interleucina-10, que agem "desligando" a produção de citocinas pró-inflamatórias.[49] Recentemente, foi reconhecido o papel essencial dos receptores *Toll-like* ("semelhante a ferramenta"), localizados na superfície das células, na ligação a componentes bacterianos e na promoção da produção de citocinas e da ativação celular.[49] Normalmente existe um equilíbrio entre as respostas pró-inflamatórias e anti-inflamatórias.[49,50] Como resultado da sepse, a reação pró-inflamatória (síndrome da resposta inflamatória sistêmica) pode ser ativada sem controle, com ativação do complemento, da coagulação, vasodilatação arterial generalizada e alteração da permeabilidade capilar. Uma série de anormalidades pode ocorrer, conduzindo à disfunção de múltiplos órgãos e à morte.[49] Se existir uma predominância da síndrome de resposta anti-inflamatória compensatória, o que frequentemente ocorre em sequência, os pacientes se tornam mais vulneráveis à infecção, incluindo organismos oportunistas.[50]

Sinais e Sintomas

Os sinais e sintomas de sepse são frequentemente inespecíficos. A apresentação varia de acordo com o foco inicial da infecção. A síndrome da resposta inflamatória sistêmica (**Quadro 19-8**) é um importante componente da sepse.[51]

A sepse pode resultar em falência de múltiplos órgãos e sistemas. Os aspectos característicos da infecção podem ocorrer, incluindo a febre, alteração do nível de consciência e encefalopatia e alterações da glicemia. O choque séptico se refere à instabilidade hemodinâmica que pode acompanhar a sepse. Classicamente existe hipotensão, pulsos cheios e grande amplitude da pressão de pulso. Existem sinais característicos de insuficiência cardíaca de alto débito e de choque distributivo, podendo ambos ocorrer na sepse.[50]

Diagnóstico

Suspeita-se do diagnóstico de sepse pelo histórico clínico, sinais e sintomas. A confirmação se baseia no isolamento de patógenos causadores específicos. É importante ter certeza do micróbio culpado para garantir que a terapia antimicrobiana seja apropriada. Culturas devem ser coletadas de todas as fontes onde o desenvolvimento de organismos é suspeitado. Culturas do sangue, da urina e do escarro são o padrão. Amostras de tecidos, como de valvas cardíacas, medula óssea e líquido cefalorraquidiano são também importantes fontes de organismos.

Tratamento

O tratamento inicial da sepse é baseado na administração de antimicrobianos de amplo espectro associada a cuidados de suporte clínico aos sistemas orgânicos insuficientes. O tempo "agulha até a porta" tem muitas vezes sido aplicado às medicações trombolíticas, porém a urgência na administração do tratamento possivelmente é ainda mais premente no caso de infecções que ameaçam a vida. A replicação de bactérias virulentas, como o *S. pyogenes*, é tão rápida que cada minuto pode ser crucial. Assim que informações microbiológicas específicas estiverem disponíveis, a terapia deve ser adaptada ao organismo específico e à sua sensibilidade. Isto é imperativo por diversas razões. A terapia guiada pode reduzir a possibilidade de emergência de organismos resistentes a multifármacos. Além disso, embora alguns antimicrobianos, como a penicilina, possam ter espectros de atividade relativamente estreitos,

CAPÍTULO 19
Doenças Infecciosas

eles podem ser mais efetivos contra organismos suscetíveis do que alternativas de mais amplo espectro. A escolha do agente antimicrobiano não deve ser apenas guiada pelos testes de suscetibilidade *in vitro*. Os agentes devem ser escolhidos baseando-se na sua capacidade de penetrar os vários tecidos, incluindo ossos, líquido céfalorraquidiano, tecido pulmonar e cavidades abscedadas.

Além da terapia antimicrobiana guiada, o tratamento de suporte aos sistemas orgânicos insuficientes, é essencial. A otimização precoce guiada por metas dirigida à oferta de oxigênio e ao débito cardíaco pode melhorar o desfecho na sepse.[52] Parâmetros como a saturação venosa mista ou venosa central podem ser guias úteis para os objetivos terapêuticos. A ressuscitação volêmica precoce é usualmente recomendada. O uso adequado de inotrópicos e vasoconstritores pode ser importante. Além do suporte hemodinâmico, medidas de suporte para os outros sistemas orgânicos insuficientes devem ser tomadas[52,53] (**Tabela 19-3**).

Prognóstico

O prognóstico na sepse depende da virulência do patógeno(s) infectante(s), do momento no qual o tratamento adequado é iniciado, da resposta inflamatória do paciente, do estado da imunidade do paciente e da extensão da disfunção orgânica. É impossível a previsão de prognóstico para pacientes individuais. Sistemas de classificação gerais para pacientes de UTI e cirúrgicos, como o APACHE II (Acute Physiology and Chronic Health Evaluation) e o SAPS II, oferecem ferramentas epidemiológicas úteis. Os sistemas de classificação Organ Dysfunctions and/or Infection (ODIN) e Sepsis-Related Organ Failure Assessment (SOFA) foram desenvolvidos como ferramentas epidemiológicas de definição de prognóstico para populações de pacientes com sepse.

Conduta Anestésica
Pré-operatório

As perguntas mais importantes a serem feitas nos casos de pacientes com sepse são se a cirurgia pode ser adiada enquanto é aguardado o tratamento da sepse, e no caso de cirurgias de urgência, se as condições do paciente podem ser melhoradas antes da cirurgia. Pacientes sépticos podem estar muito instáveis e o suporte dos sistemas orgânicos insuficientes pode ocupar inteiramente a atenção dos médicos que os assistem. Não obstante, é crucial lembrarmos de que a administração precoce e adequada de antimicrobianos pode ser a intervenção com maior chance de alterar o curso da doença. O algoritmo de tratamento (**Fig. 19-3**)[54] sugere que seja realizada a otimização guiada por metas dos pacientes que

TABELA 19-3	Disfunção de Sistemas Orgânicos na Sepse	
Sistema Orgânico	**Manifestações da Disfunção**	**Tratamento e Suporte**
Sistema nervoso central	Encefalopatia, baixa pontuação na Escala de Coma de Glasgow	Considerar a proteção de vias aéreas (p. ex., intubação), interrupção diária da sedação para avaliação do nível neurológico
Cardiovascular	Choque por vasodilatação, depressão miocárdica	Manter a pressão arterial média > 65 mmHg, pressão venosa central de 8-12 cm H_2O e a saturação venosa central ou mista > 70%; ressuscitação volêmica, vasoconstritores (p. ex., norepinefrina, vasopressina); inotrópicos (p. ex., epinefrina)
Respiratório	Comprometimento da oxigenação (PaO_2/FiO_2 reduzida), síndrome do desconforto respiratório agudo	Ventilação assistida com baixos volumes correntes (6-8 mL/kg de peso ideal) e busca de uma pressão média em vias aéreas < 30 cm H_2O
Renal	Insuficiência renal (creatinina elevada)	Tente manter o débito urinário > 0,5 mL/kg/h; terapia renal substitutiva como a hemodiálise venovenosa contínua
Hematológico	Trombocitopenia ou coagulação intravascular disseminada	Meta de hemoglobina de 7-9 g/dL O tratamento é controverso; considere heparina ou proteína C ativada recombinante; anticoagulantes são contraindicados no momento da cirurgia; a transfusão de plaquetas pode ser indicada para cirurgia
Gastrointestinal	Disfunção hepática (bilirrubina elevada)	O tratamento é de suporte; plasma fresco congelado ou vitamina K podem ser necessários para corrigir a alteração da relação normalizada internacional no momento da cirurgia
Endócrino	Hiperglicemia, insuficiência suprarrenal	Infusão de insulina para manter a glicemia 80-150 mg/dL; examine a função suprarrenal em um momento aleatório e após estimulação; considere o uso empírico de hidrocortisona (p. ex., 50-100 mg IV para hipotensão refratária)

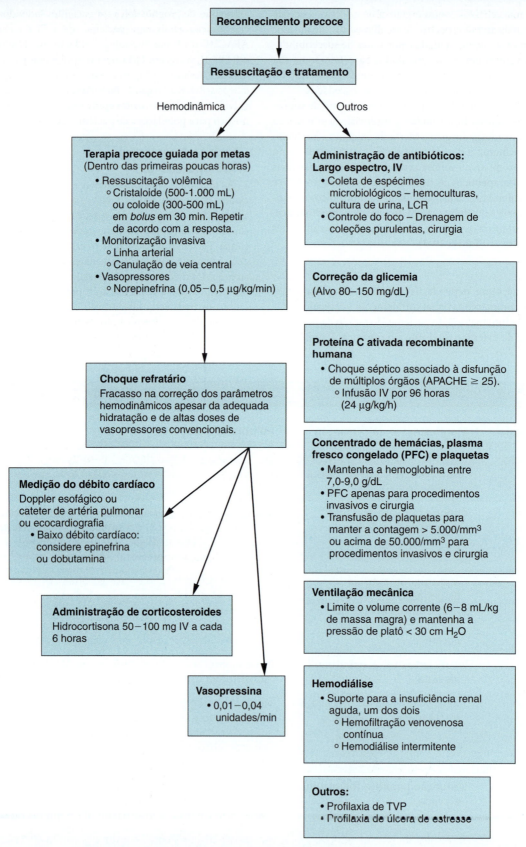

Figura 19-3 • Tratamento pós-operatório da sepse na unidade de terapia intensiva. APACHE, Acute Physiology and Chronic Health Evaluation II; LCR, líquido céfalorraquidiano; TVP, trombose venosa profunda; PFC, plasma fresco congelado.

CAPÍTULO 19
Doenças Infecciosas

se apresentam com sepse.[52] A ressuscitação deve ter como meta alcançar uma pressão arterial média superior a 65 mmHg, uma pressão venosa central de 8 a 12 mmHg, um débito urinário adequado, um pH "normal" sem acidose metabólica (lática) e uma saturação venosa mista ou venosa central acima de 70%.[52]

Intraoperatório

O tratamento intraoperatório de pacientes com sepse é desafiador. Pacientes com sepse podem ter reservas fisiológicas limitadas, o que os torna vulneráveis à hipotensão e hipoxemia durante a indução da anestesia. A monitorização invasiva, como a pressão arterial invasiva e o acesso venoso central, geralmente é indicado. Um acesso venoso de qualidade é essencial para permitir a ressuscitação volêmica agressiva, assim como a transfusão de sangue e seus componentes. É necessária a administração de profilaxia antimicrobiana adequada à cirurgia. Idealmente, esta poderia ser combinada com o regime de tratamento direcionado ao patógeno considerado responsável pela sepse. Antibióticos profiláticos deveriam ser idealmente administrados dentro de 30 minutos antes da incisão da pele. Os mesmos princípios que geralmente são aplicados à prevenção da infecção pós-operatória também são aplicados a pacientes sépticos submetidos a cirurgias, como os rigorosos esforços para manter a normotermia e normoglicemia.[20,27] Infusões de inotrópicos (p. ex., epinefrina) e de vasoconstritores (p. ex., norepinefrina e vasopressina) devem estar disponíveis. Corticosteroides intravenosos podem ser indicados no choque refratário. Os

princípios do manejo delineados na **Tabela 19-3** e na Figura 19-3 devem ser postos em prática.

Pós-operatório (Quando Aplicável)

Os pacientes sépticos invariavelmente merecem ser encaminhados à UTI ao final da cirurgia. Na UTI, as prioridades são dar suporte aos sistemas orgânicos insuficientes, direcionar a terapia antimicrobiana e tentar minimizar a chance de o paciente adquirir novas infecções (como infecções fúngicas e por *C. difficile* ou a emergência de organismos resistentes). Outra importante prioridade no pós-operatório é a manutenção da terapia antimicrobiana apenas pelo tempo que esta for necessária. As orientações gerais para o tratamento de pacientes sépticos internados na UTI foram publicadas no "Surviving Sepsis" *Consensus Guidelines*[54] (Fig. 19-3).

O **Quadro 19-9** resume os pontos-chave na condução da sepse.

INFECÇÕES NECROSANTES DE PARTES MOLES

Este é um termo geral e não específico que pode envolver diagnósticos como gangrena gasosa, síndromes de choque tóxico, gangrena de Fournier, celulite grave e fasciíte necrotizante. Um dos aspectos mais importantes destas infecções é que a gravidade pode ser subestimada no início do quadro. Os organismos responsáveis são altamente virulentos, a evolução clínica é agressiva e a mortalidade

TABELA 19-4	Cálculo do Escore Clínico de Infecção Pulmonar	
Parâmetro	**Alternativas**	**Pontuação**
Temperatura (°C)	≥ 36,5 e ≤ 38,4	0
	≥ 38,5 e ≤ 38,9	1
	≥ 39 ou ≤ 36,2	2
Leucócitos (mm³)	≥ 4.000 e ≤ 11.000	0
	< 4.000 ou > 11.000	1
	+ bastões ≥ 50%	Adicione 1
Secreções traqueais	Ausência de secreções traqueais	0
	Presença de secreções traqueais não purulentas	1
	Presença de secreções traqueais purulentas	2
Oxigenação: PaO_2/FiO_2 (mmHg)	>240 ou SDRA	0
	≤ 240 e ausência de SDRA	2
Radiografia pulmonar	Sem infiltrados	0
	Infiltrados difusos (ou multifocais)	1
	Infiltrados localizados	2
Progressão do infiltrado pulmonar	Sem progressão radiográfica	0
	Progressão radiográfica (após a exclusão de insuficiência cardíaca e SDRA)	2
Cultura do aspirado traqueal	Isolamento de bactérias patogênicas em mínima ou pequena quantidade	0
	Isolamento de bactérias patogênicas em moderada ou grande quantidade	1
	Mesma bactéria patogênica vista na bacterioscopia pelo Gram	Adicione 1

SDRA, síndrome do desconforto respiratório agudo.
Reproduzido de Luyt CE, Chastre J, Fagon JY: Value of the clinical pulmonary infection score for the identification and management of ventilator-associated pneumonia. Intensive Care Med 2004;30:844-852; com permissão.

QUADRO 19-9 Sepse

- A sepse pode resultar em condições que ameaçam a vida precipitadas por organismos, por suas toxinas e pela resposta inflamatória do corpo
- Normalmente existe um equilíbrio entre as respostas pró- e anti-inflamatórias
- Devem ser coletadas culturas de todas as fontes suspeitas de crescimento de organismos
- O tratamento inicial é constituído de cobertura antimicrobiana ampla combinada com tratamento de suporte dos sistemas orgânicos insuficientes
- A otimização precoce guiada por metas objetivando a oferta de oxigênio e o débito cardíaco pode melhorar o desfecho
- As orientações gerais para o tratamento de pacientes sépticos foram publicadas no Surviving Sepsis Consensus Guidelines

é alta (até 75%).[55] A gangrena de Fournier foi nomeada em homenagem ao médico francês Jean Alfred Fournier, que descreveu a gangrena escrotal em cinco jovens. Ele observou um início agudo, com rápida progressão para gangrena e ausência de uma causa definida. A síndrome do choque tóxico foi descrita em mulheres e atribuída à infecção estafilocócica. Estava frequentemente associada à presença de corpos estranhos, como tampões e dispositivos contraceptivos implantados. As infecções necrotizantes de partes moles são emergências cirúrgicas e representam uma subclasse de sepse grave com todas as complicações relacionadas.

Sinais e Sintomas

Os pacientes podem apresentar características gerais de infecção, incluindo mal-estar, febre, sudorese e alteração do estado mental. A dor é constante e pode ser desproporcional aos sinais clínicos. As características específicas podem incluir tumefação escrotal e eritema, descarga vaginal, inflamação tecidual, pus e ar no subcutâneo (crepitação). Os sinais cutâneos com frequência são surpreendentemente leves e não refletem a extensão da necrose tecidual ou a gravidade da doença. Isto ocorre porque as infecções necrosantes da pele começam nos planos teciduais profundos.[56] A hipotensão é um sinal ominoso e pode ser um prenúncio da progressão para o choque séptico. A resolução da dor também pode ser ominosa, visto que esta pode ocorrer com a progressão para gangrena.

Diagnóstico

O histórico é importante na sugestão do diagnóstico. Os pacientes com histórico de etilismo, desnutrição, obesidade, trauma, câncer, queimaduras, idade avançada, doença vascular e diabetes são mais suscetíveis. Os pacientes com imunocomprometimento subjacente, como aqueles em terapia imunossupressora ou aqueles infectados pelo HIV, são mais afetados. Podem estar presentes leucocitose, trombocitopenia, coagulopatia, distúrbios eletrolíticos, acidose, hiperglicemia, elevação dos marcadores inflamatórios, como a proteína C reativa, e evidências radiográficas de extensa inflamação necrótica com ar no subcutâneo. A ultrassonografia pode ser

útil. A obtenção de imagens por tomografia computadorizada ou ressonância magnética pode delinear a extensão do tecido necrótico. Culturas do sangue, urina e tecidos devem ser enviadas ao laboratório. Os organismos mais isolados em tecidos necróticos incluem o *S. pyogenes*, o *S. aureus*, o *S. epidermidis*, *Bacteroides* spp., o *C. perfringens* e organismos Gram-negativos, especialmente a *E. coli*. A infecção polimicrobiana é comum.[56] Organismos resistentes a multifármacos, como os enterococos, já foram descritos.

Tratamento

O tratamento definitivo se baseia no debridamento cirúrgico extenso do tecido necrótico combinado com a adequada terapia antimicrobiana, que tipicamente inclui a cobertura de organismos Gram-positivos, Gram-negativos e anaeróbicos. O princípio da terapia antimicrobiana é o início da ampla cobertura empírica seguida pelo estreitamento do espectro assim que organismos específicos tenham sido isolados e sua suscetibilidade testada. Agentes antifúngicos podem ser acrescentados se a infecção fúngica for fortemente suspeita. A clindamicina tem sido preconizada como um agente útil na síndrome do choque tóxico, visto que se especula que ela "desligue" a produção estafilocócica e estreptocócica de toxinas. A terapia tópica é benéfica. O mel natural não processado pode ser útil para digerir o tecido necrótico e para promover a cicatrização da ferida.[57] A terapia com oxigênio hiperbárico foi descrita e teoricamente é benéfica.

Prognóstico

A mortalidade secundária à sepse descontrolada, causada por organismos virulentos, é alta. Caso os pacientes sobrevivam à primeira agressão, eles podem ficar vulneráveis a infecções secundárias. Os pacientes podem necessitar de repetidas anestesias para a realização de debridamento, de cirurgias reconstrutivas e de enxertias cutâneas.

Conduta Anestésica

Pré-operatório

A extensão da necrose e a gravidade da infecção podem não estar imediatamente aparentes. O anestesiologista deve tratar estes pacientes como pacientes com sepse grave tentando a ressuscitação pré-operatória. Isto pode ser mais bem-alcançado na UTI com a aplicação da terapia guiada por metas, que inclui a hidratação intravenosa e a melhora da oferta global de oxigênio, refletida pela resolução da acidose lática ou por um aumento na saturação venosa central ou mista. Entretanto, o debridamento cirúrgico não deve ser adiado, visto que o atraso está associado à elevação da mortalidade.

Intraoperatório

O uso de etomidato em pacientes com choque séptico levantou preocupação, uma vez que estes pacientes já podem apresentar insuficiência adrenal, que poderia teoricamente ser agravada pelo etomidato, mesmo que em dose única.[58] Grandes movimentos de líquidos, perda sanguínea e liberação de citocinas podem ocorrer no intraoperatório. Um acesso venoso de qualidade é essencial. A monitorização invasiva da pressão arterial e venosa central pode oferecer informações valiosas. Devido ao risco de sangramento, o sangue deve ser submetido à prova cruzada e estar prontamente disponível. Os pacientes estão em risco de desenvolvimento tanto

CAPÍTULO 19
Doenças Infecciosas

de choque hipovolêmico quanto séptico. O anestesiologista deve estar preparado para tratar as duas condições.

Pós-operatório

Assim como ocorre em outras causas de sepse, os pacientes estão em risco de desenvolver falências multiorgânicas. O encaminhamento para a UTI no pós-operatório é desejável. A terapia antibiótica deve ser continuada no período pós-operatório e deve visar os organismos isolados nas amostras de tecido.

Questões relacionadas às infecções necrosantes de partes moles são revistas no **Quadro 19-10**.

TÉTANO

O tétano é causado pelo bacilo Gram-negativo *Clostridium tetani*. A elaboração da neurotoxina tetanospasmina pelas formas vegetativas destes organismos é responsável pelas manifestações clínicas do tétano. Excetuando-se a toxina botulínica, a tetanospasmina é o mais poderoso veneno para os humanos conhecido. Quando elaborada nas feridas, a tetanospasmina se propaga centralmente ao longo dos nervos motores até a medula espinhal ou penetra na circulação sistêmica para alcançar o sistema nervoso central. Esta toxina afeta diversas áreas do sistema nervoso. Na medula espinhal, a tetanospasmina suprime neurônios internunciais inibitórios resultando em contração generalizada da musculatura esquelética (espasmos). No cérebro, há a fixação da toxina por gangliosídeos. Acredita-se que o quarto ventrículo cerebral possua permeabilidade seletiva à tetanospasmina, resultando em manifestações precoces de trismo e rigidez de nuca. Hiperatividade do sistema nervoso simpático pode manifestar-se à medida que a doença progride.[59]

Sinais e Sintomas

Trismo é o sintoma de apresentação do tétano em 75% dos pacientes. A maior força dos músculos masseteres, comparando-a à dos músculos opositores digástricos e milo-hióideos, resulta em travamento da mandíbula. De fato, estes pacientes podem inicialmente procurar por cuidados odontológicos. A rigidez dos músculos da face resulta em uma aparência característica descrita como "riso sardônico" (*risus sardonicus*). O espasmo dos músculos laríngeos pode ocorrer em qualquer momento. Espasmos faríngeos intratá-

veis após a extubação já foram descritos em pacientes com tétano não diagnosticado.[60] A disfagia pode ocorrer devido ao espasmo dos músculos faríngeos. O espasmo dos músculos intercostais e do diafragma interfere com a ventilação adequada. A rigidez da musculatura abdominal e lombar explica a postura em opistótono. Os espasmos da musculatura esquelética são de natureza tônica e clônica sendo excruciantemente dolorosos. Além disso, o trabalho aumentado da musculatura esquelética está associado a grandes elevações no consumo de oxigênio e a vasoconstrição periférica pode contribuir para o aumento da temperatura corporal.

A estimulação externa, incluindo a súbita exposição à luz brilhante, aos ruídos inesperados ou à aspiração traqueal, pode precipitar espasmos generalizados da musculatura esquelética, resultando em ventilação inadequada seguida por morte. A hipotensão tem sido atribuída à miocardite. Taquicardia isolada e inexplicável pode ser manifestação precoce da hiperatividade do sistema nervoso simpático. Mais frequentemente esta hiperatividade se manifesta como hipertensão sistêmica transitória. As respostas do sistema nervoso simpático aos estímulos externos são exageradas, como demonstrado pela presença de taquiarritmias cardíacas e pressão arterial sistêmica lábil. Além disso, a excessiva atividade do sistema nervoso simpático está associada à intensa vasoconstrição periférica, diaforese e excreção urinária de catecolaminas aumentada. Pode ocorrer secreção inapropriada do hormônio antidiurético, que se manifesta por hiponatremia e redução da osmolaridade plasmática.

Tratamento

O tratamento de pacientes com tétano é direcionado para o controle dos espasmos da musculatura esquelética, para a prevenção da hiperatividade do sistema nervoso simpático, para o suporte à ventilação, para a neutralização das exotoxinas circulantes e para o debridamento cirúrgico da área afetada a fim de eliminar a fonte da exotoxina. Diazepam (40-100 mg/dia IV) é útil no controle dos espasmos da musculatura esquelética. Se os espasmos da musculatura esquelética não forem controlados pelo diazepam serão necessárias a administração de relaxantes musculares não despolarizantes e a ventilação mecânica dos pulmões do paciente através de um tubo traqueal. Na verdade, a proteção ativa e precoce das vias aéreas superiores do paciente é importante, visto que o laringoespasmo pode acompanhar os espasmos generalizados da musculatura esquelética. A atividade excessiva do sistema nervoso simpático é mais bem tratada pela administração intravenosa de β-antagonistas como o propranolol e o esmolol. A anestesia peridural contínua também já foi utilizada para controlar a hiperatividade do sistema nervoso simpático induzida pelo tétano.[61] A exotoxina circulante é neutralizada pela administração intramuscular de globulina humana hiperimune. Esta neutralização não altera os sintomas já estabelecidos, porém previne que mais exotoxina alcance o sistema nervoso central. A penicilina destroi as formas vegetativas, produtoras de exotoxina, de *C. tetani*.

Conduta Anestésica

A anestesia geral com entubação traqueal é uma abordagem eficiente para a realização de debridamento cirúrgico. Este debridamento deve ser adiado por várias horas após o paciente ter recebido a antitoxina, porque a tetanospasmina é mobilizada para a circulação sistêmica durante a ressecção cirúrgica. A monitorização frequentemente inclui o registro contínuo da pressão arterial sistê-

---

QUADRO 19-10	Infecções Necrosantes de Partes Moles

São emergências cirúrgicas com alta mortalidade

Os sinais cutâneos não refletem a extensão da necrose tecidual

Os pacientes podem estar muito mais doentes do que parecem

A infecção polimicrobiana, incluindo aeróbios e anaeróbios, é comum

As complicações são as mesmas da sepse, incluindo falência de múltiplos órgãos

A otimização e a ressuscitação guiadas por metas podem melhorar o desfecho

mica, via cateter intra-arterial, e a medida da pressão venosa central. Os anestésicos voláteis são úteis na manutenção da anestesia se estiver presente a excessiva atividade do sistema nervoso simpático. Fármacos como lidocaína, esmolol, metoprolol, magnésio, nicardipina e nitroprussiato devem estar prontamente disponíveis para o tratamento da excessiva atividade do sistema nervoso simpático durante o período perioperatório.

O **Quadro 19-11** revisa os principais achados no tétano.

PNEUMONIA

Junto com a influenza, a pneumonia adquirida na comunidade é uma das 10 maiores causas de morte nos Estados Unidos. O *S. pneumoniae* é de longe a causa mais frequente de pneumonia bacteriana em adultos. Outras bactérias que causam pneumonia incluem *H. influenzae, Mycoplasma pneumoniae, S. aureus, Legionella pneumophilia, K. pneumoniae* e *Chlamydia pneumoniae*. O *S. pneumoniae* geralmente causa pneumonia típica. Vírus influenza, *M. pneumoniae*, clamídia, legionella, adenovírus e outros micro-organismos podem causar pneumonia atípica.[62]

Diagnóstico

Embora os sintomas possam variar, a pneumonia bacteriana frequentemente se caracteriza por um resfriado no início do quadro, seguido por início abrupto de febre, dor torácica, dispneia, fadiga, calafrios, tosse e grande produção de escarro. A tosse não produtiva é uma característica das pneumonias atípicas. Um histórico detalhado pode sugerir o possível organismo causador. Hotéis e hidromassagens estão associados a surtos de doença dos legionários (*L. pneumoniae*). Pneumonia fúngica pode ocorrer em explorações de cavernas (*Histoplasma capsulatum*) e mergulhos (*Scedosporium angiospermum*). A pneumonia por *Chlamydia psittaci* pode estar relacionada ao contato com pássaros e a febre Q (*Coxiella burnetti*), ao contato com ovelhas. O etilismo pode elevar o risco de aspiração de bactérias, como a *K. pneumoniae*. Os pacientes imunocomprometidos, como aqueles com Aids, estão sob risco de pneumonia fúngica, como a pneumonia por *Pneumocystis jiroveci* (PCP).

QUADRO 19-11	Tétano

A neurotoxina tetanospasmina expressada pelo *Clostridium tetani* é responsável pelas manifestações clínicas do tétano

A tetanospasmina se propaga centralmente ao longo dos nervos motores até a medula espinhal ou penetra na circulação sistêmica para alcançar o sistema nervoso central

A disfunção autonômica com hiperatividade do sistema nervoso simpático é comum

Espasmos musculares generalizados e travamento da mandíbula podem ocorrer

O tratamento envolve o controle dos espasmos musculares, a prevenção da hiperatividade simpática, o suporte à ventilação, a neutralização da exotoxina e o debridamento da área afetada para eliminar a fonte de exotoxina

---

Radiografias do tórax nas incidências posteroanterior e lateral podem ser muito úteis no diagnóstico da pneumonia.[63] Os infiltrados difusos são sugestivos de pneumonia atípica, enquanto uma opacificação lobar na radiografia é sugestiva de pneumonia típica. A pneumonia atípica ocorre mais em adultos jovens. A radiografia é útil na detecção de derrames pleurais e envolvimento multilobar. É típica a presença de leucocitose com desvio à esquerda e em casos graves de pneumonia bacteriana pode ocorrer hipoxemia arterial. A hipoxemia arterial reflete a shuntagem intrapulmonar de sangue que é devida à perfusão de alvéolos preenchidos por exsudatos inflamatórios.

O exame microscópico do escarro, associado à cultura do material e testagem da sensibilidade, pode ser útil para a sugestão do diagnóstico etiológico da pneumonia e como guia na seleção do tratamento antibiótico mais apropriado. *S. pneumoniae* e organismos Gram-negativos, como o *H. influenzae*, podem ser vistos no exame bacterioscópico do escarro ou na cultura. Infelizmente, amostras de escarro são frequentemente inadequadas e os organismos nem sempre são isolados. A interpretação da cultura do escarro pode ser desafiadora já que existe, frequentemente, um estado de portador normal de *S. pneumoniae* na nasofaringe. Se houver suspeita, as amostras de escarro devem ser enviadas para a pesquisa de bacilos ácido resistentes (tuberculose). A detecção de antígenos na urina é um bom teste para *L. pneumophilia*. A titulação de anticorpos no sangue pode ser útil no diagnóstico de *M. pneumoniae*. A técnica de reação em cadeia da polimerase no escarro é útil para clamídia.[62] As hemoculturas são geralmente negativas, mas são importantes para a exclusão de bacteremia. O HIV é um importante fator de risco para pneumonia e deve ser testado quando se suspeita de pneumonia.

Tratamento

A terapia empírica para a pneumonia grave é tipicamente uma combinação de fármacos, como uma cefalosporina (p. ex., cefuroxima ou ceftriaxona) associada a um antibiótico macrolídeo (p. ex., azitromicina ou claritromicina). As novas quinolonas, como a moxifloxacina, podem ter um papel progressivamente maior no tratamento da pneumonia adquirida na comunidade.[64] A terapia é recomendada por 10 dias para o *S. pneumoniae* e por 14 dias para o *M. pneumoniae* e para a *C. pneumoniae*. O espectro da terapia deve ser estreitado e direcionado quando o patógeno for identificado. Após a resolução dos sintomas, a terapia pode ser trocada da via intravenosa para a oral. A prescrição inapropriada de antibióticos para infecções não bacterianas do trato respiratório é comum e promove a resistência aos antibióticos. Recentemente foi demonstrado que até mesmo um curto período de administração de antibióticos macrolídeos a indivíduos saudáveis promove a resistência da flora oral de estreptococos, resistência esta que dura por meses.[65] A resistência do *S. pneumoniae* está se tornando um problema importante.

Prognóstico

O Pneumonia Severity Index (Índice de Gravidade da Pneumonia) é uma ferramenta útil de auxílio ao julgamento clínico, de orientação do tratamento apropriado e de sugestão de prognóstico.[66] A idade avançada e a disfunção de órgãos coexistente têm um impacto negativo. Os achados ao exame físico associados a um pior desfecho são:

Temperatura > 40° C ou < 35° C

Frequência respiratória > 30/min

Alteração do nível de consciência

Pressão arterial sistólica < 90 mmHg

Frequência cardíaca > 125/min

Os achados de exames laboratoriais e de investigações complementares que são compatíveis com um pior prognóstico incluem:

Hipoxemia (PO$_2$ < 60 mmHg ou saturação < 90% em ar ambiente)

Derrame pleural

Anemia (hematócrito < 30%)

Ureia > 64 mg/dl (23 mmol/L)

Glicose > 250 mg/dL (14 mmol/L)

Acidose (pH < 7,35)

Sódio < 130 mmol/L

Pneumonia Aspirativa

A maior parte dos pacientes com depressão da consciência experimenta a aspiração faríngea, a qual, na presença de doença subjacente que enfraqueça os mecanismos de defesa do hospedeiro e de alterações na flora orofaríngea, pode se manifestar como pneumonia aspirativa. O abuso de álcool ou drogas, o trauma craniano, as convulsões e outras doenças neurológicas e a administração de sedativos são, na maioria das vezes, os responsáveis pelo desenvolvimento da pneumonia aspirativa. *K. pneumoniae* está frequentemente implicada na pneumonia aspirativa associada à típica obnubilação da libação alcoólica. Os pacientes com anormalidades da deglutição ou da motilidade esofágica, resultantes da instalação de cateteres nasogástricos, com câncer esofágico, com obstrução intestinal ou com vômitos repetidos são propensos à aspiração de conteúdo gástrico. A higiene oral precária e a doença periodontal predispõem à pneumonia aspirativa devido à presença de flora bacteriana aumentada. A indução e o despertar da anestesia podem colocar os pacientes sob risco aumentado de aspiração de conteúdo gástrico.

As manifestações clínicas da aspiração pulmonar dependem, em grande parte, da natureza e do volume do material aspirado. A aspiração de grande volume de fluido gástrico ácido (síndrome de Mendelson) resulta em pneumonia fulminante e hipoxemia arterial. A aspiração de material particulado pode resultar em obstrução das vias aéreas e as partículas podem levar à atelectasia. Radiograficamente, os infiltrados se localizam mais em áreas dependentes dos pulmões dos pacientes. Os anaeróbios sensíveis à penicilina são a causa mais provável de pneumonia aspirativa. A clindamicina é uma alternativa à penicilina e pode ser superior no tratamento da pneumonia aspirativa necrotizante e do abscesso pulmonar. A hospitalização ou a terapia antibiótica alteram a flora orofaríngea normal de tal forma que a pneumonia aspirativa em pacientes hospitalizados frequentemente envolve patógenos que não são comuns nas pneumonias adquiridas na comunidade. Existem poucos dados para sugerir que o tratamento antibiótico da pneumonia aspirativa melhora o seu desfecho.

Conduta Anestésica

A anestesia e a cirurgia deveriam idealmente ser adiadas na presença de infecções agudas. Os pacientes com pneumonia aguda estão frequentemente desidratados e podem apresentar insuficiência renal. No entanto, a ressuscitação volêmica excessivamente agressiva pode piorar a troca gasosa e a morbidade. O tratamento hídrico é, portanto, muito desafiador. A anestesia regional pode ser

melhor. Se a anestesia geral for inevitável, é adequada a adoção de uma estratégia de ventilação protetora com volumes correntes de 6 a 8 mL/kg de peso ideal e com pressões médias em vias aéreas menores que 30 cm H$_2$O. O anestesiologista deve aspirar as secreções, enviar amostras de escarro distal para a realização de bacterioscopia pelo Gram e cultura e assegurar que os antibióticos apropriados estejam sendo administrados, tanto para a pneumonia quanto para a cobertura da cirurgia.

Pneumonia Pós-operatória

A pneumonia pós-operatória ocorre em aproximadamente 20% dos pacientes submetidos a cirurgias torácicas de grande porte, cirurgias esofágicas ou cirurgias de grande porte do abdome superior; no entanto, é rara em outros procedimentos em pacientes previamente hígidos. A doença respiratória crônica aumenta a incidência de pneumonia pós-operatória em três vezes. Outros fatores de risco incluem obesidade, idade maior que 70 anos e cirurgias com duração maior que duas horas.[67]

Abscessos Pulmonares

Abscessos pulmonares podem desenvolver-se após a pneumonia bacteriana. O abuso de álcool e a higiene dental precária são importantes fatores de risco. A embolia séptica pulmonar, que é mais comum entre usuários de drogas intravenosas, também pode resultar na formação de um abscesso pulmonar. O achado de um nível hidroaéreo na radiografia de tórax indica ruptura do abscesso para dentro da árvore brônquica, sendo característico o odor desagradável do escarro. Os antibióticos constituem o pilar do tratamento do abscesso pulmonar. A cirurgia é indicada apenas quando ocorrem complicações como o empiema. A toracocentese é necessária para estabelecer o diagnóstico do empiema e o tratamento requer a drenagem com dreno de tórax e antibióticos. A drenagem cirúrgica é necessária para tratar o empiema crônico.

Considerações importantes na abordagem da pneumonia são listadas no **Quadro 19-12**.

QUADRO 19-12   Pneumonia

Pneumonia adquirida na comunidade é uma das maiores causas de morte nos Estados Unidos

Streptococcus pneumoniae é a causa mais frequente de pneumonia bacteriana

A terapia empírica para a pneumonia é tipicamente uma combinação de fármacos, como uma cefalosporina associada a um antibiótico macrolídeo

A resistência do *S. pneumoniae* está tornando-se um problema importante

O Pneumonia Severity Index (Índice de Gravidade da Pneumonia) é uma ferramenta útil de auxílio ao julgamento clínico, de orientação do tratamento apropriado e de sugestão de prognóstico

Pacientes submetidos à anestesia geral estão sob risco de pneumonia aspirativa

Pacientes submetidos a cirurgias abdominais e torácicas de grande porte estão sob risco de pneumonia pós-operatória

PNEUMONIA ASSOCIADA AO VENTILADOR

A pneumonia associada ao ventilador (PAV) é a infecção nosocomial mais comum na UTI e perfaz um terço do total de infecções nosocomiais.[68] Dez por cento a 20% dos pacientes entubados e em ventilação mecânica por mais de 48 horas adquirem PAV, com taxas de mortalidade de 15% a 50%.[69] Os anestesiologistas e médicos intensivistas possuem importante papel na prevenção, diagnóstico e tratamento da PAV. Diversas intervenções simples podem reduzir a ocorrência de PAV; estas incluem a higiene meticulosa das mãos, a realização de cuidados orais, a limitação da sedação dos pacientes, o posicionamento dos pacientes em posição semiereta, a aspiração de secreções subglóticas, a limitação do tempo de entubação e a consideração da possibilidade de suporte ventilatório não invasivo.[70]

Diagnóstico

A PAV é de difícil diferenciação de outras causas comuns de insuficiência respiratória, como a síndrome do desconforto respiratório agudo e o edema pulmonar. Um tubo traqueal ou uma cânula de traqueostomia provê uma superfície estranha ao corpo que rapidamente se torna colonizada pela flora das vias aéreas superiores. A mera presença de organismos potencialmente patológicos nas secreções traqueais não é diagnóstica de PAV. Um algoritmo diagnóstico padronizado de PAV, que emprega dados clínicos e microbiológicos, é utilizado no National Nosocomial Infections Surveillance System e no escore clínico de infecção pulmonar para promover consistência diagnóstica entre os médicos e pesquisadores. Um escore clínico de infecção pulmonar maior que seis é consistente com o diagnóstico de PAV (Tabela 19-4).[71]

Tanto o National Nosocomial Infections Surveillance quanto o escore clínico de infecção pulmonar são relativamente sensíveis para o diagnóstico de PAV (> 80%), porém não são específicos quando aplicados a pacientes individuais. Em aproximadamente metade dos pacientes suspeitos, por critérios clínicos, de terem PAV, o diagnóstico é duvidoso e não são isolados organismos nas culturas de material das vias aéreas distais. Valores mínimos arbitrários que foram propostos para sugerir o diagnóstico de PAV são 10^3 unidades formadoras de colônias/mL (UFC/mL) de organismos isolados em amostras coletadas por escova protegida, 10^4 UFC/mL de organismos isolados em amostras coletadas por lavado broncoalveolar ou 10^5 a 10^6 UFC/mL de organismos isolados em amostras coletadas por aspirado traqueal.

Tratamento e Prognóstico

O tratamento da PAV inclui o tratamento de suporte para a insuficiência respiratória associado à terapia direcionada aos organismos mais provavelmente implicados. Os patógenos mais comuns são a *P. aeruginosa* e o *S. aureus*. O prognóstico melhora se o tratamento for iniciado precocemente. Desta forma, apesar da grande quantidade de diagnósticos falso-positivos, a terapia de amplo espectro deve ser iniciada para cobrir organismos resistentes como o *S. aureus* resistente à meticilina e a *P. aeruginosa*. Se os organismos resistentes a multifármacos forem comuns, como o *A. baumanii* e organismos produtores de β-lactamase de espectro estendido, um antibiótico carbapenêmico pode ser o mais adequado enquanto são aguardados os resultados das culturas. O tratamento deve ser estreitado de acordo com as culturas e testes de sensibilidade, visando os organismos específicos, e deve ser interrompido em 48 horas caso as culturas sejam negativas. Oito dias de terapia são geralmente suficientes, exceto para organismos Gram-negativos não fermentadores de lactose, para os quais é recomendado um curso de 14 dias. A **Figura 19-4** é um algoritmo para orientar o tratamento.[69]

Conduta Anestésica

Pacientes com PAV frequentemente requerem anestesia para a realização de traqueostomia. Cirurgias maiores devem ser adiadas até que a pneumonia esteja resolvida e a função respiratória melhore. A traqueostomia não é um procedimento de urgência. Pode ser desaconselhável a realização do procedimento quando os pacientes têm mínima reserva pulmonar, como uma necessidade de oxigênio inspirado maior que 50% ou de uma pressão positiva ao final da expiração (PEEP) de 7,5 ou mais. Um dos maiores objetivos para os anestesiologistas é assegurar que os pacientes com PAV não sofram contratempos após a anestesia. Os pacientes com insuficiência respiratória podem ser dependentes de PEEP. Quando eles são transportados para a sala de cirurgia, uma válvula de PEEP deve ser utilizada para reduzir a possibilidade de "desrecrutamento" alveolar. Na sala de cirurgia, a ventilação mecânica protetora deve ser utilizada, com volumes correntes de 6 a 8 mL/kg de massa corporal "magra". Idealmente, os mesmos parâmetros ventilatórios utilizados na UTI deveriam ser utilizados, incluindo o modo ventilatório e a PEEP. Deve ser administrada a menor fração de oxigênio inspirado que alcance uma saturação de oxigênio adequada (p. ex., > 95%). Se as capacidades do ventilador da sala de cirurgia forem limitadas, deve-se considerar levar o ventilador da UTI para dentro da sala de cirurgia. Se houver suspeita de pneumonia e fluidos corporais (p. ex., derrame pleural, empiema, lavagem brônquica) forem drenados ou aspirados, as amostras devem ser coletadas e enviadas ao laboratório para cultura e identificação dos patógenos.

Aspectos importantes relacionados à PAV estão listados no **Quadro 19-13**.

SÍNDROME RESPIRATÓRIA AGUDA GRAVE E INFLUENZA

"Não há dúvidas de que algum dia haverá outra pandemia de influenza. Simplesmente não sabemos quando ela vai ocorrer ou se ela será causada pelo vírus da influenza aviária H5N1. Seria prudente desenvolver planos concretos para lidar com tal pandemia."[72]

Os vírus associados à influenza A – e à síndrome respiratória aguda grave (SARS, *severe acute respiratory syndrome*) – são exemplos de vírus respiratórios que podem ter curso violento, alta virulência e alta letalidade. A SARS nos atingiu de forma inesperada de 2002 a 2003 e foi uma cruel lembrança da nossa vulnerabilidade às novas doenças infecciosas. A SARS afetou predominantemente pessoas na Ásia, na costa do Pacífico e no Canadá. Pensa-se que o agente causal seja um coronavírus RNA que é transmitido por contato e pela dispersão de partículas. O vírus é viável fora do organismo por 24 a 48 horas. Muitas das vítimas da epidemia de SARS eram profissionais de saúde, incluindo anestesiologistas. A pande-

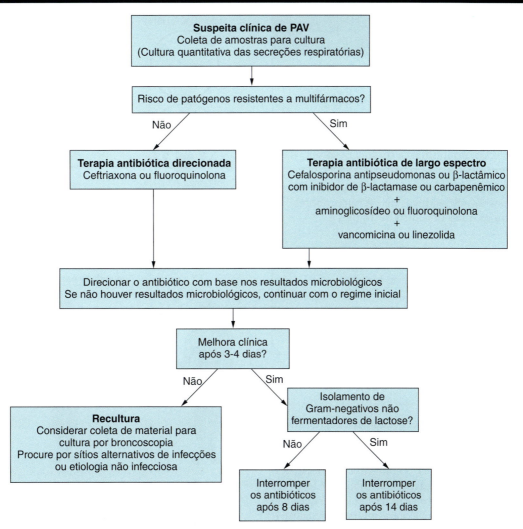

Figura 19-4 • Tratamento da PAV. *(Adaptado de Porzecanski I, Bowton DL: Diagnosis and treatment of ventilator-associated pneumonia. Chest 2006;130:597-604.)*

mia de influenza que ocorreu entre 1918 e 1919 foi uma das maiores pragas que já afetou a humanidade; estima-se que a gripe espanhola tenha deixado um rastro de 25 milhões de mortes ao redor do mundo em um período de apenas 25 semanas. Uma nova cepa de influenza aviária, a cepa H5N1, a qual é um subtipo de influenza A, está agora ameaçando a humanidade. O influenza é um vírus de RNA da família dos ortomixovírus, o qual, como outros vírus de RNA, sofre mutação em níveis preocupantes. A cepa H5N1 recebe este nome baseando-se nos peptídeos capsulares hemaglutinina e neuraminidase. Existem 16 subtipos conhecidos de hemaglutininas e nove subtipos conhecidos de neuraminidases de vírus influenza A. A gripe espanhola foi causada por cepas virais H1N1, as quais continuam causando influenza humana sazonal. De acordo com a Organização Mundial de Saúde, cepas patogênicas de H5N1 que infectam humanos podem ser fatais em quase 66% dos casos. Atualmente, a influenza A H5N1 é transmitida de pássaros para humanos. O medo é que se ocorrer recombinação em um paciente com infecção concomitante por influenza A H1N1 ou H3N2, o vírus pode sofrer recombinação, resultando em cepas letais que podem se espalhar entre humanos (**Fig. 19-5**). Pacientes com infecções respiratórias virais agudas podem requerer a assistência de um anestesiologista em procedimentos como intubação de emergência, traqueostomia, instalação de dreno torácico, suporte ventilatório mecânico ou cuidados gerais de UTI.

Sinais e Sintomas

Os sintomas incluem queixas inespecíficas relacionadas a infecções virais, como tosse, inflamação de garganta, cefaleia, diarreia, artralgias e dores musculares. Em casos mais graves, os pacientes podem apresentar-se com desconforto respiratório, confusão mental (encefalite) e hemoptise. Os sinais podem incluir febre, taquicardia, sudorese, conjuntivite, erupção cutânea, taquipneia, uso de musculatura respiratória acessória, cianose e características ao exame pulmonar de pneumonia, derrame pleural ou pneumotórax. A radiografia de tórax pode mostrar infiltrados desiguais, áreas de opacificação, pneumotórax e evidências de derrame pleural. Tanto o influenza A H5N1 quanto o coronavírus (CoV) da SARS podem causar lesão pulmonar aguda e síndrome do desconforto respiratório agudo. As complicações incluem falência de múltiplos órgãos e sepse grave.

| QUADRO 19-13 | Pneumonia Associada ao Ventilador |

- Diversas intervenções simples podem reduzir a ocorrência de PAV
- Não há padrão ouro para o diagnóstico de PAV
- Início precoce de terapia antibiótica de amplo espectro reduz a mortalidade na PAV
- Quando são isolados organismos, a terapia deve ser estreitada e direcionada para o patógeno específico
- Oito dias de terapia são suficientes para a PAV, exceto para organismos Gram-negativos não fermentadores de lactose, para os quais um curso de 14 dias é recomendado
- Geralmente, os antibióticos devem ser interrompidos após 48 horas de uso quando nenhum organismo é isolado em aspirados traqueais ou lavado broncoalveolar
- Se pacientes com PAV necessitarem de procedimento anestésico, uma estratégia de ventilação protetora, semelhante àquela adotada na UTI, deve ser seguida

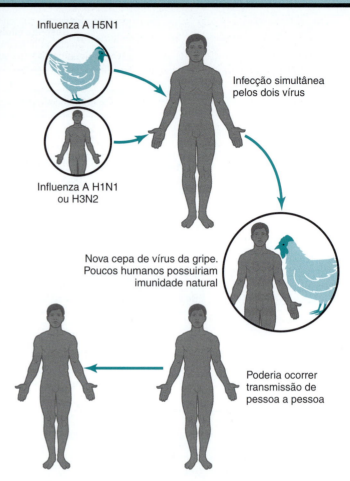

Figura 19-5 • Como poderia teoricamente emergir uma nova cepa patogênica e contagiosa de influenza.

Diagnóstico

No contexto de um surto, o histórico, os sintomas e a apresentação clínica são geralmente suficientes para sugerir o diagnóstico. O período de incubação para o CoV-SARS e para o influenza A H5N1 é de aproximadamente uma semana. Na influenza, a variação descrita está entre dois e 17 dias. O diagnóstico definitivo é feito pela detecção do vírus no escarro. O problema da sorologia é que pode levar de duas a três semanas para a soroconversão (desenvolvimento de anticorpos) após a infecção. A detecção de anticorpos pelo ELISA (*enzyme-linked immunosorbent assay*) e os testes rápidos para influenza obtiveram resultados negativos em pacientes infectados pelo vírus da influenza A H5N1. *Kits* de detecção rápida de antígenos têm, até agora, rendido resultados desapontadores no caso dos vírus influenza.[73] Métodos moleculares, como as técnicas moleculares baseadas em ácidos nucleicos, são promessas no fornecimento de pilares para o diagnóstico em laboratórios clínicos. *Kits* que utilizam a reação em cadeia da polimerase via transcriptase reversa estão disponíveis e são úteis no diagnóstico tanto do CoV-SARS quanto do vírus influenza A H5N1. O vírus influenza pode não ser identificado no escarro e até mesmo em amostras da nasofaringe;[74] a reação em cadeia da polimerase em tempo real realizada em aspirados traqueais e fluidos obtidos por lavado broncoalveolar rendeu bons resultados diagnósticos.[72,74] Uma técnica diagnóstica simples utilizando microarranjos de DNA que visem apenas o segmento da matriz genética do influenza A foi desenvolvida e possui uma sensibilidade clínica de 97% e uma especificidade clínica de 100% para as cepas de influenza A H5N1 (aviária), H1N1 (humana) e H3N2 (humana).[75] A microscopia eletrônica pode permitir a visualização direta de partículas virais em amostras dos pacientes;[76] no entanto, pode não ser prática para o diagnóstico usual. A permissão de cultivar este patógeno de alto risco é restrita a instalações de contenção de nível 3 certificadas.[74] Nos Estados Unidos, todas as amostras positivas para influenza A (H5N1) devem ter seu resultado confirmado pelo National Microbiology Laboratory ou um laboratório seu designado.[74]

Tratamento

O desenvolvimento de vacinas é um componente-chave da prevenção da disseminação de infecções virais e da redução da morbidade e mortalidade associadas a muitas destas infecções. Até agora, não há vacina para o CoV-SARS ou para o vírus da influenza A H5N1. No caso da influenza, inibidores de neuraminidase foram desenvolvidos, incluindo o zanamivir e o oseltamivir. Estes fármacos podem reduzir a gravidade da infecção, mas pode não existir quantidade suficiente no caso de uma grande epidemia. Outros tratamentos farmacológicos para influenza incluem a amantadina e a rimantadina. Fármacos antivirais têm benefícios modestos e auxiliam apenas quando administradas dentro das primeiras 48 horas do início dos sintomas.[77] Não existe fármaco com benefício terapêutico comprovado que atenue o curso da SARS. A ribavirina foi utilizada com sucesso questionável. O desenvolvimento de vacinas é dificilmente alcançado até que a cepa específica, que esteja causando a pandemia, seja isolada. Até este ponto, pode existir um atraso de meses durante o qual o vírus poderia causar danos devastadores. Uma das intervenções que pode ter tido algum sucesso durante a epidemia de gripe espanhola foi a injeção de sangue de sobreviventes naqueles com infecções agudas.

CAPÍTULO 19
Doenças Infecciosas

Os cuidados de suporte são os pilares do tratamento da influenza e da SARS; estes podem incluir assistência à ventilação, assim como toda a gama de medidas de suporte utilizadas na sepse. A drenagem de derrames pleurais e a instalação de drenos torácicos para pneumotórax podem ser benéficas. Antibióticos devem ser associados para o tratamento de infecções bacterianas coexistentes.

Prognóstico

O prognóstico depende da patogenicidade do vírus infectante assim como da suscetibilidade do indivíduo infectado. A influenza e a SARS podem ser o gatilho para uma importante resposta inflamatória e uma tempestade de citocinas. Como consequência, podemos ter uma apresentação cínica indistinguível da sepse grave de origem bacteriana. A superinfecção por bactérias é descrita e piora consideravelmente o desfecho.

Conduta Anestésica

Pré-operatório

O anestesiologista deve avaliar o paciente valorizando a potencial letalidade da infecção. Tanto o paciente quanto seus familiares deveriam ser orientados sobre os altos risco associados ao CoV-SARS. Estes vírus são altamente contagiosos e frequentemente letais; deveria ser procedido o isolamento rigoroso, e precauções para a proteção dos profissionais de saúde têm que ser tomadas. O mesmo pode ser aplicado a novas cepas de influenza (recombinantes ou que recentemente tenham evoluído). Idealmente, os pacientes infectados deveriam ser tratados em quartos com pressão negativa para reduzir a disseminação por aerossol e o contágio. As precauções de barreira incluem o uso de capotes descartáveis, duas luvas, óculos de proteção e de respiradores purificadores de ar motorizados equipados com filtros HEPA (*high-efficiency particulate air filters*).[78,79] Se estes não estiverem disponíveis, máscaras N95 (bloqueia 95% das partículas) deveriam ser utilizadas preferencialmente às máscaras cirúrgicas comuns. Filtros devem ser instalados nos dois ramos do circuito ventilatório para a proteção dos ventiladores e aparelhos de anestesia contra a contaminação. Todas as superfícies devem ser esterilizadas com álcool e os quartos idealmente não deveriam ser utilizados por outros pacientes (se possível) por até 48 horas após um paciente com CoV-SARS ou influenza A H5N1 ter estado nele. Mesmo que não seja SARS ou influenza, os mesmos princípios de precauções de barreira para controle de infecções se aplicam a qualquer infecção contagiosa fatal, sejam aquelas de ocorrência "natural" ou aquelas introduzidas por indivíduos com intenções malévolas.

Intraoperatório

O medo de contaminação não deve cegar os anestesiologistas sobre o alto nível de cuidados requerido por estes vulneráveis pacientes. Durante a epidemia de SARS em Hong Kong, o medo de contaminação pode ter afetado o tratamento dos pacientes.[80] A experiência canadense mostra que quando as precauções adequadas são tomadas, a disseminação da infecção pode ser prevenida. Se a ventilação mecânica for requerida, uma ventilação protetora, como a utilizada na síndrome do desconforto respiratório agudo, é indicada. O volume corrente deve ser limitado a 6 a 8 mL/kg de massa magra e a pressão média nas vias aéreas deve ser menor que 30 cm H_2O. O súbito comprometimento cardiorrespiratório pode ser o reflexo de um pneumotórax em expansão. A drenagem de derra-

mes pleurais pode melhorar a ventilação e a troca gasosa. Deve-se ter muito cuidado durante a realização de procedimentos broncoscópicos, visto que estes são procedimentos particularmente de alto risco que resultam em aerossolização de partículas virais.

Pós-operatório

Precauções para a prevenção da disseminação de infecções deveriam estar em andamento. Devem ser aplicados os mesmos princípios de tratamento adotados para a síndrome do desconforto respiratório agudo e para a sepse.

O **Quadro 19-14** resume a discussão anterior sobre SARS e influenza.

SÍNDROME DA IMUNODEFICIÊNCIA ADQUIRIDA

A SIDA foi inicialmente descrita em 1981 nos Estados Unidos. O HIV e a pandemia de Aids impõem um grande ameaça à saúde no mundo. Estima-se que mais de 40 milhões de pessoas ao redor do mundo estejam infectadas pelo HIV, ao qual se associa a causa da morte de mais de 25 milhões de pessoas até hoje.[81] A infecção continua a se disseminar em ritmo acelerado, sendo os aumentos mais rápidos observados na África austral e central e ao sul do continente asiático. O modo predominante de transmissão do HIV é pela relação sexual heterossexual e as mulheres representam uma grande proporção das novas infecções, inclusive nos países desenvolvidos.[82]

Um crescente número de pacientes que se apresentam para cirurgia é soropositivo para HIV ou tem Aids. Os anestesiologistas devem estar familiarizados com esta doença e conscientes do impacto do HIV na anestesia.[83-85] O entendimento da patogênese do HIV e o conhecimento das possíveis interações medicamentosas que ocorrem com a terapia para o HIV podem ajudar a orientar a escolha das técnicas anestésicas. A possibilidade de transmissão nosocomial do HIV destaca a necessidade dos anestesiologistas fazerem valer as políticas rigorosas de controle de infecções para se

---

QUADRO 19-14 Síndrome Respiratória Aguda Grave e Influenza

Viroses respiratórias podem ter cursos galopantes, alta virulência e alta letalidade

Tanto a influenza quanto a síndrome respiratória aguda grave (SARS) podem resultar em lesão pulmonar aguda e síndrome do desconforto respiratório agudo

As complicações da influenza e da SARS incluem a falência de múltiplos órgãos e a sepse grave

Métodos moleculares, como a reação em cadeia da polimerase via transcriptase reversa, permitem o diagnóstico da SARS e da influenza

Os cuidados de suporte são os pilares do tratamento da influenza e da SARS

Precauções de barreira são essenciais

Ventilação mecânica protetora, como aquela utilizada na síndrome do desconforto respiratório agudo, é indicada

protegerem, protegerem a outros profissionais de saúde e a seus pacientes. A terapia antirretroviral reduz a velocidade de progressão da doença, no entanto, não existe cura disponível nem há a possibilidade de uma vacina estar disponível em um futuro próximo.

O HIV pertence à família *Retroviridae* a ao gênero *Lentiviridae*. Membros deste gênero são citopáticos (causam lesão à célula), têm longo período de latência e seguem um curso crônico. Quando os primeiros casos de Aids apareceram, o conhecimento da sua patogênese foi frustrantemente ardiloso porque a doença não se manifesta imediatamente após a infecção pelo HIV. Existe um período variável no qual o paciente permanece saudável, porém é virêmico.

Sinais e Sintomas

A síndrome de soroconversão aguda ocorre na presença de uma alta carga viral logo após a infecção. Após diversos meses, há uma redução gradual da viremia a partir do momento em que a resposta imune ocorre. A carga viral está frequentemente em um estado estacionário, uma vez que a taxa de produção viral se iguala à taxa de destruição. Noventa e oito por cento dos linfócitos T *helper* (células T CD4) estão localizados nos nódulos linfáticos, os quais são os mais importantes sítios de replicação viral e destruição de células T. Há uma involução gradual dos nódulos linfáticos com uma concomitante redução das células T CD4 e uma elevação da carga viral à medida que o inexorável aparecimento dos sintomas da Aids ocorre (**Fig. 19-6**).

A PCP (*Pneumocystis carinii* previamente) em geral não ocorre até que a contagem de CD4 seja menor que 200 células/mL. Dispneia, sudorese noturna e perda de peso são queixas frequentes. O exame físico do tórax pode não ter nada digno de nota. As complicações incluem insuficiência respiratória, pneumotórax e doença pulmonar crônica. Doença pulmonar cavitária pode ser decorrente de abscessos pulmonares por bactérias piogênicas, TB pulmonar, infecções fúngicas e *Nocardia* spp. O sarcoma de Kaposi e o linfoma também podem afetar os pulmões. A adenopatia pode levar à obstrução traqueobrônquica ou à compressão dos grandes vasos. O sarcoma de Kaposi endobrônquico pode resultar em hemoptise maciça. O HIV afeta diretamente os pulmões causando uma síndrome pulmonar destrutiva semelhante ao enfisema.

As doenças neurológicas, variando da demência pela Aids até o acometimento infeccioso e neoplásico, são comuns. Três diagnósticos compreendem a maioria das doenças cerebrais focais que complicam a Aids: toxoplasmose cerebral, linfoma primário do sistema nervoso central e leucoencefalopatia multifocal progressiva. O *Cryptococcus neoformans*, o HIV e a TB podem causar meningite. O envolvimento cardíaco durante o curso da infecção pelo HIV é comum, mas com frequência clinicamente silencioso. A doença vascular generalizada agressiva, incluindo cardíaca e cerebral, pode ocorrer como uma complicação da terapia antirretroviral. Quando os pacientes exibem hipotensão inexplicada, a insuficiência adrenal deve ser considerada, visto que esta pode ocorrer com a infecção avançada pelo HIV.

Diagnóstico

Com o advento da terapia antirretroviral altamente ativa (HAART, *highly active antiretroviral therapy*) o prognóstico daqueles infectados pelo HIV foi muito melhorado. É importante que o estigma associado à infecção pelo HIV seja combatido para permitir a testagem rotineira. O teste padrão é o ELISA, o qual geralmente se torna positivo com o aumento do anticorpos contra o HIV que ocorre 4 a 8 semanas após a infecção. Durante este período de janela inicial existe uma alta carga viral e os pacientes são mais infectantes. A confirmação da infecção pode ser realizada pelo teste de *Western blot* ou pela determinação da carga viral do HIV no sangue.

Na PCP, uma doença definidora de Aids, a radiografia de tórax está normal em muitos casos. Tipicamente, há infiltrado bilateral em vidro fosco. Pneumotórax pode ser evidente e podem existir múltiplas pneumatoceles. A tomografia computadorizada de alta resolução revela um aspecto em vidro fosco, mesmo quando a radiografia de tórax é normal. Os testes de função pulmonar mostram volumes pulmonares reduzidos com complacência reduzida e redução da capacidade de difusão do monóxido de carbono. A determinação da saturação de oxigênio, ou da PaO$_2$, no exercício pode ser de maior utilidade que os testes de função pulmonar. Se existir suspeita do diagnóstico de PCP, a broncoscopia de fibra óptica e o lavado broncoalveolar devem ser realizados. A vantagem de um possível diagnóstico precoce compensa a alta frequência de exames negativos.

TB disseminada é uma potencial causa de insuficiência respiratória grave. As secreções respiratórias devem ser examinadas de rotina para bacilos ácido resistentes em pacientes com Aids e infiltrados pulmonares. A pneumonia bacteriana (*S. pneumoniae, Moraxella catarrhalis, H. influenzae, S. aureus* e *P. aeruginosa*) também pode ser causa de insuficiência respiratória aguda grave; as bactérias podem ser detectadas no escarro ou em lavados brônquicos.

Até 50% dos pacientes com HIV terão achados ecocardiográficos anormais em algum momento da sua doença. Aproximadamente 25% têm derrame pericárdico. A miocardite, que é mais comum na doença avançada, pode ser causada por toxoplasmose,

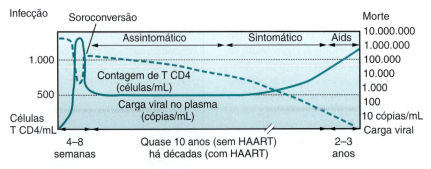

Figura 19-6 • O curso da infecção pelo vírus da imunodeficiência humana. Aids, síndrome da imunodeficiência adquirida; HAART, terapia antirretroviral altamente ativa.

CAPÍTULO 19
Doenças Infecciosas

criptococose disseminada, vírus coxsackie B, citomegalovírus, linfoma, *Aspergillus* spp. e pelo próprio HIV. O resultado final pode ser a dilatação ventricular e a disfunção cardíaca.

Durante a terapia com inibidores de protease é comum a intolerância à glicose e as alterações no metabolismo lipídico. Dosagens randômicas do cortisol e testes de estimulação adrenal podem demonstrar insuficiência adrenal absoluta ou relativa.

Tratamento

Três importantes classes de agentes antirretrovirais estão atualmente em uso:

1. Inibidores da transcriptase reversa análogos de nucleosídeo se ligam ao DNA viral em desenvolvimento e impedem a conclusão da transcrição reversa.
2. Inibidores da transcriptase reversa não análogos de nucleosídeo interferem com a atividade transcricional desta enzima por se ligarem diretamente a ela, abaixo do sítio catalítico ativo.
3. Os inibidores de protease (IPs) inibem a protease do HIV, a qual cliva os precursores de poliproteina que, em última análise, compõem as proteínas do núcleo dos vírions maduros. Os IPs se ligam especificamente ao sítio de clivagem ativo.

Duas novas classes de agentes antirretrovirais foram recentemente desenvolvidas. Os inibidores de integrase atuam na enzima integrase, enzima esta que o vírus necessita para a incorporação de seu DNA proviral ao DNA cromossomal das células infectadas. Se esta enzima for inibida, a replicação do HIV é impedida. Raltegravir foi o primeiro inibidor de integrase aprovado pelo FDA nos Estados Unidos. Os antagonistas do receptor 5 de quimiocina (CCR5) impedem a ligação do HIV a um dos correceptores que ele utiliza para entrar nas células-alvo. Os inibidores de integrase e os antagonistas de CCR5, como o maraviroc, são efetivos em associação de outros agentes antirretrovirais. Fármacos das duas classes são bem-toleradas e podem ser úteis tanto como terapia adjuvante para cepas resistentes de HIV, quanto para adiar a emergência de resistência viral difusa.

Um regime antirretroviral típico consiste de três agentes: um IP ou um inibidor da transcriptase reversa não análogo de nucleosídeo associado a dois análogos de nucleosídeo. Esta associação terapêutica foi chamada de HAART. Em algumas situações, a associação de quatro ou mais fármacos é utilizada. O objetivo da terapia no tratamento de pacientes sem tratamento anterior é alcançar uma carga viral indetectável ao final de 24 semanas de terapia, além de estender a duração e melhorar a qualidade de vida. Inúmeros efeitos colaterais e interações medicamentosas complicam estes regimes terapêuticos e reduzem a aderência ao tratamento. Os pacientes podem ter reações de hipersensibilidade aos fármacos, resultando em febre, hipotensão e pneumonite intersticial aguda com consequente insuficiência respiratória. O uso concomitante de zidovudina e corticosteroides pode resultar em grave miopatia e disfunção da musculatura respiratória. Além disso, têm sido documentados relatos de diversos casos de insuficiência respiratória associada ao início do tratamento com HAART e à reconstituição imune que resulta em uma piora paradoxal da pneumonia por *Pneumocystis*. A distinção entre a reconstituição imune associada à HAART com a piora paradoxal e a falha do tratamento da pneumonia por *Pneumocystis* ou a presença de uma infecção respiratória superimposta é com frequência clinicamente desafiadora.[86] De

particular importância para os anestesiologistas é a informação de que os pacientes recebendo HAART estão sujeitos a complicações metabólicas a longo prazo, incluindo anormalidades lipídicas e intolerância à glicose, a qual pode resultar no desenvolvimento de diabetes e doenças coronariana e cerebrovascular.[87]

Uma síndrome semelhante à sepse aguda por Gram-negativos foi relatada em pacientes em tratamento com inibidores da transcriptase reversa análogos de nucleosídeo.[88,89] Geralmente são encontradas acidose lática e esteatose hepática. Os pacientes desenvolvem febre alta e podem rapidamente se tornar confusos ou comatosos. Fármacos análogos de nucleosídeo podem causar inibição da DNA polimerase gama, uma DNA polimerase exclusiva requerida para a replicação do DNA mitocondrial. Isto, por sua vez, causa disfunção mitocondrial e comprometimento da respiração celular aeróbica. A inibição da fosforilação oxidativa e o desarranjo das enzimas da cadeia respiratória foram implicados.[88,89] Foi sugerido que a riboflavina possa ser utilizada como um potencial tratamento. Infelizmente, a maior parte dos pacientes morre apesar do suporte na UTI.

Os IPs, particularmente o ritonavir, são inibidores do citocromo P-450. Em contraste, fármacos como a nevirapina são indutoras das enzimas microsomais hepáticas. Este efeito variável sobre as enzimas hepáticas complica a titulação da dose de fármacos, incluindo agentes anestésicos e analgésicos, muitos dos quais sofrem metabolismo hepático (**Tabela 19-5**).

Uma associação entre sulfametoxazol em altas doses (100 mg/kg por dia) e trimetoprim (20 mg/kg por dia) é o tratamento de escolha para PCP. A terapia com corticosteroides sistêmicos, como a prednisolona (1 mg/kg por dia), é aconselhada para pacientes com baixa saturação de oxigênio. O suporte respiratório e a oferta de oxigênio suplementar são invariavelmente necessários. O uso de pressão positiva contínua nas vias aéreas tem evitado, em algumas circunstâncias, a necessidade de ventilação com pressão positiva.[90,91] O prognóstico dos pacientes que necessitam de ventilação mecânica, a despeito do tratamento adjuvante com corticosteroides, é ruim. O uso de PEEP pode resultar em pneumotórax.

O tratamento antibacteriano empírico deve ser administrado quando se suspeita de uma infecção pulmonar bacteriana. Surtos de TB multifármaco resistente ocorreram em pacientes com infecção pelo HIV e em profissionais de saúde. A transmissão pelo ar por meio da inalação de aerossol infectante justifica a adoção de medidas apropriadas de isolamento para a proteção da equipe médica e de outros pacientes contra a transmissão da TB.

Prognóstico

Antes de 1995, as perspectivas para o tratamento do HIV eram bastante sombrias. A situação mudou drasticamente como resultado de quatro fatores independentes:

1. Um melhor entendimento da patogênese da infecção pelo HIV.
2. A disponibilidade de marcadores indiretos da função imune e da carga viral no plasma.
3. O desenvolvimento de fármacos novos e mais potentes, como os IPs e os inibidores da transcriptase reversa não análogos de nucleosídeo.
4. A conclusão de diversos ensaios clínicos grandes para a definição de desfechos que demonstraram conclusivamente que a associação de antirretrovirais adia significativamente a progressão da doença pelo HIV e aumenta a sobrevivência.

491

STOELTING ANESTESIA E DOENÇAS COEXISTENTES

TABELA 19-5 — Fármacos Antirretrovirais: Dicas de Administração e Efeitos Colaterais

Nome do Fármaco	Administração	Efeitos Colaterais Comuns
ITRANs		
Zidovudina (AZT/ZDV)	Oral/IV	Supressão da medula óssea (neutropenia), distúrbio GI, cefaleia
Didanosina (DDI)	Estômago vazio, oral	Neuropatia periférica, pancreatite, diarreia
Zalcitabina (DDC)	Oral	Neuropatia periférica, pancreatite, úlceras orais
Estavudina (D4T)	Oral	Neuropatia periférica
Lamivudina (3TC)	Oral	Anemia, distúrbio GI
Abacavir	Oral	Distúrbio GI, reações de hipersensibilidade agudas potencialmente fatais
ITRNANs		
Nevirapina	Oral	Erupção cutânea, hepatite, indução de enzima hepática (P-450)
Delavirdina	Oral	Erupção cutânea, indução de enzima hepática (P-450)
Efavirenz	Oral	Tonturas, erupção cutânea, disforia, indução de enzima hepática (P-450)
IPs		
Saquinavir	Com refeições gordurosas ou até duas horas após as refeições	Diarreia, elevação de transaminases, hiperlipidemia, inibição da P-450
Indinavir	Estômago vazio; 1,5 L de água em 24 h	Nefrolitíase, hiperbilirrubinemia, hiperlipidemia, lipodistrofia, inibição da P-450
Ritonavir	Refrigerar os comprimidos	Distúrbio GI, parestesia circumoral, hiperlipidemia, lipodistrofia, inibição da P-450
Nelfinavir	Com alimentos	Diarreia, hiperlipidemia, lipodistrofia, inibição da P-450

GI, gastrointestinal; ITRANs, inibidores da transcriptase reversa análogos de nucleosídeo; ITRNANs, inibidores da transcriptase reversa não análogos de nucleosídeo; IPs, inibidores de protease.

Conduta Anestésica

Intraoperatório

As precauções universais para a prevenção da propagação de vírus transmitidos pelo sangue foram recomendadas em 1987 pelo CDC nos Estados Unidos. Estas precauções aconselham que todos os pacientes sejam considerados como potencialmente infectados por vírus transmitidos pelo sangue. Após um acidente com líquidos corporais de alto risco, como na lesão por agulha oca, é recomendada aos profissionais de saúde a profilaxia pós-exposição. Esta deve ser iniciada assim que possível após a lesão, idealmente dentro de uma a duas horas, mas pode ser considerada até uma a duas semanas após a lesão. As exposições de muito alto risco podem ser tratadas além deste tempo, com o objetivo mais de modificar a infecção do que de preveni-la. O regime de profilaxia pós-exposição recomendado por um período de quatro semanas é constituído por zidovudina 250 mg a cada 12 horas, lamivudina 150 mg a cada 12 horas e indinavir 800 mg a cada oito horas. A alta taxa de toxicidade e a má aderência podem tornar necessários outros regimes.

As lesões neurológicas focais podem elevar a pressão intracerebral e contraindicam a anestesia neuroaxial. O envolvimento da medula vertebral, a neuropatia periférica e a miopatia podem ocorrer devido ao citomegalovírus ou à própria infecção pelo HIV. O suxametônio pode ser perigoso neste cenário. A infecção pelo HIV está associada à neuropatia autonômica e esta pode se manifestar como instabilidade hemodinâmica durante a anestesia ou na UTI. A monitorização hemodinâmica invasiva pode ser útil na neuropatia autonômica grave. A suplementação de corticosteroides pode reduzir a instabilidade hemodinâmica e deve ser considerada na hipotensão inexplicada.

A infecção pelo HIV não eleva o risco de complicações pós-procedimentos, incluindo a morte, até 30 dias após o procedimento. Desta forma, a intervenção cirúrgica não deve ser limitada pelo estado de portador do HIV e por preocupações sobre complicações posteriores. Entretanto, durante a anestesia, a taquicardia é mais vista em pacientes soropositivos para HIV e, no pós-operatório, febre alta, anemia e taquicardia também são mais frequentes.

Diversos estudos indicam que a anestesia geral e os opioides podem ter efeitos negativos sobre a função imunitária Embora este efeito imunossupressor seja provavelmente de pequena importância clínica em indivíduos saudáveis, as implicações para pacientes infectados pelo HIV são desconhecidas. A imunossupressão resultante do uso de anestésicos gerais ocorre dentro de 15 minutos da indução e pode durar por um período tão longo quanto três a 11 dias. A imunossupressão pós-operatória pode durar mais tempo em pacientes já imunossuprimidos e pode predispor ao desenvolvimento de infecções pós-operatórias ou facilitar o crescimento de tumores ou metástases.

CAPÍTULO 19
Doenças Infecciosas

Existe pouca informação específica a respeito do risco global da anestesia e da cirurgia no paciente soropositivo para HIV. A avaliação do estado físico do paciente pela classificação da Sociedade Americana de Anestesiologia e o risco cirúrgico inerente ao procedimento proporcionam um parâmetro para a avaliação do risco global. Esta informação, quando combinada com o estágio da infecção pelo HIV pela classificação do CDC, com o grau de imunossupressão e com a presença e gravidade de infecções oportunistas ou neoplasias, pode oferecer o melhor preditor do risco global pré-operatório de pacientes soropositivos para HIV. No que diz respeito à técnica anestésica, a anestesia regional é a técnica de escolha, exceto em certos casos de neuropatias.

O HIV e a Aids estão aumentando em mulheres em idade fértil. No estudo ACTG-076, a monoterapia com zidovudina mostrou-se capaz de reduzir a incidência de transmissão vertical do HIV de 25,5% para 8,3%. No entanto, a monoterapia com zidovudina tem benefício limitado a longo prazo, visto que a resistência do HIV se desenvolve rapidamente. Desta forma, na gravidez, a terapia com uma associação de fármacos é considerada preferível. Os dados sobre o uso de IPs na gravidez são limitados. Uma meta-análise sugeriu fortemente que a cesariana reduza de forma independente a incidência de transmissão vertical.[92] A associação entre a terapia antirretroviral e a cesariana eletiva reduz a taxa de transmissão para 2%. Todavia, a cesariana é uma intervenção cirúrgica de grande porte que tem complicações bem-definidas. Há maior incidência de morbidade após a cesariana, quando comparada com o parto vaginal, em mulheres saudáveis. Isto inclui dor mais intensa e prolongada, prolongamento da restrição ao leito, maior perda de sangue e maior frequência de trombose venosa e infecção da ferida.[93] Hoje em dia, muitos profissionais não recomendam a cesariana eletiva para mulheres infectadas pelo HIV com boa aderência à terapia antirretroviral e que tenham carga viral indetectável. Infelizmente, as mulheres HIV positivas (com baixa contagem de linfócitos CD4), cujos filhos teoricamente mais se beneficiariam do parto por cesariana, são também as mulheres com maior probabilidade de experimentar complicações no pós-operatório.[93]

Em estudos sobre parturientes soropositivas para HIV que receberam anestesia regional, não houve complicações neurológicas ou infecciosas relacionadas ao ato anestésico ou obstétrico.[83,94] No período pós-parto imediato, as medidas da função imunitária permaneceram essencialmente sem alterações, assim como a gravidade da doença. Tem havido receio de que a punção peridural ou lombar em pacientes soropositivos para HIV possa permitir a entrada do vírus no sistema nervoso central. A história natural da infecção pelo HIV inclui o envolvimento do sistema nervoso central precocemente no curso clínico da doença; a expressão desta infecção varia consideravelmente. A segurança dos tampões sanguíneos peridurais para o tratamento de cefaleia pós-punção da dura-máter tem sido relatada em pacientes soropositivos para HIV, porém, dado o pequeno risco teórico de introdução do vírus no sistema nervoso central, outras estratégias analgésicas devem ser tentadas em primeiro lugar.

Pós-operatório

O índice de gravidade APACHE II subestima significantemente o risco de morte em pacientes soropositivos para HIV admitidos na UTI com uma contagem total de linfócitos menor que 200 células/mL. Isto é particularmente verdade em pacientes admiti-

dos com o diagnóstico de pneumonia ou sepse. Existe uma gama variada de indicações para a necessidade de cuidados intensivos em pacientes infectados pelo HIV. Historicamente, a insuficiência respiratória causada pela pneumonia por *Pneumocystis* foi a razão mais comum de admissão na UTI perfazendo 34% dos casos. A necessidade de ventilação mecânica decorrente da PCP e de outras doenças pulmonares está associada a uma taxa de mortalidade que excede 50%. Em contrapartida, a admissão na UTI e a necessidade de ventilação mecânica decorrente de doenças não pulmonares estão associadas a uma taxa de mortalidade menor que 25%. A infecção pelo HIV mostrou-se um preditor independente de pior desfecho em pacientes com choque séptico. Na era da HAART, menor quantidade de pacientes infectados pelo HIV é admitida nas UTIs com doenças definidoras de Aids, como a PCP. Muitos pacientes são agora admitidos com doenças graves não relacionadas ao HIV, sendo descoberta a infecção coincidente por este vírus. O início de HAART em pacientes com PCP mostrou melhorar o desfecho. No entanto, isto deve ser pesado contra os problemas associados à reconstituição imunitária, que pode ocorrer em pacientes sépticos quando a HAART é iniciada.[86]

O **Quadro 19-15** lista os pontos-chave da abordagem do HIV/Aids.

TUBERCULOSE

O *Mycobacterium tuberculosis* é um aeróbio obrigatório responsável pela TB.[95] Este organismo sobrevive com maior sucesso em tecidos com alta concentração de oxigênio, o que é coerente com a elevada apresentação de TB nos ápices pulmonares.

No passado, a maior parte dos casos de TB nos Estados Unidos era decorrente da reativação da infecção, principalmente em idosos.[95] Atualmente, a maior parte dos casos de TB ocorre em minorias raciais e étnicas, em indivíduos nascidos no exterior em áreas

QUADRO 19-15	Vírus da Imunodeficiência Humana e Síndrome da Imunodeficiência Adquirida

Mais de 25 milhões de pessoas morreram em decorrência da síndrome da imunodeficiência adquirida

Não existe cura à vista

O entusiasmo inicial que marcou a terapia antirretroviral altamente ativa foi acalmado pela descoberta de cepas virais resistentes a multifármacos

Os anestesiologistas têm contato com uma ampla variedade de pacientes, muitos dos quais são soropositivos para o vírus da imunodeficiência humana assintomáticos

É imperativa a adoção de práticas rigorosas de controle de infecções com precauções universais

Todos os médicos devem acompanhar o conhecimento atual sobre a terapia para o vírus da imunodeficiência humana a fim de que os pacientes recebam o melhor tratamento possível

onde a TB é endêmica (Ásia ou África), em usuários de drogas intravenosas e naqueles infectados pelo HIV ou com Aids. Qualquer paciente com TB deve ser testado para HIV. O aparecimento de cepas de *M. tuberculosis* resistentes a multifármacos contribuiu para o ressurgimento da TB ao redor do mundo. Um acontecimento recente e preocupante foi a emergência na África do Sul, dentro do contexto da epidemia do HIV, de TB extensivamente resistente a fármacos, a qual não é somente mais resistente ao tratamento mas é também mais virulenta e frequentemente letal.[96]

Quase todas as infecções por *M. tuberculosis* resultam da inalação de aerossol (partículas). Já foi estimado que até 600.000 núcleos de gotículas sejam expelidos a cada tosse e permaneçam viáveis por diversos dias. Embora uma única unidade infectante seja capaz de causar infecção em indivíduos suscetíveis, a exposição prolongada em ambientes fechados facilita a transmissão da infecção. Estima-se que 90% dos pacientes infectados por *M. tuberculosis* nunca se tornam sintomáticos e são identificados apenas pela conversão do teste cutâneo tuberculínico. Frequentemente, os pacientes que adquiriram a infecção em uma fase precoce da vida não se tornam sintomáticos até muito mais tarde. Os pacientes soropositivos para HIV ou imunocomprometidos estão sob risco muito maior de se tornarem sintomáticos.

Diagnóstico

O diagnóstico da TB se baseia na presença de sintomas clínicos, na probabilidade epidemiológica da infecção e nos resultados de testes diagnósticos.[95] Os sintomas de TB pulmonar frequentemente incluem tosse não produtiva persistente, anorexia, perda de peso, dor torácica, hemoptise e sudorese noturna. O teste mais comum para TB é o teste cutâneo tuberculínico (Mantoux). A leitura da reação cutânea é realizada em 48 a 72 horas, sendo a leitura positiva geralmente definida como uma induração maior que 10 mm. Em pacientes com Aids, uma reação de 5 mm ou mais é considerada positiva. O teste cutâneo é limitado; testes alternativos para o rastreamento e diagnóstico estão sendo avaliados. O teste cutâneo não é específico e pode ser positivo no caso de indivíduos que receberam a vacina com bacilo de Calmette-Guérin ou tenham sido expostos à TB ou até mesmo a outra micobactéria, mesmo que não haja presença de micobactéria viável no momento da realização do teste cutâneo.

As radiografias torácicas são importantes para o diagnóstico de TB. Infiltrados apicais ou subapicais são fortemente sugestivos da infecção. Infiltrados bilaterais nos lobos superiores com a presença de cavitação também são comuns. Os pacientes com Aids podem apresentar um padrão menos clássico na radiografia torácica, o qual pode ser ainda mais alterado pela presença de PCP. A osteomielite vertebral tuberculosa (Doença de Pott) é uma manifestação comum de TB extrapulmonar.[97]

O esfregaço e a cultura do escarro também são utilizados no diagnóstico da TB. Os esfregaços são examinados para a presença de bacilos ácido resistentes. Este teste se baseia na capacidade que a micobactéria tem de assumir e manter a coloração vermelho neutro após um banho ácido. Estima-se que 50% a 80% dos indivíduos com TB ativa tenham esfregaço do escarro positivo. Embora a ausência de bacilos ácido resistentes não exclua TB, uma cultura de escarro positiva contendo *M. tuberculosis* provê um diagnóstico definitivo.

Os profissionais de saúde estão sob risco aumentado de aquisição ocupacional de TB.[95] Por exemplo, a TB é duas vezes mais prevalente em médicos do que na população em geral. Os indivíduos envolvidos em autópsias estão sob risco singular. Surtos de TB nosocomial ocorreram, sobretudo, entre pacientes com Aids. Em 1994, o CDC publicou nos Estados Unidos orientações para a prevenção da TB adquirida ocupacionalmente entre profissionais de saúde.[95,98] Nos Estados Unidos, na década seguinte a estas orientações, houve uma marcante redução da TB nosocomial e dos surtos de TB multifármaco resistente.[99] As orientações foram atualizadas em 2005.[99]

Os anestesiologistas estão sob risco aumentado de TB nosocomial em decorrência de eventos relacionados à indução e à manutenção da anestesia que podem induzir tosse (entubação traqueal, aspiração traqueal, ventilação mecânica).[95] A broncoscopia é um procedimento de alto risco e está associado à conversão do teste cutâneo tuberculínico em anestesiologistas. Como um primeiro passo na prevenção da aquisição ocupacional de TB, os profissionais anestesistas devem participar de rastreamentos tuberculínicos anuais de tal forma que, para aqueles que desenvolverem um teste cutâneo positivo, possa ser oferecida a quimioterapia. A decisão de administrar a quimioterapia não é tão simples, visto que o tratamento da TB está associado à grave toxicidade. A realização de uma radiografia de tórax, para ser tomada como base, é indicada quando o teste cutâneo tuberculínico se torna positivo.

Tratamento

A quimioterapia anti-TB reduziu a mortalidade da TB em mais de 90%.[95] Com o tratamento adequado, mais de 90% dos pacientes com cepas suscetíveis de TB têm esfregaço do escarro bacteriologicamente negativo ao final de três meses. Nos Estados Unidos, a vacinação com o bacilo de Calmette-Guérin não é recomendada, já que ela pode não conferir imunidade além de confundir o diagnóstico de TB.

Alguns argumentam que, para a proteção da comunidade, os indivíduos com testes cutâneos positivos devem receber quimioterapia com isoniazida. Contudo, o lado reverso é que a isoniazida é um fármaco tóxico e o tratamento é estritamente indicado apenas quando existem características radiográficas de TB pulmonar ou quando existem sintomas sugestivos. A toxicidade da isoniazida é manifestada no sistema nervoso periférico, no fígado e possivelmente nos rins. A neurotoxicidade pode ser prevenida pela administração diária de piridoxina. A hepatotoxicidade é mais provavelmente relacionada ao metabolismo da isoniazida por acetilação hepática. Dependendo de características geneticamente determinadas, os pacientes podem ser caracterizados como aceti-ladores lentos ou rápidos. A hepatite aparenta ser mais comum em aceti-ladores rápidos, o que é coerente com a maior produção de hidrazina, um metabólito potencialmente hepatotóxico da isoniazida. Elevações persistentes das concentrações das transaminases séricas obrigam à descontinuação da isoniazida, porém, elevações leves e transitórias não levam a esta obrigação.

Outros fármacos utilizados no tratamento da TB incluem a pirazinamida, a rifampicina e o etambutol. Os efeitos adversos da rifampicina incluem trombocitopenia, leucopenia, anemia e insuficiência renal. Hepatite associada a elevações das concentrações das aminotransaminases séricas ocorrem em aproximadamente 10% dos pacientes que estão sendo tratados com rifampicina. Para ser curativo, o tratamento da TB pulmonar é recomendado por seis meses. TB extrapulmonar geralmente requer um curso mais longo.

CAPÍTULO
Doenças Infecciosas 19

A não aderência à terapia contribui para a emergência de cepas resistentes de TB.

Conduta Anestésica

A abordagem pré-operatória de pacientes considerados sob risco de TB inclui um histórico detalhado, incluindo a presença de tosse persistente e a condição tuberculínica.[95] Procedimentos cirúrgicos eletivos devem ser adiados até que os pacientes não sejam mais considerados infectantes. Os pacientes são considerados não infectantes se eles receberam a quimioterapia antituberculosa, estão melhorando clinicamente e possuem três esfregaços do escarro consecutivamente negativos. Caso a cirurgia não possa ser adiada, é importante limitar o número de profissionais envolvidos; os procedimentos de alto risco (broncoscopia, intubação e aspiração traqueal) devem ser realizados, sempre que possível, em ambientes com pressão negativa. Os pacientes devem ser transportados para a sala de cirurgia utilizando uma máscara facial N-95 bem-ajustada para prevenir a exposição acidental de outros indivíduos a bacilos transmitidos pelo ar. A equipe também deve utilizar máscaras N-95.

Se os pacientes possuírem TB da coluna cervical, precauções especiais devem ser tomadas para não se lesar a coluna vertebral durante a manipulação das vias aéreas. Um filtro HEPA (*high efficiency particulate air filter*) deve ser acoplado ao circuito de anestesia entre o conector em Y e a máscara facial, máscara laríngea ou tubo traqueal. Filtros bacterianos devem ser instalados no ramo expiratório do circuito de anestesia para reduzir a liberação de bacilos da tuberculose no ar do ambiente. A esterilização do equipamento de anestesia (lâminas do laringoscópio) é feita por métodos padronizados utilizando um desinfetante que destrua o bacilo da tuberculose. O uso de um aparelho de anestesia e de um ventilador dedicados ao paciente é recomendado.[95] A ventilação com pressão positiva foi associada à hemoptise maciça em pacientes com TB pulmonar antiga; este fato levou à recomendação de que a manutenção da ventilação espontânea pode ser indicada em pacientes selecionados.[100] Os cuidados pós-operatórios devem, se possível, ser realizados em um quarto de isolamento, preferencialmente com pressão negativa.

O **Quadro 19-16** lista importantes considerações a respeito da tuberculose.

CLOSTRIDIUM DIFFICILE

O *C. difficile* é uma bactéria anaeróbia, Gram-positiva e formadora de esporos. É a principal causa identificável de diarreia associada a antibióticos e colite pseudomembranosa.[101,102] A clindamicina foi implicada em muitos casos de *C. difficile*, no entanto, se tornou evidente que muitos outros antibióticos, como as penicilinas, cefalosporinas e fluoroquinolonas estão semelhantemente implicadas. Está claro hoje em dia que a maior parte dos antibióticos pode alterar a flora intestinal facilitando o crescimento do *C. difficile*. Com o uso frequente de antibióticos de amplo espectro, a incidência de diarreia por *C. difficile* se elevou drasticamente.[103] A prevalência de colonização assintomática no hospital, principalmente em indivíduos mais idosos, é maior que 20%. Em aproximadamente um terço dos colonizados o *C. difficile* produz toxinas que causam diarreia.[104] A duas principais toxinas são a toxina A e a B. A toxina B é quase 1.000 vezes mais citotóxica do que a toxina A.

QUADRO 19-16	Tuberculose

- A tuberculose está resurgindo no mundo como resultado da epidemia de síndrome da imunodeficiência adquirida
- Cepas resistentes a multifármacos e extensivamente resistentes a fármacos são resistentes à terapia e apresentam virulência aumentada
- Os sintomas incluem tosse persistente, anorexia, perda de peso, dor torácica, hemoptise e sudorese noturna
- Os anestesiologistas estão sob risco aumentado de tuberculose nosocomial
- O tratamento da tuberculose pulmonar é recomendado por seis meses
- A não adesão à terapia contribui para a emergência de cepas resistentes de tuberculose
- A equipe e os pacientes devem utilizar máscara N-95
- Idealmente, devem ser utilizados um aparelho de anestesia e um ventilador exclusivos
- Os cuidados pós-operatórios devem ser realizados em um quarto de isolamento com pressão negativa

---

A toxina A ativa macrófagos e mastócitos. A ativação destas células leva à produção de mediadores inflamatórios, os quais resultam na secreção de fluidos e no aumento da permeabilidade das mucosas.[102] A toxina A é também uma enterotoxina, na medida em que afrouxa as zônulas de oclusão (*tight junctions*) entre as células epiteliais que "forram" o cólon; este efeito auxilia a entrada da toxina B nas células epiteliais.

Uma revisão sistemática identificou diversos fatores de risco para a diarreia associada ao *C. difficile*:[105]

Aumento da idade (excluindo a infância)
Doença grave subjacente
Procedimentos gastrointestinais não cirúrgicos
Presença de sonda nasogástrica
Administração de medicações antiulcerosas
Internação na UTI
Longa internação hospitalar
Curso de antibiótico de longa duração (o risco dobra após três dias)
Administração de múltiplos antibióticos
Terapia imunossupressora
Procedimento cirúrgico recente
Compartilhamento de quarto de hospital com paciente infectado por *C. difficile*

Nos últimos anos, o *C. difficile* tem sido mais frequente, mais grave, mais refratário à terapia padrão e com maior probabilidade de recidiva. Isto pode ser atribuído a uma nova cepa de *C. difficile* que produz grande quantidade de toxinas.[106]

Sinais e Sintomas

Os sintomas mais frequentes são diarreia e dor abdominal. Os pacientes podem estar febris com abdome doloroso e distendido. Com a perfuração, os pacientes podem se apresentar com abdome agudo.

495

Diagnóstico

O diagnóstico é feito pela detecção da toxina nas fezes. Sempre que um paciente hospitalizado tiver diarreia, especialmente se ele tiver recebido antibióticos, é prudente enviar amostra de fezes para a detecção de *C. difficile*. A diarreia não está sempre presente. Sendo assim, uma reação leucemoide inexplicada (elevação da contagem de leucócitos frequentemente acima de 30-50 x 10^9/L) deve levantar a suspeita, especialmente se estiverem presentes sinais abdominais como o abdome agudo. Uma radiografia de abdome pode mostrar dilatação colônica. O estudo confirmatório mais comum é um imunoensaio enzimático para as toxinas A e B do *C. difficile*. Os resultados ficam disponíveis em duas a quatro horas. A especificidade é alta (até 100%), no entanto, a sensibilidade varia de 63% até 99%.[107] Desta forma, é aconselhável o envio de amostra de fezes, para a detecção de toxina de *C. difficile*, durante três dias consecutivos para se determinar que o diagnóstico de *C. difficile* é improvável. Pode-se associar um teste imunoensaio para a detecção de glutamato desidrogenase específica do *C. difficile*, o qual tem alta sensibilidade para as toxinas A e B, com alta especificidade. Este teste tem um alto valor preditivo negativo.[108] Se a dúvida a respeito do diagnóstico permanecer, se a resposta à terapia for ruim ou se a doença tiver um curso fulminante, a sigmoidoscopia ou a tomografia computadorizada podem fornecer o diagnóstico e informações prognósticas valiosas.[103]

Tratamento

A terapia de pacientes com diarreia associada ao *C. difficile* compreende a reposição de líquidos e eletrólitos, a interrupção, se possível, do atual curso de terapia antibiótica e o tratamento antibiótico visando à erradicação do *C. difficile*.[101] Se possível, o tratamento deve ser administrado por via oral. O regime terapêutico de primeira linha é a administração oral de metronidazol, 400 mg, três vezes por dia. Uma alternativa é a administração oral de vancomicina, 125 mg, quatro vezes por dia.[101] Por não ser bem-absorvida, a vancomicina possui uma vantagem teórica sobre o metronidazol podendo, portanto, alcançar melhor o sítio da infecção. O principal problema relacionado à vancomicina é a possível promoção de crescimento de enterococos resistentes à vancomicina. A vancomicina tem sido preconizada como tratamento de primeira linha para pacientes da UTI ou para pacientes com baixos níveis de albumina.[109] Tipicamente, o tratamento dura pelo menos 10 dias, mas deve ser continuado até que os sintomas e a diarreia se resolvam. Probióticos como o *Saccharomyces boulardii* e o *Lactobacillus rhamnosus* podem ser úteis na restauração da flora intestinal fisiológica e na redução da recorrência de *C. difficile*. Se existir íleo paralítico, a administração de enemas de vancomicina pode ser útil e da mesma forma o metronidazol intravenoso.

Prognóstico

A infecção por *C. difficile* está associada a aumentos consideráveis no tempo de permanência hospitalar e a gastos com cuidados de saúde que anualmente, nos Estados Unidos, ultrapassam 1,1 bilhão de dólares.[110] Esta condição é uma causa comum de morbidade significante e até mesmo de morte em pacientes idosos ou debilitados. Vinte e cinco por cento dos pacientes têm infecção recorrente.[111]

Conduta Anestésica

Pré-operatório

Geralmente, são os pacientes com colite por *C. difficile* mais graves, incluindo aqueles que não apresentaram melhora com a terapia convencional, que se apresentam para cirurgia, como a colectomia subtotal e a ileostomia. Caso estes pacientes estejam hemodinamicamente instáveis, as cirurgias de grande porte podem ser adiadas e uma ileostomia, cecostomia ou colostomia pode ser realizada como uma intervenção para se ganhar tempo.[112] A cirurgia está associada a uma alta mortalidade. A ressuscitação e o tratamento pré-operatório das alterações metabólicas podem ser benéficos.

Intraoperatório

Os pacientes com colite fulminante por *C. difficile* são muito graves e a instabilidade hemodinâmica é provável durante a anestesia. A monitorização invasiva pode guiar a administração de fluidos e o uso de inotrópicos e vasopressores. Desidratação e anormalidades eletrolíticas e do equilíbrio ácido-base podem ocorrer após episódios de diarreia. Os opioides reduzem a motilidade intestinal, o que pode exacerbar a doença mediada por toxinas.

Pós-operatório

Um dos aspectos mais importantes é a prevenção da disseminação do *C. difficile*. Os esporos são resistentes e não são destruídos pelo álcool. O contato estrito e as precauções de isolamento são essenciais; o uso de rotina de luvas e capotes descartáveis é importante; e a lavagem vigorosa das mãos com água e sabão pode remover os esporos. Estetoscópios e gravatas são potenciais repositórios de esporos.

A discussão anterior sobre *C. difficile* está resumida no **Quadro 19-17**.

QUADRO 19-17	Colite por *Clostridium difficile*

O *Clostridium difficile* é a causa mais comum de diarreia em hospitais

Os antibióticos de amplo espectro facilitam o crescimento do *C. difficile*

Os antibióticos perioperatórios geralmente devem ser interrompidos dentro de 24 a 48 horas

A clindamicina, as cefalosporinas e as fluoroquinolonas têm sido frequentemente implicadas

Há uma epidemia de cepas de *C. difficile* virulentas e refratárias ao tratamento

A vancomicina administrada por via oral é o tratamento preferido para pacientes gravemente enfermos

As precauções de isolamento e a higiene das mãos podem reduzir o contágio

CAPÍTULO 19
Doenças Infecciosas

PONTOS-CHAVE

- O século XXI irá anunciar o aumento das doenças infecciosas resistentes e das pandemias.
- Não existem novos antibióticos para o tratamento de organismos Gram-negativos resistentes.
- Intervenções visando o pré-operatório, intraoperatório e pós-operatório reduzem a possibilidade de ISC.
- A frequente descontaminação das mãos com álcool pode ser a intervenção mais eficaz na redução das infecções.
- Utilize antibiótico apropriado, na hora certa, na dose certa e por tempo adequado.
- De forma a atrasar a resistência universal a todos os agentes antimicrobianos, a terapia *tem que* ser estreitada assim que organismos forem identificados e a sua suscetibilidade for conhecida.
- Culturas devem ser coletadas de todos os focos onde se suspeita existir crescimento de organismos.
- Nas infecções necrosantes de partes moles os sinais cutâneos frequentemente não refletem a extensão da necrose tecidual.

- De 10% a 20% dos pacientes com tubo traqueal e em ventilação mecânica por mais de 48 horas adquirem pneumonia associada à ventilação mecânica, com taxa de mortalidade de 15% a 50%.
- Vírus respiratórios podem ter cursos galopantes, alta virulência e alta letalidade.
- O HIV é uma pandemia recente, a qual, graças à terapia com associação de fármacos, tornou-se uma doença crônica com morbidade associada tanto à doença como ao seu tratamento.
- Um acontecimento recente e preocupante foi a emergência, dentro do contexto da epidemia do HIV, de TB extensivamente resistente a fármacos, a qual não é somente mais resistente ao tratamento mas também mais virulenta e frequentemente letal.
- Há uma crescente epidemia de diarreia por *C. difficile* virulento em pacientes hospitalizados; esta pode estar associada ao uso universalizado de antibióticos de amplo espectro.

REFERÊNCIAS

1. Wang J, Soisson SM, Young K, et al: Platensimycin is a selective FabF inhibitor with potent antibiotic properties. Nature 2006;441:358–361.
2. Nordmann P, Poirel L: Emerging carbapenemases in gramnegative aerobes. Clin Microbiol Infect 2002;8:321–331.
3. Livermore DM: The threat from the pink corner. Ann Med 2003;35:226–234.
4. ManGram AJ, Horan TC, Pearson ML, et al: Guideline for Prevention of Surgical Site Infection, 1999. Centers for Disease Control and Prevention (CDC) Hospital Infection Control Practices Advisory Committee. Am J Infect Control 1999;27:97–132; quiz 133–134; discussion 96.
5. Classen DC, Evans RS: The timing of prophylactic administration of antibiotics and the risk of surgical-wound infection. N Engl J Med 1992;326:281–286.
6. Horan TC, Gaynes RP, Martone WJ, et al: CDC definitions of nosocomial surgical site infections, 1992: A modification of CDC definitions of surgical wound infections. Infect Control Hosp Epidemiol 1992;13:606–608.
7. Jarvis WR: Epidemiology of nosocomial fungal infections, with emphasis on Candida species. Clin Infect Dis 1995;20:1526–1530.
8. Christensen GD, Baddour LM, Simpson WA: Phenotypic variation of Staphylococcus epidermidis slime production in vitro and in vivo. Infect Immun 1987;55:2870–2877.
9. National Nosocomial Infections Surveillance (NNIS) report, data summary from October 1986–April 1996, issued May 1996. A report from the National Nosocomial Infections Surveillance (NNIS) System. Am J Infect Control 1996;24:380–388.
10. Myles PS, Jacono GA, Hunt JO, et al: Risk of respiratory complications and wound infection in patients undergoing ambulatory surgery: Smokers versus nonsmokers. Anesthesiology 2002;97:842–847.
11. Tonnesen H, Rosenberg J, Nielsen HJ, et al: Effect of preoperative abstinence on poor postoperative outcome in alcohol misusers: Randomised controlled trial. BMJ 1999; 318:1311–1316.
12. Malone DL, Genuit T, Tracy JK, et al: Surgical site infections: Reanalysis of risk factors. J Surg Res 2002;103:89–95.
13. Cantürk Z, Cantürk Z, Okay E, et al: Nosocomial infections and obesity in surgical patients. Obes Res 2003;11:769–775.
14. Perl TM, Cullen JP, Wenzel PP, et al: Intranasal mupirocin to prevent postoperative Staphylococcus aureus infections. N Engl J Med 2002;346:1871–1877.
15. Segers P, Speekenbrink RG, Ubbink DT, et al: Prevention of nosocomial infection in cardiac surgery by decontamination of the nasopharynx and oropharynx with chlorhexidine gluconate: A randomized controlled trial. JAMA 2006; 296:2460–2466.
16. Feltis JM Jr, Hamit HF: Use of prophylactic antimicrobial drugs to prevent postoperative wound infections. Am J Surg 1967;114: 867–870.
17. Fridkin SK, Hageman JC, Morrison M, et al: Methicillinresistant Staphylococcus aureus disease in three communities. N Engl J Med 2005;352:1436–1444.
18. Itani KM, Wilson SE, Awad SS, et al: Ertapenem versus cefotetan prophylaxis in elective colorectal surgery. N Engl J Med 2006;355:2640–2651.
19. Bonow RO, Carabello DO, de Leon AC, et al: Guidelines for the management of patients with valvular heart disease: Executive summary. A report of the American College of Cardiology/American Heart Association Task Force on Practice Guidelines (Committee on Management of Patients with Valvular Heart Disease). Circulation 1998;98:1949–1984.
20. Kurz A, Sessler DI, Lenhardt R: Perioperative normothermia to reduce the incidence of surgical-wound infection and shorten hospitalization. Study of Wound Infection and Temperature Group. N Engl J Med 1996;334:1209–1215.
21. Todd MM, Hindman BJ, Clarke WR, et al: Mild intraoperative hypothermia during surgery for intracranial aneurysm. N Engl J Med 2005;352:135–145.
22. Greif R, Akça O, Horn FP, et al: Supplemental perioperative oxygen to reduce the incidence of surgical-wound infection. Outcomes Research Group. N Engl J Med 2000;342:161–167.
23. Pryor KO, Fahey TJ 3rd, Lien CA, Goldstein PA: Surgical site infection and the routine use of perioperative hyperoxia in a general surgical population: A randomized controlled trial. JAMA 2004;291:79–87.

24. Belda FJ, Aguilera L, Garcia de la Asuncion J, et al: Supplemental perioperative oxygen and the risk of surgical wound infection: A randomized controlled trial. JAMA 2005; 294:2035–2042.

25. Fleischmann E, Herbst F, Kugener A, et al: Mild hypercapnia increases subcutaneous and colonic oxygen tension in patients given 80% inspired oxygen during abdominal surgery. Anesthesiology 2006;104:944–949.

26. Mauermann WJ, Nemergut EC: The anesthesiologist's role in the prevention of surgical site infections. Anesthesiology 2006;105:413–421; quiz 439–440.

27. van den Berghe G, Wouters P, Weekers F, et al: Intensive insulin therapy in the critically ill patients. N Engl J Med 2001;345:1359–1367.

28. Egi M, Bellomo R, Stochowski E, et al: Variability of blood glucose concentration and short-term mortality in critically ill patients. Anesthesiology 2006;105:244–252.

29. Hill AF, Polvino WJ, Wilson DB: The significance of glucose, insulin and potassium for immunology and oncology: A new model of immunity. J Immune Based Ther Vaccines 2005;3:5.

30. Fraenkel D, Rickard C, Thomas P, et al: A prospective, randomized trial of rifampicin-minocycline-coated and silverplatinum-carbon-impregnated central venous catheters. Crit Care Med 2006;34:668–675.

31. O'Grady NP, Alexander H, Dellinger FP, et al: Guidelines for the prevention of intravascular catheter-related infections. Centers for Disease Control and Prevention. MMWR Recomm Rep 2002;51:1–29.

32. National Nosocomial Infections Surveillance (NNIS) System report, data summary from January 1990–May 1999, issued June 1999. Am J Infect Control 1999;27:520–532.

33. Fridkin SK, Edwards JR, Courval JM, et al: The effect of vancomycin and third-generation cephalosporins on prevalence of vancomycin-resistant enterococci in 126 U.S. adult intensive care units. Ann Intern Med 2001;135:175–183.

34. Fridkin SK, Gaynes RP: Antimicrobial resistance in intensive care units. Clin Chest Med 1999;20:303–316.

35. Pfaller MA, Jones RN, Messer A, et al: National surveillance of nosocomial blood stream infection due to species of Candida other than Candida albicans: frequency of occurrence and antifungal susceptibility in the SCOPE ProGram. SCOPE Participant Group. Surveillance and Control of Pathogens of Epidemiologic. Diagn Microbiol Infect Dis 1998;30:121–129.

36. Mermel LA: Prevention of intravascular catheter-related infections. Ann Intern Med 2000;132:391–402.

37. Pronovost P, Needham D, Berenholtz S, et al: An intervention to decrease catheter-related bloodstream infections in the ICU. N Engl J Med 2006;355:2725–2732.

38. Hill GE, Frawley WH, Griffith KE, et al: Allogeneic blood transfusion increases the risk of postoperative bacterial infection: A meta-analysis. J Trauma 2003;54:908–914.

39. Shorr AF, Jackson WL, Kelly KM, et al: Transfusion practice and blood stream infections in critically ill patients. Chest 2005;127:1722–1728.

40. Stramer SL, Glynn SA, Kleinman SH, et al: Detection of HIV-1 and HCV infections among antibody-negative blood donors by nucleic acid-amplification testing. N Engl J Med 2004;351:760–768.

41. Brecher ME, Hay SN: Bacterial contamination of blood components. Clin Microbiol Rev 2005;18:195–204.

42. Fatal bacterial infections associated with platelet transfusions—United States, 2004. MMWR Morb Mortal Wkly Rep 2005;54:168–170

43. Yomtovian RA, Palavecino EL, Dykstra AH, et al: Evolution of surveillance methods for detection of bacterial contamination of platelets in a university hospital, 1991 through 2004. Transfusion 2006;46:719–730.

44. Brecher ME, Hay SN: Improving platelet safety: bacterial contamination of platelets. Curr Hematol Rep 2004;3:121–127.

45. Burns KH, Werch JB: Bacterial contamination of platelet units: A case report and literature survey with review of upcoming American Association of Blood Banks requirements. Arch Pathol Lab Med 2004;128:279–281.

46. Aguzzi A, Glatzel M: Prion infections, blood and transfusions. Nat Clin Pract Neurol 2006;2:321–329.

47. Llewelyn CA, Hewitt PE, Knight RS, et al: Possible transmission of variant Creutzfeldt-Jakob disease by blood transfusion. Lancet 2004;363:417–421.

48. Bone RC, Sprung CL, Sibbald WJ, Definitions for sepsis and organ failure and guidelines for the use of innovative therapies in sepsis. The ACCP/SCCM Consensus Conference Committee. American College of Chest Physicians/Society of Critical Care Medicine. Chest 1992;101:1644–1655.

49. Riedemann NC, Guo RF, Ward PA: Novel strategies for the treatment of sepsis. Nat Med 2003;9:517–524.

50. Hotchkiss RS, Karl IE: The pathophysiology and treatment of sepsis. N Engl J Med 2003;348:138–150.

51. Bone RC: Toward an epidemiology and natural history of SIRS (systemic inflammatory response syndrome). JAMA 1992;268:3452–3455.

52. Rivers E, Nguyen B, Havstad S, et al: Early goal-directed therapy in the treatment of severe sepsis and septic shock. N Engl J Med 2001;345:1368–1377.

53. Russell JA: Management of sepsis. N Engl J Med 2006;355:1699–1713.

54. Dellinger RP, Carlet JM, Masur H, et al: Surviving Sepsis Campaign guidelines for management of severe sepsis and septic shock. Crit Care Med 2004;32:858–873.

55. McHenry CR, Piotrowski JJ, Petrinic D, Malangoni D: Determinants of mortality for necrotizing soft-tissue infections. Ann Surg 1995;221:558–563; discussion 563–565.

56. Headley AJ: Necrotizing soft tissue infections: A primary care review. Am Fam Physician 2003;68:323–328.

57. Efem SE: Recent advances in the management of Fournier's gangrene: preliminary observations. Surgery 1993;113:200–204.

58. Jackson WL Jr: Should we use etomidate as an induction agent for endotracheal intubation in patients with septic shock? A critical appraisal. Chest 2005;127:1031–1038.

59. Tsueda K, Oliver PB, Richter RW: Cardiovascular manifestations of tetanus. Anesthesiology 1974;40:588–592.

60. Baronia AK, Singh PK, Dhiman RK: Intractable pharyngeal spasm following tracheal extubation in a patient with undiagnosed tetanus. Anesthesiology 1991;75:1111

61. Southorn PA, Blaise GA: Treatment of tetanus-induced autonomic nervous system dysfunction with continuous epidural blockade. Crit Care Med 1986;14:251–252.

62. Lutfiyya MN, Henley E, Chang LF, Reyburn SW: Diagnosis and treatment of community-acquired pneumonia. Am Fam Physician 2006;73:442–450.

63. Niederman MS, Mandell LA, Anzueto A, et al: Guidelines for the management of adults with community-acquired pneumonia. Diagnosis, assessment of severity, antimicrobial therapy, and prevention. Am J Respir Crit Care Med 2001; 163:1730–1754.

64. Guthrie R: Community-acquired lower respiratory tract infections: Etiology and treatment. Chest 2001;120:2021–2034.

65. Malhotra-Kumar S, Lammen C, Conen S, et al: Effect of azithromycin and clarithromycin therapy on pharyngeal carriage of macrolide-resistant streptococci in healthy volunteers: A randomised, double-blind, placebo-controlled study. Lancet 2007;369:482–490,

66. Fine MJ, Auble TE, Yealy DM, et al: A prediction rule to identify low-risk patients with community-acquired pneumonia. N Engl J Med 1997;336:243–250.

67. Start RD, Cross SS: ACP. Best practice no 155. Pathological investigation of deaths following surgery, anaesthesia, and medical procedures. J Clin Pathol 1999;52:640–652.

68. Rello J, Ollendorf DA, Oster G, et al: Epidemiology and outcomes of ventilator-associated pneumonia in a large US database. Chest 2002;122:2115–2121.

69. Porzecanski I, Bowton DL: Diagnosis and treatment of ventilator-associated pneumonia. Chest 2006;130:597–604.

70. Craven DE: Preventing ventilator-associated pneumonia in adults: sowing seeds of change. Chest 2006;130:251–260.

71. Luyt CE, Chastre J, Fagon JY: Value of the clinical pulmonary infection score for the identification and management of ventilator-associated pneumonia. Intensive Care Med 2004;30:844–852.

72. Webster RG, Govorkova EA: H5N1 influenza—continuing evolution and spread. N Engl J Med 2006;355:2174–2177.

73. Chan KH, Lam SY, Puthavathana P, et al: Comparative analytical sensitivities of six rapid influenza A antigen detection test kits for detection of influenza A subtypes H1N1, H3N2 and H5N1. J Clin Virol 2007;38:169–171.

74. Majury A, Ash J, Toye B, et al: Laboratory diagnosis of human infection with avian influenza. CMAJ 2006;175:1371.

75. Dawson ED, Moore CL, Dankbar DM, et al: Identification of A/H5N1 influenza viruses using a single gene diagnostic microarray. Anal Chem 2007;79:378–384.

76. Johnsen CK, Bottiger B, Blom J: Confirmation of electron microscopy results by direct testing of viruses adhered to grids using nucleic acid amplification techniques. J Virol Methods 2006;134:92–98.

77. Ebell MH: Diagnosing and treating patients with suspected influenza. Am Fam Physician 2005;72:1789–1792.

78. Kamming D, Gardam M, Chung F: Anaesthesia and SARS. Br J Anaesth 2003;90:715–718.

79. Peng PW, Wong DT, Bevon D, Gardam M: Infection control and anesthesia: lessons learned from the Toronto SARS outbreak. Can J Anaesth 2003;50:989–997.

80. Sihoe AD, Wong RH, Lee AT, et al: Severe acute respiratory syndrome complicated by spontaneous pneumothorax. Chest 2004;125:2345–2351.

81. The global HIV and AIDS epidemic, 2001. MMWR Morb Mortal Wkly Rep 2001;50:434–439.

82. Gayle H: An overview of the global HIV/AIDS epidemic, with a focus on the United States. AIDS 2000;14(Suppl 2):S8–S17.

83. Avidan MS, Groves P, Blott M, et al: Low complication rate associated with cesarean section under spinal anesthesia for HIV-1-infected women on antiretroviral therapy. Anesthesiology 2002;97:320–324.

84. Avidan MS, Jones N, Pozniak AL: The implications of HIV for the anaesthetist and the intensivist. Anaesthesia 2000; 55:344–354.

85. Hughes SC: HIV and anesthesia. Anesthesiol Clin North Am 2004;22:379–404.

86. Cinque P, Bossolasco S, Brambilla AM, et al: The effect of highly active antiretroviral therapy-induced immune reconstitution on development and outcome of progressive multifocal leukoencephalopathy: Study of 43 cases with review of the literature. J Neurovirol 2003;9(Suppl 1):73–80.

87. Haugaard SB: Toxic metabolic syndrome associated with HAART. Expert Opin Drug Metab Toxicol 2006;2:429–445.

88. Bonnet F, Balestre E, Bernardin E, et al: Risk factors for lactic acidosis in HIV-infected patients treated with nucleoside reverse-transcriptase inhibitors: A case-control study. Clin Infect Dis 2003;36:1324–1328.

89. Claessens YE, Chiche JD, Mira JP, Cariou A: Bench-to-bedside review: Severe lactic acidosis in HIV patients treated with nucleoside analogue reverse transcriptase inhibitors. Crit Care 2003;7:226–232.

90. Gregg RW, Friedman BC, Williams JF, et al: Continuous positive airway pressure by face mask in Pneumocystis carinii pneumonia. Crit Care Med 1990;18:21–24.

91. Kesten S, Rebuck AS: Nasal continuous positive airway pressure in Pneumocystis carinii pneumonia. Lancet 1988;2:1414–1415.

92. The mode of delivery and the risk of vertical transmission of human immunodeficiency virus type 1—a meta-analysis of 15 prospective cohort studies. The International Perinatal HIV Group. N Engl J Med 1999;340:977–987.

93. Grubert TA, Reindell D, Ka¨stner R, et al: Complications after caesarean section in HIV-1-infected women not taking antiretroviral treatment. Lancet 1999;354:1612–1623.

94. Hughes SC, Dailey DA, Landers DA, et al: Parturients infected with human immunodeficiency virus and regional anesthesia. Clinical and immunologic response. Anesthesiology 1995;82:32–37.

95. Tait AR: Occupational transmission of tuberculosis: implications for anesthesiologists. Anesth Analg 1997;85:444–451.

96. Gandhi NR, Moll A, Sturm AW, et al: Extensively drug-resistant tuberculosis as a cause of death in patients co-infected with tuberculosis and HIV in a rural area of South Africa. Lancet 2006;368:1575–1580.

97. Pollard BA, El-Beheiry H: Pott's disease with unstable cervical spine, retropharyngeal cold abscess and progressive airway obstruction. Can J Anaesth 1999;46:772–775.

98. Guidelines for preventing the transmission of Mycobacterium tuberculosis in health-care facilities, 1994—CDC. Notice of final revisions to the "Guidelines for Preventing the Transmission of Mycobacterium Tuberculosis in Health-Care Facilities, 1994." Fed Regist 1994;59:54242–54303.

99. Jensen PA, Lambert LA, Iodemarco MF, Rizon R, et al: Guidelines for preventing the transmission of Mycobacterium tuberculosis in health-care settings, 2005. MMWR Recomm Rep 2005;54:1–141.

100. Wang YL, Hong CL, Chung HS, et al: Massive hemoptysis after the initiation of positive pressure ventilation in a patient with pulmonary tuberculosis. Anesthesiology 2000;92:1480–1482.

101. Starr J: Clostridium difficile associated diarrhoea: Diagnosis and treatment. BMJ 2005;331:498–501.

102. Hurley BW, Nguyen CC: The spectrum of pseudomembranous enterocolitis and antibiotic-associated diarrhea. Arch Intern Med 2002;162:2177–2184.

103. Dallal RM, Harbrecht DG, Boujoukas AJ, et al: Fulminant Clostridium difficile: An underappreciated and increasing cause of death and complications. Ann Surg 2002; 235:363–372.

104. McCoubrey J, Starr J, Martin H, Poxton JR, et al: Clostridium difficile in a geriatric unit: A prospective epidemiological study employing a novel S-layer typing method. J Med Microbiol 2003;52:573–578.

105. Bignardi GE: Risk factors for Clostridium difficile infection. J Hosp Infect 1998;40:1–15.

106. Bartlett JG: Narrative review: The new epidemic of Clostridium difficile-associated enteric disease. Ann Intern Med 2006;145:758–764.

107. Schroeder MS: Clostridium difficile–associated diarrhea. Am Fam Physician 2005;71:921–928.

108. Massey V, Gregson DB, Chagla AH, et al: Clinical usefulness of components of the Triage immunoassay, enzyme immunoassay for toxins A and B, and cytotoxin B tissue culture assay for the diagnosis of Clostridium difficile diarrhea. Am J Clin Pathol 2003;119:45–49.

109. Fernandez A, Anand G, Friedenberg F: Factors associated with failure of metronidazole in Clostridium difficile–associated disease. J Clin Gastroenterol 2004;38:414–418.

110. Kyne L, Hamel MB, Polavaram R, Kelly CP: Health care costs and mortality associated with nosocomial diarrhea due to Clostridium difficile. Clin Infect Dis 2002;34:346–353.

111. Bartlett JG: Clinical practice. Antibiotic-associated diarrhea. N Engl J Med 2002;346:334–339.

112. Viswanath YK, Griffiths CD: The role of surgery in pseudomembranous enterocolitis. Postgrad Med J 1998; 74:216–219.

CAPÍTULO 20

Câncer

Nalini Vadivelu

Mecanismo

Diagnóstico

Tratamento
- Quimioterapia
- Inibidores da Angiogênese
- Dor Aguda e Crônica

Imunologia das Células Cancerosas

Síndromes Paraneoplásicas
- Febre e Perda de Peso
- Anormalidades Hematológicas
- Anormalidades Neuromusculares
- Produção Hormonal Ectópica
- Hipercalcemia
- Síndrome de Lise Tumoral
- Insuficiência Suprarrenal
- Disfunção Renal
- Complicações Respiratórias Agudas
- Complicações Cardíacas Agudas
- Obstrução da Veia Cava Superior
- Compressão da Medula Espinhal
- Aumento da Pressão Intracraniana

Conduta Anestésica
- Efeitos Colaterais da Quimioterapia
- Preparo Pré-operatório

Cânceres Encontrados na Prática Clínica
- Câncer de Pulmão
- Câncer Colorretal
- Câncer de Próstata
- Câncer de Mama

Cânceres menos Encontrados na Prática Clínica
- Tumores Cardíacos
- Cânceres de Cabeça e Pescoço
- Câncer de Tireoide
- Câncer de Esôfago
- Câncer Gástrico
- Câncer de Fígado
- Câncer de Pâncreas
- Câncer de Células Renais
- Câncer de Bexiga
- Câncer de Testículo
- Câncer de Colo de Útero
- Câncer de Útero
- Câncer de Ovário
- Melanoma Cutâneo
- Câncer Ósseo

Linfomas e Leucemias
- Doença de Hodgkin
- Leucemia

O câncer é a segunda causa mais frequente de morte nos Estados Unidos, ultrapassado apenas pela doença cardíaca. O câncer desenvolve-se em um de cada três americanos e uma de cada cinco vítimas de câncer morre dos efeitos de sua doença. O número de mortes está aumentando, o que reflete o crescimento da população idosa e a diminuição no número de mortes por doença cardíaca.

MECANISMO

O câncer resulta de um acúmulo de mutações nos genes que regulam a proliferação celular. Os genes estão envolvidos na carcinogênese em virtude de traços herdados que predispõem ao câncer (alteração do metabolismo de componentes potencialmente carcinogênicos, diminuição do nível da função do sistema imunológico) ou mutação de genes normais em oncogenes. A herança de um alelo mutado é comumente seguida pela perda do segundo alelo, levando à inativação de um gene supressor de tumor e desencadeando a transformação maligna. Um gene crítico relacionado ao câncer em humanos é o supressor de tumor *p53*. Esse gene não é apenas essencial para a viabilidade da célula, mas é crítico para a monitorização do dano ao ácido desoxirribonucleico (DNA). A inativação do *p53* é uma etapa precoce do desenvolvimento de muitos tipos de câncer.

O estímulo da formação de oncogenes por carcinógenos (tabaco, álcool, luz solar) parece ser responsável por 80% dos cânceres nos Estados Unidos. O uso de tabaco é responsável por mais casos de câncer que todos os outros carcinógenos conhecidos combinados. O evento fundamental que provoca a transformação maligna das células é uma alteração na estrutura do DNA. A mutação responsável ocorre nas células dos tecidos-alvo, com essas células se tornando as predecessoras de toda a futura população de células tumorais. A evolução clonal para células ainda mais indiferenciadas reflete as altas taxas de mutação e contribui para o desenvolvimento de tumores que são resistentes à terapia com fármacos, hormônios e anticorpos. As mutações não têm efeito nas células germinativas e não são transmitidas geneticamente.

As células cancerosas devem escapar do sistema de vigilância imunológica do hospedeiro, que é concebido para procurar e destruir as células tumorais. A maioria das células mutantes estimula o sistema imunológico do hospedeiro a formar anticorpos ("Imunologia das Células Cancerosas"). Corroborando o papel protetor do sistema imunológico está a incidência aumentada de câncer nos pacientes imunossuprimidos, como aqueles com síndrome da imunodeficiência adquirida e aqueles que recebem transplante de órgãos.

DIAGNÓSTICO

Com frequência o câncer se torna clinicamente evidente quando o volume tumoral compromete a função de órgãos vitais. O diagnóstico inicial de câncer frequentemente é feito por citologia aspirativa ou biópsia (por agulha, incisional, excisional). Os anticorpos monoclonais que reconhecem antígenos de cânceres específicos (próstata, pulmão, mama, ovário) podem auxiliar no diagnóstico de câncer ("Imunologia das Células Cancerosas"). Um sistema de estagiamento comumente usado para tumores sólidos é o sistema TNM baseado no tamanho do tumor (T), envolvimento de linfonodos (N) e metástases a distância (M). Esse sistema ainda agrupa os pacientes em estágios variando desde o melhor prognóstico (estágio I) ao pior prognóstico (estágio IV). A invasividade do tumor está relacionada à liberação de vários mediadores tumorais que modificam o microambiente circunjacente de tal forma que permite que as células cancerosas se espalhem ao longo das linhas de menor resistência. Os linfáticos não têm uma membrana basal, logo, a disseminação local do câncer é influenciada pela anatomia dos linfáticos regionais. Por exemplo, o envolvimento de linfonodos regionais ocorre tardiamente no câncer de células escamosas das cordas vocais porque essas estruturas têm poucos linfáticos, enquanto o envolvimento de linfonodos regionais é uma manifestação precoce do câncer supraglótico porque essa região é rica em linfáticos. As técnicas de imagem, incluindo a tomografia computadorizada e a ressonância magnética, são usadas para melhor delinear a presença e a disseminação tumorais.

TRATAMENTO

O tratamento do câncer inclui quimioterapia, radioterapia e cirurgia. A cirurgia frequentemente é necessária para o diagnóstico inicial do câncer (biópsia) e para o tratamento definitivo subsequente, para remover o tumor inteiro ou as metástases distantes ou para diminuir a massa tumoral. A terapia paliativa ou reabilitativa pode requerer cirurgia. O adequado alívio da dor aguda e crônica associada ao câncer é uma parte obrigatória do tratamento.

Quimioterapia

Os fármacos administrados para a quimioterapia do câncer podem produzir efeitos colaterais significativos (**Tabela 20-1**). Esses efeitos colaterais podem ter implicações importantes para a conduta anestésica durante procedimentos cirúrgicos para o tratamento do câncer, bem como em operações não relacionadas à presença do câncer.

Inibidores da Angiogênese

As células cancerosas secretam proteínas que facilitam a angiogênese (criação de novos vasos sanguíneos) e a invasão tecidual, tais como o fator de crescimento do endotélio vascular, o fator de

TABELA 20-1	Principais Efeitos Tóxicos dos Fármacos Quimioterápicos Comumente Usados para o Câncer
Droga	**Efeito**
Bleomicina	Pneumonite intersticial/fibrose pulmonar
Bussulfan	Pneumonite intersticial/fibrose pulmonar
Cisplatina	Ototoxicidade, neuropatia periférica, insuficiência renal
Ciclofosfamida	Inibição da colinesterase plasmática, cistite hemorrágica
Doxorrubicina	Cardiomiopatia dependente de dose
L-Asparaginase	Reações de hipersensibilidade/anafilaxia, pancreatite
Melfalan	Desenvolvimento de leucemias secundárias, esterilidade
Mitomicina	Síndrome hemolítico-urêmica
Paclitaxel	Reações de hipersensibilidade, neuropatia periférica
Vincristina	Neuropatia periférica, neuropatia autonômica

CAPÍTULO 20 — Câncer

crescimento de fibroblastos e as metaloproteinases matriciais. Proteínas sinalizadoras têm sido identificadas, como a Flk-1 cinase, que são ativadas nas células endoteliais após se ligarem a fatores de crescimento angiogênicos. Os fármacos que evitam a angiogênese, como a endostatina, podem ser úteis no tratamento do câncer.

Dor Aguda e Crônica

Os pacientes com câncer podem apresentar dor aguda associada a fraturas patológicas, invasão tumoral, cirurgia, irradiação e quimioterapia. Uma causa frequente de dor está relacionada à disseminação metastática do câncer, especialmente para os ossos. Compressão ou infiltração nervosa pode ser uma causa de dor. Os pacientes com câncer que experimentam dor frequente e significativa exibem sinais de depressão e ansiedade.

Fisiopatologia

As causas orgânicas de dor cancerosa podem ser subdivididas em dor nociceptiva e neuropática. A dor nociceptiva inclui a dor somática e visceral e se refere à dor devida ao estímulo periférico de nociceptores nas estruturas somáticas ou viscerais. A dor somática está relacionada ao envolvimento tumoral de estruturas somáticas, tais como ossos ou músculos esqueléticos, e frequentemente é descrita como dor contínua, em pontada ou latejante. A dor visceral está relacionada a lesões em uma víscera oca ou sólida e é descrita como difusa, arranhando ou em aperto se uma víscera oca estiver envolvida. É mais descrita como dor contínua ou cortante se uma víscera sólida estiver envolvida. A dor nociceptiva tipicamente responde tanto a opioides como a não opioides. A dor neuropática envolve as vias neurais aferentes periféricas ou centrais e é descrita como em queimação ou lancinante. Os pacientes que apresentam dor neuropática frequentemente respondem mal a opioides. A dor pode ser controlada nos pacientes com câncer por terapia medicamentosa ou procedimentos invasivos.

O trauma associado à cirurgia para a remoção de tecido canceroso também pode ser uma causa de dor crônica. As cicatrizes e lesões de partes moles e de aferentes sensoriais que inervam a área cirúrgica podem todas contribuir para o desenvolvimento de dor crônica. A dor crônica pós-mastectomia pode prejudicar as atividades da vida de uma mulher. A analgesia multimodal com anestésicos locais e gabapentina pode ser eficaz para prevenir a dor pós-mastectomia tanto aguda como crônica e para reduzir o consumo de analgésicos após a cirurgia mamária. Recentemente, a gabapentina tem mostrado reduzir as necessidades analgésicas para a dor pós-operatória *aguda*, mas não afeta significativamente o desenvolvimento da dor *crônica*.

Terapia Medicamentosa

A terapia medicamentosa é a base do tratamento da dor cancerosa por causa da sua eficácia, rápido início de ação e custo relativamente baixo. A dor cancerosa leve a moderada é inicialmente tratada com fármacos anti-inflamatórios não esteroidais e acetaminofeno. Os fármacos anti-inflamatórios não esteroidais são especialmente eficazes no tratamento da dor óssea, que é a causa mais comum de dor cancerosa. O passo seguinte no tratamento da dor moderada a grave inclui a adição de codeína ou um de seus análogos. Quando a dor cancerosa é grave, os opioides são os principais fármacos usados. A morfina é o opioide mais selecionado e pode ser administrada oralmente. Quando a via oral de administração

é inadequada, vias alternativas (intravenosa, subcutânea, epidural, intratecal, transmucosa, transdérmica) são consideradas. O fentanil está disponível em sistemas de liberação transdérmica e transmucosa. Não há dose máxima segura de morfina e outros opioides μ-agonistas. A tolerância aos opioides ocorre, mas não é necessariamente um problema clínico. O medo desnecessário de dependência é a principal razão pela qual os opioides são subutilizados, apesar do fato de a dependência ser rara quando esses fármacos são usados corretamente para tratar a dor nos pacientes com câncer.

Os fármacos antidepressivos tricíclicos são recomendadas para aqueles que permanecem deprimidos apesar da melhora do controle da dor. Esses fármacos também são eficazes na ausência de depressão e parecem ter efeitos analgésicos diretos e causar potencialização dos opioides. Os anticonvulsivantes são úteis para o tratamento da dor neuropática crônica. Os corticosteroides podem diminuir a percepção da dor, ter um efeito poupador nas necessidades dos opioides, melhorar o humor, aumentar o apetite e levar ao ganho de peso.

Analgesia Neuroaxial

A analgesia neuroaxial é uma forma eficaz de controlar a dor nos pacientes com câncer submetidos à cirurgia e pode ter um papel no fornecimento de analgesia preemptiva. A analgesia neuroaxial com anestésicos locais promove o alívio imediato da dor nos pacientes cuja dor não pode ser aliviada com analgésicos orais ou intravenosos e frequentemente é usada para o tratamento de dor cancerosa. A analgesia neuroaxial não é realizada em pacientes com infecção local, bacteremia e infecção sistêmica por causa do aumento do risco de abscesso epidural. Entretanto, na presença de dor cancerosa intratável, pode haver razão para o uso de analgesia epidural apesar da infecção meníngea. A morfina pode ser administrada intratecal ou epiduralmente para o tratamento da dor cancerosa aguda e crônica. Opioides espinhais podem ser fornecidos por semanas a meses através de um cateter de longa permanência exteriorizado tunelizado subcutaneamente ou um sistema de liberação de fármacos implantável. Os sistemas implantáveis podem ser intratecais ou epidurais e tipicamente exibem um reservatório de fármaco e a capacidade de reprogramação externa. Os pacientes são considerados típicos candidatos para receber a administração neuroaxial de opioides quando a administração sistêmica de opioides foi falha, como resultado do início de efeitos adversos (sistêmicos) intoleráveis ou a analgesia adequada não pôde ser alcançada. A administração neuroaxial de opioides é geralmente bem-sucedida, mas alguns pacientes necessitam de anestésicos locais adicionais em baixa concentração para alcançar o controle adequado da dor.

Procedimentos Neurolíticos Os procedimentos neurolíticos destinados a destruir os componentes sensoriais dos nervos não podem ser usados sem também destruir as fibras motoras e do sistema nervoso autônomo. Aspectos importantes da determinação da adequação de bloqueios nervosos destrutivos são a localização e a qualidade da dor, a eficácia de modalidades terapêuticas menos destrutivas, a expectativa de vida, os riscos inerentes associados ao bloqueio e a disponibilidade de anestesiologistas com experiência na realização dos procedimentos. Em geral, a dor constante responde mais aos bloqueios nervosos destrutivos que à dor intermitente. O bloqueio neurolítico do plexo celíaco (álcool, fenol) tem sido usado para tratar a dor que tem origem nas vísceras abdominais, por exemplo, no câncer de pâncreas. O bloqueio está associado a efeitos colaterais significativos, mas a analgesia geralmente dura seis meses ou mais.

Os procedimentos neurocirúrgicos (neuroablativos ou neuroestimulatórios) para o tratamento da dor cancerosa estão reservados para pacientes que não respondem a outros procedimentos menos invasivos. A cordotomia envolve a interrupção do trato espinotalâmico na medula espinhal e é considerada para o tratamento de dor unilateral envolvendo a extremidade inferior, o tórax ou a extremidade superior. A rizotomia dorsal envolve a interrupção das raízes nervosas sensoriais e é usada quando a dor está localizada em níveis de dermátomos específicos. Os estimuladores da coluna dorsal ou os estimuladores cerebrais profundos podem ser usados em pacientes selecionados.

IMUNOLOGIA DAS CÉLULAS CANCEROSAS

As células tumorais são antigenicamente diferentes das células normais e podem, portanto, suscitar reações imunológicas semelhantes àquelas que causam rejeição de aloenxertos. Os antígenos presentes nas células cancerosas, mas não nas células normais, são designados antígenos *específicos de tumor*. Inversamente, os antígenos *associados a tumor* (α-fetoproteína, antígeno prostático específico [PSA], antígeno carcinoembrionário) estão presentes nas células cancerosas e nas células normais, mas as concentrações são mais altas nas células tumorais. Como os antígenos associados a tumor podem estar presentes nos tecidos normais, as dosagens desses antígenos podem ser menos úteis para o diagnóstico de câncer que para monitorar pacientes com distúrbios malignos conhecidos.

Os anticorpos para os antígenos associados a tumor podem ser usados para o imunodiagnóstico de câncer. O uso de anticorpos monoclonais para detectar proteínas codificadas por oncogenes ou outros tipos de antígenos associados a tumor é um método comum para identificar o câncer. Anticorpos monoclonais para vários antígenos associados a tumor podem ser marcados com radioisótopos e injetados para monitorar a disseminação do câncer ou serem usados como transportadores de imunotoxinas ou fármacos. A enorme diversidade antigênica de muitas formas de câncer torna o desenvolvimento de uma vacina eficaz uma tarefa muito difícil. Alternativamente, podem ser feitas tentativas para aumentar o nível de imunidade global de um paciente com imunopotencializadores inespecíficos, tais como o bacilo de Calmette-Guérin e interferons. Os tumores de ocorrência mais espontânea parecem ser fracamente antigênicos. Alguns podem ativar as células T supressoras para diminuir a intensidade das respostas imunológicas aos antígenos tumorais.

SÍNDROMES PARANEOPLÁSICAS

As síndromes paraneoplásicas se manifestam como distúrbios fisiopatológicos que podem acompanhar o câncer (**Tabela 20-2**). Alguns desses distúrbios fisiopatológicos (obstrução da veia cava superior, aumento da pressão intracraniana, tamponamento pericárdico, insuficiência renal, hipercalcemia) podem manifestar-se como emergências médicas ameaçadoras à vida.

TABELA 20-2	Manifestações Fisiopatológicas das Síndromes Paraneoplásicas
Febre	
Anorexia	
Perda de peso	
Anemia	
Trombocitopenia	
Coagulopatia	
Anormalidades neuromusculares	
Produção hormonal ectópica	
Hipercalcemia	
Hiperuricemia	
Síndrome de lise tumoral	
Insuficiência suprarrenal	
Síndrome nefrótica	
Obstrução ureteral	
Osteoartropatia hipertrófica pulmonar e baqueteamento digital	
Derrame pericárdico	
Tamponamento pericárdico	
Obstrução da veia cava superior	
Compressão da medula espinhal	

Febre e Perda de Peso

A febre pode acompanhar qualquer tipo de câncer, mas é particularmente provável quando há metástases para o fígado. A temperatura corporal aumentada pode acompanhar os tumores rapidamente proliferativos, tais como leucemias e linfomas. A febre pode refletir a necrose tumoral, a inflamação, a liberação de produtos tóxicos pelas células cancerosas ou a produção de pirogênios endógenos.

A anorexia e a perda de peso são de ocorrência frequente nos pacientes com câncer, especialmente câncer de pulmão. Além dos efeitos psicológicos do câncer no apetite, as células cancerosas competem com os tecidos normais pelos nutrientes e podem, por fim, causar a morte nutricional das células normais. A hiperalimentação é indicada para o suporte nutricional quando a desnutrição é grave, especialmente se há planejamento de cirurgia eletiva.

Anormalidades Hematológicas

A anemia geralmente é um resultado direto dos efeitos do câncer, tais como sangramento gastrointestinal ou substituição tumoral da medula óssea. A quimioterapia do câncer é outra causa comum de supressão da medula óssea e anemia. A anemia hemolítica aguda pode acompanhar as doenças linfoproliferativas. Os tumores sólidos, especialmente o câncer de mama metastático, podem levar à pancitopenia. Em contrapartida, uma quantidade aumentada de eritropoetina, como a produzida pelo carcinoma de células renais ou pelo hepatoma, pode produzir policitemia. A trombocitopenia pode ser devida à quimioterapia ou à presença de um câncer não reconhecido. A coagulação intravascular disseminada pode ocorrer em pacientes com câncer avançado, especialmente quando metástases hepáticas estão presentes. Há uma associação entre o tromboembolismo venoso e o diagnóstico subsequente de câncer. O câncer diagnosticado ao mesmo tempo ou dentro de um ano após um episódio de tromboembolismo venoso frequentemente está associado a um estágio avançado do câncer e a um prognóstico ruim. A trombose venosa recorrente devida a mecanismos desconhecidos pode estar associada ao câncer de pâncreas.

Anormalidades Neuromusculares

Anormalidades neuromusculares ocorrem em 5% a 10% dos pacientes com câncer. A mais comum é a fraqueza muscular esquelética (síndrome miastênica) associada ao câncer de pulmão. A potencialização dos relaxantes musculares despolarizantes e não despolarizantes tem sido observada nos pacientes com fraqueza muscular esquelética coexistente, particularmente quando tal fraqueza está associada ao câncer de pulmão indiferenciado de pequenas células.

Produção Hormonal Ectópica

Hormônios ativos são produzidos por um grande número de tumores, resultando em efeitos fisiológicos previsíveis (**Tabela 20-3**).

Hipercalcemia

O câncer é a causa mais comum de hipercalcemia nos pacientes hospitalizados, refletindo a atividade osteolítica local das metástases ósseas, especialmente do câncer de mama, ou a atividade hormonal paratireoidiana ectópica associada a tumores que surgem dos rins, pulmões, pâncreas ou ovários. O rápido início da hipercalcemia que ocorre nos pacientes com câncer pode se manifestar como letargia e coma. Poliúria e desidratação podem acompanhar a hipercalcemia, que é ainda mais acentuada pela dor óssea e imobilidade. Os opioides administrados para aliviar a dor podem resultar em maior imobilidade, vômitos ou desidratação.

Síndrome de Lise Tumoral

A síndrome de lise tumoral é causada pela súbita destruição das células tumorais pela quimioterapia, levando à liberação de ácido úrico, potássio e fosfato. Essa síndrome ocorre mais após o tratamento de neoplasias hematológicas, como a leucemia linfoblástica aguda. A insuficiência renal aguda pode acompanhar a hiperuricemia. A hipercalemia e a arritmia cardíaca resultante são mais prováveis na presença de disfunção renal. A hiperfosfatemia pode levar à hipocalcemia secundária, a qual aumenta o risco de arritmias cardíacas pela hipocalemia e pode causar sintomas neuromusculares, como a tetania.

Insuficiência Suprarrenal

A insuficiência suprarrenal causada pela substituição completa das glândulas suprarrenais por tumor metastático é rara. Mais frequentemente há insuficiência suprarrenal relativa devida à substituição parcial do córtex suprarrenal por tumor ou à supressão da função adrenocortical pelo tratamento prolongado com corticosteroides. A insuficiência suprarrenal é mais vista em pacientes com doença metastática devida a melanoma, tumores retroperitoneais, câncer de pulmão ou câncer de mama. O estresse do período perioperatório pode revelar a insuficiência suprarrenal. As manifestações clínicas incluem fadiga, desidratação, oligúria e colapso cardiovascular. O tratamento da insuficiência suprarrenal aguda consiste na administração intravenosa de cortisol em *bolus* repetida em intervalos de seis a oito horas ou fornecida por infusão contínua até que a reposição oral de glicocorticoides e mineralocorticoides possa ser iniciada.

Disfunção Renal

As complicações renais do câncer refletem a invasão dos rins pelo tumor, o dano por produtos tumorais ou quimioterapia. A deposição de complexos antígeno-anticorpo do tumor na membrana glomerular resulta em alterações características da síndrome nefrótica. A extensão retroperitoneal do câncer pode levar à obstrução ureteral bilateral e uremia, especialmente em pacientes com câncer do colo de útero, bexiga ou próstata. A nefrostomia percutânea é indicada se o ureter estiver totalmente obstruído. A quimioterapia pode destruir um grande número de células tumorais. A nefropatia hiperuricêmica aguda devida à precipitação de cristais de ácido úrico nos túbulos renais é evitada pela administração de alopuri-

TABELA 20-3	Produção Hormonal Ectópica	
Hormônio	**Câncer Associado**	**Manifestações**
Corticotrofina	Pulmão (pequenas células), tireoide (medular), timoma, tumor carcinoide das células da ilhota	Síndrome de Cushing
Hormônio antidiurético	Pulmão (pequenas células), pâncreas, linfoma	Intoxicação hídrica
Gonadotrofinas	Pulmão (grandes células), ovário, suprarrenal	Ginecomastia, puberdade precoce
Hormônio melanócito-estimulante Paratormônio	Pulmão (pequenas células), renal, pulmão (células escamosas), pâncreas, ovário	Hiperpigmentação, hiperparatireoidismo
Tireotrofina	Coriocarcinoma, testicular (embrionário)	Hipertireoidismo
Calcitonina	Tireoide (medular)	Hipocalcemia
Insulina	Tumores retroperitoneais	Hipoglicemia

nol em combinação com a hidratação e a alcalinização da urina. Metotrexato e cisplatina são os fármacos quimioterápicos mais frequentemente associadas à nefrotoxicidade. A cistite hemorrágica aguda é uma complicação da terapia com ciclofosfamida.

Complicações Respiratórias Agudas

O início agudo de dispneia pode refletir a extensão do tumor ou os efeitos da quimioterapia. A pneumonite intersticial e a fibrose induzidas por bleomicina são as complicações pulmonares da quimioterapia mais encontradas. Os pacientes idosos e aqueles com doença pulmonar coexistente ou radioterapia prévia recebendo grandes doses de bleomicina estão sob maior risco de toxicidade pulmonar. A toxicidade pulmonar raramente ocorre quando a dose total de bleomicina é menor que 150 mg/m^2. Os sintomas mais comuns da pneumonite intersticial são o início insidioso de tosse não produtiva, dispneia, taquipneia e, ocasionalmente, febre 4 a 10 semanas após o início da terapia com bleomicina. Esses sintomas aparecem em 3% a 6% dos pacientes tratados com bleomicina. A toxicidade incipiente pode ser detectada pela medida da capacidade de difusão do monóxido de carbono. A diferença alveoloarterial de oxigênio geralmente está aumentada nos pacientes afetados. O aparecimento de alterações radiográficas, como infiltrados pulmonares difusos bilaterais, provavelmente prediz a fibrose pulmonar irreversível. Na ausência de uma biópsia, os aspectos clínicos e radiográficos da pneumonite induzida por bleomicina podem ser difíceis de distinguir da pneumonia causada por *Pneumocystis carinii*. Os corticosteroides são o único tratamento para os efeitos agudos da pneumonite induzida por fármaco. Entretanto, uma vez que tenha ocorrido fibrose intersticial e alveolar, elas são irreversíveis.

Complicações Cardíacas Agudas

O derrame pericárdico causado por invasão metastática do pericárdio pode levar ao tamponamento cardíaco. O câncer de pulmão parece ser a causa mais comum de tamponamento pericárdico. O derrame pericárdico maligno é a causa mais comum de alternância elétrica no eletrocardiograma. A fibrilação ou o *flutter* atriais paroxísticos podem ser manifestações precoces do envolvimento maligno do pericárdio ou miocárdio. O tratamento ideal do derrame pericárdico maligno consiste na pronta remoção do fluido seguida pela criação cirúrgica de uma janela pericárdica.

A toxicidade cardíaca, que se manifesta como cardiomiopatia, ocorre em 1% a 5% dos pacientes tratados com doxorrubicina ou daunorrubicina. A cardiotoxicidade pode se manifestar inicialmente como sintomas sugestivos de uma infecção do trato respiratório superior (tosse não produtiva) seguidos por insuficiência cardíaca congestiva rapidamente progressiva que frequentemente é refratária a fármacos inotrópicos ou à assistência circulatória mecânica. A cardiomegalia e/ou o derrame pleural podem ser evidentes na radiografia de tórax. Os pacientes que foram submetidos à radioterapia, particularmente do mediastino, ou os pacientes que estão em terapia concomitante com ciclofosfamida parecem ser mais suscetíveis ao desenvolvimento de cardiomiopatia. Em contraste com a cardiomiopatia que pode ser fatal, aproximadamente 10% dos pacientes tratados mostram alterações no eletrocardiograma inespecíficas, geralmente benignas (alterações de ST-T inespecíficas, QRS de baixa voltagem, batimentos prematuros atriais ou ventriculares), que não refletem uma cardiomiopatia subjacente.

Obstrução da Veia Cava Superior

A obstrução da veia cava superior é causada por disseminação do câncer para dentro do mediastino ou diretamente para a parede da cava, mais frequentemente pelo câncer de pulmão. Ocorre ingurgitamento das veias acima do nível do coração, particularmente das veias jugulares e aquelas dos braços. A dispneia e a obstrução das vias aéreas podem estar presentes. O edema dos braços e da face geralmente é proeminente. A rouquidão pode refletir o edema das cordas vocais. O aumento da pressão intracraniana se manifesta como náuseas, convulsões e diminuição do nível de consciência e é mais provavelmente devido ao aumento das pressões venosas cerebrais. O tratamento consiste na imediata irradiação ou quimioterapia, mesmo sem um diagnóstico citológico, a fim de diminuir o tamanho do tumor e então aliviar a obstrução venosa e das vias aéreas. A broncoscopia e/ou a mediastinoscopia para obter um diagnóstico tecidual podem ser muito arriscadas, especialmente na presença coexistente de obstrução das vias aéreas e aumento da pressão nas veias mediastinais.

Compressão da Medula Espinhal

A compressão da medula espinhal resulta da presença de lesões metastáticas no espaço epidural, mais frequentemente de câncer de mama, pulmão ou próstata ou linfoma. Os sintomas incluem dor, fraqueza muscular esquelética, perda sensorial e disfunção do sistema nervoso autônomo. A tomografia computadorizada e a ressonância magnética podem visualizar os limites da compressão. A radioterapia é um tratamento útil quando os déficits neurológicos são apenas parciais ou estão em desenvolvimento. Uma vez que a paralisia total se desenvolveu, os resultados da laminectomia cirúrgica ou da irradiação para descomprimir a medula espinhal são geralmente ruins. Os corticosteroides frequentemente são administrados para minimizar a inflamação e o edema que podem resultar da irradiação direta nos tumores no espaço epidural.

Aumento da Pressão Intracraniana

Os tumores cerebrais metastáticos, mais frequentemente de câncer de pulmão e de mama, se apresentam inicialmente como deterioração mental, déficits neurológicos focais ou convulsões. O tratamento do aumento agudo da pressão intracraniana causado por uma lesão metastática inclui corticosteroides, diuréticos e manitol. A radioterapia é o tratamento paliativo habitual, mas a cirurgia pode ser considerada para pacientes com apenas uma única lesão metastática. A administração intratecal de fármacos quimioterápicos é necessária quando o tumor envolve as meninges.

CONDUTA ANESTÉSICA

A avaliação pré-operatória dos pacientes com câncer inclui a consideração dos efeitos fisiopatológicos da doença (Tabelas 20-2 e 20-3) e o reconhecimento dos potenciais efeitos adversos dos fármacos quimioterápicos para o câncer (Tabela 20-1). Os exames pré-operatórios para detectar efeitos colaterais da quimioterapia são listados na **Tabela 20-4**.

Efeitos Colaterais da Quimioterapia

Toxicidade Pulmonar e Cardíaca

A possível presença de toxicidade pulmonar ou cardíaca deve ser considerada nos pacientes sendo tratados com fármacos qui-

CAPÍTULO 20
Câncer

TABELA 20-4	Exames Pré-operatórios nos Pacientes com Câncer
Hematócrito	
Contagem de plaquetas	
Contagem de leucócitos	
Tempo de protrombina	
Eletrólitos	
Testes de função hepática	
Testes de função renal	
Glicemia sanguínea	
Gasometria arterial	
Radiografia de tórax	
Eletrocardiograma	

mioterápicos sabidamente associadas a essas complicações. Um histórico pré-operatório de fibrose pulmonar (dispneia, tosse não produtiva) ou insuficiência cardíaca congestiva induzidas por fármacos irá influenciar a condução subsequente da anestesia. Nos pacientes tratados com bleomicina, pode ser útil monitorar a gasometria arterial em adição à oximetria e titular cuidadosamente a reposição de fluidos intravasculares, tendo em mente que esses pacientes estão sob risco de desenvolvimento de edema pulmonar intersticial presumivelmente por causa da drenagem linfática prejudicada pela fibrose pulmonar. Não está definido se a bleomicina aumenta a probabilidade de toxicidade pelo oxigênio na presença de altas concentrações de oxigênio inspirado, mas parece prudente ajustar a concentração de oxigênio fornecido para o mínimo que proporcione a SpO_2 desejada. Os efeitos depressores dos fármacos anestésicos na contratilidade miocárdica podem ser acentuados nos pacientes com toxicidade cardíaca induzida por fármacos.

Neurotoxicidade

A quimioterapia anticancerígena pode causar vários efeitos colaterais neurotóxicos, incluindo neuropatia periférica e encefalopatia.

Neuropatia Periférica Os alcaloides da vinca, particularmente a vincristina, afetam os microtúbulos causando neuropatia periférica sensório-motora. Quase todos os pacientes tratados com vincristina desenvolvem parestesias nos dedos. A neuropatia do sistema nervoso autônomo pode acompanhar as parestesias. Essas alterações são reversíveis. A cisplatina causa neuropatia de fibras largas dependente de dose por danificar os gânglios das raízes dorsais. A perda da propriocepção nesses pacientes pode ser suficientemente grave a ponto de interferir na deambulação. A realização de anestesia regional nos pacientes sendo tratadoscom cisplatina pode ser influenciada pela percepção de que a neurotoxicidade subclínica está presente em uma grande porcentagem de pacientes e a neurotoxicidade da cisplatina pode estender-se por vários meses após a descontinuação do tratamento. A administração de anestésicos locais e epinefrina nessa situação pode produzir uma lesão clinicamente significativa. A plexopatia braquial difusa grave tem sido descrita em seguida ao bloqueio interescaleno em pacientes recebendo quimioterapia com cisplatina. O paclitaxel causa ataxia dependente de dose que pode ser acompanhada de parestesias nas mãos e nos pés e fraqueza muscular esquelética proximal. Os corticosteroides (prednisona 60-100 mg/dia ou seu equivalente) podem causar uma miopatia caracterizada por fraqueza dos flexores do pescoço e fraqueza proximal das extremidades. O primeiro sinal de toxicidade neuromuscular induzida por corticosteroides é a dificuldade de levantar da posição sentada. Os músculos respiratórios também podem ser afetados. A neuropatia periférica induzida por corticosteroides geralmente se resolve quando o fármaco é descontinuado.

Encefalopatia Muitos fármacos quimioterápicos para o câncer podem causar encefalopatia. A ciclofosfamida em altas doses pode estar associada ao *delirium* agudo. A citarabina em altas doses pode causar *delirium* agudo ou degeneração cerebelar, ambos são geralmente reversíveis. A encefalopatia aguda reversível pode acompanhar a administração intravenosa ou intratecal de metotrexato. A administração prolongada de metotrexato, especialmente em associação à radioterapia, pode levar à demência progressiva irreversível.

Preparo Pré-operatório

A correção das deficiências nutricionais, da anemia, da coagulopatia e das anormalidades eletrolíticas pode ser necessária antes da cirurgia. Náuseas e vômitos são os efeitos colaterais mais comuns e angustiantes da quimioterapia e, de certo modo, da radioterapia. Os fármacos antagonistas da serotonina, como o ondansetron, droperidol e metoclopramida, podem ajudar a controlar a náusea nesses pacientes. Os antidepressivos tricíclicos são úteis para potencializar os efeitos analgésicos dos opioides e produzir alguma analgesia inerente. Os opioides usados para o tratamento da dor cancerosa podem ser responsáveis pela sedação pré-operatória.

A presença de disfunção hepática ou renal pode influenciar a escolha dos fármacos anestésicos e dos relaxantes musculares. Embora não seja uma observação consistente, a possibilidade de uma resposta prolongada à succinilcolina deve ser considerada em pacientes sendo tratados com fármacos quimioterápicos alquilantes, como a ciclofosfamida. A atenção à técnica asséptica é importante porque a imunossupressão ocorre com a maioria dos agentes quimioterápicos. A imunossupressão produzida pela anestesia, estimulação cirúrgica ou mesmo transfusão de sangue durante o período perioperatório poderia exercer efeitos na subsequente resposta do paciente ao câncer. Há a preocupação de que, por causa da sua supressão da resposta imunológica, alguns fármacos anestésicos possam auxiliar no crescimento do tumor ou melhorar a agregação de algumas proteínas do câncer.

Os pacientes com câncer podem ter alterações das vias aéreas ameaçadoras à vida e obstrução das vias aéreas superiores com os tumores de cabeça, pescoço e tórax. O preparo pré-operatório é necessário para avaliar as potenciais dificuldades que podem surgir para assegurar uma via aérea. A entubação com fibroscopia acordada é o padrão ouro para o tratamento de vias aéreas difíceis. Em alguns pacientes, a traqueostomia pode ser indicada.

Considerações Pós-operatórias

A ventilação mecânica pós-operatória pode ser necessária, particularmente em seguida a operações invasivas ou prolongadas e em pacientes com fibrose pulmonar induzida por fármacos. Os pacientes com toxicidade cardíaca induzida por fármacos são mais propensos a apresentar complicações cardíacas pós-operatórias.

CÂNCERES ENCONTRADOS NA PRÁTICA CLÍNICA

Os cânceres mais encontrados em adultos são o câncer de pulmão, câncer de mama, câncer de cólon e câncer de próstata. O câncer de pulmão é a segunda malignidade mais comum em homens, superado apenas pelo câncer de próstata, enquanto em mulheres a incidência do câncer de pulmão está aumentando e hoje é excedido apenas pelo câncer de mama.

Câncer de Pulmão

O câncer de pulmão é a principal causa de morte por câncer entre homens e mulheres e é responsável por quase um terço de todas as mortes por câncer nos Estados Unidos. É uma doença amplamente prevenível, uma vez que mais de 90% das mortes por câncer de pulmão estão relacionadas ao tabagismo. A alta mortalidade resultante do câncer de pulmão (taxa de sobrevivência em cinco anos de 15%) reflete sua biologia agressiva e o estágio avançado no momento do diagnóstico.

Etiologia

A forte associação tabagismo e câncer de pulmão está bem-estabelecida. O fumo de maconha produz uma carga maior de monóxido de carbono e alcatrão que o fumo de uma quantidade semelhante de tabaco e, portanto, pode acrescentar um fator de risco adicional para o câncer de pulmão nos fumantes de cigarro. Os agentes mutagênicos e carcinógenos presentes na fumaça do cigarro podem causar dano cromossômico e, com o tempo, podem causar malignidade. Outros carcinógenos que causam câncer de pulmão incluem a radiação ionizante (subproduto da mineração de carvão e ferro), o amianto (aumenta a incidência de câncer de pulmão em não fumantes e age como cocarcinógeno sinergístico com a fumaça do tabaco) e o gás radônio de ocorrência natural. A radioterapia adjuvante para o câncer de mama em seguida à mastectomia está associada a um aumento do risco de câncer de pulmão.

Há um risco familiar de câncer de pulmão que está relacionado a fatores genéticos e ecogenéticos e à exposição ao fumo passivo. A inalação da fumaça do cigarro de outra pessoa aumenta o risco de câncer de pulmão e contribui para o desenvolvimento de infecções respiratórias e asma na infância. Os tabagistas que desenvolvem enfisema estão sob risco aumentado de desenvolver câncer de pulmão. A síndrome da imunodeficiência adquirida pode estar associada a uma incidência aumentada de câncer de pulmão. A cessação do tabagismo diminui o risco e a incidência de câncer de pulmão para valores dos não fumantes depois de decorridos aproximadamente 10 a 15 anos.

Sinais e Sintomas

Os pacientes com câncer de pulmão apresentam características relacionadas à extensão da doença, incluindo manifestações locais e regionais, sinais e sintomas de doença metastática e várias síndromes paraneoplásicas indiretamente relacionadas ao câncer (Tabela 20-2). Tosse, hemoptise, sibilos, estridor, dispneia ou pneumonite por obstrução das vias aéreas podem ser os sinais clínicos de apresentação. As metástases mediastinais podem causar rouquidão (compressão do nervo laríngeo recorrente), síndrome da veia cava superior, arritmias cardíacas ou insuficiência cardíaca congestiva por derrame pericárdico e tamponamento. O derrame pleural resulta em aumento da dispneia e, frequentemente, dor torácica. Fraqueza generalizada, fadiga, anorexia e perda de peso são comuns.

Subtipos Histológicos

As manifestações clínicas do câncer de pulmão variam com o subtipo histológico (**Tabela 20-5**). O câncer de pulmão não pequenas células, que inclui o carcinoma de células escamosas, o adenocarcinoma e o carcinoma de grandes células, é responsável por 75% a 80% de todos os casos novos de câncer de pulmão.

Os *cânceres de células escamosas* surgem nos brônquios principais ou suas divisões primárias (origem central) e geralmente são detectados por citologia do escarro. Esses tumores tendem a crescer lentamente e podem atingir um tamanho grande antes que eles sejam finalmente detectados por causa da hemoptise e da obstrução brônquica com associação de atelectasia, dispneia e febre por pneumonia. A cavitação pode estar evidente na radiografia de tórax.

Os *adenocarcinomas* mais frequentemente se originam na periferia pulmonar. Esses tumores comumente se apresentam como nó-

TABELA 20-5	Aspectos Clínicos e Patológicos do Câncer de Pulmão			
		SOBREVIVÊNCIA EM 5 ANOS (%)		
Subtipo Histológico	Incidência (%)	Todos os Casos	Casos Ressecáveis	Sintomas Associados
Células escamosas	25-40	11	40	Hipercalcemia
Adenocarcinoma	30-50	5	30	Hipercoagulabilidade, osteoartropatia
Grandes células	10	4	30	Ginecomastia, galactorreia
Pequenas células	15-24	2	5-10	Secreção inapropriada do hormônio antidiurético, secreção ectópica de corticotrofina, síndrome de Eaton-Lambert

Adaptado de Skarin AT: Lung cancer. Sci Am Med 1997;1-20.

CAPÍTULO 20
Câncer

dulos subpleurais e têm uma tendência a invadir a pleura e induzir derrames pleurais que contêm células malignas. Os adenocarcinomas de pulmão podem ser difíceis de diferenciar morfologicamente do mesotelioma maligno e do adenocarcinoma de outros locais que metastatizaram (mama, trato gastrointestinal, pâncreas).

Os *carcinomas de grandes células* geralmente são periféricos na sua origem e se apresentam como tumores grandes, volumosos. Como os adenocarcinomas, esses tumores metastatizam precocemente e de preferência para o sistema nervoso central.

Os *carcinomas de pequenas células* em geral são de origem brônquica central e têm uma alta frequência de invasão linfática precoce, especialmente para os linfonodos do mediastino, e metastatizam para fígado, osso, sistema nervoso central, glândulas adrenais e pâncreas. A linfadenopatia mediastinal proeminente pode levar ao diagnóstico errôneo de linfoma maligno. A síndrome da veia cava superior pode resultar de compressão mediastinal. Os tumores de pequenas células têm uma acentuada propensão a produzir polipeptídeos e hormônios ectópicos resultando em anormalidades metabólicas. Esses pacientes geralmente não se apresentam antes que o processo da doença esteja disseminado.

Diagnóstico

A análise citológica do escarro frequentemente é suficiente para o diagnóstico do câncer de pulmão, especialmente quando o câncer surge em localizações endobrônquicas proximais onde o desprendimento das células tem probabilidade de ocorrer. Lesões periféricas tão pequenas quanto 3,0 mm podem ser detectadas pela tomografia computadorizada de alta resolução. O rastreamento do câncer de pulmão tem sido recomendado para pacientes que estão sob alto risco, como os tabagistas com doença pulmonar obstrutiva crônica. Entretanto, apesar das novas técnicas diagnósticas, as taxas de sobrevivência global em cinco anos permanecem em quase 15% e a maioria dos pacientes ainda se apresenta com doença avançada.

A fibrobroncoscopia ótica flexível, em combinação com a biópsia, escovados ou lavados, é um procedimento-padrão para a avaliação inicial do câncer de pulmão. As lesões pulmonares periféricas podem ser diagnosticadas por aspiração percutânea por agulha fina guiada por fluoroscopia, ultrassonografia ou tomografia computadorizada. A cirurgia por videotoracoscopia é útil para diagnosticar as lesões pulmonares periféricas e os tumores na base na pleura. A tomografia computadorizada é sensível para detectar metástases pulmonares. A ressonância magnética cerebral e a tomografia computadorizada da cabeça são úteis para detectar metástases mesmo nos pacientes sem anormalidades neurológicas. A mediastinoscopia e a videotoracoscopia fornecem a oportunidade de biopsiar os linfonodos e estagiar o tumor.

Tratamento

A ressecção cirúrgica (lobectomia, pneumectomia) é o tratamento mais eficaz para o câncer de pulmão. Nos pacientes com função pulmonar prejudicada, a ressecção em cunha pode ser preferida. A *ressecabilidade* se refere à extensão da doença e se o tumor pode ser inteiramente removido. Isso é determinado pelos procedimentos de estagiamento. A *operabilidade* se refere à condição clínica do paciente e inclui uma avaliação do risco cirúrgico global do paciente e da quantidade de tecido pulmonar funcionante que irá restar no pós-operatório. Estima-se que aproximadamente

30% dos pacientes com cânceres de pulmão não pequenas células recentemente diagnosticados têm doença localmente avançada não ressecável no momento do diagnóstico e outros 40% têm doença metastática confirmada. A cirurgia tem pouco efeito na sobrevivência quando a doença se disseminou para os linfonodos mediastinais unilaterais. Mesmo entre aqueles considerados cirurgicamente curáveis, a doença metastática recorrente se desenvolve em aproximadamente metade dos pacientes dentro de cinco anos. Por essas razões, muitos pacientes com cânceres de pulmão não pequenas células são candidatos à quimioterapia isolada ou em combinação com cirurgia ou radioterapia. A videotoracoscopia é a abordagem cirúrgica preferida, especialmente para a ressecção em cunha e a lobectomia. A toracotomia padrão é necessária para procedimentos mais complexos ou pneumectomia.

A sobrevivência em cinco anos não é afetada pelos tratamentos adjuvantes tradicionais, incluindo a radioterapia, quimioterapia, imunoterapia e combinações desses tratamentos. A radioterapia é eficaz para atenuar os sintomas de invasão tumoral na maioria dos pacientes.

Conduta Anestésica

A conduta anestésica nos pacientes com câncer de pulmão inclui a consideração pré-operatória dos efeitos induzidos pelo tumor, tais como a desnutrição, pneumonia, dor e efeitos endócrinos ectópicos como a hiponatremia (Tabela 20-3). Quando a ressecção do tecido pulmonar é planejada, é importante avaliar as funções pulmonar e cardíaca subjacentes, especialmente para a presença de hipertensão pulmonar.

Hemorragia e pneumotórax são as complicações da mediastinoscopia mais encontradas. O mediastinoscópio também pode exercer pressão na artéria inominada direita, causando perda do pulso distal e diagnóstico errôneo de parada cardíaca. Da mesma forma, a compressão não diagnosticada da artéria inominada direita, da qual a artéria carótida direita é um ramo, pode manifestar-se como déficit neurológico pós-operatório. A bradicardia durante a mediastinoscopia pode ser devida ao estiramento do nervo vago ou à compressão da traqueia pelo mediastinoscópio.

Câncer Colorretal

O câncer de cólon é a segunda causa de morte por câncer nos Estados Unidos, só ficando atrás do câncer de pulmão. A incidência e a mortalidade desse câncer não mudaram apreciavelmente durante as últimas décadas. Quase todos os cânceres colorretais são adenocarcinomas e a doença geralmente ocorre em adultos acima de 50 anos.

Etiologia

A maioria dos cânceres colorretais surge de pólipos adenomatosos pré-malignos. Os pólipos grandes, especialmente aqueles maiores que 1,5 cm de diâmetro, têm maior probabilidade de conter câncer invasivo. Embora os pólipos adenomatosos sejam comuns (presentes em mais de 30% dos pacientes acima de 50 anos), menos de 1% dos pólipos adenomatosos se tornam malignos. Acredita-se que os pólipos adenomatosos requerem pelo menos cinco anos de crescimento antes de se tornarem clinicamente significativos. A evolução da mucosa colônica normal para um pólipo adenomatoso benigno que contém câncer e depois para o câncer invasivo fatal está associada a uma série de eventos genéticos que envolvem

509

a ativação mutacional de um proto-oncogene e a perda de vários genes que normalmente suprimem a tumorigênese.

A maioria dos cânceres colorretais parece estar relacionada à dieta, com a doença ocorrendo com maior incidência entre os indivíduos das classes socioeconômicas superiores que vivem em áreas urbanas. Há uma correlação direta entre as calorias consumidas, gordura e óleo alimentar e proteínas da carne. Os dados disponíveis indicam que uma alta ingestão de gordura animal é o elemento dietético que está mais fortemente associado ao risco de câncer de cólon. Até 25% dos pacientes com câncer colorretal têm histórico familiar da doença. A doença intestinal inflamatória está associada a uma incidência aumentada de câncer colorretal. O tabagismo por mais de 35 anos parece aumentar o risco de câncer colorretal.

Diagnóstico

A razão para o rastreamento do câncer colorretal é que a detecção e a remoção precoces de tumores superficiais localizados e de lesões pré-cancerosas em indivíduos assintomáticos aumentam a taxa de cura. Os programas de rastreamento (exame retal digital, exame das fezes para sangue oculto, colonoscopia) parecem ser particularmente úteis para pessoas que têm parentes de primeiro grau com histórico da doença, especialmente se esses parentes desenvolveram câncer colorretal antes dos 55 anos de idade. Há evidências de que o exame anual ou bienal de sangue oculto nas fezes esteja associado à incidência diminuída de câncer colorretal.

Sinais e Sintomas

Os sinais e sintomas de apresentação do câncer colorretal refletem a localização anatômica do câncer. Como as fezes são relativamente líquidas quando elas passam para dentro do cólon direito através da válvula ileocecal, os tumores do ceco e cólon ascendente podem se tornar grandes e estreitar acentuadamente o lúmen intestinal sem causar sintomas obstrutivos. Os cânceres do cólon ascendente ulceram frequentemente, levando à perda sanguínea crônica nas fezes. Esses pacientes apresentam sintomas relacionados à anemia, incluindo fadiga e, em alguns pacientes, *angina pectoris*.

As fezes se tornam mais concentradas à medida que elas passam dentro do cólon transverso. Os cânceres do cólon transverso causam cólicas abdominais, obstrução intestinal ocasional e até mesmo perfuração. As radiografias abdominais revelam anormalidades características no padrão gasoso do cólon, refletindo o estreitamento do lúmen ("lesão em anel de guardanapo"). Os cânceres de cólon que se desenvolvem na porção retossigmoidea do intestino grosso resultam em tenesmo e fezes mais finas. A anemia é incomum apesar da passagem de sangue vermelho vivo pelo reto (frequentemente atribuída a hemorroidas).

Os cânceres colorretais inicialmente se disseminam para linfonodos regionais e depois, pela circulação venosa portal, para o fígado, o qual representa o sítio visceral de metástases mais comum. Os cânceres colorretais raramente se disseminam para o pulmão, osso ou cérebro na ausência de metástases hepáticas. Um aumento pré-operatório na concentração sérica do antígeno carcinoembrionário sugere que o tumor irá recorrer em seguida à ressecção cirúrgica. O antígeno carcinoembrionário é uma glicoproteína que também está aumentada na presença de outros cânceres (estômago, pâncreas, mama, pulmão) e condições não malignas (doença hepática alcoólica, doença intestinal inflamatória, tabagismo, pancreatite).

Tratamento

O prognóstico de pacientes com adenocarcinoma do cólon e reto depende da profundidade da penetração do tumor dentro da parede intestinal e da presença ou ausência de envolvimento de linfonodos regionais e metástases distantes (fígado, pulmão, osso). A ressecção cirúrgica radical, que inclui os vasos sanguíneos e linfonodos que drenam o intestino envolvido, oferece o melhor potencial de cura. O tratamento cirúrgico dos cânceres que surgem no reto distal pode necessitar de uma colostomia de sigmoide permanente (ressecção abdominoperineal). Como a maioria das recorrências ocorre dentro de três a quatro anos, a taxa de cura do câncer colorretal frequentemente é estimada em taxas de sobrevivência em cinco anos.

A radioterapia deve ser considerada nos pacientes com tumores retais uma vez que o risco de recorrência em seguida à cirurgia é significativo. A radioterapia pós-operatória causa diarreia e cistite transitórias, mas é incomum o dano permanente ao intestino delgado e à bexiga. O uso de quimioterapia nos pacientes com cânceres colorretais avançados raramente resulta em uma resposta satisfatória.

Conduta Anestésica

A conduta anestésica para a ressecção cirúrgica de cânceres colorretais pode ser influenciada pela anemia e pelos efeitos das lesões metastáticas no fígado, pulmão, osso ou cérebro. A obstrução crônica do intestino grosso provavelmente não aumenta o risco de aspiração durante a indução da anestesia, embora a distensão abdominal possa interferir na ventilação e oxigenação adequada. A transfusão de sangue durante a ressecção cirúrgica dos cânceres colorretais tem sido associada a uma diminuição no tempo de sobrevida do paciente. Isso poderia refletir a imunossupressão produzida pelo sangue transfundido. Por essa razão, é prudente a revisão cuidadosa dos riscos e benefícios das transfusões de sangue nesses pacientes.

Câncer de Próstata

O câncer de próstata é a segunda causa mais comum de morte entre homens que morrem de câncer. O número de casos relatados de câncer de próstata aumentou muito, presumivelmente refletindo a propagação do uso do exame do PSA. A incidência do câncer de próstata é maior em afroamericanos e menor em asiáticos. A presença da mutação genética hereditária do câncer de próstata (HPC-1) aumenta muito o risco de desenvolvimento do câncer de próstata. A possibilidade de que a vasectomia possa estar associada a um risco aumentado de câncer de próstata não tem sido fundamentada. O câncer de próstata quase sempre é um adenocarcinoma.

Diagnóstico

O uso do rastreamento baseado no PSA mudou a forma como o câncer de próstata é diagnosticado. Uma concentração sérica de PSA aumentada pode indicar a presença de câncer de próstata em homens assintomáticos e a realização imediata do exame retal digital. A detecção de um nódulo discreto ou de induração difusa ao exame retal digital leva à suspeita de câncer de próstata, especialmente na presença de impotência ou sintomas de obstrução urinária (frequência, noctúria, hesitação, urgência). Entretanto, o exame retal pode avaliar apenas as porções posterior e lateral da próstata. Se o exame retal indicar a possível presença de câncer, a ultras-

CAPÍTULO 20
Câncer

sonografia e a biópsia transretais serão necessárias independente da concentração do PSA. Há uma probabilidade muito maior de detectar o câncer se o nível de PSA for maior que 10 ng/mL, independente dos achados ao exame retal. Raramente, os pacientes se apresentam com sintomas de doença metastática, tais como dor óssea e perda de peso.

Tratamento

Os cânceres de próstata focais bem-diferenciados geralmente são curados pela ressecção transuretral. Entretanto, a doença progressiva pode desenvolver-se em até 16% desses pacientes dentro de oito anos. Por essa razão, o tratamento mais agressivo, como a prostatectomia radical ou a irradiação, pode ser indicado em subconjuntos desses pacientes, especialmente naqueles com menos de 65 anos de idade. Se os linfonodos estiverem envolvidos, a prostatectomia radical ou a radioterapia definitiva podem ser recomendadas. A prostatectomia radical pode ser realizada por meio de uma abordagem retropúbica ou perineal. A abordagem retropúbica permite ao cirurgião coletar amostras de linfonodos para congelação antes de iniciar a prostatectomia. A radioterapia pode ser fornecida tanto por um feixe externo como pela implantação de sementes radioativas. A decisão de selecionar a cirurgia ou a irradiação é baseada nos efeitos colaterais de cada tratamento. A impotência e a incontinência urinária são riscos da prostatectomia radical. A preservação dos feixes neurovasculares de cada lado da próstata pode diminuir o risco de impotência em seguida à cirurgia. A radioterapia provoca menos impotência, mas a cistite debilitante ou a proctite podem desenvolver-se.

A terapia hormonal é indicada para o tratamento do câncer de próstata metastático porque esses tumores estão sob a influência trófica de androgênios. A terapia de deprivação de androgênios reduz drasticamente os níveis de testosterona e causa a regressão do tumor. A deprivação de androgênios pode ser obtida por castração cirúrgica, administração de estrogênios exógenos, como o dietilestilbestrol, uso de análogos do hormônio liberador do hormônio luteinizante, que inibe a liberação das gonadotrofinas hipofisárias, uso de antiandrogênios, como a flutamida que bloqueia a ação dos androgênios nos tecidos-alvo, e uso de terapia combinada, como um antiandrogênio em combinação com um agonista do hormônio liberador do hormônio luteinizante ou orquiectomia bilateral.

Quando os cânceres de próstata avançados se tornam resistentes à terapia hormonal, frequentemente se desenvolve dor óssea incapacitante. A quimioterapia sistêmica com mitoxantrona mais corticosteroides ou estramustina mais um taxano pode ser eficaz para atenuar a dor. Nas fases terminais da doença, altas doses de prednisona por curtos períodos podem produzir melhora subjetiva.

Câncer de Mama

As mulheres nos Estados Unidos têm um risco ao longo da vida de 12,6% de desenvolver câncer de mama. O risco de morte por câncer de mama é de aproximadamente 4%. A maioria das mulheres em quem o câncer de mama é diagnosticado não morre da doença. Estima-se que mais de 2 milhões de mulheres nos Estados Unidos estão agora vivendo com um histórico de câncer de mama. Por causa do aumento da informação e do uso do rastreamento com a mamografia, os cânceres in situ agora são responsáveis por aproximadamente 20% dos casos recém-diagnosticados de câncer de mama.

Fatores de Risco

Os principais fatores de risco para o desenvolvimento do câncer de mama são a idade avançada (75% dos casos ocorrem em pacientes acima de 50 anos de idade) e histórico familiar (um parente de primeiro grau diagnosticado com câncer de mama antes dos 50 anos de idade aumenta o risco em três a quatro vezes). Os fatores de risco reprodutivos que aumentam o risco de câncer de mama incluem a menarca precoce, a menopausa tardia, a primeira gestação tardia e a nuliparidade, todos presumivelmente responsáveis por prolongar a exposição das mamas ao estrogênio. Dois genes de suscetibilidade ao câncer de mama (BRCA1, BRCA2) são mutações herdadas como traços autossômicos dominantes.

Rastreamento

As estratégias de rastreamento recomendadas para o câncer de mama incluem a tríade do autoexame de mamas, exame clínico das mamas por um profissional e mamografia de rastreamento. O exame clínico das mamas por um profissional e a mamografia regular parecem diminuir a mortalidade por câncer de mama em aproximadamente um terço nas mulheres acima de 50 anos de idade. A mamografia anual de rastreamento é recomendada a todas as mulheres acima de 40 anos. Uma pequena porcentagem dos cânceres de mama não é detectada pela mamografia, portanto os métodos alternativos de rastreamento, tais como a ultrassonografia e/ou a ressonância magnética podem ser valiosos em pacientes selecionadas.

Prognóstico

A invasão dos linfonodos axilares e o tamanho do tumor são os dois determinantes mais importantes do desfecho nas pacientes com câncer de mama precoce. Outros fatores prognósticos estabelecidos incluem a presença de receptores de estrogênio e progesterona no tumor primário e seu grau histológico. A ausência da expressão de receptores de estrogênio e progesterona está associada a um pior prognóstico. A maioria dos tumores que expressa receptores responde à terapia endócrina.

Tratamento

Embora a mastectomia radical (remoção da mama envolvida, dos conteúdos axilares e da musculatura da parede torácica subjacente) tenha sido o principal tratamento do câncer de mama invasivo no passado, ela raramente é usada na prática corrente. A terapia com conservação da mama, incluindo a lumpectomia com radioterapia, a mastectomia simples e a mastectomia radical modificada, proporciona taxas de sobrevivência semelhantes. Como a probabilidade de micrometástases distantes está altamente correlacionada com o número de linfonodos contendo invasão tumoral, a dissecção dos linfonodos axilares fornece informação prognóstica. O mapeamento do linfonodo sentinela envolve a injeção de um traçador radioativo ou de corante isossulfan azul na área em torno do tumor primário de mama. A substância injetada segue rapidamente para o linfonodo axilar dominante (linfonodo sentinela). Se o linfonodo sentinela estiver livre de tumor, os linfonodos remanescentes provavelmente também estão livres de tumor e a cirurgia axilar adicional pode ser evitada. A administração de corante isossulfan azul causa uma diminuição transitória da SpO_2, em geral de aproximadamente 3%. A morbidade associada à cirurgia do câncer de mama está agora amplamente relacionada aos efeitos

511

colaterais da dissecção dos linfonodos, como o linfedema e a restrição da mobilidade do braço. Obesidade, ganho de peso e infecção no braço são fatores de risco adicionais para o desenvolvimento de linfedema. Para minimizar o risco de linfedema, é sensato proteger o braço ipsilateral de venopunção, compressão, infecção e exposição ao calor.

A irradiação é um componente importante da terapia com conservação da mama, uma vez que a lumpectomia isolada está associada a uma alta incidência de recorrência. A irradiação pós-mastectomia está reservada para mulheres com doença local extensa, como com invasão da pele e parede torácica e envolvimento linfonodal extenso.

Tratamento Sistêmico Muitas mulheres com câncer de mama em estágio precoce já têm micrometástases distantes no momento do diagnóstico. A terapia sistêmica é planejada para prevenir ou adiar a recorrência da doença. A terapia com tamoxifeno, quimioterapia e ablação ovariana são as formas de terapia sistêmica mais usadas.

Tamoxifeno O tamoxifeno é um agonista-antagonista misto de estrogênios que se tornou o fármaco antineoplásico mais prescrita. O principal efeito benéfico do tamoxifeno está relacionado à sua interação com os receptores de estrogênio. A terapia de cinco anos com tamoxifeno nas pacientes com tumores positivos para receptores de estrogênios está associada a uma redução significativa do risco de recorrência. Os benefícios da terapia com tamoxifeno são semelhantes para pacientes com linfonodos positivos e negativos. Entretanto, o tamoxifeno não altera o desfecho nas pacientes com expressão do receptor de estrogênio mínima ou ausente em seus tumores.

O tamoxifeno pode causar distúrbios da temperatura corporal ("fogachos"), corrimento vaginal e risco aumentado de desenvolver câncer de endométrio. O megestrol (progestágeno) pode ser administrado para diminuir a gravidade dos fogachos associados ao tratamento com tamoxifeno. O tamoxifeno diminui as concentrações séricas de colesterol e lipoproteína de baixa densidade, mas a importância desses efeitos na redução do risco de doença cardíaca isquêmica é incerta. O tamoxifeno preserva a densidade óssea em mulheres na pós-menopausa por seus efeitos pró-estrogênicos e pode diminuir a incidência de fraturas relacionadas à osteoporose de quadril, coluna e rádio. Há um aumento do risco de eventos tromboembólicos com a terapia com tamoxifeno, incluindo a trombose venosa profunda, a embolia pulmonar e o acidente vascular cerebral. O raloxifeno, como o tamoxifeno, é um modulador seletivo dos receptores de estrogênio.

Quimioterapia A quimioterapia combinada diminui a taxa de recorrência e a mortalidade por câncer de mama tanto nas pacientes com linfonodos positivos como nas com linfonodos negativos. O máximo benefício parece ser nas mulheres com linfonodos positivos antes dos 50 anos de idade. Um esquema de quimioterapia combinada comumente usado inclui ciclofosfamida, metotrexato e 5-fluoruracil. Esquemas incluindo doxorrubicina, paclitaxel e docetaxel estão também sendo usados. A dose da quimioterapia é um importante determinante da morte celular. A quimioterapia adjuvante convencional geralmente começa dentro de poucos meses da cirurgia. A quimioterapia ou radioterapia antes da cirurgia podem ser usadas em pacientes selecionadas como uma tentativa de diminuir o tamanho do tumor e melhorar a conservação da mama. Em mulheres de alto risco com múltiplos linfonodos positivos, a quimioterapia de alta dose com fármacos alquilantes combinada com o transplante autólogo de medula óssea pode ser considerada.

A quimioterapia para o câncer de mama tem efeitos adversos que tipicamente se resolvem em seguida ao tratamento, tais como náuseas e vômitos, perda de cabelo e supressão da medula óssea. As sequelas tardias mais graves da quimioterapia são leucemia e dano cardíaco induzido por doxorrubicina. Insuficiência cardíaca congestiva clinicamente significativa se desenvolve em 0,5% a 1% das mulheres tratadas com esquemas quimioterápicos padrão baseados na antraciclina. As pacientes com sintomas de doença cardíaca ou insuficiência cardíaca congestiva devem ser avaliadas com eletrocardiograma e ecocardiografia. As síndromes mielodisplásicas ou a leucemia mieloide aguda podem surgir após a quimioterapia, mas a incidência é baixa (0,2%-1,0%). A radioterapia de alta dose pode estar associada a plexopatia braquial ou dano nervoso, pneumonite, fibrose pulmonar e lesão cardíaca.

Tratamento de Suporte A atenuação dos sintomas e a prevenção de complicações são metas primárias no tratamento do câncer de mama avançado. O sítio mais comum de metástases do câncer de mama é o osso. A administração regular de bisfosfonatos (pamidronato, clodronato) em adição à terapia hormonal ou à quimioterapia pode diminuir a dor óssea e reduzir a incidência de complicações ósseas por inibir a atividade osteoclástica. A eritropoetina pode ser útil para diminuir os sintomas de supressão da medula óssea relacionada à quimioterapia. A cardiotoxicidade da doxorrubicina pode ser diminuída pelo uso do fármaco cardioprotetor dexrazoxane ou de preparações lipossomais. O controle adequado da dor geralmente é alcançado com preparações de opioides transdérmicas e/ou orais de liberação sustentada.

Conduta Anestésica

A avaliação pré-operatória inclui uma revisão dos potenciais efeitos colaterais relacionados à quimioterapia. É evitada a colocação de cateteres intravenosos no braço com risco de linfedema, pois devem ser consideradas a exacerbação do linfedema e a suscetibilidade à infecção. Também é necessário proteger aquele braço de compressão (como a do manguito de pressão arterial) e exposição ao calor. A presença de dor óssea e fraturas patológicas deve ser lembrada quando for considerada a anestesia regional e quando as pacientes forem posicionadas durante a cirurgia. A seleção dos fármacos e técnicas anestésicas e de monitorização especial é influenciada mais pelo procedimento cirúrgico planejado que pela presença do câncer de mama. Se o corante isossulfan azul for injetado durante o procedimento cirúrgico, é provável que a oximetria de pulso demonstrará uma falsa diminuição transitória no valor medido da SpO_2 (uma diminuição de aproximadamente 3%).

CÂNCERES MENOS ENCONTRADOS NA PRÁTICA CLÍNICA

Os cânceres menos encontrados incluem tumores cardíacos, câncer de cabeça e pescoço e cânceres envolvendo as glândulas endócrinas, o fígado, a vesícula biliar, o trato genitourinário e os órgãos reprodutores. Linfomas e leucemias são exemplos de cânceres envolvendo os gânglios linfáticos e os elementos formadores do sangue.

Tumores Cardíacos

Os tumores cardíacos podem ser primários ou secundários, benignos ou malignos. O envolvimento metastático do coração, geralmente pelo câncer de pulmão adjacente, ocorre 20 a 40 vezes mais que um tumor cardíaco maligno primário.

Mixomas Cardíacos

Os mixomas cardíacos são responsáveis pela maioria dos tumores cardíacos benignos que ocorrem em adultos. Aproximadamente 70% dos mixomas cardíacos ocorrem no átrio esquerdo e os 30% restantes ocorrem no átrio direito. Os mixomas frequentemente demonstram movimentação considerável dentro da câmara cardíaca durante o ciclo cardíaco.

Sinais e Sintomas Os sinais e sintomas do mixoma cardíaco refletem a interferência no enchimento e esvaziamento da câmara cardíaca envolvida e a liberação de êmbolos compostos de material mixomatoso ou trombos que se formaram no tumor (**Tabela 20-6**). O mixoma atrial esquerdo pode simular doença da valva mitral, com o desenvolvimento de edema pulmonar. O mixoma atrial direito simula doença tricúspide e pode estar associado ao prejuízo do retorno venoso e a evidências de insuficiência cardíaca direita. O mixoma atrial direito pode se manifestar com estenose tricúspide isolada, dispneia e/ou hipoxemia arterial. A embolia ocorre em aproximadamente um terço dos pacientes com mixomas cardíacos. Como a maioria dos mixomas está localizada no átrio esquerdo, a embolia sistêmica é particularmente frequente e muitas vezes envolve as artérias retinianas e cerebrais. Os mixomas cardíacos podem ocorrer como parte de uma síndrome que inclui mixomas cutâneos, fibroadenomas mixoides da mama, adenomas hipofisários e hiperplasia adrenocortical com síndrome de Cushing.

Diagnóstico A ecocardiografia pode determinar a localização, o tamanho, a forma, a fixação e a mobilidade dos mixomas cardíacos. Há relatos de descoberta incidental de mixomas cardíacos durante a monitorização ecocardiográfico intraoperatório dos pacientes submetidos à embolectomia arterial de emergência. Os mixomas cardíacos de pelo menos 0,5 a 1,0 cm de diâmetro podem também ser identificados pela tomografia computadorizada e ressonância magnética.

Tratamento A ressecção cirúrgica dos mixomas cardíacos geralmente é curativa. Após o diagnóstico ter sido estabelecido, a cirurgia imediata é indicada por causa da possibilidade de complicações embólicas e morte súbita. Na maioria dos casos, os mixomas cardíacos podem ser facilmente removidos porque eles são pediculados. A fragmentação intraoperatória do tumor deve ser evitada. Todas as câmaras do coração são examinadas a fim de eliminar a presença de tumores multifocais. O dano mecânico a uma valva cardíaca ou a adesão do tumor aos folhetos da valva pode necessitar de valvuloplastia ou substituição da valva.

TABELA 20-6	Sinais e Sintomas dos Mixomas Cardíacos
Insuficiência cardíaca congestiva refratária	
Distúrbios inexplicados do ritmo cardíaco	
Síncope relacionada a alterações da posição corporal	
Embolia sistêmica ou pulmonar inexplicada	
Hipertensão pulmonar de causa desconhecida	

Conduta Anestésica As considerações anestésicas nos pacientes com mixomas cardíacos incluem a possibilidade de baixo débito cardíaco e hipoxemia arterial devidos à obstrução da valva mitral ou tricúspide. Os sintomas de obstrução podem ser exacerbados por alterações na posição do corpo. A presença de um mixoma atrial direito contraindica a colocação de cateteres na artéria pulmonar ou no átrio direito. Arritmias cardíacas supraventriculares podem seguir-se à remoção cirúrgica de mixomas atriais. Em alguns pacientes, pode ser necessário um marcapasso cardíaco permanente por causa dos distúrbios da condução atrioventricular.

Cânceres de Cabeça e Pescoço

Os cânceres de cabeça e pescoço são responsáveis por aproximadamente 5% de todos os cânceres nos Estados Unidos, com um predomínio em homens acima dos 50 anos de idade. A maioria dos pacientes tem um histórico de uso excessivo de álcool e tabagismo. Os locais mais comuns de metástases são pulmão, fígado e osso. A hipercalcemia pode estar associada a metástases ósseas e exames de função hepática alterados presumivelmente refletem doença induzida por álcool. A terapia nutricional pré-operatória pode ser indicada antes da ressecção cirúrgica do tumor. O objetivo da quimioterapia, se indicada, é diminuir o volume do tumor primário ou das metástases conhecidas, dessa forma aumentando a eficácia da cirurgia ou radioterapia subsequentes. Um objetivo secundário é a erradicação das micrometástases ocultas.

Câncer de Tireoide

Os cânceres papilífero e folicular de tireoide estão entre os cânceres curáveis mais comuns. Os cânceres de tireoide são mais frequentes em mulheres. A irradiação externa do pescoço durante a infância aumenta o risco de câncer papilífero de tireoide, assim como o histórico familiar de câncer de tireoide. Os cânceres medulares de tireoide podem estar associados a feocromocitomas em um distúrbio autossômico dominante conhecido como neoplasia endócrina múltipla tipo 2. Esse tipo de câncer de tireoide tipicamente produz grandes quantidades de calcitonina, fornecendo uma medida sensível da presença da doença bem como da sua cura.

As tireoidectomias total e subtotal resultam em menores taxas de recorrência que a tireoidectomia mais limitada. Mesmo com a tireoidectomia total, alguns tecidos tireoidianos permanecem, como detectado pela cintilografia pós-operatória com iodo 131. Os riscos da tireoidectomia total incluem lesão do nervo laríngeo recorrente (2%) e hipoparatireoidismo permanente (2%). Os pacientes com cânceres papilíferos de tireoide requerem dissecção dos linfonodos paratraqueais e traqueoesofágicos. O crescimento das células tumorais papilíferas e foliculares é controlado pela tireotrofina e a inibição da secreção de tireotrofina com tiroxina melhora a sobrevivência a longo prazo. A irradiação com feixe externo pode ser usada para o tratamento paliativo da obstrução e metástases ósseas.

Câncer de Esôfago

A esofagectomia frequentemente é realizada para o carcinoma do esôfago e está associada a morbidade e mortalidade significativas. O consumo excessivo de álcool e o tabagismo crônico são fatores de risco independentes para o desenvolvimento do carcinoma de células escamosas do esôfago. O risco de adenocarcinoma é maior em pessoas com esôfago de Barrett, uma complicação da doença do refluxo gastroesofágico. Disfagia e perda de peso são os sintomas iniciais do câncer de esôfago na maioria dos pacientes. A disfagia pode estar associada à desnutrição. A dificuldade na deglutição pode resultar em regurgitação e aumento do risco de aspiração. A doença geralmente já metastatizou no momento em que os sintomas clínicos estão presentes. Entretanto, nos pacientes com esôfago de Barrett que são submetidos à endoscopia de rotina para o rastreamento do câncer, a doença pode ser diagnosticada em um estágio muito precoce. A ausência de uma camada serosa em torno do esôfago e a presença de um sistema linfático extenso podem resultar na rápida disseminação do tumor para os linfonodos adjacentes.

Os resultados da radioterapia primária assemelham-se àqueles da cirurgia radical, com uma taxa de sobrevivência em cinco anos de 20% a 30% naqueles com câncer de células escamosas. A quimioterapia e a irradiação podem ser instituídas antes de tentar a ressecção cirúrgica. Os adenocarcinomas são insensíveis à irradiação, mas a quimioterapia e a cirurgia podem melhorar a sobrevivência. O tratamento paliativo deve incluir a colocação cirúrgica de uma sonda de alimentação, a dilatação do esôfago ou a colocação endoscópica de um *stent*.

A probabilidade de doença hepática subjacente induzida por álcool, doença pulmonar obstrutiva crônica pelo tabagismo e tolerância cruzada com fármacos anestésicos em pacientes que fazem uso abusivo de álcool deve ser considerada durante a conduta anestésica dos pacientes com câncer de esôfago. A perda de peso extensa frequentemente ocorre em paralelo com uma diminuição do volume de fluido intravascular e se manifesta como hipotensão durante a indução e na manutenção da anestesia.

Câncer Gástrico

A incidência de câncer gástrico diminuiu drasticamente desde 1930 quando era a principal causa de morte relacionada ao câncer entre homens nos Estados Unidos. A acloridria (perda da acidez gástrica), anemia perniciosa, gastrite crônica e infecção pelo *Helicobacter* contribuem para o desenvolvimento do câncer gástrico. As características de apresentação do câncer gástrico (indigestão, desconforto epigástrico, anorexia) são indistinguíveis daquelas da doença ulcerosa péptica benigna. Cerca de 90% dos cânceres gástricos são adenocarcinomas e aproximadamente metade deles ocorre na porção distal do estômago. O câncer gástrico em geral está bastante avançado quando os sinais aparecem, tais como perda de peso, massa epigástrica palpável, icterícia ou ascite.

A erradicação cirúrgica completa de tumores gástricos com ressecção dos linfonodos adjacentes é o único tratamento que pode ser curativo. A ressecção da lesão primária pode também oferecer o melhor tratamento paliativo. O câncer gástrico é relativamente resistente à radioterapia, mas é um dos poucos tumores gastrointestinais que podem ter alguma resposta à quimioterapia.

Câncer de Fígado

O câncer de fígado ocorre mais em homens com doença hepática causada pelo vírus da hepatite B ou C, consumo de álcool e hemocromatose. As manifestações iniciais são tipicamente dor abdominal, massa abdominal palpável e sintomas constitucionais, tais como anorexia e perda de peso. Pode haver compressão da veia cava inferior e/ou da veia porta, edema da extremidade inferior, ascite e icterícia. Os exames laboratoriais refletem as anormalidades associadas à doença hepática crônica subjacente. Os testes de função hepática podem estar anormais. A tomografia computadorizada e a ressonância magnética do fígado podem determinar a localização anatômica do tumor, embora a angiografia possa ser mais útil para distinguir o carcinoma hepatocelular (hipervascular) das metástases hepáticas (hipovasculares) e para determinar se um tumor é ressecável. A ressecção cirúrgica radical ou o transplante hepático oferecem a única esperança de sobrevivência, mas a maioria dos pacientes com câncer de fígado não são candidatos à cirurgia por causa da cirrose extensa, função hepática prejudicada e presença de doença extra-hepática. A quimioterapia e a radioterapia têm valor limitado.

Câncer de Pâncreas

O câncer de pâncreas, apesar da sua baixa incidência, é a quarta causa mais comum de morte relacionada ao câncer em homens e mulheres nos Estados Unidos. Não há evidências vinculando esse câncer à ingestão de cafeína, à colelitíase ou ao *diabetes mellitus*, mas o tabagismo, a obesidade e a pancreatite crônica mostram uma correlação positiva. Aproximadamente 95% dos cânceres de pâncreas são adenocarcinomas ductais, com a maioria ocorrendo na cabeça do pâncreas. Dor abdominal, anorexia e perda de peso são os sintomas iniciais habituais. A dor sugere invasão retroperitoneal e infiltração dos nervos esplâncnicos. A icterícia reflete a obstrução biliar nos pacientes com tumor da cabeça do pâncreas. O *diabetes mellitus* é raro nos pacientes que desenvolvem câncer de pâncreas.

O câncer de pâncreas pode aparecer como uma massa localizada ou como aumento difuso da glândula. A biópsia é necessária para confirmar o diagnóstico. A ressecção cirúrgica completa é o único tratamento eficaz do câncer de pâncreas ductal. Os pacientes que mais provavelmente têm lesões ressecáveis são aqueles com tumores na cabeça do pâncreas que causam icterícia indolor. A disseminação extrapancreática elimina a possibilidade de cura cirúrgica. As duas técnicas de ressecção cirúrgica mais empregadas são a pancreatectomia total e a duodenopancreatectomia (cirurgia de Whipple). A pancreatectomia total é tecnicamente mais fácil, mas tem a desvantagem de provocar *diabetes mellitus* e má absorção. Apenas 10% dos pacientes que se submetem à ressecção pancreática completa sobrevivem por cinco anos. A sobrevivência mediana dos pacientes com tumores irressecáveis é de cinco meses. Os procedimentos paliativos incluem radioterapia, quimioterapia e desvio cirúrgico do sistema biliar para aliviar a obstrução. O bloqueio do plexo celíaco com álcool ou fenol é a intervenção mais eficaz para tratar a dor associada ao câncer de pâncreas. Uma complicação do bloqueio do plexo celíaco é a hipotensão devida à desnervação simpática nesses pacientes frequentemente hipovolêmicos. A orientação da tomografia computadorizada pode ser usada para confirmar o posicionamento adequado da agulha antes de injetar qualquer solução destinada a agir no plexo celíaco.

Câncer de Células Renais

O câncer de células renais mais frequentemente se manifesta como hematúria, anemia leve e dor em flanco. Os fatores de risco incluem histórico familiar de câncer renal e tabagismo. A ultrassonografia renal pode ajudar a identificar cistos renais e a tomografia computadorizada e a ressonância magnética são úteis para determinar a presença e extensão dos cânceres de células renais. Os exames laboratoriais podem revelar eosinofilia e anormalidades da função hepática. As síndromes paraneoplásicas não são incomuns, espe-

CAPÍTULO 20
Câncer

cialmente a hipercalcemia devida à secreção ectópica de hormônio da paratireoide e a eritrocitose devida à produção ectópica de eritropoetina. O único tratamento curativo para o adenocarcinoma renal confinado aos rins é a nefrectomia radical com linfadenectomia regional. A nefrectomia radical não é útil nos pacientes com metástases distantes, mas a quimioterapia pode mostrar alguma eficácia. A taxa de sobrevivência em cinco anos dos pacientes com doença metastática é de 3% a 10%.

Câncer de Bexiga

O câncer de bexiga ocorre mais em homens e está associado ao tabagismo e à exposição crônica a produtos químicos usados nas indústrias de corantes, couro e borracha. O sintoma de apresentação mais comum é a hematúria, tanto macro como microscópica.

O tratamento do câncer de bexiga não invasivo inclui a ressecção endoscópica e a quimioterapia intravesical. O carcinoma *in situ* da bexiga frequentemente se comporta agressivamente e pode necessitar de cistectomia para ajudar a prevenir a invasão muscular e a disseminação metastática. Em homens, a cistectomia radical inclui a remoção da bexiga, próstata e uretra proximal. Em mulheres, são necessárias a histerectomia, ooforectomia e vaginectomia parcial. A derivação urinária é feita tanto pela ureteroileostomia (conduto ileal) como pela criação de uma bexiga artificial (neobexiga) partindo de segmentos do intestino delgado. O tratamento tradicional da doença metastática inclui radioterapia e quimioterapia.

Câncer de Testículo

Embora o câncer de testículo seja raro, é o câncer mais comum em homens jovens e representa um tumor que pode ser curado mesmo quando metástases distantes estão presentes. A orquiopexia antes dos dois anos de idade é recomendada para a criptorquidia, a fim de diminuir o risco de câncer de testículo. O câncer de testículo geralmente se apresenta como uma massa testicular indolor. Quando o diagnóstico é suspeitado, uma orquiectomia inguinal é realizada e o diagnóstico é confirmado histologicamente. A biópsia transescrotal não é realizada porque a ruptura do escroto pode predispor à recorrência local e/ou à disseminação metastática para os linfáticos inguinais. Os cânceres de células germinativas, que são responsáveis por 95% dos cânceres de testículo, podem ser subdivididos em seminomas e não seminomas. Os seminomas frequentemente metastatizam através dos linfáticos regionais para o retroperitônio e mediastino e os não seminomas disseminam-se por via hematogênica para as vísceras, especialmente os pulmões.

Os pacientes com seminomas que não se estendem além dos linfonodos retroperitoneais são tratados com radioterapia. A quimioterapia é recomendada quando os seminomas são grandes, se apresentam com envolvimento nodal em diversos níveis anatômicos ou têm disseminação acima do diafragma. Os não seminomas não são sensíveis à radiação e são tratados com dissecção dos linfonodos retroperitoneais e quimioterapia combinada. Os efeitos colaterais da quimioterapia nesses pacientes podem incluir anemia, toxicidade cardíaca, toxicidade pulmonar, nefrotoxicidade e neuropatia periférica.

Câncer de Colo de Útero

O câncer de colo de útero é o câncer ginecológico mais comum em mulheres de 15 a 34 anos de idade. A infecção do colo do útero pelo papilomavírus humano é a principal causa de câncer cervical.

O carcinoma *in situ* detectado pelo esfregaço de Papanicolaou é tratado por conização, enquanto a doença local mais extensa ou a doença que metastatizou são tratadas com alguma combinação de cirurgia, radioterapia e quimioterapia.

Câncer de Útero

O câncer envolvendo o endométrio uterino ocorre mais em mulheres de 50 a 70 anos de idade e pode estar associado à terapia de reposição estrogênica da menopausa, tratamento do câncer de mama com tamoxifeno por mais de cinco anos, obesidade, hipertensão e *diabetes mellitus*. O câncer de endométrio frequentemente é diagnosticado em um estágio precoce porque mais de 90% das pacientes apresentam sangramento irregular ou pós-menopausa. A avaliação inicial dessas pacientes frequentemente inclui dilatação e curetagem fracionada. Na ausência de doença metastática, o tratamento é a histerectomia abdominal total e salpingo-ooforectomia bilateral com ou sem irradiação dos linfonodos pélvicos e periaórticos. A terapia hormonal com progesterona pode ser útil para tratar as pacientes com doença metastática. O câncer de endométrio metastático responde mal à quimioterapia.

Câncer de Ovário

O câncer de ovário é a mais mortal das malignidades ginecológicas. O câncer de ovário tem mais probabilidade de se desenvolver em mulheres que apresentam menopausa precoce ou que têm um histórico familiar de câncer de ovário. O câncer de ovário precoce em geral é assintomático e, portanto, a doença avançada geralmente está presente no momento em que o câncer finalmente é descoberto. Metástases intra-abdominais generalizadas, para linfonodos, omento e peritônio, frequentemente estão presentes. A cirurgia é o tratamento do câncer de ovário tanto no estágio precoce como no avançado. A ressecção parcial do tumor agressivo, mesmo se todo o câncer não puder ser removido, melhora a duração e a qualidade da sobrevida. A quimioterapia intraperitoneal é indicada no pósoperatório na maioria das mulheres e geralmente é bem-tolerada.

Melanoma Cutâneo

A incidência do melanoma cutâneo está aumentando mais rapidamente que a de qualquer outro câncer. A luz solar (luz ultravioleta) é um fator ambiental importante na patogênese do melanoma. O melanoma é suspeitado quando há uma alteração na cor, no tamanho, na forma ou na superfície de uma verruga ou o aparecimento de uma nova lesão pigmentada. O tratamento inicial de uma lesão suspeita é a biópsia excisional profunda frequentemente com mapeamento do linfonodo sentinela. O melanoma pode metastatizar para quase qualquer órgão. O tratamento do melanoma metastático é direcionado à paliação e pode incluir a ressecção de uma metástase solitária, a quimioterapia simples ou combinada e a imunoterapia.

Câncer Ósseo

Os cânceres ósseos incluem o mieloma múltiplo, o osteossarcoma, o tumor de Ewing e o condrossarcoma.

Mieloma Múltiplo

O mieloma múltiplo (mieloma de células plasmáticas, mielomatose) é uma neoplasia maligna caracterizada pelo crescimento malcontrolado de um clone único de células plasmáticas, o qual produz uma imunoglobulina monoclonal. O mieloma múltiplo é responsável por aproximadamente 10% dos cânceres hematológicos e 1% de todos os cânceres nos Estados Unidos. A doença é mais comum nos pacientes idosos (a idade mediana no momento do diagnóstico é 65 anos) e ocorre com frequência duas vezes maior em afro-americanos que em brancos. A causa do mieloma múltiplo é desconhecida. Sua extensão, complicações, sensibilidade a fármacos e curso clínico variam muito entre os pacientes.

Sinais e Sintomas

As manifestações mais frequentes do mieloma múltiplo são dor óssea (frequentemente por colapso vertebral), anemia, trombocitopenia, hipercalcemia, insuficiência renal e infecção bacteriana recorrente, refletindo a invasão da medula óssea pelas células tumorais. Os plasmacitomas extramedulares podem provocar compressão da medula espinhal. Isso ocorre em cerca de 10% dos pacientes. Outros sítios extramedulares de invasão tumoral incluem fígado, baço, costelas e crânio. A neuropatia periférica é incomum e geralmente é causada por amiloidose. A inativação dos pró-coagulantes do plasma pelas proteínas do mieloma pode interferir com a coagulação. Essas proteínas revestem as plaquetas e interferem com a função plaquetária. A presença de hipercalcemia pela destruição óssea excessiva deve ser suspeitada nos pacientes com mieloma que desenvolvem náusea, fadiga, confusão ou poliúria. A insuficiência renal ocorre em aproximadamente 25% dos pacientes com mieloma múltiplo tanto devido à deposição de uma proteína anormal (proteína de Bence-Jones) nos túbulos renais como ao desenvolvimento de insuficiência renal aguda. A amiloidose ou a doença por deposição de imunoglobulinas pode causar síndrome nefrótica ou contribuir para a insuficiência renal. A infecção bacteriana recorrente é uma grande causa de morbidade nos pacientes com mieloma múltiplo e é mais comum naqueles com supressão da medula óssea, respostas imunológicas prejudicadas devido à doença avançada ou granulocitopenia causada pela quimioterapia. A combinação de hipogamaglobulinemia, granulocitopenia e depressão da imunidade mediada por células aumenta o risco de infecção. O desenvolvimento de febre nos pacientes com mieloma múltiplo é uma indicação de antibioticoterapia. Estima-se que em 20% dos pacientes o mieloma múltiplo seja diagnosticado ao acaso na ausência de sintomas quando os exames laboratoriais de rastreamento revelam concentrações aumentadas de proteínas séricas.

Tratamento O tratamento do mieloma múltiplo claramente sintomático mais frequentemente inclui o transplante autólogo de células-tronco e quimioterapia. A radioterapia paliativa é limitada a pacientes que têm dor incapacitante e um processo focal bem definido que não respondeu à quimioterapia. A duração mediana da remissão é de aproximadamente dois anos e a sobrevivência mediana é de quase três anos. Os sinais de compressão da medula espinhal devida a um plasmacitoma extramedular requer a confirmação precoce e irradiação imediata. A laminectomia descompressiva de urgência para evitar a paralisia permanente pode ser necessária se a irradiação não for eficaz. A quimioterapia reverte a insuficiência renal leve em muitos pacientes com mieloma múltiplo, mas a hemodiálise temporária pode ser necessária na presença de insuficiência renal a fim de permitir tempo suficiente para que a quimioterapia seja eficaz. A terapia com eritropoetina pode ser indicada para tratar a anemia. A prevenção da desidratação é importante se a hipercalcemia estiver presente. A hipercalcemia requer o tratamento imediato com infusão de salina intravenosa e administração de furosemida. O repouso no leito é evitado porque a inatividade leva à mobilização adicional de cálcio dos ossos e trombose venosa devida à estase venosa.

Conduta Anestésica A presença de fraturas compressivas requer cuidado ao posicionar esses pacientes durante a anestesia e cirurgia. A terapia com fluidos irá depender do grau de insuficiência renal e/ou hipercalcemia. As fraturas patológicas das costelas podem prejudicar a ventilação e predispor ao desenvolvimento de pneumonia.

Osteossarcoma

O osteossarcoma ocorre mais em adolescentes e tipicamente envolve o fêmur distal e a tíbia proximal. Uma predisposição genética é sugerida pela associação desse tumor e o retinoblastoma. A ressonância magnética é usada para avaliar a extensão da lesão primária e a existência de doença metastática, especialmente nos pulmões. As concentrações séricas de fosfatase alcalina provavelmente estão aumentadas e os níveis se correlacionam com o prognóstico. O tratamento consiste na quimioterapia combinada seguida pela excisão cirúrgica/amputação. O sucesso da quimioterapia pode permitir procedimentos com conservação do membro em pacientes selecionados. A ressecção pulmonar pode ser indicada nos pacientes com lesões pulmonares metastáticas solitárias. A doença não metastática tem uma taxa de sobrevivência de 85% a 90%.

Tumor de Ewing

O tumor ou sarcoma de Ewing geralmente ocorre em crianças e adultos jovens e mais frequentemente envolve a pelve, o fêmur e a tíbia. O sarcoma de Ewing é altamente maligno e a doença metastática frequentemente está presente no momento do diagnóstico. O tratamento consiste em cirurgia, irradiação local e quimioterapia combinada.

Condrossarcoma

O condrossarcoma geralmente envolve a pelve, as costelas ou a extremidade superior do fêmur ou do úmero em adultos jovens ou de meia-idade. Esse tumor frequentemente cresce lentamente e pode ser tratado pela excisão cirúrgica radical das lesões maiores e irradiação das lesões menores.

LINFOMAS E LEUCEMIAS

Doença de Hodgkin

A doença de Hodgkin é um linfoma que parece ter associações infecciosas (vírus Epstein-Barr), genéticas e ambientais. Outro fator que parece predispor ao desenvolvimento do linfoma é a imunidade prejudicada, como vista nos pacientes após o transplante de órgãos ou nos pacientes positivos para o vírus da imunodeficiência humana. O teste diagnóstico mais útil nos pacientes com suspeita de linfoma é a biópsia de linfonodo.

A doença de Hodgkin é uma malignidade com origem nos linfonodos e a apresentação consiste em linfadenopatia em localizações previsíveis. A adenopatia cervical e mediastinal anterior é muito comum. O prurido pode ser generalizado e grave. Suores noturnos e perda de peso inexplicada podem ocorrer. Anemia moderadamente grave com frequência está presente. Neuropatia periférica e compressão da medula espinhal podem ocorrer como resultado

CAPÍTULO 20
Câncer

direto do crescimento do tumor. O envolvimento da medula óssea e do sistema nervoso central é incomum na doença de Hodgkin, mas não em outros linfomas.

O estagiamento da doença é realizado pela tomografia computadorizada e tomografia por emissão de pósitrons do tórax, abdome e pelve; biópsia dos linfonodos disponíveis; e biópsia da medula óssea. A definição precisa da extensão da doença nodal e extranodal é necessária para selecionar a estratégia de tratamento adequada. A radioterapia é curativa para a doença de Hodgkin localizada em estágio precoce. A doença de Hodgkin mais volumosa ou mais avançada é tratada pela quimioterapia combinada. A cura pode ser alcançada com taxas de sobrevivência em 20 anos de aproximadamente 90%.

Leucemia

A leucemia é a produção descontrolada de leucócitos devida à mutação cancerosa de células linfoides ou mieloides. As leucemias linfocíticas começam em linfonodos e são denominadas de acordo com o tipo de células hematopoéticas que estão primariamente envolvidas. A leucemia mieloide começa como a produção cancerosa de células mieloides na medula óssea com disseminação para órgãos extramedulares. A principal diferença entre as células-tronco hematopoéticas normais e as células da leucemia é a capacidade das últimas de continuarem se dividindo. O resultado é uma massa de células em expansão que infiltra a medula óssea, tornando os pacientes funcionalmente aplásicos. A anemia pode ser profunda. Por fim, a insuficiência da medula óssea é a causa de infecções fatais ou hemorragia devida à trombocitopenia. As células da leucemia podem também infiltrar o fígado, o baço, os linfonodos e as meninges, produzindo sinais de disfunção desses sítios. O extenso uso dos nutrientes pelas células cancerosas proliferando rapidamente depleta os aminoácidos, levando o paciente à fadiga e à inanição metabólica dos tecidos normais.

Leucemia Linfoblástica Aguda

A leucemia linfoblástica aguda é responsável por aproximadamente 15% de todas as leucemias em adultos. A disfunção do sistema nervoso central é comum. Os pacientes afetados são altamente suscetíveis à infecção oportunista que pode ser fatal, incluindo aquela por *Pneumocystis carinii* e citomegalovírus. A quimioterapia pode curar até 70% das crianças e 25% a 45% dos adultos.

Leucemia Linfocítica Crônica

A leucemia linfocítica crônica é uma das leucemias mais comuns em adultos, sendo responsável por cerca de 25% de todas as leucemias, especialmente em pacientes idosos. Essa forma de leucemia raramente ocorre em crianças. O diagnóstico da leucemia linfocítica crônica é confirmado pela presença de linfocitose e infiltrados linfocíticos na medula óssea. Os sinais e sintomas são altamente variáveis, com a extensão da infiltração da medula óssea frequentemente determinando o curso clínico. A anemia hemolítica autoimune e o hiperesplenismo, que resultam em pancitopenia e trombocitopenia, podem ser proeminentes. O aumento dos linfonodos pode obstruir os ureteres. Os corticosteroides podem ser úteis para tratar a anemia hemolítica, mas a esplenectomia pode ocasionalmente ser necessária. A quimioterapia única ou combinada é o tratamento habitual, com a radioterapia sendo reservada para o tratamento de massas nodais localizadas ou de aumento esplênico.

Leucemia Mieloide Aguda

A leucemia mieloide aguda é caracterizada por um aumento do número de células mieloides na medula óssea e parada da sua maturação, frequentemente resultando em insuficiência hematopoética (granulocitopenia, trombocitopenia, anemia). Os sinais e sintomas clínicos da leucemia mieloide aguda são variados e inespecíficos, mas eles são geralmente atribuíveis à infiltração leucêmica da medula óssea. Aproximadamente um terço dos pacientes com LMA terá uma infecção significativa ou potencialmente fatal quando visto inicialmente. Outros pacientes irão se apresentar com queixas de fadiga, sangramentos gengivais ou do nariz, palidez e cefaleia. A dispneia ao esforço é comum. A infiltração leucêmica de vários órgãos (hepatomegalia, esplenomegalia, linfadenopatia), ossos, gengiva e sistema nervoso central pode produzir uma variedade de sinais. A hiperleucocitose (mais de 100.000 células/mm^3) pode resultar em sinais de leucostase com disfunção ocular ou cerebrovascular ou sangramento. As anormalidades metabólicas podem incluir hiperuricemia e hipocalcemia.

A quimioterapia é administrada para induzir a remissão. A remissão completa e sustentada pode ser alcançada em 70% a 80% dos pacientes com menos de 60 anos de idade e em aproximadamente 50% dos pacientes com mais de 60 anos de idade. O transplante de medula óssea pode ser considerado nos pacientes que não alcançam uma remissão inicial ou que recidivam após a quimioterapia.

Leucemia Mieloide Crônica

A leucemia mieloide crônica se manifesta como leucemia mieloide com esplenomegalia. Tipicamente, a fosfatase alcalina leucocitária está acentuadamente diminuída nesses pacientes. Altas contagens leucocitárias podem predispor à oclusão vascular. A hiperuricemia é comum e é tratada com alopurinol. A terapia citorredutora com hidroxiureia, quimioterapia, leucoférese e esplenectomia pode ser necessária. O transplante alogênico de células-tronco é uma terapia potencialmente curativa com taxas de sobrevivência em 10 anos de 30% a 60%. Entretanto, a mortalidade relacionada ao transplante pode ser significativa.

Quimioterapia para o Tratamento da Leucemia

Um quilograma de células leucêmicas (aproximadamente 10^{12} células) parece ser uma massa letal. Os sintomas que levam ao diagnóstico de leucemia são improváveis até que a carga tumoral seja de aproximadamente 10^9 células. A quimioterapia é usada no intuito de diminuir o número de células tumorais e consequentemente regredir a organomegalia e melhorar a função da medula óssea. Os fármacos usados para a quimioterapia são principalmente aquelas que deprimem a atividade da medula óssea. Por esse motivo, a hemorragia e a infecção irão determinar as doses máximas dos fármacos quimioterápicos. A destruição das células tumorais pela quimioterapia produz uma carga de ácido úrico que pode resultar em nefropatia por ácido úrico e/ou artrite gotosa. O suporte nutricional dos pacientes submetidos à quimioterapia pode ser necessário para prevenir a hipoalbuminemia e a perda da imunocompetência.

Transplante de Medula Óssea para o Tratamento da Leucemia

O transplante de células-tronco hematopoéticas oferece uma oportunidade para a cura de várias doenças de outra forma fatais.

O transplante autólogo de medula óssea implica na coleta da medula óssea do próprio paciente para a reinfusão subsequente, enquanto o transplante alogênico usa a medula óssea ou elementos do sangue periférico de um doador imunocompatível. Independentemente do tipo de transplante de medula óssea, os receptores devem ser submetidos a um esquema pré-operatório planejado para alcançar a ablação funcional da medula óssea. Isso é produzido por uma combinação de irradiação corporal total e quimioterapia. A medula óssea geralmente é coletada por aspirações repetidas da crista ilíaca posterior. Para o transplante alogênico de medula óssea com incompatibilidade ABO maior entre o doador e o receptor, é necessário remover os eritrócitos maduros do enxerto a fim de evitar uma reação transfusional hemolítica. A remoção das células T do aloenxerto pode diminuir o risco de doença do enxerto *versus* hospedeiro.

O processamento da medula óssea coletada (erradicação das células malignas, remoção dos eritrócitos incompatíveis) pode levar 2 a 12 horas. O volume da medula óssea condensada (aproximadamente 200 mL) é, então, infundido no receptor através de um cateter venoso central. Da circulação sistêmica, as células da medula óssea passam para dentro da medula óssea do receptor, a qual proporciona o microambiente necessário para a maturação e diferenciação das células. O tempo necessário para a incorporação do enxerto da medula óssea geralmente é de 10 a 28 dias, tempo durante o qual pode ser necessário o isolamento protetor do paciente. Enquanto se aguarda a incorporação do enxerto, pode ser necessário administrar plaquetas para manter a contagem acima de 20.000 plaquetas/mm^3 e eritrócitos para manter o hematócrito acima de 25%.

Anestesia para o Transplante de Medula Óssea

A anestesia geral ou regional é necessária durante a aspiração da medula óssea da crista ilíaca. O óxido nitroso deve ser evitado no doador por causa da potencial depressão da medula associada a esse fármaco. Entretanto, não há evidências de que o óxido nitroso administrado durante a coleta da medula óssea afete adversamente a incorporação do enxerto de medula e a sua função subsequente. Perdas substanciais de fluidos podem acompanhar esse procedimento. A transfusão de sangue pode ser necessária, tanto por transfusão sanguínea autóloga como por reinfusão dos eritrócitos separados obtidos durante a coleta. As complicações perioperatórias são raras, embora o desconforto nos locais de punção óssea seja previsível.

Complicações do Transplante de Medula Óssea

Além da mielossupressão prolongada, o transplante de medula óssea está associado a várias complicações incomuns.

Doença do Enxerto versus *Hospedeiro* A doença do enxerto *versus* hospedeiro é uma complicação do transplante de medula óssea potencialmente fatal que se manifesta como disfunção orgânica sistêmica envolvendo mais a pele, o fígado e o trato gastrointestinal (**Tabela 20-7**). Geralmente são vistas erupção cutânea grave até mesmo com descamação, icterícia e diarreia. Essa resposta ocorre quando as células imunologicamente competentes no enxerto têm como alvo os antígenos nas células do receptor.

TABELA 20-7	Manifestações da Doença do Enxerto *versus* Hospedeiro
Pancitopenia e imunodeficiência	
Erupção maculopapular, eritroderma, descamação	
Ulceração oral e mucosite	
Ulceração esofágica	
Diarreia	
Hepatite com coagulopatia	
Bronquiolite obliterante	
Pneumonite intersticial	
Fibrose pulmonar	
Insuficiência renal	

A doença do enxerto *versus* hospedeiro pode ser dividida em duas entidades clínicas um tanto distintas: a doença aguda, que ocorre durante os primeiros 30 a 60 dias após o transplante de medula óssea e a doença crônica, que se desenvolve pelo menos 100 dias após o transplante. Os pacientes submetidos ao transplante alogênico de medula óssea tipicamente são submetidos ao tratamento profilático para a doença do enxerto *versus* hospedeiro aguda. Entretanto, mesmo com a profilaxia, a maioria dos pacientes adultos apresenta algum grau de doença do enxerto *versus* hospedeiro após o transplante alogênico de medula óssea. A forma crônica da doença do enxerto *versus* hospedeiro compartilha certas características clínicas com outros distúrbios imunológicos, como a esclerodermia.

Rejeição do Enxerto A rejeição do enxerto ocorre quando as células imunologicamente competentes do hospedeiro destroem as células originárias do doador. Isso raramente é visto nos transplantes com doadores aparentados compatíveis, mas pode ser visto nos transplantes com doadores alternativos.

Complicações Pulmonares As complicações pulmonares em seguida ao transplante alogênico de medula óssea incluem infecção, síndrome da angústia respiratória aguda, dano pulmonar induzido pela quimioterapia e pneumonia intersticial. Quando a pneumonite intersticial ocorre 60 dias ou mais após o transplante de medula óssea, ela é mais provavelmente devida à infecção pelo citomegalovírus ou fúngica.

Doença Veno-oclusiva do Fígado A doença veno-oclusiva do fígado pode ocorrer em seguida ao transplante alogênico ou autólogo de medula óssea. Os sintomas primários da doença veno-oclusiva incluem icterícia, hepatomegalia dolorosa, ascite e ganho de peso. A insuficiência hepática progressiva e a falência de múltiplos órgãos podem desenvolver-se e a mortalidade é alta.

A compreensão do câncer e dos seus sintomas e tratamentos é vital para o nosso bem-estar tanto profissional como pessoal. O câncer tem complexas ramificações sociais e é um grande problema de saúde. Mais caminhos para a pesquisa e mais facilidades para o reconhecimento e tratamento do câncer estão se abrindo e há esperança de um melhor controle e até mesmo de uma cura para o câncer.

CAPÍTULO 20
Câncer

PONTOS-CHAVE

- O estímulo da formação de oncogenes por carcinógenos (tabaco, álcool, luz solar) parece ser responsável por 80% dos cânceres nos Estados Unidos. O uso do tabaco é responsável por mais casos de câncer que todos os outros carcinógenos conhecidos combinados. O evento fundamental que provoca a transformação maligna das células é uma alteração na estrutura do DNA. A mutação responsável ocorre nas células dos tecidos-alvo, com essas células se tornando as predecessoras de toda a futura população de células tumorais.

- Um sistema de estadiamento comumente usado para tumores sólidos é o sistema TNM baseado no tamanho do tumor (T), envolvimento de linfonodos (N) e metástases à distância (M). Esse sistema ainda agrupa os pacientes em estágios variando do melhor prognóstico (estágio I) ao pior prognóstico (estágio IV).

- Os fármacos administrados para a quimioterapia do câncer podem produzir efeitos colaterais significativos, incluindo pneumonite intersticial, neuropatia periférica, disfunção renal, cardiomiopatia e reações de hipersensibilidade. Esses efeitos colaterais podem ter implicações importantes para a conduta anestésica durante procedimentos cirúrgicos para o tratamento do câncer, bem como durante operações não relacionadas à presença do câncer.

- Os pacientes com câncer podem apresentar dor aguda associada a fraturas patológicas, invasão tumoral, cirurgia, irradiação e quimioterapia. Uma causa frequente de dor está relacionada à disseminação metastática do câncer, especialmente para os ossos. Compressão ou infiltração nervosa pode ser uma causa de dor. Os pacientes com câncer que experimentam dor frequente e significativa exibem sinais de depressão e ansiedade.

- A terapia medicamentosa é a base do tratamento da dor cancerosa por causa da sua eficácia, rápido início de ação e custo relativamente baixo. A dor cancerosa leve a moderada é inicialmente tratada com fármacos anti-inflamatórias não esteroides e acetaminofeno, que são especialmente eficazes no tratamento da dor óssea, que é a causa mais comum de dor cancerosa. O passo seguinte no tratamento da dor moderada a grave inclui a adição de codeína ou um de seus análogos. Quando a dor cancerosa é grave, os opioides são as principais fármacos usados. Não há dose máxima de morfina e outros opioides μ-agonistas. A tolerância aos opioides ocorre, mas não é necessariamente um problema clínico.

- Opioides espinhais podem ser fornecidos por semanas a meses através de um cateter de longa permanência exteriorizado tunelizado subcutaneamente ou um sistema de liberação de fármacos implantável. Os sistemas implantáveis podem ser intratecais ou epidurais. Os pacientes tipicamente são candidatos para receber a administração neuroaxial de opioides quando a administração sistêmica de opioides foi falha, como resultado do início de efeitos adversos (sistêmicos) intoleráveis ou analgesia inadequada. A administração neuroaxial de opioides é geralmente bem-sucedida, mas alguns pacientes necessitam de anestésicos locais adicionais em baixa concentração para alcançar o controle adequado da dor.

- Aspectos importantes da determinação da adequação de bloqueios nervosos destrutivos são a localização e a qualidade da dor, a eficácia de modalidades terapêuticas menos destrutivas, a expectativa de vida, os riscos inerentes associados ao bloqueio e a disponibilidade de anestesiologistas com experiência na realização dos procedimentos. Em geral, a dor constante responde mais aos bloqueios nervosos destrutivos que a dor intermitente.

- O câncer é a causa mais comum de hipercalcemia nos pacientes hospitalizados, refletindo a atividade osteolítica local das metástases ósseas, especialmente do câncer de mama, ou a atividade hormonal paratireoidiana ectópica associada a tumores que surgem dos rins, pulmões, pâncreas ou ovários. O rápido início da hipercalcemia que ocorre nos pacientes com câncer pode se manifestar como letargia ou coma. Poliúria e desidratação podem acompanhar a hipercalcemia, que é ainda mais acentuada pela dor óssea e imobilidade.

- As complicações renais do câncer refletem a invasão dos rins pelo tumor, o dano por produtos tumorais ou quimioterapia. A deposição de complexos antígeno-anticorpo do tumor na membrana glomerular pode resultar em síndrome nefrótica. A extensão retroperitoneal do câncer pode levar à obstrução ureteral bilateral e uremia, especialmente em pacientes com câncer do colo de útero, bexiga ou próstata. A quimioterapia pode destruir um grande número de células tumorais e resultar em nefropatia hiperuricêmica aguda devida à precipitação de cristais de ácido úrico nos túbulos renais. Metotrexato e cisplatina são os fármacos quimioterápicos mais frequentemente associadas à nefrotoxicidade.

REFERÊNCIAS

Armitage JO: Bone marrow transplantation. N Engl J Med 1994;330: 827–838.

Breivik H: The future role of the anaesthesiologist in pain management. Acta Anaesthesiol Scand 2005;49:922–926.

Burstein HJ, Winer EP: Primary care for survivors of breast cancer. N Engl J Med 2000;343:1086–1094.

Congedo E, Aceto P, Petrucci R, et al: Preoperative anesthetic evaluation and preparation in patients requiring esophageal surgery for cancer. Rays 2005;30:341–345.

Exner HJ, Peters J, Eikermann M: Epidural analgesia at the end of life: Facing empirical contraindications. Anesth Analg 2003;97:1740–1742.

Fassoulaki A, Triga A, Melemeni A, Sarantopoulos C: Multimodal analgesia with gabapentin and local anesthetics prevents acute and chronic pain after breast surgery for cancer. Anesth Analg 2005;101:1427–1432.

Homburger JA, Meiler SE: Anesthesia drugs, immunity and longterm outcome. Curr Opin Anaesthesiol 2006;19:423–428.

Kvolik S, Glavas-Obrovac L, Sakic K, et al: Anesthetic implications of anticancer chemotherapy. Eur J Anaesthesiol 2003;20:859–871.

Lavand'homme P, De Kock M, Waterloos H: Intraoperative epidural analgesia combined with ketamine provides effective preventive analgesia in patients undergoing major digestive surgery. Anesthesiology 2005;103:813–820.

Martin RF, Rossi RL: Multidisciplinary considerations for patients with cancer of the pancreas or biliary tract. Surg Clin N Am 2000;80:709–728.

Minai FN, Monem A: Paraneoplastic syndrome of renal cell carcinoma. J Coll Physicians Surg Pak 2006;16:81–82.

Reardon MJ, Walkes JC, Benjamin R: Therapy insight: Malignant primary cardiac tumors. Nat Clin Pract Cardiovasc Med 2006;3:548–553.

Reynen K: Cardiac myxomas. N Engl J Med 1995;333:1610–1617.

Sorensen HT, Mellemkjaer L, Olsen JH, Baron JA: Prognosis of cancers associated with venous thromboembolism. N Engl J Med 2000;343:1846–1850.

Stewart AF: Hypercalcemia associated with cancer. N Engl J Med 2005;352:373–379.

Testini M, Nacchiero M, Portincasa P, et al: Risk factors of morbidity in thyroid surgery: Analysis of the last 5 years of experience in a general surgery unit. Int Surg 2004;89:125–130.

Vokach-Brodsky L, Jeffrey SS, Lemmens HJ, Brock-Utne FG: Isosulfan blue affects pulse oximetry. Anesthesiology 2000;93:1002–1003

CAPÍTULO 21

Doenças Relacionadas à Disfunção do Sistema Imunológico

Christine S. Rinder

Ativação Inadequada da Imunidade Inata
- Neutropenia
- Anormalidades da Fagocitose
- Deficiências nos Componentes do Sistema Complemento

Ativação Excessiva da Imunidade Inata
- Neutrofilia
- Asma

Falha na Condução da Imunidade Inata
- Angioedema

Ativação Inadequada da Imunidade Adaptativa
- Defeitos da Produção de Anticorpos
- Defeitos Combinados
- Defeitos de Linfócitos T

Ativação Excessiva da Imunidade Adaptativa
- Reações Alérgicas
- Anafilaxia
- Alergia aos Fármacos
- Eosinofilia

Falha na Condução da Imunidade Adaptativa
- Distúrbios Autoimunes

Anestesia e Imunocompetência
- Resistência à Infecção
- Resistência ao Câncer

O sistema imunológico humano pode ser dividido em duas vias, uma delas compreende a imunidade *inata* e a outra a imunidade *adaptativa* ou *adquirida*. A imunidade inata pode ser considerada como um conjunto de mecanismos de defesa sempre presentes no indivíduo e que se desenvolvem rapidamente no início de qualquer infecção. É um tipo de resposta que envolve o reconhecimento de alvos comuns a muitos patógenos e não apresenta memória específica. Os elementos celulares constituintes são os neutrófilos, macrófagos, monócitos e as células *natural killer* (NK) e os elementos não celulares incluem o sistema complemento, as proteí-

nas de fase aguda e as proteínas da via de ativação por contato. A imunidade adaptativa desenvolve-se em um curso de tempo mais demorado e pode levar dias para a sua ativação quando desafiada por um antígeno estranho. Contudo, a imunidade adaptativa pode ser rapidamente induzida pelo antígeno devido a sua capacidade de desenvolver memória. A imunidade adaptativa consiste em um componente humoral mediado por linfócitos B, os quais produzem anticorpos e um componente celular mediado por linfócitos T. Defeitos específicos em cada um desses componentes do sistema imunológico geralmente predispõem às infecções por um

STOELTING ANESTESIA E DOENÇAS COEXISTENTES

TABELA 21-1	Patógenos Associados a Imunodeficiências Específicas				
Organismo	Defeito em Fagócitos	Defeito no Sistema Complemento	Defeito em Células B e Deficiência na Produção de Anticorpos	Defeito ou Deficiência de Células T	Deficiência Combinada de Células B ou T
Bactérias	Estafilocócicas, *Pseudomonas*, flora entérica	*Neisseria*, bactérias piogênicas	Estreptocócicas, estafilocócicas, *Haemophilus*, *Neisseria meningitidis*	Sepse bacteriana, principalmente *Salmonella typhi*	Similar a deficiência de anticorpo, principalmente *N. meningitides*
Vírus			Enteroviroses	Citomegalovírus, vírus Epstein-Barr, varicela, vírus intestinais e causadores de doenças respiratórias crônicas	Todos
Mycobacterium	Micobactérias não tuberculosas			Micobactérias não tuberculosas	
Fungos	*Candida*, *Nocardia*, *Aspergillus*		Giardíase intestinal grave	*Candida*, *Pneumocystis*, *Histoplasma*, *Aspergillus*	Similar ao defeito em células T, principalmente *Pneumocystis* e *Toxoplasma*
Aspectos especiais			Infecções sinopulmonares recidivantes, sepse, meningites crônica	Doença agressiva com patógenos oportunistas, falha para eliminar infecções	

subgrupo característico de organismos patogênicos (**Tabela 21–1**). As imunidades inata e adquirida podem apresentar defeitos que podem ser divididos em três categorias: (1) lesão causada por uma resposta imunológica inadequada, (2) lesão causada por uma resposta imunonógica excessiva, (3) lesão causada por falhas na condução da resposta imunológico.

ATIVAÇÃO INADEQUADA DA IMUNIDADE INATA

Neutropenia

A neutropenia é definida como uma contagem absoluta de granulócitos inferior a 2.000/µL em indivíduos brancos ou a 1.500/µL em americanos de origem africana. No entanto, um paciente não está em risco significativo de infecção da pele, boca (dentes e tecido periodontal), faringe e pulmão, até que a contagem de granulócitos seja menor que 500/µL. Se a contagem for inferior a 100/µL, a chance de sepse causada por bactérias Gram-positivas ou Gram-negativas ou de infecção fúngica aumenta drasticamente.

Neutropenia em Pacientes Pediátricos

Várias síndromes neutropênicas podem ser observadas em recém-nascidos e crianças pequenas. A sepse neonatal é a causa mais comum de neutropenia grave nos primeiros dias de vida. Uma neutropenia transitória pode ser detectada em crianças nascidas de mães com doença autoimune ou como resultado de hipertensão materna ou mesmo da ingestão de fármacos. A neutropenia persistente pode ocorrer como resultado de defeitos na produção, maturação ou sobrevida de neutrófilos.

O distúrbio autossômico dominante denominado *neutropenia cíclica* é uma causa particularmente bem-estudada de neutropenia infantil. É caracterizada por episódios recidivantes de neutropenia que não estão sempre associados à infecção, mas que ocorrem em ciclos regulares a cada três a quatro semanas. Cada episódio é caracterizado por uma semana de produção reduzida de granulócitos, seguida por um período de monocitose reativa e depois, por recuperação espontânea da produção normal de granulócitos. A granulocitopenia pode ser grave o suficiente para resultar em infecção bacteriana grave e recidivante, que requer terapia com antibióticos. À medida que a criança cresce, a natureza cíclica da

522

CAPÍTULO 21
Doenças Relacionadas à Disfunção do Sistema Imunológico

produção de neutrófilos pode diminuir e resultar em granulocitopenia crônica e persistente. O mecanismo que se pressupõe atuar na neutropenia cíclica é um defeito no mecanismo de *feedback* que normalmente estimula as células precursoras a responderem aos fatores de crescimento, como o fator estimulador de colônias de granulócitos (G-CSF, *granulocyte colony-stimulatind factor*).

A *síndrome de Kostmann* é um distúrbio autossômico recessivo da maturação de neutrófilos. Pacientes com síndrome de Kostmann parecem ter uma população normal de células progenitoras precoces que é de certo modo suprimida, inibindo a maturação normal. Estes indivíduos estão em risco de infecção grave, potencialmente fatais; a maioria responde à terapia com G-CSF.

Neutropenia em Adultos

Defeitos adquiridos na produção de neutrófilos são muito comuns em adultos. As causas típicas incluem quimioterapia contra o câncer e tratamento da síndrome da imunodeficiência adquirida com zidovudina. A neutropenia geralmente reflete o impacto de um determinado fármaco na proliferação de células-tronco e de progenitores mielocíticos precoces. Na maioria dos casos, a medula se recupera, uma vez que o fármaco é retirado do tratamento. Muitos fármacos estão associados à neutropenia. Entre as mais notáveis estão os sais de ouro injetáveis, cloranfenicol, medicamentos antitireoide (carbimazol e propiltiouracil), analgésicos (indometacina, acetaminofen e fenacetina), antidepressivos tricíclicos e fenotiazinas. No entanto, quase qualquer fármaco pode, ocasionalmente, produzir neutropenia grave, potencialmente letal. Por conseguinte, quando a neutropenia é observada no curso do tratamento médico, a possibilidade de indução pelo fármaco deve ser considerada.

A neutropenia relacionada à autoimunidade é observada na doença vascular do colágeno ou nas doenças autoimunes. As duas associações mais comuns são observadas no lúpus eritematoso sistêmico (onde a neutropenia pode ocorrer sozinha ou acompanhada por trombocitopenia) e na artrite reumatoide. A *síndrome de Felty* é a tríade da artrite reumatoide, esplenomegalia e neutropenia. Outras causas de esplenomegalia e neutropenia incluem o linfoma, a doença mieloproliferativa e a doença hepática grave com hipertensão portal. Nestas últimas condições, frequentemente é difícil decidir se a granulocitopenia é causada simplesmente pelo sequestro esplênico ou se também é um componente autoimune. Relatos demonstram uma significativa melhora na produção de neutrófilos em pacientes com síndrome de Felty ou mielofibrose submetidos à esplenectomia.

A granulocitopenia aguda, de risco à vida pode ocorrer em pacientes com sepse esmagadora. A redução da contagem de leucócitos em pacientes com sepse pneumocócica ou peritonite é um sinal de mau prognóstico. Reflete um índice de consumo de granulócitos que excede a capacidade de produção de novas células pela medula. Pacientes consumidores de bebidas alcoólicas são especialmente suscetíveis à granulocitopenia induzida por infecção. Tanto a deficiência de ácido fólico quanto os efeitos tóxicos diretos do álcool nas células precursoras da medula inibem a capacidade de produção de novos neutrófilos em resposta à infecção.

Alguns pacientes apresentam neutropenia sem causa evidente. Geralmente, a redução no número de granulócitos circulantes é relativamente branda e, desse modo, não está associada à infecção de risco à vida. Quando a granulocitopenia é acompanhada por anormalidades de outros elementos sanguíneos (anemia e

trombocitopenia), é provável que o paciente esteja desenvolvendo distúrbios mieloproliferativos ou mielodisplásicos. As doenças linfoproliferativas, principalmente tumores malignos de células T supressoras, também podem ser manifestadas com granulocitopenia e uma incidência aumentada de infecção cutânea e da membrana mucosa. A infecção pelo vírus da imunodeficiência humana é uma causa comum de disfunção de células T. Nesses pacientes, a perda da subpopulação de células T auxiliares e a superexpressão da subpopulação de células T supressoras está associada a anormalidades da produção e função dos neutrófilos.

Anormalidades da Fagocitose

A *doença granulomatosa crônica* é um distúrbio genético, no qual os granulócitos perdem a capacidade de gerar espécies reativas de oxigênio. Os granulócitos podem migrar para um sítio de infecção e ingerir os organismos patogênicos, mas são incapazes de matá-los. Portanto, *Staphylococcus aureus* e certas bactérias Gram-negativas, que são normalmente mortas por fagocitose e digestão lisossômica, são responsáveis pela maioria das infecções nesses pacientes. A condição é geralmente diagnosticada durante a infância ou no início da vida adulta, quando os pacientes apresentam microabscessos recidivantes e inflamação granulomatosa crônica.

O substrato primário para a geração enzimática das espécies reativas de oxigênio é a forma reduzida da adenina nicotinamida dinucleotídeo fosfato. Pacientes deficientes da enzima desidrogenase glicose 6-fosfato produzida por neutrófilos são incapazes de gerar grandes quantidades da forma reduzida da adenina nicotidamida dinucleotídeo fosfato, assim, limitando a capacidade dessas células de gerar a oxidase necessária para matar os micro-organismos ingeridos. Como na doença granulomatosa crônica, pacientes *deficientes da desidrogenase glicose 6-fosfato* estão em risco permanente de infecção recidivante com micro-organismos catalase-positivos.

A *deficiência de adesão leucocitária* é uma deficiência relativamente rara de uma subunidade das moléculas de adesão leucocitária pertencentes à família das integrinas. Esta subunidade é essencial para a adesão celular e quimiotaxia. Pacientes com deficiência de adesão leucocitária têm alto risco de infecção bacteriana recidivante associada à falta de formação de pus.

A *síndrome de Chédiak-Higashi* é uma doença multissistêmica rara caracterizada por albinismo oculocutâneo parcial, frequente infecção bacteriana, diátese hemorrágica branda, neuropatia progressiva e defeitos do nervo craniano. Muitos pacientes sucumbem à infecção antes dos 20 anos de idade. Os neutrófilos desses pacientes contêm grânulos gigantes que podem fazer com que essas células sejam vistas como anormais pelas células imunovigilantes. Muitos leucócitos são destruídos antes de deixarem a medula óssea. Consequentemente, muitos pacientes apresentam neutropenia moderada. A quimiotaxia, fagocitose e a capacidade de eliminar bactérias ingeridas também são consideradas anormais.

A *síndrome da deficiência de grânulos específicos* é outro distúrbio congênito raro caracterizado por neutrófilos que apresentam falha nas atividades quimiotáxica e bactericida. Os pacientes são propensos às infecções bacterianas e fúngicas recidivantes e frequentemente aos abscessos profundos. As infecções cutâneas e pulmonares parecem predominar e a maioria responde bem à terapia agressiva com antibióticos. Os pacientes acometidos sobrevivem com frequência até a fase adulta.

Tratamento Terapêutico de Pacientes com Neutropenia ou Anormalidades na Fagocitose

Pacientes com neutropenia ou distúrbio qualitativo da função granulocitária em geral se beneficiam significativamente da terapia com antibióticos e com G-CSF recombinante. O G-CSF recombinante significativamente reduz a duração da neutropenia absoluta em pacientes que recebem quimioterapia ablativa e transplante autólogo da medula óssea, encurta a extensão da terapia com antibióticos e reduz o risco de bacteremia de risco à vida, além da incidência de infecção fúngica. O uso da terapia com G-CSF é aprovado para a reversão da neutropenia associada à infecção com o vírus da imunodeficiência humana adquirida e a prevenção do agravamento da neutropenia com a terapia contra o vírus da imunodeficiência humana. Pacientes neutropênicos submetidos à cirurgia eletiva podem se beneficiar do período de terapia pré-operatória com G-CSF para reduzir o risco de infecção perioperatória. Pacientes com disfunção nos fagócitos podem ser candidatos para o transplante de medula óssea.

Deficiências nos Componentes do Sistema Complemento

Deficiências em quase todos os componentes solúveis do complemento já foram descritas. Defeitos nos componentes iniciais da via clássica de ativação do complemento (C1q, C1r, C2 e C4) predispõem à ocorrência de distúrbios inflamatórios autoimunes que lembram o lúpus eritematoso sistêmico. Deficiências no componente C3 da via comum geralmente são fatais no útero. Deficiências nos componentes terminais do complemento, C5 a C8, estão associadas à infecção recidivante e a doenças reumáticas. Pacientes com deficiências em C9 e nos componentes da via alternativa (fator D e properdina) estão predispostos à infecção por *Neisseria*. A deficiência do fator H está associada à síndrome hemolítica urêmica recidivante familiar. A deficiência do regulador do complemento, o inibidor de C1, não causa imunodeficiência, mas sim angioedema hereditário.

ATIVAÇÃO EXCESSIVA DA IMUNIDADE INATA

Neutrofilia

A resposta mais precoce a uma infecção é a emigração dos granulócitos da circulação em direção ao sítio de invasão bacteriana. A rapidez e a magnitude do aumento no número de granulócitos circulantes em resposta à infecção são notáveis. Dentro de horas do início de uma infecção grave, a contagem de granulócitos aumenta duas a quatro vezes. Este aumento representa uma mudança no *pool* de granulócitos marginados e circulantes e a saída de novos granulócitos da medula óssea. A *neutrofilia* é definida como uma contagem absoluta de granulócitos acima de 7.000 granulócitos segmentados mais bastões por microlitro. As principais causas de neutrofilia estão listadas na **Tabela 21–2**.

Um aumento na contagem de granulócitos não produz sintomas ou sinais específicos a menos que a contagem seja superior a 100.000/µL. Uma intensa leucocitose pode produzir leucostase no baço, resultando no infarto esplênico e leucostase nos pulmões, a qual está associada à redução na capacidade de difusão do oxigênio. Os granulócitos podem acumular-se também na pele, produ-

TABELA 21-2	Condições Clínicas Associadas à Neutrofilia
Distúrbio	**Mecanismo**
Infecção/Inflamação	Aumento da produção de neutrófilos e da liberação de neutrófilos pela medula
Estresse/Distúrbios metabólicos (pré-eclâmpsia, cetoacidose diabética)	Aumento da produção de neutrófilos
Tratamento com esteroides	Desmarginação de neutrófilos
Doença mieloproliferativa	Aumento da liberação de neutrófilos da medula e desmarginação de neutrófilos
Esplenectomia	Diminuição da captura esplênica de neutrófilos

zindo nódulos púrpuros e indolores (cloromas). Ao contrário dos blastos imaturos, os granulócitos maduros não invadem o tecido cerebral, assim, as complicações neurológicas não resultam da granulocitose reativa.

Os aspectos clínicos associados à granulocitose moderada são aqueles da doença primária estimulando o extravasamento dos neutrófilos. Uma intensa infecção bacteriana, principalmente uma infecção profunda ou peritonite, está associada a contagens de granulócitos de 10.000 a 30.000/µL ou mais, juntamente com um aumento no número de forma em bastões. A monocitose reativa é observada em pacientes com tuberculose, endocardite bacteriana subaguda ou granulocitopenia grave. As infecções parasitárias são tipicamente associadas a uma contagem elevada de eosinófilos, enquanto a basofilia é encontrada em pacientes com leucemia mielogênica crônica. Como regra geral, a manutenção da contagem de granulócitos igual ou maior que 50.000/µL indica uma doença maligna, não infecciosa, como o distúrbio mieloproliferativo. O aparecimento de células mielocíticas muito imaturas na circulação associado às alterações nas outras linhagens celulares (aumento ou redução no número de plaquetas ou de hemácias) também são sinais de tumores malignos hematológicos.

A granulocitose é um efeito colateral esperado da terapia com glicocorticoides, o qual interfere com a saída dos granulócitos da circulação para os tecidos. Os pacientes que recebem prednisona em doses de 60 a 100 mg/dia, frequentemente possuem contagens de leucócitos que variam de 15.000 a 20.000/µL.

Asma

A asma é caracterizada por uma resposta broncoconstritora exacerbada a determinados estímulos (Capítulo 9, "Doenças Respiratórias"). Os desencadeadores para este broncoespasmo podem não ter relação com o sistema imunológico, como a exposição ao frio, exercícios, estresse ou inalação de irritantes. Estes estímulos pro-

524

CAPÍTULO 21
Doenças Relacionadas à Disfunção do Sistema Imunológico

duzem a asma *intrínseca*. A introdução de um tubo endotraqueal e a inalação de gases frios também pode estimular esse tipo de asma. Essa resposta é considerada parte da imunidade inata. Por sua vez, agentes que estimulam a ativação do sistema imune e a liberação de imunoglobulina E (IgE), como alérgenos inalados, produzem a asma *extrínseca* e são parte da imunidade adaptativa. Os sintomas da asma extrínseca ou alérgica são altamente variáveis e podem incluir tosse, dispneia e sibilância. O tratamento consiste na administração de β-agonistas, fármacos anticolinérgicos, corticosteroides e inibidores de leucotrienos.

FALHA NA CONDUÇÃO DA IMUNIDADE INATA

Angioedema

O angioedema pode ser hereditário ou adquirido e é caracterizado por edema episódico (devido à permeabilidade vascular aumentada) da pele (face e extremidades) e das membranas mucosas (trato gastrointestinal). A forma mais comum de angioedema hereditário resulta de uma deficiência autossômica dominante ou de uma disfunção do *inibidor de C1 esterase*. Este inibidor de protease sérica (serpina) regula o sistema complemento e tem atividade contra a via do complemento independente de anticorpos e da via fibrinolítica. De grande importância, contudo, é a capacidade desta serpina de inibir a bradicinina e o fator XII, enzimas da via de ativação por contato. A ausência da serpina conduz à liberação de mediadores vasoativos que aumentam a permeabilidade vascular e produzem edema. Pacientes deficientes nessa enzima regulatória apresentam repetidos ataques de edema facial e/ou da laringe durante 24 a 72 horas. O início da suscetibilidade a esses sintomas geralmente começa na segunda década de vida e pode ser estimulado por vários fatores, como menstruação, trauma, infecção, estresse ou anticoncepcionais orais contendo estrogênio. A cirurgia dentária pode ser um importante estímulo dos ataques na laringe. Os ataques abdominais geralmente se manifestam com dor excruciante, náusea, vômito e/ou diarreia e o tratamento de suporte deve amenizar a dor, assim como a perda de líquidos.

A deficiência do inibidor de C1 esterase pode ser adquirida por pacientes com distúrbios linfoproliferativos. Esses pacientes produzem anticorpos para o inibidor de C1, dando origem a uma síndrome que mimetiza bem o angioedema hereditário. Os inibidores da enzima conversora de angiotensina utilizados para o tratamento da hipertensão e da insuficiência cardíaca também podem precipitar o angioedema em 0,1% a 0,7% dos pacientes. Acredita-se que o angioedema induzido por fármacos seja resultante da disponibilidade aumentada da bradicinina em decorrência do bloqueio do inibidor da enzima conversora de angiotensina durante o catabolismo da bradicinina. O angioedema pode se desenvolver de forma inesperada após uso prolongado de fármacos e pode afetar a face, as vias aéreas superiores ou a laringe.

Os pacientes que manifestam angioedema recidivante, ou hereditário ou adquirido, devem receber medidas profiláticas antes de um procedimento estimulante, como cirurgia dentária ou qualquer cirurgia que necessite de entubação endotraqueal. Os andrógenos, tais como danazol e estanozolol, são os agentes de suporte da terapia profilática, tanto a longo prazo quanto antes de cirurgia ou manipulação odontológicas. A terapia antifibrinolítica (ácido épsilon-aminocaproico, ácido tranexâmico ou aprotinina) também

é utilizada. Acredita-se que os esteroides anabólicos (andrógenos) são capazes de aumentar a síntese hepática do inibidor de C1 esterase, enquanto os antifibrinolíticos agem por inibição da ativação de plasmina. O tratamento preferido para casos agudos de angioedema baseia-se no emprego do concentrado do inibidor de C1 (25 U/kg) ou do plasma fresco congelado (duas a quatro unidades) para substituir a enzima deficiente. É importante notar que os andrógenos, catecolaminas, anti-histamínicos e antifibrinolíticos não são úteis no tratamento dos ataques agudos de angioedema. Quando a obstrução das vias aéreas superiores se desenvolve durante os ataques agudos de angioedema hereditário, a intubação traqueal pode ser a salvação até que o edema diminua.

Conduta Anestésica

O pré-tratamento de pacientes com angioedema hereditário deve ser considerado antes da cirurgia eletiva, na qual o trauma das vias aéreas respiratórias (incluindo introdução de uma máscara laríngea para as vias aéreas ou do tubo endotraqueal) é prevenido. É prudente assegurar a imediata disponibilidade dos concentrados do inibidor de C1 para a infusão intravenosa, quando um ataque agudo ocorrer. O trauma incidental da orofaringe, tal como o produzido pela sucção, deve ser minimizado. As técnicas anestésicas regionais são bem-toleradas bem como injeções intramusculares. A escolha dos fármacos para a anestesia geral ou regional não é influenciada pela presença de angioedema hereditário.

Tratamento de Emergência das Vias Aéreas Respiratórias

O tratamento das vias aéreas respiratórias durante um ataque agudo de edema da laringe inclui a administração suplementar de oxigênio e a possível necessidade de entubação endotraqueal. Quando a laringoscopia é empregada, é importante ter a disposição, equipamentos e profissionais adequados para a realização da traqueostomia, se necessária. Contudo, o edema das vias aéreas pode tornar-se tão grave que mesmo a traqueostomia pode ser ineficaz em fornecer uma via aérea respiratória acessível. O inchaço pode se estender para as vias aéreas a um determinado grau que pode ser fatal, a menos que a terapia de reposição com o inibidor de C1 seja realizada.

ATIVAÇÃO INADEQUADA DA IMUNIDADE ADAPTATIVA

Defeitos da Produção de Anticorpos

A *agamaglobulinemia ligada ao X* é um defeito hereditário na maturação das células B. As células B maduras estão ausentes ou reduzidas na circulação e os tecidos linfoides não possuem plasmócitos. Portanto, o anticorpo funcional não é produzido. Os meninos afetados pela doença desenvolvem infecção piogênica recidivante durante a metade final do primeiro ano de vida quando há o declínio dos anticorpos maternos. A terapia com imunoglobulinas intravenosas a cada três a quatro meses possibilita que a maioria dessas crianças sobreviva e chegue à fase adulta.

Defeitos Combinados

As *síndromes da imunodeficiência combinada grave* são causadas por um número de mutações genéticas que afetam a função das células T, B ou NK. A forma mais comum de síndrome da imunodeficiência combinada grave é a *imunodeficiência combinada ligada ao X*, com prevalência de aproximadamente 1 em 50.000 indivíduos nascidos vivos, representando cerca de metade dos casos de síndrome da imunodeficiência combinada grave nos Estados Unidos. A doença é causada por um defeito no receptor que transduz as respostas dos linfócitos às interleucinas. O número de linfócitos B geralmente é normal, mas os níveis de imunoglobulinas são baixos e as respostas mediadas por anticorpos específicos não ocorrem. O único tratamento que substancialmente prolonga a expectativa de vida é o transplante de medula óssea ou de células-tronco de um doador HLA-compatível.

A *deficiência de adenosina desaminase* é outra forma de síndrome da imunodeficiência combinada grave, responsável por aproximadamente 15% de todas as síndromes de imunodeficiência combinada grave. A enzima adenosina desaminase é essencial no metabolismo da purina. Esta enzima é abundante em linfócitos e a deficiência provoca o acúmulo de níveis tóxicos dos intermediários da purina, conduzindo à morte de células T. A linfopenia profunda é acompanhada por anormalidades esqueléticas das costelas e quadris. O transplante de medula óssea ou de células-tronco ou a reposição da enzima com adenosina desaminase bovina pode ser benéfico ao aumentar a expectativa de vida dos indivíduos acometidos pela síndrome.

A *ataxia-telangiectasia* é uma síndrome que consiste em ataxia cerebelar, telangiectasias oculocutâneas, doença sinopulmonar crônica e imunodeficiência. A base genética desse distúrbio é uma mutação no gene associado ao sistema de vigilância que monitora as quebras da dupla fita de ácido desoxinucleico (DNA). Nessa síndrome, danos na molécula de DNA não são detectados durante a divisão celular e as células defeituosas são liberadas na circulação. Uma consequência desse defeito é a produção de linfócitos não funcionais. Esses pacientes também possuem uma predisposição considerável para o desenvolvimento de tumores malignos, principalmente leucemia e linfoma. Os pacientes com ataxia-telangiectasia são suscetíveis à lesão induzida por radiação, impossibilitando assim a realização do transplante de medula óssea. A terapia de suporte inclui a administração intravenosa de imunoglobulinas.

Defeitos de Linfócitos T

A *síndrome de DiGeorge* (hipoplasia tímica) resulta da eliminação de um gene. Os achados clínicos incluem ausência ou deficiência no desenvolvimento do timo, hipoplasia das glândulas tireoide e paratireoide, malformações cardíacas e dimorfismo facial. O grau de imunocomprometimento correlaciona-se a quantidade de tecido tímico presente. A ausência completa do timo produz um fenótipo similar à síndrome da imunodeficiência combinada grave acompanhado por infecções bacterianas, fúngicas e parasitárias, todas causando sérias complicações. Não há células T. A síndrome de DiGeorge parcial não requer terapia, enquanto a síndrome completa é tratada com transplante do timo ou infusão de células T maduras.

ATIVAÇÃO EXCESSIVA DA IMUNIDADE ADAPTATIVA

Reações Alérgicas

As reações alérgicas imunomediadas são classificadas de acordo com os mecanismos envolvidos. As reações alérgicas do tipo I são mediadas por IgE e envolvem os mastócitos e basófilos. A anafilaxia é um exemplo de reação do tipo I. As reações do tipo II medeiam a citotoxicidade com a participação de anticorpos das classes IgG e IgM e do sistema complemento. As reações do tipo III produzem dano tecidual através da formação ou deposição de complexos imunes. As reações do tipo IV incluem a hipersensibilidade tardia mediada por linfócitos T. As reações anafilactoides parecem ser causadas pela liberação de mastócitos e basófilos por um mecanismo não imune.

Anafilaxia

A anafilaxia é uma condição de grande ameaça à vida que tem como base a interação antígeno-anticorpo. Este tipo de reação alérgica pode ocorrer quando a exposição prévia a antígenos, por exemplo, de fármacos ou alimentos, induz a produção de anticorpos IgE específicos de antígeno. A exposição subsequente ao mesmo antígeno ou a um antígeno quimicamente similar resulta em interações antígeno-anticorpo que iniciam uma intensa degranulação de mastócitos e basófilos. As manifestações iniciais geralmente ocorrem dentro de cinco a 10 minutos após a exposição ao antígeno. Os mediadores vasoativos liberados pela degranulação dos mastócitos e basófilos são responsáveis pelas manifestações clínicas da anafilaxia (**Tabela 21–3**). A urticária e o prurido são comuns. O colapso vascular primário ocorre em aproximadamente 25% dos casos fatais de anafilaxia. O extravasamento de até 50% do líquido intravascular para o espaço líquido extracelular reflete o aumento marcante na permeabilidade capilar que acompanha a anafilaxia. De fato, a hipovolemia é uma causa provável de hipotensão nesses pacientes, embora as ações inotrópicas negativas dos leucotrienos também possam ter um papel nesse processo. O edema da laringe, o broncoespasmo e a hipoxemia arterial podem acompanhar a anafilaxia. Estima-se que a incidência de anafilaxia durante a anestesia varie entre 1:3.500 e 1:13.000.

TABELA 21-3	Mediadores Vasoativos Liberados Durante a Anafilaxia
Mediador	**Efeito Fisiológico**
Histamina	Aumento da permeabilidade capilar, vasodilatação periférica, broncoconstrição
Leucotrienos	Aumento da permeabilidade capilar, broncoconstrição intensa, inotropia negativa, vasoconstrição arterial coronariana
Prostaglandinas	Broncoconstrição
Fator quimiotático de eosinófilos	Atração de eosinófilos
Fator quimiotáxico de neutrófilos	Atração de neutrófilos
Fator ativador de plaquetas	Agregação plaquetária e liberação de aminas vasoativas

CAPÍTULO 21
Doenças Relacionadas à Disfunção do Sistema Imunológico

Diagnóstico

O diagnóstico de anafilaxia pode ser sugerido pela natureza frequentemente drástica das manifestações clínicas, numa relação temporal próxima à exposição a um antígeno particular. Quando apenas poucos sintomas estão presentes, porém, a resposta pode simular a embolia pulmonar, o infarto agudo do miocárdio, a aspiração ou uma reação vasovagal. Os fármacos anestésicos podem alterar a liberação do mediador vasoativo e adiar o reconhecimento precoce da anafilaxia. A hipotensão e o colapso cardiovascular podem ser as únicas manifestações de anafilaxia em pacientes sob anestesia geral.

As provas imunológicas e bioquímicas para a detecção das reações anafiláticas podem ser obtidas pelo aumento na concentração de triptase plasmática dentro de uma a duas horas da reação alérgica a fármacos, as quais são suspeitas de agirem como alérgenos. A triptase, uma protease neutra estocada em mastócitos, é liberada na circulação sistêmica durante as reações anafiláticas, mas não nas anafilactoides. Sua presença demonstra a ocorrência da ativação de mastócitos e a liberação do mediador e, desse modo, serve para distinguir as reações imunológicas das químicas. A concentração de triptase plasmática reflete a gravidade da reação. A concentração de histamina no plasma retorna ao nível basal dentro de 30 a 60 minutos de uma reação anafilática, por isso, a medida da concentração de histamina plasmática deve ser feita imediatamente após o tratamento da reação.

A identificação do antígeno agressor pode ser obtida por um teste intradérmico positivo (pápula e rubor), que confirma a presença de anticorpos específicos do isótipo IgE. O teste cutâneo não deve ser realizado no período de seis semanas de uma reação anafilática, pois a depleção de mediadores liberados por mastócitos e basófilos pode produzir um resultado falso-negativo. Num eventual risco de indução da reação sistêmica, o exame deve ser realizado com uma solução do antígeno suspeito, diluída e livre de conservantes, apenas por profissionais capacitados com equipamentos adequados disponíveis para a imediata reanimação do paciente.

O teste de radioalergoabsorvância e o ensaio de imunoabsorvância ligada à enzima são métodos que empregam preparações de antígenos disponíveis comercialmente para ensaios *in vitro* de anticorpos para um antígeno teste.

Tratamento

Os objetivos imediatos do tratamento da anafilaxia incluem a reversão da hipotensão e da hipoxemia, a reposição do volume intravascular e a inibição de mais degranulação celular, além da liberação de mediadores vasoativos. Vários litros de solução cristaloide e/ou coloide devem ser infundidos para restaurar o volume de líquido intravascular e a pressão sanguínea. A epinefrina é indicada em doses de 10 a 100 μg por via intravenosa e a intervenção precoce com esse fármaco é essencial para reverter os sintomas de risco à vida característicos da anafilaxia. A epinefrina aumenta as concentrações intracelulares de adenosina monofosfato cíclica e dessa forma, restaura a permeabilidade da membrana e diminui a liberação dos mediadores vasoativos. Os efeitos β-agonistas da adrenalina relaxam a musculatura lisa bronquial e revertem o broncoespasmo. A dose deve ser duplicada e repetida a cada 1–2 minutos até a obtenção de uma pressão sanguínea satisfatória. Se a anafilaxia não é ameaçadora à vida, a administração de epinefrina por via subcutânea é mais adequada do que a intravenosa e pode ser empregada em uma dose de 0,3 a 0,5 mg.

Os anti-histamínicos, como a difenidramina, competem com os sítios do receptor de membrana geralmente ocupados por histamina e podem diminuir algumas manifestações da anafilaxia, tais como prurido e broncoespasmo. Entretanto, a administração de um anti-histamínico não é eficaz no tratamento da anafilaxia, uma vez que os mediadores vasoativos já tiverem sido liberados. O efeito inotrópico negativo e o broncoespasmo ocasionados pela ação dos leucotrienos não são influenciados por anti-histamínicos. Os β2-agonistas, como o albuterol, administrados por inaladores dosimetrados ou por nebulização são úteis para o tratamento do broncoespasmo associado à anafilaxia.

Frequentemente, os corticosteroides são administrados intravenosamente em pacientes que apresentam anafilaxia de risco à vida. Embora esses fármacos não tenham efeito conhecido na degranulação de mastócitos ou nas interações antígeno-anticorpo, os efeitos favoráveis dos corticosteroides podem refletir o aumento dos efeitos β-agonistas de outros fármacos e a inibição da liberação do ácido araquidônico responsável pela produção de leucotrienos e prostaglandinas. Os corticosteroides podem ser os únicos agentes úteis no tratamento de pacientes que manifestam reações alérgicas de risco à vida, devido à ativação do sistema complemento.

Alergia aos Fármacos

Epidemiologia

Na população geral, a penicilina é responsável pela maioria dos casos fatais de reações anafiláticas a fármacos. A sensibilidade ao fármaco está envolvida em 3,4% a 4,3% das mortes relacionadas à anestesia. A incidência de reações alérgicas a fármacos durante a anestesia pode estar aumentando, provavelmente devido à administração frequente de vários fármacos a um paciente e à sensibilidade cruzada entre os fármacos. As reações alérgicas a fármacos podem ser causadas pela anafilaxia, reações anafilactoides ou ativação do sistema complemento. Mais do que um mecanismo pode estar envolvido na produção de uma reação alérgica a fármacos em um determinado paciente. Independentemente do mecanismo responsável pelas reações alérgicas a fármacos que incorrem em risco de vida, as manifestações e o tratamento são idênticos.

Não é possível prognosticar com segurança quais pacientes terão provavelmente anafilaxia após a administração de fármacos geralmente inócuas. Contudo, pacientes com histórico de alergia (asma, alimento, fármacos) apresentam maior incidência de anafilaxia, possivelmente relacionada à predisposição genética para produzir grandes quantidades de anticorpos IgE. Os pacientes alérgicos à penicilina possuem três a quatro vezes mais risco de desenvolver uma reação alérgica a *qualquer* fármaco. Um histórico de alergia a fármacos específicos induzida durante a avaliação pré-operatória pode ser útil, mas a exposição prévia a um fármaco, sem intercorrências, não elimina a possibilidade de anafilaxia na exposição subsequente.

As reações alérgicas a fármacos devem ser diferenciadas da intolerância a fármacos, reações idiossincráticas e toxicidade a fármacos (**Tabela 21–4**). A ocorrência de efeitos farmacológicos indesejáveis em doses baixas de fármaco reflete a intolerância, enquanto as reações idiossincráticas são respostas indesejáveis a um fármaco, independente da dose administrada. A evidência de liberação da histamina nas veias para as quais os fármacos são injetados reflete a liberação localizada e não imunológica de histamina em quantidades insuficientes para induzir uma reação anafilac-

527

TABELA 21-4	Características da Alergia aos Fármacos *versus* Toxicidade aos Fármacos	
Parâmetro	Alergia a Fármacos	Toxicidade a Fármacos
Mecanismo	Interação antígeno-anticorpo	Dependente das propriedades químicas do fármaco
Manifestações	Hipotensão Broncoespasmo Urticária	Variável
Prognóstico	Ruim	Bom
Exposição prévia	Necessária	Desnecessária
Relacionada à dose	Não	Sim
Início	Geralmente em 5–10 min	Geralmente tardio
Incidência	Baixa	Alta se a dose é suficiente

toide. Os pacientes que manifestam esta resposta localizada não devem ser diagnosticados como alérgicos a fármacos.

Reações Alérgicas a Fármacos durante o Período Perioperatório

As reações alérgicas a fármacos foram relatadas para a maioria dos fármacos que podem ser administrados durante a anestesia (**Tabela 21–5**). As exceções são a cetamina e os benzodiazepínicos. O colapso cardiovascular é a manifestação predominante da reação alérgica ao fármaco de risco à vida em pacientes anestesiados. O broncoespasmo está presente em poucos pacientes. É importante considerar um possível papel da sensibilidade ao látex quando uma suposta reação alérgica ao fármaco ocorre. Muitas reações alérgicas atribuídas aos fármacos podem ser, na verdade, resultantes da alergia ao látex. Estima-se que aproximadamente 15% das reações alérgicas observadas durante a anestesia são causadas pelo látex.

A maioria das reações alérgicas induzidas por fármacos manifesta-se no intervalo de cinco a 10 minutos da exposição ao fármaco lesiva. Uma exceção importante é a alergia ao látex, que geralmente ocorre após 30 minutos. Uma reação alérgica deve ser considerada sempre que há uma redução súbita na pressão sanguínea. Em um décimo dos pacientes, a única manifestação de uma reação alérgica intraoperatória é a hipotensão. O extravasamento de líquido para o espaço extracelular é consequência do aumento considerável na permeabilidade capilar e a hipovolemia resultante, por sua vez, é a principal causa de hipotensão durante a reação alérgica induzida por fármacos. O broncoespasmo pode ser particularmente grave e difícil de tratar em pacientes com doença pulmonar obstrutiva.

Relaxantes Musculares

Os relaxantes musculares são responsáveis por mais de 60% das reações alérgicas induzidas por fármacos durante o período intraoperatório. Cerca de metade dos pacientes que desenvolvem uma reação alérgica a um relaxante muscular também é alérgica a outros relaxantes musculares. A sensibilidade cruzada entre os relaxantes musculares enfatiza as similaridades estruturais desses fármacos, principalmente a presença de um ou mais grupos antigênicos compostos por amônio quaternário. Os pacientes alérgicos aos relaxantes musculares podem permanecer sensibilizados (teste de radioalergoabsorvância positivo) por até 30 anos após o desenvolvimento dos primeiros anticorpos. Os anticorpos IgE desenvolvem-se para os íons amônios terciários ou quaternários. Muitos remédios sem prescrição médica e cosméticos contêm esses íons amônio e são capazes de sensibilizar um indivíduo. Consequentemente, a anafilaxia pode se desenvolver na primeira exposição a um relaxante muscular em um paciente sensibilizado por um desses produtos. A neostigmina e a morfina contêm íons amônio que também são capazes de reagir cruzadamente com anticorpos para os relaxantes musculares. Um paciente com histórico de anafilaxia para qualquer relaxante muscular deve realizar no período pré-operatório, um teste cutâneo para todos os fármacos que possivelmente serão empregados como anestésicos futuros.

TABELA 21-5	Reações Alérgicas aos Fármacos no Período Intraoperatório			
Fármaco	Incidência (%)	Anafiláticas	Anafilactoides	Degranulação Inespecífica de Mastócitos/Basófilos
Relaxantes musculares	60	X		X
Látex	15	X		
Antibióticos	5–10	X		
Hipnóticos	< 5	X		
Opioides	< 5	X		X
Meios de contraste radiológico	< 5		X	
Protamina	< 5	X	X	

CAPÍTULO 21
Doenças Relacionadas à Disfunção do Sistema Imunológico

As reações *não imunes* para os relaxantes musculares incluem a degranulação direta de mastócitos que causa a liberação de histamina e de outros mediadores. Os compostos benzil-isoquinolínicos, como a d-tubocurarina, metocurina, atracúrio e mivacúrio, são os possíveis causadores da degranulação direta de mastócitos, mais do que os compostos aminoesteroides, como o pancurônio, vecurônio e o rocurônio.

Fármacos Indutores

As reações alérgicas são raramente detectadas após a administração de barbitúricos para a indução de anestesia, mas podem ser de ameaça à vida. A maioria dos casos relatados é observada em pacientes com um histórico de alergias alimentares, rinite ou asma e exposição prévia sem intercorrências, a um barbitúrico durante a anestesia.As reações alérgicas que incorrem em risco de vida ocorrem após a primeira ou subsequente exposição ao propofol. Pacientes com histórico de alergia a outros fármacos parecem ser mais vulneráveis a alergia ao propofol. O broncoespasmo ocorre com mais frequência em pacientes que manifestam reações alérgicas ao propofol do que a outros fármacos anestésicos.

Anestésicos Locais

As reações alérgicas induzidas por anestésicos locais são raras, apesar do uso frequente desses fármacos e a caracterização comum dos pacientes como alérgicos a fármacos dessa classe. Estima-se que apenas 1% de todas as reações aos anestésicos locais são reações alérgicas. O mecanismo de uma resposta adversa a um anestésico local pode ser determinado com frequência por meio do levantamento cuidadoso e da revisão dos registros médicos passados descrevendo o evento. Por exemplo, a ocorrência de *hipotensão* e convulsões é característica de uma reação sistêmica devido aos níveis sanguíneos tóxicos de um anestésico local. Isto possivelmente ocorre com mais frequência após injeção intravascular inadvertida durante a realização da anestesia regional. Os episódios de toxicidade por anestésicos locais são muitas vezes classificados incorretamente como reações alérgicas. A taquicardia e a *hipertensão* associadas à injeção de um anestésico local em grande parte refletem a absorção sistêmica de epinefrina da solução anestésica local. A urticária, o edema da laringe e a broncoconstrição possivelmente são indicativos de uma verdadeira reação alérgica induzida por anestésicos locais.

Os anestésicos locais do tipo éster são metabolizados para o composto altamente antigênico ácido para-aminobenzoico que provavelmente tem maior capacidade de induzir reações alérgicas do que os anestésicos locais do tipo amida que não são metabolizados para o composto ácido para-aminobenzoico. As soluções anestésicas locais podem conter também o metilparabeno ou o propilparabeno como conservantes com propriedades bacteriostáticas e fungistáticas. A similaridade estrutural desses conservantes com o composto ácido para-aminobenzoico pode torná-los antigênicos. Como resultado, a anafilaxia pode na verdade ser decorrente da estimulação da produção de anticorpos pelo conservante e não pelo anestésico local.

É comum considerar a segurança da administração de um anestésico local a um paciente com histórico de alergia a esta classe de fármacos. Geralmente é estabelecido que a sensibilidade cruzada não existe entre anestésicos locais tipo éster e tipo amida. Portanto, é aceitável administrar anestésicos locais do tipo amida em pacientes com histórico de alergia a anestésicos locais do tipo éster e vice-versa. Ao mesmo tempo, é importante utilizar apenas soluções anestésicas locais livres de conservantes, visto que os conservantes também podem ser responsáveis pelas reações alérgicas. É sensato recomendar o teste intradérmico com anestésicos locais livres de conservantes a um paciente ocasional com um histórico alérgico convincente, no qual a falha para indicar um fármaco anestésico local segura poderia impedir o emprego da anestesia local ou regional.

Opioides

A anafilaxia raramente se desenvolve após administração de opioides, talvez refletindo a similaridade desses fármacos às endorfinas naturais. O fentanil está associado a reações alérgicas desenvolvidas após a administração sistêmica e no neuroeixo. A morfina, mas não o fentanil ou seus derivados relacionados, pode induzir diretamente a liberação de histamina dos mastócitos e basófilos.

Anestésicos Voláteis

As manifestações clínicas da hepatite induzida por halotano sugerem uma reação alérgica a fármacos. Incluem eosinofilia, febre, erupção cutânea e exposição prévia ao halotano. O plasma de pacientes com diagnóstico clínico de hepatite causada por halotano pode conter anticorpos que reagem com os antígenos hepáticos induzidos por esse anestésico (neoantígenos). Estes neoantígenos são formados pela interação covalente dos metabólitos óxido reativos halogenados e trifluoroacetilados derivados do halotano com as proteínas hepáticas microssomais. A acetilação das proteínas hepáticas, de fato, modifica essas proteínas de "próprias" para "não próprias" (neoantígenos), resultando na formação de anticorpos contra essas novas proteínas estranhas. Postula-se que as interações antígeno-anticorpo subsequentes são responsáveis pela lesão hepática associada à hepatite induzida por halotano. Metabólitos oxidativos halogenados similares são produzidos após exposição ao enflurano, isoflurano e desflurano, mas não ao sevoflurano, indicando uma possível ocorrência de sensibilidade cruzada aos anestésicos voláteis em pacientes suscetíveis. Conforme o grau metabólico desses anestésicos, é previsível que a incidência de hepatite alérgica induzida por anestésico seria maior após o uso de halotano, intermediário com enflurano, mínimo com isoflurano e muito pouco com desflurano.

Protamina

As reações anafiláticas subsequentes a administração de protamina ocorrem com maior prevalência em pacientes que são alérgicos a alimentos derivados do mar (protamina é derivada de esperma de salmão) e em pacientes com *diabetes mellitus* que estão sendo tratados com preparações de insulina contendo protamina. Após vasectomia, os homens também podem ter um maior risco de reações alérgicas a protamina, em vista do desenvolvimento de anticorpos circulantes contra os espermatozoides. A protamina é capaz de causar a liberação direta de histamina pelas células. Além disso, pode ativar o sistema complemento e promover a liberação de tromboxano, resultando em broncoconstrição e hipertensão pulmonar. Pacientes alérgicos a protamina apresentam problemas terapêuticos quando a neutralização da heparina é necessária, pois não se encontram fármacos alternativos disponíveis para reverter os efeitos da heparina.

Antibióticos

A similaridade estrutural entre penicilina e cefalosporinas (ambas contêm anéis β-lactâmicos) sugere a possibilidade de sensibilidade cruzada. Contudo, a incidência de reações alérgicas de risco à vida após administração de cefalosporina é baixa (0,02%) e o aumento da incidência de reações alérgicas a cefalosporina é insignificante em pacientes com histórico de alergia a penicilina.

Sangue e Expansores do Volume Plasmático

As reações alérgicas ao sangue corretamente compatível ocorrem em aproximadamente 1% a 3% dos pacientes. As soluções coloides sintéticas (dextran, amido hidroxietil) estão relacionadas às reações anafiláticas e anafilactoides, com manifestações que variam de erupção cutânea e hipotensão moderada a broncoespasmo e choque. O dextran de baixo peso molecular não pode induzir a formação de anticorpo, mas pode reagir com os anticorpos formados em resposta a exposição prévia aos polissacarídeos de origem viral ou bacteriana. O dextran também pode ativar o sistema complemento, produzindo sinais de uma reação alérgica.

Meios de Contraste Radiológico

O iodo usado em meio de contraste injetado intravenosamente para estudos radiológicos induz reações alérgicas em cerca de 5% dos pacientes. O risco de reações alérgicas aumenta em pacientes com histórico de alergias a outros fármacos ou alimentos. Muitas das reações alérgicas ao meio de contraste parecem ser anafilactoides e podem ser modificadas por meio do pré-tratamento com corticosteroides e antagonistas da histamina, assim como limitando a dose de iodo.

Equipamentos Médicos Contendo Látex

O colapso cardiovascular durante a anestesia e cirurgia pode ser atribuído à anafilaxia induzida por látex (borracha natural). Um aspecto que distingue as reações alérgicas induzidas por látex das reações alérgicas induzidas por fármacos é o início tardio da primeira, ou seja, principalmente após 30 minutos da exposição ao látex. Por sua vez, a maioria das reações induzidas por fármacos ocorre após um intervalo de cinco a 10 minutos da administração do fármaco. Pode levar tempo para que o antígeno seja eluído das luvas de borracha, absorvido pelas membranas mucosas para em seguida atingir a circulação sistêmica em quantidades suficientes para causar uma reação alérgica. O contato do látex com as superfícies mucosas provavelmente é a via de exposição mais significativa. Entretanto, a inalação de antígenos do látex também é uma via comum de exposição e sensibilização de profissionais da área da saúde. O pó do amido de milho utilizado em luvas não é imunogênico, mas pode agir como um veículo de transmissão aérea de antígenos do látex que foram absorvidos pelo pó.

Pacientes sensibilizados desenvolvem anticorpos IgE dirigidos especificamente contra os antígenos do látex. O teste cutâneo pode confirmar a hipersensibilidade ao látex, mas a anafilaxia pode manifestar-se durante o teste. Os métodos de radioalergoabsorvância e de imunoabsorvância ligada à enzima estão disponíveis para a detecção *in vitro* de anticorpos IgE específicos para o látex. Estes ensaios são igualmente sensíveis e específicos e evitam o risco de anafilaxia associada ao teste cutâneo.

Perguntas relativas à ocorrência de coceira, conjuntivite, rinite, erupção cutânea ou sibilância após inflar balões de brinquedo ou usar luvas de látex ou ainda, depois de exames dentários ou ginecológicos empregando luvas de látex podem ser úteis na identificação de pacientes sensibilizados. A equipe do centro cirúrgico e os pacientes com espinha bífida têm uma incidência maior de alergia ao látex, possivelmente refletindo a exposição frequente aos equipamentos com esse material, como cateteres da bexiga e luvas. A sensibilidade ao látex manifesta-se com frequência como uma sensibilidade cutânea devido ao contato direto com luvas de látex ou como broncoespasmo causado por inalação de antígenos do látex. Esta sensibilidade é reconhecida como um risco ocupacional da equipe do centro cirúrgico e a incidência em anestesiologistas pode exceder 15%. Os profissionais de saúde têm risco aumentado para o desenvolvimento de reações alérgicas graves ao látex e podem tornar-se pacientes, assim como necessitarem de cirurgia.

Conduta Anestésica

Pacientes em alto risco de apresentarem sensibilidade ao látex (aqueles com espinha bífida, várias operações prévias, histórico de alergias a frutas; profissionais da área da saúde; indivíduos atópicos) devem ser questionados com relação à presença de sintomas associados à exposição à borracha natural durante a rotina diária ou em casos de procedimentos cirúrgicos prévios. O tratamento intraoperatório é realizado em um ambiente livre de látex. As luvas que não são de látex (estireno, neoprene) são utilizadas por todas as pessoas que podem ter contato com um paciente sensível ao látex. Os medicamentos não devem ser retirados de frascos multidoses com tampas de látex ou injetados por via intravenosa através de cânulas de látex. Os cateteres intravenosos e os cateteres da bexiga, drenos, cânulas para aplicação do anestésico, foles de ventilação, tubos endotraqueais, máscaras laríngeas, tubos nasogástricos, manguitos de pressão sanguínea, sensores do oxímetro de pulso, eletrodos de eletrocardiograma e seringas também devem ser livres de látex.

Eosinofilia

A eosinofilia de importância clínica é definida como uma contagem absoluta de eosinófilos persistente e maior que 1.000 a 1.500/µL. A eosinofilia moderada é observada geralmente em um amplo espectro de condições patológicas, incluindo infestações parasitárias, distúrbios alérgicos sistêmicos, doenças vasculares do colágeno, várias formas de dermatite, reações aos fármacos e tumores. A doença de Hodgkin e os linfomas não Hodgkin de células B e T podem apresentar eosinofilia. Mesmo quando não há sinal evidente de linfoma subjacente, até 25% dos pacientes com manifestação de eosinofilia idiopática terão um clone expandido de células T aberrantes, que produzem altos níveis de interleucina 5.

A hipereosinofilia (contagem de eosinófilos > 5.000/µL) está associada ao dano tecidual secundário à liberação de proteínas básicas pelo eosinófilo. A fibrose endomiocárdica irreversível, produtora de cardiomiopatia restritiva, é comum em pacientes que mantêm uma contagem de eosinófilos maior que 5.000/µL. Em pacientes com leucemia eosinofílica, síndrome hipereosinofílica idiopática ou síndrome de Löffler, a contagem de eosinófilos pode atingir 20.000 a 100.000/µL. A disfunção disseminada nos órgãos e a doença cardíaca de rápida progressão estão associadas a essas condições. Estes pacientes precisam de tratamento agressivo com corticosteroides e hidroxiureia. A leucoferese pode ser empregada para reduzir de forma eficaz a contagem de eosinófilos.

CAPÍTULO 21
Doenças Relacionadas à Disfunção do Sistema Imunológico

FALHA NA CONDUÇÃO DA IMUNIDADE ADAPTATIVA

Distúrbios Autoimunes

O desafio da imunidade adaptativa engloba a necessidade das células imunes se tornarem capazes de responder de forma eficiente a um grande número de antígenos estranhos e ainda assim serem aptas para reconhecerem e tolerarem antígenos "próprios". Existem evidências crescentes que os principais estímulos imunológicos, como a infecção, podem ativar alguns linfócitos autorreativos. Em consequência de tal desafio imunológico, parte da eliminação desses linfócitos sensibilizados consiste na apoptose disseminada, isto é, esses linfócitos autorreativos recebem sinais para a autodestruição. A autoimunidade transitória parece ser um subproduto relativamente comum de uma resposta imune de maior intensidade. Os defeitos específicos causadores da autoimunidade persistente, tornando-a um distúrbio imune autodestrutivo e crônico, não são bem-conhecidos atualmente. Talvez a existência de alguma predisposição genética e/ou de uma determinada infecção ou outro evento estimulador induz a autoimunidade, cuja persistência pode torná-la problemática. A **Tabela 21–6** lista algumas doenças com base autoimune.

As implicações anestésicas dos distúrbios autoimunes podem ser classificadas em três categorias. A primeira categoria compreende os aspectos anestésicos para determinados órgãos vulneráveis específicos para um distúrbio autoimune em particular. Alguns exemplos incluem a instabilidade cervical com a artrite reumatoide, a lesão renal com o lúpus eritematoso sistêmico e a insuficiência hepática com a hepatite crônica ativa. A segunda categoria abrange as consequências da terapia empregada para tratar o distúrbio. O potencial para a crise addisoniana em pa-

cientes em tratamento com corticosteroides é bem reconhecido. Algumas das mais novas terapias inibem aspectos particulares da resposta imunológica, como o anticorpo monoclonal rituximabe que causa depleção de células B e atualmente é empregado para tratar algumas formas de linfoma. A terceira categoria, principalmente em pacientes com distúrbios autoimunes de longa duração, é o risco de aterosclerose acelerada e complicações cardiovasculares associadas, como a doença cardíaca e o acidente vascular cerebral. Alguns estudos sugerem que o risco de morbidade e mortalidade cardiovascular é cerca de 50 vezes maior em doenças autoimunes. Parte desse risco adicional pode ser devido à terapia empregada para as doenças autoimunes, visto que o tratamento com corticosteroides crônicos está associado a ambos, hipertensão e *diabetes mellitus*. Mesmo após o controle dessas comorbidades, pacientes com doenças autoimunes apresentam um risco oito vezes maior de desenvolverem doença cardiovascular. Portanto, pacientes com doença autoimune de longa data que precisam realizar cirurgia, devem realizar uma avaliação completa para detectar a presença de doença cardiovascular, a qual pode aumentar o risco perioperatório.

ANESTESIA E IMUNOCOMPETÊNCIA

A exposição ao anestésico e a realização de cirurgia podem afetar a imunocompetência e alterar a incidência de infecção perioperatória ou a resposta ao câncer.

Resistência à Infecção

É concebível que a depressão do sistema imune induzida pela anestesia possa aumentar o risco de desenvolvimento de infecção perioperatória ou a gravidade da infecção coexistente. Os anestésicos locais e inalados (óxido nitroso) podem levar a inibição dependente de dose da mobilização e migração de leucócitos polimorfonucleares. Contudo, os efeitos produzidos por esses fármacos são provavelmente insignificantes clinicamente considerando a duração normal da anestesia e a dose total do fármaco administrado. A incidência de infecção pós-operatória parece estar mais relacionada ao trauma cirúrgico e à liberação de cortisol e catecolaminas que são conhecidos por inibirem a fagocitose. Parece que os efeitos dos anestésicos na resistência à infecção são transitórios, reversíveis e de menor importância comparados aos efeitos imunossupressores prolongados do cortisol e das catecolaminas como parte da resposta hormonal à cirurgia. A hipotermia perioperatória branda (< 36° C) é associada ao risco aumentado de infecção pós-operatória.

Se as respostas hormonais à estimulação cirúrgica são indesejáveis em relação ao risco de infecção, pode-se ponderar que a anestesia leve, que não atenua seguramente a atividade do sistema nervoso simpático, seja menos desejável do que os níveis mais intensos da anestesia geral. A anestesia regional pode reduzir a resposta hormonal à estimulação cirúrgica. Contudo, não há evidências convincentes de que a incidência de infecção perioperatória possa ser alterada pelo grau de anestesia ou pela técnica selecionada para produzir anestesia cirúrgica.

Resistência ao Câncer

A imunocompetência é essencial para o hospedeiro resistir ao câncer. Considera-se que alguns pacientes com diagnóstico pré-operatório de câncer poderiam manifestar um rápido crescimento

TABELA 21-6	Exemplos de Doenças Autoimunes

Reumáticas
Artrite reumatoide
Esclerodermia
Síndrome de Sjögren
Doença mista do tecido conjuntivo
Lúpus eritematoso sistêmico

Gastrointestinais
Hepatite crônica ativa
Colite ulcerativa
Doença de Crohn

Endócrinas
Diabetes mellitus tipo I
Tireoidite de Hashimoto
Doença de Graves

Neurológicas
Miastenia *gravis*
Esclerose múltipla

Hematológica
Púrpura trombocitopênica idiopática

Renal
Síndrome de Goodpasture

tumoral após a anestesia e a cirurgia, talvez ocasionado pelo aumento da replicação e disseminação das células tumorais com a queda da resistência do hospedeiro. Apesar dessas considerações, não existem evidências que confirmem a importância dos efeitos de curta duração dos fármacos anestésicos na resistência do hospedeiro ao câncer.

PONTOS-CHAVE

- O sistema imunológio pode ser dividido em duas vias, uma representada pela imunidade *inata* e a outra pela imunidade *adaptativa* ou *adquirida*.
- A imunidade inata monta uma resposta inicial a qualquer infecção, reconhece alvos que são comuns a muitos patógenos e não tem memória específica. Seus elementos celulares são os neutrófilos, macrófagos, monócitos e células matadoras naturais, enquanto os seus elementos não celulares incluem o sistema complemento, as proteínas de fase aguda e as proteínas da via de ativação por contato.
- A imunidade adaptativa caracteriza-se pelo início tardio da resposta e pode levar dias para ser ativada quando desafiada por um antígeno estranho. Contudo, a imunidade adaptativa é capaz de desenvolver memória e é induzida mais rapidamente pelo antígeno quando a memória está presente. A imunidade adaptativa consiste em um componente humoral mediado por linfócitos B produtores de anticorpos e um componente celular formado por linfócitos T.
- O angioedema pode ser hereditário ou adquirido e é caracterizado por edema episódico (resultante do aumento na permeabilidade vascular) da pele (face e extremidades) e membranas mucosas (trato gastrointestinal). A forma mais comum de angioedema hereditário resulta da deficiência autossômica dominante do inibidor de C1 esterase.
- O tratamento de um ataque agudo de angioedema é realizado com o concentrado do inibidor de C1 ou plasma fresco congelado para repor a enzima deficiente. Andrógenos, catecolaminas, anti-histamínicos e antifibrinolíticos *não* são úteis no tratamento dos ataques agudos de angioedema.
- A anafilaxia é uma manifestação de risco à vida resultante da interação antígeno-anticorpo.
- As primeiras manifestações clínicas ocorrem no intervalo de cinco a 10 minutos após exposição ao antígeno. Os mediadores vasoativos liberados pela degranulação dos mastócitos e basófilos são responsáveis pelas manifestações clínicas da anafilaxia.
- O tratamento da anafilaxia requer a reversão da hipotensão, reposição do volume intravascular e inibição de mais degranulação celular e liberação dos mediadores vasoativos. A intervenção precoce com epinefrina (adrenalina) é essencial, pois aumenta as concentrações intracelulares de adenosina monofosfato cíclica e assim, restaura a permeabilidade da membrana e diminui a liberação de mediadores vasoativos. Os efeitos β-agonistas da adrenalina relaxam a musculatura lisa brônquial e revertem o broncoespasmo.
- Os relaxantes musculares são responsáveis por mais de 60% das reações alérgicas induzidas por fármacos durante o período intraoperatório. Aproximadamente metade dos pacientes que manifestam uma reação alérgica a um relaxante muscular também são alérgicos a outros relaxantes musculares.
- A anafilaxia induzida por látex (borracha natural) pode causar colapso cardiovascular durante a anestesia e cirurgia. Um aspecto que distingue as reações alérgicas induzidas por látex das reações alérgicas induzidas por fármacos é o início tardio da primeira, que geralmente ocorre após 30 minutos da exposição ao látex.
- A sensibilidade ao látex é reconhecida como um fator de risco ocupacional para a equipe do centro cirúrgico. A incidência de sensibilidade ao látex em anestesiologistas é maior que 15%.
- Pacientes com distúrbios autoimunes têm risco oito vezes maior de desenvolver doenças cardiovasculares. Portanto, pacientes com doença autoimune de longa data que precisam realizar uma cirurgia, devem passar por uma avaliação completa para detectar a presença de doença cardiovascular, a qual pode aumentar o risco perioperatório.

REFERÊNCIAS

Bracho FA: Hereditary angioedema. Curr Opin Hematol 2005;12:493–498.

Cleary AM, Insel RA, Lewis DB: Disorders of lymphocyte function. In Hoffman R, Benz EJ, Shattil SJ (eds): Hematology: Basic Principles and Practice. Philadelphia, Elsevier Science, 2004.

Dinauer MC, Coates TD: Disorders of phagocyte function and number. In Hoffman R, Benz EJ, Shattil SJ (eds): Hematology: Basic Principles and Practice. Philadelphia, Elsevier Science, 2004.

Gompels MM, Lock RJ, Abinum M, et al: C1 inhibitor deficiency: Consensus document. Clin Exp Immunol 2005;139:379–394.

Hepner DL, Castells MC: Latex allergy: An update. Anesth Analg 2003;96:1219–1229.

Hepner DL, Castells MC: Anaphylaxis during the perioperative period. Anesth Analg 2003;97:1381–1395.

Kay AB: Allergy and allergic diseases. N Engl J Med 2001;344:30–37, 109–113.

Kemp SF, Lockey RF: Anaphylaxis: A review of causes and mechanisms. J Allergy Clin Immunol 2002;110:341–348.

Mertes PM, Laxenaire MC: Allergic reactions occurring during anaesthesia. Eur J Anaesthesiol 2002;19:240–262.

Walport MJ: Complement. N Engl J Med 2001;344:1058–1066, 1140–1151.

CAPÍTULO 22

Doença Psiquiátrica/Abuso de Substâncias/Overdose de Drogas

Roberta L. Hines
Katherine E. Marschall

Depressão
- Diagnóstico
- Tratamento

Transtorno Bipolar
- Tratamento
- Conduta Anestésica

Esquizofrenia
- Tratamento
- Síndrome Neuroléptica Maligna

Transtornos de Ansiedade

Abuso de Substâncias
- Diagnóstico
- Tratamento
- Alcoolismo

- Cocaína
- Opioides
- Barbitúricos
- Benzodiazepinas
- Anfetaminas
- Alucinógenos
- Maconha
- Overdose de Antidepressivos Cíclicos
- Overdose de Ácido Salicílico
- Overdose de Acetaminofeno

Intoxicação
- Ingestão de Álcool Metílico
- Ingestão de Etilenoglicol
- Overdose de Organofosforado
- Intoxicação por Monóxido de Carbono

A prevalência de doenças psiquiátricas é tal que estas entidades coexistirão muitas vezes em pacientes submetidos à anestesia e cirurgia. Os efeitos e as potenciais interações de fármacos com psicotrópicos são considerações perioperatórias importantes. O abuso de substâncias e a dependência química podem ser vistos como tipos de doenças psiquiátricas. Além disso, o abuso de substâncias e o suicídio representam riscos ocupacionais significativos para os anestesiologistas.

DEPRESSÃO

A depressão é o transtorno psiquiátrico mais comum e afeta 2% a 4% da população. A depressão distingue-se da tristeza e do sofrimento pela gravidade da duração dos transtornos de humor. Pacientes deprimidos que tenham sofrido um episódio maníaco são classificados como portadores de transtorno maníaco-depressivo ou transtorno bipolar. Existe um padrão familiar na depressão maior, e as mulheres são afetadas com mais frequência do que os homens. Aproximadamente 15% dos pacientes com depressão maior cometem suicídio. Não se sabe quais são as causas fisiopatológicas da depressão, muito embora anormalidades nas vias do neurotransmissor amina sejam os fatores etiológicos mais prováveis.

Diagnóstico

O diagnóstico da depressão maior baseia-se na presença persistente de pelo menos cinco dos sintomas enumerados na **Tabela 22-1.** É preciso excluir causas orgânicas de irritabilidade ou mudanças de humor e a reação normal à morte de uma pessoa querida. O alcoolismo e a depressão maior com frequência coexistem, e presume-se que os efeitos tóxicos do álcool no cérebro sejam responsáveis. Pode ser difícil distinguir depressão de demência em pacientes idosos. Todos os pacientes com depressão devem ser avaliados quanto ao potencial de cometerem suicídio. O suicídio é a oitava principal causa de óbito entre os americanos. O interessante é que os médicos apresentam taxas moderadamente altas (homens) a muito altas (mulheres) de suicídio comparadas à população em geral. A maioria das vítimas de suicídio esteve sob os cuidados de um médico pouco antes de morrer, o que enfatiza a importância de reconhecer esses pacientes em alto risco. A desesperança é o aspecto mais importante da depressão associada ao suicídio.

Tratamento

A depressão pode ser tratada com medicações antidepressivas, psicoterapia e/ou terapia eletroconvulsiva (TEC). Estima-se que 70% a 80% dos pacientes respondam à terapia farmacológica, e pelo menos 50% dos que não respondem aos antidepressivos respondem favoravelmente à TEC, que geralmente é reservada a pacientes resistentes a fármacos antidepressivos ou aos que apresentam contraindicações clínicas ao tratamento com esses fármacos. Pacientes com depressão concomitante a sintomas psicóticos (delírios, alucinações, catatonia) precisam tanto de antidepressivos quanto de antipsicóticos.

Cerca de 50 anos atrás, as hipóteses neuroquímicas a respeito da depressão postulavam que a menor disponibilidade de norepinefrina e serotonina em sinapses específicas do cérebro está associada à depressão e, em contrapartida, uma concentração maior desses neurotransmissores está associada à mania. Estudos subsequentes corroboraram de maneira geral a hipótese de que o metabolismo da catecolamina e da serotonina são importantes nos estados de humor, embora o mecanismo exato ainda precise ser elucidado. Quase todos os fármacos com propriedades antidepressivas afetam a disponibilidade de catecolamina e/ou serotonina no sistema nervoso central (**Tabela 22-2**).

Os inibidores da recaptação seletiva de serotonina (IRSSs) bloqueiam a recaptação de serotonina nas membranas pré-sinápticas com relativamente pouco efeito nos sistemas adrenérgico, colinérgico, histaminérgico e outros sistemas neuroquímicos. Como resultado, eles estão associados a poucos efeitos colaterais.

Considera-se que os antidepressivos tricíclicos afetam a depressão ao inibir a recaptação sináptica de norepinefrina e serotonina. Entretanto, eles também afetam outros sistemas neuroquímicos, incluindo os sistemas histaminérgico e colinérgico. Consequentemente, eles têm uma faixa ampla de efeitos colaterais, incluindo hipotensão postural, disritmias cardíacas e retenção urinária.

Os inibidores da monoaminoxidase (IMAOs) são inibidores tanto da forma A quanto da forma B da monoaminoxidase cerebral e, assim, alteram a concentração de neurotransmissores ao evitar a decomposição de catecolaminas e serotonina.

A venlafaxina é um antidepressivo metilamina que inibe seletivamente a recaptação de norepinefrina e serotonina sem afetar outros sistemas neuroquímicos. Outros antidepressivos atípicos têm efeitos mais diversos, incluindo a inibição da recaptação de serotonina e dopamina, antagonismo de receptores serotoninérgicos específicos, bloqueio de receptor dopaminérgicos, bloqueio de α_2-pré-sináptico resultando em aumentos na liberação de norepinefrina e serotonina, e bloqueio de receptores de histamina.

TABELA 22-1	Características da Depressão Grave
Humor deprimido	
Diminuição marcante do interesse ou do prazer em quase todas as atividades	
Flutuações no peso corporal e no apetite	
Insônia ou hipersonia	
Inquietação – desassossego	
Fadiga	
Sentimentos de inutilidade ou culpa	
Queda na capacidade de concentração	
Ideação suicida	

TABELA 22-2	Medicações Antidepressivas Comumente Usadas
Classe do Fármaco	**Nome Genérico**
IRSS	Fluoxetina
	Paroxetina
	Sertalina
	Fluvoxamina
	Citalopram
Tricíclicos	Amitriptilina
	Imipramina
	Protriptilina
	Doxepina
IMAO	Fenilzina
	Tranilcipromina
Atípico	Bupropiona
	Trazodona
	Nefazodona
	Ventafaxina
IMAO, inibidor da monoaminoxidase; IRSS, inibidor da recaptação seletiva de serotonina.	

CAPÍTULO 22
Doença Psiquiátrica/Abuso de Substâncias/Overdose de Drogas

Inibidores da Recaptação Seletiva de Serotonina

A serotonina é produzida pela hidroxilação e descarboxilação de L-triptofano nos neurônios pré-sinápticos, depois armazenada em vesículas que são liberadas e ligam-se a receptores pós-sinápticos quando necessários para neurotransmissão. Um mecanismo de recaptação permite o retorno da serotonina às vesículas pré-sinápticas. O metabolismo é feito pela monoaminoxidase tipo A. Inibidores da recaptação específica de serotonina, como o nome designa, inibem a recaptação de serotonina da sinapse neuronal sem efeitos significativos na recaptação de norepinefrina e dopamina.

Os IRSSs abrangem a classe mais prescrita de antidepressivos e são os fármacos de escolha para tratar a depressão leve a moderada. Esses fármacos também são efetivos para tratar transtornos do pânico, transtorno de estresse pós-traumático, bulimia, distimia, transtorno obsessivo-compulsivo e síndrome do cólon irritável. Os efeitos colaterais comuns dos IRSSs são insônia, agitação, cefaleia, náusea, diarreia e disfunção sexual. A supressão do apetite está associada à terapia com fluoxetina. A interrupção abrupta do uso de IRSS, especialmente com paroxetina e fluvoxamina, que têm meias-vidas breves e nenhum metabólito ativo, pode resultar em uma síndrome de abstinência assemelhando-se a uma doença grave e podendo ser incômoda e desagradável. Os sintomas de abstinência começam tipicamente um a três dias depois da interrupção abrupta do uso de IRSS e podem incluir tonteira, irritabilidade, oscilações de humor, cefaleia, náusea e vômito, distonia, tremores, letargia, mialgias e fadiga. Os sintomas podem ser aliviados 24 horas depois do reinício da terapia com IRSS.

Dentre os IRSSs, a fluoxetina é um potente inibidor de certas enzimas hepáticas do citocromo P-450. Consequentemente, este fármaco pode elevar as concentrações plasmáticas de fármacos que dependem do metabolismo hepático para eliminação. Por exemplo, a adição de fluoxetina ao tratamento com medicações antidepressivas tricíclicas pode resultar em aumentos de duas a cinco vezes nas concentrações plasmáticas de agentes tricíclicos. Alguns agentes antidisrítmicos cardíacos e alguns antagonistas β-adrenérgicos também são metabolizados por esse sistema enzimático, e a inibição da atividade enzimática pela fluoxetina pode resultar na potencialização dos seus efeitos.

Síndrome Serotoninérgica

A síndrome serotoninérgica é uma reação medicamentosa adversa potencialmente fatal que pode ocorrer com o uso de agentes terapêuticos, overdose ou interação entre fármacos serotoninérgicos. Um grande número desses agentes está associado à síndrome serotoninérgica, incluindo os IRSSs, antidepressivos atípicos e cíclicos, IMAOs, opiatos, antieméticos, medicamentos antienxaquecosos, drogas de abuso (especialmente o "Ecstasy") e produtos herbais (**Tabela 22-3**).

Os sintomas típicos da síndrome serotoninérgica incluem agitação, delírio, hiperatividade autonômica, hiperreflexia, clônus e hipertermia (**Fig. 22-1**). Outras síndromes a serem consideradas no diagnóstico diferencial da síndrome serotoninérgica estão enumeradas na **Tabela 22-4**. O tratamento inclui medidas de suporte e controle da instabilidade autonômica, atividade muscular excessiva e hipertermia. A cipro-heptadina, um antagonista 5-HT$_{2A}$, pode ser usada para ligar-se a receptores de serotonina. O agente só está disponível para uso oral.

TABELA 22-3 Medicações e Interações Medicamentosas Associadas à Síndrome Serotoninérgica

Fármacos Associados à Síndrome Serotoniérgica
IRSSs
Antidepressivos atípicos e cíclicos
Inibidores da monoaminoxidase
Fármacos anticonvulsivantes: valproato
Analgésicos: meperidina, fentanil, tramadol, pentazocina
Fármacos antieméticos: ondansetron, granisetron, metoclopramida
Fármacos antienxaquecosos: sumatriptan
Medicações bariátricas: sibutramina
Antibióticos: linezolida, ritonavir
Antitussínegos de venda livre em balcão: dextrometorfano
Drogas de abuso: ecstasy, LSD, *foxy methoxy* (alucinógeno), *Syrian rue* (arruda da Síria)
Suplementos dietéticos: erva de São João, ginseng
Outros: lítio

Interações Medicamentosas Associadas à Síndrome Serotoninérgica Grave
Fenilzina e meperidina
Tranilcipromina e imipramina
Fenilzina e IRRSs
Paroxetina e buspirona
Linezolida e citalopram
Modobemida e IRRSs
Tramadol, venlafaxina e mirtazapina

IRSSs, inibodores da recaptação seletiva de serotonina. Modificado de Boyer EW, Shannon M: The serotonin syndrome. N Engl J Med 2005;352:1112-1120. Copyright 2005 Massachusetts Medical Society. Todos os direitos reservados.

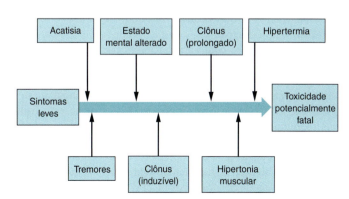

Figura 22-1 • Espectro dos achados clínicos na síndrome serotoninérgica. As manifestações vão de leves a potencialmente fatais. As *setas verticais* sugerem o ponto aproximado no qual os achados clínicos surgem inicialmente no espectro da doença. (Adaptado de Boyer EW, Shannon M: The serotonin syndrome. N Engl J Med 2005;352:1112-1120. Copyright 2005 Massachusetts Medical Society. Todos os direitos reservados.)

STOELTING ANESTESIA E DOENÇAS COEXISTENTES

TABELA 22-4 — Síndromes Hipertérmicas Induzidas por Fármacos e Medicamentos

Síndrome	Tempo até o Surgimento	Agentes Causadores	Aspectos Principais	Tratamento
Hipertermia maligna	Em minutos	Succinilcolina, anestésicos inalatórios	Rigidez muscular, hipercarbia grave	Dantrolene, cuidados de suporte
Síndrome neuroléptica maligna	24-72 h	Medicações antipsicóticas antagonistas dopaminérgicos	Rigidez muscular, estupor/coma, bradicinesia	Bromocriptina ou dantrolene, cuidados de suporte
Síndrome serotoninérgica	Até 12 h	Agentes serotoninérgicos, incluindo IRSSs, IMAOs e antidepressivos atípicos	Clônus, hiper-reflexia, agitação; pode haver rigidez muscular	Cipro-heptadina, cuidados de suporte
Síndrome simpatomimética	Até 30 min	Cocaína, anfetaminas	Agitação, alucinações, isquemia miocárdica, disritmias, sem rigidez	Vasodilatadores α- e β-bloqueadores, cuidados de suporte
Intoxicação anticolinérgica	Até 12 h	Atropina, beladona	Síndrome tóxica de pele quente, vermelha e seca, pupilas dilatadas, delírio, sem rigidez	Fisostigmina, cuidados de suporte
Overdose de antidepressivos cíclicos	Até 6 h	Antidepressivos cíclicos	Hipotensão, estupor/coma, disritmias de complexo amplo, sem rigidez	Alcalinização sérica, magnésio

IMAOs, inibidores da monoaminoxidase; IRSSs, inibidores da recaptação seletiva de serotonina.

Antidepressivos Tricíclicos

Antes da disponibilidade dos IRSSs, os antidepressivos tricíclicos eram as medicações mais prescritas para tratar depressão. Hoje, eles são usados em pacientes selecionados com depressão e como terapia adjuvante para pacientes com síndromes de dor crônica. Os efeitos colaterais dos agentes antidepressivos influenciam a escolha do fármaco, pois todos esses agentes são igualmente eficazes se administrados em doses equivalentes. Além de causar efeitos sedativos e anticolinérgicos, os antidepressivos tricíclicos podem causar alterações cardiovasculares, incluindo hipotensão ortostática e disritmias cardíacas.

Pacientes tratados com antidepressivos tricíclicos podem ter respostas alteradas a fármacos administrados durante o período perioperatório. A maior disponibilidade de neurotransmissores no sistema nervoso central pode resultar em mais demandas anestésicas. Da mesma forma, a maior disponibilidade de norepinefrina em receptores pós-sinápticos no sistema nervoso simpático pode ser responsável por respostas de pressão arterial exacerbadas em seguida à administração de vasopressores de ação indireta, como a efedrina. O potencial de hipertensão significativa é maior durante o tratamento agudo (os primeiros 14-21 dias) com antidepressivos tricíclicos, enquanto que o tratamento prolongado está associado à regulação descendente (*down-regulation*) de receptores.

O tratamento prolongado com antidepressivos tricíclicos pode alterar a resposta ao pancurônio. Foram observadas taquidisritmias em seguida à administração de pancurônio a pacientes que também receberam imipramina. Talvez haja uma interação entre os antidepressivos tricíclicos e os efeitos estimulantes anticolinérgicos e simpáticos do pancurônio. Soluções anestésicas locais contendo cetamina, meperidina e epinefrina poderiam produzir respostas adversas semelhantes às vistas com o pancurônio e, portanto, é melhor evitá-las.

Inibidores da Monoaminoxidase

Pacientes que não respondem bem aos antidepressivos podem beneficiar-se do tratamento com IMAOs. Esses agentes inibem a decomposição de norepinefrina e serotonina, disponibilizando, assim, mais norepinefrina e serotonina para liberação. O principal problema clínico associado ao uso desses fármacos é a ocorrência de hipertensão sistêmica significativa se os pacientes ingerirem alimentos contendo tiramina (queijos, vinhos) ou receberem agentes simpatomiméticos. Tanto a tiramina quanto os agentes simpatomiméticos são estímulos potentes para a liberação de norepinefrina. A hipotensão ortostática é o efeito colateral mais comum observado em pacientes tratados com IMAOs (**Tabela 22-5**). O mecanismo dessa hipotensão é desconhecido, mas pode refletir o acúmulo de falsos neurotransmissores como a octopamina, menos potentes que a norepinefrina. Esse mecanismo pode também explicar os efeitos anti-hipertensivos observados com o uso prolongado de IMAOs.

Conforme observado (ver "Síndrome Serotoninérgica"), foram observadas interações adversas entre IMAOs e outros agentes serotoninérgicos. No contexto anestésico, a interação com o opioide meperidina é a mais notável.

CAPÍTULO 22
Doença Psiquiátrica/Abuso de Substâncias /Overdose de Drogas

TABELA 22-5	Efeitos Colaterais dos Inibidores da Monoaminoxidase
Sedação	
Visão turva	
Hipotensão ortostática	
Crise hipertensiva induzida por tiramina	
Efeitos excessivos de agentes simpatomiméticos	
Potencial para síndrome serotoninérgica	

Conduta Anestésica A anestesia pode ser feita com segurança em pacientes tratados com IMAOs a despeito de recomendações anteriores para que esses agentes fossem suspensos 14 dias antes de cirurgias eletivas a fim de dar tempo para a regeneração de novas enzimas. A realização da anestesia e da cirurgia em pacientes tratados com IMAOs influencia a seleção e as doses dos fármacos a serem administrados. As benzodiazepinas são aceitáveis no tratamento farmacológico da ansiedade pré-operatória. A indução da anestesia pode ser feita com segurança com agentes indutores intravenosos, tendo em mente que os efeitos no sistema nervoso central e a depressão da ventilação podem exacerbar-se. A cetamina, um estimulante simpático, deve ser evitada. A atividade sérica da colinesterase pode diminuir em pacientes tratados com fenilzina, de maneira que pode ser preciso reduzir a dose de succinilcolina. O óxido nitroso combinado com um anestésico volátil é aceitável para manter a anestesia. As demandas anestésicas podem ser maiores devido a concentrações elevadas de norepinefrina no sistema nervoso central. O fentanil é administrado intraoperatoriamente em pacientes tratados com IMAOs sem efeitos adversos aparentes. A escolha por relaxantes musculares não despolarizantes não é influenciada pelo tratamento com IMAOs, com a possível exceção do pancurônio. A raquianestesia e a anestesia peridural, embora o potencial de que essas técnicas anestésicas produzam hipotensão e a consequente necessidade de vasopressores pode favorecer a anestesia geral. A adição de epinefrina a soluções anestésicas locais provavelmente deverá ser evitada.

Durante a anestesia e a cirurgia, é importante evitar estimular o sistema nervoso simpático como, por exemplo, com anestesia leve, *spray* de cocaína tópica ou injeção de vasopressores de ação indireta para reduzir a incidência de hipertensão sistêmica. Se ocorrer hipotensão e for preciso usar vasopressores, agentes de ação direta como fenilepinefrina são recomendados. Talvez a dose deva ser menor para minimizar a probabilidade de uma resposta hipertensiva exagerada.

Cuidados Pós-operatórios A provisão de analgesia durante o período pós-operatório é influenciada pelas interações adversas potenciais entre opioides, especialmente meperidina e IMAOs, resultando em síndrome serotoninérgica grave (Tabela 22-3). Se for preciso usar opioides para tratar a dor pós-operatória, a morfina é o agente de escolha. Outras alternativas à analgesia opioide, como analgésicos não opioides, agentes anti-inflamatórios não esteroides e bloqueios de nervos periféricos, devem ser consideradas. Opioides neuraxiais proporcionam analgesia efetiva, mas a experiência é muito limitada para permitir recomendações a respeito do uso de tal conduta em pacientes tratados com IMAOs.

Terapia Eletroconvulsiva

A despeito de muitas décadas de uso, ainda não se sabe qual o mecanismo exato do efeito terapêutico da TEC. Considera-se que alterações nos sistemas neurofisiológico, neuroendócrino e neuroquímico estejam envolvidas, mas ainda não foram claramente elucidadas. O que está claro é que convulsões induzidas eletricamente de pelo menos 25 segundos de duração são necessárias para se obter um efeito terapêutico. A TEC é indicada para tratar a depressão grave em pacientes que não respondem à terapia farmacológica ou sejam suicidas. A corrente elétrica pode ser administrada a ambos os hemisférios ou apenas ao hemisfério não dominante, o que pode reduzir o comprometimento da memória. O estímulo elétrico produz uma convulsão de grande mal consistindo em uma fase tônica breve seguida de uma fase clônica mais prolongada. O eletroencefalograma mostra mudanças semelhantes às apresentadas durante as convulsões espontâneas do grande mal. Normalmente, os pacientes são submetidos a seis a 12 tratamentos de "indução" durante a hospitalização e então continuam com uma terapia de "manutenção" semanal, quinzenal ou mensal. Mais de dois terços dos pacientes submetidos a TEC mostram uma melhora significativa nos sintomas depressivos.

Além da convulsão e de seus efeitos neuropsiquiátricos, a TEC produz efeitos significativos no sistema cardiovascular e nervoso central (**Tabela 22-6**). A resposta cardiovascular típica ao estímulo da TEC consiste em 10 a 15 segundos de estimulação parassimpática produzindo bradicardia, com uma redução na pressão arterial seguida por ativação nervosa simpática, resultando em taquicardia e hipertensão por vários minutos. Essas mudanças podem ser indesejáveis em pacientes com doença cardíaca isquêmica. Na verdade, as causas mais comuns de óbito associado à TEC são infarto do miocárdio e disritmias cardíacas, embora as taxas de mortalidade gerais sejam baixas, aproximadamente 1 em 5.000 tratamentos. Entretanto, a isquemia miocárdica transitória não é um evento incomum. Outras mudanças cardiovasculares em resposta à TEC incluem diminuição do retorno venoso causada pelo aumento da pressão intratorácica que acompanha a convulsão e/ou ventilação de pressão positiva e batimentos ventriculares prematuros que presumidamente refletem a atividade excessiva do sistema nervoso simpático. Pacientes com síndromes coronarianas agudas, insuficiência cardíaca congestiva descompensada e doença valvar grave precisam de uma consulta cardiológica antes de iniciar a TEC.

TABELA 22-6	Efeitos Colaterais da Terapia Eletroconvulsivante
Estimulação do sistema nervoso parassimpático	
Bradicardia	
Hipotensão	
Estimulação do sistema nervoso simpático	
Taquicardia	
Hipertensão	
Disritmias	
Aumento do fluxo sanguíneo cerebral	
Aumento da pressão intracraniana	
Aumento da pressão intraocular	
Aumento da pressão intragástrica	

As respostas cerebrovasculares à TEC incluem aumentos marcantes no fluxo sanguíneo cerebral (até sete vezes mais) e na velocidade do fluxo sanguíneo (mais que o dobro) comparados aos valores pré-tratamento. O consumo de oxigênio cerebral também aumenta. O rápido aumento na pressão arterial sistêmica pode temporariamente sobrecarregar a autorregulação cerebral e pode resultar em um aumento drástico na pressão intracraniana. Assim, o uso da TEC é proibido em pacientes com lesões de ocupação de espaço conhecidas ou lesão craniana. As alterações hemodinâmicas cerebrais também estão associadas a um estresse maior na parede em aneurismas cerebrais, e a doença de aneurisma intracraniano é outra contraindicação à TEC.

O aumento da pressão intraocular é um efeito colateral inevitável de convulsões induzidas eletricamente. Há também um aumento na pressão intragástrica durante a atividade convulsiva. Apneia transitória, confusão ou agitação pós-ictal, náusea e vômitos e cefaleia também se seguem às convulsões. O efeito a longo prazo mais comum da TEC é o comprometimento da memória.

Conduta Anestésica A anestesia para TEC deve ser breve, dada a capacidade de monitorar e limitar os efeitos fisiológicos da convulsão e minimizar qualquer interferência com a atividade ou a duração da convulsão. Os pacientes são mantidos em jejum. A administração de glicopirrolato intravenoso um a dois minutos antes da indução anestésica e da liberação da corrente elétrica pode ser útil em diminuir a salivação excessiva e a bradicardia. A magnitude da hipertensão induzida pelo tratamento pode ser aliviada pelo uso de nitroglicerina administrada por via intravenosa, sublingual ou transcutânea. Da mesma maneira, 1 mg/kg de esmolol IV administrado pouco antes da indução anestésica pode atenuar a taquicardia e a hipertensão associadas à TEC melhor do que com o labetalol. Vários outros fármacos, incluindo bloqueadores do canal do cálcio, bloqueadores ganglionares, α_2-agonistas e antagonistas e vasodilatadores de ação direta, têm sido usados para tratar a hiperatividade simpática durante a TEC, mas eles não parecem oferecer nenhuma vantagem específica em relação ao esmolol ou a nitroglicerina.

O meto-hexital (0,5-1,0 mg/kg IV) é o agente padrão usado para induzir a anestesia da TEC. O agente tem início de ação e recuperação rápidas, duração de ação breve e mínimos efeitos anticonvulsivantes. O tiopental não oferece vantagens sobre o meto-hexital e pode estar associado a tempos de recuperação mais prolongados. O propofol é uma alternativa ao meto-hexital e está associado a uma pressão arterial mais baixa e uma resposta de frequência cardíaca menor à TEC. O tempo de recuperação é semelhante em seguida à administração do meto-hexital ou ao propofol, mas o efeito anticonvulsivante do propofol pode manifestar-se por uma convulsão de menor duração.

A injeção intravenosa de succinilcolina logo após a indução pretende atenuar as contrações musculoesqueléticas e as fraturas ósseas potencialmente perigosas que podem resultar da atividade convulsiva. Doses de 0,3-0,5 mg/kg IV são suficientes para atenuar as contrações musculoesqueléticas e ainda permitem a confirmação visual da atividade convulsiva. O método mais confiável para confirmar a atividade convulsiva induzida eletricamente é o eletroencefalograma. Por sua vez, movimentos clônicos e tônicos em uma extremidade que foi isolada da circulação pela aplicação de um torniquete antes da administração de succinilcolina são evidências de que ocorreu uma convulsão. Mialgias induzidas por succinilcolina são consideravelmente incomuns, ocorrendo em quase 2% dos pacientes submetidos a TEC. Não há evidências de que a liberação de potássio induzida por succinilcolina aumente com a TEC. O suporte ventilatório e a suplementação de oxigênio são mantidos até haver a recuperação completa ao estado cardiopulmonar pré-tratamento. Na medida em que a anestesia repetida pode ser necessária, é possível estabelecer a dose do fármaco indutor da anestesia e de succinilcolina que produza os efeitos mais previsíveis e desejáveis em cada paciente.

Ocasionalmente, a TEC é necessária em um paciente com um marcapasso cardíaco permanente ou um cardioversor/desfibrilador. Felizmente, a maioria desses dispositivos é protegida e não é afetada de maneira adversa pelas correntes elétricas necessárias para produzir as convulsões, mas é prudente ter um magneto externo disponível para garantir a capacidade de converter os marcapassos aos modos assíncronos caso ocorra um mau funcionamento em resposta à corrente elétrica liberada externamente ou miopotenciais da succinilcolina ou da convulsão. Monitorando o ECG, a forma da onda pletismográfica do oxímetro de pulso e a palpação dos pulsos arteriais periféricos documentam a função ininterrupta dos marcapassos cardíacos. Cardioversores/desfibriladores implantáveis devem ser desligados antes da TEC e reativados quando o tratamento for concluído.

O uso seguro e bem-sucedido da TEC tem sido descrito em pacientes pós-transplante cardíaco. Nesses pacientes, a ausência de inervação vagal ao coração elimina o risco de bradidisritmias. Entretanto, ainda ocorrem respostas simpáticas.

TRANSTORNO BIPOLAR

O transtorno bipolar, antes conhecido como transtorno maníaco-depressivo, é caracterizado por oscilações de humor marcantes de episódios depressivos para episódios maníacos com comportamento normal muitas vezes visto entre esses episódios. 8% a 10% dos pacientes com transtorno bipolar cometem suicídio. A fase maníaca do transtorno bipolar manifesta-se clinicamente por períodos mantidos de humor eufórico expansivo nos quais o paciente fica sujeito a ideias e planos grandiosos. O transtorno de humor é grave o suficiente para comprometer de forma marcante o funcionamento ocupacional e as atividades e relacionamentos sociais, de maneira que há risco da pessoa prejudicar a si mesma e os outros. Irritabilidade e hiperatividade também estão presentes e, nos casos graves, podem surgir delírios e alucinações psicóticas (**Tabela 22-7**).

O padrão genético no transtorno bipolar sugere uma dominância autossômica com penetrância variável. A hipótese é de que haja

TABELA 22-7	Manifestações da Mania
Humor expansivo, eufórico	
Autoestima inflada	
Menos necessidade de sono	
Fuga/Torrente de ideias	
Mais falante que o habitual	
Distração	
Agitação psicomotora	

CAPÍTULO 22
Doença Psiquiátrica/Abuso de Substâncias /Overdose de Drogas

anormalidades nas vias neuroendócrinas resultando na regulação aberrante de um ou mais sistemas da amina neurotransmissora. Assim, a fisiopatologia do transtorno bipolar, até onde se sabe, é semelhante à da doença depressiva maior. A avaliação da mania deve excluir os efeitos de abuso de substâncias, medicações e problemas clínicos concomitantes.

Tratamento

A mania precisa de tratamento imediato, geralmente em contexto hospitalar, para proteger o paciente de ações prejudiciais em potencial. O lítio permanece o tratamento principal, mas agentes antiepiléticos como carbamazepina e valproato são com frequência usados. A olanzapina é outra opção de tratamento. Quando os sintomas maníacos são graves, pode-se administrar lítio em combinação com um agente antipsicótico até os sintomas agudos cederem.

Lítio

O lítio é um metal álcali, um cátion monovalente, e é minimamente ligado à proteína. Não sofre biotransformação e é excretado por via renal. O lítio é absorvido de maneira eficiente depois da administração oral. Sua concentração sérica terapêutica para a mania aguda é de 0,8 a 1,2 mEq/L e, para a profilaxia, aproximadamente 0,4 mEq/L. Devido ao seu índice terapêutico estreito, é preciso monitorar a concentração sérica de lítio para evitar a toxicidade. Os efeitos terapêuticos do lítio estão mais provavelmente relacionados às ações nos sistemas de segundo mensageiro secundários baseados na perda e reposição (*turnover*) de fosfatidilinositol. O lítio também afeta as bombas iônicas transmembrana e tem efeitos inibidores na adenilciclase.

Os efeitos colaterais comuns da terapia de lítio incluem disfunção cognitiva, ganho de peso e tremores. O lítio inibe a liberação do hormônio da tireoide e resulta em hipotiroidismo em aproximadamente 5% dos pacientes. A administração prolongada de lítio pode resultar também em poliúria devido a uma forma de *diabetes insipidus* resistente a vasopressina. Problemas cardíacos podem incluir bradicardia sinusal, disfunção do nó sinusal, bloqueio atrioventricular, alterações na onda T e irritabilidade ventricular. É comum haver leucocitose na faixa de 10.000 a 14.000 células/mm^3.

A toxicidade ocorre quando a concentração sérica de lítio excede a 2 mEq/L, com sinais de fraqueza da musculatura esquelética, ataxia, sedação e alargamento do complexo QRS. Bloqueio atrioventricular, hipotensão e convulsões podem acompanhar a toxicidade grave por lítio. Esta emergência médica pode demandar a realização de hemodiálise.

O lítio é excretado inteiramente pelos rins. A reabsorção de lítio ocorre no túbulo proximal na troca por sódio. O uso de diuréticos pode afetar a concentração sérica de lítio. Diuréticos tiazídicos desencadeiam um aumento na reabsorção de lítio no túbulo proximal, enquanto diuréticos da alça não promovem reabsorção de lítio. A administração de soluções contendo sódio ou diuréticos osmóticos aumenta a excreção renal de lítio e resulta em níveis menores do agente. A administração concomitante de agentes anti-inflamatórios não esteroides e/ou inibidores da enzima de conversão da angiotensina aumenta o risco de toxicidade por lítio.

Conduta Anestésica

É importante considerar evidências de toxicidade por lítio durante a avaliação perioperatória. Revisão da concentração sérica de lí-

tio mais recente é necessária e a inclusão do lítio nas medidas dos eletrólitos séricos do paciente durante o período perioperatório é bastante útil. Para evitar a reabsorção renal significativa de lítio, é sensato administrar soluções intravenosas contendo sódio durante o peróodo perioperatório. Deve-se evitar a estimulação do débito urinário com diuréticos tiazida. É importante monitorar o eletrocardiograma observando evidências de problemas de condução ou disritmias induzidas pelo lítio. A associação de sedação à terapia de lítio sugere que as demandas anestésicas podem ser menores nesses pacientes. É indicado monitorar os efeitos do bloqueio neuromuscular porque a duração de ambos, relaxantes musculares despolarizantes e não despolarizantes, pode ser prolongada na presença de lítio.

ESQUIZOFRENIA

A esquizofrenia (do grego, "mente dividida") é um importante transtorno psiquiátrico, caracterizado pela testagem anormal da realidade ou dos processos do pensamento. Os aspectos essenciais da doença incluem duas amplas categorias de sintomas. Sintomas positivos são aqueles que refletem distorção ou exagero do comportamento normal e incluem delírios e alucinações. Sintomas negativos representam uma perda ou diminuição na função normal e incluem afeto indiferente, apatia, disfunção social ou ocupacional incluindo isolamento e mudanças na aparência e na higiene. Os subtipos de esquizofrenia incluem o tipo paranoide, o tipo desorganizado, o tipo catatônico e o tipo indiferenciado. Em alguns pacientes, o transtorno é persistente, enquanto em outros há exacerbações e remissões.

Tratamento

As hipóteses a respeito da etiologia da esquizofrenia sugerem que o transtorno é resultado da disfunção de neurotransmissores, especificamente dos neurotransmissores dopamina e serotonina. Agentes que afetam a função dopaminérgica pelo bloqueio dos receptores de dopamina, especialmente os receptores D_2 e D_4, demonstraram a capacidade de melhorar uma variedade de sintomas psicóticos, especialmente sintomas positivos. Os agentes antipsicóticos mais antigos ("tradicionais") têm propriedades de bloqueio do receptor dopaminérgico e amplo espectro, afetando todos os subtipos de receptores dopaminérgicos. Consequentemente, estes fármacos apresentam muitos efeitos colaterais motores. Estes perturbadores efeitos colaterais incluem discinesia tardia (movimentos coreoatetoides), acatisia (inquietação), distonia aguda (contração dos músculos esqueléticos do pescoço, da boca e da língua) e parkinsonismo. Alguns desses efeitos diminuem com o tempo, mas outros persistem até mesmo depois da suspensão do agente. A administração concomitante de medicação anticolinérgica pode atenuar algumas dessas anormalidades motoras. A distonia aguda cede com a administração de difenidramina (25-50 mg IV).

Agentes antipsicóticos mais modernos, também denominados agentes antipsicóticos "atípicos", têm efeitos variáveis nos subtipos de receptores dopaminérgicos e nos receptores de serotonina, especialmente o receptor 5-HT$_{2A}$. Esses agentes mais modernos parecem ser bastante efetivos no alívio dos sintomas negativos da esquizofrenia e apresentam menos efeitos extrapiramidais do que os agentes clássicos (**Tabela 22-8**).

539

TABELA 22-8 — Medicações Antipsicóticas Comumente Usadas

Classe	Nome Genérico	ECEPs	Efeitos Colaterais Especiais
Agentes Tradicionais			
Fenotiazidas	Clorpromazina	Comuns	
	Perfenazina		
	Flufenazina		
	Trifluoperazina		
	Tioridazina		
Butirofenonas	Haloperidol	Comuns	Pigmentação retiniana
Tioxantinas	Tiotinexo	Comuns	
Agentes Atípicos			
	Risperidona	Incomuns	
	Clozapina	Raros	Agranulocitose
	Quetiapina	Incomuns	Catarata
	Olanzapina	Incomuns	Neutropenia
	Ziprasidona	Incomuns	Intervalo QT prolongado

ECEPs, efeitos colaterais extrapiramidais.

Para o anestesiologista, efeitos importantes das medicações antipsicóticas incluem um bloqueio α-adrenérgico que causa hipotensão postural, prolongação do intervalo QT com potencial de produzir *torsade de pointes*, convulsões, elevações das enzimas hepáticas, regulação anormal da temperatura e sedação. A sedação induzida pelo fármaco pode reduzir as demandas anestésicas.

Síndrome Neuroléptica Maligna

A síndrome neuroléptica maligna é uma complicação rara e potencialmente fatal da terapia com agentes antipsicóticos que talvez reflita a depleção de dopamina no sistema nervoso central. Esta síndrome pode ocorrer a qualquer momento durante o curso do tratamento antipsicótico, mas com frequência manifesta-se durante as primeiras semanas de tratamento ou em seguida a um aumento da dose. As manifestações clínicas geralmente desenvolvem-se em 24 a 72 horas e incluem hiperpirexia, rigidez musculoesquelética grave, rabdomiólise, hiperreatividade autônoma (taquicardia, hipertensão, disritmias cardíacas), alteração da consciência e acidose. O espasmo musculoesquelético pode ser tão grave que a ventilação mecânica torna-se necessária. Pode ocorrer falência renal devido à mioglobinúria e desidratação.

O tratamento da síndrome neuroléptica maligna requer a suspensão imediata da terapia com agente antipsicótico e a instituição da terapia de suporte (ventilação, hidratação, resfriamento). Bromocriptina (5 mg VO a cada seis horas) ou dantrolene (até 6 mg/kg por dia em infusão contínua) pode reduzir a rigidez musculoesquelética. As taxas de mortalidade atingem 20% em pacientes não tratados, com óbito decorrente de disritmias cardíacas, insuficiência cardíaca congestiva, hipoventilação ou falência renal. Pacientes acometidos por essa síndrome provavelmente sofrerão uma recidiva quando o tratamento com agentes antipsicóticos for reiniciado; portanto, geralmente, faz-se uma mudança para um agente antidopaminérgico menos potente ou para um agente antipsicótico atípico.

Como há semelhanças entre a síndrome neuroléptica maligna e a hipertermia maligna, a possibilidade de que pacientes com um histórico de síndrome neuroléptica maligna sejam vulneráveis a desenvolver hipertermia maligna é uma questão importante a ser considerada (Tabela 22-4). No momento, não há evidências de um elo fisiopatológico entre as duas síndromes, e não há um padrão familiar ou evidências de hereditariedade na síndrome neuroléptica maligna. Entretanto, até que uma associação entre a síndrome neuroléptica maligna e hipertermia maligna seja claramente descartada, recomenda-se monitorização metabólica atenta durante a anestesia geral. Observe que a succinilcolina tem sido usada sem problemas para TEC em pacientes com histórico de síndrome neuroléptica maligna.

TRANSTORNOS DE ANSIEDADE

Os transtornos de ansiedade estão associados a sintomas perturbadores como nervosismo, insônia, hipocondrias e queixas somáticas. É interessante em termos clínicos considerar os transtornos de ansiedade que ocorrem em dois pacientes diferentes: (1) ansiedade generalizada e (2) ansiedade episódica, geralmente dependente de uma situação. A ansiedade decorrente de fatores de estresse identificáveis geralmente é autolimitada e raramente requer tratamento farmacológico. A presença de preocupações e apreensões irreais ou excessivas pode exigir terapia medicamentosa. O alívio breve e geralmente considerável é garantido por quase todas as benzodiazepinas. A ansiedade do desempenho ("medo do palco") é um tipo de ansiedade situacional que muitas vezes é tratada com β-bloqueadores que não produzem sedação ou acalmam a ansiedade, mas eliminam as manifestações motoras e autonômicas da ansiedade. A terapia cognitiva-comportamental suplementar, técnicas de relaxamento, hipnose e psicoterapia também são muito úteis em tratar transtornos de ansiedade.

CAPÍTULO 22
Doença Psiquiátrica/Abuso de Substâncias /Overdose de Drogas

Os transtornos do pânico são qualitativamente diferentes da ansiedade generalizada. O paciente tipicamente apresenta, *sem provocação*, períodos discretos de medo intenso, apreensão e uma sensação de desastre eminente. Dispneia, taquicardia, diaforese, parestesias, náusea, dor no peito e medo de morrer podem estar presentes e podem ser confundidos com problemas clínicos como angina *pectoris* e epilepsia. Diversas classes de medicamentos são efetivas na redução das crises de pânico e incluem IRSSs, benzodiazepinas, antidepressivos tricíclicos e IMAOs. Sua eficácia é razoavelmente comparável.

ABUSO DE SUBSTÂNCIAS

O abuso de substâncias pode ser definido como a autoadministração de drogas que desvia-se do uso médico ou social aceitável, o qual, se mantido, pode levar à dependência física e psicológica. A incidência do abuso de substâncias e óbitos relacionados a drogas é alto entre médicos, especialmente durante os primeiros cinco anos depois da graduação na faculdade de medicina. A dependência é diagnosticada quando os pacientes manifestam pelo menos três de nove sintomas característicos principais, com alguns dos sintomas tendo persistido por pelo menos um mês ou ocorridos repetidamente (**Tabela 22-9**). A dependência física desenvolve-se quando a presença de uma substância no corpo é necessária para a função fisiológica normal e a prevenção de sintomas de abstinência. Tipicamente, a síndrome de abstinência consiste em um rebote nos sistemas fisiológicos modificados pela substância. Tolerância é um estado no qual os tecidos tornam-se acostumados à presença de uma substância de tal forma que é preciso usar doses cada vez maiores da substância para produzir efeitos semelhantes aos observados inicialmente com doses menores. As pessoas que abusam de substâncias podem manifestar tolerância cruzada a outras drogas, dificultando prever as demandas analgésicas ou anestésicas. Com mais frequência, o abuso de substâncias *à longo prazo* resulta em mais demandas analgésicas ou anestésicas, enquanto os efeitos aditivos ou mesmo sinérgicos podem ocorrer na presença do abuso *agudo* de substâncias. É importante reconhecer os sinais da abstinência da substância durante o período perioperatório. Certamente, a retirada abrupta da substância não deverá ser tentada durante o período perioperatório.

Diagnóstico

O abuso de substâncias é com frequência suspeitado ou reconhecido durante o tratamento clínico de outras condições, como hepatite, síndrome da imunodeficiência adquirida e gravidez. Os pacientes quase sempre têm um transtorno de personalidade concomitante e exibem traços antissociais. Características sociopatas (evasão escolar, ficha criminal, múltiplo abuso de drogas) parecem predispor a, em vez de resultar de, vício em drogas. Aproximadamente 50% dos pacientes admitidos no hospital com transtornos fictícios abusam de drogas, assim como alguns pacientes com dor crônica. Recomenda-se uma consulta psiquiátrica em todos os casos de abuso de substâncias.

A overdose de drogas ou fármacos é a principal causa de inconsciência observada em pacientes admitidos aos departamentos de emergência. Muitas vezes mais de uma classe de substâncias, bem como o álcool, está envolvida. Outras condições que não a overdose podem resultar em inconsciência, enfatizando a importância de exames laboratoriais (eletrólitos, concentrações sanguíneas de glicose, gasometria do sangue arterial, provas da função hepática e renal) para confirmar o diagnóstico. A profundidade da depressão do sistema nervoso central pode ser estimada com base na resposta a estímulos dolorosos, atividade do reflexo de vômito, presença ou ausência de hipotensão, frequência respiratória e tamanho e resposta das pupilas.

Tratamento

Independente da(s) droga(s) ou do(s) fármaco(s) ingerido(s), as manifestações são semelhantes; a avaliação e o tratamento prosseguem simultaneamente. O primeiro passo é proteger as vias aéreas e fazer o suporte ventilatório e circulatório. A ausência do reflexo do vômito é evidência confirmatória de que os reflexos laríngeos protetores estão perigosamente deprimidos. Nesta situação, um tubo endotraqueal com balonete deve ser colocado para proteger os pulmões da aspiração. A temperatura corporal é monitorada, já que a hipotermia frequentemente acompanha a inconsciência decorrente da overdose de substâncias. Decisões para tentar remover as substâncias ingeridas (lavagem gástrica, diurese forçada, hemodiálise) dependem da substância ingerida, do tempo desde a ingestão e do grau de depressão do sistema nervoso central. A lavagem gástrica pode ser benéfica se menos de quatro horas tiverem passado desde a ingestão da substância. Não se recomendam a lavagem gástrica ou a estimulação farmacológica da emese quando as substâncias ingeridas forem hidrocarbonetos ou materiais corrosivos ou quando os reflexos laríngeos protetores não estiverem intactos. Depois da lavagem gástrica ou da emese, pode-se administrar carvão ativado para absorver qualquer substância remanescente no trato gastrointestinal. A hemodiálise pode ser considerada quando doses potencialmente fatais de uma substância tiverem sido ingeridas, quando houver piora progressiva da função cardiovascular ou quando as vias normais de excreção metabólica e renal estiverem comprometidas. O tratamento com hemodiálise é de pouco valor quando as substâncias ingeridas tiverem alta ligação com proteína ou forem avidamente armazenadas nos tecidos devido à sua lipossolubilidade.

TABELA 22-9	Sintomas Característicos de Dependência em Agentes Psicoativos
O agente é tomado em doses maiores ou por períodos mais prolongados que o usual	
Tentativas infrutíferas de reduzir o uso do agente	
Mais tempo despendido para obter o agente	
Sintomas de intoxicação frequentes ou sintomas de abstinência	
Atividades sociais ou ocupacionais restritas pelo uso do agente	
Uso contínuo do agente apesar de problemas sociais ou físicos relacionados ao uso da substância	
Evidências de tolerância devido aos efeitos do agente	
Sintomas característicos de abstinência	
Uso do agente para evitar sintomas de abstinência	

Alcoolismo

Alcoolismo é definido como uma doença crônica primária com fatores genéticos, psicossociais e ambientais que influenciam seu desenvolvimento em manifestações. O alcoolismo afeta pelo menos 10 milhões de americanos e é responsável por 200.000 óbitos anualmente. Até um terço dos pacientes adultos tem problemas médicos relacionados ao alcoolismo (**Tabela 22-10**). O diagnóstico do alcoolismo requer um alto índice de suspeição combinado a sintomas inespecíficos, mas sugestivos (gastrite, tremores, histórico de quedas, episódios inexplicáveis de amnésia). A possibilidade de alcoolismo é muitas vezes negligenciada em idosos.

O gênero masculino e um histórico familiar de abuso de álcool são os dois principais fatores de risco para o alcoolismo. Estudos de adoção indicam que crianças do gênero masculino filhos de pais alcoólatras são mais passíveis de tornarem-se alcoólatras, mesmo quando criadas por pais adotivos não alcoólatras. Outras formas de doença psiquiátrica como depressão ou sociopatia não são mais incidentes em filhos de pais alcoólatras.

Embora o álcool pareça produzir efeitos inespecíficos difusos nas membranas celulares, há evidências de que muitos de seus efeitos neurológicos são mediados por ações nos receptores para o neurotransmissor inibitório, ácido γ-aminobutírico (GABA). Quando o GABA liga-se aos receptores, faz com que os canais de cloro se abram, hiperpolarizando, assim, os neurônios e tornando a ocorrência de despolarização menos provável. O álcool parece aumentar a condutância do íon cloreto mediada por GABA. Um local de ação compartilhado para álcool, benzodiazepinas e barbitúricos seria compatível com a capacidade de essas classes diferentes de substâncias produzirem tolerância cruzada e dependência cruzada.

Tratamento

O tratamento do alcoolismo demanda abstinência total do álcool. Pode-se administrar dissulfiram como um agente adjunto combinado a aconselhamento psiquiátrico. A intenção é que os sintomas desagradáveis (rubor facial, vertigem, diaforese, náusea, vômitos) que acompanham a ingestão de álcool na presença de dissulfiram sirvam como desencorajadores à vontade urgente de beber. Esses sintomas refletem o acúmulo de acetaldeído da oxidação do álcool, que não pode ser mais oxidado por causa da inibição induzida pelo dissulfiram da atividade da aldeído desidrogenase. A complacência com a terapia prolongada com dissulfiram é com frequência negativa, e não há documentação de que esse fármaco tenha vantagens em relação ao placebo em atingir a abstinência total de álcool. As contraindicações clínicas ao uso de dissulfiram incluem gravidez, disfunção cardíaca, disfunção hepática, disfunção renal e neuropatia periférica. O tratamento de emergência de uma interação álcool-dissulfiram inclui a infusão intravenosa de cristaloides e, ocasionalmente, a manutenção transitória da pressão arterial sistêmica com vasopressores.

Overdose

Os efeitos intoxicantes do álcool são paralelos à sua concentração sanguínea. Em pacientes que não são alcoólatras, níveis sanguíneos de álcool de 25 mg/dL estão associados ao comprometimento da cognição e da coordenação. com concentrações sanguíneas acima de 100 mg/dL, aumentam os sinais de disfunção vestibular e cerebelar (nistagmo, disartria, ataxia). A disfunção do sistema nervoso autônomo pode resultar em hipotensão, hipotermia, estupor e, por fim, coma. A intoxicação com álcool é muitas vezes definida como uma concentração sanguínea de álcool acima de 80 a 100 mg/dL, e níveis acima de 500 mg/dL normalmente são fatais devido à depressão ventilatória. A tolerância crônica pela ingestão excessiva prolongada de álcool pode fazer com que pacientes alcoólicos permaneçam sóbrios a despeito de concentrações sanguíneas de álcool potencialmente fatais. O aspecto crítico de tratar a overdose de álcool potencialmente fatal é manter a ventilação. A hipoglicemia pode ser profunda se o consumo de álcool estiver associado à privação de alimento. É preciso considerar que outras substâncias depressoras do sistema nervoso central muitas vezes são ingeridas simultaneamente com álcool.

Síndrome de Abstinência

A dependência física de álcool manifesta-se como uma síndrome de abstinência quando a substância é suspensa ou quando há redução do consumo.

Manifestações Iniciais A síndrome de abstinência mais precoce e mais comum caracteriza-se por tremores generalizados que

TABELA 22-10	Problemas Médicos Relacionados ao Alcoolismo

Efeitos no Sistema Nervoso Central
Transtornos psiquiátricos (depressão, comportamento antissocial)
Transtornos nutricionais (Wernicke-Korsakoff)
Síndrome de abstinência
Degeneração cerebelar
Atrofia cerebral

Efeitos Cardiovasculares
Cardiomiopatia
Disritmias cardíacas
Hipertensão

Efeitos Gastrointestinais e Hepatobiliares
Esofagite
Gastrite
Pancreatite
Cirrose hepática
Hipertensão portal

Efeitos Cutâneos e Musculoesqueléticos
Aranha vascular (*spider angiomata*)
Miopatia
Osteoporose

Efeitos Endócrinos e Metabólicos
Queda nas concentrações séricas de testosterona (impotência)
Queda na gluconeogênese (hipoglicemia)
Cetoacidose
Hipoalbuminemia
Hipomagnesemia

Efeitos Hematológicos
Trombocitopenia
Leucopenia
Anemia

CAPÍTULO 22
Doença Psiquiátrica/Abuso de Substâncias /Overdose de Drogas

podem ser acompanhados por perturbações da percepção (pesadelos, alucinações), hiperatividade do sistema nervoso autônomo (taquicardia, hipertensão, disritmias cardíacas), náuseas, vômitos, insônia e estados de confusão leve com agitação. Esses sintomas geralmente começam dentro de seis a 18 horas depois de uma queda substancial na concentração sanguínea de álcool e são tipicamente mais pronunciados em 24 a 36 horas. Esses sintomas de abstinência podem ser suprimidos pelo retorno da ingestão de álcool ou pela administração de benzodiazepinas, β-antagonistas ou α₂-agonistas. Em situações clínicas, o diazepam geralmente é administrado para produzir sedação; um β-antagonista é acrescentado na presença de taquicardia. A capacidade de fármacos simpatolíticas atenuarem esses sintomas sugere um papel da hiperatividade do sistema nervoso autônomo na etiologia da síndrome de abstinência alcoólica.

Delirium Tremens

Aproximadamente 5% dos pacientes que sofrem da síndrome de abstinência alcoólica manifestam *delirium tremens*, uma emergência médica potencialmente fatal. O delirium tremens ocorre dois a quatro dias depois da interrupção da ingestão de álcool, manifestando-se como alucinações, agressividade, hipertermia, taquicardia, hipertensão ou hipotensão e convulsões de grande mal.

O tratamento do delirium tremens deve ser agressivo, com administração de diazepam (5-10 mg IV a cada cinco minutos) até que o paciente torne-se sedado, mas permaneça desperto. A administração de antagonistas β-adrenérgicos como o propranolol e esmolol é útil para suprimir as manifestações de hiperatividade do sistema nervoso simpático. O objetivo da terapia com antagonista β-adrenérgico é reduzir a frequência cardíaca para menos de 100 bpm. A proteção das vias aéreas com um tubo endotraqueal com balonete é necessária em alguns pacientes. A correção do desarranjo hídrico, eletrolítico (magnésio e potássio) e metabólico (tiamina) é importante. A lidocaína geralmente é efetiva na presença de disritmias cardíacas a despeito da correção de anormalidades eletrolíticas. A restrição física do paciente pode ser necessária para diminuir o risco de autolesões ou de lesões a outros. A despeito do tratamento agressivo, a mortalidade por delirium tremens é de aproximadamente 10%, principalmente devido a hipotensão, disritmias cardíacas ou convulsões.

Síndrome de Wernicke-Korsakoff

A síndrome de Wernicke-Korsakoff reflete uma perda de neurônios no cerebelo (encefalopatia de Wernicke) e uma perda de memória (psicose de Korsakoff) devido à falta de tiamina (vitamina B₁), necessária para o metabolismo intermediário dos carboidratos. Não se trata de uma síndrome de abstinência alcoólica, mas sua ocorrência estabelece que o paciente é, ou foi, fisicamente dependente de álcool. Além da ataxia e da perda de memória, muitos dos pacientes exibem estados de confusão global, sonolência, nistagmo e hipotensão ortostática. Uma polineuropatia periférica associada quase sempre está presente.

O tratamento da síndrome de Wernicke-Korsakoff consiste na administração intravenosa de tiamina, com ingestão dietética normal quando possível. Como cargas de carboidratos podem precipitar essa síndrome em pacientes com depleção de tiamina, pode ser útil administrar tiamina antes de iniciar infusões de glicose a pacientes desnutridos ou alcoólicos.

Álcool e Gravidez

O álcool atravessa a placenta e pode resultar em baixo peso de nascimento. Concentrações sanguíneas elevadas de álcool (> 150 mg/dL) podem resultar na síndrome alcoólica fetal, caracterizada por dismorfologia craniofacial, retardo do crescimento e retardo mental. Há uma incidência maior de malformações cardíacas, incluindo persistência do canal arterial e defeitos septais.

Conduta Anestésica

A conduta anestésica em pacientes tratados com dissulfiram deve considerar a presença potencial de sedação induzida por dissulfiram e hepatotoxicidade. Menos demandas medicamentosas poderiam refletir efeitos aditivos da sedação coexistente ou a capacidade do dissulfiram de inibir o metabolismo de outras substâncias que não o álcool. Por exemplo, o dissulfiram pode potencializar os efeitos das benzodiazepinas. A hipotensão aguda inexplicável durante a anestesia geral poderia refletir reservas inadequadas de norepinefrina devido à inibição induzida por dissulfiram de dopamina β-hidroxilase. Essa hipotensão pode responder a efedrina, mas simpatomiméticos de ação direta como fenilefrina podem produzir uma resposta mais previsível na presença de depleção de norepinefrina. O uso de anestesia regional pode ser influenciado pela presença de polineuropatia induzida por dissulfiram. Soluções contendo álcool, como as usadas para limpar a pele, provavelmente devem ser evitadas em pacientes tratados com dissulfiram.

Cocaína

O uso de cocaína para finalidades não médicas é um problema de saúde pública com importantes consequências econômicas e sociais. Os mitos associados ao abuso de cocaína são que a substância é sexualmente estimulante, não viciante e fisiologicamente benigna. Na verdade, a cocaína é altamente viciante; o uso casual não é possível uma vez ocorra o vício, e efeitos colaterais potencialmente fatais acompanham seu uso. A cocaína produz estimulação do sistema nervoso simpático ao bloquear a captação pré-sináptica de norepinefrina e dopamina, aumentando, assim, as concentrações pós-sinápticas desses neurotransmissores. Devido a esse efeito bloqueador, a dopamina está presente em altas concentrações nas sinapses, produzindo a característica "euforia da cocaína".

Efeitos Colaterais

Sabe-se que a administração aguda de cocaína causa vasoespasmo coronariano, isquemia miocárdica, infarto do miocárdio e disritmias cardíacas ventriculares, incluindo fibrilação ventricular. Hipertensão sistêmica e taquicardia associada aumentam ainda mais as demandas de oxigênio do miocárdio em um momento em que a liberação de oxigênio coronariano é menor pelos efeitos da cocaína no fluxo sanguíneo coronariano. O uso de cocaína pode causar isquemia miocárdica e hipotensão que duram até seis semanas depois da suspensão do uso da droga. A sensibilidade extrema da vasculatura coronariana a catecolaminas depois da exposição prolongada à cocaína pode dever-se em parte à depleção das reservas de dopamina induzida pela cocaína. Dano e edema pulmonares foram observados em pacientes que fumam cocaína. Parturientes que abusam de cocaína estão em maior risco de sofrer aborto espontâneo, descolamento prematuro da placenta e malformações fetais. A cocaína causa uma diminuição dependente de dose no fluxo sanguíneo uterino e pode produzir hiperpirexia, que pode

543

contribuir para a ocorrência de convulsões. Existe uma relação temporal entre o uso recreativo de cocaína e acidentes cerebrovasculares. O abuso prolongado de cocaína está associado a atrofia do septo nasal, comportamento agitado, pensamentos paranoides e reflexos exacerbados. Os sintomas associados à abstinência de cocaína incluem fadiga, depressão e aumento do apetite. O óbito devido ao uso de cocaína ocorre com todas as vias de administração (intranasal, oral, intravenosa, inalatória) e geralmente deve-se a apneia, convulsões ou disritmias cardíacas. Pessoas com tividade da colinesterase plasmática diminuída (pacientes idosos, parturientes, portadores de doenças hepáticas) podem estar em risco de sofrer morte súbita ao usar cocaína porque essa enzima é essencial para metabolizar a droga.

A overdose de cocaína suscita uma superestimulação do sistema cardiovascular pelo sistema nervoso simpático. A hipertensão descontrolada pode resultar em edema pulmonar e cerebral, enquanto os efeitos de maiores concentrações circulantes de catecolamina podem incluir vasoconstrição coronariana, vasoespasmo coronariano e agregação plaquetária.

Tratamento

O tratamento da overdose de cocaína inclui a administração de nitroglicerina para tratar a isquemia miocárdica. Embora o esmolol seja recomendado para tratar a taquicardia por overdose de cocaína, há evidências de que o bloqueio β-adrenérgico acentue o vasoespasmo coronariano induzido pela cocaína. O bloqueio α-adrenérgico pode ser efetivo no tratamento da vasoconstrição coronariana por cocaína. A administração de benzodiazepinas intravenosas como diazepam é eficaz no controle de convulsões associadas à toxicidade da cocaína. Resfriamento ativo pode ser necessário se a overdose de cocaína for acompanhada de hipertermia.

Conduta Anestésica

A conduta anestésica em pacientes agudamente intoxicados com cocaína deve considerar a vulnerabilidade desses pacientes à isquemia miocárdica e a disritmias cardíacas. Qualquer evento ou substância passível de aumentar a atividade do sistema nervoso simpático já intensificada deve ser cuidadosamente considerado antes da seleção do agente. Parece prudente ter nitroglicerina prontamente disponível para tratar sinais de isquema miocárdica associada a taquicardia e hipertensão. A agitação inesperada durante o período perioperatório pode refletir os efeitos da ingestão de cocaína. Maiores demandas anestésicas podem estar presentes em pacientes agudamente intoxicados, talvez refletindo a maior concentração de catecolaminas no sistema nervoso central. A trombocitopenia associada ao abuso de cocaína pode influenciar a seleção da anestesia geral.

Na ausência de intoxicação aguda, o abuso prolongado de cocaína não mostrou estar previsivelmente associado a interações anestésicas adversas, embora a possibilidade de disritmias cardíacas permaneça uma preocupação constante. O rápido metabolismo da cocaína provavelmente diminui a probabilidade de que um paciente agudamente intoxicado estará presente no centro cirúrgico.

A administração de cocaína tópica com epinefrina com finalidades médicas seguida pela administração de um anestésico volátil que sensibilize o miocárdio pode exacerbar os efeitos de estimulação cardíaca da cocaína. O uso de cocaína com finalidades médicas deve ser evitado em pacientes com hipertensão ou doença coronariana e em pacientes que recebem agentes que potencializam os efeitos das catecolaminas como os IMAOs.

Opioides

Ao contrário da especulação comum, a dependência de opioides raramente desenvolve-se pelo uso de agentes para tratar a dor aguda pós-operatória. Entretanto, é possível tornar-se viciado em opioides em menos de 14 dias, se o agente for administrado diariamente em vez de doses crescentes. Os opioides são abusados oral, subcutânea ou intravenosamente para se obter seus efeitos eufóricos e analgésicos. Vários problemas clínicos são encontrados em viciados em opioides, especialmente os abusadores intravenosos (**Tabela 22-11**). Evidências da presença desses problemas médicos em viciados de opioides devem ser pesquisadas durante a avaliação pré-operatória. É possível desenvolver tolerância a alguns dos efeitos dos opioides (analgesia, sedação, emese, euforia, hipoventilação), mas não a outros (miose, constipação). Felizmente, à medida que a tolerância aumenta, também aumenta a dose letal do opioide. Em geral, há um alto grau de tolerância cruzada entre agentes com ações semelhantes à morfina, embora a tolerância diminua rapidamente quando os opioides são retirados dos viciados.

Overdose

A manifestação mais óbvia da overdose de opioides (geralmente heroína) é uma frequência respiratória lenta com um volume corrente normal a elevado. As pupilas geralmente mostram-se mióticas, embora possa ocorrer midríase se a hipoventilação resultar em hipoxemia grave. As manifestações do sistema nervoso central vão da disforia até a inconsciência; a ocorrência de convulsões é improvável. Edema pulmonar ocorre em uma grande proporção de pacientes com overdose de heroína. A etiologia do edema pulmonar é malentendida, mas hipoxemia, hipotensão, mecanismos neurogênicos e dano ao endotélio pulmonar relacionado à droga são algumas considerações. A atonia gástrica é uma afecção concomitante previsível da overdose aguda de opioides. A overdose fatal de opioides é com mais frequência um desfecho de flutuações na pureza das drogas de rua ou da combinação de opioides com outros depressores do sistema nervoso central. A naloxona é o antagonista de opioide específico administrado para manter

TABELA 22-11	Problemas Médicos Associados ao Abuso Crônico de Opioides
Hepatite	
Celulite	
Abscessos cutâneos superficiais	
Tromboflebite séptica	
Endocardite	
Êmbolos sépticos sistêmicos	
Síndrome da imunodeficiência adquirida	
Pneumonite por aspiração	
Desnutrição	
Tétano	
Mielite transversa	

CAPÍTULO 22
Doença Psiquiátrica/Abuso de Substâncias /Overdose de Drogas

uma frequência respiratória aceitável, normalmente acima de 12 respirações por minuto.

Síndrome de Abstinência

Embora a suspensão dos opioides raramente seja um evento potencialmente fatal, é desagradável e pode complicar o tratamento durante o período perioperatório. Quanto a isso, é importante considerar o tempo até o início, o pico de intensidade e a duração da abstinência depois da retirada abrupta dos opioides (**Tabela 22-12**). Os sintomas da suspensão dos opioides desenvolvem-se segundos depois da administração intravenosa de naloxona. Por sua vez, geralmente é possível abortar a síndrome de abstinência reinstituindo-se a administração do opioide ou substituindo-o por metadona (2,5 mg equivalentes a 10 mg de morfina). A clonidina também pode atenuar os sintomas de retirada do opioide presumidamente ao substituir a inibição mediada pelo opioide pela inibição mediada por α_2-agonista do sistema nervoso simpático no cérebro.

Os sintomas de retirada de opioide geralmente incluem manifestações de hiperatividade do sistema nervoso simpático (diaforese, midríase, hipertensão, taquicardia). O desejo intenso pela droga ("fissura") e ansiedade intensa são seguidos por bocejos, lacrimação, rinorreia, piloereção (origem do termo *cold turkey* – "peru frio" – os pelos ficam eriçados e a pele semelhante ao das aves depenadas), tremores, desconforto musculoesquelético e ósseo e anorexia. Insônia, cólicas abdominais, diarreia e hipertermia podem se desenvolver. Espasmos musculoesqueléticos e agitação das pernas (origem do termo "chutar o hábito") se seguem, e o colapso cardiovascular é possível. Convulsões são raras, e sua ocorrência deve levantar suspeita a respeito de outras etiologias das convulsões, tais como retirada não reconhecida de barbitúricos ou epilepsia subjacente.

Desintoxicação Rápida de Opioides

A desintoxicação rápida de opioides usando altas doses de antagonistas de opioides (nalmefene) administrados durante a anestesia geral seguida pela manutenção com naltrexona tem sido proposta como uma alternativa barata a abordagens de desintoxicação convencionais. Há evidências de que a retirada de opioides, inicialmente envolvendo o núcleo do *locus ceruleus*, atinge um pico e depois volta ao seu estado basal quatro a seis horas depois de se administrar altas doses de antagonistas de opioides. A administração subsequente de naloxona a pacientes que passaram por desintoxicação rápida sob anestesia geral não deverá produzir evidências de retirada do opioide, confirmando o sucesso da desintoxicação rápida do opioide. Em contraste à desintoxicação convencional conseguida pela diminuição gradual das doses de opioide, os aspectos desagradáveis da retirada do opioide duram umas poucas horas, tempo em que o paciente fica anestesiado. Isto contribui para uma taxa de sucesso maior.

Aumentos profundos nas concentrações séricas de catecolamina durante a desintoxicação de opioide assistida pela anestesia têm sido descritos manifestando-se como mudanças na pressão arterial sistólica ou taquicardia. A administração prévia de clonidina pode atenuar essas mudanças. Durante a anestesia, manifestações de hiperatividade do sistema nervoso simpático podem ser tratadas com intervenções farmacológicas, tais como a administração de antagonsitas β-adrenérgicos. Recomenda-se anestesia geral profunda com paralisia dos músculos esqueléticos e ventilação controlada. Muito embora a anestesia geral pareça ser tolerada com segurança durante a desintoxicação rápida de opioides, há certa preocupação com a ocorrência de disritmias cardíacas (intervalo QT prolongado) e mortalidade pós-operatória. A naltrexona é com frequência administrada na unidade de cuidados pós-anestésicos, com medicações adjuntas como midazolam, cetorolac e clonidina, conforme necessário. A ocorrência de sintomas de abstinência leves a moderados por três a quatro dias depois da desintoxicação rápida é esperada.

Conduta Anestésica

Viciados em opioides deverão ter os opioides ou metadona mantidos durante o período perioperatório. A medicação pré-operatória pode, também, incluir um opioide. Agentes agonistas-antagonistas de opioides não são recomendados porque essas substâncias podem precipitar reações de retirada agudas. Não há vantagem em tentar manter a anestesia sem opioides, já que provavelmente doses muito acima do normal seriam necessárias. Além disso, o uso de opioide leva a tolerância cruzada com outros depressores do sistema nervoso central, o que pode manifestar-se como uma resposta analgésica menor a anestésicos inalados como o óxido nitroso. Por sua vez, a administração aguda de opioide diminui as demandas anestésicas. A manutenção da anestesia é feita com mais frequência com anestésicos voláteis, tendo em mente que esses pacientes são passíveis de ter doença hepática subjacente. Existe uma tendência de ocorrer hipotensão perioperatória, o que pode refletir um volume de fluido intravascular inadequado secundário a infecção crônica, febre, desnutrição, insuficiência adrenocortical ou uma concentração inadequada de opioide no cérebro.

A conduta anestésica para adicto em opioides reabilitados e pacientes sob terapia com antagonistas geralmente inclui um anestésico volátil. A anestesia regional pode ter um papel em alguns pacientes, mas é importante lembrar a tendência de ocorrer hipotensão, a incidência maior de sorologia positiva, a presença ocasional de neurite periférica e a rara ocorrência de mielite transversa.

Adicto em opioides com frequência parecem sofrer graus exacerbados de dor pós-operatória. Por razões que ainda não estão claras, pode-se conseguir a analgesia pós-operatória satisfatória com

TABELA 22-12	Duração da Síndrome de Abstinência de Opioide		
Agente	**Início**	**Pico de Intensidade**	**Duração**
Mepiridina	2-6 horas	8-12 horas	4-5 dias
Di-hidromorfina	6-18 horas	36-72 horas	7-10 dias
Codeína	24-48 horas	3-21 dias	6-7 semanas
Morfina			
Heroína			
Metadona			

doses habituais de meperidina administradas em conjunto com a dose usual diária de manutenção de metadona ou outros opioides. A metadona tem atividade analgésica mínima no tratamento da dor pós-operatória. O levometadil, assim como a metadona, é um agonista μ-opioide com uma meia-vida prolongada em virtude de seus metabólitos ativos. A vantagem do levometadil sobre a metadona é a opção para menos do que a dose diária. Métodos alternativos de aliviar a dor pós-operatória incluem anestesia regional contínua com anestésicos locais, opioides neuraxiais e estimulação nervosa elétrica transcutânea.

Barbitúricos

O abuso a longo prazo de barbitúricos não está associado a mudanças fisiopatológicas importantes. Esses agentes são mais abusados por via oral em virtude de seus efeitos eufóricos para combater a insônia e para antagonizar os efeitos estimulantes de outros agentes. Existe tolerância à maioria das ações desses fármacos e tolerância cruzada a outros depressores do sistema nervoso central. Embora as doses de barbitúricos necessárias para produzir efeitos sedativos ou eufóricos aumentem rapidamente, as doses letais não aumentam no mesmo ritmo ou na mesma magnitude. Assim, uma margem de erro da pessoa que abusa de barbitúricos, em contraste aos usuários de opioides, diminui à medida que as doses de barbitúricos são aumentadas para se atingir o efeito desejado.

Overdose

A depressão do sistema nervoso central é a principal manifestação da overdose de barbitúrico. Os níveis sanguíneos de barbitúricos correspondem ao grau de depressão do sistema nervoso central (fala arrastada, ataxia, irritabilidade), com níveis sanguíneos excessivamente altos resultando na perda de reflexos laríngeos e tendinosos e com o início do coma. Não existe nenhum antagonista farmacológico específico para reverter a depressão do sistema nervoso central induzida por barbitúricos, e o uso de estimulantes inespecíficos não é encorajado. A depressão ventilatória pode ser profunda. Assim como as overdoses de opioides, a manutenção de uma via aérea pérvia, a proteção contra aspiração e o suporte ventilatório usando um tubo endotraqueal com balonete podem ser necessários. As overdoses de barbitúricos podem estar associadas a hipotensão em consequência da depressão vasomotora central, depressão miocárdica direta e aumento da capacitância venosa. Essa hipotensão geralmente responde à infusão de fluidos, embora ocasionalmente seja preciso administrar vasopressores ou inotrópicos. A hipotermia é frequente e pode demandar tentativas agressivas de restaurar a normotermia. Falência renal aguda em consequência da hipotensão e rabdomiólise podem ocorrer. Diurese forçada e alcalinização da urina promovem a eliminação do fenobarbital, mas são de menor valor com muitos dos outros barbitúricos. Êmese induzida ou lavagem gástrica seguida pela administração de carvão ativado pode ser útil em pacientes conscientes que ingeriram barbitúricos há menos de seis horas.

Síndrome de Abstinência

Em contraste à retirada de opioides, a suspensão abrupta da ingestão de barbitúricos em excesso está associada a respostas potencialmente fatais. O tempo de início, o pico de intensidade e a duração dos sintomas de abstinência de barbitúricos são atrasados em

TABELA 22-13	Duração da Síndrome de Abstinência de Barbitúricos		
Agente	Início (horas)	Pico de Intensidade (dias)	Duração (dias)
Pentobarbital	12-24	2-3	7-10
Secobarbital	12-24	2-3	7-10
Fenobarbital	48-72	6-10	10+

relação aos opioides (**Tabela 22-13**). Os sintomas de abstinência de barbitúricos manifestam-se inicialmente como ansiedade, tremores musculoesqueléticos, hiper-reflexia, diaforese, taquicardia e hipotensão ortostática. O colapso cardiovascular e hipertermia podem ocorrer. O problema mais grave associado à abstinência de barbitúricos é a ocorrência de convulsões de grande mal, provavelmente causadas pela queda abrupta na concentração circulante do fármaco. Muitas das manifestações da abstinência de barbitúricos, particularmente as convulsões, são difíceis de ceder quando se desenvolvem.

Pode-se administrar pentobarbital se houver evidências de manifestação de abstinência de barbitúricos. A dose oral inicial típica é de 200 a 400 mg, com doses subsequentes tituladas de acordo com o efeito, já que tolerância pode desaparecer rápidamente nesses pacientes. O fenobarbital e o diazepam também podem ser úteis para suprimir evidência de abstinência de barbitúricos.

Conduta Anestésica

Muito embora haja poucos dados sobre a conduta anestésica em abusadores crônicos de barbitúricos, é previsível ocorrer tolerância cruzada aos efeitos depressores de agentes anestésicos. Por exemplo, camundongos tolerantes ao tiopental acordaram em concentrações teciduais maiores de barbitúricos do que em animais de controle. Da mesma forma, relatos episódicos descrevem a necessidade de doses maiores de barbitúricos para indução anestésica de abusadores crônicos. Embora a administração aguda de barbitúricos tenha mostrado diminuir as demandas anestésicas, há relatos de demandas anestésicas maiores (CAM) em abusadores crônicos de barbitúricos. O abuso a longo prazo de barbitúricos leva à indução de enzimas microssômicas hepáticas, introduzindo o potencial de interações medicamentosas com outros agentes administrados concomitantemente (varfarina, digitálicos, fenitoína, anestésicos voláteis). O acesso venoso é um problema provável em abusadores intravenosos de barbitúricos, já que a alcalinidade das soluções autoinjetadas pode esclerosar as veias.

Abuso de Substâncias como um Risco Ocupacional em Anestesiologia

Os anestesiologistas representam 3,6% de todos os médicos nos Estados Unidos. Entretanto, estão super-representados em programas de tratamento para viciados aproximadamente três vezes mais do que qualquer outro grupo de médicos. Além disso, os anestesiologistas sofrem um risco maior de recaída do que outros especialistas médicos. No momento, 12% a 15% de todos os médicos em tratamento são anestesiologistas. As notícias encorajadoras são que um levantamento (1994-1995) revelou que a aparente incidência de abuso de substâncias entre residentes de anestesiologia era de 0,40%, com uma incidência na universidade de 0,1%, o que representa uma queda na incidência desde 1986.

Por Que Anestesiologistas?

Vários fatores têm sido propostos para explicar a alta incidência de abuso de substâncias entre anestesiologistas, incluindo os seguintes:

- Fácil acesso a drogas potentes, particularmente opioides
- O potencial altamente viciante de drogas acessíveis, particularmente fentanil e sufentanil
- A digressão desses agentes é relativamente simples, já que até doses pequenas proporcionarão inicialmente o efeito desejado pelo abusador
- A curiosidade a respeito das experiências dos pacientes com essas substâncias
- Personalidade controladora.

Características/Fatores Demográficos do Anestesiologista Viciado

Os fatos sobre abuso de drogas e vício reunidos pelo American Society of Anesthesiologists Committee on Occupational Health representam uma fonte de informações completas e altamente recomendadas sobre esse tópico importante. Esse estudo revelou as seguintes características associadas ao vício entre anestesiologistas:

- Cinquenta por cento têm menos de 35 anos de idade, mas este dado pode refletir a distribuição etária dentro da especialidade.
- Os residentes estão super-representados. É possível que devido à maior consciência dos riscos altos do abuso de substâncias entre anestesiologistas, os programas de treinamento estejam buscando com mais atenção sinais de vício nesse grupo. (O interessante é que uma proporção maior de residentes de anestesiologia viciados é membro da Alpha Omega Alpha Honor Society.)
- 60% a 88% são do gênero masculino, e 75% a 96% são brancos.
- 76% a 90% usam opioides como a droga de escolha.
- 33% a 50% são usuários de múltiplas drogas.
- 33% têm um histórico familiar de doença viciante, com mais frequência álcool.
- 65% dos anestesiologistas com um histórico documentado de vício estão associados a departamentos acadêmicos.

Fármacos Abusados com mais Frequência

Tradicionalmente, os opioides são os fármacos selecionadas para abuso por parte dos anestesiologistas. O fentanil e o sufentanil são os fármacos mais abusados, seguidos pela meperidina e pela morfina. Essa escolha é particularmente evidente em anestesiologistas com menos de 35 anos de idade. O álcool parece ser uma substância de abuso principalmente entre os anestesiologistas mais velhos porque o tempo para produzir prejuízos à saúde é significativamente maior do que o observado com o dependente em opioides. Os dados sugerem também que os opiáceos são a substância de escolha para abuso no início da carreira do anestesiologista, enquanto o abuso de álcool é detectado com mais frequência em anestesiologistas que já saíram da residência há mais de cinco anos.

Outros agentes que têm sido abusados incluem cocaína, benzodiazepinas (midazolam) e, mais recentemente, propofol. Nos últimos cinco anos, tem havido uma mudança substancial a abordagens "sem agulha" para a aplicação dos agentes mais abusados. Essa abordagem proporciona uma alternativa mais limpa às vias intravenosas e intramusculares mais tradicionais. Todas as vias possíveis de administração são tentadas e incluem, de acordo com relatos, locais intravenosos não usuais (veias ocultas nos pés, na virilha, na coxa e no pênis), administração nasal/oral (benzodiazepinas), vias sublingual e retal. Os anestésicos voláteis estão também entrando na área de abuso. O sevoflurano tem sido descrito como a droga de escolha entre os agentes inalatórios. Independente do agente primário de abuso, depois de seis meses, há uma incidência maior de abuso de múltiplas drogas.

Métodos para Obter Substâncias de Abuso

Os anestesiologistas desenvolveram vários métodos, e muitas vezes criativos, de obter substâncias para abuso. Os métodos empregados com mais frequência são o falso registro da administração da substância, o registro incorreto no prontuário anestésico e a guarda, em vez do descarte apropriado, de restos de medicamentos. Além disso, relatos recentes vêm enfatizando uma nova prática envolvendo o acesso a recipientes de multidoses e em seguida novo preenchimento e vedação desses recipientes com outras substâncias. É importante estar atento a acadêmicos ou residentes muito ansiosos em cobrir turnos de trabalho ou a voluntariar-se para atender casos tardios. Um dos marcadores retrospectivos do comportamento do viciado relatado com mais frequência é o desejo de fazer horas extras, particularmente durante períodos em que a supervisão pode estar reduzida, tais como à noite ou nos fins de semana.

Sinais e Sintomas do Comportamento Viciante

Independente de que substância seja abusada, qualquer mudança incomum ou persistente no comportamento deve causar alarme. Esses comportamentos classicamente incluem oscilações de humor, tais como períodos de depressão, raiva e irritabilidade alternados com períodos de euforia. Os pontos-chave a serem lembrados a respeito do comportamento viciante incluem os seguintes:

- A negação é universal.
- Os sintomas no trabalho são os últimos a aparecer (os sintomas aparecem primeiro na comunidade e depois em casa).
- O sinal patognômico é a autoadministração de substâncias.
- Muitas vezes, os viciados detectados são encontrados em estado comatoso.
- Viciados não tratados muitas vezes são encontrados mortos!

A seguir, uma lista dos sintomas com mais frequência despercebidos do comportamento adicto.

- O desejo de trabalhar sozinho
- Recusa fazer pausas para almoço e descanso
- Com frequência cobre o turno dos outros
- Oferece-se para casos extras ou chamadas
- As necessidades de alívio da dor do paciente na unidade de cuidados pós-anestésicos são desproporcionais aos narcóticos registrados ou administrados
- Perda de peso
- Pausas frequentes para ir ao banheiro

Riscos Associados ao Vício em Substâncias do Médico

Embora tradicionalmente o risco seja sobretudo atribuído a cada médico, há também riscos significativos a pacientes e riscos potenciais para a equipe hospitalar e administrativa quando um médico torna-se viciado.

Médico Os principais riscos ao provedor de anestesia com doença viciante incluem o maior risco de cometer suicídio por overdose medicamentosa e óbito relacionado à substância. Infelizmente, a taxa de recaída para os anestesiologistas é a maior entre todos os médicos com um histórico de vício em narcóticos. Esse risco de recaída é maior nos primeiros cinco anos e diminui paralelamente ao tempo em que o profissional fica em recuperação. As notícias positivas são que 89% dos anestesiologistas que completam o tratamento e comprometem-se com uma terapia pós-recuperação permanecem abstinentes por mais de dois anos. Entretanto, o óbito é o principal sintoma de apresentação de recaída em anestesiologistas adictos em opiáceos!

Paciente Os pacientes podem ser afetados pelo comportamento viciante. Os dados mostram que médicos afetados (os que estão abusando ativamente de drogas) estão em maior risco de serem processados por negligência médica. Dados da Califórnia e do Oklahoma revelaram uma queda marcante tanto no número quando do no valor em dólares dos processos de indenização abertos em seguida ao tratamento para abuso de substâncias.

Hospital/Instituição A maioria dos estados norte-americanos tem leis exigindo que a equipe hospitalar e médica relate qualquer comportamento viciante suspeito. O não relato pode ter consequências significativas dependendo das leis de cada estado.

O Que Fazer na Suspeita de Abuso de Substância

Esse processo será afetado de maneira significativa pela presença ou ausência de um comitê de assistência ao médico. Se uma instituição não tiver um comitê como esse, deverá formá-lo e desenvolver políticas que apoiem a necessidade de um médico afetado ser substituído quando for preciso. Esse comitê deverá incluir um anestesiologista. Além disso, o grupo deverá ter um acordo de consulta com especialistas locais em vício com experiência em tratar e encaminhar médicos. O ideal é que esse grupo de tratamento inclua um médico/terapeuta com experiência e conhecimento no tratamento de anestesiologistas. Por fim, o comitê deverá contar com uma linha telefônica de ajuda e um ponto de contato com pelo menos um programa de tratamento de vício selecionado.

Relato e Intervenção

A admissão a um programa de tratamento em vício em álcool ou drogas não é um evento comunicável a órgãos estaduais ou federais. O evento pode ser tratado como uma licença médica do profissional. Entretanto, a intervenção deve ser iniciada o mais rápido possível quando houver evidências concretas de que substâncias de abuso estejam sendo desviadas. Essas evidências devem ser claras e convincentes ao comitê de assistência médica.

O objetivo primário da intervenção é levar o indivíduo viciado a um processo de avaliação médica multidisciplinar composta de uma equipe de especialistas em um experiente programa de tratamento residencial ou necessitando de internação Deve-se evitar intervenções de confronto individual. O conhecimento do comitê de assistência profissional do hospital e a sociedade médica municipal ou estadual podem ser usadas para ajudar na intervenção. Depois que o indivíduo tiver sido confrontado e estiver aguardando a decisão final, é importante não deixá-lo sozinho, pois médicos recém-identificados como viciados estão em maior risco de cometer suicídio depois do confronto inicial.

Tratamento

As instruções para o tratamento do abuso de substâncias para médicos estão além do escopo deste capítulo. Entretanto, é importante que um membro da universidade, do grupo ou do comitê mantenha contato com o médico viciado e sua equipe de tratamento. Não existe cura para o vício, e a recuperação é um processo vitalício. Os programas de tratamento mais eficazes são os de composição multidisciplinar e que possam proporcionar acompanhamento a longo prazo para o médico afetado.

Benzodiazepinas

A dependência em benzodiazepinas requer a ingestão de *grandes* doses do fármaco. Assim como os barbitúricos, a tolerância e a dependência física ocorrem com o abuso crônico de benzodiazepinas. Esses agentes não induzem de maneira significativa enzimas microssômicas. Os sintomas de abstinência geralmente ocorrem mais tarde do que com os barbitúricos e são menos graves em virtude de meias-vidas de eliminação prolongadas da maioria das benzodiazepinas e ao fato de que muitos desses agentes são metabolizados em metabólitos farmacologicamente ativos que também têm meias-vidas de eliminação prolongadas. As considerações anestésicas nos que abusam cronicamente de benzodiazepinas são semelhantes às descritas para os que abusam cronicamente de barbitúricos.

A overdose aguda de benzodiazepina é muito menos passível de produzir depressão ventilatória do que a overdose de barbitúricos. Entretanto, é preciso reconhecer que a combinação de benzodiazepinas e outros depressores do sistema nervoso central, por exemplo o álcool, provou ser potencialmente fatal. O tratamento de suporte geralmente é o bastante para tratar uma overdose de benzodiazepina. O flumazenil, um antagonista específico de benzodiazepina, é útil para tratar a overdose grave ou potencialmente fatal. A atividade convulsiva suprimida pelas benzodiazepinas poderia ser deflagrada depois da administração de flumazenil.

Anfetaminas

As anfetaminas estimulam a liberação de catecolaminas, resultando em maior alerta cortical, supressão do apetite e diminuída necessidade de sono. Os usos médicos aprovados das anfetaminas são o tratamento da narcolepsia, transtornos do déficit de atenção e hiperatividade associada a disfunção cerebral mínima em crianças. A tolerância aos efeitos supressores do apetite das anfetaminas desenvolve-se em poucas semanas, fazendo desse fármaco uma pobre alternativa às técnicas de dieta apropriadas. A dependência fisiológica em anfetaminas é profunda, e as doses diárias podem ser até centenas de vezes maiores que a dose terapêutica. O abuso crônico de anfetaminas resulta na depleção das reservas corporais de catecolaminas. Esse tipo de depleção pode manifestar-se como sonolência e ansiedade ou um estado psicótico. Outras alterações fisiológicas descritas com o abuso prolongado de anfetaminas incluem hipertensão, disritmias cardíacas e desnutrição. As anfetaminas são abusadas com mais frequência por via oral, mas, no caso da mentanfetamina, o abuso se dá por via intravenosa.

CAPÍTULO 22
Doença Psiquiátrica/Abuso de Substâncias /Overdose de Drogas

Overdose

A overdose de anfetamina causa ansiedade, um estado psicótico e irritabilidade progressiva do sistema nervoso central, manifestando-se como hiperatividade, hiperreflexia e, ocasionalmente, convulsões. Outros efeitos fisiológicos incluem aumento da pressão arterial e da frequência cardíaca, disritmias cardíacas, diminuição da motilidade gastrointestinal, midríase, diaforese e hipertermia. Desequilíbrios metabólicos como desidratação, acidose lática e cetose podem ocorrer.

O tratamento da overdose oral de anfetamina inclui a emese induzida ou lavagem gástrica seguida pela administração de carvão ativado e um catártico. As fenotiazinas podem antagonizar muitos dos efeitos agudos do sistema nervoso central das anfetaminas. Da mesma forma, o diazepam pode ser útil para controlar convulsões induzidas por anfetamina. A acidificação da urina promove a eliminação das anfetaminas.

Síndrome de Abstinência

A suspensão abrupta do uso excessivo de anfetamina é acompanhada por extrema letargia, depressão que pode ser suicida, aumento do apetite e ganho de peso. As benzodiazepinas são úteis no tratamento da abstinência se a sedação for necessária, e antagonistas β-adrenérgicos podem ser administrados para controlar a hiperatividade do sistema nervoso simpático. A depressão pós-anfetamina pode durar meses e exigir tratamento com antidepressivos.

Conduta Anestésica

Doses farmacológicas crônicas de anfetamina administradas para usos indicados clinicamente (narcolepsia, transtorno do déficit de atenção) não precisam ser interrompidas antes de uma cirurgia eletiva. Pacientes que precisam de cirurgia de emergência e que estejam agudamente intoxicados pela ingestão de anfetaminas podem exibir hipertensão, taquicardia, hipertermia e demandas maiores de anestésicos voláteis. Até mesmo a hipertensão intracraniana e a parada cardíaca intraoperatória são atribuídas ao abuso de anfetamina. Em animais, a administração intravenosa *aguda* de dextroanfetamina produz aumentos na temperatura corporal e nas demandas anestésicas relacionadas à dose. Por essas razões, é prudente monitorar a temperatura corporal durante o período perioperatório. O abuso *crônico* de anfetamina pode estar associado a demandas anestésicas significativamente menores, talvez em consequência da depleção de catecolamina no sistema nervoso central. A hipotensão refratária pode refletir depleção das reservas de catecolamina. Vasopressores de ação direta, incluindo fenilefrina e epinefrina, devem estar disponíveis para tratar a hipotensão porque a resposta a vasopressores de ação indireta como a efedrina pode ser atenuada pela depleção de catecolamina induzida por anfetamina. A monitorização intraoperatória da pressão arterial usando um cateter intra-arterial é uma possibilidade. No pós-operatório, há o potencial de hipotensão ortostática quando os pacientes começam a deambular.

Alucinógenos

Os alucinógenos, representados pela dietilamina do ácido lisérgico (LSD) e fenciclidina, normalmente são ingeridos via oral. Apesar de haver um alto grau de dependência psicológica, não há evidências de dependência física ou sintomas de abstinência quando o LSD é suspenso agudamente. O uso prolongado de alucinógenos é improvável. Os efeitos dessas drogas desenvolvem-se em uma a duas horas e duram de oito a 12 horas. Esses efeitos consistem em alucinações visuais, auditivas e táteis e distorções do ambiente e da imagem corporal. A capacidade do cérebro em suprimir estímulos relativamente desimportantes é comprometida pelo LSD. Evidências de estimulação do sistema nervoso simpático incluem midríase, aumento da temperatura corporal, hipertensão e taquicardia. A tolerância aos efeitos comportamentais do LSD ocorre rapidamente, enquanto a tolerância aos efeitos cardiovasculares é menos pronunciada.

Overdose

A overdose de LSD não está associada a óbito, embora os pacientes possam sofrer lesões não reconhecidas, refletindo os efeitos analgésicos intrínsecos da droga. Em raras ocasiões, o LSD produz convulsões e apneia. Pode produzir uma reação de pânico aguda caracterizada por hiperatividade, labilidade do humor e, em casos extremos, psicose manifesta. Os pacientes deverão ser colocados em um ambiente calmo e silencioso com um mínimo de estímulos externos. Não existe um antídoto específico, embora as benzodiazepinas possam ser úteis para controlar reações de agitação e ansiedade. O cuidado de suporte na forma de tratamento das vias aéreas e o controle das manifestações de hiperatividade do sistema nervoso simpático é necessário. A diurese forçada e a acidificação da urina promovem a eliminação da fenciclidina, mas também introduzem o risco de sobrecarga hídrica e desequilíbrios eletrolíticos, especialmente hipocalemia.

Conduta Anestésica

Há relatos de que anestesia e cirurgia precipitam respostas de pânico nesses pacientes. Se tal evento ocorrer, o diazepam provavelmente será um tratamento útil. Respostas exacerbadas a agentes simpatomiméticos são prováveis. A analgesia e os efeitos depressores ventilatórios dos opioides são prolongados pelo LSD.

Maconha

O abuso de maconha normalmente é feito pelo fumo, o que aumenta a biodisponibilidade do componente psicoativo primário, o tetra-hidrocanabinol (THC) comparado à ingestão oral. A inalação da fumaça de maconha produz euforia, com sinais de aumento da atividade do sistema nervoso simpático e queda da atividade do sistema nervoso parassimpático. A mudança cardíaca mais consistente é um aumento na frequência cardíaca. Pode haver hipotensão ortostática. O abuso crônico de maconha leva a depósitos de alcatrão nos pulmões, comprometimento dos mecanismos de defesa pulmonar e queda da função pulmonar. Uma incidência maior de sinusite e bronquite também é provável. Em pessoas predispostas, a maconha pode causar convulsões. A vermelhidão conjuntival é evidência de vasodilatação. A sonolência é um efeito colateral comum. Já foi observada tolerância à maioria dos efeitos psicoativos do THC. Apesar de não se acreditar que ocorra dependência física em maconha, a suspensão abrupta depois do uso crônico caracteriza-se por sintomas leves de abstinência, tais como irritabilidade, insônia, diaforese, náuseas, vômitos e diarreia. A única indicação clínica da maconha é como antiemético em pacientes submetidos a quimioterapia para tratar câncer.

Os efeitos farmacológicos do THC inalado ocorrem em minutos, mas raramente persistem por mais e duas a três horas, diminuindo a probabilidade de que se veja pacientes com intoxicação aguda no centro cirúrgico. A conduta anestésica inclui considerar os efeitos conhecidos do THC no coração, nos pulmões e no sistema nervoso central. Estudos em animais demonstraram sonolência induzida pela droga e menos demandas de dose de anestésicos voláteis depois da administração *intravenosa* de THC. O tempo de sono de barbitúricos e cetamina é prolongado em animais tratados com THC, e a depressão respiratória induzida por opioides pode ser potencializada.

Overdose de Antidepressivos Cíclicos

A overdose deliberada de medicação antidepressiva é uma causa comum de óbito devido à ingestão do fármaco. Os antidepressivos cíclicos respondem pela maioria dessa mortalidade. Doses potencialmente letais desses fármacos podem ser apenas cinco a 10 vezes a dose terapêutica diária. A overdose afeta principalmente o sistema nervoso central, o sistema nervoso parassimpático e o sistema cardiovascular. A inibição da captação neuronal de norepinefrina e/ou serotonina, efeitos anticolinérgicos, bloqueio α-adrenérgico periférico e efeitos depressores na membrana respondem pela toxicidade. Evidências de efeitos anticolinérgicos intensos incluem delírio, febre, taquicardia, midríase, rubor facial, pele ressecada, íleo e retenção urinária (Tabela 22-4). A toxicidade cardíaca consiste em taquicardia sinusal com prolongamento do intervalo PR, QRS e QTc, disritmias ventriculares e depressão miocárdica, podendo ser letal. Convulsões não são incomuns. A probabilidade de convulsões e disritmias cardíacas é rara quando a duração máxima da derivação de QRS no membro for inferior a 100 milissegundos. As concentrações plasmáticas dos antidepressivos cíclicos geralmente não são medidas por causa da confiabilidade da duração de QRS na derivação do membro em prever o risco de complicações neurológicas e cardíacas. A fase de embotamento/coma/convulsão da overdose de antidepressivos cíclicos dura 24 horas ou mais. Mesmo depois dessa fase, o risco de disritmias cardíacas potencialmente fatais pode persistir por vários dias, o que demanda uma monitorização eletrocardiográfica prolongada.

O tratamento inicial da overdose de antidepressivos cíclicos na presença de reflexos preservados das vias aéreas superiores inclui lavagem gástrica e carvão ativado. Não se deve induzir a êmese porque a progressão do estado alerta com sintomas leves para o de embotamento com mudanças potencialmente fatais (convulsões, hipoventilação, hipotensão, coma) pode ser muito rápida, com a possibilidade de levar à aspiração pulmonar. Depressão ventilatória e coma podem exigir entubação traqueal e ventilação mecânica. A alcalinização sérica é o principal tratamento e resulta em um aumento do fármaco ligado à proteína, menos fármaco livre e, assim, menos toxicidade. A administração intravenosa de bicarbonato de sódio ou hiperventilação para se alcançar um pH entre 7,45 e 7,55 deve ser feita até um limite clínico como o estreitamento de QRS ou a suspensão das disritmias. A lidocaína pode ser um tratamento adicional para as disritmias cardíacas. Na presença de *torsade de pointes*, deve-se administrar magnésio. Pacientes que permaneçam hipotensos depois da expansão de volume e alcalinização podem beneficiar-se de suporte vasopressor ou inotrópico. O diazepam é útil no controle de convulsões. Hemodiálise e hemoperfusão são ineficazes na remoção de antidepressivos cíclicos por causa da alta solubilidade lipídica e ao alto grau de ligação proteica desses fármacos.

Overdose de Ácido Salicílico

Uma vez ingerida, a aspirina é convertida em seu metabólito ativo, o ácido salicílico. Em níveis tóxicos, os salicilatos são venenos metabólicos que afetam muitos órgãos ao desfazer a fosforilação oxidativa e interferir com o ciclo de Krebs. Essa desconexão da fosforilação oxidativa leva ao acúmulo de ácido láctico e cetoácidos.

As manifestações da overdose de ácido salicílico incluem zumbido, náusea e vômitos, febre, embotamento, hipoglicemia, baixas concentrações de glicose no líquido cefalorraquidiano, coagulopatia, disfunção hepática e estimulação direta do centro respiratório. A alcalose respiratória decorrente dessa estimulação do centro respiratório auxilia na eliminação renal do fármaco ao aumentar a fração ionizada hidrossolúvel do ácido salicílico. A acidose metabólica, por sua vez, favorece a fração não ionizada lipossolúvel do fármaco, o que intensifica a passagem do fármaco para os tecidos e para o cérebro onde os efeitos tóxicos são produzidos. Com frequência, ocorre edema não cardiogênico durante as primeiras 24 horas depois da overdose de aspirina.

O tratamento inicial da overdose aguda de ácido salicílico inclui lavagem gástrica e carvão ativado. Deve-se medir uma concentração sérica de salicilato inicialmente e reavaliá-la posteriormente para observar evidências de absorção contínua do fármaco como a que seria vista com formulações revestidas ou de liberação prolongada. A administração empírica de dextrose ajudará a evitar as baixas concentrações de glicose no líquido cefalorraquidiano. A administração de bicarbonato de sódio para aumentar o pH arterial para 7,45 a 7,55 alcaliniza a urina, o que aumenta consideravelmente a eliminação (*clearance*) renal de salicilato. Além disso, a alcalemia promove o movimento do salicilato do cérebro e de outros tecidos para o sangue. As complicações potenciais dessa terapia incluem sobrecarga hídrica e hipocalemia. A hemodiálise é indicada para concentrações potencialmente letais de ácido salicílico (> 100 mg/dL) e para acidose refratária, coma, convulsões, sobrecarga hídrica ou falência renal.

Overdose de Acetaminofen

A overdose de acetaminofen é a overdose medicinal mais comum relatada nos centros de controle de intoxicação nos Estados Unidos. Os pacientes apresentam-se tipicamente com náusea e/ou vômitos e dor abdominal. A toxicidade por acetaminofen deve-se à necrose hepática centrilobular causada por *N*-acetilbenzoquinonimina, que reage com e destrói os hepatócitos. Normalmente, esse metabólito constitui apenas 5% do metabolismo do acetaminofen e é inativado pela conjugação com glutationa endógena. Na overdose, o suprimento de glutationa fica depletado e não é desintoxicado por *N*-acetilbenzoquinonimina.

O tratamento da overdose de acetaminofen começa com a determinação da hora de ingestão do fármaco e com a administração de carvão ativado para impedir sua absorção. Quatro horas depois da ingestão do medicamento, faz-se a medida da concentração plasmática de acetaminofen que é plotada em um nomograma de Rumack-Matthew, o qual estratifica os pacientes em risco em três categorias: possível risco, provável risco ou fora de risco de toxicidade. Todos os pacientes com risco possível ou provável e qualquer um cuja hora de ingestão do fármaco seja desconhecida são tratados com *N*-acetilcisteína, que recupera a glutationa, combina-se diretamente com *N*-acetilbenzoquinonimina e aumenta a conjugação sulfato do acetaminofen. A administração de *N*-acetilcisteína

CAPÍTULO 22
Doença Psiquiátrica/Abuso de Substâncias /Overdose de Drogas

é praticamente 100% efetiva para evitar a hepatoxicidade quando é feita dentro de oito horas após a ingestão do fármaco.

INTOXICAÇÃO

Ingestão de Álcool Metílico

O álcool metílico (metanol) é encontrado em removedores de tinta, anticongelantes de tubulação de gasolina, líquido de lavagem de parabrisas e fluido para *traillers*. O metanol é uma toxina fraca, mas tem metabólitos muito tóxicos. É metabolizado pela álcool desidrogenase em formaldeído e ácido fórmico resultando em uma acidose metabólica *anion-gap* (hiato iônico). Os órgãos-alvo de seus efeitos tóxicos são a retina, o nervo óptico e o sistema nervoso central. Visão turva, hiperemia do disco óptico e cegueira são sinais de intoxicação por metanol. Pode haver dor abdominal intensa, possivelmente devido a pancreatite, simulando uma emergência cirúrgica.

O tratamento da intoxicação por álcool metílico inclui cuidados de suporte e a preservação das vias aéreas. O carvão ativado não absorve alcoóis. A administração intravenosa de álcool etílico, que é preferencialmente metabolizado pela enzima álcool desidrogenase, diminuirá o metabolismo do metanol. Por sua vez, a atividade de álcool desidrogenase pode ser especificamente inibida pela administração de fomepizola. O ácido folínico dará o cofator de eliminação do ácido fórmico. A hemodiálise pode ser indicada para acidose refratária ou comprometimento visual.

Ingestão de Etilenoglicol

O etilenoglicol (encontrado em anticongelantes, descongelantes e solventes industriais) é metabolizado por álcool desidrogenase em ácido glicólico, resultando em uma acidose metabólica. O ácido glicólico é então metabolizado em oxalato. O acúmulo e a precipitação de cristais de oxalato de cálcio nos túbulos renais podem produzir necrose tubular aguda. Hipocalcemia devido à quelação de oxalato de cálcio, disfunção miocárdica, edema pulmonar e edema cerebral são outros aspectos da intoxicação por etilenoglicol. O tratamento da ingestão de etilenoglicol é semelhante ao descrito para a ingestão de álcool metílico. A inibição da formação de metabólitos tóxicos pode ser feita pela administração de álcool etílico ou fomepizole. Tiamina, piridoxina e cálcio suficientes para reverter a hipocalcemia também são administrados. Pode ser preciso fazer hemodiálise urgente.

Overdose de Organofosforado

Pesticidas organofosforados, pesticidas carbamato e compostos organofosforados ("agentes nervosos") desenvolvidos para a guerra (usados em ataques terroristas) inibem a acetilcolinesterase, resultando na hiperestimulação colinérgica. Essas substâncias químicas são absorvidas por inalação, ingestão e pela pele. Há diferenças importantes entre os agentes nervosos e os inseticidas. Os inseticidas são líquidos oleosos, menos voláteis com um tempo até o aparecimento da toxicidade mais lento, porém efeitos mais duradouros. Os agentes nervosos são tipicamente aquosos e voláteis, agem rápida e intensamente, mas por período mais curto. Inseticidas carbamato têm uma penetração mais limitada no sistema nervoso central, ligam-se reversivelmente com acetilcolinesterase e resultam em um quadro mais breve e leve do que os organofosforados. Todos podem ser aerossolizados e vaporizados. As manifestações da intoxicação por pesticidas e agentes nervosos são influenciadas pela via de absorção, com os efeitos mais graves ocorrendo após a inalação (**Tabela 22-14**). Sinais e sintomas muscarínicos da exposição a organofosforados incluem secreções exócrinas profusas (lacrimação, rinorreia, broncorreia, salivação), sinais gastrointestinais e sinais oftálmicos como miose. A exposição a doses maiores resulta na estimulação de receptores nicotínicos, produzindo fraqueza musculoesquelética, fasciculações e paralisia. Os achados cardiovasculares podem ser variados; taquicardia ou bradicardia, hipertensão ou hipotensão podem estar presentes. Os efeitos no sistema nervoso central incluem comprometimento cognitivo, convulsões e coma. A insuficiência respiratória aguda é a causa primária de óbito e é mediada por broncorreia, broncoespasmo, fraqueza/paralisia diafragmática/dos músculos respiratórios e inibição do centro respiratório medular.

O tratamento da overdose de organofosfarados envolve três estratégias: um agente anticolinérgico para combater a crise colinérgica aguda, uma oxima para reativar a acetilcolinesterase inibida e um agente anticonvulsivante para prevenir ou tratar convulsões (**Tabela 22-5**). Atropina em doses de 2 mg repetidas a cada cinco a 10 minutos conforme necessário é o principal antídoto para essa intoxicação. O desfecho clínico final da terapia de atropina é facilitar a respiração sem secreções significativas nas vias aéreas. A pralidoxima é uma oxima que faz composição com o organofosforado, resultando na sua remoção da enzima acetilcolinesterase e decompondo o organofosforado em fragmentos rapidamente metabolizáveis. A remoção do organofosforado da acetilcolinesterase reativa a enzima, fazendo com que sua função volte ao normal. As benzodiazepinas são os únicos anticonvulsivantes para tratar pacientes com exposição a organofosforados. Todos os pacientes com intoxicação grave por essas substâncias devem receber diazepam ou midazolam. A fraqueza dos músculos respiratórios pode demandar ventilação mecânica.

TABELA 22-14	Sinais de Intoxicação Por Organofosforados
Efeitos Muscarínicos	
Secreções abundantes	
Salivação	
Lacrimação	
Diaforese	
Broncorreia	
Rinorreia	
Broncoespasmo	
Miose	
Hiperperistalse	
Bradicardia	
Efeitos Nicotínicos	
Fasciculações musculoesqueléticas	
Fraqueza musculoesquelética	
Paralisia musculoesquelética	
Efeitos no Sistema Nervoso Central	
Convulsões	
Coma	
Apneia central	

TABELA 22-15	Objetivos do Tratamento na Intoxicação por Organofosforados

Reverter a crise colinérgica aguda criada pela toxina
Atropina 2 mg IV a cada 5-10 minutos quando necessário até melhorar a ventilação
Reativar a função da acetilcolinesterase
Pralidoxima 600 mg IV
Prevenir/tratar convulsões
Diazepam ou midazolam se necessário
Cuidados de suporte

Intoxicação por Monóxido de Carbono

A intoxicação por monóxido de carbono (CO) é uma causa comum de morbidade e a principal causa de mortalidade por intoxicação nos Estados Unidos. A exposição pode ser acidental (inalação de fumaça de incêndio, escapamento de veículos, mau funcionamento de sistemas de aquecimento, tabagismo) ou intencional.

Fisiopatologia

O CO é um gás incolor, inodoro e não irritante facilmente absorvido através dos pulmões. A quantidade de CO absorvida depende na ventilação por minuto, da duração da exposição e das concentrações de CO e oxigênio no ambiente. A toxicidade do CO parece resultar de uma combinação de hipóxia tecidual e dano celular direto mediado por CO. O CO compete com o oxigênio para ligar-se à hemoglobina. A afinidade da hemoglobina com CO é mais de 200 vezes maior do que sua afinidade com o oxigênio. A consequência dessa ligação competitiva é um desvio da curva de dissociação oxigênio-hemoglobina para a esquerda, resultando na liberação prejudicada de oxigênio aos tecidos (**Fig. 22-2**). Entretanto, a ligação de CO com hemoglobina não responde por todas as consequências fisiopatológicas relacionadas à intoxicação por CO. O CO também afeta o metabolismo oxidativo, aumenta as concentrações de óxido nítrico, causa peroxidação lipídica no cérebro, gera radicais livres do oxigênio e produz alterações metabólicas que podem resultar em toxicidade neurológica e cardíaca. O CO liga-se mais fortemente à hemoglobina fetal do que à hemoglobina adulta, tornando os bebês particularmente vulneráveis aos seus efeitos. Na medida em que têm uma taxa metabólica mais alta e mais consumo de oxigênio, as crianças também são muito vulneráveis à toxicidade do CO. A exposição ao CO tem efeitos prejudiciais singulares em gestantes, pois o gás atravessa prontamente a placenta e a concentração de carbo-hemoglobina fetal pode exceder à concentração de carbo-hemoglobina materna, e a eliminação de CO é mais lenta do que a da mãe.

Sinais e Sintomas

Os sinais e sintomas iniciais da exposição ao CO são inespecíficos. Cefaleia, náusea, vômitos, fraqueza, dificuldades de concentração e confusão são comuns. Os órgãos altamente dependentes de oxigênio – o cérebro e o coração – mostram os principais sinais de lesão. Taquicardia e taquipneia refletem hipóxia celular. Angina *pectoris*, disritmias cardíacas e edema pulmonar podem resultar do maior débito cardíaco exigido pela hipóxia. Síncope e convulsões

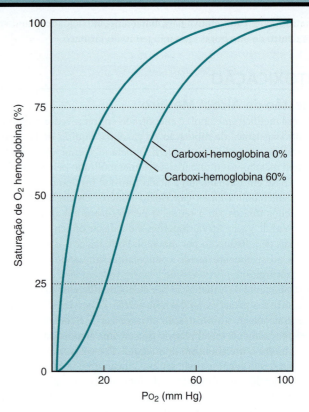

Figura 22-2 • A carboxi-hemoglobina desvia a curva de dissociação da oxi-hemoglobina para a esquerda, mudando-a para um feitio mais hiperbólico. Isto resulta em menor capacidade de transporte de oxigênio e liberação prejudicada do oxigênio para os tecidos. *(Adaptado de Ernst A, Zibrak JD: Carbon monoxide poisoning. N Engl J Med 1998;339:1603-1608. Copyright 1998 Massachusetts Medical Society. Todos os direitos reservados.)*

podem resultar da hipóxia cerebral e da vasodilatação cerebral. É digna de nota a presença de hipotensão sistêmica na intoxicação por CO correlacionada à gravidade do dano estrutural ao sistema nervoso central. O achado clássico de lábios com coloração vermelho-cereja não é visto comumente.

Os efeitos do CO não se limitam ao período imediatamente em seguida à exposição. Efeitos neurológicos persistentes ou tardios podem ser observados. A síndrome neuropsiquiátrica tardia, que pode incluir disfunção cognitiva, perda de memória, convulsões, mudanças de personalidade, parkinsonismo, demência, mutismo, cegueira e psicose pode ocorrer depois de uma recuperação aparente da fase aguda da intoxicação por CO. Nenhum achado clínico ou exame laboratorial prevê confiavelmente quais pacientes estão em risco de sofrer uma síndrome neuropsiquiátrica tardia, mas pacientes que apresentam-se comatosos, os idosos e aqueles que sofreram exposição prolongada parecem ter o risco agravado.

Diagnóstico

É preciso obter as concentrações séricas de carboxi-hemoglobina de pacientes com suspeita de exposição a CO. Amostras de sangue arterial não são necessárias já que os níveis arteriais e venosos de carboxi-hemoglobina correlacionam-se bem. As medidas exigem um cooxímero, que, por espectrofotometria, consegue detectar e quantificar todas as hemoglobinas normais e anormais.

CAPÍTULO 22
Doença Psiquiátrica/Abuso de Substâncias /Overdose de Drogas

Uma gasometria sanguínea de rotina não reconhece a presença de hemoglobinas anormais, e o oxímetro de pulso não consegue distinguir carboxi-hemoglobina de oxi-hemoglobina. Os valores de Spo_2 podem, portanto, ser muito enganosos.

Tratamento

O tratamento consiste em remover o indivíduo da fonte de produção de CO, administrar imediatamente oxigênio suplementar e instituir cuidados de suporte agressivos: tratamento das vias aéreas, suporte pressórico e estabilização cardiovascular. A terapia de oxigênio abrevia a meia-vida de eliminação do CO ao competir nos sítios de ligação por hemoglobina e melhorando a oxigenação tecidual. A administração de oxigênio é mantida até que as concentrações de carboxi-hemoglobina voltem ao normal. A meia-vida da carboxi-hemoglobina é de quatro a seis horas quando as vítimas estão respirando ar ambiente, 40 a 80 minutos quando respiram oxigênio a 100% e aproximadamente 15 a 30 minutos respirando oxigênio hiperbárico. A terapia de oxigênio hiperbárico consiste no aporte de oxigênio a 100% dentro de uma câmara hiperbárica resultando em um grande aumento na quantidade de oxigênio dissolvida no sangue. A oxigenoterapia hiperbárica acelera a eliminação de CO e pode diminuir a frequência das sequelas neurológicas que podem advir da exposição grave a CO. A oxigenoterapia hiperbárica é controversa e não está disponível universalmente, além de apresentar alguns riscos. Entretanto, pode ser indicada em pacientes selecionados: os comatosos ou neurologicamente afetados, os que têm concentrações de carboxi-hemoglobina acima de 40% e gestantes com concentrações de carboxi-hemoglobina acima de 15%.

PONTOS-CHAVE

- A síndrome serotoninérgica é uma reação medicamentosa adversa potencialmente fatal causada pela hiperestimulação de receptores serotoninérgicos centrais. A síndrome pode ser causada por um excesso de precursores, aumento da liberação, menor recaptação ou metabolismo reduzido da serotonina. Muitas substâncias são serotoninérgicas, ou seja, estão envolvidas nesses processos, incluindo IRSSs, antidepressivos atípicos e cíclicos, IMAOs, lítio, drogas e analgésicos narcóticos.

- Além dos efeitos convulsivantes e neuropsiquiátricos, a TEC produz efeitos cardiovasculares significativos. A resposta cardiovascular típica à convulsão induzida eletricamente consiste em 10 a 15 segundos de estimulação parassimpática produzindo bradicardia e uma redução na pressão arterial, seguidas pela ativação do sistema nervoso simpático que resulta em taquicardia e hipertensão que duram vários minutos.

- A síndrome neuroléptica maligna é uma reação medicamentosa adversa potencialmente fatal causada por medicações antipsicóticas e, presume-se, devido à depleção de dopamina no sistema nervoso central. A síndrome é caracterizada por febre e rigidez muscular intensa, que pode responder à administração de dantrolene, mas não está relacionada à hipertermia maligna.

- Abuso de substâncias pode ser definido como a autoadministração de substâncias (medicamentos e drogas) que se desvia do uso médico ou social aceito e que, se mantida, pode levar à dependência física e psicológica. A dependência física desenvolve-se quando a presença de uma substância no corpo é necessária para o funcionamento fisiológico normal e para evitar sintomas de abstinência. Tolerância é o estado no qual os tecidos ficam acostumados à presença de uma substância de tal forma que doses maiores daquela substância tornam-se necessárias para produzir efeitos semelhantes aos observados inicialmente com doses menores.

- Embora o álcool pareça produzir efeitos inespecíficos difusos nas membranas celulares, há evidências de que muitos de seus efeitos neurológicos são mediados por ações nos receptores do neurotransmissor inibidor GABA. O álcool parece aumentar a condutância do íon cloreto mediado por GABA.

- Um sítio compartilhado de ação de álcool, benzodiazepinas e barbitúricos seria consistente com a capacidade de essas três classes diferentes de substâncias produzirem tolerância cruzada e dependência cruzada.

- Sabe-se que a administração aguda de cocaína causa vasoespasmo coronariano, isquemia miocárdica, infarto do miocárdio e disritmias ventriculares, incluindo fibrilação ventricular. A hipertensão sistêmica e a taquicardia associadas aumentam ainda mais as demandas de oxigênio do miocárdio em um momento em que o aporte de oxigênio é diminuído pelos efeitos da cocaína no fluxo sanguíneo coronariano. O uso de cocaína pode causar isquemia miocárdica e hipotensão por até seis semanas depois da suspensão do seu uso. A sensibilidade excessiva da vasculatura coronariana a catecolaminas depois da exposição crônica a cocaína pode dever-se em parte à depleção das reservas de dopamina induzida pela droga.

- Os anestesiologistas representam 3,6% de todos os médicos nos Estados Unidos. Entretanto, eles estão super-representados nos programas de tratamento de vício aproximadamente três vezes mais do que qualquer outra especialidade médica. Além disso, os anestesiologistas estão em maior risco do que outros médicos de sofrer recaída do vício. No momento, 12% a 15% de todos os médicos em tratamento por abuso de substâncias são anestesiologistas.

- Tradicionalmente, os opioides são os agentes selecionados para abuso pelos anestesiologistas. O fentanil e o sufentanil são as medicações mais usadas em excesso. Essa escolha é particularmente evidente nos anestesiologistas com menos de 35 anos de idade. O álcool é visto como uma substância de abuso primariamente por anestesiologistas mais velhos porque o tempo para produzir prejuízos é significativamente maior do que o observado com o vício em opioides. Parece que os opiácios são a substância de escolha para abuso cedo na carreira de um anestesiologista, enquanto o abuso de álcool é detectado com mais frequência em profissionais de anestesia que já saíram da residência há mais de cinco anos.

- O objetivo primário da intervenção é levar o médico viciado para uma avaliação médica multidisciplinar composta de uma equipe de especialistas em um programa de tratamento

PONTOS-CHAVE - cont.

com internação ou residencial. Deve-se evitar a intervenção individual direta. Os conhecimentos do comitê de assistência médica hospitalar e da sociedade médica municipal ou estadual podem ser usados para ajudar na intervenção. Depois de o indivíduo ser confrontado e estiver aguardando a decisão final, é importante não deixá-lo sozinho, pois médicos recém-identificados como viciados estão em maior risco de cometer suicídio depois do confronto inicial.

- A overdose de acetaminofen é a overdose medicinal mais comum relatada a centros de controle de intoxicações nos Estados Unidos. Os pacientes apresentam-se tipicamente com náuseas e/ou vômitos devido à necrose hepática centrilobular causada por um metabólito do acetaminofen que reage com e destrói os hepatócitos. Normalmente, esse metabólito constitui apenas 5% do metabolismo do acetaminofen e é inativado pela conjugação com glutationa exógena. Na overdose, o suprimento de glutationa fica depletado e o metabólito destrutivo não é desintoxicado.

- Organofosforados são venenos nervosos que já foram usados em guerras e ataques terroristas. Eles inativam a acetil-colinesterase e criam uma crise colinérgica aguda e grave. Doses grandes e repetidas de atropina são uma parte essencial da conduta de emergência nessa intoxicação.

- A gasometria sanguínea de rotina não reconhece a presença de hemoglobinas anormais, e a oximetria de pulso não consegue distinguir carboxi-hemoglobina de oxi-hemoglobina. Portanto, na presença de intoxicação por monóxido de carbono, essas monitorizações geram dados enganosos.

- Os efeitos do CO não se limitam ao período imediatamente posterior à exposição ao gás. Efeitos neuropsiquiátricos persistentes ou tardios podem ser vistos. A síndrome neuropsiquiátrica tardia, que pode incluir disfunção cognitiva, perda de memória, convulsões, mudanças de personalidade, parkinsonismo, demência, mutismo, cegueira e psicose, pode ocorrer em seguida a uma recuperação aparente da fase aguda da intoxicação por CO. Nenhum achado clínico ou exame laboratorial prevê confiavelmente quais pacientes estão em risco de sofrer a síndrome neuropsiquiátrica tardia, mas pacientes que apresentam-se comatosos, os idosos e os que sofreram exposição prolongada parecem ter o risco agravado.

REFERÊNCIAS

Adnet P, Lestavel P, Krivosic-Horber R: Neuroleptic malignant syndrome. Br J Anaesth 2000;85:129–135.

American Society of Anesthesiologists' Committee on Occupational Health: Model curriculum on drug abuse and addiction for residents in anesthesiology. Available at: www.asahq.org/curriculum.pdf.

Boyer EW, Shannon M: The serotonin syndrome. N Engl J Med 2005;352:1112–1118.

Ding Z, White PF: Anesthesia for electroconvulsive therapy. Anesth Analg 2002;94:1351–1364.

Folk JW, Kellner CH, Beale MD, et al: Anesthesia for electroconvulsive therapy: A review. J ECT 2000;16:157–170.

Gold CG, Cullen DJ, Gonzales S, et al: Rapid opioid detoxification during general anesthesia: A review of 20 patients. Anesthesiology 1999;91:1639–1647.

Gold MS, Byars JA, Frost-Pineda K: Occupational exposure and addiction for physicians: Case studies and theoretical implications. Psychiatr Clin North Am 2004;27:745–753.

Kao LW, Nanagas KA: Carbon monoxide poisoning. Med Clin N Am 2005;89:1161–1194.

May JA, White HC, Leonard-White A, Warltier DC, Pagel PS: The patient recovering from alcohol and drug addiction: Special issues for the anesthesiologist. Anesth Analg 2001;92:1608–1610.

Mokhlesi B, Leikin JB, Murray P, Corbridge TC: Adult toxicology in critical care. Part II: Specific poisonings. Chest 2003;123:897–922.

Rumack BH, Matthew H: Acetaminophen poisoning and toxicity. Pediatrics 1975;55:871–876.

Sadock BJ, Sadock VA: Kaplan and Sadock's Pocket Handbook of Psychiatric Drug Treatment, 4th ed. Philadelphia, Lippincott Williams & Wilkins, 2005.

Zimmerman JL: Poisonings and overdoses in the intensive care unit: General and specific management issues. Crit Care Med 2003;31: 2794–2801.

CAPÍTULO 23

Doenças Associadas à Gravidez

Ferne R. Braveman

Mudanças Fisiológicas Associadas à Gravidez
- Sistema Cardiovascular
- Sistema Respiratório
- Sistema Gastrointestinal
- Outras Mudanças

Considerações Anestésicas
- Cirurgia não Obstétrica
- Cuidados da Anestesia Obstétrica

Doença Hipertensiva Específica da Gravidez
- Etiologia
- Hipertensão Gestacional
- Pré-eclâmpsia
- Prognóstico
- Conduta Anestésica
- Síndrome HELLP
- Eclâmpsia

Complicações Obstétricas
- Hemorragia Obstétrica
- Embolia do Líquido Aminiótico
- Ruptura Uterina

- Parto Vaginal após uma Cesariana
- Apresentações Anormais e Gestação Gemelar

Doenças Médicas Coexistentes
- Doença Cardíaca
- *Diabetes Mellitus*
- Miastenia *Gravis*
- Obesidade
- Idade Materna Avançada
- Abuso de Substâncias

Avaliação Fetal/Problemas Neonatais
- Monitorização Fetal Eletrônica
- Avaliação do Recém-nascido
- Hipovolemia
- Hipoglicemia
- Aspiração do Mecônio
- Estenose e Atresia Coanal
- Hérnia Diafragmática
- Fístula Traqueoesofágica
- Anomalias Laríngeas

A gravidez e o trabalho de parto e nascimento subsequentes são acompanhados por mudanças fisiológicas em múltiplos sistemas de órgãos que podem influenciar as respostas maternais à anestesia e a escolha das técnicas anestésicas. Além disso, a fisiologia normal da gravidez pode interagir negativamente com as condições maternas preexistentes. Além disso, doenças médicas únicas das parturientes podem influenciar a conduta anestésica, especialmente durante o trabalho de parto e o nascimento.

MUDANÇAS FISIOLÓGICAS ASSOCIADAS À GRAVIDEZ

Sistema Cardiovascular

Por volta da quinta semana de gestação, há um aumento significativo no débito cardíaco. O débito cardíaco aumenta cerca de 40% dos valores pré-gravídicos ao final do primeiro trimestre e cerca de 50% ao final do segundo trimestre. No parto, o débito cardíaco aumenta mais 40% no segundo estágio. Um aumento adicional de 20% no débito cardíaco é visto durante as contrações uterinas. Imediatamente após o parto, o débito cardíaco pode estar até 75% acima dos valores pré-parto. Estas alterações podem ser significativas para a paciente com uma doença vascular preexistente.

O débito cardíaco aumentado é devido a um aumento na frequência cardíaca no início da gravidez. Ao final do segundo semestre, o volume sistólico aumenta em aproximadamente 30% e permanece neste nível até o nascimento. O volume sistólico no trabalho de parto aumenta devido a uma autotransfusão enquanto o sangue é deslocado do útero.

A síndrome da hipotensão supina ocorre em mais de 10% das parturientes com a aproximação do termo. A incidência da síndrome da hipotensão supina, que resulta da obstrução da veia cava inferior pelo útero gravídico quando a mulher grávida está na posição supina, pode ser minimizada pelo posicionamento da paciente na posição lateral ou movendo mecanicamente o útero para a esquerda (deslocamento uterino esquerdo) na parturiente em posição supina.

Sistema Respiratório

A combinação da ventilação minuto aumentada começando durante o primeiro trimestre e a capacidade residual funcional diminuída com a progressão da gravidez, acelera a taxa na qual as mudanças nas concentrações alveolares dos anestésicos inalados podem ser alcançadas. Como resultado, a indução da anestesia, a emergência da anestesia e as mudanças na profundidade anestésica são notavelmente mais rápidas nas parturientes do que nas mulheres que não estão grávidas. Além disso, a dose necessária para os fármacos anestésicos voláteis (concentração alveolar mínima) pode estar diminuída durante a cirurgia. A combinação do início acelerado da anestesia e das necessidades anestésicas diminuídas torna as pacientes grávidas suscetíveis a uma overdose anestésica. A indução da anestesia nas parturientes pode estar associada a diminuições significativas na oxigenação arterial se a apneia for prolongada, como durante a entubação traqueal. Este fenômeno reflete as reservas de oxigênio diminuídas consequentes das diminuições na capacidade residual funcional.

O ingurgitamento capilar da mucosa respiratória resulta no inchaço da faringe nasal e oral, da laringe e da traqueia. As parturientes, portanto, podem ter sintomas consistentes com uma infecção do trato respiratório superior e uma laringite. Estes sintomas podem ser muito exacerbados por uma sobrecarga de fluido ou um edema, associados à pré-eclâmpsia. Observe que a manipulação da via aérea pode causar sangramento e edema adicional.

Sistema Gastrointestinal

O tônus do esfíncter esofágico inferior está diminuído com resultado de dois fatores: o deslocamento do estômago para cima e o relaxamento do músculo decorrente dos efeitos da progesterona. Além disso, a azia é uma ocorrência frequente entre as parturientes. O esvaziamento gástrico não é alterado na gravidez, embora ele seja retardado durante o parto.

A gravidez é caracterizada pela resistência a insulina, causada pela secreção placentária de lactogênio. Esta resistência se resolve rapidamente após o parto. Os níveis de glicose em jejum são menores na gravidez do que nas pacientes não grávidas devido ao alto uso de glicose pelo feto.

Outras Mudanças

A gravidez é um estado de renovação plaquetária e coagulação aumentadas. A contagem plaquetária pode estar diminuída, mas o tempo de sangramento permanece o mesmo. Os fatores de coagulação aumentam na gravidez, resultando em encurtamento do tempo de protrombina e tempo de tromboplastina parcial. As mudanças observadas no tromboelastograma combinadas com os dados citados são sugestivos de um estado de hipercoagubilidade.

O fluxo sanguíneo renal está aumentado na gravidez. A taxa de filtração glomerular aumenta em 50%, resultando na diminuição da ureia sanguínea e da creatinina. Os valores normais da ureia sanguínea e da creatinina no parto são anormais e indicam uma disfunção renal (**Tabela 23-1**).

CONSIDERAÇÕES ANESTÉSICAS

Cirurgia não Obstétrica

De 1% a 2% de todas as mulheres grávidas nos Estados Unidos irão passar por procedimentos cirúrgicos não relacionados com sua gravidez. Os procedimentos não obstétricos mais frequentes são a excisão de cistos ovarianos, a apendicectomia, a biópsia mamária e a cirurgia necessária por trauma. Além disso, o tratamento de um colo uterino incompetente (cerclagem uterina) ocorre tipicamente no início da gravidez.

O objetivo da conduta anestésica em pacientes que sofrem procedimentos cirúrgicos não obstétricos é a segurança materna, o cuidado seguro do feto e a prevenção de um parto prematuro relacionado ao procedimento cirúrgico ou a fármacos administrados durante a anestesia. Para alcançar estes objetivos, os efeitos da fisiologia alterada do paciente devem ser reconhecidos e incorporados com o plano anestésico. A indução e a emergência da anestesia são mais rápidas do que no estado não gravídico devido à ventilação minuto aumentada, à capacidade residual funcional diminuída e à concentração alveolar mínima diminuída dos agentes voláteis, os quais já podem ser vistos com oito a 10 semanas de gestação. A síndrome da hipotensão supina pode ocorrer já no segundo trimestre.

É importante lembrar que os efeitos da fisiologia da gravidez não são limitados à anestesia geral. Há um efeito aumentado dos anestésicos locais durante a gravidez; logo, a quantidade de anestésico local administrada deve ser reduzida em 25% a 30% durante qualquer estágio da gravidez.

A teratogenicidade pode ser induzida em qualquer estágio da gestação. No entanto, a maior parte da organogênese crítica ocorre no primeiro trimestre. Embora muitos anestésicos comumente utilizados sejam teratogênicos em altas doses em animais, poucos, ou mesmo nenhum, estudos confirmam os efeitos teratogênicos do anestésico ou dos medicamentos sedativos nas doses usadas para o cuidado anestésico em humanos. Existem algumas evidências de uma ligação entre a injeção materna de uma alta dose de diazepam no primeiro trimestre e a fenda palatina; No entanto, as doses medicinais de benzodiazepínicos são seguras quando necessárias para tratar a ansiedade perioperatória.

O óxido nitroso também foi sugerido como sendo teratogênico em animais quando administrado por períodos prolongados (1-2 dias). A preocupação com seu uso em humanos é seu efeito na síntese de DNA. Embora a teratogênese tenha sido vista apenas em animais sob condições extremas, improváveis de serem reproduzidas

CAPÍTULO 23
Doenças Associadas à Gravidez

TABELA 23-1	Alterações Fisiológicas que Acompanham a Gravidez

Parâmetro	Alteração Média dos Valores não Gravídicos
Volume do fluido intravascular	+35
Volume do plasma	+45
Volume de eritrócitos	+20
Débito cardíaco	+40
Volume sistólico	+30
Frequência cardíaca	+15
Circulação periférica	
Pressão arterial sistólica	Nenhuma alteração
Resistência vascular sistêmica	−15
Pressão arterial diastólica	−15
Pressão venosa central	Nenhuma alteração
Pressão venosa femoral	+15
Ventilação-minuto	+50
Volume-corrente	+40
Frequência respiratória	+10
PaO_2	+10 mmHg
$PaCO_2$	−10 mmHg
pHa	Nenhuma alteração
Capacidade pulmonar total	Nenhuma alteração
Capacidade vital	Nenhuma alteração
Capacidade residual funcional	−20
Volume de reserva expiratório	−20
Volume residual	−20
Resistência da via aérea	−35
Consumo de oxigênio	+20
Fluxo sanguíneo renal e taxa de filtração glomerular	−50
Atividade da colinesterase sérica	−25

no tratamento clínico, alguns acreditam que o uso do óxido nitroso seja contraindicado nos dois primeiros trimestres da gravidez.

A asfixia fetal intrauterina é evitada pela manutenção da PaO_2, $PaCO_2$ e do fluxo sanguíneo uterino maternos. A $PaCO_2$ afeta o fluxo sanguíneo uterino já que a alcalose maternal pode causar uma vasoconstrição direta. A alcalose também altera a curva de dissociação da oxi-hemoglobina, resultando em uma menor liberação de oxigênio para o feto na placenta. A hipotensão materna leva à redução no fluxo sanguíneo uterino e, portanto, à hipóxia

fetal. A hipertensão uterina, como ocorre com a irritabilidade uterina aumentada, também diminuirá o fluxo sanguíneo uterino.

A anestesia e a cirurgia também podem resultar em parto prematuro durante os períodos intra e pós-operatório. Os procedimentos abdominais e pélvicos estão associados a maior incidência de partos prematuros. Geralmente, a cirurgia eletiva deve ser postergada até que a paciente não esteja mais grávida e tenha retornado ao seu estado fisiológico não gravídico (aproximadamente duas a seis semanas após o parto). Os procedimentos que podem ser agendados com alguma flexibilidade, mas não podem ser postergados até o pós-parto são mais bem-agendados no segundo trimestre. Isto diminui o risco de teratogenicidade (administração de medicamentos no primeiro trimestre) ou de parto prematuro (maior risco no terceiro trimestre) (**Fig. 23-1**).

Se uma cirurgia de emergência for necessária, não existem dados que confirmem que qualquer técnica anestésica é melhor do que a outra, a oxigenação fornecida e a pressão sanguínea são mantidas e a hiperventilação é evitada. A despeito desta afirmação, a anestesia regional deve ser considerada já que minimiza a exposição do feto aos medicamentos. Se a anestesia geral for necessária, como enfatizado previamente, deve-se manter a oxigenação e a pressão sanguínea normais e evitar a hiperventilação. O deslocamento esquerdo do útero deve ser utilizado durante o segundo e o terceiro trimestres e uma profilaxia da aspiração administrada a todas as pacientes grávidas. Para a monitorização, a frequência cardíaca fetal e a atividade uterina pré e pós-operatórias devem ser avaliadas cuidadosamente.

Cuidados da Anestesia Obstétrica
Técnicas Analgésicas Regionais

O uso de técnicas regionais em parturientes requer um entendimento das vias neurais responsáveis pela transmissão da dor durante o trabalho de parto e o nascimento. A dor do trabalho de parto surge primariamente de receptores nas estruturas uterinas e perineais. Impulsos dolorosos aferentes do colo e do útero percorrem os nervos que acompanham as fibras do sistema nervoso simpático e entram na medula espinhal em T10-L1. Vias de dor caminham do períneo para S2-4 através dos nervos pudendos. A dor durante o primeiro estágio do trabalho de parto (início das contrações regulares) resulta da dilatação do colo do útero, contração do útero e da tração do ligamento redondo. A dor é visceral e está relacionada aos dermátomos supridos pelos segmentos da medula espinhal T10-L1. Durante o segundo estágio do trabalho de parto (dilatação completa do colo do útero), a dor é somática e produzida pela distensão do períneo e o estiramento dos tecidos da fáscia, da pele e subcutâneos.

Analgesia Epidural Lombar

No posicionamento de um cateter epidural para o fornecimento de analgesia durante o trabalho de parto e o nascimento ou de anestesia para a cesariana, é importante confirmar a ausência de posicionamento intravascular ou subaracnoide do cateter epidural. Nesta situação, é comum administrar uma dose teste de uma solução contendo o anestésico local e epinefrina (15 µg). Um aumento induzido pela epinefrina na frequência cardíaca materna alerta o anestesista da possibilidade de um cateter intravascular. O início rápido da anestesia sugere um posicionamento subaracnoide. A hipotensão pode requerer a administração de pequenas doses de efedrina (5-10 mg IV)

557

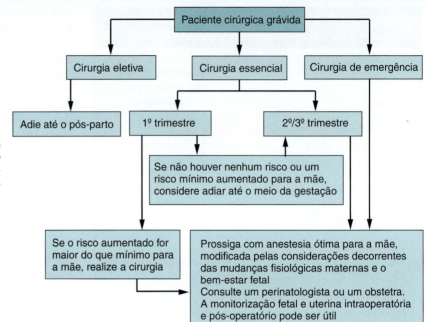

Figura 23-1 • Recomendações para o tratamento das parturientes e dos procedimentos cirúrgicos. *(Adaptado de Rosen MA: Management of anesthesia for the pregnant surgical patient. Anesthesiology 1999;91:1159-1163. © 1999, Lippincott Williams & Wilkings.)*

ou fenilefrina (20-100 μg IV). A analgesia neuraxial no início do trabalho de parto não aumenta a incidência de cesariana e pode encurtar o trabalho de parto quando comparado com a analgesia sistêmica. Veja a **Tabela 23-2** para as escolhas analgésicas.

Analgesia Raquiperidural Combinada

A analgesia raquiperidural combinada (RPC) no trabalho de parto foi defendida como uma alternativa à analgesia epidural. As vantagens citadas para a técnica combinada incluem um início mais rápido da analgesia, uma segurança aumentada, uma efetividade quando aplicada em trabalho de partos rapidamente progressivos e bloqueio motor mínimo. A administração subaracnoidal de baixas doses de opioides como o fentanil (12,5-25 μg) ou o sufentanil (5-10 μg) resulta em alívio rápido (5 minutos) e quase completo da dor durante o primeiro estágio do trabalho de parto. Baixas doses de anestésicos locais tal como 2,5 mg de bupivacaína também podem ser adicionadas à solução de opioide. As desvantagens da técnica combinada incluem uma complexidade técnica aumentada e o possível risco de cefaleia pós-punção da dura-máter.

Esta técnica deve ser considerada quando a analgesia neuraxial é necessária em partos muito precoces ou em partos multíparos de progressão rápida.

Anestesia para Cesariana

Em 2007, mais de 30% das parturientes pariram por meio de cesariana. Se a analgesia epidural for utilizada para o trabalho de parto, esta técnica pode então ser convertida para anestesia mudando a dose e a concentração do fármaco administrado. A maioria das cesarianas eletivas e muitas das cesarianas de emergência são feitas sob anestesia espinhal. Uma solução de bupivacaína hiperbárica fornece uma anestesia confiável, frequentemente com a adição de morfina ou meperidina para a analgesia pós-operatória. A anestesia geral é reservada para a maioria dos casos emergentes ou quando a condição materna contraindica uma anestesia regional. Em pacientes que sofrem partos por cesariana não programados, o consenso do American College of Obstetrician and Gynecologists e da American Society of Anesthesiologists é que os hospitais devem ter a capacidade de começar a cesariana dentro de 30 mi-

TABELA 23-2	Analgesia Epidural no Parto		
		INFUSÃO	
Bolus (10 mL)	Anestésico Local		Opioide
Bupivacaína 0,125% com hidromorfina 10 μg/mL	Bupivacaína 0,0625%-0,125%		Hidromorfina 3 μg/mL
Bupivacaína 0,125% com fentanil 5 μg/mL	Bupivacaína 0,0625%-0,125%		Fentanil 2 μg/mL
Bupivacaína 0,125% com sufentanil 1 μg/mL	Bupivacaína 0,0625%-0,125%		Sufentanil 2 μg/mL
(Ropivacaína 0,075% pode ser usada com opioide como acima)	(Ropivacaína 0,075%-0,125% pode ser usada)		(Qualquer um dos acima)

nutos após a decisão de operar. Contudo, nem todas as indicações para partos por cesariana requerem este tempo de resposta de 30 minutos. Ironicamente, um intervalo de tempo maior do que 18, não 30, minutos a partir do início das desacelerações *graves* da frequência cardíaca fetal para o parto está associado a um desfecho neonatal desfavorável. Deve-se considerar a indicação para partos por cesariana não programados (p. ex., interrupção do trabalho de parto, frequência cardíaca fetal insegura ou doença materna) *versus* o risco/benefício materno na escolha da técnica anestésica. A segurança e o bem-estar maternos são superiores na determinação da escolha da técnica para partos por cesariana não programados.

Idealmente, todas as pacientes devem ser avaliadas pela equipe de anestesiologia na entrada para o trabalho de parto e o nascimento. No mínimo, a equipe da anestesiologia deve ser informada anteriormente e a paciente avaliada quando um parto complicado for antecipado, quando a paciente tiver fatores de risco para risco anestésico aumentado (**Tabela 23-3**) ou no primeiro traço indicativo de frequência cardíaca fetal insegura. Obviamente, a avaliação pré-anestésica deve incluir uma avaliação de doenças coexistentes assim como um exame completo das vias aéreas. A aspiração pulmonar e a falha na entubação são responsáveis por três quartos de todas as mortes maternas relacionadas com o cuidado anestésico. A incidência da aspiração de conteúdos gástricos é de 1 em 661 pacientes que passam por cesarianas sob anestesia geral comparada com 1 em 2.131 na população cirúrgica geral. De 15% a 20% das pacientes que sofrem de pneumonite por aspiração podem necessitar de ventilação mecânica ou hospitalização prolongada. A prevenção da pneumonite por aspiração deve ser feita com o uso de pré-medicações apropriadas com bloqueadores de H_2, o uso de um antiácido não particulado e/ou metoclopramida e/ou famotidina para diminuir o risco de uma pneumonite por aspiração significativa. A anestesia geral deve ser evitada sempre que possível; a pressão cricoide e um tubo endotraqueal devem ser usados se a anestesia geral for necessária. Durante o trabalho de parto, a ingestão oral deve ser restrita a pequenas quantidades de fluidos claros já que não se pode prever qual paciente em trabalho de parto irá progredir para uma cesariana. A incidência de falha na entubação na população obstétrica é de 1 em 250, a qual é 10 vezes maior que a da população em geral. O parto por cesariana urgente para um padrão de frequência cardíaca fetal insegura não necessariamente impede o uso de anestesia local. A rápida indução da anestesia espinhal é apropriada em muitas situações nas quais há um comprometimento fetal. As parturientes sob alto risco de complicações das vias aéreas devem ter uma indução precoce da analgesia do trabalho de parto para evitar a necessidade de anestesia geral caso uma cesariana de emergência se torne necessária, já que a analgesia do trabalho de parto pode ser rapidamente convertida em anestesia cirúrgica quando uma cesariana for necessária.

DOENÇA HIPERTENSIVA ESPECÍFICA DA GRAVIDEZ

Etiologia

A doença hipertensiva específica da gravidez (DHEG) abrange uma série de distúrbios coletivamente e anteriormente conhecidos como toxemia da gravidez, a qual inclui a hipertensão gestacional (hipertensão não proteinúrica), pré-eclâmpsia (hipertensão proteinúrica) e eclâmpsia. Ocorrendo em 6% a 8% de todas asgestações, a DHEG é a principal causa de morbidade e mortalidade obstétrica e perinatal. Os três principais mecanismos envolvidos com a etiologia da DHEG são os vasoespasmos causados pela sensibilidade anormal dos músculos lisos vasculares às catecolaminas, as reações antígeno-anticorpo entre os tecidos fetais e maternos durante o primeiro trimestre que inicia a vasculite placentária e um desequilíbrio na produção das prostaglandinas vasoativas (tromboxano A e prostaciclina), levando à vasoconstrição das pequenas artérias e à agregação plaquetária. As características patológicas mais comuns vistas na placenta, nos rins e no cérebro são os danos e a disfunção do endotélio vascular (**Fig. 23-2**).

Hipertensão Gestacional
Diagnóstico

A hipertensão gestacional é caracterizada pelo início da hipertensão sistêmica, sem proteinúria ou edema, durante as últimas semanas de gestação ou durante o período pós-parto imediato.

TABELA 23-3	Fatores que Aumentam o Risco Anestésico
Obesidade	
Edema de face e pescoço	
Estatura extremamente baixa	
Dificuldade na abertura da boca	
Artrite do pescoço/pescoço curto/mandíbula pequena	
Anomalias da face, boca e dentes	
Tireoide grande	
Doença pulmonar	
Doença cardíaca	

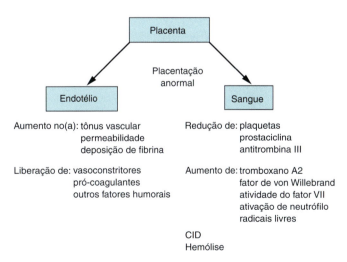

Figura 23-2 • A mudança inicial primária para o desenvolvimento da hipertensão induzida pela gravidez (pré-eclâmpsia) pode ser a isquemia da placenta. CID, coagulação intravascular disseminada. *(Adaptado de Mushambi MC, Halligan AW, Williamson K: Recent developments in the pathophysiology of preeclampsia. Br J Anaesth 1996; 76: 133-148. © The Board of Management and Trustees of the British Journal of Anaesthesia.)*

Tratamento

A hipertensão sistêmica é geralmente leve e o desfecho da gravidez não é afetado. A pressão arterial sistêmica se normaliza durante as primeiras poucas semanas após o parto, mas frequentemente retorna durante as gestações subsequentes.

Prognóstico

Acredita-se que o risco de desenvolvimento de hipertensão essencial tardiamente na vida esteja aumentado nestas mulheres.

Pré-eclâmpsia

Sinais e Sintomas

A pré-eclâmpsia, uma síndrome exibida após 20 semanas de gestação, se manifesta como uma hipertensão sistêmica, proteinúria e um edema generalizado (**Tabela 23-4**). O edema generalizado não é essencial para o diagnóstico, já que o edema está presente na maioria das parturientes normotensas. O edema generalizado associado com a pré-eclâmpsia tipicamente aparece abruptamente e está associado com o ganho de peso acelerado. Os sinais e sintomas de pré-eclâmpsia geralmente se resolvem dentro de 48 horas após o nascimento. As pressões arteriais sistêmicas maiores que 140/90 mmHg com perdas diárias de proteínas na urina de mais de 2 g são suficientes para o diagnóstico de pré-eclâmpsia. A pré-eclâmpsia grave está presente quando as pressões arteriais sistêmicas excedem 160/110 mmHg com perdas diárias de proteínas na urina de mais de 5 g. É provável que estas pacientes reclamem de dores de cabeça, distúrbios visuais e dor epigástrica e eles podem exibir alteração da consciência.

Os fatores de risco para o desenvolvimento de pré-eclâmpsia incluem nuliparidade, idade materna avançada, hipertensão e obesidade (**Tabela 23-5**).

Diagnóstico e Etiologia

A pré-eclâmpsia é uma síndrome que afeta quase todos os sistemas do organismo. Ela está associada à isquemia placentária resultante de uma placenta anormal. A placenta anormal pode então liberar fatores que produzem danos generalizados às células endoteliais vasculares e levam a uma disfunção de múltiplos órgãos (Fig. 23-2).

A hipertensão sistêmica é um sinal precoce de pré-eclâmpsia e pode resultar parcialmente de vasoespasmos graves e de vasoconstrição arterial generalizada. A pós-carga aumentada pode levar à falência ventricular esquerda e ao edema pulmonar. As respostas às catecolaminas e à angiotensina II circulantes são exageradas. O volume diminuído do fluido intravascular é comum, especialmente nas parturientes com pré-eclâmpsia grave. A hipovolemia pode resultar em um hematócrito aumentado e, portanto, pode esconder a presença da anemia.

O edema pulmonar pode ocorrer na pré-eclâmpsia grave. A baixa pressão osmótica coloidal decorrente das perdas urinárias de albumina e da permeabilidade capilar aumentada leva ao acúmulo intersticial de fluido nos pulmões. Clinicamente, diminuições na PaO_2 são suspeitas de edema pulmonar intersticial. Estas parturientes podem estar sob risco aumentado de desenvolvimento de edema pulmonar em resposta à administração de fluido intravenoso. O edema das vias aéreas superiores e da laringe, que pode ser acompanhado por uma gestação normal, é exagerado nas pacientes pré-eclâmpticas. Esta alteração pode influenciar o tamanho do tubo endotraqueal selecionado para a entubação traqueal.

Os distúrbios visuais (fotofobia, diplopia, visão turva) podem acompanhar a pré-eclâmpsia. A isquemia causada pelos vasoespasmos das artérias cerebrais posteriores ou edema cerebral nas regiões occipitais pode ser a causa destes distúrbios visuais. Dor de cabeça e hiper-reflexia são sinais de aviso precoces de irritação cerebral aumentada. Convulsões de grande mal podem ocorrer e a maioria provavelmente reflete os efeitos da isquemia cerebral decorrente de vasoespasmos, edema cerebral e microinfartos. A efetividade do sulfato de magnésio, um vasodilatador cerebral, para o controle das convulsões evidencia um suporte à ocorrência de vasoespasmo cerebral. Uma relação entre as convulsões e a gravidade da hipertensão sistêmica materna é questionável. O coma, em associação de

TABELA 23-4	Manifestações e Complicações da Pré-eclâmpsia
Hipertensão sistêmica	
Insuficiência cardíaca congestiva	
Pressão osmótica coloidal diminuída	
Edema pulmonar	
Hipoxemia arterial	
Edema laríngeo	
Edema cerebral (cefaleia, distúrbios visuais, alterações nos níveis de consciência)	
Convulsões de grande mal	
Hemorragia cerebral	
Hipovolemia	
Síndrome HELLP (Hemólise, Enzimas Hepáticas Elevadas, Plaquetas Baixas)	
Coagulação intravascular disseminada	
Proteinúria	
Oligúria	
Necrose tubular aguda	
Dor epigástrica	
Fluxo sanguíneo uterino diminuído	
Retardo no crescimento intrauterino	
Trabalho de parto e nascimento prematuros	
Descolamento prematuro da placenta	

TABELA 23-5	Fatores de Risco para a Pré-eclâmpsia
Obesidade	
Nuliparidade	
Idade materna > 40 anos	
Pré-eclâmpsia prévia	
Hipertensão crônica	
Diabetes	
Doença renal	
Gestação gemelar	

CAPÍTULO 23
Doenças Associadas à Gravidez

pressão intracraniana aumentada, pode resultar em convulsões. A hemorragia cerebral pode ocorrer e é fatal nestas pacientes.

A pré-eclâmpsia está associada ao fluxo sanguíneo renal e a taxa de filtração glomerular reduzidos, com os aumentos correspondentes na concentração da creatinina sérica. Embora a oligúria seja comum, a progressão para a falência renal aguda é rara. A necrose tubular aguda frequentemente é a causa da falência renal reversível. O descolamento prematuro da placenta, a coagulação intravascular disseminada (CID) e a hipovolemia geralmente precedem a falência renal aguda.

A função hepática debilitada nas pacientes com pré-eclâmpsia grave pode prejudicar a depuração dos fármacos metabolizados pelo fígado. A ruptura hepática espontânea é rara, mas é provável que seja um evento fatal. Testes da função anormal do fígado são observados sozinhos e em conjunto com a síndrome HELLP (ver "Síndrome HELLP").

A trombocitopenia pode ocorrer nas pacientes pré-eclâmpticas refletindo uma CID de baixo grau. As concentrações circulantes aumentadas dos produtos de degradação da fibrina também são compatíveis com a CID. A trombocitopenia também pode envolver mecanismos autoimunes como evidenciado pelos níveis elevados de imunoglobulina G. O efeito da trombocitopenia no sangramento não está claro, já que o os tempos de sangramento prolongados nem sempre correspondem à contagem plaquetária. Apesar disso, os tempos de sangramento e a contagem das plaquetas geralmente se correlaciona quando a contagem plaquetária está abaixo de $100.000/mm^3$.

As concentrações da prostaciclina vascular maternal estão diminuídas com a pré-eclâmpsia e a produção do tromboxano A plaquetário está aumentada. O desequilíbrio resultante entre a prostaciclina e o tromboxano provavelmente contribui para acentuar a atividade plaquetária e o dano vascular.

A circulação placentária deficiente é a explicação mais provável para a alta incidência de morte fetal intrauterina, de retardo no crescimento intrauterino e de mortalidade perinatal associada à pré-eclâmpsia. O descolamento prematuro da placenta é também mais comum em pacientes com pré-eclâmpsia. O fluxo sanguíneo uterino diminuído predispõe a um útero hiperativo e o parto prematuro é comum. Note que bebês clinicamente pequenos ou prematuros são mais vulneráveis à depressão induzida por fármaco dos fármacos administrados à mãe para a analgesia do trabalho de parto ou para a profilaxia das convulsões. Além disso, a aspiração de mecônio é um problema comum nestes recém-nascidos (Tabela 23-3).

Tratamento

O tratamento definitivo da pré-eclâmpsia é o nascimento. Quando estiver a termo, a paciente diagnosticada com pré-eclâmpsia deve parir. Quando estiver distante do fim da gestação, o risco da prematuridade neonatal deve ser contrabalanceado com o risco para a mãe e para o feto de continuar com a gravidez.

Se a pré-eclâmpsia for leve e a paciente estiver distante do fim da gestação, um tratamento conservador, com repouso total e monitorização até a 37ª semana de gestação ou até que o estado da mãe e do feto se deteriore, é recomendado. Mulheres com pré-eclâmpsia grave (**Tabela 23-6**) devem parir independente da idade gestacional. O tratamento da grávida por 48 horas para permitir a administração de corticosteroides para acelerar o amadurecimento pulmonar do feto é aceitável antes do parto.

O sulfato de magnésio é administrado para a profilaxia das convulsões. O efeito anticonvulsivante é central nos receptores do N-metil-M_D-aspartato. Outros efeitos benéficos incluem uma diminuição na resistência vascular sistêmica e um aumento no índice cardíaco.

As pacientes pré-eclâmpticas com pressões arteriais sistólicas maiores que 160 a 170 mmHg e diastólicas maiores que 105 a 110 mmHg necessitarão de uma terapia anti-hipertensiva. O objetivo da terapia é alcançar uma pressão arterial sistólica entre 140 e 155 mmHg e uma diastólica entre 90 e 105 mmHg. Pressões arteriais baixas podem comprometer a perfusão uteroplacentária. A hidralazina, o labetalol e a nifedipina são todos anti-hipertensivos efetivos nestas pacientes. A hipertensão refratária pode necessitar uma infusão contínua de um anti-hipertensivo. A nitroglicerina, o nitroprussiato de sódio e o fenoldopam são úteis como uma terapia de curto prazo (**Tabela 23-7**). Um cateter intra-arterial para

TABELA 23-6	Características Diagnósticas da Pré-eclâmpsia Grave
≥ 5 g de proteinúria ao longo de 24 horas	
Oligúria	
Edema pulmonar	
Função hepática anormal	
Dor no quadrante superior direito	
Distúrbios cerebrais	
Trombocitopenia	

TABELA 23-7	Tratamento da Hipertensão Sistêmica Associada à Pré-eclâmpsia

Manutenção da pressão arterial diastólica < 110 mmHg
 Hidralazina 5-10 mg IV a cada 20-30 min
 Hidralazina 5-20 mg/h IV como uma infusão contínua seguindo a administração de 5 mg IV
 Labetalol 50 mg IV ou 100 mg VO
 Labetalol 20-160 mg/h IV como uma infusão contínua
 Nitroglicerina 10 μg/min IV, titulada com a resposta
 Nitroprussiato 0,25 μg/kg/min IV, titulada com a resposta
 Fenodolpam 0,1 μg/kg/min IV, aumento de 0,05-0,2 μg/kg/min até que alcance a resposta desejada; dose média de 0,25-0,5 μg/kg/min

Profilaxia da convulsão
 Magnésio 4-6 g IV seguido de 1-2 g/h IV como uma infusão contínua (o objetivo é manter as concentrações séricas de 2,0-3,5 mEq/L)
 Toxicidade
 4,0-6,5 mEq/L associada a náusea, vômitos, diplopia, sonolência, perda do reflexo patelar
 6,5-7,5 mEq/L associada a paralisia da musculatura esquelética, apneia
 ≥ 10 mEq/L associada a parada cardíaca

a monitorização da pressão arterial deve ser colocado se a infusão contínua de qualquer anti-hipertensivo for utilizada.

As pacientes com pré-eclâmpsia possuem baixo volume intravascular e este déficit pode ter que ser corrigido antes ou em conjunto com a terapia anti-hipertensiva. Se a paciente desenvolver oligúria, uma infusão de fluidos de 500 a 1.000 mL de cristaloide é indicado. A monitorização cardiovascular central pode ser útil se a oligúria não responder à terapia ou se um edema pulmonar se desenvolver.

Prognóstico
Materno
A hemorragia cerebral é a principal causa de morte materna devido à pré-eclâmpsia e à eclâmpsia. Quando a pressão arterial média excede 140 mmHg, há um risco significativo de hemorragia cerebral materna. Por estas razões, é recomendado que as pressões arteriais sistêmicas maternas maiores que 170/110 mmHg sejam agressivamente tratadas com o objetivo de manter as pressões arteriais sistêmicas menores que 170/110 mmHg e maiores que 130/90 mmHg. Este objetivo deve diminuir o risco de hemorragia cerebral e preservar a perfusão placentária.

A paciente pré-eclâmptica pode desenvolver convulsões ou edema pulmonar dentro de 24 a 48 horas após o parto; logo, a terapia anticonvulsivante e a terapia anti-hipertensiva devem continuar pelo menos 48 horas após o parto.

Recém-nascido
Bebês nascidos de mães com DHEG estão sob grande risco de prematuridade, de serem pequenos para a idade gestacional e de depressão respiratória relacionada a fármacos, no momento do parto.

Conduta Anestésica
Avaliação Pré-anestésica
Deve-se prestar uma atenção particular à avaliação das vias aéreas. O edema facial ou estridor pode indicar um edema das vias aéreas e, portanto, uma dificuldade na entubação.

As pacientes pré-eclâmpticas são hipovolêmicas e predispostas à hipotensão com a instituição da anestesia neuraxial. Elas estão sob risco de edema pulmonar; logo, uma hidratação judiciosa é indicada. Uma pré-carga com 500 a 1.000 mL de cristaloide é apropriado antes da anestesia neuraxial. A monitorização central invasiva pode ser indicada se a paciente desenvolver tanto edema pulmonar quanto oligúria que não responde à infusão de fluidos. A monitorização da pressão sanguínea intra-arterial é indicada para a hipertensão refratária, especialmente se uma infusão anti-hipertensiva for necessária.

A avaliação laboratorial deve incluir uma contagem sanguínea completa. Um hematócrito elevado sugere hipovolemia. A trombocitopenia ocorre em aproximadamente 15% das pacientes pré-eclâmpticas. Uma contagem plaquetária de menos de 70.000/mm^3 indica um risco aumentado de hematoma epidural. Um teste da função plaquetária é útil na avaliação da elegibilidade da paciente para uma anestesia regional se a contagem plaquetária estiver na faixa de 70.000 a 100.000/mm^3.

Testes da função hepática, ureia sanguínea e creatinina são essenciais na determinação da gravidade da pré-eclâmpsia ou na identificação da presença da síndrome HELLP. A gasometria arterial e a radiografia do tórax são indicadas se houver sinais ou sintomas de edema pulmonar.

Analgesia do Trabalho de Parto
O parto vaginal na presença da DHEG e na ausência de sofrimento fetal é um plano anestésico aceitável. A cesariana é necessária na presença de sofrimento fetal, que pode refletir a deterioração progressiva da circulação uteroplacentária. A despeito da escolha da técnica anestésica, é importante continuar a monitorização da frequência cardíaca fetal até o início da cirurgia, especialmente se houver sofrimento fetal.

A analgesia epidural é a técnica preferida para a analgesia do trabalho de parto, se não for contraindicada. A analgesia epidural reduz os níveis de catecolaminas maternas e pode facilitar o controle da pressão arterial no trabalho de parto. A pré-eclâmpsia compromete a perfusão uteroplacentária por causa do componente vasoespástico da doença. A analgesia epidural pode melhorar o fluxo sanguíneo interviloso na pré-eclâmpsia, melhorando, portanto, o desempenho uteroplacentário e, como consequência, o bem-estar fetal.

Como estas pacientes estão sob risco de evoluir para uma cesariana, a colocação de cateter epidural precoce pode facilitar o uso da anestesia epidural para o parto por cesariana, evitando assim os riscos da anestesia geral. A analgesia epidural é realizada com infusões contínuas de soluções anestésicas locais contendo ropivacaína ou bupivacaína combinada com um opioide (Tabela 23-2) enquanto se mantém o deslocamento uterino esquerdo e a monitorização da frequência cardíaca fetal. Por causa da hipersensibilidade da vasculatura materna às catecolaminas, deve-se considerar o uso de soluções anestésicas locais sem a adição de epinefrina.

Anestesia para Cesariana
Anestesia Geral A anestesia geral é indicada para pacientes pré-eclâmpticas que passam por cesariana e que recusam a anestesia regional ou que apresentam coagulopatia. Historicamente, as parturientes que requerem cesariana de emergência para o sofrimento fetal foram tratadas com anestesia geral baseado na noção de que o tempo gasto para se instituir a anestesia regional poderia ser prejudicial para o bem-estar do feto. Apesar disso, a anestesia espinhal pode ser estabelecida em um tempo conveniente, evitando, assim, os possíveis efeitos depressivos dos fármacos no feto e o risco de falhar ou dificultar a entubação traqueal. A anestesia geral é selecionada quando uma hemorragia ou uma sepse é a razão da cesariana de emergência. Na presença de sofrimento fetal, deve-se monitorar a frequência cardíaca fetal continuamente enquanto se faz o bloqueio ou se prepara para a indução da anestesia.

Os riscos da anestesia geral nas parturientes com pré-eclâmpsia incluem uma entubação traqueal potencialmente difícil devido ao edema laríngeo, a aspiração potencial de conteúdos gástricos, a sensibilidade aumentada aos relaxantes musculares não despolarizantes, respostas pressoras exageradas à laringoscopia direta ou à entubação traqueal, e o fluxo sanguíneo placentário prejudicado. A mortalidade da anestesia geral nas parturientes é quase exclusivamente decorrente da dificuldade de controle das vias aéreas ou falha na entubação traqueal.

Antes da indução da anestesia, é essencial restaurar o volume de fluido intravascular e controlar a pressão arterial. A indução da anestesia é geralmente acompanhada utilizando-se tiopental mais succinilcolina para facilitar a entubação traqueal. O uso de doses defasciculantes de relaxantes musculares não despolarizantes antes da administração de succinilcolina não é necessário, já que a terapia do magnésio (frequentemente administrada como tera-

CAPÍTULO 23
Doenças Associadas à Gravidez

pia adjuvante nestas pacientes) atenua as fasciculações produzidas pela succinilcolina.

O edema exagerado das estruturas das vias aéreas superiores pode interferir com a visualização da abertura da glote e o inchaço laríngeo pode resultar na necessidade de inserir um tubo traqueal menor do que o anterior. O edema laríngeo frequentemente ocorre como parte do edema generalizado e do inchaço facial que acompanha a pré-eclâmpsia, mas isto pode ocorrer com poucos sinais de alerta. É importante evitar tentativas repetidas de laringoscopia direta, já que isto pode piorar o edema existente. Em parturientes pré-eclâmpticas com a coagulação prejudicada, qualquer trauma associado à laringoscopia direta poderia resultar em sangramento.

É provável que as respostas das pressões arteriais sistêmicas à laringoscopia direta e à intubação traqueal sejam exageradas nas parturientes pré-eclâmpticas, aumentando assim o risco de hemorragia cerebral ou de edema pulmonar. Idealmente, a laringoscopia de curta duração é o método mais previsível para minimizar a magnitude e a duração das respostas da pressão arterial e da frequência cardíaca evocadas pela entubação traqueal. A hidralazina (5-10 mg IV administrada 10-15 minutos antes da indução da anestesia), o labetalol (10-20 mg IV de 5-10 minutos antes da indução da anestesia) ou a nitroglicerina (1-2 μg/kg IV logo antes do início da laringoscopia direta) podem ser administrados para atenuar as respostas das pressões arteriais sistêmicas.

Baixas doses de anestésicos voláteis (0,5-1,0 concentração alveolar mínima) com ou sem 50% de óxido nitroso podem ser úteis para a manutenção da anestesia. Nesta população de pacientes, o principal determinante da depressão neonatal é um intervalo prolongado entre a incisão uterina e o parto, com a duração da anestesia sendo importante somente com uma duração prolongada da administração (> 20 minutos) antes do parto. Após o parto, a anestesia é tipicamente suplementada com opioides. A potenciação dos relaxantes musculares pelo magnésio pode ocorrer, e, portanto, um estimulador do nervo periférico é essencial para a monitorização da função neuromuscular.

Anestesia Espinhal A anestesia espinhal foi tradicionalmente desencorajada nas parturientes com pré-eclâmpsia por causa do grande risco de hipotensão grave. Contudo, em pacientes com pré-eclâmpsia grave, a magnitude da redução na pressão arterial materna é similar após a administração tanto da anestesia espinhal quando da epidural para a cesariana. Assim como na anestesia epidural, a instituição de hidratação intravenosa antes de realizar a anestesia espinhal é essencial. Caso a pressãoarterial sistólica diminua mais de 30% do valor pré-bloqueio, o tratamento deve consistir em deslocamento uterino esquerdo e um aumento da taxa de infusão de fluido combinada com uma pequena dose de efedrina (5 mg IV) ou fenilefrina (100 μg IV). Um nível sensorial T4 é necessário para a cesariana, mantendo em mente que as necessidades anestésicas estão diminuídas nas parturientes. Na maioria dos casos, a bupivacaína (12-15 mg) é adequada para alcançar o nível sensorial T4 desejado e 120 minutos de anestesia. Um opioide, a meperidina (10 mg) ou a morfina (0,1-0,2 mg) deve ser adicionado à analgesia pós-operatória.

Síndrome HELLP
Sinais e sintomas

A hemólise, a elevação das enzimas transaminases hepáticas e as baixas contagens plaquetárias são os aspectos característicos da síndrome HELLP, uma forma grave de pré-eclâmpsia. Estima-se que a síndrome HELLP ocorra em mais de 20% das parturientes que desenvolvem pré-eclâmpsia grave. Os sinais e sintomas clínicos incluem dor epigástrica, desconforto abdominal superior, hipertensão arterial sistêmica, proteinúria, náusea e vômito e icterícia. A doença pode progredir para processos tais como edema pulmonar, derrame pleural, edema cerebral, hematúria, oligúria, necrose tubular aguda e pan-hipopituitarismo. A CID é um risco. As mortalidades, materna e perinatal, estão aumentadas.

Tratamento

O tratamento definitivo da síndrome HELLP é o nascimento do feto, frequentemente por cesariana. O parto vaginal é aceitável se ele puder ocorrer rapidamente. As transfusões plaquetárias podem ser necessárias antes do parto. Transfusões de concentrados de hemácias podem ser necessárias se a anemia resultante da hemólise for grave. Além disso, as monitorizações do débito urinário (através de um cateter da bexiga) e da pressão venosa central podem sem úteis.

Conduta Anestésica

A conduta anestésica e a escolha de uma técnica regional *versus* uma anestesia geral são influenciadas pela condição da parturiente e do feto. As técnicas regionais podem frequentemente ser evitadas por causa dos defeitos de coagulação. A seleção precisa dos fármacos será influenciada pela presença de disfunção renal e hepática que poderia alterar a depuração, o metabolismo e a eliminação dos fármacos.

Eclâmpsia
Sinais e Sintomas

A eclâmpsia está presente quando as convulsões são sobrepostas na pré-eclâmpsia.

Prognóstico

Embora os sinais e sintomas da pré-eclâmpsia geralmente precedam o início da eclâmpsia, é possível que a eclâmpsia se desenvolva sem aviso. A eclâmpsia está associada a uma mortalidade materna de aproximadamente 10%. As causas da mortalidade materna decorrentes da eclâmpsia incluem uma insuficiência cardíaca congestiva e a hemorragia cerebral. A eclâmpsia sem edema generalizado pode ocorrer.

Conduta Anestésica

A conduta obstétrica e a conduta anestésica da paciente eclâmptica são direcionadas para o controle das convulsões e a proteção da paciente contra a pneumonite por aspiração caso ela tenha um período prolongado de semiconsciência após a convulsão. Além disso, a paciente deve ser monitorada para sinais neurológicos lateralizantes após sua convulsão já que este pode ser o primeiro sinal de que ela teve uma hemorragia intracraniana.

Uma convulsão testemunhada deve ser tratada com suporte às vias aéreas, oxigenação e tratamento imediato para interromper atividade da convulsão. Um barbitúrico de curta atuação tal como o tiopental, um benzodiazepínico (diazepam) ou um *bolus* de sulfato de magnésio, se estiver prontamente disponível, seriam uma terapia apropriada. O tratamento da convulsão deve ser seguido pela instituição da terapia do magnésio para a profilaxia contra as convulsões

563

subsequentes. Se a paciente já estiver sob infusão de magnésio, os níveis devem ser checados imediatamente para determinar se os níveis plasmáticos são terapêuticos e a dose ajustada de acordo.

Se a parturiente e o feto estiverem estáveis após a convulsão eclâmptica, então o tratamento da paciente deve prosseguir como seria o tratamento da paciente com pré-eclâmpsia.

COMPLICAÇÕES OBSTÉTRICAS

As complicações associadas ao parto incluem complicações hemorrágicas, embolia do líquido amniótico, ruptura uterina, parto vaginal após cesariana (PVAC), apresentações anormais e gravidez gemelar.

Hemorragia Obstétrica

A hemorragia obstétrica continua sendo uma complicação séria, contribuindo para a morbidade e a mortalidade materna e perinatal. Embora o sangramento possa ocorrer em qualquer momento da gravidez, a hemorragia no terceiro trimestre é a mais perigosa para o bem-estar materno e fetal (**Tabela 23-8**). A hemorragia obstétrica é a segunda maior causa de todas as mortes relacionadas à gravidez e é responsável por uma porção significativa da morbidade e da mortalidade perinatal. A placenta prévia e o descolamento prematuro da placenta são as principais causas de sangramento durante o terceiro trimestre. A ruptura uterina pode ser responsável pela hemorragia descontrolada que se manifesta durante o trabalho de parto ativo. A hemorragia pós-parto ocorre após 3% a 5% de todos os partos vaginais. Ela é frequente decorrente da atonia uterina, mas também da retenção da placenta ou da laceração cervical ou vaginal.

Por causa do volume sanguíneo aumentado e a saúde relativamente boa da maioria das pacientes grávidas, as parturientes toleram hemorragia brandas e moderadas com poucos sinais ou sintomas clínicos. Isto pode levar a uma subestimação da perda de sangue.

Placenta Prévia

Sinais e Sintomas O sintoma típico da placenta prévia é um sangramento vaginal indolor. O primeiro episódio geralmente cessa espontaneamente. O sangramento se manifesta tipicamente, por volta na 32ª semana de gestação, quando o segmento uterino mais inferior começa a se formar. Quando o diagnóstico é suspeito, a posição da placenta precisa ser confirmada com a ultrassonografia ou um mapeamento com radioisótopos.

Diagnóstico A placenta prévia ocorre em mais de 1% de todas as gestações a termo. A causa da placenta prévia não é conhecida, embora possa haver uma associação entre a idade materna avançada e a alta paridade. O maior fator de risco é uma cesariana anterior. A placenta prévia é classificada como completa quando a abertura inteira do colo do útero está coberta pelo tecido placentário, parcial quando a abertura interna do colo está coberta com tecido placentário quando fechada, mas não completamente dilatada, e marginal quando o tecido placentário ultrapassa os limites ou se estende para a margem da abertura interna do colo. Aproximadamente 50% das parturientes com placenta prévia têm implantações marginais. A disponibilidade de ultrassonografias obstétricas mais sofisticadas eliminou a necessidade de um exame cervical postural duplo para diagnosticar a placenta prévia. O imageamento por ressonância magnética e o mapeamento do fluxo por cor durante o exame por ultrassom podem identificar, ou pelo menos levantar suspeita, de placenta acreta.

Tratamento Uma vez que o diagnóstico esteja feito, o obstetra irá determinar o momento e o modo do parto. O tratamento da grávida será expectante se o sangramento parar e se o feto for imaturo. Quando a maturidade pulmonar fetal for alcançada, ou na 37ª semana, o parto deve ocorrer. Obviamente, o parto ocorrerá no

TABELA 23-8	Diagnóstico Diferencial do Sangramento no Terceiro Trimestre		
Parâmetro	**Placenta Prévia**	**Descolamento Prematuro da Placenta**	**Ruptura Uterina**
Sinais e sintomas	Sangramento vaginal indolor	Dor abdominal Sangramento parcial ou completamente oculto Irritabilidade uterina Choque Coagulopatia Falência renal aguda Sofrimento fetal	Dor abdominal Dor vaginal Retirada da parte apresentada Desaparecimento dos batimentos fetais/bradicardia fetal Instabilidade hemodinâmica
Condições predisponentes	Idade avançada	Paridade avançada Idade avançada Tabagismo Abuso de cocaína Trauma	Incisão uterina prévia
	Paridade múltipla	Anomalias uterinas Compressão da veia cava inferior Hipertensão sistêmica crônica	Parto espontâneo rápido Estimulação uterina excessiva Desproporção cefalopélvica Paridade múltipla Polidrâmnio

momento que a mãe exibir instabilidade cardiovascular. Com exceção da paciente com placenta previa marginal que pode escolher o parto vaginal, a paciente terá um parto por cesariana.

Prognóstico A mortalidade materna é rara. A mortalidade perinatal é de 12 a cada 1.000 nascimentos. O risco materno da histerectomia na cesariana aumenta com o número de cesarianas anteriores.

Conduta Anestésica A conduta anestésica é dependente do plano obstétrico e da condição da parturiente.

Pré-operatório A perda de sangue leve a moderada é bem-tolerada pela paciente e, por isso, pode ser subestimada pelo anestesista. Uma ressuscitação com volume adequada é primordial no cuidado do paciente. Todos os pacientes devem obter tipagem sanguínea para assegurar uma disponibilidade contínua de concentrados de hemácias e, se necessário, produtos sanguíneos.

Intraoperatório As parturientes com placenta prévia total ou parcial terão um parto por cesariana. A conduta anestésica dependerá do estado materno e fetal e da urgência da cirurgia. Se a paciente não teve sangramento recente e está eletivamente agendada, a anestesia regional é preferida, assim como ocorre para todas as pacientes que passam pela cesariana. Um acesso intravenoso de grosso calibre deve ser estabelecido já que a paciente está sob grande risco de sangramento intraoperatório. O pareamento sanguíneo cruzado deve estar imediatamente disponível.

Se a hemorragia necessitar de um parto de emergência, a anestesia geral é a técnica anestésica de escolha. A cetamina e o etomidato são os agentes indutores preferidos na paciente hipovolêmica. A manutenção da anestesia será determinada pelo estado hemodinâmico da mãe.

Placenta Acreta

A placenta acreta é quando a placenta está anormalmente aderida ao miométrio. A placenta acreta é uma placenta aderida que não invadiu o miométrio. Na placenta increta, a placenta invadiu o miométrio e a placenta percreta é a invasão através da serosa. Uma hemorragia maciça pode ocorrer quando há a tentativa de remoção da placenta após o parto.

Sinais e Sintomas A placenta retida e a hemorragia pós-parto podem ocorrer em pacientes com a placenta acreta.

Diagnóstico Os fatores de risco incluem a placenta prévia e/ou um cesariana anterior, com o risco aumentando com a placenta prévia em pacientes com múltiplos partos por cesariana. A implantação da placenta anteriormente em pacientes com cesarianas prévias também aumenta o risco. O imageamento por ressonância magnética e a ultrassonografia com mapeamento de fluxo por Doppler identificam a placenta acreta antes do nascimento. Entretanto, como o valor preditivo destes testes é fraco, o diagnóstico é frequentemente feito no momento da cirurgia.

Tratamento A maioria dos casos requer uma histerectomia na cesariana.

Prognóstico O prognóstico materno é bom se ela não sofrer uma hemorragia significativa. Se for feita uma tentativa de extrair a placenta manualmente, uma hemorragia profunda pode ocorrer.

Conduta Anestésica

Pré-operatório Uma hemorragia significativa deve ser esperada e, logo, pelo menos dois cateteres intravenosos de grosso calibre devem ser puncionados. Um cateter arterial deve ser considerado. Concentrados de hemácias devem ser imediatamente disponibi-

lizados e produtos sanguíneos devem estar prontamente disponíveis. O uso de um protetor celular deve ser considerado após o parto. A análise por uma radiografia intervencionista pré-operatória deve ser obtida já que a embolização arterial pode reduzir a perda sanguínea intraoperatória.

Intraoperatório O controle intraoperatório da paciente sob risco de hemorragia e/ou de histerectomia na cesariana é controverso. Muitos acreditam que todas as pacientes devem receber anestesia geral (como discutido para os pacientes com uma placenta prévia). Outros argumentam que se necessário, a histerectomia na cesariana pode ser realizada sob anestesia epidural. Há um acordo geral de que se a paciente for julgada como tendo uma potencial "via aérea difícil", é prudente usar a anestesia geral.

Descolameto Prematuro da Placenta

Sinais e Sintomas Os sinais e sintomas do descolameto prematuro da placenta dependem do local e da extensão da separação placentária, mas a dor abdominal está sempre presente. Quando a separação envolve somente as margens placentárias, um sangue escapante pode aparecer como sangramento vaginal. Contrariamente, grandes volumes de perda de sangue podem permanecer ocultos no útero. Perdas sanguíneas graves da placenta se apresentam como hipotensão materna, irritabilidade uterina e hipertônus e o sofrimento ou morte fetal. Anormalidades na coagulação podem ocorrer. O quadro hemorrágico clássico inclui trombocitopenia, depleção de fibrinogênio e tempos de tromboplastina plasmática prolongados. A falência renal aguda pode acompanhar a CID, refletindo a deposição de fibrina nas arteríolas renais. O sofrimento fetal reflete a perda da placenta funcional e a perfusão uteroplacentária diminuída por causa da hipotensão materna.

Diagnóstico O descolamento prematuro da placenta é definido como separação prematura de uma placenta normalmente implantada após 20 semanas de gestação. As causas precisas são desconhecidas, mas a incidência é aumentada com uma gestante de mais idade, anomalias uterinas, compressão da veia cava inferior, DHEG e abuso de cocaína. O descolamento prematuro da placenta é responsável por aproximadamente um terço das hemorragias no terceiro trimestre e ocorre em 0,5% a 1% de todas as gestações. O diagnóstico é feito antes do parto utilizando-se a ultrassonografia e no parto pelo exame da placenta.

Tratamento O tratamento definitivo do descolamento prematuro da placenta é o parto do feto e da placenta. O nascimento pode ser vaginal se a separação não estiver comprometendo o bem-estar da mãe e do feto. Senão, o parto é feito por cesariana.

Prognóstico As complicações maternas associadas ao descolamento prematuro da placenta incluem a CID, a falência renal aguda e a atonia uterina, que podem levar à hemorragia pós-parto. A CID ocorre em aproximadamente 10% dos pacientes com placenta abrupta.

As complicações neonatais são significativas. A mortalidade perinatal é 25 vezes maior se a gravidez a termo for complicada pela separação da placenta. O sofrimento fetal também é comum devido à ruptura do fluxo sanguíneo placentário.

Conduta Anestésica Se a hipotensão materna estiver ausente, estudos de coagulação são aceitáveis, e se não há evidências de sofrimento fetal devido à insuficiência uteroplacentária, a analgesia epidural é útil para fornecer a analgesia do trabalho de parto e o parto vaginal. Quando a magnitude da separação placentária e a hemorragia resultante são graves, a cesariana de emergência é necessária; mais frequentemente, a anestesia geral é utilizada, já que a anestesia regional em um paciente hemodinamicamente instável pode ser imprudente. A conduta anestésica é similar àquele empregada na placenta prévia. Sangue e produtos sanguíneos devem estar prontamente disponíveis para o risco de sangramento e CID.

Não é incomum o sangue se dissecar entre as camadas do miométrio após uma separação prematura da placenta. Como resultado, o útero é incapaz de contrair adequadamente após o parto e a hemorragia pós-parto ocorre. A hemorragia descontrolada pode requerer uma histerectomia de emergência. O sangramento pode ser exagerado pela coagulopatia, caso no qual a infusão de plaquetas e de plasma congelado fresco pode ser indicada para substituir os fatores de coagulação deficientes. Os parâmetros da coagulação geralmente se tornam normais dentro de poucas horas após o parto do recém-nascido.

Hemorragia Pós-parto

Atonia Uterina A atonia uterina após o parto vaginal é uma causa comum de sangramento pós-parto e uma causa potencial de mortalidade materna. Um útero completamente atônico pode resultar em uma perda sanguínea de 2.000 mL em cinco minutos. As condições associadas à atonia uterina incluem uma paridade múltipla, múltiplos nascimentos, polidrâmnio, um feto grande e uma placenta retida. A atonia uterina pode ocorrer imediatamente após o parto ou pode se manifestar várias horas depois. O tratamento é com ocitocina intravenosa resultando na contração do útero. A metilergonovina, administrada por via venosa ou intramuscular ou a trometamina carboprost intramuscular ou intrauterina também podem ser usadas para controlar a hemorragia. Em situações raras, pode ser necessário realizar uma histerectomia de emergência.

Placenta Retida A placenta retida ocorre em aproximadamente 1% de todos os partos vaginais e geralmente necessita de uma exploração manual do útero. Se uma epidural foi utilizada para o parto vaginal, a remoção manual da placenta retida pode ser realizada sob anestesia epidural. A anestesia espinhal (bloqueio em sela) ou uma baixa dose de cetamina intravenosa podem fornecer uma analgesia adequada se uma epidural não estiver no local. Em casos raros, um anestésico geral pode ser necessário. Baixas doses (*bolus* de 40 μg são necessários) de nitroglicerina intravenosa são utilizadas para relaxar o útero para a remoção placentária quando indicado.

Embolia do Líquido Amniótico

A embolia do líquido amniótico é uma complicação rara, catastrófica e mortal da gravidez que ocorre na situação de ruptura na barreira entre o fluido amniótico e a circulação materna. Os três locais mais comuns para a entrada de fluido amniótico na circulação materna são as veias endocervicais, a placenta e um local de trauma uterino. As parturientes multíparas que passam por trabalho de partos tumultuados estão sob grande risco de embolia do líquido amniótico.

Sinais e Sintomas

O início dos sinais e sintomas da embolia do líquido amniótico é drástico e abrupto, se manifestando classicamente como dispneia, hipoxemia arterial, cianose, convulsões, perda de consciência e hipotensão que é desproporcional à perda de sangue. O sofrimento

fetal está presente ao mesmo tempo. Mais de 80% destas parturientes sofrem uma parada cardiorrespiratória. Uma coagulopatia semelhante à CID com sangramento associado é comum e pode ser o único sintoma presente.

Fisiopatologia

O principal defeito criado pela embolia do líquido amniótico é o bloqueio mecânico de parte da circulação pulmonar resultando em vasoconstrição dos vasos restantes, devido à liberação de mediadores químicos indefinidos tais como as prostaglandinas, leucotrienos, serotonina e histamina. Com resultado, as pressões da artéria pulmonar aumentam, a hipoxemia arterial ocorre devido a diferenças na relação ventilação/perfusão, e a hipotensão reflete o débito cardíaco diminuído e a insuficiência cardíaca congestiva decorrente da obstrução do fluxo de saída ventricular direito e da *cor pulmonale* aguda.

Diagnóstico

O diagnóstico da embolia do líquido amniótico é baseado nos sinais e sintomas clínicos. Estes incluem pressões aumentadas da artéria pulmonar e débito cardíaco diminuído como determinado pela monitorização invasiva e confirmada pelo material do líquido amniótico no sangue da parturiente aspirado de um cateter venoso central ou arterial pulmonar. A presença de células escamosas fetais, gordura e mucina na amostra do sangue da parturiente são indicativos de embolia do líquido amniótico.

Condições que simulam a embolia do líquido amniótico incluem a aspiração de conteúdos gástricos, embolismo pulmonar, embolismo aéreo e toxicidade anestésica local. A aspiração pulmonar é mais provável quando a broncoconstrição acompanha os sinais e sintomas clínicos. De fato, o broncoespasmo é raro em parturientes que sofrem embolia do líquido amniótico. O embolismo pulmonar geralmente é acompanhado por dor no tórax. Os níveis sensoriais altos produzidos por anestesia espinhal e epidural podem ser confundidos com a embolia do líquido amniótico.

Tratamento

O tratamento da embolia do líquido amniótico inclui a entubação traqueal e a ventilação mecânica dos pulmões com 100% de oxigênio, suporte inotrópico orientado pelo cateter venoso central ou de arterial pulmonar e a correção da coagulopatia. A pressão expiratória final positiva é frequentemente útil para melhorar a oxigenação. A dopamina, a dobutamina e a norepinefrina têm sido recomendadas como inotrópicos para tratar a disfunção ventricular esquerda aguda e a hipotensão associada. A terapia de fluido é orientada pela monitorização da pressão venosa central, tendo em mente que estas pacientes são vulneráveis a desenvolver edema pulmonar. O tratamento da CID pode incluir a administração de plasma congelado fresco, crioprecipitados e plaquetas. Mesmo com tratamento agressivo e imediato, a mortalidade da embolia do líquido amniótico é maior que 80%.

Ruptura Uterina

A ruptura uterina ocorre em até 0,1% das gestações a termo e pode estar associada à separação de cicatrizes uterinas cirúrgicas anteriores, um parto espontâneo rápido, a estimulação excessiva de ocitocina ou a paridade múltipla com desproporção cefalopélvica ou apresentações transversas não reconhecidas. A ruptura uterina

CAPÍTULO 23
Doenças Associadas à Gravidez

e a deiscência representam um espectro que varia desde a ruptura incompleta ou deiscência gradual das cicatrizes cirúrgicas até a ruptura explosiva com extrusão intraperitoneal de conteúdos uterinos.

Sinais e Sintomas
A ruptura uterina pode se apresentar com dor abdominal grave, frequentemente referida ao ombro devido à irritação subdiafragmática pelo sangue intra-abdominal, a hipotensão materna e o desaparecimento dos batimentos cardíacos fetais.

Diagnóstico
Um exame de ultrassom é útil na confirmação do diagnóstico de ruptura uterina. O exame visual do útero no parto por cesariana irá detectar a ruptura ou deiscência. O exame manual com o parto vaginal também irá detectar a deiscência.

Tratamento
A ruptura uterina com o sofrimento materno e/ou fetal demanda uma laparotomia imediata, o parto e um reparo cirúrgico ou uma histerectomia.

Prognóstico
A mortalidade materna é rara. A mortalidade fetal é de aproximadamente 35%.

Conduta Anestésica
A conduta anestésica é similar àquele para a paciente instável com placenta prévia.

Parto Vaginal após uma Cesariana
Uma mulher que sofreu um parto por cesariana sem intercorrência e não tem nenhuma outra contraindicação para o parto vaginal é considerada candidata para o parto vaginal após a cesariana (PVAC). Para a mulher com dois partos por cesariana anteriores também pode ser oferecido um PVAC. O risco de ruptura uterina, no entanto, aumenta com o número de incisões uterinas prévias. Uma mulher que teve mais de dois partos por cesariana não devem fazer um PVAC. O American College of Obstetricians and Gynecologists Practice Bulletin para PVAC recomenda que as complicações potenciais do PVAC devem ser cuidadosamente discutidas com a paciente e que elas sejam documentadas antes de oferecer à paciente a opção de PVAC. Tanto o American College of Obstetricians and Gynecologists quanto a American Society of Anesthesiologists recomendam que o pessoal, incluindo o obstetra, o anestesista e a equipe operatória estejam imediatamente disponíveis o tempo todo para realizar uma cesariana de emergência quando o PVAC estiver sendo realizado. A despeito da preocupação com a ruptura uterina nesta população de pacientes, o risco de ruptura uterina em pacientes que passam pelo PVAC após uma cesariana é de aproximadamente 2%. Mulheres que sofreram PVAC ao invés de cesarianas eletivas têm uma morbidade reduzida associada a seus partos. Contudo, pode haver uma maior incidência de morte perinatal no grupo de PVAC.

Conduta Anestésica
A analgesia epidural é uma técnica ideal para o controle da dor nas parturientes que passam pelo PVAC. Como 60% a 80% das pacientes que passam por uma tentativa de PVAC, acabarão tendo que passar por uma cesariana, a analgesia epidural pode ser rapidamente convertida para anestesia cirúrgica nestas pacientes. Por esta mesma razão, a raquiperidural combinada (RPC) não é recomendada neste grupo de pacientes já que o funcionamento adequado do cateter epidural pode não ser determinado antes da necessidade de seu uso para a anestesia cirúrgica. Assim como outras pacientes em trabalho de parto, a paciente que está tentando um PVAC deve receber um anestésico local diluído com solução de opioide para sua analgesia do trabalho de parto. É recomendado que não se use anestésicos mais densos já que isto pode atrasar o reconhecimento da dor associada à ruptura uterina.

Apresentações Anormais e Gestação Gemelar
A apresentação do feto é determinada pela parte apresentante e a porção anatômica do feto sentida através do colo no exame manual. A descrição da posição fetal é baseada na relação do occípito, do queixo ou do sacro fetal com o lado esquerdo ou direito da parturiente. Aproximadamente 90% dos partos são apresentações cefálicas tanto no occípito transverso quando na posição de occípito anterior. Todas as outras apresentações e posições são consideradas anormais.

Apresentação Pélvica
Diagnóstico Os nascimentos pélvicos, ao invés da parte cefálica, caracterizam aproximadamente 3,5% de todas as gestações. A causa do nascimento pélvico é desconhecida, mas os fatores que parecem predispor para esta apresentação incluem prematuridade, placenta prévia, gestações gemelares e anomalias uterinas. As anormalidades fetais, incluindo a hidrocefalia e o polidrâmnio, também estão associadas a nascimentos pélvicos.

Prognóstico Os partos vaginais pélvicos resultam em morbidade materna aumentada. Comparado com os nascimentos cefálicos, há uma maior probabilidade de lacerações cervicais, lesão perineal, placenta retida e choque devido à hemorragia. A morbidade e a mortalidade neonatal também estão aumentadas. Estes bebês são mais suscetíveis a sofrer hipoxemia arterial e acidose durante o trabalho de parto por causa da compressão do cordão umbilical. O prolapso do cordão umbilical ocorre com frequência aumentada nos nascimentos pélvicos e presume-se que reflita uma falha da parte apresentante em preencher o segmento uterino inferior.

Tratamento Os fetos pélvicos nascem por cesariana eletiva. O parto vaginal pélvico é raro e necessita da disponibilidade imediata de cuidado anestésico já que complicações sérias podem ocorrer.

Conduta Anestésica O cuidado anestésico para pacientes que passam por uma cesariana eletiva para uma apresentação pélvica é geralmente realizado sob anestesia espinhal, como é de rotina para a cesariana eletiva.

O parto vaginal pode ser complicado pelo prolapso do cordão umbilical ou o aprisionamento da cabeça fetal, necessitando de uma anestesia de emergência para a cesariana ou parto vaginal instrumentado. Uma anestesia perineal densa é necessária para a instrumentação vaginal e deve ser administrada rapidamente, tanto utilizando 3% de 2-cloroprocaína, se um cateter epidural estiver posicionado, quanto pela indução de anestesia geral.

Gestações Gemelares
O uso crescente de tecnologias de reprodução assistida tem resultado em uma frequência significativamente maior de gesta-

567

ções gemelares. Gravidezes de gêmeos são aproximadamente 3% de todas as gestações. Gestações triplas ou de maior grandeza têm aumentado 500% de 1980 a 2001.

Tratamento Todas as gestações triplas ou de maior grandeza são paridas por cesariana. Para a gestação de gêmeos, a apresentação dos gêmeos é considerada na determinação do modo de parto. Se ambos estiverem cefálicos, o parto vaginal é apropriado. Se o gêmeo A estiver pélvico, a cesariana é recomendada. A via do parto para gêmeos vertidos/não vertidos é controversa, mas frequentemente a cesariana é recomendada.

Prognóstico A morbidade e a mortalidade maternas estão aumentadas porque muitas complicações obstétricas são comuns com gestações gemelares. A mortalidade e a morbidade perinatais também estão aumentadas, com o parto prematuro sendo a causa mais comum.

Conduta Anestésica

Pré-operatório Deve-se reconhecer que as mudanças fisiológicas associadas à gravidez podem ser exageradas com as gestações gemelares. O útero maior causa uma grande diminuição na capacidade residual funcional. O volume de sangue materno é 500 mL maior com gêmeos e o débito cardíaco é maior. A síndrome da hipotensão supina também é mais significativa devido ao útero maior.

Intraoperatório A analgesia epidural é preferida para a analgesia do parto já que ela facilita o parto vaginal instrumentado ou permite a indução rápida da anestesia cirúrgica, se necessário. Deve-se prestar uma atenção particular ao deslocamento uterino esquerdo. O risco de hemorragia pós-parto/intraparto está aumentado; logo, um acesso IV de grosso calibre e uma tipagem sanguínea atual devem estar disponíveis. O anestesista deve estar preparado para o parto vaginal (fórceps) ou operatório abdominal do gêmeo B se uma apresentação pélvica ocorrer.

Para a cesariana planejada, os estados materno e fetal irão ditar a escolha anestésica. Uma aortocompressão grave, a despeito do deslocamento uterino esquerdo, pode levar a uma hipotensão profunda, o qual deve ser tratada agressivamente.

DOENÇAS MÉDICAS COEXISTENTES

Doenças médicas coexistentes podem acompanhar a gravidez e, portanto, assumir uma importância fora de proporção para as implicações da doença na ausência da gravidez.

Doença Cardíaca

Estima-se que a doença cardíaca materna esteja presente em aproximadamente 1,6% de todas as parturientes. As causas comuns são as malformações congênitas e a doença cardíaca valvular adquirida. Muitos dos sinais e sintomas da gravidez normal podem simular aqueles da doença cardíaca. Por exemplo, a dispneia associada ao edema pulmonar intersticial devido à falência ventricular esquerda pode ser difícil de distinguir da respiração típica do trabalho de parto da gravidez normal. O edema das pernas resultante da insuficiência cardíaca congestiva pode ser confundido com a estase venosa da compressão aortocaval. A presença da insuficiência cardíaca congestiva é sugerida pela hepatomegalia e a distensão venosa jugular, já que estas alterações não acompanham a gravidez normal. Pode ser difícil diferenciar os murmúrios cardíacos devido às lesões orgânicas daqueles decorrentes do fluxo sanguíneo

aumentado. A rotação do coração materno, que ocorre por causa da elevação do diafragma com a progressão da gravidez, pode ser confundida com a hipertrofia cardíaca.

Alterações Circulatórias e Doença Cardíaca Coexistente

A gravidez e o parto podem levar a uma descompensação cardiovascular do sistema cardiovascular já debilitado. O débito cardíaco é aumentado em aproximadamente 40% durante a gestação e pode ser aumentado em 30% a 45% adicionais acima do valor pré-parto durante o trabalho de parto e o nascimento. Após o parto, o alívio da obstrução aortocaval contribui para aumentar ainda mais o débito cardíaco acima dos valores pré-parto. Estes aumentos, bem-tolerados pelas parturientes com corações normais, podem resultar em insuficiência cardíaca congestiva na presença de uma doença cardíaca coexistente. Cinquenta por cento das pacientes com sintomas de doença cardíaca durante uma atividade mínima ou em repouso quando não estão grávidas desenvolvem uma insuficiência cardíaca congestiva durante a gravidez. Os fármacos administrados para a paciente com doença cardíaca cruzam imediatamente a placenta e podem afetar o feto; por exemplo, um excesso de 5 μg/mL nas concentrações sanguíneas maternas de lidocaína pode estar associado à depressão neonatal. Os β-bloqueadores podem produzir bradicardia fetal e hipoglicemia. A meia-vida de eliminação da digoxina é significativamente mais longa no feto. Quando a cardioversão elétrica for indicada, não há efeitos adversos no feto.

A avaliação da doença cardíaca pré-existente é crucial quando se está planejando a conduta anestésica durante o parto e o nascimento. A analgesia produzida pela analgesia epidural pode minimizar os efeitos adversos do débito cardíaco aumentado devido à dor e à ansiedade.

A monitorização invasiva durante o parto e o nascimento geralmente não é necessária na ausência de sintomas cardíacos. Exceto pelas parturientes com hipertensão pulmonar, shunts intracardíacos da direita para a esquerda ou coarctação da aorta. Nestas pacientes, a habilidade de medir o débito cardíaco e as pressões de enchimento cardíaco, assim como calcular a resistência vascular sistêmica e pulmonar, é muito útil. Como as mudanças hemodinâmicas vistas durante o trabalho de parto e o nascimento podem persistir no período pós-parto, a monitorização cardíaca invasiva deve ser continuada por 48 horas após o nascimento nestas pacientes.

Estenose Mitral

A estenose mitral é o tipo mais comum de defeito valvular cardíaco visto nas pacientes grávidas. As parturientes com estenose mitral têm uma incidência aumentada de edema pulmonar, fibrilação atrial e taquicardia atrial paroxística. A analgesia epidural que produz a analgesia segmentada é útil para o trabalho de parto e o parto vaginal para minimizar os efeitos indesejáveis da dor na frequência cardíaca materna e no débito cardíaco. A analgesia perineal evita que impulso de empurrar da parturiente e elimina os efeitos deletérios da manobra de Valsalsa no retorno venoso. A anestesia geral ou regional pode ser usada para a cesariana. Se a anestesia geral for selecionada, os fármacos que produzem taquicardia e eventos que aumentam a resistência vascular pulmonar (hipoxemia arterial, hipoventilação) devem ser evitados.

Insuficiência Mitral

A insuficiência mitral é a segunda causa mais comum de defeito valvular cardíaco visto na gravidez. Contrariamente às parturientes com estenose mitral, estas pacientes geralmente toleram bem a gravidez. Os sintomas clínicos relacionados com a insuficiência mitral geralmente se desenvolvem tardiamente na vida, em geral após a idade fértil.

A analgesia epidural é recomendada para o trabalho de parto e o parto vaginal, já que ela diminui a vasoconstrição periférica associada à dor e, por isso, ajuda a ejeção do volume sistólico ventricular esquerdo, aumenta a capacitância venosa resultado de uma venodilatação, já que os fluidos intravenosos são necessários para manter o volume de enchimento do ventrículo esquerdo. A anestesia geral é aceitável quando a cesariana é planejada.

Insuficiência Aórtica

Complicações da insuficiência aórtica, como aquelas da insuficiência mitral, geralmente se desenvolvem após os anos de idade fértil. Portanto, estes pacientes geralmente têm uma gravidez sem problemas, embora uma insuficiência cardíaca congestiva possa se desenvolver nos casos graves. A resistência vascular sistêmica diminuída e a frequência cardíaca aumentada durante a gravidez podem diminuir o fluxo da insuficiência e a intensidade dos murmúrios cardíacos associados à insuficiência aórtica. Contrariamente, a resistência vascular sistêmica aumentada associada à dor durante o trabalho de parto e o parto vaginal pode levar à diminuição do volume sistólico ventricular esquerdo. Assim como na insuficiência mitral, a analgesia epidural é recomendada para a analgesia durante o trabalho de parto e o parto vaginal. A anestesia geral é aceitável quando a cesariana for planejada.

Estenose Aórtica

A raridade da estenose aórtica vista durante a gravidez reflete o típico período latente de 35 a 40 anos entre a febre reumática aguda e os sintomas da estenose aórtica. As parturientes assintomáticas não estão sob risco durante o trabalho de parto e o nascimento. Devido à lesão fixa do orifício da válvula, no entanto, estas parturientes são vulneráveis ao volume sistólico diminuído e à hipotensão se a resistência vascular sistêmica estiver abruptamente diminuída. Se a anestesia regional for utilizada um início gradual da analgesia/anestesia com anestesia epidural é preferido. A anestesia geral é aceitável quando a cesariana for planejada.

Tetralogia de Fallot

A gravidez aumenta a morbidade e a mortalidade associada à tetralogia de Fallot. A dor durante o trabalho de parto e o nascimento vaginal podem aumentar a resistência vascular pulmonar, levando a um aumento no *shunt* intracardíaco da direita para a esquerda, com um fluxo sanguíneo pulmonar diminuído e a acentuação da hipoxemia arterial. Além disso, diminuições normais na resistência vascular sistêmica que acompanham a gravidez também podem aumentar o *shunt* da direita para a esquerda e acentuar a hipoxemia arterial. De fato, a maioria das complicações cardíacas se desenvolve imediatamente após o parto, quando a resistência vascular sistêmica é mais baixa.

A anestesia regional deve ser usada com cuidado por causa dos riscos da pressão arterial sistêmica diminuída relacionada com o bloqueio do sistema nervoso simpático periférico. A anestesia geral é a técnica anestésica preferida para a cesariana. A monitorização invasiva, incluindo a medição contínua das pressões de enchimento arterial e cardíaco, é útil. A determinação da PaO_2 no intraoperatório permite a detecção precoce da hipoxemia arterial aumentada, que pode ocorrer se a magnitude do *shunt* da direita para a esquerda estiver acentuado pela pressão arterial sistêmica diminuída. A oximetria de pulso também pode refletir as mudanças na oxigenação arterial.

Síndrome de Eisenmenger

A síndrome de Eisenmenger consiste em uma doença vascular pulmonar obliterativa com hipertensão pulmonar resultante, shunts intracardíacos da direita para a esquerda e hipoxemia arterial. Tradicionalmente, se estas anomalias não são bem ou completamente corrigidas, então a gravidez não é bem-tolerada. A mortalidade materna pode aproximar-se de 30%. Os principais riscos que as parturientes encaram com a síndrome de Eisenmenger são a resistência vascular sistêmica diminuída, o que pode levar a um aumento na magnitude do *shunt* intracardíaco da direita para a esquerda e no tromboembolismo, o que pode interferir com um fluxo sanguíneo pulmonar já diminuído. O maior risco destas pacientes é durante o parto e imediatamente após o parto quando as perturbações cardiovasculares são maiores.

A maior preocupação com qualquer técnica de analgesia ou anestesia usada nas pacientes com síndrome de Eisenmenger é evitar diminuições na resistência vascular sistêmica ou no débito cardíaco. Do mesmo modo, os eventos que podem aumentar ainda mais a resistência vascular pulmonar (hipercarbia, hipoxemia arterial aumentada) devem ser evitados. Uma atenção meticulosa é necessária para prevenir a infusão de ar por meio do equipo usado para fornecer fluidos intravenosos, já que a possibilidade de embolia aérea paradoxical é grande.

O parto vaginal é um objetivo aceitável. A analgesia fornecida com uma epidural lombar contínua minimiza o estresse do trabalho de parto. Se a analgesia epidural for selecionada, é crucial que as reduções na resistência vascular sistêmica sejam minimizadas. A epinefrina provavelmente não deve ser adicionada às soluções anestésicas locais, já que a resistência vascular sistêmica diminuída pode ser acentuada pelos efeitos β-adrenérgicos periféricos da epinefrina absorvida do espaço epidural. Alternativamente, um opioide intratecal, para fornecer analgesia para o primeiro estágio do trabalho de parto seguido pelo bloqueio do nervo pudendo ou pela ativação da epidural com a RPC para fornecer a anestesia para o segundo estágio do trabalho de parto, pode ser usado.

O parto por cesariana é mais frequentemente realizado sob anestesia geral. A anestesia epidural foi utilizada com sucesso para a cesariana eletiva nestas pacientes; no entanto, o bloqueio simpático pode levar à descompensação. A despeito da técnica anestésica selecionada, os antibióticos devem ser dados no pré-operatório como proteção contra a endocardite infecciosa. Deve-se reconhecer que os tempos de circulação do braço para o cérebro são rápidos devido aos *shunts* intracardíacos da direita para a esquerda. Por isso, os fármacos administrados por via intravenosa têm um início de ação rápido. Em contrapartida com os fármacos parenterais, a taxa de aumento das concentrações arteriais dos fármacos inalados é lenta devido ao fluxo sanguíneo pulmonar diminuído. A despeito do início lento, as ações miocárdicas depressoras e vasodilatadoras dos fármacos voláteis podem ser perigosas em pacientes com a síndrome de Eisenmenger. O óxido nitroso pode aumentar a resistência vascular pulmonar e deve ser evitado. A ventilação com pressão positiva dos pulmões pode diminuir o fluxo sanguíneo pulmonar. A monitorização invasiva das pressões de enchimento arterial e cardíaco é indicada já que o ventrículo direito está sob maior risco de disfunção do que o ventrículo esquerdo; logo, a medição da pressão atrial direita é unicamente útil.

Coarctação da Aorta

A coarctação da aorta, como a estenose aórtica, representa a obstrução fixa da ejeção do volume sistólico ventricular esquerdo. Aumentos no débito cardíaco podem ser alcançados sobretudo pelo aumento da frequência cardíaca. Durante períodos de alta demanda, como durante o trabalho de parto ou nos aumentos agudos no volume de fluido intravascular produzidos pelas contrações uterinas, a frequência cardíaca pode não ser capaz de aumentar na medida necessária para manter o débito cardíaco adequado. Esta sequência de eventos pode resultar em falência ventricular esquerda aguda. Outro risco durante o trabalho de parto e o parto vaginal é o dano à parede vascular da aorta. Especificamente, com a frequência cardíaca e a contratilidade miocárdica aumentadas que acompanham a dor do trabalho de parto, o grau de ejeção de sangue do ventrículo esquerdo aumenta e pode levar à dissecção da aorta.

A manutenção da frequência cardíaca, da contratilidade miocárdica e da resistência vascular sistêmica são considerações importantes na conduta anestésica. Assim como na estenose aórtica, a analgesia para o trabalho de parto e para o parto vaginal é frequentemente fornecida utilizando-se medicações sistêmicas ou analgesia inalatória e bloqueio pudendo. Igualmente, a anestesia geral é recomendada para a cesariana. Em todos os casos, a monitorização invasiva das pressões de enchimento arterial e cardíaco é útil.

Hipertensão Pulmonar Primária

A hipertensão pulmonar primária é vista predominantemente em mulheres jovens. A dor durante o trabalho de parto e o parto vaginal é especialmente prejudicial porque ela pode aumentar ainda mais a resistência vascular pulmonar e diminuir o retorno venoso. A analgesia epidural é útil para prevenir os aumentos na resistência vascular pulmonar induzidos pela dor. As soluções anestésicas locais diluídas com a adição de opioides irão minimizar a redução na resistência vascular sistêmica. A anestesia geral é frequentemente recomendada para cesariana, embora a anestesia epidural também tenha sido usada com sucesso. A anestesia espinhal não é recomendada para a cesariana por causa do potencial para diminuições súbitas na resistência vascular sistêmica. Os riscos potenciais da anestesia geral nestas pacientes incluem as pressões arteriais pulmonares aumentadas durante a laringoscopia e a entubação traqueal, os efeitos adversos da ventilação com pressão positiva no retorno venoso e os efeitos inotrópicos negativos dos anestésicos voláteis. O óxido nitroso pode aumentar ainda mais a resistência vascular pulmonar. A avaliação pré-parto dos efeitos dos vasodilatadores, inotrópicos, ocitocina e da administração de fluido pode ser útil durante a conduta anestésica. Além do oxigênio, a administração de isoproterenol pode ser útil para diminuir a resistência vascular pulmonar. A monitorização hemodinâmica, incluindo as pressões arterial sistêmica e pulmonar, é indicada nestas pacientes. A ruptura da artéria pulmonar e a trombose são

riscos com o uso de cateteres da artéria pulmonar na presença de hipertensão pulmonar, mas os benefícios nestas pacientes criticamente enfermas parecem compensar estes riscos potenciais. A mortalidade materna é de mais de 50% com muitas mortes decorrentes de insuficiência cardíaca congestiva que ocorre durante o trabalho de parto e o período imediatamente após o parto.

Cardiomiopatia da Gravidez

Diagnóstico A falência ventricular esquerda tardiamente no curso da gravidez ou durante as primeiras seis semanas pós-parto foi chamada de cardiomiopatia da gravidez. A etiologia precisa permanece desconhecida. As etiologias sugeridas incluem miocardite ou resposta autoimune. Os pacientes apresentam sinais e sintomas de falência ventricular esquerda, frequentemente após o parto ou no período pós-parto.

Prognóstico Em aproximadamente metade destas parturientes, a falência cardíaca é transitória, se resolvendo dentro de seis meses após o parto. Nas parturientes restantes, a cardiomiopatia congestiva idiopática persiste e a taxa de mortalidade é de até 25% a 50%.

Tratamento O tratamento médico da cardiomiopatia periparto é similar àquele para outras cardiomiopatias dilatadas. Isto inclui a optimização da pré-carga, redução da pós-carga e melhora na contratilidade miocárdica. Além disso, estas pacientes podem necessitar de uma anticoagulação por causa do risco aumentado de tromboembolismo. É importante lembrar que os inibidores da enzima conversora de angiotensina, os quais são rotineiramente utilizados para a redução da pós-carga nas pacientes não grávidas, são contraindicados durante a gravidez. Contudo, a nitroglicerina ou o nitroprussiato podem ser usados para a redução da pós-carga na paciente grávida.

A colaboração entre o obstetra, o cardiologista e o anestesista é essencial para aperfeiçoar o cuidado destas pacientes. A indução do trabalho de parto geralmente é recomendada se o estado cardíaco da paciente puder ser estabilizado com a terapia médica. Contudo, se a descompensação cardíaca aguda acontecer, o parto por cesariana pode ser necessário por causa da incapacidade da mãe de tolerar os estresses do trabalho de parto.

Conduta Anestésica As parturientes com cardiomiopatia periparto provavelmente irão requerer uma monitorização invasiva incluindo uma cateterização intra-arterial e cateter arterial pulmonar para avaliar o estado hemodinâmico do paciente e orientar o controle intraparto. A descompensação cardíaca aguda durante o parto pode requerer a administração de nitroglicerina ou nitroprussiato intravenosos para redução da pré-carga e da pós-carga e dopamina ou dobutamina para o suporte inotrópico. A administração prévia da analgesia epidural para o trabalho de parto é essencial para minimizar o estresse cardíaco associado com a dor do trabalho de parto. A monitorização invasiva irá orientar o controle de fluidos, a titulação dos fármacos vasoativos e a indução da analgesia epidural.

Se a cesariana for necessária, um anestésico epidural ou espinhal pode ser utilizado com o controle de fluido orientado pelo uso de monitores invasivos. Se a anestesia espinhal for selecionada, uma técnica contínua deve ser utilizada, já que o uso de uma técnica de aplicação única, com suas mudanças hemodinâmicas rápidas concomitantes, não será bem-tolerado. Se a anestesia geral for necessária, uma técnica com alta dose de opioides é frequentemente preferida utilizando-se remifentanil; a depressão neonatal

CAPÍTULO 23
Doenças Associadas à Gravidez

do opioide é esperada, por isso, a equipe de ressuscitação neonatal deve estar de prontidão.

Diabetes Mellitus

O *diabetes mellitus* é umas das condições médicas mais comuns na gravidez, ocorrendo em aproximadamente 2% das parturientes. A incidência está aumentada por causa da epidemia de obesidade e o grande número de mães em idade materna avançada. Noventa por cento das pacientes são diabéticas gestacionais, enquanto os outros 10% têm diabetes preexistente. A gravidez é um estado de resistência progressiva à insulina, como discutido anteriormente neste capítulo. Mulheres que não podem produzir insulina suficiente para compensar isto, desenvolvem o diabetes gestacional. Pacientes com diabetes antes da gravidez têm as necessidades de insulina aumentadas na gravidez. Pacientes com diabetes do tipo 1 estão sob maior risco de cetoacidose diabética já que a gravidez está associada a uma lipólise e uma cetogênese acentuadas. A cetoacidose diabética ocorre a níveis mais baixos de glicose na gravidez, até 200 mg/dL. Os fármacos β-adrenérgicos e a administração de glicoesteroide podem precipitar a cetoacidose diabética.

Diagnóstico

As pacientes com diabetes gestacional são diagnosticadas se o teste rotineiro de tolerância à glicose por uma hora for anormal, necessitando de um teste de tolerância à glicose por três horas. Se este for anormal, o diagnóstico do diabetes gestacional é feito. Pacientes com diabetes pré-gravidez são classificadas por comorbidades (**Tabela 23-9**).

Tratamento

O controle glicêmico é o principal foco de cuidado da gravidez diabética. A glicose sanguínea entre 60 e 120 mg/dL é desejá-vel, requerendo mudanças frequentes na dose de insulina durante a gravidez. O controle da cetoacidose diabética é similar ao das pacientes não grávidas. Em pacientes com diabetes gestacional, o controle da dieta é usado inicialmente. Se o controle glicêmico não for atingido, a terapia de insulina é iniciada.

Durante o terceiro trimestre, a supervisão antenatal é realizada utilizando-se testes não estressantes duas vezes por semana, começando na 28ª semana. Um teste não estressante não reativo leva a um perfil biofísico para determinar o momento e a via do parto. Entre a 38ª e 40ª semana, a indução eletiva é comumente escolhida para evitar riscos neonatais associados ao diabetes materno.

Prognóstico

As pacientes com diabetes gestacional estão sob risco aumentado de apresentarem diabetes tipo 2 mais tarde ao longo da vida. Além disso, a incidência de pré-eclâmpsia está aumentada, assim como de polidrâmnio.

Os efeitos fetais do diabetes incluem um risco maior de anomalias nos fetos de mulheres com *diabetes mellitus* preexistente. A morte fetal intrauterina, incluindo o parto de natimortos no último trimestre, ocorre mais em mães diabéticas, provavelmente como consequência do fluxo sanguíneo uteroplacentário deficiente. A macrossomia leva a uma maior incidência de cesarianas, distócia do ombro e trauma no nascimento. Os recém-nascidos estão sob risco de sofrer hipoglicemia e pode estar em maior risco de desenvolver desconforto respiratório.

Conduta Anestésica

Pré-operatório As pacientes com diabetes pré-gestacional devem ser avaliadas para complicações relacionadas ao diabetes. Uma avaliação apropriada para gastroparesia, disfunção autonômica e envolvimento cardíaco, vascular e renal deve ser realizada.

Intraoperatório A analgesia epidural do trabalho de parto diminui a dor, resultando em níveis reduzidos de catecolaminas plasmáticas maternas; as catecolaminas induzidas aumentam e, por isso, podem melhorar o fluxo sanguíneo uteroplacentário. Os pacientes com disfunção autonômica são especialmente suscetíveis à hipotensão com a analgesia epidural e, portanto, a hipervigilância e um tratamento rápido são indicados.

Devido ao fato de as parturientes diabéticas estarem sob risco aumentado de sofrer cesarianas de emergência, a analgesia epidural é preferida ao invés da RPC já que é necessário saber se o cateter está funcionando para minimizar a necessidade de anestesia geral na ocorrência de uma cesariana.

A escolha da anestesia para o parto por cesariana é, assim como em outras pacientes, dependente do estado da mãe e do feto. Como em todos os diabéticos, a glicose deve ser checada no intraoperatório.

Miastenia *Gravis*

Sinais e Sintomas

O curso da miastenia *gravis* durante a gestação é altamente variável e imprevisível. As exacerbações são mais prováveis de ocorrer durante o primeiro trimestre ou dentro dos primeiros 10 dias do período pós-parto. Os fármacos anticolinesterásicos devem ser continuadas durante a gravidez e o parto. Teoricamente, estes fármacos aumentam a contratilidade uterina, mas sem aumentar a incidência de aborto espontâneo ou parto prematuro.

TABELA 23-9	Classificação de White do Diabetes Gestacional
Classe	**Definição**
A₁	DM gestacional controlado pela dieta
A₂	DM gestacional que requer insulina
B	DM preexistente, sem complicações (duração < 10 anos ou início > 20 anos)
C	DM preexistente, sem complicações (duração 10-19 anos ou início < 10-19 anos)
D	DM preexistente (duração > 20 anos ou início < 10)
F	DM preexistente com nefropatia
R	DM preexistente com retinopatia
T	DM preexistente E/P transplante renal
H	DM preexistente com doença cardíaca

DM, *diabetes mellitus*; E/P, estado pós-operatório.

571

Prognóstico

A miastenia *gravis* não afeta o curso do trabalho de parto. O uso de sedativos deve ser evitado tendo em vista a margem limitada de reserva nestas pacientes. A analgesia epidural é aceitável para o trabalho de parto e o parto vaginal. O fórceps de saída pode ser utilizado para encurtar o segundo estágio do trabalho de parto, minimizando assim a fadiga do músculo esquelético associada aos esforços de expulsão. A anestesia regional pode ser usada seguramente para a cesariana, mas é importante reconhecer que a fraqueza muscular esquelética coexistente pode levar à hipoventilação durante a anestesia.

A miastenia gravis no recém-nascido ocorre transitoriamente em 20% a 30% dos bebês nascidos de mães com este distúrbio. As manifestações ocorrem geralmente dentro de 24 horas após o nascimento e são caracterizadas por fraqueza muscular esquelética generalizada e fácies sem expressão. Quando os esforços para a respiração são inadequados, a entubação traqueal e a ventilação mecânica do pulmão do bebê devem ser iniciadas. A terapia anticolinesterásica nos recém-nascidos geralmente é necessária por aproximadamente 21 dias após o nascimento.

Obesidade

A obesidade nos Estados Unidos se tornou uma epidemia nacional com mais de 60% da população adulta sendo classificada como com sobrepeso ou obesa. A fisiopatologia associada à obesidade resulta em uma grande incidência de complicações relacionadas à gravidez quando comparada com pacientes não obesas. As alterações pulmonares, cardiovasculares e gastrointestinais da gravidez frequentemente são exageradas na parturiente obesa.

Prognóstico

A presença da obesidade durante a gravidez tem implicações significativas tanto para a mãe quanto para o feto. Distúrbios hipertensivos que incluem a hipertensão crônica e a pré-eclâmpsia estão aumentados nestas pacientes. As pacientes obesas são mais suscetíveis a desenvolver diabetes gestacional e estão sob maior risco de doença tromboembólica. As pacientes obesas são mais suscetíveis a ter um parto anormal, e uma indução malsucedida é mais provável de acontecer. A taxa total de cesarianas e a taxa de cesarianas de emergência estão aumentadas nestas pacientes. Os fatores que levam a estas taxas aumentadas incluem a pré-eclâmpsia e o diabetes assim como uma incidência aumentada de macrossomia fetal. A distócia de tecido mole também pode ser um fator contribuinte. Uma duração cirúrgica prolongada pode ser esperada nestas pacientes.

Descobriu-se que a obesidade aumenta o risco de morte materna relacionada com a incidência aumentada de pré-eclâmpsia, diabetes, embolismo pulmonar e infecção. A mortalidade materna associada à anestesia também está aumentada nas parturientes obesas, com a dificuldade nas vias aéreas sendo a principal causa.

O desfecho perinatal é adversamente afetado pela obesidade. A maior incidência de macrossomia leva a um maior risco de trauma no nascimento e distócia do ombro. A aspiração de mecônio ocorre mais frequentemente em bebês de mulheres obesas e estes bebês estão sob maior risco de defeitos no tubo neural e outras anormalidades congênitas.

Tratamento Obstétrico

A obesidade apresenta problemas técnicos específicos com o trabalho de parto e do nascimento já que a monitorização fetal externa e das contrações é difícil, necessitando de monitorização interna destes parâmetros. Como observado, a obesidade leva a uma maior incidência de cesarianas e a obesidade por si só cria grandes problemas técnicos relacionados com a cirurgia. Logo, a duração das cirurgias nestas pacientes é maior do que nas pacientes não obesas.

Conduta Anestésica

Avaliação pré-anestésica A alta incidência de doença clínica associada à obesidade, assim como as dificuldades encontradas por causa do modo de vida do paciente, representa um grande desafio no tratamento das parturientes obesas. A avaliação pré-anestésica e a preparação devem incluir um exame completo das vias aéreas e uma avaliação do estado pulmonar e cardíaco da paciente. Uma gasometria arterial para avaliar a retenção de CO_2, um eletrocardiograma e um ecocardiograma podem ser indicados. A disponibilidade de manguito de pressão sanguínea de tamanho apropriado, desenhada para caber no braço da paciente, é necessária para o tratamento.

Analgesia do Trabalho de Parto A analgesia epidural é uma escolha razoável para a analgesia do trabalho de parto. Ela fornece um alívio excelente da dor, uma redução no consumo de oxigênio e pode atenuar as respostas cardíacas ao trabalho de parto e ao nascimento. Devido ao fato de as mulheres obesas estarem sob maior risco de sofrer uma cesariana e do risco da anestesia geral nesta população de pacientes ser substancial, a vantagem da analgesia epidural precoce é a habilidade de estender o bloqueio para a anestesia cirúrgica.

O desafio técnico de realizar a analgesia epidural na parturiente obesa não pode ser subestimado. Agulhas longas podem ser necessárias para atingir o espaço epidural e devem estar prontamente disponíveis na unidade de trabalho de parto e nascimento. A posição sentada, mais do que a posição lateral, deve facilitar a identificação bem-sucedida do espaço epidural. Devido ao aumento na taxa de falhas na analgesia epidural nas pacientes obesas, a monitorização frequente destas pacientes e a substituição imediata do cateter epidural devem ser realizadas se ocorrer uma analgesia inadequada.

A analgesia espinhal contínua é uma opção para a analgesia do trabalho de parto e pode fornecer vantagens sobre a analgesia epidural em pacientes morbidamente obesas. A colocação correta do cateter é confirmada pela aspiração de líquor e, portanto, as taxas de falha iniciais serão menores do que com a analgesia epidural. Um cateter desalojado será mais rapidamente identificado do que com a analgesia epidural. A anestesia espinhal contínua está associada a um risco pequeno mais significativo de cefaleia pós-punção dural, o que pode requerer tratamento no período pós-parto.

Parto por Cesariana A incidência do parto por cesariana é maior em mulheres obesas comparadas com mulheres não obesas. A duração maior da cirurgia e a maior perda de sangue devem ser antecipadas pelo anestesista e porque o obstetra frequentemente requer uma retração anterior do panículo da paciente. O anestesista deve estar atento aos sinais e sintomas do comprometimento respiratório materno devido à complacência aumentada da parede torácica relacionada com esta retração. Estas pacientes estão sob alto risco de aspiração e, portanto, devem receber medicação profiláxica com citrato de sódio e metoclopramida em combinação com um antagonista do receptor H_2. Finalmente, o anestesista deve

CAPÍTULO 23
Doenças Associadas à Gravidez

perceber que as dificuldades técnicas são mais prováveis de ocorrer nesta parturiente obesa a despeito do tipo de anestésico escolhido. A anestesia regional é preferida sempre que possível para a parturiente obesa. Isto se deve sobretudo ao risco ainda maior da anestesia geral e da dificuldade das vias aéreas nesta parturiente obesa. Um dado tão importante quanto à anestesia regional é que a dispersão exagerada de um anestésico local na parturiente obesa pode resultar em uma anestesia espinhal alta quando uma raqui simples for usada. Por esta razão uma técnica contínua, espinhal ou epidural, deve ser considerada nas pacientes com obesidade mórbida. A técnica contínua também tem a vantagem de manter a anestesia para o caso de uma duração estendida da cirurgia.

Se a anestesia geral é inevitável, um equipamento de emergência para vias aéreas deve estar de prontidão. Se uma entubação difícil for antecipada, a entubação consciente com fibra óptica deve ser escolhida.

Idade Materna Avançada

Em 2002, aproximadamente 14% de todos os nascimentos nos Estados Unidos forma de mulheres de 35 anos ou mais. No Canadá em 2002, 30% de todos os nascimentos foram de mulheres de 30 a 34 anos de idade, 14% de mulheres entre 35 e 39 anos de idade e 2% de mulheres com 40 anos ou mais. As pacientes e os profissionais de saúde acreditam que a idade avançada da mãe resulta em um desfecho insatisfatório. Esta visão é racionalizada pela alta incidência de condições médica crônicas em pacientes mais velhas. De fato, a idade materna avançada está independentemente associada a morbidades maternas, incluindo diabetes gestacional, pré-eclâmpsia, descolamento prematuro da placenta e cesariana. Além disso, as pacientes mais velhas são mais suscetíveis a pesar mais de 70 kg e ter hipertensão preexistente ou diabetes. Logo, estes problemas médicos irão complicar a gravidez e seu controle.

Prognóstico

O prognóstico para o desfecho na paciente de idade materna avançada esta relacionado com as comorbidades, não com a idade da paciente. Espera-se que uma mulher saudável de idade materna avançada tenha uma gravidez e um parto tranquilos. Contudo, quase metade das pacientes com idade materna avançada tem condições médicas pré-existentes ou desenvolvem doenças relacionadas à gravidez. Os resultados de suas gestações estão relacionados com estas doenças.

As complicações perinatais são significativas em pacientes de idade materna avançada. Gestações gemelares são mais comuns em grávidas mais velhas, assim como o aborto, as anomalias congênitas, o parto prematuro, o nascimento com baixo peso e a morte intrauterina e neonatal.

Tratamento Obstétrico

O foco do tratamento obstétrico está nas comorbidades da paciente. O cuidado pré-natal deve ser focado no diagnóstico precoce das doenças relacionadas com a gravidez para permitir um tratamento precoce e agressivo destes problemas.

A cesariana é realizada mais em mulheres com idade materna avançada. Em algumas, a cesariana está relacionada com problemas misturados. Contudo, a idade materna avançada também está independentemente associada a um aumento na probabilidade da cesariana e as taxas de cesárea "de resgate" são muito maiores nas mulheres acima dos 34 anos de idade do que nas mulheres com 25 anos de idade ou mais jovens.

Conduta Anestésica

Assim como no tratamento obstétrico, o cuidado anestésico da parturiente com idade materna avançada está relacionado com suas comorbidades, o que foi discutido em outras seções deste capítulo.

Abuso de Substâncias
Diagnóstico

O diagnóstico de abuso de substâncias é frequente pelo histórico. Muitas substâncias comumente abusadas alteram a mente ou afetam o sistema cardiovascular quando a paciente está agudamente intoxicada. O diagnóstico da paciente que não está sob efeito da substância, na sua admissão, pode ser feito quando ela, ou seu bebê, desenvolverem sintomas de abstinência ou quando o recém-nascido for diagnosticado com uma síndrome relacionada a sua exposição no útero.

As substâncias abusadas na gravidez se comparam àquelas vistas na sociedade: álcool, tabaco, opioides e cocaína são frequentemente abusadas.

Abuso de Álcool

Sinais e Sintomas Aproximadamente 4% das mulheres grávidas são usuárias pesadas de álcool. Os sinais e sintomas maternos podem incluir testes de função hepática anormal, mas frequentemente o diagnóstico não é feito até o parto quando o diagnóstico da síndrome alcoólica do feto é feito. A síndrome alcoólica do feto ocorre em aproximadamente um terço dos bebês nascidos de mães que bebem mais de 88,7 mililitros de álcool por dia durante a gravidez. No entanto, os estudos relataram um déficit neurocomportamental, um retardo no crescimento uterino e outras anormalidades congênitas em bebês de consumidoras moderadas de álcool. As atuais recomendações confirmam que não existe nível seguro do consumo de álcool durante a gravidez. Não houve a definição de um nível seguro de consumo de álcool durante a gravidez.

Considerações Anestésicas O cuidado anestésico da grávida que abusa de álcool é o mesmo daquele considerado para pacientes não grávidas (Cap. 19).

Abuso de Tabaco

Sinais e Sintomas Os cigarros são as drogas mais abusadas durante a gravidez. Como a grávida fumante em geral é jovem, frequentemente existem sinais e sintomas mínimos associados ao abuso de tabaco nesta população. Há uma forte associação entre o fumo de cigarro e a baixa taxa de natalidade, o descolamento prematuro de placenta e a função respiratória prejudicada nos recém-nascidos. Em fumantes de mais de 20 cigarros por dia, a incidência de prematuridade se duplica. A morte súbita de bebês ocorre muito mais em bebês de mães que fumam.

Considerações Anestésicas Assim como no abuso de álcool, as considerações anestésicas para o cuidado de parturientes abusadoras de tabaco é similar às considerações em pacientes não grávidas.

Abuso de Opioides

Existem inúmeras complicações médicas do uso de drogas injetáveis. Estas incluem complicações infecciosas tal como o vírus da imunodeficiência humana e a hepatite. As pacientes podem desenvolver abscessos locais, ou, mais significativamente, elas têm endocardite ou tromboflebite. Uma paciente grávida admitida em terapia crônica com opioides deve ser mantida na terapia durante sua gravidez e no período pós-parto. Não é recomendado que estas pacientes passem por uma desintoxicação durante a gravidez. De fato, a abstinência dos opioides durante o terceiro trimestre pode resultar em asfixia perinatal ou morte neonatal. A abstinência neonatal dos opioides pode se apresentar como angústia respiratória, convulsões, hipertermia e síndrome da morte súbita de bebês. Os recém-nascidos devem ser observados e tratados para os sintomas da abstinência quando necessário.

Considerações Anestésicas A consideração para o cuidado de parturientes dependentes de opioides é similar àquela das pacientes não grávidas.

Abuso de Cocaína

Sinais e Sintomas O abuso de cocaína entre as parturientes está associado ao envolvimento de múltiplos órgãos, incluindo os sistemas cardiovascular, respiratório, neurológico e hematológico. A cocaína está associada a complicações cardiovasculares maternas incluindo a hipertensão sistêmica, isquemia e infarto miocárdicos, arritmias cardíacas e morte súbita. O aumento súbito na pressão arterial sistêmica pode ser a principal causa de hemorragia cerebral. Alternativamente, espasmos cerebrovasculares podem produzir uma isquemia e um infarto locais. A hemorragia subaracnoide, o sangramento intracerebral, a ruptura de um aneurisma e convulsões foram associados ao uso de cocaína durante a gravidez. A trombocitopenia pode ocorrer como consequência do uso de cocaína, resultando em tempos prolongados de sangramento. O uso materno de cocaína pode levar a mudanças metabólicas e endócrinas tanto no feto quando na mãe, presumivelmente refletindo a liberação de catecolaminas induzida pela cocaína. As complicações pulmonares (asma, tosse crônica, dispneia, edema pulmonar) ocorrem mais em parturientes que fumam a cocaína de base livre.

Uma maior incidência de complicações obstétricas significativas ocorre em parturientes que abusam de cocaína durante a gravidez (**Tabela 23-10**). A incidência de abortos espontâneos, natimortos e trabalho de parto prematuro está aumentada. As altas taxas de aborto espontâneo podem estar relacionadas com a vasoconstrição induzida pela cocaína, contrações uterinas acentuadas e mudanças abruptas na pressão arterial sistêmica.

TABELA 23-10	Complicações Obstétricas Associadas ao Abuso de Cocaína durante a Gravidez
Aborto espontâneo	
Parto prematuro	
Aminiorrexe prematura	
Descolamento prematuro da placenta	
Parto precipitado	
Natimortos	
Hipertensão materna	
Aspiração de mecônio	
Escores de Apgar baixos ao nascimento	

Diagnóstico A identificação de parturientes que abusam de cocaína é difícil, já que as checagens urinárias detectam metabólitos da cocaína somente por 14 a 60 horas após o uso. Um dos únicos preditores mais importantes do abuso de cocaína é a ausência de cuidado pré-natal.

Prognóstico O uso de cocaína durante o terceiro trimestre pode resultar em contrações uterinas imediatas, atividade fetal aumentada, descolamento prematuro de placenta e parto prematuro. A insuficiência uteroplacentária resulta em redução do peso ao nascimento, retardo do crescimento intrauterino, microcefalia e prematuridade. A cocaína administrada durante a organogênese está associada a anomalias fetais. A hipertensão e a vasoconstrição sistêmicas maternas podem ser a causa da incidência aumentada de descolamento prematuro de placenta nas parturientes que abusam de cocaína. Os efeitos da cocaína no feto se manifestam como uma incidência aumentada de contaminação meconial e escores de Apgar baixos ao nascimento.

Conduta Anestésica

Pré-operatório A avaliação de parturientes suspeitas de abuso de cocaína inclui um eletrocardiograma e possivelmente uma ecocardiografia para checar a presença de doença cardíaca valvular. Em parturientes que apresentam uma toxicidade cardiovascular grave induzida pela cocaína, a estabilização hemodinâmica deve ser estabelecida antes da indução da anestesia.

Intraoperatório A trombocitopenia induzida por cocaína deve ser excluída se a anestesia regional for planejada. A anestesia epidural é instituída gradativamente, com atenção à hidratação e ao deslocamento esquerdo do útero para evitar a hipotensão. A hipotensão decorrente da indução sequencial rápida da anestesia geral ou da instituição da anestesia regional, geralmente responde à efedrina, embora o abuso prolongado de cocaína possa esgotar as catecolaminas e teoricamente inibir as respostas aos vasopressores de atuação indireta. Logo, a felinefrina pode ser a melhor escolha para o tratamento da hipotensão nestas pacientes. Os anestésicos locais com base éster, que sofrem metabolismo pela colinesterase plasmática, podem competir com a cocaína, resultando em um metabolismo diminuído para ambas as drogas. A temperatura corporal aumenta e os efeitos simpaticomiméticos associados à cocaína podem mimetizar uma hipertermia maligna.

AVALIAÇÃO FETAL/PROBLEMAS NEONATAIS

Monitorização Fetal Eletrônica

A monitorização fetal eletrônica permite a avaliação da bem-estar fetal seguindo-se as mudanças na frequência cardíaca fetal, como registrado com o uso de um monitor externo (Doppler) ou de um eletrodo no escalpe fetal. O princípio básico da monitorização fetal eletrônica é correlacionar às alterações na frequência cardíaca fetal com as contrações uterinas. Por exemplo, o bem-estar fetal é avaliado pela determinação da variabilidade da frequência cardíaca fetal, como computado por intervalos R-R no eletrocardiograma fetal. Outro método é avaliar as desacelerações da frequência cardíaca fetal associadas às contrações uterinas. As três principais desacelerações da frequência cardíaca fetal são classificadas como precoce, tardia e variável.

Variabilidade da Frequência Cardíaca Fetal

A frequência cardíaca fetal varia entre 5 e 20 bpm, com uma frequência cardíaca fetal variando entre 120 e 160 bpm. Esta variabilidade normal da frequência cardíaca fetal é conhecida por refletir a integridade das vias neurais do córtex cerebral fetal através da medula, do nervo vago e do sistema de condução cardíaco. O bem-estar fetal está assegurado quando a variabilidade da frequência cardíaca está presente. Contrariamente, o sofrimento fetal devido à hipoxemia arterial, a acidose ou aos danos no sistema nervoso central está associado a uma variabilidade frequência cardíaca mínima ou inexistente.

Os fármacos administrados para as parturientes podem inibir ou eliminar a variabilidade da frequência cardíaca fetal, mesmo na ausência de sofrimento fetal. Os fármacos mais associados à perda da variabilidade frequência cardíaca são os benzodiazepínicos, os opioides, os barbitúricos, os anticolinérgicos e os anestésicos locais, como usado para a analgesia epidural lombar contínua. Estes efeitos induzidos pelos fármacos não parecem ser deletérios, mas podem causar dificuldades na interpretação dos resultados da monitorização da frequência cardíaca fetal. Além disso, a ausência de variabilidade na frequência cardíaca fetal pode estar normalmente presente em fetos prematuros e durante os ciclos de sono fetal.

Desacelerações Precoces

As desacelerações precoces são caracterizadas pela lentificação da frequência cardíaca fetal que começa com o início das contrações uterinas (**Fig. 23-3**). A lentidão é máxima no pico da contração, retornando a um nível quase basal ao seu fim. As reduções na frequência cardíaca geralmente não são de mais de 20 bpm ou abaixo da frequência absoluta de 100 bpm. Este padrão de desaceleração é conhecido por ser causado pela estimulação vagal secundária à compressão da cabeça fetal. As desacelerações precoces não são evitadas pelo aumento da oxigenação fetal, mas são bloqueadas pela administração de atropina. É importante saber que, este padrão de frequência cardíaca fetal não está associado a sofrimento fetal.

Tratamento As desacelerações precoces são causadas pelas compressões da cabeça do feto e em geral são leves e raramente resultam em um desfecho fetal insatisfatório. As mudanças na posição materna podem beneficiar o feto. A estimulação do escalpe fetal pode resultar em aceleração da frequência cardíaca fetal na presença de mecônio ou de desacelerações precoces graves. Uma amostra do escalpe fetal pode ser necessária para uma posterior avaliação.

Desacelerações Tardias

As desacelerações tardias são caracterizadas pela lentidão da frequência cardíaca fetal que começa de 10 a 30 segundos após o início das contrações uterinas. A lentidão máxima ocorre após o pico de intensidade das contrações (**Fig. 23-4**). Uma desaceleração tardia leve é classificada como uma diminuição na frequência cardíaca de menos de 20 bpm; uma lentidão profunda está presente quando a diminuição é maior que 40 bpm. As desacelerações tardias estão associadas ao sofrimento fetal, mais provavelmente refletindo a hipóxia miocárdica secundária à insuficiência placentária. Os fatores primários que contribuem para o aparecimento das desacelerações tardias incluem a hipotensão materna, a hiperatividade uterina e a insuficiência uteroplacentária crônica, tal como pode ser visto com o *diabetes mellitus* e a hipertensão. Quando este padrão persiste,

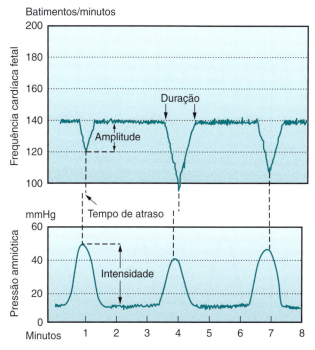

Figura 23-3 • As desacelerações precoces da frequência cardíaca fetal são caracterizadas por um tempo curto de atraso entre o início das contrações uterinas e o início da lentidão da frequência cardíaca fetal. A lentidão máxima da frequência cardíaca geralmente é de menos de 20 bpm e ocorre no pico de intensidade da contração. A frequência cardíaca retorna ao normal no momento em que a contração termina. A explicação mais provável para esta desaceleração precoce é a resposta do reflexo vagal à compressão da cabeça fetal. *(Adaptado de Shnider SM: Diagnosis of fetal distress: Fetal heart rate. In Shnider SM [ed]: Obstetrical Anesthesia: Current Concepts and Practice. Baltimore, Williams & Wilkins, 1970; 197-203.)*

há uma correlação previsível com o desenvolvimento da acidose fetal. As desacelerações tardias podem ser corrigidas pela melhora na oxigenação fetal. Quando a variabilidade normal da ferquência cardíaca persiste a despeito da desaceleração cardíaca, ainda é provável que o feto nasça vigoroso.

Tratamento As desacelerações tardias são causadas pela insuficiência placentária. O tratamento envolve o deslocamento uterino esquerdo, os fluidos intravenosos e, se a hipotensão materna estiver presente, a administração de efedrina.

Desacelerações Variáveis

As desacelerações variáveis são os padrões mais comuns de alterações na frequência cardíaca observadas durante o período intraparto. Como o termo indica, estas desacelerações são variáveis em sua magnitude, duração e tempo de início relativo às contrações uterinas (**Fig. 23-5**). Por exemplo, este padrão pode se iniciar antes, com ou após o início das contrações uterinas. Caracteristicamente, os padrões de desaceleração são abruptos no início e no término. A frequência cardíaca fetal diminui quase invariavelmente para menos de 100 bpm. As desacelerações variáveis são conhecidas por serem causadas pela compressão do cordão umbilical. A atropina diminui a gravidade das desacelerações variáveis, mas a administração de oxigênio para a mãe não tem efeito. Se os padrões de desaceleração não forem graves e repetitivos, geralmente só ocorrem alterações mínimas no estado ácido-base do feto. Os padrões

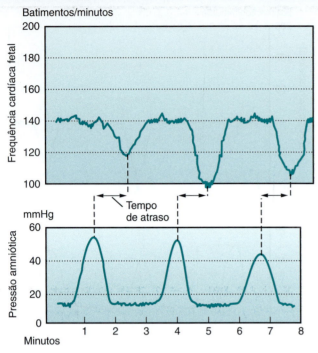

Figura 23-4 • As desacelerações tardias da frequência cardíaca fetal são caracterizadas pelo um atraso (tempo maior de atraso) entre o início da contração uterina e o começo da lentidão da frequência cardíaca fetal. A frequência cardíaca fetal não retorna ao nível normal até após a contração ter terminado. Um padrão de desaceleração tardia leve está presente quando a lentidão é menor do que 20 bpm; uma lentidão profunda está presente quando a frequência cardíaca fetal fica mais lenta do que 40 bpm. As desacelerações tardias da frequência cardíaca fetal indicam sofrimento fetal devido à insuficiência uteroplacentária. *(Adaptado de Shnider SM: Diagnosis of fetal distress: Fetal heart rate. In Shnider SM [ed]: Obstetrical Anesthesia: Current Concepts and Practice. Baltimore, Williams & Wilkins, 1970; 197-203.)*

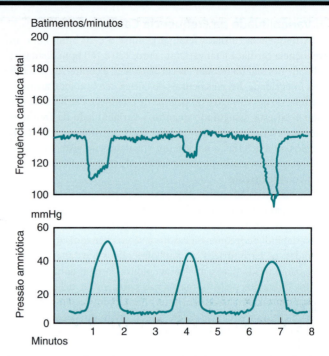

Figura 23-5 • As desacelerações variáveis da frequência cardíaca fetal são caracterizadas pela diminuição das frequências cardíacas de magnitude e duração variáveis, que não mostram uma relação consistente com as contrações uterinas. Este padrão de lentidão da frequência cardíaca fetal está associado à compressão do cordão umbilical. *(Adaptado de Shnider SM: Diagnosis of fetal distress: Fetal heart rate. In Shnider SM [ed]: Obstetrical Anesthesia: Current Concepts and Practice. Baltimore, Williams & Wilkins, 1970; 197-203.)*

de desaceleração graves que persistem por 15 a 30 minutos estão associados com acidose fetal.

Tratamento As desacelerações variáveis são causadas pela compressão do cordão umbilical e também são bem-toleradas pelo feto saudável. Se forem graves, o comprometimento fetal pode ocorrer e o parto pode ser necessário caso as desacelerações variáveis persistam ou piorem.

Amostragem do Escalpe Fetal

A amostragem do escalpe (couro cabeludo) fetal pode se indicada para avaliar um feto com traços de frequência cardíaca fetal anormal. Com base nos resultados, a hipóxia fetal suspeita pode ser confirmada, estabelecendo-se uma necessidade de parto urgente. Os bons resultados neonatais estão associados a um pH maior do que 7,20, enquanto que um pH de menos de 7,20 sugere um comprometimento fetal necessitando de uma parto imediato.

Oximetria de Pulso Fetal

A oximetria de pulso fetal é a técnica mais nova na avaliação da oxigenação fetal intraparto. Ela, atualmente, é um adjuvante da monitorização eletrônica da frequência cardíaca fetal e atualmente pode ser usada quando o monitor da frequência cardíaca fetal mostra um traço inseguro. O oxímetro de pulso fetal fornece leituras da saturação de oxigênio arterial fetal contínua quando colocado através do colo, posicionado ao lado da bochecha ou têmpora do feto. As saturações de oxigênio fetal normais variam entre 30% e 70%. As saturações menores do que 30% são sugestivas de acidemia fetal.

Ultrassonografia

O exame por ultrassom do feto quando a mãe está em trabalho de parto pode ser útil para determinar a parte apresentante do feto. Também, se os batimentos cardíacos fetais forem indetectáveis pelo escaneamento por Doppler, a ultrassonografia pode confirmar a saúde ou a morte fetal intrauterina. A ultrassonografia também pode determinar a quantidade de líquido amniótico presente no útero e é usada para o diagnóstico de descolamento prematuro de placenta e placenta prévia.

Avaliação do Recém-nascido

A importância da avaliação imediatamente após o nascimento é que os recém-nascidos deprimidos que requerem uma ressuscitação ativa são identificados prontamente. Como um guia para identificar e tratar os recém-nascidos deprimidos, o escore de Apgar não foi ultrapassado.

A escala de Apgar designa um valor numérico para cinco sinais vitais medidos ou observados nos recém-nascidos um minuto e cinco minutos após o parto (**Tabela 23-11**). Dos cinco critérios, a frequência cardíaca e a qualidade do esforço respiratório são os fatores mais importantes; a cor é a menos informativa para a iden-

CAPÍTULO 23
Doenças Associadas à Gravidez

TABELA 23-11	Avaliação dos Recém-nascidos Utilizando-se a Escala de Apgar		
Parâmetro	**0**	**1**	**2**
Frequência cardíaca (bpm)	Ausente	< 100	> 100
Esforço respiratório	Ausente	Lento	Choro
		Irregular	
Irritabilidade reflexa	Sem resposta	Caretas	Choro
Tônus muscular	Flácido	Flexão das extremidades	Ativo
Cor	Pálido	Corpo rosado	Rosa
	Cianótico	Extremidades cianóticas	

tificação de recém-nascidos em sofrimento. Uma frequência cardíaca de menos de 100 bpm geralmente significa uma hipoxemia arterial. O desaparecimento da cianose frequentemente é rápido quando a ventilação e a circulação estão normais. Apesar disso, muitos recém-nascidos saudáveis ainda têm cianose após um minuto devido à vasoconstrição periférica em resposta a temperaturas ambientais frias na sala de parto. A acidose e a vasoconstrição pulmonar são as causas mais prováveis de cianose persistente.

As escalas de Apgar se correlacionam bem com as medições ácido-base realizadas imediatamente após o nascimento. Quando os escores são maiores do que 7, os recém-nascidos apresentam tanto gases sanguíneos normais quanto uma acidose respiratória leve. Os bebês com escores de 4 a 6 são moderadamente deprimidos; aqueles com escores de 3 ou menos têm uma acidose metabólica e respiratória combinadas. Bebês leve a moderadamente deprimidos (escores de Apgar de 3-7) frequentemente melhoram em resposta ao oxigênio administrado pela máscara facial, com ou sem uma ventilação por pressa positiva dos pulmões. A intubação traqueal e talvez a massagem cardíaca externa são indicadas quando os escores de Apgar estão abaixo de 3. As escalas de Apgar não são suficientemente sensíveis para detectar com segurança as mudanças relacionadas aos fármacos ou para fornecer dados necessários para avaliar os efeitos sutis das técnicas anestésicas obstétricas nos recém-nascidos.

Período Neonatal Imediato

As principais mudanças no sistema cardiovascular e no sistema respiratório neonatais ocorrem imediatamente após o parto. Por exemplo, com o grampeamento do cordão umbilical ao nascimento, a resistência vascular sistêmica aumenta, a pressão atrial esquerda aumenta e o fluxo através do forame oval cessa. A expansão dos pulmões diminui a resistência vascular pulmonar e a saída ventricular direita inteira é desviada para os pulmões. Nos recém-nascidos normais, aumentos na PaO_2 de mais de 60 mmHg causam uma vasoconstrição e um fechamento funcional dos ducto arterioso. Quando a oxigenação e a ventilação adequadas não são estabelecidas após o parto, o padrão de circulação fetal persiste caracterizado pela resistência vascular pulmonar aumentada e o fluxo sanguíneo pulmonar diminuído. Além disso, o ducto arterioso e o forame oval permanecem abertos, resultando em grandes shunts intracardíacos da direita para a esquerda com hipoxemia arterial e acidose associadas.

Um alto índice de suspeita deve ser mantido para anormalidades graves que podem estar presentes ao nascimento ou se manifestar logo após o parto. Elas incluem aspiração de mecônio, estenone e atresia coanal, hérnia diafragmática, hipovolemia, hipoglicemia, fístula traqueoesofágica e anomalias laríngeas.

Hipovolemia

Os recém-nascidos com pressões arteriais médias abaixo de 50 mmHg ao nascimento são suscetíveis a serem hipovolêmicos. O reenchimento capilar deficiente, a taquicardia e a taquipneia estão presentes. A hipovolemia frequentemente ocorre após o sofrimento fetal, durante o qual quantidades de sangue fetal maiores do que o normal são desviadas para a placenta e permanecem lá após o parto e o grampeamento do cordão umbilical. A compressão do cordão umbilical também é frequentemente associada à hipovolemia.

Hipoglicemia

A hipoglicemia pode se manifestar como hipotensão, tremores e convulsões. Os bebês com retardo no crescimento intrauterino e aqueles com mães diabéticas ou após sofrimento fetal intrauterino grave são vulneráveis a ter hipoglicemia.

Aspiração do Mecônio

O mecônio é o produto da ingestão do líquido amniótico, de células gastrointestinais e de secreções. Ele raramente está presente antes da 34ª semana de gestação. Após aproximadamente 34 semanas, a hipoxemia arterial intrauterina pode resultar em motilidade gastrointestinal e evacuação aumentadas. A ansia de respirar associada à hipoxemia arterial faz com que o feto inale líquido amniótico e *debris* para os pulmões. Se o parto for adiado, o mecônio é quebrado e excretado dos pulmões. Se o nascimento ocorrer dentro de 24 horas após a aspiração, o mecônio ainda está presente nas principais vias aéreas e é distribuído para a periferia do pulmão com o início da respiração espontânea. A obstrução das pequenas vias aéreas causa uma diferença na relação ventilação/perfusão. A taxa respiratória pode ser de mais do que 100 respirações por minutos, e a complacência dos pulmões diminui para níveis vistos em bebês com síndrome da angústia respiratória. Em casos graves, a hipertensão pulmonar e os *shunts* da direita para a esquerda através do forame oval patente e do ducto arterioso (circulação fetal persistente) leva à hipoxemia arterial grave. O pneumotórax também é um problema comum na presença da aspiração de mecônio.

No passado, o tratamento da aspiração de mecônio consistia na colocação de um tubo traqueal imediatamente após o parto e era realizada uma tentativa de sugar o mecônio das vias aéreas do recém-nascido. Atualmente, uma abordagem mais conservadora é recomendada porque a entubação traqueal de rotina de todos os bebês com contaminação pelo mecônio (aproximadamente 10% de todos os recém-nascidos) pode causar complicações desnecessárias das vias aéreas. Uma sucção orofaríngea de rotina é recomendada no momento do parto, mas a entubação traqueal e a sucção é realizada seletivamente, dependendo da condição do bebê (aqueles com escore de Apgar de mais de 7 são tratados conservadoramente). Bebês com escores de Apgar baixos ou que estão clinicamente obstruídos com mecônio requerem uma ressuscitação ativa, incluindo intubação traqueal e tentativa de remover o mecônio através da sucção.

Estenose e Atresia Coanal

Deve-se suspeitar de obstrução nasal nos recém-nascidos que têm bons esforços de respiração, mas nos quais a entrada de ar está ausente. A cianose se desenvolve se estes bebês forem forçados a respirar com suas bocas fechadas. A estenose coanal unilateral ou bilateral é diagnosticada com base na falha em passar um pequeno cateter através de cada narina; tal falha pode refletir uma obstrução congênita (anatômica) ou mais comumente uma atresia funcional devida a presença de sangue, muco ou mecônio. A forma congênita da atresia coanal deve ser tratada cirurgicamente durante o período neonatal. Uma via aérea oral pode ser necessária até a correção cirúrgica possa ser realizada. A atresia coanal funcional é tratada pela sucção nasal. Os opioides frequentemente causam congestão da mucosa nasal e obstrução. Tal congestão pode ser tratada com gotas nasais de fenilefrina.

Hérnia Diafragmática

O desconforto respiratório grave ao nascimento, associado à cianose e um abdome escafoide, sugere uma hérnia diafragmática. As radiografias torácicas demonstram conteúdos abdominais no tórax. O tratamento inicial na sala de parto inclui a entubação traqueal e a ventilação dos pulmões com oxigênio. É provável que ocorra um pneumotórax no lado oposto da hérnia se forem feitas tentativas de expandir o pulmão ipsilateral.

Fístula Traqueoesofágica

Deve-se suspeitar de fístula traqueoesofágica quando o polidrâmnio está presente (Cap. 24). Um diagnóstico inicial na sala de parto é sugerido quando o cateter está inserido no esôfago, mas não pode passar para o estômago. Quantidades abundantes de secreções orofaríngeas estão geralmente presentes. As radiografias torácicas com o cateter no lugar confirmam o diagnóstico.

Anomalias Laríngeas

O estridor está presente ao nascimento como uma manifestação das anomalias laríngeas e da estenose subglótica. A inserção de um tubo na traqueia abaixo da obstrução alivia os sintomas. Os anéis vasculares são anomalias da aorta que podem comprimir a traqueia, produzindo tanto obstrução inspiratória quanto expiratória. Pode se difícil avançar um tubo traqueal abaixo da obstrução produzida pelos anéis vasculares.

PONTOS-CHAVE

- As mudanças fisiológicas da gravidez afetam todos os sistemas de órgãos. Elas influenciam a compensação materna para as comorbidades e as respostas maternas à anestesia.
- Há menor exposição fetal ao fármaco com a anestesia regional. Qualquer anestésico bem conduzido é seguro.
- Mantenha a pressão arterial, a oxigenação e a normocarbia.

- O parto na DHEG é o tratamento definitivo. Contemporize somente se o risco de imaturidade neonatal ultrapassar o risco materno.
- As doenças médicas coexistentes podem resultar em descompensação materna relacionada com as mudanças fisiológicas da gravidez.
- A avaliação fetal permite a análise do bem estar fetal e orienta o tratamento neonatal.

REFERÊNCIAS

Bridges EJ, Womble S, Wallace M, McCartney J:Hemodynamic monitoring in high-risk obstetrics patients. II. Pregnancy-induced hypertension and preeclampsia. Crit Care Nurse 2003; 23:53–57.

Casey BM, McIntire DD, Leveno KJ: The continuing value of the Apgar score for the assessment of newborn infants. N Engl J Med 2001;344:467–471.

Davies S: Amniotic fluid embolus: A review of the literature. Can J Anaesth 2001;48:88–98.

Eisenach JC: Combined spinal-epidural analgesia in obstetrics. Anesthesiology 1999;91:299–302.

Koren G, Pastusak A, Ito S: Drugs in pregnancy (review). N Engl J Med 1998;338:1128–1137.

Mushambi MC, Halligan AW, Williamson K: Recent developments in the pathophysiology and management of pre-eclampsia. Br J Anaesth 1996;76:133–148.

Roberts JM, Lain KY: Recent insights into the pathogenesis of preeclampsia. Placenta 2002;23:359–372.

Rosen MA: Management of anesthesia for the pregnant surgical patient. Anesthesiology 1999;91:1159–1163.

Visalyaputra S, Rodanant O, Somboonviboon W, et al: Spinal versus epidural anesthesia for cesarean delivery in severe preeclampsia: A prospective randomized, multicenter study. Anesth Analg 2005;101:862–868.

Wong CA, Scavone BM, Peaceman AM, et al: The risk of cesarean delivery with neuraxial analgesia given early versus late in labor. N Engl J Med 2005;352:655–665.

CAPÍTULO 24

Doenças Pediátricas

Charles Lee
Igor Luginbuehl
Bruno Bissonnette
Linda J. Mason

Considerações Únicas em Pacientes Pediátricos
- Anatomia das Vias Aéreas
- Fisiologia
- Sistema Respiratório
- Sistema Cardiovascular
- Distribuição da Água Corporal
- Função Renal
- Hematologia
- Termorregulação
- Farmacologia

Doenças do Recém-nascido
- Síndrome da Angústia Respiratória
- Displasia Broncopulmonar
- Hemorragia Intracraniana
- Retinopatia da Prematuridade
- Apneia
- *Kernicterus*
- Hipoglicemia
- Hipocalcemia
- Sepse

Doenças Cirúrgicas Neonatais
- Hérnia Diafragmática Congênita
- Atresia Esofágica e Fístula Traqueoesofágica
- Defeitos da Parede Abdominal
- Doença de Hirschsprung
- Malformações Anorretais
- Estenose Pilórica

- Enterocolite Necrosante
- Hiperinsulinismo Congênito
- Enfisema Lobar Congênito

Sistema Nervoso
- Paralisia Cerebral
- Hidrocefalia
- Tumores Intracranianos
- Anomalias Vasculares Cerebrais
- Mielomeningocele
- Craniossinostose

Síndrome de Down (Trissomia do 21)
- Sinais e Sintomas
- Diagnóstico
- Prognóstico
- Conduta Anestésica

Anormalidades Craniofaciais
- Fendas Labial e Palatina
- Hipoplasia Mandibular
- Hipertelorismo

Distúrbios das Vias Aéreas Superiores
- Epiglotite Aguda (Supraglotite)
- Laringotraqueobronquite (Difteria Laríngea)
- Edema Laríngeo Pós-entubação
- Aspiração de Corpo Estranho
- Papilomatose Laríngea
- Abscesso Pulmonar

Hipertermia Maligna
- Sinais e Sintomas
- Diagnóstico
- Tratamento
- Prognóstico
- Identificação dos Pacientes Suscetíveis
- Conduta Anestésica

Disautonomia Familiar
- Sinais e Sintomas
- Diagnóstico
- Tratamento
- Prognóstico
- Conduta Anestésica

Tumores Sólidos
- Neuroblastoma
- Nefroblastoma

Emergências Oncológicas
- Tumores Mediastinais

Queimaduras (Lesões Térmicas)
- Sinais e Sintomas
- Débito Cardíaco
- Hipertensão Sistêmica
- Vias Aéreas

CONSIDERAÇÕES ÚNICAS EM PACIENTES PEDIÁTRICOS

As necessidades de lactentes e crianças jovens diferem bastante das dos adultos. Os pacientes pediátricos, especialmente os recém-nascidos e lactentes com menos de 6 meses de idade, têm diferenças anatômicas e fisiológicas que os colocam sob um risco maior de complicações anestésicas do que os adultos. As diferenças nas respostas aos agentes farmacológicos nesta população aumentam ainda mais a complexidade da administração de anestesia a estes pacientes. Muitas doenças se apresentam de modo exclusivo ou com uma frequência maior neste grupo de idade.

Anatomia das Vias Aéreas

A cabeça e a língua grandes, a epiglote móvel e a posição anterior da laringe, características dos recém-nascidos, tornam a entubação traqueal mais fácil com a cabeça do recém-nascido em uma posição neutra ou levemente flexionada do que com a cabeça hiperestendida. Devido ao fato de a laringe do bebê ser mais alta no pescoço do que no adulto, a língua do bebê obstrui a via aérea mais facilmente. A cartilagem cricoide (oposta às cordas vocais no adulto) é a porção mais estreita da laringe nos pacientes pediátricos e requer o uso de tubos traqueais que minimizem os riscos de trauma das vias aéreas e o subsequente desenvolvimento de edema subglótico. Como nos adultos, a angulação do brônquio principal direito favorece a entubação endobrônquica direita se o tubo traqueal for inserido além da carina.

Fisiologia

As diferenças fisiológicas entre as crianças e os adultos são determinantes importantes quando se planeja o controle da anestesia em pacientes pediátricos. A monitorização dos sinais vitais e do funcionamento dos órgãos durante o período perioperatório é especialmente importante, já que os recém-nascidos e os lactentes têm reservas fisiológicas diminuídas.

Sistema Respiratório

A diferença mais importante que distingue, fisiologicamente, os pacientes pediátricos dos pacientes adultos é o consumo de oxigênio. O consumo de oxigênio dos recém-nascidos é mais de 6 mL/kg, o que é, aproximadamente, o dobro do consumo adulto com base no peso (**Tabela 24-1**). Para satisfazer esta demanda, a ventilação alveolar é dobrada em comparação com a dos adultos. Como o volume corrente com base no peso é similar para lactentes e adultos, a ventilação alveolar aumentada resulta de uma frequência respiratória aumentada. A PaO_2 aumenta rapidamente após o nascimento, mas são necessários vários dias para alcançar os níveis apresentados em crianças mais velhas.

Sistema Cardiovascular

O nascimento e o começo da respiração espontânea iniciam as mudanças circulatórias, permitindo que os recém-nascidos sobrevivam em um ambiente extrauterino. A circulação fetal é caracterizada pela alta resistência vascular pulmonar, por uma baixa resistência vascular sistêmica (placenta) e um shunt da direita para a esquerda do sangue através do forame oval e do ducto arterioso. O início da respiração espontânea ao nascimento está associado a uma resistência vascular pulmonar diminuída e um fluxo sanguíneo pulmonar aumentado. Com o aumento da pressão atrial esquerda, o forame oval se fecha funcionalmente. O fechamento anatômico do forame oval ocorre entre os três meses a um ano de idade, embora 20% a 30% dos adultos tenham forames ovais patentes. O fechamento funcional do ducto arterioso normalmente ocorre de 10 a 15 horas após o nascimento, com o fechamento anatômico ocorrendo em quatro a seis semanas. A constrição do ducto arterioso ocorre em resposta à oxigenação arterial aumentada que se desenvolve após o nascimento. Apesar disso, o ducto arterioso pode se reabrir durante períodos de hipoxemia arterial. Um diagnóstico de circulação fetal persistente pode ser confirmado pela medição da PaO_2 em amostras de sangue obtidas, simultaneamente, das artérias pré-ductais (radial direita) e pós-ductais (umbilical, tibial posterior, dorsal do pé). A presença de diferenças da PaO_2 maiores que 20 mm Hg nestas amostra sanguíneas obtidas de modo simultâneo confirma o diagnóstico.

Os recém-nascidos são altamente dependentes da frequência cardíaca para manter o débito cardíaco e a pressão arterial sistêmica. Existem menos respostas vasoconstritoras à hemorragia nos recém-nascidos do que nos adultos. Por exemplo, uma diminuição de 10% no volume de líquido intravascular é deve causar uma diminuição de 15% a 30% na pressão arterial média nos recém-nascidos. A hipotensão que acompanha a administração de anestésicos voláteis aos recém-nascidos prematuros ocorre mais provavelmente devido a diminuição do volume intravascular e/ou overdose anestésica.

CAPÍTULO 24
Doenças Pediátricas

Distribuição da Água Corporal

O conteúdo de água corporal total e o volume de líquido extracelular (LEC) estão aumentados, proporcionalmente, nos recém-nascidos. O volume de LEC é equivalente a cerca de 40% do peso corporal total nos recém-nascidos, comparado com aproximadamente 20% nos adultos. Por volta do 18º ao 24º mês de idade, a proporção do volume de LEC relativo ao peso corporal é similar ao dos adultos. A taxa metabólica aumentada, característica dos recém-nascidos, resulta em renovação acelerada do LEC e demanda uma atenção meticulosa à reposição hídrica intraoperatória. A reposição hídrica intraoperatória frequentemente inclui glicose, embora a impressão clínica de que os pacientes pediátricos são mais suscetíveis à hipoglicemia do que os adultos, durante os períodos de jejum, tenha sido contestada (**Tabela 24-2**).

Função Renal

A taxa de filtração glomerular está fortemente diminuída em recém-nascidos a termo, mas aumenta aproximadamente quatro vezes por volta da 3ª a 5ª semana. Os recém-nascidos prematuros podem apresentar aumentos na taxa de filtração glomerular. Os recém-nascidos são perdedores de sódio obrigatórios e não podem concentrar a urina tão eficientemente quanto os adultos. Portanto, a administração adequada de sódio e água exógenos deve ser fornecida durante o período perioperatório. Contrariamente, os recém-nascidos são suscetíveis a eliminar líquidos mais lentamente do que os adultos e são, portanto, mais suscetíveis a uma sobrecarga hídrica. A função renal diminuída também pode atrasar a excreção de substâncias dependentes da liberação renal para a eliminação.

Hematologia

As características da hemoglobina fetal influenciam o transporte de oxigênio. Por exemplo, a hemoglobina fetal tem uma P_{50} (pressão parcial de oxigênio na qual 50% das hemoglobinas estão saturadas) de 19 mm Hg comparada com os 26 mm Hg para os adultos, o que resulta em um deslocamento para a esquerda da curva de dissociação da oxi-hemoglobina fetal. A subsequente afinidade aumentada da hemoglobina pelo oxigênio se manifesta como uma liberação reduzida do oxigênio para os tecidos periféricos. Esta liberação diminuída é compensada pela maior liberação de oxigênio pelas concentrações aumentadas de hemoglobina, características dos recém-nascidos (**Tabela 24-3**). Por volta do 2º ao 3º mês de idade, no entanto, ocorre uma anemia fisiológica. Após os três meses ocorrem aumentos progressivos na massa de hemácias e no hematócrito. Por volta do 4º ao 6º mês, a curva de dissociação da

TABELA 24-1 Valores Médios da Função Pulmonar

Parâmetro	Recém-nascidos (3 kg)	Adultos (70 kg)
Consumo de oxigênio (mL/kg/min)	6,4	3,5
Ventilação alveolar (mL/kg/min)	130	60
Produção de dióxido de carbono (mL/kg/min)	6	3
Volume corrente (mL/kg)	6	6
Frequência cardíaca (min)	35	15
Capacidade vital (mL/kg)	35	70
Capacidade residual funcional (mL/kg)	30	35
Comprimento da traqueia (cm)	5,5	12
PaO_2	65–85	85–95
$PaCO_2$	30–36	36–44
pH	7,34–7,40	7,36–7,44

TABELA 24-2 Terapia do Fluido Intraoperatório para Pacientes Pediátricos

Procedimento	SALINA NORMAL OU/SOLUÇÃO DE RINGER LACTATO (mL/kg/h)		
	Manutenção	Reposição	Total
Cirurgia mínima (herniorrafia)	4	2	6
Cirurgia média (piloromiotomia)	4	4	8
Cirurgia extensa (ressecção intestinal)	4	6	10

TABELA 24-3 Valores de Hemograma Normal nos Recém-nascidos, Lactentes e Crianças

Idade	Hemoglobina (g/dL)	Hematócrito (%)	Leucócitos (células/mm³)
1 dia	19,0	61	18.000
2 semanas	17,3	54	12.000
1 mês	14,2	43	
2 meses	10,7	31	
6 meses	12,3	36	10.000
1 ano	11,6	35	
6 anos	12,7	38	
10–12 anos	13,0	39	8.000

oxi-hemoglobina se aproxima daquela dos adultos. Tendo em vista a reserva cardiovascular diminuída dos recém-nascidos e o deslocamento para a esquerda da curva de dissociação da oxi-hemoglobina, pode ser útil manter o hematócrito do recém-nascido mais próximo de 40% do que de 30%, o que frequentemente é aceito para crianças mais velhas. O cálculo da massa eritrocítica estimada e da perda aceitável de hemácias fornece um guia útil para a reposição sanguínea intraoperatória (**Tabela 24-4**).

A necessidade das determinações rotineiras da hemoglobina pré-operatória é controversa. As determinações rotineiras da hemoglobina pré-operatória em crianças com menos de 1 ano de idade resultam na detecção de somente um pequeno número de pacientes com concentrações de hemoglobina menores que 10 g/dL e isto raramente influencia o controle da anestesia ou adia a cirurgia planejada. Por causa do potencial benefício da identificação da anemia durante a infância, o teste rotineiro da hemoglobina pré-operatória pode ser justificável somente neste grupo.

Termorregulação

Os recém-nascidos e os lactentes são vulneráveis ao desenvolvimento de hipotermia durante o período perioperatório. O calor corporal é perdido mais rapidamente neste grupo de idade do que em outras crianças ou em adultos por causa da grande área de superfície corporal relativa ao peso, a fina camada de gordura subcutânea isolante e a capacidade diminuída de produzir calor. O *shivering* é de pouca importância durante a produção de calor nos recém-nascidos, cujo principal mecanismo é a termogênese sem *shivering* mediada pela gordura marrom. A gordura marrom é um tecido adiposo especializado localizado na parte posterior do pescoço, nas áreas interescapulares e vertebrais e ao redor dos rins e das glândulas adrenais do recém-nascido. O metabolismo da gordura marrom é estimulado pela norepinefrina e resulta na hidrólise dos triglicerídeos e na termogênese.

Um mecanismo importante para a perda de calor corporal nas salas de operação é a radiação. Para minimizar o consumo de oxigênio, o recém-nascido deve estar em um ambiente termal neutro. A temperatura neutra é definida como a temperatura ambiental que resulta no menor consumo de oxigênio (**Tabela 24-5**). A tempera-

tura crítica é a temperatura ambiente abaixo da qual uma pessoa despida e não anestesiada não pode manter uma temperatura corporal central normal (Tabela 24-5). A maioria das salas de cirurgia está abaixo da temperatura crítica até mesmo de um recém-nascido a termo e é imprescindível que a perda de calor seja minimizada. Os passos que visam a diminuição da perda de calor corporal incluem o transporte dos recém-nascidos em módulos aquecidos, o aumento da temperatura ambiente das salas de operação, o uso de colchões térmicos, aquecedores radiantes, aquecedor de ar acoplado a manta térmica e gases inspirados umidificados e aquecidos.

Farmacologia

As respostas farmacológicas aos fármacos podem diferir nos pacientes pediátricos e nos adultos. Elas se manifestam como diferenças nas necessidades anestésicas, nas respostas aos relaxantes musculares e na farmacocinética.

Requerimentos Anestésicos

Os recém-nascidos a termo requerem concentrações *mais baixas* de anestésicos voláteis do que os lactentes de 1 a 6 meses de idade. Por exemplo, a concentração alveolar mínima (CAM) é, aproximadamente, 25% menor nos recém-nascidos do que nos lactentes. Além disso, a CAM nos recém-nascidos prematuros com menos de 32 semanas de idade gestacional é menor do que a CAM nos recém-nascidos com 32 a 37 semanas de idade gestacional e a CAM para ambos os grupos de idade é menor do que nos recém-nascidos a termo. Os requerimentos anestésicos diminuídos nos recém-nascidos podem estar relacionadas com a imaturidade do sistema nervoso central e com as concentrações circulantes aumentadas de progesterona e β-endorfinas. A CAM aumenta constantemente até os 2 a 3 meses de idade, mas após 3 meses, a CAM diminui firmemente com a idade, embora ocorrem aumentos leves na puberdade.

Em contraste, o sevoflurano, que foi essencialmente substituído pelo halotano para o uso na anestesia pediátrica, é único entre os anestésicos voláteis atualmente utilizados. A CAM do sevoflurano nos recém-nascidos e lactentes com menos de 6 meses (3,2%) e em lactentes com mais de 6 meses e crianças com mais de 12 anos

TABELA 24-4	Estimativa da Perda de Sangue Aceitável*
Um recém-nascido a termo com 3,2 kg está agendado para uma cirurgia intra-abdominal. O hematócrito pré-operatório é 50%. Qual é a perda de sangue intraoperatória aceitável para manter o hematócrito em 40%?	
Parâmetro	**Cálculo**
Volume estimado de sangue	85 mL/kg × 3,2 kg = 272 mL
Massa estimada de hemácias	272 mL × 0,5 = 136 mL
Massa estimada de hemácias para manter o hematócrito em 40%	272 mL × 0,4 = 109 mL
Perda sanguínea intraoperatória aceitável	136 mL − 109 mL = 27 mL
Perda sanguínea intraoperatória aceitável para manter o hematócrito em 40%	27 × 2[†] = 54 mL
*Estes cálculos são apenas orientações e não consideram o potencial impacto da infusão intravenosa de soluções cristaloides ou coloides no hematócrito. [†]Fator para corrigir o hematócrito original para 50%.	

CAPÍTULO 24
Doenças Pediátricas

TABELA 24-5	Temperaturas Neutra e Crítica	
Idade do Paciente	Temperatura Neutra (°C)	Temperatura Crítica (°C)
Recém-nascido prematuro	34	28
Recém-nascido a termo	32	23
Adulto	28	1

(2,5%) permanece constante. A razão pela qual a CAM do sevoflurano não declina com o avanço da idade na infância, como é visto em outros anestésicos voláteis, não está clara.

Relaxantes Musculares

A maturação morfológica e funcional das junções neuromusculares não está completa até, aproximadamente, os 2 meses de idade, mas as implicações da imaturidade inicial na farmacodinâmica dos relaxantes musculares não estão claras. Devido à composição muscular imatura, o diafragma do bebê é paralisado ao mesmo tempo em que os músculos periféricos (ao invés de posteriormente como visto nos adultos). Isto levou à sugestão de que os lactentes podem ser mais sensíveis aos efeitos dos relaxantes musculares não despolarizantes, mas o volume relativamente maior de distribuição resulta em doses iniciais que são similares, com base no peso, às dos adultos. A imaturidade da função hepática ou renal pode prolongar a duração da ação dos relaxantes musculares que são altamente dependentes destes mecanismos para sua liberação. O antagonismo dos bloqueadores neuromusculares parece ser seguro em lactentes e as dosagens para os fármacos anticolinesterásicas podem estar diminuídas devido ao tempo de liberação maior do que nos adultos.

Os recém-nascidos e os lactentes necessitam de mais succinilcolina com base no peso corporal do que as crianças mais velhas para produzir graus consideráveis de bloqueio neuromuscular. Presumivelmente, esta resposta reflete volumes de LEC aumentados característico deste grupo de idade, resultando em volumes maiores de distribuição de succinilcolina. A incidência dos efeitos colaterais adversos da succinilcolina (mioglobinúria, hipertermia maligna [HM], hipercalemia) limita o uso desta droga em crianças (especialmente aquelas com menos de 5 anos) para proteger rapidamente a via aérea e para o tratamento do laringospasmo.

Farmacocinética

A farmacocinética difere nos recém-nascidos e lactentes quando comparada com a dos adultos. Por exemplo, a captação de anestésicos inalatórios é mais rápida em lactentes do que nas crianças mais velhas e nos adultos. Esta captação acelerada reflete mais provavelmente a alta ventilação alveolar em relação à capacidade residual funcional. A captação mais rápida pode evidenciar os efeitos inotrópicos negativos dos anestésicos voláteis, resultando em uma maior incidência de hipotensão nos recém-nascidos e lactentes durante a administração de anestésicos voláteis. Considerando estes fatores, a margem reduzida de segurança quando os anestésicos voláteis são administrados em lactentes, é previsível.

Uma barreira hematoencefálica imatura e uma capacidade reduzida de metabolizar fármacos poderiam aumentar a sensibilidade dos recém-nascidos aos efeitos dos barbitúricos e opioides. Como resultado, os recém-nascidos podem necessitar de baixas doses de barbitúricos para a indução da anestesia. Apesar disso, crianças entre 5 e 15 anos de idade requerem doses um tanto mais altas de tiopental do que os adultos para a indução da anestesia. De maneira similar, o hipnótico não barbitúrico, propofol, apresenta a necessidade de uma dose maior em lactentes (ED_{50} de 3,0 mg/kg em lactentes de 1 a 6 meses) do que em crianças mais velhas (ED_{50} de 2,4 mg/kg em crianças com 10 a 16 anos de idade) para a indução da anestesia.

A eliminação hepática e renal reduzidas dos fármacos, que é características dos recém-nascidos, pode produzir efeitos prolongados dos fármacos. As taxas de eliminação aumentam para os níveis adultos por volta do 5º ao 6º mês de idade e durante o início da infância podem, até mesmo, exceder as taxas adultas. A ligação proteica de muitos fármacos está diminuído em lactentes, o que poderia resultar em altas concentrações circulantes de fármacos não ligados e farmacologicamente ativos.

Monitorização

Os métodos oscilométricos para as medições não invasivas da pressão sanguínea sistêmica são confiáveis para os pacientes pediátricos. A seleção do tamanho do medidor apropriado é crítica, e um medidor muito grande para o braço do paciente resulta em leituras falsamente baixas. Um cateter posicionado na artéria periférica pode ser o método selecionado para monitorizar a pressão arterial sistêmica e para obter amostras sanguíneas para análise dos gases sanguíneos e do pH. A artéria periférica selecionada nos recém-nascidos é muito importante, já que o sangue retirado de uma artéria que surge distalmente ao ducto arterioso (artéria radial esquerda, artéria umbilical, artéria tibial posterior) pode não refletir precisamente a PaO_2 que está sendo liberada para a retina ou o cérebro na presença de um ducto arterioso patente. Se a retinopatia da prematuridade (RDP) for uma possibilidade, a artéria pré-ductal, tal como a artéria radial direita, devem ser canuladas.

A monitorização da temperatura corporal é útil durante o período perioperatório para detectar o desenvolvimento da hipotermia, assim como um paciente raro que manifesta hipertermia maligna (HM). A hipotermia, como provavelmente ocorre nos recém-nascidos e nos lactentes durante a anestesia, resulta em consumo de oxigênio corporal total aumentado, depressão da respiração, bradicardia, acidose metabólica e hipoglicemia. A monitorização das concentrações do dióxido de carbono final expirado é seguro em crianças, embora existam algumas limitações em recém-nascidos e lactentes. Por exemplo, por causa dos pequenos volumes correntes e os altos fluxos de gases inspirados, as concentrações de dióxido de carbono exaladas podem estar diluídas, produzindo valores falsamente baixos quando as concentrações do dióxido de carbono final expirado forem mensuradas.

DOENÇAS DO RECÉM-NASCIDO

No passado, os lactentes que pesavam menos do que 2.500 g ao nascimento eram considerados prematuros. No entanto, os lactentes a termo podem pesar menos de 2.500 g dependendo da exposição no útero a certos fármacos, infecções, toxemia, insuficiência placentária e desnutrição materna. Os lactentes são considerados prematuros se eles nascerem antes de 37 semanas de gestação. Geralmente, os lactentes prematuros podem ser divididos em três grupos (**Tabela 24-6**).

Síndrome da Angústia Respiratória

A síndrome da angústia respiratória (SAR), ou doença da membrana hialina, é responsável por 50% a 75% das mortes em recém-nascidos prematuros. A incidência é inversamente proporcional à idade gestacional e ao peso no nascimento. Esta síndrome se manifesta com um prejuízo progressivo da troca de gás no nível alveolar devido à produção insuficiente e à secreção de fosfolipídios ativos de superfície conhecidos como surfactantes. O surfactante, produzido pelos pneumócitos do tipo II, ajuda a manter a estabilidade alveolar pela redução da tensão de superfície alveolar. Sem surfactante, os alvéolos colapsam e há uma falha no desenvolvimento da capacidade residual funcional, levando a um desvio da direita para a esquerda, à hipoxemia arterial e à acidose metabólica. Os níveis adequados de surfactante pulmonar não estão presentes até a 35ª semana de gestação.

Sinais e Sintomas

Os sinais da SAR geralmente se tornam aparentes dentro de minutos após o nascimento. A taquipneia, o grunhido proeminente, as retrações intercostais e subcostais, a expansão nasal e a cianose são tipicamente notados. A cianose, que não pode ser melhorada a despeito da administração de oxigênio, e a dispneia pioram progressivamente. A apneia e as respirações irregulares são sinais ominosos de fadiga, requerendo uma intervenção imediata. Sem o tratamento adequado, a hipotensão, a hipotermia, a acidose metabólica respiratória mista, o edema, o íleo e a oligúria ocorrem.

Diagnóstico

O curso clínico, a radiografia torácica e a análise gasometria arterial ajudam a estabelecer o diagnóstico da SAR. A aparência radiográfica típica dos pulmões é um infiltrado granular reticular fino do parênquima e broncogramas aéreos. Os achados de gasometria arterial são caracterizados por hipoxemia progressiva, hipercarbia e acidose metabólica variável. A sepse estreptocócica do grupo B pode ser indistinguível da SAR, mas a colonização materna, os cocos Gram-positivos nos aspirados gástricos e traqueais podem ajudar a distinguir este diagnóstico. A proteinose alveolar congênita é uma doença familiar rara que frequentemente se apresenta como uma forma grave e letal de SAR.

Tratamento

Como a maioria dos casos de SAR são autolimitantes, o cuidado é principalmente de suporte. O defeito primário que requer trata-

mento é o prejuízo progressivo na troca pulmonar de oxigênio e de dióxido de carbono. Até que o surfactante adequado possa ser produzido, a oxigenação arterial deve ser mantida utilizando-se oxigênio suplementar, com ou sem ventilação mecânica dos pulmões. Os lactentes com SAR grave ou aqueles que desenvolvem uma apneia persistente ou aqueles que não podem manter uma pressão parcial de oxigênio maior do que 50 mm Hg respirando 70% a 100% de oxigênio requer uma ventilação mecânica assistida. As faixas aceitáveis de valores de gás sanguíneo durante a ventilação mecânica são PaO_2 de 55 a 70 mm Hg, PCO_2 de 45 a 55 mm Hg e pH de 7,25 a 7,45. Durante a ventilação mecânica, a oxigenação é melhorada pelo aumento da FiO_2 ou da pressão média das vias aéreas (pelo aumento da pressão de pico inspiratória (PIP), do fluxo de gás, da razão inspiratória/expiratória ou da pressão expiratória final positiva) e a eliminação de dióxido de carbono é alcançada pelo aumento da PIP (volume corrente) ou a frequência respiratória. A ventilação oscilatória de alta frequência pode melhorar a eliminação do dióxido de carbono, diminuir a pressão média das vias aéreas e melhorar a oxigenação em lactentes que não respondem aos respiradores convencionais.

Prognóstico

Na maioria dos casos, a melhora gradual ocorre após vários dias, anunciada pela diurese espontânea e as necessidades reduzidas de oxigênio. A morte geralmente está associada ao extravasamento de ar alveolar do enfisema intersticial ou pneumotórax e com hemorragia pulmonar ou intraventricular. A administração de corticosteroides antes do nascimento, o uso de surfactante pós-natal, os modos aperfeiçoados de ventilação e o cuidado de suporte qualificado resultaram em um declínio progressivo na mortalidade da SAR.

Conduta Anestésica

Durante a anestesia, a PaO_2 em pacientes com SAR é mantida próximo dos níveis pré-operatórios. Os anestésicos voláteis podem alterar a oxigenação arterial pela diminuição do débito cardíaco. Um cateter intra-arterial é útil durante a cirurgia para avaliar a oxigenação, evitar a hiperóxia e prevenir uma acidose respiratória e metabólica. Idealmente, a PaO_2 é monitorada do sangue obtido de uma artéria pré-ductal. Contudo, o paciente já pode ter um cateter na artéria umbilical ou uma canulação arterial pode não ser possível, caso no qual o cateter da artéria umbilical ou a oximetria de pulso (para procedimentos curtos) podem ser aceitáveis para a monitorização da oxigenação. O pneumotórax secundário ao barotrauma é um perigo sempre presente e deve ser considerado se a oxigenação se piorar abruptamente durante a ventilação mecânica. A hipotensão é um problema frequentemente encontrado durante a anestesia. A administração de albumina (1 g/kg IV) para recém-nascidos prematuros com SAR irá provavelmente aumentar a volemia e a taxa de filtração glomerular. A manutenção do hematócrito do recém-nascido próximo a 40% pode melhorar a liberação de oxigênio para os tecidos. A hidratação excessiva deve ser evitada, já que isto pode reabrir o ducto arterioso. Os pacientes que toleram uma extubação precoce devem ser monitorados pós-operatoriamente para a apneia e a bradicardia.

Displasia Broncopulmonar

A displasia broncopulmonar (DBP) é uma doença crônica do parênquima pulmonar e das pequenas vias aéreas que resulta mais

TABELA 24-6	Classificação da Prematuridade
Grau de Prematuridade	**Idade Gestacional (Semanas)**
Limite	36–37 semanas
Moderada	31–36 semanas
Grave	24–30 semanas

comumente da lesão pulmonar em lactentes pequenos e prematuros que requerem uma ventilação mecânica prolongada. Embora a prematuridade, o trauma pulmonar mecânico e a toxicidade do oxigênio sejam fatores cruciais na patogênese da DBP, outros fatores de risco também desempenham um papel (**Tabela 24-7**).

Sinais e Sintomas

A DBP ocorre quando alguns recém-nascidos com SAR desenvolvem uma angústia respiratória persistente caracterizada pela reatividade e resistência aumentadas das vias aéreas, complacência pulmonar reduzida, desequilíbrios na relação ventilação/perfusão, hipoxemia, hipercarbia, taquipneia e, em casos graves, falência cardíaca direita. O consumo de oxigênio está aumentado em até 25%. A falha de crescimento é um sinal de hipóxia crônica. A asculta pulmonar pode não revelar os sibilos porque o sítio da hiper-reatividade da via aérea é principalmente nas pequenas vias aéreas na periferia dos pulmões.

Diagnóstico

A DBP é um diagnóstico clínico definido como a dependência do oxigênio a 36 semanas pós-conceptuais com necessidades de oxigênio (para manter a $PaO_2 > 50$ mmHg) além dos 28 dias de vida nos lactentes com peso ao nascimento abaixo de 1.500 g. A aparência radiográfica dos pulmões muda gradualmente de um quadro de opacificação quase completa com broncogramas aéreos e enfisema intersticial para um de áreas pequenas, arredondadas e radiolucentes se alternando com áreas de densidade irregular se assemelhando a uma esponja.

Tratamento

A maioria dos lactentes com DBP moderada a grave permanece dependentes do oxigênio, com ou sem a dependência do respirador, além das 4 semanas de idade. A manutenção da oxigenação adequada (com $PaO_2 > 55$ mm Hg e $SpO_2 > 94\%$) é necessária para prevenir ou tratar a *cor pulmonale* e para promover o crescimento do tecido pulmonar e o remodelamento do leito vascular pulmonar. A broncoconstrição reativa das vias aéreas é tratada com agentes broncodilatadores. A *cor pulmonale* e as retrações torácicas graves que liberam fluido para o espaço intersticial causam retenção de fluidos, necessitando de uma restrição hídrica e a administração de diuréticos de modo a diminuir o edema pulmonar e melhorar a troca de gases.

Prognóstico

A disfunção pulmonar em pacientes com DBP é mais evidente durante o primeiro ano de vida. Os lactentes com DBP leve podem por fim se tornar assintomáticos, mas a hiperreatividade pode persistir.

Conduta Anestésica

Antes de anestesiar uma criança com um histórico de DBP, uma medição da saturação basal do oxigênio deve ser obtida com um oxímetro de pulso. A dessaturação pode ser rápida quando a apneia ocorre. A escolha dos fármacos para a anestesia em pacientes com BDP não é tão importante quanto o cuidado com as vias aéreas. Em crianças com um histórico de ventilação mecânica, um tubo endotraqueal um tamanho menor do que o tamanho apropriado para a idade do paciente deve estar disponível já que uma estenose subglótica pode estar presente. A traquelomalacia e a broncomalácia também podem estar presentes com sequelas da entubação prolongada em pacientes com DBP. A possível presença da hiper-reatividade das vias aéreas e o risco aumentado de broncospasmos garantem o estabelecimento de um nível cirúrgico de anestesia antes de instrumentar a via aérea. Pode-se assumir que as crianças que têm ou tiveram DBP têm a doença da via aérea reativa (DVAR) ou devem ser tratadas similarmente àquelas com asma. Alguns pacientes com DBP podem requerer pressões de pico nas vias aéreas e concentrações de oxigênio aumentadas intraoperatoriamente. As altas pressões das vias aéreas podem causar pneumotórax. O oxigênio adequado deve ser liberado para manter a PaO_2 de 50 a 70 mmHg. Os pacientes com alcalose metabólica devido a terapia com furosemida podem exibir uma retenção compensatória do CO_2. A hiperventilação dos pacientes com alcalose metabólica compensada pode causar hipotensão causada por alcalose grave. A administração de líquidos deve ser monitorada e minimizada para evitar um edema pulmonar.

Hemorragia Intracraniana

Os quatro tipos de hemorragia intracraniana que ocorrem durante o período neonatal são a subdural, subaracnoide primária, intercelular e periventricular-intraventricular (hemorragia intraventricular [HIV]). O tipo mais frequente e mais importante de hemorragia intracraniana é a HIV. Sua incidência está inversamente relacionada com a idade gestacional ou peso ao nascimento e é uma importante complicação nos recém-nascidos prematuros. A autorregulação incompleta do fluxo sanguíneo cerebral e a imaturidade dos leitos capilares cerebrais do recém-nascido predispõem os vasos na matriz germinal a romperem com resultado de mudanças abruptas e graves no fluxo sanguíneo, com uma hemorragia resultante. Embora a prematuridade do recém-nascido seja o fator de risco mais importante para a hemorragia intracraniana, tanto eventos perinatais quanto pós-natais foram identificados na etiologia da HIV.

Sinais e Sintomas

As características clínicas podem variar de aberrações neurológicas sutis e não facilmente demonstradas até a piora catastrófica com o início rápido do coma.

TABELA 24-7	Fatores que Contribuem para a Patogênese da Displasia Broncopulmonar

Fatores Associados à Prematuridade
Ventilação com pressão positiva
Alta concentração de oxigênio inspirado
Inflamação (sozinha ou associada à infecção)
Edema pulmonar (ocasionado por ducto arterioso do paciente ou pelo excesso na administração de fluidos)
Redução de oxigênio pulmonar
Deficiências nutricionais
Hiperatividade das vias aéreas
Insuficiência suprarrenal precoce

Outros Fatores
Pneumonia por aspiração de mecônio
Pneumonia neonatal
Insuficiência cardíaca congestiva
Síndrome de Wilson-Mikity

Diagnóstico

O diagnóstico da HIV pode ser feito pela manutenção de um alto índice de suspeita em recém-nascidos suscetíveis, pelos sinais clínicos de encefalopatia e pela neuroimagem. A ultrassonografia craniana, ou ecoencefalografia, é um método de escolha para o diagnóstico da HIV.

Tratamento

A administração de corticosteroides antes do nascimento e a prevenção ou o atraso do parto prematuro com a terapia tocolítica foram associados a uma incidência reduzida de hemorragia intracraniana com resultado da diminuição do risco de SAR. As medidas de suporte importantes na prevenção da HIV incluem expandir o volume lentamente, manter a pressão arterial estabilizada e evitar flutuações na pressão arterial que podem afetar adversamente a velocidade do fluxo sanguíneo cerebral.

Prognóstico

A hemorragia intraventricular ocorre em 40% a 60% dos recém-nascidos com menos de 34 semanas de gestação ou com peso muito baixo ao nascimento (≤ 1.250 g). Aqueles pacientes com as menores idades gestacionais e com pesos extremamente baixos ao nascimento são mais suscetíveis a sofrer os mais altos graus de hemorragia. Os eventos clínicos tal como os pneumotóraxes e as convulsões, que são conhecidos por aumentar o fluxo sanguíneo cerebral, podem estender a HIV aguda. A hidrocefalia e a morte são mais comuns em lactentes com os mais altos graus de hemorragia.

Conduta Anestésica

Não existem evidências que sugiram que o estresse da anestesia geral piore a hemorragia intraventricular preexistente. Os desarranjos metabólicos (p. ex., acidose, hipoglicemia, hipercarbia, hipocarbia, hipóxia, hiponatremia, hipernatremia, hipocalcemia) podem causar instabilidade hemodinâmica e devem ser corrigidos. A autorregulação incompleta do fluxo sanguíneo cerebral coloca a pressão arterial normal do recém-nascido prematuro na faixa mais baixa do limite autorregulatório. Tendo em vista a autorregulação prejudicada do fluxo sanguíneo cerebral, as pressões arteriais sistólicas devem ser mantidas dentro das faixas normais para diminuir o risco de hiperperfusão cerebral. A hipotensão, os picos hipertensivos e a expansão rápida de volume podem causar alterações na circulação cerebral e deve-se tentar minimizar estas ocorrências.

Retinopatia da Prematuridade

A retinopatia da prematuridade (RDP), anteriormente conhecida como fibroplasia retrolental, é uma retinopatia vasoproliferativa de etiologia multifatorial que ocorre quase sempre exclusivamente em lactentes prematuros nos quais a angiogênese retinal está incompleta. O risco de retinopatia é inversamente proporcional ao peso no nascimento e à idade gestacional.

A retina imatura responde à lesão aos capilares retinais em desenvolvimento pela interrupção da angiogênese normal seguida, posteriormente, pela neovascularização reativa desorganizada e a formação de tecido fibroso na retina e no humor vítreo. A angiogênese retinal está completa por volta da 44ª semana após a concepção, tempo após o qual o risco de RDP é negligenciável.

Os fatores de risco associados à RDP não são completamente conhecidos. A hiperóxia é o maior fator de risco, mas somente o oxigênio não é suficiente para produzir a RDP, que foi documentada mesmo na ausência da terapia do oxigênio. A concentração, a duração, o tempo e a flutuação do oxigênio podem desempenhar um papel no desenvolvimento da RDP. Apesar disso, a prematuridade com a imaturidade da retina associada é, inquestionavelmente, o fator de risco mais forte. Outros fatores de risco identificados para a RDP incluem a sepse, as infecções congênitas, a doença cardíaca congênita, a ventilação mecânica, a SAR, as transfusões sanguíneas, a HIV, a hipóxia, a hiper e a hipocapnia, a asfixia e a deficiência de vitamina E.

Sinais e Sintomas

As manifestações clínicas variam de leves, mudanças transitórias da retina periférica, até uma vasoproliferação extraretinal progressiva grave (acima da superfície da retina assim como dentro do humor vítreo), cicatrização e subsequente descolamento retinal. O descolamento da retina é a causa primária do prejuízo visual e da cegueira na RDP.

Diagnóstico

O exame oftalmológico na 6ª semana de idade cronológica ou na 32ª semana após a concepção é recomendado em lactentes prematuros pesando menos de 1.500 g ao nascimento e naqueles nascidos antes de 28 semanas de gestação. No desenvolvimento normal da retina há uma transição gradual da retina vascularizada para a avascular. Em pacientes com RDP, há uma interrupção abrupta dos vasos, evidenciada por uma demarcação linear na retina.

Tratamento

A crioterapia transescleral ou fotocoagulação a laser são usadas para destruir as áreas avasculares periféricas da retina, resultando na lentificação ou na reversão do crescimento anormal dos vasos sanguíneos, o que pode reduzir o risco de destacamento retinal. A visão central é preservada ao custo de parte da visão periférica. As opções cirúrgicas que objetivam aliviar a tração induzida pela cicatrização na retina permitem que a retina relaxe e se ligue novamente e pode ser considerada em lactentes que não respondem ao laser ou a crioterapia. A curvatura escleral pode ser realizada em lactentes se um destacamento retinal superficial se desenvolver devido à tração do tecido cicatrizante fibrovascular.

Prognóstico

Felizmente, aproximadamente 80% a 90% dos casos agudos de RDP sofrem regressão espontânea com pouco ou nenhum efeito residual ou incapacidade visual. Os lactentes que desenvolvem RDP estão sob maior risco de desenvolver problemas oftalmológicos ao longo da vida incluindo lágrimas retinais, descolamento da retina, miopia, estrabismo, ambliopia e glaucoma.

Conduta Anestésica

A conduta anestésica em pacientes com RDP introduz o dilema de tentar minimizar a administração de oxigênio a um grupo de pacientes que também são suscetíveis à hipoxemia arterial. O estudo controlado multicêntrico STOP-ROP revelou que o uso de oxigênio suplementar nas saturações de 96% a 99% na oximetria de pulso não pioram o pré-limiar preexistente da RDP. Como a saturação intraoperatória ideal do oxigênio para estes lactentes ainda não foi determinada, parece prudente limitar a suplementação do oxigênio,

CAPÍTULO 24
Doenças Pediátricas

especialmente para os lactentes sem o diagnóstico da RDP, durante o período de vascularização retinal. Esforços devem ser feitos para manter a PaO_2 entre 50 e 80 mm Hg e a $PaCO_2$ entre 35 e 45 mm Hg, mantendo a saturação do oxigênio em uma oximetria de pulso de 89% a 94%. Embora seja desejável evitar a hiperóxia, a hipoxemia arterial pode ser perigosa e mais deletéria. O oxigênio não deve ser restringido nos pacientes que requerem altas concentrações de oxigênio inspirado para manter a estabilidade cardiovascular e a função neurológica. Os lactentes que passam por uma ablação retinal periférica têm uma alta incidência de apneia e bradicardia tanto durante o procedimento quanto do 1º ao 3º dias seguintes.

Apneia

A apneia é definida como a interrupção da respiração que dura mais do que 20 segundos ou em qualquer duração se for acompanhada por cianose e bradicardia. A respiração periódica e a apneia são comuns em lactentes prematuros e geralmente são decorrentes da apneia idiopática da prematuridade. No entanto, ela também pode ser o sinal apresentante de outras doenças neonatais. A apneia idiopática da prematuridade é um distúrbio do controle respiratório e pode ser obstrutivo, central e mista. A apneia obstrutiva pode resultar da instabilidade faríngea, da flexão do pescoço e da oclusão nasal. A apneia central é atribuída a um mecanismo de controle respiratório imaturo.

Sinais e Sintomas

Na apneia central, há uma interrupção completa do fluxo de ar e dos esforços respiratórios sem nenhum movimento da parede torácica. Na apneia obstrutiva, por sua vez, o fluxo de ar está ausente a despeito dos movimentos da parede torácica. A maioria (50%–75%) dos episódios de apneia nos recém-nascidos prematuros é de etiologia mista. Os episódios de apneia de curta duração tendem a ser centrais, enquanto que os de longa duração frequentemente são mistos.

Diagnóstico

A apneia idiopática da prematuridade varia inversamente com a idade gestacional. O início da apneia idiopática ocorre, tipicamente, do 2º ao 7º dia de vida. O início da apneia após a segunda semana de vida em um recém-nascido prematuro previamente assintomático ou em qualquer momento em um bebê a termo pode ser uma ocorrência preocupante que merece uma investigação. A apneia deve ser diferenciada da respiração periódica, que é caracterizada pela respiração regular que é interrompida por curtas pausas ou apneia que dura de 5 a 10 segundos sem cianose ou mudanças na frequência cardíaca. As pausas apneicas são seguidas por uma explosão de respirações rápidas. A respiração periódica pode ser exibida em lactentes a termo normais, assim como em lactentes prematuros e é considerada uma característica normal da respiração neonatal sem uma significância a longo prazo.

Tratamento

Monitores de apneia devem ser usados em lactentes sob risco de apneia. Os lactentes com episódios leves podem requerer somente uma estimulação cutânea suave, enquanto lactentes com episódios recorrentes e prolongados requerem uma ventilação imediata com máscara e balão. O oxigênio deve ser administrado para tratar a hipóxia, o que aumenta a ventilação minuto. O oxigênio melhora a

sensibilidade ao dióxido de carbono, diminui a depressão respiratória hipóxica, reduz a respiração periódica e acentua a força e a atividade diafragmáticas. A teofilina (oralmente) ou a aminofilina (intravenosamente) é dada como uma dose carregada de 5 mg/kg seguida por um regime de manutenção de 1 a 2 mg/kg dados a cada 6 a 8 horas. A cafeína é administrada como uma dose carregada de 10 mg/kg seguida de doses de manutenção de 2,5 mg/kg por dia, oralmente. As apneias obstrutiva e mista podem ser eficientemente tratadas com a terapia da cânula nasal de alto fluxo (1–2,5 L/min) e pressão positiva contínua das vias aéreas nasais de 3 a 6 cm H_2O. A pressão positiva contínua das vias aéreas expande as vias aéreas superiores e pode aumentar a capacidade residual funcional, melhorando a oxigenação. As transfusões de pacotes de células sanguíneas vermelhas podem ser úteis em lactentes gravemente anêmicos.

Prognóstico

A apneia da prematuridade geralmente se resolve por volta da 36ª semana após a concepção. Na ausência de eventos significativos de risco de vida, a monitorização pode, frequentemente, ser descontinuado na 44ª a 45ª semana após a concepção.

Conduta Anestésica

A apneia com risco de vida foi relatada no pós-operatório em lactentes anteriormente prematuros que sofreram pequenas cirurgias posteriormente, tal como um reparo de hérnia inguinal. O risco de apneia em lactentes nascidos prematuramente se correlaciona inversamente tanto com a idade gestacional quanto com a idade pós-concepção. Além de um histórico de apneia, a anemia (hematócrito < 30) também é um fator de risco para a apneia pós-operatória, independente da idade gestacional ou pós-concepção.

Os inalatórios e endovenosos afetam o controle da respiração e contribuem para a obstrução das vias aéreas superiores, aumentando, assim, a probabilidade de ocorrência de episódios apneicos por mais de 12 horas após a cirurgia, especialmente em lactentes prematuros com menos de 60 semanas de idade pós-concepção. O uso de técnicas anestésicas regionais puras não suplementadas por agentes sedativos está associado a um risco muito reduzido, mas não eliminado, de apneia pós-operatória em lactentes ex-prematuros. Consequentemente, lactentes ex-prematuros com um histórico de períodos de apneia provavelmente não são candidatos adequados a cirurgias ambulatoriais. Recomenda-se que estes pacientes sejam admitidos e monitorados com oximetria de pulso e monitores de apneia por pelo menos 12 horas após a cirurgia. O risco de apneia pós-operatória parece ser significativamente reduzido após a 50ª a 52ª semana de idade gestacional, levando algumas autoridades a ainda recomendar a postergação de cirurgias não essenciais e ambulatoriais em lactentes prematuros até após esta idade.

Kernicterus

A hiperbilirrubinemia é um problema comum e geralmente benigno em recém-nascidos. A icterícia pode ser observada durante a primeira semana de vida em mais de 60% de lactentes a termo e 80% dos lactentes prematuros. A icterícia fisiológica ocorre porque os recém-nascidos têm taxas mais altas de produção de bilirrubina do que os adultos, devido ao tempo de vida curto e à renovação das células sanguíneas vermelhas, combinados com a capacidade diminuída do fígado imaturo de conjugar a bilirrubina em uma forma excretável.

O *kernicterus* é uma síndrome neurológica causada pelos efeitos tóxicos da deposição da bilirrubina não conjugada nos núcleos dos gânglios da base e do tronco cerebral. A barreira hematoencefálica dos recém-nascidos, especialmente dos recém-nascidos prematuros, é imatura, o que pode explicar a habilidade de a bilirrubina de entrar no cérebro e produzir danos celulares.

Sinais e Sintomas

Os sinais e sintomas do *kernicterus* tipicamente se tornam aparentes de 2 a 5 dias após o nascimento de lactentes a termo, e até o 7º dia em lactentes prematuros. Os sinais iniciais não são específicos, sendo indistinguíveis daqueles vistos na sepse, asfixia, hipoglicemia, hemorragia intracraniana e outras doenças sistêmicas agudas nos recém-nascidos. Em recém-nascidos com *kernicterus* agudo, a letargia, a alimentação pobre e a perda do reflexo Moro podem progredir para diminuir os reflexos dos tendões e a angústia respiratória, seguida por hipo e hipertonia, opistótonus, contração da face e dos membros e um choro estridente e alto. Nos casos avançados, convulsões e espasmos podem ocorrer. A sequela clássica do *kernicterus* é a tétrade de paralisia cerebral atetoide, perda da audição, diminuição do olhar fixo ascendente e displasia do esmalte dos dentes primários.

Diagnóstico

O *kernicterus* atualmente é diagnosticado clinicamente pela combinação do histórico, exame físico e testes laboratoriais. O diagnóstico é sugerido pelo histórico de icterícia, sintomas neurológicos característicos e confirmação laboratorial da hiperbilirrubinemia.

Tratamento

O tratamento inclui a fototerapia, transfusões sanguíneas de troca e fármacos que induzem ou intensifiquem a atividade do sistema de conjugação hepático. Modernas técnicas fototerapêuticas de alta intensidade têm reduzido bastante a necessidade de modalidades de tratamento mais invasivas.

Prognóstico

Os recém-nascidos com sinais neurológicos proeminentes têm um prognóstico grave. Mais de 75% doe lactentes com sintomas neurológicos morrem. Oitenta por cento dos sobreviventes afetados desenvolvem coreoatetose bilateral com espasmos musculares involuntários. O retardo mental, a surdez e a quadriplegia espástica são sequelas comuns.

Conduta Anestésica

Não existem dados a respeito dos efeitos da anestesia nas concentrações séricas de bilirrubina em lactentes prematuros. O benzil álcool, um agente preservativo que foi adicionado a soluções salinas para lavagem nos anos 1970, foi implicado no aparecimento do *kernicterus* possivelmente por deslocar a bilirrubina da albumina, portanto, facilitando sua entrada no cérebro. Os diluentes da salina normal e as soluções de lavagem preservadas com benzil álcool ainda podem ser encontrados em algumas salas de operação e devem ser evitadas em recém-nascidos. A acidose, a hiperóxia e a hiperosmolaridade também devem ser evitadas ou corrigidas nos recém-nascidos com hiperbilirrubinemia.

Hipoglicemia

A hipoglicemia é o problema metabólico mais comum que ocorre nos lactentes recém-nascidos. Os estoques inadequados de glicogênio e a gliconeogênese deficientes são fatores importantes na suscetibilidade do recém-nascido à hipoglicemia. A incidência da hipoglicemia sintomática é mais alta em lactentes pequenos para sua idade gestacional. Os lactentes podem estar sob risco de hipoglicemia devido a alterações no metabolismo materno, problemas neonatais intrínsecos e distúrbios endócrinos e metabólicos (**Tabela 24-8**).

Sinais e Sintomas

Muitos recém-nascidos com baixos níveis séricos de glicose são assintomáticos. O início dos sintomas varia de algumas poucas horas até uma semana após o nascimento. A hipoglicemia que persiste além da primeira semana de vida é incomum e é decorrente, mais frequentemente, de hiperinsulinismo congênito. Os sinais da hipoglicemia em recém-nascidos incluem irritabilidade, apneia, períodos cianóticos, convulsões, hipotonia, letargia e dificuldade na alimentação. Muitas das manifestações clínicas são sutis ou inespecíficas e um alto índice de suspeita deve ser mantido nos recém-nascidos de alto risco.

TABELA 24-8	Causas da Hipoglicemia Neonatal

A. Fatores maternos
  1. Administração intraparto de glicose
  2. Tratamento com fármacos
    a. Agentes bloqueadores β-adrenérgicos (terbutalina, ritodrina, propranolol)
    b. Agentes hipoglicêmicos orais
    c. Salicilatos
  3. Diabetes materno/diabetes gestacional
B. Fatores neonatais
  1. Estoques esgotados de glicogênio
    a. Asfixia
    b. Estresse perinatal
  2. Utilização aumentada de glicose (demandas metabólicas)
    a. Sepse
    b. Policitemia
    c. Hipotermia
    d. Síndrome da angústia respiratória
    e. Insuficiência cardíaca congestiva (doença congênita do coração cianótico)
  3. Estoques limitados de glicogênio
    a. Retardo no crescimento intrauterino
    b. Prematuridade
  4. Hiperinsulinismo/distúrbios endócrinos
    a. Lactentes de mães diabéticas
    b. Eritroblastose fetal, hidropisia fetal
    c. Insulinomas
    d. Síndrome de Beckwith-Wiedemann
    e. Pan-hipopituitarismo
  5. Glicogenólise reduzida, gliconeogênese ou utilização de combustíveis alternativos
    a. Erros de metabolismo inatos
    b. Insuficiência suprarrenal

CAPÍTULO 24
Doenças Pediátricas

Diagnóstico

Nenhum estudo de dados estabeleceu uma concentração de glicose sérica absoluta ou a duração da hipoglicemia que cause lesões no SNC nos recém-nascidos. No entanto, sabe-se que os níveis de glicose sérica raramente são menores do que 35 a 40 mg/dL nas primeiras 24 horas de vida ou menos de 45 mg/dL daí em diante. Os sinais de hipoglicemia sistêmicos ou do sistema nervoso central geralmente serão observados quando as concentrações séricas de glicose reduzirem para menos de 20 mg/dL no prematuro, 30 mg/dL nos lactentes a termo durante as primeiras 72 horas e 40 mg/dL daí em diante. Pode ser prudente manter as concentrações séricas de glicose acima de 40 mg/dL em todos os recém-nascidos.

Tratamento

Os lactentes com outros sintomas além de convulsões devem receber um *bolus* intravenoso de 200 mg/kg (2 mL/kg) de dextrose a 10%. Se o bebê estiver sofrendo convulsões, um *bolus* intravenoso de 4 mL/kg de dextrose a 10% é indicado. Após a administração do *bolus*, uma infusão de dextrose a 10% deve ser dada a 8 mg/kg por minuto e titulada para manter a glicose sérica em mais de 40 mg/dL. As causas da hipoglicemia neonatal recorrente e persistente incluem o hiperinsulinismo, a deficiência endócrina e os distúrbios de carboidratos, aminoácidos ou metabolismo de ácidos graxos.

Prognóstico

O prognóstico para uma recuperação normal é bom em recém-nascidos assintomáticos com hipoglicemia transitória. O prognóstico para o subsequente desenvolvimento intelectual normal é mais restrito em lactentes sintomáticos, particularmente lactentes com baixo peso ao nascimento, aqueles com hipoglicemia hiperinsulinêmica persistente e lactentes com mães diabéticas.

Conduta Anestésica

Em recém-nascidos com menos de 48 horas de vida, lactentes prematuros ou pequenos para sua idade gestacional e aqueles nascidos de mães diabéticas, o risco de hipoglicemia intraoperatória é significativo. Como nos adultos, a hipoglicemia nem sempre é sintomática e as manifestações da hipoglicemia podem ser ainda mais atenuadas pelos fármacos anestésicos, sugerindo um valor potencial da monitorização intraoperatória das concentrações sanguíneas de glicose e da administração suplementar de glicose em recém-nascidos sob risco. As necessidades hídricas de manutenção podem ser substituídas com uma solução de dextrose a 5% contendo glicose e 0,2 de salina normal ([D5 0,2 SN] 4 mL/kg por hora ou dextrose a 10% em água [D10W] em 2–3 mL/kg por hora) para se prevenir contra a hipoglicemia intraoperatória. A hiperglicemia (glicose plasmática ≥ 150 mg/dL) pode ocorrer em recém-nascidos estressados que estão recebendo infusões de soluções contendo glicose intraoperatoriamente. Logo, os déficits de fluidos e de sangue e as perdas "para o terceiro espaço" devem ser repostos com soluções livres de dextrose. Concentrações excessivas de glicose sérica de 125 mg/dL podem resultar em diurese osmótica da glicosúria, com desidratação subsequente e a posterior liberação de insulina, levando a um retorno da hipoglicemia. Além disso, um estado hiperosmolar nos recém-nascidos, especialmente os recém-nascidos prematuros com peso muito baixo ao nascimento, está associado à hemorragia intraventricular.

Hipocalcemia

Os recém-nascidos sob risco particular de hipocalcemia são aqueles com baixo peso ao nascimento e os lactentes prematuros, particularmente lactentes com retardo no crescimento uterino, lactentes de diabéticas dependentes de insulina e lactentes com asfixia ao nascimento associada a partos prolongados e difíceis. A hipocalcemia neonatal tardia que ocorre de 5 a 10 dias após o nascimento geralmente é decorrente da ingestão de leite de vaca, que contém altos níveis de fósforo. Isto não é visto em lactentes amamentados no seio porque o leite humano tem um baixo conteúdo de fosfato. O alto conteúdo de fosfato do leite de vaca, em conjunto com a excreção reduzida de fosfato associada à imaturidade renal, pode causar hiperfosfatemia e hipocalcemia secundária no recém-nascido. Outras causas notáveis de hipocalcemia no recém-nascido incluem a hipercalcemia materna e a síndrome de DiGeorge.

Sinais e Sintomas

A hipocalcemia neonatal precoce é uma das causas mais comuns de convulsões neonatais, o que pode ser a primeira manifestação nos lactentes. Junto com as convulsões, os sinais de hipocalcemia nos recém-nascidos podem incluir irritabilidade, tônus musculoesquelético aumentado, espasmos, tremores e hipotensão. Sintomas adicionais inespecíficos da hipocalcemia neonatal como alimentação deficiente, vômito e letargia frequentemente suscitam uma investigação para sepse, hemorragias intracranianas e meningite.

Diagnóstico

A hipocalcemia é definida como a concentração de cálcio menor que 8 mg/dL nos recém-nascidos a termo, e menos de 7 mg/dL em recém-nascidos prematuros, ou uma concentração sérica de cálcio ionizado menor do que 4,4 mg/dL (ou 1,1 mmol/L). A concentração sérica de cálcio deve ser corrigida para a concentração de albumina já que cada 1 g/dL de albumina se liga a aproximadamente 0,8 mg/dL de cálcio. A hipoalbuminemia pode sugerir falsamente um diagnóstico de hipocalcemia porque a concentração sérica total de cálcio é baixa mesmo que a concentração de cálcio ionizado permaneça normal. A concentração de cálcio ionizado, em vez do cálcio total, é baixa na verdadeira hipocalemia.

Tratamento

A hipocalcemia sintomática requer o tratamento imediato com a administração intravenosa de cálcio. A correção aguda da hipocalcemia pode ser alcançada tanto com a forma de cloreto quanto com a de gluconato de cálcio. O gluconato de cálcio a 10% (100 mg/mL de gluconato de cálcio e 9 mg/mL de cálcio elementar) é comumente utilizada nos recém-nascidos. Ele é dado em uma dose de 100 a 200 mg/kg (1–2 mL/kg) e repetida a cada 6 a 8 horas até que o cálcio estabilize. Uma taxa de infusão muito rápida pode causar bradicardia, e até mesmo devido à inibição do nó sinusal. A monitorização cardíaca é obrigatória e a atropina deve estar disponível durante a terapia de reposição. Outras complicações potenciais do tratamento incluem necrose dos tecidos moles devido ao extravasamento, precipitação no equipo intravenoso e pequenos vasos quando administrado concomitantemente com bicarbonato e toxicidade da digital em pacientes sob uso de digoxina.

Prognóstico

A hipocalcemia neonatal precoce geralmente se resolve dentro de poucos dias sem tratamento nos recém-nascidos assintomá-

589

ticos. Os níveis séricos de cálcio em geral se normalizam dentro de 1 a 3 dias com tratamento na hipocalcemia neonatal precoce sintomática.

Conduta Anestésica

A hipocalcemia deve ser corrigida no pré-operatório quando possível, e devem ser feitos esforços para prevenir reduções adicionais na concentração de cálcio ionizado intraoperatoriamente. Os desarranjos metabólicos intraoperatórios, tal como a alcalose, que resultam da hiperventilação e da administração de bicarbonato de sódio podem precipitar a hipocalcemia ao fazer com que o cálcio se ligue à albumina, reduzindo assim a concentração de cálcio ionizado. A hipocalcemia pode ocorrer durante infusões de albumina e produtos sanguíneos com citrato. Infusões intraoperatórias rápidas de citrato, como podem ocorrer durante transfusões de troca ou infusões de sangue com citrato ou de plasma fresco congelado, podem resultar em hipocalcemia devido à quelação do cálcio pelos íons do citrato de sódio. Os efeitos hipotensivos da hipocalcemia induzida pelo citrato podem ser minimizados pela administração de gluconato de cálcio (1–2 mg IV) para cada mililitro de sangue transfundido.

Sepse

Até 10% dos lactentes sofrem infecções no primeiro mês de vida devido à imaturidade do sistema imunológico. Isto pode ser particularmente verdadeiro para lactentes prematuros ou com baixo peso ao nascimento que têm uma incidência de 3 a 10 vezes maior de infecções do que lactentes a termo com peso normal ao nascimento. Outras circunstâncias que colocam esta população de pacientes sob maior risco são necessidades frequentes e prolongadas de acessos intravenosos, entubação endotraqueal e outros procedimentos invasivos que fornecem uma porta de entrada para micro-organismos. A maioria das infecções nosocomiais em recém-nascidos hospitalizados é de infecções da corrente sanguínea relacionadas aos cateteres intravasculares.

Sinais e Sintomas

A sepse nos recém-nascidos pode se apresentar como uma disfunção multiorgânica catastrófica aguda, mas as manifestações clínicas frequentemente não são específicas. Portanto, a avaliação da sepse se tornou parte integral da avaliação de recém-nascidos criticamente doentes. Um alto nível de suspeita deve ser mantido sempre que sinais sugestivos de sepse forem observados nos recém-nascidos (**Tabela 24-9**).

Diagnóstico

Em contraste com os adultos, a temperatura corporal aumentada ou a leucocitose podem estar ausentes nos recém-nascidos. Febre e temperaturas acima de 37,8°C (axilar) podem ser observadas somente em cerca de 50% dos recém-nascidos com infecção. A neutropenia é mais comum do que a neutrofilia na sepse neonatal grave, mas falta especificidade, já que ela está associada à pré-eclâmpsia e ao retardo no crescimento uterino.

Hemoculturas positivas são importantes para a confirmação do diagnóstico da sepse. Quando os achados clínicos sugerem uma infecção aguda na ausência de uma etiologia clara, estudos adicionais que incluem punção lombar, análises urinárias e uma radiografia do tórax, são indicados.

Tratamento

Uma vez que culturas apropriadas tenham sido obtidas, a terapia com antibióticos deve ser instituída imediatamente. O tratamento empírico inicial das infecções bacterianas em recém-nascidos deve consistir em ampicilina e gentamicina (ou outro aminoglicosídeo).

O cuidado de suporte inclui fornecer uma oxigenação adequada aos tecidos. Devido à baixa capacidade residual funcional, o suporte respiratório é, frequentemente, necessário para a insuficiência respiratória nos recém-nascidos e lactentes jovens com sepse grave. O choque e a acidose metabólica são tratados com ressuscitação por fluidos e agentes inotrópicos quando necessário. A hiperbilirrubinemia deve ser tratada agressivamente porque o risco de *kernicterus* aumenta na presença de sepse.

Prognóstico

A sepse nos recém-nascidos está associada a uma mortalidade aproximada de 50%. Complicações da sepse incluem insuficiência respiratória, hipertensão pulmonar, endocardite, insuficiência cardíaca, choque, insuficiência renal, disfunção hepática, edema cerebral ou trombose, hemorragia e/ou insuficiência suprarrenal, disfunção da medula óssea (neutropenia, trombocitopenia, anemia), meningite e CID. A taxa de fatalidade casual para a sepse neonatal é mais alta para infecções com Gram-negativos e fungos.

Conduta Anestésica

Os pacientes podem se apresentar para procedimentos cirúrgicos de emergência na presença de sepse fulminante. A terapia de suporte iniciada anteriormente à chegada na sala de operação deve ser continuada intraoperatoriamente. Deve-se tomar cuidado para não interromper o suporte inotrópico e/ou vasopressor na presença de instabilidade hemodinâmica, mas a importância do volume adequado de ressuscitação não deve ser ignorada. Os níveis de fluidos, eletrólitos e glicose devem ser monitorados cuidadosamente e os déficits corrigidos como indicado. A canulação arterial e o acesso vascular central podem ser necessários para obter medições

TABELA 24-9	Sinais e Sintomas da Infecção em Recém-nascidos
Febre	
Instabilidade na temperatura	
Hipoglicemia	
Intolerância à alimentação	
Apneia	
Angústia respiratória	
Cianose	
Taquicardia	
Hipotensão	
Bradicardia	
Perfusão deficiente com palidez e pele malhada	
Acidose metabólica	
Letargia	
Convulsões	

CAPÍTULO 24
Doenças Pediátricas

precisas da pressão arterial e para facilitar a ressuscitação agressiva hídrica diante do choque e da disfunção cardíaca. Os corticosteroides devem ser administrados somente para a insuficiência suprarrenal diagnosticada ou sugerida pela hipotensão refratária profunda para o volume de expansão e a terapia com inotrópicos.

DOENÇAS CIRÚRGICAS NEONATAIS

As doenças cirúrgicas neonatais durante os primeiros dias de vida podem requerer uma cirurgia de emergência para salvar a vida do paciente ou serem mais bem tratadas pela estabilização médica do recém-nascido seguida pela cirurgia de correção (**Tabela 24-10**). Além das aberrações fisiológicas produzidas pela doença, a adaptação incompleta ao ambiente extrauterino pode complicar ainda mais o controle perioperatório.

Hérnia Diafragmática Congênita

A incidência relatada da hérnia diafragmática congênita (HDC) é aproximadamente um em cada 5.000 nascimentos vivos com uma razão entre homens e mulheres de 1:1,8. Este defeito geralmente é caracterizado pela hipoplasia pulmonar devido à compressão intrauterina dos pulmões em desenvolvimento pela víscera herniada. Além dos efeitos da compressão pulmonar, pode haver uma anormalidade primária subjacente na ramificação das vias aéreas que resulta em hipoplasia pulmonar. Há um fechamento embriológico incompleto do diafragma. O maior e mais comum defeito diafragmático ocorre através do canal pleuroperitoneal posterolateral esquerdo (forame de Bochdalek), responsável por 75% dos casos. O restante dos defeitos ocorre no forame de Bochdalek posterolateral, no forame anterior de Morgagni e no paraesofágico.

Sinais e Sintomas

Os sinais e sintomas de uma HDC evidentes logo após o nascimento incluem o abdome escafoide, o tórax em forma de barril, a detecção de sons intestinais durante a asculta do tórax e uma hipoxemia arterial profunda. As radiografias torácicas mostram alças intestinais no tórax e desvio do mediastino para o lado oposto. A hipoxemia arterial reflete a presença do *shunt* da direita para a esquerda através do ducto arterioso como manifestação da circulação fetal persistente. A resistência vascular pulmonar aumentada é agravada ainda mais pela hipoxemia arterial, hipercarbia e acidose, assegurando que o ducto arterioso permanece patente e os padrões da circulação fetal persistem. Há uma grande incidência de insuficiência cardíaca congênita e rotações malsucedidas do intestino nos recém-nascidos com HDC.

Diagnóstico

O diagnóstico da HDC agora é comumente feito antes do nascimento devido ao uso da ultrassonografia de rotina. Os achados pré-natais que se correlacionam com um prognóstico ruim incluem o polidrâmnio e o deslocamento do estômago acima do diafragma, e o diagnóstico é feito antes da 20ª semana de gestação.

A radiografia do tórax que mostra alças do intestino no tórax e o desvio do mediastino confirmam o diagnóstico. Às vezes, malformações adenomatoides císticas congênitas do pulmão podem simular HDC ao produzir uma aparência radiográfica similar. Ultrassonografia ou contraste no estômago podem ser necessários para distinguir lesões císticas de intestino dilatado.

Tratamento

O tratamento imediato dos recém-nascidos com suspeita de HDC inclui a descompressão do estômago com um tubo orogástrico ou nasogástrico e a administração de oxigênio suplementar. A ventilação com pressão positiva pela máscara deve ser evitada, já que a passagem de gás para o esôfago pode aumentar o volume do estômago e comprometer ainda mais a função pulmonar. De fato, a entubação traqueal acordada deve ser realizada se a necessidade de ventilação mecânica dos pulmões do recém-nascido for prevista por qualquer período sustentado. Após a entubação traqueal, as pressões aéreas positivas durante a ventilação mecânica dos pulmões não devem exceder 25 a 30 cm H_2O, já que pressões aéreas excessivas podem resultar em danos ao pulmão normal do recém-nascido, se manifestando como um pneumotórax.

A hérnia diafragmática congênita não requer uma cirurgia imediata, já que o principal problema após o nascimento não é a herniação das vísceras abdominais para o tórax, mas sim a hipoplasia pulmonar grave incorrigível e a hipertensão pulmonar potencialmente reversível. A estabilização pré-operatória (sedação, paralisia muscular esquelética, ventilação mecânica dos pulmões, oxigenação extracorpórea por membrana [ECMO]) por um período de horas ou dias pode reduzir a taxa de mortalidade entre os pacientes instáveis. A oxigenação extracorpórea por membrana pode melhorar a sobrevivência dos recém-nascidos. Embora a ressuscitação inicial tenha contado, tradicionalmente, com a hiperventilação modesta ($PaCO_2$ de 25–30 mm Hg), uma sobrevivência igual ou melhorada e uma necessidade diminuída de ECMO foi relatada com a hipercapnia permissiva ($PCO_2 < 60$ mm Hg) com a ventilação leve para minimizar as pressões de inflação aérea e o barotrauma. Embora a hipertensão pulmonar associada à HDC resulte de uma combinação de vasoconstrição reversível (constrição das artérias relativamente normais) e fixa (artérias hipoplásicas e displásicas) das artérias pulmonares, o óxido nítrico inalado não provou ser efetivo na melhora da sobrevivência ou na diminuição da necessidade de ECMO em lactentes com HDC.

Prognóstico

A sobrevivência relatada em lactentes nascidos vivos com HDC varia entre 42% a 75% a despeito dos aperfeiçoamentos no diagnós-

TABELA 24-10	Doenças Cirúrgicas Neonatais
Hérnia diafragmática congênita	
Atresia esofágica	
Defeitos da parede abdominal	
Onfalocele	
Gastrosquise	
Doença de Hirschsprung	
Ânus imperfurado	
Estenose pilórica	
Enterocolite necrosante	
Hiperinsulinismo congênito	
Enfisema lobar	

STOELTING ANESTESIA E DOENÇAS COEXISTENTES

tico e nas modalidades de suporte incluindo a ECMO. O prognóstico está relacionado com o grau de hipoplasia pulmonar e anomalias associadas. Os fatores associados a um prognóstico ruim incluem hipoplasia pulmonar grave e herniação para o hemitórax contralateral, o início de sintomas nas primeiras 24 horas de vida, o *shunt* da direita para a esquerda, que requer uma ECMO, grandes anomalias congênitas associadas e parto em um centro não terciário.

Os sobreviventes exibem evidências de doença pulmonar restritiva e vias aéreas reativas que podem melhorar com o tempo. De fato, sobreviventes da HDC que necessitam somente de tratamento convencional podem levar vidas normais e saudáveis, livres de problemas respiratórios significativos. Por sua vez, a incidência de anormalidades neurológicas é aproximadamente três vezes maior naqueles lactentes que requerem uma ECMO.

Conduta Anestésica

A conduta anestésica para recém-nascidos com sinais de hérnia diafragmática congênita começa com a entubação traqueal acordado após a pré-oxigenação. Além dos monitores de rotina, uma canulação arterial pré-ductal (radial direita) é útil para a monitorização da pressão arterial sistêmica, dos gases sanguíneos e do pH. O bebê pode chegar na sala de operação com acessos umbilicais arterial e venoso já posicionados, caso no qual um oxímetro de pulso aplicado à mão direita pode fornecer uma informação adicional sobre a saturação do oxigênio arterial pré-ductal. O acesso venoso deve ser evitado nas extremidades inferiores porque o retorno venoso pode estar limitado, devido à compressão da veia cava inferior após a redução da hérnia.

A anestesia pode ser induzida e mantida com baixas concentrações de anestésicos inalatórios. O óxido nitroso deve ser evitado, já que sua difusão pelas alças intestinais presentes no tórax pode resultar em distensão destas alças com a compressão subsequente do tecido pulmonar funcional. Se o nível de oxigenação arterial permitir, a concentração liberada de oxigênio poderá ser diluída pela adição de ar ao oxigênio até que a concentração desejada de oxigênio seja atingida, como refletido pelo analisador de oxigênio. Como a ventilação pós-operatória prolongada dos pulmões é necessária para quase todos os recém-nascidos com hérnia diafragmática congênita, uma abordagem alternativa aos fármacos inalatórios para a anestesia é o uso de opioides, tal como o fentanil acrescido de relaxantes musculares.

Durante a ventilação mecânica intraoperatória dos pulmões, as pressões aéreas devem ser monitoradas e mantidas a menos de 25 a 30 cm H_2O para minimizar o risco de pneumotórax. Uma diminuição súbita na complacência pulmonar ou a piora da oxigenação ou da pressão sanguínea sugerem pneumotórax. A hipotermia deve ser evitada. As complicações associadas à hipotermia incluem a resistência vascular pulmonar aumentada com uma consequente derivação da direita para a esquerda. A hipotermia também causa maior consumo de oxigênio, que pode resultar em liberação inadequada de oxigênio e acidose, o que, por sua vez, aumenta ainda mais a vasoconstrição pulmonar e piora a dessaturação arterial.

A redução da hérnia diafragmática geralmente é alcançada com a incisão abdominal subcostal esquerda, embora o reparo também possa ser realizado com uma incisão de toracotomia. A abordagem abdominal facilita a correção da rotação malsucedida do intestino. Após a redução, uma tentativa de inflar o pulmão hipoplásico não é recomendada, já que é improvável que ele se expanda e o pulmão

contralateral pode ser danificado pelas pressões aéreas positivas em excesso. Além do pulmão hipoplásico, estes recém-nascidos provavelmente terão uma cavidade abdominal subdesenvolvida, de modo que o fechamento abdominal cirúrgico apertado causa um aumento da pressão intra-abdominal, com deslocamento cefálico do diafragma, capacidade residual funcional diminuída e compressão da veia cava inferior. Para evitar fechamentos abdominais cirúrgicos excessivamente apertados em lactentes com defeitos grandes, frequentemente é necessário criar uma hérnia ventral (que pode ser reparada por cirurgia posteriormente) e fechar a pele ou colocar uma bolsa de Silastic. Um oxímetro de pulso aplicado na extremidade inferior no momento da indução anestésica pode prevenir a síndrome do compartimento abdominal e o comprometimento circulatório.

Em algumas instituições, a cirurgia para a HDC pode ser realizada na unidade de tratamento intensivo neonatal para evitar os estresses do transporte e das mudanças súbitas nos parâmetros da ventilação. Se a cirurgia é realizada na unidade de tratamento intensivo neonatal sem uma máquina de anestesia convencional e/ou enquanto o paciente está sob modos não convencionais de ventilação ou ECMO, a técnica da alta dose intravenosa de opioide e relaxante muscular é escolhida. Os fármacos podem ser dados diretamente no circuito para aqueles sob a ECMO.

Tratamento Pós-operatório

O controle pós-operatório dos recém-nascidos com as hérnias diafragmáticas congênitas apresenta desafios significativos. O prognóstico destes recém-nascidos é determinado, por fim, pelo grau de hipoplasia pulmonar. Não há tratamento efetivo para a hipoplasia pulmonar, além de manter estes recém-nascidos vivos com a esperança de que a maturação pulmonar ocorra.

O curso pós-operatório, após a redução cirúrgica das hérnias diafragmáticas congênitas, quase sempre é caracterizado pela rápida melhora seguida de uma piora súbita com uma hipoxemia arterial profunda, hipercapnia e acidose, resultando em morte. O mecanismo para esta piora é o reaparecimento dos padrões de circulação fetal, com derivação da direita para a esquerda através do forame oval e do ducto arterioso, há uma diferença de 20 mm Hg ou mais na PaO_2 medida nas amostras obtidas simultaneamente das artérias pré e pós-ductal. Se a derivação for predominantemente através do forame oval, não existe tal gradiente. A sedação apropriada é necessária já que qualquer estímulo estressante pode exacerbar ainda mais as pressões pulmonares já elevadas com aumentos resultantes no fluxo da derivação e na dessaturação adicional.

Atresia Esofágica e Fístula Traqueoesofágica

A atresia esofágica (AE) é a anomalia congênita mais comum do esôfago, com uma incidência aproximada de um em cada 4.000 recém-nascidos. Mais de 90% dos indivíduos afetados têm uma fístula traqueoesofágica (FTE) associada. A forma mais comum da AE se manifesta como uma bolsa esofágica superior cega e um esôfago distal que forma a FTE (**Fig. 24-1**). A sobrevivência dos recém-nascidos com a AE e nenhum defeito associado se aproxima dos 100%. Apesar disso, 50% dos lactentes com AE têm anomalias associadas, mais frequentemente associadas à associação VATER (defeito *vertebral, ânus imperfurado, fístula traqueoesofáfica* e displasia *cardíaca, radial* e *renal*)/VACTERL (VATER, mas incluindo anomalias *cardíacas* e dos *membros* (L, *do inglês limb*)). Aproxima-

592

CAPÍTULO 24
Doenças Pediátricas

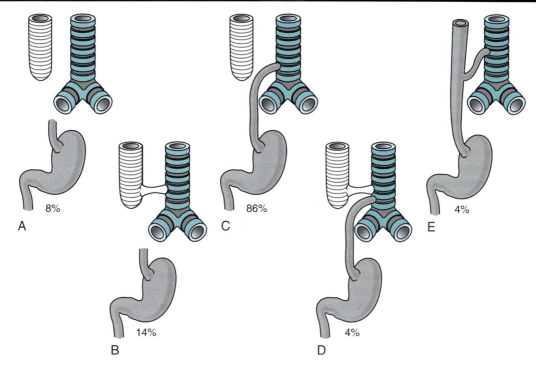

Figura 24-1 • Tipos de atresia esofágica (AE). AE pura (**A**); fístula proximal (**B**); fístula distal (**C**); fístula proximal e distal (**D**); fístula traqueoesofágica pura (**E**). *(Adaptado de Ravitch MM, et al. [eds.]: Pediatric Surgery, Volume 1, 3rd ed. Chicago, Year Book Medical Publishers, 1979 and Smith BM, Matthes-Kofidis C,. Golianu B, Hammer GB: Pediatric general surgery. In Jaffe RA, Samuels SI [eds.]: Anesthesiologists Manual of Surgical Procedures, 3rd ed. Philadelphia, Lippincott Williams & Wilkins, 2004, p 1019.)*

damente 20% dos recém-nascidos com AE têm grandes anomalias cardiovasculares coexistentes (defeito do septo ventricular, tetralogia de Fallot, coarctação da aorta, defeito do septo atrial) e 30% a 40% nascem prematuramente.

Sinais e Sintomas

O recém-nascido com AE tipicamente se apresenta com angústia respiratória associada a episódios de tosse, cianose e espuma na boca e no nariz. A alimentação exacerba estes sintomas e causa regurgitação. É provável que ocorra aspiração pulmonar. Os lactentes com uma FTE isolada na ausência de AE podem prorrogar o diagnóstico para uma fase mais tardia da vida, quando os pacientes requisitam a atenção médica em razão de pneumonias recorrentes e os broncospasmos refratários.

Diagnóstico

Antes do nascimento, deve-se suspeitar de AE se o polidrâmnio materno estiver presente. Contudo, a AE geralmente é diagnosticada precocemente após o nascimento quando o cateter oral não passa até o estômago ou quando o recém-nascido exibe cianose, tosse e sufocamento durante a alimentação oral. As radiografias planas do tórax e do abdome revelarão um enrolamento do tubo nasogástrico na bolsa esofágica e a possivelmente um estômago cheio de ar na presença de uma FTE coexistente. Em contraste, a AE pura pode se apresentar como um abdome sem ar e escafoide.

Tratamento

As medidas terapêuticas iniciais incluem a manutenção da via aérea patente e a prevenção da aspiração de secreções. A alimentação, obviamente, é interrompida. O recém-nascido é colocado em uma posição com a cabeça levantada para minimizar a regurgitação de secreções gástricas através da fístula. A sucção contínua do segmento esofágico proximal previne a aspiração de secreções faríngeas. A entubação traqueal é evitada, se possível, por causa de seu potencial em piorar a distensão do estômago, que pode levar à ruptura gástrica. A distensão gástrica pode ser de um tamanho suficiente para prejudicar a ventilação e o retorno venoso, resultando em parada cardiorrespiratória. Se ocorrer uma distensão gástrica com risco à vida, a ventilação de um único pulmão pode ser necessária até que o estômago possa ser descomprimido.

O reparo primário sem a gastrostomia é rotineiro. O reparo da FTE é urgente. Contudo, os recém-nascidos com AE, particularmente aqueles que são prematuros, podem exibir anomalias associadas significativas ou ter uma doença pulmonar grave e nestes recém-nascidos, uma abordagem cirúrgica gradual com uma gastrostomia inicial criada sob anestesia local pode ser selecionada. Um reparo definitivo da FTE pode então ser prorrogado até que a condição do recém-nascido tenha melhorado.

Prognóstico

Um achado patológico consistente em recém-nascidos com AE é a cartilagem traqueal reduzida. Este suporte reduzido pode resultar em colapso traqueal após a extubação traqueal, necessitando de uma reentubação imediata da traqueia. É provável que ocorra algum grau de estenose esofágica, que pode necessitar uma dilatação, durante o primeiro ano após o reparo. As estenoses se tornam menos graves com a idade, e a maioria dos pacientes é assintomática ou tem uma disfagia leve na vida adulta. O refluxo gastroesofágico crônico pode predispor as crianças a uma pneumonite por aspiração recorrente após a cirurgia corretiva, necessitando de procedimentos cirúrgicos antirrefluxo posteriormente ao longo da vida. O maior risco de morte é nos recém-nascidos que pesam menos de 1.500 g ao nascimento e naqueles com anomalias cardíacas ou cromossômicas associadas. As mortes prematuras são o resultado das anormalidades cardíacas e cromossômicas, enquanto as mortes tardias geralmente resultam de complicações respiratórias. A sobrevivência entre os lactentes com outras anomalias também está aumentada.

Administração da Anestesia

Idealmente, a entubação acordada com a ventilação espontânea permite um posicionamento apropriado do tubo endotraqueal ao mesmo tempo que minimiza o risco de prejuízo ventilatório associado à distensão gástrica devido à ventilação com pressão positiva e a passagem de gases através da fístula. No entanto, a entubação acordada pode ser difícil e traumática em lactentes vigorosos. Se a indução através da inalação for escolhida, a traqueia pode ser entubada sem o uso de relaxantes musculares e o recém-nascido pode respirar espontaneamente. Se a indução pela via intravenosa for a escolhida, deve-se tomar cuidado durante a ventilação para minimizar a PIP e a possível inflação do estômago. O posicionamento correto do tubo traqueal é fundamental; ele deve estar acima da carina, já que o pulmão direito é comprimido durante a toracostomia. A colocação acidental do tubo traqueal no brônquio principal direito resulta em uma diminuição repentina na oxigenação arterial, especialmente durante a retração cirúrgica do pulmão. O tubo endotraqueal pode ser gentilmente avançado para o brônquio principal direito e então retirado até que os sons respiratórios bilaterais estejam presentes. Se o recém-nascido não tem uma gastrostomia, deve-se ter cuidado para evitar pressões excessivas nas vias aéreas e uma posterior distensão do estômago. Após a entubação traqueal, o uso de um broncoscópio pediátrico de fibra óptica é valioso para confirmar a posição apropriada do tubo traqueal.

A seleção da técnica anestésica durante a correção cirúrgica da AE depende do estado fisiológico do recém-nascido. A dose baixa de anestésicos voláteis em conjunto com ar/O_2/opioides geralmente é bem tolerada se o recém-nascido estiver adequadamente hidratado. Um relaxante muscular não despolarizante pode ser administrado após a via aérea estar segura e a ventilação satisfatória. O uso de uma baixa PIP irá minimizar a distensão gástrica por gases que passam através da fístula. Além dos monitores rotineiros, um cateter localizado na artéria periférica permite a monitorização contínua dos gases do sangue arterial e do pH. A oximetria de pulso é útil para detectar as mudanças agudas na oxigenação arterial.

As perdas intraoperatórias insensíveis e de fluido para o terceiro espaço devem ser repostas com cristaloide a uma taxa de 6 a 8 mL/kg por hora. As perdas sanguíneas podem ser substituídas com 5% de albumina e sangue para manter o hematócrito acima de 35%. A frequência cardíaca, a pressão arterial, a produção de urina e os gases seriais do sangue arterial e os hematócritos são úteis na monitorização da adequação da reposição de líquido e sangue. O uso de colchões aquecedores e aquecedores de ar acoplados a manta térmica e o aquecimento de todos os líquidos e gases diminuirá o risco de hipotermia.

A ligação da FTE e da anastomose esofágica primária geralmente é realizada através de uma toracotomia direita. Durante a cirurgia, a retração pulmonar pode prejudicar a ventilação e a manipulação cirúrgica da traqueia pode causar uma obstrução da via aérea. A comunicação estreita entre o cirurgião e o anestesista é obrigatória. A liberação intermitente da tração no pulmão e na traqueia pode ser necessária para melhorar a oxigenação e a ventilação. Intraoperatoriamente, o acúmulo de secreções e sangue também pode causar uma obstrução da via aérea. Pode ser necessário aspirar frequentemente a traqueia. Raramente, o tubo endotraqueal pode se tornar completamente ocluído por um coágulo que não pode ser removido pela sucção, necessitando da substituição imediata do tubo.

A extubação dos lactentes a termo na sala de operação ao final da cirurgia é preferível, mas geralmente não é exequível. A entubação e a ventilação contínuas são necessárias se surgirem complicações cardíacas ou pulmonares durante a operação, ou se a adequação da ventilação estiver sob dúvida. Os lactentes sob risco de desenvolver insuficiência respiratória devem permanecer entubados pós-operatoriamente e serem retirados do suporte ventilatório quando a troca gasosa e o esforço respiratório adequados forem demonstrados. A extensão excessiva do pescoço e a reentubação podem comprometer a nova anastomose.

Defeitos da Parede Abdominal

A onfalocele e a gastrosquise são os defeitos congênitos da parede abdominal anterior que permitem a herniação externa das vísceras abdominais.

Onfalocele

A onfalocele se manifesta como a herniação externa das vísceras abdominais através da base do cordão umbilical. Os conteúdos abdominais estão contidos em um saco formado internamente pela membrana peritoneal e externamente pela membrana amniótica, sem pele sobrejacente. A incidência da herniação dos intestinos no cordão é de aproximadamente 1 em cada 5.000 nascimentos vivos, enquanto a herniação do fígado e dos intestino ocorre em 1 a cada 10.000 nascimento vivos, com uma predominância em homens. A onfalocele está associada a uma incidência de 75% de outros defeitos congênitos, incluindo anomalias cardíacas, trissomia do 21 e síndrome de Beckwith-Wiedemann (onfalocele, organomegalia, macrossomia, macroglossia, hipoglicemia). Aproximadamente 33% dos recém-nascidos com onfalocele são prematuros. Os defeitos cardíacos e a prematuridade são as principais causas dos 30% de mortalidade entre os recém-nascidos com onfalocele.

Gastrosquise

A gastrosquise se manifesta como herniação externa das vísceras abdominais através de um pequeno (geralmente < 5 cm) defeito na parede abdominal anterior. Na maioria dos casos, o defeito ocorre lateralmente, logo a direita do cordão umbilical inserido normalmente. Diferentemente da onfalocele, o saco hérniario não cobre as vísceras abdominais herniadas. A gastrosquise raramente está associada a outras anomalias congênitas. A incidência de nascimentos prematuros, contudo, é mais alta do que nos recém-nascidos com onfaloceles. Assim como na onfalocele, parece haver uma preponderância nos homens.

Diagnóstico

A onfalocele e a gastrosquise podem ser diagnosticadas antes do nascimento pela ultrassonografia fetal. As diferenças entre a onfalocele e a gastrosquise estão resumidas na **Tabela 24-11.**

CAPÍTULO 24
Doenças Pediátricas

TABELA 24-11	Comparação entre Onfalocele e Gastrosquise	
	Onfalocele	**Gastrosquise**
Etiologia	Falência na migração do intestino médio do saco vitelínico até o abdome	Desenvolvimento anormal da artéria onfalomesentérica direita ou da veia umbilical com isquemia para a área periumbilical direita
Localização	Com o cordão umbilical	Periumbilical (geralmente à direita do cordão)
Cobertura	Saco membranoso	Nenhuma (víscera exposta)
Condições associadas	Síndrome de Beckwith-Wiedemann Doença cardíaca congênita Trissomias do 13, 18 e 21 Rotação malsucedida do trato gastrointestinal Pentalogia de Cantrell Extrofia da bexiga	Rotação malsucedida do trato gastrointestinal, prematuridade e atresia intestinal

Adaptada de Roberts JD Jr, Cronin JH, Todres ID: Neonatal emergencies. In Cote CJ, Todres ID, Goudsouzian NG, Ryan JF (eds): A Practice of Anesthesia for Infants and Children, 3rd ed. Philadelphia, Saunders, 2001, p. 309.

Tratamento

A gastroquise requer um reparo urgente. Quanto mais cedo o intestino for reduzido, é mais provável que ocorra o fechamento primário e menos grave é o grau de edema da parede intestinal e de acúmulo de cobertura fibrosa. Colocar a porção inferior do corpo do bebê e o intestino exposto em uma bolsa intestinal plástica com cordão, imediatamente após o parto, reduz a perda de calor e de líquido da grande área de superfície do intestino exposto. Embora a onfalocele também requeira uma cirurgia corretiva urgente, a frequência das anomalias associadas justifica uma avaliação cardíaca e uma ecocardiografia pré-operatórias.

O fechamento primário nem sempre é possível. O fechamento por etapas é muito bem-sucedido e evita complicações potenciais da pressão intra-abdominal aumentada após a redução das vísceras herniadas. O fechamento primário pode causar comprometimento respiratório, retorno venoso diminuído e disfunção circulatória se o abdome estiver muito tenso. Uma diminuição profunda no débito cardíaco e na perfusão dos órgãos pode resultar em acidose, anúria e necrose intestinal. A congestão das extremidades inferiores e a cianose também podem ser vistas se o retorno venoso da parte inferior do corpo estiver prejudicado.

As medições da pressão sanguínea e da oximetria de pulso de uma extremidade inferior ajudará a identificar os problemas circulatórios. Se as pressões inspiratórias são maiores do que 25 a 30 cm H_2O ou pressões intravesicais ou intragástricas são maiores que 20 cm H_2O, o fechamento primário não é recomendado. As vísceras devem ser cobertas com um silo protético e as vísceras abdominais devem ser reduzidas lentamente ao longo de um período de vários dias até uma semana.

Prognóstico

A taxa de sobrevivência para a gastrosquise é de 90% ou mais. Os lactentes que requerem um silo e têm atresia intestinal associada geralmente levam um tempo maior para se alimentar e permanecem no hospital por períodos também maiores, mas não há aumento na mortalidade. As taxas de sobrevivência para a onfalocele variam de 70% a 95%. A mortalidade está relacionada, principalmente, com anormalidades cardíacas e cromossômicas associadas.

Controle Pré-operatório

As principais preocupações durante a preparação pré-operatório do recém-nascido com uma onfalocele ou uma gastrosquise são a prevenção de infecções e a redução da perda de líquido e de calor das vísceras expostas. A cobertura das vísceras expostas com gazes úmidas e uma bolsa intestinal plástica e a manutenção de um ambiente térmico neutro são métodos efetivos de diminuir a perda de líquido e calor. O estômago deve ser descomprimido com um tubo orogástrico para diminuir o risco de regurgitação e aspiração pulmonar. A necessidade inicial de líquidos nestes recém-nascidos está aumentada e devem ser administrados a uma taxa de 2 a 4 vezes as necessidades hídricas de manutenção diários ($\geq$ 8–16 mL/kg por hora). Estes recém-nascidos experimentam uma perda proteica considerável e um translocamento para o terceiro espaço. Para manter as pressões oncóticas normais, soluções contendo proteínas (5% de albumina) devem constituir, aproximadamente, 25% dos fluidos de reposição. A hipovolemia é indicada pela hemoconcentração e pela acidose metabólica. A administração de bicarbonato de sódio para corrigir a acidose metabólica que não responde à terapia de fluido deve ser guiada pela medição do pH arterial.

Conduta Anestésica

Aspectos importantes da administração da anestesia para o tratamento cirúrgico da onfalocele e da gastrosquise incluem a preservação da temperatura corporal e a continuação da reposição hídrica. Após a descompressão do estômago e a pré-oxigenação, a anestesia pode ser induzida tanto com agentes inalatórios ou venosos. Após a administração de um relaxante muscular não despolarizante, a traqueia é entubada com um tubo endotraqueal adequado à ventilação com PIPs maiores do que 20 cm H_2O. O fechamento primário pode requerer a capacidade de ventilar o paciente com altas PIPs no período pós-operatório. O reparo de um grande defeito necessitará de um relaxamento máximo intraoperatoriamente e durante o período pós-operatório inicial. A anestesia é mantida com opioides tais como o fentanil ou o sufentanil ou anestésicos voláteis titulados para evitar a hipotensão. O óxido nitroso é evitado por causa de seu potencial de se difundir pelo trato gastrointestinal e interferir com a redução do intestino eviscerado de volta para o abdome. Deve-se lembrar que estes recém-nascidos têm uma cavidade abdominal subdesenvolvida; o fechamento abdominal cirúrgico tensionado pode resultar em compressão da veia cava inferior e na diminuição da excursão diafragmática, resultando em perfusão prejudicada dos órgãos abdominais e complacência pulmonar reduzida. A monitorização das pressões das vias aéreas é útil para a detecção de mudanças na complacência pulmonar devido ao fechamento abdominal. A evidência de uma pressão intra-abdominal inaceitável requer a remoção das suturas fasciais e o fechamento somente da pele ou a adição de uma prótese.

A monitorização intraoperatória e pós-operatória intensiva é recomendada. A monitorização direto dos gases do sangue arterial e do pH é útil para orientar a terapia de fluidos. Espera-se necessidade hídrica intraoperatória de pelo menos 25% do volume de sangue estimado durante o reparo cirúrgico de grandes defeitos abdominais. A ventilação mecânica dos pulmões do recém-nascido frequentemente é necessária por 24 a 48 horas após o reparo da onfalocele ou gastrosquise.

Doença de Hirschsprung

A doença de Hirschsprung, ou megacólon agangliônico congênito, é a causa mais comum de obstrução intestinal inferior nos recém-nascidos a termo. A incidência é de aproximadamente 1 em cada 5.000 nascimentos vivos, com uma predominância pronunciada dos homens. Esta é uma doença caracterizada pela ausência de células do gânglio parassimpático no intestino grosso. Este distúrbio se estende a uma distância variável proximalmente do ânus, mas geralmente é limitada ao reto e ao cólon sigmoide. Em casos raros, a aganglionose se estende por todo o comprimento do trato gastrointestinal, uma condição que frequentemente é fatal. Podem haver deficiências na atividade da sintase de óxido nítrico nas paredes intestinais afetadas. A falta de fibras nervosas produtoras de óxido nítrico no intestino agangliônico provavelmente contribuem para a incapacidade do músculo liso intestinal de relaxar apropriadamente, prejudicando, assim, a peristalse. A contração tônica do intestino envolvido produz uma obstrução funcional.

Sinais e Sintomas

A constipação leva à dilatação do intestino proximal e à distensão abdominal. A distensão intestinal progressiva resulta em pressão intraluminal aumentada, o que pode resultar em fluxo sanguíneo reduzido e piora da barreira mucosa. Um estado persistente de estase do intestino delgado e colons promove uma proliferação bacteriana, que por sua vez pode levar a uma enterocolite com sinais associados de obstrução intestinal e sepse. A enterocolite da doença de Hirschsprung se manifesta como distensão abdominal, febre e diarreia explosiva após um exame retal.

Diagnóstico

Deve-se suspeitar da doença de Hirschsprung em qualquer recém-nascido a termo com passagem atrasada de fezes. O diagnóstico também deve ser esperado em qualquer criança jovem com um histórico de constipação crônica desde recém-nascido. Nestas crianças, o reto pode ser esvaziado no exame enquanto uma grande massa fecal pode ser palpável no quadrante inferior esquerdo. O exame retal dos pacientes com a doença de Hirschsprung revela um tônus anal anormal ou um ânus estreito que pode ser incorretamente diagnosticado como uma estenose anal.

Um achado radiográfico clássico, após o enema de contraste, é a presença de uma zona de transição entre o cólon proximal normalmente dilatado e um segmento espástico e estreito do cólon distal causada pelo não relaxamento do intestino agangliônico. A manometria anorretal mede a pressão do esfíncter anal interno durante a distensão retal com um balão. A resposta normal da distensão retal é uma diminuição reflexa no tônus do esfíncter interno. Em pacientes com a doença de Hirschsprung, a pressão do esfíncter interno não diminui ou aumenta paradoxalmente com a distensão retal. A biópsia retal é o padrão-ouro em diagnóstico. O diagnóstico é confirmado pela ausência das células ganglionares e a presença de feixes nervosos hipertrofiados que se coram positivamente para a acetilcolinesterase.

Tratamento

O tratamento cirúrgico objetivando levar o intestino inervado até o ânus geralmente fornece resultados satisfatórios a longo prazo. Um procedimento de recuperação endorretal primário é a abordagem preferida para lactentes com doença de Hirschsprung. Contudo, a colostomia descompressiva é indicada em lactentes com enterocolite grave ou quem têm um cólon proximal significativamente dilatado, o que pode impedir a realização do procedimento de recuperação primário.

Prognóstico

Os resultados para pacientes com doença de Hirschsprung cirurgicamente tratados são razoavelmente bons. A maioria dos pacientes consegue manter a continência fecal. No entanto, os pacientes com aganglionose retida ou adquirida, estenoses graves, intestino disfuncional e displasia neuronal intestinal podem requerer uma nova cirurgia.

Conduta Anestésica

A anestesia pode ser induzida tanto pela via inalatória quanto intravenosa. A anestesia pode ser mantida com uma mistura de ar, oxigênio, agente volátil e um relaxante muscular. Os cateteres intravenosos devem ser colocados nas extremidades superiores porque as extremidades inferiores podem ser incluídas no campo cirúrgico. A perda de sangue intraoperatória geralmente é leve, mas as perdas de fluido para o terceiro espaço podem ser significativas. Os pacientes podem necessitar de um *bolus* inicial de 10 a 20 mL/kg IV de cristaloide para compensar o déficit de volume resultante da preparação intestinal e do jejum. A anestesia epidural fornece uma excelente analgesia intraoperatória e pós-operatória em pacientes que passam por procedimentos com abdome aberto. A extubação ao final da cirurgia é de rotina.

Malformações Anorretais

As anomalias anorretais incluem um espectro de defeitos, a maioria dos quais envolve uma fístula entre o trato intestinal inferior e as estruturas geniturinárias. O ânus imperfurado sem a fístula ocorre em um pequeno número de pacientes, especialmente em associação à síndrome de Down. O ânus imperfurado frequentemente também está associado à associação VACTERL.

As anomalias vertebrais e espinhais também ocorrem em mais de 50% dos pacientes com malformações anorretais. A medula presa é a anomalia espinhal vista com mais frequência. As anomalias cardiovasculares estão presentes em aproximadamente um terço dos pacientes com ânus imperfurado. As lesões cardíacas mais comuns são o do septo atrial e o ducto arterioso patente, seguidos pela tetralogia de Fallot e o defeito do septo ventricular.

Sinais e Sintomas

A inspeção do períneo revelará uma malformação anorretal. O recém-nascido pode não conseguir excretar o mecônio nas primeiras 24 a 48 horas de vida.

Diagnóstico

O mecônio visto no períneo do recém-nascido é uma evidência de fístula retoperitoneal. O mecônio na urina indica uma fístula retourinária. A fístula retovestibular nas mulheres e a fístula retouretral nos homens são as apresentações mais comuns.

Tratamento

O tratamento preliminar para lesões altas é a colostomia desviante seguida de uma abordagem cirúrgica sagital posterior, em uma data posterior, que facilita a colocação do reto dentro dos músculos pélvicos e que permite a divisão e o fechamento das fístulas retourinárias ou retovestibulares. As lesões baixas tal como as fístulas perianais, por sua vez, podem ser reparadas durante o período neonatal sem uma colostomia protetora.

Prognóstico

O grau de desenvolvimento sacral se correlaciona bem com o prognóstico funcional final. Quanto maior o grau de malformação sacral, maior é a probabilidade de incontinência fecal e urinária. Espera-se que a maioria dos pacientes com fístula perineal e atresia retal esteja completamente continente após o reparo dos defeitos.

Conduta Anestésica

A indução anestésica dos pacientes que se apresentam para a colostomia descompressiva ou para o reparo primário deve ser tratada como qualquer bebê com obstrução intestinal. A reconstrução anorretal definitiva geralmente é realizada de 1 a 12 meses depois. Todos os defeitos podem ser reparados através da abordagem sagital posterior, embora alguns pacientes também possam necessitar de uma abordagem abdominal para mobilizar um reto superior ou uma vagina. A estimulação muscular elétrica é usada ao longo do procedimento para identificar as estruturas musculares e para definir os limites anterior e posterior do novo ânus. As perdas de sangue e de fluido para o terceiro espaço geralmente são moderadas. Os cateteres intravenosos devem ser colocados nas extremidades superiores porque o posicionamento cirúrgico das pernas pode impedir o fluxo venoso ou limitar o acesso ao sítio intravenoso. Os pacientes geralmente são extubados ao final da cirurgia.

Estenose Pilórica

A estenose pilórica é uma causa comum de obstrução de saída gástrica em lactentes. A hipertrofia idiopática do músculo circular do piloro resulta na compressão e no estreitamento do canal pilórico. A estenose pilórica ocorre em aproximadamente um em cada 300 nascimentos vivos. Ela ocorre em homens, especialmente os primogênitos, aproximadamente 4 vezes mais do que nas mulheres.

Sinais e Sintomas

A estenose pilórica geralmente se manifesta como vômito projetado não biliar da 2ª à 5ª semana de vida. No entanto, os sintomas pode se desenvolver desde a primeira semana até o quinto mês de vida. O vômito pode não ser frequente ou projetado inicialmente, mas a emese se torna progressivamente poderosa e geralmente ocorre dentro de 30 a 60 minutos após a alimentação. A icterícia pode ocorrer em alguns lactentes e sabe-se que ela é decorrente da deficiência da glicuronil transferase hepática associada à fome, como ocorre na obstrução gastrointestinal proximal. A hiperbilirrubinemia indireta geralmente se resolve rapidamente após o alívio da obstrução.

O vômito persistente resulta na perda progressiva de fluido gástrico, que contém sódio, potássio, cloreto e hidrogênio. Como os íons de cloreto e hidrogênio são perdidos, os rins inicialmente tentam manter o pH sérico através da excreção de potássio na troca por íons hidrogênio e excretando HCO_3^- e sódio para compensar as perdas de cloreto. Com o vômito persistente, ocorre a hipovolemia e os rins respondem para preservar o volume extracelular ao invés do pH sérico conservando o sódio e excretando íons hidrogênio. A urina inicialmente alcalina se torna, portanto, ácida, e esta acidúria paradoxal piora a alcalose metabólica existente. A hiponatremia, embora presente, pode não ser evidente nos estudos dos eletrólitos séricos por causa da hipovolemia. Embora o déficit de potássio corporal total geralmente resulte em hipocalemia, a hipercalemia não é rara. A hipocalemia também pode estar presente em associação à hiponatremia.

A acidose respiratória compensatória frequentemente é vista, resultando da hipoventilação e da apneia periódica. Em contraste, a desidratação grave e o choque hipovolêmico podem se manifestar como acidose metabólica com hiperventilação e alcalose respiratória. No entanto, a apresentação mais frequente é uma alcalose metabólica primária hipocalêmica e hiperclorêmica com uma acidose respiratória secundária.

Diagnóstico

Um histórico completo e um exame físico levarão a um diagnóstico clínico na maioria dos casos. Uma massa semelhante a uma azeitona geralmente pode ser apalpada no epigastro. A alimentação de um bebê com estenose pilórica também pode ajudar no diagnóstico. Após a alimentação, uma onda peristáltica gástrica pode ser observada progredindo ao longo do abdome da esquerda para a direita. Contudo, os pacientes nos quais a massa pilórica não for identificada irão requer estudos diagnósticos adicionais. A confirmação do diagnóstico pelos estudos de contrastes gastrointestinais superiores (deglutição de bário) foi amplamente, mas não completamente, substituída pela ultrassonografia abdominal. A ultrassonografia mostrou ter uma sensibilidade diagnóstica de aproximadamente 95% e uma especificidade de 100%. A ultrassonografia está se tornando claramente o estudo diagnóstico de escolha para a estenose pilórica.

Tratamento

A piloromiotomia, tanto a aberta quanto a laparoscópica, é o tratamento definitivo para a estenose pilórica. A estenose pilórica, no entanto, não é uma emergência cirúrgica. O vômito prolongado grave resulta em desequilíbrios significativos de fluidos, eletrólitos e ácido-base que necessitam de uma ressuscitação urgente antes da intervenção cirúrgica. Os lactentes gravemente desidratados devem receber um *bolus* inicial de 20 mL/kg de cloreto de sódio isotônico para reexpandir o volume intravascular. Uma ressuscitação adicional é dada com dextrose a 5% em NaCl a 0,45% a 1,5 vez a taxa de manutenção para evitar mudanças rápidas no volume e nas concentrações de eletrólitos, o que pode levar a convulsões e outras complicações. O cloreto de potássio de 10 a 40 mEq/L pode ser adicionado aos fluidos se necessário quando o débito urinário estiver adequado. A ressuscitação com fluidos deve ser orientada pela medição das concentrações de eletrólitos séricos, que é essencial para estimar o grau de desidratação, alcalose e desarranjo metabólico nos pacientes com estenose pilórica.

A cirurgia é realizada não emergencialmente após a correção dos déficits de fluidos e eletrólitos, que em geral pode ser alcançada dentro de 12 a 48 horas após a ressuscitação. A alcalose metabólica deve ser corrigida antes da cirurgia para prevenir a apneia pós-operatória, que pode estar associada à anestesia. Os índices laboratoriais que indicam que o paciente está pronto para a cirurgia são o cloreto sérico acima de 100 mEq/dL e o bicarbonato sérico abaixo de 28 mEq/dL.

Prognóstico

O tratamento cirúrgico da estenose pilórica é curativo. A alimentação geralmente pode ser iniciada dentro de 4 a 6 horas após a cirurgia.

Conduta Anestésica

Os pacientes com estenose pilórica devem ser considerados como se tivessem o estômago cheio. A aspiração pulmonar de fluido gástrico é um risco definido em lactentes com obstrução da saída gástrica. O risco de aspiração é ainda maior em lactentes que sofrem exame radiográfico do trato gastrointestinal superior usando bário. Por isso, o estômago deve ser esvaziado o máximo possível com um cateter orogástrico de grosso calibre após a pré-medicação com atropina e antes da indução da anestesia. A entubação traqueal acordado é indicada quando se espera uma entubação difícil. De outro modo, uma indução de sequência rápida com pentotal sódico ou propofol e succinilcolina ou rocurônio é recomendada. A manutenção da anestesia com agentes voláteis é aceitável. O relaxamento muscular esquelético, fornecido pelos relaxantes musculares, geralmente não é necessário durante a manutenção da anestesia. No entanto, a necessidade da administração de um relaxante muscular adicional dependerá da velocidade do cirurgião. Após a entubação da traqueia, um tubo orogástrico será reinserido e deixado no lugar durante a cirurgia de modo que o ar possa ser insuflado no estômago, para testar a perfuração da mucosa após o músculo hipertrofiado ter sido incisado. Os opioides geralmente não são necessários intraoperatoriamente e devem ser evitados para reduzir o risco de adiar o despertar e produzir apneia pós-operatória. A infiltração dos sítios de incisão com os anestésicos locais geralmente fornece uma analgesia pós-operatória adequada.

Controle Pós-operatório

A depressão pós-operatória da ventilação frequentemente ocorre em crianças com estenose pilórica. A causa é desconhecida, mas pode estar relacionada a alcalose do líquido cerebroespinal LCE) e à hiperventilação intraoperatória dos pulmões do bebê. Por esta razão, os lactentes devem estar completamente acordados, vigorosos e demonstrando um padrão respiratório estável e regular antes da extubação traqueal. A monitorização da apneia pelas primeiras 12 horas após a cirurgia é indicada. Os níveis de glicose devem ser monitorados porque a hipoglicemia ocasional pode ocorrer de 2 a 3 horas após a correção cirúrgica da estenose pilórica, mais provavelmente devido aos estoques hepáticos inadequados de glicogênio e a interrupção das infusões intravenosas de dextrose.

Enterocolite Necrosante

A enterocolite necrosante (ECN) é caracterizada por vários graus de necrose da mucosa e transmural do intestino, mais frequentemente envolvendo o íleo terminal e o cólon proximal. Esta é a emergência cirúrgica neonatal mais comum, resultando em morbidade e mortalidade perinatal substancial. As taxas de incidência e de casos fatais são inversamente proporcionais à idade gestacional e ao peso ao nascimento. Os recém-nascidos sob maior risco são aqueles nascidos com menos de 32 semanas de gestação e pesando menos de 1.500 g.

Embora o maior fator de risco para a ECN seja a prematuridade, a etiologia da ECN parece ser multifatorial. A asfixia perinatal, as infecções sistêmicas, a cateterização arterial umbilical, as transfusões sanguíneas de troca, a hipotensão, a SAR, o ducto arterioso patente, a doença cardíaca congênita cianótica e a alimentação com a fórmula hiperosmolar agressiva foram implicados como causas.

Sinais e Sintomas

Os achados clínicos precoces, que tendem a ser inespecíficos, incluem apneia recorrente, letargia, instabilidade de temperatura, instabilidade da glicose e choque. Os sinais mais específicos da ECN são a distensão abdominal, resíduos gástricos altos após a alimentação e diarreia sanguinolenta ou mucoide. A acidose metabólica é muita comum após peritonite generalizada e hipovolemia. A neutropenia e a trombocitopenia geralmente estão presentes e parecem estar associadas à sepse Gram-negativa e à ligação plaquetária pela endotoxina.

Diagnóstico

O diagnóstico da ECN é feito com a correlação clínica dos achados radiográficos abdominais. A pneumatose intestinal, o ar na parede intestinal, é diagnóstica de ECN nos recém-nascidos. O ar na parede intestinal representa o gás produzido pela fermentação bacteriana que penetra a mucosa danificada e entra na região submucosa. O pneumoperitôneo indica uma perfuração intestinal. No entanto, a perfuração está frequentemente presente sem evidência de ar livre na cavidade peritoneal.

Tratamento

O tratamento médico, que consiste na interrupção da alimentação, na descompressão gástrica, na reposição volêmica e nos antibióticos, frequentemente é bem-sucedido no tratamento dos recém-nascidos com ECN. A ventilação mecânica é indicada se a distensão abdominal estiver contribuindo para a hipóxia e a hipercapnia. A hipotensão é tratada com cristaloides e hemoderivados. A dopamina pode ser necessária para melhorar o débito cardíaco e a perfusão intestinal. Os cateteres da artéria umbilical devem ser removidos, se presentes, para evitar o comprometimento do fluxo sanguíneo mesentérico.

A cirurgia é reservada para os recém-nascidos nos quais o tratamento médico não funciona, como é evidenciado pela perfuração intestinal, sepse (peritonite) e acidose metabólica progressiva indicando necrose intestinal. Até 50% dos lactentes com ECN requerem intervenção cirúrgica.

Prognóstico

O tratamento médico falha em aproximadamente 20% dos pacientes com pneumatose intestinal no diagnóstico e até 25% destes pacientes pode morrer. Aqueles que passam por uma ressecção intestinal extensa podem sofrer da síndrome do intestino curto, de complicações relacionadas com os cateteres venosos centrais para a alimentação parenteral total e de icterícia colestática.

Conduta Anestésica

Os recém-nascidos com ECN geralmente são hipovolêmicos e requerem uma vigorosa ressuscitação hídrica com cristaloide e soluções coloides antes da indução da anestesia. Frequentemente, transfusões de sangue e de plaquetas são necessárias. A monitorização adequada da ressuscitação hídrica é fundamental. Um cateter posicionado na artéria periférica fornece a habilidade de medir a pressão arterial sistêmica continuamente e para monitorizar os gases do sangue arterial, o pH, o hematócrito e os eletrólitos. Deve-se notar que a administração rápida de líquidos para os recém-nascidos prematuros pode causar uma hemorragia intracraniana ou reabrir o ducto arterioso.

Estes lactentes geralmente estão sob ventilação mecânica antes da cirurgia. Se já não estiver entubado ao chegar à sala de cirurgia, deve-se tomar as precauções para o caso de estômago cheio. A pré-oxigenação e a pré-medicação com atropina devem ser dadas antes da indução e da laringoscopia. Deve-se escolher um tubo endotraqueal que permita a ventilação com PIPs maiores do que 20 cm H_2O, já que é provável encontrar pressões intra-abdominais altas e complacência pulmonar reduzida. Os anestésicos voláteis podem produzir uma hipotensão significativa nestes recém-nascidos, particularmente na presença de sepse e hipovolemia. Portanto, as doses diminuídas de ketamina, fentanil e sufentanil acrescidas dos relaxantes musculares não despolarizantes são preferidas para a manutenção da anestesia.

Os inotrópicos como a dopamina podem ser necessários para manter o débito cardíaco e a perfusão intestinal adequados. As perdas massivas para o terceiro espaço necessitam de uma ressuscitação com volume agressiva. Os fluidos e a sala de cirurgia devem ser apropriadamente aquecidos para manter a normotermia. A ventilação mecânica pós-operatória dos pulmões do recém-nascido geralmente é necessária por causa da distensão abdominal e da SAR coexistente.

Hiperinsulinismo Congênito

O hiperinsulinismo congênito na infância ou a hipoglicemia hiperinsulinêmica da infância, anteriormente chamado de nesidioblastose, é caracterizado pelos níveis de insulina plasmática inapropriadamente elevados em relação aos níveis da glicose sanguínea.

Esta é a causa mais comum de hipoglicemia persistente no início da infância e é o principal fator de risco para o desenvolvimento do retardo mental e da epilepsia. O início geralmente é do nascimento até os 18 meses de idade.

Sinais e Sintomas

Alguns recém-nascidos hiperinsulinêmicos podem ser macrossômicos devido aos efeitos anabólicos da insulina no útero. Os lactentes macrossômicos podem experimentar uma hipoglicemia dentro de horas ou dias após o nascimento. Aqueles lactentes com graus menores de hiperinsulinemia podem não manifestar sintomas hipoglicêmicos nas primeiras semanas ou meses de vida, quando a frequência da alimentação é reduzida para permitir que o bebê durma ao longo da noite e a hiperinsulinemia evite a mobilização de glicose.

Diagnóstico

Em pacientes com hiperinsulismo congênito na infância, os níveis de insulina estão elevados relativamente ao estado concomitante da hipoglicemia. O diagnóstico clínico do hiperinsulinismo congênito na infância é baseado na evidência do excesso de atividade da insulina durante o estado hipoglicêmico. O critério do diagnóstico inclui (1) nível sérico da insulina em excesso de 10 μU/mL na presença de uma concentração de glicose menor que 50 mg/dL, (2) supressão inapropriada da lipólise e da cetogênese, (3) necessidade de uma taxa de infusão de glicose maior do que 10 mg/kg por minuto para manter a concentração de glicose de mais de 35 mg/dL, e (4) uma resposta glicêmica positiva para o glucagon a despeito da hipoglicemia.

Tratamento

A prevenção da hipoglicemia e de seus efeitos resultantes no desenvolvimento do sistema nervoso central é imperativa no período neonatal. Deve-se dar atenção imediata à administração suficiente de glicose para manter as concentrações sanguíneas de glicose em uma faixa normal. Níveis sanguíneos de glicose abaixo de 50 mg/dL devem ser vigorosamente tratados. A pancreatectomia é realizada na tentativa de evitar os episódios de neuroglicopenia e sequelas neurológicas a longo prazo. A doença difusa frequentemente requer uma pancreatectomia quase total, que está associada a um risco, a longo prazo, de diabetes melito. Contrariamente, a doença focal pode ser curada com uma pancreatectomia parcial, com um pequeno risco de desenvolvimento subsequente de diabetes melito.

Prognóstico

Como a pancreatectomia é um procedimento inexato, os resultados não são inteiramente previsíveis e a hipoglicemia pode persistir no pós-operatório, especialmente após uma ressecção subtotal. Uma reoperação pode às vezes ser necessária sob risco de diabetes melito persistente e de insuficiência pancreática exócrina.

Conduta Anestésica

A glicose suplementar deve ser continuada durante o período intraoperatório já que a hipoglicemia deve ser evitada. As necessidades de glicose nos lactentes com hiperinsulinismo podem ser de até 10 mg/kg por minuto ou mais antes da operação, mas a resposta hiperglicêmica à cirurgia pode reduzir as necessidades durante a cirurgia. A monitorização frequente das concentrações sanguíneas de glicose é essencial. A liberação da lipase pancreática pode resultar em saponificação da gordura omental e hipocalcemia. Uma grande perda hídrica para o terceiro espaço e um potencial para grandes hemorragias durante a dissecção pancreática devem ser antecipados. A colocação de um cateter arterial facilitará a monitorização dos gases sanguíneos e da glicose sérica. As concentrações de glicose sanguínea devem ser monitoradas rigorosamente no período pós-operatório, já que a pancreatectomia quase total pode resultar em hiperglicemia, requerendo a administração de insulina, enquanto a pancreatectomia subtotal pode resultar em hipoglicemia persistente.

Enfisema Lobar Congênito

O enfisema lobar congênito é uma causa rara de angústia respiratória em recém-nascidos que resulta da obstrução brônquica localizada. O brônquio afetado permite a passagem de ar na inspiração, mas limita a expulsão de ar na expiração, levando ao aprisionamento de ar e à superexpansão lobar. As causas patológicas do enfisema lobar congênito incluem o colapso dos brônquios devido à hipoplasia da cartilagem de suporte, a estenose brônquica, *plugs* mucosos, cistos obstrutivos e compressão vascular dos brônquios. O local mais frequente de envolvimento é o lobo superior esquerdo (40%–50%), seguido pelo lobo médio direito (30%–40%) e então o lobo superior direito (20%). O enfisema lobar adquirido pode resultar de um barotrauma associado ao tratamento da displasia broncopulmonar. O envolvimento do lobo inferior direito é comum nestes casos devido ao posicionamento do tubo endotraqueal. Há uma maior incidência de doença cardíaca congênita, particularmente defeito do septo ventricular e ducto arterioso patente, em pacientes com o enfisema lobar congênito.

Sinais e Sintomas

As manifestações clínicas do enfisema lobar congênito geralmente se tornam aparentes no período neonatal, com 25% dos casos diagnosticados ao nascimento e 50% dos casos diagnosticados no primeiro mês de vida. A apresentação clínica pode variar de uma taquipneia leve e respiração ofegante até dispneia grave e cianose.

Diagnóstico

Os estudos diagnósticos incluem radiografia torácica, tomografia computadorizada (TC) e exame da ventilação/perfusão. Com a progressão do enfisema lobar, a atelectasia do pulmão normal ipsilateral pode ser seguida pelo desvio do mediastino e funcionamento prejudicado do pulmão contralateral. A radiografia torácica frequentemente revela um lobo radiolucente e um desvio do mediastino, mas no momento do nascimento, o lobo afetado pode parecer radiopaco devido à liberação retardada dos fluidos do pulmão fetal.

Tratamento

A ressecção do lobo doente é o tratamento de escolha para o enfisema lobar progressivo e sintomático. Alguns lactentes apenas com sintomas muito leves e sem evidência de progressão do enfisema lobar podem não requerer uma cirurgia.

Prognóstico

O crescimento e o funcionamento pulmonar a longo prazo são excelentes após a lobectomia. Os lactentes que passam por uma lobectomia compensam com um novo desenvolvimento alveolar e demonstram diferenças mínimas na função respiratória em relação aos indivíduos normais.

Conduta Anestésica

Os lactentes podem estar sob grande risco durante a indução da anestesia, já que a ventilação dos pulmões com pressão positiva antes que o tórax seja aberto pode causar uma expansão abrupta e exagerada dos lobos enfisematosos (o gás entra, mas não pode sair devido a um efeito de válvula), com um desvio súbito do mediastino e uma parada cardíaca. Por esta razão, a entubação traqueal sem os relaxantes musculares e a manutenção da respiração espontânea com pressões positivas mínimas das vias aéreas são recomendadas. A entubação do brônquio contralateral, facilitada pelo uso dos relaxantes musculares, e o uso de ventilação com pressão positiva foram sugeridos como meios alternativos de tratamento das vias aéreas por algumas pessoas. O cirurgião deve estar presente na indução caso ocorra uma descompensação cardiorrespiratória súbita e o paciente necessite de uma toracotomia. A colocação de um cateter arterial permite que a monitorização seriada de gasometrias e uma detecção prévia das mudanças hemodinâmicas. A anestesia geral pode ser suplementada com a anestesia local até que o tórax esteja aberto e o lobo enfisematoso seja retirado através da incisão. Posteriormente, estes lactentes podem ser paralisados e seus pulmões mecanicamente ventilados. O óxido nitroso não deve ser usado, já que sua difusão para os lobos doentes pode causar uma distensão adicional. Os lactentes gravemente descompensados podem necessitar de uma aspiração com agulha de emergência ou uma toracotomia para a descompressão do lobo ou lobos afetado(s).

SISTEMA NERVOSO

Paralisia Cerebral

A paralisia cerebral é mais um sintoma complexo do que uma doença específica. Ela compreende um grupo de síndromes não progressivas de prejuízo motor, mas que mudam frequentemente, secundárias a lesões ou anomalias do cérebro que surgem durante os estágios iniciais do desenvolvimento. A paralisia cerebral é classificada de acordo com a extremidade envolvida (monoplegia, hemiplegia, diplegia, quadriplegia) e as características da disfunção neurológica (espástica, hipotônica, distônica, atetótica). A alta frequência da epilepsia (aproximadamente um terço das crianças com paralisia cerebral) e dos distúrbios cognitivos entre indivíduos com esta doença sugere que estes distúrbios têm origens comuns ou relacionadas.

A prevalência da paralisia cerebral moderadamente grave ou grave é de 1,5 a 2,5 por 1.000 nascimentos vivos. Assume-se (embora não esteja provado) que os problemas durante o processo do nascimento (parto a fórcipe) e os sinais e sintomas que estavam presentes nos lactentes recém-nascidos (baixos escores de Apgar) estão relacionados com o desenvolvimento subsequente da paralisia cerebral. Os lactentes cujo peso ao nascimento é menor do que 2.500 g são responsáveis por aproximadamente um terço daqueles que desenvolvem sinais e sintomas de paralisia cerebral. A despeito da associação percebida entre uma multidão de fatores e a paralisia cerebral, a causa da maioria dos casos de paralisia cerebral é desconhecida.

CAPÍTULO 24
Doenças Pediátricas

Sinais e Sintomas

A manifestação mais comum da paralisia cerebral é a espacidade muscular esquelética. A paralisia cerebral extrapiramidal está associada à coreoatetose e à distonia, e a ataxia cerebelar é característica da paralisia cerebral atônica. Graus variados de retardo mental e de defeitos de fala podem acompanhar a paralisia cerebral. Os distúrbios convulsivos coexistem em aproximadamente um terço dos indivíduos afligidos com a paralisia cerebral.

As crianças com paralisia cerebral podem ter graus variados de espacidade de diferentes grupos musculares esqueléticos, resultando em contraturas e deformidades fixas de várias articulações tanto das extremidades superiores quanto inferiores. Elas incluem as deformidades em flexão fixa e a rotação interna da articulação do quadril devido aos músculos adutor e flexor envolvidos e a flexão plantar dos tornozelos devido ao envolvimento do tendão do calcâneo.

Tratamento

Essas crianças frequentemente passam por procedimentos ortopédicos corretivos eletivos, tal como o alongamento do tendão do calcâneo, a liberação do adutor do quadril e do iliopsoas, a osteotomia desrotacional do fêmur e a correção da escoliose. A cirurgia estereotaxica pode ser realizada na tentativa de diminuir a rigidez, a espacidade e a discinesia musculoesquelética. As restaurações dentárias que requerem anestesia geral frequentemente são necessárias em crianças com paralisia cerebral. O refluxo gastroesofágico é comum em crianças com distúrbios do sistema nervoso central e as cirurgias antirrefluxo podem ser necessárias.

Crianças com paralisia cerebral frequentemente recebem medicações para tratar as convulsões e para aliviar a espacidade muscular esquelética. Os medicamentos usados para aliviar os espasmos musculares incluem o dantrolene, injeções da neurotoxina botulínica (Botox) e baclofen. O baclofen pode ser administrado oral ou intratecalmente e não deve ser descontinuado abruptamente no período pré-operatório devido ao seu potencial para sintomas de abstinência, incluindo convulsões, alucinações e prurido, que podem persistir por mais de 72 horas. A fenitoína pode levar a uma hiperplasia gengival e à anemia megaloblástica. O fenobarbital estimula a atividade enzimática microssomal hepática e pode levar a respostas alteradas aos fármacos que sofrem metabolismo no fígado. O ácido valproico também está associado à hepatotoxicidade, à supressão da medula óssea e à disfunção plaquetária.

Conduta Anestésica

A conduta anestésica em crianças com paralisia cerebral inclui a entubação traqueal por causa da sua propensão ao refluxo gastroesofágico e ao funcionamento prejudicado dos reflexos laríngeos e faríngeos. O uso de anestésicos voláteis é seguro nestes pacientes, já que não há nenhum grande risco de HM. Embora as crianças com paralisia cerebral tenham espacidade muscular esquelética, a succinilcolina não produz liberação anormal de potássio. As crianças que estão sob o uso de anticonvulsivantes podem ser mais resistentes aos relaxantes musculares não despolarizantes em razão da indução da enzima hepática. A temperatura corporal deve ser monitorada, já que estas crianças podem ser suscetíveis ao desenvolvimento de hipotermia durante o período intraoperatório. A emergência da anestesia pode ser um tanto lenta devido às anormalidades cerebrais ou à hipotermia. A extubação traqueal deve ser adiada até que estas crianças estejam completamente acordadas e a temperatura corporal tenha retornado quase ao normal. No período pós-operatório, estas crianças têm uma alta incidência de complicações pulmonares.

Hidrocefalia

A hidrocefalia é um aumento congênito ou adquirido na quantidade de LCE resultando em ventrículos cerebrais aumentados. A hidrocefalia pode ser causada pela obstrução do fluxo de LCE (p. ex., tumor), assim como pela produção excessiva ou absorção diminuída de LCE (**Tabela 24-12**). Os pacientes com hidrocefalia geralmente apresentam uma pressão intracraniana (PIC) aumentada. A hidrocefalia pode ocorrer em qualquer idade, dependendo da causa.

Sinais e Sintomas

A apresentação clínica depende da idade da criança e da presença da PIC aumentada. A hidrocefalia congênita geralmente se apresenta ao nascimento ou logo após o nascimento com uma cabeça aumentada mostrando a separação das suturas craniais, olhos inferiormente desviados ("olhos em sinal de sol poente"), veias escapulares dilatadas e pele fina lustrosa. A hidrocefalia tardia pode não resultar em uma cabeça aumentada, mas pode levar a uma PIC significativamente aumentada. A hidrocefalia de pressão normal é uma condição frequentemente considerada como uma síndrome, com características clínicas e neuroimagens distintas. A associação de um modo de andar anormal combinado e demência e incontinência urinária frequentemente é descrita como a tríade clínica da hidrocefalia de pressão normal.

Diagnóstico

As medições seriadas da circunferência da cabeça, as radiografias do crânio e a TC confirmam o diagnóstico. Os pacientes que se apresentam para procedimentos de liberação do LCE podem apresentar um amplo espectro de sintomas e sinais clínicos, variando de uma criança aparentemente saudável com uma deficiência mí-

---

TABELA 24-12 — Classificação da Hidrocefalia

I. Produção excessiva de líquido cerebroespinal
  i. Papiloma do plexo corioide
II. Obstrução das vias do LCE
  A. Obstrução dentro do sistema ventricular
    i. Ventricular lateral (átrio, corpo, forame de Monro)
    ii. Terceiro ventrículo
    iii. Aquedutal (estenose congênita, lesões de massa)
    iv. Quarto ventrículo (Dandy-Walker)
  B. Obstrução dentro do espaço subaracnoide
    i. Cisternas basais
    ii. Convexidade
III. Absorção diminuída de líquido cerebroespinal
  A. Obstrução dos vilos aracnoides (obstrução por células tumorais, proteínas, sangue, bactérias etc.)
  B. Obstrução dos principais seios venosos durais (trombo, malignâncias hematológicas, infecção)
  C. Obstrução nos seios venosos extracranianos (acondroplasia)

nima até um paciente comatoso gravemente doente para o qual a cirurgia é urgente. As causas comuns que levam ao bloqueio do fluxo de LCE estão relatadas na **Tabela 24-13**. Em pacientes com um *shunt* existente, o exame do *shunt* é útil para determinar o local da disfunção.

Tratamento

O tratamento depende dos mecanismos responsáveis pela hidrocefalia. Quando a excisão cirúrgica das lesões obstrutivas não é possível ou é malsucedida, um procedimento de desvio é necessário. A operação neurocirúrgica mais comum para a hidrocefalia é o desvio ventriculoperitoneal. Os desvios ventriculoperitoneais frequentemente requerem revisões ou substituições devido a infecções envolvendo o desvio ou ao mau funcionamento decorrente do posicionamento errado da extremidade distal final do cateter, refletindo o crescimento normal do paciente. As disfunções podem ocorrer proximal (80%), distalmente e na forma de obstrução do cateter peritoneal (10%) e, raramente, tanto o cateter ventricular quanto o peritoneal precisarão ser substituídos. Os pacientes que apresentam uma PIC aumentada decorrente do mau funcionamento do desvio podem ter sua PIC agudamente reduzida através da drenagem do reservatório proximal. Três tipos de desvios ventriculares são usados: desvios ventriculoperitoneal, ventriculoatrial e ventriculopleural.

Conduta Anestésica

Pré-operatório O esvaziamento gástrico retardado e o vômito são indicações para a técnica de indução em sequência rápida. As crianças com comprometimento neurológico podem apresentar um tubo de gastrostomia, que deve ser aspirado antes da indução da anestesia e deixado aberto durante a indução para evitar a distensão gástrica e a regurgitação.

Intraoperatório A cateterização arterial geralmente é reservada para o paciente com PIC descontrolada e instabilidade hemodinâmica. A técnica para a indução da anestesia depende da presença da PIC aumentada. A indução inalatória ou intravenosa é aceitável nas crianças sem evidências clínicas de PIC elevada. Por sua vez, a criança com PIC aumentada e/ou esvaziamento gástrico retardado deve ser induzida por via endovenosa após a pré-oxigenação. A pré-medicação com atropina é recomendada em lactentes, especialmente na presença de PIC aumentada, devido à imaturidade do sistema autônomo simpático. Embora a laringoscopia seja um potente estímulo que pode causar um aumento significativo na PIC, o benefício da administração de lidocaína antes da laringoscopia não demonstrou prevenir os aumentos súbitos na PIC em lactentes

e crianças pequenas. No entanto, foi relatada a parada cardíaca súbita em lactentes que recebiam 1,0 a 1,5 mg/kg de lidocaína intravenosamente no momento da indução da anestesia. A hipocapnia leve (32–35 mm Hg) após a entubação traqueal pode evitar a elevação adicional da PIC; contudo, a diminuição agressiva da $PaCO_2$ aumenta o risco de isquemia cerebral. A normocapnia deve ser mantida em pacientes com PIC normal. A ventilação espontânea intraoperatória não é recomendada devido ao risco de embolia aérea durante a craniotomia e a colocação do desvio ventriculoatrial e devido ao risco de pneumotórax durante a colocação do desvio ventriculopleural.

Na neuroanestesia, o uso de óxido nitroso não é recomendado por duas razões: (1) ele aumenta significativamente o fluxo e o volume sanguíneo cerebral, o que pode contribuir para elevar a PIC e (2) ele está associado a um forte efeito emético que pode confundir a avaliação do paciente pós-operatoriamente. Os procedimentos de desvio ventricular em geral não resultam em perda significativas de sangue ou perdas para o terceiro espaço. A preservação da temperatura corporal é importante durante os procedimentos de desvio a despeito de sua duração relativamente curta, pois uma grande superfície de área corporal está exposta e cirurgicamente preparada, fazendo os lactentes esfriarem rapidamente.

Antes da extubação da traqueia, o paciente deve estar acordado e demonstrar um reflexo faríngeo adequado de modo a proteger a via aérea contra a aspiração em caso de emergência. Contudo, os pacientes que passam por procedimentos de desvio podem ter um controle fraco das vias aéreas devido à presença de déficits neurológicos graves.

Pós-operatório Os pacientes com déficits neurológicos graves podem ser mais suscetíveis a problemas respiratórios após a cirurgia. Os analgésicos devem ser usados judiciosamente e sob uma supervisão rigorosa em pacientes prejudicados neurologicamente. A infiltração da pele com o anestésico local no momento da cirurgia pode reduzir, substancialmente, a necessidade de opioides analgésicos.

Tumores Intracranianos

As neoplasias do sistema nervoso central são responsáveis por uma grande proporção de todos os tumores sólidos em crianças com menos de 15 anos de idade. Estes são o segundo câncer mais comum na infância após a leucemia. A sobrevivência das crianças afetadas com tumores cerebrais melhorou significativamente nos últimos anos; contudo, os pacientes diagnosticados com menos de 3 anos de idade têm um prognóstico ruim.

Tumores Supratentoriais

As lesões supratentoriais são responsáveis por 50% de todas as neoplasias cerebrais pediátricas. A maioria destes tumores se origina de estruturas da linha média e tende a invadir o sistema ventricular, levando a uma hidrocefalia obstrutiva. Durante o primeiro ano de vida, a frequência de todas as neoplasias intracranianos é, aproximadamente, duas vezes maior em lactentes quando comparada à incidência total em crianças mais velhas (37% comparado com 16%–24%).

Sinais e Sintomas Os pacientes afetados com tumores intracranianos podem apresentar evidências de PIC aumentada. A apresentação clínica irá variar de acordo com a localização e o tamanho do tumor. Os tumores cerebrais geralmente apresentam uma das

TABELA 24-13	Causas Comuns de Bloqueio do Líquido Cérebroespinal

1. Infecciosa: abscesso, meningite, encefalite
2. Neoplásica: astrocitoma, ependimoma, papiloma do plexo coroide, oligodendroma, meduloblastoma, meningioma
3. Vascular: malformações arteriovenosas, aneurisma
4. Congênitas: cistos aracnoides, cistos coloides, malformações de Chiari, encefalocele

CAPÍTULO 24
Doenças Pediátricas

três síndromes: (1) uma progressão subaguda de um déficit neurológico focal, (2) convulsões e (3) um distúrbio não focal tal como dor de cabeça, demência, mudança na personalidade e distúrbios no modo de andar.

Diagnóstico A tomografia computadorizada e a imagem por ressonância magnética são os testes mais confiáveis para confirmar a presença de um efeito de massa intracraniano, resultando da expansão do tecido neoplásico e do edema focal. Os tumores cerebrais rotineiramente produzem um padrão vasogênico de edema, mais frequentemente na área ao redor do tumor (penumbra). A tomografia por emissão de pósitrons e a tomografia por emissão de fóton único são usadas para distinguir a recorrência do tumor do tecido necrosado, especialmente após a radiação do cérebro. A punção lombar do LCE não deve ser realizada em pacientes com tumores cerebrais primários porque há o risco de herniação cerebral na presença da PIC elevada.

Tratamento Os corticosteroides são a pedra angular da terapia em pacientes afetados com tumores cerebrais. Os glicocorticoides melhoram a função neurológica pela redução do volume de edema ao redor do tumor, o que então aumenta a perfusão cerebral e a oxigenação das células localizadas nas regiões de penumbra. A dexametasona (0,1 mg/kg acima de 10 mg; 12–20 mg/dia) representa a melhor escolha por causa de seu efeito mineralocorticoide limitado. Os anticonvulsivantes são usados em pacientes que apresentam convulsões. Os pacientes com gliomas têm uma incidência aumentada de trombose venosa profunda e embolia pulmonar associadas à liberação dos fatores pró-coagulantes na circulação sistêmica.

Conduta Anestésica

Pré-operatório É essencial determinar a presença e o grau de elevação da PIC. Os pacientes com grandes lesões de massa, edemas tumorais significativos ou obstrução do fluxo de saída do LCE precisarão de uma abordagem anestésica que objetive reduzir a PIC e melhorar a perfusão cerebral. Os déficits neurológicos pré-operatórios devem ser avaliados e documentados. A patologia intracraniana pode se apresentar com uma síndrome de secreção inapropriada de hormônio antidiurético. Os testes laboratoriais, especialmente de eletrólitos, osmolalidade sérica e osmolalidade da urina devem ser realizados, e devem-se obter informações sobre o débito urinário.

Intraoperatório É recomendado que todos os pacientes que passam por procedimentos cirúrgicos subdurais recebam um cateter arterial para a monitorização hemodinâmica batimento a batimento e amostragem química do sangue. A colocação de um cateter venoso central é indicada quando há uma probabilidade de perdas sanguíneas significativas, levando à instabilidade hemodinâmica ou a um maior risco de embolia aérea. Um cateter urinário é essencial por causa da duração do procedimento cirúrgico, o uso de terapia diurética e a detecção do desenvolvimento do diabetes insípido.

A estimulação durante a laringoscopia deve ser minimizada e a via aérea rapidamente assegurada. Embora a entubação nasotraqueal seja frequentemente recomendada para pacientes nos quais a ventilação pós-operatória é esperada ou em lactentes pequenos nos quais o tubo pode ser mais bem estabilizado, o risco de contaminação bacteriana através da placa cribriforme para as meninges deve ser pesado contra o benefício desta técnica.

Os pacientes com PIC elevada geralmente são hiperventilados. Embora a hiperventilação seja de extrema importância no paciente com a PIC significativamente elevada, o grau de hipocapnia não deve ser menor do que 30 mm Hg, a menos que o cateter de bulbo da jugular seja usado na monitorização da presença de isquemia das células cerebrais causada por uma vasoconstrição mais profunda induzida pela diminuição na $PaCO_2$. Uma vez que a dura esteja aberta, a $PaCO_2$ deve retornar progressivamente a sua faixa normal, preservando, assim, o benefício da hiperventilação súbita e do efeito vasoconstritor do CO_2 quando necessário. Em pacientes com a oxigenação prejudicada, o uso de uma quantidade mínima de pressão expiratória final positiva (5 cm H_2O) não afeta a drenagem venosa cerebral e a PIC, mas deve ser implementada gradualmente para evitar um prejuízo do retorno venoso. O controle dos fluidos será afetado pela terapia diurética pré e intraoperatória (furosemida e manitol) que objetiva diminuir o volume do tecido cerebral e permitir uma melhor complacência intracraniana. O uso de soluções isotônicas é obrigatório para manter a normotonicidade da barreira hematoencefálica e para evitar o desenvolvimento de edema vasogênico.

A decisão de extubar a traqueia ao final do procedimento cirúrgico é orientada pelo curso intraoperatório e o nível esperado de consciência após a cirurgia. A traqueia deve ser extubada assim que a criança acordar e estiver demonstrando um reflexo faríngeo apropriado. Os recém-nascidos com uma complacência pulmonar deficiente ou um estímulo respiratório imaturo podem necessitar de suporte respiratório pós-operatoriamente.

Pós-operatório Os pacientes que precisam de ventilação pós-operatória necessitarão de sedação e, possivelmente, de relaxamento muscular para evitar a agitação e a PIC elevada. Deve-se suspeitar que crianças que não conseguem acordar ou que exibem uma hiperventilação no período pós-operatório estejam tendo um aumento súbito na PIC (p. ex., sangramento) e devem passar por um exame de TC imediatamente sob supervisão da anestesia. Para reduzir o uso de opioides sistêmicos, o controle da dor pode ser suplementado com a infiltração de anestésicos locais na ferida e/ou com o bloqueio do plexo cervical superficial. Deve-se prestar uma atenção especial à pressão arterial sistêmica porque o contribuinte mais comum para a PIC elevada após a operação é a hipertensão descontrolada. A hipertensão persistente, a despeito da administração de analgésicos apropriada, deve ser tratada com vasodilatadores ou um β-bloqueador, particularmente labetalol, que tem tanto propriedades de β- quanto de α-bloqueador e não atravessa a barreira hematoencefálica. As convulsões ocorrem frequentemente no período pós-operatório imediato, especialmente em lactentes e crianças jovens, e a administração profilática de anticonvulsivantes é recomendada.

Craniofaringioma

Os craniofaringiomas são os tumores intracranianos mais comuns de origem não glial na população pediátrica. Eles são tumores encapsulados benignos da hipófise cerebral; Contudo, os craniofaringiomas comumente causam uma deterioração neurológica progressiva e podem causar a morte por causa de sua relação estreita com estruturas importantes como o hipotálamo, os nervos ópticos e a haste pituitária. Três tipos principais foram descritos: selar, pré-quiasmático e retroquiasmático.

Sinais e Sintomas Dores de cabeça e disfunção endócrina são patognomônicas de um craniofaringioma selar. Os pacientes com tumores pré-quiasmáticos têm uma acuidade visual reduzida, cor-

603

tes no campo visual e uma atrofia óptica. A hidrocefalia obstrutiva e uma PIC elevada com papiledema frequentemente são observadas com os tumores retroquiasmáticos.

Diagnóstico A TC é superior à imagem por ressonância magnética na demonstração da calcificação intratumoral. Antes da cirurgia, todos os pacientes devem passar por avaliações neuro-oftalmológicas formais, neuroendocrinológicas e, se possível, neuropsicológicas.

Tratamento Este tumor pode ser tratado tanto cirurgicamente, através da radioterapia, quanto com a combinação de ambas as modalidades. A primeira abordagem de todos os craniofaringiomas é a tentativa de remoção total. A ressecção total pode ser alcançada em mais de 65% dos pacientes.

Conduta Anestésica

Pré-operatório A avaliação pré-operatória da criança com o craniofaringioma é focado na determinação da presença de hidrocefalia e de disfunção endócrina que podem afetar o controle anestésico. O hipotireoidismo, a deficiência de hormônio do crescimento, a deficiência de corticotropina e o diabetes insípido foram relatados. O diabetes insípido pode se desenvolver intraoperatoriamente, mas frequentemente ocorre de 4 a 6 horas após a cirurgia. Caracteristicamente, os pacientes produzem uma quantidade abundante de urina diluída em associação a uma osmolalidade sérica elevada e a uma osmolalidade reduzida da urina (geralmente < 200 mOsm • L^{-1}). Na presença do diabetes insípido, a gravidade específica da urina será bem menor que 1,002. A hipernatremia e a hipovolemia completam a apresentação clínica.

Intraoperatório Se o diabetes insípido for diagnosticado intraoperatoriamente, a reposição hídrica deve ser iniciada e deve-se medir o débito urinário a cada hora. Os fluidos de manutenção devem ser administrados juntamente com três quartos do débito urinário da hora anterior. Embora tenha sido sugerido que a hídrica deva consistir sempre em uma solução hipotônica, tal como a salina 0,45% com D5W, a escolha da solução deve ser ditada pelos níveis dos eletrólitos séricos. A vasopressina deve ser administrada precocemente quando o diagnóstico for confirmado. A DDAVP (1-desamino-8-D-arginina vasopressina [desmopressina]) deve ser administrada intravenosamente nesta solução aquosa ou intranasalmente. A DDAVP intranasal pós-operatória de 5 a 30 µg/dia é dada em duas doses divididas. A solução intravenosa deve ser administrada com precaução porque pode ocasionalmente produzir uma hipertensão transitória. A dose deve ser de um décimo da dose intranasal, também dividida em duas doses diárias. A vasopressina também pode ser administrada como uma infusão a uma taxa de 0,5 mU • kg^{-1} por hora, titulada para o efeito antidiurético.

Pós-operatório Um endocrinologista deve ser consultado no período pós-operatório para o controle apropriado da reposição dos hormônios esteroides, tireoidianos e sexuais. Os diabéticos dependentes de insulina podem sofrer uma redução na necessidade da insulina após a cirurgia. Foram relatadas convulsões no período pós-operatório devido ao trauma cirúrgico dos lobos frontais durante a cirurgia. A profilaxia com anticonvulsivantes deve ser instituída intraoperatoriamente e deve ser continuada durante o período pós-cirúrgico. Dano dos mecanismos termorregulatórios hipotalâmicos pode resultar em hipertermia. Devem ser feitos esforços para manter a normotermia e reduzir o risco de lesão celular hipermetabólica.

Tumores da Fossa Posterior

A incidência de tumores da fossa posterior é maior em crianças do que em adultos. Mais da metade de todos os tumores cerebrais pediátricos estão localizados no compartimento infratentorial. Os quatro tipos mais comuns incluem os meduloblastomas (30%), os astrocitomas cerebelares (30%) os gliomas do tronco cerebral (30%) e o ependimoma (7%). Os 3% restantes incluem o neuroma acústico, o meningioma, o ganglioma, o cordoma e outros. Os astrocitomas cerebelares não possuem predileção por gênero, enquanto os meduloblastomas ocorrem mais frequentemente em homens.

Sinais e Sintomas Como o compartimento da fossa posterior é um espaço muito limitado, até mesmo os pequenos tumores levarão a um aumento na PIC, a uma obstrução rápida do fluxo do LCE e à hidrocefalia com efeitos negativos nos centros regulatórios, respiratório e cardiovascular, do tronco cerebral. O histórico clínico típico é de dores de cabeça progressivas, mais frequentemente pela manhã, acompanhadas por náusea e vômitos. A associação de um modo de andar anormal ou uma instabilidade dos movimentos dos braços podem ser os sintomas iniciais de um tumor hemisférico cerebelar. A obtusão, o estupor e o coma podem se desenvolver caso uma hemorragia intratumoral ocorra, necessitando de uma descompressão urgente.

Diagnóstico Os sintomas comuns do tumor da fossa posterior em crianças são decorrentes da hidrocefalia, que está presente em 90% dos pacientes afetados com o meduloblastoma e em quase todas as crianças com astrocitoma cerebelar. Idealmente, a TC ou a imagem por ressonância magnética devem ser obtidas com ou sem a utilização do contraste. Tipicamente, os meduloblastomas são massas levemente hiperdensas nos exames por TC, preenchendo o quarto ventrículo, apresentando calcificação em 15% e demonstrando uma vascularização aumentada. Os astrocitomas são mais suscetíveis a ter calcificações (50%) e grandes cistos (> 2 cm de diâmetro). O uso de punções lombares é contraindicado em pacientes com tumores da fossa posterior e hidrocefalia obstrutiva por causa do risco de herniação tonsilar.

Tratamento A maioria dos tumores da fossa posterior necessitará de descompressão cirúrgica e redução do volume tumoral. A gravidade da hidrocefalia determina a urgência do procedimento cirúrgico.

Conduta Anestésica

Pré-operatório As crianças com tumores da fossa posterior devem ser monitorizadas rigorosamente se a sedação pré-operatória for administrada. O anestesista deve prestar atenção particularmente nos sintomas neurológicos, como disfunção cerebelar, evidência de obstrução das vias aéreas superiores (estridor inspiratório), instabilidade cardiovascular e PIC elevada. Os pacientes que apresentam um nível de consciência diminuído, geralmente em decorrência da PIC elevada pela hidrocefalia obstrutiva, irão requerer um suporte respiratório e proteção das vias aéreas contra a aspiração gástrica.

Intraoperatória A indução da anestesia deve ter como objetivo preservar a pressão de perfusão cerebral e fornecer uma profundidade apropriada da anestesia durante a laringoscopia para evitar mudanças bruscas na PIC. O maior desafio da cirurgia infratentorial é evitar uma lesão neurológica adicional pela exploração e posicionamento cirúrgicos e pela retração mecânica nos tecidos. A monitorização deve incluir um cateter arterial e, possivelmente, uma linha venosa central. O uso da monitorização do potencial

CAPÍTULO 24
Doenças Pediátricas

evocado somatossensorial eletrofisiológico ajuda a detectar o desenvolvimento da isquemia intraoperatória e/ou a perfusão comprometida do tronco cerebral ou dos nervos cranianos. O posicionamento cirúrgico é mais frequentemente em decúbito ventral; assim, o risco de embolia aérea venosa intraoperatória é reduzido, mas não completamente eliminado e deve ser sempre mantido em mente. Para minimizar a possibilidade de que o tubo endotraqueal possa se enroscar e/ou ser obstruído na posição de decúbito ventral, um tubo orotraqueal aramado pode ser usado.

A escolha do anestésico não é tão crucial como a maneira com que os medicamentos são administrados. Assim com na indução da anestesia, nenhuma técnica anestésica é superior e o regime de manutenção deve ser talhado de acordo com as necessidades do paciente e as necessidades do procedimento cirúrgico. O sevoflurano e o isoflurano são os agentes anestésicos inalatórios mais comuns na neuroanestesia. Sua habilidade de preservar a reatividade cerebrovascular ao dióxido de carbono é muito útil. O objetivo da anestesia é providenciar um "cérebro relaxado" que reduzirá a quantidade de pressão retratora e manter a perfusão e a oxigenação cerebrais adequadas no cérebro não autorregulado. O uso de um relaxante muscular não despolarizante pode facilitar a ventilação na posição de decúbito ventral, facilitar o retorno venoso e reduzir a estase venosa cerebral. Durante a abordagem cirúrgica inicial, a ventilação por pressão positiva intermitente é ajustada para manter a $PaCO_2$ na faixa de 28 a 30 mm Hg. Contudo, uma vez que a dura-máter estiver aberta, a $PaCO_2$ deve ser elevada até 32 mm Hg para toda a duração do procedimento. Os pacientes geralmente são acordados imediatamente após o final do procedimento para permitir uma avaliação neurológica.

Pós-operatório O entendimento do processo patológico ditará o tratamento correto das vias aéreas após a operação (p. ex., a entubação traqueal é essencial após uma operação de ressecção de tumores intramedulares). Os medicamentos para dor pós-operatórios devem ser escolhidos para minimizar os efeitos na reatividade sensorial e pupilar do paciente.

Anomalias Vasculares Cerebrais

As malformações arteriovenosas (MAVs) são malformações vasculares congênitas caracterizadas pela comunicação arterial venosa direta sem a intervenção da circulação capilar. As estruturas específicas envolvidas nas anomalias vasculares na população pediátrica incluem a artéria cerebral posterior e a grande veia de Galeno. As MAVs podem se apresentar clinicamente no período logo após o nascimento como uma insuficiência cardíaca congestiva. A hidrocefalia decorrente da obstrução do aqueduto de Sylvius está frequentemente associada à dilatação da grande veia de Galeno. Embora a doença de *moyamoya* não seja classificada neurologicamente com uma MAV, esta doença cerebrovascular oclusiva crônica das artérias cerebrais basais leva a uma dilatação das artérias perfurantes na base do cérebro e requer um controle anestésico similar. É importante notar que foi relatada uma associação da *moyamoya* e miopatia progressiva.

Sinais e Sintomas

As MAVs são anomalias congênitas que, geralmente, não são detectadas até a quarta ou quinta décadas de vida. No entanto, 18% podem se manifestar antes dos 15 anos, geralmente com uma hemorragia intracraniana grave. Uma MAV pode-se manifestar de diversas maneiras: (1) hemorragia intraparenquimatosa, trombose e infarto cerebral; (2) compressão das estruturas neurais adjacentes; (3) isquemia parenquimatosa como resultado do "roubo" circulatório da rede vascular de baixa resistência; (4) insuficiência cardíaca congestiva e hipoperfusão tecidual; e (5) ruptura ou desvio cirúrgico do fluxo sanguíneo. A sintomatologia varia com a idade na qual a doença se apresenta. As crianças mais velhas apresentam mais uma hemorragia subaracnoide e dor de cabeça ou HIV. Setenta por cento dos pacientes pediátricos que se apresentam com hemorragia subaracnoide espontânea têm as MAVs como a causa. A convulsão é o sintoma presente em aproximadamente 25% dos pacientes. A apresentação neonatal da MAV cerebral é mais desafiadora porque ela está associada à insuficiência cardíaca congestiva.

Diagnóstico

Cinquenta por cento das MAVs se tornam sintomáticas devido a pequenos sangramentos dentro do parênquima e dentro das vias do LCE (marco de uma MAV rompida). Ela também é detectável dentro de 72 horas com a TC de alta qualidade, especialmente com a presença de sangue nas cisternas basais. A presença do LCE amarelado (devido à lise de células vermelhas e à produção de bilirrubina) pode ser detectada após seis horas na punção lombar. A TC é o teste de escolha para a detecção de MAVs rompidas. Uma angiografia de quatro vasos geralmente é realizada para localizar e definir os detalhes anatômicos da lesão envolvida. As lesões frequentemente podem ser tratadas utilizando-se técnicas endovasculares no momento no angiograma inicial. O uso de uma ultrassonografia por Doppler transcraniana é recomendado para detectar o início do vasospasmo cerebral e seguir seu curso e resposta à terapia.

Tratamento

Os pacientes com MAVs podem sofrer uma excisão cirúrgica, uma embolização radiográfica do suplemento sanguíneo arterial ou uma radiocirurgia estereotáxica como terapia definitiva ou adjuntiva. A localização estereotáxica pode ser necessária para retirar seguramente as MAVs mais profundas. O corte cirúrgico dos vasos de alimentação pode ser realizado como um procedimento único ou em estágios.

Conduta Anestésica

Pré-operatório Os pacientes sem evidência de insuficiência cardíaca congestiva podem ser pré-medicados para reduzir a agitação e as mudanças na pressão arterial no momento da indução da anestesia.

Intraoperatório É essencial na indução da anestesia em crianças com MAV sem insuficiência cardíaca congestiva evitar a hipertensão durante a laringoscopia e a entubação traqueal. A indução inalatória ou intravenosa pode ser realizada em crianças sem evidência de PIC elevada. Um relaxante muscular não despolarizante é recomendado para facilitar a entubação traqueal e/ou reduzir as doses de agentes hipnóticos que podem causar instabilidade hemodinâmica. A administração anestésica para recém-nascidos e lactentes que apresentam insuficiência cardíaca congestiva será ditada pela gravidade deste problema e a necessidade de manter um débito cardíaco e uma perfusão cerebral apropriados. A hiperventilação pode ser necessária em pacientes com hidrocefalia para reduzir a PIC. No entanto, uma vez que a dura-máter esteja aberta, a normocapnia

605

deve ser mantida para evitar a desvio adicional do fluxo de sangue para os vasos malformados de baixa resistência, aumentando o risco de ruptura e piora da insuficiência cardíaca congestiva.

Na ausência da insuficiência cardíaca congestiva, uma técnica de hipotensão induzida pode ser indicada no momento da ligação da malformação arteriovenosa para facilitar a manipulação cirúrgica. Os recém-nascidos e lactentes com insuficiência cardíaca congestiva geralmente estão sob suporte inotrópico e não irão tolerar a técnica de hipotensão induzida. O controle de fluidos requer uma atenção especial nos recém-nascidos que não toleram sobrecarga hídrica. Além disso, tentar reduzir o edema cerebral no período pré-operatório pode ocasionar instabilidade hemodinâmica importante no caso de sangramento perioperatório significativo, logo, não deve ser realizada. Embora a proteção cerebral possa ser alcançada com uma hipotermia leve (35°C), é essencial tratar agressivamente a hipertermia até que o paciente não esteja mais sob risco de lesão neurológica isquêmica. Foi mostrado que a hipertermia exacerba a lesão isquêmica cerebral em modelos animais. Dois cateteres intravenosos de grosso calibre, um cateter intra-arterial e um cateter venoso central permitem um controle rápido da pressão arterial, a infusão de fármacos vasoativos, a avaliação da adequação da terapia de líquidos e a monitorização da pressão de perfusão cerebral. A colocação do cateter urinário é obrigatória após a indução da anestesia.

Pós-operatório É muito importante, para o controle destes pacientes, evitar mudanças súbitas na pressão arterial. O vasospasmo não é uma complicação pós-operatória comum em crianças, mas deve ser considerada em face da deterioração neurológica. O Doppler transcraniano se tornou útil no diagnóstico desta complicação.

Mielomeningocele

Os *defeitos do tubo neural*, ou mielodisplasia, se referem a uma anormalidade na fusão do sulco neural embriológico que normalmente se fecha no primeiro mês de gestação. O não fechamento do canal final do tubo neural pode resultar em espinha bífida (caracterizada por defeitos dos arcos vertebrais) ou na formação de uma herniação das meninges semelhante a um saco (meningocele) ou uma herniação contendo elementos neurais (mielomeningocele). Em ambos os casos, o LCE está contido no defeito. No entanto, as crianças afetadas com mielomeningocele frequentemente apresentam malformação de Arnold-Chiari tipo II. A medula espinal está com frequência presa caudalmente pelas raízes sacrais, resultando em sintomas ortopédicos e neurológicos posteriormente durante a infância se não for corrigido cirurgicamente.

Sinais e Sintomas

A apresentação clínica irá variar significativamente de acordo com o defeito anatômico envolvido. As crianças com meningoceles em geral nascem sem déficits neurológicos; aquelas com mielomeningoceles são mais suscetíveis a terem vários graus de déficits motores e sensitivos. Por exemplo, as crianças com mielomeningoceles lombossacrais exibem paraplegia flácida, perda de sensibilidade à picada de agulha e perda do tônus dos esfíncteres anal, uretral e vesical. As condições congênitas associadas incluem pé torto, hidrocefalia, deslocamento do quadril, extrofia da bexiga, prolapso uterino, síndrome de Klippel-Feil e defeitos cardíacos congênitos. Uma dilatação grave do trato urinário superior pode

ocorrer nestas crianças, necessitando de procedimentos de desvio urinário como a vesicostomia, ureterostomia cutânea e construção do tubo ileal ou do cólon. Elas são suscetíveis a sofrer de infecções recorrentes do trato urinário, o que pode ser complicado pela sepse Gram-negativa. A necessidade de procedimentos ortopédicos corretivos nas extremidades inferiores é previsível. Com o amadurecimento destes pacientes, eles têm uma tendência a desenvolver vários graus de escoliose, frequentemente necessitando de uma fusão espinhal posterior.

Diagnóstico

A malformação de Chiari II geralmente é encontrada ao nascimento em combinação com a hidrocefalia e a mielomeningocele. A TC confirmará a presença desta anomalia. Em uma criança mais velha, o diagnóstico de espinha bífida frequentemente é feito de forma acidental, quando radiografias simples são obtidas por outras razões, tal como dor nas costas. Condições menos graves, tal como os folhetos dos *sinus* dermais, diastematomielia, lipomielomeningocele e manifestação da medula presa, resultarão mais frequentemente em dor nas costas, fraqueza progressiva das extremidades inferiores, espasticidade e disfunção da bexiga e do intestino. Estas lesões podem ser encontradas em qualquer idade. A imagem por ressonância magnética é o teste radiográfico mais útil para confirmar a presença de defeitos do tubo neural e/ou anomalias da medula espinal.

Tratamento

O reparo neurocirúrgico precoce de uma mielomeningocele levará à restauração de uma configuração mais anatômica da espinha, o que facilitará o cuidado e o tratamento futuro das costas da criança. Os defeitos do tubo neural aberto frequentemente irão requerer retalhos de pele para fechar o defeito, o que pode levar a um sangramento significativo. As anomalias mais graves serão detectadas ao nascimento e requererão uma intervenção cirúrgica dentro de 24 horas de vida para reduzir o risco de infecção do tecido do sistema nervoso central exposto. Entretanto, a incidência da ventriculite é diretamente proporcional ao tempo no qual a mielomeningocele foi cirurgicamente reparada.

Conduta Anestésica

Pré-operatório Os lactentes que se apresentam para o reparo de um defeito de mielomeningocele raramente apresentam uma PIC elevada. A associação de malformação de Arnold-Chiari e a hidrocefalia nem sempre requer a colocação de um desvio ventriculoperitoneal. Os recém-nascidos com uma mielomeningocele, entretanto, pode ter uma resposta ventilatória anormal à hipóxia e à hipercarbia. Estes recém-nascidos frequentemente têm refluxo gastroesofágico e mobilidade anormal das cordas vocais, enfatizando a necessidade de tomar precauções contra a aspiração. A correção cirúrgica de um saco de mielomeningocele deve ser fechada o suficiente para evitar um extravasamento do LCE, confirmado pelo aumento da pressão no saco com a pressão positiva das vias aéreas. A perda de sangue pode ser insidiosa, especialmente se o saco for grande e um descolamento significativo do espaço subcutâneo deve ser realizado para assegurar o fechamento do defeito. A monitorização invasiva deve ser utilizada em pacientes que apresentam grandes defeitos, tal como uma mielomeningocele de múltiplos níveis, em que um descolamento cutâneo será necessário. As mielomeningoceles podem apresentar uma perda volêmica significativa por causa das grandes perdas para o terceiro espaço.

A hipotermia é uma complicação frequente desses procedimentos considerando a área de superfície do tecido exposto e a idade do paciente. Entretanto, deve-se tomar cuidado para evitar a desidratação ou causar uma lesão térmica ao tecido neural exposto pelo uso de lâmpadas de calor irradiante.

Intraoperatório Se a anestesia geral for selecionada, a entubação traqueal acordada pode ser realizada com essas crianças na posição de decúbito lateral para evitar a pressão no saco da mielomeningocele. A anestesia também pode ser induzida com os recém-nascidos na posição supina com o saco da mielomeningocele protegido com sua elevação em um suporte em forma de "rosquinha". A manutenção da anestesia é feita com anestésicos inalatórios liberados através da ventilação mecânica dos pulmões. Os procedimentos cirúrgicos são realizados com estes recém-nascidos na posição de decúbito ventral. Embora a succinilcolina possa ser usada para facilitar a entubação traqueal, os relaxantes musculares não despolarizantes de longa duração são evitados, já que o cirurgião pode precisar usar um estimulador de nervos para identificar os elementos neurais funcionais.

Pós-operatório Após a operação, os recém-nascidos devem ser mantidos na posição de decúbito ventral, mantendo-se um alto índice de suspeita do desenvolvimento de uma PIC elevada. As crianças mais velhas com uma mielomeningocele requerem inúmeros procedimentos corretivos, envolvendo principalmente os sistemas urológicos e musculoesqueléticos. Embora as mielomeningoceles produzam disfunção nos neurônios motores superiores e inferiores, a succinilcolina não suscita uma resposta hipercalêmica.

As crianças com uma mielomeningocele podem ter maior incidência de alergia ao látex (borracha natural), o que se manifesta como um colapso cardiovascular intraoperatório e um broncoespasmo. É possível que a exposição crônica aos cateteres resulte na sensibilização ao látex. Um histórico pré-operatório de coceira, erupções e respiração ofegante após usar luvas de látex ou inflar balões de brinquedo é sugestivo de alergia ao látex.

Craniossinostose
Sinais e Sintomas
A craniossinostose (ou craniostenose) se refere a uma condição na qual uma ou mais suturas cranianas se fundem prematuramente levando a um atraso focal ou global no crescimento do crânio. Com o cérebro em desenvolvimento induzindo o crescimento da abóbada craniana, isto pode resultar não somente em anormalidades estéticas (isto é, forma anormal da cabeça), como também em anormalidades funcionais graves (isto é, PIC elevada, hidrocefalia, retardo no desenvolvimento, ambliopia). A fusão prematura de uma sutura leva a um aumento compensatório no crescimento das placas ósseas paralelamente (ao invés de perpendicularmente) à sutura afetada.

A craniossinostose afeta aproximadamente 1 em cada 2.000 a 3.000 nascimentos vivos. As craniossinostoses sagitais e coronais são os tipos mais comuns e são quase 4 vezes mais frequentes em homens do que em mulheres. Contudo, a craniossinostose unicoronal é mais comum em mulheres. Para as outras formas, a distribuição é, aproximadamente, igual entre os dois gêneros.

A craniossinostose pode ocorrer como uma deformidade isolada ou como parte de uma síndrome de malformação genética. Um histórico familiar positivo está presente em mais de 40% dos casos, com as síndromes genéticas sendo responsáveis por pelo menos 50% daqueles casos.

As formas não sindrômicas são responsáveis por até 80% de todas as craniossinostoses e são comumente limitadas a uma única sutura (sutura sagital, coronal ou metópica) e não estão associadas à PIC elevada. A craniossinostose sindrômica (cerca de 20% de todas as craniossinostoses) se referem mais aos pacientes com síndromes de acrocefalossindactilia (isto é, síndromes de Apert, Pfeiffer, Saethre-Chotzen e Crouzon), na qual a fusão prematura de mais de uma sutura (craniossinostose total, bicoronal [isolada] ou em combinação com a craniossinostose sagital) é típica e pode resultar em hidrocefalia com PIC elevada e retardo no desenvolvimento.

As craniossinostoses são diferenciadas de acordo com a(s) sutura(s) afetada(s) (**Tabela 24-14**).

Diagnóstico
O diagnóstico deve ser suspeitado na presença de uma circunferência e uma forma anormal da cabeça, do tamanho da fontanela, e cristas ósseas palpáveis ao longo das suturas afetadas. O diagnóstico é confirmado com radiografias simples, ultrassonografia, TC e ou imagem por ressonância magnética.

Tratamento
A intervenção cirúrgica deve ser realizada no início da infância para evitar uma progressão adicional da deformidade e as potenciais complicações associadas à elevação de PIC. Além disso, abóbada craniana de crianças com menos de 9 meses de idade ainda é muito maleável e as deformações são, portanto, mais fáceis de ser corrigidas.

A atual técnica cirúrgica para a craniossinostose carrega um alto risco de grandes perdas sanguíneas (com frequência significativamente mais do que um volume sanguíneo circulante) e consiste tanto na reconstrução da abóbada craniana quanto na craniectomia de extração (endoscópica) seguida por terapia com capacete modelador por 6 a 8 meses após a cirurgia.

Prognóstico
Mais da metade dos pacientes que sofrem de PIC elevada antes da cirurgia apresentam alguns sinais de retardo mental. A morte intraoperatória é, principalmente, uma consequência de perda sanguínea importante.

Conduta Anestésica
A pressão intracraniana pode estar elevada nas crianças sindrômicas e o tratamento de suas vias aéreas pode ser um desafio (obstrução das vias aéreas superiores) por causa de outras anomalias craniofaciais concomitantes. Na presença da PIC elevada, a pré-medicação com altas doses de sedativos, cetamina e succinilcolina devem ser evitadas. Em pacientes com uma dificuldade nas vias aéreas, a ventilação espontânea deve ser mantida até que as vias aéreas estejam seguras. As técnicas alternativas de tratamento das vias aéreas (p. ex., máscara laríngea, broncoscópio de fibra óptica) devem estar disponíveis.

Na presença de PIC elevada, medidas anestésicas específicas devem ser consideradas (evitando hipercapnia, hipoxemia e hipotensão arterial).

TABELA 24-14 — Classificação das Craniossinostoses com Base nas Suturas Cranianas Envolvidas

Sutura Afetada	Morfologia	Pressão Intracraniana Elevada	Retardo Mental
Sagital (40%)	Escafocefalia ou dolicocefalia (diâmetro biparietal diminuído e anteroposterior aumentado, isto é, cabeça longa e estreita)	Incomum	Incomum
Unicoronal (15%)	Plagiocefalia anterior (assimetria craniofacial significativa, aparência "assimétrica")	Incomum	Incomum
Bicoronal (20%)	Braquicefalia (diâmetro anteroposterior curto do crânio com uma testa larga, chata e reentrante)	Comum	Comum
Metópica (4%)	Trigonocefalia (testa pontiaguda e crânio triangular estreito)	Incomum	Incomum
Lambdoide (5%) Bilateral Unilateral	Braquicefalia Plagiocefalia posterior	Comum Incomum	Comum Incomum
Multissutura (mais frequentemente as suturas sagitais e coronais)	Oxicefalia (crânio cônico alto ou pontiagudo)	Comum	Comum
Kleeblattschadel (todas as suturas, exceto a metópica)	Crânio em "folha de trevo"	Comum	Comum
Total (10%)	Microcefalia	Comum	Comum

O acesso intravenoso de grosso calibre é necessário para o reparo de grandes craniossinostoses e um cateter arterial é recomendado para permitir medições da pressão arterial e amostragens sanguíneas repetidas em tempo real. A necessidade de transfusões sanguíneas deve ser baseada mais nos parâmetros hemodinâmicos do que simplesmente nos valores do hematócrito. Para o reparo da craniossinostose, concentrados de hemácias devem estar disponíveis na sala de operação no momento da incisão da pele.

As técnicas para reduzir as transfusões de sangue alogênicas incluem o "cell saver", a hemodiluição normovolêmica aguda pré-operatória e a hipotensão arterial controlada. A anestesia hipotensiva é mais alcançada pelo uso de anestésicos voláteis, opioides e/ou fármacos bloqueadores do receptor simpático-adrenérgico. Contudo, para manter uma pressão de perfusão cerebral suficiente, a hipotensão arterial não deve ser utilizada em pacientes com a PIC elevada.

Dependendo do posicionamento do paciente, uma sonda de ultrassom por Doppler précordial pode ser indicada para detectar a embolia aérea venosa intraoperatória. Alguns anestesistas inserem um longo cateter venoso central para aspirar o ar do lado direito do coração no caso de embolia aérea importante. Como embolia aérea pode ocorrer em mais de 80% dos casos, embora frequentemente não seja hemodinamicamente relevante, o óxido nitroso deve ser evitado.

A ventilação por pressão positiva deve ser iniciada uma vez que as vias aéreas estejam seguras e os parâmetros da ventilação ajustados para produzir uma normocapnia. Alguns anestesistas preferem ter o tubo traqueal suturado no lugar para evitar extubações acidentais durante a operação, o que potencialmente resulta em uma situação em que "não se pode ventilar/não se pode entubar".

O edema facial relacionado com a cirurgia pode ser bem pronunciado (particularmente quando a cirurgia se estende para baixo da crista orbital) e requer uma ventilação mecânica pós-operatória.

Alguns cirurgiões preferem suturar as pálpebras juntas ao invés de apenas mantê-las fechadas com fita autoadesiva, que frequentemente afrouxa durante a manipulação cirúrgica.

A normotermia deve ser mantida. A infusão de quantidades significativas de fluidos gelados (p. ex., hemoderivados) pode contribuir para uma queda rápida na temperatura corporal. O uso de infusões aquecidas e de dispositivos convectivos de aquecimento por ar forçado é, então, recomendado.

SÍNDROME DE DOWN (TRISSOMIA DO 21)

A trissomia do 21 ou síndrome de Down é a síndrome cromossômica humana mais comum. No geral, a prevalência é de aproximadamente 1 em cada 700 dos nascimentos vivos; entretanto, com o aumento do número de mães com mais de 40 anos de idade, a prevalência pode ser de até um em cada 350 nascimentos vivos. Esta doença é mais causada pela não disjunção materna durante a meiose I, resultando em três cópias separadas do cromossomo 21. A translocação do terceiro cromossomo para o cromossomo 14 ou 21 é responsável por uma minoria de casos.

Sinais e Sintomas

As características clínicas são bastante variáveis. As características comuns afetam a cabeça (braquicefalia, occipício achatado, orelhas displásicas, pregas epicantais com as típicas pregas palpebrais inclinadas para cima [inclinação mongoloide] e estrabismo e manchas de Brushfield na íris). A língua é normal ao nascimento, mas posteriormente se torna alargada devido à hipertrofia das papilas. A hipoplasia da face média, o palato altamente arqueado e a micrognatia complicam este problema. Para compensar suas vias aéreas restritas, estas crianças habitualmente mantêm suas bocas abertas com suas línguas levemente projetadas. As anomalias esqueléticas podem incluir uma baixa estatura e um pescoço curto e largo com uma instabilidade occipitoatlantoaxial (cerca de 20% dos pacientes). As mãos em geral são curtas e largas com pregas simianas e a falange média do quinto dedo frequentemente é hipoplásica. O tônus muscular é reduzido e as articulações são hipermóveis.

Os problemas respiratórios podem ser causados por palato mole frouxo, tonsilas aumentadas, estenose laringotraqueal ou subglótica, apneia do sono obstrutiva e infecções pulmonares recorrentes. Até 40% destes pacientes têm um defeito cardíaco congênito (p. ex., defeito do septo atrial, defeito do septo ventricular [25%], defeito do coxim endocárdico [50%], ducto arteriosos patente, ou tetralogia de Fallot). Deve-se suspeitar de hipertensão pulmonar na presença de defeitos cardíacos não corrigidos e que podem, até mesmo, levar ao complexo de Eisenmenger. As anomalias viscerais podem incluir o refluxo gastroesofágico, a atresia duodenal (300 vezes mais frequente na síndrome de Down), ânus imperfurado e doença de Hirschsprung.

Diagnóstico

Os diagnósticos podem ser estabelecidos antes do nascimento com uma amostra das vilosidades coriônicas ou pela amniocentese. Após o nascimento, o diagnóstico é pautado em características clínicas típicas e confirmado por cariotipagem.

Prognóstico

Existe um risco de 10 a 20 vezes maior de desenvolver leucemia (leucemia mieloide aguda ou leucemia linfocítica aguda), que ocorre, em média, aproximadamente três anos antes das crianças saudáveis. O hipotireoidismo, a doença de Alzheimer precoce e a perda condutiva da audição são outros problemas comuns associados à síndrome de Down.

Conduta Anestésica

A avaliação pré-operatória deve começar com uma revisão clínica completa do atual estado respiratório e cardíaco. O tratamento das vias aéreas pode ser difícil (devido à macroglossia relativa, micrognatia, hipofaringe estreita e hipotonia muscular), e a avaliação cuidadosa das vias aéreas é, portanto, obrigatória. O risco de compressão da medula espinal devido a uma instabilidade occipitoatlantoaxial deve ser mantido em mente durante a entubação ou o posicionamento para os procedimentos cirúrgicos. Já que as radiografias laterais do pescoço na flexão e extensão não detectam, confiavelmente, a instabilidade occipitoatlantoaxial, é controverso

se elas devem ser obtidas antes da anestesia. Logo, é importante buscar um histórico de anomalias no modo de andar, com uma preferência pelas alterações ao sentar, a hiperreflexia e os sinais de clônus, que poderiam ser sugestivos de estenose do canal espinal/compressão da medula. As crianças sintomáticas podem necessitar de uma fusão cervical posterior e uma possível entubação com broncoscópio de fibra óptica.

O risco anestésico é maior na presença de doença cardíaca, particularmente quando associada à hipertensão pulmonar, o que pode ditar a seleção das técnicas anestésicas e a necessidade de uma profilaxia para endocardite bacteriana subaguda. A bradicardia durante a indução da anestesia é mais comuns em pacientes com a trissomia do 21. O acesso vascular frequentemente é difícil devido à xerodermia, dermatite e obesidade. A atresia coanal, ou o estreitamento da passagem nasal (devido à hipoplasia da face média) e da traqueia (estenose subglótica), é comum e pode requerer um tubo endotraqueal menor do que o esperado. O estridor pós-entubação ocorre em quase 2% destes pacientes. Os dentes frequentemente são menores do que o normal e possuem as raízes cônicas, aumentando o risco de danos dentários durante a laringoscopia direta. A competência imunológica reduzida predispõe estes pacientes a infecções recorrentes e requer uma assepsia estrita com todos os procedimentos invasivos. As anormalidades das vias aéreas aumentam o risco de apneia do sono pós-operatória e demandam uma monitorização rigorosa no período pós-operatório inicial. Embora a capacidade intelectual destes pacientes varie significativamente, pode ser vantajoso administrar uma pré-medicação (midazolam oral) e/ou ter um enfermeiro primário presente para a indução da anestesia assim como para o período de recuperação. Ocasionalmente, uma pequena dose de cetamina intramuscular facilita a preparação para a indução da anestesia em pacientes não cooperativos. A sensibilidade aumentada à atropina foi relatada em alguns pacientes que manifestavam midríase e taquicardia importante.

ANORMALIDADES CRANIOFACIAIS

Fendas Labial e Palatina

As fendas labial e/ou palatina estão entre as anomalias congênitas mais comuns e compreendem um grupo heterogêneo de malformações faciais, embora a causa das fendas orofaciais não seja bem conhecida. Além das anomalias cromossômicas, os fármacos (p. ex., esteroides, antiepiléticos [benzodiazepínicos]), a quimioterapia, a ingestão materna excessiva de vitamina A, a deficiência de ácido fólico, o abuso materno de tabaco e álcool (síndrome alcoólica fetal), o diabetes melito materno e, embora controverso, a idade materna (com menos de 20 e mais de 39 anos de idade) e idade paterna avançada, foram associados a fendas orofaciais. No geral, estima-se que uma forma de fenda orofacial afete 1 em cada 500 a 600 recém-nascidos. A fenda pode ocorrer como uma anomalia isolada ou como uma anomalia de traço familiar ou ser parte de uma síndrome (p. ex., síndrome de Pierre Robin, trissomia do 21, síndrome de Treacher Collins e síndrome de Stickler). O desenvolvimento palatal primário começa na 5ª semana de gestação, com a 6ª até a 9ª semana sendo as mais críticas. Estima-se que aproximadamente 1 em 6 recém-nascidos com uma fenda tenha outros defeitos congênitos (frequentemente afetando o coração e os rins).

Sinais e Sintomas

Os recém-nascidos com uma fenda labial geralmente não têm problemas em manter a patência das vias aéreas. Entretanto, em lactentes com uma fenda palatina ou uma fenda labiopalatina, a língua pode entrar na fenda e obstruir a via aérea (respiração nasal). Problemas com a alimentação podem ocorrer devido a uma sucção fraca ou descoordenada e a dificuldades na deglutição, o que pode resultar potencialmente em aspirações pulmonares recorrentes e insuficiência de crescimento. Devido à ventilação insuficiente das tubas auditivas nas crianças com fenda palatina, otites médias recorrentes ou crônicas são comuns e frequentemente requerem miringotomia e inserção de tubos.

Diagnóstico

O diagnóstico é feito mais após o nascimento; contudo, o diagnóstico no útero, via ultrassonografia, é possível desde o início do segundo trimestre de gravidez. Embora a fenda labial e a fenda labiopalatina possam ser facilmente detectáveis, uma fenda palatina isolada pode ser mais discreta, algumas vezes requerendo uma inspeção meticulosa e a palpação do palato mole e do palato duro.

Tratamento

Há uma ampla variedade nas opções de tratamento em relação ao tempo e à técnica cirúrgica preferida. Na fenda labial, a cirurgia para fechar o defeito e reconstruir a anatomia normal é comumente realizada na idade de aproximadamente 3 meses. Contudo, a variação na faixa de idade na qual a fenda palatina é reparada varia significativamente (mais no período neonatal aproximadamente aos 18 meses de idade), antes do desenvolvimento da fala.

Prognóstico

Em crianças com fenda orofacial isolada, o prognóstico é excelente, embora em alguns casos (principalmente em pacientes com fenda palatina), as cirurgias corretivas adicionais (p. ex., faringo e palatoplastia) possam ser necessárias

Conduta Anestésica

Em lactentes com fendas não sindrômicas, uma indução inalatória geralmente é preferida e, depois do estabelecimento do acesso venoso, uma pequena dose de bloqueador neuromuscular e opioide (fentanil ou morfina) é administrada, seguida pelo controle das vias aéreas com um tubo endotraqueal oral do tipo Ring-Adair-Elwyn (RAE). Em lactentes com a fenda sindrômica, a ventilação espontânea deve ser mantida até que as vias aéreas estejam seguras. Os anestésicos locais devem ser utilizados para minimizar a dor intra e pós-operatoriamente. A infiltração local pelo cirurgião e/ou o bloqueio do nervo infraorbital pelo anestesista podem servir para este propósito.

O paciente pode ser extubado somente quando estiver completamente acordado. Recomenda-se a sucção gentil mas completa da boca e da faringe antes da extubação, assim como a confirmação de que qualquer compressa inserida na garganta, durante a cirurgia, foi retirada.

A nebulização fria tem sido usada com sucesso no período pós-operatório para manter estas crianças confortáveis e evitar complicações das vias aéreas. O nariz pode ser ocluído inicialmente. Os braços frequentemente são restringidos para evitar que o bebê ou a criança jovem remova os oclusores nasais ou destrua o reparo.

Hipoplasia Mandibular

A hipoplasia mandibular é uma característica proeminente de várias síndromes que afetam os pacientes pediátricos. A pequena mandíbula deixa um pequeno espaço para a língua e faz com que a laringe pareça anterior. Portanto, é provável que ocorra obstrução da via aérea e que a entubação traqueal seja difícil.

Síndrome de Pierre Robin

A síndrome de Pierre Robin consiste em micrognatia geralmente acompanhada por glossiptose (deslocamento posterior da língua) e fenda palatina. A hipoplasia mandibular pode ser responsável pelo deslocamento da língua para a faringe, o que evita, subsequentemente, a fusão do palato. A obstrução aguda das vias aéreas superiores pode ocorrer em recém-nascidos ou lactentes com a síndrome de Pierre Robin. Problemas com a alimentação, insuficiência de crescimento e episódios cianóticos são outras complicações iniciais desta síndrome. A doença cardíaca congênita é frequente. Felizmente, o crescimento mandibular suficiente durante o início da infância reduz, significativamente, o grau de problemas das vias aéreas nos anos posteriores.

Síndrome de Treacher Collins

A síndrome de Treacher Collins é a mais comum das disostoses mandibulofaciais. A herança desta síndrome é um traço autossômico dominante com expressão variável. Um defeito pré-natal letal ocorre frequentemente, assim como a perda fetal é comum nas famílias afetadas. A síndrome de Miller tem características faciais similares àquelas associadas à síndrome de Treacher Collins, assim como as deformidades graves das extremidades.

A micrognatia resulta em problemas precoces nas vias aéreas similares àqueles vividos pelos lactentes com a síndrome de Pierre Robin. Aproximadamente 30% das crianças com a síndrome de Treacher Collins têm uma fenda palatina associada. A doença cardíaca congênita, particularmente um defeito do septo ventricular, frequentemente acompanha esta síndrome. Outras características incluem hipoplasia malar, colobomas (fissuras das pálpebras inferiores) e uma inclinação antimongoloide das fissuras palpebrais. As marcas auriculares e as grandes deformidades dos canais externos das orelhas e da cadeia ossicular são comuns. A retardação mental não descreve a síndrome de Teacher Collins, mas pode resultar no início da perda de audição. A entubação traqueal, como nos lactentes com a síndrome de Pierre Robin, é difícil e, às vezes, impossível, especialmente quando a dentição já está completa. Os pacientes com a síndrome de Treacher Collins podem se apresentar para tratamento das vias aéreas superiores, palatoplastia, tratamento da otite média crônica e correção dos defeitos cardíacos congênitos. Além disso, alguns pacientes com a síndrome de Treacher Collins passam por osteotomias craniofaciais extensas para corrigir deformidades cosméticas ("Hipertelorismo").

Síndrome de Goldenhar

A síndrome de Goldenhar é caracterizada pela hipoplasia mandibular unilateral. As anomalias associadas incluem anormalidades nos olhos, orelhas e vértebras no lado afetado. A facilidade da entubação traqueal é altamente variável. Alguns pacientes apresentam uma pequena dificuldade na entubação traqueal, enquanto, para outros, a entubação é muito difícil.

CAPÍTULO 24
Doenças Pediátricas

Síndrome de Nager

A síndrome de Nager é uma forma rara de disostose acrofacial que inclui anormalidade craniofaciais características (hipoplasia malar, micrognatia grave). Essas crianças são suscetíveis a requerer múltiplas intervenções cirúrgicas no início da vida para corrigir anormalidades ortopédicas e craniofaciais.

Conduta Anestésica

Avaliação Pré-operatória A avaliação pré-operatória de crianças com hipoplasia mandibular grave começa com a avaliação das vias aéreas superiores e a formulação dos planos para a entubação traqueal. Além disso, a avaliação pré-operatória deve focar no sistema cardiovascular e na concentração de hemoglobina. Alguns pacientes com obstrução crônica das vias aéreas sofrem hipoxemia arterial crônica e desenvolvem hipertensão pulmonar. A inclusão dos fármacos anticolinérgicos na medicação pré-operatória é recomendada para diminuir as secreções das vias aéreas superiores. Os opioides e outros depressivos respiratórios frequentemente são evitados na medicação pré-operatória.

Intraoperatório Várias abordagens podem ser consideradas para a entubação traqueal, mas métodos alternativos devem estar prontamente disponíveis, incluindo os aparelhos para broncoscopia, cricotirotomia ou traqueostomia de emergência. As tentativas da laringoscopia podem ser precedidas pela administração intravenosa de atropina para minimizar a probabilidade de estimulação vagal e bradicardia resultante. Recomenda-se a pré-oxigenação antes da iniciação da laringoscopia direta. A administração dos relaxantes musculares nesses pacientes não é recomendada até que as vias aéreas estejam seguras por uma entubação traqueal bem-sucedida. A entubação traqueal acordada com a ajuda de uma entubação com fibra óptica pode, algumas vezes, ser realizada pela via oral ou nasal após uma anestesia tópica adequada ter sido estabelecida. A entubação traqueal consciente pode produzir um trauma indevido nas vias aéreas da criança e não elimina o risco de aspiração pulmonar. Mais frequentemente, a entubação traqueal por fibra óptica é realizada após a indução da anestesia através da inalação com anestésicos voláteis, tal como o sevoflurano, desde que uma via aérea patente possa ser mantida até que uma profundidade adequada da anestesia possa ser atingida. A ventilação espontânea é desejada durante a indução da anestesia para assegurar um controle contínuo das vias aéreas e para evitar inflar o estômago da criança com ar. A protrusão da mandíbula pode facilitar a manutenção de uma via aérea patente até que uma profundidade anestésica adequada possa ser alcançada. A entubação com fibra óptica não deve ser realizada até que uma profundidade anestésica suficiente tenha sido estabelecida. A tração da língua para frente juntamente com a mandíbula pode facilitar a laringoscopia e a entubação com fibra óptica. O uso de uma máscara laríngea nas vias aéreas pode ser uma alternativa para a entubação traqueal nos pacientes selecionados ou quando a entubação traqueal é impossível. A máscara laríngea nas vias aéreas também é útil como um canal para a entubação traqueal com fibra óptica. A traqueostomia sob anestesia local pode ser necessária quando todas as outras tentativas de se manter a via aérea falharam. A traqueostomia nestas crianças, no entanto, pode ser tecnicamente difícil, e pode estar associada a complicações imediatas e posteriores, tal como hemorragia e mau posicionamento do local da traqueostomia.

A extubação traqueal após a cirurgia é adiada até que estes pacientes estejam totalmente acordados e alertas. O equipamento para a reentubação traqueal urgente deve estar imediatamente disponível.

Hipertelorismo

O hipertelorismo é uma distância maior entre os olhos e está associado a muitas anomalias craniofaciais, tal como as síndromes de Crouzon e de Apert. A síndrome de Crouzon consiste em hipertelorismo, craniossinostose, órbitas rasas com proptose evidente e hipoplasia da face média. A síndrome de Apert é caracterizada, essencialmente, pelas mesmas características, com a adição da sindactilia de todas as extremidades. Outras anomalias associadas ao hipertelorismo são a fenda palatina, a sinostose da espinha cervical, a perda auditiva e o retardo mental. O hipertelorismo é representativo de muitos distúrbios craniofaciais tratáveis pela cirurgia reconstrutora facial.

Tratamento

A correção das principais deformidades craniofaciais pode envolver osteotomias mandibulares, craniotomia com uma ampla exposição dos lobos frontais, osteotomias maxilares com deslocamento anterior da maxila, deslocamento mediano das órbitas e múltiplos enxertos de costela. Estas cirurgias complexas podem levar várias horas para serem terminadas e envolvem mais de 100 passos cirúrgicos separados. A correção cirúrgica frequentemente é realizada durante a infância, antes que a ossificação dos ossos faciais ocorra.

Conduta Anestésica

A conduta anestésica para a cirurgia craniofacial em crianças com hipertelorismo é um empreendimento complexo que começa com uma avaliação e uma preparação pré-operatórias meticulosas e se estende até o período pós-operatório por vários dias. A cirurgia craniofacial deve ser realizada somente por equipes qualificadas de médicos sob circunstâncias ideais, reconhecendo a possibilidade de múltiplos problemas anestésicos potenciais.

O controle da via aérea do paciente não deve interferir com a exposição necessária para realizar a cirurgia corretiva. Previsivelmente, a entubação traqueal pode ser difícil. Durante a cirurgia, o tubo traqueal pode se deslocar ou se enroscar durante a projeção da mandíbula, a osteotomia mandibular ou o reposicionamento da cabeça e do pescoço. Além disso, o tubo traqueal pode ser deslocado para um brônquio principal quando o pescoço da criança estiver flexionado ou o tubo pode ser acidentalmente cortado pelo osteótomo. Provavelmente os gases secos ou inadequadamente umidificados podem levar a *plugs* mucosos no tubo traqueal durante estas cirurgias longas, especialmente se forem necessários tubos de pequeno calibre.

A perda de sangue geralmente ocorre em um fluxo estável de múltiplas osteotomias e dos sítios doadores de enxerto, liberando, em média, de 1 a 2 volumes de sangue. A quantificação do sangue perdido é difícil por causa do fluxo difuso. As medidas dos hematócritos seriados da pressão venosa central e do débito urinário são úteis para se estimar a perda sanguínea e orientar a reposição hídrica intravenosa. A disponibilidade de quantidades apropriadas de concentrados de hemácias, plaquetas e plasma fresco congelado

611

deve ser confirmada antes da cirurgia. Os cateteres intravenosos devem ser em número e diâmetro suficientes para permitir transfusões rápidas de sangue.

A perda de sangue pode ser reduzida pelo posicionamento do paciente em posição com a cabeça elevada em 15 a 20 graus. Além disso, a hipotensão controlada, utilizando nitroprussiato durante as fases da cirurgia em que se espera a maior hemorragia, pode ser útil. A pressão arterial média, como medida ao nível do círculo de Willis, provavelmente não deve ser reduzida a menos do que aproximadamente 50 mm Hg durante a hipotensão controlada. O sangue deve ser filtrado, aquecido e, se for dado rapidamente para crianças pequenas, deve ser acompanhado por gluconato de cálcio (1–2 mg IV para cada mililitro de sangue infundido) para diminuir a possibilidade de intoxicação pelo citrato.

As cirurgias de reconstrução craniofacial complexas são previsivelmente prolongadas. A hipotermia durante estas cirurgias longas pode ser minimizada pela colocação da criança em colchões aquecidos, com sangue e fluidos intravenosos aquecidos e utilizando-se gases inspirados umidificados aquecidos. As lesões nos nervos e as necroses por pressão podem ser minimizadas pelo posicionamento e o amortecimento cuidadoso, com uma ênfase em evitar a tração nos plexos braquiais do paciente. A despeito destas precauções, ainda podem ocorrer lesões nos nervos periféricos (especialmente neuropatia ulnar) na ausência de uma explicação óbvia.

A hiperventilação dos pulmões para manter a $PaCO_2$ entre 30 e 35 mm Hg, a manutenção da posição com a cabeça elevada e a administração de furosemida, manitol e corticosteroides são utilizadas para minimizar o edema cerebral. A água livre é limitada pela administração de uma solução isotônica. Uma técnica anestésica que minimiza o edema cerebral é útil. O edema cerebral intraoperatório pode ser minimizado pela drenagem contínua do LCE lombar. Muitos procedimentos reconstrutivos são extracranianos e o edema cerebral não é um problema significativo.

As abrasões córneas provavelmente ocorrem em crianças quando a proptose ocular é pronunciada. Portanto, uma pomada ocular deve ser usada e as pálpebras devem ser suturadas fechadas. Além disso, as manipulações oculares e orbitais podem suscitar um reflexo oculocardíaco. A liberação da pressão nas órbitas ou a administração de pequenas doses de atropina bloqueiam rapidamente o reflexo.

Além dos monitores de rotina, um cateter intra-arterial para a medição contínua da pressão arterial sistêmica é obrigatório. O sangue do cateter arterial também permite a determinação dos gases sanguíneos arteriais, do pH, do hematócrito, dos eletrólitos e da osmolaridade do plasma. Um cateter venoso central e um cateter de Foley são úteis para a avaliação da adequação da reposição intravenosa de líquidos. A capnografia é útil para seguir a adequação da ventilação e o pronto reconhecimento do deslocamento do tubo a partir da traqueia.

Pós-operatoriamente, a cabeça inteira pode ser envolvida com gazes de pressão através das quais somente o tubo endotraqueal se projeta. A boca da criança pode ser mantida fechada. O sangramento faríngeo, o edema laríngeo e a PIC elevada podem estar presentes. Portanto, nenhuma tentativa é feita para reverter os efeitos dos opioide e do relaxante muscular ao final da operação, já que a ventilação mecânica dos pulmões pode ser necessária por vários dias após a cirurgia.

DISTÚRBIOS DAS VIAS AÉREAS SUPERIORES

Epiglotite Aguda (Supraglotite)

A epiglotite aguda é uma doença de curta duração que se apresenta mais frequentemente em crianças com 2 a 7 anos de idade, embora os lactentes e os adultos também possam ser afetados. O patógeno mais comum é o *Haemophilus influenzae* tipo B, mas, felizmente, a incidência da epiglotite diminuiu de forma significativa desde que a imunização de rotina para o *H. influenzae* tipo B foi instituída no final dos anos 1980. Apesar disso, a epiglotite aguda continua sendo um desafio formidável, já que seu início pode ser abrupto, progredindo para a obstrução respiratória em questão de horas e pode ser fatal se a obstrução das vias aéreas não for prontamente tratada. Às vezes, no entanto, os sintomas e sinais clássicos não estão presentes e pode ser difícil diferenciar a epiglotite aguda da laringotraqueobronquite (difteria) (**Tabela 24-15**). O edema dos tecidos supraepiglóticos e a epiglotite são a razão pela qual alguns preferem chamar esta doença de supraglotite aguda a epiglotite aguda.

Sinais e Sintomas

Classicamente, as crianças com epiglotite aguda apresentam um histórico de dificuldade aguda de engolir, febre alta e estridor inspiratório. Os sinais e sintomas característicos (Tabela 24-15) geralmente se desenvolvem ao longo de um período de menos de 24 horas. As crianças naturalmente assumem uma postura característica de se sentar verticalmente e se inclinar para frente com o queixo para cima e a boca aberta na tentativa de manter a via aérea. De fato, as mudanças na postura podem causar graus elevados de obstrução das vias aéreas. O edema pulmonar, a pericardite, a meningite e a artrite séptica podem acompanhar a epiglotite aguda. Contudo, a *Neisseria meningitidis*, o estreptococos do grupo A e a *Candida albicans* são, atualmente, as causas primárias da meningite e da epiglotite.

Diagnóstico

A epiglotite aguda é uma emergência médica. É obrigatório que crianças com suspeita de epiglotite aguda sejam admitidas no hospital. O diagnóstico da epiglotite aguda é baseado principalmente nos sinais clínicos. O histórico pode ser rapidamente obtido e a criança examinada para sinais de obstrução das vias aéreas. A radiografia lateral do pescoço é obtida somente em pacientes estáveis. A evidência de uma epiglotite grande e volumosa ("sinal do polegar") é diagnóstica. Se o diagnóstico da epiglotite é fortemente suspeito ou se a criança está em sofrimento grave, o exame radiográfico não é necessário e não deve ser feito. As tentativas de visualizar diretamente a epiglotite devem ser adiadas, se qualquer instrumento, até mesmo uma lâmina de língua, puder provocar laringospasmo. A obtenção de gasometria arterial, a venóclise e a colocação do cateter intravenoso também são evitadas para prevenir a agitação da criança.

Tratamento

O tratamento da epiglotite aguda deve envolver uma equipe composta por um pediatra intensivista, um anestesista e um otolaringologista. Quando a obstrução da via aérea está iminente, é comum trazer a criança à sala de cirurgia, onde as preparações são

CAPÍTULO 24
Doenças Pediátricas

TABELA 24-15	Características Clínicas da Epiglotite Aguda e da Laringotraqueobronquite	
Parâmetro	**Epiglotite Aguda**	**Laringotraqueobronquite**
Grupo de idade afetado	2–7 anos	< 2 anos
Incidência	Responsável por 5% das crianças com estridor	Responsável por cerca de 80% das crianças com estridor
Agente etiológico	Bacteriana (*Haemophilus influenzae*)	Viral
Início	Rápido ao longo 24 horas	Gradual ao longo de 24–72 horas
Sinais e Sintomas	Estridor inspiratório, faringite, salivação, febre (frequentemente > 39°C), de letárgico a agitado, insiste em se sentar e se inclinar para frente, taquipneia, cianose	Estridor inspiratório, crises de tosse, rinorreia, febre (raramente > 39°C)
Laboratório	Neutrofilia	Linfocitose
Radiografias laterais do pescoço	Epiglote volumosa	Estreitamento da área subglótica
Tratamento	Oxigênio, entubação traqueal urgente, traqueostomia durante a anestesia geral, fluidos, antibióticos, corticosteroides (?)	Oxigênio, epinefrina racêmica aerossolizada. Umidade, fluidos, corticosteroides, entubação traqueal para obstrução grave das vias aéreas

completadas para a entubação traqueal e uma possível traqueostomia de emergência. Deve-se lembrar que a obstrução total das vias aéreas superiores pode ocorrer a qualquer momento, especialmente com a instrumentação das vias aéreas superiores, talvez refletindo uma obstrução glótica pela epiglotite edematosa, o laringospasmo da saliva aspirada e a fadiga da musculatura respiratória. Os médicos habilitados no tratamento das vias aéreas devem acompanhar estas crianças o tempo todo.

O tratamento definitivo da epiglotite aguda inclui o pronto estabelecimento de uma via aérea segura e a administração dos antibióticos eficazes contra o *H. influenzae*, após as culturas de sangue e garganta terem sido obtidas. Os corticosteroides possuem uma eficácia não comprovada para diminuição do edema epiglótico. A entubação traqueal translaríngea durante a anestesia geral é uma abordagem recomendada para a segurança das vias aéreas das crianças.

Prognóstico

Até 6% das crianças com epiglotite sem uma via aérea artificial (tubo endotraqueal ou traqueostomia) podem morrer quando comparadas com menos de 1% daquelas com uma via aérea artificial. A duração da entubação depende do curso clínico do paciente. Como a resposta aos antibióticos é rápida, a extubação pode ser realizada dentro de 2 a 3 dias na maioria dos casos.

Conduta Anestésica

Um otolaringologista deve estar presente no momento da indução. A indução e a manutenção da anestesia para a entubação traqueal são realizadas com o anestésico volátil sevoflurano (historicamente o halotano) em oxigênio. As concentrações inspiradas altas de oxigênio, permitidas pelo uso de anestésicos voláteis,

facilitam a oxigenação ideal nestes pacientes. Antes da indução da anestesia, são feitas preparações para uma cricotirotomia ou uma traqueostomia de emergência, que podem ser necessárias se a obstrução das vias aéreas ocorrer subitamente e a entubação traqueal translaríngea não for possível.

A indução inalatória é iniciada com a criança sentada. Após o início da sonolência, a crianças e é colocada na posição supina e a ventilação assistida com máscara é fornecida, se necessário para superar a obstrução das vias aéreas. Uma vez que a profundidade anestésica adequada seja estabelecida, um cateter intravenoso é colocado e a laringoscopia e a entubação diretas (com um tubo endotraqueal com estilete de um tamanho menor do que normalmente seria escolhido) são realizadas. Após a entubação traqueal bem-sucedida, uma laringoscopia direta completa é realizada para confirmar o diagnóstico de epiglotite aguda. Alguns anestesistas preferem substituir o tubo orotraqueal com um tubo nasotraqueal sob visão direta se a troca puder ser feita confiavelmente sem perder a via aérea. O tubo nasotraqueal é mais confortável para crianças acordadas, diminui a salivação e evita as mordidas no tubo. Após a entubação ter sido realizada e o tubo endotraqueal estar bem seguro, é permitido que a criança acorde da anestesia e seja transferida para a unidade de tratamento intensivo.

A extubação traqueal pode ser considerada quando a febre da criança e outros sinais de infecção, tal como a neutrofilia, tiverem diminuído. Um sinal clínico da resolução do inchaço epiglótico é o desenvolvimento de um vazamento de ar ao redor do tubo traqueal. A despeito da impressão clínica, a via aérea é examinada por laringoscopia direta ou laringoscopia com fibra óptica flexível enquanto estiver sob sedação ou anestesia geral para confirmar que a inflamação da epiglote e outros tecidos supraglóticos tenha se resolvido antes que a traqueia seja extubada.

613

Laringotraqueobronquite (Difteria Laríngea)

A laringotraqueobronquite (difteria laríngea) é uma infecção viral do trato respiratório superior que afeta tipicamente as crianças entre 6 meses e 6 anos de idade, particularmente aquelas com menos de 2 anos de idade (Tabela 24-15). Os vírus parainfluenza, adenovírus, mixovírus e o da influenza A foram implicados como agentes causadores. A laringotraqueobronquite e a epiglotite aguda compartilham certas características clínicas e, às vezes, são difíceis de diferenciar (Tabela 24-15).

Sinais e Sintomas

A laringotraqueobronquite, ao contrário da epiglotite aguda, tem um início gradual ao longo de 24 a 72 horas. Existem sinais de infecção do trato respiratório superior, como rinorreia, faringite e febre de baixo grau. A contagem de leucócitos é normal ou apenas levemente elevada com linfocitose. Os pacientes apresentam uma crise de tosse característica, uma voz rouca e um estridor inspiratório. Os sintomas pioram com a agitação e o choro, e à noite. A criança com difteria laríngea pode preferir ficar sentada ou ser segurada na vertical.

Diagnóstico

A difteria laríngea é um diagnóstico clínico. Contudo, se a radiografia do pescoço for obtida, um estreitamento subepiglótico característico ou um "sinal de campanário" frequentemente pode estar evidente na visão anteroposterior. Infelizmente, o sinal de campanário não é patognomônico da difteria laríngea e não se correlaciona bem com a gravidade da doença. Os lactentes com uma estenose subglótica leve podem apresentar um histórico de infecções respiratórias recorrentes e sintomas confusos com a difteria.

Tratamento

A difteria laríngea, ocasionalmente, se apresenta com uma obstrução das vias aéreas com risco de vida. O tratamento da laringotraqueobronquite leve a moderada inclui a administração de oxigênio suplementar e nebulização fria. Deve-se notar que em crianças que apresentem uma respiração ofegante e a difteria concomitantemente, a nebulização fria pode exacerbar o broncospasmo. Nos casos de angústia respiratória grave com cianose e retrações, a epinefrina racêmica nebulizada (de 0,05 mL/kg até 0,5 mL para 2,25% da solução de epinefrina em 3 mL de salina normal) além do oxigênio pode ajudar a aliviar a obstrução aérea. O tratamento com a epinefrina racêmica nebulizada presumivelmente reduz o edema da mucosa laríngea devido ao efeito vasoconstrictor e foi mostrado que ela diminui a necessidade de entubação traqueal. Os pacientes que estão recebendo a terapia da epinefrina racêmica nebulizada devem ser admitidos para observação porque eles frequentemente requerem tratamentos repetidos com intervalos de uma a quatro horas e podem sofrer um efeito rebote manifestado como uma obstrução maior após um estado inicial de melhora. A administração de corticosteroides, tal com a dexametasona (0,5–1,0 mg/kg IV) ou a inalação de budesonida são eficazes no alívio dos sintomas da difteria pela diminuição do edema na mucosa laríngea.

A entubação traqueal é necessária se a exaustão física ocorrer, como evidenciado pela $PaCO_2$. Quando a obstrução das vias aéreas é composta por um acúmulo de secreções espessas e condensadas, a entubação e a limpeza pulmonar agressiva são indicadas. A

traqueia deve ser entubada com um tubo menor do que o normal para minimizar o edema associado à entubação. No caso de um tubo, menor do que o normal, caber muito apertado na área subglótica, uma traqueostomia pode ser necessária.

Prognóstico

A maioria dos pacientes, especialmente crianças mais velhas, com difteria laríngea, sofrem apenas de estridor e dispneia leve antes da recuperação. Na maioria dos casos graves o uso de epinefrina nebulizada tem diminuído, significativamente, a necessidade de traqueostomia. Embora a laringotraqueobronquite geralmente seja uma doença curta, a hiper-reatividade das vias aéreas pode persistir. A duração da entubação não é mais longa do que para a epiglotite e depende do aparecimento de um vazamento de ar ao redor do tubo endotraqueal, geralmente de 3 a 5 dias.

Administração da Anestesia

Quando a entubação é necessária, o procedimento deve ser realizado na sala de cirurgia, assim como para uma criança com epiglotite. Um cirurgião deve estar presente no caso de uma traqueostomia ser necessária.

Edema Laríngeo Pós-entubação

O edema laríngeo pós-entubação, ou a difteria laríngea pós-entubação, é uma complicação potencial da entubação traqueal em todas as crianças, embora a incidência seja mais alta em crianças entre 1 e 4 anos de idade. Os sintomas são causados, tipicamente, pelo edema da mucosa na região subglótica, mas o edema também pode ocorrer a nível glótico. Não existem estudos que esbocem a causa do edema laríngeo pós-entubação, mas certos fatores predisponentes parecem previsíveis (**Tabela 24-16**).

Sinais e Sintomas

O edema laríngeo pós-entubação pode se manifestar como estridor, uma tosse "de cachorro" ou tosse "estridente", rouquidão, retrações, dilatação das abas nasais, hipoxemia e mudanças no estado mental. A gravidade dos sintomas se correlaciona com a gravidade da obstrução da via aérea. Os sintomas geralmente ocorrem dentro

TABELA 24-16	Fatores Associados ao Edema Laríngeo Pós-entubação
Idade abaixo dos 4 anos	
Tubo endotraqueal muito justo, nenhum vazamento audível em 15–25 cm H_2O	
Entubação traumática ou repetida	
Entubação prolongada	
Balão de alta pressão e baixo volume	
O paciente resistir ou tossir durante a entubação	
Reposicionamento da cabeça durante a entubação	
Histórico de difteria infecciosa ou pós-entubação	
Cirurgia do pescoço ou das vias aéreas	
Infecção do trato respiratório superior	
Trissomia do 21	

de 1 hora após a extubação, com um pico de intensidade dentro de 4 horas e a resolução do estridor dentro de 24 horas.

Diagnóstico

O estridor inspiratório sugere uma obstrução das vias aéreas no nível ou acima do nível das cordas vocais, enquanto o estridor expiratório sugere uma obstrução das vias aéreas abaixo do nível das cordas vocais.

Tratamento

O tratamento do edema laríngeo pós-entubação objetiva a redução do edema das vias aéreas. A administração a cada hora de epinefrina racêmica aerossolizada pode ser necessário até que os sintomas cedam. A dose aerossolizada de epinefrina racêmica é de 0,05 mL/kg (máximo de 0,5 mL) em 3,0 mL de salina. O efeito clínico da epinefrina racêmica se dissipa dentro de duas horas. Devido ao potencial para um fenômeno rebote associado à terapia da epinefrina racêmica nebulizada, no dia da cirurgia os pacientes devem ser observados por mais de 4 horas após o último tratamento. Nos casos graves de edema laríngeo pós-entubação, misturas de hélio e oxigênio se mostraram úteis.

Embora a administração de dexametasona para tratar o edema laríngeo pós-entubação seja muito difundida, a eficácia terapêutica continua sendo controversa. Os esteroides também não evitam confiavelmente o edema laríngeo pós-entubação quando administrados profilaticamente, embora a progressão do edema da via aérea possa ser evitada. Embora a dexametasona tenha se mostrado útil no tratamento da laringotraqueobronquite, são necessárias de 4 a 6 horas para atingir o efeito máximo.

Prognóstico

Na maioria dos casos, o edema laríngeo pós-entubação é autolimitado. Os casos brandos podem melhorar apenas com a terapia da nebulização fria. Para aqueles que requerem a epinefrina racêmica, um ou dois tratamentos geralmente produzem melhora significativa. A reentubação da traqueia ou a traqueostomia raramente é necessária.

Conduta Anestésica

O uso de tubos endotraqueais sem balão foi tradicionalmente recomendado em crianças com menos de oito anos de idade por causa da preocupação que os tubos endotraqueais com balão possam contribuir para o risco de edema subglótico. A substituição dos balões de baixo volume e alta pressão pelos balões de alto volume e baixa pressão nos tubos endotraqueais modernos parece ter dado aos tubos endotraqueais com balão menores riscos de estridor pós-entubação do que os tubos sem balão. De fato, o uso de um tubo endotraqueal com balão de meio a um tamanho menor do que o tubo sem balão que normalmente seria selecionado, teoricamente poderia diminuir o número de tentativas de reentubação em decorrência de um tubo que esteja muito justo ou seja muito pequeno (tendo um vazamento excessivo). A extubação pode ser considerada quando o vazamento ao redor do tubo é demonstrado, indicando melhora adequada no edema laríngeo.

Aspiração de Corpo Estranho

A aspiração de um corpo estranho para dentro das vias aéreas, com uma resultante obstrução das vias aéreas, pode produzir uma ampla faixa de respostas. Por exemplo, a obstrução completa ao nível da laringe ou da traqueia pode resultar em morte por asfixia. Na extremidade oposta do espectro, a passagem de um corpo estranho nas vias aéreas distais pode levar somente a sintomas brandos que podem passar despercebidos.

Sinais e Sintomas

As características clínicas comuns da aspiração de um corpo estranho são a tosse, respiração ofegante e entrada reduzida de ar no pulmão afetado. O local mais frequente de aspiração é o brônquio principal direito, seguido pela traqueia em menor extensão. A gravidade dos sintomas varia com o local do corpo estranho e o grau de obstrução que ele produz. Corpos estranhos cronicamente retidos nas vias aéreas com frequência apresentam um diagnóstico errado de infecção do trato aéreo superior, asma ou pneumonia. O tipo de corpo estranho aspirado pode influenciar o curso clínico. Por exemplo, as nozes e certos materiais vegetais são altamente irritantes para a mucosa brônquica.

Diagnóstico

Em uma criança anteriormente saudável, sem nenhum outro sinal de infecção do trato respiratório superior ou anormalidades nas vias aéreas, episódios de sufocamento e tosse, acompanhados por respiração ofegante, são altamente sugestivos de um corpo estranho nas vias aéreas. Os corpos estranhos brônquicos se manifestam como tosse, respiração ofegante, dispneia e entrada de ar reduzida no lado afetado. A radiografia torácica fornece uma evidência direta se o objeto aspirado for radiopaco. Se o corpo estranho aspirado for radiotransparente, uma evidência indireta pode ser obtida pela demonstração de hiperinflação do pulmão afetado (devido ao aprisionamento de ar) e mudança do mediastino em direção ao lado oposto na radiografia torácica expiratória. A atelectasia ocorre como um achado tardio, distal à obstrução. Os corpos estranhos laríngeos se apresentam como uma obstrução e uma asfixia completas a menos que se sejam prontamente aliviados ou com uma obstrução parcial e difteria laríngea, rouquidão, tosse, estridor e dispneia. Os corpos estranhos traqueais se apresentam, mais frequentemente, com sufocamento, estridor e respiração ofegante.

Tratamento

O tratamento para corpos estranhos aspirados requer uma remoção endoscópica utilizando-se uma laringoscopia direta e uma broncoscopia rígida. O objetivo é remover o corpo estranho dentro de 24 horas após a aspiração. Os riscos de deixar o corpo estranho nas vias aéreas por mais de 24 horas incluem a migração do material aspirado, pneumonia e doença pulmonar residual.

Prognóstico

Os amendoins e grãos aspirados frequentemente amolecem e estão sujeitos à fragmentação quando coletados com um fórcipe. A fragmentação durante o curso da remoção é uma situação extremamente perigosa que pode resultar em morte se os pedaços ocluírem um brônquio principal e impedirem a respiração. A oclusão laríngea ou traqueal geralmente está associada a um resultado grave, mas, felizmente, a maioria dos objetos é pequena o suficiente para passar através das cordas vocais, raramente ocluindo a traqueia.

Administração da Anestesia

Poucos casos demandam tanta flexibilidade da parte do anestesista como as crianças com corpos estranhos aspirados. Cada criança requer uma individualização da técnica anestésica para se encaixar na situação clínica. As técnicas para a indução de anestesia dependem da gravidade e da localização da obstrução das vias aéreas. Quando o corpo estranho laríngeo ou a obstrução das vias aéreas está presente, a indução da anestesia utilizando somente anestésicos voláteis, como o sevoflurano, em oxigênio é útil. A indução da anestesia com os fármacos intravenosos seguidos pela associação de anestésicos inalatórios é aceitável se a via aérea for menos delgada. A permissão da ventilação espontânea requer que uma profundidade anestésica adequada seja atingida para evitar a tosse durante a laringoscopia e broncoscopia. A vaporização da laringe com uma solução de lidocaína é eficiente na prevenção do laringospasmo quando a manipulação endoscópica é realizada. A administração de atropina (10–20 µg/kg IV) ou glicopirrolato (3–5 µg/kg IV) é útil para diminuir a probabilidade de bradicardia da estimulação vagal durante a endoscopia.

Os relaxantes musculares frequentemente são evitados durante a broncoscopia porque as pressões positivas das vias aéreas poderiam contribuir para a migração distal dos corpos estranhos, complicando sua extração. Além disso, se os corpos estranhos produzirem um fenômeno de "válvula de balão", o uso da ventilação com pressão positiva dos pulmões poderia contribuir para a hiperinflação e, possivelmente, pneumotórax. A ventilação espontânea é desejável até que a natureza e a localização do corpo estranho sejam identificadas pela broncoscopia. Os relaxantes musculares podem ser úteis durante a remoção do corpo estranho distal à carina porque a duração destes procedimentos tende a se longa.

A anestesia intravenosa total usando propofol pode ter vantagens sobre a anestesia inalatória, particularmente em casos longos envolvendo corpos estranhos brônquicos. Uma infusão de propofol assegurará um nível fixo de anestesia a despeito da ventilação intermitente ou distúrbios ventilação/perfusão. Após o broncoscópio rígido ser colocado na traqueia, o circuito da anestesia pode ser aderido ao braço lateral respiratório do broncoscópio. A ventilação espontânea ou a ventilação assistida, se o paciente estiver paralisado, podem, então, ser interrompidas. Quando os instrumentos endoscópicos são colocados através do broncoscópio, a ventilação através do braço lateral respiratório se torna ineficiente devido à alta resistência. Pode ser necessário aplicar uma técnica de oxigenação apneica na qual a ventilação é mantida durante a endoscopia. Quando a saturação do oxigênio começa a diminuir, os instrumentos endoscópicos são removidos, o broncoscópio é retirado até acima do nível da carina e a abertura proximal é ocluída de modo que o paciente possa ser hiperventilado antes que a instrumentação acabe. Um grande vazamento de ar ao redor do broncoscópio frequentemente está presente. Em geral é necessário o uso de altos fluxos de gás fresco para superar o vazamento de ar.

Às vezes o endoscopista deve remover, intermitentemente, o broncoscópio e colocar o tubo endotraqueal para permitir a ventilação adequada se o vazamento de ar for tão grande que impeça uma ventilação adequada. Se durante a retirada, um corpo estranho se torna deslocado na traqueia ou na laringe causando uma oclusão das vias aéreas e a retirada imediata não é possível, o corpo estranho deve ser empurrado de volta para um dos brônquios principais de modo que a ventilação possa ser realizada com pelo menos um pulmão. O paciente pode ser ventilado através de uma máscara ou um tubo endotraqueal pode ser colocado na traqueia até que outra tentativa de retirada seja feita. A paralisia musculoesquelética produzida com a succinilcolina ou um relaxante muscular não despolarizante de curta duração pode ser necessária para remover o broncoscópio e o corpo estranho se o objeto for muito grande para passar através das cordas vocais em movimento. Após o término da broncoscopia, o paciente é entubado com um tubo endotraqueal e extubado quando os critérios apropriados são atingidos.

A despeito da preocupação de que os efeitos adversos dos corpos estranhos aspirados possam ser influenciados pelo método de ventilação selecionado durante a anestesia (ventilação espontânea *versus* controlada), não existem evidências de que resultado durante e após a remoção brônquica ou traqueal do corpo estranho seja influenciada pela estratégia de tratamento ventilatório empregada. Felizmente, a maioria dos pacientes é relativamente estável na apresentação, possibilitando a obtenção dos estudos pré-operatórios e o esvaziamento adequado do estômago. A dexametasona, com frequência, é administrada profilaticamente para diminuir o edema subglótico. A epinefrina racêmica nebulizada é útil no tratamento da difteria laríngea pós-entubação. As radiografias torácicas devem ser obtidas após a broncoscopia para detectar a atelectasia e o pneumotórax. A drenagem postural e a percussão torácica acentuam a eliminação de secreções e diminuem o risco subsequente de infecções.

Papilomatose Laríngea

A papilomatose laríngea é a neoplasia laríngea benigna mais comum em crianças. A causa mais provável é uma resposta tecidual a um papilomavírus humano. O mecanismo de infecção do papilomavírus humano na laringe não está claro. Em muitos casos, suspeita-se, mas não comprova-se, que a transmissão do vírus para a criança, da mãe com verrugas genitais, ocorra durante o parto vaginal.

Sinais e Sintomas

A mudança na característica da voz da criança é o sintoma inicial mais comum da papilomatose laríngea. As crianças apresentam rouquidão, enquanto os lactentes apresentam um choro alterado e, às vezes, estridor. A dispneia progressiva e a obstrução das vias aéreas podem ocorrer se não forem tratadas. A maioria das crianças com papilomatose apresenta sintomas antes dos 7 anos de idade. Alguns graus de obstrução das vias aéreas estão presentes em mais de 40% dos pacientes.

Diagnóstico

O diagnóstico é confirmado pela microlaringologia e a biópsia de lesões.

Tratamento

Várias formas de tratamento para a papilomatose laríngea foram utilizadas, incluindo a excisão cirúrgica, criocirurgia, 5-fluorouracil tópico, o interferon exógeno e a ablação por *laser*. Como a doença é autolimitante, as complicações da terapia devem ser evitadas. Por exemplo, a disseminação das vias aéreas distais pode ocorrer após a traqueostomia (embora o espalhamento das lesões geralmente seja limitado ao local da traqueostomia). A traqueostomia pode salvar uma vida e geralmente é reservada aos casos com recorrência rápida e que acompanham uma obstrução das vias aéreas. A terapia

CAPÍTULO 24
Doenças Pediátricas

cirúrgica com a coagulação a laser tem sido o esteio do tratamento. Como os papilomas costumam voltar, a ablação a *laser* frequente é necessária até que o paciente passe por uma remissão espontânea. Mais recentemente, a excisão dos papilomas com um microrremovedor tem ganhado popularidade em alguns centros.

Prognóstico

O envolvimento distal da árvore traqueobrônquica inferior representa uma variante agressiva que pode ser fatal. A degeneração maligna de papilomas juvenis é rara, mas pode ocorrer em crianças mais velhas. Os papilomas geralmente regridem de forma espontânea na puberdade.

Conduta Anestésica

A conduta anestésica para a remoção dos papilomas laríngeos depende da gravidade da obstrução da via aérea. Recomenda-se manter a ventilação espontânea até que a extensão e a natureza da obstrução das vias aéreas sejam determinadas. A entubação traqueal acordada é recomendada para obstruções graves das vias aéreas, mas nem sempre é realizável em crianças. A entubação da traqueia após a indução da anestesia com sevoflurano em oxigênio, enquanto o otolaringologista assiste, geralmente é uma abordagem segura. As crianças com uma obstrução grave das vias aéreas não devem receber relaxantes musculares na tentativa de facilitar a entubação traqueal. De fato, em algumas crianças, a abertura glótica pode ser identificada apenas com a criança respirando espontaneamente. Uma via aérea parcialmente obstruída pode se tornar completamente obstruída com o início da anestesia ou com uma ventilação com pressão positiva, como no caso de uma corda vocal pedunculada ou um papiloma supraglótico. Um broncoscópio rígido deve estar prontamente disponível e ele pode ser o único meio de assegurar uma via aérea em uma criança. Pode-se encontrar uma dificuldade em ventilar os pulmões após a entubação se um papiloma estiver desalojado dentro da traqueia ou obstruindo o tubo endotraqueal. Deve-se observar que o grau de obstrução da via aérea pode variar muito no mesmo paciente que se apresenta para excisão dos papilomas.

A terapia cirúrgica para a papilomatose pela ablação por *laser* ou a excisão por fórcipes geralmente é feita como um procedimento microlaringoscópico. Durante a microlaringoscopia, as cordas vocais devem estar quiescentes. A paralisia muscular esquelética ou a anestesia profunda são, portanto, necessárias para produzir condições cirúrgicas aceitáveis. Os relaxantes musculares não despolarizantes de curta duração são úteis para este propósito. Os relaxantes musculares devem ser administrados somente após a capacidade de fornecer uma ventilação com pressão positiva pela máscara ter sido demonstrada. Os tubos traqueais com balão, de diâmetros menores do que o previsto, devem ser usados para a entubação traqueal e devem melhorar a visualização da glote pelo endoscopista. Em alguns casos, as técnicas de oxigenação apneicas com a remoção temporária do tubo traqueal são úteis. As precauções habituais de segurança em relação ao uso do *laser* devem ser observadas para a ablação por *laser* dos papilomas. Após a ressecção dos papilomas, o tubo traqueal deve ser removido somente quando a criança estiver totalmente acordada e o sangramento laríngeo tiver cessado. Após a extubação traqueal, a inalação de epinefrina racêmica nebulizada e a administração intravenosa de dexametasona podem diminuir o edema subglótico.

Abscesso Pulmonar

O abscesso pulmonar se desenvolve quando a infecção localizada no parênquima pulmonar se torna necrótica e cavitante. Inúmeras condições predispõem as crianças ao desenvolvimento de abscessos pulmonares. A causa mais comum do abscesso pulmonar em uma criança é a aspiração de secreções gástricas contendo bactérias patogênicas. A pneumonite prejudica a drenagem do material aspirado e leva a uma inflamação localizada e à isquemia parenquimal, resultando em necrose tecidual e liquefação. Além disso, a obstrução brônquica por tumor ou um corpo estranho pode resultar em abscessos pulmonares distantes dos locais da obstrução das vias aéreas. O uso de entubação endotraqueal e o tamponamento faríngeo reduziram a incidência de abscessos pulmonares resultantes da aspiração de sangue e tecido durante os procedimentos orofaríngeos.

Sinais e Sintomas

Os sintomas mais comuns causados pelos abscessos pulmonares na população pediátrica incluem febre, tosse, dor torácica pleural, produção de muco, anorexia, perda de peso, hemoptise, dispneia e taquipneia.

Diagnóstico

O abscesso pulmonar geralmente é diagnosticado com uma radiografia torácica que demonstra, classicamente, uma cavidade contendo um nível de ar e fluido. Os cistos congênitos, pulmonares ou broncogênicos, infectados podem ser indistinguíveis de um abscesso pulmonar nas radiografias torácicas. A TC do tórax pode ser um adjunto útil na obtenção de informações adicionais sobre o aspecto anatômico e a localização e tamanho da região pulmonar doente. Se uma amostra satisfatória de muco não puder ser obtida, uma aspiração percutânea com agulha da cavidade do abscesso, sob a orientação da TC ou da broncoscopia diagnóstica, com a aspiração transbrônquica direta de fluido purulento pode ajudar a isolar o organismo causador.

Tratamento

O tratamento inicial consiste em uma terapia antibiótica parenteral que cobre tanto os organismos aeróbicos quanto anaeróbicos até que um diagnóstico bacteriológico específico seja estabelecido. A fisioterapia torácica e a drenagem postural do abscesso em conjunto com a terapia antibiótica frequentemente são eficazes, mas a broncoscopia terapêutica e a drenagem transbrônquica do abscesso podem ser necessárias. A intervenção cirúrgica é indicada para os casos que não respondem à terapia antibiótica.

Prognóstico

A terapia médica frequentemente é malsucedida nos recém-nascidos e nas crianças imunocomprometidas. Entretanto, o prognóstico para pacientes anteriormente saudáveis sem nenhum distúrbio médico subjacente é muito bom, com a maioria dos sintomas se resolvendo dentro de 7 a 10 dias, embora a febre possa persistir por várias semanas.

Conduta Anestésica

A colocação do tubo endotraqueal de lúmen duplo frequentemente é utilizada para minimizar o risco de contaminação dos pulmões e das vias aéreas com material purulento do abscesso pulmonar. Em lactentes e crianças pequenas, a entubação endobrônquica pode ser necessária para o isolamento do pulmão (já que os tubos de lúmen duplo são muito grandes). São necessárias altas concentrações inspiradas de oxigênio, já que a anestesia de um pulmão pode resultar em aumento do *shunt* intrapulmonar da direita para a esquerda, resultando em PaO_2 diminuída.

HIPERTERMIA MALIGNA

A hipertermia maligna (HM) é um exemplo de uma síndrome clínica farmacogenética. Os pacientes suscetíveis têm uma predisposição genética para o desenvolvimento desse distúrbio, que não se manifesta até que eles sejam expostos a agentes indutores ou a fatores ambientais desgastantes. Todos os agentes anestésicos voláteis inalantes são mais implicados como indutores farmacogenéticos da HM.

A incidência total da HM durante a anestesia geral foi relatada como sendo de 1 em cada 3.000 a 15.000 crianças e 1 em cada 50.000 a 100.000 adultos. A incidência é maior quando a succinilcolina é usada com outros agentes indutores. A incidência tem uma variação geográfica aparente, já que ela é mais prevalente em certas áreas da América do Norte. A HM geralmente ocorre em crianças e adultos jovens (a incidência da HM aguda é mais alta nas primeiras 3 décadas de vida), mas foi relatada em idades extremas, variando desde lactentes na sala de parte até os 70 anos.

Os modos reconhecidos de herança para a suscetibilidade à HM são autossômicos dominantes com uma penetração reduzida e uma expressão variável, autossômica recessiva, ou multifatorial e não classificada. A penetração reduzida significa que menos filhos são afetados do que seria previsto em um padrão perfeitamente dominante. A expressão variável é a diferença da suscetibilidade entre famílias com uma pequena variação entre a mesma família.

Em porcos, a síndrome do estresse suíno ou síndrome suína exsudativa, mole e pálida, é um modelo animal de HM. Certas raças de porcos mostram uma apresentação clássica da HM na indução da anestesia com potentes agentes inalatórios e succinilcolina. Uma mutação pontual ocorre no lócus do gene *RYR1* e é, então, transmitida como um distúrbio genético autossômico recessivo. Esta síndrome pode ser induzida por outros agentes geradores de estresse que não a anestesia (p. ex., embarcação e preparo para o abate). O gene para a HM está localizado no cromossomo humano 19, que também é o sítio codificante genético para os canais de liberação de cálcio do retículo sarcoplasmático do músculo esquelético (lócus dos receptores rioanodine RYR1). Presume-se que um defeito nos canais liberadores de cálcio resulte na suscetibilidade à HM. Embora 25% das famílias com HM na América do Norte que foram estudadas tenham uma mutação genética no gene *RYR1*, estas mutações nem sempre estão relacionadas com um teste positivo de contratura *in vitro* para o halotano. A HM em humanos não é uma única doença como no porco, mas uma síndrome com múltiplos sítios afetados e múltiplas mutações nestes locais.

Até a apresentação da HM não é a mesma em todos os pacientes. Cerca de 30% dos pacientes com HM tiveram mais de três anestesias sem problemas. Um espectro que varia desde reações menores até aumento rápido da temperatura, rigidez muscular, acidose, arritmias e morte. Algumas reações têm uma latência maior para o início e podem não se manifestar até o período pós-operatório. A HM nem sempre ocorre em resposta a agentes indutores. Por isso, podem existir diferentes genes causando a HM em diferentes famílias ou outros fatores predisponentes sendo expressos diferentemente em pacientes ou famílias. A HM pode ser descrita como um distúrbio genético heterogêneo com uma apresentação clínica altamente variável.

Sinais e Sintomas

Não existem características clínicas que sejam específicas da HM e o diagnóstico depende do conhecimento das características que podem ocorrer durante um episódio (**Tabela 24-17**). A HM é caracterizada pelos sinais e sintomas do hipermetabolismo (acima de 10 vezes o normal). As manifestações clínicas deste distúrbio não são específicas e incluem taquicardia, taquipneia, hipoxemia arterial, hipercarbia, acidose metabólica e respiratória, hipercalemia, arritmias cardíacas, hipotensão, rigidez muscular esquelética, ou do masseter após a administração de succinilcolina e temperatura corporal aumentada.

Os primeiros sinais de HM são aqueles relacionados com os enormes aumentos na taxa metabólica do paciente refletindo a capacidade dos fármacos indutores de causar um desequilíbrio na homeostase do cálcio nas células musculares esqueléticas. Em alguns pacientes, a estimulação metabólica fica clinicamente evidente dentro de 10 minutos após a conduta anestésica voláteis, enquanto em outros, várias horas podem se passar. As concentrações elevadas de cálcio intracelular estimulam o metabolismo diretamente, por meio da ativação de fosforilases para aumentar a glicólise, e indiretamente, por causa das demandas aumentadas da produção da adenosina trifosfato. O hipermetabolismo leva a uma produção elevada de dióxido de carbono com uma taquipneia associada. Além disso, uma acidose láctica se desenvolve e a presença de acidose respiratória e metabólica misturadas estimula a atividade do sistema nervoso simpático com uma taquicardia associada. A produção elevada de dióxido de carbono ocorre precocemente, enfatizando o valor da capnografia contínua. O aumento da temperatura pode ser um sinal tardio, mas a temperatura interna pode aumentar desde apenas 15 minutos após a exposição a um agente indutor. As disritmias cardíacas, tais como a bigeminia ventricular, as extrassístoles multifocais e a taquicardia ventricular também podem ocorrer, especialmente quando a hipercalemia resultar de uma rabdomiólise, e a estimulação do sistema nervoso simpático acompanha esta síndrome. As mudanças cutâneas podem variar de uma ruborização, causada pela vasodilatação, até o empalidecimento decorrente de uma intensa vasoconstrição. Outras complicações são hemólise, mioglobinemia e insuficiência renal.

Diagnóstico

A HM é um distúrbio de metabolismo aumentado com um consumo de oxigênio e produção de CO_2 elevados. Os sistemas cardiovascular e respiratório respondem a isso com uma frequência respiratória e um débito cardíaco elevados. Em um paciente que respira espontaneamente, os primeiros sinais clinicamente evidentes da HM são um aumento no CO_2 expiratório final, taquicardia e taquipneia (Tabela 23-17). O absorvedor de CO_2 em um sistema semifechado pode ficar quente e a bomba do absorvedor ficará exausta. Sem a hipercapnia e a acidose, o diagnóstico é questionável.

A taquicardia pode ser atribuída a uma anestesia "leve" e causa um atraso no diagnóstico. A primeira indicação de que um indivíduo pode ser suscetível à HM é o desenvolvimento de respostas

CAPÍTULO 24
Doenças Pediátricas

TABELA 24-17	Características Clínicas da Hipertermia Maligna		
Tempo	Sinais Clínicos	Mudanças nas Variáveis Monitoradas	Mudanças Bioquímicas
Precoce	Espasmo do masseter		
	Taquipneia	Ventilação minuto elevada	
	Exaustão rápida da cal sodada	Concentrações elevadas do dióxido de carbono expiratório final	$PaCO_2$ elevada
	Bomba de cal sodada quente		
	Taquicardia		Acidose
	Frequência cardíaca irregular	Arritmas cardíacas Ondas T com picos no ECG	Hipercalemia
Intermediária	Paciente quente ao toque	Temperatura corporal interna elevada	
	Cianose	Saturação reduzida do oxigênio da hemoglobina	
	Sangue escurecido no local da cirurgia		
	Frequência cardíaca irregular	Arritmas cardíacas Ondas T com picos no ECG	Hipercalemia
Tardia	Rigidez muscular esquelética generalizada		Concentrações elevadas da creatina quinase
	Sangramento prolongado		
	Urina escura		Mioglobinúria
	Frequência cardíaca irregular	Arritmas cardíacas Ondas T com picos no ECG	Hipercalemia

Adaptado de Hopkins PM: Malignant hyperthermia: Advances in clinical management and diagnosis. Br J Anaesth 2000:118-128.

iniciais exageradas à succinilcolina de manifestando como uma tensão elevada nos músculos masseteres. Se um equipamento de medição suficientemente sensível for utilizado, a rigidez da mandíbula após a administração de succinilcolina pode ser detectada na maioria dos pacientes, mas é frequentemente mais pronunciada em crianças (**Fig. 24-2**). Contrariamente, em outros, o espasmo do masseter induzido pela droga é brando e transitório ou até mesmo ausente. Recomenda-se que sejam procurados sinais de hipermetabolismo (acidoses metabólica e respiratória, temperatura corporal elevada) após a observação do espasmo do masseter antes mesmo de um diagnóstico de HM ser contemplado. Sugeriu-se, no entanto, que crianças nas quais o espasmo do masseter se desenvolve têm uma incidência de 50% de suscetibilidade à HM.

O modo de proceder com o anestésico após a rigidez muscular do masseter (RMM) é um fonte de controvérsia. Se for decidido continuar com o procedimento, recomenda-se que o agente halogenado seja descontinuado e que a manutenção da anestesia continue com uma técnica óxido nitroso-narcótico intravenoso e de relaxante muscular hipnótico-não despolarizante (técnica não indutora) como indicado. As biópsias do músculo esquelético são positivas para a suscetibilidade à HM em todos os pacientes nos quais as con-

centrações plasmáticas da creatina quinase excedem 20.000 UI/L após o espasmo do masseter induzido pela succinilcolina.

A monitorização deve incluir a capnografia contínua e acompanhamento da temperatura. Se a mioglobina estiver presente, a hidratação, a diurese e, possivelmente, a alcalinização devem ser mantidas para evitar uma insuficiência renal causada por rabdomiólise. Os pacientes devem permanecer hospitalizados até que a urina esteja livre da mioglobina. Os níveis séricos da creatina quinase pós-anestesia devem ser checados a cada 6 a 8 horas por 24 horas. Recomenda-se, pelo menos, 12 horas de observação após a RMM, mesmo quando os sinais de hipermetabolismo ou mioglobinúria estão inicialmente ausentes. Os pacientes com evidência de hipermetabolismo devem ser admitidos e tratados para a HM aguda.

Os aumentos na temperatura corporal frequentemente são manifestações tardias da HM. De fato, o diagnóstico da HM não deve depender no aumento na temperatura corporal. Apesar disso, a temperatura corporal elevada pode ser precipitante, aumentando em uma taxa de 0,5°C a cada 15 minutos e atingindo níveis de até 46°C.

A análise do sangue arterial e venoso central revela hipoxemia arterial, hipercarbia ($PaCO_2$ 100–200 mm Hg), acidose metabó-

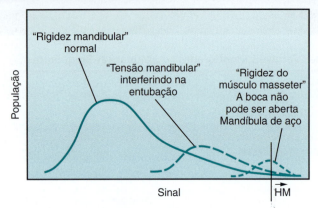

Figura 24-2 • O espectro das respostas do músculo masseter à succinilcolina varia de uma rigidez leve da mandíbula, que não interfira na entubação traqueal, até o extremo da "mandíbula de aço", que é a tetania do músculo masseter, não permitindo que a boca seja aberta. É provável que esta última resposta esteja muito mais associada à hipertermia maligna. Deve-se notar que, mesmo com a incapacidade de abrir a boca, o paciente ainda deve ser capaz de ser ventilado através do balão e da máscara, já que todos os outros músculos estão relaxados. (Adaptado de Kaplan RF. Malignant Hyperthermia. Annual Refresher Course Lectures. Washington, DC, American Society of Anhesthesiologists, 1993.)

lica e respiratória (pH 7,15–6,80), e dessaturação significativa do oxigênio venoso central. A hipercalemia pode ocorrer no início do curso da HM, mas após a normotermia ter retornado, as concentrações sérica de potássio diminuem rapidamente. As concentrações séricas das enzimas transaminase e creatina quinase estão significativamente elevadas, embora os níveis de pico possam não ocorrer por 12 a 24 horas após os episódios agudos. As concentrações plasmáticas e urinárias da mioglobina (dá à urina uma cor similar àquela causada pela hemoglobina) também estão elevadas, refletindo a rabdomiólise maciça. As complicações tardias da HM não tratada incluem a coagulação intravascular disseminada, edema pulmonar e insuficiência renal aguda. O dano ao sistema nervoso central pode-se manifestar como cegueira, convulsões, coma e paralisia.

Diagnóstico Diferencial

Um diagnóstico diferencial da HM pode ser visto na **Tabela 24-18**. A síndrome hiperosmolar, hiperglicêmica e não cetótica pode dar uma apresentação similar à rabdomiólise da HM. A terapia com dantroleno também é usada para tratar esta condição.

Tratamento

O tratamento bem-sucedido da HM depende do reconhecimento do diagnóstico e a instituição de um regime terapêutico pré-planejado. O tratamento da HM pode ser categorizado como causal ou sintomático. O tratamento causal é direcionado para a correção dos mecanismos causadores subjacentes. O tratamento sintomático é direcionado para a manutenção da função renal e a correção da hipertermia, da acidose e da hipoxemia arterial.

O dantroleno, administrado intravenosamente, é a única droga que é confiavelmente eficaz no tratamento da HM (**Tabela 24-19**). O tratamento dos episódios agudos da HM é com dantroleno (2–3 mg/kg IV). Esta dose é repetida a cada 5 a 10 minutos, até doses máximas de 10 mg/kg, dependendo da temperatura do pacientes e as respostas metabólicas. Tipicamente, o dantroleno (2–5 mg/kg IV) é necessário para o tratamento dos episódios agudos de HM. Ocasionalmente, doses acima de 10 mg/kg IV podem ser necessárias. A diluição do dantroleno com água a 40°C ao invés da

TABELA 24-18 Diagnóstico Diferencial da Hipertermia Maligna

Diagnóstico	Traços Diferenciados
Hipertireoidismo	Sintomas e achados físicos frequentemente presentes, as anormalidades da gasometria arterial aumentam gradualmente
Sepse	Geralmente gasometra arterial normal
Feocromocitoma	Similar à HM, exceto pelas oscilações significativas da pressão sanguínea
Carcinoide metastático	O mesmo que o feocromocitoma
Intoxicação por cocaína	Febre, rigidez, rabdomiólise similar à síndrome neuroléptica maligna
Insolação	Similar à HM, exceto pelo paciente está fora da sala de cirurgia
Espasmo do masseter (RMM)	Pode progredir para HM, os espasmos corporais totais são mais prováveis do que a RMM isolada
Neuroléptica maligna	Similar à HM, geralmente associada ao uso de antidepressivos para a síndrome
Síndrome serotogênica	Similar à HM e à síndrome neuroléptica maligna, associada ao manejo de fármacos de melhora do humor

HM, hipertermia maligna; RMM, rigidez muscular do masseter.
Adaptado de Bissonnette B, Ryan JF: Temperature regulation: Normal and abnormal (malignant hyperthermia). In Cote CJ, Todres ID, Goudsouzian NG, Ryan JF, (eds): A Practice of Anesthesia for Infants and Children, 3rd ed. Philadelphia, Saunders, 2001, p. 621.

CAPÍTULO 24
Doenças Pediátricas

TABELA 24-19	Tratamento da Hipertermia Maligna

Tratamento Etiológico

Dantroleno (2–3 mg/kg IV) como um *bolus* inicial, seguido de doses repetidas a cada 5–10 minutos até que os sintomas estejam controlados (raramente, dose total necessária > 10 mg/kg)

Prevenir a recrudescência (dantroleno 1 mg/kg IV a cada 6 horas por 72 horas)

Tratamento Sintomático

Descontinuar, imediatamente, os anestésicos inaláveis e concluir a cirurgia, assim que possível

Hiperventilar os pulmões com 100% de oxigênio

Iniciar o resfriamento ativo (salina gelada 15 mL/kg IV a cada 10 minutos, lavagem gástrica e da bexiga com salina gelada, resfriamento superficial)

Corrigir a acidose metabólica (bicarbonato de sódio 1–2 mEq/kg IV com base no pH arterial)

Manter o débito urinário (hidratação, manitol 0,25 g/kg IV, furosemida 1 mg/kg IV)

Tratar as arritmias cardíacas (procainamida 15 mg/kg IV)

Monitorizar na unidade de tratamento intensivo (débito urinário, gasometria arterial, pH, eletrólitos)

água da temperatura da sala de operação (20°C e abaixo) irá acelerar a reconstituição do dantroleno.

O tratamento sintomático para a HM inclui a interrupção imediata da conduta anestésica inaladas e a conclusão imediata do procedimento cirúrgico (Tabela 24-19). Sob nenhuma circunstância a conduta anestésica voláteis deve ser continuada com uma falsa esperança de que a vasodilatação induzida por anestésico irá ajudar no resfriamento ou que a alta concentração destes fármacos diminuirá a taxa metabólica. Os pulmões do paciente são hiperventilados com 100% de oxigênio e um resfriamento ativo é iniciado. O resfriamento ativo pode ser feito com um resfriamento superficial e uma lavagem intracavitária do estômago e da bexiga usando soluções salinas geladas. As soluções salinas intravenosas infundidas através dos cateteres intravenosos periféricos também devem ser resfriados. O resfriamento é descontinuado quando a temperatura corporal diminuir para 38°C. Outra terapia sintomática inclui a administração intravenosa de bicarbonato de sódio para corrigir a acidose metabólica e a hipercalemia, a hidratação com salina e a manutenção do débito urinário em 2 mL/kg por hora com a administração de diuréticos osmóticos e tubulares. A administração intravenosa de glicose combinada com a insulina regular ajuda a direcionar o potássio intracelularmente e a fornecer uma fonte energética exógena para repor os substratos metabólicos cerebrais esgotados. A incapacidade de manter a diurese pode resultar em insuficiência renal aguda devido à deposição de mioglobina nos túbulos renais.

O fato importante é que dentro de 45 minutos, o paciente deve estar respondendo ao tratamento; senão, a terapia intensiva deve ser iniciada. A recrudescência pode ocorrer em 25% dos pacientes, geralmente dentro de 4 a 8 horas após o primeiro episódio, mas a recrudescência até 36 horas após já foi relatada. Os pacientes po-

dem ficar latentes, com sintomas como uma hipercalemia continuada, rigidez muscular residual, necessidades hídricas importantes e oligúria progredindo para anúria. O dantroleno provavelmente deve ser repetido, mesmo se o episódio inicial estiver sob controle, a uma dose de 1 a 2 mg/kg intravenosamente, a cada 6 horas, por um período de 24 horas. Se não houver sinais de recorrência, o dantroleno pode ser descontinuado após as 24 horas; no entanto, alguns recomendam continuar com o 1 mg/kg de dantroleno oral a cada 4 a 8 horas por 48 horas. Achados mais recentes sugerem que, dependendo do número de *bolus* inicial(is), uma infusão contínua iniciada 5 horas após o tratamento de emergência com uma taxa de infusão individualizada pode ser preferível.

As elevações da creatina quinase (que podem não se manifestar por 6–12 horas) podem ser seguidas como um forte guia para a terapia e para determinar até quando continuar com o dantroleno. A furosemida (0,5–1,0 mg/kg IV) também pode ser administrada para acentuar a eliminação renal.

A coagulação intravascular disseminada pode ocorrer, provavelmente em decorrência da liberação de tromboplastina após o choque e/ou a liberação de conteúdos celulares ou destruição da membrana. O regime usual para o tratamento da coagulação intravascular disseminada deve ser seguido.

Prognóstico

Após a recuperação dos episódios agudos da HM, o paciente deve ser monitorizado, cuidadosamente, em uma unidade de tratamento intensivo por mais de 72 horas. O débito urinário, os gases do sangue arterial, o pH e as concentrações séricas de eletrólitos devem ser determinados frequentemente. Deve-se observar que a HM pode recorrer na unidade de tratamento intensivo na ausência de eventos indutores óbvios. A terapia com o dantroleno tem reduzido a mortalidade de 70% para menos de 5%.

Identificação dos Pacientes Suscetíveis

As vantagens de detectar os pacientes suscetíveis à HM antes da anestesia são óbvias. Os históricos médico e familiar detalhados, com uma referência particular às experiências anestésicas anteriores, devem ser obtidos.

A ligação da HM com outras doenças tem sido problemática: somente a doença da parte central parece estar realmente ligada e a maioria das famílias com a doença da parte central tem uma mutação no lócus RYR1. Outras síndromes associadas à miopatia *multicore* são a miopatia de Evan e a síndrome/fenótipo de King-Denborough. Um fenômeno excepcionalmente raro de HM, induzido pelo estresse, afeta um pequeno número de pacientes suscetíveis à HM. Estes pacientes não necessitam da exposição aos agentes anestésicos indutores para desenvolver a HM. Os indutores relacionados com o estresse podem incluir trauma, ansiedade, exercício vigoroso e temperatura ambiental alta. Deve-se enfatizar que a maioria dos episódios de HM está associada somente à exposição aos agentes indutores anestésicos.

Na distrofia muscular de Duchenne, o balanço da opinião mudou de uma associação à HM para uma rabdomiólise induzida por anestésicos. Os dois processos compartilham características clínicas e bioquímicas comuns, tal com a hipercalemia, a acidose metabólica, mioglobinúria e creatina quinase elevada. Entretanto, o mecanismo subjacente da rabdomiólise é diferente, já que os agentes anestésicos estressam a membrana da célula muscular que

621

está frágil ou instável por causa da miopatia progressiva ligada ao X (braço curto do cromossomo X), não a HM autossômica dominante (braço longo do cromossomo 19). Este aumento adicional na permeabilidade da membrana, resultante de uma resposta hipermetabólica compensatória na tentativa de reestabelecer a estabilidade da membrana e prevenir os fluxos de íons de cálcio.

Um teste de contratura ao halotano e à cafeína negativo foi documentado em pacientes com distrofia muscular de Duchenne confirmada. Um teste de contratura ao halotano e à cafeína em camundongos mdx deficientes em distrofina demonstrou que a ausência da distrofina não predispõe o animal à suscetibilidade à HM. Uma grande revisão retrospectiva recente de 444 anestésicos em pacientes com distrofia muscular de Duchenne e distrofia muscular de Becker encontrou 15 complicações, somente uma delas era a HM. Isto foi baseado na urina com "cor de cerveja" e no nível elevado de creatina quinase, o que poderia, igualmente, ser atribuído à rabdomiólise. A complicação mais comum associada à administração de succinilcolina em pacientes com distrofia muscular de Duchenne é a ocorrência de uma parada cardíaca hipercalêmica aguda.

Pode parecer trivial não perceber esta associação, especialmente quando os agentes indutores são os mesmos tanto para a HM quanto para a rabdomiólise induzida pela anestesia. No entanto, é importante estar atento ao diagnóstico diferencial. A preocupação com a associação da HM é tão grande que alguns defendem um pré-tratamento com dantroleno. O dantroleno, embora possa salvar uma vida quando usado apropriadamente, não está livre dos efeitos colaterais incluindo fraqueza muscular (particularmente indesejável em um paciente com distrofia muscular de Duchenne). Mais importante ainda, o dantroleno não trata a rabdomiólise induzida pela anestesia e pode diminuir o valor de um tratamento mais apropriado.

Aproximadamente 70% dos pacientes suscetíveis têm concentrações plasmáticas elevadas de creatina quinase em repouso. Contrariamente, pessoas de algumas famílias com suscetibilidade à HM têm níveis de creatina quinase normais. Outras condições, como a distrofia muscular e o trauma do músculo esquelético, também produzem concentrações elevadas de creatina quinase. Embora o nível de creatina quinase deva ser medido em pacientes que estão sendo avaliados para a suscetibilidade à HM, a medição dos níveis de creatina quinase não é um teste de mapeamento definitivo para a HM. As mudanças eletromiográficas estão presentes em 50% dos pacientes suscetíveis à HM. Estes achados incluem maior incidência de potenciais de ação polifásicos e de potenciais de fibrilação.

Os pacientes com a rabdomiólise induzida por exercício podem ser considerados para biópsias de músculo esquelético e testes de contratura in vitro para determinar a suscetibilidade à HM. A complexidade da genética molecular da HM elimina um diagnóstico da suscetibilidade à HM totalmente baseado no DNA.

Os testes de contratura in vitro permitem que se preveja se o paciente com um histórico de RMM pode receber, seguramente, agentes inalatórios potentes para futuras anestesias gerais. Os testes de contratura não são apropriados em crianças com menos de 6 anos de idade ou que pesam menos de 20 kg devido à quantidade de músculo necessária para realizar o teste. Devido à controvérsia ao redor da associação da RMM e HM, é preferível coletar uma amostra para biópsia do paciente com RMM antes de testar outros membros da família. O acompanhamento dos pacientes que tiveram RMM deve incluir os itens demonstrados na **Tabela 24-20**.

As biópsias de músculo esquelético com um teste de contratura in vitro fornecem uma confirmação definitiva da suscetibilidade à HM. As amostras da biópsia geralmente são obtidas de músculos vagos das coxas utilizando-se uma anestesia local ou regional. Um anestésico geral não indutor pode ser necessário em crianças mais jovens. Estas biópsias musculares pós-incisão podem ser grampeadas sob tensão e armazenadas em tampão de Krebs à temperatura ambiente por 22 a 26 horas com contraturas precisas ao halotano e à cafeína. Isto tem implicações para o teste remoto de pacientes suscetíveis à HM. As mudanças histológicas nos músculos esqueléticos dos pacientes suscptíveis à HM não são diagnósticas. Os dois protocolos mais amplamente utilizados para o diagnóstico da suscetibilidade à HM usando os testes de contratura do músculo esquelético in vitro utilizam exposições separadas ao halotano e à cafeína.

Existem diferenças nos protocolos do Grupo de Hipertermia Maligna Norte-americano e do Grupo Europeu de Hipertermia Maligna. Com o protocolo norte-americano, a contratura anormal ao halotano ou à cafeína leva o paciente a ser marcado como suscetível à HM. Enquanto no protocolo do grupo europeu, a marcação como suscetível à HM requer um teste anormal de contratura tanto para o halotano quanto para a cafeína; entretanto, a contratura anormal com a cafeína ou o halotano resulta em um estado HM-equivocado e estes pacientes são tratados como pacientes suscetíveis à HM quando eles requerem cuidados anestésicos. Ambos têm sensibilidades de 97% a 99% (frequência de resultados positivos em pacientes com HM clinicamente estabelecida) e uma especificidade aceitável de 78% a 94% (frequência de resultados negativos em controles de baixo risco). Um resultado falso-negativo é menos

---

TABELA 24-20	Acompanhamento do Paciente com Rigidez do Músculo Masseter

1. Bracelete de alerta médico ou outra forma conspícua de identificação; o paciente e os parentes de primeiro grau devem ser considerados suscetíveis à hipertermia maligna (SHM), a menos que se prove, subsequentemente, que o paciente tem um teste de contratura ao halotano e à cafeína

2. Orientação do paciente para os estados não suscetíveis à hipertemia maligna (SHM), a Associação da Hipertermia Maligna dos Estados Unidos (MHAUS) (800-98MHAUS; www.mhaus.org). O MHAUS pode encaminhar o paciente a um centro de diagnóstico de HM

3. Revisão do histórico familiar para busca de eventos anestésicos adversos ou sugestão de herança de miopatia

4. Considerar a avaliação para o distúrbio das articulações temporomandibulares

5. Considerar a consulta neurológica para avaliar um potencial distúrbio miotônico; se a rabdomiólise for grave, considerar a avaliação para a distrofinopatia (p. ex., distrofia muscular de Duchenne e de Becker) ou uma herança de distúrbio metabólico (p. ex., deficiência da carnitina palmitoiltransferase II ou doença de McArdle)

CAPÍTULO 24
Doenças Pediátricas

de 1% para o protocolo europeu e menos de 3% para o norte-americano. Para melhorar a especificidade do teste de contratura ao halogênio e à cafeína e, potencialmente, reclassificar os pacientes HM-equivocados como sendo HM-suscetíveis ou HM-negativos, os centros de biópsia avaliaram o uso de um teste de contratura à rianodina ou 4-cloro-m-cresol (um teste agonista da rianodina). Não existem outros testes sendo desenvolvidos com grande especificidade, mas atualmente o teste de contratura ao halogênio e à cafeína é o mais confiável deles em uso clínico.

Conduta Anestésica
Profilaxia com Dantroleno

A profilaxia com dantroleno geralmente é desnecessária se uma técnica não indutora for escolhida. Se uma reação grave à HM tiver ocorrido anteriormente, o dantroleno, de 2 a 4 mg/kg IV, pode ser administrado ao longo de 10 a 30 minutos como profilaxia logo antes da indução da anestesia; para uma proteção contínua, metade da dose é repetida em 6 horas. A diurese pode acompanhar a administração intravenosa de dantroleno, refletindo a adição de manitol ao pó do dantroleno em um esforço para tornar a solução isotônica. Por esta razão, recomenda-se que pacientes que estejam recebendo dantroleno intravenoso também tenham um cateter urinário posicionado. Grandes doses de dantroleno administradas precisamente para a profilaxia contra a HM podem causar náusea, diarreia, visão turva e fraqueza muscular esquelética, que pode ser grande o suficiente para interferir na ventilação adequada ou proteção dos pulmões contra a aspiração de material gástrico. Na ausência de sinais de HM, intraoperatoriamente, provavelmente não é necessário continuar a administração de dantroleno no período pós-operatório.

Seleção de Fármacos

Os pacientes suscetíveis à HM devem ser bastante sedados antes da indução da anestesia. Todas as preparações para o tratamento da HM devem ser feitas antes da indução da anestesia ("Tratamento"). Os fármacos que podem induzir a HM incluem os anestésicos voláteis e a succinilcolina. A administração de fármacos bloqueadores da entrada de cálcio na presença de dantroleno foi associada ao desenvolvimento de hipercalemia e depressão miocárdica. Os fármacos considerados seguros para administração em pacientes suscetíveis à HM incluem os barbitúricos, propofol, opioides, benzodiazepínicos, dexmedetomidina, quetamina, droperidol e relaxantes musculares não despolarizantes (**Tabela 24-21**). O bloqueio neuromuscular prolongado em resposta aos relaxantes musculares não despolarizantes pode ocorrer em pacientes suscetíveis à HM que foram pré-tratados com dantroleno. Concebivelmente, o óxido nitroso poderia influenciar o curso da HM indiretamente por sua capacidade de estimular o sistema nervoso simpático, mas geralmente é considerado seguro. O antagonismo dos relaxantes musculares não despolarizantes não mostrou induzir a HM em pacientes suscetíveis.

Aparelho de Anestesia

Nenhum estudo confirmou que a HM pode ser induzida pelas concentrações residuais de anestésicos voláteis liberadas de aparelhos de anestesia previamente utilizados. Apesar disso, algumas pessoas defendem o uso de aparelhos de anestesia "dedicados" que nunca foram usados para liberar anestésicos voláteis para administração de anestesia em pacientes suscetíveis à HM. Uma alternativa

TABELA 24-21	Fármacos não Indutores para Hipertermia Maligna
Barbitúricos	
Propofol	
Etomidato	
Benzodiazepínicos	
Opioides	
Droperidol	
Óxido nitroso	
Relaxantes musculares não despolarizantes	
Anticolinesterases	
Anticolinérgicas	
Simpatomiméticas	
Anestésicos locais (ésteres e amidas)	
Agonistas–α_2	
Clonidina	
Dexmedetomidina	

mais prática e aceitável é usar uma máquina anestésica convencional com circuito respiratório anestésico descartável, mangueiras novas de saída de gás, novos absorvedores de dióxido de carbono, nenhum vaporizador (removido ou tapado) e um fluxo contínuo de oxigênio a 10 L/min por 10 a 60 minutos (veja as recomendações do fabricante) antes de usar o aparelho para liberar a anestesia para os pacientes suscetíveis à HM.

Anestesia Regional

A anestesia regional é uma escolha aceitável para a anestesia em pacientes suscetíveis à HM. No passado, se recomendava evitar os anestésicos locais baseados em amidas, já que se acreditava que esses fármacos poderiam induzir a HM em pacientes suscetíveis. A opinião, no entanto, provavelmente não é válida, e os anestésicos locais com base éster ou amida são considerados aceitáveis para a anestesia regional ou local, já que pode ser necessário realizar biopsias de músculo esquelético.

Liberação do Paciente após a Cirurgia

É aceitável realizar a cirurgia nos centros ambulatoriais em pacientes suscetíveis à HM desde que eles tenham sido monitorizados por pelo menos uma hora após o anestésico não indutor. O dantroleno e os dispositivos de monitorização apropriada devem estar disponíveis em todos os locais de aplicação de anestesia.

DISAUTONOMIA FAMILIAR

A disautonomia familiar (DF) ou síndrome de Riley-Day é um distúrbio neurodegenerativo com herança autossômica recessiva com uma penetrância completa e que foi relatado, principalmente, na população judaica ashkenazi. Este distúrbio progressivo resulta principalmente na perda de fibras nervosas desmielinizadas, que, dentre outras funções, estão envolvidas no controle do sistema nervoso autônomo central e na percepção da dor e da temperatura.

Sinais e Sintomas

As crianças afetadas com a DF se apresentam, no início da infância, com dificuldades de se alimentar devido à sucção e à deglutição deficientes (disfagia) pela descoordenação faríngea, que, por fim leva à insuficiência no crescimento. Outros sintomas incluem hipotonia generalizada, refluxo gastroesofágico, vômito recorrente e aspirações com problemas pulmonares, ausência do fluxo de lágrimas em um momento de emoção, redução ou ausência de papilas linguais fungiformes, palidez, marcos do desenvolvimento atrasados e resposta diminuída aos estímulos nociceptivos. A regulação da temperatura corporal é lábil. As biópsias musculares mostram uma perda dos órgãos tendíneos de Golgi explicando os reflexos do tendão profundo diminuídos ou ausentes, o atraso para começar a andar e a ataxia. As convulsões generalizadas podem ocorrer em mais de 40% dos pacientes e podem estar associadas a uma postura decerebrada após um episódio de interrupção da respiração.

A falta de terminais nervosos autonômicos nos vasos sanguíneos periféricos parece ser, pelo menos em parte, responsável pela frequente hipotensão profunda e a resposta extrema aos fármacos adrenérgicos e colinérgicas, sugestivos de denervação autonômica funcional. Com o avanço da idade, a desregulação autonômica da pressão arterial (hipotensão ortostática profunda, hipertensão supina), a disfunção sensorial periférica e a ataxia se tornam piores. Após a idade aproximada de três a seis anos, cerca de 40% de todos os pacientes com DF sofrem de episódios recorrentes de crises disautonômicas, um estado caracterizado por náusea e vômito cíclico, sudoreses profunda, pele matizada, agitação e um padrão de mudança rápida de hipertensão e hipotensão com bradicardia e taquicardia. Estas crises podem ser induzidas pelo leve estresse emocional ou físico. (p. ex., dor visceral) e podem resultar em sérias complicações (p. ex., aspiração pulmonar).

As concentrações basais da norepinefrina sérica estão reduzidas nos pacientes com DF. A labilidade hemodinâmica pode se apresentar de várias formas, incluindo hipotensão ortostática sem taquicardia reflexa, taquicardia, bradicardia e bloqueio atrioventricular ou hipertensão supina grave. Quase 40% dos pacientes com DF também foram diagnosticados com a síndrome do QT longo.

Diagnóstico

No passado, o diagnóstico da DF era baseado nas cinco características clínicas: (1) origem judaica ashkenazi e uma redução ou ausência de (2) lacrimejamento, (3) reflexos do tendão profundo, (4) papilas linguais fungiformes e (5) dilatação axonal após a injeção intradérmica de histamina. O diagnóstico agora é confirmado pela análise do DNA por meio do teste de ligação genética. O diagnóstico pré-natal e o teste de carreador genético (no caso de um histórico familiar positivo) estão disponíveis.

Tratamento

Devido à insuficiência no crescimento, estes pacientes frequentemente se apresentam para a colocação de um tubo de gastrostomia para a alimentação suplementar e a reposição de fluidos. A fundoplicação de Nissen é outro procedimento frequente nestes pacientes para reduzir o refluxo gastroesofágico e o risco de aspiração com suas sequelas.

Quase todos os pacientes com DF têm algum grau de escoliose, que é, pelo menos em parte, causado por osteoporose. Nos casos graves, isto combinado com a aspiração crônica pode levar à atelectasia, consolidação, pneumonia recorrente e, finalmente, à doença restritiva do pulmão com *cor pulmonale* potencial.

Prognóstico

A mortalidade reduzida dos pacientes com DF ao longo das últimas décadas tem sido atribuída ao acesso precoce ao tratamento centralizado e mais avançado, à alimentação suplementar (gastrostomia) e aos esforços totais para reduzir a aspiração pulmonar e suas sequelas. Embora antes de 1960, metade destes pacientes tenha morrido antes dos 5 anos de idade, as estatísticas atuais mostram 50% de chance para um recém-nascido alcançar os 40 anos de idade. A morte súbita (com aproximadamente dois terços ocorrendo durante o sono) e as complicações pulmonares e renais representam as principais causas de morte.

Conduta Anestésica

Os quimiorreceptores disfuncionais parecem ser os responsáveis pela resposta ventilatória reduzida à hipóxia e à hipercarbia e a incidência aumentada de apneia central do sono nestes pacientes. Existem diversos relatos de parada respiratória, enfatizando a importância da monitorização perioperatório cuidadoso e contínuo.

Mesmo a hipóxia moderada resultar em depressão ventilatória central com hipoventilação, hipotensão arterial (sistólica e diastólica), bradicardia e parada respiratória potencial. Um estresse ou evento mínimo, tal como o choro ou uma risada, pode mudar a profundidade da ventilação o suficiente para induzir uma interrupção na respiração e uma postura decerebrada. Em uma emergência da anestesia, os esforços respiratórios podem ser fracos e a hipertensão arterial pode resultar da hipóxia e da hipercapnia.

Um eletrocardiograma pré-operatório é garantido nestes pacientes devido à prevalência da síndrome do QT longo. Os exames laboratoriais pré-operatórios devem incluir as concentrações séricas de eletrólitos, creatinina e ureia. Durante as crises disautonômicas, que podem ser induzidas pelo estresse ou pela dor, a sudorese profunda e o vômito podem resultar em um desequilíbrio de eletrólitos grave e com risco de vida (p. ex., convulsões induzidas pela hiponatremia, arritmias). A pré-medicação apropriada e o controle da dor são, portanto, essenciais.

Esses pacientes têm um risco aumentado de hipovolemia (perdas excessivas decorrentes da sudorese e do vômito e a ingestão reduzida de fluido causado por disfagia), o que requer uma correção pré-operatória para reduzir o risco de instabilidade hemodinâmica. O tratamento da hipotensão arterial deve começar com uma terapia de reposição volêmica, especialmente em razão do fato de que esses pacientes podem ser altamente sensíveis aos agentes adrenérgicos e colinérgicos.

Os benzodiazepínicos (p. ex., midazolam) para a pré-medicação têm sido usados com sucesso e são recomendados para evitar o estresse e as crises disautonômicas. O tiopental, o propofol e a cetamina foram usados com segurança para a indução da anestesia. Uma dose menor do que a normal é aconselhada para evitar a hipotensão e a bradicardia e a administração de um *bolus* de líquido pré-operatório pode ajudar a reduzir a instabilidade hemodinâmica.

Devido à alta incidência de refluxo gastroesofágico, uma indução em sequência rápida é recomendada. A succinilcolina, o vecurônio e o rocurônio foram usados sem problemas. A indução

CAPÍTULO 24
Doenças Pediátricas

pela máscara pode ser necessária na ausência um cateter intravenoso periférico, mas deve-se tomar cuidado para evitar a hipo e a hiperventilação durante a respiração espontânea. Os opioides não são contraindicados; no entanto, os fármacos de curta duração são frequentemente preferidos para permitir a titulação para o controle da dor e da depressão respiratória. A anestesia regional sozinha ou combinada com a anestesia geral tem sido usada com segurança e pode ser benéfica para o controle pós-operatório da dor. Deve haver um limiar baixo para a monitorização invasiva, devido à frequência da instabilidade hemodinâmica (cateter arterial) e à hipovolemia pré-operatória (cateter venoso central).

A ausência de lágrimas requer uma lubrificação intraoperatória e a proteção dos olhos para evitar as ulcerações córneas. A termorregulação é ineficiente e a monitorização da temperatura é recomendado para evitar a hipotermia. Os fármacos anti-inflamatórios não esteroides são úteis nesta população; no entanto, elas devem ser usadas com cuidado se a função renal estiver prejudicada.

O tratamento pós-operatório na unidade de tratamento intensivo pode ser justificado devido ao fato de que os desafios e problemas intraoperatórios podem se estender ao período pós-operatório. O controle apropriado da dor é importante na prevenção não somente das crises disautonômicas, mas também das complicações pulmonares. A fraqueza muscular generalizada e os problemas pulmonares preexistentes podem requerer um suporte ventilatório pós-operatório. O potencial para a instabilidade hemodinâmica e/ou desequilíbrio dos eletrólitos requer monitorização contínua e cuidadosa.

O diazepam é o fármaco de escolha para controlar as crises disautonômicas. A hipertensão arterial persistente responde bem à clonidina oral. Os fármacos anti-hipertensivos mais potentes (p. ex., labetalol, hidralazina) podem ser necessários, mas devem ser usados com cuidado já que a instabilidade hemodinâmica pode se manifestar como hipotensão.

TUMORES SÓLIDOS

O câncer fica atrás apenas do trauma acidental com causa de morte em crianças com idades entre 1 e 14 anos. Quase 60% dos tumores intra-abdominais em crianças refletem uma leucemia envolvendo o fígado e o baço. Contrariamente, a maioria dos tumores abdominais em lactentes é benigna e de origem renal. Os tumores sólidos retroperitoneais provavelmente também são de origem renal. Dois terços destas massas renais são lesões císticas, tal como a hidronefrose, e o restante são nefroblastomas (tumores de Wilms). O neuroblastoma é outro exemplo de um tumor sólido que tende a ocorrer no espaço retroperitoneal.

Neuroblastoma

O neuroblastoma é o tumor sólido extracraniano mais comum em lactentes e crianças, resultando da proliferação maligna dos precursores das células ganglionares simpáticas. O neuroblastoma é responsável por 8% a 10% de todas as neoplasias. Estes tumores podem surgir em qualquer lugar ao longo da cadeia ganglionar simpática do pescoço até a pelve, mas 75% ocorre no retroperitôneo, tanto na medula suprarrenal (50%) quanto no gânglio paraespinal (25%). O neuroblastoma pode metastizar pela invasão direta nas estruturas circundantes, a infiltração linfática ou a disseminação hematogênica.

Sinais e Sintomas

As crianças com neuroblastomas apresentam tipicamente abdomes protuberantes, frequentemente descobertos pelos familiares. No exame clínico, os neuroblastomas são massas grandes, firmes, nodulares e, algumas vezes, com dor na costela que geralmente estão fixados nas estruturas circundantes. Algumas crianças apresentam metástases pulmonares, embora os locais mais comuns das metástases sejam os ossos longos, o crânio, a medula óssea, o fígado, os linfonodos e a pele. Os neuroblastomas paraespinais podem se estender através dos forames neurais até o espaço epidural, produzindo paraplegia. Um tumor localizado no mediastino posterior superior ou no pescoço pode envolver um gânglio estrelado e causar a síndrome de Horner. Os neuroblastomas podem secretar um peptídeo intestinal vasoativo, que é responsável por uma diarreia aquosa persistente com perda de fluido e eletrólitos. Estes tumores também sintetizam as catecolaminas, mas a incidência da hipertensão é relativamente baixa.

Diagnóstico

A idade média do diagnóstico é aos 2 anos, enquanto 90% dos casos são diagnosticados por volta dos 5 anos de idade. A ultrassonografia, a TC e a imagem por ressonância magnética são os procedimentos diagnósticos primários para a avaliação de massas abdominais em crianças. A calcificação e a hemorragia dentro do tumor frequentemente são vistas na TC, distinguindo o neuroblastoma do tumor de Wilms, que regularmente não calcifica. A TC helicoidal ou a angiografia por ressonância magnética é útil para delinear a extensão do envolvimento dos grandes vasos pelos tumores e sua ressectabilidade. A excreção urinária de ácido vanilmandélico está aumentada na maioria das crianças com neuroblastomas, refletindo o metabolismo das catecolaminas produzido por estes tumores.

Tratamento

O tratamento do neuroblastoma consiste na remoção cirúrgica, incluindo as metástases locais e os linfonodos envolvidos. Se o tumor não pude ser totalmente ressectado, uma biópsia é realizada. A ressecção completa é adiada até o final da quimioterapia e/ou radioterapia. A radioterapia pode ser dada como uma medida paliativa ou terapêutica. Os fármacos usados para a quimioterapia em combinações variadas incluem a ciclofosfamida, a doxorrubicina, a cisplatina e a vincristina. Os efeitos adversos possíveis da quimioterapia podem ser considerados durante a avaliação pré-operatória desses pacientes.

Prognóstico

O prognóstico depende de múltiplos fatores tais como os marcadores moleculares e o grau de diferenciação do tumor, mas a idade do paciente e o estágio do tumor são os dois fatores prognósticos independentes mais importantes. Os lactentes diagnosticados com menos de 1 ano têm um resultado significativamente melhor em todos os estágios do tumor. A excisão cirúrgica do tumor geralmente é curativa em pacientes com um estágio favorável.

Conduta Anestésica

A conduta anestésica para a ressecção do neuroblastoma é o mesmo descrito para as crianças com nefroblastoma. O acesso intravenoso adequado é particularmente essencial porque os neu-

625

roblastomas muito vascularizados e frequentemente aderem ou envolvem os grandes vasos, criando um potencial para perdas sanguíneas significativas. Um cateter arterial pode ser útil na detecção da hipertensão súbita causada por liberação excessiva de catecolaminas do tumor. A despeito da alta incidência da produção de catecolaminas associada a neuroblastoma, o bloqueio adrenérgico (como requerido para o feocromocitoma) geralmente não é necessário. Devido às incisões abdominais superiores extensas frequentemente requeridas para a ressecção de tumor retroperitoneal, a analgesia epidural é um adjunto benéfico enquanto o tumor não envolve a medula.

Nefroblastoma

O nefroblastoma (tumor de Wilms) é o tumor renal maligno mais comum e a segunda maior causa de tumor abdominal maligno em crianças, sendo responsável por 6% de todas as malignidades pediátricas. Três quartos dos pacientes são diagnosticados aos 4 anos de idade; um terço destes tumores ocorre em crianças com menos de 1 ano de idade, enquanto a idade média de início é aos 3 anos. Este é um tumor congênito que se acredita que surja da diferenciação anômala de elementos renais embrionários. O local mais comum de metástase é nos pulmões. O nefroblastoma está associado a certas anomalias congênitas incluindo a síndrome de WAGR (tumor de *Wilms, a*niridía, malformações *g*enito-urinárias e *r*etardo mental), síndrome de Beckwith-Wiedemann (hemi-hipertrofia, visceromegalia, macroglossia e hipoglicemia hiperinsulinêmica) e a síndrome de Denys-Drash (pseudo-hermafroditismo, glomerulopatia progressiva e tumor de Wilms). Uma predisposição familiar mínima (1%–2% dos casos) também é relatada.

Sinais e Sintomas

Os nefroblastomas quase sempre se apresentam como massas costais assintomáticas em crianças anteriormente saudáveis. A massa geralmente é descoberta, acidentalmente, por familiares ou por um médico durante o exame físico de rotina. Os nefroblastomas variam em tamanho e geralmente são firmes, não tenros e livres das estruturas circundantes. Dor, febre e hematúria geralmente são manifestações tardias. Estas crianças podem exibir mal-estar, perda de peso, anemia, micção alterada e sintomas como vômito ou constipação podem ocorrer devido à compressão das porções adjacentes ao trato gastrointestinal pelo tumor. A hipertensão sistêmica pode ser uma manifestação de nefroblastoma, particularmente se o tumor envolver ambos os rins. Aumentos na pressão arterial sistêmica geralmente são leves, mas em ocasiões raras, a hipertensão é tão grave que uma encefalopatia e uma insuficiência cardíaca congestiva podem se desenvolver. A hipertensão sistêmica pode refletir a produção de renina pelo tumor ou pela estimulação indireta da liberação de renina devido a compressão da vasculatura renal. O hiperaldosteronismo secundário e a hipocalemia podem estar presentes. A hipertensão geralmente desaparece após a nefrectomia, mas pode recorrer se uma metástase se desenvolver.

Diagnóstico

A radiografia do abdome demonstra uma massa renal e uma calcificação ocasional. A pielografia intravenosa mostra uma distorção do sistema coletor renal e, ocasionalmente, uma ausência de excreção pelo rim envolvido. O teste diagnóstico também avalia a função do rim contralateral. Uma cavografia inferior pode indi-

car uma invasão tumoral deste vaso sanguíneo. Um arteriograma mostra a extensão do tumor e o envolvimento do rim contralateral. As radiografias torácicas ou o mapeamento renal demonstram a doença metastásica.

Tratamento

O tratamento dos nefroblastomas consiste na nefrectomia, com ou sem radioterapia e quimioterapia subsequentes, dependendo do estágio do envolvimento. A quimioterapia pré-operatória geralmente é administrada a pacientes com tumores bilaterais que irão sofrer procedimentos que poupem o parênquima, pacientes com uma grande extensão tumoral intravascular (veia cava inferior) ou aqueles com tumores inoperáveis. O tumor extenso pode necessitar de uma ressecção radical em bloco, incluindo porções da veia cava inferior, pâncreas, baço e diafragma. A presença de metástases pode requerer múltiplos procedimentos cirúrgicos. Se o tumor for inoperável na exploração inicial ou se a criança estiver em uma condição clínica ruim, a radioterapia é dada, inicialmente, para reduzir o tumor e, então, a criança é cirurgicamente reexplorada. Em outros pacientes, os procedimentos que poupam os rins (nefrectomia parcial, enucleação dos nódulos tumorais) antes ou após a quimioterapia são aceitáveis.

Os nefroblastomas bilaterais ocorrem em mais de 7% das crianças. Dois terços destes tumores ocorrem ao mesmo tempo; no restante, o envolvimento do rim contralateral ocorre posteriormente. Dependendo da magnitude do envolvimento tumoral, o tratamento cirúrgico pode consistir em nefrectomia bilateral parcial ou nefrectomia bilateral total seguida de diálise e, eventualmente, transplante renal.

Prognóstico

Duas categorias histológicas amplas, favorável e desfavorável, são reconhecidas. O tipo histológico favorável é desprovido de ectopia ou anaplasia e carrega um bom prognóstico. O tipo histológico desfavorável é caracterizado por anaplasia focal ou difusa e está associado a altas taxas de recaída e morte pelo tumor. O tamanho, o estágio e a histologia do tumor são os principais fatores prognósticos. O tratamento multimodal do nefroblastoma está associado a uma taxa de sobrevivência de aproximadamente 90% em pacientes com histologia e estágio favoráveis e uma taxa de sobrevivência maior que 60% em todos os estágios.

Conduta Anestésica

Os lactentes e crianças agendados para uma exploração e ressecção de neuroblastoma e nefroblastoma estão em graus variados de saúde geral. Por exemplo, se o tumor for diagnosticado em um estágio tardio, é provável que a anemia seja grave. Além disso, os efeitos adversos relacionados com a quimioterapia devem ser considerados. A anemia é corrigida para uma concentração de hemoglobina de aproximadamente 10 g/dL. As quantidades adequadas de sangue devem ser testadas quanto à compatibilidade antes da cirurgia, já que a ressecção de neuroblastomas ou nefroblastomas pode estar associada a uma perda sanguínea cirúrgica excessiva. Estas crianças devem estar bem hidratadas pré-operatoriamente e seus desequilíbrios de eletrólitos e ácido-base devem ser corrigidos, especialmente na presença de uma perda excessiva de fluidos e eletrólitos em decorrência de diarreia. A manutenção da anestesia é fornecida de forma aceitável pelos anestésicos voláteis no ar e no oxigênio mais os opioides. Os relaxantes musculares são necessários para otimizar a exposição cirúrgica.

Além da monitorização de rotina, a colocação de um cateter arterial é indicada para permitir monitorização constante da pressão arterial sistêmica e a determinação frequente dos gases sanguíneos arteriais e do pH. A hipotensão intraoperatória não é incomum devido à súbita perda de sangue, que ocorre, mais provavelmente, durante a dissecção do tumor da área circundante dos principais vasos sanguíneos. Os cateteres para a infusão dos líquidos intravenosos devem ser posicionados nas veias das extremidades superiores ou na jugular externa. As veias das extremidades inferiores devem ser evitadas, já que pode ser necessário ligar ou ressectar parcialmente a veia cava inferior. A mensuração da pressão venosa central é útil para avaliar o volume de fluido intravascular e da adequação da reposição de fluidos. De maneira semelhante, um cateter de Foley para facilitar a monitorização do débito urinário ajuda na manutenção de um volume de fluido intravascular ideal. A extensão do tumor para a veia cava supra-hepática e o átrio direito requer um desvio cardiopulmonar intraoperatório. A analgesia epidural deve ser evitada nestes pacientes devido a complicações potenciais associadas à heparinização.

Deve-se tomar precaução durante a indução da anestesia para evitar uma aspiração pulmonar, particularmente se os tumores estiverem causando compressão do trato gastrointestinal. Em crianças em uma condição geral insatisfatória, a hipotensão súbita pode se desenvolver durante a indução da anestesia, particularmente se a euvolemia não for restaurada pela infusão intraoperatória de soluções cristaloides ou coloides. A hipertensão sistêmica, como ocorre em algumas crianças, deve ser considerada e medidas devem ser tomadas para evitar aumentos excessivos da pressão arterial sistêmica durante a entubação traqueal. A manipulação da veia cava inferior contendo um tumor metastático pode resultar em embolismo tumoral para o coração ou a artéria pulmonar.

EMERGÊNCIAS ONCOLÓGICAS

Tumores Mediastinais

Os tumores mediastinais podem se apresentar inicialmente como uma massa mediastinal anterior em 1 a cada 25.000 crianças. Em lactentes e crianças de 0 a 2 anos de idade, os tumores neurológicos (benignos e malignos) são mais comuns; em crianças de 2 a 10 anos de idade, os tumores neurológicos e linfáticos são igualmente comuns; e em crianças com mais de 10 anos de idade, os linfomas e a doença de Hodgkin são mais prevalentes.

Sinais e Sintomas

Os sintomas cardiovasculares e respiratórios são particularmente pronunciados. A gravidade dos sintomas depende do tamanho e da localização do tumor dentro do mediastino. Os achados respiratórios importantes no histórico e no exame físico incluem taquipneia, ortopneia e dispneia noturna, sugerindo uma compressão da via aérea. Os pacientes podem se deitar ou dormir, preferencialmente, em uma posição particular.

Os tumores podem comprimir ou enfraquecer longos segmentos da árvore brônquica. A gravidade deste efeito de massa está associada ao peso do tumor, à duração da pressão e à posição do paciente. O estado respiratório do paciente pode parecer normal nas posições sentado ou em decúbito ventral, mas na posição supina, o volume pulmonar diminuído e a força gravitacional no tumor irão comprimir a via aérea, particularmente durante a expiração, quando a pressão pleural estiver próxima a 0.

As estruturas cardiovasculares também podem estar comprimidas ou constringidas por um grande tumor mediastinal. O aprisionamento pericárdico pode produzir uma constrição ou derrame. A compressão do átrio e da artéria pulmonar pode ser assintomática. Entretanto, um efeito de Valsalva (que reduz o retorno venoso) pode estar associado a eventos sincopais. O envolvimento aórtico pode ser assintomático por causa da parede muscular mais espessada e a pressão intra-abdominal pode resistir a pressões extrínsecas maiores. A veia cava superior se apresenta com edema facial e periorbital, dispneia, congestão das veias jugulares e sintomas brandos do sistema nervoso central (dor de cabeça e distúrbios visuais) que pioram na posição supina.

Diagnóstico

A radiografia torácica, a tomografia axial computadorizada e a imagem por ressonância magnética são quadros estáticos da compressão aérea e pode não quantificar, precisamente, o grau de compressão. Uma obstrução das vias aéreas com a anestesia geral provavelmente ocorre se o diâmetro da traqueia estiver diminuído em 50%. As alças fluxo-volume sentado e supino podem fornecer uma avaliação mais dinâmica das vias aéreas, assim como a broncoscopia com fibra óptica flexível realizada sob anestesia local ou sedação. Isto pode não ser possível em pacientes mais jovens. A avaliação cardiovascular deve se focar em restrições no débito cardíaco e no retorno venoso. A ortopneia, o pulso paradoxal e a síndrome da veia cava superior são preocupantes. Se qualquer uma destas situações ocorrer, um ecocardiograma bidimensional e um mapeamento do tórax por TC são indicados.

Tratamento

Quando a síndrome da veia cava superior está presente, a terapia da radiação pode ser o tratamento de escolha nesta emergência. Quando a síndrome da veia cava superior está associada a linfoma, a quimioterapia pode ser tão efetiva quando a radiação no alívio dos efeitos da síndrome da veia cava superior.

Os procedimentos que podem necessitar de anestesia geral ou sedação incluem um mapeamento por tomografia axial computadorizada, uma biópsia dos nódulos cervicais e a colocação de um cateter venoso central. Além disso, uma toracotomia com remoção do tumor pode ser indicada se o tumor não for responsivo à radiação ou à quimioterapia. Antes da cirurgia, devem ser consideradas as indicações para quimioterapia pré-operatória, terapia da radiação e terapia com esteroides, para reduzir os tumores sintomáticos. O tratamento e a redução do tamanho do tumor antes da cirurgia frequentemente são benéficos. Uma opção viável de terapia que pode reduzir o tumor sem obscurecer o diagnóstico tecidual é a administração de esteroides por 4 a 24 horas, que vale a pena tentar.

Conduta Anestésica

Pré-operatório De modo a anestesiar seguramente estas crianças, as limitações nas reservas respiratórias e cardiovasculares devem ser avaliadas e a deterioração posterior deve ser prevista. Deve-se estabelecer uma estratégia para evitar um colapso cardiorrespiratório sob a anestesia.

Intraoperatório A pré-medicação deve ser evitada e o acesso intravenoso deve ser estabelecido antes da indução, preferencialmente na extremidade inferior se houver uma obstrução da veia cava superior. A indução inalatória ou a indução intravenosa com a manutenção da ventilação espontânea em todos os momentos e a não utilização de todos os relaxantes musculares são recomendadas. Alguns pacientes, sem sintomas aparentes na posição supina quando acordados, podem piorar com a indução da anestesia. O posicionamento do paciente nas posições decúbito lateral esquerdo ou sentado pode aliviar a obstrução. A anestesia pode ser induzida na posição sentada, mas é difícil entubar e a hipotensão pode ocorrer precipitadamente. As posições decúbito lateral esquerdo e semidecúbito pode ser preferíveis.

Os agentes intravenosos comumente utilizados são a cetamina e/ou midazolam. Se indicado, a traqueia pode ser entubada sob anestesia profunda com sevoflurano. Em crianças mais velhas, as vias aéreas podem ser asseguradas sob sedação e anestesia tópica através da broncoscopia com fibra óptica. Uma linha arterial ou um monitor confiável de pressão arterial não invasivo deve estar presente. Se a criança piorar durante a indução, virá-la para a posição de decúbito lateral esquerdo pode melhorar a função cardiorrespiratória. Outras opções se o colapso das vias aéreas ocorrer são a broncoscopia rígida, empurrando o tubo endotraqueal para além da obstrução, e a tração superior do esterno para abrir os vasos. Um *bypass* cardiopulmonar (desvio femorofemoral) ou um desvio venovenoso podem ser necessários se a obstrução das vias aéreas ou a oclusão vascular for prevista. Isto deve ser planejado e organizado com as especialidades cirúrgicas apropriadas bem antes do procedimento. Além disso, tubos endotraqueais extralongos de pequenos calibres devem estar disponíveis para passar através das vias aéreas com estenoses fixas.

Uma mistura de hélio (70%) e oxigênio (30%) pode ser utilizada para melhorar a oxigenação em pacientes com compressão das vias aéreas devido a tumores mediastinais. A heliox tem um terço da densidade do oxigênio, permitindo um fluxo mais laminar de gás e diminuindo a resistência nas vias aéreas condutoras. Ela pode ser colocada junto à entrada de ar da máquina anestésica, mas o rotâmetro lerá erroneamente, de modo que se deve usar um analisador de oxigênio para ler a FIO_2. A menor concentração possível de oxigênio e a maior concentração possível de hélio fornecerão o melhor efeito clínico porque a densidade diminuída está diretamente relacionada com a quantidade de hélio liberada. As saturações do oxigênio do paciente são a chave para a mistura ideal. A extubação é mais bem-realizada com a criança acordada, assegurando um retorno adequado dos reflexos de vias aéreas e uma prevenção do laringoespasmo.

Pós-operatório A equipe da sala de recuperação deve ser notificada sobre o efeito do posicionamento no estado cardiorrespiratório do paciente. As crianças com traqueomalacia significativa podem manifestar uma obstrução traqueal e dificuldades respiratórias na recuperação. Frequentemente estas podem ser corrigidas pelo reposicionamento da criança nas posições decúbito ou decúbito ventral, mas pode haver a necessidade de uma reentubação. Edema pulmonar unilateral pode estar associado a uma reexpansão pulmonar após a remoção de um tumor mediastinal. Esta complicação pode-se manifestar imediatamente após a remoção do tumor ou como uma resposta tardia no período de recuperação.

QUEIMADURAS (LESÕES TÉRMICAS)

Até um terço das queimaduras e das mortes relacionadas com elas ocorrem em crianças. A sobrevivência após a queimadura depende da idade do paciente e da porcentagem de área corporal queimada, com pacientes mais jovens tendo morbidades e mortalidades mais altas devido à razão entre a área de superfície e o peso corporal, à pela mais fina e as reservas fisiológicas reduzidas. As queimaduras são classificadas de acordo com a área da superfície corporal total envolvida (**Tabela 24-22**), a profundidade da queimadura (**Tabela 24-23**) e a presença ou ausência de lesão por inalação. A área queimada da superfície corporal total é calculada utilizando-se a regra dos nove, que prediz, acuradamente, a área da superfície corporal envolvida nos adultos. Mesmo as versões modificadas da regra dos noves, no entanto, parecem subestimar a extensão das queimaduras em crianças (**Figs. 24-3 e 24-4**).

Sinais e Sintomas

As queimaduras produzem respostas fisiopatológicas previsíveis (**Tabela 24-24**). Os mediadores liberados da queimadura contribuem para a inflamação local e para o edema da queimadura. Com queimaduras menores, o processo inflamatório é limitado à área queimada. Com queimaduras maiores, a lesão local induz a liberação de mediadores circulantes, resultando em respostas sistêmicas caracterizadas por hipermetabolismo, imunossupressão e síndrome da resposta inflamatória sistêmica (**Fig. 24-5**). As citocinas parecem ser os principais mediadores da inflamação sistêmica após as queimaduras. Estas respostas devem ser consideradas quando se está formulando planos para o cuidado anestésico para pacientes queimados.

Débito Cardíaco

O débito cardíaco diminui drasticamente no período imediato após a queimadura. A diminuição inicial precede qualquer perda mensu-

TABELA 24-22	Definição das Principais Queimaduras
Queimaduras de terceiro grau (espessura completa) envolvendo mais de 10% da área de superfície corporal total	
Queimaduras de segundo grau (espessura parcial) envolvendo mais de 25% da área de superfície corporal total em adultos (em idades extremas, 20% da área de superfície corporal total)	
Queimaduras envolvendo a face, as mãos, os pés ou o períneo	
Queimaduras por inalação	
Queimaduras químicas	
Queimaduras elétricas	
Queimaduras em pacientes com uma série de doenças médicas coexistentes	

Adaptado de MacLennan N, Heimbach DM, Cullen BF: Anesthesia for major thermal injury. Anesthesiology 1998; 89:749-770.

CAPÍTULO 24
Doenças Pediátricas

TABELA 24-23	Classificação das Queimaduras	
Classificação	**Profundidade da Queimadura**	**Resultado e Tratamento**
Primeiro grau (superficial)	Epiderme	Cura espontaneamente
Segundo grau (espessura parcial)		
Queimadura dérmica superficial	Epiderme e derme superior	Cura espontaneamente
Queimadura dérmica profunda	Epiderme e derme profunda	Requer uma excisão e um enxerto para um retorno rápido da função
Terceiro grau (espessura completa)	Destruição da epiderme e derme	Excisão da ferida e enxerto necessários. Algumas limitações da função e formação de cicatriz
Quarto grau	Músculos esqueléticos Fáscia Ossos	Excisão completa Função limitada

Adaptado de MacLennan N, Heimbach DM, Cullen BF: Anesthesia for Major thermal injury. Anesthesiology 1998;89:749-770.

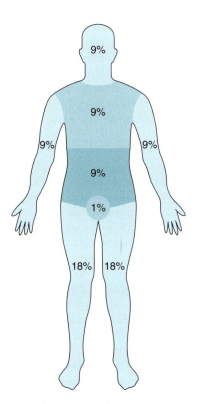

Figura 24-3 • Regra dos nove para determinar a porcentagem de área da superfície corporal queimada em adultos. (*Adaptado de MacLennan N, Heimbach DM, Cullen BF: Anesthesia for major thermal injury. Anesthesiology 1998;89:749-770.*)

rável do volume de fluido intravascular e pode refletir a presença de fatores depressivos miocárdicos de baixo peso molecular. Note que o débito cardíaco permanece diminuído até o início do segundo dia após a queimadura. Após as primeiras 24 horas da ressuscitação com líquidos, o sistema circulatório entra em um estado hiperdinâmico que persiste durante o período pós-queimadura. A pressão arterial sistêmica e a frequência cardíaca estão aumentadas e o débito cardíaco estabiliza em aproximadamente 2 vezes o normal.

Hipertensão Sistêmica

Aproximadamente 30% das crianças com lesões térmicas extensas se tornam hipertensas durante o período pós-queimadura. O início da hipertensão sistêmica geralmente ocorre nas primeiras 2 semanas. Os homens com menos de 10 anos de idade estão sob grande risco de desenvolver uma hipertensão sistêmica. A hipertensão sistêmica geralmente é transitória, mas pode persistir por várias semanas. Se não for tratada, uma encefalopatia hipertensiva que se manifesta como irritabilidade e dor de cabeça, com ou sem convulsões, se desenvolve em quase 10% destas crianças. A causa da hipertensão sistêmica é desconhecida, mas pode estar relacionada com as concentrações séricas das catecolaminas e/ou a ativação do sistema renina-angiotensina. O tratamento com fármacos anti-hipertensivos é necessário em algumas crianças.

Vias Aéreas

As queimaduras diretas das vias aéreas, com exceção da inalação de vapor, não ocorrem abaixo do nível das cordas vocais, refletindo uma baixa capacidade térmica do ar e a capacidade de resfriamento eficiente das passagens de ar superiores. A queimadura térmica ou química das vias aéreas, no entanto, podem causar edemas graves. O edema laríngeo que se manifesta como rouquidão, estridor e taquipneia, demanda uma avaliação imediata das vias aéreas, já que o edema dos tecidos supraglóticos pode resultar em obstrução súbita e completa das vias aéreas superiores dentro de algumas horas após a lesão térmica original.

Inalação de Fumaça

A inalação de partículas suspensas (fumaça) e de produtos tóxicos da combustão incompleta resulta em uma pneumonite química similar àquela resultante da aspiração de líquidos do ácido gástrico. A maioria dos indivíduos com inalação de fumaça tem queimaduras associadas na face e no pescoço ou um histórico de aprisionamento em local fechado. As vítimas da inalação de fu-

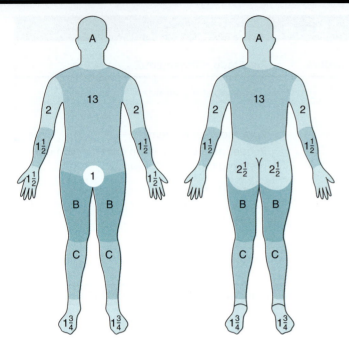

Figura 24-4 • Métodos para determinar a porcentagem da área de superfície corporal queimada em crianças. (*Adaptado de MacLennan N, Heimbach DM, Cullen BF: Anesthesia for major thermal injury. Anesthesiology 1998;89:749-770.*)

maça frequentemente passam por períodos assintomáticos de até, aproximadamente, 48 horas antes da angústia respiratória se tornar evidente. As radiografias torácicas iniciais podem estar limpas, mas a PaO_2 está consistentemente reduzida enquanto esses indivíduos estão respirando em ar ambiente. A produção de muco carbonáceo e a detecção de uma respiração ofegante e de roncos durante a asculta pulmonar anunciam uma insuficiência respiratória iminente.

O envenenamento com monóxido de carbono frequentemente complica as queimaduras que ocorrem em espaços fechados e é a causa imediata mais comum de mortes por fogo. A medição das concentrações de carboxi-hemoglobina pode servir como um marcador diagnóstico muito útil da inalação de fumaça.

Trato Gastrointestinal

O íleo adinâmico é quase universal após queimaduras de mais de 20% da área da superfície corporal. Portanto, a descompressão precoce do estômago através de um tubo nasogástrico é indicada. A ulceração aguda do estômago ou do duodeno, conhecida como úlcera de Curling, é a complicação gastrointestinal com risco de vida mais frequente. As úlceras duodenais ocorrem duas vezes mais em crianças com queimaduras do que em adultos (14% *versus* 7%). A maioria dos pacientes com úlcera de Curling pode ser tratada, conservativamente, com antiácidos ou fármacos antagonistas de H_2, mas ocasionalmente os pacientes requerem uma vagotomia com ou sem uma gastrectomia parcial.

Função Renal

Imediatamente após a lesão, o débito cardíaco e o volume de fluido intravascular diminuem e as concentrações plasmáticas das catecolaminas aumentam, resultando em fluxo sanguíneo renal e taxas de filtração glomerular reduzidos. O fluxo sanguíneo renal diminuído ativa o sistema renina-angiotensina-aldosterona e estimula a liberação do hormônio antidiurético. O efeito final na função renal é a retenção de sódio e de água e as perdas exageradas de potássio, cálcio e magnésio. Após uma ressuscitação hídrica adequada, o fluxo sanguíneo renal e a filtração glomerular podem aumentar significativamente.

Respostas Endócrinas

As respostas endócrinas às queimaduras são caracterizadas pela liberação maciça de corticotropina, hormônio antidiurético, renina, angiotensina, aldosterona, glucagon e catecolaminas. As concentrações séricas de insulina podem estar elevadas ou diminuídas. Apesar disso, as concentrações séricas de glicose estão aumentadas em razão das elevadas concentrações de glucagon e da glicogenólise induzida pelas catecolaminas no fígado e nos músculos esqueléticos. De fato, a glicosúria ocorre frequentemente em pacientes queimados diabéticos. Os pacientes queimados podem ser particularmente suscetíveis ao desenvolvimento de coma hiperosmolar não cetótico, especialmente se a nutrição parenteral total estiver sendo utilizada.

Reologia

Função Hepática Os testes da função hepática são frequentemente anormais nos pacientes queimados, mesmo quando as áreas da lesão são pequenas. A insuficiência hepática evidente é incomum, no entanto, a menos que o período pós-queimadura seja complicado por hipotensão, sepse ou múltiplas transfusões sanguíneas.

Tratamento

Volume de Fluido Intravascular O déficit do volume de líquido intravascular após uma lesão térmica é fortemente proporcional à extensão e à profundidade da queimadura. Após a queimadura, o líquido se acumula rapidamente na área acometida e em menor quantidade nos tecidos não queimados. Se as queimaduras envolverem pelo menos 10% a 15% de área da superfície corporal total, o choque hipovolêmico se desenvolve a menos que haja uma intervenção eficaz e rápida.

No primeiro dia após a queimadura, o compartimento vascular torna-se permeável às proteínas plasmáticas, incluindo o fibrinogênio. Esta permeabilidade aumentada existe através do sistema vascular, mas é mais pronunciada na área da queimadura. As proteínas plasmáticas extravasadas exercem uma pressão osmótica que pode manter grandes volumes de fluido no terceiro espaço extravascular. A hipoproteinemia grave é a causa primária do edema tecidual. A permeabilidade capilar pulmonar não aumenta a menos que a inalação de fumaça ocorra. Consequentemente, os coloides não precisam ser restritos durante as fases iniciais da ressuscitação. A perda de fluidos de um compartimento vascular no primeiro dia após a queimadura é de aproximadamente 4 mL/kg para cada

CAPÍTULO 24
Doenças Pediátricas

TABELA 24-24 — Respostas Fisiopatológicas Evocadas por Queimaduras

Respostas Cardiovasculares
Precoces
  Hipovolemia (choque hipovolêmico)
  Contratilidade miocárdica prejudicada
Tardias
  Hipertensão sistêmica
  Taquicardia
  Débito cardíaco elevado

Respostas Respiratórias
Efeitos iniciais diretos
  Obstrução das vias aéreas superiores (queimaduras)
  Efeitos da inalação de fumaça (pneumonite química, monóxido de carbono)
  Asfixia
Efeitos iniciais indiretos
  Efeitos dos mediadores inflamatórios
  Edema pulmonar (complicação da ressuscitação)
Efeitos tardios diretos
  Restrição da parede torácica (queimaduras torácicas)
Efeitos tardios indiretos (complicações da ventilação e do tratamento das vias aéreas)
  Toxicidade do oxigênio
  Barotrauma
  Infecções
  Danos laríngeos
  Estenose traqueal

Metabolismo e Termorregulação
Taxa metabólica aumentada
Produção de dióxido de carbono aumentada
Utilização de oxigênio aumentada
Termorregulação prejudicada

Respostas Renais e dos Eletrólitos
Iniciais
  Fluxo sanguíneo renal reduzido
  Mioglobinúria
  Hipercalemia (necrose tecidual)
Tardia
  Fluxo sanguíneo renal aumentado
  Liberação variável de fármacos
  Hipocalemia (diurese)

Respostas Endócrinas
Concentrações séricas elevadas de norepinefrina
Hiperglicemia (suscetível ao desenvolvimento do coma hiperosmolar não cetótico)

Respostas Gastrointestinais
Úlceras de estresse
Barreira gastrointestinal deficiente contra bactérias
Endotoxemia

Coagulação e Teologia
Iniciais
  Ativação dos sistemas trombótico e fibrinolítico
  Hemoconcentração
  Hemólise
Tardias
  Anemia

Respostas Imunológicas
Função imune deficiente (sepse, pneumonia)
Endotoxemia
Falência do sistema de múltiplos órgãos

Adaptado de MacLennan N, Heimbach DM, Cullen BF: Anesthesia for major thermal injury. Anesthesiology 1998;89:749-770.

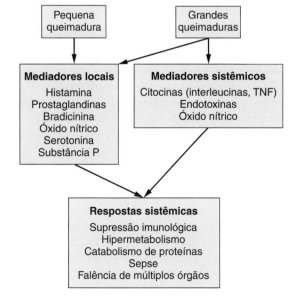

Figura 24-5 • Mediadores liberados com a lesão térmica e respostas à sua liberação. (*Adaptado de MacLennan N, Heimbach DM, Cullen BF: Anesthesia for major thermal injury. Anesthesiology 1998;89:749-770.*)

percentual da superfície corporal queimada. Por exemplo, em uma criança de 40 kg com 50% do corpo queimado, o fluido necessário para as primeiras 24 horas deve ser de 8.000 mL de solução de Ringer lactato ou de cristaloide isotônico. A restauração mais eficaz do volume de líquido intravascular ocorre quando a metade deste volume é dada dentro das primeiras 8 horas após a queimadura e o restante ao longo das próximas 16 horas.

No segundo dia após a queimadura, a integridade capilar está amplamente restaurada e as perdas de fluido e de proteínas plasmáticas estão reduzidas. Quantidades decrescentes de fluidos são necessárias para manter o volume de fluido intravascular. A administração rápida adicional de soluções eletrolíticas neste momento pode resultar em edema sem nenhum ganho na dinâmica circulatória. Portanto, a infusão de soluções cristaloides é reduzida após o primeiro dia de queimadura, mas a reposição de volume deve ser individualmente ajustada com base na resposta clínica.

Tratamento das Vias Aéreas A laringoscopia com fibra óptica é indicada se o diagnóstico de edema das vias aéreas estiver sob dúvida. A via aérea deve ser assegurada antes de a descompensação respiratória ocorrer, já que a entubação traqueal translaríngea após a progressão do edema das vias aéreas provavelmente será difícil. A entubação traqueal pode ser necessária por diversos dias, até que o edema ceda. O pequeno calibre das vias aéreas da criança acentua o impacto do edema das vias aéreas na resistência à respiração. Se a entubação traqueal for necessária à criança, um tubo nasotraqueal pode ser preferido, já que a rota é mais confortável e mais facilmente assegurada do que um tubo oral.

A traqueostomia é reservada para pacientes com complicações pulmonares tardias que requerem um suporte ventilatório prolongado. A realização de uma traqueostomia em uma criança queimada com a face e o pescoço inchados é um desafio cirúrgico formidável. As complicações iniciais da traqueostomia nos pacientes queimados incluem hemorragia, pneumotórax e posicionamento errôneo do tubo da traqueostomia; as complicações tardias estão relacionadas com os fatores mecânicos (deslocamento da cânula) e o desgaste da cânula dentro dos vasos sanguíneos com uma hemorragia importante.

Inalação de Fumaça O tratamento da angústia respiratória relacionada com a inalação de fumaça é de suporte. A administração de oxigênio umidificado e aquecido e de broncodilatadores é indicada. A instituição precoce da ventilação por pressão positiva dos pulmões com a pressão expiratória final positiva deve ser considerada se a PaO_2 for menor que 60 mm Hg enquanto o paciente respira o ar ambiental. A administração profilática de antibióticos não é benéfica e o valor dos corticosteroides é controverso. O melhor tratamento para o envenenamento com monóxido de carbono é a ventilação dos pulmões das vítimas com 100% de oxigênio, o que diminui a meia-vida da carboxi-hemoglobina de 4 a 6 horas para 40 a 80 minutos.

Metabolismo e Termorregulação A taxa metabólica aumenta proporcionalmente com a extensão da queimadura. A taxa metabólica pode estar mais do que dobrada em indivíduos com queimaduras envolvendo 50% da área de superfície corporal. A nutrição parenteral total pode ser necessária para alcançar essas demandas metabólicas aumentadas. Acompanhando estas respostas metabólicas, o termostato metabólico é regulado para cima, de modo que os pacientes queimados tendem a aumentar as temperaturas da pele interna um tanto acima do normal, a despeito das temperaturas ambientais. A alimentação enteral inicial dos pacientes queimados tem diversos benefícios, incluindo a atenuação das respostas metabólicas à queimadura.

As funções termorregulatórias da pele, incluindo a vasoatividade, a sudorese, a piloereção e a insulação, estão abolidas ou diminuídas na lesão térmica. Além disso, a pele não funciona mais como uma barreira eficiente contra a perda de água através do vapor, resultando em uma perda da água livre de íons. Nas crianças, a vasoconstrição intensa nas áreas não queimadas da pele pode resultar em uma temperatura corporal elevada o suficiente para causar convulsões febris. Contrariamente, quando o metabolismo e a vasoconstrição periférica estão deprimidos, como durante a anestesia geral, as crianças com queimaduras podem sofrer uma diminuição rápida na temperatura corporal.

Líquidos, Eletrólitos e Hemoderivados O débito urinário por hora continua sendo o guia mais prontamente disponível para a adequação da ressuscitação de fluidos. Por exemplo, o débito urinário deve ser de aproximadamente 1,0 mL/kg por hora em crianças adequadamente hidratadas. As concentrações séricas de potássio elevadas em razão da necrose tecidual e da hemólise são comuns durante os dois primeiros dias após a queimadura. Posteriormente ocorre hipocalemia significativa devido à perda renal acentuada de potássio. A diarreia e a drenagem gástrica exageram ainda mais a perda de potássio.

A hemólise das hemácias em resposta às queimaduras não é extensa. Portanto, as transfusões iniciais de sangue completo ou de concentrados de hemácias, na ausência de outras indicações, raramente são necessárias. Apesar disso, a supressão generalizada da produção de hemácias e o tempo reduzido da sobrevivência dos eritrócitos ocorrem após as queimaduras e podem persistir ao longo do período pós-queimadura. Portanto, as transfusões de hemácias frequentemente são necessárias aproximadamente por volta do quinto dia após a lesão para manter a concentração de hemoglobina em mais de 10 g/dL.

As concentrações séricas de cálcio ionizado podem ser diminuídas durante os períodos pós-queimadura. Como as crianças são mais sensíveis do que os adultos aos efeitos do citrato e do potássio, as crianças com queimaduras extensas que estão recebendo grandes volumes de sangue completo rapidamente infundido devem receber 1 a 2 mg de gluconato de cálcio para cada mililitro de sangue infundido.

Prognóstico

A sobrevivência após queimaduras graves (não relacionadas com as vias aéreas) na população pediátrica melhorou significativamente nas últimas duas décadas. As crianças com mais de 80% de área da superfície corporal total queimada, tratadas entre 1982 e 1996 tiveram uma taxa de mortalidade de 33%, melhor do que as taxas relatadas anteriormente que excediam os 80%. A causa mais frequente de morte continua sendo a disfunção grave de múltiplos órgãos devido à sepse tardia devastadora (geralmente após um período de semanas).

Conduta Anestésica

Pré-operatório A informação histórica em relação ao momento e ao tipo de queimadura é pertinente ao controle da anestesia em crianças queimadas (**Tabela 24-25**). Por exemplo, o momento da queimadura é importante, já que as demandas iniciais de líquido são baseadas no tempo que se passou desde que a queimadura ocorreu.

O exame físico deve focar no estado das vias aéreas do paciente. As queimaduras na cabeça e no pescoço, os pelos nasais queimados e a rouquidão são sinais de que o edema supraglótico pode se desenvolver ou já está presente. O muco carbonáceo, a respiração ofegante e os sons respiratórios diminuídos sugerem a presença de lesão por inalação de fumaça. A distensão abdominal pode indicar íleo, justificando precauções especiais durante a indução da anestesia para diminuir o risco de aspiração pulmonar. Uma busca cuidadosa deve ser feita durante a avaliação pré-operatória por locais adequados para o posicionamento de cateteres intravenosos e dos dispositivos de monitorização.

As crianças que foram aprisionadas em ambientes fechados são suscetíveis a ter uma lesão por inalação de fumaça. A medição dos gases sanguíneos arteriais e do pH e a avaliação de radiografias torácicas é indicada em pacientes com suspeita de ter inalado fumaça. As concentrações séricas da carboxi-hemoglobina são úteis somente pelas primeiras poucas horas após as queimaduras. Na presença da carboxi-hemoglobina, a oximetria de pulso pode superestimar a saturação da hemoglobina com o oxigênio, enfatizando a necessidade de cuidado ao confiar somente neste monitor nos

TABELA 24-25 Considerações Anestésicas para a Excisão e o Enxerto de Grandes Queimaduras

Período Pré-operatório
Forneça uma analgesia adequada
Limite o período do jejum de líquidos

Acesso Vascular
Estabeleça um acesso intravenoso apropriado
Considere a monitorização invasiva

Controle das Vias Aéreas
Considere alternativas para laringoscopia direta
Considere a entubação consciente com fibra óptica (contraturas faciais e do pescoço)

Ventilação
Necessidade de ventilação-minuto aumentada (taxa metabólica aumentada, hiperalimentação parenteral)
Ventilação mecânica (inalação de fumaça, insuficiência respiratória aguda)

Fluidos e Sangue
Antecipe a possibilidade de uma perda de sangue rápida e grande
Avalie o estado coagulatório

Regulação da Temperatura
Aumente a temperatura ambiente das salas de cirurgia
Aqueça os fluidos intravenosos

Fármacos Anestésicos
Inclua os opioides
Considere os efeitos das concentrações elevadas de catecolaminas circulantes
Relaxantes musculares
Evite a succinilcolina
Antecipe a resistência aos efeitos bloqueadores neuromusculares dos relaxantes musculares não despolarizantes

Período Pós-operatório
Antecipe as necessidades analgésicas aumentadas (opioides)

Adaptado de MacLennan N, Heimbach DM, Cullen BF: Anesthesia for major thermal injury. Anesthesiology 1998; 89:749-770.

---

pacientes que tiveram exposição recente ao monóxido de carbono. As concentrações séricas de glicose e a osmolaridade devem ser aferidas, particularmente se os pacientes queimados estiverem recebendo nutrição parenteral total. As medidas da função renal são indicadas após as queimaduras elétricas. Os perfis de coagulação devem ser obtidos nos pacientes nos quais a perda de sangue intraoperatória extensa for prevista. Mostrou-se que as queimaduras graves não afetam a cinética do esvaziamento gástrico e que eliminar os líquidos administrados duas horas antes da anestesia é seguro. Isto pode ter implicações especiais nos pacientes que passam por cirurgias repetidas.

Intraoperatório O estabelecimento de linhas de infusão intravenosas pode ser difícil em indivíduos gravemente queimados. Em alguns casos, é necessário usar veias que escaparam da queimadura, tais como as da axila, couro cabeludo e espaços interdigitais. Os cateteres intravenosos confiáveis de calibre suficiente são essenciais para pacientes que passam por uma excisão de escaras de queimaduras, já que grandes quantidades de sangue podem ser perdidas em períodos curtos. Mesmo os enxertos de pele parciais estão associados a aproximadamente 80 mL de perda sanguínea para cada 100 cm² de pele que é retirada para o enxerto.

O controle das vias aéreas em pacientes pediátricos queimados pode ser um desafio. A ventilação através da máscara pode ser um problema com as queimaduras de face. Dependendo da idade dos queimados, o edema, a cicatrização ou as contraturas podem estreitar a abertura da boca e limitar os movimentos do pescoço. A fixação do tubo endotraqueal pelo posicionamento inclinado na presença de queimaduras faciais é mais bem realizada pela sutura deste nos dentes ou nas narinas. Em crianças que requerem altas pressões inspiratórias durante a ventilação mecânica, um tubo endotraqueal com balão pode ser necessário.

As crianças com queimaduras extensas podem requerer monitorização invasiva, ainda que não tenham um membro intacto disponível para a colocação de um manguito de pressão arterial. Os oxímetros de pulso podem precisar se colocados na língua para obter monitorização adequada. Os cateteres colocados nas artérias periféricas ocasionalmente devem ser inseridos através das escaras de queimadura. As complicações sépticas são prováveis, de modo que os cateteres colocados através das escaras devem ser removidos assim que possível. Os sítios de canulação venosa também são vulneráveis às complicações sépticas. As diminuições na temperatura corporal são exageradas durante o período intraoperatório, refletindo a perda das propriedades isolantes da pele, a perda evaporativa de água pelas escaras e a depressão da taxa metabólica pela anestesia geral. As medidas de rotina para diminuir a perda de calor incluem o uso de mantas aquecidas, aquecedor de ar forçado e aquecedores superiores radiantes. Os gases inspirados podem ser aquecidos e umidificados e os fluidos intravenosos são administrados através de um aquecedor. As temperaturas ambientais da sala de cirurgia devem ser mantidas próximo de 25°C. Inúmeras alterações fisiopatológicas produzidas pelas queimaduras afetam as respostas aos fármacos. Imediatamente após a queimadura, o fluxo sanguíneo tecidual e orgânico é diminuído como resultado da hipovolemia, da função miocárdica deprimida e da liberação de substâncias vasoativas. A absorção de fármacos administrados por qualquer outra via que não seja a intravenosa é previsivelmente atrasada. Os fármacos intravenosos e inalatórios podem ter efeitos aumentados no cérebro e no coração por causa dos aumentos relativos no fluxo sanguíneo destes órgãos. Após a ressuscitação adequada de fluidos, a fase hipermetabólica se inicia aproximadamente 48 horas após a queimadura. Durante este tempo, o consumo de oxigênio e de glicose está significativamente elevado. As concentrações séricas de albumina estão reduzidas após as queimaduras; logo, os fármacos que se ligam à albumina (benzodiazepínicos, anticonvulsivantes) têm suas frações circulantes livres e farmacologicamente ativas aumentadas. Contrariamente, as concentrações séricas da α_1-ácido glicoproteína estão aumentadas, de modo que fármacos que se ligam a esta proteína (relaxantes musculares, fármacos tricíclicos antidepressivos) têm frações livres diminuídas. As alterações farmacológicas podem persistir após a recuperação das queimaduras. Foi mostrado que as necessidades de tiopental estão elevadas em crianças mais de um ano após as queimaduras. As necessidades dos opioides também podem estar diminuídas nos pacientes queimados.

De todas as classes de fármacos, os efeitos da queimadura nos relaxantes musculares foram estudados mais extensamente. As respostas hipercalêmicas à succinilcolina são bem conhecidas. O risco de hipercalemia provavelmente está relacionado com a gravidade da queimadura e o tempo que se passou desde a queimadura até a administração da succinilcolina. O maior risco parece ser de 10 a 50 dias após a queimadura. Apesar disso, as zonas são fracamente definidas e a recomendação mais segura pode ser evitar a succinilcolina. Diversos estudos mostraram que os pacientes queimados desenvolvem uma resistência significativa (aumentos acima de três vezes a dose requerida) aos relaxantes musculares não despolarizantes. Aproximadamente 30% ou mais do corpo devem estar queimados para produzir a resistência aos relaxantes musculares não despolarizantes, se manifestando cerca de 10 dias após a queimadura, com pico aos 40 dias e declinando após quase 60 dias. A despeito desta sequência de tempo típica, um relato descreveu uma resistência prolongada aos efeitos dos relaxantes musculares não despolarizantes que ainda estava presente após 463 dias. As explicações farmacodinâmicas, como os mecanismos principais para a resistência aos efeitos dos relaxantes musculares não despolarizantes, são documentadas pela necessidade de se atingir concentrações séricas altas do fármacos para produzir determinados graus de supressão do estímulo único nos pacientes queimados quando comparados aos pacientes não queimados. Especula-se que a proliferação de receptores colinérgicos extrajuncionais seja responsável por esta resistência aos efeitos produzidos pelos relaxantes musculares não despolarizantes. Este número aumentado de receptores colinérgicos extrajuncionais também poderia aumentar os locais disponíveis para a troca de potássio ocorrer após a administração da succinilcolina aos pacientes queimados, levando à possibilidade de hipercalemia. A despeito destas teorias, há evidência de que as queimaduras não estão associadas a um número elevado de receptores colinérgicos extrajuncionais. Ao invés disto, a afinidade alterada dos receptores colinérgicos para a acetilcolina ou os relaxantes musculares não despolarizantes pode ser a base para a resistência induzida pela queimadura a esses fármacos. Tanto como o uso do vecurônio quanto do rocurônio em pacientes com queimaduras, o momento de início foi mais lento nos pacientes queimados quando comparados a pacientes não queimados, mas os perfis de recuperação foram significativamente mais curtos nos pacientes queimados. A resistência aos efeitos neuromusculares do rocurônio é parcialmente superada pelo aumento da dose, com 1 a 2 mg/kg fornecendo boas condições de entubação traqueal após grandes queimaduras.

A cetamina foi usada por anos para a anestesia nos pacientes queimados, especialmente para as trocas dos curativos e a escarotomia. A droga pode ser administrada por via intravenosa ou intramuscular com um bom efeito. A administração de cetamina frequentemente é precedida por fármacos anticolinérgicos, já que a salivação excessiva é provável. A cetamina (1–2 mg/kg IV) fornece uma analgesia somática excelente para os procedimentos de enxerto de pele. A recuperação da consciência de doses intravenosas únicas de cetamina geralmente é rápida, permitindo um retorno breve ao suporte nutricional oral. O óxido nitroso pode ser administrado para diminuir o movimento aleatório dos membros do paciente, o que frequentemente acompanha a anestesia com cetamina. A cetamina em combinação com um benzodiazepínico ou propofol para reduzir os efeitos psicodinâmicos adversos pode ser usada na analgesia e nas doses anestésicas dependendo do efeito desejado. O movimento excessivo durante a emergência da anestesia pode deslocar os enxertos de pele ou promover uma hemorragia, resultando em perda precoce do enxerto. O sevoflurano é a droga inalatória mais provável de ser usada para a anestesia em crianças com queimaduras. Além disso, a injeção de anestesia local tumescente (uma dose máxima de 2 mg/kg de lidocaína) antes da incisão na queimadura e do enxerto pode causar uma analgesia pós-operatória excelente e diminuir a quantidade necessária de agente anestésico inalatório.

Pós-operatório A combinação do decúbito prolongado e da administração de volume de fluidos relativamente alta pode causar um edema significativo das vias aéreas. É melhor esperar até que um extravasamento de ar esteja presente ao redor do tubo endotraqueal antes da extubação traqueal porque isto indica uma resolução do edema. Se ainda não houver vazamento de ar e o pacientes for considerado preparado para a extubação traqueal, a laringoscopia direta ou com fibra óptica pode ser necessária para determinar a extensão do edema residual. Uma vez extubado, o paciente deve ser cuidadosamente monitorado para a obstrução progressiva das vias aéreas durante as 24 a 48 horas subsequentes.

A dor pós-operatória do enxerto de pele pode ser tratada com bloqueios regionais (p. ex., bloqueio do compartimento contínuo da fáscia ilíaca para sítios doadores da coxa), reduzindo a necessidade dos analgésicos opioides que podem causar uma depressão respiratória e náusea e vômito pós-operatórios.

Para a analgesia de suporte, os analgésicos como o acetaminofeno podem ser usados por seus efeitos poupadores de opioides e são combinados com uma administração generosa de opioides orais. Os fármacos anti-inflamatórios não esteroides têm efeitos antiplaquetários e podem não ser apropriados para pacientes que requerem procedimentos de excisão extensa e enxerto. Além disso, os pacientes queimados também podem manifestar efeitos nefrotóxicos dos fármacos anti-inflamatórios não esteroides.

PONTOS-CHAVE

- Uma das diferenças fisiológicas mais importantes entre os pacientes adultos e pediátricos é o consumo de oxigênio, que, no recém-nascido, é aproximadamente duas vezes o dos adultos com base no peso. A ventilação alveolar é dobrada nos recém-nascidos, manifestada como uma frequência respiratória aumentada para alcançar a demanda elevada de oxigênio.

- Devido ao volume sistólico estar relativamente fixo por ventrículo esquerdo não complacente e imaturamente desenvolvido em lactentes, o débito cardíaco é altamente dependente da frequência cardíaca.

- A CAM dos anestésicos voláteis aumenta prontamente até, aproximadamente, 3 meses de idade após o que a CAM

CAPÍTULO 24
Doenças Pediátricas

PONTOS-CHAVE - cont.

diminui rapidamente com a idade, exceto para o sevoflurano, que tem uma CAM relativamente constante em crianças entre 6 meses e 12 anos de idade.

- A estenose pilórica é uma emergência médica, não cirúrgica, que requer uma terapia adequada de reposição de fluidos e eletrólitos antes da cirurgia.
- A HM e a rabdomiólise induzida pela anestesia são entidades distintas que podem simular uma a outra na apresentação clínica.
- As emergências das vias aéreas nos pacientes pediátricos requerem um controle de esforços coordenados que devem incluir o anestesista, o otolaringologista e o intensivista pediátrico. Um médico habilitado no tratamento das vias aéreas deve acompanhar a criança durante o transporte para e da sala de cirurgia.
- As emergências neurocirúrgicas na população pediátrica frequentemente estão associadas às anomalias congênitas além do trauma. A PIC elevada frequentemente acompanha as anomalias intracranianas congênitas, necessitando de

estimulação mínima durante a laringoscopia e no controle das vias aéreas pelo praticante habilitado.

- As queimaduras extensas produzem desarranjos físicos e fisiológicos de longa duração em múltiplos sistemas de órgãos. Estas mudanças, tais como a suprarregulação dos receptores neuromusculares e a lesão da face e das vias aéreas, afetam a escolha dos fármacos e técnicas anestésicas.
- As massas mediastínicas anteriores sintomáticas em crianças representam um dos maiores desafios anestésicos. Existe um potencial significativo para um desastre nas vias aéreas durante a indução da anestesia. O plano anestésico deve ser discutido com a equipe perioperatória bem antes e pode, até mesmo, requerer preparações para um *bypass* cardiopulmonar parcial.
- A cirurgia craniofacial nos pacientes pediátricos, especialmente lactentes, requer uma atenção meticulosa à preservação da temperatura, às vias aéreas e ao controle de líquidos. A parada cardíaca intraoperatória está mais associada à ressuscitação inadequada de volume.

REFERÊNCIAS

Axelrod FB: Familial dysautonomia.Muscle Nerve 2004;29:352–363.

Borland LM, Colligan J, Brandom BW: Frequency of anesthesiarelated complications in children with Down syndrome under general anesthesia for noncardiac procedures. Paediatr Anaesth 2004;14:733–738.

Chadd GD, Crane DL, Phillips RM, et al: Extubation and reintubation guided by the laryngeal mask airway in a child with the Pierre-Robin syndrome. Anesthesiology 1992;76:640–641.

Cote CJ, Zaslavsky A, Downes JJ, et al: Postoperative apnea in former preterm infants after inguinal herniorrhaphy. A combined analysis. Anesthesiology 1995;82:809–822.

Dunne MJ, Cosgrove KE, Shepherd RM, et al: Hyperinsulinism in infancy: From basic science to clinical disease. Physiol Rev 2004;84:239–275.

Faberowski LW, Black S, Mickle JP: Incidence of venous air embolism during craniectomy for craniosynostosis repair. Anesthesiology 2000;92:20–23.

Garner L, Stirt JA, Finholt DA: Heart block after intravenous lidocaine in an infant. Can Anaesth Soc J 1985;32:425–428.

Glickstein JS, Schwartzman D, Friedman D, et al: Abnormalities of the corrected QT interval in familial dysautonomia: An indicator of autonomic dysfunction. J Pediatr 1993;122:925–928.

Islander G, Twetman ER: Comparison between the European and North American protocols for diagnosis of malignant hyperthermia susceptibility in humans. Anesth Analg 1999; 88:1155–1160.

Lerman J, Sikich N, Kleinman S, et al: The pharmacology of sevoflurane in infants and children. Anesthesiology 1994; 80:814–824.

Prinzhausen H, Crawford MW, O'Rourke J, Petroz GC: Preparation of the Drager Primus anesthetic machine for malignant hyperthermia-susceptible patients. Can J Anaesth 2006;53:885–890.

The STOP-ROP Multicenter Study Group: Supplemental Therapeutic Oxygen for Prethreshold Retinopathy of Prematurity (STOP-ROP), a randomized, controlled trial. I: Primary outcomes. Pediatrics 2000;105:295–310.

Uyar M, Hepaguslar H, Ugur G, Balcioglu T: Resistance to vecuronium in burned children. Paediatr Anaesth 1999;9:115–118.

Wass CT, Lanier WL, Hofer RE, et al: Temperature changes of > or = 1 degree C alter functional neurologic outcome and histopathology in a canine model of complete cerebral ischemia. Anesthesiology 1995;83:325–335.

Westrin P: The induction dose of propofol in infants 1-6 months of age and in children 16 years of age. Anesthesiology 1991;74:455.

CAPÍTULO 25

Doenças Geriátricas

Zoltan G. Hevesi

Saúde Pública e Tendências em Envelhecimento

Fisiologia do Envelhecimento
- Sistema Nervoso
- Alterações Cardiovasculares
- Alterações Respiratórias
- Envelhecimento Hepático, Gastrointestinal e Renal
- Função Endócrina no Idoso
- Alterações Hematológicas, Oncológicas e da Função Imune

Síndromes Geriátricas
- Osteoporose
- Osteoartrite

- Enfisema
- Doença de Parkinson
- Demência
- Delírio

Estratégias de Anestesia Geriátrica

Desafios Éticos em Anestesia Geriátrica e Cuidados Paliativos

Resumo

SAÚDE PÚBLICA E TENDÊNCIAS EM ENVELHECIMENTO

Nos Estados Unidos, em 2004, a população idosa, com 65 anos de idade ou mais, chegou a 36,3 milhões de pessoas, representando 12,4% da população do país. Por volta de 2030 haverá aproximadamente 71,5 milhões de pessoas idosas e o número de indivíduos com mais de 80 anos deve aumentar de 9,3 milhões em 2000 para 19,5 milhões. Espera-se que o número de pessoas com 65 anos ou mais represente 20% da população em 2030 (**Fig. 25-1**).

A idade média da população mundial vem crescendo por causa do declínio em fertilidade e do aumento na expectativa média de vida durante o século XX. No mundo todo, espera-se que essa expectativa de vida se estenda para mais 10 anos em 2050.

O número cada vez maior de adultos idosos aumenta as demandas sobre os sistemas públicos de saúde e sobre os serviços de assistência social. Nos Estados Unidos e em outros países desenvolvidos, o custo da saúde pública *per capita* para a popu-

lação idosa é de 3 a 5 vezes maior que o custo desses serviços para a população mais jovem. As doenças crônicas, que afetam os adultos idosos de maneira desproporcional, contribuem para a incapacidade e reduzem a qualidade de vida. O aumento na expectativa de vida reflete, em parte, o sucesso das intervenções de saúde pública. Atualmente, os programas de saúde pública devem responder aos desafios criados por essa conquista, incluindo o aumento das preocupações sobre os custos, no futuro, dos cuidados de saúde para doenças crônicas, lesões e incapacidades (**Fig. 25-2**).

A saúde geral dos americanos idosos está melhorando, embora muitos estejam incapacitados e sofrendo de quadros crônicos. A proporção dessa população com incapacidade diminuiu significativamente nas últimas décadas; entretanto, 14 milhões de pessoas com 65 anos ou mais manifestaram algum nível de incapacidade no Recenseamento de 2000 (**Fig. 25-3**). Atualmente, indivíduos com 65 anos ou mais compreendem somente 12% da população dos Estados Unidos e se submetem a quase um terço dos 25 mi-

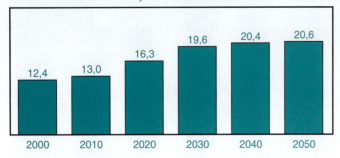

Figura 25-1 • Envelhecimento da população nos Estados Unidos. A população de referência para esses dados é a população residente no país. (*Adaptado de 2000 U.S. Census Bureau, 2001. Table PCT12; 2010 to 2050, U.S. Census Bureau, 2004.*)

FISIOLOGIA DO ENVELHECIMENTO

Sistema Nervoso

Com o avanço da idade, observa-se perda contínua da substância neuronal, que é acompanhada por redução similar no fluxo sanguíneo cerebral e produção diminuída de neurotransmissores (i.e., norepinefrina e dopamina). Entretanto, essa redução na densidade neuronal que ocorre com a idade não é diretamente proporcional ao nível geral de funcionamento mental. Isso pode ser explicado pela redundância considerável da rede de trabalho neuronal observada em indivíduos mais jovens. A substância cinza é mais afetada pela atrofia que a substância branca, verificando-se um aumento de compensação do volume do líquido cefalorraquidiano. Observa-se uma grande variedade individual no grau de manifestação dessas alterações nos idosos. Em geral, a função do sistema nervoso tende a diminuir com a idade, levando prejuízos cognitivos, motores, sensoriais e comportamentais. Muito ainda precisa ser aprendido sobre os mecanismos celular e molecular responsáveis pela vulnerabilidade seletiva das células e das regiões do cérebro em relação à disfunção e à neurodegeneração dependentes da idade, como ocorre nas doenças de Parkinson e de Alzheimer. A maioria das doenças do sistema nervoso central é, progressivamente, mais prevalente com o aumento da idade; como a aterosclerose cerebral, a doença de Parkinson, a depressão, a demência, o mal de Alzheimer e o delírio.

O sistema nervoso autônomo não é exceção ao declínio geral de função à medida que envelhecemos. Com o avanço da idade, o estímulo parassimpático diminui e a atividade do sistema simpático autônomo aumenta. Entretanto, os pacientes idosos geralmente manifestam resposta reduzida à estimulação com β-adrenérgicos. Alterações dessa resposta simpática e parassimpática se refletem como termorregulação comprometida, sensibilidade barorreceptora diminuída e desidratação. Hipotermia, insolação, hipotensão ortostática e síncope são problemas comuns no idoso e frequentemente agravados pela presença de disfunção diabética autonômica.

Clinicamente, é mais importante observar que a maioria dos pacientes geriátricos apresenta menor necessidade a vários agentes anestésicos. Um exemplo clássico dessa alteração é a concentração alveolar mínima reduzida necessária para produzir anestesia em pacientes idosos. E mais, a depuração (*clearance*) de vários compostos farmacêuticos é, frequentemente, comprometida pela capacidade renal e hepática reduzida. A incidência de disfunção cognitiva pós-operatória aumenta com o avanço da idade, independente do tipo de técnicas anestésicas empregadas.

lhões de procedimentos cirúrgicos realizados anualmente. Além disso, essa população consome cerca da metade dos 140 bilhões de dólares anuais do orçamento federal do país para cuidados de saúde. O envelhecimento da população americana resultará em aumento significativo na demanda por serviços cirúrgicos. Com base na premissa de que o uso *per capita* desses serviços específicos para a idade permaneça constante, está previsto um aumento de trabalho em todos os campos cirúrgicos de 14% para 47%, com ampla variação por especialidade.

Para os anestesiologistas, desenvolver estratégias para tratar essa demanda crescente e manter a mesma qualidade de cuidados para os idosos é uma grande responsabilidade. Os indivíduos idosos estão, obviamente, mais aptos a desenvolver mais ou menos as mesmas doenças que o restante da população. Entretanto, a reserva fisiológica de base reduzida, a persistência crônica da doença e o efeito cumulativo das morbidades justificam uma discussão focada e em separado desse grupo etário. Este capítulo se concentra, primeiro, nas alterações biológicas associadas à idade e a seguir fornece uma descrição de alguns quadros predominantes e específicos que afetam os idosos.

A compreensão sólida das alterações fisiológicas associadas à idade é o passo inicial fundamental para fornecer os serviços de alta qualidade que os cidadãos idosos merecem. Devem-se enfatizar a triagem e a avaliação pré-anestésica cuidadosas, de modo que as comorbidades sejam completamente consideradas em relação ao anestésico planejado nos cuidados com esse paciente.

Figura 25-2 • A população em processo de envelhecimento representa um desafio para os cuidados de saúde. A população de referência para esses dados é a população residente nos Estados Unidos. (*Adaptado de 1960, U.S. Bureau of Census, 1964, Table 155; 1970 and 1980, U.S. Bureau of Census, 1983, Table 42; 1990, U.S. Bureau of the Census, 1991, Table QT-PI; 2000, U.S. Census Bureau, 2001, Table PCT12; 2010 to 2050, U.S. Census Bureau, 2004.*)

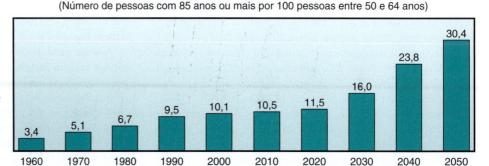

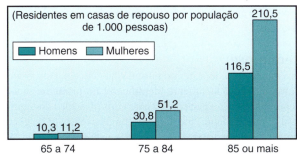

Figura 25-3 • O uso de cuidados aumenta com o avanço da idade. A população de referência para esses dados são residentes de casas de repouso, excluindo-se os residentes em clínicas ou domicílios. (*Adaptado de National Center for Health Statistics, 2003a, Table 97.*)

Alterações Cardiovasculares

"Setenta é o novo cinquenta" é, hoje, uma frase comum. De fato, um grande número de indivíduos idosos evidencia atividade atlética extenuante e frequente e aparenta ser muito mais jovem que sua idade declarada, resultando em um amplo espectro de diferenças individuais. Portanto, a necessidade de avaliação funcional cardíaca individualizada não pode ser exagerada.

Há controvérsias quanto à associação do envelhecimento e as reduções em débito cardíaco e volume sistólico em grau significativo em repouso. Entretanto, a tolerância ao exercício (frequência cardíaca máxima, volume sistólico e débito cardíaco) é tipicamente reduzida em adultos mais velhos. À medida que envelhecemos, a perda progressiva de elasticidade vascular tende a levar à hipertrofia ventricular esquerda e hipertensão compensatórias. A pressão arterial cronicamente elevada resulta em sensibilidade barorreceptora reduzida. A incidência de arteriosclerose coronariana e de doença cardíaca valvular também é mais alta com o avanço da idade. Em casos mais sérios de fisiopatologia cardíaca, várias formas de arritmia e de insuficiência cardíaca congestiva podem agravar o problema de se prescrever um regime anestésico apropriado à idade.

Na avaliação de risco cardíaco, as informações do próprio paciente sobre suas atividades físicas diárias e tolerância ao exercício são a fonte mais valiosa de percepção para o médico. Testes químicos de esforço cardíaco são usados com frequência para diferenciar etiologias cardíacas e não cardíacas de tolerância limitada ao exercício. Quando se identificam vários fatores de risco, a ecocardiografia de estresse ou a cateterização cardíaca também podem ser indicadas para fornecer uma descrição quantitativa mais específica e precisa sobre o comprometimento cardíaco.

Alterações Respiratórias

A degeneração gradual dos tecidos é a causa principal de envelhecimento do sistema respiratório. Os reflexos protetores, especialmente a tosse e a deglutição, diminuem com o avanço da idade. Esse processo resulta em inflamação pulmonar crônica e perda de área de superfície alveolar por "microaspirações" repetidas e contaminação das vias aéreas inferiores com organismos enterais. Além disso, a exposição crônica nociva ao meio ambiente pode ser um grande fator de contribuição em fumantes e em vários subgrupos de trabalhadores da agricultura e da indústria.

Em geral, a resposta fisiológica à hipercapnia e à hipoxemia também diminui com o envelhecimento. Além do *drive* respiratório reduzido, o trabalho de respirar aumenta em virtude da redução da elasticidade da parede torácica e do fluxo turbilonar cada vez maior observado no estreitamento das vias aéreas. A má combinação progressiva entre o aumento do trabalho respiratório e o enfraquecimento dos músculos envolvidos na respiração resulta em aumento na incidência de quadros de falta de ar durante as atividades diárias regulares e, em casos mais sérios, durante o repouso. Como resultado dessas alterações, a capacidade vital forçada e o volume expiratório forçado no primeiro segundo (FEV_1) diminuem progressivamente nos idosos. Forças elásticas intraparenquimatosas em alguns segmentos pulmonares podem-se tornar insuficientes para manter as vias aéreas distais patentes. Consequentemente, observa-se aprisionamento do ar e aumento da capacidade de fechamento e do volume residual. A proporção do volume residual da capacidade total do pulmão é de 20% aos 20 anos de idade e de 40% por volta dos 70 anos.

A má distribuição da ventilação e, menos frequentemente, da perfusão pulmonar leva à eficiência reduzida de oxigenação e de remoção do dióxido de carbono. As duas formas mais observadas de alteração na relação ventilação-perfusão são o espaço morto (excesso regional de ventilação comparado à perfusão) e a mistura venosa pulmonar (perfusão pulmonar em excesso em relação à ventilação – *shunt*). O espaço morto se manifesta principalmente na forma de eficiência ventilatória reduzida, pois a ventilação minuto aumentada é necessária para atingir ventilação alveolar igual e manter o mesmo nível de dióxido de carbono arterial. Ao contrário, a mistura venosa pulmonar afeta a tensão de oxigênio arterial, pois o sangue desoxigenado da artéria pulmonar passa por áreas com ventilação insuficiente dos pulmões e reduz a tensão venosa pulmonar e, por fim, a tensão de oxigênio sistêmico. A tensão média de oxigênio arterial diminui de 95 mmHg por volta dos 20 anos de idade para menos de 70 mmHg aos 80.

Envelhecimento Hepático, Gastrointestinal e Renal

A atrofia parenquimatosa, a esclerose vascular e a diminuição de função são quadros frequentemente descritos quando se discutem as alterações de vários orgãos, relacionadas com a idade. A capacidade sintética e metabólica do fígado, o fluxo sanguíneo renal e sua depuração, a motilidade gastrointestinal e a função esfinctoriana ficam, com frequência, comprometidos no idoso. Na maioria dos casos, essas alterações graduais persistem em um nível subclínico durante um longo período antes que alterações laboratoriais sutis e a reserva funcional reduzida progridam para uma doença clinicamente observável. Em geral, a massa de tecido hepático é significativamente reduzida nos últimos anos de vida, mas a função básica é relativamente bem preservada. A atrofia do tecido renal resulta na redução, em cerca de 50%, no número de glomérulos funcionais por volta dos 80 anos, com um declínio correspondente de 1% a 1,5% por ano na taxa de filtração glomerular, quando comparada as taxas observadas no adulto jovem. A depuração de creatinina também diminui com a idade. Entretanto, o nível de creatinina sérica permanece frequentemente dentro dos limites normais em virtude da redução na massa musculoesquelética e da produção de creatinina. A manutenção do débito urinário (> 0,5 mL/kg por hora) é crucial na prevenção da disfunção renal pós-operatória, pois a insuficiência renal aguda pós-cirúrgica acarreta um índice elevado de mortalidade no idoso com doença crítica. Para o anestesiologista, é um grande desafio profissional considerar e investigar a possibilidade de uma função orgânica reduzida que possa não ter qualquer consequência antes da cirurgia, mas que representará risco significativo e relevante durante o período de estresse pré-operatório.

Várias alterações farmacodinâmicas e farmacocinéticas, como o volume de distribuição aumentado para fármacos lipossolúveis, volume plasmático reduzido, reduzida ligação proteica, conjugação hepática mais lenta e eliminação renal reduzida também influenciarão no planejamento clínico e no processo de tomada de decisão nos idosos (**Tabela 25-1**).

Função Endócrina no Idoso

Assim como em todos os outros órgãos parenquimatosos, as glândulas endócrinas tendem a se atrofiar no idoso e a redução na produção hormonal leva, com frequência, ao prejuízo das funções (i.e., homeostasia da glicose sérica). Taxas de insulina, tiroxina, hormônio do crescimento, renina, aldosterona e testosterona tornam-se, com frequência, deficientes. Diabetes, hipotiroidismo, impotência e osteoporose também são quadros comuns, junto com as anormalidades crônicas dos eletrólitos. Deve-se destacar que a taxa metabólica basal diminui cerca de 1% por ano após os 30 anos de idade.

Alterações Hematológicas, Oncológicas e da Função Imune

Na medula óssea e nos linfonodos das pessoas idosas vários elementos celulares são produzidos em escala reduzida, em comparação com a produção em adultos jovens sadios. A anemia será especialmente preocupante quando houver diminuição na capacidade de transporte de oxigênio combinada com doença de artéria coronária.

A imunidade celular comprometida (leucocitopenia, linfocitopenia) resulta em aumento na vulnerabilidade a várias doenças infecciosas, que variam das infecções simples adquiridas na comunidade até entidades menos comuns como tuberculose e herpes zóster. A idade é o principal fator de risco para o câncer. A incidência de câncer é inferior a 2% antes dos 20 anos e aumenta para mais de 25% após os 65 anos. A prevalência de autoanticorpos e de doenças autoimunes também é mais alta com o avanço da idade.

SÍNDROMES GERIÁTRICAS

A correlação entre a idade biológica e a cronológica nem sempre é forte, mas é importante para reconhecer que o declínio fisiológico inevitável observado com o avanço da idade sempre leva a doenças similares. Na população geriátrica, a prevalência aumentada dessas síndromes torna essencial a familiarização do anestesiologista com esses quadros.

Osteoporose

O envelhecimento do sistema musculosquelético é, com frequência, uma alteração facilmente identificável no primeiro encontro pré-operatório com o paciente. A perda dos músculos do esqueleto (massa corporal magra) e o aumento na porcentagem de gordura corporal são alterações típicas associadas ao envelhecimento. A osteoporose se caracteriza pela deterioração da microarquitetura e redução da densidade óssea, com aumento resultante na fragilidade óssea e na suscetibilidade a fraturas. A osteoporose é, em grande parte, assintomática até a ocorrência de uma fratura, embora os pacientes possam notar perda da altura e aumento gradual da cifose secundária à compressão de fraturas vertebrais. A prevenção é um aspecto essencial do tratamento (**Fig. 25-4**).

Nos Estados Unidos, cerca de 10 milhões de pessoas têm osteoporose, enquanto outros 14 a 18 milhões têm osteopenia. Cerca de 1,5 milhões de fraturas por ano são atribuídas à osteoporose e mais de 37 mil pessoas morrem por causa de complicações subsequentes relacionadas com uma fratura. Entre as mulheres que sofrem uma fratura do quadril, 50% perdem tempo em uma instituição de cuidados enquanto se recuperam e 14% de todas as pacientes com esse tipo de fratura permanecem em casas de repouso por mais de um ano. Os caucasianos, especialmente os descendentes do norte da Europa, e os asiáticos estão em risco elevado de sofrer quadro de osteoporose e a incidência de pico está nas pessoas de 70 anos ou mais. Além da demografia, a deficiência de estrogênio, o hipogonadismo masculino, o tabagismo, o aumento no consumo de bebidas alcoólicas, a deficiência de cálcio, o câncer, a imobilização

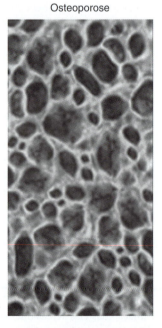

Figura 25-4 • Comparação entre osso normal (*esquerda*) e osteoporótico (*direita*). Com o envelhecimento, o osso se torna frágil, com perda de sua estrutura normal.

TABELA 25-1	T1/2 β, Diferença na Meia-vida de Eliminação pela Idade	
Droga	**Adultos Jovens**	**Adultos Idosos**
Fentanil	250 min	925 min
Midazolam	2,8 horas	4,3 horas
Vecurônio	16 min	45 min

e a administração crônica de corticoides representam fatores de risco bem documentados.

Para fins de triagem, a radiografia simples não é tão precisa quanto à verificação de densidade mineral dos ossos. Em pacientes sintomáticos, porém, as radiografias são úteis para identificar a osteopenia e as fraturas.

Exercícios regulares de suporte de peso e a ingestão adequada de cálcio e vitamina D são elementos essenciais de prevenção. A terapia de reposição hormonal é considerada como uma opção de tratamento eficaz para as mulheres após a menopausa. A calcitonina parenteral ou intranasal é tipicamente reservada para o tratamento de absorção óssea associada ao câncer.

Osteoartrite

A osteoartrite é a doença mais comum das articulações, afetando mais de 20 milhões de indivíduos só nos Estados Unidos. Mais da metade da população com mais de 65 anos mostra sinais radiográficos de osteoartrite, embora a maioria seja assintomática e a prevalência aumenta com a idade. Homens e mulheres de meia-idade são igualmente afetados, mas entre os idosos a prevalência é maior entre as mulheres. Outros fatores de risco incluem a obesidade, traumas articulares, infecção e distúrbios metabólicos e neuromusculares.

Os achados patológicos sugerem que a cartilagem articular é o sítio da anormalidade primária, mas as alterações reativas também afetam os tecidos periarticulares e os ossos ao redor dessa cartilagem. Predominantemente, são afetadas as articulações que envolvem a sustentação de peso como joelhos, quadris, colunas cervical e lombossacral, e os pés. A dor e a disfunção das articulações afetadas são as causas principais da inatividade crônica, da incapacidade e da morbidade. Não há anormalidades laboratoriais específicas associadas à osteoartrite. O diagnóstico se baseia na avaliação clínica e nos achados radiográficos positivos nas articulações afetadas (**Fig. 25-5**).

As intervenções não farmacológicas são a base da terapia para a osteoartrite e incluem a educação do paciente, perda de peso, fisioterapia, terapia ocupacional e redução do estresse articular.

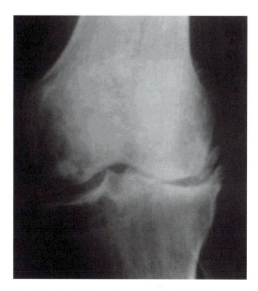

Figura 25-5 • Quadro clássico de osteoartrite do joelho com alterações associadas na cartilagem articular.

Além disso, o paracetamol e os fármacos anti-inflamatórios não esteroides são administrados para melhorar a mobilidade do paciente. Seletivamente, são considerados os relaxantes musculares para pacientes com evidência de espasmos musculares. As injeções intra-articulares de glicocorticoides, os narcóticos e a artroplastia são reservados para os pacientes com as dores mais intensas.

A mobilidade reduzida e o desconforto são preocupações óbvias para todos os cuidadores, mas a mobilidade e a estabilidade da coluna cervical representam implicações especiais para o anestesiologista quando se planeja uma laringoscopia e intubação da traqueia. A osteoartrite cervical pode interferir com a visão da abertura glótica. As radiografias cervicais em flexão e extensão podem ser instrumentais na decisão sobre qual técnica oferece a abordagem mais segura para a intubação da traqueia sem causar lesão no pescoço ou comprometer a medula espinal.

Enfisema

Tipicamente, os pacientes por volta dos 50 anos de idade se apresentam com histórico de tosse produtiva ou doença aguda no tórax. A tosse geralmente é pior na parte da manhã e produz escarro incolor de uma bronquite crônica concomitante. A dispneia, que é o sintoma mais significativo, raramente ocorre até a sexta década de vida. Nos Estados Unidos, estima-se que 4% a 6% dos homens adultos e 1% a 3% das mulheres adultas tenham enfisema. O tabagismo é, de longe, o fator de risco ambiental isolado mais claramente estabelecido para enfisema. A maioria dos pacientes com essa doença tem histórico de tabagismo com consumo de mais de 20 maços-ano antes do desenvolvimento dos sintomas comuns. A incidência de enfisema aumentou 2,8 vezes por causa do tabagismo. Os fármacos intravenosos, a deficiência da α_1-antitripsina, a imunodeficiência e os distúrbios do tecido conectivo também representam fatores de risco em potencial.

As alterações patológicas se manifestam como destruição enfisematosa distal aos bronquíolos respiratórios e inflamação das vias aéreas menores. Nessas áreas afetadas, a oclusão do lúmen ocorre por tamponamento mucoso, com o desenvolvimento de limitação do fluxo aéreo. Clinicamente, a intensidade de obstrução do fluxo de ar é mais predominante em pacientes com tosse crônica e produção de escarro e está associada ao declínio acelerado na função pulmonar.

A composição celular da inflamação das vias aéreas, observada na doença pulmonar obstrutiva crônica, é, predominantemente, mediada por neutrófilos. O tabagismo induz os macrófagos a liberarem fatores quimiotáticos neutrofílicos e elastases, levando à destruição dos tecidos. Quando FEV_1 tiver sido reduzida a 30% do predito, o paciente desenvolverá dispneia com o mínimo esforço. Com a progressão da doença, os intervalos entre exacerbações agudas ficarão mais curtos; como resultado, pode ocorrer o desenvolvimento de cianose e insuficiência cardíaca direita.

A frequência respiratória aumenta em proporção à intensidade da doença. No exame físico, o uso de musculatura acessória e o movimento paradoxal da parede torácica são evidentes. Na doença avançada pode-se observar cianose, pressão venosa central elevada e anasarca. As alterações na FEV_1 nos testes de função pulmonar constituem o índice mais usado de obstrução do fluxo aéreo. Nas radiografias do tórax, a hiperinflação, o achatamento do diafragma, o aumento no espaço aéreo retroesternal e a hiperlucência dos pulmões são característicos dessa doença (**Fig. 25-6**).

Parar de fumar, o uso de broncodilatadores e a terapia de oxigênio suplementar são os tratamentos de manutenção mais prescritos para enfisema. Cerca de 30% dos pacientes demonstrou aumento em FEV_1 de 15% ou mais após a terapia broncodilatadora. Nos fumantes, o achado laboratorial de policitemia é observado com frequência. Com as exacerbações da doença, o escarro se torna purulento, com quantidade excessiva de neutrófilos e uma mistura de organismos mediante coloração de Gram. Quando isso ocorre, são indicados agentes antibióticos e anti-inflamatórios. Além disso, também podem ser considerados os mucolíticos e os inibidores da fosfodiesterase.

Na deficiência de α_1-antitripsina, as estratégias de aumento disponíveis incluem tentativas farmacológicas de aumentar a produção endógena de α_1-antitripsina pelo fígado (p. ex., tamoxifeno). A administração de α_1-antitripsina purificada por infusão intravenosa repetida ou inalação também são opções.

Indivíduos com enfisema relacionado ao tabagismo têm prognóstico variável. Um estudo a longo prazo demonstrou 40% na taxa de sobrevida de 12 anos naqueles com FEV_1 inicial de 1,25 L e de cerca de 5% para aqueles com FEV_1 inicial de 0,75 L. O tratamento cirúrgico é reservado para as formas mais intensas de enfisema, quando outras alternativas forem exauridas sem alívio sintomático aceitável. A eliminação de bolhas pulmonares gigantes e a cirurgia de redução do volume do pulmão são oferecidas aos pacientes quando a presença de bolhas gigantes puder ser confirmada por tomografia computadorizada e houver expectativa de melhora significativa da tolerância ao exercício após a cirurgia. Para a doença pulmonar em estágio terminal, em que todas as modalidades terapêuticas tradicionais falharam, o transplante de pulmão pode ser a única opção.

Doença de Parkinson

Essa doença merece menção em separado, pois há múltiplas preocupações perioperatórias relacionadas com o melhor tratamento possível. A doença de Parkinson é um distúrbio do sistema extrapiramidal e uma das doenças neurodegenerativas mais comum. Embora a causa da doença de Parkinson seja praticamente desconhecida, hipóteses de longa data sugerem que a neurodegeneração seja induzida por doenças genéticas, ambientais ou infecciosas. A idade é o único fator de risco mais consistente e já se estimou que a doença de Parkinson afeta cerca de 3% da população com mais de 66 anos de idade. Além disso, mais de 50% dos indivíduos com mais de 85 anos apresenta alguns sintomas relacionados com essa doença.

A doença de Parkinson se caracteriza pela redução progressiva de populações selecionadas de neurônios, incluindo aqueles neurônios dopaminérgicos da substância *nigra* dos gânglios basais (**Fig. 25-7**). Os pacientes se apresentam com sinais clínicos quando a atividade dopaminérgica for reduzida em cerca de 80%. O desequilíbrio entre as ações de inibição da dopamina e as ações de estimulação da acetilcolina leva à inibição excessiva do tálamo, com a tríade clássica de rigidez, tremor em repouso e bradicinesia. Esses aspectos clínicos clássicos não são exclusivos da doença de Parkinson e podem ser exibidos em outras síndromes parkinsonianas.

Não existe um teste específico para confirmar o diagnóstico da doença de Parkinson; o diagnóstico é feito, principalmente, em bases clínicas. O objetivo do tratamento da doença de Parkinson é direcionado a permitir que o paciente exerça suas atividades diárias normais. A base do tratamento é a terapia medicamentosa com L-DOPA ou agonistas dos receptores de dopamina. Mais recentemente, o tratamento cirúrgico da doença de Parkinson tem sido defendido com desenvolvimentos promissores, a saber: a estimulação subtalâmica profunda do cérebro e o implante de tecido mesencefálico fetal demonstraram melhorar o resultado nesse quadro em certas populações de pacientes.

Quando houver necessidade de anestésicos com esses pacientes, a profilaxia de aspiração e a monitorização restrita quanto à função respiratória perioperatória serão fundamentais. O regime medica-

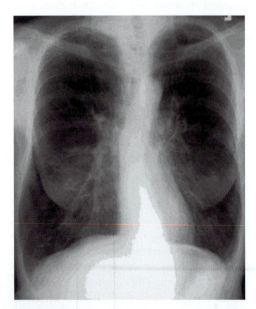

Figura 25-6 • Radiografia do tórax e alterações radiográficas associadas com enfisema. Observe as alterações clássicas de achatamento do diafragma e hiperlucência dos pulmões.

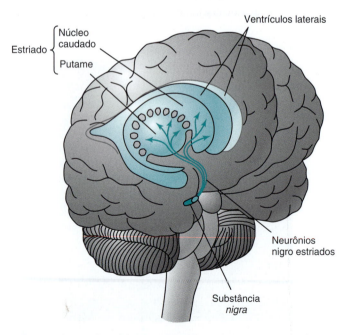

Figura 25-7 • Depleção dos neurônios dopaminérgicos nos gânglios da base na doença de Parkinson.

CAPÍTULO 25 — Doenças Geriátricas

mentoso usual do paciente (i.e., os fármacos usados para tratar os sintomas de Parkinson) deverá ser administrado o mais próximo possível do programa regular. Os fármacos que precipitam ou exacerbam a doença de Parkinson deverão ser evitadas, incluindo as fenotiazinas, as butirofenonas e a metoclopramida. Se houver desenvolvimento de sintomas extrapiramidais induzidos por fármacos, ou se houver necessidade de sedação, a difenidramina tem sido descrita como eficaz. A disfunção concomitante do sistema nervoso autônomo é comum; por isso, o controle intraoperatório contínuo dos parâmetros hemodinâmicos pode ser necessário, incluindo técnicas tanto invasivas quanto não invasivas.

Demência

O declínio intelectual é uma das marcas registradas da demência. Nos idosos, há grandes diferenças quanto ao nível de funcionamento intelectual em comparação com sua linha de base no início da vida adulta. Em qualquer paciente com demência degenerativa conhecida e de progresso lento, alterações súbitas no estado cognitivo, de comportamento ou de saúde poderão ocorrer. O estado mental é, com frequência, um barômetro de saúde em um paciente com demência e as alterações abruptas precisam de uma busca quanto a problemas adicionais que possam estar ocorrendo (**Tabela 25-2**). No tratamento da demência, o desafio talvez mais importante seja a identificação de casos incomuns de demência reversível, como a intoxicação medicamentosa crônica, as deficiências vitamínicas, o hematoma subdural, a depressão significativa, a hidrocefalia de pressão normal e o hipotiroidismo. Obviamente, o tratamento de tais casos visa diagnosticar a doença subjacente.

Infelizmente, a maioria dos casos de demência, incluindo as doenças degenerativas do cérebro (i.e., o mal de Alzheimer) e outros estados de multi-infartos comuns, é incurável. Isso não significa, porém, que os sintomas não possam ser tratados e aliviados. A farmacoterapia da demência é ajustada para os problemas específicos confrontados como distúrbios de comportamento e do sono e prevenção de mais declínio intelectual e neurodegeneração. Esses tratamentos incluem vitamina E, fármacos anti-inflamatórios não esteroidais, reposição de estrogênio e inibidores da acetilcolinesterase de ação central.

Para o anestesiologista, os desafios impostos no cuidado do paciente idoso com capacidade mental em declínio são muitos. A interação perioperatória com o paciente e a família deverá considerar a habilidade comprometida para processar as informações gerais e clínicas e, em especial, para obter um consentimento verdadeiramente informado. O estabelecimento e a documentação da linha de base podem se tornar significativos quando se encontram alterações pós-operatórias do funcionamento mental. Se houver suspeita de deterioração aguda, uma consulta neurológica com as informações do médico principal do paciente será recomendável.

Nesse grupo etário, um problema comum é a disfunção cognitiva pós-operatória. A cognição é definida como o conjunto dos processos mentais de percepção, memória e processamento de informações que permitem que o indivíduo adquira conhecimentos, resolva problemas e planeje o futuro. Ela abrange os processos mentais requeridos para a vida diária e não deverá ser confundida com a inteligência.

A disfunção cognitiva pós-operatória está fortemente associada ao aumento da idade, e cerca de um em cada quatro pacientes cirúrgicos idosos pode ser afetado. Essa disfunção não está relacionada com hipotensão perioperatória ou hipóxia e se resolve, tipicamente, até três meses após a cirurgia. Ela se manifesta geralmente como a falha na execução de tarefas cognitivas simples ou em completar tarefas mentais. Na ausência de verificação cognitiva, ela pode se manifestar como atividade reduzida durante esse período. Os pacientes podem ser ajudados pelo reconhecimento de que o problema é real e pelo conforto de que o problema provavelmente será transitório.

Delírio

Caracterizado por uma alteração aguda na função cognitiva e por distúrbios de consciência, o delírio geralmente resulta de um quadro clínico subjacente, de medicamentos e, às vezes, da abstenção de fármacos. Esse distúrbio afeta entre 10% e 30% dos pacientes hospitalizados com doença clínica. Após a anestesia geral, a prevalência do delírio nos idosos tem sido informada entre 10% e 15%. A morbidade e a mortalidade associadas tornam o diagnóstico precoce e preciso dessa condição importantíssima (**Tabela 25-3**). Já foi sugerido que o delírio e a disfunção cognitiva após uma ci-

TABELA 25-2	Comparação entre as Diferentes Distúrbios do Sistema Nervoso Central		
Diagnóstico	**Aspecto de Diferenciação**	**Sintomas**	**Curso**
Demência	Prejuízo da memória	Desorientação, agitação	Início lento, progressivo, crônico
Delírio	Níveis flutuantes de consciência, atenção reduzida	Desorientação, alucinação visual, agitação, apatia, isolamento, prejuízo da memória e da atenção	Agudo; a maioria dos casos remite com a correção do quadro clínico subjacente
Transtornos psicóticos	Déficit na aceitação da realidade	Retraimento social, apatia	Início lento com síndrome de pródromo; crônico com exacerbações
Depressão	Tristeza, perda de interesse e de prazer nas atividades habituais	Distúrbios do sono, apetite, concentração; falta de disposição; sentimentos de desesperança e de inutilidade; tendências suicidas	Episódio único ou episódios recorrentes; pode-se tornar crônico

TABELA 25-3	Componentes do Delírio

Para comprovação de delírio, o(a) paciente deve apresentar cada um dos aspectos relacionados:

- Distúrbio de consciência (i.e., clareza reduzida de percepção sobre o meio ambiente) com habilidade reduzida para focalizar, sustentar ou desviar a atenção
- Alteração na cognição (p. ex., déficit de memória, desorientação, distúrbio de linguagem) ou desenvolvimento de distúrbio de percepção que não tenha sido decorrente de demência preexistente, estabelecida ou em evolução
- Desenvolvimento do distúrbio durante um período curto (geralmente em horas ou dias) com tendência a flutuar durante o curso de um dia
- Evidência de histórico, de exame físico ou de achados de laboratório indicando que o distúrbio é causado por consequências fisiológicas diretas de um quadro clínico geral

TABELA 25-4	Fatores Que Podem Precipitar um Quadro de Delírio

Drogas (especialmente por introdução ou ajuste da dose)

Eletrólitos, anormalidades de (p. ex., hiponatremia, hipoxemia)

Lack (abstinência de drogas)

Infecção (especialmente urinária ou respiratória)

Reduzida manifestação sensorial (cegueira, surdez, escuridão, alterações no ambiente)

Intracranianos, distúrbios (derrame, sangramento, meningite, estado pós-ictal)

Urinária, retenção e impactação fecal

Miocárdio, distúrbios do (infarto do miocárdio, arritmia, insuficiência cardíaca)

rurgia têm mais probabilidade de ocorrer em pacientes com disfunção cognitiva anterior ao procedimento. Com base nessa premissa, pode-se considerar que um teste Mini-Mental deveria fazer parte da avaliação pré-operatória no idoso. Uma pontuação baixa e o que ela pode representar podem servir como alerta precoce tanto para o pessoal do hospital quanto para a família e, possivelmente, reduzir sua possibilidade por meio da atenção estrita aos vários e possíveis fatores causais no período perioperatório.

Os pacientes com delírio podem se apresentar com uma variedade de sintomas que incluem agitação, sonolência, abstinência e psicose. Essa variação de apresentação pode levar à confusão diagnóstica e, em alguns casos, à atribuição incorreta dos sintomas a uma distúrbio psiquiátrico primário. Para se fazer a distinção, é importante que se obtenha o histórico do início e do curso do quadro com os membros da família ou com seus acompanhantes. Sem uma avaliação cuidadosa, o delírio pode ser facilmente confundido com vários transtornos psiquiátricos primários, pois muitos dos sinais e sintomas do delírio também estão presentes em quadros como demência, depressão e psicose.

Os fatores de risco para o delírio incluem idade avançada (i.e., mais de 70 anos), demência subjacente, vários medicamentos e distúrbio eletrolítico.

Quase todas as doenças agudas, ou exacerbação de uma doença crônica, podem precipitar o delírio (**Tabela 25-4**). Os pacientes hospitalizados com delírio demonstraram até 10 vezes mais risco de desenvolver outras complicações (incluindo a mortalidade), hospitalização mais prolongada, custos hospitalares mais altos e maior necessidade de cuidados a longo prazo após a alta.

Uma vez identificada, o distúrbio orgânico que está causando o delírio deve ser tratado. Sempre que possível, o pessoal clínico e a família deverão ajudar a orientar a pessoa com delírio no tempo e no espaço. Eles deverão explicar o que está acontecendo ao paciente, incluindo os testes ou tratamentos que o paciente deve receber. O controle do comportamento pode ser necessário para assegurar conforto e segurança ao paciente. Para o controle agudo do delírio a dose de 0,25 a 2 mg de haloperidol oral é o tratamento preferido,

mas diazepam, droperidol e clorpromazina também são fármacos amplamente usados com bons resultados. A correção imediata da desordem subjacente que está causando o delírio é essencial para prevenir dano cerebral permanente e pode resultar em recuperação completa.

ESTRATÉGIAS DE ANESTESIA GERIÁTRICA

Há 100 anos, a idade de 50 (e certamente acima dessa idade) era considerada como contraindicação a procedimentos cirúrgicos. Com os avanços nos cuidados de saúde, na farmacologia e na tecnologia, não existe mais nenhuma contraindicação de idade cronológica para a maioria dos procedimentos cirúrgicos. Entretanto, as alterações normais relacionadas com a idade aumentam sim os riscos de complicações perioperatórias e de óbito em virtude da prevalência aumentada de doença concomitante associada à idade.

A avaliação pré-operatória abrangente do estado de saúde de um indivíduo idoso pode representar um desafio significativo. Nessa fase da vida, vários fatores tornam mais difícil e mais demorada a obtenção do histórico clínico. Por exemplo, a audição e a visão prejudicadas podem interferir com a comunicação efetiva. Além disso, é importante separar os efeitos do envelhecimento *per se* das consequências de uma doença relacionada com a idade. Muitos pacientes idosos deixam de informar sintomas potencialmente importantes por que eles consideram essas doenças como sendo consequência normal do envelhecimento. Na maioria dos pacientes idosos, a função basal é suficiente para cumprir com as necessidades diárias, mas em condições de estresse psicológico, o prejuízo na reserva funcional pode-se tornar evidente.

É evidente que pacientes cirúrgicos mais idosos apresentam comorbidades significativas. O envelhecimento produz fibrose progressiva, perda de elasticidade e atrofia em quase todos os tecidos e órgãos. O conhecimento dos anestesiologistas sobre a fisiologia do envelhecimento permite a identificação precoce de quaisquer problemas potenciais, assim como a prevenção efetiva e o tratamento de complicações durante a cirurgia. De modo semelhante, as preocupações menores podem fazer diferença substancial quando se cuida de alguém com múltiplos sistemas orgânicos comprometidos e reservas diminuídas. A atenção aos detalhes é importante para todos os anestesiologistas, mas raramente tão importantes quanto os cuidados dos extremos da idade. A incidência de efeitos adversos medicamentosos aumenta com as alterações na farmacocinética e na farmacodinâmica associadas à idade. Além disso, os pacientes mais idosos provavelmente recebem vários fármacos e a polifarmácia pode resultar em interações medicamentosas indesejáveis.

Nos idosos, a elasticidade reduzida da pele aumenta o risco de lesão resultante do uso de várias fitas adesivas. O acréscimo de uma fina camada de um envoltório de compressa de algodão antes de aplicar o manguito não invasivo de medição da pressão arterial pode ser uma manobra simples, porém eficaz, para prevenir uma complicação neurovascular. Outra preocupação é a camada mais fina de gordura subcutânea, que predispõe os pacientes idosos ao potencial de desenvolvimento de úlceras de pressão. A proteção das proeminências ósseas desses pacientes, o acolchoamento com travesseiros e dispositivos para suporte dos braços serão mais bem alcançados se fizerem parte de um protocolo sistêmico e uniforme.

Os pacientes idosos estão frequentemente desidratados, refletindo a sensação de sede diminuída, a capacidade renal reduzida de conservar água e sódio e o uso frequente de diuréticos. Por causa da redução na complacência ventricular esquerda e da resposta limitada do receptor β-adrenérgico, esses pacientes estão muito mais predispostos a desenvolver hipotensão durante uma depleção volêmica e insuficiência cardíaca congestiva quando hipervolêmicos. Antes da indução da anestesia geral, uma avaliação completa do estado do volume intravascular é essencial. Os pacientes idosos respondem à hipotermia com tremores durante a cirurgia, o que resulta em demandas aumentadas por oxigênio. Esse quadro é uma preocupação especialmente pronunciada na presença de doença coronária ou naqueles com reserva cardiovascular comprometida.

As medidas termorreguladoras apropriadas devem ser obedecidas para se conservar o calor do corpo do paciente e reduzir seu risco de hipotermia. A eliminação prolongada de agentes anestésicos e o despertar mais lento após a cirurgia também podem ocorrer como resultado de uma perda de calor intraoperatória mal controlada. As intervenções disponíveis para proteger o paciente contra a hipotermia incluem o aumento da temperatura da sala de cirurgia, o uso de mantas térmicas ou de outros dispositivos de aquecimento para cobrir o paciente, a administração de misturas de gás anestésico aquecido e a infusão de fluidos intravenosos aquecidos.

A maioria dos agentes anestésicos gerais diminui a função cardiovascular; por isso, é comum a premissa de que a anestesia regional deve ser administrada em pacientes geriátricos sempre que possível. Outra vantagem observada enfatiza que a manutenção da consciência durante a cirurgia permite o reconhecimento imediato de alterações agudas na função cerebral ou o início de qualquer comprometimento cardiovascular como a angina. Os benefícios respectivos da anestesia regional e geral foram avaliados por várias metanálises. Esses estudos falharam em identificar qualquer diferença significativa em mortalidade e morbidade, exceto quanto a uma incidência nitidamente reduzida de trombose venosa profunda associada à anestesia regional. Existe evidência complementar de que a anestesia regional pode diminuir a perda de sangue durante a cirurgia em certos subgrupos de pacientes cirúrgicos.

Ao se administrar um anestésico, deve-se ter em mente as alterações circulatórias, hepáticas e renais associadas à idade, como descritas neste capítulo. O débito cardíaco diminuído pode contribuir para um início lento dos efeitos de fármacos, seguidos por ação prolongada secundária à depuração retardada (i.e., barbitúricos, benzodiazepínicos). Não há evidência de que quaisquer fármacos anestésicos específicos inalados ou injetados sejam preferíveis para indução e manutenção de anestesia em pacientes idosos. Entretanto, alguns agentes, por causa de suas propriedades farmacocinéticas e farmacodinâmicas, servem melhor à população geriátrica a ser submetida à anestesia. Deve-se ter em mente que a concentração alveolar mínima de anestésicos inalatórios diminui com a idade (4% para cada década após os 40 anos), o que é paralelo à perda de neurônios e ao metabolismo cerebral reduzido. Fármacos intravenosos de curta ação e anestésicos voláteis com coeficientes mais baixos de partição fornecem a vantagem de eliminação mais rápida, despertar mais alerta e reorientação no tempo e no espaço e reduzem, potencialmente, a incidência de confusão e de delírio durante a recuperação. Entretanto, a recuperação da função cognitiva, medida pelo teste Mini-Mental, não demonstrou ser diferente entre os vários agentes.

Grande parte da morbidade e da mortalidade cirúrgica, incluindo a isquemia do miocárdio, episódios cerebrovasculares, insuficiência renal, pneumonia e delírio ocorre no período pós-operatório. A morbidade mais comum após uma cirurgia não cardíaca são as complicações respiratórias. A incidência de hipóxia pós-operatória é de 20% a 60% nos idosos. Os reflexos protetores da laringe reduzidos, o *drive* hipóxico e hipercárbico diminuído, a fraqueza dos músculos respiratórios e a alteração da relação ventilação-perfusão são todos contribuintes em potencial para esse aumento de morbidade. Além disso, a apneia e a hipoventilação após a administração de narcóticos e de sedativos são mais comuns na população em processo de envelhecimento. O esforço de respiração insatisfatório secundário à dor pode aumentar ainda mais a probabilidade de complicações respiratórias. Como resultado dessas alterações respiratórias, o uso aumentado de terapia de oxigênio complementar, de oximetria de pulso e de capnografia são componentes essenciais na anestesia para os idosos.

Os mesmos princípios básicos que orientam o tratamento da dor aguda na população em geral se aplicam ao grupo geriátrico. Entretanto, a anestesia ideal para os indivíduos idosos é mais premente, pois eles podem se prejudicar mais, assim como obter o maior benefício em potencial do controle melhorado da dor pós-operatória. Por causa da doença cardíaca isquêmica e da capacidade pulmonar diminuída, o paciente idoso é mais vulnerável às consequências fisiológicas da analgesia inadequada e aos efeitos colaterais dos vários analgésicos.

O estado catabólico pós-operatório é mais prejudicial aos idosos, pois eles possuem reservas nutricionais reduzidas; esse processo é exagerado quando o controle da dor não é o ideal. Por fim, o tratamento da dor aguda nos idosos pode exercer efeito mais significativo na reabilitação e no estado funcional subsequente. A deambulação precoce é estimulada em um esforço para reduzir a incidência de complicações tromboembólicas.

DESAFIOS ÉTICOS EM ANESTESIA GERIÁTRICA E CUIDADOS PALIATIVOS

Os princípios éticos essenciais são idênticos em todas as populações de pacientes adultos. Os desafios comuns incluem a autonomia do paciente, a tomada de decisão substituta e o estado de não

STOELTING ANESTESIA E DOENÇAS COEXISTENTES

TABELA 25-5	Elementos Essenciais do Consentimento Informado
Informações suficientes para o paciente	
Competência do consentidor	
Tomada de decisão voluntária sem pressão	

TABELA 25-6	Definição de Cuidados Paliativos pela OMS
Confirmar a vida e considerar a morte como um processo normal	
Não apressar nem postergar a morte	
Fornecer alívio à dor e aos outros sintomas estressantes	
Integrar os aspectos psicológicos e espirituais aos cuidados com o paciente	
Oferecer um sistema de suporte para ajudar a família a enfrentar a doença do paciente e seu próprio luto	

ressuscitação no hospital e na sala de cirurgia. A decisão final sobre qual terapia clínica deve ser empregada é do paciente. A doutrina legal que incorpora esse princípio é o consentimento informado. Os critérios essenciais para esse consentimento informado incluem o fornecimento de informações suficientes, a competência do paciente e a tomada de decisão voluntária (**Tabela 25-5**). Os pacientes com possível quadro de demência deverão ser encaminhados para avaliações de competência, visando avaliação do funcionamento mental e da capacidade de tomada de decisão. Quando o paciente estiver muito comprometido mentalmente, identifica-se um substituto com base em um testamento ou procuração com prazo viável. Cada estado possui uma hierarquia legal para indicar um tomador de decisão por procuração se esses documentos não estiverem disponíveis para guiar o processo.

A causa e o prognóstico de uma parada cardíaca e a taxa de sucesso da ressuscitação são acentuadamente diferentes se o evento ocorrer na sala de cirurgia. Entretanto, o consentimento informado (ou a recusa informada) da intervenção médica é orientado pelos mesmos princípios morais durante os cuidados terminais, independente do local. Entretanto, para assegurar que as diretrizes legais institucionais são obedecidas, o leitor deverá consultar os protocolos e as políticas da instituição sobre a situação de não ressuscitação na sala de cirurgia e na unidade de cuidados pós-anestésicos. Para procedimentos cirúrgicos de alto risco, discussões abrangentes sobre as preferências do paciente são altamente recomendáveis.

Na literatura médica, já está estabelecido que uma porção significativa de idosos, especialmente aqueles com câncer, sofre dor e desconforto de várias origens durante os últimos anos de suas vidas. Os cuidados paliativos estão ganhando mais reconhecimento, especialmente nas sociedades industrialmente desenvolvidas e em processo de envelhecimento. A medicina paliativa é definida como os cuidados abrangentes de pacientes cuja doença não responde ao tratamento curativo (**Tabela 25-6**). Isso exige uma abordagem multidisciplinar para tratar sintomas, controlar a dor e tratar das necessidades psicológicas, sociais e espirituais do paciente e de sua família. Por seu treinamento, os anestesiologistas são especialistas valiosos no tratamento da dor farmacológica e decorrente dos procedimentos cirúrgicos. Essas modalidades são peças-chave dos cuidados paliativos bem-sucedidos.

RESUMO

O envelhecimento é um processo multifatorial e abrangente. Ele produz declínio gradual na reserva funcional da maioria dos principais sistemas orgânicos do corpo, resultando, assim, na capacidade reduzida de adaptação. O envelhecimento não é uma doença, mas carrega potencial aumentado para o desenvolvimento de várias doenças relacionadas com a idade. Portanto, não existe um "anestésico ideal" para o paciente idoso. A compreensão sólida das alterações fisiológicas associadas à idade e das respostas farmacocinéticas e farmacodinâmicas alteradas desses pacientes ajuda a elaborar e introduzir o melhor anestésico possível para esses pacientes idosos. Uma vez que esse subgrupo de pacientes é não só fisiológica, mas também fisicamente frágil, ele exige atenção especial durante todo o período perioperatório a fim de prolongar sua sobrevida e manter função e qualidade de vida adequadas, incluindo a incorporação de seus desejos sobre as questões terminais.

PONTOS-CHAVE

- À medida que a idade da população aumenta, a apreciação abrangente das preocupações anestésicas apropriadas à idade permitirá a oferta de cuidados perioperatórios ideais.
- Envelhecimento não é doença, mas a incidência de várias morbidades aumenta nos idosos.
- A correlação entre a idade cronológica e fisiológica varia e pode ser significativamente diferente em alguns indivíduos.

- Uma exploração completa do histórico clínico, combinada com um exame detalhado e a compreensão sólida sobre as alterações fisiológicas relacionadas com a idade permitem um fundamento que fornece os melhores cuidados clínicos nessa população.

REFERÊNCIAS

Alagiakrishnan K, Wiens CA: An approach to drug induced delirium in the elderly. Postgrad Med J 2004;80:388–393.

Altman RD, Lozada CJ: Clinical features of osteoarthritis. In Hochberg MC, Silman AJ, Smolen JS, et al (eds): Practical Rheumatology. Philadelphia, Mosby, 2004, pp 503–510.

Bodis-Wollner I: Visualizing the next steps in Parkinson disease. Arch Neurol 2002;59:1233–1234.

Desai AK, Grossberg GT: Diagnosis and treatment of Alzheimer's disease. Neurology 2005;64:S34–S39.

Fabbri LM, Luppi F, Beghe B: Update in chronic obstructive pulmonary disease 2005.AmJRespirCritCareMed2006;173:1056–1065.

Hanning CD: Postoperative cognitive dysfunction. Br J Anaesth 2005;95:82–87.

Hogenmiller MS, Lozada CJ: An update on osteoarthritis therapeutics. Curr Opin Rheumatol 2006;18:256–260.

Kaduszkiewicz H, Zimmermann T, Beck-BornholdtHP: Cholinesterase inhibitors for patients with Alzheimer's disease: Systematic review of randomised clinical trials. BMJ 2005;331:321–327.

Kenny AM, Prestwood KM: Osteoporosis. Pathogenesis, diagnosis, and treatment in older adults. Rheum Dis Clin North Am 2000;26:569–591.

Mannino DM, Watt G, Hole D: The natural history of chronic obstructive pulmonary disease. Eur Respir J 2006;27:627–643.

Pahwa R, Wilkinson SB, Overman J, Lyons KE: Bilateral subthalamic stimulation in patients with Parkinson disease: Longterm follow up. J Neurosurg 2003;99:71–77.

Papi A, Luppi F, Franco F: Pathophysiology of exacerbations of chronic obstructive pulmonary disease. Proc Am Thorac Soc 2006;3:245–251.

Price CC, Garvan CW, Monk TG: Neurocognitive performance in older adults with postoperative cognitive dysfunction. Anesthesiology 2003;99:A50.

Rasmussen LS, Johnson T, Kuipers HM, et al: Does anaesthesia cause postoperative cognitive dysfunction? A randomised study of regional versus general anaesthesia in 438 elderly patients. Acta Anaesthesiol Scand 2003;47:260–266.

Sethi KD: Clinical aspects of Parkinson disease. Curr Opin Neurol 2002;15:457–460.

Vestbo J: Clinical assessment, staging, and epidemiology of chronic obstructive pulmonary disease exacerbations. Proc Am Thorac Soc 2006;3:252–256.

Watts NB: Treatment of osteoporosis with bisphosphonates. Rheum Dis Clin North Am 2001;27:197–214.

Weldon C, Mahla ME, Van der Aa MT, Monk TG: Advancing age and deeper intraoperative anesthetic levels are associated with higher first year death rates. Anesthesiology 2002;97(Suppl):A1097.

ÍNDICE

Nota: Páginas com números seguidos por q indica quadros; f, figuras; t, tabelas.

A

Ablação por cateter, 81
Ablação por cateter de radiofrequência, 81
Abscesso cerebral
    na cardiopatia cianótica congênita, 50
    na tetralogia de Fallot, 51
Abscesso pulmonar
    na pneumonia, 485
    pediátrico, 617-618
Abstinência
    de álcool, 542-543
    de anfetaminas, 549
    de barbitúricos, 546
    de opioides, 545
Abuso de anfetamina, 548-549
Abuso de cocaína, 543-544, 574-575
Abuso de substâncias
    na gravidez, 573-575
    visão geral da, 541-551
Acantocitose, 409-410
Acesso vascular, na hemodiálise, 335
Acetaminofeno (paracetamol), em pacientes
    com porfiria, 314t
Acetato de glatirâmer, 231
Acidente vascular encefálico
    ácido acetilsalicílico para, 216-217
    agudo, 216-217
    cirurgia para, 217
    como causa de morte, 214
    correspondente a oclusões arteriais, 216t
    fatores de risco, 215t
    hemorrágico agudo, 217-220
    infarto do miocárdio e, 9
    sinais e sintomas, 215t
    tetralogia de Fallot e, 51
    visão geral da, 152-153
Ácido acetilsalicílico
    overdose, 550
    para psoríase, 440

Ácido aminolevulínico sintetase (ALA), 309
Ácido carbônico, 360
Ácido hidroclórico, na doença da úlcera
    péptica, 280
Acidose
    metabólica, 346, 361-362
    respiratória, 360-361, 361t
    sistêmica, 359-360, 360t
Acondroplasia, 461
Acromegalia, 402-403
ACTH. *Ver* Corticotropina (ACTH).
Adenocarcinoma, visão geral da, 508-509
Adenoma da paratireoide, 399
Adenoma hipofisário, 403
Adenoma tóxico, 382
Adenosina
    na angina pectoris, 2
    na imagem de cardiopatia, 3
    na taquicardia por reentrada nodal AV
        antidrômica, 72
    na taquicardia supraventricular, 66
    para disritmia, 78
ADH. *Ver* Vasopressina.
Agentes citoprotetores, 282
Água corporal total, em pacientes
    pediátricos, 581
AIDS. *Ver* Síndrome da imunodeficiência
    adquirida (Aids).
ALA sintetase. *Ver* Ácido aminolevulínico
    (ALA) sintetase.
Albumina, na desnutrição, 309
Alcalose
    metabólica, 362-363, 362t
    respiratória, 361
    sistêmica, 360, 360t
Alças de fluxo e volume, 170-171
Alcatrão de carvão, para psoríase, 440
Álcool. *Ver também* Cirrose.
    abstinência, 542-543
    abuso, 541-543

    delirium tremens e, 543
    gravidez e, 543, 573
    overdose, 542
    pacientes intoxicados, 269
    receptores do ácido γ-aminobutírico e,
        542
    síndrome de Wernicke-Korsakoff e, 543
Alergia a medicamentos, 527-530, 528t
Alergia a penicilina, 527
Alucinógenos, 549
Amenorreia, na anorexia nervosa, 308
Aminoacidúria neutra, 318t
Aminoglicosídeos, miastenia gravis e, 452t
Amiodarona
    para arritmia, 78
    para fibrilação atrial, 68
    para *flutter* atrial, 67
    para taquicardia ventricular, 71
Amostra de fezes, infecção por *Clostridium*
    difficile e, 495-496
Amostra do couro cabeludo fetal, 576
Anafilaxia, 526-527
Analgesia epidural lombar, na gravidez,
    557-558
Analgesia neuroaxial, dor no câncer e, 503-
    504
Análogos da prostaglandina, 282
Análogos da purina, 286
Anatomia cerebrovascular, 152, 153f, 214-
    216, 214f, 215t
Anéis atrioventriculares, 62
Anel fibroso, 62, 62f
Anemia
    aplásica constitucional, 415-416
    associada à radiação, 416
    células falciformes, 411-412
    dano medular associado a fármacos, 416
    dano medular associado à infecção, 416
    de Fanconi, 415-416
    deficiência de ferro, 413-414

ÍNDICE

deficiência de folato, 413
em pacientes com câncer, 504-505
fisiologia da, 407-409
leucemias e, 416
macrocítica, 413
megaloblástica, 413
microcítica, 413-414
na artrite reumatoide, 456
na insuficiência renal crônica, 332-333, 334
no hiperparatireoidismo primário, 398
Anemias por dano na medula óssea, 416
Anemias por lesões da medula óssea, 416
Anestesia, 149
em pacientes com eclâmpsia, 563-564
em pacientes com síndrome do coração esquerdo hipoplásico, 58
em pacientes com atresia da tricúspide, 54
em pacientes com cardiopatia isquêmica, 18
em pacientes com defeito do septo ventricular, 46
em pacientes com distrofia muscular, 447
em pacientes com hipertermia maligna, 623
em pacientes com miastenia gravis, 453-454
em pacientes com prolapso da valva mitral, 36
em pacientes com regurgitação da valva mitral, 35
em pacientes com tétano, 483
em pacientes com tetralogia de Fallot, 52
em pacientes com transplante renal, 340
epidural
bradicardia sinusal e, 74-74
em pacientes com anomalia de Ebstein, 54
em pacientes com aterosclerose periférica, 147
em pacientes com pré-eclâmpsia, 562
em pacientes com síndrome de Eisenmenger, 53
em pacientes grávidas, 557-558
em pacientes obesos, 303, 572
fluxo sanguíneo cerebral e, 201-202
geral
em pacientes asmáticos, 167
em pacientes com Aids, 492
em pacientes com aneurisma da aorta, 142
em pacientes com arterite de Takayasu, 149
em pacientes com doença pulmonar obstrutiva crônica, 172-173
em pacientes com estenose aórtica, 38
em pacientes com porfiria, 316

em pacientes com tamponamento cardíaco, 129
na endarterectomia da carótida, 154
inalatória
em pacientes com cardiomiopatia hipertrófica, 118
em pacientes com defeito do septo ventricular, 46
em pacientes com defeitos septais, 45
em pacientes com distúrbios convulsivos, 233
em pacientes com epiglotite aguda, 614
em pacientes com insuficiência aórtica, 40
em pacientes com porfiria, 314t
em pacientes com tetralogia de Fallot, 52
em pacientes com transposição dos grandes vasos, 55
ingestão de álcool e, 268
regional
em pacientes asmáticos, 167
em pacientes com acromegalia, 403
em pacientes com arterite de Takayasu, 149
em pacientes com cardiopatia isquêmica, 18
em pacientes com *cor pulmonale*, 123
em pacientes com doença pulmonar obstrutiva crônica, 172
em pacientes com esclerodermia, 444
em pacientes com fenômeno de Raynaud, 152
em pacientes com hipercoagulabilidade, 433
em pacientes com hipertermia maligna, 623
em pacientes com hipotireoidismo, 386
em pacientes com insuficiência renal, 340
em pacientes com pênfigo, 440
em pacientes com pneumonia, 485
em pacientes com porfiria, 315-316
em pacientes com transplante renal, 341
em pacientes com tromboangiíte obliterante, 150
em pacientes com trombose venosa profunda, 157
em pacientes grávidas, 557
na endarterectomia da carótida, 154
sistema imunológico e, 531
volátil
alergia à, 529
em pacientes anêmicos, 409
em pacientes com coarctação da aorta, 50
em pacientes com *cor pulmonale*, 123
em pacientes com estenose aórtica, 38

em pacientes com insuficiência aórtica, 40
em pacientes com insuficiência renal crônica, 338
em pacientes comatosos, 213
fluxo sanguíneo cerebral e, 201-202
hepatite e, 261
para pacientes com transplante cardíaco, 21
Anestésicos locais, alergia à, 529
Anestésicos voláteis. *Ver também* Anestesia inalatória.
alergia a, 529
em pacientes anêmicos, 409
em pacientes com atresia da tricúspide, 54
em pacientes com cardiopatia isquêmica, 18
em pacientes com coarctação da aorta, 50
em pacientes com *cor pulmonale*, 123
em pacientes com defeito do septo ventricular, 46
em pacientes com distrofia muscular, 447
em pacientes com estenose aórtica, 38
em pacientes com hipertermia maligna, 623
em pacientes com insuficiência aórtica, 40
em pacientes com insuficiência renal crônica, 338
em pacientes com miastenia gravis, 453-454
em pacientes com prolapso da valva mitral, 36
em pacientes com regurgitação da valva mitral, 35
em pacientes com síndrome do coração esquerdo hipoplásico, 58
em pacientes com tétano, 483
em pacientes com tetralogia de Fallot, 52
em pacientes comatosos, 213
fluxo sanguíneo cerebral e, 201-202
hepatite e, 261
no transplante cardíaco, 21
no transplante renal, 340
Anestesiologistas, abuso de substâncias como risco ocupacional para, 547
Aneurisma
classificação do, 137-138, 137f
da aorta abdominal, 143-144
da aorta torácica, 136-143
definição de, 136
fusiforme, 137
ruptura do, 143
sacular, 137
Angina instável/infarto do miocárdio não ST (UA/NSTEMI), 7
Angina pectoris
cardiopatia isquêmica e, 2
como fator de risco cirúrgico intermediário, 14

650

ÍNDICE

definição de, 2
diagnóstico de, 2-4
estável crônica, 2
instável, 2, 7
na cardiopatia valvar, 28
na eletrocardiografia, 2-3
tratamento da, 4-5
variante, 3, 4
Angioedema, 525
Angiografia coronária
na imagem de cardiopatia, 3
pré-operatória, 15
Angioma cavernoso, 221
Angioma venoso, 221
Angioplastia coronária, 6
Angioplastia coronariana direta, 6
Anomalia de Ebstein
anatomia da, 53
conduta anestésica, 54
gravidez e, 53
sinais e sintomas, 53
tratamento da, 54
Anomalia de May-Hegglin, 423
Anomalias cerebrais congênitas, 225-227
Anomalias congênitas da medula espinal,
243-244
Anomalias laríngeas, em neonatos, 578
Anomalias vasculares cerebrais, pediátrica,
605-606
Anomalias vertebrais congênitas,
242-243
Anorexia, em pacientes com câncer, 504
Anorexia nervosa, 308-309, 308t
Anormalidades craniofaciais, 609-612
Anormalidades da fagocitose, 523
Ansiedade do desempenho, 540
Antagonistas do receptor 5 da quimiocina
5, 491
Antiácidos, 281
Antibióticos
alergia a, 530
diarreia por *Clostridium difficile* e, 495
função plaquetária e, 430, 431t
mecanismo dos, 470
para fibrose cística, 176
profiláticos
no transplante pulmonar, 195
para endocardite bacteriana, 30-31,
30t, 31t
em pacientes com defeitos septais,
45-46
em pacientes com ducto arterioso
patente, 47-48
na tetralogia de Fallot, 51
para infecções do local cirúrgico,
473-474
resistência a, 470-471, 473, 475
Anticoagulantes
complicações dos, 156, 157f
na estenose da valva mitral, 32
para hipertensão pulmonar, 99

para trombose venosa profunda, 156
valvas cardíacas protéticas e, 30
Anticolinérgicos
em pacientes com porfiria, 314t
intoxicação por, 536t
para doença ulcerosa péptica, 282
Anticolinesterases
em pacientes com porfiria, 314t
para miastenia gravis, 452
Anticorpos antifosfolipídios, 432-433, 434
Antidepressivos, 534-537
Antidepressivos tricíclicos, 536
Anti-histamínicos, para anafilaxia, 527
Antiretrovirais, para Aids, 489-491
Antivirais
para AidsA, 489-491
para influenza, 488
Aorta
aneurisma da, 136
arco da aorta duplo, 58
coarctação da
anatomia da, 49
conduta anestésica, 48-50
hipertensão e, 49, 50
hipertensão secundária e, 89t
imagem da, 49
incidência de, 44t
na gravidez, 570
sinais e sintomas, 49
sons na, 49
tratamento, 49
doenças da, 136
na arterite de Takayasu, 149
na tetralogia de Fallot, 50-51, 50f
torácica
aneurisma da, 136-143
dissecção da, 136-143
Apendicite, 272-273, 273t, 291-292, 292t
Apneia
conduta anestésica na, 298-299
em neonatos, 587
morte cerebral e, 213
obesidade e, 297-298
obstrutiva do sono, 88
pós-hiperventilação, 212t
transecção da medula espinal e, 240
Apneia do sono, 88
Apneia obstrutiva do sono, 88, 297-298
Apneia pós-hiperventilação, 212t
Apresentação anormal no parto, 567-568
Apresentação pélvica, 567-568
Aprotinina, 288
Arco da aorta duplo, 58
Ariginemia, 318t
Aritenoides, na artrite cricoaritenoidea, 456
Armazenamento de gordura, 296-297
Arritmia
adenosina para, 78
amiodarona para, 78
atropina para, 80
automacidade e, 63

bloqueadores do canal de cálcio para, 79
β-bloqueadores para, 79
classificação da, 63
como fator de risco para complicações
perioperatórias, 11t
digoxina para, 79
diltiazem para, 79
dopamina para, 80
em pacientes com estenose aórtica, 38
em pacientes com tetralogia de Fallot, 53
em pacientes com transplante cardíaco,
22
epinefrina para, 80
fármacos para, 78-80
infarto do miocárdio e, 8
isoproterenol para, 80
lidocaína para, 79
magnésio para, 80
na anomalia de Ebstein, 53
na cardiopatia congênita, 44
na cardiopatia valvar, 28
na esclerodermia, 443
no hipotireoidismo, 384-385
procainamida para, 80
repolarizações e, 64
sinusal, 64-65
sotalol para, 80
supraventricular, 64-69, 64t, 67f
tratamento da, 78-83
vasopressina para, 80
verapamil para, 79
vias de reentrada e, 63-64, 64f
Arritmia(s), em pacientes com
feocromocitoma, 392-393
Arritmias supraventriculares, 64-69, 64t, 67f
Artéria(s)
acidente vascular encefálico e oclusões
correspondentes, 216t
aneurisma da, 136
coronária
angina pectoris e, 2
cirurgia de *bypass*, 3, 4, 7
crescimento de nova, 146
dissecção da, 136
na doença de moyamoya, 222-223
oclusão aguda da, 148
pulmonar
colocação de banda, 47
esquerda anômala, 58-59
na arterite de Takayasu, 148
transposição de grande
anatomia da, 54-55, 55f
conduta anestésica, 55
incidência de, 44t
sinais e sintomas, 55
tratamento de, 55
Artéria pulmonar esquerda anômala,
58-59
Artéria pulmonar
esquerda anômala, 58-59
na arterite de Takayasu, 148

651

ÍNDICE

Arteriografia
    no diagnóstico da oclusão arterial, 148
    no diagnóstico do embolia pulmonar, 192
Arterite de Takayasu, 148-150
Arterite temporal, 151
Articulação sacroilíaca, na espondilite anquilosante, 458
Articulações, na artrite reumatoide, 456
Artrite
    cricoaritenoidea, 456
    enteropática, 458
    no lúpus eritematoso sistêmico, 445
    osteoartrite, 459, 641, 641f
    reativa, 458
    reumatoide, 455-457
Ascites, 266-267, 266f, 267t
Asfixia fetal intrauterina, 557
Asma
    broncoespasmo intraoperatório e, 167, 168t
    como resposta imunológica, 524
    conduta anestésica na, 166-167
    diagnóstico de, 163-164, 163f, 164f, 164t
    diagnóstico diferencial, 164
    estado asmático, 165
    incidência de, 163
    patogênese da, 163, 163t
    sinais e sintomas, 163
    tratamento de, 165, 166t
Aspiração de conteúdo gástrico, 485
Aspiração de corpo estranho, 615-617
Aspiração de mecônio, 577-578
Astrocitoma, 205-206
Astrocitomas anaplásicos, 206
Astrocitomas pilocísticos, 206
Astrócitos, 205-206
Ataxia de Friedreich, 244
Ataxia-telangiectasia, 526
Atelectasia, 189
Aterosclerose. *Ver também* Cardiopatia isquêmica.
    angina pectoris e, 2
    estilo de vida e, 4
    infarto do miocárdio e, 5
    periférica, 145-147
Atonia uterina, 566
Atracúrio
    em pacientes com miastenia gravis, 454, 455f
    em pacientes com porfiria, 314t
    em pacientes obesos, 302t
Atresia coanal, 578
Atresia da tricúspide
    anatomia da, 54
    conduta anestésica, 54
    tratamento de, 54
Atresia esofágica, em neonatos, 593-594, 593f
Atrofia múltipla dos sistemas, 247-248
Atrofia óptica de Leber, 234

Atropina
    em pacientes com estenose aórtica, 38
    no estudo de imagem de cardiopatia, 3
    no transplante cardíaco, 22
    para arritmia, 80
    para asma, 166t
    para bloqueio cardíaco atrioventricular, 76
    ritmo juncional e, 74
Autorregulação cerebral, 201
Avaliação fetal, 574-576, 575f, 576f
Avaliação neonatal, 576-577
Avaliação, do feto, 575-576, 575f, 576f
Azatioprina, 231
Azotemia
    pós-renal, 327
    pré-renal, 326
    renal, 326

B

Bactéria, defeitos imunológicos associados à, 522t
Balão intra-aórtico, 113
Barbear, infecções do local cirúrgico e, 472
Barbitúricos
    abuso de, 546
    alergia a, 529
    overdose, 546
Barotrauma, 189
Batida pericárdica, 129
Beta-bloqueadores
    em pacientes com feocromocitoma, 391
    hipoglicemia e, 372
    no período pós-operatório, 12, 16, 17t
    para angina pectoris, 4
    para ansiedade, 540
    para arritmia, 79
    para aterosclerose periférica, 147
    para cardiomiopatia hipertrófica, 117
    para hipertensão, 4, 94t
    para infarto do miocárdio, 7
    para insuficiência cardíaca sistólica, 109-110
    para insuficiência cardíaca, 111
    para pacientes com extrassístole ventricular, 70
    para síndrome do QT prolongado, 72
    para taquicardia atrial multifocal, 66
    para taquicardia por reentrada nodal AV antidrômica, 72
    para taquicardia sinusal, 65
    para taquicardia supraventricular, 66
Bicarbonato, na regulação do pH, 359
Biguanidas, 368
Bilirrubina, 269-270
Biofilme, 472
Bisfosfonatos, para hiperparatireoidismo primário, 400
Bleomicina, 502t
Bloqueadores do canal de cálcio

efeitos colaterais, 5
infarto do miocárdio e, 7
para angina pectoris, 4-5
para arritmia, 79
para fenômeno de Raynaud, 152
para fibrilação atrial, 68
para hipertensão pulmonar, 100
para hipertensão, 4, 94t
Bloqueadores do receptor de angiotensina
    anestesia e, 96
    para angina pectoris, 5
    para hipertensão, 4, 94t
    para insuficiência cardíaca, 110
Bloqueio cardíaco atrioventricular
    primeiro grau, 75
    segundo grau, 76
Bloqueio cardíaco, 8. *Ver também* Ramo esquerdo; Ramo direito.
    atrioventricular de primeiro grau, 75
    atrioventricular de segundo grau, 76
    bifascicular, 77
    na polimiosite, 445
    terceiro grau, 78
Bloqueio de Mobitz tipo 1, 76
Bloqueio de Mobitz tipo 2, 76
Bloqueio do plexo braquial, em pacientes com insuficiência renal, 340
Bloqueio do ramo direito (BRD)
    bloqueio, 77
        em pacientes com tetralogia de Fallot, 53
    no sistema de condução, 62, 62f
Bloqueio do ramo esquerdo (BRE)
    bloqueio, 77
    no sistema de condução, 62, 62f
Bloqueio neuromuscular residual, em pacientes com insuficiência renal, 338
Bloqueios nervosos, para dor no câncer, 503-504
"Blue bloaters," 170
Bócio, 387
    difuso tóxico, 381
Bolhas
    na epidermólise bolhosa, 438
    no pênfigo, 439
Botulismo, miastenia gravis e, 452t
Bradiarritmia, 8, 73-75, 73t
Bradicardia
    definição de, 73
    disfunção do nó sinusal e, 74
    em pacientes com estenose aórtica, 38
    na síndrome do seio carotídeo, 250
    sinusal, 74-75
BRD. *Ver* Bloqueio de ramo direito (BRD).
BRE. *Ver* Bloqueio de ramo esquerdo (BRE).
Bronquiectasia, 175, 194t
Bronquiolite obliterante, 177, 195
Bulimia nervosa, 308t, 309
BUN. *Ver* Ureia sérica (BUN).

652

ÍNDICE

Busulfan, 502t
Butirofenonas, 540t
Bypass (desvio) cardiopulmonar, em
 pacientes com porfiria, 316
Bypass gástrico, 305
Bypass gástrico em Y de Roux, 305

C

Cabelo, infecções do local cirúrgico e,
 472
CABG. *Ver* Enxerto de *bypass* (desvio) da
 artéria coronária (CABG).
CAD. *Ver* Cetoacidose diabética.
Calcinose tumoral, 446
Cálcio, para hipoparatireoidismo, 400
Calcipotrieno, para psoríase, 440
Cálculo biliar, pancreatite e, 288
Cálculo renal, 343, 343t
CAM. *Ver* Concentração alveolar mínima
 (CAM).
Câncer. *Ver também* Tumores.
 analgesia neuroaxial e, 503-504
 anemia com, 504-505
 bexiga urinária, 515
 cardíaco, 512-513
 células escamosas, 508
 células renais, 514
 colo do útero, 515
 colorretal, 509-510
 complicações cardíacas no, 506
 complicações respiratórias no, 506
 compressão da medula espinal no, 506
 conduta anestésica na, 506-508, 507t
 colorretal, 510
 mama, 512
 ósseo, 515-516
 pulmonar, 509
 depressão e, 503
 diagnóstico de, 502
 disfunção renal e, 505-506
 dor no, 503-504
 em pacientes pediátricos, 625-628
 esofágico, 513
 estágios tumorais, 502
 fármacos para dor no, 503
 fígado, 514
 formas comuns de, 508-512, 508t
 formas raras de, 512-516
 gástrico, 514
 hipercalcemia no, 505
 hipercoagulabilidade no, 432
 imunologia da, 504
 inibidores da angiogênese para, 502-503
 insuficiência supra-renal e, 505
 mama, 511-512
 mecanismo de, 502
 neuropatia periférica e, 254
 ovariano, 515
 pancreático, 514
 pele, 515

procedimentos neurolíticos para dor no,
 503-504
produção de hormônio ectópico no, 505,
 505t
próstata, 510-511
pulmão, 508-509, 508t
quimioterapia para, 502, 502t
resistência a, 531
síndromes paraneoplásicas e, 504-506,
 504t
terapia imunossupressora e, 22
testicular, 515
tireoide, 513
tratamento de, 502-504, 502t
tratamento pré-operatório no, 507
uterino, 515
visão geral do, 501
Câncer colorretal, 509-510
Câncer de bexiga urinária, 515
Câncer de células escamosas, 508
Câncer de células renais, 514
Câncer de estômago, 514
Câncer de mama, 511-512
Câncer de ovário, 515
Câncer de pulmão, 508-509, 508t
Câncer do colo do útero, 515
Câncer esofageano, 513
Câncer gástrico, 514
Câncer ósseo, 515-516
Câncer pancreático, 514
Câncer testicular, 515
Câncer uterino, 515
Capacidade de concentração da urina, 325
Capnografia
 na embolia pulmonar, 192
 para pacientes com ressecção de tumor
 cerebral, 208
Capsulite adesiva, 462
Carbamazepina, 233
Carcinoma de grandes células, 509
Carcinoma de pequenas células, 509
Cardiomiopatia
 da gravidez, 570-571
 definição de, 114
 dilatada
 definição de, 119
 diagnóstico de, 119-120
 sinais e sintomas, 119
 tratamento da, 120
 hipertrófica
 definição de, 115-116
 diagnóstico de, 117
 fisiopatologia de, 116
 gravidez e, 119
 sinais e sintomas, 116-117
 tratamento da, 117
 induzida por catecolamina, 389-390
 periparto, 120-121
 restritiva, 130, 131t
 secundária, 121
 tipos de, 115t

Cardiomiopatia adquirida, 115t
Cardiomiopatia autoimune, 115t
Cardiomiopatia de armazenamento,
 115t
Cardiomiopatia dilatada (CMD)
 definição de, 119
 diagnóstico de, 119-120
 sinais e sintomas, 119
 tratamento de, 120
Cardiomiopatia endócrina, 115t
Cardiomiopatia endomiocárdica, 115t
Cardiomiopatia genética, 115t
Cardiomiopatia hipertrófica (CMH)
 definição de, 115-116
 diagnóstico da, 117
 fisiopatologia da, 116
 gravidez e, 119
 sinais e sintomas, 116-117
 tratamento da, 117
Cardiopatia
 congênita
 acianótica, 44-50, 45f, 45t, 46f, 47f
 anatomia do, 44-45
 conduta anestésica, 45-46
 defeito de septo atrial
 incidência de, 44t
 na tetralogia de Fallot, 51
 no retorno venoso pulmonar
 anômalo total, 56
 secundum, 45, 45f
 sinais e sintomas, 45
 transposição de grandes artérias
 e, 55
 anomalia de Ebstein
 anatomia da, 53
 conduta anestésica, 54
 gravidez e, 53
 sinais e sintomas, 53
 tratamento da, 54
 atresia tricúspide
 conduta anestésica, 54
 anatomia da, 54
 base genética da, 43-44
 cianótica, 50-58
 coarctação da aorta
 anatomia da, 49
 conduta anestésica, 49
 hipertensão e, 49, 50
 imagem de, 49
 incidência de, 44t
 sinais e sintomas, 49
 som na, 49
 tratamento, 49
 comum, 43, 44t
 defeito do septo ventricular
 anatomia do, 46, 46f
 conduta anestésica, 46-47
 hipertrofia infundibular
 ventricular direita e, 46-47
 incidência de, 44t
 na tetralogia de Fallot, 50-51, 50f

653

ÍNDICE

sinais e sintomas, 46
som no, 46
transposição das grandes artérias e, 55
tratamento de, 46
ducto arterioso patente
conduta anestésica, 47-48
anatomia do, 47, 47f
estenose pulmonar, 41
conduta anestésica, 48
anatomia da, 48
sinais e sintomas, 48
na síndrome do coração esquerdo hipoplásico, 57, 57f
incidência da, 44t
no retorno venoso pulmonar anômalo total, 56
sinais e sintomas, 47
transposição de grandes artérias e, 55
tratamento da, 47
obstrução traqueal por, 58-59
prevalência da, 43
problemas com, 44, 44t
profilaxia para endocardite e, 30t
sinais e sintomas, 44, 44t
síndrome de Eisenmenger
como indicação para transplante pulmonar, 194t
conduta anestésica, 54
laparoscopia e, 54
na gravidez, 569-570
sinais e sintomas, 53
tratamento da, 53
síndrome do coração esquerdo hipoplásico
anatomia da, 56-57, 57f
conduta anestésica, 58
tratamento da, 57-58, 58f
tetralogia de Fallot
anatomia da, 50-51, 50f
conduta anestésica, 51-52
crises hipercianóticas na, 51
diagnóstico da, 51
incidência de, 44t
na gravidez, 569
no ecocardiograma, 51
sinais e sintomas, 51
transposição dos grandes vasos
anatomia da, 55, 55f
conduta anestésica, 55
incidência de, 44t
sinais e sintomas, 55
tratamento de, 55
tratamento da, 51
tratamento de, 54
tronco arterioso
anatomia do, 56, 56f
conduta anestésica, 56
sinais e sintomas, 56
tratamento de, 56

isquêmica
conduta anestésica e, 18-20, 19f
no ecocardiograma, 3
eletrocardiografia com esforço físico e, 3
hipertensão e, 4, 87, 88f
tratamento intraoperatório, 16-20, 18t, 18f, 19f, 20t
tratamento intraoperatório da, 20
modificação do estilo de vida e, 4
relaxante muscular e, 19
monitoramento perioperatório e, 19-20, 19f, 20t
complicações pós-operatórias, 13-14, 14f
tratamento pós-operatório, 20-21
avaliação pré-operatória de pacientes com, 11-13, 11t, 13-15, 14f, 15f
prevalência de, 1
insuficiência renal e, 336
silencioso, 11
cirurgia para, 3
fatores de risco, 1, 2t
no eletrocardiograma, 2-3
imagem não invasiva de, 3-4
angina pectoris e, 2-5
tratamento médico da, 4-5
tratamento de, 4-5
na gravidez, 568-571
valvular
arritmias na, 28
estenose aórtica
conduta anestésica, 37-38, 38t
congênita, 37, 44t
diagnóstico de, 37, 37t
fisiopatologia da, 37
reumática, 37
tratamento da, 37
visão geral da, 36
estenose da valva mitral
causas de, 31
conduta anestésica e, 33
diagnóstico de, 31-32
fisiopatologia, 31
medicação pré-operatória e, 33
no ecocardiograma, 31-32, 32t
tratamento de, 32
visão geral da, 31
estudos laboratoriais na, 28-29, 29t
insuficiência aórtica
conduta anestésica, 39-40, 40t
diagnóstico de, 39, 39t
fisiopatologia de, 38-39
tratamento de, 39
visão geral da, 38
insuficiência cardíaca congestiva e, 28
insuficiência da valva mitral
conduta anestésica na, 34-35, 34t

diagnóstico de, 34, 34t
fisiopatologia de, 33-34
infarto do miocárdio e, 8
no ecocardiograma, 34, 34t
tratamento de, 34
no eletrocardiograma, 28-29, 29t
prolapso da valva mitral
avaliação pré-operatória e, 36
conduta anestésica, 35-36
diagnóstico de, 35
visão geral da, 35
terapias medicamentosas para, 28
Cardioversão
elétrica, 80
para fibrilação atrial, 68, 69
para *flutter* atrial, 67, 68
para taquicardia ventricular, 71
visão geral da, 80
Catecolaminas
abuso de anfetaminas e, 548-549
cardiomiopatia induzida por, 389-390
abuso de cocaína e, 543-544
para insuficiência cardíaca, 113
na retirada dos opioides, 545
para derrame pericárdico, 128-129
feocromocitoma e, 390-391, 390t
para embolia pulmonar, 193
em pacientes com transplante cardíaco, 21, 22
Cateter venoso central, infecção sanguínea e, 475, 476
Cateterização cardíaca
na avaliação pré-operatória da cardiopatia valvar, 29
no diagnóstico de cardiopatia congênita, 43
Cefalosporina, resistência a, 473
Cegueira cortical, 235
Células T, na infecção pelo HIV, 489
Cesariana
anestesia para, 558-559
em pacientes com nanismo, 461
em pacientes com síndrome de Eisenmenger, 570
em pacientes obesos, 573
na pré-eclâmpsia, 562-563
parto vaginal após, 567
Cetamina
em pacientes com cardiopatia isquêmica, 18
em pacientes com doença de moyamoya, 223
em pacientes com estenose da valva mitral, 33
em pacientes com hiperparatireoidismo primário, 400
em pacientes com hipotireoidismo, 386
em pacientes com porfiria, 314t

ÍNDICE

em pacientes com prolapso da valva mitral, 36

em pacientes com tamponamento cardíaco, 129

em pacientes com tetralogia de Fallot, 52

em pacientes com transposição das grandes artérias, 55

fluxo sanguíneo cerebral e, 201-202

Cetoacidose diabética (CAD), 372-373, 372t

CHH. *Ver* Coma hiperosmolar hiperglicêmico (CHH).

Choque anafilático, 526-527

Choque cardiogênico, 8-9

Ciclofosfamida

para granulomatose de Wegener, 151

para tromboangiíte obliterante, 150

toxicidade da, 502t

Ciclooxigenase, 280

Ciclosporina, 286

CID, 423

Cifoescoliose, 181, 226-227, 460

Circulação hiperdinâmica, 267

Cirrose

álcool, 264

ascites na, 266-267, 266f, 267t

biliar primária, 264

complicações da, 265-266, 265t

conduta anestésica na, 268-269

desnutrição na, 267

diagnóstico de, 263

doença de Wilson, 265

formas da, 264-265

hemocromatose, 264-265

hipoglicemia na, 267-268

hipoxemia na, 267

pós-necrótica, 264

prejuízo imunológico na, 268

sinais e sintomas, 263-264

síndrome hepatorrenal e, 344

varizes gastroesofágicas na, 265-266

Cirurgia

banda da artéria pulmonar, 47

bypass da artéria coronária, 3, 4, 7

como ativador do eixo hipotalâmico-hipófise-suprarrenal, 395

como fator de risco em cirurgia não cardíaca, 13-15, 14f, 15f

como fator de risco para trombose venosa profunda, 158t

em pacientes com marcapsso, 83-84

pacientes intoxicados, 269

para acidente vascular encefálico, 217

para aneurisma da aorta, 143

para anomalia de Ebstein, 54-54

para arco da aorta duplo, 58

para artéria pulmonar esquerda anômala, 59

para aterosclerose periférica, 146

para atresia esofágica, 593

para câncer de próstata, 511

para câncer de pulmão, 509

para cardiomiopatia hipertrófica, 118

para colite ulcerativa, 284

para debridamento de tecido necrótico, 481-482

para dissecção da aorta, 138-140

para distúrbios convulsivos, 233

para doença da úlcera péptica, 282

para doença de Graves, 382-383

para doença de Hirschsprung, 596

para doença pulmonar obstrutiva crônica, 170

para enfisema lobar congênito, 600

para enterocolite necrotizante, 599

para estenose da valva mitral, 32

para estenose pilórica, 598

para fístula traqueoesofágica, 593

para gastrosquise, 595

para hemorragia subaracnoidea, 218-219

para hérnia diafragmática congênita, 591-592

para hidrocefalia, 602

para hiperinsulinismo congênito, 600

para hiperparatireoidismo primário, 400

para hipertensão pulmonar, 100

para insuficiência cardíaca, 112

para malformação anorretal, 597

para nefroblastoma, 626

para obesidade, 304-305

para oclusão arterial, 148

para pacientes com paralisia cerebral, 600-601

para pericardite constritiva, 130

para transposição da grandes artérias, 55

pericardite e cardíaca, 126

transplante de fígado, 271-272

Cirurgia bariátrica, 305

Cirurgia de Mustard, 55

Cirurgia de redução do volume pulmonar, 170

Cirurgia de Semming, 55

Cirurgia de *switch* arterial, 55

Cirurgia emergencial

em pacientes com hipertireoidismo, 383

em pacientes com hipotireoidismo, 385-386

em pacientes diabéticos, 376-378

em pacientes grávidas, 557

Cisplatina

nefrotoxicidade da, 505

no tratamento do câncer, 502t

Cistos broncogênicos, 183

Cistracúrio, em pacientes com porfiria, 314t

Citocinas, na artrite reumatoide, 457

Citomegalovírus, 260

Citrulinemia, 318t

Classificação das queimaduras, 629t

Classificação de DeBakey do aneurisma, 137-138, 137f

Classificação de Hunt e Hess, 218t

Classificação de Stanford do aneurisma, 137-138, 137f

Classificação de White do diabetes na gravidez, 571t

Clearance de creatinina, 324-325, 329

Clearence de fármacos, diálise e, 337

Clindamicina, para pneumonia, 485

Cloropropamida, para diabetes insipidus, 404

Clozapina, 540t

CMD. *Ver* Cardiomiopatia dilatada (CMD).

CMH. *Ver* Cardiomiopatia hipertrófica (CMH).

Coagulação arterial, 422-430

Coagulação

arterial, 422-430

distúrbios da fase de iniciação, 418-419

distúrbios da fase de propagação, 419-422

distúrbios de hipercoagulação, 431-434

lúpus e, 432

testes, 418

visão geral da, 418

Coágulo, mecanismo do, 418

Coarctação da aorta

anatomia da, 49

conduta anestésica, 49

hipertensão e, 49, 50

hipertensão secundária e, 89t

imagem da, 49

incidência de, 44t

na gravidez, 570

sinais e sintomas, 49

sons na, 49

tratamento, 49

Codeína, em pacientes com porfiria, 314t

Colecistite, 272-274

Colecistite aguda, 272-273

Colecistite crônica, 273-274

Coledocolitíase, 274

Colelitíase, 272-274

Colestase intra-hepática, 270

Colestase intra-hepática familiar, 270

Colestase intra-hepática familiar progressiva, 270

Colestase intra-hepática pós-operatória, 270

Colestase intra-hepática pós-operatória benigna, 270

Colinesterase, abuso de cocaína e, 544

Colite ulcerativa, 284

Colite, 284

Colocação de banda na artéria pulmonar, 47

Coloide, 379

Coluna cervical

na artrite reumatoide, 455

tuberculose na, 495

Coluna espinhal, na artrite reumatoide, 455

Coma hiperosmolar hiperglicêmico (CHH), 373, 373t, 377-379

Coma, 211-213, 211t, 212t

mixedematoso, 386-387

655

ÍNDICE

Complexo QRS, 63f. *Ver também*
Eletrocardiografia.
na eletrocardiografia, 62, 63, 63f
na fibrilação ventricular, 70f, 71
na taquicardia ventricular, 70, 71f
no bloqueio de ramo, 77, 78
no ritmo juncional, 74
Complicações cirúrgicas da tireoide, 387-388
Complicações do parto, 564-568
Complicações obstétricas 564-568
Concentração alveolar mínima (CAM),
pacientes pediátricos, 582
Condrodisplasia punctata calcificante, 465
Condrossarcoma, 516
Conduta anestésica
em nascimentos múltiplos, 568
em neonatos com displasia
broncopulmonar, 585
em neonatos com síndrome da angústia
respiratória, 584
em neonatos hiperbilirrubinêmicos, 588
em neonatos hipocalcêmicos, 590
em neonatos hipoglicêmicos, 589
em pacientes alcoólatras, 543
em pacientes anêmicos, 408
em pacientes asmáticos, 166-167
em pacientes bipolares, 539
em pacientes com abuso de alucinógenos,
549
em pacientes com abuso de barbitúricos,
546
em pacientes com abuso de cocaína, 544
em pacientes com abuso de opioides,
545-546
em pacientes com acidose metabólica,
362
em pacientes com acondroplasia, 460
em pacientes com acromegalia, 403
em pacientes com Aids, 492-493
em pacientes com alcalose metabólica,
363
em pacientes com anemia falciforme
412
em pacientes com anemia megaloblástica,
413
em pacientes com aneurisma da aorta,
141-142, 144
em pacientes com aneurisma
intracraniano, 218-219
em pacientes com angioedema, 525
em pacientes com anomalia de Ebstein,
54
em pacientes com anormalidade
craniofacial, 611
em pacientes com apneia obstrutiva do
sono, 298
em pacientes com arterite de Takayasu,
149
em pacientes com aspiração de corpo
estranho, 616-617

em pacientes com aterosclerose
periférica, 147
em pacientes com atresia esofágica, 594
em pacientes com bloqueio cardíaco
atrioventricular, 76, 77
em pacientes com bloqueio do ramo
esquerdo, 77
em pacientes com bradicardia sinusal, 74
em pacientes com câncer de mama, 512
em pacientes com câncer de pulmão, 509
em pacientes com câncer, 506-508, 507t
em pacientes com cardiomiopatia
dilatada, 120
em pacientes com cardiomiopatia
hipertrófica, 118
em pacientes com cardiomiopatia
periparto, 121
em pacientes com cardiomiopatia
secundária, 121
em pacientes com cardiopatia isquêmica,
18-20.19f
em pacientes com Charcot-Marie-Tooth,
251
em pacientes com cirrose, 268-269
em pacientes com coarctação da aorta, 49
em pacientes com *cor pulmonale*, 122-123
em pacientes com craniofaringioma, 604
em pacientes com craniossinostose,
608-609
em pacientes com defeito do septo
ventricular, 46-47
em pacientes com defeitos septais, 45-46
em pacientes com deficiência do fator
XIII, 422
em pacientes com derrame pericárdico,
129
em pacientes com descolamento
prematuro da placenta, 566
em pacientes com disautomia familiar,
623-625
em pacientes com disfunção nervosa
autônoma, 248
em pacientes com dispositivos cardíacos,
83-84
em pacientes com distúrbios convulsivos,
233
em pacientes com Doença de
Hallervorden-Spatz, 228-229
em pacientes com doença de Kawasaki,
151
em pacientes com doença de Parkinson,
228
em pacientes com doença de von Hippel-
Lindau, 226
em pacientes com doença pulmonar
obstrutiva crônica, 170-173
em pacientes com doença pulmonar
restritiva, 179, 180, 184
em pacientes com ducto arterioso
patente, 47-48
em pacientes com ducto arterioso, 56

em pacientes com ectopia ventricular, 70
em pacientes com edema laríngeo pós-
entubação, 614, 614t
em pacientes com embolia pulmonar,
193
em pacientes com encefalopatia
espongiforme, 230
em pacientes com enfisema lobar
congênito, 600-601
em pacientes com enterocolite
necrotizante, 599
em pacientes com epidermólise bolhosa,
439
em pacientes com esclerodermia, 443-444
em pacientes com esclerose múltipla, 231
em pacientes com espondilite
anquilosante, 458
em pacientes com estenose aórtica, 37-38, 38t
em pacientes com estenose da valva
mitral, 33
em pacientes com estenose pilórica, 598
em pacientes com estenose pulmonar, 48
em pacientes com estenose traqueal, 177
em pacientes com extrassístole atrial, 65
em pacientes com fenda labial/palatina,
609
em pacientes com fenômeno de Raynaud,
152
em pacientes com feocromocitoma,
390-393
em pacientes com fibrilação atrial, 68-69
em pacientes com fibrilação ventricular,
71
em pacientes com fibrose cística, 176
em pacientes com fístula
traqueoesofágica, 594
em pacientes com *flutter* atrial, 68
em pacientes com gastrosquise, 596
em pacientes com gota, 316-317
em pacientes com hemofilia A, 420
em pacientes com hemofilia B, 420
em pacientes com hemorragia
intracraniana, 586
em pacientes com hérnia diafragmática,
592
em pacientes com hidrocefalia, 602-603
em pacientes com hipercoagulabilidade,
432-433
em pacientes com hiperparatireoidismo,
383-384
em pacientes com hipertensão pulmonar,
101
em pacientes com hipertermia maligna,
623-624, 623t
em pacientes com hipoparatireoidismo,
400-402
em pacientes com hipotireoidismo,
385-386
em pacientes com HIV, 492-493

ÍNDICE

em pacientes com infecção do local cirúrgico, 472-475, 474q

em pacientes com infecção pelo *Clostridium difficile*, 496

em pacientes com infecção respiratória superior, 162

em pacientes com influenza, 488

em pacientes com insuficiência aórtica, 39-40, 40t

em pacientes com insuficiência cardíaca, 115

em pacientes com insuficiência hepática, 271

em pacientes com insuficiência renal aguda, 329

em pacientes com insuficiência renal crônica, 337-340

em pacientes com insuficiência suprarrenal, 398

em pacientes com lesão encefálica traumática, 224

em pacientes com lúpus eritematoso, 446

em pacientes com malformação anorretal, 597

em pacientes com malformação vascular, 222

em pacientes com mastocitose, 440-441

em pacientes com miastenia gravis, 452-454

em pacientes com mielomeningocele, 607

em pacientes com nefroblastoma, 627

em pacientes com neuralgia glossofaríngea, 251

em pacientes com neuroblastoma, 626

em pacientes com neurofibromatose, 227

em pacientes com oclusão arterial, 148

em pacientes com onfalocele, 596

em pacientes com papilomatose laríngea, 616

em pacientes com paralisia cerebral, 600-601

em pacientes com pênfigo, 439-440

em pacientes com pericardite constritiva, 131

em pacientes com placenta acreta, 565

em pacientes com placenta prévia, 565

em pacientes com pneumonia, 485

em pacientes com polimiosite, 445

em pacientes com porfiria, 314-316

em pacientes com pré-eclâmpsia, 562-563

em pacientes com prolapso da valva mitral, 35-36

em pacientes com psoríase, 440

em pacientes com retorno venoso pulmonar anômalo total, 56

em pacientes com sepse neonatal, 590-591

em pacientes com sepse, 479

em pacientes com síndrome carcinoide, 288

em pacientes com síndrome de Conn, 394-395

em pacientes com síndrome de Cushing, 393-394

em pacientes com síndrome de Down, 608-609

em pacientes com síndrome de Ehlers-Danlos, 444

em pacientes com síndrome de Eisenmenger, 54

em pacientes com síndrome de Guillain-Barré, 253

em pacientes com síndrome de Marfan, 459

em pacientes com síndrome de Prader-Willi, 463

em pacientes com síndrome do coração esquerdo hipoplásico, 58

em pacientes com síndrome do QT prolongado, 72

em pacientes com síndrome do seio carotídeo, 250

em pacientes com síndrome HELLP, 424

em pacientes com SRAS, 488

em pacientes com tamponamento cardíaco, 129

em pacientes com taquicardia atrial multifocal, 66

em pacientes com taquicardia sinusal, 65

em pacientes com taquicardia supraventricular, 66

em pacientes com taquicardia ventricular, 71

em pacientes com tecidos moles necróticos, 482

em pacientes com tétano, 483

em pacientes com tetralogia de Fallot, 51-52

em pacientes com transecção da medula espinal, 240

em pacientes com transplante cardíaco, 21

em pacientes com transplante de medula óssea, 518

em pacientes com transplante renal, 341

em pacientes com trauma da medula espinal, 238-239

em pacientes com tromboangiíte obliterante, 150

em pacientes com tuberculose, 494-495

em pacientes com tumor da fossa posterior, 605

em pacientes com tumor da medula espinal, 241

em pacientes com tumor da tireoide, 387-388

em pacientes com tumor de glomus, 249-250

em pacientes com tumor mediastínico, 628

em pacientes com tumor supratentorial, 603-604

em pacientes com Wolff-Parkinson-White, 71

em pacientes comatosos, 213

em pacientes diabéticos, 376-378, 377t

em pacientes doadores de órgãos, 213-214

em pacientes geriátricos, 644-645

em pacientes grávidas com abuso de cocaína, 574-575

em pacientes grávidas diabéticas, 571

em pacientes grávidas mais velhas, 573

em pacientes grávidas obesas, 306-308, 572-573

em pacientes grávidas, 556-559, 557t, 558t, 559t

em pacientes hipercalcêmicos, 357

em pacientes hipercalêmicos, 356

em pacientes hipernatrêmicos, 354

em pacientes hipertelóricos, 611-612

em pacientes hipertensos, 93-97

em pacientes hipocalcêmicos, 357

em pacientes hipocalêmicos, 355

em pacientes hiponatrêmicos, 352

em pacientes intoxicados por cocaína, 544

em pacientes obesos, 301-304

em pacientes que abusam de anfetaminas, 549

em pacientes que fazem uso de terapia anticoagulante, 434

em pacientes que usam inibidores da monoamino-oxidase, 536-537

em pacientes queimados, 632-634, 633t

em pacientes sensíveis ao látex, 530

em pacientes trombocitopênicos, 425-426, 426-427

na apneia do neonato, 587

na apresentação pélvica, 568

na artrite reumatoide, 457

na atresia tricúspide, 54

na bronquiectasia, 175

na cardiomiopatia da gravidez, 571

na cifoescoliose, 460

na distrofia muscular de Duchenne, 447

na doença de Hirschsprung, 597

na doença de moyamoya, 223

na doença de von Willebrand, 428

na endarterectomia da carótida, 154

na epiglotite aguda, 614

na granulomatose de Wegener, 151

na hipermagnesemia, 358

na hipomagnesemia, 358

na miotonia distrófica, 449

na osteogênese imperfeita, 465

na paralisia periódica, 450

na pneumonia associada ao ventilador, 486

na poliarterite nodosa, 151

na ressecção de tumor cerebral, 207-209

na retinopatia da prematuridade, 586-587

na terapia eletroconvulsiva, 538

ÍNDICE

na transposição dos grandes vasos, 55
no bloqueio do ramo direito, 77
no câncer colorretal, 510
no câncer ósseo, 515-516
no hiperinsulinismo congênito, 600
no hiperparatireoidismo primário, 400
no parto vaginal após corte em C, 567
no pseudoxantoma elástico, 444
no transplante hepático, 271-272
no transplante pulmonar, 194
ritmo juncional e, 74
Consentimento informado, 645-646, 646t
Consumo de plaquetas, 423
Contraceptivos, hipercoagulabilidade e, 432
Contrações atriais prematuras (PACs), 65
Controle glicêmico, 373
Coproporfiria hereditária, 312
Cor pulmonale, 122-123
transplante de pulmão e, 193
Coração
câncer do, 512-513
como órgão endócrino, 91
em pacientes com câncer, 506
em queimaduras, 629t
na distrofia muscular, 447
na esclerodermia, 443
na síndrome de Marfan, 459
sistema de condução do
anatomia do, 62
eletrofisiologia do, 62-63, 63f
síndromes de pré-excitação
ventricular e, 71-72
Córtex suprarrenal, 393-394
Corticosteroides
em pacientes com sepse, 480f
para anafilaxia, 527
para artrite reumatoide, 456
para asma, 166t, 166
para doença intestinal inflamatória, 286
para embolismo gorduroso, 193
para epidermólise bolhosa, 439
para esclerose múltipla, 231
para lúpus eritematoso sistêmico, 446
para pericardite, 126
para polimiosite, 445
para psoríase, 440
para síndrome da angústia respiratória
aguda, 187
pressão intracraniana e, 204
Corticotropina (ACTH), 393-394, 395, 398,
505t
Craniofaringioma, 604
Craniossinostose, 607-608, 608t
Craniossinostose de Kleeblattschadel, 608t
Craniotomia da fossa posterior, 209-210
Creatinina sérica, visão geral da, 324
CRH. *Ver* Hormônio liberador de
corticotropina (CRH).
Crianças. *Ver* Pacientes pediátricos.
Crioprecipitado, para sangramento urêmico,
333

Crise carcinoide, 286
Crise hipertensiva, 91-92, 94t
Crise isquêmica, 152-153
Crise porfírica, 316
Crises hipercianóticas, 51
Crupe, 614-615
Cuidado paliativo, 645-646, 646t

D

DAP. *Ver* Aterosclerose periférica (DAP).
DARMDs. *Ver* Fármacos antirreumáticos
modificadoras da doença.
DCIs. *Ver* Tratamento com desfibrilador-
cardioversor implantável (DCIs).
DDAVP. *Ver* 1-Desamino-9-D-arginina
vasopressina (DDAVP).
Débito urinário, em pacientes com
insuficiência renal, 339
Debridamento, do tecido necrotisante,
481-482
Defeito do septo atrial
anatomia do, 44-45
conduta anestésica, 45-46
incidência de, 44t
na tetralogia de Fallot, 51
no retorno venoso pulmonar anômalo
total, 56-57
secundum, 45, 45f
sinais e sintomas, 45
transposição de grandes artérias e, 55
Defeito do septo ventricular (VSD)
anatomia do, 46, 46f
conduta anestésica, 46-47
hipertrofia infundibular ventricular
direita e, 46-47
incidência de, 44t
na tetralogia de Fallot, 50-51, 50f
sinais e sintomas, 46
sons no, 46
transposição das grandes artérias e, 55
tratamento de, 46
Defeitos da parede abdominal, em neonatos,
594-596, 595t
Defeitos da produção da cadeia de globina,
414-415
Defeitos da produção de anticorpos, 525
Defeitos dos linfócitos T, 526
Deficiência de ácido ascórbico, 310t
Deficiência de ácido pantotênico, 310t
Deficiência de adenosina desaminase, 525
Deficiência de antitrombina, hereditária, 431
deficiência de γ-antitripsina, 265
Deficiência de biotina, 310t
Deficiência de cianocobalamina, 310t
Deficiência de folato, 310t, 413
Deficiência de glicose-6-fosfato
desidrogenase, 410-411
Deficiência de metemoglobina redutase, 411
Deficiência de metilmalonil coenzima A
mutase, 318t, 319

Deficiência de niacina, 310t
Deficiência de piridoxina, 310t
Deficiência de piruvato cinase, 411
Deficiência de proteína C, 431
Deficiência de proteína S, 431
Deficiência de protrombina, 419
Deficiência de riboflavina, 310t
Deficiência de tiamina, 310t
Deficiência de vitamina A, 310t
Deficiência de vitamina B1, 310t
Deficiência de vitamina B2, 310t
Deficiência de vitamina B3, 310t
Deficiência de vitamina B5, 310t
Deficiência de vitamina B6, 310t
Deficiência de vitamina B9, 310t
Deficiência de vitamina B12, 253, 310t, 611
Deficiência de vitamina C, 310t
Deficiência de vitamina D, 310t
Deficiência de vitamina E, 310t
Deficiência de vitamina K, 310t
Deficiência do fator V, 419
Deficiência do fator VII, 418-419
Deficiência do fator VIII, 419-420
Deficiência do fator IX, 420
Deficiência do fator X, 419
Deficiência do fator XI, 421
Deficiência do fator XIII, 422
Deficiência vitamínicas, 310t
Deficiências do sistema complemento, 524
Deformidades do esterno, visão geral da, 466
Delírio, em pacientes idosos, 643-644, 643t
Delirium tremens, no alcoolismo, 543
Demeclociclina, secreção de vasopressina
e, 404
Demência, em pacientes idosos, 643
Denervação do corpo carotídeo, 155
Depressão
antidepressivos tricíclicos para, 536
câncer e, 503
características da, 534t
diagnóstico de, 534, 534t
em pacientes idosos, 643t
inibidores da monoamino oxidase para,
536, 536t
inibidores da recaptação seletiva de
serotonina para, 535, 534t
neurotransmissores e, 534
terapia eletroconvulsiva para, 537-538
tratamento da, 534-538, 534t
visão geral da, 533-534
Depressão miocárdica, 18
Derivação biliopancreática, 304-305
Dermatite atópica, 441
Dermatografismo sintomático, 442t
Dermatomiosite, 445
Derrame pericárdico
em pacientes com câncer, 506
visão geral da, 126-129, 127t
Derrame pleural, 182, 456
Desaceleração, na frequência cardíaca fetal,
575-576, 575f

ÍNDICE

Desacelerações precoces, no coração fetal, 575, 575f

Desacelerações tardias, na frequência cardíaca fetal, 575-576, 575f

Desacelerações variáveis, na frequência cardíaca fetal, 575

Desafios éticos, com pacientes geriátricos, 645-646, 646t

1-Desamino-9-D-arginina vasopressina (DDAVP), 333, 427, 428

Desarranjo gastrointestinal, na obesidade, 300

Descolamento prematuro da placenta, 564t, 565-566

Desfibrilação
- elétrica
  - fibrilação ventricular e, 71
  - infarto do miocárdio e, 8
  - visão geral da, 81
- implantada, 83

Desflurane, em pacientes com porfiria, 314t

Desidratação, na tempestade tireoidiana, 384

Desintoxicação, opioide, 545

Deslocamento odontoide, na artrite reumatoide, 457

Desmame ventilatório, 189-190

Desmopressina, 427, 428

Desnutrição
- cirurgia bariátrica e, 305
- visão geral da, 309-309

Destruição plaquetária autoimune, 424-427

Diabetes insipidus, 404

Diabetes insipidus nefrogênico, 404

Diabetes *mellitus*
- acidente vascular encefálico e, 216
- cirurgia de emergência e, 376-378
- como fator de risco cirúrgico, 13t, 14
- como fator de risco para cardiopatia, 2t
- complicações cardiovasculares no, 374-375
- conduta anestésica no, 375-378, 377t
- diagnóstico de, 367-368, 368t
- futuro do tratamento, 378
- hipoglicemiantes orais para, 368-369, 369t
- infecções do local cirúrgico e, 472
- insuficiência renal crônica e, 330, 334
- insulina para, 370-372, 371f, 371t
- na gravidez, 571
- nefropatia no, 374
- nefropatia periférica e, 253, 374
- obesidade e, 300
- prognóstico, 372-375
- retinopatia no, 374
- sinais e sintomas, 366-367, 367f, 367t
- síndrome hiperosmolar hiperglicêmica no, 373
- tipo 1, 366
- tipo 2, 366-367
- tratamento de, 368-372

visão geral da, 365-366, 366f

Diálise peritoneal, 329, 336-337

Diarreia, induzida por antibióticos, 495

Diazepam, para delirium tremens, 543

Dieta
- câncer colorretal e, 510
- hipertensão e, 88
- insuficiência renal crônica e, 331, 334
- síndrome da angústia respiratória aguda e, 187

Digoxina
- no tratamento da anomalia de Ebstein, 53
- para arritmia, 79
- para fibrilação atrial, 68
- para taquicardia de reentrada nodal AV antidrômica, 72
- taquicardia supraventricular e, 66

Diiodotirosina (DIT), 379

Diltiazem
- na arritmia, 79
- na taquicardia supraventricular, 66
- no flutter atrial, 67
- para hipertensão, 94t

Dióxido de carbono
- infecções do local cirúrgico e, 474
- na regulação do pH, 359

Disautomia familiar, 623-625

Discinesia ciliar, 176

Discinesia ciliar primária, 176

Discordância ventricular, 127, 127f, 130

Disfibrinogenemia, 421-422

Disfonia espasmódica, 465

Disfunção da glândula suprarrenal, 393-398

Disfunção hipofisária, 402-404, 402t

Disfunção renal, em pacientes com câncer, 505-506

Displasia broncopulmonar, 584-585, 585t

Disproteinemia, 429

Dissecção
- da aorta ascendente, 139
- da aorta torácica, 136-143
- da artéria, 136

Dissecção aórtica familiar, 136, 137

Dissecção da aorta familiar não sindrômica, 136, 137

Dissecção do arco da aorta, 139

Distrofia miotônica, 448-449, 448t

Distrofia muscular, 182, 447-448

Distrofia muscular de Duchenne, 447, 622

Distrofia muscular de Emery-Dreifuss, 448

Distrofia muscular do cíngulo dos membros, 447

Distrofia muscular fáscia-escapulo-umeral, 447

Distrofia muscular pseudo-hipertrófica, 447

Distrofia oculofaríngea, 448

Distúrbio paraproteinêmico, 351

Distúrbio pulmonar, na obesidade, 299-300

Distúrbios ácido-básicos, 359-363

Distúrbios alimentares, 308-309, 308t

Distúrbios autoimunes, 531

Distúrbios convulsivos, 232-234

Distúrbios da eritropoiese, 413, 415-417

Distúrbios da estrutura dos eritrócitos, 409-410

Distúrbios da função plaquetária, 427-430

Distúrbios das destruição das plaquetas, 423-427

Distúrbios de condução, 75-76, 76f

Distúrbios de defeito da produção de plaquetas, 423

Distúrbios de hipercoagulação, 431-434

Distúrbios de transmissão neuromuscular, 182

Distúrbios do cálcio, 356-357

Distúrbios do metabolismo dos aminoácidos, 318-319, 318t
- ácido γ-aminobutírico, alcoolismo e, 542

Distúrbios do metabolismo dos carboidratos, 317-318

Distúrbios do metabolismo dos eritrócitos, 410-411

Distúrbios do número de plaquetas, 422-423

Distúrbios do potássio, 355-356, 355t, 356t

Distúrbios dos eritrócitos, 407-417

Distúrbios neuro-oculares, 233-235, 234f

Disulfiram, para alcoolismo, 542

DIT. *Ver* Diiodotirosina (DIT).

Diuréticos
- em pacientes com insuficiência renal aguda, 329
- lítio e, 539
- para cardiomiopatia secundária, 121
- para hipertensão pulmonar, 99
- para hipertensão, 94t
- para hiponatremia, 351
- para insuficiência cardíaca, 111, 113
- pressão intracraniana e, 204

Diuréticos de alça
- para hipertensão, 94t
- para hiponatremia, 351
- pressão intracraniana e, 204

Diverticulite, 291, 291f

Divertículo de Zenker, 279-280

Divertículo esofageano, 279-280

Diverticulose, 291, 291f

DJC. *Ver* Doença de Creutzfeldt-Jakob (DJC).

Doação de órgãos, 213-214

Dobutamina
- em pacientes com insuficiência aórtica, 39
- na imagem de cardiopatia, 3
- para embolia pulmonar, 193

Doença bolhosa, 196

Doença da artéria coronária
- angina pectoris e, 2
- em diabéticos, 374
- fatores de risco, 1, 2t
- hipotireoidismo e, 386
- principal esquerda, 4

659

ÍNDICE

Doença da tireoide, 379-388
  diagnóstico de, 380-381, 381t
  hipertireoidismo, 381-384
  hipotireoidismo, 384-386
Doença da úlcera péptica
  alinhamento gástrico na, 280
  cirurgia para, 282
  complicações da, 280-281
  estresse e, 281
  no hiperparatireoidismo primário, 398-400
  perfuração na, 281
  sangramento na, 280-281
  síndrome de Zollinger-Ellison e, 282
  tratamento de, 281-282
Doença da urina do xarope de bordo, 319
Doença da vaca louca, 229
Doença das células falciformes, 411-412
Doença de Alzheimer, 227
Doença de Bourneville, 225-226
Doença de Buerger, 150
Doença de Charcot-Marie-Tooth, 251
Doença de Creutzfeldt-Jakob (DCJ), 229-230, 476-477, 477q
Doença de Crohn, 284
Doença de Graves, 381-383, 452t
Doença de Hallervorden-Spatz, 228-229
Doença de Hartnup, 318t
Doença de Hirschsprung, 596-597
Doença de Hodgkin, 516
Doença de Huntington, 229
Doença de Kawasaki, 151
Doença de Moyamoya, 222-223
Doença de Paget, 459
Doença de Parkinson, 227-228, 642-643, 642f
Doença de Refsum, 254
Doença de von Gierke, 317
Doença de von Hippel-Lindau, 226
Doença de von Willebrand, 427-428
Doença de Wilson, 265
Doença do armazenamento de glicogênio tipo 1a, 317
Doença do armazenamento de glicogênio tipo 1q, 317-318
Doença do disco cervical, 242
Doença do disco intervertebral, 242
Doença do disco lombar, 242
Doença do enxerto *versus* hospedeiro, 518, 518t
Doença do refluxo gastroesofágico, 278-279, 278t
Doença do sistema nervoso periférico, 250-254
Doença do tronco coronário esquerdo, 4
Doença gastroduodenal, 285-286, 286t
Doença hepatobiliar, obesidade e, 300
Doença infecciosa, vs. outra doença, 470
Doença mieloproliferativa, 429, 432
Doença muscular peroneal, 252
  regulação do pH, 359

Doença óssea do hiperparatireoidismo, 332
Doença perianal, 285
Doença pulmonar obstrutiva crônica (DPOC)
  avaliação pré-operatória na, 170-171
  bronquiolite obliterante e, 177
  características comparativas da, 168t
  cirurgia para, 170
  classificação da, 169t
  como indicação para transplante pulmonar, 194t
  conduta anestésica na, 170-173
  diagnóstico, 169, 168t, 169t
  fibrose cística e, 176
  gases sanguíneos arteriais na, 169-170
  insuficiência respiratória e, 174
  sinais e sintomas, 169
  tabagismo e, 171-172
  testes de função pulmonar e, 169, 168f
  tratamento de, 170
  tratamento intraoperatório na, 172-173
  tratamento pós-operatório na, 173
Doença pulmonar restritiva
  cistos broncogênicos e, 183
  deformidade do esterno e, 181
  deformidades costovertebrais e, 181
  distrofia muscular e, 182
  distúrbios neuromusculares e, 181, 182
  distúrbios pleurais e, 182
  escoliose e, 181
  extrínseca, 180-184
  intrínseca, 177, 178f, 179-180
  obesidade e, 181
  paralisia diafragmática e, 181
  pneumomediastino e, 183
  pneumotórax e, 182-183
  síndrome de Guillain-Barré e, 182
  tórax instável e, 181
  transecção da medula espinal e, 182
  tumores mediastinais e, 183
Doença pulmonar restritiva intrínseca, 177, 179-180
Doença pulmonar restritiva extrínseca crônica, 180-184
Doença pulmonar restritiva intrínseca aguda, 177
Doença pulmonar restritiva intrínseca crônica, 179-180
Doença renal em estágio terminal (DRET). *Ver* Insuficiência renal crônica.
Doença renal policística, 343
Doença renovascular, visão geral da, 343-344
Doença vascular do colágeno, 254
Doença vascular periférica, 145
Doença veno-oclusiva do fígado, 518
Doença venosa periférica, 155-157, 155t, 156f
Doenças cerebrais degenerativas, 227-232
Doenças das vias aéreas superiores, pediátricas, 612-618

Doenças do trato biliar, 272-274
Doenças esofageanas, 278-280
Dopamina
  em pacientes com atresia da tricúspide, 54
  em pacientes com bradicardia sinusal, 74
  em pacientes com síndrome do coração esquerdo hipoplásico, 58
  para arritmia, 80
  para embolia pulmonar, 193
  para insuficiência renal aguda, 328
Dor
  fármacos para, 503
  no câncer, 503-504
  nociceptiva, 503
  somática, 503
Dor lombar, 462
Dor lombar aguda, 462
Dosagem
  insuficiência renal e, 328-329, 329t
  obesidade e, 300-301, 302t, 303
Doxepina, para urticária, 441
Doxorubicina, 502t
DPOC. *Ver* Doença pulmonar obstrutiva crônica.
DRET. *Ver* Insuficiência renal crônica.
DSA. *Ver* Defeito do septo atrial (DSA).
DSV. *Ver* Defeito do septo ventricular (DSV).
Ducto arterioso patente (DAP)
  anatomia do, 47, 47f
  conduta anestésica, 47-48
  incidência de, 44t
  na síndrome do coração esquerdo hipoplásico, 57, 57f
  no retorno venoso pulmonar anômalo total, 56-57
  sinais e sintomas, 47
  transposição das grandes artérias e, 55
  tratamento de, 47
Dumping, 283

E

ECG. *Ver* Eletrocardiografia (ECG).
Eclâmpsia, 563-564. *Ver também* Pré-eclâmpsia.
ECN. *Ver* Enterocolite necrotizante (ECN).
Ecocardiografia
  com Doppler
    cardiopatia valvar, 29, 29t
    da estenose aórtica, 37, 37t
    no diagnóstico do aneurisma da aorta, 138
  na avaliação pré-operatória, 12
  na cardiomiopatia dilatada, 120
  na cardiomiopatia hipertrófica, 116, 116f, 117
  na hipertensão pulmonar, 99t
  na imagem de cardiopatia, 3
  na insuficiência cardíaca, 109

nas cardiomiopatias secundárias, 121
no diagnóstico da anomalia de Ebstein, 53
no diagnóstico da estenose aórtica, 37, 37t
no diagnóstico da estenose mitral, 31-32, 32t
no diagnóstico da insuficiência aórtica, 39, 39t
no diagnóstico da pericardite constritiva, 130
no diagnóstico da regurgitação mitral, 34, 34t
no diagnóstico da tetralogia de Fallot, 51
no diagnóstico do aneurisma da aorta, 138
no diagnóstico do *cor pulmonale*, 122
no diagnóstico do derrame pericárdico, 128
no diagnóstico do tamponamento cardíaco, 128
transesofágica
como monitor perioperatório, 20
no diagnóstico da cardiopatia congênita, 43
transtorácica
na embolia pulmonar, 192
no diagnóstico de cardiopatia congênita, 43
Ecocardiografia com Doppler
cardiopatia valvar e, 29, 29t
da estenose aórtica, 37, 37t
no diagnóstico do aneurisma aórtico, 138
Ecocardiografia transesofágica
no diagnóstico de cardiopatia congênita, 43
no diagnóstico do aneurisma da aorta, 138
Ecocardiografia transtorácica
na embolia pulmonar, 192
no diagnóstico de cardiopatia congênita, 43
Ectopia ventricular, 69-70, 69t
Edema laríngeo, 525
pós-entubação, 614, 614t
Edema nefrótico, 342
Edema pulmonar
alta altitude, 178
como emergência hipertensiva, 95t
em pacientes com cardiomiopatia hipertrófica da gravidez, 119
induzida por fármacos, 178
na overdose de heroína, 545
na pré-eclâmpsia, 560
neurogênica, 178
no transplante de pulmão, 195
pneumonite por aspiração e, 177-178
pressão negativa, 179
visão geral da, 177
Edema pulmonar de alta altitude, 178
Edema pulmonar de pressão negativa, 179

Edema pulmonar fulminante, 178
Edema pulmonar induzido por fármacos, 178
Edema pulmonar neurogênico, 178
Eixo hipotalâmico-hipófise-suprarrenal, cirurgia como ativador do, 395
ELA. *Ver* Esclerose lateral amiotrófica (ELA).
Eletrocardiografia (ECG). *Ver também* Onda P; Complexo QRS; Onda T.
bloqueio do ramo direito no, 77
em pacientes com hipotireoidismo, 384-385
em pacientes com ressecção de tumor cerebral, 209
exercício, 3
fisiologia do sistema de condução e, 62-63
na avaliação pré-operatória, 12
na cardiopatia valvar, 28-29, 29t
na embolia pulmonar, 191
na hemorragia subaracnoidea, 218
na hipertensão pulmonar, 99t
na insuficiência cardíaca, 108-109
na taquicardia sinusal, 64
nas cardiomiopatias secundárias, 121
nas contrações atriais prematuras, 65
no diagnóstico da angina pectoris, 2-3
no diagnóstico da cardiomiopatia hipertrófica, 117
no diagnóstico da extrassístole ventricular, 69
no diagnóstico da fibrilação atrial, 68
no diagnóstico da pericardite constritiva, 130, 130f
no diagnóstico da pericardite, 126
no diagnóstico da síndrome de Wolff-Parkinson-White, 71
no diagnóstico da síndrome do QT prolongado, 72
no diagnóstico do bloqueio cardíaco atrioventricular, 76
no diagnóstico do *cor pulmonale*, 122
no diagnóstico do *flutter* atrial, 67
no diagnóstico do hipoparatireoidismo, 400
no diagnóstico do ritmo juncional, 74
Eletrocardiografia sob esforço físico, 3
Eletrocautério, 83
Eliminação das secreções das vias aéreas, 176
Eliminação do dióxido de carbono, 190-191, 190t
Eliptocitose hereditária, 409
Embolectomia, 148
Embolia aérea venosa, 208, 209-211, 249-250
Embolia cerebral, 210
Embolia do líquido amniótico, 566-567
Embolia gordurosa, 193
Embolia pulmonar, 191-193, 191t, 192t

diagnóstico diferencial de, 192t
tratamento de, 192-193
Emergência hipertensiva, 91
Encéfalo/cérebro
anomalias congênitas do, 225-227
doenças degenerativas do, 227-232
função vegetativa, 211-214, 211t, 212t
lesão traumática do, 223-225
Encefalopatia
como emergência hipertensiva, 95t
espongiforme transmissível, 229-230
hepática, 268
na quimioterapia, 507
Endarterectomia da carótida
avaliação pré-operatória para, 154
como risco cardíaco intermediário, 14
visão geral da, 153-154
Endocardite bacteriana
em pacientes com defeitos septais, 45-46
em pacientes com ducto arterioso patente, 47-48
infecção do local cirúrgico e, 473-474
na tetralogia de Fallot, 51
prevenção de, 30-31, 30t, 31t
Enfisema
em pacientes idosos, 641-642, 642f
lobar congênito, 600-601
Enterocolite
necrosante, 598-599
pseudomembranosa, 286
Enteropatia de sensibilidade ao glúten, 290
Entubação
fibra óptica
em pacientes com lesão cerebral traumática, 224
em pacientes com trauma da medula espinal, 238
traqueal
edema laríngeo com, 614, 614t
em pacientes asmáticos, 167
em pacientes com acromegalia, 403
em pacientes com artrite reumatoide, 457
em pacientes com cardiopatia isquêmica, 18
em pacientes com distrofia muscular, 448
em pacientes com epidermólise bolhosa, 439
em pacientes com miastenia gravis, 453
em pacientes com pênfigo, 440
em pacientes com pré-eclâmpsia, 562-563
em pacientes com refluxo gastroesofágico, 279
em pacientes com ressecção de tumor cerebral, 207-208
em pacientes com síndrome de McCune-Albright, 465

661

ÍNDICE

em pacientes com tetralogia de Fallot, 52

em pacientes com transplante de pulmão, 194

em pacientes grávidas obesas, 306

hipertensão e, 96

síndrome da angústia respiratória aguda e, 186

Entubação com fibras ópticas

em pacientes com acromegalia, 403

em pacientes com lesão cerebral traumática, 224

em pacientes com trauma da medula espinal, 238

na osteogênese imperfeita, 465

Entubação traqueal

edema laríngeo com, 614, 614t

em pacientes asmáticos, 167

em pacientes com acromegalia, 403

em pacientes com artrite reumatoide, 457

em pacientes com cardiopatia isquêmica, 18

em pacientes com distrofia muscular, 448

em pacientes com epidermólise bolhosa, 439

em pacientes com miastenia gravis, 453

em pacientes com pênfigo, 440

em pacientes com pré-eclâmpsia, 562-563

em pacientes com refluxo gastroesofágico, 279

em pacientes com ressecção de tumor cerebral, 207-208

em pacientes com síndrome de McCune-Albright, 465

em pacientes com tetralogia de Fallot, 52

em pacientes grávidas obesas, 306

hipertensão e, 96

no transplante de pulmão, 194

síndrome da angústia respiratória aguda e, 186

Envelhecimento

fisiologia do, 638-640, 639f

saúde pública e, 637-638, 638f

sistema cardiovascular no, 639

sistema imune no, 640

sistema nervoso no, 638

sistema respiratório no, 639

Enxerto de *stent*

para dissecção da aorta, 139-140

para doença da artéria carótida, 155

Enzima conversora da angiotensina, insuficiência renal e, 329t

Eosinofilia, 530

Ependimoma, 206

Epidermólise bolhosa, 438-439

Epidermólise bolhosa juncional, 438

Epiglotite aguda, 612-614, 613t

Epilepsia, 232-233

Epinefrina

em pacientes com síndrome de Eisenmenger, 53

para arritmia, 80

para bradicardia sinusal, 74

para insuficiência cardíaca, 113

Equilíbrio ácido-base, 359

Equilíbrio hídrico

em pacientes com insuficiência renal, 339

na hemodiálise, 335-336

Eritema multiforme, 442

Eritromelalgia, 465

Eritropoietina, policitemia e, 417

Erros inatos de metabolismo, 309-319

ESAs. *Ver* extrassístoles atriais (ESAs).

Escala de Coma de Glasgow, 223

Escarro

no diagnóstico da influenza, 487

no diagnóstico da pneumonia, 484

no diagnóstico do câncer pulmonar, 509

Esclerodermia, 443

Esclerose lateral amiotrófica (ELA), 243-244

Esclerose múltipla (EM), 230-231

Esclerose tuberosa, 225-226

Escoliose, cifoescoliose, 460

Escore de Apgar, 576-577, 577t

Esferocitose hereditária, 409

Esfíncter esofageano, inferior, 278, 278t

Esfincterectomia endoscópica, 274

Esmolol

em pacientes com cardiopatia isquêmica, 18

em pacientes com estenose aórtica, 38

para emergência hipertensiva, 95t

Esofagite de refluxo, 278-279

Espasmo esofageano difuso, 278

Espasmos dos músculos esqueléticos, no tétano, 483

Espasmos musculares, no tétano, 483

Espinha bífida oculta, 242-243

Espondilite anquilosante, 455t, 458

Espondiloartropatias, 458

Espondilolistese, 243

Espondilose, 243

Esquema de classificação da New York Heart Association, 28t, 109

Esquizofrenia, 539-540, 540t

Estado epilético, 233

Estatinas

para infarto do miocárdio, 7

para insuficiência cardíaca, 112

para problemas diabéticos cardiovasculares, 374

Esteatose gestacional, 270-271

Esteatose hepática aguda da gravidez, 270-271

Esteatose hepática não alcoólica, 265

Estenose aórtica congênita, 37. *Ver também* Estenose da aorta.

Estenose coanal, 578

Estenose da valva mitral

causas de, 31

conduta anestésica e, 33

diagnóstico de, 31-32

fisiopatologia, 31

medicação pré-operatória e, 33

na gravidez, 568-569

no ecocardiograma, 31-32, 32t

tratamento de, 32

visão geral da, 31

Estenose de valva pulmonar, 41

anatomia do, 48

conduta anestésica, 48

sinais e sintomas, 48

Estenose espinal lombar, 462

Estenose espinhal, lombar, 462

Estenose pilórica, 597-598

Estenose reumática da aorta, 37. *Ver também* Estenose aórtica.

Estenose traqueal, 177

Estenose tricúspide, 41

Esteroides, para insuficiência suprarrenal, 395-397, 396t, 398

Estilo de vida

cardiopatia e, 4

hipertensão e, 90, 91f

Estimulação AAI, 82

Estimulação DDD, 82

Estimulação DDI, 82

Estimulação VVI, 82

Estímulo cardíaco transcutâneo, 81

Estudo SAPPHIRE, 155

Estudos laboratoriais

na cardiopatia valvar, 28-29, 29t

na embolia pulmonar, 192

na hepatite crônica, 262

na hepatite viral, 259

na insuficiência cardíaca, 108

para infarto do miocárdio diagnóstico, 6

ESVs. *Ver* Extrassístoles ventriculares (ESVs).

Etomidato

em pacientes com porfiria, 314t

em pacientes com síndrome de Cushing, 393-394

para pacientes com ressecção de tumor cerebral, 207

para pacientes com transplante cardíaco, 21

Excreção do sódio, urinário, 325

Excreção urinária de sódio, 325

Exercícios

aterosclerose periférica e, 146

insuficiência cardíaca e, 108

Expansão de fluido intravascular, na síndrome TURP, 345

Expansores de volume, função plaquetária e, 430, 431t

Extrassístoles ventriculares (ESVs), 69-70, 69t

Extubação traqueal

em neonatos, 594

em pacientes com atresia da tricúspide, 54

em pacientes obesos, 303

ÍNDICE

tétano e, 482
visão geral da, 190

F

Falha do marcapasso, 83
Farmacologia, pediátrica, 582-583
Fármacos antiarrítmicos, 79-80
Fármacos antiepiléticos, 232-233
Fármacos anti-hipertensivos, 91, 92f, 93t, 329t, 337
Fármacos anti-inflamatórios não esteroidais
  função plaquetária e, 429, 431t
  para artrite reumatoide, 456
  para dor do câncer, 503
  para dor lombar, 462
Fármacos antiplaquetários
  anestesia neuroaxial e, 12
  para angina pectoris, 4
Fármacos antipsicóticos, 539, 540t
Fármacos antirreumáticos modificadores da doença, para artrite reumatoide (DARMDs), 456-457
Fármacos imunosupressores
  câncer e, 22
  para miastenia gravis, 452
  para pacientes com transplante cardíaco, 21
Fator de ativação plaquetária, 526t
Fator de crescimento endotelial vascular
  para crescimento de artérias, 146
  para tromboangiíte obliterante, 150
Fator de necrose tumoral
  na artrite reumatoide, 457
  sepse e, 477
Fator de von Willebrand (vWF)
  na doença de von Willebrand, 427-428
  para sangramento urêmico, 333
  reposição, 428-429
Fator quimiotáxico de eosinófilos, 526t
Fator quimiotáxico de neutrófilos, 526t
Fator tecidual, na coagulação, 418
Fator V_{Leiden}, 431
Febre, paraneoplásica, 504
Fenacetina, em pacientes com porfiria, 314t
Fenda labial, 609
Fenda palatina, 609
Fenestração aorticopulmonar, 48
Fenilcetonúria, 318
Fenilefrina
  em pacientes com prolapso da valva mitral, 36
  em pacientes com tetralogia de Fallot, 53
Fenitoína, 232-233
Fenômeno de Raynaud, 151-152, 152t
Fenotiazinas, 540t
Fenoxibenzamina, 391
Fentanil
  em pacientes com cardiopatia isquêmica, 18
  em pacientes com porfiria, 314t

em pacientes com síndrome do coração esquerdo hipoplásico, 58
em pacientes obesos, 302t
Feocromocitoma
  catecolaminas e, 390-391, 390t
  conduta anestésica no, 390-393
  diagnóstico de, 390-391
  hipertensão com, 389
  sinais e sintomas, 389-390
  visão geral da, 388-389
Feocromocitoma familiar, 388-389
Fibras de Purkinje, 62f
Fibrilação
  atrial, 8, 67-69
  ventricular, 8, 70f, 71
Fibrilação atrial, 8, 67-69
  em pacientes com tetralogia de Fallot, 53
  hipercoagulabilidade e, 434
  na cardiomiopatia hipertrófica, 118
  na síndrome de Wolff-Parkinson-White, 71
Fibrilação ventricular, 8, 58, 70f, 71
Fibrinogênio, anormalidade congênita do, 421
Fibrodisplasia ossificante, 466
Fibromatose hialina juvenil, 465
Fibrose cística, 176, 194t
Fibrose pleural, 182
Fígado. *Ver também* Cirrose; Hepatite.
  câncer, 514
  doença veno-oclusiva do, 518
  envelhecimento do, 639-640
  queimaduras e, 630
Fisioterapia torácica, 173
Fístula arteriovenosa, 221-222, 335
Fístula traqueoesofágica, 578, 593-594, 593f
Fluoxetina, 535
Flutter atrial, 66-67
Fluxo sanguíneo cerebral (FSC), 200-202
Fluxo sanguíneo renal
  na gravidez, 556
  na pré-eclâmpsia, 561
Foice do cérebro, 202
Forame oval patente, 54
Formação de bolha, na epidermólise bolhosa, 438
Fosfenitoína, 232-233
Fournier, Jean Alfred, 479
Fraturas
  na doença de Paget, 459
  na osteoporose, 640
Frequência cardíaca fetal, 575, 575f
FSC. *Ver* Fluxo sanguíneo cerebral (FSC).
Função neurológica, lúpus eritematoso e, 446
Função plaquetária, fármacos e, 429-430, 431t
Função renal
  avaliação clínica da, 324-325, 324t
  em pacientes pediátricos, 581
  queimaduras e, 630

Função tubular renal, 325
FVW. *Ver* Fator de von Willebrand (FVW).

G

GABA. *Ver* Ácido γ-aminobutírico.
Gastrinoma, 283
Gastrite de estresse, 281
Gastrosquise
  em neonatos, 594-595, 595t
  vs. onfalocele, 595t
Glândula suprarrenal, 393-394
Glândulas paratireoides
  disfunção das, 398-402, 399t, 401t
  na anatomia da tireoide 379
Gliburida, 369t
Glicina, 346
Glicocorticoides, para doença intestinal inflamatória, 286
Glicopirrolato
  em pacientes com cardiopatia isquêmica, 19
  em pacientes com estenose aórtica, 38
  para asma, 166t
Glicoproteína plaquetária IIb/IIa, 6
Glicose
  em pacientes com sepse, 480f
  infecções do local cirúrgico e, 474-475
  mensuração da 367-368
  para insuficiência hepática, 271
  produção da, 365
Glimepirida, 369t
Glioblastoma multiforme, 206
Glipizida, 369t
Glomérulo, 323-324
Glomerulonefrite, 341, 343-344, 446
Glutationa redutase, 410
Gonadotropina, produção ectópica de, 505t
Gota, 316-317
Granulocitopenia, 523
Granulócitos, na neutropenia, 522
Granuloma eosinofílico, 180
Granulomatose de Wegener, 150-151, 150t
Gravidez. *Ver também* Parto.
  abuso de opioides e, 574
  abuso de substância na, 573-575
  álcool e, 543, 573
  alterações cardiovasculares na, 556, 568
  alterações fisiológicas na, 556, 557t
  anestesia epidural na, 557-558
  anestesia espinal-epidural combinada na, 558
  anomalia de Ebstein e, 53
  cardiomiopatia hipertrófica e, 119
  cardiomiopatia na, 570-571
  cardiomiopatia periparto e, 120-121
  cardiopatia na, 568-571
  cesariana na, 461, 558-559
  cirurgia de emergência na, 557
  coarctação da aorta na, 570
  cocaína e, 544, 574-575

663

ÍNDICE

complicações no parto, 564-568
conduta anestésica em pacientes obesas, 572-573
conduta anestésica na, 556-559, 557t, 558t, 559t
descolamento prematuro da placenta na, 564t, 565-566
diabetes *mellitus* na, 571
em pacientes com nanismo, 461
em pacientes obesos, 306-308, 572
embolismo de líquido amniótico na, 566-567
esteatose hepática na, 270-271
estenose aórtica na, 569
estenose da valva mitral na, 568-569
gestações múltiplas, 568
hipercoagulabilidade e, 432
hipertensão gestacional na, 559-560
hipertensão pulmonar na, 570
hipertireoidismo na, 383
idade materna e, 573
infecção pelo HIV de, 493
insuficiência da valva mitra na, 569
miastenia gravis na, 571
placenta acreta na, 565
placenta prévia na, 564-565
pneumonia por aspiração na, 559
pré-eclâmpsia na, 560-563, 560t, 561t
regurgitação da aorta na, 569
ruptura uterina na, 564t, 566
sangramento no terceiro semestre, 564t
síndrome de Ehlers-Danlos e, 444
síndrome de Eisenmenger na, 569-570
tabagismo e, 574
teratogenicidade dos anestésicos e, 556-557
tetralogia de Fallot na, 569
ultrassonografia na, 576
Gripe aviária, 487

H

HAART, terapia antirretroviral altamente ativa, 489-491
Halotano
em pacientes com tetralogia de Fallot, 52
ritmo juncional e, 74
HAV. *Ver* Hepatite, A.
Hb. *Ver* Hemoglobina (Hb).
HBV. *Ver* Hepatite, B.
HCV. *Ver* Hepatite, C.
HDV. *Ver* Hepatite, D.
Heliobacter pylori, na doença da úlcera péptica, 280, 282
Hematina, para crise porfírica, 316
Hematologia
geriátrica, 640
pediátrica, 581, 582t
Hematoma
em pacientes com lesão encefálica traumática, 223

epidural, 225
intraparenquimal, 225
subaracnoidea traumática, 225
subdural, 225
tipos de, 225
Heme, na porfiria, 309
Hemocromatose, 264-265
Hemodiálise, 329, 335-336, 337
Hemodiálise perioperatória, 337
Hemofilia A, 419-420
Hemofilia B, 420
Hemoglobina (Hb)
afinidade pelo oxigênio aumentada na, 415
afinidade pelo oxigênio diminuída na, 415
Chesapeake, 415
Creteil, 415
distúrbios da eritropoese e, 413
falciforme C, 412
hemólise e, 411-413
instável, 412-413
J-Capetown, 415
Kemsey, 415
molécula, 411
na anemia falciforme, 411-412
na anemia, 408
valores cirúrgicos aceitáveis, 408
Hemoglobina Chesapeake, 415
Hemoglobina Creteil, 415
Hemoglobina falciforme C, 412
Hemoglobina falciforme na β-talassemia, 412
Hemoglobina J -Capetown, 415
Hemoglobina Kemsey, 415
Hemoglobinas instáveis, 412-413
Hemoglobinúria paroxística noturna, 410
Hemoglobinúria, noturna paroxística, 410
Hemólise, distúrbios da hemoglobina e, 411-413
Hemorragia cerebral, na pré-eclâmpsia, 562
Hemorragia intracerebral, 217-218
Hemorragia intracraniana, em neonatos, 585-586
Hemorragia obstétrica, 564-566, 564t
Hemorragia pós-parto, 566
Hemorragia subaracoidea, 218-219, 218t
Hemostase. *Ver também* Coagulação.
distúrbios da, 418-422, 418t
normal, 418
Heparina
baixo peso molecular, 7
minidose, 157
na cirurgia da aterosclerose periférica, 147
para embolia pulmonar, 192
para infarto do miocárdio, 7
para trombose venosa profunda, 156
trombocitopenia e, 425
Hepatite
A (HAV), 258, 258t

anestésicos voláteis e, 261
autoimune, 262
B (HBV), 258, 258t, 262-263
C (HCV), 258-259, 258t, 263
citomegalovírus e, 260
crônica, 262-263
curso clínico, 259-260
D (HDV), 258t, 259
diagnóstico de, 259, 259t
E (HEV), 258t, 259
induzida por fármacos, 260-261, 263
no tratamento da tuberculose, 494
overdose de acetaminofeno e, 261
prevenção da, 260
sinais e sintomas, 259, 259t, 262
tratamento de, 260
vacinação, 260
viral, 258-260, 258t
vírus Epstein-Barr e, 260
Hepatopatia, função plaquetária e, 429
Hepatotoxicidade imunomediada, 261
Hérnia
diafragmática neonatal, 578, 591-592
hiatal, 279
Hérnia diafragmática congênita, 591-592
Hérnia diafragmática, em neonatos, 578, 591-592
Hérnia hiatal, 279
HEV. *Ver* Hepatite, E.
Hidrocefalia, 601-602, 602t
Hiperaldosteronismo primário, 394-395
Hiperamonemia, 346
Hiperbilirrubinemia, 269-270, 587-588
Hiperbilirrubinemia conjugada, 269-270
Hiperbilirrubinemia não conjugada, 269-270
Hipercalcemia
no câncer, 505
nos distúrbios da paratireoide, 398
visão geral da, 357
Hipercalemia
na paralisia periódica, 449-450, 450t
visão geral da, 355-356, 356t
Hipercorticolismo, 393-394, 394t
Hipereosinofilia, 530
Hiperfiltração glomerular, 331
Hiperglicemia
no diagnóstico do diabetes, 367-368, 368t
pós-prandial, 367
Hiperglicinemia, 346
Hiperinsulinismo congênito, 599-600
Hipermagnesemia, 358
Hipernatremia, 353-354, 353t, 354f
Hipernatremia hipovolêmica, 353
Hiperparatireoidismo
ectópico, 400
primário, 398-400, 399t
secundário, 400-401
Hiperplasia prostática benigna (HPB), 344-345, 352-353

ÍNDICE

Hiperreflexia autônoma, 240-241, 240f, 241f
Hipertelorismo, 611
Hipertensão
    acidente vascular encefálico e, 216
    avaliação pré-operatória e, 93-97
    bloqueadores do canal de cálcio para, 94t
    bloqueadores do receptor de angiotensina
        para, 94t
    cardiopatia e, 2t, 4
    clampeamento da aorta e, 140-141
    conduta anestésica na, 93-97
    dieta e, 88
    dissecção da aorta torácica e, 136
    diuréticos para, 94t
    em pacientes com coarctação da aorta,
        48-49, 50
    endarterectomia da carótida e, 155
    essencial, 87-89, 90-91, 91f, 92f
    fármacos para, 91, 92f, 93t
    fisiopatologia de, 87-89
    glomerular, 331
    incidência de, 87, 88f
    indução da anestesia e, 96
    induzida pela gravidez, 89t, 559-564, 559f
    inibidores da enzima conversora da
        angiotensina para, 94t
    insuficiência renal crônica e, 331, 334
    insuficiência renal e, 336
    intracraniana benigna, 205
    intraoperatória, 97
    modificação do estilo de vida para, 90,
        91f
    na pré-eclâmpsia, 560-563, 560t, 561t
    na síndrome do jaleco branco, 93
    no feocromocitoma, 389
    obesidade e, 300
    ortostática, 248
    perda de peso e, 90
    portal, 265
    pós-operatória, 97
    pressão arterial na, 87, 88t
    pulmonar
        apresentação clínica, 98-99, 99t
        cirurgia para, 101
        classificação da, 98t
        conduta anestésica na, 101
        definição de, 97, 98t
        fisiologia de, 99
        fisiopatologia de, 99
        manutenção da anestesia na, 101
        na gravidez, 570
        transplante de pulmão e, 193
        tratamento da, 99-101, 100f
    queimaduras e, 629
    renal, 343-344
    secundária, 89, 89t, 90t, 91
    tratamento de, 4, 90-91, 91f, 92f
Hipertensão essencial, 87-89, 90-91, 91f, 92f.
    Ver também Hipertensão.
Hipertensão gestacional, 559-560
Hipertensão glomerular, 331

Hipertensão induzida pela gravidez, 89t,
    559-564, 559f
Hipertensão intracraniana benigna, 205
Hipertensão intraoperatória, 97
Hipertensão ortostática, 248
Hipertensão portal, 265
Hipertensão pós-operatória, 97
Hipertensão pulmonar
    apresentação clínica, 98-99, 99t
    cirurgia para, 101
    classificação da, 98t
    conduta anestésica na, 101
    definição de, 97, 98t
    fisiologia de, 99
    fisiopatologia de, 99
    manutenção da anestesia na, 101
    na gravidez, 570
    transplante de pulmão e, 193
    tratamento de, 99-101, 100f
Hipertensão renal, 343-344
Hipertensão secundária, 89, 89t, 90t, 91-91
Hipertermia
    induzida por fármacos, 536t
    maligna, 540, 618-621, 619t, 620f
Hipertireoidismo, 381-384
Hipertrofia ventricular direita, na tetralogia
    de Fallot, 50-51, 50f, 53
Hipervalinemia, 318t
Hiperventilação
    no coma, 212
    pressão intracraniana e, 204
Hipoaldosteronismo, 395
Hipoaldosteronismo hiporreninêmico, 395
Hipocalcemia
    em neonatos, 589-590
    nos distúrbios da paratireoide, 400
    visão geral da, 356-357
Hipocalemia
    na paralisia periódica, 449-450, 450t
    na síndrome de Conn, 394
    visão geral da, 355
Hipocapnia
    como evento intraoperatório, 18t
    fluxo sanguíneo cerebral e, 200
    pressão intracraniana e, 200
Hipofisectomia, 402
Hipoglicemia
    em neonatos, 577, 588-589, 588t
    em pacientes com feocromocitoma, 393
    na cirrose, 267-268
    na terapia insulínica, 372
    no hiperinsulinismo congênito, 599-600
    no insulinoma, 378
Hipoglicemiantes orais, 368-369, 369t
Hipomagnesemia, 358
Hiponatremia, 346, 350-352
Hipo-osmolalidade, 346
Hipoparatireoidismo, 400-402, 401t
Hipoplasia mandibular, 610
Hipoplasia tímica, 526
Hipoproliferação, dos eritrócitos, 415-416

Hipotálamo, hipófise e, 402
Hipotensão
    como evento intraoperatório, 18t
    em pacientes com cardiomiopatia
        hipertrófica, 119
    em pacientes com feocromocitoma, 393
    endarterectomia carotídea e, 155
    inibidores da enzima conversora da
        angiotensina e, 12
    insuficiência cardíaca e, 108
    insuficiência renal aguda e, 327
    intraoperatória, 97
    na embolia pulmonar, 192-193
    na estenose aórtica, 38
    na hemodiálise, 335
    na mastocitose, 440
    na síndrome RTUP, 346
    no aneurisma da aorta, 144
    no tamponamento cardíaco, 129
    tratamento intraoperatório, 20
Hipotermia
    acidente vascular encefálico e, 217
    em pacientes comatosos, 214
    no coma mixedematoso, 386
Hipotireoidismo, 384-386
Hipoventilação
    acidose respiratória e, 360-361
    na síndrome da hipoventilação da
        obesidade, 299
Hipoventilação neurogênica central, 212t
Hipovolemia
    em neonatos, 577
    na pancreatite aguda, 288
    na síndrome nefrótica, 341
Hipoxia, policitemia e, 417
Histaminas
    na anafilaxia, 526t
    na mastocitose, 440
Histidinúria, 318t
HIV. *Ver* Vírus da imunodeficiência humana
    (HIV).
Homeostasia eletrolítica, anormalidades da,
    349-350, 350f, 350t
Homeostasia hídrica, anormalidades da,
    349-350, 350f, 350t
Homocistinúria, 319
Hormônio antidiurético. *Ver* Vasopressina.
Hormônio do crescimento, na acromegalia,
    403
Hormônio estimulador da tirotropina
    (TSH), 380, 385
Hormônio estimulante de melanócitos,
    produção ectópica de, 505t
Hormônio liberador da tirotropina (TRH),
    380, 385
Hormônio liberador de corticotropina
    (CRH), 394
Hormônios hipofisários, 402
Hormônios tireoidianos
    função cardíaca dos, 372t, 380
    iodo e, 379

665

ÍNDICE

Hormônios
    para câncer de próstata metastático, 511
    produção ectópica de, 505, 505t
HPB. *Ver* Hiperplasia prostática benigna (HPB).

I

ICC. *Ver* Insuficiência cardíaca congestiva.
Idade
    câncer de mama e, 511
    estenose aórtica e, 36
    gravidez e idade materna avançada, 573
    cardiopatia e, 1, 2t
Ileocolite, 284
Imagem. *Ver* Tomografia computadorizada; Radiografia; Ultrassonografia.
IMAOs. *Ver* Inibidores da monoamino oxidase (IMAOs).
IMC. *Ver* Índice de massa corporal (IMC).
Imunodeficiência combinada, 526
Imunologia, das células cancerosas, 504
Inalação de fumaça, 630
Índice de gravidade da pneumonia, 485
Índice de massa corporal (IMC), 295, 296t
Índice de Risco Cardíaco Revisado de Lee, 13, 13t
Índice tornozelo-braquial, 145-146
Infarto do miocárdio. *Ver também* Cardiopatia isquêmica.
    acidente vascular encefálico e, 9
    aguda, 5-7
    angina instável/elevação não ST, 7
    arritmias e, 8
    bloqueio cardíaco e, 8
    bradiarritmia e, 8
    choque cardiogênico e, 8-9
    como fator de risco cirúrgico intermediário, 14
    complicações do, 8-9
    diagnóstico de, 6, 7
    elevação ST, 5-6
    estudos laboratoriais, 6
    fibrilação atrial e, 8
    fibrilação ventricular e, 8
    imagem de, 6
    infarto ventricular direito e, 9
    insuficiência cardíaca congestiva e, 8
    pericardite e, 8, 125
    perioperatória, 9-10, 10f
    regurgitação da valva mitral e, 8
    ruptura miocárdica e, 9
    ruptura septal ventricular e, 8
    taquicardia ventricular e, 8
    tratamento, 6-7
Infarto do miocárdio com elevação ST, 5-6
Infarto do miocárdio perioperatório, 9-10, 10f
Infarto ventricular direito, 9
Infecção de tecido mole necrotizante, 481-482

Infecção na corrente sanguínea, 475-477
Infecção na corrente sanguínea associada ao cateter, 475
Infecção pelo HIV aguda, 489
Infecção por *Clostridium difficile*
    conduta anestésica na, 496
    diagnóstico de, 495-496
    sinais e sintomas, 495
    tratamento da, 496
    visão geral da, 495
Infecção por *Staphylococcus aureus* resistente à meticilina, 473
Infecções. *Ver também* Sepse.
    em neonatos, 590-591, 590t
    local cirúrgico
        classificação de, 471, 471f
        conduta anestésica e, 472-475, 474q
        diagnóstico de, 472
        dióxido de carbono e, 474
        em pacientes obesos, 304
        fatores de risco, 472
        fatores relacionados à ferida, 472, 472t
        glicose e, 474-475
        micro-organismos causadores, 471
        prevenção de, 474
        profilaxia, 473-474
        sinais e sintomas, 472, 472t
        temperatura corporal e, 474
    na corrente sanguínea, 475-477
    na síndrome da angústia respiratória aguda, 189
    nosocomial, 471, 475, 477q, 486, 489
    resistência à, 531
    respiratória superior, 162
    tecido mole necrotisante, 481-482
Infecções do local cirúrgico (ISCs)
    classificação de, 471, 471f
    conduta anestésica e, 472-475, 474q
    diagnóstico de, 472
    dióxido de carbono e, 474
    em pacientes obesos, 304
    fatores de risco, 472
    fatores relacionados a feridas, 472, 472t
    glicose e, 474-475
    organismos causadores de, 471
    prevenção de, 474
    profilaxia, 473-474
    sinais e sintomas, 472, 472t
    temperatura corporal e, 474
Infecções fúngicas do local cirúrgico, 471
Infecções nosocomiais. *Ver* Infecções.
Infecções por *Candida* do local cirúrgico, 471
Influenza aviária, 487
Influenza H5N1, 487
Influenza, 486-488, 489q
Infusão de glicose-insulina-potássio, 16
Ingestão de álcool metílico, 551
Ingestão de etileno glicol, 551
Ingestão de líquidos
    infecções do local cirúrgico e, 474

secreção de vasopressina e, 404
Ingestão de metanol, 551
Inibidor da C1 esterase, 525
Inibidores da angiogênese, 502-503
Inibidores da bomba de prótons, 282
Inibidores da ECA. *Ver* Inibidores da enzima conversora da angiotensina
Inibidores da enzima conversora da angiotensina
    anestesia e, 96
    hipotensão e, 12
    para angina pectoris, 5
    para hipertensão, 4, 91, 94t
    para insuficiência cardíaca, 110
Inibidores da fosfodiesterase
    para hipertensão pulmonar, 99
    para insuficiência cardíaca, 113
Inibidores da monoamino oxidase (IMAOs), 536-537, 536t
Inibidores da recaptação seletiva da serotonina (IRSSs), 535, 534t
Inibidores da transcriptase reversa análogos de nucleosídeo, 491
Inibidores da transcriptase reversa, 491
Inibidores de α-glicosidase, 369
Inibidores de integrase, 491
Inibidores de protease, 491
Inibidores do fator IX, 420-421
Inibidores do fator VIII, 420-421
Insônia familiar fatal, 229-230
Insuficiência aórtica
    conduta anestésica, 39-40, 40t
    diagnóstico de, 39, 39t
    visão geral da, 38
    fisiopatologia da, 38-39
    na gravidez, 569
    tratamento da, 39
    Estenose aórtica
    conduta anestésica, 37-38, 38t
    congênita, 37, 44t
    diagnóstico de, 37, 37t
    incidência de, 44t, 48
    sons na, 48
    visão geral da, 36
    fisiopatologia da, 37
    na gravidez, 569
    reumática, 37
    sinais e sintomas, 48
    L-asparaginase, 502t
    tratamento da, 37
Insuficiência cardíaca aguda, 105, 113-114. *Ver também* Insuficiência cardíaca.
Insuficiência cardíaca congestiva (ICC)
    como fator de risco na cirurgia eletiva não cardíaca, 13t
    hipertensão e, 87, 88f
    infarto do miocárdio e, 8
    insuficiência renal e, 336
    na cardiopatia valvar, 28
    no lúpus, 446

ÍNDICE

obesidade e, 300
Insuficiência cardíaca
  esquerda, 105
  conduta anestésica na, 115
  aguda, 105, 113-114
  alto débito, 105
  baixo débito, 105
  cirurgia para, 112
  classificação, 109
  congestiva
    como fator de risco na cirurgia eletiva
      não cardíaca, 13t
    hipertensão e, 87, 88f
    infarto do miocárdio e, 8
    insuficiência renal e, 336
    na cardiopatia valvar, 28
    no lúpus, 446
    obesidade e, 300
  crônica, 105, 109, 111f
  definição de, 104
  diagnóstico, 108-109
  diastólica, 104-105, 106t, 112, 112t
  estado inotrópico e, 107
  estudos laboratoriais, 108
  etiologia, 104
  fisiopatologia de, 106-107, 107f
  formas de, 104
  incidência, 104
  direita, 105
  pós-carga e, 107
  relação de Frank-Starling e, 106, 107f
  remodelamento miocárdico e, 107
  sinais e sintomas, 107-108
  sistema nervoso simpático e, 106-107
  sistólico, 104, 105f, 106t, 109-110
  tratamento, 109-114, 113-114, 112t
Insuficiência cardíaca crônica, 105, 109,
    111f. *Ver também* Insuficiência
    cardíaca.
Insuficiência cardíaca de alto débito, 105.
    Ver também Insuficiência cardíaca.
Insuficiência cardíaca de baixo débito, 105.
    Ver também Insuficiência cardíaca.
Insuficiência cardíaca diastólica, 104-105,
    106t, 112, 112t. *Ver também*
    Insuficiência cardíaca.
Insuficiência cardíaca direita, 105
Insuficiência cardíaca esquerda, 105
Insuficiência cardíaca sistólica, 104, 105f,
    106t, 109-110. *Ver também*
    Insuficiência cardíaca.
Insuficiência hepática, 270-271, 272t
Insuficiência hepática aguda, 270-271, 272t
Insuficiência renal
  aguda
    complicações cardiovasculares da, 327
    complicações da, 327
    complicações gastrointestinais de, 327
    complicações neurológicas, 327
    definição de, 325
    diagnóstico de, 327

dosagem de fármacos e, 328-329, 329t
em pacientes com câncer, 505
fatores de risco, 327
incidência de, 325-326, 326t
na síndrome nefrótica, 341
sinais e sintomas, 327
tratamento de, 327-328
  crônica
    adaptação à, 332
    alterações cardiovasculares na, 333-334
    alterações neurológicas na, 333
    anemia na, 332-333, 334
    causas de, 330t
    conduta anestésica na, 337-340
    definição de, 329-330
    diabetes e, 334
    diagnóstico de, 331
    dieta e, 331, 334
    doença cardiovascular e, 336
    estágios da, 330t
    incidência, 330
    infecção e, 336
    manifestações de, 331t
    osteodistrofia renal e, 332
    patogênese da, 331, 331t
    sangramento urêmico e, 333
    sinais e sintomas, 331, 331t
    síndrome urêmica e, 332
    taxa de filtração glomerular na, 334-335
    tratamento de, 334-335
  na sepse, 479t
  oligúrica, 399
Insuficiência renal aguda (IRA)
  complicações cardiovasculares da, 327
  complicações da, 327
  complicações gastrointestinais da, 327
  complicações neurológicas, 327
  definição de, 325
  diagnóstico de, 327
  dosagem de fármacos e, 328-329, 329t
  em pacientes com câncer, 505
  fatores de risco, 327
  incidência da, 325-326, 326t
  na síndrome nefrótica, 341
  sinais e sintomas, 327
  tratamento de, 327-328
Insuficiência renal crônica
  adaptação à, 332
  alterações cardiovasculares na, 333-334
  alterações neurológicas na, 333
  anemia na, 332-333, 334
  causas de, 330t
  conduta anestésica na, 337-340
  definição de, 329-330
  diabetes e, 334
  diagnóstico de, 331
  dieta e, 331, 334
  doença cardiovascular e, 336

estágios de, 330t
incidência, 330
infecção e, 336
manifestações de, 331t
osteodistrofia renal e, 332
patogênese da, 331, 331t
sangramento urêmico e, 333
sinais e sintomas, 331, 331t
síndrome urêmica e, 332
taxa de filtração glomerular na, 334-335
tratamento da, 334-335
Insuficiência respiratória
  aguda vs. crônica, 184
  diagnóstico de, 184
  doença pulmonar obstrutiva crônica e,
    174
Insuficiência suprarrenal
  no câncer, 505
  visão geral da, 395-398, 396t
Insulina
  algoritmo, 377t
  no hiperinsulinismo congênito, 599-600
  no tratamento do diabetes, 370-372, 371f,
    371t
  produção ectópica de, 505t
Insulinoma, 378
Interferon-β, 231
Interleucinas
  na artrite reumatoide, 457
  sepse e, 477
International Registry of Acute Aortic
    Dissection, 139
Intervalo PR
  na eletrocardiografia, 63, 63f
  no bloqueio cardíaco atrioventricular, 76
  no bloqueio cardíaco, 76
Intervalo QT
  na eletrocardiografia, 63, 63f
  na síndrome do QT prolongado, 72
Intervenção coronária percutânea (ICP)
  para angina pectoris, 5
  pré-operatória, 16
Intestino
  doenças inflamatórias do, 284
  na doença de Crohn, 284
  na síndrome do intestino irritável, 284
  ressecção maciça do intestino delgado,
    290
Intoxicação, 551-553. *Ver também* Overdose.
Intoxicação por monóxido de carbono, 552-
    553, 552f
Iodo, hormônios tireoidianos e, 379
IRA. *Ver* Insuficiência renal aguda (IRA).
IRSSs. *Ver* Inibidores da recaptação seletiva
    da serotonina (IRSSs).
ISCs. *Ver* Infecções do local cirúrgico (ISCs).
Isoflurano
  em pacientes com insuficiência renal
    crônica, 338
  em pacientes com porfiria, 314t
Isoleucinemia, 318t

ÍNDICE

Isoniazida, para tuberculose, 494
Isoproterenol
    em pacientes com bloqueio do ramo
        esquerdo, 77
    em pacientes com síndrome do coração
        esquerdo hipoplásico, 58
    no transplante cardíaco, 21
    para arritmia, 80
    para derrame pericárdico, 128-129
Isquemia miocárdica silenciosa, 11

J

Jejunoileíte, 284-285
Junções neuromusculares, na miastenia
    gravis, 450, 451f

K

Kernicterus, 587-588
Ketorolac, em pacientes com porfiria, 314t
Kuru, 229-230

L

Lábio, fenda, 609
Laceração do manguito rotador, 463
Lanreotide, 288
Laparoscopia, em pacientes obesos,
    302-303
Laringoscopia
    em pacientes com cardiopatia isquêmica,
        18
    em pacientes com ressecção de tumor
        cerebral, 207-208
    em pacientes com trauma da medula
        espinal, 238
    em pacientes obesos, 302
    hipertensão e, 96
Laringotraqueobronquite, 614-615
L-Asparaginase, 502t
LEC. *Ver* Líquido extracelular (LEC).
LES. *Ver* Lúpus eritematoso sistêmico
    (LES).
Lesão cerebral traumática, 223-225
Lesão da medula espinal cervical, 238-239
Lesões térmicas, 628-634
Leucemia linfoblástica, 517
Leucemia linfocítica, 517
Leucemia mieloide, 517
Leucemias, 416, 516-518
Leucotrienos, na anafilaxia, 526t
Levodopa, 228
Levotiroxina sódica, 385
Lidocaína
    em pacientes com cardiopatia isquêmica,
        18
    em pacientes com ressecção de tumor
        cerebral, 208
    para arritmia, 79
    para infarto do miocárdio, 7

Ligação protreica, na síndrome nefrótica,
    342
Linfangioleiomiomatose, 180
Linfomas, 516-518
Lipogranulomatose de Farber, 465
Lipoproteína lipase, 296-297
Lipoproteína-b, 409-410
Líquido céfalo-raquidianol
    bloqueio, 602t
    na hidrocefalia, 601-602
    pressão intracraniana e, 202, 204
Líquido extracelular (LEC)
    em pacientes pediátricos, 581
    na hipernatremia, 353
    na hiponatremia, 351
    no conteúdo de água corporal total, 349-
        350, 350f
Líquido intracelular, no conteúdo de água
    corporal total, 349-350, 350f
Lítio, para transtorno bipolar, 539
Lúmen falso, 136
Lúpus eritematoso sistêmico, 432, 445-446

M

Má absorção, 290
Má absorção de gordura, cirurgia bariátrica
    e, 305
Má digestão, 290
Macroadenoma, 206
Macroglossia, 466
Magnésio, distúrbios do, 357-358
Malformação anorretal, em neonatos, 597
Malformação arteriovenosa, 221, 221t,
    605-606
Malformação de Chiari, 225
Malformação vascular, 220-222, 221t
Manchas café com leite, 226, 226t
Manitol, para insuficiência renal, 328
Manobra vagal
    para taquicardia por reentrada nodal AV
        ortodrômica, 72
    para taquicardia supraventricular, 66
Manobras de expansão pulmonar, 173
Marcapassos
    cirurgia e, 83-84
    inserção de, 84
    terapia eletroconvulsiva e, 538
    visão geral da, 81-83
Marcapassos cardíacos artificiais, 81-83
Marcapassos cardíacos implantados
    permanentemente, 81
Marcapassos cardíacos implantáveis, 81
Marcapassos de frequência adaptativa, 83
Mastectomia, 511
Mastócitos
    na mastocitose, 440
    na urticária, 441
Mastocitose, 440-441
MAV. *Ver* Malformação arteriovenosa
    (MAV).

Mediastinite, 183
Medula espinhal
    anomalias congênitas da, 243-244
    clampeamento da aorta e, 140
    compressão, em pacientes com câncer,
        506
    doença pulmonar e transsecção da, 182
    doenças degenerativas da, 243-244
    suprimento sanguíneo, 140
    trauma na
        aguda, 237-238
        cervical oculta, 238-239
    tumores, 241-242
Meios de radiocontraste, alergia aos, 530
Melanoma cutâneo, 515
Melfalan, 502t
Meningioma, 206
Metabolismo
    alterações de peso e, 297
    aminoácidos, distúrbios dos, 318-319,
        318t
    carboidratos, distúrbios dos, 317-318
    eritrócitos, distúrbios dos, 410-411
    erros inatos do 309-319
    ingestão de álcool e, 268-269
    na porfiria, 309
    obesidade e, 300
Metabolismo cerebral, 200-202
Metadona, 545, 546
Metanefrinas, 390
Metanefrinas livres, 390
Metástase
    do câncer colorretal, 510
    do câncer de próstata, 511
Metemoglobinemias, 415
Metimazol, 382
Metioninemia, 318t
Metoexital, para pacientes sob terapia
    eletroconvulsiva, 538
Metotrexato
    em pacientes com porfiria, 314t
    nefrotoxicidade do, 505
    para doença intestinal inflamatória, 286
    para poliomielite, 231
Miastenia gravis, 450-454
    na gravidez, 572
Miastenia gravis induzida por fármacos,
    452t
Microadenectomia transesfenoidal, 394
Midazolam, em pacientes obesos, 302t
Mieloma múltiplo, 515
Mielomeningocele, 606-607
Miocárdio hibernante, 3
Miopatia alcoólica, 463
Miopatia centronuclear, 464
Miopatia da doença crítica, 189
Miopatia multicêntrica, 464
Miopatias mitocondriais, 464
Miosite ossificante, 466
Miotonia congênita, 449
Miotonia distrófica, 448-449, 448t

ÍNDICE

MIT. *Ver* Monoiodotirosina (MIT).
Mitocôndria, 464
Mitomicina, 502t
Mitoxantrona, 231
Mitramicina, para hiperparatireoidismo primário, 400
Mivacúrio, em pacientes com porfiria, 314t
Mixedema, 384-386
Mixomas cardíacos, 513
Modos de estimulação, 81-83
Monitorização da pressão venosa central, em pacientes com insuficiência renal, 339
Monitorização fetal eletrônica, 574-576, 575f, 576f
Monitorização intraoperatória
em pacientes com aneurisma da aorta, 142
em pacientes com arterite de Takayasu, 150
em pacientes com cardiomiopatia hipertrófica, 119
em pacientes com cardiopatia isquêmica, 19-20, 19f, 20t
em pacientes com cirrose, 269
em pacientes com estenose aórtica, 38
em pacientes com estenose da valva mitral, 33
em pacientes com hipertensão pulmonar, 101
em pacientes com insuficiência aórtica, 40
em pacientes com insuficiência cardíaca, 114
em pacientes com insuficiência da valva mitral, 35
em pacientes com insuficiência renal, 339
em pacientes com insuficiência tricúspide, 40
em pacientes com pericardite constritiva, 131
em pacientes com prolapso da valva mitral, 36
em pacientes hipertensos, 97
em pacientes obesos, 303
em pacientes pediátricos, 583
na endarterectomia da carótida, 154
no pseudoxantoma elástico, 444
Monoiodotirosina (MIT), 379
Morfina
para dor no câncer, 503
em pacientes com porfiria, 314t
Morte cerebral, 213-214
MRSA. *Ver* Infecção por *Staphylococcus aureus* resistente à meticilina (MRSA).
Muciprocina, infecções do local cirúrgico e, 472
Mutação do gene *protrombina G20210A*, 432
Mutações virais, 487, 488f

N

N-acetilcisteína, para insuficiência renal, 328
NAD. *Ver* Neuropatia autônoma diabética (NAD).
Nalfemene, 545
Naloxona, em pacientes com porfiria, 314t
Naltrexona, 545
Nanismo, 461
Nanismo hipofisário, 461
Nascimento prematuro, retinopatia na, 586-587
Nascimentos múltiplos, 568
Necrose avascular, no lúpus eritematoso, 445
Nefrite
hereditária, 342
intersticial, 342
Nefroblastoma, 626-627
Nefrolitíase, 343, 343t
Nefropatia do ácido úrico, 344-346, 345t
Nefropatia periférica, diabetes e, 374
Nefropatia, no diabetes, 374
Neonatos. *Ver também* Pacientes pediátricos.
anomalias laríngeas em, 578
apneia em, 587
aspiração de mecônio em, 577-578
atresia esofágica em, 593-594, 593f
defeitos da parede abdominal em, 594-596, 595t
displasia broncopulmonar em, 584-585, 585t
doença de Hirschsprung em, 596-597
enfisema lobar congênito em, 600-601
enterocolite necrosante em, 598-599
estenose coanal e atresia em, 578
estenose pilórica em, 597-598
fístula traqueoesofágica em, 578, 593-594, 593f
gastrosquise em, 594-595, 595t
hemorragia intracraniana em, 585-586
hérnia diafragmática em, 578, 591-592
hiperbilirrubinemia em, 587-588
hiperinsulinismo congênito em, 599-600
hipocalcemia em, 589-590
hipoglicemia em, 577, 588-589, 588t
hipovolemia em, 577
kemicterus em, 587-588
má formação anorretais em, 596-597
onfalocele em, 594, 595t
retinopatia da prematuridade em, 586-587
sepse em, 590-591, 590t
síndrome da angústia respiratória em, 583-584
Neoplasia. *Ver* Câncer; Tumores.
Nervo(s)
craniano
endarterectomia da carótida e, 155
reflexos no coma, 213
laríngeo, na cirurgia da tireoide, 388

Neuralgia do trigêmeo, 250-251
Neuralgia glossofaríngea, 251
Neurinoma do acústico, 206-207
Neurite braquial, 252
Neuroblastoma, 625-626
Neurofibromatose, 226-227, 226t
Neuropatia alcoólica, 463
Neuropatia autônoma diabética (NAD), 375
Neuropatia do plexo braquial, 252
Neuropatia óptica isquêmica, 234-235
Neuropatia óptica isquêmica anterior, 234-235
Neuropatia óptica isquêmica posterior, 235
Neuropatia periférica
na acromegalia, 403
na artrite reumatoide, 456
na quimioterapia, 507
Neuropatias por compressão, 253Neurotoxicidade, na quimioterapia, 507
Neutrofilia, 524, 524t
Neutropenia, 523
Neutropenia autoimune relacionada, 523
Neutropenia cíclica, 522
Neutropenia pediátrica, 522
Nicardipina
para angina pectoris, 4
para emergência hipertensiva, 92
Nifedipina
para angina pectoris, 4
para fenômeno de Raynaud, 152
para insuficiência aórtica, 39
Nitroglicerina
clampeamento da aorta e, 141
em pacientes com prolapso da valva mitral, 36
para emergência hipertensiva, 95t
para infarto do miocárdio, 7
Nitroprussiato
clampeamento da aorta e, 141
em pacientes com atresia da tricúspide, 54
em pacientes com insuficiência aórtica, 39
em pacientes com prolapso da valva mitral, 36
para emergência hipertensiva, 92, 95t
Nó atrioventricular (AV)
na taquicardia por reentrada, 65
no sistema de condução, 62, 62f
Nó AV. *Ver* Nó atrioventricular (AV).
Nó SA. *Ver* Nó sinoatrial (SA).
Nó sinoatrial (SA)
na bradicardia sinusal, 74
no sistema de condução, 62, 62f
Nutrição
enteral, 309
na hemodiálise, 335-336
parenteral total, 309
Nódulos de Heberden, 458

669

ÍNDICE

O

Obesidade
- apneia obstrutiva do sono e, 297-298
- armazenamento de gordura e, 296-297
- aspectos cardiovasculares na, 300
- cardiopatia e, 2t
- cirurgia para, 304-305
- condições associadas à, 296t
- conduta anestésica em pacientes grávidas com, 572-573
- conduta anestésica na, 301-304
- diabetes e, 300
- distúrbio pulmonar na, 299-300
- distúrbios fisiológicos na, 297-301
- doença pulmonar restritiva e, 180
- farmacocinética e, 300-301, 302t, 303
- hipertensão e, 300
- na mulher grávida, 306-308, 572
- parto por cesariana e, 573
- patogênese da, 296-297
- tratamento de, 304
- trombose venosa profunda e, 300
- visão geral da, 295

Obstrução da veia cava superior, em pacientes com câncer, 506
Obstrução venosa oftálmica, 235
Oclusão arterial aguda, 148
Oclusão da artéria da retina, 235
Octreotida, 288
Oftalmopatia, no hipertireoidismo, 381-382
Oftalmoplegia externa progressiva, 452t
Oftalmoplegia, externa progressiva, 452t
Olanzapina, 540t
Olhos
- na pré-eclâmpsia, 560-561
- no coma, 212-213, 212t
- no hipertelorismo, 611
- no hipertireoidismo, 381-382
- obstrução da drenagem venosa dos, 235

Oligodendroglioma, 206
Onda P, 63f. *Ver também* Eletrocardiografia.
- na eletrocardiografia, 62

Onda T, 63f. *Ver também* Eletrocardiografia.
- na eletrocardiografia, 62

Ondas de *flutter*, 67
Onflocele, 594, 595t
Opioides
- abuso de, 544-546
- alergia a, 529
- edema pulmonar e, 178
- em pacientes com Aids, 492
- em pacientes com atresia da tricúspide, 54
- em pacientes com cardiopatia isquêmica, 18
- em pacientes com doença pulmonar obstrutiva crônica, 172
- em pacientes com estenose aórtica, 38
- em pacientes com regurgitação da valva mitral, 35
- em pacientes com tetralogia de Fallot, 53
- em pacientes hipertensos, 97
- em pacientes obesos, 304
- fluxo sanguíneo cerebral e, 202
- gravidez e abuso de, 574
- no transplante cardíaco, 21
- overdose de, 544-545
- para dor no câncer, 503
- para pacientes com colecistite, 273
- retirada de, 545

Ortopneia, 91
Osteoartrite, 459, 641, 641f
Osteoblastos, na doença de Paget, 459
Osteodistrofia renal, 332
Osteogênese imperfeita, 465
Osteoporose, 640
Osteossarcoma, 516
Ouro, para artrite reumatoide, 457
Overdose. *Ver também* Intoxicação.
- acetaminofeno (paracetamol), 260, 550
- ácido acetilsalicílico, 550
- álcool, 542
- alucinógenos, 549
- anfetamina, 549
- antidepressivos tricíclicos, 550
- barbitúricos, 546
- benzodiazepínicos, 548
- cocaína, 544
- opioide, 544-545
- organofosforado, 551-552, 551t

Overdose de acetaminofeno (paracetamol), 261, 550
Overdose de antidepressivos tricíclicos, 550
Overdose de organofosforados, 551-552, 551t
Óxido nítrico
- no transplante cardíaco, 21
- para hipertensão pulmonar, 100

Óxido nitroso
- em pacientes com cardiopatia isquêmica, 18
- em pacientes com doença pulmonar obstrutiva crônica, 172
- em pacientes com estenose aórtica, 38
- em pacientes com estenose da valvamitral, 33
- em pacientes com hidrocefalia, 602
- em pacientes com hipotireoidismo, 386
- em pacientes com insuficiência renal crônica, 338
- em pacientes com porfiria, 314t, 316
- em pacientes com regurgitação aórtica, 40
- em pacientes com regurgitação tricúspide, 40
- em pacientes com ressecção de tumor cerebral, 208
- em pacientes com tetralogia de Fallot, 51-52
- em pacientes com transplante hepático, 271
- em pacientes com transposição das grandes artérias, 55
- em pacientes comatosos, 213
- em pacientes grávidas, 557
- em pacientes hipertensos, 97
- fluxo sanguíneo cerebral e, 202
- no tamponamento cardíaco, 129
- no transplante cardíaco, 21

Oxigênio, infecções do local cirúrgico e, 474
Oximetria de pulso fetal, 576

P

Pacientes idosos. *Ver também* Envelhecimento.
- anestesia em, 644-645
- crescimento no número de, 637
- delírio em, 643-644, 643t
- demência em, 643
- desafios éticos em relação, 645-646, 646t
- doença de Parkinson em, 642-643, 642f
- enfisema em, 641-642, 642f
- função endócrina em, 640
- osteoartrite em, 641, 641f
- osteoporose em, 640
- síndromes geriátricas em, 640-644

Pacientes intoxicados, 269
Pacientes pediátricos. *Ver também* Neonatos.
- abscesso pulmonar em, 617-618
- anatomia das vias aéreas em, 580
- anomalias cerebrovasculares em, 605-606
- anormalidades craniofaciais em, 609-612
- aspiração de corpo estranho em, 615-617
- câncer em, 625-628
- concentração alveolar mínima em, 582
- considerações exclusivas em, 580-583, 581t
- craniofaringioma em, 604
- craniossinostose em, 607-608, 608t
- diferenças fisiológicas em, 580
- disautomia familiar em, 623-625
- distribuição da água corporal em, 581
- doença das vias aéreas superiores em, 612-618
- doença do sistema nervoso em, 600-608
- edema laríngeo pós-entubação em, 614, 614t
- epiglotite aguda em, 612-614, 613t
- farmacocinética em, 583
- farmacologia em, 582-583
- função renal em, 581
- hematologia em, 581, 582t
- hidrocefalia em, 601-602
- hipertermia maligna em, 618-621, 619t, 620f, 620t
- hipoplasia mandibular em, 610
- laringotraqueobronquite em, 614-615

ÍNDICE

malformação arteriovenosa em, 605-606
mielomeningocele em, 606-607
necessidades anestésicas em, 582-583
nefroblastoma em, 626-627
neuroblastoma em, 625-626
papilomatose laríngea em, 616
paralisia cerebral em, 600-601
perda sanguínea aceitável em, 582t
queimaduras em, 628-634
relaxantes musculares em, 583
sevoflurano em, 582
sistema cardiovascular em, 580-581
sistema respiratório m, 580
termorregulação em, 582, 583t
tumores intracranianos em, 603-605
tumores mediastínicoss em, 627-628
Paclitaxel, 502t
Palato, fenda, 609
Pancreatectomia, 600
Pancreatite, 272, 273t, 288-290
Pancreatite aguda, 288-289
Pancreatite crônica, 289
Pancurônio
em pacientes com porfiria, 314t
em pacientes com regurgitação da valva mitral, 35
em pacientes com síndrome do coração esquerdo hipoplásico, 58
em pacientes com tetralogia de Fallot, 53
para pacientes com transplante cardíaco, 21, 22
Pan-hipopituitarismo, 402
Papilomatose laríngea, 616
Paralisia cerebral, 600-601
Paralisia de Bell, 250
Paralisia diafragmática, 181
Paralisia do nervo facial, 179, 250
Paralisia facial, 250
Paralisia facial idiopática, 250
Paralisia periódica, 449-450
Paramiotonia congênita, 449
Paratormônio (PTH)
insuficiência renal crônica e, 332
produção ectópica de, 505t
Paratormônio, 398, 401
Parto. *Ver também* Gravidez.
apresentação pélvica, 567-568
apresentações anormais, 567-568
avaliação neonatal na, 576-577
complicações na, 564-568
descolamento prematuro da placenta na, 564t, 565-566
em pacientes obesos, 306
escore de Apgar e, 577, 577t
hemorragia pós-parto e, 566
nascimento vaginal após cesariana, 567
nascimentos múltiplos, 568
placenta acreta na, 565
placenta previa na, 564-565
retenção de placenta na, 566
ruptura uterina na, 564t, 566

PAV. *Ver* Pneumonia associada ao ventilador (PAV).
PCI. *Ver* Intervenção coronária percutânea (ICP).
PDA. *Ver* Ducto arterioso patente (DAP).
Pele
em pacientes diabéticos, 644-645
na dermatite atópica, 441
na epidermólise bolhosa, 438
na esclerodermia, 443
na mastocitose, 440
na psoríase, 440
na urticária, 441
no lúpus eritematoso, 446
Pênfigo, 439-440
Penicilamina, miastenia gravis e, 452t
Pentazocina, em pacientes com porfiria, 314t
Pepsinogênio, na doença da úlcera péptica, 280
Perda de peso
efeitos metabólicos da, 297
paraneoplásica, 504
visão geral da, 304
Perda de sangue, aceitável, em pacientes pediátricos, 582t
Pericardiocentese, 128, 129
Pericardite
aguda, 125-126
cirurgia cardíaca e, 126
constritiva, 129-131, 130f
infarto do miocárdio e, 8
insuficiência renal e, 336
no lúpus eritematoso, 446
recidivante, 126
Peritonite, 292
Peritonite bacteriana, 267
Peritonite bacteriana espontânea, 267
Pescoço
câncer do, 513
na síndrome de Klippel-Feil, 465
PIC. *Ver* Pressão intracraniana (PIC).
Pielonefrite, 343-344
Piloromiotomia, 598
"Pink puffers", 170
Pino subdural, 203
Piridostigmina, para miastenia gravis, 452
Placenta acreta, 565
Placenta previa, 564-565
Placenta retida, 566
Placenta, retenção da, 566
Plaquetas, na gravidez, 556
Plasmaferese, para miastenia gravis, 452
Platensimicina, 470
Pneumomediastino, 183
Pneumonia
abscesso pulmonar na, 485
aspiração, 485, 559
associada ao ventilador, 486, 488q, 487f
diagnóstico de, 485
lúpus, 446

na Aids, 489
organismos que causam, 483
pós-operatório, 485
tratamento anestésico, 485
tratamento da, 485
visão geral da, 483
Pneumonia associada ao ventilador (PAV), 486,488q, 487f
Pneumonia aspirativa, 485, 559
Pneumonia por lúpus, 446
Pneumonia pós-operatória, 485
Pneumonite
aspiração, 177-178
hipersensibilidade, 179
Pneumonite de hipersensibilidade, 179
Pneumotórax
doença pulmonar restritiva e, 182-183
hipertensivo, 183
marcapasso e, 83
Poliarterite nodosa, 151
Poliartropatia juvenil crônica, 458
Policitemia, 416-417
Polimiosite, 445
Polineurite idiopática, 252-253, 252t
Polineurite idiopática aguda, 252-253, 252t
Poliomielite, 231-232
Pólipos, câncer colorretal e, 509-510
Porfiria aguda, 310-312
Porfiria cutânea tardia, 312-314, 439
Porfiria intermitente aguda, 312
Porfiria variegata, 312
Porfirias, 309-316
Posição de Trendelenburg invertida, 273
Posicionamento
de pacientes com hiperparatireoidismo primário, 400
de pacientes com insuficiência renal, 339
de pacientes obesos, 302
Postura
embolia aérea venosa e, 209-211
pressão intracraniana e, 204
Potássio sérico, na insuficiência renal crônica, 332
Potássio, em pacientes com insuficiência renal crônica, 332
Pouchite, 286
PPC. *Ver* Pressão de perfusão cerebral (PPC).
Prazosina, em pacientes com feocromocitoma, 391
Precauções universais, 492
Prednisona, em pacientes com insuficiência suprarrenal, 397
Pré-eclâmpsia, 560-563, 560t, 561t
Preparações de glicocorticoides, 396t
Pressão arterial. *Ver também* Hipertensão; Hipotensão.
clampeamento da aorta e, 140-141
na hipertensão, 87, 88t
nas vítimas de acidente vascular encefálico, 217

671

ÍNDICE

no feocromocitoma, 389
no tamponamento cardíaco, 128
Pressão de perfusão cerebral (PPC), 201
Pressão intracraniana (PIC)
aferição e monitorização da, 203
aumentada, 202-205, 202f, 203f
componentes da, 202, 202f
em pacientes com câncer, 506
em pacientes comatosos, 213
estenose aquedutal e, 205
fármacos anestésicos e, 201-202
hipocapnia e, 200
líquido céfalo-raquidiano e, 202
manitol e, 204
métodos para diminuição, 203-204
na hidrocefalia, 601-602
na hipertensão intracraniana benigna, 205
na infecção pelo HIV, 492
normal, 202
ondas, 203
postura e, 204
síndromes de herniação e, 203, 203f
tumores cerebrais e, 207
Pressão parcial de dióxido de carbono arterial, 200, 200f
Pressão parcial do oxigênio arterial, 200, 200f
Pressão venosa intracraniana, 201
Prions, 229, 477q
Procainamida, miastenia gravis e, 452t
Procedimento de Fontan, 54, 54, 57-58
Procedimento de Rashkind, 55
Procedimentos neurolíticos, para dor no câncer, 503-504
Produção de hormônio ectópico, no câncer, 505, 505t
Profilaxia
antitrombótica, 432-433
para refluxo gastroesofágico, 279
para exposição ao HIV, 492
para hipertermia maligna, 623
para infecções do local cirúrgico, 473-474
Profilaxia com dantrolene, 623
Prolactinomas, 206
Prolapso da valva mitral
avaliação pré-operatória e, 36
conduta anestésica, 35-36
diagnóstico de, 35
visão geral da, 35
Propiltiouracil (PTU), 382, 383, 384
Propofol
alergia a, 529
em pacientes com porfiria, 314t, 316
em pacientes com ressecção de tumor cerebral, 207
em pacientes obesos, 302t
fluxo sanguíneo cerebral e, 202
Prostaglandinas
epitélio gástrico e, 280

na anafilaxia, 526t
Próstata
câncer, 510-511
ressecção transuretral da, 346, 352-353, 511
Protamina, alergia a, 529
Proteína C ativada recombinante humana, em pacientes com sepse, 480f
Proteínas de matriz, 136
Proteínas sinalizadoras, câncer e, 502-503
Proteinose alveolar pulmonar, 180
Proteinúria, 325
Pseudoartrose congênita, 226-227
Pseudo-hipoparatireoidismo, 400
Pseudo-obstrução aguda do colo, 293
Pseudo-obstrução do colo, 293
Pseudoxantoma elástico, 444
Psoríase, 440
PTH. *Ver* Paratormônio (PTH).
PTU. *Ver* Propiltiouracil (PTU).
Pulmão
doença restritiva do
cistos broncogênicos e, 183
deformidades costovertebrais e, 181
deformidades do esterno e, 181
distrofia muscular e, 182
distúrbios neuromusculares e, 181, 182
distúrbios pleurais e, 182
escoliose e, 181
extrínseca, 180-184
intrínseca, 177, 178f, 179-180
obesidade e, 181
paralisia diafragmática e, 181
pneumomediastino e, 183
pneumotórax e, 182-183
síndrome de Guillain-Barré e, 182
tórax instável e, 181
transecção da medula espinal e, 182
tumores mediastínicos e, 183
na esclerodermia, 443
na infecção pelo HIV, 489
Pulmão colabado, 178
Pulso paradoxal, 127, 127f
Púrpura trombocitopênica, 425-426
Púrpura trombocitopênica idiopática, 426
Púrpura trombocitopênica induzida por fármacos, 425
Púrpura trombocitopênica trombótica, 424

Q

Queimaduras, em pacientes pediátricos, 628-634
Quetiapina, 540t
Quimioterapia
efeitos colaterais da, 507
encefalopatia na, 507
neurotoxicidade na, 507
para câncer de mama, 512
para câncer, 502, 502t

para leucemia, 517
para tuberculose, 494
toxicidade cardíaca na, 507
toxicidade pulmonar na, 507
Quinina, para distrofia muscular, 448

R

Rabdomiólise, em pacientes com distrofia muscular, 447
Radiografia
doença de Hirschsprung e, 596
na asma, 164
na doença pulmonar obstrutiva crônica, 169
na hipertensão pulmonar, 99t
na insuficiência cardíaca, 109
na pneumonia da AidsAIDS, 489
no diagnóstico da tuberculose, 494
Radioterapia, para câncer colorretal, 510
Ramos
bloqueios, 77
direito
bloqueio, 77
em pacientes com tetralogia de Fallot, 53
no sistema de condução, 62, 62f
esquerdo
bloqueio, 77
no sistema de condução, 62, 62f
Raquitismo, 310t
Reações alérgicas, 526
Reações de hipersensibilidade, na hemodiálise, 335
Receptores de acetilcolina, na miastenia gravis, 450, 451f, 453
Receptores *Toll-like*, 477
Regra dos nove, 629, 629f
Regulação da tireoide, 380
Regurgitação da tricúspide
conduta anestésica, 41
fisiopatologia de, 40
visão geral da, 40
Regurgitação da valva mitral
conduta anestésica na, 34-35, 35t
diagnóstico de, 34, 35t
fisiopatologia de, 33-34
infarto do miocárdio e, 8
na gravidez, 569
no ecocardiograma, 34, 35t
tratamento de, 34
Regurgitação de valva pulmonar, 41
Rejeição
do coração transplantado, 21
do pulmão transplantado, 195
Rejeição de enxerto
em pacientes com transplante de medula óssea, 518
em pacientes com transplante renal, 341

672

ÍNDICE

Relação de Frank-Starling, 90, 91f
Relaxantes musculares
  alergia aos, 529
  em pacientes com cardiomiopatia hipertrófica, 119
  em pacientes com cardiopatia isquêmica, 19
  em pacientes com estenose da valva mitral, 33
  em pacientes com hipertireoidismo, 383-384
  em pacientes com insuficiência renal crônica, 338-339
  em pacientes com miastenia gravis, 452t, 453, 454f
  em pacientes com transposição das grandes artérias, 55
  em pacientes pediátricos, 583
Remifentanil, em pacientes obesos, 302t
Remodelamento miocárdico, 91
Reparo endovascular, 139, 144
Resistência
  a cepas da tuberculose, 493-494
  a cepas do HIV, 493q
  à infecção, 531
  ao câncer, 531
  aos antibióticos, 470-471, 473, 475
Respiração apnêustica, 212t
Respiração atáxica, 212, 212t
Respiração de Cheyne-Stokes, 211, 212t
Resposta de Bezold-Jarisch, 74
Ressecção do intestino delgado, 290
Ressecção transuretral da próstata, 346, 352-353, 511
Retinite pigmentar, 234
Retinopatia
  da prematuridade, 586-587
  diabética, 374
Retorno venoso pulmonar anômalo parcial, 56
Retorno venoso pulmonar anômalo total
  anatomia do, 56
  conduta anestésica, 56
  sinais e sintomas, 56
Revascularização
  para angina pectoris, 5
  para aterosclerose periférica, 146
Revascularização miocárdica (CABG), 3, 4, 7, 15
Ribavirina, para influenza, 488
Rifampicina, para tuberculose, 494
Rigidez muscular do masseter, 622, 622t
Rins. *Ver também* citações com Renal.
  anatomia dos, 323-324
  doença primária dos, 341-344, 342t, 343t
  em pacientes pediátricos, 581
  envelhecimento dos, 639-640
  fisiologia dos, 323-324
  funções dos, 323
  lítio e, 539
  na esclerodermia, 443

na gravidez, 556
no pseudo-hipoparatireoidismo, 400
regulação do equilíbrio hídrico, 350
Risco ocupacional, abuso de substâncias como, 547
Riso sardônico, 482
Risperidona, 540t
Ritmo juncional, 74
Ritmo nodal, 74
Ritmo ventricular, 69-71, 69t, 70f
Rocurônio
  em pacientes com porfiria, 314t
  em pacientes obesos, 302t
Rompimento mucoso, 280
Ruptura miocárdica, 9
Ruptura uterina, 564t, 567

S

Sangramento
  insuficiência renal e, 336
  terceiro trimestre, 564t
Sangramento gastrointestinal, 290-291, 292t
Sangramento gastrointestinal inferior, 291, 290t
Sangramento gastrointestinal oculto, 291
Sangramento gastrointestinal superior, 290-291, 290t
Sangramento urêmico, 333
SARA. *Ver* Síndrome da angústia respiratória aguda (SARA).
Sarcoidose, 179, 254
Sarcoidose miocárdica, 179
Sarcoidose ocular, 179
SARS. *Ver* Síndrome da angústia respiratória grave (SARS).
Saúde pública, envelhecimento e, 637-638, 638f
Secretagogos de insulina, 368
Segmento ST
  na eletrocardiografia, 63, 63f
  na pericardite, 126
Sensibilidade ao látex, 527, 530
Sensores de osmolalidade, 350
Sepse. *Ver também* Infecções.
  conduta anestésica e, 479
  diagnóstico de, 478
  disfunção de órgãos na, 479t
  disfunção do sistema nervoso na, 479t
  em neonatos, 590-591, 590t
  organismos que causam, 477
  sinais e sintomas, 478, 478q
  tratamento da, 478, 479t
  tratamento pós-operatório e, 479, 480f
  visão geral da, 477-478, 478f
Sequelas pós-pólio, 231-232
Serotonina, na síndrome carcinoide, 287
Serpina, 524
Sevoflurano
  em pacientes com hiperparatireoidismo primário, 400

em pacientes com insuficiência renal crônica, 338
em pacientes com porfiria, 314t
em pacientes com síndrome de Conn, 394
em pacientes pediátricos, 582
Shunt intrapulmonar, 191
Shunt LaVeen, 266
Shunt lomboperitoneal, 205
Shunts ventriculoperitoneal, 602
Sibutramina, 304
Sinal de Chvostek, 400
Sinal de Friedreich, 129
Sinal de Kussmaul, 127, 127f, 130
Sinal de Lhermitte, 230
Síndrome serotoninérgica, 535, 535t, 536t
Síndrome alcoólica fetal, 543
Síndrome Apert, 611-612
Síndrome carcinoide, 286-288
Síndrome CATCH-22, 44
Síndrome coronariana aguda, 5-7
Síndrome CREST, 152, 443
Síndrome da angústia respiratória
  aspiração de mecônio e, 577-578
  complicações da, 189
  corticosteroides para, 187
  diagnóstico de, 185, 186f
  em neonatos, 583-584
  epidemiologia, 185, 185t
  ingestão de fluidos e, 187
  patogênese da, 185, 185t
  sinais e sintomas, 185
  tratamento de, 186-188
Síndrome da angústia respiratória aguda (SARA)
  barotrauma e, 189
  complicações da, 189
  corticosteroides para, 187
  diagnóstico de, 185, 186f
  epidemiologia de, 185, 185t
  infecção de, 189
  ingestão de líquidos e, 187
  monitorização na, 189-191, 190t
  patogênese da, 185, 185t
  sinais e sintomas, 185
  sobredistensão alveolar na, 189-190
  tratamento da, 186-188
Síndrome da angústia respiratória grave (SARS), 486-488, 489q
Síndrome da artéria espinal anterior, 140
Síndrome da corticotropina ectópica, 394
Síndrome da criança hipotônica, 463
Síndrome da doença do eutireoide, 386-387
Síndrome da hipoventilação da obesidade, 299
Síndrome da imunodeficiência adquirida (Aids)
  conduta anestésica na, 492-493
  gravidez e, 493
  insuficiência renal na, 341
  pneumonia na, 483, 489

673

ÍNDICE

tuberculose na, 491
visão geral da, 489
Síndrome da intolerância prostática, 248-249
Síndrome da lise tumoral, 505
Síndrome da neoplasia endócrina múltipla 2a, 388-389
Síndrome da veia cava superior, 183
Síndrome de Conn, 394-395
Síndrome de Crigler-Najjar, 270
Síndrome de Crouzon, 611-612
Síndrome de Cushing, visão geral da, 393-394, 394t
Síndrome de DiGeorge, 526
Síndrome de Down, 608-609
Síndrome de Dressler, 8, 125
Síndrome de Dubin-Johnson, 270
Síndrome de Eaton-Lambert, 452t
Síndrome de Ehlers-Danlos, 136, 137, 444
Síndrome de Eisenmenger
conduta anestésica, 54
como indicação para transplante pulmonar, 194t
laparoscopia e, 53
na gravidez, 569-570
sinais e sintomas, 53
tratamento de, 53
Síndrome de Fanconi, 343, 423
Síndrome de Gerstmann-Sträussler-Scheinker, 229-230
Síndrome de Gilbert, 270
Síndrome de Goldenhar, 610
Síndrome de Goodpasture, 342
Síndrome de Guillain-Barré, 182, 252-253, 252t
Síndrome de Kartagener, 176
Síndrome de Kearns-Sayer, 234, 464
Síndrome de Klippel-Feil, 465
Síndrome de Lesch-Nyhan, 317
Síndrome de Mallory-Weiss, 280
Síndrome de Marfan (SM), 136-137, 459
Síndrome de McCune-Albright, 465
Síndrome de Meige, 464
Síndrome de Mendelson, 485
Síndrome de Nager, 611
Síndrome de Parsonage-Turner, 252
Síndrome de Pierre Robin, 610
Síndrome de Prader-Willi, 463
Síndrome de Reiter, 458
Síndrome de Riley-Day, 623-625
Síndrome de Russell-Silver, 462
Síndrome de Schwartz-Jampel, 449
Síndrome de Shy-Drager, 247-248
Síndrome de Treacher Collins, 610
Síndrome de Wernicke-Korsakoff, 543
Síndrome de Wiskott-Aldrich, 423
Síndrome de Wolff-Parkinson-White (WPW), 71
Síndrome de Zollinger-Ellison, 282
Síndrome do antidepressivo tricíclico, 536t

Síndrome do choque tóxico, 479
Síndrome do cíngulo do membro superior, 252
Síndrome do coração esquerdo hipoplásico
anatomia da, 57, 57f
conduta anestésica, 58
tratamento de, 57-58, 58f
Síndrome do estresse suíno, 618
Síndrome do intestino irritável, 284
Síndrome do jaleco branco, 93
Síndrome do linfonodo mucocutâneo, 151
Síndrome do marcapasso, 81
Síndrome do QT longo, 72
Síndrome do QT prolongado, 72
Síndrome do roubo coronário-subclávio, 147, 147f
Síndrome do seio carotídeo, 250
Síndrome do seio doente, 251
Síndrome do túnel cubital, 253
Síndrome do túnel do carpo, 253
Síndrome do ventre em ameixa seca (Prune-belly), 464
Síndrome HELLP, 270-271, 306, 424, 563
Síndrome hemolítica urêmica, 424
Síndrome hepatorrenal, 267, 344
Síndrome metabólica, 367, 367t
Síndrome miastênica, 454-455, 455t
Síndrome nefrótica, 341-342, 342t, 432
Síndrome neuroléptica maligna, 536t, 540
Síndrome pós-cardiotomia, 126
Síndrome simpatomimética, 536t
Síndrome suína exsudativa do tecido mole, 618
Síndrome TURP, 344-345, 345t, 352-353
Síndrome urêmica, 332
Síndrome VACTERL, 597
Síndromes de pré-excitação ventricular, 71-72
Síndromes geriátricas, 640-644
Síndromes malignas, 536t
Síndromes paraneoplásicas, 504-506, 504t
Síndromes pós-gastrectomia, 283
Síntese do heme, 313f
Siringe, 243
Siringomielia, 243
Siringomielia comunicante, 243
Sistema de condução cardíaco
anatomia do, 62
eletrofisiologia do, 62-63, 63f
síndromes de pré-excitação ventricular e, 71-72
Sistema endócrino
na sepse, 479t
no envelhecimento, 640
Sistema gastrointestinal, na gravidez, 556
Sistema imunológico
anestesia e competência do, 531
angioedema e, 525
anormalidades da fagocitose e, 523
deficiências do sistema complemento e, 524

distúrbios autoimunes e, 531
envelhecimento do, 640
inato vs. adaptativo, 521
na neutropenia, 523
no pênfigo, 439
Sistema nervoso autônomo
asma e, 162-163
diabetes e, 375
distúrbios, 247-250
hormônio tireoidiano e, 380
na disautomia familiar, 623-625
Sistema nervoso simpático
inibidores da monoamino oxidase e, 536-537
insuficiência cardíaca e, 106-107, 111
no fenômeno de Raynaud, 152
no hipertireoidismo, 383
trauma da medula espinal e, 239
Sistema nervoso
autônomo
asma e, 163
diabetes e, 375
distúrbios do, 247-250
hormônio tireoidiano e, 380
na disautomia familiar, 623-625
doenças pediátricas do, 601-608
na esclerodermia, 443
na infecção pelo HIV/Aids, 489
na sepse, 479t
na terapia eletroconvulsiva, 537
no envelhecimento, 638
simpático
inibidores da monoamino oxidase e, 536-537
insuficiência cardíaca e, 106-107, 111
no fenômeno de Raynaud, 152
no hipertireoidismo, 383
trauma da medula espinal e, 239
Sistema renina-angiotensina-aldosterona, insuficiência cardíaca crônica e, 334
Sistema respiratório
em pacientes com câncer, 506
em pacientes pediátricos, 580
na aspiração de mecônio do neonato, 577-578
na gravidez, 556
na obesidade, 299-300
na sepse, 479t
no enfisema lobar congênito, 600
no envelhecimento, 639
no hipotireoidismo, 384-385
queimaduras e, 629-630
regulação do pH e, 359
Sistema TNM para classificação tumoral, 502
Sobredistensão alveolar, 189-190
Sódio
distúrbios do, 350-354
na insuficiência renal crônica, 332
Som de Graham-Steell, 98

674

ÍNDICE

Somatostatina, 288
Sotalol
    para arritmia, 80
    para fibrilação atrial, 68
Staphylococcus aureus
    em infecções do local cirúrgico, 471, 472
    na pneumonia associada ao ventilador, 486
Stewart, William H., 470
Subluxação atlantoaxial, na artrite reumatoide, 455
Substituição da válvula aórtica, 37
Succinilcolina
    em pacientes com cardiopatia isquêmica, 18
    em pacientes com distrofia muscular, 448
    em pacientes com Doença de Hallervorden-Spatz, 228-229
    em pacientes com miastenia gravis, 453, 453f
    em pacientes com porfiria, 314t
    em pacientes com síndrome de Guillain-Barré, 253
    em pacientes obesos, 302t
    marcapassos e, 84
    para pacientes com ressecção de tumor cerebral, 207
    para pacientes com tumor da medula espinal, 241-242
    para pacientes em terapia eletroconvulsivante, 538
Sufentanil
    em pacientes com porfiria, 314t
    em pacientes obesos, 302t
Sulfametoxazol, para pneumonia, 491
Sulfasalazina, 285
Sulfato de magnésio
    para emergência hipertensiva, 95t
    para taquicardia atrial multifocal, 66
Sulfonilureias, 368, 369t
Supressores de apetite, 304
Sutura bicoronal, craniossinostose e, 608t
Sutura lambdoidea, craniossinostose e, 608t
Sutura metópica, craniossinostose e, 608t
Sutura sagital, craniossinostose e, 608t
Sutura unicoronal, craniossinostose e, 608t

T

Tabagismo
    câncer de pulmão e, 508
    cardiopatia e, 2t
    doença pulmonar obstrutiva crônica e, 170, 171-172
    efeitos da, 171t
    enfisema e, 641-642, 642f
    gravidez e, 574
    passivo, 508
    tromboangiíte obliterante e, 150
Tabagista passivo, 508
Talassemia

hemoglobina falciforme-β, 412
    intermediária, 414
    maior, 414-415
    menor, 414
Tamoxifeno, para câncer de mama, 512
Tamponamento cardíaco, 126-129, 127t
Taquicardia
    como evento intraoperatório, 18t
    em pacientes com estenose aórtica, 38
    insuficiência cardíaca e, 108
    multifocal atrial, 66, 67f
    na estenose da valva mitral, 32
    na hipertermia maligna, 619, 620f
    sinusal, 64-65, 64t
    supraventricular, 65-66
    torsade de pointes ventricular, 7
    ventricular, 8, 70-71, 70f
Taquicardia atrial multifocal, 66, 67f
Taquicardia de reentrada nodal AV ortodrômica, 72
Taquicardia por reentrada AV nodal (TRAVT), 65, 72
Taquicardia por reentrada nodal A-V antidrômica, 72
Taquicardia sinusal, 64, 64t
Taquicardia supraventricular (SVT), 65-66
Taquicardia ventricular, 8, 70-71, 70f
Taquicardia ventricular tipo *torsade de pointes* (TdP), 7, 70-71
Taxa de filtração glomerular (TFG)
    alterações na, 324
    definição de, 324
    na insuficiência renal crônica, 334-335
    na pré-eclâmpsia, 561
    normal, 324
TB. *Ver* Tuberculose (TB).
TC. *Ver* Tomografia computadorizada (TC).
TdP. *Ver* Taquicardia ventricular por *torsade de pointes* (TdP).
TEC. *Ver* Terapia eletroconvulsiva (TEC).
Tecido conjuntivo, na síndrome de Ehlers-Danlos, 444
Tecido elástico, no pseudoxantoma elástico, 444
Telangiectasia capilar, 221
Temperatura corporal, infecções do local cirúrgico e, 474
Tempestade tireoidiana, 384
Tempo de protrombina, 418
Tenda do cerebelo, 202
Teofilina
    para asma, 166t
    para taquicardia atrial multifocal, 66
Terapia com ácido acetilsalicílico (Aspirina®)
    em pacientes com porfiria, 314t
    função plaquetária e, 429, 431t
    para acidente vascular encefálico, 216-217
    para angina pectoris, 4
    para infarto do miocárdio, 7

para pericardite, 126
Terapia de ressincronização, 112
Terapia de ressincronização cardíaca, 112
Terapia eletroconvulsiva (TEC), 537-538
Teratogenicidade, na gravidez, 556-557
Terfenadina, para urticária, 441
Termorregulação, em pacientes pediátricos, 582, 583t
Teste cutâneo, para tuberculose, 494
Teste de contração com halotano-cafeína, 622
Teste de contração *in vitro*, 622-623
Teste de estudo misto, 420
Teste de função tireoidiana, 380-381, 381t
Teste de Mantoux, 494
Teste do antígeno específico da próstata (PSA), 510-511
Teste PSA. *Ver* Teste do antígeno específico da próstata (PSA).
Testes de função hepática, 261, 262t
Testes de função pulmonar, 169, 168f, 170-171
Tétano
    conduta anestésica na, 483
    sinais e sintomas, 483
    tratamento de, 483
    visão geral da, 482
Tetralogia de Fallot
    anatomia da, 50-51, 50f
    conduta anestésica, 51-52
    crises hipercianóticas na, 51
    diagnóstico de, 51
    incidência de, 44t
    na gravidez, 569
    no ecocardiograma, 51
    sinais e sintomas, 51
    tratamento de, 51
TFG. *Ver* Taxa de filtração glomerular (TFG).
Tiamylal, em pacientes com porfiria, 314t
Tiazolidinedionas, 368-369
Tic douloureux, 250-251
Timectomia, para miastenia gravis, 452
Tiopental
    em pacientes com porfiria, 314t
    em pacientes obesos, 302t
    fluxo sanguíneo cerebral e, 202
    para pacientes com ressecção de tumor cerebral, 207
Tioxantinas, 540t
Tireoide
    anatomia e fisiologia da, 379-380, 379f
    função da, 379
Tireoidectomia, 383
Tirocalcitonina, produção ectópica de, 505t
Tiroglobulina, 379
Tirotropina, produção ectópica de, 505t
Tiroxina L, 385, 386
Tomografia computadorizada (TC)
    na hipertensão pulmonar, 99t
    na imagem de cardiopatia, 3

675

ÍNDICE

no diagnóstico da embolia pulmonar,
192
no diagnóstico do aneurisma da aorta,
138, 143
Tórax instável, 181
Torcicolo, 229
Tosse
na pneumonia, 483
transmissão da tuberculose e, 494
Toxicidade cardíaca, em pacientes com
câncer, 506, 507
Trabalho de parto, em pacientes obesos, 306
Trabalho de parto pré-termo, 557
Transfusão de plaquetas, 422
Transfusões, sangue
de plaquetas, 422
em pacientes anêmicos, 408
em pacientes com sepse, 480f
infecções sanguíneas e, 476
Transplante
cardíaco, 21-23
fígado, 271-272
medula óssea, 517-518
pulmão, 193-196
renal, 341
Transposição de grandes vasos
anatomia da, 54-55, 55f
incidência de, 44t
Transposição dos grandes vasos
anatomia da, 54-55, 55f
conduta anestésica, 55
incidência de, 44t
sinais e sintomas, 55
tratamento de, 55
Transtorno bipolar, 538-539, 538t
Transtorno da compulsão alimentar
periódica, 308t, 309
Transtornos de ansiedade, 540-541
Transtornos do pânico, 540-541
Traqueomegalia, 463
Tratamento com desfibrilador-cardioversor
implantável (DCIs)
cirurgia e, 83-84
para insuficiência cardíaca, 112
visão geral da, 83
Tratamento intraoperatório
cardiomiopatia hipertrófica, 119
cardiopatia isquêmica, 16-20, 18t, 18f,
19f, 20t
cor pulmonale, 123
de pacientes com infecção por
Clostridium difficile, 496
de pacientes sépticos, 479, 482
em pacientes asmáticos, 167
em pacientes com cirrose, 269
em pacientes com doença pulmonar
obstrutiva crônica, 172-173
em pacientes com doença pulmonar
restritiva, 180, 184
em pacientes com infecção respiratória
superior, 162

em pacientes com lesão cerebral
traumática, 224
em pacientes diabéticos, 376
infecções sanguíneas e, 476-477
insuficiência cardíaca, 114
no feocromocitoma, 392-393
no transplante de pulmão, 194, 195-196
Tratamento pós-operatório
em pacientes com aneurisma da aorta,
142-143, 144
em pacientes com apneia obstrutiva do
sono, 298-299
em pacientes com aterosclerose
periférica, 147
em pacientes com câncer, 508
em pacientes com cardiomiopatia
hipertrófica, 119
em pacientes com cardiopatia isquêmica,
20-21
em pacientes com cirrose, 269
em pacientes com coarctação da aorta,
50
em pacientes com cor pulmonale, 123
em pacientes com craniofaringioma, 604
em pacientes com doença pulmonar
obstrutiva crônica, 173
em pacientes com estenose da valva
mitral, 33
em pacientes com estenose pilórica, 598
em pacientes com feocromocitoma, 393
em pacientes com hérnia diafragmática,
592
em pacientes com hidrocefalia, 603
em pacientes com infecção por
Clostridium difficile, 496
em pacientes com infecção respiratória
superior, 162
em pacientes com insuficiência cardíaca,
114
em pacientes com insuficiência renal, 340
em pacientes com lesão cerebral
traumática, 224
em pacientes com miastenia gravis,
453-454
em pacientes com sepse, 479, 480f, 482
em pacientes diabéticos, 378
em pacientes hipertensos, 97
na endarterectomia da carótida, 154-155
na ressecção de tumor cerebral, 209
no transplante de pulmão, 194
Tratamento/avaliação pré-operatório(a)a
de neonatos com defeitos da parede
abdominal, 595-596
de pacientes asmáticos, 166
de pacientes com aneurisma da aorta,
138, 143
de pacientes com câncer, 507
de pacientes com cardiomiopatia
hipertrófica, 118
de pacientes com cardiopatia isquêmica,
13-15, 14f, 15f

de pacientes com cardiopatia valvular,
28-31, 28t, 29t, 30t, 31t
de pacientes com cirrose, 268-269
de pacientes com cor pulmonale, 122
de pacientes com dispositivos cardíacos,
83
de pacientes com hipertensão pulmonar,
101
de pacientes com infecção respiratória
superior, 162
de pacientes com prolapso da valva
mitral, 36
de pacientes com sepse, 478, 482
de pacientes diabéticos, 376
de pacientes hipertensos, 93-97
em pacientes com doença pulmonar
obstrutiva crônica, 170-171
em pacientes com doença pulmonar
restritiva, 180
em pacientes com insuficiência renal
crônica, 337
em pacientes com porfiria, 315
em pacientes com pré-eclâmpsia, 562
na discinesia ciliar, 176
para endarterectomia da carótida,
154
para ressecção de tumor cerebral,
207
para transplante cardíaco, 22
para transplante pulmonar, 194, 195
Trato gastrointestinal
envelhecimento do, 639-640
na enterocolite necrotisante, 598-599
na esclerodermia, 443
na sepse, 479t
no pseudoxantoma elástico, 444
queimaduras e, 630
Trauma
cardíaco, 131-132
com fator de risco para trombose venosa
profunda, 158t
da medula espinal agudo, 237-238
dissecção da aorta e, 136
pericárdico, 131-132
Trauma cervical oculto da medula espinal,
238-239
TRAVT. Ver Taquicardia por reentrada AV
nodal (TRAVT).
TRH. Ver Hormônio liberador de
tirotropina (TRH).
Tríade de Beck, 128
Triagem
para câncer de mama, 511
para câncer colorretal, 510
Trismo, no tétano, 482
Trissomia do 21, 608-609
Troca gasosa, na obesidade, 299
Trombina, 418
Tromboangiíte obliterante, 150
Trombocitopenia
autoimune, 426

ÍNDICE

consumo de plaquetas e, 423
idiopática, 426
induzida por fármacos, 425
induzida por heparina, 425
na pré-eclâmpsia, 561
na sepse, 479t
no câncer, 504-505
visão geral da, 422-423
Trombocitopenia autossômica dominante, 423
Tromboembolismo, 155-157, 155t, 156f, 300
Trombofilia, 156, 431
Tromboplastina parcial ativada, 418
Trombose da veia renal, 342
Trombose venosa profunda, 155-157, 155t, 156f, 158t, 217, 300, 342
Tromboxano A2, 6
Tronco arterioso
anatomia do, 56, 56f
conduta anestésica, 56
sinais e sintomas, 56
tratamento do, 56
TSH. *Ver* Hormônio estimulante de tirotropina (TSH).
TSV. *Ver* Taquicardia supraventricular (TSV).
Tuberculose (TB)
aquisição ocupacional da, 494
conduta anestésica na, 494-495
diagnóstico da, 494
na Aids, 491
ressurgimento da, 471
transmissão da, 494
tratamento da, 494
visão geral da, 493-494
Tumor de Ewing, 516
Tumor neuroectodérmico primitivo, 206
Tumores. *Ver também* Câncer.
carcinoide, 286-288
cardíaco, 512-513
hiperparatireoidismo ectópico e, 400
imunologia dos, 504
intracranianos
astrocitoma, 205-206
classificação de, 205
conduta anestésica e, 207-209
ependimoma, 206
fossa posterior, 604
hipofisário, 206-207
medula espinal, 241-242
meningioma, 206
neurinoma acústico, 206-207
neuropatia periférica e, 254
oligodendroglioma, 206
pediátrico, 603-605
secreção de vasopressina com, 404
sistema de estagiamento para, 502
supratentorial, 603
tireoide, 387-388, 513
tumor neuroectodérmico primitivo, 206

produção ectópica de hormônio, 505, 505t
Tumores carcinoides, 286-288
Tumores cardíacos, 512-513
Tumores da fossa posterior, 604
Tumores da tireoide, 387-388, 513
Tumores encefálicos/cerebrais
conduta anestésica e, 207-209
astrocitoma, 205-206
classificação dos, 205
ependimoma, 206
hipofisários, 206-207
meningioma, 206
neurinoma acústico, 206-207
oligodendroglioma, 206
pediátricos, 603-605
tumor neuroectodérmico primitivo, 206
Tumores extramedulares, 241
Tumores hipofisários, 206-207, 402
Tumores intracranianos
conduta anestésica e, 207-209
astrocitoma, 205-206
classificação de, 205
ependimoma, 206
hipofisários, 206-207
meningioma, 206
neurinoma acústico, 206-207
oligodendroglioma, 206
pediátricos, 603-605
tumor neuroectodérmico primitivo, 206
Tumores intramedulares, 241
Tumores mediastinais, 183, 627-628
Tumores supratentoriais, 603

U

UA/NSTEMI. *Ver* Angina instável/ infarto do miocárdio não ST (UA/ NSTEMI), 7
Úlcera duodenal, 272, 273t
Úlcera gástrica, 281, 281t
Úlceras, no hiperparatireoidismo primário, 398-400
Ultrassonografia
cardíaca fetal, 43
na monitorização fetal, 576
Unidade de cuidado intensivo, pacientes com insuficiência suprarrenal, 398
Ureia sérica(BUN), visão geral da, 324
Uremia, 429
Urgência hipertensiva, 92
Urinálise, 325
Uroporfiria eritropoiética, 314
Urticária, 441, 442t
Urticária colinérgica, 442t
Urticária crônica, 442t
Urticária do frio, 442t, 441
Urticária pigmentosa, 440
Urticária por pressão, 442t
Urticária solar, 442t

Uso de maconha, 508, 549-550
Uso de tabaco. *Ver* Tabagismo.
Uveíte, na espondilite anquilosante, 458

V

Vacinação, para influenza, 487-488
Valproato, 233
Valva aórtica bicúspide, 136, 137
Valva pulmonar ausente, 59
Valvas cardíacas protéticas, 29-30, 29t
Valvostomia por balão percutâneo
para estenose aórtica, 37
para estenose da valva mitral, 32
Vancomicina, para infecção por *Clostridium difficile*, 496
Variabilidade batimento a batimento, na frequência cardíaca fetal, 575
Variante da doença de Creutzfeldt-Jakob, 477q
Varizes gastroesofágicas, 265-266
Vasculite, na artrite reumatoide, 456
Vasculite sistêmica, 149-151, 149t, 150t
Vasodilatadores
clampeamento da aorta e, 141
para hipertensão, 94t
para insuficiência cardíaca, 112
para pacientes com trauma da medula espinal, 241
Vasopressina
em pacientes com sepse, 480f
na glândula hipófise, 402
no diabetes insipidus, 404
osmolalidade e, 350
para arritmia, 80
para fibrilação ventricular, 71
para insuficiência renal aguda, 328
para pacientes com transplante cardíaco, 21
produção ectópica de, por tumores, 505t
secreção de, 351t, 404
secreção inapropriada de, 404
Vazamento (*endoleaks*), 139-140
Vecurônio
em pacientes com porfiria, 314t
em pacientes obesos, 302t
Ventilação assistida, 187
Ventilação ciclada por pressão, 187, 188
Ventilação ciclada por volume, 187
Ventilação de razão inversa, 186-187
Ventilação mandatória intermitente sincronizada, 187
Ventriculostomia, 203
Verapamil
na arritmia, 79
na hipertensão, 94t
na taquicardia de reentrada nodal AV antidrômica, 72
na taquicardia supraventricular, 66
no *flutter* atrial, 67

677

ÍNDICE

Via de Emden-Meyerhoff, 410
Via de Luebering-Rapaport, 411
Via do fosfogluconato, 410
Vício de benzodiazepínicos, 548
Vício, nos anestesiologistas, 547
Vincristina, 502t
Vírus da imunodeficiência humana (HIV). *Ver também* Síndrome da imunodeficiência adquirida (Aids).
infecção aguda, 489
insuficiência renal e, 341
profilaxia pós-exposição, 492
transmissão do, 489
Vírus Epstein-Barr, 260
Visão, na pré-eclâmpsia, 560-561
Volume pulmonar, na obesidade, 299

W

Warfarina, 434
World Federation of Neurologic Surgeons Grading System, 218t
WPW. *Ver* Síndrome de Wolff-Parkinson-White (WPW).

Z

Ziprasidona, 540t

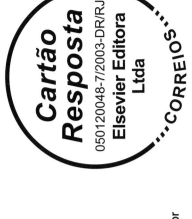

Cartão Resposta

050120048-7/2003-DR/RJ
Elsevier Editora Ltda

CORREIOS

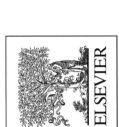

SAC | 0800 026 53 40
ELSEVIER | sac@elsevier.com.br

CARTÃO RESPOSTA

Não é necessário selar

O SELO SERÁ PAGO POR

Elsevier Editora Ltda

20299-999 - Rio de Janeiro - RJ

Acreditamos que sua resposta nos ajuda a aperfeiçoar continuamente nosso trabalho para atendê-lo(la) melhor e aos outros leitores.
Por favor, preencha o formulário abaixo e envie pelos correios.
Agradecemos sua colaboração.

Seu Nome: _____

Sexo: ☐ Feminino ☐ Masculino   CPF: _____

Endereço: _____

E-mail: _____

Curso ou Profissão: _____

Ano/Período em que estuda: _____

Livro adquirido e autor: _____

Como ficou conhecendo este livro?

☐ Mala direta   ☐ E-mail da Elsevier
☐ Recomendação de amigo   ☐ Anúncio (onde?) _____
☐ Recomendação de seu professor?
☐ Site (qual?) _____   ☐ Resenha jornal ou revista
☐ Evento (qual?) _____   ☐ Outro (qual?) _____

Onde costuma comprar livros?

☐ Internet (qual site?) _____
☐ Livrarias ☐ Feiras e eventos ☐ Mala direta

☐ Quero receber informações e ofertas especiais sobre livros da Elsevier e Parceiros

Qual(is) o(s) conteúdo(s) de seu interesse?

Jurídico - ☐ Livros Profissionais ☐ Livros Universitários ☐ OAB ☐ Teoria Geral e Filosofia do Direito

Educação - ☐ Comportamento ☐ Desenvolvimento Sustentável ☐ Dicionários e Enciclopédias ☐ Divulgação Científica ☐ Educação Familiar
& Referência ☐ Finanças Pessoais ☐ Idiomas ☐ Interesse Geral ☐ Motivação ☐ Qualidade de Vida ☐ Sociedade e Política

Negócios - ☐ Administração/Gestão Empresarial ☐ Biografias ☐ Carreira e Liderança Empresariais ☐ E-Business
☐ Estratégia ☐ Light Business ☐ Marketing/Vendas ☐ RH/Gestão de Pessoas ☐ Tecnologia

Concursos - ☐ Administração Pública e Orçamento ☐ Ciências ☐ Contabilidade ☐ Dicas e Técnicas de Estudo
☐ Informática ☐ Jurídico Exatas ☐ Língua Estrangeira ☐ Língua Portuguesa ☐ Outros

Universitário - ☐ Administração ☐ Ciências Políticas ☐ Computação ☐ Comunicação ☐ Economia ☐ Engenharia
☐ Estatística ☐ Finanças ☐ Física ☐ História ☐ Psicologia ☐ Relações Internacionais ☐ Turismo

Áreas da Saúde - ☐ Anestesia ☐ Bioética ☐ Cardiologia ☐ Ciências Básicas ☐ Cirurgia ☐ Cirurgia Plástica ☐ Cirurgia Vascular e Endovascular
☐ Dermatologia ☐ Ecocardiologia ☐ Eletrocardiologia ☐ Emergência ☐ Enfermagem ☐ Fisioterapia ☐ Genética Médica
☐ Ginecologia e Obstetrícia ☐ Imunologia Clínica ☐ Medicina Baseada em Evidências ☐ Neurologia ☐ Odontologia ☐ Oftalmologia
☐ Ortopedia ☐ Pediatria ☐ Radiologia ☐ Terapia Intensiva ☐ Urologia ☐ Veterinária

Outras Áreas - _____

Tem algum comentário sobre este livro que deseja compartilhar conosco?

_____

* A informação que você está fornecendo será usada apenas pela Elsevier e não será vendida, alugada ou distribuída por terceiros sem permissão preliminar.
* Para obter mais informações sobre nossos catálogos e livros por favor acesse **www.elsevier.com.br** ou ligue para **0800 026 53 40**.

Serviços de impressão e acabamento
executados, a partir de arquivos digitais fornecidos,
nas oficinas gráficas da EDITORA SANTUÁRIO
Fone: (0XX12) 3104-2000 - Fax (0XX12) 3104-2016
http://www.editorasantuario.com.br - Aparecida-SP